中国内科年鉴

CHINESE YEARBOOK OF INTERNAL MEDICINE

（2006）

名誉主编　李　石
主　　编　梅长林
副 主 编　吴萍嘉　缪晓辉　周明行
　　　　　崔若兰　李兆申　朱　樑

第二军医大学出版社

内 容 简 介

本卷年鉴根据2005年我国公开发行的144种医学期刊刊载的24 064篇文献编撰而成，比较全面地反映了在此期间我国内科学各专业的基础和临床研究的进展，也收录了该领域内的新技术、新经验以及罕见、少见病病例。内容包括感染性疾病、呼吸系统疾病、循环系统疾病、消化系统疾病、造血系统疾病、泌尿系统疾病、内分泌及代谢疾病、风湿性疾病、化学、物理因素所致疾病、神经系统疾病、精神疾病等。本年鉴是一本实用的信息密集型工具书，适合从事医学基础和临床的广大医药卫生科技工作者、医药院校的学生和研究生阅读，尤其适用于内科医生参考。

图书在版编目(CIP)数据

中国内科年鉴. 2006/梅长林主编. —上海：第二军医大学出版社，2007.3
ISBN 978-7-81060-687-5

Ⅰ.中... Ⅱ.梅... Ⅲ.内科学—中国—2006—年鉴 Ⅳ.R5-54

中国版本图书馆CIP数据核字(2007)第011581号

中国内科年鉴
(2006)
主 编：梅长林
责任编辑：刘海峰 缪其宏
第二军医大学出版社出版发行
(上海市翔殷路800号 邮政编码：200433)
电话/传真：021—65493093
全国各地新华书店经销
句容市排印厂印刷
开本：787×1092 1/16 印张：38.5 字数：1 293千字
2007年3月第1版 2007年3月第1次印刷
ISBN 978-7-81060-687-5/R·514
定价：150.00元

中国内科年鉴(2006)编委会

各专业分编委会

一、感染性疾病

专业主编　倪　武　万谟彬

专业编委（按姓氏笔画为序）

王俊学　李成忠　张　迁　张瑞祺　陈志辉　陈姬秀　顾菊林　蔡　雄　潘炜华

二、呼吸系统疾病

专业主编　修清玉　李　强

专业编委（按姓氏笔画为序）

方　正　白　冲　石昭泉　李　兵　陈吉泉　赵立军　黄　怡　韩一平

三、循环系统疾病

专业主编　吴宗贵　秦永文

专业编委（按姓氏笔画为序）

丁继军　任雨笙　赵　学　陈金明　赵仙先　郑　兴　徐荣良　黄　佐　廖德宁

四、消化系统疾病

专业主编　谢渭芬　李兆申

专业编委（按姓氏笔画为序）

孙振兴　邹多武　杨秀疆　李淑德　张兴荣　陈伟忠　陈岳祥　林　勇　金震东　施　斌　屠振兴　蔡洪培

五、造血系统疾病

专业主编　侯　健　王健民

专业编委（按姓氏笔画为序）

王东星　付卫军　冯曹波　杨建民　宋献民　袁振刚　章卫平

六、泌尿系统疾病

专业主编　叶朝阳　袁伟杰

专业编委（按姓氏笔画为序）

毛志国　付　鹏　戎　殳　李保春　徐成钢　郭志勇

七、内分泌及代谢疾病

专业主编　刘志民　邹大进

专业编委（按姓氏笔画为序）

石勇铨　曲　伸　邹俊杰　顾明君　黄　勤

八、风湿性疾病及免疫系统疾病

专业主编　徐沪济　韩星海

专业编委（按姓氏笔画为序）

许　臻　管剑龙　戴生明

九、中毒和物理因素所致疾病

专业主编　林兆奋　霍正禄

专业编委（按姓氏笔画为序）

何　建　陈德昌　单红卫　赵　良　梅　冰　康舟军

十、神经系统疾病及精神疾病

专业主编　赵忠新　丁素菊

专业编委（按姓氏笔画为序）

邓本强　吴　涛　周　晖　赵　瑛　贺　斌　陶　沂　夏　斌　黄　坚　黄流清　蒋建明　管阳太

序

《中国内科年鉴》是一本信息密集型的、集学术性与资料性为一体的工具书。编辑出版本年鉴的目的是为了全面、准确、及时地向国内、外读者反映我国内科学领域各年度取得的成就和经验，同时也记载了我国内科领域科技发展的历史轨迹。本书以高、中级医务人员为主要读者对象，对各类、各级医务人员和卫生管理人员亦皆适用。查阅本书，可用较少的时间获取大量的信息。

本年鉴按内科各系统编撰，每个系统分“一年回顾”(附参考文献)和“文选”两大部分。书末附录中列有上一年度在正式刊物上发表的各专业会议拟订的疾病诊疗标准(或建议)和学术会议情况，供读者参考。

本年鉴自1983年首卷问世以来，至本卷已编纂24卷。在此期间，承各级领导的不断鼓励和支持，各位专家和广大读者的厚爱与建议，以及出版单位的努力与协作，才得以连续出版并不断提高质量，在此谨致衷心谢意。

本卷的资料系从国内公开发行的144种有关医学杂志24 064篇文献中选出。因编者水平和能力所限，加之编纂时间紧、工作量大，虽经反复斟酌、审校，但不妥或错误之处在所难免，尚祈读者指正并提出改进意见。

来函寄：上海市凤阳路415号《中国内科年鉴》编辑部，邮编200003。

编　者

2006年10月

编 辑 凡 例

1. 材料来源 本卷年鉴取材于2005年国内公开发行的144种有关医学杂志，共收集文献24 064篇。分为感染性疾病、呼吸系统疾病、循环系统疾病、消化系统疾病、造血系统疾病、泌尿系统疾病、内分泌及代谢疾病、风湿性疾病、理化因素所致疾病、神经系统疾病及精神疾病等专业。各专业先列“一年回顾”及其参考文献，后列“文选”。

2. 一年回顾 各专业按需要分为若干章节，较全面地反映上述期间我国内科各专业的基础与临床研究进展，同时亦收录有关新技术、新经验及少见、罕见病例。引用的文献数占收集文献总数的32.3％。正文中引用第一作者姓名，如作者为2人或2人以上者，则在第一作者后加“等”。文中参考文献序号上角标有“＊”号者，表示该文已列入文选并有文摘。

3. 文选 本年鉴所列文选约占收集总文献数的0.8％。所选文献为学术价值较高，或有一定代表性的新技术和新经验。选文不拘一格，不论作者属何单位和是否为知名专家，亦不论期刊属全国性或地方性，凡符合标准的均予选录。因篇幅所限，内容相似的文章一般只选一二篇，以论述检测方法为主，或属其他年鉴选录者本年鉴均未选入。文选摘录文题、第一作者姓名、材料与方法、研究结果及作者的主要见解和结论。部分文选附有述评（仅表达个人对该文的看法），并酌情介绍其他同类研究的概况，供读者参考。

4. 附录 包括有关杂志刊载的各专业会议最新拟订的疾病诊疗标准（或建议）、有关学科学术会议情况、本卷所采用的期刊名称以及文选文题名关键词索引。

5. 度量衡 采用国家质量技术监督局发布的法定计量单位。

6. 医学名词和药物名称 医学名词以全国科学技术名词审定委员会公布的《医学名词》（科学出版社）为准。药物名称以卫生部药典委员会公布的《中国药名通用名称》（化学工业出版社，1997年）及1998年增补本为准。

目　录

感染性疾病

呼吸系统疾病

循环系统疾病

消化系统疾病

造血系统疾病

泌尿系统疾病

内分泌及代谢疾病

风湿性疾病

化学、物理因素所致疾病

神经系统疾病

精神疾病

感染性疾病

本年度共收集文献3 419篇，其中纳入回顾1 189篇(占34.8%)，列入文选5篇(占0.15%)。

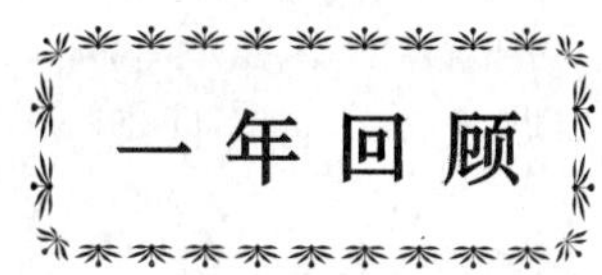

一、病毒性疾病

(一)流行性感冒

段炼等[1]2004年1～4月采集汕头市4个活禽市场133只鹌鹑咽拭子及泄殖腔标本266份，处理后接种鸡胚尿囊腔培养，共分离到血凝素(HA)阳性标本34株，全部阳性标本来源于气管。经HI测定，32株HA滴度≥512；34株阳性标本中H_9亚型30株，H_6 3株，H_5 1株。谭兆营等[2]采用分层整群随机抽样方法研究自然人群甲型流感抗体水平与养殖家禽家畜关系，结果表明，H_3、H_5、H_9型流感的人群抗体水平与养猪数量相关，H_5抗体水平相关尤为密切；H_1型流感人群抗体水平与养禽畜数量无关。郭元吉等[3]分析比较猪H_9N_2毒株与人及禽H_9N_2毒株基因组，结果2株山东猪H_9N_2毒株基因组与人及禽分离出的H_9N_2毒株均存在差异，中国内地从人分离出的毒株基因组接近鸡的毒株，香港特区从人分离出的毒株接近鹌鹑的毒株。刘民等[4]评价北京市老年人群接种流感疫苗的免疫效果和成本效益，结果接种组患流感样疾病发病率和就诊率均低于未接种组，接种后1、3、6个月疫苗保护率分别为52.4%、36.8%和37.9%，接种减少流感样疾病就诊率分别为45.2%、50.5%和50.5%；接种组患感冒、肺炎、慢性支气管炎、哮喘等呼吸道疾病发病率和就诊率低于未接种组，其1、3、6个月保护率分别为49.5%、64.5%和38.8%；接种后第3和6个月效益成本比为4.97∶1和4.98∶1。卢亦愚等[5]设计H_1N_1、H_3N_2、乙型流感病毒HA及H_1N_1、H_3N_2神经氨酸酶(NA)特异性引物，建立多重RT-PCR检测流感疑似病人含漱液，结果该法可特异性地检出各型病毒的目的片段，且无相互交叉反应；2次PCR反应后对H_1N_1、H_3N_2灵敏度可达0.10$TCID_{50}$/50 μl以下，对乙型流感病毒可达0.01$TCID_{50}$/50 μl，此法灵敏度高于MDCK或鸡胚分离，并可特异性地检测出H_1N_1、H_3N_2病毒NA基因。房师松等[6]提取甲型流感病毒RNA，以反转录聚合酶链反应(RT-PCR)扩增病毒核蛋白基因，并在大肠杆菌中融合表达，成功制备较高纯度表达产物。邓伟吾等[7]以磷酸奥司他韦治疗流感流行季节临床疑似流感病人(甲型流感病毒阳性率75.7%)，结果治疗组发热平均缓解时间明显短于对照组(复方盐酸伪麻黄碱缓释胶囊)，分别为(39±22) h和(64±29) h；其他症状总评分较对照组减少160.21分，持续时间平均缩短20 h；密切接触人群第二代发生率明显低于对照组(6.6% *vs* 12.9%)；二组间不良反应发生率无显著差异。胡善联等[8]分析磷酸奥司他韦治疗流感成本效益，结果除治疗后平均发热缓解时间、症状缓解时间、卧床休息时间均明显缩短外，每例病人可节省成本545～610元，增加2.8个质量调整生命日。

(李成忠)

参 考 文 献

1 段 炼，等. 中国人兽共患病杂志，2005，21(2)：185
2 谭兆营，等. 中华流行病学杂志，2005，26(9)：106
3 郭元吉，等. 中华实验和临床病毒学杂志，2005，19(2)：106
4 刘 民，等. 中华流行病学杂志，2005，26(6)：412
5 卢亦愚，等. 中华实验和临床病毒学杂志，2005，19(3)：252
6 房师松，等. 中华实验和临床病毒学杂志，2005，19(2)：165
7 邓伟吾，等. 中华医学杂志，2004，84(24)：2132
8 胡善联，等. 中华医学杂志，2004，84(19)：1664

(二)流行性腮腺炎

许伍等[1]分析青海格尔木市2000～2004年诊断的小儿流腮病人840例，结果全年均有散发，5～7月为高峰；发病年龄3～15岁，学龄儿童为主；农村病例多于城市，外来流动人口发病率高；临床均有发热和唾液腺肿胀,腮腺、颌下腺、舌下腺均可累及,其中腮腺肿胀占80.0%;并发症涉及神经系统(脑炎、脑膜脑炎、耳聋、三叉神经炎)、消化系统(胰腺炎)、心血管系统(心肌炎)、生殖系统(睾丸炎、卵巢炎)及肾、肺、关节、乳腺、软组织等多器官系统。杨爱华[2]分析120例腮腺炎脑炎病人脑电图(EEG)变化,结果EEG弥漫性异常占76.6%,轻度异常占13.3%,正常占10.0%。杨光等[3]以山莨菪碱治疗流腮病人57例,并与常规治疗病人对照,结果山莨菪碱治疗组退热、腮腺肿痛消失时间短于对照组,并发症发生率亦低于对照组。

(李成忠)

参　考　文　献

1 许　伍,等.陕西医学杂志,2005,34(9):1095
2 杨爱华.哈尔滨医药,2004,24(5):4
3 杨　光,等.四川医学,2005,26(5):572

(三)麻疹

陈伟红等[1]采用B95a细胞分离培养麻疹病毒,以RT-PCR扩增麻疹病毒核蛋白N基因C端450bp片段并测序,经分析比较该地区麻疹病毒核蛋白N基因片段与H_1基因型代表株同源性达98.4%。王文栩[2]分析新疆生产建设兵团农七师1999～2004年81例麻疹流行病学特征,结果年报告发病率为1.66/10万～13.81/10万,较1987～1998平均发病率下降30%;发病高峰在每年3～6月,外来人口发病率为32.09/10万,无疫史者发病率为71.6%,61.7%病例发病年龄集中在7～39岁。魏兴武等[3]随机抽取新疆15个农场474名婚前育龄妇女,以酶联免疫吸附试验(ELISA)间接法检测麻疹免疫球蛋白G(IgG)抗体水平,结果阳性率为82.3%,GMT为1∶478.62,低抗体水平者占94.4%,经强化接种GMT升至1∶1386.38。娄衡君等[4]分析2000年1月至2002年月12月所在医院收治的496例麻疹病人的临床特征,结果发病年龄在2月龄至30岁,96例病人曾有麻疹疫苗接种史;全部病例均有发热,畏光、流泪、流涕、咳嗽者占98.8%,有柯氏斑者占90.7%,结膜充血者占85.9%,典型皮疹者占98.0%,发热3～4 d出疹者占85.1%,伴腹泻者占37.5%,并发喉炎者占33.1%,双肺湿性啰音者占12.5%,合并佝偻病、营养不良者占6.5%,白细胞(WBC)升高者占19.4%,丙氨酸氨基转移酶(ALT)升高者占93.8%,乳酸脱氢酶(LDH)升高者占92.6%,肌酸磷酸激酶(CPK)升高者占55.8%,X线胸片有片状阴影者占19.4%,合并喉炎者41.9%,合并支气管肺炎者19.4%,心衰者占4.0%。陈小芳等[5]采用免疫荧光法(IFA)检测早期麻疹病人麻疹病毒抗原,阳性检出率90.8%,明显高于IgM抗体检出率(26.5%)。

(李成忠)

参　考　文　献

1 陈伟红,等.中国公共卫生,2004,20(10)1188
2 王文栩.地方病通报,2005,20(2):47
3 魏兴武,等.中国公共卫生,2005,21(8):924
4 娄衡君,等.贵州医药,2004,28(11):994
5 陈小芳,等.浙江医学,2005,27(4):397

(四)单纯疱疹病毒感染

李平等[1]以角膜划痕法予BALB/c小鼠接种单纯疱疹病毒(HSV)Ⅰ型F株,接种后6周免疫组织化学法在小鼠三叉神经节、脑组织不同部位未检测到HSV-1抗原,但在三叉神经节、脑颞叶、脑干和小脑PCR法检测到HSV DNA片段。李光源等[2]成功构建、制备HSV-1糖蛋白B DNA疫苗,免疫注射BALB/c小鼠,小鼠淋巴细胞CTL活性增强,脾$CD4^+$ T淋巴细胞增加。王战勇等[3]以酵母菌表达的HSV-1重组糖蛋白D作为包被抗原进行ELISA试验检测HSV-1,特异度为57.1%,敏感度为82.0%,与进口标准试剂盒检测符合率达78.9%。赖伟红等[4]检测外生殖器部位非水疱性皮损HSV,PCR法总阳性率为30.5%,分离培养法检测总阳性率为21.0%,经病毒分型鉴定,所有HSV阳性者中,HSV-1占9.4%,HSV-2占90.6%。赵美健等[5]报道新生儿(20 d)期HSV-2感染致多形性红斑1例。李沙等[6]检测知母体体外抗HSV-2作用,结果其综合抑制及抑制病毒吸附后的后续复制增殖作用半数有效浓度均约为0.8 mg/ml,最高有效率达80.0%,其抑制作用随药物作用时间延长而增强。胡楠等[7]探讨体外酞丁胺(ftibamzone,TDA)、更昔洛韦(GCV)、膦甲酸(PFA)、阿糖腺苷(Ara-A)及C. OXT-G对耐阿昔洛韦HSV的敏感性,结果在体外耐ACV HSV-1株对GCV和C. OXT-G不敏感,而对PFA、TDA和Ara-A敏感。

(李成忠)

参　考　文　献

1 李　平,等.中国临床神经科学,2005,13(1):17
2 李光源,等.中国免疫学杂志,2005,21(7):535
3 王战勇,等.中华实验和临床病毒学杂志,2005,19(2):159

4 赖伟红，等.中华皮肤科杂志，2005，38(5)：265
5 赵美健，等.天津医药，2005，33(2)：79
6 李 沙，等.华中科技大学学报(医学版)，2005，34(3)：304
7 胡 楠，等.江苏医药，2005，31(9)：688

(五)水痘-带状疱疹

李福民等[1]采用水痘-带状疱疹病毒(HIV)糖蛋白E基因构建质粒，用异丙基半乳糖苷(IPTG)诱导重组载体pGEX-VZVgE表达融合蛋白，并用亲和层析纯化融合蛋白，为HZV糖蛋白E研究打下基础。房文亮等[2]对40例带状疱疹病人血浆中P物质、降钙素基因相关肽及血管活性物质进行了检测，3组检测值分别为(pg/ml)：564.15±289.89、85.27±56.97、35.70±37.81，而健康成人3组值为(pg/ml)：888.21±259.73、160.35±52.75、173.35±92.25。陈大伟等[3]检测了25例疱疹后遗神经痛血清白细胞介素6(IL-6)，结果为386.10±167.51(pg/ml)，而无后遗神经痛的29例病人血清IL-6水平为254.40±121.18(pg/ml)。梁皓等[4]对52名成人血涂片进行异型淋巴细胞检测，结果为38例出现异型淋巴细胞，其中27例表现为泡沫型，6例为不规则型，5例为幼稚型。唱文娟等[5]对37例出疹期带状疱疹病人病变部位进行了超声检查，其中皮肤中回声减低34例，皮下组织回声减低36例；皮神经回声低于健侧31例。王莲等[6]对三叉神经受累的带状疱疹病人进行瞬目反射检测，急性期异常者6例，5例随访均伴神经痛；而急性期检测正常11例的7例随访者中仅有1例有神经痛。叶飞跃[7]用西咪替丁(甲氰咪胍，15～20 mg/(kg·d)，静滴，疗程5～7 d)治疗30例小儿水痘，3 d内热退，4 d内结痂，7 d内脱痂者共28例；而采用利巴韦林(病毒唑，10～15 mg/(kg·d)，静滴，疗程5～7 d)治疗的22人中仅有15例达到上述指标。刘学清等[8]用复方甘草酸苷(20～40 ml/d)，静滴，疗程6 d)治疗34例儿童水痘病人，3 d后其体温恢复正常及皮损全部或大部分结痂者共32例，6 d后则全部达到上述指标；而34例接受利巴韦林(15 mg/(kg·d)，静滴，疗程6 d)治疗的病人，3 d及6 d后达到上述指标者分别是10例和32例。尹光文等[9]对37例带状疱疹病人口服阿昔洛韦(200 mg，每日5次，疗程7 d)治疗，而另外38例病人而在此治疗的基础上加用穿心莲(穿琥宁针，800 mg/d，疗程10 d)，两组止疱时间、止痛时间、结痂时间及病程(d)分别为4.84±1.16、8.18±2.34、9.78±2.44、15.25±2.87；3.55±1.14、6.27±2.10、7.24±1.82、11.75±3.86。徐坚等[10]对29例在常规治疗带状疱疹神经痛的基础上加用甲钴胺(弥可保，500 μg/d，肌注，疗程20～30 d)，泼尼松(强的松，40 mg/d，渐减量)和阿米替林(25～125 mg/d，疗程20～45 d，并根据病情调整用量及疗程)治疗结束后随访6个月，治疗组发生后遗神经痛仅有11例，而未接受上述治疗的16例病人中有12例存在后遗神经痛。李筱君[11]对42例带状疱疹病人予万乃洛韦(300 mg，2/d，10 d)治疗，其中皮疹全部或基本消退，局部痒痛感消失者有34例，而予阿昔洛韦(200 mg，5/d，10 d)治疗的38例中有21例达到上述指标。林子刚等[12]对36例老年人带状疱疹予口服阿昔洛韦等治疗，而在其基础上对另外36例加用鱼腥草注射液(100 ml，每日2次，疗程14 d)，随访观察前组有18例发生后遗神经痛而后组有7例发生后遗神经痛。赵琴等[13]对40例眼带状疱疹病人予更昔洛韦(0.25 g/d，疗程7 d)，而对照组38例予阿昔洛韦(0.75 g/d，疗程7 d)治疗，结果为治疗组疼痛消失时间、眼部损害消失时间及皮疹消失时间(d)分别为5.20±0.6、5.12±0.58、4.94±0.68，对照组3组时间(d)分别为6.24±0.9、5.98±0.64、5.66±0.50。赵华等[14]对34例带状疱疹病人予阿昔洛韦等治疗，并在其基础上加用神经妥乐平(neurotropin，10.8 U/d，7 d)，治疗后水疱消退时间(d)为8.6±3.7，而未加用神经妥乐平治疗的对照组水疱消退时间(d)为11.8±4.3；治疗组和对照组止疱时间(d)分别为5.9±2.7、6.3±3.2；治疗组未出现后遗神经痛，而34例对照组中有3例出现后遗神经痛。李清等[15]将带状疱疹病人分成3组，A组40例予口服阿昔洛韦(200 mg，5/d)同时以维生素B_{12}(500 μg)、普鲁卡因(2 ml)及地塞米松(5 mg)行受累神经根封闭治疗，B组予更昔洛韦(0.25 g/d，静滴，6 d)，C组予更昔洛韦(0.25 g/d，静滴，3 d)同时首日肌注倍他米松/二丙酸倍他米松(得宝松，1 ml)，3组起效止痛时间、完全止痛时间、皮损痊愈时间(d)分别为：1.731±0.685、5.053±1.692、10.921±1.715；2.238±1.100、6.786±3.197、11.762±3.413；1.381±0.539、3.690±1.615、10.690±2.030。王秀敏等[16]对60例老年带状疱疹病人予氢溴酸高乌甲素(重者8 mg/d，静滴；轻者10 mg/d，口服，疗程7 d)，同时口服泼尼松(30 mg/d，14 d)，结果皮疹消退平均时间(d)为8.92±4.30，疼痛消退平均时间(d)为5.60±3.89。周晓明[17]分析了47例成人水痘，所有病人均有不同程度的畏寒、发热咽痛等前驱症状，皮疹出现有前驱症状后2 d内者有36例，第3天及第4天分别为8例及3例；皮损以水疱为主。周世伟[18]分析了21例带状疱疹的发病诱因，15例有软组织挫伤，3例系小手术后，1例系猫抓伤后注射狂犬病疫苗，另2例分别是在锐刺伤后及静脉穿刺后。黄志川等[19]分析了26例眼部带状疱疹病人，这些病人均系三叉神经第一分支受累,发病前 3～10 d 患侧眼部出现不同程度的眼红、眼痛等症状。王英夫等[20]分析 291 例带状疱疹神经痛,神经痛与皮疹同时出现 126 例,先出现神经痛后出现疱疹 165 例。有 9 例出现后遗神经痛,年龄均>60 岁。翟庆[21]分析了 128 例带状疱疹误诊原因,初诊时单有神经痛误诊 98 例,单有皮疹误诊 9 例,有神经痛及皮疹者 21 例;头面部及胸背部误诊 75 例。王枫[22]报道了 12 例 Hunt 综合征,其中诱发因素中上呼吸道感染 7 例,拔牙后 2 例,牙周脓肿 1 例,头外伤 2 例。治疗后有 2 例复发。邹军等[23]报道 1 例男性病人在服用泼尼松片(50 mg,1 次/d)治疗继发性青光眼过程中出现右腰部簇集性疱疹,伴有明显疼痛,考虑系继发性带状疱疹。李玉平等[24]报道 1 例男性 60 岁病人在出现左侧胸腹沿肋间神经走向出现带状疱疹,后出现胸痛等症状,后行胸腹部 B 超及 CT 检查提示双侧胸腔积液,少量腹水。陈强等[25]报道 1 例 6 岁女童泛发性带状疱疹,表现为左侧头面部肿胀,成簇水疱,左眼充血水肿,伴有分泌物,躯干散在分布大小不一丘疹、水疱。王志平等[26]报道 2 例腰骶神经痛且伴有尿潴留为首发症状,后出现臀部成簇性丘疹及水疱,经阿昔洛韦等治疗后疱疹消失,排尿通畅。程少为等[27]报道 1 例 4 岁女幼儿带状疱疹,表现为右侧胸背部呈带状分布的集簇状丘疹及小水疱;另 1 例 85 岁男性病人躯干、面部、四肢、掌及足等多部位可见小水疱,疱液清亮,周围有红晕。方华等[28]报道 1 例耳带状疱疹伴有面瘫,经阿昔洛韦等治疗后症状完全消退。李新等[29]报道 1 例女性病人出现左胸部、腋下针刺样痛,并放射至左肩部,考虑为心绞痛,后进一步追问其病史,2 个月前左腹股沟等处患带状疱疹,后出现双侧乳房以下麻木伴双下肢肌力Ⅳ级。商瑞芹等[30]报道 1 例男性 15 岁病人,因颈后部带状疱疹 5 d 后出现四肢无力,大小便困难等,查四肢肌力Ⅲ级,C_4 平面以下痛觉减退,后出现呼吸困难并渐发展成自主呼吸消失,诊断为带状疱疹伴急性横断性脊髓炎,经积极治疗基本恢复正常。

(薛建亚)

参 考 文 献

1　李福民,等. 四川大学学报(医学版),2005,36(2):281
2　房文亮,等. 临床皮肤科杂志,2005,34(6):375
3　陈大伟,等. 中国神经免疫学和神经病学杂志,2005,12(3):140
4　梁　皓,等. 江西医药,2005,40(5):257
5　唱文娟,等. 山西医药杂志,2004,33(12):1012
6　王　莲,等. 临床神经电生理学杂志,2004,13(4):204
7　叶飞跃. 贵州医药,2005,29(6):554
8　刘学清,等. 临床皮肤科杂志,2005,34(8):553
9　尹光文,等. 中华皮肤科杂志,2005,38(4):241
10　徐　坚,等. 贵州医药,2004,28(11):988
11　李筱君. 山西医药杂志,2004,33(10):882
12　林子刚,等. 临床皮肤科杂志,2004,33(11):707
13　赵　琴,等. 中国皮肤性病学杂志,2005,19(2):125
14　赵　华,等. 中华医院感染学杂志,2005,15(6):688
15　李　清,等. 中国皮肤性病学杂志,2005,19(8):480
16　王秀敏,等. 临床皮肤科杂志,2005,34(1):55
17　周晓明. 新医学,2005,36(6):340
18　周世伟. 临床皮肤科杂志,2005,34(1):53
19　黄志川,等. 福建医药杂志,2005,27(2):100
20　王英夫,等. 皮肤病与性病,2005,27(1):14
21　翟　庆. 中国皮肤性病学杂志,2005,19(1):52
22　王　枫. 中国实用内科学杂志,2005,25(5):452
23　邹　军,等. 皮肤病与性病,2004,26(4):34
24　李玉平,等. 临床皮肤科杂志,2004,33(10):643
25　陈　强,等. 中华皮肤科杂志,2005,38(2):129
26　王志平,等. 哈尔滨医药,2005,25(3):61
27　程少为,等. 中国皮肤性病学杂志,2005,19(5):306
28　方　华,等. 皮肤病与性病,2005,27(3):53
29　李　新,等. 中华神经科杂志,2004,37(6):580
30　商瑞芹,等. 华中医学杂志,2005,29(2):126

(六)柯萨奇病毒感染

李小光等[1]设计柯萨奇病毒 B 组(CVB)6 个型别病毒基因组的通用引物 sp1,以此结合寡脱氧胸苷酸(oligo dT)进行 3′ cDNA 末端快速扩增法(RACE)扩增,产物克隆、测序,结果显示,扩增毒株与 CVB 标准株比较核苷酸同源性达 95%～99%,氨基酸同源性达 98%～100%。梁鹏等[2]建立 CVB_3 感染小鼠心肌炎模型,经光镜观察,感染后 7 d 时心肌病损严重,14 d 时部分损伤开始修复,7 d 和 14 d 硫氧还蛋白(Trx) mRNA 表达与对照组无差异;21 d 时修复较完全,Trx mRNA 表达明显上调。林建华等[3]探讨孕期 CVB 感染对母婴的影响,结果显示,孕期感染对孕产妇心脏可产生不同程度的影响,各种心律失常发生率为 70.0%,严重心功能衰竭发生率为 8.6%,孕期感染(无论早、中、晚期)组均可达足月妊娠,并未增加围生儿发病率和病死率。王丽丽[4]分析 369 例病原学检测阳性 CVB 感染儿童临床特征,发病年龄 9 月龄～13 岁,发病高峰 1～6 岁(58.8%),临床表现为发热(82.7%),食欲减退(93.5%),手、足、指(趾)背水疱(85.9%),口腔痛性水疱(77.8%),臀部、肛周、下肢皮疹(48.0%),耳后、枕后淋巴结肿大(26.3%)等。万素君等[5]观察发现,中药心康口服液可促进小鼠体内诱生干扰素(IFN),感染期不同时间平均IFN诱生水平为29.2U/0.1 ml,高于病毒对照组(12.6 U/0.1 ml),且心肌病变程度与IFN诱生水平密切相关。马培林等[6]体外观察青蒿素抗CVB_3感染的作用,结果证实,青蒿素可不同程度地阻断病毒吸附和抑制病毒复制,明显抑制CVB_3核酸复制和蛋白表达,未发现直接病毒灭活作用。

(李成忠)

参 考 文 献

1 李小光,等.中国地方病学杂志,2005,24(2):161
2 梁 鹏,等.中国地方病学杂志,2004,23(5):400
3 林建华,等.上海医学,2005,28(9):750
4 王丽丽.青海医药杂志,2004,34(12):11
5 万素君,等.中华实验和临床病毒学杂志,2005,19(1):77
6 马培林,等.中国地方病学杂志,2004,23(5):403

(七)巨细胞病毒感染和婴儿肝炎综合征

汪辉等[1]以人巨细胞病毒(HCMV)AD169株感染人胚肺成纤维细胞,通过RT-PCR检测HCMV感染晚期mRNA水平,同时动态观察致细胞病变作用(CPE)及细胞超微结构变化,结果发现,HCMV晚期mRNA在感染后12 h开始表达,随时间延长水平渐升,CPE在48 h后出现,并逐渐加重;电镜下见内质网早期囊腔扩张,晚期呈空泡变,线粒体肿胀,嵴数目减少,晚期细胞核中有大量成熟待出壳病毒核衣壳。魏国庆等[2]体外研究发现,经HCMV感染后人胚肺成纤维细胞形态由梭形渐膨胀、变粗、变圆,甚至从壁上脱落;经CMV处理的骨髓间充质细胞(MSC)核及胞质内充满大量病毒颗粒,即刻早期抗原(IE)mRNA表达明显增加,且与病毒滴度相关。邱红玉等[3]通过脂质体法用HCMV pp65基因重组病毒感染Sf9昆虫细胞,成功表达重组蛋白pp65,经免疫印迹试验证实与野生型HCMV pp65具有相同的抗原性。类延花等[4]以重组HCMV pp65蛋白抗原建立间接ELISA(REC-ELISA)。用此法、全病毒ELISA和BioCheck法检测HCMV IgM阳性率分别为44.0%、50.0%和45.0%,REC-ELISA敏感性为95.6%,特异性为98.2%,高于全病毒法(90.9%),正确指数为92.8%,与BioCheck法基本一致(97.0%)。莫薇等[5]应用耳声发射、听觉脑干诱发电位(ABR)筛查38例先天性CMV感染患儿听力,结果为感染组38例76耳极重度听力损失13耳(17.1%),重度听力损失5耳(6.6%),中重度听力损失6耳(7.9%);ABR v波反应阈值明显高于非CMV感染组患儿;随访中仍有新生儿听力损失3例(7.9%),3～4月龄患儿9例(23.7%),6月龄以后患儿3例(7.9%)。袁慧等[6]在体外HCMV AD169感染的人胚肺成纤维细胞中发现,中药金叶败毒制剂和更昔洛韦能明显有效提高感染细胞细胞周期素(cyclin)D1及细胞周期素依赖酶mRNA的表达,促使宿主细胞增殖。

(李成忠)

参 考 文 献

1 汪 辉,等.中华实验和临床病毒学杂志,2004,18(4):351
2 魏国庆,等.中华血液学杂志,2004,25(11):683
3 邱红玉,等.中华传染病杂志,2004,22(5):331
4 类延花,等.中华检验医学杂志,2005,28(6):599
5 莫 薇,等.浙江大学学报(医学版),2005,34(4):356
6 袁 慧,等.华中科技大学学报(医学版),2005,34(3):345

(八)腺病毒感染

姜仁杰等[1]调查2004年4～6月江苏东台市大面积轻型急性呼吸道感染一起,共发生病例871例,疫情波及10个乡镇,病例主要为中小学和幼儿园在校学生(占94.4%),临床表现为发热、咽痛、扁桃体炎,经病毒分离培养、IFA检测、PCR检测及基因测序证实为腺病毒3型(ADV_3)感染。韩志刚等[2]采用细胞病变抑制实验观察利巴韦林在HeLa细胞中对ADV_3的抑制作用,结果利巴韦林半数中毒浓度为2 056.13 μg/ml,半数有效病毒为53.03 μg/ml,治疗指数为38.77,且抑制作用存在量效关系;感染后10 h内给药可有效抑制ADV_3复制。

(李成忠)

参 考 文 献

1 姜仁杰,等.中国公共卫生,2005,21(8):925
2 韩志刚,等.中国公共卫生,2005,21(8):906

(九)EB病毒感染和传染性单核细胞增多症

徐永春等[1]在大肠埃希菌BL21(DE3)中表达EB病毒(EBV)GST-Rta融合蛋白,并予以纯化,以此纯化蛋白免疫家兔获得特异性单克隆抗体。陈慧等[2]采用流式细胞仪测定37例传染性单核细胞增多症(IM)患儿T细胞亚群,结果IM患儿$CD4^+$、$CD4^+/CD8^+$较正常儿童明显下降,$CD3^+$、$CD8^+$明显升高。张爱民等[3]回顾性分析182例IM患儿血液学表现,结果发现，血液学表现病例占 69.2%，血液系统并发症 20.9%，外周血异型淋巴细胞＞10%者占 61.5%，贫血者占 15.9%，粒细胞减少症者占 15.4%，血小板减少症者占 9.9%，溶血性贫血者占 1.1%，Evans 综合征者占 0.6%，类白血病反应者占 4.4%，全血细胞减少和恶性组织细胞病者各占 0.6%。郭玉雁[4]以更昔洛韦治疗小儿 IM16 例，结果为更昔洛韦治疗组患儿白细胞总数及异型淋巴细胞恢复正常时间、平均住院日、体温降至正常时间、肝脾淋巴结缩小时间及咽峡炎好转时间均明显低于利巴韦林治疗组。

(李成忠)

参 考 文 献

1 徐永春，等. 四川大学学报(医学版)，2005，36(5)：665
2 陈 慧，等. 医学临床研究，2005，22(5)：600
3 张爱民，等. 中国小儿血液，2005，10(1)：12
4 郭玉雁. 河北医药，2005，27(8)：612

(十)呼吸道合胞病毒感染

汪天林等[1]研究杭州地区小儿呼吸道合胞病毒(RSV)感染流行特点与气象学因素的关系，结果 2001～2003 年 3 年间共检测患儿13 642例，RSV 阳性率为 25.8%，在≤1 岁组感染率最高(33.1%)，发病以冬春季为主，低气温与 RSV 感染率密切相关(回归方程：检出率＝52.933－1.914×气温(℃))。张其威等[2]以人 RSV 最保守的 N 基因序列为参考设计两对特异性引物和一条 TaqMan 荧光探针，定量检测 93 例下呼吸道感染患儿 hRSV RNA，结果该法检测线形范围为 $1\times10^2\sim1\times10^7$ 拷贝/μl，灵敏度达 1×10^2 拷贝/μl，与巢式 PCR(nPCR)相同，高于常规 PCR 10 倍，阳性率(43.9%)高于 ELISA 法(4.3%)。方学平等[3]评价硫酸卡那霉素体外对 RSV 的抑制作用，结果空斑减数实验测得半数有效剂量为(1.71±0.23) mg/ml，MTT 法测得半数中毒浓度为(12.36±0.85) mg/ml，SI 为 7.2；RSV 感染 Hep2 细胞后 1、2、4、6、8、10 h 给药均可产生有效抑制作用，穿入实验证实，该药对病毒穿入细胞有明显抑制作用。

(李成忠)

参 考 文 献

1 汪天林，等. 中华流行病学杂志，2005，26(8)：588
2 张其威，等. 第一军医大学学报，2005，25(7)：847
3 方学平，等. 中国抗生素杂志，2005，30(4)：247

(十一)其他呼吸道病毒感染

董关萍等[1]在疱疹类病毒高度同源性序列 DNA 聚合酶基因中设计 2 对引物，以 PCR-限制性片段长度多态性(RFLP)、DNA 克隆和测序方法检测人类疱疹病毒 1、2 型、EB 病毒、HCMV、水痘-带状疱疹病毒、人类疱疹病毒 6 型等 6 种病毒。经临床检测确认，38 份脑脊液标本检测阳性率为 34.2%，27 份确诊病例标本均阳性，22 份临床诊断标本 72.7%阳性。付敏等[2]检测心肌酶谱、心电图(ECG)分析风疹、带状疱疹、水痘病人的心肌损害，结果所研究病例中并发的损害风疹达 40.6%，水痘 10.3%，带状疱疹 8.2%。王桂亭等[3]体外研究无花果叶提取物抗新城疫病毒(NDV)活性，结果证实，无花果叶提取物对 NDV 具明显抑制和杀灭作用，药物最小有效浓度为 0.5 mg/ml，其乙醇和水提取物最大无毒浓度分别为 550 mg/ml 和 50 mg/ml，治疗指数分别为 1 100 和 100。

(李成忠)

参 考 文 献

1 董关萍，等. 浙江大学学报(医学版)，2005，34(1)：59
2 付 敏，等. 临床皮肤科杂志，2005，34(3)：162
3 王桂亭，等. 中国人兽共患病杂志，2005，21(8)：710

(十二)病毒性肝炎

1. 甲型肝炎

姜春来等[1]测定甲型肝炎减毒活疫苗龙甲-1 株(L-A-1)核酸序列，了解其减毒和适应二倍体细胞的分子机制，与其他甲型肝炎株进行比较，发现 L-A-1 株开放读码框架长6 675个核苷酸，编码2 225个氨基酸，与国际代表株 MBB 株和 HM175 野毒株在核苷酸水平上同源性分别为 98%和 94%，在氨基酸水平上同源性分别为 98.5%和 98.7%。邱俊林[2]分析 50 例甲型、戊型肝炎，发现甲型肝炎以中青年发病居多，戊型肝炎以中老年人居多；戊型肝炎易发展为亚急性重型肝炎或淤胆性肝炎；孕妇感染戊肝后病情较重，病死率高。李秀芹等[3]报道一起甲肝暴发，在青海黄南周泽库县两相邻小学共 269 名学生中暴发甲肝 10 例，患病率 3.7%，调查后认为与学校的厨师有关。焦建中等[4]报道 1 例甲型肝炎并发上消化道出血、心肌炎，认为出血的原因与发病初期剧烈的消化道症状和急性胃黏膜病变有关，心肌炎与甲型肝炎病毒(HAV)介导的自身免疫性损伤、HAV 对心肌直接损伤、HAV 所致的免疫复合物的免疫抑制作用有关。翟友刚等[5]通过使用 RT-PCR 产物的半定量分析建立快速检测甲肝减毒活疫苗滴度，并比较该方法与细胞培养检测法的相关性，发现该法比细胞培养法缩短超过 20 d，而灵敏度相似，两者方法的结果的差异无统计学意义。

（张 迁）

参 考 文 献

1 姜春来，等. 中华实验和临床病毒学杂志，2004，18(4)：360
2 邱俊林. 四川医学，2004，25(10)：1116
3 李秀芹，等. 青海医药杂志，2004，34(10)：6
4 焦建中，等. 临床消化病杂志，2005，17(1)：19
5 翟友刚，等. 云南医药，2005，26(2)：86

（张 迁）

2. 乙型病毒性肝炎

（1）病原学：王卫峰等[1]依据 HBV ayw 亚型全基因序列，设计特异性引物，自 HepG2. 2. 15 细胞培养上清中扩增 HBV 前 C/C 基因序列，克隆入载体，挑选克隆，测序发现前 C/C 基因序列存在异质性，碱基序列同源性＞93%，突变类型均为碱基替换。王安辉等[2]进行 HBV 阳性血清体外感染 HepG2 细胞的实验，阴性对照组用 HBV 阴性血清，空白对照组用 Dulbecco 改进 Eagle 培养基(DMEM)，感染组细胞培养上清中 HBsAg 呈阳性，PCR 检测细胞培养上清和 HepG2 细胞中 HBV DNA 呈阳性，阴性对照组和空白对照组 HBV DNA 呈阴性。光丽霞等[3]证明卟啉锰、吖啶修饰的螺旋寡核苷酸(TFO)可与 HBV 靶序列结合成三链 DNA，解离常数(K_d)为 3.5×10^{-7} mol/L，相对亲和力为 0.008，并具有序列特异性。在 KHS05 存在的情况下，卟啉锰、吖啶修饰的 TFO 可切割靶 DNA，切割部位为三链 DNA 形成区。徐军等[4]证实 37.5%的 SPF 级乙肝转基因小鼠肝脏出现人慢性轻度乙型肝炎的病理改变，病变率随月龄增大显著增高；32.7%有更轻微的非特异性炎症反应；肝内浸润的单个核细胞多数为 $CD3^+$、$CD4^+$ 细胞，未发现 $CD57^+$、$CD8^+$ 细胞浸润。訾晓渊等[5]研究发现，转基因小鼠在出生后 1～3 个月时，血清中 HBsAg 的表达较低或甚至不表达，8 月龄左右时最高，此后逐渐降低，但肝组织中 HBsAg 的表达相对稳定在较高水平。雄性小鼠血清和肝组织中 HBsAg 的表达量高于雌性小鼠。转基因小鼠与 C57BL/6 品系、DAB 品系和 129s 品系正常小鼠交配后的直接子代，其血清和肝组织中 HBsAg 表达量均未发生变化。血清阳性的小鼠中肝组织 HBsAg 阳性率为 94.1%，两者呈正相关关系。他们[6]还发现转基因小鼠血清中 HBsAg 和 HBeAg 的阳性率分别为 55.2%和 25.0%，血清中 HBsAg 的出现时间多在 3 月龄之前，个体之间具有一定差异。肝组织中至少可检测到一种病毒蛋白，HBsAg、HBcAg 和 X 蛋白的检出率分别为 85.8%、58.2%和 49.6%。HBsAg 分布于肝细胞质中，HBcAg 和 X 蛋白分布于肝细胞核和肝细胞质中。HBsAg 的表达具有细胞特异性(门管区周围的肝细胞)和组织特异性(肝和肾)，X 蛋白除在肝脏和肾脏中表达外，还可在脑组织中表达。他们[7]同时分析了 HBV 转基因在转基因小鼠基因组中的整合特征。F6～F17 代乙肝转基因小鼠基因组中的 HBV DNA 含有 HBV pres s、c、x 基因，HBV 转基因含有全长 HBV 基因组 DNA，所整合的转基因为 adr 亚型的 HBV DNA。邸雅南等[8]构建包膜蛋白突变的全长 HBV 基因组表达载体：前 S1 突变 HBV 表达载体 pHBV-mS1、S 襻(loop)突变 HBV 表达载体 pHBV-mS 和前 S 共突变 HBV 表达载体 pHBV-mS1S。分别转染 HepG2 细胞，以野生型 HBV 质粒(adwR9)转染 HepG2 细胞为对照；pHBV-mS1S 和 pcDNA3 分别与 adwR9 共转染 HepG2 细胞。pHBV-mS1、pHBV-mS 和 pHBV-mS1S 与对照组 adwR9 中 S 蛋白表达量和分泌量无明显差别；单独转染的突变体胞内病毒量较 adwR9 高，尤以 pHBV-mS1S 明显，而突变体上清中病毒量较对照组 adwR9 低，尤其以 pHBV-mS1S 明显；pHBV-mS1S 与 adwR9 共转染组上清液中病毒量较 pcDNA3 与 adwR9 共转染组低。郭晓兰等[9]分别扩增出 S2/S 大小约 846 bp 的编码基因片段和带有 15 个甘氨酸接头序列的 GM-CSF 约为 450 bp 编码基因片段，克隆后获得 pcDNA3.1-S2/S-GM-CSF 融合基因表达载体，经过鉴定该融合基因全长约 1 300 bp，证实为S2/S-GM-CSF 融合基因。杨瑗等[10]扩增精氨琥珀酸裂解酶(ASL)编码基因并连入载体 pGEM-T，构建 ASL 表达载体 pcDNA3.1(－)-ASL，将 pcDNA3.1(－)-ASL 和 pCAT3-Sp Ⅰ瞬时转染 HepG2 细胞，同时转染 pCAT3-basic 人 HepG2 细胞，作为阴性对照。pcDNA3.1(－)-ASL 证实正确，在 pcDNA3.1(－)-ASL 和 pCAT3-Sp Ⅰ共转染的 HepG2 细胞中，氯霉素乙酰转移酶(CAT)表达活性是 CAT3 空载体的 3.3 倍，是 pCAT3-Sp Ⅰ的 1.45 倍。雷春亮等[11]制备携带 HBVpreS2/S 基因的非复制型重组腺病毒 Ad-HBs，MOI 为 20 的重组腺病毒 Ad-HBs 转染人胚肾细胞(293)、绿猴肾细胞(Vero)、HepG2 细胞和间质干细胞(MSCs)，48 h 后 90%以上的细胞表达 EGFP，同时细胞表达高滴度的 HBsAg。纪冬等[12]设计并合成 HBsAg 主蛋白基因序列特异性的引物，扩增 HBsAg 蛋白编码基因片段，构建表达载体 pcDNA3.1(－)-HBsAg，转染 HepG2 细胞，提取总 mRNA，反转录为 cDNA，与转染空白表达载体 pcDNA3.1(－)的 HepG2 细胞进行 DNA 芯片分析并比较。在 1 152 个基因表达谱的筛选中,发现有 30 个基因表达水平显著上调,29 个基因表达水平显著下调。他们[13]还扩增前S1 蛋白编码基因片段,采用上述方法研究发现在 1 152 个基因表达谱的筛选中,发现有 30 个基因表达水平显著上调,38 个基因表达水平显著下调。白桂芹等[14]成功构建人 HBV 全 S 蛋白反式激活基因差异表达的cDNA消减文库。文库扩增后得到 86 个白色克隆,进行菌落 PCR 分析,均得到 100~1 000 bp插入片段。获得 33 个已知基因序列和 2 个未知基因,通过生物信息学分析获得其全长序列,其中之一命名为全 S 蛋白反式激活基因 1。成军等[15]设计并合成 HBV 表面抗原基因启动子 DNA 结合蛋白 1(SBP1)基因序列特异性引物,扩增 SBP1 基因片段并克隆到 TA 载体中进行核苷酸序列测定,构建真核表达载体 pcDNA3.1(-)-SBP1,转染 HepG2 细胞,提取总 mRNA,反转录为 cDNA,与转染空白表达载体 pcDNA3.1(-)的 HepG2 细胞进行 cDNA 芯片分析。构建的表达载体经过限制性内切酶分析和 DNA 序列测定,证实准确无误。在 1 152 个基因容量的表达谱的筛选中,发现有 12 个基因表达水平显著上调,6 个基因表达水平显著下调。刘蔚等[16]以自行构建的-HBeAg 反式调节基因的 cDNA 文库抑制性消减杂交(SSH)筛选结果为基础,利用生物信息学技术确定 S100A11 的启动子区域(S100A11-p),扩增并克隆至真核报告载体 pCAT3 中,构建 pCAT3-S100-p 报告载体,转染 HepG2 细胞系,并与 pcDNA3.1(-)-HBeAg 共转染 HepG2 细胞系。pCAT3-S100-p 能够指导 CAT 的表达,共转染实验中 pCAT3-S100-p-pcDNA3.1(-)-HBeAg 组 CAT 的表达活性是 pCAT3-S100-p 组的 6.1 倍。李伯安等[17]将重组诱饵质粒 pGBKT7-eAg 转化酵母细胞 AH 109 后与预转了人肝 cDNA 文库质粒的酵母细胞 Y187 进行配合,双重筛选阳性菌落,提取质粒后转化大肠埃希菌。筛选出既能在 4 缺(SD/-Trp-Leu-Ade-His)培养基又能在铺有 X-α-半乳糖(X-α-gal)的 4 缺培养基上生长并变成蓝色的真阳性菌落 245 株。完成了 101 株克隆的测定,最终确定其中有 41 株不同的基因,其中人类同源基因 35 条,其余 6 株为未知基因。王建军等[18]筛选并克隆 HBeAg 反式激活的新型靶基因 HBeAgTP,扩增后连接入酵母表达载体 pGBKT7 中构建诱饵质粒,转化酵母细胞 AH109 并在其内表达,然后与转化了人肝 cDNA 文库质粒 pACT2 的酵母细胞 Y187 进行配合,双重筛选阳性菌落,从中扩增出目的片段并进行测序,进行生物信息学分析。成功克隆出 HBeAgTP 基因并在酵母细胞中表达,应用酵母双杂交筛选出阳性菌落 24 个,经生物信息学分析为 15 种未知基因。王建军等[19]构建 HBeAg 的真核表达载体 pcDNA3.1(-)-HBeAg,转染 HepG2 细胞,以空载体 pcDNA3.1(-)为平行对照,制备转染后的细胞裂解液,提取 mRNA。HBeAg 表达质粒 pcDNA3.1(-)-HBeAg 经鉴定正确。经基因表达谱芯片分析,5 种基因的表达水平上调,7 种基因的表达水平下调。严福明等[20]成功构建人 HBeAg 结合蛋白 1(HBEBP1)反式激活基因差异表达的 cDNA 消减文库,对扩增后得到的 85 个阳性克隆进行菌落 PCR 分析,均得到 200~1 000bp 插入片段。对 26 个插入片段测序,并通过生物信息学分析获得其全长基因序列,结果共获得 15 种编码基因,包括 14 种已知基因和 1 种未知基因。梁蔚芳等[21]对 42 例 CHB 病人中扩增的 HBV DNA 各 3 个克隆进行序列分析,发现 T1762A1764 双突变者 20 例,其中 HBeAg 阳性者 7 例,HBeAg 阴性者 13 例;22 例发生 T1673G1799 双突变。前 C 变异中,18 例发生 A1896 变异,其中 HBeAg 阳性者 6 例,HBeAg 阴性者 12 例;C 区变异中,AA5、AA38、AA60、AA87、AA97、AA130、AA135 都是变异的热点。前 C/C 区还存在有插入、缺失等不同变异。孙承龙等[22]扩增乙肝病人 HBV DNA nt1 735~1 965 片段,将产物进行 HBV DNA 测序。在 68 例乙肝病人中,第 1 735~1 965 核苷酸(nt1 735~1 965)突变阳性率为 48.5%,检出点突变总数 168 个,频率前 10 位的是 nt1 764(58.8%)、1 762(44.1%)、1 799(20.6%)、1 766(14.7%)、1 896(13.2%)、1 754(8.8%)、1 899(8.8%)、1 768(7.4%)、1 814(7.4%)、1 913(7.4%)。同时,首次检出 nt1 907、1 922、1 923 位点突变。54 例慢性肝炎和 10 例肝炎肝硬化病人 HBV DNA nt1 896、1 764、1 762 位点突变阳性率分别为 16.7%、35.2%、35.2%和 30.0%、60.0%、60.0%。张黎颖等[23]以 pcDNA3.1(-)-RT 转染 HepG2 细胞,以空载体 pcDNA3.1(-)为平行对照,提取 mRNA 并进行 SSH 分析,并克隆 RT 反式调节作用的新的靶基因。对于所获基因片段序列分析表明,其中之一为新型基因片段。扩增获得该新基因的全长序列,并测序证实,命名为 DNA 聚合酶反式激活蛋白 1(DNAPTP1),该基因的编码序列全长为 435 个核苷酸,编码产物有 144 个氨基酸残基组成。薛红安等[24]成功构建全 X 基因原核表达质粒。十二烷基硫酸钠-聚丙烯酰胺凝胶电泳(SDS-PAGE)和 Western 免疫印迹分析表明,重组质粒在大肠埃希菌中表达。屈振亮等[25]体外培养胆管癌细胞 QBC939,将含 HBx 基因的真核表达载体转染到胆管癌细胞中,转染含 HBx 基因表达载体和空载体的 QBC939 转染率为 29.6%,转染 HBx 基因后 hTERT mRNA 表达量比未经转染或转染空载体的 hTERT mRNA 表达量明显增加;细胞免疫组化和 Western 免疫印迹也证实只在转染了 HBx 基因的胆管癌细胞有 HBx 蛋白表达。王春花等[26]以 XTP3 表达质粒 pcDNA3.1(—)-XTP3 转染 HepG2 细胞，构建 cDNA 消减文库，并转染大肠埃希菌进行文库扩增，得到 30 个白色克隆，经菌落 PCR 分析，得到 23 个 200～1 000 bp 插入片段。对所得片段测序并进行同源性分析，得到 20 种已知基因序列和 2 种未知功能基因序列。纪冬等[27]设计并合成 XTP6 基因序列特异性的引物，扩增 XTP6 基因片段，并克隆到 TA 载体中进行核苷酸序列测定，构建真核表达载体 pcDNA3.1(—)-XTP6。转染 HepG2 细胞，与转染空表达载体 pcDNA3.1(—)的 HepG2 细胞进行 cDNA 芯片分析。构建的表达载体证实准确无误。在 1 152 个基因表达谱的筛选中，发现 21 个基因表达水平显著上调，18 个基因表达水平显著下调。他们等[28]还确定硫氧化还原酶 1 的启动子区域(TXNRD1p)，扩增并克隆，构建 pCAT3-TXNRD1p 报告载体，转染 HepG2 细胞，并与 HbxAg 真核表达载体 pcDNA3.1(—)-X 共转染 HepG2 细胞。pCAT3-TXNRD1p 和 pcDNA3.1(—)-X 瞬时转染的 HepG2 细胞的 CAT 表达活性是 pCAT3-basic 空载体的 19.3 倍，pCAT3-TXNRD1p 的 3.9 倍。陈国凤等[29]成功获得了 47 个与 HBV DNA 聚合酶-N 端蛋白(TP)特异性结合的阳性克隆，包括人类固醇调节元件结合蛋白 1(SREBP1)、RNA 聚合酶Ⅱ亚单位(hsRPB7)、血浆铜蓝蛋白(CP)等 21 种已知功能蛋白质基因和 19 个假设蛋白基因。孙静慧等[30]对野生型人 La 蛋白的原核表达质粒 pET28b-hLa 进行定向缺失突变，将得到的 3 个点突变体 Mul、Del1、Del2 分别克隆至 pET28b 中，获得野生型人 La 蛋白突变体的表达质粒，并在不同宿主菌中和不同诱导条件下进行蛋白表达水平的比较。所获得的人 La 蛋白突变体的基因编码序列经测定符合序列设计的要求，表达产物经 SDS-PAGE 分析，在相对分子质量 47 $\times 10^3$ 处出现一明显条带，与预期的相对分子质量一致。

(2)流行病学：梁晓峰等[31]调查发现中国人年龄≥3 岁人群 HBsAg 阳性率和抗 HBs 阳性率、HBV 流行率经调整后分别为 9.1%、37.5%和 50.0%；3～12 岁儿童分别为 5.0%、45.3%和 29.1%。年龄≥3 岁城市人群 HBsAg 阳性率和 HBV 流行率分别为 4.6%和 43.5%，农村人群分别为 9.4%和 56.8%。3～12 岁城市儿童 HBsAg 阳性率和 HBV 流行率分别为 2.1%和 20.5%，农村人群分别为 8.3%和 39.2%。胡权等[32]在 60 例乙型肝炎患儿中检测出 55 例 adw 血清亚型，其中 8 例 HBV S 基因发生氨基酸置换；直接测序检测的已免疫和未免疫乙型肝炎患儿 S 基因氨基酸置换频率分别为 20.0%和 6.7%，感染基因变异株的患儿发病年龄明显偏大，其疫苗免疫年限均较长。徐烟青等[33]扩增西藏和青海藏族居民 HBV S 基因和 C 基因测序，并进行核苷酸序列的同源性比较及构建系统发生树，绝大多数样本 HBV 的 S 基因序列聚集于系统发生树中的基因型 D，所有样本 HBV 的 C 基因序列聚集于系统发生树中的基因型 C。邵中军等[34]发现在 214 例新生儿中有 10 例发生宫内感染。孕中期性行为是 HBV 宫内感染的危险因素，且有剂量反应关系。既往确定的母亲 HBeAg、HBV DNA 阳性也是 HBV 宫内感染危险因素。交互作用分析提示孕中期性行为与母亲 HBeAg 有协同作用。魏俊妮等[35]以 GSTM1、ACE 基因多态性判定母亲源性或胎儿源性等位基因，42 对信息病例中有 26 例新生儿发生了母-胎细胞转运；40 对信息病例中有 32 例发生了胎-母细胞转运，10 对母胎发生了双向转运。统计分析显示，母-胎细胞转运与 HBV 宫内感染有关联，胎-母细胞转运与 HBV 宫内感染无关联，母-胎细胞转运与胎-母细胞转运无关。母-胎细胞转运、孕妇 PBMC HBV DNA 阳性是 HBV 宫内感染的危险因素，两者未显示交互作用；母-胎细胞转运、孕妇 PBMC HBV DNA 阳性与新生儿 PBMC HBV 感染有关，两因素间也未显示交互作用。朱启镕等[36]随访乙型肝炎疫苗接种儿童，宫内感染 HBV 经免疫接种失败者为Ⅰ组，免疫接种有效者为Ⅱ组和非携带 HBV 母亲所生健康儿童为对照。肿瘤坏死因子 α(TNFα)基因-238 位点 A 等位基因频率Ⅰ组显著高于Ⅱ组，并与对照组相比较差异有显著性；γ 干扰素(IFN-γ)基因+874 位点 A 基因频率Ⅰ组显著高于Ⅱ组，与对照组相比较也有显著差异；白细胞介素 4(IL-4)基因-590 位点 C/T 等位基因频率Ⅰ组与Ⅱ组和对照组比较均无显著差异，Ⅱ组和对照组比较也无显著差异；IL-10 基因-1082 位点 G 等位基因频率Ⅱ组与Ⅰ组和对照组比较均有显著差异。俞蕙等[37]发现在 42 例宫内 HBV 感染组儿童中 IFN-γ CA 重复序列基因多态性$(CA_{12})^+/(CA_{12})^+$减少，42 例中仅有 5 例，占 11.9%，$(CA_{12})^+/(CA_{12})^-$占 26.2%，$(CA_{12})^-/(CA_{12})^-$占 61.9%；正常免疫儿童 IFN-γ CA $(CA_{12})^+/(CA_{12})^+$占 26.5%，$(CA_{12})^+/(CA_{12})^-$占 33.8%，$(CA_{12})^-/(CA_{12})^-$占 39.7%。宫内感染儿童$(CA_{12})^+/(CA_{12})^+$较正常免疫儿童减少。宫内感染儿童 IFN-γ CA 重复 12 次的频率为 25%，比正常儿童 IFN-γ CA 重复 12 次的频率明显降低。

(3)发病原理及病理：徐宝艳等[38]研究发现，HBV 感染后，在一对表型一致的单卵孪生子间基因组 CpG 岛甲基化分析显示条带几乎相同，而在另一对表型一致以及一对表型不一致的单卵孪生子之间均存在差异甲基化条带，前者差异甲基化条带数目少于后者，将得到的差异甲基化条带克隆入 T 载体，测序分析得到 4 个可能与乙型肝炎病毒感染后表形不一致的单卵孪生子相关的差异甲基化基因。李坤等[39]研究华北地区乙肝病人及健康者 TAP1 基因多态性与乙肝风险关联性的统计学分析。TAP1 基因 2 个多态性位点在华北地区人群中具有多态性(均为 A→G)。其中密码子(codon)637 多态性位点在两组人群中的差异有高度显著性，较之野生型 A/A，杂合型 A/G *OR*＝4.68，纯合型 G/G *OR*＝6.34；密码子 333 多态性位点在两组人群中无差异，*OR*＝19.85。刘英等[40]研究发现 TNFα 基因-238 位 GG 基因型在慢性肝炎组的频率显著高于自限性感染组，-857TT 基因型的频率在慢性肝炎组显著低于自限性感染组。TNFα 基因-238/-308/-857/-863/-1031 组成的单倍型 GGCCT 的频率在慢性肝炎组显著低于自限性感染组，单倍型 GGCAT 与 GGTAT 在慢性肝炎组的频率显著高于自限性感染组。房继莲等[41]调查发现慢性乙型肝炎(CHB)组、肝硬化(LC)组、肝细胞癌(HCC)组 BCP T1762/A1764 双突变率明显高于 AsC 组，LC 组 BCP T1762/A1764 双突变率显著高于 CHB 组；单一 C 基因型感染者 CHB 组、LC 组、HCC 组 BCP T1762/A1764 双突变率明显高于 AsC 组。各组前 C 区 A1896 突变率均较低。雷春亮等[42]发现 G1896A 突变在 HBeAg 阴性和阳性病人中的检出率分别为 57.6%和 6.7%；A1762T/G1764A 双突变的检出率分别为 37.9%和 31.7%；其中两者联合突变在 HBeAg 阴性病人中的检出率为 13.5%。在 HBeAg 阴性病人中，G1896A 突变主要出现在血清病毒含量低的病人，而 A1762T/G1764A 双突变与血清病毒含量无关。联合变异株主要见于重度慢性乙型肝炎(慢性乙肝)病人，与血清病毒含量无关。王凯等[43]发现慢性乙肝病人一氧化氮(NO)和诱导型一氧化氮合酶(iNOS)的浓度均较正常对照明显升高；ALT 异常组与正常对照组及 ALT 正常组比较，NO 和 iNOS 的浓度均明显升高；ALT 正常组与正常对照组比较，NO 的浓度明显升高。CNOS 在各组间比较差异无统计学意义。在慢性乙肝病人中，NO 和 iNOS 的浓度与 ALT 水平呈明显正相关。NO 和一氧化氮合酶(NOS)与 HBV DNA 指标间无明显相关关系。不同基因型组之间，NO 和 NOS 的浓度差异无统计学意义。蒋业贵等[44]利用 EBV 体外感染乙型肝炎(CSHB)病人 PBMC，将其转化为淋巴母细胞系(LCL)，应用结晶紫染色法检测 LCL 分泌 TNF 的细胞毒活性。HLA-DRB1＊0301、HLA-DQA1＊0501、HLA-DQB1＊030 阳性组 LCL 分泌 TNF 的活性明显低于阴性组，HLA-DRB1＊1101/1102、HLA-DQA1＊0301 阳性组 LCL 分泌 TNF 的活性明显高于阴性组。徐旭雯等[45]发现 56 例慢性重型乙型肝炎病人中 TNF1/2 基因型频率及 TNF2 等位基因频率均显著高于健康对照组和慢性轻度乙型肝炎及无症状携带者(AsC)组，且 CSHB 病人中，TNF1/2 杂合子的血清 TNFα 及胆红素水平明显高于 TNF1/1 纯合子。CSHB 组与健康对照组的 TNFβ＊2/2 基因型及 TNFβ＊2 等位基因分布差异无统计学意义，而慢性轻度乙型肝炎病人及 AsC 组的 TNFβ＊2/2 基因型频率显著低于健康对照组和 CSHB 组。白玉等[46]将野生型和变异型 HBsAg 基因重组质粒 NS_2 Swt、NS_2 S126、NS_2 S133、NS_2 S141、NS_2 S145 分别转染 CHO 细胞，变异和野毒株(wt)各组细胞上清 preS2 蛋白的表达量基本一致。变异和 wt 重组 HBsAg 刺激 T 细胞后，其上清 MTS 显色后的 A_{490} 值均高于空白组和 pCI-neo 组；T126S 氨基酸变异 HBsAg 能够刺激 IFN-γ 分泌增加；M133T 氨基酸变异刺激 IL-10 分泌增加。范振平等[47]在 7 例急性乙型肝炎的急性期，可以检测到高水平的 HBV 特异性的 CTL 细胞，而在急性乙型肝炎的恢复期，HBcAg 特异性 CTL 细胞的水平可以明显下降。在 13 例慢性乙型肝炎病人中，除了 1 例慢性肝炎急性暴发病人之外，均不能检测到 HBcAg 特异性 CTL 细胞。IFN-γ 的分泌与这些结果相一致。刘光泽等[48]发现与正常同种小鼠比较，HBV 转基因小鼠脾树突细胞表达 CD11c 及 TLR2、TLR9 无明显差异，但分泌 IFN-γ 的 T 细胞对 HBsAg 特异性刺激产生的斑点数存在显著差异。高立芬等[49]研究发现 pcDNA3-HBV 与 pcDNA3 转染的巨噬细胞中 GFP 的表达率无明显差异，pcDNA3-HBV 转染的巨噬细胞中检测到前 S1 mRNA 的表达。通过与 β-肌动蛋白(actin)相比，pcDNA3 HBV 转染的巨噬细胞中 TNFα、IL-1β mRNA 的表达量显著低于空载体对照组；pcDNA3-HBV 转染的巨噬细胞表达NF-κB RelA 蛋白的百分数与空载体对照组相当，但平均荧光强度显著低于空载体对照组；pcDNA3-HBV 转染组巨噬细胞产生 NO 的水平显著低于 pcDNA3 转染组。高斌等[50]发现血清 HBV DNA＜10^6 拷贝/ml 慢性乙肝病人外周血 DC 2 相对数量显著高于 HBV DNA≥10^6 拷贝/ml 病人和健康者，而后两组间 DC2 的差异无统计学意义；上述 3 组中 DC1 相对数量差异无统计学意义；外周血 DC 亚群相对数与病人临床型别和肝内炎症损伤程度无关。龚作炯等[51]发现 33.3%的 HBeAg 阴性慢性乙肝病人是因 HBV 前 C/C 区变异所致，仍表现为 HBV 活动性复制；并且慢性乙肝重度组病人 HBV 前 C/C 区突变发生率显著高于轻中度组。前 C/C 区变异组 IL-10、IL-

12、IL-18、IFN-γ含量显著高于正常对照组，非变异组IL-12、IL-18、IFN-γ含量显著高于正常对照组，前C/C区变异组IL-12、IL-18血清含量显著高于非变异组。施理等[52]研究发现受HBcAg刺激87.5%免疫清除期的慢性HBV慢性感染者PBMCs的INF-γ分泌实验阳性，而所有免疫耐受期的HBV慢性感染者PBMCs的INF-γ分泌实验阴性；而受HBsAg刺激，两组病人之间差异没有显著性。张黎颖等[53]克隆RT反式调节作用的新的靶基因，对于所获基因片段序列分析表明，其中之一为新型基因片段，命名为DNA聚合酶反式调节蛋白1(DNA PTP1)，DNA PTP1基因的编码序列全长为435个核苷酸(nt)，编码产物由144个氨基酸残基(aa)组成。张豪等[54]用BiostarM-40s微阵列芯片比较研究HBVx组、黄曲霉素B_1(AFB_1)组和(AFB_1+HBVx)组的肝组织基因表达谱与对照组的差异。各实验组上调与下调的基因数目分别为(AFB_1+HBVx)组69项；AFB_1组101项；HBVx组35项；其中与代谢酶相关的基因有18项表达发生改变，分别为(AFB_1+HBVx)组13项；HBVx组4项；AFB_1组8项。于晓辉等[55]对临床与病理诊断作统计学Kappa检验与列联表关联分析。Kappa值=0.32，Spearman相关系数=0.43。临床诊断与病理诊断的总符合率为64.8%，慢性乙肝轻度、中度和重度的符合率分别为90.0%、27.8%和50.0%。赫兢等[56]研究发现，CHB病人血清及肝组织病毒学标志与肝组织病理损伤密切相关。血清HBsAg、抗-HBe、抗-HBc阳性，HBV DNA阴性的病人肝组织炎症及纤维化程度较轻；HBV DNA与肝组织炎症分级及纤维化分期无明显相关；肝细胞HBsAg、HBcAg均阴性表达的肝组织炎症及纤维化程度较重。魏俊妮等[57]检测42对信息病例对中26例新生儿发生了母-儿细胞转运。母-儿细胞转运、孕妇PBMC HBV DNA阳性是HBV宫内感染的危险因素，*OR*值分别为8.40，8.78。李海燕等[58]发现：①研究组胎盘绒毛横截面总面积与对照组相比，无显著差异，绒毛总周长明显小于对照组；②研究组胎盘单个绒毛横截面面积、周长和等圆直径均明显大于对照组；③研究组胎盘单个绒毛内血管数目明显多于对照组，血管占绒毛的面积比值明显小于对照组；④研究组胎儿宫内窘迫发生率为55.0%，对照组为11.1%。邵建国等[59]发现正常肝组织中环氧化酶2(COX-2)表达阴性；33例慢性乙肝组织COX-2表达阳性者31例。COX-2阳性表达程度在轻、中、重度肝炎间有显著性差异，并随肝脏炎症程度的加重而表达加强。随着COX-2阳性表达程度增加，病人血清ALT水平也显著升高，血清HBV DNA水平则无明显改变。王欣欣等[60]发现α-SMA在CHB、急性肝炎及静止性硬化3组中均有表达，主要定位在扩大的汇管区及其周围，以及小叶内点灶状坏死部位，且α-平滑肌抗体(SMA)表达与慢性肝炎病理分级(G)、分期(D)及Knodell-组织学活性指数(HAI)评分呈显著正相关。严家春等[61]发现随着CHB肝细胞变性坏死及肝血管病变的加重，碱性成纤维细胞生长因子(bFGF)在肝血管及肝窦壁表达强阳性逐渐上升，部分固缩性肝细胞也示强阳性显色。原位杂交显示，bFGF mRNA主要分布于血管纤维化区域肝窦壁及部分肝细胞。顾文君等[62]发现Smad2阳性着色定位于细胞质，肝血窦窦壁细胞、星状细胞、变性肝细胞均可见Smad2蛋白表达。随着肝损伤、肝脏病理改变的进展，Smad2的表达逐渐增强。陈晓红等[63]提取人乙型肝炎肝硬化组织总RNA，进行mRNA纯化；反转录合成单链cDNA，长距离PCR方法合成双链cDNA；PCR产物经蛋白酶K水解、纯化后，用SfiⅠ酶切；回收0.4 kb以上的cDNA组分，并与λTripl Ex2载体连接；连接产物经体外蛋白包装，产生未扩增文库；鉴定文库的滴度和重组效率后，进行文库扩增；鉴定扩增文库的滴度和重组效率；随机挑取11个噬菌斑，用载体克隆位点两端的通用引物进行PCR扩增，以检测所构建的cDNA文库的质量。未扩增文库滴度为1.03×10^6 pfu/ml，重组效率为97.2%，扩增后文库滴度为1.36×10^9 pfu/ml，重组效率为99.0%；用载体两端的通用引物进行PCR鉴定，插入片段平均长度为1.02 kb，含1kb以上的占36.4%，0.5～1kb的占63.6%。辛永宁等[64]发现肝癌血清肝纤维化标志物水平在乙型、丙型肝炎病毒混合感染组中最高，单独乙型、丙型肝炎病毒感染组次之，无病毒感染组最低，肝癌组织、癌旁组织中HBsAg、丙型肝炎抗原表达与透明质酸、层连蛋白、Ⅳ型胶原蛋白呈正相关。章晓鹰等[65]研究发现，HLA-A位点中的HLA-A02、11、24与HLA-DRB1位点中的HLA-DRB1＊12、09、04为正常人群常见等位基因。乙肝后肝硬化病人组HLA-A02与HLA-DRB1＊07、HLA-DRB1＊08、HLA-DRB1＊11的出现频率较正常对照组明显升高。在HLA-A位点中，乙肝后肝硬化病人组的纯合子比例较正常组有升高趋势，但无统计学意义。杨再兴等[66]研究发现TGF-β_1基因-988、-800、密码子(codon)25和密码子263位点不存在基因多态性；-509位点基因型及等位基因分布频率在肝硬化组和正常对照组中差异无统计学意义，密码子10TT基因型及等位基因T在肝硬化组中的分布频率明显高于对照组。－509CC基因型在肝硬化C级组中的分布频率明显高于TT基因型，密码子10位点基因多态性在肝硬化的各个分级组中的分布频率差异无统计学意义。肝硬化组血浆TGF-β_1、Ⅳ型胶原、透明质酸及Ⅲ型前胶原 N 端肽的浓度显著高于对照组。在对照组中，血浆 TGF-β_1 浓度在-509 位点两种基因型之间差异无统计学意义。在肝硬化组中，-509CC 基因型者血浆 TGF-β_1 浓度显著高于 TT 基因型者；密码子 10 位点各种基因型血浆 TGF-β_1 浓度在对照组和肝硬化组中差异均无统计学意义。-509 位点和密码子 10 位点等位基因存在连锁不平衡，其单倍型形式主要是 C-T 和 T-C，其中单倍型者 C-T 血浆 TGF-β_1 浓度明显高于其他人，且该单倍型在肝硬化组中的分布频率明显高于对照组。朱曼华等[67]研究发现，正常组 GSTM1 基因缺失率(46.9%)与 HCC 组(61.4%)差异有显著性，与 LC 组(45.6%)、CHB 组(49.2%)差异无显著性。携带 GSTM1 空白基因型者患原发性肝癌的风险高 1.81 倍。携带者 55 岁前发病的 HCC 病人 GSTM1 空白基因型分布明显较 55 岁以后发病者高。刘重阳等[68]采用双酶切质粒 pXT1-X，得到完整的 HBV X 基因片段后，将其插入到质粒 PBK-CMV 和 PBK-HCV C 的相应酶切位点，得到重组质粒 PBK-X 和 PBK-X-C；再将质粒 PBK-CMV、PBK-X、PBK-HCV C 和 PBK-X-C 分别导入肝癌细胞株 HepG2 中，G418 筛选，RT-PCR、蛋白印迹鉴定 HBV X 和 HCV C 蛋白表达。PCR-ELISA 法检测端粒酶活性。质粒 PBK-CMV、PBK-X、PBK-HCV C 和 PBK-X-C 在 HepG2 细胞中有稳定表达。表达融合蛋白的细胞的端粒酶活性较转染空载体的细胞及单独表达 HBV X、HCV C 蛋白的细胞明显升高。赵桂鸣等[69]发现 73 例 AsC 肝组织病理均有异常改变，G1S0 者 65.8%，G1S1 者 23.3%，G2S1 者 6.8%，G2S2 者 4.1%。Knodell 评分 2 分者 51 例(69.9%)，3 分者 12 例(16.4%)，≥4 分者 10 例(13.7%)。免疫组化 HBsAg 检出率 86.3%，以浆膜型为主(57.1%)；HBcAg 检出率 72.97%，以核型为主(74.1%)。钱莘等[70]在肝细胞癌病人中发现：①经 HBcAg 致敏的 mDC 表面分子 CD80、CD86、CD40、HLA-DR 的表达率明显高于无抗原致敏组 mDC；经 HBsAg 致敏的 mDC 仅 HLA-DR 的表达率高于无抗原致敏组，其他表面分子差异无统计学意义；②在 AmlR 中经 HBV 抗原致敏的 mDC 刺激淋巴细胞增殖的能力明显高于无抗原致敏组，而且 HBcAg 的致敏效果优于 HBsAg 的致敏效果；③经 HBcAg 致敏的 mDC 分泌 IL-10 和 IL-12 的量明显高于经 HBsAg 致敏的 mDC。

(4)临床表现及实验检测：赵鸿等[71]发现病人入院时血清中 HBV DNA 定量已经阴转；当 ALT 降至 400 IU/L 以下时，HBV DNA 定量阴转或 HBsAg 阴转或已经发生 HBeAg/HBeAb 转换；均可诊断为急乙肝。李俊茜等[72]检测 62 例 CHB 和 41 例肝硬化病人 HBV 标志物和血清 ALT 水平；并检测其 HBV 基因型。CHB 病人中，21 例为 HBeAg 阴性，41 例为 HBeAg 阳性；肝硬化病人中，28 例为 HBeAg 阴性，3 例为 HBeAg 阳性。CHB 病人中，53 例为 C 基因型，9 例为 B 基因型；肝硬化病人中 39 例为 C 基因型，2 例为 B 基因型。HBeAg 阴性 CHB 病人 ALT＞40U/L 者的比例低于 HBeAg 阳性组。HBeAg 阴性肝硬化病人 ALT＞40U/L 者的比例低于 HBeAg 阳性组，但差异无统计学意义。杨创国等[73]发现 HBeAg(＋)组 ALT、HBV DNA 总体上均高于 HBeAg(－)组。HBeAg(＋)组肝组织炎症及纤维化程度总体上均轻于 HBeAg(－)组。雷延昌等[74]选在湖北地区 190 份 HBV DNA 阳性血清标本中，B 基因型 140 例，C 基因型 42 例，BC 混合型 8 例，未发现 A、D 和 E 基因型；B 基因型在重型肝炎和肝癌病人中占绝对优势，分别为 87.5%和 89.3%，显著高于 HBsAg 携带者的 67.3%；B 基因型病人血清丙氨酸氨基转移酶水平高于 C 基因型病人；除 HB sAg 携带者外的慢性 HBV 感染者中，B 基因型病人血清抗 HBe 阳性率显著高于 C 基因型。薛月珍等[75]以 260 例妊娠合并 HBV 感染而临床无乙型肝炎症状的孕妇为研究组，研究组中，HBsAg、HBeAg 均为阳性的双阳性病例 102 例，仅 HBsAg 阳性的单阳性病例 158 例，HBV 宫内感染发生率为 26.1%，胎儿宫内窘迫发生率为 7.7%，新生儿先天性畸形发生率为 3.4%，均明显高于对照组。研究组胎膜早破发生率为 16.9%，产后出血发生率为 17.7%，颅内压升高(ICP)发生率为 5.0%，均明显高于对照组。研究组与对照组、单阳性亚组与双阳性亚组的剖宫产率、妊高征(PIH)及妊娠性糖尿病(GDM)发生率的差异均无显著性。柯伟民等[76]调查发现在慢性乙肝病程中发生致死性重型肝炎的 219 例病人中，甲、丙、丁或戊型肝炎病毒的重叠感染率分别为 1.4%、9.6%、1.8%和 30.1%，重叠嗜肝病毒的感染率之和为 42.9%。以戊型肝炎病毒为主，近 10 年来感染率基本没有改变。原因未明者为 57.1%。HBeAg 和抗-HBe 的阳性率在甲、丙、丁或戊型肝炎病毒重叠感染组分别为 17.0%和 54.2%；原因未明组分别为 27.2%和 47.2%，两组之间 HBeAg 和抗-HBe 阳性率的比较差异无统计学意义。戴二黑等[77]发现急性肝炎、慢性肝炎轻度、中度、重度及肝硬化病人 nt1 762～1 764 突变株感染比例分别为 2/5、7/43、10/31、1/3 和 7/15，肝硬化病人 nt 1 762～1 764 突变株感染率显著高于慢性肝炎轻度病人。在 92 例慢性 HBV 感染者中，野生株、突变株和混合感染者血清 HBeAg 阳性率、HBV DNA 含量、ALT 和 ALT 水平在以上各组之间比较差异无统计学意义。涂梅峰等[78]调查 737 例重型再生障碍性贫血(SAA)病人中慢性乙型肝炎并发 SAA 病人(21 例,Ⅰ组)所占比例,并采用病例对照方法探讨慢性 HBV 感染[慢性乙型肝炎和 HBV 抗体阳性组(23 例,Ⅱ组)]并发 SAA 与 SAA 对照组(42 例,Ⅲ组)在临床表现、实验室特征及疗效和预后方面的异同。结果发现:①慢性乙型肝炎并发 SAA 占同期 SAA 的比例为 2.8%;②3 组病人治疗前临床特征差异无显著性;③治疗后Ⅰ组病人血像、骨髓像恢复晚于Ⅱ、Ⅲ组;④Ⅰ、Ⅲ组病人 $CD8^+$ 细胞百分比明显高于Ⅱ组;⑤3 组病人 3 年生存率差异无显著性。张晓红等[79]随访调查发现拉米夫定停药后 93.6% HBV DNA 转阴者复发时均阳转,6.4%未转阴者复发时 HBV DNA 上升超过 2 个对数级;71.7%病人自行停药;医师指导停药的病人中 61.5%未随访。71.7%复发时病情较用药前加重,其 YMDD 变异率为 78.8%和前 C 区变异率为 84.8%,均高于未加重者;复发的时间中位数为 12 周,与停药时 ALT 相关;复发时的病情与年龄及 YMDD 变异相关。预后与年龄、服药前诊断、总胆红素、ALT、停药时 HBeAg 阴转、复发时 TBil 及凝血酶原活动度相关。张晓红等[80]将停用拉米夫定治疗后复发的慢性乙型肝炎病人 71 例纳入研究,按复发后的诊断分为肝功能衰竭组和慢性乙型肝炎组进行比较。肝功能衰竭组病人中位年龄 38.0 岁,大于慢性乙型肝炎组 31.5 岁;年龄和拉米夫定治疗前诊断为失代偿性肝硬化都是停药反跳后出现肝功能衰竭的独立危险因素。肝功能衰竭组服拉米夫定前总胆红素异常病人 20.0%,停用拉米夫定后未随访者 86.7%,停拉米夫定时未出现抗-HBe 阳转者 85.2%,复发时 HBV DNA 载量$(3.0\pm4.8)\times10^8$,前 C 区联合 YMDD 变异者 56.0%,均高于慢性乙型肝炎组。商庆华等[81]选择 0.5～15.0 年间进行 2 次肝脏穿刺活体组织学检查的 CHC 病人 230 例,2 次同期血清标本进行 HCV RNA 检测。血清 HCV RNA 阳性病人为 41 例(17.83%),其近期肝组织炎症活动度(G1～G4 例数分布分别为 5、8、16、12)与纤维化程度(S0～S4 分布分别为 1、3、8、19、10)和阴性病人相比(G1～G4 例数分布分别为 37、60、57、35;S0～S4 分布分别为 8、20、63、69、29)差异有统计学意义。随访结束时血清 HCV RNA 持续阳性病人 29 例,其远期肝组织炎症活动度与 116 例持续阴性病人相比(加重、无变化、好转例数分布分别为 12、10 和 7;24、24 和 68)与纤维化程度(加重、无变化、好转例数分布分别为 15、8 和 6;27、26 和 63)差异有统计学意义。岳凤娥等[82]发现各型肝病发病期病人血清 TNF 相关凋亡诱导配体(sTRAIL)水平显著高于正常对照组;恢复期病人 sTRAIL 水平接近正常组;急、慢性乙肝病人 sTRAIL 水平与 ALT、天冬氨酸转氨酶(AST)和总胆红质(TBIL)均呈显著负相关,与血清白蛋白水平呈显著正相关。梁敏坚等[83]用重组 HBsAg 和 Dane 颗粒酶标记物制备的试剂对卫生部临床检验中心 HBsAb 质控物及血清标本进行检测,灵敏度达 10mIU/ml,特异性达 100%,重复性及线性良好,与进口商品试剂检测结果一致。吴炜等[84]检测发现 80 例重型乙肝病人血清解离前后 HBsAg-免疫复合物(IC)阳性率最高(56.3%),HBsAg-IC 阳性与阴性者的年龄、HBsAg 阳性率、ALT、TB 水平等之间差别无显著性意义,而 HBV DNA、HBeAg 阳性率之间差别有显著性意义。施斌斌等[85]检测发现 CHB 组 IL-4 水平显著高于健康对照组,而 IFN-γ 水平则显著低于健康对照组;HBeAg(+)组 IL-4 水平明显高于 HBeAg(-)组,而 IFN-γ 则显著低于 HBeAg(-)组;HBV DNA 水平与 IL-4 水平呈正相关,与 IFN-γ 水平呈负相关。高月求等[86]收集 HBeAg 阳性 ALT 异常者 40 例(A 组),HBeAg 阳性 ALT 持续正常者 20 例(B 组),HBeAg 及 HBV DNA 阴性 ALT 正常者 20 例(C 组),另外选择 15 例各型肝炎病原学标志检测均为阴性的健康体检者为正常对照组。IL-2、IFN-γ、IL-12 在各组间无明显差异;A 组 IL-10 明显高于其他组,B 组 IL-18 明显低于 A 组,也低于其他组;血清 IL-2 在病毒量 $10^{4\sim6}$ 组中的含量较其他各组明显偏高。血清 IL-10 在≤10 组较其他组显著偏低。病毒量 10^8 组中 IL-18 的含量较其他各组明显偏低。IFN-γ、IL-12 在各病毒量组中无显著差异。王娟华等[87]发现慢性肝炎、活动性肝炎后肝硬化、慢性重型肝炎病人的 Th1、Tc1 细胞均高于正常对照组和乙肝病毒携带者。慢性重症肝炎组 Th1、Tc1 显著高于慢性肝炎、正常对照组,慢性重型肝炎组 Tc1 显著高于活动性肝炎后肝硬化组。活动性肝炎后肝硬化组 Tc1 显著高于正常对照组。Th1、Tc1 细胞随着慢性乙型肝炎肝脏炎症活动的加剧而增高,而 Th2、Tc2 细胞则在各组中均无显著性差异。刘芳等[88]发现,①慢性乙肝轻、中、重度及肝硬化病人血清 TGF-β_1 水平明显高于对照组;②慢性乙肝轻、中、重度、肝硬化病人血清 $CD3^+$ T 细胞、$CD4^+$ T 细胞、$CD4^+/CD8^+$ 明显低于对照组,$CD8^+$ T 细胞明显高于对照组。相关分析发现,血清 TGF-β_1 与 $CD4^+$ T 细胞、$CD4^+/CD8^+$ 呈负相关,与 $CD8^+$ T 细胞呈正相关。谢明等[89]检测发现乙型肝炎各组病人 PBMC $CD58^+$ 细胞百分率较正常对照组明显增高;乙型肝炎病人 PBMC $CD58^+$ 细胞百分率与血清 ALT、AST 呈显著正相关。邱莲女等[90]检测发现慢乙肝组外周血淋巴、单核细胞表面 $CD40^+$、$CD40L^+$ 及淋巴细胞表面 $CD8^+/CD28^+$ 的表达明显低于正常对照组,肝硬化组均明显低于正常对照组,而慢乙肝组、肝硬化组

CD8$^+$/CD28$^-$的表达高于正常对照组。慢乙肝组与肝硬化组均无显著差异。慢乙肝轻、中、重度和肝硬化3组间均无显著差异。相关性分析结果显示,慢乙肝病人淋巴、单核细胞表面CD40$^+$和CD40L$^+$的表达之间存在正相关,淋巴细胞CD40$^+$、CD40L$^+$表达与CD8$^+$/CD28$^+$表达存在正相关,而与CD8$^+$/CD28$^-$表达相关性不明显。王凯等[91]检测发现慢性乙肝病人与正常对照组比较,外周血IL-12、IL-2、IL-4表达明显升高。C型病人组与D型病人组比较,ALT、IL-12、IL-2、Th1/Th2明显升高,IL-4明显降低。慢性乙肝病人外周血的单核细胞经培养和细胞因子诱导后,可获得成熟的具有典型形态的树突细胞(DC)。慢性乙肝病人组与正常对照组比较,DC数量明显减少,DC分泌的IL-12水平明显降低。不同基因型病人之间DC的数量与DC分泌IL-12差异无统计学意义。张恒辉等[92]体发现慢性HBV感染产妇脐血来源DC的CD80、CD83的表达显著低于健康胎儿组、健康成人组、成人慢性HBV感染组,CD14的表达则显著高于此3组;慢性HBV感染产妇脐带血DC分泌的IL-12水平也明显低于健康产妇、健康成人组及慢性乙型肝炎病人;促异体T淋巴细胞增殖能力的强弱依次为健康成人DC-健康脐血T淋巴细胞>健康成人DC-健康成人异体T淋巴细胞>健康脐血DC异体健康脐血T淋巴细胞>健康脐血DC-健康成人T淋巴细胞>孕母HBV感染脐血DC-健康脐血T淋巴细胞>孕母HBV感染脐血DC-健康异体成人T淋巴细胞。林德馨等[93]检测发现CHB、CSH及LC病人血清细胞间黏附因子-1(sICAM-1)水平均高于对照组,sICAM-1水平随着病人肝损害的加重而升高,并且其升高与层连蛋白(LN)、Ⅳ型胶原(CⅣ)、Ⅲ型前胶原氨基缩肽(PⅢP)、HA水平的升高相关。陈永鹏等[94]回顾分析发现肝组织炎症与病人常规血液学检查指标有一定相关性,血清AST、胆红素及外周血WBC、血小板与肝脏炎症有显著相关性,但血清ALT、AST不能完全真实反映肝组织炎症程度;肝组织纤维化与血清ALT无关,与其他血液学指标有一定相关性,以血清AST、胆红素、外周血血小板及年龄为显著;血液PT、胆红素、血小板与年龄等指标为早期肝硬化显著相关性指标:灵敏度31.5%,特异度94.4%,阴性预告值83.3%,阳性预告值60.7%,准确率80.7%。尹珊珊等[95]发现慢性乙型肝炎病人血清组织金属蛋白酶抑制因子1(TIMP1)、基质金属蛋白酶2(MMP-2)、TIMP1/MMP-1与纤维化分级成正相关,MMP-1与纤维化分级成负相关,且与血清Ⅲ型前胶原N端肽、透明质酸相关;MMP-1以13.96ng/ml为临界值,判别S2及S2以上纤维化的敏感性为90.5%,特异性为52.0%;TIMP1以76.84ng/ml为临界值,敏感性为91.6%,特异性为64.0%。MMP-1以6.86ng/ml为临界值,判别肝硬化期(S4)敏感性为70.7%,特异性为80.9%;TIMP1以210.04ng/ml为临界值,其敏感性为60.5%,特异性92.3%。MMP-1、TIMP1与炎症分级及计分均有相关性,而TIMP1与碎屑坏死、桥接坏死相关性最好,TIMP2与MMP-9与炎症没有明显相关性。闵福援等[96]发现HBsAg、Pre-S1Ag主要在胞质表达,HBcAg一部分在胞质内表达,一部分在胞核内表达,三者的表达阳性率分别为78.4%、69.2%和67.6%。HBcAg与Pre-S1Ag的阳性表达率略低于HBsAg.Pre-S1Ag与HBeAg的表达几乎是平行的。HBV DNA与Pre-S1Ag的阳性率无统计学差异,而HBV DNA与HBeAg的阳性率有统计学差异。30名HBeAg阴性的病人,18名病人HBV DNA阳性,14名病人Pre-S1抗原阳性。4例发生前C区变异的病人HBV DNA含量≥10^3拷贝/ml,PreS1Ag均阳性,HBeAg均阴性。郭龙华等[97]以碱裂解法和经典的苯酚法为对照,比较3种方法提取的HBV DNA纯度和半巢式PCR后的阳性率。用裂解液煮沸法提取的HBV DNA进行半巢式PCR的阳性率最高,与两种对照方法之间的差异有极显著意义。蔡晓莉等[98]采用荧光定量PCR技术检测25例慢性乙型肝炎血清标本第1(基线)、2、4、6、8次循环冻融时的HBV DNA含量。80%的血清标本经2到8次冻融后HBV DNA含量较基线水平仅有轻度升高。线性回归方法分析显示HBV DNA含量在每次冻融循环后较基线水平增加1.9%。冻融4~8个循环后血清HBV DNA含量下降20%以上者低于10%。顾琳等[99]比较发现荧光定量PCR法的敏感性最高,达到1.33×10^4拷贝/ml;普通PCR法的敏感性为5.15×10^4拷贝/ml;TRSE法的敏感性为8.33×10^4拷贝/ml较斑点杂交法的6.25×10^5拷贝/ml高。在HBsAg(+)HBeAg(+)组,TRES液相杂交法的阳性率与普通PCR法无差别;在HBsAg(+)/HBeAg(-)组,TRSE液相杂交法只与荧光定量TaqMan PCR法有差别。马力等[100]应用RQ-PCR和ELQ-PCR方法检测HBV DNA,其阳性检出率分别为HBsAg,HBeAg,HBcAb-IgG(+)组100%和82.6%;HBsAg,HbeAb,HBcAb-IgG(+)组90.6%和73.2%;HBsAg,HBc IgG,HBcAb-IgM(+)组80.0%和57.6%;HBsAg,HBcAb-IgG(+)组70.2%和51.4%。HBV DNA载量的阳性检出率,经统计学处理有显著性差异。赵学兰等[101]比较肝组织HBV DNA定量的两种方法,一种是计算每克肝组织所含HBV DNA拷贝数,另一种是测量浓度后得到每微克肝DNA所含HBV DNA拷贝数。两种方法定量肝组织 HBV DNA 拷贝数无显著性差异。陈勇等[102]发现在拉米夫定治疗的慢性乙型肝炎病人中，经测序证实P基因区不仅存在741、743位点的变异，还存在514C-A、523C-A、562T-A、667C-A等位点的变异。对已证实P基因区变异的13例病人血清用SNaPshot技术检测YMDD结果与测序结果完全相同，显示SNaPshot技术高度的特异性。房继莲等[103]发现，①INNO-LiPA基因分型法与S基因序列分析法测定的基因型结果比较，符合率82.3%，误判率3.5%，B/C型混合感染检出率5.3%；②LC组和HCC组C基因型比率高于AsC组，差异有显著性；LC组C基因型比率高于CHB组；差异有显著性。沈建坤等[104]发现，①128例标本中B型检出率为20.3%，C型占71.9%，D型占7.8%；18株HBV克隆标本S基因测序结果与本分型法完全一致；②男性与女性的HBV基因型构成比无明显差异。B型与C型比较，C基因型HBV DNA含量和HBeAg阳性率明显高于B基因型。基因型B具有更高的抗-HBe水平。杨光等[105]从佛山地区HBV DNA阳性病人血清中随机抽取300份，用新建方法进行HBV基因分型检测。新建HBV逆向点杂交基因分型方法可对拷贝数在$10^3\sim10^9$/ml之间的300份HBV DNA阳性抽检血清进行基因分型，发现B型占49.0%；C型占45.3%；D型占0.3%；B、C混合型占4.0%；C、D混合型占1.3%；未发现A、E和F型。新方法基因分型结果与测序结果一致。王海滨等[106]采用自行研制的"微量核酸释放试剂(micro-nucleic acid releasing reagent，MNRR)"，建立微量血清直接进行PCR扩增的"一步法"实时荧光PCR检测拉米夫定治疗后YMDD变异的情况，探讨乙肝病毒YMDD变异与肝脏功能损伤程度的关系。154例拉米夫定治疗1年后YIDD变异率为15.9%；YVDD变异率为9.6%，YIDD和YVDD共生变异率为4.4%。发生YIDD/YVDD共生变异的病人其血清HBV DNA含量显著高于单一发生YIDD变异的病人，发生YMDD共生变异的乙肝病人其肝脏功能损伤的程度明显较单一发生YIDD变异者严重。罗立波等[107]应用扩增抗拒突变分析系统(ARMS)，检测HBV DNA前C区A83位点突变，引入内参照系统，对突变株DNA作定量检测。有HBV DNA前C区A83位点突变的慢性肝病病人血清中病毒变异株DNA水平(对数值)为(5.37±0.60)个拷贝/ml，无症状病毒携带者(ASC)血清中病毒变异株DNA水平(对数值)(4.02±0.51)个拷贝/ml，有显著性差异，10例献血员血清中未检测到A83病毒变异株。宋家武等[108]建立了基于焦磷酸测序技术的YMDD突变检测平台，实现了临床血清标本的高通量检测。能一次获得90人份的YMDD突变临床检测结果，经标准的YMDD突变质粒及血清标本的重复性及可靠性检测，质粒标准品的突变检出率及重复率均达100%，而血清标本达98.8%。陈士俊等[109]通过基因芯片技术，将HBV DNA进行PCR扩增，掺入荧光分子标记，与点阵列的寡核苷酸杂交，通过计算机分析，发现HBV DNA阅读框架各位点的变异普遍存在，其中前C区1896、1814变异率分别为23.5%、3.9%，BCP 1762、1764变异率分别为55.9%、53.9%，P区528、552 M-I、552 M-V变异率分别为39.2%、38.2%、10.8%。崔云等[110]发现HBeAg(+)/HBeAg(－)母亲血样病毒DNA、全长型RNA(fRNA)和顿挫型RNA(trRNA)的阳性率分别为75%、65%、70%和37.5%、20.8%、58.3%，两组间前两项指标相差显著。44例新生儿血样HBsAg、病毒DNA和fRNA阳性率分别为9.1%、4.5%和6.8%，显著低于其母亲；儿血中trRNA阳性率达52.3%，与其母亲trRNA的存在有一定关联。5例仅HBsAb阳性的新生儿血样中均未见到病毒DNA和fRNA，但其中11例(73.3%)可检测到trRNA。陈鸣等[111]发现，HBV靶序列浓度为1 pg/L时，传感器未能检测出任何频率的改变。随着浓度从10 pg/L增加到100 μg/L，杂交反应引起的频率下降值呈先增加后趋于缓和的趋势，以10 μg/L为分界线，而杂交平衡时间并没有显现出一定的变化趋势。在10 pg/L到10 μg/L的浓度范围内，浓度与频率下降值的线性回归方程为$\lg C=-2.7455+0.0691\times\triangle F$，相关系数$r=0.9923$。赵克开等[112]证实，HepG2.2.15细胞内存在共价闭环DNA(cccDNA)，其含量约为每个细胞18个拷贝。对数生长期前培养上清液和慢性乙型肝炎(轻度)病人血清均未检测到荧光信号，本实验条件下用该方法可检测低至10^3个拷贝/ml的cccDNA分子。梁敏坚等[113]研究发现HBcAg在毕赤酵母中高效表达；分别用抗原A、B、C、D制备的试剂检测中国药品生物制品检定所抗-HBc国家参考品：试剂A与B结果相同：阴性符合率(-/-)15/15，阳性符合率(+/+)15/15；最低检出量(稀释度)：灵敏度参考品2#=1∶128，3#=1∶16，4#=1∶64。试剂C与D结果相同：阴性符合率(-/-)15/15；阳性符合率(+/+)14/15；最低检出量(稀释度)：灵敏度参考品2#=1∶32；3#=1∶16；4#=1∶32；大肠杆菌(大肠埃希菌)抗原的灵敏度明显低于毕赤酵母抗原。PCR阳性组HBcAb阳性检出率：试剂A 97.8%；试剂B 98.1%；试剂C 96.6%；试剂D 91.4%；A、B、C 3组间比较差异无统计学意义；D分别与A、B、C相比较差异均有统计学意义。PCR阴性组HBcAb阴性检出率：试剂A 80.3%；试剂B 80.9%；试剂C 75.0%；试剂D 85.7%；AB两组比较差异无统计学意义；AC、AD、

BC,BD、CD相比较差异均有统计学意义;分子筛纯化的大肠埃希菌HBcAg含有干扰检测的杂质,结果出现假阳性;大肠埃希菌HBcAg存在表位缺失导致结果出现假阴性。邹爱民等[114]筛选出4株能稳定分泌单克隆抗体(McAb)的杂交瘤细胞株,命名为H1C6、D3;H2E2、F4。这4株McAb与HBV-RN aseH1及H2重组抗原均有良好的反应性,杂交瘤培养上清的EIA抗体滴度为1∶100～1∶200,其中2株诱生的同系小鼠腹水滴度为1∶800,1∶1 000。这4株McAb均为IgG1亚型。

(5)治疗:汤力等[115]前瞻性研究麦考酚酸酯(MMF)治疗乙型肝炎病毒相关性肾炎的临床疗效和安全性。第一组采用MMF联合皮质激素治疗方案,第二组采用皮质激素治疗。两组中有HBV DNA复制的均给予IFN-α或拉米夫定治疗。结果显示,①治疗3个月时,MMF组尿蛋白定量较治疗前明显减少,血浆白蛋白较治疗前明显升高;对照组尿蛋白定量和血浆白蛋白与治疗前相比无显著改善。治疗6个月时,MMF组尿蛋白较治疗前明显减少,血浆白蛋白较治疗前明显升高。对照组尿蛋白定量较治疗前明显减少,血浆白蛋白为较治疗前显著升高。治疗6个月时MMF组尿蛋白定量显著低于对照组。MMF组6个月时的完全缓解率(44.4%)与对照组(11.1%)比较无显著性差异,总有效率(88.9%)与对照组(22.2%)相比有显著性差异;②治疗6个月时MMF组病人的三酰甘油(甘油三酯)和胆固醇水平均较治疗前明显降低,对照组则无显著变化。石小枫等[116]选择慢性乙型肝炎(重度或慢性重型肝炎早期)住院病人144例,采用随机、双盲、平行对照的临床试验,随机分为2组(各72例)。试验组使用乙酰半胱氨酸8 g/d,静脉滴注,疗程45 d。脱落28例(试验组11例,安慰剂组17例)。试验组病人血清总胆红素、直接胆红素、ALT、AST显著降低,凝血酶原活动度也得到明显改善。试验组不良反应发生率为14%,安慰剂组为5%,未发生严重不良事件。叶卫江等[117]探讨血浆置换(PE)联合连续性静脉静脉血液滤过(CVVH)治疗中、晚期慢性乙型重型肝炎的疗效及机制。他们将94例病人随机分3组,A组29例,B组31例,C组34例。A组内科治疗加PE联合CVVH治疗,B组内科治疗加PE治疗,C组仅予内科治疗。A组肝性脑病意识转清率50.0%,低钠血症改善,IL-8下降,IL-10上升,近期有效率82.8%,生存率48.3%;B组肝性脑病意识转清率18.2%,低钠血症、IL-8、IL-10无改变,近期有效率48.4%,生存率22.6%;C组肝性脑病意识转清率9.1%,近期有效率26.5%,生存率20.6%。朱国祥等[118]将50例慢性乙型肝炎病人随机分为IFN-γ治疗组(A组)和常规药物治疗组(B组),疗程9个月。治疗结束时及3个月后A组病人血清HA、LN、PⅢP及CIV显著改善,脾脏厚度缩小,而B组无明显变化,治疗后A组总有效率为64.0%,显著高于B组的12.0%,A组出现发热等流感样症状15例,白细胞和血小板减少各2例,且程度轻,停药后可恢复,B组无明显不良反应。许志强等[119]选择31例(男30/女1)符合慢性乙型肝炎肝纤维化诊断的病例,肌注IFN-γ后肝纤维化分期改善率为30%(9/30),血清HA含量的改善(下降至正常值上限以下)率14.2%。用药前血清总胆红素值正常或轻度升高者疗效较好。IFN-γ有一定的不良反应(发热和血白细胞一过性下降,发生率分别为50%和3.23%)。郭永红等[120]构建符合开放读码框要求的重组嵌合表达质粒pET28a/HBcAg1～71-TGF-$\beta_1$32-HBcAg89～144,在大肠埃希菌中表达,纯化蛋白。原核表达融合蛋白相对分子质量为2.46×10^4,与理论预测一致;能形成颗粒,较天然的HBcAg颗粒大;具有TGF-β_1抗原性而无HBcAg抗原性。毛乾国等[121]对65例HBeAg阴性经肝穿刺活检证实的CHB病人,给予rIFN-α1b治疗,每次5MU,每周3次。治疗结束后随访至少12个月。以188例HBeAg阳性CHB病人作对照。HBeAg阴性组治疗末时联合应答率为58.5%,与对照组差异无显著性;随访12个月时CR率为75.4%,高于对照组。治疗后12个月内复发率为15.8%,与对照组差异无显著性。终点疗程中位数为6个月,与对照组差异无显著性。多变量二分类Logistic回归分析结果显示仅肝组织炎症活动度为疗效影响因素。王豪等[122]采用随机、开放、对照、多中心的研究方法,显示分泌性干扰素在治疗24周时,ALT复常率为48.3%,优于对照组,但随访结束时两组差异无显著性。治疗后分泌性干扰素组的HBV DNA下降幅度优于对照组,但转阴率两组间差异无显著性。治疗结束时分泌性干扰素组与对照组的HBeAg转阴率分别为26.5%和19.4%,HBeAg血清转换率分别为13.5%和12.0%;随访结束时两组的HBeAg转阴率继续增加,分别为32.5%与27.2%,HBeAg血清转换率分别为19.0%和18.4%。赵鸿等[123]对58例慢性乙肝病人皮下注射干扰素-α-2a 3MIU/次,每周3次,疗程6个月。完全有效组治疗1个月后,病人血清中HBV DNA定量显著降低[(3.99±0.91) $\log_{10}$],明显低于部分有效组和无效组。疗效不同的3组病人经过1个月的治疗,血清中HBV DNA定量分别下降(2.50±0.44) $\log_{10}$、(1.62±1.12) $\log_{10}$和(1.05±1.35) $\log_{10}$。多因素分析提示,治疗1个月后病人血清中HBV DNA阴转,提示疗效好;治疗前ALT高水平和无家族史也与其疗效好相关。许正锯等[124]发现 IFN-α1b 治疗 6 个月和随访半年后，B 基因型病人的 HBeAg 阴转率、HBV DNA 阴转率和 HBeAg/抗-HBe 的血清转换率均显著高于 C 基因型，B 基因型病人的有效应答率为 52.8%，显著高于 C 基因型的 25.0%。B 基因型的持续应答率高于 C 型，复发率低于 C 型，但两组差异无显著性。李庭明等[125]研究 B 基因型 70 例，C 基因型 60 例，两基因型间一般人口学、ALT、HBV DNA、肝脏活检组织病理无统计学差异，干扰素治疗效果同样没有显著性差异。毛乾国等[126]对 rIFN-α1b 治疗疗程中 CHB 病人每 1～3 个月检测干扰素中和抗体（NA）。结果显示，NA 阳性率 31.6%。男性 NA 阳性率（35.4%）高于女性（21.1%），NA 阳性者治疗末联合应答率低于阴性者（24.7%对 54.3%）。在 NA 阳性组表现为男性 CR 率（18.6%）低于女性（53.3%），在 NA 阴性组，男性 CR 率（50.8%）与女性 CR 率（62.5%）差异无统计学意义。在男性组，NA 阳性者 CR 率低于 NA 阴性者，而在女性组，NA 阳性者与 NA 阴性者 CR 率差异无统计学意义。樊和斌等[127]发现不同基因型对聚乙二醇干扰素的应答率不同，B 基因型的持续应答率为 66.7%，C 基因型持续应答率为 27.3%。HBeAg 阴性病人的持续应答率为 87.5%，HBeAg 阳性病人为 38.1%。张迁等[128]发现，聚乙二醇干扰素（pegasys）组（$n=12$）和拉米夫定组（$n=8$）两组治疗后的肝组织炎症和坏死积分均较治疗前有降低，其中 pegasys 组点状融合坏死治疗前后有显著差异，拉米夫定组门脉周围坏死治疗前后比较有显著差别；两组的纤维化积分无变化。持续血清学应答病人治疗前后肝组织在 HAI 积分、汇管区周围坏死、点状融合坏死和汇管区炎症等方面有显著性差异，而纤维化积分无差异。阎涛等[129]对 25 例慢性乙型肝炎病人应用 IFN-α 治疗 24 周时 HBV DNA 阴转率、HBeAg 阴转率和抗-HBe 阳转率分别为 35%、40%和 10%；48 周（随访 24 周）时分别为 40%、33.3%和 20%。外周血 mDC 和 pDC 的百分比和绝对数在 IFN-α 治疗后均呈下降趋势。治疗有效组病人在治疗前，治疗后 12、24、48 周时 mDC 和 pDC 绝对数分别为（16.5 ± 5.51）$\times10^6$/L、（9.86 ± 5.2）$\times10^6$/L、（9.20 ± 3.19）$\times10^6$/L、（10.0 ± 3.64）$\times10^6$/L 和（5.91 ± 2.35）$\times10^6$/L、（4.25 ± 2.00）$\times10^6$/L、（3.30 ± 1.55）$\times10^6$/L、（4.32 ± 1.59）$\times10^6$/L，分别进行多组间方差分析，均有统计学意义；无效组病人在治疗前、治疗后 12 周、24 周、48 周时 mDC 和 pDC 绝对数经统计学处理，均无统计学意义。段学章等[130]研究发现拉米夫定组和 IFN-α 组病人外周血 pDC2 的比例、数量和产生 IFN-α 的功能在治疗前均低于对照组。抗病毒治疗后，拉米夫定组 pDC2 的比例和数量有提高，伴随自然杀伤细胞（NK）及 $CD8^+$ T 细胞数量的提高；IFN-α 组 pDC2 的比例无明显变化；但 pDC2 细胞数有提高，同时伴有 $CD4^+$ T 细胞、NK 细胞及 $CD8^+$ T 细胞数量的上升。余永胜等[131]发现，IFN-α 治疗组在 IFN-α 治疗 3 个月后 CD1α 树突细胞占外周血单个核细胞的比率增加，对照组慢性乙型肝炎病人 CD1α 树突细胞差异无显著性。抗病毒治疗组中，治疗后 HBV-DNA 转阴组 CD1α 树突细胞占外周血单个核细胞的比率高于未转阴组。万辉等[132]获得目的真核表达质粒 pcDNA3-KN-F1F2-IFN-5α；目的质粒转染 HepG2 细胞后其包装病毒的复制表达水平均较两个对照组降低；插入的 IFN-5α 片段可以在 mRNA 以及蛋白质水平表达。张权等[133]研究发现 IFN-α2b 处理 8 h 后，HepG2.2.15 细胞上清 HBV DNA 平均减少 0.72 $\log_{10}$ 个拷贝/ml，而加染料木黄酮后则无减少。IFN-α2b 处理后，Hep G2 和 HepG2.2.15 细胞中信号转导转录活化蛋白（STAT）1、STAT2、干扰素刺激基因因子（ISGF）3γ、2′,5′-OAS 和 PKR mRNA 水平明显升高；加染料木黄酮后前 3 个因子 mRNA 水平仍然能检测到，而 2′,5′-OAS 和 PKR mRNA 则受到抑制。IFN-α2b 处理后 ISGF3γ 蛋白质水平升高，加染料木黄酮后其表达受到抑制。管世鹤等[134]经微阵列（macroarray）分析提示，在 Hep G2 和 HepG2.2.15 细胞仅有部分 IFN 诱导基因表达，多数 IFN 诱导基因呈低表达或不表达。通过比较 Hep G2 和 HepG2.2.15 细胞，发现两者表达 IFN 诱导基因有差异，即对 IFN 应答有差异，但 HepG2.2.15 细胞的 IFN 信号转导途径（Jak-STAT 途径）却是开放的、未受损伤的。陆慧琦等[135]利用插入了人源抗-HBs Fab 基因及 IFN-α 基因的 pBAD/gⅢA 原核表达系统，成功表达了具生物活性的 λ 轻链与 IFN-α 的融合蛋白，其既具有与抗-HBs Fab 相近的 HBsAg 的亲和力，又具有干扰素的活性。陈慧红等[136]成功构建原核表达载体 pGEX-4T-1/IFN-α1b、pGEX-4T-1/CSPⅡ和 pGEX-4T-1/IFN-α1b/CSPⅡ，融合基因 IFN-α1b/CSPⅡ拼接成功并正确地克隆入原核表达载体。在大肠埃希菌中表达出融合蛋白 IFN-α1b/CSPⅡ，该融合蛋白经分析与理论预测值相符。经 Western 印迹杂交鉴定具有免疫原性。陈文吟等[137]采用 PCR 将目的蛋白基因从质粒 PGEM7Zf（+）-HBScFv-IL-2 上扩增出来，再亚克隆到酵母表达载体 pPICZaA 中，转化巴氏毕赤酵母（*P. pastoris*）宿主菌 GS115，菌落 PCR、高浓度 Zeocin 抗性筛选鉴定转化子，重组酵母经诱导后，通过分析鉴定表达产物后纯化目的蛋白；用间接 ELISA 实验鉴定其活性。表达的重组蛋白相对分子质量约为 44，表达量可达 12%；纯化后凝胶成像分析目的蛋白的纯度达到 95%；重组融合蛋白能与 HBsAg、鼠抗 IL-2 单克隆抗体特异性结合。朱玫等[138]对 81 例慢性乙型肝炎病人，每天服用拉米夫定 100 mg，持续 5 年。出现血清转换后，继续服拉米夫定 6 个月以上(每 3 个月随访 1 次，至少 2 次以上)，仍为乙型肝炎 e 抗原(－)和抗-HBe(＋)，则停药并继续随访 6～12 个月。结果显示，①共有 26 例病人出现血清转换。总血清转换率为 32.1%。第 1～5 年，每年累积的血清转换率为 16.1%、19.8%、27.2%、28.4%和 32.1%；②停药后 4 例出现复发，持续血清转换率为 84.6%；③近期血清转换率和持续血清转换率与治疗前 ALT 水平呈正相关，与治疗前乙型肝炎病毒 DNA 水平呈负相关。持续血清转换与血清转换后继续服药时间有相关性。吴静黎等[139]对发生 HBeAg/抗-HBe 血清转换时间≥6 个月、拉米夫定治疗疗程≥18 个月的 68 例病人进行 24 个月以上的随访观察。结果发现拉米夫定治疗后 HBeAg/抗-HBe 血清转换率为 25.2%，YMDD 变异率为 20.6%，HBeAg/抗-HBe 血清转换后随访期内复发率为 27.9%，停药后复发者再服拉米夫定有效。复发与年龄、治疗前 ALT 水平有关，与治疗前 HBV DNA 水平、疗程及有无 YMDD 变异无关。王磊等[140]研究发现随拉米夫定治疗时间的延长，YMDD 变异的累计发生率逐渐升高；慢乙肝和乙肝肝硬化病人 YMDD 变异率于 12、24、36、48 个月分别达 8.8%和 17.2%、20.9%和 32.4、26.9%和 39.6%、26.9%和 58.8%。未联合干扰素治疗，基线 ALT 水平较低、HBV DNA 水平较高和治疗前诊断为肝硬化者均与 YMDD 变异的较早出现有关。何登明等[141]研究发现，治疗前血清 IL-12 水平低于健康对照，Th 平衡表现为 Th2 优势应答；拉米夫定治疗后 HBeAg 阳性完全应答组在治疗的第 3 个月有明显的血清 IL-12 水平高峰，Th 平衡得以恢复并保持 Th1 优势应答，HBeAg 阳性部分应答组和 HBeAg 阴性组 Th 平衡仍以 Th2 为优势应答。俞富军等[142]选择 79 例慢性乙型病毒性肝炎病人给予口服拉米夫定治疗，完全应答组治疗后 IL-12 升高，IL-4 降低，且治疗后各时间点同治疗前相比有统计学意义；部分应答组治疗后 IL-12 升高，IL-4 降低，但两者仅治疗后第 3 个月同治疗前相比有统计学意义；无应答组治疗后 IL-12、IL-4 含量同治疗前相比均无统计学意义；完全应答组治疗后第 3 个月 IL-12、IL-4 含量和部分应答组治疗后第 3 个月相比也有统计学意义。谢怡等[143]研究发现，拉米夫定组与对照组 HBV X 基因复制的目的基因条带吸光度(A)值分别是 151.4±3.5 和 144.0±11.4，差异无统计学意义。4.36×10^{-4} mol/L 拉米夫定持续作用 24 h 能完全抑制 X 基因的转录，对照组与治疗组(16 h)目的条带的 A 值分别为 243.9±9.0 和 133.2±7.8，其抑制效应随药物浓度增加和作用时间延长而增强。4.36×10^{-4} mol/L 拉米夫定持续作用 16 h，使代表 X 蛋白表达的最大结合量值从 353.3±15.9 降至 252.3±18.8。陆伦根等[144]进行多中心、随机、双盲、安慰剂对照设计的临床试验，随机分为氧化苦参碱胶囊组和空白对照组，52 周治疗并随访 12 周。氧化苦参碱胶囊组治疗慢性乙型肝炎 52 周其 HBV DNA 和乙型肝炎 e 抗原(HBeAg)阴转率分别为 43.1%和 33.3%，ALT 复常率为 70.8%，疗后完全反应率、部分反应率和无反应率胶囊组分别为 23.1%、58.5%和 18.5%，组间比较胶囊组均明显高于对照组。氧化苦参碱胶囊组治疗慢性乙型肝炎停药 12 周后其 HBV DNA 和 HBeAg 阴转率分别为 41.5%和 23.3%，ALT 复常率为 60.0%，完全反应率、部分反应率和无反应率胶囊组分别为 21.5%、47.7%和 30.8%，两组间比较胶囊组均明显高于对照组。王志毅等[145]对 212 例病人接受 3MU IFN-α 治疗 12 周失败的病人，按随机双盲的方法，以 1∶1 的比例分配到试验组和对照组治疗 24 周，停药后随访 24 周。治疗 24 周末，泛昔洛韦组 HBV DNA 定量对数值由(6.54±1.26)个拷贝/ml 下降至(5.70±2.03)个拷贝/ml，HBV DNA 定量下降≥2 log 者 28.3%，HBV DNA 水平下降至＜10^5 个拷贝/ml 者 28.3%，HBeAg 阴转率为 7.7%，HBeAg/抗-HBe 血清转换率为 4.4%，差异均无统计学意义；ALT 复常率泛昔洛韦组为 15.2%。HBV DNA 定量＜10^5 拷贝/ml 的病人停药 24 周反跳率泛昔洛韦组为 25.0%，差异无统计学意义。姚光弼等[146]进行多中心、随机、双盲、安慰剂对照的临床试验，选择未经抗病毒治疗的 CHB 病人 212 例，按 1∶1∶1 的比例随机分为 ETV 0.1 mg 组 69 例，ETV 0.5 mg 组 72 例，安慰剂组 71 例，治疗 28 d，并停药观察 56 d。在治疗 28 d 后，ETV 组中达到主要终点疗效(HBV DNA 水平下降 2 个对数级或达测不出水平)的病人比例明显高于安慰剂组(分别为 86%、93%、3%)；0.5 mg/d ETV 组的 HBV DNA 下降幅度＞0.1 mg/d ETV 组。在 56 d 的停药观察期间，0.5 mg/d ETV 组病人 HBV DNA 的反弹幅度＜0.1 mg/d ETV 组。魏敏[147]将 5 例慢性乙型肝炎(重度)分为 A 组 45 例(单用普通保肝治疗)；B 组 40 例(加用胸腺肽 α1 治疗)。ALT 下降情况：A 组 10 d ALT 下降＞1/2 者 10 例，20 d ALT 下降＞2/3 者 15 例，30 d ALT 下降至正常者 30 例。B 组 10 d ALT 下降＞1/2 者 15 例，20 d ALT 下降＞2/3 者 28 例，30 d ALT 下降至正常者 36 例。TBIL 下降情况：A 组 10 d TBIL 下降＞1/2 者 5 例，20 d TBIL 下降＞2/3 者 8 例，30 d TBIL 下降至正常者 15 例。B 组 10 d TBIL

下降>1/2者8例，20 d TBIL下降>2/3者20例，30 d TBIL下降至正常者28例。宋家武等[148]应用前瞻性随机分组方法，对150例未经治疗的乙型肝炎病毒(HBV)病人进行治疗。实验分5组，每组30例，A组：前3个月使用拉米夫定，第4个月时加用IFN-α，每次3MU，每周3次至疗程结束，但第10个月时将拉米夫定减为100 mg，隔日一次；B组：拉米夫定治疗；C组：IFN-α治疗，每次3MU，每周3次；D组(普通联合疗法)：拉米夫定100 mg/d加IFN-α 3MU，每周3次；E组：阴性对照组。总疗程均为12个月。A组自第3个月即有显著的抗病毒效果，显著高于E组(5例对30例)，直至治疗结束后6个月(10例对29例)，均显示出极好的抑制HBV复制、HBeAg阴转(12例对1例)和持续的ALT复常效果。同时，与B组相比，治疗结束后6个月，HBV DNA阳性例数(10例对25例)及病毒负荷量[(1.02±1.33)×10^5个拷贝/ml对(603.00±89.40)×10^5个拷贝/ml]，差异均有显著性。YMDD突变检出率显著低于B组。陈祥明等[149]以鸭乙肝病毒(DHBV)阳性血清感染1 d龄樱桃谷鸭，制备鸭乙型肝炎模型。用拉米夫定治疗12周后，联用胸腺肽α1(Tα1)治疗8 d，以拉米夫定治疗为对照组，和生理盐水对照组比较，拉米夫定治疗后鸭血清中DHBV水平显著降低，联合Tα1治疗后抗DHBV效果更加明显。拉米夫定治疗可减轻肝细胞变性和炎症反应程度，联合Tα1治疗后肝脏炎症反应有所加强。卢年芳等[150]研究发现融合蛋白胸腺素α1-干扰素α(TA1-IFN)体外对HBsAg、HBeAg的抑制率与药物浓度呈剂量依赖关系。并且在药物浓度达8 000 U/ml后趋于稳定。此时，TA1-IFN对HBsAg、HBeAg抑制率分别为(72.2±0.8)%、(60.4±1.1)%；细胞存活率为(85.2±2.0)%；而相应浓度的TA1+IFN对HBsAg、HBeAg抑制率为(40.0±0.7)%、(34.5±3.2)%，细胞存活率为(70.0±1.9)%，两者HBsAg、HBeAg抑制率及细胞存活率比较差异均有统计学意义。段会平等[151]实验研究显示，羧甲基茯苓多糖对2.2.15细胞株的50%毒性浓度(TC_{50})为13.6 g/L，对2.2.15细胞株HBsAg、HBeAg分泌的半数有效浓度(IC_{50})为4.45、5.61 g/L，治疗指数(*TI*)为3.06和2.42，高于已用于临床的阿昔洛韦。吴秋业等[152]合成了6-O-取代阿昔洛韦衍生物10个，结构均经过元素分析或MS确认，部分目标化合物具有一定的体外抗HSV-Ⅰ和HSV-Ⅱ病毒活性，但较阿昔洛韦作用弱。徐庆等[153]研究荔枝核提取物-黄酮类化合物(IL)对HepG2.2.15细胞系HBsAg与HBeAg表达及HBV DNA含量的影响。96孔板试验：实验第3,6日，IL对HBsAg和HBeAg表达均有明显的抑制作用。24孔板试验：实验第3,6,9日IL对HBsAg表达有明显的抑制作用；实验第6,9日IL对HBeAg表达有明显的抑制作用；IL(400 mg/L)可使培养基中的HBV DNA转阴。郑大勇等[154]采用非竞争性ELISA固相法，经确定最佳抗原包板浓度、最佳抗原包板时间及最佳抗原与抗体结合反应时间后，得到了HBsAg与抗体片段抗HBsAg Fab及完整抗体抗HBsAg IgG的抗原抗体结合反应曲线，计算出抗HBsAg Fab及抗HBsAg IgG的亲和常数。人源基因工程抗体抗HBsAg Fab的功能性亲和常数在10^7～10^8 M^{-1}水平，比完整抗HBsAg IgG仅仅小约1个数量级(10^8～10^9 M^{-1})。贾红宇等[155]应用噬菌体展示技术筛选3轮后共筛到7条结合肽，根据推论出的氨基酸序列合成结合肽，作用于体外感染DHBV的鸭肝原代培养细胞，其中3号肽、6号肽的培养上清及胞质中的DHBV DNA含量低于对照组。刘惠萍等[156]取HBV转基因小鼠(Tg鼠)48只，大剂量HBsAg疫苗组DC表面共刺激分子CD80、CD86和I-Ek的阳性百分率均高于对照组，特异T淋巴细胞增殖能力8个月的cpm值为(10 077.2±8 574.0)显著高于1周的(5 329.1±3 086.0)；其诱生细胞因子的水平8个月时IL-2为(462.4±122.5) pg/ml、IFN-γ(976.1±544.1) pg/ml显著高于1周时IL-2(156.1±78.7)、IFN-γ(58.3±49.5) pg/ml。张书广等[157]取CHB病人外周血20 ml分离单个核细胞，加入rGM-CSF和IL-4进行DC体外扩增，于培养第5天加入50 μg/ml乙型肝炎疫苗，7 d收获细胞。34例CHB病人根据年龄和发病时间分为治疗1、2、3组，皮内回输DC；对照组注射等量生理盐水，每周1次，连续8次。治疗1、2、3组病人回输DC后血清HBV DNA含量拷贝数均较对照组显著降低，总应答率58.8%，对照组输注前后无明显变化；治疗1组与3组相比HBV DNA定量拷贝数降低幅度有显著性差异。张恒辉等[158]研究发现CHB病人外周血单核细胞体外经GM-CSF和IL-4诱导可转化为树突细胞，转化过程中聚肌胞的刺激可显著上调树突细胞表面分子CD80、CD83的表达，促进树突细胞的成熟。分泌IFN-γ的CTL的频数：病人T细胞未经自身树突细胞刺激组分泌频数为：(9～28)/1×10^5 T细胞，均值16；经HBV core18-27肽负载的自身树突细胞刺激组频数为：(30～67)/1×10^5 T细胞，均值为46；经聚肌胞促成熟的HBV core18-27肽负载的自身树突细胞刺激组频数为：(59～130)/1×10^5 T细胞，均值为98。HBV核心抗原肽特异性的CTL占$CD8^+$ T细胞的比例为：未经自身树突细胞刺激组中：0.5%～1.7%，均值0.8%；经HBV core18-27肽负载的自身树突细胞组：1.4%～2.7%，均值1.9%；经聚肌胞促成熟后HBV core18-27

肽负载的树突细胞组:2.0%~4.6%,均值3.5%。汤伟等[159]以GM-CSF+IL-4培养诱导DC,培养时加入TNFα(处理1组)或TNFα+HBsAg(处理2组)。处理1组DC的表型分子CD1a和CD83表达水平明显高于对照组,处理2组DC的CD1a和CD83表达水平均显著高于对照组,并且与正常人群组无显著性差异。处理1组DC刺激同种异体混合淋巴细胞反应的能力显著强于对照组,但较处理2组弱。各组DC诱导自体细胞毒T细胞(CTL)杀伤HepG2 2.2.15细胞的能力,处理2组>处理1组>对照组;DC诱导自体CTL对HepG2和K562细胞毒作用的能力,2个处理组均显著强于对照组。处理2组的IL-6分泌水平显著低于对照组和处理1组;2个处理组DC的分泌IL-12能力均显著高于对照组,且处理2组明显高于处理1组。宫卫东等[160]成功获得了含TRL,TR,HBVc和hEDN等不同目的片段的复制缺陷型腺病毒载体。RAd/TRL在HepG2.2.15细胞中得到有效表达,并且明显降低了细胞上清HBV DNA含量,与RAd/TR相比($P<0.05$),其他对照组相比($P<0.01$)。MTT比色分析表明细胞代谢活性未受到影响。丛敏等[161]研究发现,Raav-HBV C感染后的DC可转录HBV-C基因并表达HBV-C抗原,病毒感染组与对照组收获的DC在细胞形态与CD表达方面差异无统计学意义。阎钟钰等[162]以pEOB6(含有HBV全长的质粒)为模板,分别扩增出HBV-C启动子基因及含有HBV-C启动子的HBV-C基因。利用pMAL-Rep78体外扩增得到Rep78蛋白。实验结果显示,Rep78与HBV-C启动子结合,呈剂量依赖性并可以被Rep78抗体阻滞。体外转录实验显示Rep78明显抑制HBV-C的转录。任粉玉等[163]对乙型肝炎疫苗治疗的13例病人的观察,血清HBV DNA水平在疫苗治疗结束后6个月显著地下降。疫苗治疗诱生6例抗原特异性$CD4^+$ T细胞的增殖反应,同时分泌高水平的IFN-γ和TNF-α。血清HBV DNA水平在疫苗治疗结束6个月和18个月显著下降。黄祖瑚等[164]将小鼠随机分为载体质粒组、HBcAg核酸疫苗组(核酸疫苗组)、HBcAg核酸疫苗+IL-12组(C+IL-12组)、HBcAg核酸疫苗+IL-18组(C+IL-18组)和HBcAg核酸疫苗+IL-12/IL-18组(C+IL-12/IL-18组)。除对照质粒组外,核酸疫苗免疫的各组小鼠均能检出血清抗-HBc,C+IL-12组、C+IL-18组和C+IL-12/IL-18组的抗-HBc终点滴度与C组相比均明显增高。各组小鼠抗-HBc IgG亚类均以IgG2a占优。核酸疫苗免疫组除C+IL-12+IL-18组外,小鼠脾细胞培养上清液IFN-γ水平均显著高于对照质粒组。C+IL-18组和C+IL-12/IL-18组小鼠脾细胞HBcAg特异性CTL活性强于其他各组。高萍等[165]分别构建VL及VH的PBV220原核表达载体,42 ℃诱导表达。测序证实所克隆的VL基因为363 bp,VH基因为375 bp,两者序列与鼠抗体的同源性均>80%。构建了鼠抗HBV-PT抗体基因VL及VH的PBV220原核表达载体,并在大肠埃希菌中获得表达。表达产物经分析与羊抗鼠IgG产生特异反应。张岩等[166]成功构建了针对HBV S区的siRNA的表达载体,3条siRNA均可程度不同地抑制HepG2 2.2.15细胞上清中HBsAg,HBeAg的分泌,72 h抑制率达高峰,对HBsAg的抑制率分别为81%、29%及78%,对HBeAg的抑制率分别为35%、3%及49%,并有抑制HBV S-mRNA的作用。吴莹等[167]通过尾静脉注射1.3倍的HBV真核表达质粒pHBV1.3建立小鼠急性乙型肝炎感染模型,再将其与针对乙型肝炎病毒核心区的siRNA表达载体(pSI-C)共注射,同时设立PBS对照组、无关干扰组与突变干扰组。转染后第6天血清HBsAg在pHBV1.3感染组中高表达,肝内HBcAg阳性率为5%~10%;pSI-C干扰组HBsAg,HBcAg的表达均受到抑制,血清HBsAg阴性,与感染组相比有显著性差异,肝内HBcAg几乎无表达,RT-PCR示肝内HBV C mRNA水平明显降低。而无关干扰pGFP及突变的干扰序列pSI-C mut则无此作用。羊正纲等[168]建立HBs-GFP融合基因表达载体;同时构建带U6+27RNA转录启动子的小发夹RNA(shRNA)表达载体pAVU6+4sh357。二载体共转染HepG 2细胞后。小干扰RNA(siRNA)有效抑制目的基因的表达,共转染后第72小时荧光蛋白抑制率为55.4%;HBs-GFP融合基因的RNA表达受到显著抑制,抑制率达到90%。徐宁等[169]设计并构建针对HBcAg基因的sbRNA表达载体,将构建好的shRNA表达载体和HBcAg-增强型绿荧光蛋白融合蛋白表达载体共转染人胚肾细胞株AD293。构建的特异性shRNA表达载体可以抑制HBcAg基因在AD293细胞中的表达,抑制率可达76%,HBcAg基因的mRNA,抑制率可达58.6%。刘家云等[170]设计并合成针对HBV S基因的siRNA寡核苷酸,经退火形成双链后克隆入Psuper载体,分别瞬时转染和稳定转染表达HBV的2.2.15细胞。在稳定转染并经潮霉素筛选所得的单克隆细胞株中,Psuper-S1和Psuper-S2均能明显抑制HBsAg及HBeAg的分泌,抑制率分别为83%和78%,RT-PCR结果证实,HBV的Mrna明显降低,而瞬时转染细胞在蛋白质水平上及Mrna水平上的结果则比稳定转染的结果逊色。毛小荣等[171]发现甘肃地区IL-10-1082位各基因型频率在HBV感染者中和在健康对照者中的差异无显著性。对抗病毒治疗应答组与无应答组基因型频率相比差异有显著性,对抗病毒治疗的反应与 G 等位基因有一定的相关性。HBV DNA 定量中高载量组与低载量组 IL-10-1082 位基因型频率及等位基因频率相比，差异均无显著性。

(6)预防：施敏凤等[172]对妊娠晚期血 HBV DNA ≥10^8个拷贝/ml 孕妇给予拉米夫定 100 mg/d 口服至分娩后 4 周；对照组不用药。拉米夫定组用药后 HBV DNA 与用药前比较有显著性差异。拉米夫定组与对照组新生儿宫内感染情况比较有显著性差异。韩忠厚等[173]对 42 例 HBsAg/HBeAg 及 HBV DNA 均阳性孕妇知情同意后，于孕 28 周开始服用拉米夫定至妊娠终止。29 例新生儿已追踪至 7 个月时 HBsAg 及 HBV DNA 均阴性，其中抗-HBs 阳性 22 例，母婴 HBV 垂直传播率为零，且无母婴并发症发生。袁荣等[174]研究发现，HBsAg 阳性母亲新生儿，PBMC 中 HBV DNA 阳性者免疫接种失败率明显高于 PBMC 中 HBV DNA 阴性者。PHA 或 HBsAg 刺激下，HBsAg 阳性孕妇分娩的新生儿中，PBMC 中 HBV DNA 阳性者 PBMC 培养上清液中 IL-2 含量明显低于阴性者和正常对照组新生儿。而后两者比较差异无显著性。PHA 或 HBsAg 刺激下，免疫接种失败新生儿 PBMC 培养上清液中 IL-2 含量明显低于免疫接种成功新生儿和正常对照组新生儿，而后两者比较，差异无显著性。崇雨田等[175]按母亲是否为 HBsAg 阳性，将观察对象分为 HBsAg 阳性组 31 例及 HBsAg 阴性组 135 例、比较两组抗 HBs 的产生情况及不良反应。结果显示，①幼儿 1 岁时，总应答率为 90.4%。HBsAg 阳性组和 HBsAg 阴性组的应答分别为 80.6% 和 92.6%，差异无统计学意义；②幼儿 3 岁时，总应答率为 92.2%。HBsAg 阳性组和 HBsAg 阴性组的应答分别为 83.9%和 94.1%，差异无统计学意义；③1 岁时产生应答的 155 例新生儿中，在 3 岁时均无抗 HBs 阴转现象。HBsAg 阳性组和 HBsAg 阴性组的无反应儿在补种疫苗后的应答率分别为 25%和 20%；④疫苗接种过程中无严重不良反应。他们等[176]将 100 只 BALB/c 小鼠随机分为 5 组：0.65、1.25、2.5、5 组小鼠腹腔分别接种不同剂量的 HBV 疫苗，其中一半小鼠 2 周后加强免疫 1 次。开始时随接种剂量增大 CTL 反应逐步增强，至 1.25 μg 达到最大，以后又逐步减弱；加强免疫显著增强 CTL 反应。施理等[177]将 40 只 BALB/c 小鼠随机分为 0.65、1.25、2.5、5 μg 4 组，腹腔分别接种 0.65、1.25、2.5、5 μg 的 rHBs，一半小鼠 2 周后加强免疫 1 次。只接受单次免疫的 0.65、1.25、2.5、5 μg 组小鼠脾 T 淋巴细胞特异性增殖反应 SI 分别为 1.6、1.9、2.4、2.8；而接受加强免疫的 0.65、1.25、2.5、5 μg/组小鼠脾 T 淋巴细胞特异性增殖反应 SI 分别为 1.6、2.1、3.7、3.6。骆利敏等[178]构建重组质粒 pWR450-1/BPT，在大肠埃希菌中诱导表达并纯化蛋白 P/BPT，免疫 BALB/c 小鼠，效靶比为 100∶1 时，可有效诱发特异性 CTL 应答；小鼠血清抗-P/BPT IgG 明显升高；P/BPT 蛋白免疫后，可显著刺激小鼠脾淋巴细胞增值；$CD4^+$ T 淋巴细胞和细胞因子 IFN-γ 的增殖和分泌水平亦有明显升高。杨明等[179]回顾分析了 73 例重型乙型肝炎病人，移植前后给予抗病毒药物预防乙型肝炎病毒再感染。应用拉米夫定＋HBIG 预防的 71 例中，有 2 例再感染，血清 HBsAg 为阳性，肝活检免疫组织化学检测有 HBsAg 表达，其中 1 例血清 HBV DNA 阳性，另 1 例经治疗后 HBsAg 又转阴。用阿德福韦＋拉米夫定＋HBIG 预防的 2 例中，血清学和肝活检免疫组织化学检测均无 HBsAg 表达。郭明高等[180]用 50%组织培养感染剂量法($TCID_{50}$)测定重组腺病毒滴度为 5.1×10^{10} PFU/ml。受鼠肝移植后 3 d 时，血清中前 S2 抗体的表达量为(16.7±10.5) mg/L，7 d 时的表达量为(30.9±13.6) mg/L。当受鼠血清中前 S2 抗体浓度≥0.5 mg/L 时，与 HBV 和人原代肝细胞共同培养后，上清液中 HBsAg 为阴性。巴月等[181]构建了 HBV preS2-S 基因的表达质粒 pcDNAS2-S，该表达质粒可在 7721 细胞中稳定高效表达；免疫接种小鼠 2 周后抗-HBs 抗体浓度明显升高，接种后第 4 周布比卡因处理组小鼠抗-HBs 抗体的浓度达到峰值 161.4 IU/L(mIU/ml)，布比卡因非处理组第 5 周抗 HBs 抗体的浓度可达 133.7 IU/L(mIU/ml)。周陶友等[182]分别构建表达质粒 pVAX1-S2S、pVAX1-Ⅰ/S2S 和 pVAX1-T/I。将上述表达质粒分组肌肉接种 BALB/c 小鼠：单独免疫组接种 pVAX1-S2S 100 μg；联合免疫组 1：接种 pVAX1-I/S2S 100 μg；联合免疫组 2：每只小鼠同时接种 pVAX1-T/I 与 pVAX1-S2S 各 50 μg。接种后 3、5、8 周，小鼠血清抗-HBs 阳转率：联合免疫组 1 分别为 12.5%、12.5%、62.5%；联合免疫组 2 分别为 25%、50%、50%，二者总体上均优于 pVAX1-S2S 单独免疫组。联合免疫组 2 的前 S2 抗体水平则高于其他两组。关庆东等[183]构建重组质粒 TR421-preS2/S 和 TR421-preS2/S-C3 d3。采用肌内注射法对 BALB/c 小鼠实施基因免疫，TR421-preS2/S-C3 d3 重组质粒免疫组诱导的特异性抗-HBs-IgG 水平明显高于 TR421-preS2/S 重组质粒免疫组，而且 TR421-preS2/S-C3 d3 重组质粒基因免疫诱导的特异性淋巴细胞增殖活性也显著高于 TR421-preS2/S 重组质粒组。石艳春等[184]将 BALB/c 小鼠经后腿胫骨前肌免疫 2 次，加 CpG ODN 组与单独注射 rHBsAg 组相比：抗-HBs IgG 亚类 IgG2a/IgG1 比值明显高；Th1 型细胞因子 IFN-γ、IL-2 和 IL-12 的表达增强，抑制 Th2 型细胞因子 IL-4 和 IL-10 的产生。孙玉红等[185]用人工合成胞苷磷酸岛苷-寡聚脱氧核苷酸(CpG ODN)与血源 HBsAg 联合免疫 BALB/c 和 HBV 转基因 C57BL/6J 小鼠,CpG ODN 联合 HBsAg 免疫 BALB/c 小鼠较 HBsAg 单独注射组同期抗-HBs 滴度明显提高,尤其在首次免疫后 6、8、12 周,2 组比较差异显著,联合免疫较 CpG ODN 单独免疫自首次免疫后 4～16 周差异显著。与 HBsAg,CpG ODN 单独免疫比较,联合免疫能使 HBsAg 特异性分泌 IFN-γ T 细胞分别增加 3 或 9 倍;CpG ODN,HBsAg 联合免疫可诱导转基因小鼠产生抗-HBs,随时间延长,抗体滴度逐渐升高,并能使更多小鼠产生抗体,而单用 HBsAg 组、CpG ODN 组均不能诱导抗-HBs 的产生,免疫后各组血清 HBsAg 浓度较免疫前明显下降,但组间无明显差别,与 HBsAg,CpG ODN 单独免疫比较,联合免疫能使 HBsAg 特异性分泌 IFN-γ T 细胞分别增加 3 或 11 倍。向晓星等[186]以重组人 GM-CSF、IL-4 自 CHB 病人和健康者外周血单个核细胞诱导扩增 DC;以 CpG ODN 和 HBsAg 单独或联合刺激 DC,并与 TNFα 比较。与 PBS 组相比,CpG ODN 单用或联合 HBsAg 均能明显提高 CHB 病人 DC 表面分子 HLA-DR 的表达,使 IL-12 分泌增加,刺激同种 T 细胞增殖的能力亦增强,CpG ODN 联合 HBsAg 尚能明显提高 CD1a 的表达;CpG ODN 的上述刺激作用类似于 TNFα;CHB 病人血浆 TGFβ、IFN-γ 含量明显高于正常对照。李宁等[187]证实 CpG ODN 可有效诱导慢性乙型肝炎病人 PBMC 分泌 IFN-α,高表达 IFN-γ mRNA。宋宏彬等[188]首先构建分泌型酵母表达载体-pD89,在此基础上插入抗 HBsAg 人源抗体 Fab 段的基因,电转化后,经 G418 筛选,得到阳性重组克隆。检测证明,甲醇诱导后,阳性重组克隆可分泌表达相对分子质量约 50×10^3 的蛋白,实验证实,该蛋白为人源抗体 Fab 段。韩焕兴等[189]经 3 次基因扩增,分步克隆,将 Fd、Lc 与 pBAD/Lc 基因先后插入到 pBAD 载体中,形成单载体双启动、定向表达形式。筛选双重插入菌落,阿拉伯糖诱导表达。酶切克隆载体,琼脂糖电泳证实 Fd 和 pBAD/Lc 基因的正确插入;PAGE 可见明显的相对分子质量近 50 000 的蛋白区带,Western 免疫印迹显示该区带确为 Fab;HBsAg 特异印迹表明,表达产物具有抗原结合活性。饶桂荣等[190]分别采用 3 种方法纯化由酵母工程菌(GS115/Fab)发酵的重组人抗 HBsAg Fab 抗体,并对所得 Fab 抗体的纯度、收率、与 HBsAg 的结合活性进行比较。3 种纯化方法中,14F7 单克隆抗体柱纯化的 Fab 抗体的纯度约达 98%,Fab 抗体柱纯化的 Fab 抗体的纯度为 95%,但这两种亲和柱的目的蛋白收率都不高,分别为 35% 和 55%。而离子交换柱纯化的 Fab 抗体的纯度为 93.8%,经分子筛柱进一步纯化后,可达 98%以上,Fab 抗体蛋白收率可达 80%以上。经 ELISA 分析,3 种方法纯化的 Fab 抗体均具有较高的 HBsAg 抗原结合力和特异性。林海等[191]将待检免疫血清与已知 HBV 作用后接种 Hep G2 细胞,吸附、洗涤、培养后提取细胞核酸,PCR 检测 HBV DNA 以判断中和试验结果。免疫血清与 10 倍最小 PCR 感染剂量的 HBV 作用后接种细胞,培养 24 h 后检测表明,其中和滴度高,结果稳定。市售疫苗免疫小鼠血清、多数抗-HBs ELISA 阳性人血清和 2 份含 HBV S 区的新型候选疫苗的免疫血清中和试验阳性,而正常小鼠血清、戊型肝炎病毒重组蛋白免疫血清和抗-HBs 阴性人血清中和试验阴性。

(张瑞祺)

参 考 文 献

1 王卫峰,等.胃肠病学和肝病学杂志,2005,14(3):227
2 王安辉,等.中华实验和临床病毒学杂志,2005,19(2):169
3 光丽霞,等.中华实验和临床病毒学杂志,2005,19(3):282
4 徐　军,等.第二军医大学学报,2005,26(3):283
5 訾晓渊,等.第二军医大学学报,2005,26(3):279
6 訾晓渊,等.第二军医大学学报,2005,26(3):275
7 訾晓渊,等.第二军医大学学报,2005,26(3):271
8 邸雅南,等.中华内科杂志,2005,44(2):118
9 郭晓兰,等.四川医学,2005,26(4):367
10 杨　瑗,等.胃肠病学和肝病学杂志,2005,14(1):8
11 雷春亮,等.中华实验和临床病毒学杂志,2005,19(1):55
12 纪　冬,等.胃肠病学和肝病学杂志,2005,14(1):14
13 纪　冬,等.解放军医学杂志,2004,29(10):871
14 白桂芹,等.胃肠病学和肝病学杂志,2005,14(4):336
15 成　军,等.胃肠病学和肝病学杂志,2005,14(1):11
16 刘　蔚,等.胃肠病学和肝病学杂志,2004,13(5):458
17 李伯安,等.中华实验和临床病毒学杂志,2005,19(3):271
18 王建军,等.中华肝脏病学杂志,2005,13(4):245
19 王建军,等.胃肠病学和肝病学杂志,2004,13(5):462
20 严福明,等.解放军医学杂志,2005,30(4):286
21 梁蔚芳,等.解放军医学杂志,2005,30(4):331
22 孙承龙,等.中华实验和临床病毒学杂志,2005,19(1):68
23 张黎颖,等.胃肠病学和肝病学杂志,2004,13(5):466
24 薛红安,等.第四军医大学学报,2004,25(23):2133
25 屈振亮,等.中华外科杂志,2004,42(20):1254
26 王春花,等.解放军医学杂志,2005,30(2):127

27 纪 冬,等.胃肠病学和肝病学杂志,2005,14(1):27
28 纪 冬,等.胃肠病学和肝病学杂志,2005,14(1):18
29 陈国凤,等.中华实验和临床病毒学杂志,2005,19(1):84
30 孙静慧,等.第二军医大学学报,2005,26(8):892
31 梁晓峰,等.中华流行病学杂志,2005,26(9):655
32 胡 权,等.中华肝脏病学杂志,2005,13(8):594
33 徐烟青,等.中华实验和临床病毒学杂志,2005,19(2):118
34 邵中军,等.中华流行病学杂志,2005,26(4):232
35 魏俊妮,等.中华流行病学杂志,2005,26(4):240
36 朱启镕,等.中华流行病学杂志,2005,26(4):236
37 俞 蕙,等.中华传染病杂志,2005,23(1):49
38 徐宝艳,等.中华医学杂志,2005,85(33):2317
39 李 坤,等.胃肠病学和肝病学杂志,2005,14(1):66
40 刘 英,等.中华医学遗传学杂志,2005,22(4):406
41 房继莲,等.中国实用内科杂志,2005,25(3):233
42 雷春亮,等.中华传染病杂志,2005,23(1):10
43 王 凯,等.中华实验和临床病毒学杂志,2005,19(2):142
44 蒋业贵,等.中华传染病杂志,2005,23(1):15
45 徐旭雯,等.中华传染病杂志,2005,23(2):104
46 白 玉,等.中华实验和临床病毒学杂志,2005,19(2):124
47 范振平,等.中华医学杂志,2004,84(24):2073
48 刘光泽,等.中国免疫学杂志,2005,21(5):367
49 高立芬,等.中华传染病杂志,2005,23(2):95
50 高 斌,等.中华肝脏病杂志,2005,13(6):414
51 龚作炯,等.武汉大学学报(医学版),2005,26(1):121
52 施 理,等.临床新消化病杂志,2005,17(4):161
53 张黎颖,等.胃肠病学和肝病学杂志,2005,14(1):23
54 张 豪,等.肿瘤,2005,25(2):128
55 于晓辉,等.胃肠病学和肝病学杂志,2005,14(1):71
56 赫 兢,等.中华实验和临床病毒学杂志,2005,19(3):264
57 魏俊妮,等.中国公共卫生,2005,21(5):536
58 李海燕,等.首都医科大学学报,2004,25(4):441
59 邵建国,等.第二军医大学学报,2004,25(12):1383
60 王欣欣,等.临床肝胆病杂志,2005,21(2):76
61 严家春,等.中华传染病杂志,2004,22(5):314
62 顾文君,等.复旦学报(医学版),2005,32(4):411
63 陈晓红,等.浙江大学学报(医学版),2005,34(2):96
64 辛永宁,等.中华肝脏病杂志,2005,13(7):513
65 章晓鹰,等.中国免疫学杂志,2004,20(12):838
66 杨再兴,等.中华医学杂志,2005,85(15):1021
67 朱曼华,等.浙江大学学报(医学版),2005,34(2):126
68 刘重阳,等.第三军医大学学报,2005,27(14):1440
69 赵桂鸣,等.天津医药,2005,33(9):550
70 钱 莘,等.中华医学杂志,2005,85(4):248
71 赵 鸿,等.中华实验和临床病毒学杂志,2004,18(4):363
72 李俊茜,等.中华肝脏病杂志,2005,13(7):491
73 杨创国,等.中华内科杂志,2005,44(9):648
74 雷延昌,等.中华肝脏病杂志,2005,13(2):109
75 薛月珍,等.上海医学,2005,28(9):747
76 柯伟民,等.中华实验和临床病毒学杂志,2005,19(1):52
77 戴二黑,等.中华实验和临床病毒学杂志,2005,19(1):25
78 涂梅峰,等.中国实用内科杂志,2005,25(4):333
79 张晓红,等.中华肝脏病杂志,2004,12(10):601
80 张晓红,等.中山大学学报(医学版),2005,26(3):329
81 商庆华,等.中华实验和临床病毒学杂志,2005,19(1):32
82 岳凤娥,等.中华实验和临床病毒学杂志,2005,19(2):146
83 梁敏坚,等.中华检验医学杂志,2005,28(2):193
84 吴 炜,等.浙江医学,2005,27(2):81
85 施斌斌,等.临床肝胆病杂志,2005,21(4):198
86 高月求,等.胃肠病学和肝病学杂志,2005,14(1):82
87 王娟华,等.第三军医大学学报,2004,26(18):1646
88 刘 芳,等.临床肝胆病杂志,2004,20(6):335
89 谢 明,等.中国免疫学杂志,2005,21(3):218
90 邱莲女,等.中国免疫学杂志,2005,21(2):145
91 王 凯,等.中华传染病杂志,2005,23(3):161
92 张恒辉,等.中华肝脏病杂志,2005,13(6):417
93 林德馨,等.医学临床研究,2005,22(1):14
94 陈永鹏,等.第一军医大学学报,2004,24(10):1181
95 尹珊珊,等.中华肝脏病杂志,2004,12(11):666
96 闵福援,等.中华检验医学杂志,2005,28(6):584
97 郭龙华,等.武汉大学学报(医学版),2005,26(3):333
98 蔡晓莉,等.广州医药,2005,36(2):62
99 顾 琳,等.中华检验医学杂志,2005,28(8):817
100 马 力,等.中国医科大学学报,2005,34(4):341
101 赵学兰,等.重庆医学,2004,33(10):1536
102 陈 勇,等.中华实验和临床病毒学杂志,2005,19(2):162
103 房继莲,等.中华检验医学杂志,2004,27(12):846
104 沈建坤,等.中华检验医学杂志,2005,28(9):925
105 杨 光,等.中华肝脏病杂志,2004,12(11):677
106 王海滨,等.中华检验医学杂志,2005,28(9):922
107 罗立波,等.宁夏医学杂志,2005,27(6):365
108 宋家武,等.中华检验医学杂志,2005,28(9):957
109 陈士俊,等.中华实验和临床病毒学杂志,2004,18(4):373
110 崔 云,等.第四军医大学学报,2005,26(12):1089
111 陈 鸣,等.中华医院感染学杂志,2005,15(4):377
112 赵克开,等.中华传染病杂志,2005,23(1):6

113　梁敏坚,等.中华检验医学杂志,2005,28(4):417
114　邹爱民,等.胃肠病学和肝病学杂志,2005,14(3):223
115　汤　力,等.北京医学,2005,27(3):166
116　石小枫,等.中华肝脏病杂志,2005,13(1):20
117　叶卫江,等.中华肝脏病杂志,2005,13(5):370
118　朱国祥,等.临床内科杂志,2004,21(12):831
119　许志强,等.浙江医学,2005,27(6):407
120　郭永红,等.中华肝脏病杂志,2005,13(8):582
121　毛乾国,等.中华肝脏病杂志,2004,12(10):582
122　王　豪,等.中华肝脏病杂志,2004,12(10):589
123　赵　鸿,等.中华实验和临床病毒学杂志,2005,19(1):19
124　许正锯,等.胃肠病学和肝病学杂志,2005,14(1):92
125　李庭明,等.临床肝胆病杂志,2005,21(1):16
126　毛乾国,等.中华肝脏病杂志,2005,13(1):24
127　樊和斌,等.中华肝脏病杂志,2005,13(7):488
128　张　迁,等.第二军医大学学报,2005,26(9):1043
129　阎　涛,等.中华医学杂志,2005,85(17):1177
130　段学章,等.中华传染病杂志,2005,23(2):125
131　余永胜,等.临床内科杂志,2005,22(5):325
132　万　辉,等.中华传染病杂志,2005,23(2):99
133　张　权,等.中华实验和临床病毒学杂志,2005,19(2):110
134　管世鹤,等.中华实验和临床病毒学杂志,2005,19(3):236
135　陆慧琦,等.第二军医大学学报,2004,25(12):1299
136　陈慧红,等.中国寄生虫学与寄生虫病杂志,2005,23(1):43
137　陈文吟,等.天津医药,2004,32(12):752
138　朱　玫,等.中华肝脏病杂志,2005,13(7):534
139　吴静黎,等.中华肝脏病杂志,2005,13(4):297
140　王　磊,等.中华肝脏病杂志,2004,12(10):585
141　何登明,等.第三军医大学学报,2004,26(19):1765
142　俞富军,等.江西医药,2005,40(6):330
143　谢　怡,等.中华肝脏病杂志,2005,13(1):27
144　陆伦根,等.中华肝脏病杂志,2004,12(10):597
145　王志毅,等.中华肝脏病杂志,2005,13(7):494
146　姚光弼,等.中华肝脏病杂志,2005,13(7):484
147　魏　敏.四川医学,2005,26(6):642
148　宋家武,等.中华肝脏病杂志,2004,12(10):593
149　陈祥明,等.浙江大学学报(医学版),2005,34(2):121
150　卢年芳,等.中华肝脏病杂志,2005,13(4):252
151　段会平,等.中华实验和临床病毒学杂志,2005,19(3):290
152　吴秋业,等.第二军医大学学报,2005,26(2):218
153　徐　庆,等.第四军医大学学报,2004,25(20):1862
154　郑大勇,等.解放军医学杂志,2004,29(2):110
155　贾红宇,等.浙江大学学报(医学版),2005,34(2):116
156　刘惠萍,等.解放军医学杂志,2005,30(1):66
157　张书广,等.山东医药,2005,45(5):7
158　张恒辉,等.中华医学杂志,2005,85(17):1171
159　汤　伟,等.江苏医药杂志,2004,30(12):881
160　宫卫东,等.第四军医大学学报,2005,26(15):1345
161　丛　敏,等.中华肝脏病杂志,2005,13(1):17
162　阎钟钰,等.中华肝脏病杂志,2005,13(3):187
163　任粉玉,等.临床肝胆病杂志,2005,21(2):83
164　黄祖瑚,等.中华传染病杂志,2004,22(5):310
165　高　萍,等.第四军医大学学报,2005,26(7):643
166　张　岩,等.第四军医大学学报,2005,26(12):1093
167　吴　莹,等.中华医学杂志,2005,85(9):630
168　羊正纲,等.浙江大学学报(医学版),2005,34(2):110
169　徐　宁,等.浙江大学学报(医学版),2005,34(2):104
170　刘家云,等.第四军医大学学报,2005,26(11):961
171　毛小荣,等.临床肝胆病杂志,2005,21(4):204
172　施敏凤,等.中国综合临床,2005,21(1):77
173　韩忠厚,等.河北医药,2005,27(1):23
174　袁　荣,等.第四军医大学学报,2005,26(7):647
175　崇雨田,等.中山大学学报(医学科学版),2005,26(1):92
176　施　理,等.胃肠病学和肝病学杂志,2005,14(1):56
177　施　理,等.胃肠病学和肝病学杂志,2004,13(6):592
178　骆利敏,等.中国免疫学杂志,2005,21(6):427
179　杨　明,等.肝胆外科杂志,2005,13(4):263
180　郭明高,等.中华器官移植杂志,2005,26(6):370
181　巴　月,等.第二军医大学学报,2005,26(3):286
182　周陶友,等.中华肝脏病杂志,2005,13(7):497
183　关庆东,等.中华医学杂志,2005,85(2):101
184　石艳春,等.中国免疫学杂志,2005,21(5):329
185　孙玉红,等.第四军医大学学报,2004,25(24):2254
186　向晓星,等.胃肠病学和肝病学杂志,2005,14(1):74
187　李　宁,等.临床内科杂志,2005,22(4):252
188　宋宏彬,等.中国公共卫生,2004,20(10):1186
189　韩焕兴,等.第二军医大学学报,2004,25(12):1338
190　饶桂荣,等.解放军医学杂志,2005,30(4):342
191　林　海,等.中华实验和临床病毒学杂志,2005,19(2):172

3.丙型病毒性肝炎

焦健等[1]采用微板核酸杂交-ELISA法及基因芯片技术对东北579例HCV感染者的HCV基因型及30例HCV感染者和30例健康人HLA-DRB1等位基因分析,其中Ⅳ/2b型HCV感染率达51.1%;约34.7%的HCV感染者ALT持续正常;Ⅱ/1b型和混合型HCV感染在ALT反复升高组中的感染率明显高于ALT持续正常组($P<0.05$)。Ⅰ型和Ⅲ型HCV合并HBV感染的发生率较高,混合型HCV合并HBV感染的发生率较低,与单独感染比较差异显著($P<0.05$);混合型HCV感染主要见于有≥2次输血

史者。HLA -DRB1 * 04 和 DRB1 * 13 在 HCV 感染者中的出现频率较高，与健康对照组相比差异显著（$P<0.05$）。张帆等[2]对重庆地区 77 份抗 HCV 抗体和 HCV RNA 均阳性的血清提取 HCV RNA，通过 RT-nPCR 扩增，测序后与系谱分析显示有 1b、2a、3a、3b 和 6a 共 5 种基因亚型，1b 为主（38%）。高燕等[3]分析 2001 年 12 月至 2002 年 7 月河北省固安县和赵县 137 例男性和 146 例女性因单采血浆而感染丙型肝炎。显示，①非侵入性诊断为慢性肝炎轻、中、重度者分别占 51.6%、34.3%和 5.3%；肝硬化占 1.4%；脂肪肝占 7.4%；②其中 258 例 HCV RNA 阴性率 23.3%，表明该组人群感染 HCV 后 12～25 年有较高的 HCV 自发阴转率；③慢性肝炎重度和肝硬化组的 ALT、AST、GGT 均值明显高于其他组。慢性肝炎重度组 ALT 及 AST 值异常率均为 53.3%（8/15）；肝硬化组达 100%，差异显著；④慢性肝炎重度和肝硬化组肝纤维化血清学诊断指标测定均值水平明显高于慢性肝炎轻度和中度组。王齐欣等[4]用基因扩增、分子克隆和测序的方法，对未接受过治疗的 4 例 HCV 持续感染者与 4 例自然阴转者前后间隔 10 年血清中 HCV 高变区 1（HVR1）基因片段进行了序列分析及遗传进化关系比较。与持续感染者相比，自然阴转者外周血 HCV HVR1 区准种群体组内平均遗传距离、熵值较小。4 例持续感染者中有 3 例 10 年前后血清 HCV HVR1 准种群体组内与组间遗传距离有明显差异。8 例感染者中有 7 例血清 HCV 准种 K_A/K_S 值>1。季阳等[5]观察 1993 年 10 月～2004 年 2 月 30 名 HCV 感染的献血者定期抽取的 442 份血清，ALT 异常率 37.6%（166/442）、抗-HCV 阳性率 97.1%（429/442）、HCV-RNA 阳性率 74.9%（331/442）。HCV Ⅱ/1b 型占 85%（22/26），Ⅲ/2a 型占 15%（4/26）。对其中 10 名行肝组织检查显示均为轻度慢性肝炎。郭振华等[6]用酶免法（EIA）及荧光定量（FQ）-PCR 法检测 122 例 CHC 病人血浆、尿液、泪液和精液及其配偶血浆抗-HCV 及 HCV RNA 均有不同程度的检出率，而对照组均无检出。男性配偶的抗-HCV、HCV RNA 的检出率分别为 15.1%和 78.1%；女性配偶的抗-HCV、HCV RNA 的检出率分别为 29.8%和 89.4%。病人外周血浆 HCV RNA≥10^5 个拷贝/ml 时，其配偶的感染危险性高于 HCV RNA <10^5 个拷贝/ml 时（$P<0.05$）。配偶 HCV 感染率与婚龄成正比。饶慧瑛等[7]对 5 例因输血而感染的女性丙型肝炎者和 4 例因单采血浆回输血球而感染的男性丙型肝炎者随访 13～14 年，先后共检测 6 次 ALT 水平，均高于正常上限值。HCV RNA 均为阳性。3 例基因 2 型者病毒载量低于 6 例 1b 型者。超声诊断为慢性炎症轻度者 3 例、中度 6 例、重度 0 例；1 例有脂肪肝。超声诊断、组织学评分与 ALT 的升高程度一致。查艳等[8]对 92 例慢性丙型肝炎病人行肝组织活检，分析血清铁与慢性丙肝的炎症分级（$P=0.006$）以及血清铁蛋白（$P=0.005$）和组织铁蛋白（$P=0.039$）与慢性丙肝的纤维化程度具有相关性。认为慢性丙型肝炎中，血清铁水平反映了近期内肝细胞炎症、坏死的程度；血清铁蛋白和组织铁蛋白水平显示了肝脏纤维化的进展程度。闫涛等[9]对 121 例丙型肝炎后肝硬化病人分析，显示感染 HCV 时的年龄越大，发展为肝硬化所需时间越短（$P<0.01$）；既往有急性肝病史发展为肝硬化所需时间较无急性肝病史病人短（$P<0.01$）；输血感染者发展为肝硬化所需时间较非输血感染者短（$P<0.05$）；男性与女性病人差异无显著性（$P>0.05$）。郭江等[10]成功构建人 HCV F 蛋白反式激活相关基因差异表达的 cDNA。选到的 cDNA 全长序列，包括一些与细胞生长调节、物质代谢和细胞凋亡密切相关的蛋白编码基因。刘妍等[11]克隆出 HCV NS4B 基因并在酵母细胞中表达，筛选到的肝细胞蛋白编码基因参与细胞代谢、生物氧化、生长调节等多种生物学过程。郭江等[12]探讨新基因 NS5ATP4 表达产物对细胞周期素 B2 启动子转录的正调节作用。转染的 HepG2 细胞的氯霉素乙酰转移酶（CAT）表达活性是 pCAT3basic 空载体的 10 倍，pCAT3cyclinB2p 的 0.14 倍。认为细胞周期素 B2 启动子有顺式调节下游基因表达的活性，NS5ATP4 对细胞周期素 B2 基因的转录具有下调作用。欧山海等[13]克隆包含 HCV 5'非编码区 18 个核苷酸开始到 HCV CORE 区编码基因的 32 个核苷酸的内部核糖体进入位点（IRES）序列替换商用载体 pIRES 中脑心肌炎病毒（EMCV）的 IRES 序列，构建真核双顺反子表达载体 pCVIR，再将绿色荧光蛋白（GFP）和乙型肝炎病毒表面抗原（HBsAg）基因分别克隆到 pIRES 和 pCVIR 中的 IRES 的上下游，结果显示，pCVIR 载体对 IRES 下游 GFP 和 HBsAg 的表达效率高于 pIRES 载体。马巧玉等[14]选择 HCV 核心区多肽中对 CTL 有抑制作用和增强作用的多肽各 2 条，交叉组合后共同皮下注射免疫 BALB/c 小鼠，用乳酸脱氢酶释放实验检测小鼠脾细胞 CTL 活性。结果为用 LDH 检测 HCV 核心区多肽免疫 BALB/c 小鼠的 CTL 活性，可被 CPA10（5～23 位氨基酸）增强及被 CPA9（39～74 位氨基酸）抑制。CPB2＋CPB8、CPB6＋CPB8 组中效靶比 10∶1，20∶1 的 CTL 活性显著高于对照组，CPB2＋CPB7、CPB6＋CPB7 组与对照组无明显差异，双因素方差分析显示，HCV 核心区抑制性多肽和增强性多肽有交互作用。认为 LDH 可稳定检测 BALB/c 小鼠的 CTL 活性，HCV 核心区抑制性和增强性多肽有相互作用。吴朝栋等[15]的研究显示,腺病毒微量表达的IL-12对HCV E2基因免疫诱导的特异性CTL应答具有调节作用。迟淑萍等[16]检测到丙型肝炎病毒(HCV)高变区1(HVR1)模拟表位刺激自然感染病人外周血淋巴细胞后的细胞因子释放倾向于TH2类因子(IFN-γ、IL-4、IL-10)。张志培等[17]收集HCV表达阳性的肝炎、肝硬化组织23例,用免疫组织化学法检测HCV感染的肝炎、肝硬化组织中核心蛋白,突变p53,Mdm2,p14ARF的表达,显示核心蛋白、突变p53、Mdm2和p14ARF的阳性表达主要定位于细胞核中;核心蛋白阳性表达的组织中突变p53,Mdm2和p14ARF阳性率分别为87%,91.3%和65.2%;4组间的差异显著($P<0.01$),核心蛋白与p53,p14ARF间的P值分别为0.05,0.01;HCVC蛋白与突变p53,Mdm2和p14ARF阳性强度两者间相关性检验P值分别为0.01,0.067和0.72,相关系数r分别为0.71,0.493和0.053。认为HCV核心蛋白可能促进野生p53突变和表达,同时也可能间接促进Mdm2和p14ARF的表达;核心蛋白、突变p53,Mdm2的共同作用可促进肝细胞增殖、非典型性增生及其转化。白桂芹等[18]应用基因表达谱芯片技术成功筛选HCV非结构蛋白5A(NS5A)反式激活基因NS5ATP2,剪切体NS5ATP2512转染细胞后差异表达基因。颜学兵等[19]用PCR扩增不同片段HCV核心蛋白基因,并将7个不同的基因片段分别克隆到原核表达载体pGEX-4T-1,诱导表达并纯化表达蛋白,与两株细胞(HepG2和Huh 7)的蛋白激酶R(PKR)进行相互作用试验。7个不同片段Core在体外都得到相应表达,不同片段结合PKR的能力存在一定差异。癌中心株(BT)、癌旁珠、C191的Core N端1~172氨基酸(aa)3个片段均能与PKR发生直接结合,BT与PKR结合的区域在Core N端的1~58aa。认为Core/PKR相互作用,在HCV持续感染和HCC的发病机制中可能起重要作用。田梅梅等[20]的研究显示,特异性抗HCV核酶与具有细胞核靶向性的U1 snRNA组成的嵌合体在体外具有良好的持异性催化切割活性。李波等[21]观察到HCV核心蛋白可明显抑制人源永生化肝细胞QSG7701的增殖和凋亡;同时下调MAPK通路激酶磷酸化水平和AP1、NF-κB等转录因子的活性。纪冬等[22]利用抑制性杂交技术及基因表达谱技术发现的HCV NS5A启动子有顺式激活下游基因的活性;HCV的非结构蛋白(NS5A)具有对硫氧还蛋白还原酶1(TXNRD1)基因启动子的反式激活作用。谷金莲等[23]用国内2家和国外4家公司生产的6种抗HCV试剂检测283份样品。6种试剂检测结果不一致的样品,用HCV RIBA试剂和HCV RNAPCR试剂作进一步确证。结果显示,美国CDC对美国市场所用抗HCV EIA试剂检测可信度的分析适用于国内市场上进口的抗HCV EIA试剂。而国产抗HCV EIA试剂假阳性样品S/CO值范围分布较广,对于国产抗HCV试剂可信度的S/CO值界限不应机械地套用美国CDC规定。对于国内外抗HCV EIA试剂检测时*S/CO*值>0.5,<1.0的高值阴性样品应注意是否为漏检。高英堂等[24]用研制的HCV基因分型的寡核苷酸探针芯片对76例HCV RNA阳性的肝炎病人进行检测,对6份标本PCR产物同时进行测序分析。结果显示,此芯片可分析HCV 11个基因型的15种亚型。76例HCV肝炎病人芯片杂交结果均阳性,而20名健康对照血清均阴性。76例病人阳性标本的分型:1b型64例,2a型11例,3a型1例,未见混合型感染。6份标本的序列分析表明,芯片杂交和测序的分型结果完全一致。颜学兵等[25]用PCR扩增基因型为HCV 1b型的7个不同截短片段CORE基因在体外部得到相应表达,较长片段表达量相对较低,其中癌中心株(BT)及癌旁株(BNT)的1~172aa截短片段CORE的表达高于同基因型等长度片段的C191,而BT以59~126aa片段的表达量最高。BT、BNT及C191等3株HCV基因1b型病毒株部分截短片段可形成二聚体,为研究HCV不同病毒株及不同区域CORE功能奠定基础。龚国忠等[26]观察到P53蛋白能抑制Huh7细胞AFP的表达,HCV NS5A能减轻P53蛋白对AFP表达的抑制作用。认为HCV NS5A不影响P53蛋白的表达但能与P53蛋白结合形成复合物是使P53功能失活的分子机制。陈汝福等[27]通过脂质体介导将含有HCV-C基因重组真核表达载体pcDNAHCV-C导入BEC细胞中,HCV-C蛋白表达于胞质,质粒pcDNAHCV C转染细胞的倍增时间较pcDNA3转染细胞和未转染BEC细胞明显缩短(分别为14 h,28 h,30 h)。pcDNAHCV C和pcDNA3转染细胞及未转染BEC在软琼脂中的克隆形成率分别为36.0%、2.5%和15%($P<0.01$)。3种细胞接种裸鼠后,pcDNAHCV C转染细胞注射组出现肿瘤,病理学检查证实为胆管细胞癌,肿瘤组织有HCV-C蛋白的表达。而pcDNA3转染细胞及未转染BEC细胞注射组在注射36 d后仍未见肿瘤发生。认为HCV-C蛋白具有促胆管细胞转化和促进肿瘤发生的作用。任进余等[28]成功建立了稳定表达与诱导表达两类HCV结构基因转基因小鼠。张鸿飞等[29]对54例小儿慢性丙型肝炎(CHC)采用聚乙二醇IFN-α2a1~3 MIU诱导治疗后每周104 μg/m² 体表面积联合利巴韦林15~20 mg·kg⁻¹·d⁻¹抗病毒治疗,42.6% CHC患儿经标准IFN-α联合利巴韦林治疗失败,70.8%患儿为HCVRNA

基因Ⅰ型；14.8%患儿为高病毒载量。联合治疗 3 个月后 87.5%患儿 HCV RNA 阴转，83.0% HCV RNA 下降≥2 log。治疗 6 个月后 87.9%HCV RNA 阴转，61.0% HCV RNA 下降≥2 log。发生轻度流感样症状患儿为 51.9%，发热 48.1%，且多为低热。乏力 46.3%，食欲下降 93.0%，皮疹 37.0%。患儿血中性粒细胞计数≤2.0×10^9/L 为 94.4%，其中<1.0×10^9/L 为 35.2%。仅 2 例患儿血红蛋白降低。焦健等[30]对 171 例接受干扰素联合利巴韦林治疗的 HCV 感染及 HCV、HBV 重叠感染者进行基因型调查，Ⅳ/2b 型 HCV 感染对干扰素联合利巴韦林治疗的应答率最高(57,78%)，Ⅱ/1b 型应答率最低(11.76%)。联合胸腺肽治疗的Ⅱ/1b 型病人应答率高于干扰素联合利巴韦林治疗组($P<0.05$)；Ⅱ/1b 型 HCV 无论单独感染还是与 HBV 重叠感染均表现出更低的应答率。贾因棠等[31]利用 HCV 复制子细胞模型，观察到 IFN-α 能明显抑制 HCV RNA 的复制，作用呈剂量及时间依赖性；HCV 复制子细胞中有抗病毒作用的 ISG (PKR、2′,5′-OAS、G1P3、ISG20 及 ISGF3γ)呈明显的 IFN 诱导性表达。石理兰等[32]观察到 14 例 1b 型慢性丙肝病人干扰素治疗前 5 例为 SSCP 低复杂性(SSCP 条带数≤3)，9 例为高复杂性(SSCP 条带数>3)，干扰素治疗应答组 SSCP 条带数明显少于无应答组。1b 型病人中无应答组 HVR1 变异株的数目和基因的差异性均明显高于应答组。HVR1 准种异质性程度与 HCV RNA 含量无正相关关系。

(陈姬秀)

参 考 文 献

1 焦 健，等. 临床肝胆病杂志，2005，21(2)：68
2 张 帆，等. 第四军医大学学报，2005，26(14)：1253
3 高 燕，等. 中国实用内科杂志，2005，25(3)：223
4 王齐欣，等. 中华传染病杂志，2004，22(5)：323
5 季 阳，等. 中国输血杂志，2004，17(6)：399
6 郭振华，等. 中国公共卫生，2005，21(5)：576
7 饶慧瑛，等. 中华医学杂志，2005，85(17)：1166
8 查 艳，等. 贵州医药，2005，29(6)：504
9 闫 涛，等. 第三军医大学学报，2005，27(7)：672
10 郭 江，等. 中华肝脏病杂志，2005，13(9)：660
11 刘 妍，等. 中华实验和临床病毒学杂志，2005，19(3)：248
12 郭 江，等. 胃肠病学和肝病学杂志，2005，14(4)：352
13 欧山海，等. 中国人兽共患病杂志，2005，21(9)：783
14 马巧玉，等. 第三军医大学学报，2004，26(19)：1732
15 吴朝栋，等. 中华肝脏病杂志，2004，12(10)：620
16 迟淑萍，等. 中华实验和临床病毒学杂志，2005，19(3)：279
17 张志培，等. 第四军医大学学报，2005，26(12)：1097
18 白桂芹，等. 胃肠病学和肝病学杂志，2005，14(4)：331
19 颜学兵，等. 中华传染病杂志，2005，23(1)：1
20 田梅梅，等. 中华肝脏病杂志，2004，12(12)：749
21 李 波，等. 中华医学杂志，2005，85(18)：1243
22 纪 冬，等. 胃肠病学和肝病学杂志，2005，14(4)：341
23 谷金莲，等. 中华检验医学杂志，2005，28(6)：580
24 高英堂，等. 中华检验医学杂志，2004，27(10)：690
25 颜学兵，等. 中华肝脏病杂志，2004，12(11)：643
26 龚国忠，等. 中华肝脏病杂志，2005，13(7)：505
27 陈汝福，等. 中华外科杂志，2005，43(3)：153
28 任进余，等. 中华肝脏病杂志，2005，13(7)：501
29 张鸿飞，等. 中华实验和临床病毒学杂志，2005，19(2)：185
30 焦 健，等. 临床肝胆病杂志，2004，20(5)：273
31 贾因棠，等. 中华医学杂志，2005，85(29)：2065
32 石理兰，等. 中国免疫学杂志，2005，21(9)：714

4. 丁型肝炎

顾小红等[1]用免疫组化单、双标记染色技术检测 77 例丁型肝炎病人组织中 HDAg、bcl-2、bax 和 bak 的表达，发现 bcl-2、bax 和 bak 均以肝细胞胞质表达为主，HDAg 以肝细胞核表达为主。4 种成分在各型肝炎中的表达强度有显著性差别。认为 HDV 感染可诱导肝细胞表达 bax 和 bak，增强肝细胞凋亡。夏正勤等[2]报道一例血清 HBVM 始终阴性的丁型肝炎，肝穿刺免疫组化检查 HBsAg 阴性、HBcAg 阳性。认为少数 HDV 可独立完成复制和表达，HDV 可能存在不同亚型，HBsAg 和 HBeAg 始终阴性可能存在 HBV 多个基因变异。

(张 迁)

参 考 文 献

1 顾小红，等. 第三军医大学学报，2004，26(18)：1677
2 夏正勤，等. 临床肝胆病杂志，2005，21(4)：206

5. 戊型肝炎

张潇等[1]应用 RT-nPCR 法对当地猪粪和猪胆汁标本进行 HEV RNA 检测，对阳性标本进行克隆序列和序列分析，发现与人株核苷酸的同源性为 88.7%～100%，与Ⅰ、Ⅱ、Ⅲ和Ⅳ型的同源性分别为 78.7%～84%、80% ～ 85.3%、76% ～ 83.3% 和 84.7% ～95.3%，认为该地区猪与当地人 HEV 同属 HEV Ⅳ型。潘宁等[2]采用简并引物扩增 1～4 型 HEV ORF1 片段，对 4 种基因型的 HEV 标准株分型，结果与预期一致;43 份 HEV IgM 阳性的标本中 19 份 PCR 阳性,分型均为 4 型 HEV,此方法可以快速简便地区分 HEV4 种基因型。马科等[3]分析 394 例戊型肝炎,发现戊型肝炎以散发为主,各种慢性肝病病人重叠感染 HEV168 例,病死率明显高于单纯戊型肝炎组。老年组(年龄≥60 岁)病人 98 例,该组黄疸高,持续时间长,平均病程(36.3±4.0 d)明显较非老年组(24.4±2.3 d);老年组并发症发生率(47.5%)明显高于非老年组(28.57%);老年组重型肝炎发生率(22.5%)及病死率(13.3%)明显高于非老年组(9.18%和 5.33%)。认为 HE 发病率呈逐年增高趋势,慢性肝病重叠 HEV 及老年 HE 病人的病死率高。高秀媛等[4]报道一起戊型肝炎暴发,1 611 名职工急性 HEV 感染率为 6.15%;急性感染者抗-HEV IgG 滴度≥1∶40,并呈动态升高,而既往感染者抗-HEV IgG 滴度在 1∶20 左右,无动态升高,认为在诊断 HEV 感染时应注意抗-HEV IgG 的滴度及动态变化。张爱民等[5]分析 39 例戊型肝炎生存情况,认为血清胆红素的升高、PTA 的降低及严重的并发症是影响戊型肝炎死亡的重要因素,早期诊断、综合治疗、积极预防和及时处理并发症是成功的关键。谈春荣等[6]用戊型肝炎抗体 E2-IgM 诊断早期戊肝,发现抗-HEV E2-IgM 具有 99%左右的特异度,与在正常人群中检出较高阳性率的 Genelabs 抗-HEV -IgG 试剂相比,减少了假阳性;对戊型肝炎诊断的灵敏度提高了 25%～30%,减少漏诊。抗-HEV E2-IgM 试剂盒操作简单、快速。

(张　迁)

参 考 文 献

1　张　潇,等.复旦学报(医学版),2005,32(5):586

2　潘　宁,等.中华实验和临床病毒学杂志,2005,19(2):179

3　马　科,等.内科急危重症杂志,2005,11(3):133

4　高秀媛,等.中国公共卫生,2005,21(3):351

5　张爱民,等.临床肝胆病杂志,2005,21(3):168

6　谈春荣,等.中华实验和临床病毒学杂志,2005,19(1):35

6. 输血传播病毒(TTV)感染

潘秀珍等[1]采用半巢式 PCR 方法对献血者、肝炎病人、幼儿及母婴配对等 4 组人群血清进行 TTV DNA 的 PCR 检测并对部分阳性株进行序列测定及分析。457 份血清中 TTV DNA 阳性 111 份,阳性率 24.29%,96 份 ALT 正常者 TTV DNA 阳性率 16.6%,而 ALT 异常、HBsAg 及抗 HCV 阴性的 99 份献血者中,TTV DNA 阳性率 36.3%,明显高于献血者;72 例肝炎病人血清中,TTV DNA 阳性率 54.16%,非甲-庚型肝炎病人中 TTV DNA 阳性率 87.5%;幼儿血清中 TTV DNA 阳性率 12.73%;一对母婴配对血清的 TTV DNA 同时阳性且序列相同。认为献血者人群中存在 TTV 感染,TTV 感染与肝炎有关,可能是非甲-庚型肝炎的病原之一,TTV 可能存在血源以外的传播途径,TTV 存在母婴垂直传播。马洪波等[2]用原位杂交法检测 32 例非病毒性肝炎人群肝组织,检出 TTV DNA 阳性 9 例,这 9 例阳性病例的切片 HE 染色后 6 例有轻微的肝组织病理改变,而 23 例 TTVDNA 阴性者中仅 6 例有轻微的病理变化。梁玉君等[3]报道柳州地区不同人群 TTV 感染,自然人群 TTV 检出率为 8%,献血员中检出率 13%,孕妇检出率 7%,静脉吸毒、血液透析和反复输血的检出率分别 66%、34%和 28%,显著高于自然人群。

(张　迁)

参 考 文 献

1　潘秀珍,等.中国公共卫生,2004,20(11):1289

2　马洪波,等.临床肝胆病杂志,2004,20(5):277

3　梁玉君,等.广西医学,2005,27(4):555

7. 肝衰竭

熊峰等[1]观察重组人生长激素(rhGH)对 TNFα+D-氨基半乳糖诱导的急性肝坏死模型小鼠的肝组织学影响,发现 rhGH 可以减轻 TNFα+D-Gal 诱导的小鼠急性肝坏死,保护作用与使用剂量有关。周惠娟等[2]发现 D-Gal/LPS 诱导小鼠急性肝衰竭早期半胱天冬酶(caspase)-12mRNA 表达水平逐渐升高,后期降低,与肝细胞凋亡发生的时相一致;半胱天冬酶-12 蛋白酶因内质网应激而被大量活化,提示半胱天冬酶-12 介导的内质网应激肝细胞凋亡参与炎症性急性肝衰竭的发生发展,是急性肝衰竭中肝细胞损伤的重要机制。王玉梅等[3]使用 FHF 模型小鼠及给予 iNOS 抑制剂 L-NMMA 后不同时间肝组织半胱天冬酶-3 表达、血清 NO 水平、肝组织 iNOS mRNA 表达及肝细胞凋亡的变化,观察 NO 和半胱天冬酶-3 表达在急性肝衰竭中与肝细胞凋亡的关系,认为拮抗 NO 作用不能阻断肝细胞凋亡和肝脏生化学及组织学变化,单纯使用 NO 拮抗剂对肝细胞凋亡及肝损伤无保护作用。周和龙等[4]检测 49 例重型肝炎病人血清内毒素和人表皮生长因子(hEGF)含量的变化,发现死亡组内毒素水平在治疗前高于存活组,而且随着病情进展变化越明显,而 hEGF 的变化则相反;内毒素水平越高,病死率越高。翁志宏等[5]使用终末期肝病模型(MELD)评分系统对121例重型肝炎病人进行评分，观察3个月的病死率，该121例病人分血浆置换组（PE）和非PE组。81例病人在3个月内死亡（PE组35例，非PE组46例）；MELD分值在20～30和30～40范围内的病人病死率：PE组31.6%和57.7%明显低于非PE组的61.6%和81.3%，有统计学意义（$P<0.05$）；MELD分值≥40的病人病死率，PE组93.3%，非PE组100%，无统计学差异。认为MELD模型能较准确预测重型肝炎病人短期的临床预后。梁柱石等[6]使用肝功能综合指数（总胆红素×凝血酶原时间延长值÷白蛋白），计算160例重型肝炎总胆红素峰值期的肝功能综合指数，发现在各级水平上，治愈好转组与恶化组的病例分布有非常显著差异，认为肝功能综合指数对判断重型肝炎预后有一定实用价值。刘青等[1]比较3种不同的预测系统MELD、CTP、Kings（简称KCH）对慢性重型肝炎的预测。通过对66例慢性重型肝炎的观察，发现MELD系统的预测能力优于CTP和KCH预测系统，入院时MELD分值在30～40分之间，人工肝治疗强于单纯内科治疗；MELD分值＞40分的病死率高于60%，即使人工肝治疗也不能改善病死率，尽早进行肝移植；MELD分值＜30分且KCH阳性者经过人工肝治疗近3个月病死率仅9%。邵利红等[8]分析53例不同预后的急性肝衰竭病人相关因素进行分析，发现并发症与病情危险相关因素由高到低依次为肝肾病综合征、出血、感染、腹水，年龄、并发症情况、肝功能和凝血指标是反映急性肝衰竭病人预后的重要因素。朱世殊等[9]对105例儿童肝衰竭资料用EXCELL2000和STATA7.0软件进行统计分析，多因素分析用非条件Logistic回归分析。单因素分析发现，年龄、临床分型及分期、PTA、血清总胆红素、胆酶分离现象、Alb、并发症和肝性脑病都是影响儿童肝衰竭预后的因素，性别上差异无统计学意义；HBV感染、Wilson病与病因不明引起的肝衰竭存活率相比，差异无统计学意义。多因素分析、PTA和TBIL是影响儿童肝衰竭预后的独立危险因素。赵宁等[10]分析126例重型肝炎的预后，发现年龄、ALT/AST、总胆红素、白蛋白、凝血酶原活动度、总胆固醇、甲胎蛋白、钠离子及合并症是影响重型肝炎预后的重要因素。张文中等[11]观察34例肝衰竭死亡病人的肝组织一氧化氮合酶，发现阳性23例（67.6%），与正常肝组织相比有统计学意义（$P=0.038$），一氧化氮合酶以肝细胞表达最为明显，认为肝衰竭病人肝组织一氧化氮合酶表达增多，但在肝脏严重坏死组织中很少见一氧化氮合酶表达。吕飒等[12]利用D-氨基半乳糖和内毒素建立急性肝坏死模型，用TNFα-IgG抗体阻断，发现肝坏死组动物9 h死亡率60%，ALT在9 h达高峰，肝细胞大块坏死出现在9 h；而抗体组无死亡，且ALT水平明显降低，肝组织病变明显减轻。陈启红等[13]分析93例粤北地区重型病毒性肝炎病原学与预后，重型肝炎以HBV感染为主，其次为HEV及HCV，病死率以急性甲乙型病毒性为最高，为100%，其他单纯或重叠感染各型重型肝炎的病死率差别无显著性。朱世殊等[14]应用EXCELL2000软件和t检验分析105例儿童肝衰竭病例，发病人数最多是学龄期7～12岁（41%），其次是婴儿（43.3%）；病因方面，在婴儿组中原因不明占第1位，其次是CMV感染，1岁以上依次为HBV感染（29.3%）、原因不明（28.0%）、Wilson病（20.0%）、HAV感染（13.3%）；合并症主要是腹水、自发性腹膜炎、其他部位感染（主要肺部感染）、电解质紊乱、肝性脑病等。田沂等[15]报道重型肝炎合并侵袭性肺曲霉病9例，该9例病人均使用抗生素治疗5～39 d，单用β-内酰胺类抗生素4例，联用第3代喹诺酮类5例，使用3种以上抗生素3例；6例使用血浆置换1～11次，每次使用地塞米松5 mg；真菌感染一般以白念珠菌居多，而此9例曲霉感染可能与季节（秋冬季节）及居住空调房间有关。蔡水泽等[16]分析189例重型肝炎和肝硬化并发自发性细菌性腹膜炎（SBP）发现，SBP的病原菌77.8%为革兰阴性菌，17.6%为革兰阳性菌，真菌感染占2.7%，未培养出厌氧菌；其中大肠埃希菌占总细菌的42.9%，产生超广谱β-内酰胺酶（ESBLs）阴性的占36.0%，而产生ESBLs阳性的占6.9%；白念珠菌占2.7%，说明重症肝炎和肝硬化病人免疫功能低下和长期使用激素有关。孟清[17]分析90例重型肝炎并发SBP危险因素，认为重型肝炎并发腹水、便秘、消化道出血与SBP发生密切相关，认为应采取加强腹水处理、保持大便通畅、保护肠黏膜等措施。苏智军等[18]观察重型肝炎预防性使用抗生素治疗，发现静脉注射使用第3代头孢菌素、未预防使用抗生素组和使用半合成青霉素组医院感染率分别为56.2%、34.0%和50.0%，前者与后两者比较，早、中晚期重型肝炎医院感染发生时间均明显推迟。陈自平等[19]对106例重型肝炎病例资料进行回顾性调查，发现医院感染总发生率67.9%，感染常见部位依次为腹腔（34.7%）、下呼吸道（23.2%）及肠道（13.9%）；致病菌以革兰阴性菌为主，随住院时间延长和病情进展感染率明显升高，且死亡组明显高于生存组，与临床分型无关。罗瑞虹等[20]评价前列腺素E_1治疗重型肝炎，对纳入的20篇文献进行分析（荟萃分析），提示前列腺素E_1能降低重型病毒性肝炎的病死率，但仅对早期有效，对晚期重型肝炎病死率的影响无统计学意义，且前列腺素E_1对感染发生率的影响无统计学意义；前列腺素E_1对肝性脑病、消化道出血、肝肾综合征发生率影

响不明确。陈立艳等[21]观察复方甘草酸苷(SNMC)对小鼠暴发性肝衰竭的保护作用,发现SNMC对急性肝衰竭有明显保护作用,可改善D-氨基半乳糖和脂多糖所致的肝细胞病理性凋亡及坏死,抑制各种因子所介导的炎症反应,降低肝衰竭的死亡率。丁义涛等[22]报道22例急性肝衰竭病人在肝移植围手术期使用人工肝治疗(生物透析吸附系统组和血浆置换组),进行人工肝支持后两组的ALT、AST、TBIL、DBIL均较支持前显著下降,而凝血酶原国际化比值在生物透析吸附系统组支持前后无差异,而血浆置换组则显著下降;肝移植手术中失血量、输血量、无肝时间、手术时间血浆置换组明显少于生物透析吸附系统组。陈利明等[23]使用分子吸附再循环(MARS)人工肝治疗28例肝衰竭病人,治疗后肝功有好转,凝血酶原时间有改善,腹胀、乏力、恶心等症状明显缓解;2例治愈出院,10例成功过度到肝移植,8例治疗后15～30 d好转,8例在治疗2～14 d内死亡,死亡原因为多脏器功能衰竭和内脏出血。严友德等[24]使用人工肝支持系统治疗重型肝炎50例,与单纯使用内科治疗相比,明显降低病死率,但在使用过程中容易出现心血管并发症、电解质紊乱、感染、出血、过敏等。孙丽华等[25]使用MELD评价MARS人工肝治疗重型肝炎,发现除MELD评分≥40分的3个月实际病死率与预期病死率相同外,其余组病死率显示MARS可降低预期病死率,10～19分、20～29分和30～39分各组实际病死率分别为0、23%和80%;合并3组即<40分的预期病死率为80%,而实际为52%,差值有统计学显著意义($P<0.05$)。杨积明等[26]使用人工肝治疗重型肝炎117例,该疗法可使病人生化指标改善,血浆置换量以3 000 ml/L为宜,根据不同情况确定治疗频度。于丽君等[27]使用MARS人工肝治疗重型肝炎47例,共接受108次MARS治疗,平均2.3次,治疗后的肝功、生化学指标有明显改善,自觉症状有减轻;认为重型肝炎早期合理使用MARS治疗可提高存活率,为肝移植提供机会。吴俭等[28]使用人工肝支持治疗妊娠合并重型肝炎9例,死亡1例;而未单纯使用内科治疗的妊娠病人死亡5例。认为在内科治疗基础上联合人工肝血浆置换能有效降低妊娠合并重型肝炎病死率。刘芳等[29]使用MARS治疗肝衰竭病人,发现治疗后病人的单核细胞趋化蛋白-1(MCP-1)明显降低,好转组下降更明显,认为MARS系统能够清除肝衰竭病人体内MCP-1,MCP-1减少与病人的预后有关,病人的临床改善与MCP-1降低存在一致性。马钧等[30]分析48例重型肝炎病人肝移植围手术期处理,48例肝移植后存活40例,其中31例出现急性肾功能衰竭,22例出现肝移植相关肾病,19例并发严重肺部感染,认为术前合并严重感染、严重肺动脉高压、肾功能衰竭或APACHEⅡ评分>20分者,肝移植后死亡风险较大。曹经琳等[31]报道原位肝移植治疗急性肝衰竭1例,移植后第6天死于多器官功能衰竭,认为该病人由于严重肝昏迷、凝血功能差、麻醉时间长及使用激素等造成肺部感染,最终出现呼吸功能衰竭,既而造成肝肾不可逆损伤而死亡。罗晨芳等[32]观察10例肝衰竭病人肝移植围手术期血流动力学的变化,发现该变化以无肝期和新肝期最显著,但心输出量一直处于高输出状态,体循环阻力变化复杂,受血压、血容量、血管活性药物等多种因素影响。贺强等[33]报道肝移植治疗急性肝衰竭4例,该4例病人于术后12～48 h神志恢复清醒,无手术并发症,术后2例各发生急性排斥反应1次,经治疗逆转,3例恢复工作。

(张　迁)

参 考 文 献

1 熊　峰,等.首都医科大学学报,2005,26(2):175
2 周惠娟,等.中华肝脏病杂志,2005,13(9):685
3 王玉梅,等.中国医科大学学报,2005,34(1):19
4 周和龙,等.临床消化病杂志,2004,16(5):198
5 翁志宏,等.中华肝脏病杂志,2005,13(4):249
6 梁柱石,等.临床肝胆病杂志,2004,20(5):281
7 刘　青,等.中华医学杂志,2005,85(25):1773
8 邵利红,等.临床肝胆病杂志,2005,21(4):213
9 朱世殊,等.中华实验和临床病毒学杂志,2005,19(1):16
10 赵　宁,等.中国实用内科杂志,2005,25(9):816
11 张文中,等.中华传染病杂志,2005,23(1):38
12 吕　飒,等.中国医科大学学报,2005,34(1):54
13 陈启红,等.广东医学,2005,26(8):1040
14 朱世殊,等.中华实验和临床病毒学杂志,2004,18(4):366
15 田　沂,等.中华肝脏病杂志,2005,13(9):643
16 蔡水泽,等.第四军医大学学报,2005,26(1):63
17 孟　清,临床肝胆病杂志,2005,21(4):227
18 苏智军,等.中国实用内科杂志,2004,24(12):731
19 陈自平,等.中华医院感染学杂志,2005,15(7):790
20 罗瑞虹,等.中山大学学报(医学科学版),2005,26(4):474
21 陈立艳,等.中华肝脏病杂志,2005,13(3):209
22 丁义涛,等.中华肝胆外科杂志,2005,11(2):87
23 陈利明,等.上海医学,2005,28(3):209
24 严友德,等.临床肝胆病杂志,2005,21(4):234
25 孙丽华,等.中华肝脏病杂志,2005,13(8):632
26 杨积明,等.天津医药,2005,33(7):416
27 于丽君,等.山东医药,2005,45(11):15
28 吴　俭,等.四川医学,2004,25(12):1328

29 刘　芳，等. 中国实用内科杂志，2005，25(3)：251
30 马　钧，等. 中华肝胆外科杂志，2005，11(7)：446
31 曹经琳，等. 天津医药，2004，33(12)：776
32 罗晨芳，等. 中国危重病急救医学，2004，16(12)：727
33 贺　强，等. 中华器官移植杂志，2005，26(5)：289

8. *其他类型肝炎及治疗*

倪宁等[1]用循环酶法测定 1 336 例病毒性肝炎病人和 1 500 例健康人的血清总胆汁酸（TBA）含量，并AST、γ-GT、ALT 测定结果进行对比分析。病毒性肝炎病人的 TBA 含量明显升高，与健康人组比较有显著性差异（$P<0.01$）。TBA 敏感性高于 AST、γ-GT、ALT。陈慧芬等[2]将 142 例病毒性肝炎分为急肝、慢肝轻度、中、重度及肝硬化和重症肝炎 5 组，妊娠肝炎 35 例，同步检测凝血因子Ⅴ活性（FⅤ：C）、FⅧ：C、FⅩ：C、纤溶酶活性（PL：A）、组织纤溶酶原激活剂活性（t-PA：A）、纤溶酶原激活物抑制剂活性（PAI：A）、D-二聚体（D-D）和纤维蛋白降解产物（FDP），并分设 90 例正常对照组和 32 例正常晚孕组。结果与正常对照组比较，急性肝炎 FV：C 增高（$P<0.05$），其余各类肝炎 FV：C、FⅧ：C、FX：C 的血浆水平均有不同程度的降低（$P<0.05\sim<0.01$）；妊娠肝炎组的凝血因子水平高于正常对照组，但低于正常晚孕组。除慢性肝炎轻度组 D-D 外，各型肝炎其余指标与正常对照组比较，差异均有统计学意义（$P<0.05\sim<0.01$），PAI：A 均显著下降，PL：A、t-PA：A、D-D、FDP 均显著升高，与肝脏损害严重程度呈一致的趋势。妊娠肝炎组与正常晚孕组比较，纤溶指标差异均有统计学意义（$P<0.05\sim<0.01$）。朴文花等[3]分别构建含有 HLA-A2-BSP 和 β_2-微球蛋白（β-2m）基因的原核表达载体，并进行表达、复性、鉴定及纯化。再分别将 HBV 和 HCV 特异性短肽与 HLA-A2-BSP 和 β-2m 蛋白在体外进行耦合，提取的单体与藻红蛋白标记的链霉亲和素按一定比例耦合构建成四聚体，为特异性细胞毒 T 细胞的检测提供有效的工具。谢秋里[4]采血检测 342 例慢性肝炎病人血清 PCⅢ、HA 水平与 ALT、AST、GGT 值间均有正相关性（r 分别为 0.314、0.311、0.275 及 0.203、0.342、0.302，P 值均 <0.001），Ⅳ-C、LN 水平与肝功酶无相关性。认为用血清 PCⅢ、HA 值判定肝纤维化程度时，应考虑到炎症活动度的影响。

杜桂如等[5]对 151 例慢性肝炎病人行肝组织病理，纤维化分为 $S_0\sim S_4$ 级，炎症活动度分 $G_1\sim G_4$ 级，同时检测 PT、GGT 与 ApoA1，比较各组病人此 3 项指标的积分之和（PGA 指数）的差异，显示 PGA 指数的变化在反映慢性肝炎的炎症活动度与纤维化程度方面具有一致性。廖丹等[6]应用免疫组化和原位杂交法对 10 例对照肝组织，70 例慢性病毒性肝炎、肝硬化肝组织进行检测，结果为 TGF-β_1 和 smad4 mRNA 在慢性病毒性肝炎、肝硬化中的表达明显增强，在 2 组中的阳性率分别为 83.3%、87.0% 和 87.5%、82.6%，阳性表达细胞在肝组织切片中的分布多集中在扩大的汇管区、中央静脉及窦周周围（间质细胞及肝细胞内均见有表达），提示 TGF-β_1 与 smad4 mRNA 的表达与肝纤维化活动状态密切相关。穆士杰等[7]用 PCR 法从 SENV 阳性血清中获得 SENV-DORF1 C 端基因，测序验证后，构建了 pQE30 SENV D 重组表达质粒，并经过转化 *E. coli*M15，IPTG 诱导表达，Western 印迹杂交分析表达结果获得了正确序列的 SENV-D 亚型 ORF1 C 端蛋白相对分子质量约为 38×10^3 的蛋白，能与病人血清中相应的抗体结合，有可能用于检测 SENV-D 抗体。

（陈姬秀）

参 考 文 献

1 倪　宁，等. 中国医科大学学报，2004，33(5)：475
2 陈慧芬，等. 中华传染病杂志，2005，23(3)：191
3 朴文花，等. 中华医学杂志，2004，84(21)：1818
4 谢秋里. 河北医药，2005，27(5)：340
5 杜桂如，等. 江西医药，2005，40(7)：412
6 廖　丹，等. 临床肝胆病杂志，2005，21(2)：89
7 穆士杰，等. 第四军医大学学报，2005，26(7)：613

（十三）肠道病毒感染

刘翼等[1]对广州市 358 份秋冬季腹泻标本进行诺瓦克样病毒检测，阳性 42 份，3 岁以下婴幼儿阳性 40 份；对其中 11 份阳性标本进行测序分析，结果为 GⅡ-3 群及 GⅡ-4 群各 5 份。沈纪川等[2]分析了广州市 2003 年 8 起群体性诺瓦克样病毒性胃肠炎粪便标本 76 份，肛拭子标本 23 份，食物及水标本 12 份，经采用 ELISA 法和 RT-PCR 法进行病毒抗原或核酸检测，3 种标本阳性份数分别为 17、36，0、1；0、0。刘翼等[3]对广州市 2003 年秋冬季儿童病毒性腹泻 169 份标本用 RT-PCR 法检测，1 份系扎幌样病毒，且属于 GⅠ-1 群。张惠琴[4]分析 351 例秋季小儿腹泻，伴有肠道外受累表现者 168 例，其中呼吸道受累者 152 例，神经系统受累者 16 例，皮疹 21 例，心血管系统受累者 9 例，无热惊厥 6 例，急性非化脓性中耳炎、肝功能损害各 2 例。郭宝同[5]对 123 例小儿秋季腹泻在传统治疗的基础上加用口服山莨菪碱（0.5～1 mg/kg）、叶酸（5 mg）每日 3 次口服治疗，结果为 72 h 粪便恢复正常、症状消失及粪便、症状明显改善者120例,而常规治疗的120例中只有103例;观察组一过性面部潮红3例,口干5例。

(薛建亚)

参 考 文 献

1 刘 翼,等.中华流行病学杂志,2005,26(7):525
2 沈纪川,等.中国公共卫生,2005,21(5):610
3 刘 翼,等.第一军医大学学报,2004,24(10):1147
4 张惠琴,浙江医学,2005,27(7):528
5 郭宝同,青海医药杂志,2004,34(10):26

(十四)轮状病毒感染

黄海燕等[1]依据轮状病毒的编码序列,选择B组上的VP7编码基因上167 bp和C组的VP4上的204 bp作为扩增区域,分别设计了B组和C组的引物并采用半巢式PCR对病毒进行扩增,再以B组和C组的特异性探针设计成的基因芯片进行检测,结果显示,该法特异性好,无杂交干扰,技术成熟、简便,检测成本低。刘晓等[2]利用Flock House病毒外壳蛋白作为载体表达了轮状病毒VP4蛋白上第223~262位抗原表位,并将该表位的重组蛋白在大肠埃希菌中进行表达,将重组蛋白该纯化后免疫昆明种小鼠,再以轮状病毒攻小鼠,未经免疫的小鼠第2天即出现病毒感染症状,而经免疫后的小鼠6 d内基本正常。何金生等[3]用表达轮状病毒VP7、VP6基因的3株重组腺病毒(rvAdG1VP7(G)、rvAdG1VP7、rvAdVP6)通过灌胃和滴鼻两种途径对BALB/c小鼠进行免疫,通过对小鼠肺灌洗液中特异性SIgA检测,滴鼻途径的3株腺病毒免疫组均呈阳性,而灌胃组则均为阴性。在rvAdG1VP7(G)免疫的小鼠肺匀浆液中特异性IgA,滴鼻组阳性率为83%,而灌胃组为阴性;肠黏膜匀浆液中滴鼻组阳性率为50%,灌胃组为25%。黄秀琴等[4]对新疆地区512例儿童临床诊断为轮状病毒感染进行血清抗-RV-IgM的ELISA检查,结果为所有病例抗-RV-IgM均阳性,其中血清型G1P8型阳性287例,G2P4型阳性182例。王远虹等[5]对武汉市2001、2002年的728份成人腹泻粪便标本进行了检测,结果为轮状病毒阳性标本59份,A组阳性检出率为7.8%,B组为0.3%;A组中检出G3型共50株,未检出G4、G8和G9型。武庆斌等[6]对苏州市2001年9月至2003年8月间5岁以下小儿腹泻粪便标本721份进行了检查,结果为轮状病毒阳性345份;10月至1月阳性率达71.9%;在329份血清分型标本中G3型199份。王红卫等[7]对45例确认为轮状病毒肠炎患儿血清CK-MB进行了检测,其观察组水平为(U/L)72.82±35.79,正常对照组(U/L)为20.89±5.75;而观察组中中重度脱水者(U/L)为93.04±35.36。刘东成等[8]对103例轮状病毒肠炎患儿进行血清生化检测,结果为ALT升高者24例,AST升高者60例,两者均高者20例。

(薛建亚)

参 考 文 献

1 黄海燕,等.山东医药,2005,45(20):1
2 刘 晓,等.中国医学科学院学报,2005,27(2):216
3 何金生,等.中国免疫学杂志,2004,20(12):813
4 黄秀琴,等.新疆医学,2005,35(3):139
5 王远虹,等.中国人兽共患病杂志,2004,20(11):980
6 武庆斌,等.江苏医药,2005,31(2):99
7 王红卫,等.重庆医学,2005,34(8):1198
8 刘东成,等.医学临床研究,2004,21(12):1414

(十五)脊髓灰质炎

叶绪芳等[1]对2004年贵州省发生一起疫苗衍生株脊髓灰质炎的调查表明,脊髓灰质炎Ⅰ型VDPVs已在该省贞丰县引起了循环;人群中脊髓灰质炎和肠道病毒带毒率明显增高,疫苗接种率严重低下,是该次VDPVs发生的原因。姚济浩等[2]监测2000~2002年呼和浩特市脊髓灰质炎病例,发病率为1.64/10万,病例主要集中在1~7岁,发病主要集中在5~9月,粪便病毒分离率为6.5%。丁贤彬[3]报道,内服脊髓灰髓炎疫苗可减少复发性生殖器疱疹。

(周明行)

参 考 文 献

1 叶绪芳,等.中华流行病学杂志,2005,26(8):554
2 姚济浩,等.内蒙古医学杂志,2005,37(2):151
3 丁贤彬.中国艾滋病性病,2004,10(6):450

(十六)流行性乙型脑炎及其他病毒性脑炎

陈端等[1]采用RT-PCR扩增并克隆新分离乙型脑炎病毒(JEV)(02-41、02-43、02-102)的PrM、E区段核苷酸序列,测序后应用Clustal X软件做碱基配对和比较分析,种系发生采用PHYLIP软件包分析。发现新分离的3株JEV属于基因Ⅲ型,E区段核苷酸和氨基酸与减毒活疫苗株SA 14-14-2株的同源性均在96%以上,在关键结构域有部分氨基酸差异。曾明等[2]在SA14-14-2株全长基因组测序基础上,引入适当酶切位点和 T7 RNA 聚合酶启动子，采用分部连接策略，获得全长基因组 cDNA，体外转录 RNA 后，转染细胞获得感染性克隆，病毒传代培养、抗体中和试验和乳鼠脑腔攻击试验鉴定病毒。由疫苗株 cDNA 构建了病毒感染性克隆，经鉴定为乙脑病毒，且病毒毒力比野毒株弱。章域震等[3]通过建立三带喙库蚊和致倦库蚊的实验室种群，用乙型脑炎 SA14-14-2 疫苗株病毒和乙脑野毒株经口感染两种库蚊，感染后不同时间取一定数量的蚊，研磨制成悬液，应用空斑试验方法检测感染后不同时间蚊体内的病毒存在情况和病毒滴度，以确定被 SA14-14-2 乙脑减毒活疫苗免疫的宿主动物和人在被媒介蚊虫叮咬后，是否存在感染和传播的可能。结果发现，在用 6.06 logPFU/ml SA14-14-2 病毒经口感染的两种库蚊中，没有检测到病毒空斑，即没发现蚊虫的感染；在用较高的 6.18 logPFU/ml 病毒经口感染的三带喙库蚊和致倦库蚊中，分别有一组蚊虫出现低滴度感染，空斑形成单位分别是 1.24 和 1.11 $\log_{10}$ PFU/ml；在用野毒株经口感染的两种库蚊，共计 19 组蚊虫中，有 14 组发生感染，空斑形成单位在 3.18～4.79 $\log_{10}$ PFU/ml，考虑作为乙脑主要传播媒介的三带喙库蚊和致倦库蚊对 SA14-14-2 疫苗株病毒的经口感染和病毒在体内的复制严重受限，当叮咬接种疫苗的人后，不具备发生乙脑病毒感染和传播的能力。高正琴等[4]为建立适用于检测人用猪源性生物制品中外源性乙脑病毒(JEV)的 RT-nPCR 方法，根据已公布的 JEV 序列 (GenBank 登录号为 M55506)，设计合成两对引物，对 JEV 感染的乳鼠脑组织和培养 JEV 的 BHK-21 细胞抽提 RNA 进行 RT-PCR 和 RT-nPCR，将 PCR 产物进行了克隆测序；同时对猪细小病毒(PPV)、猴空泡病毒 40 (SV40)及正常乳鼠脑组织、正常 BHK-21 细胞、PK15 细胞、BSC-1 细胞提取核酸进行 PCR，并对 210 份临床样品进行了检测。结果发现，PCR 产物经琼脂糖凝胶电泳检测，JEV 感染的乳鼠脑组织和培养 JEV 的 BHK-21 细胞均扩增出 1 015 bp 和 622 bp 目的基因片段，而 PPV、SV40 及未感染 JEV 的乳鼠脑组织、正常 BHK-21 细胞、PK15 细胞、BSC-1 细胞均未见特异性扩增条带，210 份猪组织样品中未检出阳性样品。RT-nPCR 检测的最低限度为 10PFU 病毒，从样品核酸的提取到 PCR 扩增及检测结果的报告可在 8 h 内完成。李秀央等[5]计算历史上预测因子与乙型脑炎(乙脑)发病率的联系数，根据联系数值的大小依次排列出最主要因子、次主要因子、再次主要因子，剔除联系数值为最小的次要因子；再把新近出现的预测因子观测值与历史上同类因子值相比较，与之最接近的因子值为该次预测用因子值，并根据该因子值与当时发病率的同一度建立预测方程，代入新因子值，解此方程得到预测值；当预测用因子数为 $n'(n'\geqslant 2)$时，取 n'个预测值的平均作为该次预测值。结果为应用以上预测方法预测某地某年乙脑，预测值与实际发生率很接近，仅相差 0.0264/10 万，准确率为 97.94%。

徐平等[6]采用 FQ-RT-nPCR 检测了 59 例临床诊断原因未明的病毒性脑炎及 112 名健康人外周血单个核细胞(PBMC)中 Borna 病病毒(BDV) P24 基因片段，以探讨感染 BDV 与人类病毒性脑炎的关系，结果发现，59 例原因未明的病毒性脑炎病人中有 3 例 PBMC 中检出 BDV P24 基因片段，而 112 名健康对照均未检出，病毒性脑炎病人 BDV 阳性率(5.1%)高于健康对照，差异有统计学意义($P<0.05$)，且 BDV P24 基因片段检测阳性病例的脑脊液中其他常见致脑炎病毒(单纯疱疹病毒、带状疱疹病毒、腮腺炎病毒、柯萨奇病毒和巨细胞病毒)检查均为阴性。左联等[7]通过对 BALB/c 小鼠颅内接种 HSV-1F 株建立单纯疱疹病毒性脑炎(HSE)模型，以甘油醛-3-磷酸脱氢酶(glyceraldehyde-3-phosphate dehydrogenase，GAPD)作为对照，用半定量 RT-PCR 检测该模型动物脑组织内 iNOS mRNA 的表达，并予 iNOS 特异性的抑制剂氨基胍(aminoguanidine，A mg)，观察分析对 HSE 小鼠临床表现及发病率的影响。结果发现，HSE 组小鼠接种后第 2 天即可检测到 iNOS mRNA 表达，其后逐渐上升，于 10 d 达高峰，以观察期内(2 周)明显下降，接近基线。HSE 小鼠注射 A mg 后发病率降低，与未治疗组比较差异有显著性。考虑 HSE 的发生发展过程中 iNOS 表达变化，与临床表现有一定的关联性，使用 iNOS 特异性的抑制剂能有效地改善临床表现和疾病进程，提示 iNOS 表达增加可加重 HSE 的病理损害，而抑制 iNOS 可能有助于 HSE 的治疗。李平等[8]通过颅内病毒直接接种的方法建立小鼠疱疹病毒性脑炎模型，免疫组化的方法同时检测单纯疱疹病毒(HSV)抗原和 γ-氨基丁酸(GABA)在脑炎不同时间的表达变化，以观察 GABA 在小鼠 HSE 病程中的表达变化。结果发现，病毒接种 3 d 后脑组织颞叶、额叶、海马均出现 HSV 抗原阳性细胞，7～10 d HSV 抗原阳性细胞数目达高峰，阳性面积比最大，部分脑组织出现坏死，14 d 后抗原阳性表达细胞开始减少。GABA 的表达变化与 HSV 的表达呈相反趋势，其阳性神经元数目则随病程而减少，在病程的 7～10 d 表达降至最低，部分标本脑组织的坏死区几乎无表达，14 d 后表达开始增强。考虑 GABA 的表达变化与病毒性脑炎的严重程度有一定的相关性，可能对感染性脑损伤具有保护作用。彭福英[9]用具有调节免疫、抑制免疫破坏的微量肝素疗法和具有增强细胞免疫的干扰素治疗小儿病毒性脑炎 80 例，并设常规治疗 90 例做对照组，观察免

疫法治疗小儿病毒性脑炎临床疗效。结果发现,治疗组在退热、主要症状及病理反射恢复时间均优于对照组,治疗效果经比较有显著差异($P<0.01$),而后遗症发生率两组无差异。孙桂莲等[10]应用ELISA法检测42例急性病毒性脑炎(VE)患儿血清血管内皮生长因子(VEGF)和IL-6水平,30例同年龄组非感染性神经系统疾病患儿做对照,以探讨VEGF在VE发病机制中的作用及与IL-6的关系。结果发现,IL-6水平在VE的急性期与恢复期均比对照组明显升高,而且急性期IL-6水平也明显高于恢复期。有频繁抽搐、昏迷及脑干症状的重度患儿血清IL-6水平明显高于轻度患儿;VE的急性期和恢复期VEGF水平均较对照组升高,但3组比较无统计学意义。刘建平等[11]通过对2001年1月至2004年1月临床诊断为病毒性脑炎的95例患儿心肌酶谱的检测,探讨血清心肌酶含量与病毒性脑炎患儿病情轻重程度的相关性及其临床意义。根据病情分为轻度48例、中度30例和重度17例3组,并选择健康体检儿童50例为对照组。使用酶动力法对以上4组进行血清AST、α-羟丁酸脱氢酶(α-HBDH)、乳酸脱氢酶(LDH)、肌酸磷酸激酶(CK)、肌酸激酶同工酶(CK-MB)检测。就其心肌酶谱均值以MATLAB软件进行统计学处理。结果发现,95例病毒性脑炎患儿中有58例(约61%)心肌酶1项以上增高。对各组心肌酶谱中各酶均值进行总体方差分析,结果为各酶的活性变化在4组均有极显著性差异($P<0.001$)。各组间心肌酶均值多重比较显示,CK在各组间均有显著性差异($P<0.05$);各酶与脑炎相关性较强,尤其是α-HBDH、LDH相关系数最大,接近1。赵德明等[12]采用细胞玻片沉淀仪收集30例病毒性脑(膜)炎病人(病脑组)和20例手术腰麻病人(对照组)的脑脊液(CSF),分别做May-Grunwald-Giemsa(mgG)染色和用链霉素抗生物素蛋白-过氧化酶染色(SP法)标记淋巴细胞,光镜观察。发现病脑组CSF CD3表达阳性为25例(83.3%),CD20表达阳性为7例(35%),CD3与CD20表达阳性率比较差异有极显著性($P<0.01$)。对照组CD3和CD20表达均为阴性,与病脑组比较差异均有极显著性(均$P<0.01$)。王群等[13]对38例病毒性脑炎病人和30例对照组进行经颅多普勒超声(TCD)检查,以探讨病毒性脑炎病人脑血流动力学变化及其意义。结果发现,TCD检测显示,正常11例,异常27例,阳性率71%,病毒性脑炎病人急性期大脑中动脉、大脑前动脉、大脑后动脉、椎动脉和基底动脉平均血流速度均明显增快,与恢复期和对照组比较有显著性差异($P<0.001\sim0.05$)。大脑中动脉、大脑后动脉和基底动脉脉动指数均显著升高,与恢复期和对照组比较有显著性差异($P<0.001$)。肖建军[14]采用静脉注射免疫球蛋白,观察小儿急性病毒性脑炎32例的病程和治疗效果,并与对照组48例比较,探讨静脉注射免疫球蛋白在治疗小儿急性病毒性脑炎中的作用。结果发现,治疗组在疗效和改善病程方面明显优于对照组($P<0.01$),未见明显不良反应。张芙蓉等[15]应用双抗体夹心ELISA,测定32例病毒性脑炎患儿急性期脑脊液IL-6、IL-8、IL-10及TNF-α水平,与30例同龄健康儿童对照分析。结果发现,病毒性脑炎患儿脑脊液IL-6、IL-8、IL-10及TNF-α含量明显高于对照组,考虑IL-6、IL-8、IL-10及TNF-α参与病毒性脑炎急性期脑损伤过程,免疫系统产生的细胞因子在病毒性脑炎的发生、发展及恢复过程中有双向调节作用。张芙蓉[16]对2002年6月至2004年7月收治的94例病毒性脑炎患儿在入院24 h内进行血电解质测定,对血清钠<130 mmol/L的患儿予以补钠治疗;结果发现,病毒性脑炎合并低钠血症患儿经补钠治疗后,部分患儿嗜睡、抽搐、皮肤花斑纹、尿少等症状迅速缓解。王海燕等[17]对21例柯萨奇病毒B组(CBV)脑膜脑炎合并心肌炎的患儿进行流行病学调查,各年龄组临床特征分析,同时进行血、脑脊液CBV特异性抗体检测、核酸扩增及病毒分离;结果发现,经治疗21例治愈11例,1例死亡,9例门诊巩固治疗,2个月痊愈,总治愈率97.9%,本组随访半年,无后遗症。李亚绒等[18]观察2001年3月至2001年11月西安市儿童医院更昔洛韦治疗小儿流行性腮腺炎合并脑炎、脑膜炎(腮脑)的临床疗效。把腮脑患儿随机分为更昔洛韦治疗组(30例)和干扰素治疗组(34例),对两组患儿的临床表现及治疗结果进行观察,发现更昔洛韦组发热、腮肿消退时间、病程方面明显较干扰素组缩短,两者有显著性差异($P<0.05$);头痛消失时间、病理征消失时间比干扰素治疗组有所缩短,但两者无显著性意义($P>0.05$)。董琰等[19]对40例重症病毒性脑炎患儿的临床资料进行回顾性分析,发现22例痊愈,10例好转,6例放弃治疗,2例死亡。认为临床表现是早期诊断的重要依据,脑电图可作为早期诊断手段之一,影像学结果与病情转归及预后不呈平行关系,治疗的关键在于早期及时抗病毒,足量足程激素及丙种球蛋白应用可有效改善预后。高捷等[20]回顾分析176例病毒性脑炎患儿的临床资料及实验室检查结果,以探讨影响小儿病毒性脑炎预后的因素观察其与预后相关性。结果发现,患儿年龄及意识状态、癫痫、巴宾斯基征、脑电图及脑CT或MRI异常在不同预后组间比较差异均有显著性($P<0.05$),小儿病毒性脑炎预后差与年龄小相关,并取决于意识障碍、癫痫发作

时间、巴宾斯基征阳性、脑电图及头颅 CT 和 MRI 的改变程度等。

（汪　磊）

参 考 文 献

1　陈　端，等. 中华实验和临床病毒学杂志，2005，19(1)：5
2　曾　明，等. 中华实验和临床病毒学杂志，2005，19(1)：9
3　章域震，等. 中国人兽共患病杂志，2005，21(7)：584
4　高正琴，等. 中国人兽共患病杂志，2005，21(4)：279
5　李秀央，等. 中华流行病学杂志，2005，26(3)：218
6　徐　平，等. 中华神经科杂志，2005，38(5)：309
7　左　联，等. 中国神经精神疾病杂志，2004，30(5)：391
8　李　平，等. 脑与神经疾病杂志，2005，13(1)：1
9　彭福英. 吉林医学，2005，26(2)：197
10　孙桂莲，等. 中国医科大学学报，2004，33(5)：456
11　刘建平，等. 内蒙古医学杂志，2005，37(3)：199
12　赵德明，等. 临床神经病学杂志，2005，18(2)：137
13　王　群，等. 第一军医大学学报，2005，25(2)：223
14　肖建军. 重庆医学，2005，34(6)：862
15　张芙蓉，等. 华中医学杂志，2005，29(1)：23
16　张芙蓉. 华中医学杂志，2005，29(4)：285
17　王海燕，等. 福建医药杂志，2005，27(1)：46
18　李亚绒，等. 陕西医学杂志，2004，33(11)：1047
19　董　琰，等. 中国综合临床，2005，21(5)：466
20　高　捷，等. 中国综合临床，2005，21(7)：655

（十七）森林脑炎

张晓光等[1]对 1999 年 4 月至 2003 年 10 月收治的 30 例森林脑炎并眼部病变病人进行分析，发现 30 例病人在全身肌肉病变的同时出现眼部肌肉受损表现，其中虹膜睫状体炎 16 例，上睑下垂 7 例，外斜视 4 例，复视 2 例，眼震 1 例。经系统治疗后基本治愈。

（汪　磊）

参 考 文 献

1　张晓光，等. 内蒙古医学杂志，2004，36(8)：581

（十八）登革热

张俊磊等[1]从 2002 年广州采集的可疑登革热病人 20 份血清中分离登革病毒，同时对其血清型、基因型及毒力进行了研究，发现该地区流行的登革病毒株为登革病毒 I 型。E/NSl 连接区基因序列片段分析表明，2002 年广州分离株（DEN-1/GZ2002）的核苷酸序列与基因型Ⅳ型的 DEN-1/T14 株（澳大利亚，1981）同源性最高，达 98%。N-J 法构建进化树显示，11 株 DEN-1 病毒分成 3 个基因群，分别与 Rico-Hesse 1990 分型中的Ⅰ、Ⅳ和Ⅴ型以及 Ana P. Goncalvez 2002 年分型中的亚洲型、南太平洋型和美洲/非洲型相符，该室分离的 DEN-1/GZ2002 株属于Ⅳ型或者称为南太平洋型。DEN-1/GZ2002 株脑内接种乳鼠 11 d 左右导致乳鼠弓背，后肢麻痹、瘫痪，直至死亡。感染 Vero 细胞 8 d 后可见小而不透明的空斑。上述研究结果表明，2002 年广州登革热流行为登革病毒Ⅰ型感染所致，病毒基因型为Ⅳ型，动物实验及细胞感染实验证实该分离株的毒力较弱。何似等[2]应用细胞分离法从登革热病人急性期血清中分离登革热病毒并应用免疫荧光法证实病毒的血清型，结果在 10 份急性期病人血清中，有 6 份标本成功分离出登革热Ⅰ型病毒，其结果和 RT-PCR 的结果一致，分离率为 60%。谢剑锋等[3]从 2004 年福建省登革热流行期间采集的 5 份急性感染者血清提取了病毒 RNA，采取 RT-PCR 方法扩增登革病毒特异性核酸片段，并对扩增产物进行测序分析，结果 5 份均为登革热毒Ⅰ型。曾祥凤等[4]研制了登革病毒 E 蛋白特异性单克隆抗体，并鉴定其各种生物学特性，他们用纯化的巴氏毕赤酵母（Pichia pastoris）表达的 DEN2 重组 E 蛋白作为抗原，免疫 BALB/c 小鼠，采用传统的细胞融合、有限稀释法克隆化杂交瘤细胞，制备稳定分泌 McAbs 的细胞株，结果发现，用 ELISA、IFA 法证实 5 株杂交瘤细胞产生的 McAbs 与 DEN2 重组 E 蛋白和 DEN 全病毒均有较高的亲和力，表明他们成功地制备了 5 株抗登革病毒 E 蛋白特异性的 McAbs，为进一步研究 E 蛋白的结构和功能及临床诊断试剂盒打下了基础。田小东等[5]对广东省不同地区、不同流行期间分离的 3 株登革 1 型病毒（DVl）的结构蛋白 E 基因进行序列测定及分析，结果发现，3 株 DVl 病毒 E 基因序列长度均为1 485 bp，编码 495 个氨基酸，核苷酸序列同源性在 91%～98%之间。GD23/95 与 A88 核苷酸（氨基酸）同源性为 95%（98%），与其他株的同源性相对较低，2 株属同一基因型；GDl4/97 和 GD05/99 与柬埔寨（Cambodia）株共享序列非常接近，3 株同属另一基因型，结果表明，广东省 1997、1999 和 1995 年流行的登革热可能来自境外不同的疫源地。杨春雨等[6]研究了含有登革病毒Ⅱ型 NSl 基因的重组质粒肌内注射小鼠后在其体内诱导的细胞和体液免疫，发现在末次免疫后 4 周检测到小鼠抗 NSl 抗体，并且检测到小鼠 $CD4^+$、$CD8^+$ 亚群的变化，表明含有登革病毒 NSl 基因的真核表达质粒 pC-NX2-NSl 免疫小鼠后，可以诱导小鼠产生针对 NSl 的稳定特异性体液、细胞免疫。俞善贤等[7]研究认为，冬季气候变暖将使海南省半数以上的地区到 2050 年具备登革热终年流行的气温条件，相应地区也应注意加强冬季登革热的监测预防工作。

唐小龙等[8]应用D_2V病毒株感染生长良好的第2代、第3代脐静脉内皮细胞以观察内皮细胞在表达组织纤溶酶原激活物(t-PA)、纤溶酶原激活物抑制物1(PAI-1)、凝血酶调节蛋白(TM)等分子变化,结果发现,D_2V可以显著上调内皮细胞的t-PA的表达并显著提高血浆可溶性凝血酶调节蛋白(soluble TM,sTM)和IL-6水平,而不影响PAI-1,表明内皮细胞是D_2V的靶细胞之一,D_2V可以诱导内皮细胞表达t-PA和IL-6,并提高血浆中sTM水平,IL-6能有效地增强D_2V诱导的纤溶和抗凝分子表达,高水平的t-PA和sTM可诱导纤溶亢进和抗凝效应增强,在IL-6诱导血管内皮细胞渗透性升高的前提下,有助于登革热病人出现血浆渗漏、血容量丢失甚至出血。陈炜等[9]用2型登革病毒感染ECV304细胞株,发现登革病毒感染后ECV304细胞微管骨架的排列发生明显的变化,表现为3种类型:无序排列、围绕核形成环状结构和微管结成束状形成线状突触。间接免疫荧光双染色结果显示,登革病毒抗原与微管共染,分布在微管组织中心。研究认为,登革病毒感染导致微管的排列变化可能引起血管内皮细胞功能障碍,血管通透性增加,可能是登革热发病机制的原因之一。张复春等[10]对2002年5月至2003年11月广州及周边地区暴发流行的1 032例登革热(DF)临床特征进行回顾性分析,发现近年广州地区流行的登革热为DEVⅠ型所致,多数病例符合典型登革热的临床表现,肝损害较多,部分病例出现低钾血症,登革出血热的发生率低。柯昌文等[11]根据登革病毒(DV) 3′端非编码区基因保守序列,设计一套特异性引物和TaqMan mgB探针,对1998~2004年收集的26份登革热病人临床血清标本,15例乙脑病人血清,DV 4个血清型标准毒株及23株1978~1997年DV地方流行株和相关西尼罗病毒、日本脑炎病毒、麻疹病毒和基孔肯亚病毒等毒株分别进行检测,同时用克隆了1型DV基因组3′端非编码区序列片段的质粒DNA作为阳性对照,结果用该方法检测4个血清型DV标准毒株、23株DV地方流行株和26例分离到DV的阳性血清标本,检出率100%;用该方法检测15例乙脑病人血清、10例麻疹病人血清和西尼罗病毒、日本脑炎病毒、麻疹病毒、基孔肯亚病毒,结果均为阴性,认为该方法是一种敏感、特异、重复性好的DV鉴定方法。任瑞文等[12]参照登革1~4型病毒核酸序列设计多重RT-PCR引物,建立了登革1~4型病毒的多重RT-PCR快速检测及分型方法,对2003年30份临床疑似登革热病人血清标本进行了检测,结果为30份疑似病人血标本扩增阳性率为83.3%(25/30),其核酸序列与登革1型病毒柬埔寨株以及中国1997、1999年流行株GDl4/97、GD05/99同源性分别为97%、97%和98%。蒋文玲等[13]利用四甲基偶氮唑盐(MTT)法和细胞病变效应(CPE),研究了空心莲子草对C6/36传代细胞株的细胞毒性作用和抗登革病毒作用,结果表明,空心莲子草在体外有抗登革病毒的作用。

(张　斌)

参 考 文 献

1 张俊磊,等.第三军医大学学报,2005,27(4):282
2 何　似,等.中国人兽共患病杂志,2005,21(7):611
3 谢剑锋,等.中国人兽共患病杂志,2005,21(8):699
4 曾祥凤,等.中山大学学报(医学科学版),2005,26(1):54
5 田小东,等.第一军医大学学报,2005,25(1):56
6 杨春雨,等.中华实验和临床病毒学杂志,2005,19(1):71
7 俞善贤,等.中华流行病学杂志,2005,26(1):25
8 唐小龙,等.第三军医大学学报,2005,27(8):720
9 陈　炜,等.第三军医大学学报,2005,27(7):628
10 张复春,等.中华传染病杂志,2005,23(2):121
11 柯昌文,等.中国人兽共患病杂志,2005,21(8):716
12 任瑞文,等.中华流行病学杂志,2005,26(1):29
13 蒋文玲,等.第一军医大学学报,2005,25(4):454

(十九)肾综合征出血热

陈阳等[1]对福建省汉坦病毒基因型及分子特征进行了研究,发现3份来自黄胸鼠、针毛鼠和黄毛鼠的鼠肺标本中均携带HTN型病毒,1份来自褐家鼠的鼠肺标本携带SEO型病毒。进一步研究还发现ZH1和ZH48同源性较高,为95.3%,ZH53与之差异较大,同源性仅82.7%~83.3%,而其与HTN型病毒Q36的核苷酸序列同源性高达93.7%,表明FJF3属SEO型;ZH1、ZH48及ZH53同属HTN型;而ZH53可能属于HTN型中的一个新亚型。董雪等[2]采用组织细胞培养法分离了辽宁地区汉坦病毒分离株(SY13),并对其基因进行了分型研究,发现SY13与HTN型同源性较高,为79.3%~97.0%;通过M片段G2区的比较分析,SY13与BA010、BA014、JIANG 13、BA09、Q 33的同源性为95.0%~97.0%,表明SY13株与黑龙江地区分离株属同一亚型,为HTN型病毒中的H4亚型。谢荣辉等[3]利用RT-PCR方法扩增ZT71株S基因片段并克隆λ质粒载体后进行了核苷酸序列测定,发现该基因片段由1 754个核苷酸组成,只有一个开放读码框架,共编码429个氨基酸。与HTN型病毒(76~118)的核苷酸和氨基酸同源性分别为72.0%和82.6%,与SEO型病毒(SR-11、R22、Guo3、8610)核苷酸和氨基酸同源性分别为88.4%~96.5%和98.1%

～99.0%，表明此分离的病毒为SEO型汉坦病毒。孙黎等[4]在河南省汉坦病毒流行严重的地区，捕捉啮齿类动物，以免疫荧光法检测阳性标本，应用RT-PCR方法对抗原检测阳性的鼠肺标本扩增M和S基因片段上的特异核苷酸序列，结果发现，褐家鼠、黄胸鼠以及小家鼠携带的病毒均为Ⅱ型汉坦病毒，序列分析发现，河南省主要疫区宿主动物间流行的Ⅱ型汉坦病毒至少存在S1、S2和S3 3个亚型，其中S1和S3为河南省汉坦病毒的优势流行基因亚型。姚苹苹等[5]将浙江新分离的汉坦病毒ZJ4、ZJ7毒株与20年前浙江分离的汉坦病毒Z10疫苗株的M片段核苷酸序列进行比较，发现其变异不大，证实了HTN型汉坦病毒基因的稳定性。宋绍霞等[6]对山东省汉坦病毒(HV)主要流行株的基因型和流行特点进行了研究，发现该省HV是以SEO型为主，同时SEO型基因变异率低，有较高的稳定性，而HTN型HV变异率高，稳定性差。乔刚等[7]采集了山东省青岛地区2000～2003年HFRS急性期病人血清标本64份，提取血清中病毒RNA作为模板，nPCR扩增汉坦病毒基因组M片段G1区基因并测序，结果在64份标本中，用HTN型特异性引物扩增出6份，占9%；用SEO型特异性引物扩增出25份，占39%，表明该地区是以SEO型汉坦病毒的流行为主。江佳富等[8]研究发现，北京昌平鼠间汉坦病毒感染长期持续存在，其感染率与种群密度随时间呈动态变化，两者之间具有相关性，其中优势宿主种群结构特征及其动态变化与HV感染也存在较为复杂的关系。方立群等[9]研究了中国122个地区1991～1999年肾病综合征出血热HFRS病例血清分型资料和41个监测点的宿主动物种类及数量资料，发现中国HFRS不同类型疫区呈现明显的区域性分布，总体表现为从东北至西南方向Ⅰ型汉坦病毒(HV)为主的混合型疫区与Ⅱ型HV为主的混合型疫区交替分布的特征；监测点野外宿主动物种类较多且各地区鼠种构成差异较大，居民区宿主动物种类相对较少，且优势鼠种大多局限于2～3种宿主动物；监测点宿主动物构成的聚类分析结果显示，其疫区类型与所在疫区病例血清型基本一致，表明以空间数据库为基础的GIS及其空间分析能根据HFRS样点信息很好地预测各主要疫区的分型特征。张海林等[10]收集了云南省HFRS疫情资料，发现监测区内存在有以褐家鼠和黄胸鼠为主要宿主动物的家鼠型疫源地，也存在着以高山姬鼠和大绒鼠为主的野鼠型疫源地。杨占清等[11]对山东部分地区家猪自然感染HFRSV的情况进行检测，发现家猪心、肝、脾、肺、肾等脏器及血、尿、粪和猪圈内污物检出HFRSV抗原与抗体，脏器抗原阳性率为3.33%～5.00%。而血、尿、粪和圈内的污染物抗原阳性率分别为3.67%、7.04%、2.51%和5.56%，血清抗体阳性率为1.96%，并从HFRSV抗原阳性的多种标本分离出病毒，认为家猪可能是HFRSV的扩散宿主动物。何似等[12]对福建沿海某港口居民区及渔船上的特殊环境调查了HFRS宿主动物种类、密度、带毒率、病毒抗原型别及人群免疫水平等，发现该区褐家鼠为优势种，带毒鼠均为褐家鼠，携带Ⅱ型病毒，同时当地人群隐性感染率为3.23%，认为加强HFRS的防制十分必要。许多学者近年来对汉坦病毒发病机制进行了研究，如姚苹苹等[13]成功建立了HFRS长爪沙鼠模型，认为4周龄长爪沙鼠模型可用于本病的研究。吕欣等[14]对HV病毒吸附蛋白(VAP)相关表位的序列特征进行了研究，他们淘筛噬菌体肽库，将阳性克隆携带的外源肽与HV囊膜糖蛋白G2做同源性分析，应用IFA及ELISA法鉴定阳性噬菌体的特性，合成短肽，结合激光扫描共聚焦显微(LSCM)技术观察该短肽与宿主细胞膜的结合情况，研究结果发现，在保守性序列模式$PX_{(1\sim2)}HX_{(0\sim2)}H$与HTNV G2上，^{96}YPWHTAKCHY^{105}序列相似，合成的阳性短肽可以与病毒敏感细胞膜相结合，表明保守基因序列$PX_{(1\sim2)}HX_{(0\sim2)}H$及与之对应的^{96}YPWHTAKCHY^{105}序列在病毒与宿主细胞结合中可能起作用，且是VAP的相关表位。盖中涛等[15]探讨了HLA-Ⅰ类基因多态性与HFRS的相关性，认为HLA-B39和HLA-B40基因可能与中国北方地区人群HFRS的易感性有关。牟丹蕾等[16]将人整合素β3、αv及αⅡb真核表达载体分别及共转染至CHO细胞，发现整合素β3在共转染组细胞中高效表达，且目的蛋白主要定位于细胞膜上；β3单转染组目的蛋白虽有一定量的细胞膜表达，但表达量低于共转染组($P<0.05$)；αv和αⅡb单转染组目的蛋白的表达量明显低于共转染组($P<0.01$)，且定位发生变化，研究认为，汉坦病毒感染率与整合素β3表达水平密切相关，整合素β3可以促进HTNV的入胞作用。白文涛等[17]利用Ras募集系统(RRS)，构建并鉴定含汉坦病毒囊膜糖蛋白G2的诱饵载体，他们将汉坦病毒76-118株囊膜糖蛋白G2基因与Ras基因连接，构建嵌合基因Ras-G2及Ras-G2′(G2′无前导肽序列)，并将两个嵌合基因分别克隆入酵母表达载体pMet25，并转化至酵母温度敏感株cdc25-2，检测其对RRS系统的激活作用，研究结果证实，Met-G2和Met-G2′载体构建正确，可用于从cDNA文库中筛选汉坦病毒受体，有助于汉坦病毒发病机制的研究。高娟等[18]对汉坦病毒(HTNV)感染乳鼠诱导其脑组织表达热休克蛋白(HSPs)及其与病毒结构蛋白的相互关系进行了研究，他们选出生2～3 d的昆明乳鼠实验性

感染HV,取感染后8 d的乳鼠脑组织制成组织匀浆液,用双特异性抗体夹心ELISA及免疫共沉淀方法分析病毒核衣壳蛋白(HV NP)和囊膜糖蛋白G2(HV G2)与94×10^3葡萄糖调节蛋白(GRP94)、HSP70、HSP27等3种HSPs的关系,结果发现,HV感染乳鼠诱导其脑组织表达GRP94、HSP70;HV NP同时与GRP94、HSP70、HSP27相互作用,呈复合物形式存在;HV G2也与HV NP和HSP27存在相互作用,形成HV G2-NP-HSP27非共价复合物,表明在汉坦病毒感染和病毒结构蛋白的合成、转运等过程中有多种HSPs伴侣分子的参与,其相互作用机制有待进一步研究。

袁银会等[19]报道了HFRS并发精神障碍23例,均为突发性精神障碍,表现为嗜睡、烦躁不安、欣快感、多语、谵语及幻觉,其中大喊大叫4例,抑郁、木僵状态1例,表情淡漠、无欲状、反应迟钝和举止做作2例,神志恍惚3例,23例均无神经系统定位体征或病理反射,其中危重型14例,重型9例。少尿期12例,移行期3例,多尿期8例。谢德胜等[20]研究了HFRS并发中枢神经系统损伤病人ECG的变化,统计并分析ECG在不同病人中的异常类型及异常发生率,结果表明,HFRS并发中枢神经系统损伤病人的ECG改变与中枢神经系统损伤有关,与损伤严重程度及预后密切相关。邬小萍等[21]对66例HFRS合并心肌损伤的病人进行了心肌酶谱、心电图测定,认为以往常以心电图和临床症状来衡量心肌损伤的程度有一定局限性,而心肌酶谱等生化指标为HFRS的心肌损害提供了更灵敏的诊断依据,其中尤以肌酸激酶同工酶(CK-MB)和α-羟丁酸脱氢酶(HBDH)更具有特异性。吴守丽等[22]使用RT-nPCR分型检测方法及核苷酸序列测定技术对来源于福建省内HFRS监测点的鼠肺标本及病人血清进行基因分型并对部分标本的核苷酸序列进行分析比较。研究发现,24份阳性鼠肺标本中检出率为95.8%;20份病人血清标本中仅11份扩增阳性,检出率分别为:83%(≤1周),12.5%(>1周),扩增阳性标本中仅1份RT-PCR分型为HTN型,其余均为SEO型,这与核苷酸序列分型结果相一致。史俊岩等[23]采用免疫-PCR、ELISA和IFAT 3种方法检测130份HFRS病人血清中抗HFRS-IgG抗体,发现免疫-PCR方法的灵敏度为78.5%,特异性为100%;ELISA法和IFAT法的灵敏度分别为47.7%和49.2%,表明免疫-PCR方法的敏感性高于ELISA法和IFAT法。侯炜等[24]对空心莲子草类盐注射液治疗汉坦病毒(HV)感染乳鼠的疗效进行了研究,他们应用正交设计,选择空心莲子草类盐注射液剂量为$200\ mg\cdot kg^{-1}\cdot d^{-1}$对感染HTNV 76-118株的乳鼠进行治疗,采用微量细胞培养结合直接免疫荧光法和RT-PCR检测治疗后乳鼠不同组织中的病毒滴度和病毒核酸。结果发现,空心莲子草类盐注射液能降低死亡率,延长平均生存天数;乳鼠脑、心、肺、脾、肾等脏器中感染性病毒滴度下降。近年,有关HFRS基因疫苗的研究吸引了国内许多学者的研究,并取得了很大的进步。余晖等[25]采用PCR扩增汉坦病毒H8205株G1和G2基因片段,将回收的G1和G2片段经双酶切插入到pcDNA3.1/His-B-IL-2,构建成新的质粒pcDNA3.1/His-B-IL-2-M,认为可以用于汉坦病毒新型疫苗的进一步研究。吴志洪等[26]对比研究两种融合基因pcDNA3.1/HisB-IL2-G2与pcDNA3.1/HisB-G2的免疫效果,发现两种融合基因均可刺激机体产生特异性的抗汉坦病毒76-118株的交叉抗体和中和抗体,且差异无显著性意义,而pcDNA3.1/HisB-IL2-G2诱导特异的细胞免疫明显高于pcDNA3.1/HisB-G2。该研究结果为进一步研制有效的HFRS基因疫苗提供了重要实验依据。黄玉仙等[27]将编码G1、G2的基因片段分别插入至真核表达载体pcDNA3.1(+),获重组质粒pcDNA3.1-G1、pcDNA3.1-G2。研究发现,重组质粒pcDNA3.1-G1、pcDNA3.1-G2转染COS-7细胞后,IFA法可检测到细胞内有特异性荧光分布,所表达的蛋白质相对分子质量分别约为70×10^3及55×10^3;在免疫的部分BALB/c小鼠体内可检测到特异性抗体,本研究将为以后采用中国汉坦病毒流行株制备核酸疫苗打下基础。贾珉等[28]对汉坦病毒H8205株G1-人源IL-2融合基因疫苗(pcDNA3.1/HisB-IL-2-G1)的免疫效应进行了研究,他们将pcDNA3.1/HisB-IL-2-G1融合基因疫苗通过肌内注射途径免疫BALB/c小鼠,结果发现,pcDNA3.1/HisB-IL-2-G1融合基因疫苗免疫后可刺激机体产生特异性抗体和中和抗体,中和效价为1∶20～1∶80,免疫小鼠的脾淋巴细胞有特异性增殖反应。动物实验表明,pcDNA3.1/HisB-IL-2-G1融合基因疫苗能保护小鼠免受HV感染。张梦寒等[29]构建了汉城病毒M片段和汉坦病毒部分S片段的重组基因pEGFP-M-S,并在成纤维细胞L929中进行瞬时表达,产生了M片段的约70×10^3和55×10^3的两个糖蛋白,并在与S片段拼接处经蛋白酶切割产生了约26×10^3的核蛋白,免疫印迹分析产生的约26×10^3的蛋白具有抗汉坦病毒的抗原活性,为研制汉坦病毒的DNA疫苗奠定基础。乔刚等[30]对青岛地区31株汉坦病毒分离株M区基因序列测定及基因分型进行了研究,为疫苗接种提供依据,研究发现SEO型汉坦病毒基因型相对保守,而HTN型变异率较高,M区段可编码一个具有稳定的保守抗原表位。郑兰艳等[31]探讨了共刺激分子B7-1(CD80)对汉坦病毒核蛋白基因疫苗的免疫调节作用,他们构建双启动子共表达B7-1基因和汉坦病毒核蛋白基因的真核表达载体pcDNA 3.1-B7-S,酶切鉴定后直接肌注免疫BALB/c小鼠,同时设对照组pcDNA 3.1+空质粒接种组、pcDNA 3.1-S接种组。ELISA法检测血清特异性抗体,MTT法检测T细胞增殖反应。结果发现,pcDNA 3.1-B7-S接种组鼠在抗体的产生水平及淋巴细胞增殖指数上均较pcDNA 3.1-S接种组明显增高,表明接种B7-1基因和汉坦病毒核蛋白基因的共表达质粒优于注射单目的抗原基因表达质粒,为探索增强基因疫苗的免疫作用提供了新的途径。

（张　斌）

参 考 文 献

1 陈　阳,等.中国人兽共患病杂志,2004,20(10):855
2 董　雪,等.中华实验和临床病毒学杂志,2005,19(1):39
3 谢荣辉,等.中国人兽共患病杂志,2005,21(7):570
4 孙　黎,等.中华流行病学杂志,2005,26(8):578
5 姚苹苹,等.中华检验医学杂志,2005,28(7):700
6 宋绍霞,等.中国公共卫生,2005,21(4):420
7 乔　刚,等.中华实验和临床病毒学杂志,2005,19(1):22
8 江佳富,等.中国人兽共患病杂志,2005,21(8):693
9 方立群,等.中华流行病学杂志,2004,25(11):929
10 张海林,等.地方病通报,2004,19(4):42
11 杨占清,等.第一军医大学学报,2004,24(11):1283
12 何　似,等.中国人兽共患病杂志,2004,20(12):1099
13 姚苹苹,等.中国人兽共患病杂志,2005,21(1):60
14 吕　欣,等.中华实验和临床病毒学杂志,2005,19(1):58
15 盖中涛,等.山东医药,2004,44(32):16
16 牟丹蕾,等.中华内科杂志,2004,43(11):810
17 白文涛,等.中国人兽共患病杂志,2005,21(2):105
18 高　娟,等.中华传染病杂志,2004,22(5):298
19 袁银会,等.临床内科杂志,2005,22(1):39
20 谢德胜,等.临床内科杂志,2005,22(7):465
21 邬小萍,等.中华传染病杂志,2004,22(5):349
22 吴守丽,等.中国人兽共患病杂志,2005,21(9):804
23 史俊岩,等.中国人兽共患病杂志,2005,21(1):32
24 侯　炜,等.武汉大学学报(医学版),2005,26(1):111
25 余　晖,等.华中医学杂志,2005,29(4):267
26 吴志洪,等.华中科技大学学报(医学版),2005,34(1):10
27 黄玉仙,等.复旦学报(医学版),2004,31(6):603
28 贾　珉,等.华中科技大学学报(医学版),2005,34(4):388
29 张梦寒,等.江苏医药,2005,31(9):675
30 乔　刚,等.中华检验医学杂志,2004,27(11):792
31 郑兰艳,等.中国医科大学学报,2005,34(3):205

(二十)狂犬病

徐葛林等[1]研究了抗狂犬病毒核蛋白单克隆抗体用于间接免疫荧光法检测已确认的狂犬病阳性及狂犬病阴性的动物脑组织标本的灵敏度和特异性,他们将巴斯德研究所狂犬病参考中心保存的来自不同国家的62份狂犬病街毒动物脑组织标本以及271份法国境内收集的正常动物脑组织标本,用上述间接免疫荧光检测,并以巴斯德研究所狂犬病参考中心提供的狂犬病毒酶联免疫吸附法、组织细胞分离法及直接免疫荧光法等3个试验作确认试验进行比较。结果发现,间接免疫荧光法可检测涵盖狂犬病毒7个基因型在内的所有62份街毒标本,对确认为狂犬病阴性的动物脑组织标本检测均为阴性,其特异性和灵敏度均达到100%。沈蕊华等[2]收集了126份疑似狂犬病的犬脑标本,用ELISA法快速检测狂犬病毒抗原、小鼠感染法(MIT)分离病毒和免疫荧光法(IF)鉴定病毒型别,并对疑似狂犬进行地区和时间分布调查,结果为3种方法完全一致,确诊狂犬的阳性率为22.2%(28/126),鉴定为1型狂犬病毒,其中6~8月检出率最高,为全年的75%(21/28),认为狂犬病毒检测3种方法既可快速诊断,又可获得定型的毒株。肖奇友等[3]对湖南省暴露后主动进行狂犬病免疫处理的6 117例病人进行调查。结果发现,长沙市的病人占总病人数的81.7%,来自外市农村的病人占9.9%;病人总数中农民病人占8.8%,干部和工人占59.8%,15~45岁是犬伤的主要年龄段,占病人总数的51.6%。暴露后24 h就诊者为64.8%。他们[4]又对湖南省近年来狂犬病疫情上升的原因进行了分析。研究发现,近10年湖南省狂犬病疫情经过平稳期、缓慢增长期、快速增长期,其中报告病例数在2001、2002年均为全国报告病例的首位,分别占全国总发病数的34.8%和30.0%。发病区域主要集中在湘南和湘中地区,并呈不断扩大的趋势,由1999年的7个地市扩展到2003年12个地市有报告病例,认为居民犬饲养量大,免疫率低,是造成人狂犬病疫情上升的主要原因。张永振等[5]分析了2004年2月8日至5月1日在贵州省安龙县发生的21例狂犬病病人,以探讨局部地区暴发性流行的因素。他们对21例狂犬病病人进行个案调查,用间接免疫荧光法检测犬脑组织中的狂犬病毒抗原,发现21例狂犬病病人中有20例被犬所伤,1例为猫所伤;全部病例平均潜伏期为36.52 d,但潜伏期<15 d的病例有6例;21例中17例未进行正确的伤口处理,9例接种疫苗,其中仅3例为及时接种。在疫点周围采集的73

只犬脑组织中,9只犬脑组织狂犬病病毒抗原为阳性,阳性率13.3%。吴杰等[6]对安徽省阜阳市2004年收集的10只可疑狂犬脑组织狂犬病病毒抗原进行了检测分析,结果发现,10只狂犬病阳性犬中有5只是家犬,因此应纠正民众普遍存在的自家犬不会得狂犬病的错误意识。李奕新等[7]对浙西淳安县鼬獾咬伤引发7例狂犬病进行了研究,发现7例病人感染原因为鼬獾闯入村、户中,因捕捉被咬伤所致。临床症状均较典型,潜伏期最短31 d,最长为1年,中位数为45 d。病程从起病至死亡天数最短2 d,最长者12 d,中位数3 d,研究还发现,发病对象均为偏远山区农民且均未接种狂犬疫苗,认为应加强乡镇卫生院犬伤处理培训及执法监督。谷茂林[8]对2002年6月以来收治的51例狂犬病死亡病例资料进行综合分析,发现51例死亡病例的潜伏期最长者12年,最短者20 d,64.7%(33/51)的病例潜伏期在6个月以内。病程最短者2 d,最长者12 d,平均3.9 d。临床表现为恐水48例(94.1%),怕风46例(90.2%),流涎35例(68.6%),咽肌痉挛20例(39.2%),发热23例(45.1%),恐惧22例(43.1%),烦躁17例(33.3%),多汗14例(27.5%),呕吐15例(29.4%)。流行病学资料发现,51例中被家犬咬伤的就有41例(80.4%),说明家犬带毒率很高,因此对家犬不能盲目自信。

肖跃强等[9]应用狂犬病病毒糖/核蛋白"二价"DNA疫苗-pVGN免疫40只无狂犬病疫苗免疫史的家犬,共免疫3次,通过观察受试犬的临床表现,监测抗性基因的转移,检测质粒及其主要元件在主要脏器和注射组织的分布、存留及整合,观察主要脏器组织病理学变化,分析疫苗对妊娠母犬及其子代的影响,来评价该疫苗的生物安全性,结果表明,该DNA疫苗可在动物体内诱导良好的体液免疫反应,同时受试犬未出现任何异常临床表现;DNA疫苗中的卡那霉素抗性基因未在免疫犬肠道正常菌群中发生转移,DNA质粒也未经肠道菌群、尿液和唾液排放到体外;在心、脾、肾和注射部位均能检测到质粒的存在,并分别能存留约18、14～18、14和26周以上,但质粒DNA未与上述组织的基因组DNA发生整合;在主要代谢器官肝脏中始终未检测到质粒DNA或其主要元件;上述各主要脏器未出现组织病理学变化;对妊娠母犬和其子代无不良影响。说明本狂犬病"二价"DNA疫苗不仅具有良好的免疫原性,而且具有很好的安全性。袁慧君等[10]检测了狂犬病病毒糖/核蛋白"二价"基因疫苗及IL-18在犬体内的免疫效果,并确定不同包裹剂对基因疫苗免疫效果的影响,他们以plRES1neo和人用灭活苗分别作为阴、阳性对照,以糖/核蛋白双基因共表达载体plGN单独或与IL-18的真核表达载体plIL18混合,以司苯-甘油混合或以生理盐水溶液形式,按每条犬200 μg DNA/ ml,接种3次(其中1组第3次加强免疫时采用浓缩的狂犬病灭活苗),间隔2周的免疫程序,经股四头肌进行注射免疫,通过间接ELISA、细胞中和试验及淋巴细胞转化试验分别检测体液和细胞免疫水平。结果发现,所有试验组在第3次加强免疫后特异性抗体和中和抗体水平显著高于阴性对照组;以司苯-甘油作为包裹剂的基因疫苗诱导产生的免疫应答水平与裸质粒(生理盐水溶液)形式的基因疫苗间无显著差异;以糖/核蛋白二价基因疫苗pIGN作为基础免疫,再以狂犬病浓缩灭活苗加强免疫后,能迅速诱导较高的体液免疫应答水平。史秀山[11]研究了狂犬病北京固定毒Vero细胞适应株3aG-V生产株的生物学特性,通过观察毒株形态、培养条件、致病性、免疫原性、毒力试验及其检查在中枢神经系统是否形成病毒包涵体(尼氏小体)。结果发现,狂犬病北京aG固定毒3aG-V株具有抗原性好、培养产毒量高、保持有aG固定株弱毒性、传代稳定、无变异的特性,认为狂犬病北京aG固定毒3aG-V株可作为替代地鼠肾细胞狂犬病疫苗aG毒株,用于Vero细胞培养病毒生产出毒液毒力高、灭活后效力高、安全性好的纯化Vero细胞狂犬病疫苗的生产用疫苗株。他们[12]在实验研究中还发现,转移因子(TF)可作为人用纯化Vero细胞狂犬病疫苗的佐剂,可增强狂犬病疫苗免疫的效果。张雪春等[13]通过对接触狂犬病病毒有高度风险的人群实施暴露前接种狂犬病疫苗,用小鼠中和试验(MNT)方法测定其血清抗体滴度和观察接种后反应,评估维尔博狂犬病疫苗的免疫原性和安全性。他们选择某大学动物系一年级学生73名作为研究对象,按照WHO推荐的3剂量免疫程序,于0、7、28 d在上臂三角肌肌内注射0.5 ml,结果为3剂量接种后的第14天(45 d)血清抗体全部阳转,阳转率为100%,基础免疫1年后(第365天)总体血清抗体阳性率为89.0%,认为在有接触狂犬病病毒机会的高危人群(尤其是准备怀孕的妇女)中开展暴露前预防性接种,可以更好地降低狂犬病的发病水平。陈阳等[14]观察了接种狂犬病疫苗人群早期抗体产生水平,探讨国产ELISA试剂盒用于检测狂犬病疫苗接种人群早期狂犬病抗体水平的可行性及其在狂犬病防治中的实用性,研究结果表明,不同厂家的狂犬病抗体ELISA检测试剂盒质量存在极大差异;其中以ELISA-A特异性、敏感性最好。试剂盒质量对第14天血清检测结果的影响要大于对第30、45天血清的检测结果。目前,国产ELISA试剂盒不宜用于狂犬病疫苗接种者早期血清学免疫效果评价。闭兰等[15]对从噬菌体抗体库中筛选的人源抗狂犬病毒单链抗体A12进行生物学活性鉴定及小鼠体内中和活性的检测。他们用免疫荧光法检测其结合感染狂犬病毒CVS的鼠脑组织的能力，用小鼠中和实验测定A12表达产物的体内中和活性。结果发现，免疫荧光试验显示A12表达产物与感染CvS的鼠脑细胞有强的荧光反应。小鼠中和试验结果表明，A12ScFv样品组小鼠有9只存活，而对照组小鼠全部死亡。A12在729倍稀释时能100%保护小鼠抵抗致死量狂犬病毒的脑内攻击，表明A12对狂犬病毒具有一定的中和活性，有可能被用于暴露后狂犬病的预防。

（张　斌）

参 考 文 献

1 徐葛林，等. 中华流行病学杂志，2005，26(2)：113
2 沈蕊华，等. 中国人兽共患病杂志，2005，21(8)：713
3 肖奇友，等. 中华流行病学杂志，2005，26(3)：224
4 肖奇友，等. 中华流行病学杂志，2005，26(6)：428
5 张永振，等. 中华流行病学杂志，2004，25(10)：870
6 吴　杰，等. 中华流行病学杂志，2005，26(4)：276
7 李奕新，等. 中国人兽共患病杂志，2004，20(12)：1103
8 谷茂林. 江苏医药杂志，2004，30(12)：929
9 肖跃强，等. 中国人兽共患病杂志，2005，21(4)：288
10 袁慧君，等. 中国人兽共患病杂志，2004，20(12)：1075
11 史秀山. 中华实验和临床病毒学杂志，2004，18(4)：348
12 史秀山. 中国人兽共患病杂志，2004，20(11)：987
13 张雪春，等. 中华流行病学杂志，2005，26(1)：72
14 陈　阳，等. 中国人兽共患病杂志，2005，21(9)：779
15 闭　兰，等. 中国人兽共患病杂志，2005，21(5)：397

(二十一)艾滋病

陆林等[1]采用哨点监测、专题流行病学调查、自愿匿名咨询检测和重点人群筛查等4种方法，分析了云南省2004年艾滋病（AIDS）流行状况，共检测各类重点及高危人群418 630人，新检出艾滋病病毒（HIV）抗体阳性者13 486人，AIDS病人316人，死亡186人；该省HIV流行已经静脉吸毒人群蔓延至全省125个县，并已造成性乱人群中的传播和流行，2/3的县（区）暗娼中发现HIV流行，孕产妇HIV感染在增加。高世成等[2]对某AIDS高发区高危妇女进行现场调查并采静脉血作HIV抗体检测，阳性者同时检测其配偶及年龄小于15岁的子女；结果333名女性有偿献血者中，HIV抗体阳性183名（阳性率54.9%），HIV抗体阳性母亲57名，1993年后出生的子女76人中HIV抗体阳性29人，母婴传播率为38.2%；51名儿童的母亲为HIV携带者，经母婴传播感染率为21.6%（11/51），25名儿童的母亲为AIDS病人，母婴传播率为72%（18/25），两组母婴传播率比较有显著性差异；夫妻53对，丈夫HIV抗体阳性5例，夫妻传播率为9.4%（5/53）。栾荣生等[3]对商业性服务男性顾客的社会人口学特征、AIDS相关行为及其影响因素进行了调查分析，发现该人群安全套坚持使用率低，最近1年商业性行为中每次均使用安全套的比例仅为28.0%，28.4%的调查对象曾患性病。倪明健等[4]对2003年新疆AIDS流行现状进行了调查，共调查来自当地5个地、州、市的吸毒者、暗娼、吸毒者配偶及去医院就诊者共1 042人，HIV感染率最高44.6%，最低1.3%，平均26.4%，男女无显著差异；接受调查的2 154名暗娼中，HIV感染率最高4.3%，平均1.3%；伊犁州和乌鲁木齐市吸毒者配偶或固定性伴侣者的HIV感染率分别为18.9%和7.9%。季福玲等[5]报道了贵州省首对老年夫妇同时共患AIDS的病例，男性病人退休前曾长期工作在外，通过婚外性接触感染HIV的可能性较大。胡国良等[6]对江西省27例HIV-1感染者进行流行病学相关因素分析和基因序列、系统进化树分析，发现流行的毒株主要为HIV-1 CRF01-AE，占69.0%（20/29），其次为泰国B(B′)、CRF07-BC、C 3种亚型；CRF01-AE主要在吸毒人群中传播，局部暴发或流行时间大约有2年半；江西省HIV流行已从局部向全省蔓延。傅继华等[7]调查了山东省境内93例HIV感染者毒株的亚型及各种亚型的分布特点，发现在所有目标人群中共存在B、B′、C 3种亚型以及CRF07-BC、CRF08-BC、CRF02-AG和CRF01-AE 4种重组毒株，B′亚型在人群和地域上分布最广，涉及献血员、受血者、两者的配偶和性乱人群，分布在山东省10个地市；CRF07-BC、CRF08-BC亚型以吸毒人群为主，分布在5个地市；CRF01-AE和其他亚型则主要为性乱人群，集中在几个经济发达的城市。孟忠华等[8]对我国献血法施行5年来浙江省针对献血者进行的抗-HIV1/2筛查情况进行了回顾性研究，共筛查献血者样本2 141 214人份（男性60.1%，女性39.9%），确认抗-HIV1/2阳性27份，感染率为0.126/万，其中男性感染率为0.15/万（20/1 286 140），女性为0.08/万（7/853 860），均为HIV-1型感染。颜瑾等[9]为了解广东省HIV-1亚型的流行规律及其与国际参考株的同源性，应用nPCR对广东省108例HIV-1感染者淋巴细胞富集液的核酸样品进行扩增，并对其外膜蛋白（ENV）基因C2-V3段的核酸序列进行比较分析，发现广东省HIV-1流行株以AE和07-BC重组亚型为主，也存在08-BC重组亚型、泰国B亚型和欧美B亚型。李关汉等[10]通过nPCR法对来自全国11个省（区）的HIV-1阳性病例（包括母婴病例）的gag基因和env基因的部分区域进行扩增并测序，采用DNA分析软件进行系统树和距离等分析，以了解中国部分地区HIV-1主要流行区的病毒基因型分布特征及其对母婴传播的影响,发现新疆和河南地区的流行株均很单一,前者为C亚型,河南省及周边地区为泰国B亚型(B),云南地区主要为C和E亚型,而在北京和上海地区有A、B、C、E等多种不同亚型;新疆的病毒株与云南地区的C亚型极为相似,来源相似;在32对母婴病例中,主要为B和C亚型,E亚型1例,未定型2例。B亚型母亲的母婴传播率(50.0%)高于C亚型(26.7%),但差异无统计学意义。张宏伟等还分别比较了HIV感染长期不进展者与AIDS病人HIV-1 gag特异性[11]* 和nef特异性[12]* $CD8^+$ T细胞免疫应答反应,发现欧美流行株与我国病毒之间有交叉反应性,HIV-1 gag特异性$CD8^+$ T细胞应答在阻止疾病进展过程中发挥重要作用,nef特异性$CD8^+$ T细胞应答在AIDS发病中具有一定的保护作用。黎志东[13]为研究HIV-1长期感染不进展现象与HIV-1 env基因变异之间关系,采用PCR法对11例感染HIV-1毒株10年以上者外周血单个核细胞样本进行扩增,获得env基因的核酸片段,对其C2-V3及邻区350~450个核苷酸序列及所属亚型进行分析,所得结果与HIV-1该亚型国际标准株进行比较,分析共享序列及突变序列,制作系统树,并计算离散率,发现env基因V3环顶端四肽GRGQ序列特征及脯氨酸向异亮氨酸的变异可能与HIV-1感染者长期感染而不发病的现象有关。董军等[14]为探讨HIV-1的包膜糖蛋白gp120特异抗体gp120 mAb对gp120引起大鼠海马脑片CA_1区的突触传递及可塑性变化的影响,应用离体脑片记录技术,记录大鼠海马CA_1区的兴奋性突触后电位(EPSP),研究gp120 mAb对gp120抑制高频电刺激Schaffer侧支引起的鼠海马长时程增强效应(LTP)作用的影响,发现gp120mAb可能是通过拮抗gp120抑制海马CA_1区的LTP诱发和维持而参与艾滋病痴呆的形成。张丽芬等[15]采用回顾性队列研究的方法,收集我国中部地区某县2002年底前确认的78例经血感染HIV病例的生存时间及其影响因素等信息,使用Kaplan-Meier法描述生存分布,Cox比例风险模型分析影响因素,结果78例感染者中位生存时间为7.40年,95%可信区间为6.79~8.02年;感染者总病死率为78.57/1 000人年,AIDS相关死亡率为72.95/1000人年。刘蕾等[16]对国内9例(男8例,女1例,平均年龄40岁)AIDS尸解标本的各器官临床、病理改变进行了系统观察,发现病人淋巴结均表现为淋巴小结消失,4例卡氏肺孢子虫感染,4例有巨细胞病毒肺炎,1例有结肠卡波济肉瘤,1例患肺结核伴全身粟粒性结核。张永宏等[17]回顾性比较HIV和HCV共感染病人、单独HCV感染病人15年内发展到肝硬化的情况,发现HIV和HCV共感染病人15年内肝硬化发生率为16.4%(23/140),明显高于单独HCV感染组3.0%(1/33),提示HIV和HCV共感染可加速肝硬化的进展,可能与HIV对机体的细胞免疫、体液免疫有关。杨咏梅等[18]对该院17例(男12例,女5例,平均年龄39岁)AIDS伴神经系统病变的病例进行了临床分析,其中6例伴中枢神经系统感染(新型隐球菌感染2例,单纯疱疹病毒感染、带状疱疹病毒感染、无菌性脑膜炎及结核性脑炎各1例),6例诊断为周围神经病,1例为肌炎,3例痴呆(其中1例为颅内淋巴瘤可能)。吴云成等[19]对6例诊断为AIDS伴痴呆综合征(ADC)的病人进行了临床分析,结果显示,所有病人均在清醒状态下表现为近记忆减退及注意力集中困难,其中3例伴有运动障碍,2例伴有空泡性脊髓病;诊断为AIDS后,ADC的平均诊断时间为6.5个月,所有病人均死于呼吸衰竭,平均寿命为41.8岁。袁静等[20]* 对23例AIDS合并结核病的病人进行临床分析,发现此类病人PPD试验阳性率低,肺结核X线表现不典型,淋巴结结核较多见,病死率高。张宏[21]报道了HIV引起脑白质脱髓鞘病变1例。徐强等[22]报道了因耳鼻咽喉病死亡的AIDS 4例,均为作者在赞比亚工作期间经治病例。朱利平等[23]报道了AIDS合并隐球菌性脑膜炎、隐球菌性败血症1例。彭渤等[24]报道了1例系统性红斑狼疮样表现的AIDS,为41岁女性,诊断前病程3年,主要表现为全身肌肉及关节疼痛,脱发,发热及消瘦,面部有蝶形红斑。刘彦春等[25]报道了AIDS合并马尔尼菲青霉病(PSM)1例,男性,28岁。陈劲峰等[26]回顾分析了2002年11月至2003年11月收治的12例AIDS合并PSM的住院病人临床资料,PSM的确诊依靠培养和病理检查,病人以反复发热、咳嗽、消瘦、腹泻、贫血、淋巴结肿大、皮肤损害尤其是皮肤坏死性丘疹为临床特点,外周血CD4计数均少于0.1×10^9/L。黑发欣等[27]采用传统的共培养方法从HIV-1感染者新鲜PBMC中分离病毒并在MT-2细胞上测定分离株的融合诱导性,用表达CD4和趋化因子受体CCR5或CXCR4的GHOST(3)测定毒株的辅助受体利用情况,用nPCR扩增V3环及两侧区序列并对其序列进行测定,结果为在所分析的5个原代毒株中,LTG0213和LTG0214为合胞体诱导型(SI),利用CXCR4辅助受体;XJN0021、XJN0091和SHXDC0041为非合胞体诱导型(NSI),利用CCR5辅助受体;X4/SI病毒和RS/NSI病毒在V3环氨基酸序列方面,存在明显的区别;CCR5表型中国株第8、11、18及第25位氨基酸的共同基序为8-TXXS/GXXXXXXR/QXXXXXXE/D-25,CXCR4表型株在这些位置出现碱性氨基酸取代(第25位除外),引进正电荷。邓小玲等[28]为了解中国四川彝族人群HIV-1辅助受体 CCR5△32 和 CCR2-64I 基因多态性特点，提取了 119 份彝族正常人和 88 份 HIV-1 感染人群外周血基因组 DNA，用 PCR 法检测 CCR5△32 突变，阳性产物经克隆、测序进一步证实，用 PCR-限制性片段长度多态性技术检测 CCR2-64I 突变，获得了中国四川彝族人群 CCR5△32、CCR2-64I 等位基因多态性资料，为深入研究 HIV-1 抗性基因在中国不同民族的 HIV 感染及发病机制中的作用奠定基础。王晓辉等[29]对在深圳地区发现的 HIV-1 感染者进行流行病学调查，应用 PCR/RFLP 技术分析感染者 CCR5G32、CCR5m303、CCR2-64I 及 SDF1-3′A4 种基因的多态性，同时分析基因多态性对感染者病毒载量和潜伏期的影响，发现 CCR2-64I 基因突变对中国汉族 HIV-1 感染者病毒载量没有明显影响，也不影响感染者的潜伏期；SDF1-3′A 基因突变对于病毒载量有降低作用，但对延长感染者潜伏期可能没有作用。冯福民等[30]对河南省分离的 1 株 HIV-1 B-Thai 亚型流行株(CNHN 24 株)成功进行了 7 基因组克隆、序列分析及系统发育分析，为进一步研究 HIV-1 流行特征提供了基础。卢洪洲等[31]收集了 HIV-1 感染病人的血浆标本 37 份(河南 25 份，上海 12 份)，采用反转录和 nPCR 扩增并直接测序，然后进行序列比对及进化树分析，发现 83.8%(31/37)的病人为 B 亚型感染，河南及上海地区的 B 亚型之间有较高的同源性，P24 蛋白有共同的氨基酸变异位点。张春涛等[32]通过收集各地 HIV 感染者阳性血浆和 HIV 非感染者血浆，应用 HIV、HCV 抗体和 HBsAg 检测试剂进行筛选，对 HIV 抗体筛查阳性者用新加坡 Genelabs 公司的 HIV BLOT 2.2 确证试剂进行确证，以世界卫生组织(WHO)推荐的 HIV RNA 标准品对国家 HIV 核酸参考品中定量样品进行标定，初步建立了 HIV 核酸参考品。刘震等[33]为研究 HIV/HCV 共感染对两种病毒感染实验室诊断的影响，对 300 例经免疫印迹杂交试验(WB)确认的 HIV 感染者，以酶免疫测定 HCV 抗体，对其中 197 例测定病毒载量及基因型，发现 HIV 免疫抑制可造成很高的 HCV 抗体假阴性率，该人群推荐 HCV 核酸定性检测；共感染对 HIV ELISA 检测的影响表现为强阳性比例的显著提高；对 HIV WB 各主要诊断条带未见影响，共感染组 p55 条带比例显著高可能提示病毒间免疫和分子水平相互作用；对 HCV EIA-3 的 S/CO 值有独立影响的因素包括 HCV 核酸阳性、1b+2a 混合感染、1b 基因型。杨忠礼等[34]采用流式细胞技术和荧光定量 PCR 技术，对 15 例 HIV 和 HCV 重叠感染者进行了 $CD3^+$、$CD4^+$、$CD8^+$ 淋巴细胞计数和病毒核酸载量测定，并选用多种数学模型进行相关性分析，发现 HIV/HCV 重迭感染时，两病毒间表现出竞争性抑制或干扰现象，导致 $CD4^+$ 细胞计数多样化改变并呈现出下降趋势。赵大伟等[35]回顾分析了 9 例 AIDS 合并肺门和纵隔淋巴结结核的影像学表现(包括胸部平片、CT 和 MR 扫描)，发现 AIDS 合并肺门和纵隔淋巴结结核的影像学表现为多组淋巴结增大，可相互融合及出现淋巴结外侵犯表现，提示 CT 和 MR 扫描对本病的诊断有重要意义。陆普选等[36]回顾对照分析了 26 例 AIDS 晚期合并肺结核病人与 60 例单纯性肺结核病人的胸部 X 线表现、$CD4^+$ T 淋巴细胞的检测结果，显示 AIDS 晚期病人影像表现多不典型，这与 $CD4^+$ T 淋巴细胞计数明显减低有关，了解艾滋病合并肺结核的影像特征与 $CD4^+$ T 淋巴细胞的相关性，对于 AIDS 病人的早诊断、早治疗、早隔离具有重要的意义。王晓辉等[37]通过合成多对引物，经筛选实验后选出 6 对适宜的引物用于 RT-PCR，扩增 HIV 基因组 gag 区(保守区)6 个 HIV 目的基因片段，扩增小鼠 GAPDH 基因片段作为阳性内参片段，PCR 扩增辣椒红素基因片段作为阴性对照片段；将上述片段克隆到 pMD18-T 载体上，从中选取 3 个 HIV-1 目的片段、阳性对照片段和阴性对照片段进行 PCR 扩增，扩增产物经纯化后点在尼龙膜上，制备成核酸检测芯片，共检测了 98 份阳性样本和 30 个阴性样本，敏感性达 93.9%，特异性为 100.0%；提示该 HIV-1 前病毒基因检测芯片成本较低，具有较高的特异性和灵敏度，可以用于 HIV-1 感染和母婴传播的早期诊断。韩晓旭等[38]对辽宁(11 例)、吉林(24 例)、河南(17 例)3 省份分别采用 3 种治疗方案的 HIV/AIDS 病人治疗前后进行病毒载量、$CD4^+$ T 淋巴细胞数及耐药变异基因型监测，3 个地区的治疗方案分别为依非韦伦(施多宁，EFV)+茚地那韦(IDV)、司他夫定(d4T)+去羟肌苷(ddI)、d4T + ddI + 奈韦拉平(NVP)；发现经 HAART 治疗 6 个月，辽宁病例病毒载量下降 5.7 $\log_{10}$ 个拷贝/ml，有 8/11 的病例病毒载量达到最低检测限(LDL)以下，病毒抑制率为 72.7%；吉林病例病毒载量下降幅度 3.8 $\log_{10}$ 拷贝/ml，有 11/24 的病例病毒载量达到 LDL 以下，病毒抑制率为 45.8%，两组差异显著；辽宁 HIV/AIDS 病人治疗 6 个月后 $CD4^+$ T 淋巴淋巴细胞平均增加 164 个/mm^3，吉林病人平均增加 24 个/mm^3，个体差异很大；在应用反转录酶抑制剂后有耐药变异发生，且交叉耐药、多药耐药常见。李宏等[39]* 对河南省 HIV/AIDS 高效抗反转录病毒疗法(HAART)的服药依从性及其相关因素进行了流行病学调查。司雪峰等[40]在第二次全国 HIV 流行病调查 2002 年样本中随机选取 20%，对蛋白酶(PR)基因区全长和反转录酶(RT)20～230 氨基酸位点进行 PCR 扩增、测序并使用 HIVdb-Drug Resistance Algorithm

软件进行分析，检测耐药相关突变，分别得到164份PR基因区样本和138份RT基因区样本；PR基因区样本中发现1份(0.6%)样本存在蛋白酶抑制剂(PI)主要相关突变，163份(99.4%)样本存在PI次要耐药相关突变；RT基因区样本中发现8份(5.8%)具有核苷类反转录酶抑制剂(NRTI)耐药相关突变，2份(1.5%)存在非核苷类反转录酶抑制剂(NNRTI)耐药相关突变。杨坤等[41]对河南省45例未经治疗的AIDS病人蛋白酶和反转录酶基因型耐药性进行了检测与系统发生分析，发现蛋白酶基因耐药性主要突变的发生率是8.3%(3/36)，突变的类型是D30A、V32A、G73C和V82A；次要突变的发生率是100%，突变的类型为L63PS(36/36)、193L(35/36)、V77IL(34/36)、A71IVT(10/36)和D60E(2/36)；反转录酶基因耐药性突变的发生率是38.9%(14/36)；通过对耐药性突变进行评分，并依据此分值解释其临床意义，提示蛋白酶耐药率为5.6%(2/36)，反转录酶耐药率为22.2%(8/36)；另有1份标本对全部蛋白酶抑制剂、3份对部分反转录酶抑制剂潜在低度耐药；系统发生分析显示，36份标本的pol区基因与B. US. 83. RFAC-CM17451的亲缘关系最为接近，且彼此之间具有高度同源性，推测此36份标本为同一感染来源，其耐药性突变的发生不是源于耐药株感染，而是病毒在体内进化的结果。周嘉强等[42]报道，用HIV-1蛋白酶抑制剂奈非那韦(nelfinavir)处理48 h，能显著降低大鼠INS-1细胞基础胰岛素分泌和葡萄糖刺激的胰岛素释放，奈非那韦对后者的抑制作用更强，提示奈非那韦长期治疗可能导致胰岛β细胞功能损害。李泽琳等[43]观察了中药祛毒增宁(ZL-1)胶囊治疗60例AIDS的效果，疗程1年，服中药后症状有较好的改善，绝大多数病人可以继续进行日常工作，CD4细胞数显著上升，治疗1个月后CD4数量增加了112.3%，6个月增加了156.7%，其中增加50.0%、100.0%和200.0%的分别为治疗者的79.6%、63.3%和46.9%；共检查了10例病人病毒载量的变化，3例病人的病毒载量明显下降(0.931-2.696 $\log_{10}$)，4例稳定，二者占7/10。王倩等[44]采用RT-PCR及nPCR法扩增HIV/AIDS病人HIV-1外膜env C2～C3区基因并测序，翻译为氨基酸序列，与HIV-1SequenceDatabase参考毒株中和抗体表位数据比对辨别其保守表位氨基酸突变情况，结果发现，HIV-1外膜蛋白gp120 C2～C3区，HIV感染者和AIDS病人CD4结合位点(CIMBS)、CD4诱导(CD4i)、2G12等3类型中和抗体保守表位氨基酸均存在突变，两组病例表位突变率差异无统计学意义。梁浩等[45]应用nPCR对157份来自我国12个省份的HIV-1毒株env区序列进行扩增及测序，对env基因V3-V4区及其临近区域序列进行基因型鉴定、系统树分析及特征性氨基酸鉴定，发现目前流行于我国的B′和B′/C毒株具有单一的共同传染源，而CRF01-AE毒株可能是通过不同输入源或不同传播途径先后从泰国传入我国的。张政等[46]采集了14例HIV感染者和6名健康人的PBMC，体外经多种细胞因子诱导培养，发现培养的健康人PBMC在(35±5)d最大增殖(61±8)倍，7例培养成功的HIV感染者PBMC在(21±6)d最大增殖(17±13)倍，另7例HIV感染者PBMC培养失败；同时发现HIV感染者PBMC体外培养最大增殖时间与其培养前外周血基础CIM/CD8比值呈明显正相关($P<0.05$)；表型分析发现，培养的PBMC为优先CD8细胞增殖的异质T细胞群，主要由CD4、CD8及CD3CD56细胞组成；部分HIV感染者PBMC培养期间分泌IL-1α、IL-12、TNFα和IL-10等细胞因子能力较高；而11/12例HIV感染者PBMC体外培养初期可扩增出大量病毒，但随着培养时间的延长，病毒载量逐渐降低甚至低于检测限。邓莉平等[47]通过回顾性调查发现，107例HIV阳性母亲生育的136名子女中，50例HIV阳性，HIV的母婴传播率为36.8%(50/136)；38例经血感染HIV阳性育龄妇女的外周血基因组核酸扩增HIV前病毒DNA gag区，鉴定均为HIV B′亚型；两对HIV阳性的母婴的外周血核酸扩增HIV gag区P17的片段，基因同源性分别为95.0%和94.9%；基因树显示子女的病毒与其母亲同属一支；AIDS状态母亲组HIV母婴传播率为67.4%(31/46)显著高于HIV携带状态母亲组的21.1%(19/90)；NVP阻断的7例儿童中，6例未被HIV感染，1例感染HIV。羊海涛等[48]为评价“中国江苏 /WHO 100%安全套推广使用项目”在目前政策和法制环境下的推广模式及效果，在76家娱乐场所选择提供性服务女性服务人员(FSWs)和业主各2组，每组6～8人，以访谈形式了解FSWs的知识、态度、行为等方面信息，同时对部分调查对象采集标本检测衣原体感染情况；结果FSWs提供的最近一次提供商业性性服务时使用安全套比例从基线调查时的74.9%上升到终期评估时的92.2%；性传播疾病(STD)感染率从25.1%下降到14.1%；社会市场安全套发放量从2001年的每季度5万只上升到2003年的每季度10多万只；FSWs的STD/AIDS预防知识知晓率明显提高。江文正等分别成功构建了共表达中国株HIV-1 gag-gp120与IL-6重组鸡痘病毒(FPV)[49]及gag-gp120与IFN-α的FPV[50]，可作为我国HIV-1疫苗候选株。冯霞等[51]为研究含HIV-1 gp120基因的重组腺相关病毒(rAAV)和重组腺病毒(rAdV)疫苗在BALB/c小鼠中联合免疫的效果，将密码子优化的HIV-1 gp120基

因分别插入腺相关病毒(AAV)和腺病毒(AdV)载体质粒,构建含该基因的 rAVV 和 rAdV 载体疫苗;将两种疫苗以不同的联合方式免疫 BALB/c 小鼠,ELISA 检测小鼠血清中的 gp120 特异性抗体,细胞内细胞因子染色法检测小鼠的特异性细胞毒 T 淋巴细胞(CTL)应答,结果为两种重组病毒均可表达目的基因 gp120;在小鼠体内两种重组病毒联合免疫可诱导特异性的 CTL 应答和血清 IgG 抗体反应,但用 rAAV 初免 2 次,再用 rAdV 加强 3 次所诱发的 CTL 和血清 IgG 反应最强。郝彦玲等[52]以 PCR 扩增 HIV-1 中国株 CN54gag 基因,插入毕赤酵母表达载体 pPS1.0,电转化毕赤酵母菌株 GS115,G418 筛选高表达工程菌,用 HIV-1 阳性血清和 p24 抗原检测试剂盒对纯化后的 Gag 蛋白进行免疫学性质的鉴定,成功构建了高效表达 CN54Gag 蛋白的毕赤酵母工程菌株,Gag 蛋白表达量达到 120 mg/L,纯化后的 Gag 蛋白纯度高于 90%,p24 检测强阳性并能够与 HIV-1 阳性血清发生特异的抗原抗体结合反应。侯俊等[53]利用 PCR 技术从 HIV-1 伞基因质粒(B2N)中扩增 p24 抗原基因,并克隆入 T 载体中,通过酶切消化后连接到表达载体 pRSET 上,用此连接产物转化大肠埃希菌 B121,成功构建了 HIV p24 表达载体 pRSET-p24,并在原核细胞中高效表达,其表达产物具有良好的特异性及活性。冯媛等[54]通过数据库检索收集了 109 条人抗 gp120 抗体重链可变区序列,按照序列参考文献的标注将其分至不同表位组并建立相关数据库。将其与 Kabat 数据库中的所有人源抗体进行比较,统计不同表位组抗 gp120 抗体的家族利用率、残基利用率以及不同位点的平均 PI 值的差别,用 SWISS-MODEL 工具进行结构验证,发现人抗 gp120 抗体中 VH1 家族利用率最高,约占 49%,较普通人群的 22%显著增高。各表位组间的残基利用差别主要集中于 CDR2 区,且以 CD4i 组与 V3 组间的残基利用率差异最为显著。张耀等[55]以 HIV-1 为试验病毒,通过亚甲蓝(MB)与可见光(640 nm)单独及联合作用于含病毒的模拟全血,采用 MT4 细胞感染法评价病毒的灭活效果,发现当全血中 MB 含量分别为 5、10 和 15 μmol/L 时,以 40 000 lx 强度的可见光分别照射 30、20 和 10 min,可完全杀灭试验滴度为 $10^{5.78}$ $TCID_{50}$ HIV-1 病毒。

(倪　武)

参 考 文 献

1 陆　林,等.中国艾滋病性病,2005,11(3):172
2 高世成,等.临床内科杂志,2005,22(2):124
3 栾荣生,等.中华流行病学杂志,2005,26(2):101
4 倪明健,等.中华流行病学杂志,2004,25(11):1009
5 季福玲,等.贵州医药,2005,29(4):367
6 胡国良,等.中国艾滋病性病,2005,11(1):1
7 傅继华,等.中华流行病学杂志,2005,26(2):124
8 孟忠华,等.中华实验与临床病毒学杂志,2005,19(2):193
9 颜　瑾,等.中国公共卫生,2005,21(1):90
10 李关汉,等.中华流行病学杂志,2004,25(12):1013
11* 张宏伟,等.中华内科杂志,2004,43(12):911
12* 张宏伟,等.中华医学杂志,2004,84(23):1973
13 黎志东.中国皮肤性病学杂志,2005,19(5):257
14 董　军,等.中国免疫学杂志,2005,21(5):355
15 张丽芬,等.中华流行病学杂志,2004,25(11):941
16 刘　蕾,等.中华传染病杂志,2004,22(6):418
17 张永宏,等.中华肝脏病杂志,2005,13(4):264
18 杨咏梅,等.中华神经科杂志,2005,38(7):461
19 吴云成,等.中华神经科杂志,2005,38(2):78
20* 袁　静,等.中华结核和呼吸杂志,2004,27(11):767
21 张　宏.内蒙古医学杂志,2004,36(11))952
22 徐　强,等.皮肤病与性病,2005,27(1):52
23 朱利平,等.中华传染病杂志,2004,22(5):301
24 彭　渤,等.中国综合临床,2005,21(2):184
25 刘彦春,等.中华皮肤科杂志,2005,.38(8):523
26 陈劲峰,等.中华传染病杂志,2005,23(3):195
27 黑发欣,等.中华医学杂志,2004,84(23):1968
28 邓小玲,等.中华流行病学杂志,2004,25(12):1050
29 王晓辉,等.中华实验和临床病毒学杂志,2005,19(3):256
30 冯福民,等.中华实验和临床病毒学杂志,2004,18(4):356
31 卢洪洲,等.中华传染病杂志,2004,22(6):381
32 张春涛,等.中华实验和临床病毒学杂志,2004,18(4):321
33 刘　震,等.中华检验医学杂志,2005,28(7):691
34 杨忠礼,等.中国艾滋病性病,2005,11(2):84
35 赵大伟,等.中华放射学杂志,2005,39(7):772
36 陆普选,等.中华结核和呼吸杂志,2005,28(1):13
37 王晓辉,等.中国艾滋病性病,2005,11(1):6
38 韩晓旭,等.中华医学杂志,2005,85(11):760
39* 李　宏,等.中华流行病学杂志,2005,26(7):507
40 司雪峰,等.中华实验和临床病毒学杂志,2004,18(4):308
41 杨　坤,等.中华流行病学杂志,2005,26(5):351
42 周嘉强,等.中华内分泌代谢杂志,2004,20(5):463
43 李泽琳,等.中华临床和实验病毒学杂志,2004,18(4):305
44 王　倩,等.中华检验医学杂志,2005,28(7):706
45 梁　浩,等.中华医学杂志,2005,85(13):897
46 张　政,等.中华医学杂志,2005,85(15):1035

47 邓莉平,等. 中华传染病杂志,2005,23(3):183
48 羊海涛,等. 中华流行病学杂志,2005,26(5):317
49 江文正,等. 中华实验和临床病毒学杂志,2005,19(3):267
50 江文正,等. 中国免疫学杂志,2005,21(4):254
51 冯 霞,等. 中华实验和临床病毒学杂志,2004,18(4):312
52 郝彦玲,等. 中华实验和临床病毒学杂志,2005,19(2):128
53 侯 俊,等. 中华实验和临床病毒学杂志,2005,19(1):28
54 冯 媛,等. 第四军医大学学报,2005,26(1):5
55 张 耀,等. 第三军医大学学报,2004,26(21):1961

(二十二)人乳头瘤病毒感染

朱里等[1]采用原位分子杂交方法检测32例尖锐湿疣病人病损和10名正常人皮肤组织中鼠双微体(MDM)2基因的表达情况,同时用PCR法检测人乳头瘤病毒(HPV)型别。结果为32例外阴尖锐湿疣病人病损中MDM2 mRNA阳性表达22例,占68.7%,其中HPV6/11型18例,HPV16/18型4例。正常皮肤组织中未检测到MDM2基因表达。包广宇等[2]通过包涵体提取、溶解、变性、复性、纯化,获得GST2 hPV16L1融合蛋白,同时检测GST2 hPV16L1蛋白在体外复性过程中自我组装成病毒样颗粒的情况。证实GST2 hPV 16L1融合蛋白中的HPV16L1部分具有免疫原性,能刺激小鼠产生针对HPV16 L1的抗体。曹育春等[3]比较了复发组与非复发组尖锐湿疣组织中HPV平均载量,结果显示,前者高于后者。非复发组尖锐湿疣组织中S100^{+}郎格罕斯的功能优于复发组。车雅敏等[4]通过医学图像分析技术对34例尖锐湿疣皮损经CD1单克隆抗体免疫组化染色后的切片进行郎格汉斯细胞的含量分析,发现不论是初发尖锐湿疣还是复发尖锐湿疣皮损郎格汉斯细胞的含量较正常人均明显降低,而且复发尖锐湿疣皮损郎格汉斯细胞的含量也低于初发尖锐湿疣,表明局部郎格汉斯细胞的减少确实与尖锐湿疣的发病和复发有关。赵富玺等[5]应用组织芯片技术结合原位杂交技术和免疫组织化学技术在正常宫颈及宫颈上皮内肿瘤和宫颈鳞状细胞癌(SCC)组织中检测HPV16感染以及端粒酶反转录蛋白(hTERT)、抑癌基因p21waf1、增生抗原Ki67的表达,认为宫颈上皮内肿瘤及宫颈鳞状细胞癌组织中hTERT、p21waf1、Ki67表达的改变可能与HPV16感染有关,且互相作用,共同影响宫颈上皮内肿瘤的发展及宫颈鳞癌的发生。黄薇等[6]构建了共表达人乳头状瘤病毒16型L1、L2、E6、E7蛋白的非复制型重组痘苗病毒人用疫苗株。胡云峰等[7]构建了广州地区复发尖锐湿疣病人人类乳头瘤病毒晚期基因L1的原核表达质粒。程浩等[8]报道含BPVL1/HPV16 E7嵌合型病毒样颗粒作为抗原输送系统致敏小鼠淋巴细胞并引发抗原特异性细胞毒T淋巴细胞反应。杨柳光等[9]运用HPV基因芯片对55例尖锐湿疣病人疣体标本和35例女性体检分泌物标本进行3种低危型和15种高危型检测,结果为55例尖锐湿疣标本中,HPV阳性53例,阳性率96.4%;在35例体检分泌物标本中HPV阳性3例,阳性率8.6%。芦桂青等[10]认为,尖锐湿疣病损粗提蛋白可能因存在的HPV病毒抗原对树突细胞的刺激和功能活化,进一步促进了T淋巴细胞的增殖活化,并进而推测可以提高机体抗病毒特异性细胞免疫。万建勳等[11]采用流式细胞技术检测了不同病程尖锐湿疣病人外周血天然杀伤T细胞的数量及体外活化特性。结果表明,不同病程尖锐湿疣病人外周血天然杀伤T细胞占CD3^{+}T细胞的比例明显低于正常人。车雅敏等[12]通过对初发性尖锐湿疣和复发性尖锐湿疣病人的外周血和皮损同时进行T淋巴细胞亚群的检测,结果为初发尖锐湿疣和复发尖锐湿疣两组CD4^{+}与CD8^{+}细胞比值均明显低于正常对照组,两组间差异无显著性。男女性病人不同部位皮损CD4^{+}/CD8^{+}比值均低于正常对照组,差异有显著性。钱起丰[13]检测尖锐湿疣病人外周血树突细胞亚群,发现尖锐湿疣病人外周血树突细胞2亚群占优势,导致向Th2样免疫反应偏移,此可能与尖锐湿疣的复发和病程的长短有关。王勇刚等[14]发现尖锐湿疣病人血清中粒细胞-巨噬细胞集落刺激因子和扩散因子水平较正常人明显增高,且与尖锐湿疣病程有关。郭满盈等[15]采用酶标记免疫组织化学方法检测78例尖锐湿疣病人疣体组织细胞上趋化因子受体CCR1、CCR3、CCR5和CX2CR4的表达,用ELISA双抗体夹心法测定78例尖锐湿疣病人血清中MIP21α、MIP21β和RANTES的含量。结果为在48例尖锐湿疣复发者中,疣体组织细胞表达CCR5的有19例、表达CCR3的11例,5例同时表达这两种受体;所有待测病人疣体组织细胞中未发现有CCR1和CXCR4的阳性表达;尖锐湿疣病人MIP21α和MIP21β水平高于正常人组,两组的RANTES水平则无显著性差异。李文飞等[16]通过对临床治愈后3、6、9个月原皮损区活体组织中HPV的荧光定量PCR测定,发现$HPV_{6,11}$型是最常见的亚型,疣体去除后HPV6、11型和HPV16、18型、HPV6、11/16、18 3种类型在机体内存在的时间大多大于3个月;除疣治疗后6个月时HPV6、11在局部皮肤内大多被清除。张敏等[17]发现咪喹莫特治疗有效者,治疗前其皮损HLA2 dR、CD1a、CD16及ICAM21阳性表达明显多于无效者。蒋明军等[18]发现至少有31种HPV基因型与尖锐湿疣相关。HPV11阳性率最高，HPV68、40、54、67、73、82、35、64和83在尖锐湿疣中少见。尹光文等[19]对尖锐湿疣组织中的凋亡相关蛋白Bcl-2和Bax进行检测，发现Bcl-2和Bax可能与尖锐湿疣的发病有一定关系。庄敏等[20]分析发现，黑龙江地区尖锐湿疣组织感染的HPV型别分布以6b和11型为主，偶见高危型别16型感染。陈兴平等[21]采用半定量RT-PCR技术检测了尖锐湿疣皮损及正常皮肤组织中DR4和DR5 mRNA的水平，尖锐湿疣组织标本DR4，DR5 mRNA的平均水平分别为0.98±0.20，1.18±0.16，与正常皮肤组织相比显著升高；凋亡指数与DR4、DR5的水平有显著相关性。张武等[22]用间接免疫荧光法测定尖锐湿疣病人皮损中的人类乳头瘤病毒，阳性率为81.1%，敏感性较高，可以作为诊断尖锐湿疣的辅助手段。左亚刚等[23]对HPV 16E7两个锌指结合基序进行了基因突变，构建了野生型和突变型重组体。张杏平等[24]发现尖锐湿疣病人皮损中抗原处理相关转运体1和主要组织相容性复合体Ⅰ类分子表达降低，主要组织相容性复合体Ⅰ类抗原递呈途径缺陷。夏克栋等[25]发现热休克蛋白70的表达与尖锐湿疣的发病有关，热休克蛋白70在尖锐湿疣组织中的表达与HPV的感染明显相关。党育平等[26]成功获得了HPV6型E7与结核分枝杆菌热休克蛋白70的融合蛋白。相文忠等[27]成功构建了HPV11-E6与人IFNα-2b融合基因原核表达载体。徐云升等[28]对人乳头瘤病毒16型E7抗原的人白细胞抗原A2分子限制性细胞毒T细胞表位HPV16E7$_{49\sim57}$进行氨基酸置换修饰，并鉴定修饰表位。黄朝晖等[29]构建了6型与11型HPV E7基因的真核表达质粒。訾绍霞等[30]发现角蛋白10在正常人表皮、扁平疣、寻常疣、尖锐湿疣、银屑病皮损中的表达几乎是一致的；角蛋白17在正常人皮肤中表达为阴性，在扁平疣标本染色中基本呈阴性，在寻常疣、尖锐湿疣皮损中主要为棘细胞层染色，在银屑病皮损中的阳性表达与寻常疣、尖锐湿疣类似，主要分布于棘细胞层。董玉娥等[31]发现尖锐湿疣和宫颈鳞癌组细胞磷酸酪氨酸和酪氨酸磷酸酶2的表达较正常皮肤组显著增强。吕晓萍等[32]采用导流杂交反斑点印迹快速基因分型方法，研究了深圳地区病人9种基因型别的HPV感染状况，认为快速导流法具有更高速度、操作更方便和节省试剂用量等优势。王俐等[33]发现尖锐湿疣组织细胞可产生并分泌较多的转化生长因子β_1和血管内皮生长因子，两者可能与尖锐湿疣组织中的血管生成有关。俞小虹等[34]研究表明，血管内皮生长因子及其受体的表达与尖锐湿疣的血管生成有相关性。王琪等[35]用电子阴道镜检查疑为亚临床损害的166个标本以免疫组化方法进行HPV检测，总阳性率为45.2%，认为用电子阴道镜对尖锐湿疣早期的亚临床损害进行形态学诊断是比较可靠的。李茜西[36]发现外阴尖锐湿疣病人子宫颈HPV亚临床感染相当常见，宫颈糜烂者较之光滑者更易感染HPV，且多伴有宫颈上皮内瘤变的损害。冯文曦等[37]采用荧光定量PCR从337例无明显临床症状又疑为尖锐湿疣病人中检出308例HPV26、11阳性，阳性率达91.4%。江陵等[38]对妊娠期尖锐湿疣48例(观察组)及非妊娠期尖锐湿疣48例(对照组)进行回顾性分析。结果为疣体分布范围较对照组广泛，巨块型疣体较对照组多。观察组终止妊娠的1次治愈率明显高于继续妊娠组，终止妊娠者与对照组1次治愈率比较无显著差异，其新生儿未发现明显畸形。王琳等[39]采用问卷调查方法对186例尖锐湿疣病人及115例非尖锐湿疣病人进行问卷调查，发现低文化程度、多性伴、饮酒、合并其他性病是尖锐湿疣发病和复发的危险因素。曾碧冰等[40]报道巨大型尖锐湿疣1例，组织病理检查既可见尖锐湿疣的典型特征，又可见鳞状细胞癌的特征。病人皮损经外科手术切除加放疗后，赘生物消失，愈合好。李诚让等[41]报道1例线状扁平型尖锐湿疣。病人男，27岁。3个月前包皮内侧出现肤色扁平丘疹成串排列，无自觉症状。5%醋酸白试验阳性。皮损HPV16 DNA检测阳性。给予2次冷冻治疗后皮损消退，随访2个月无复发。季福玲等[42]报道以尖锐湿疣就诊的艾滋病1例，病人曾两次出现带状疱疹，此次又并发尖锐湿疣、口腔毛状白斑及口腔真菌感染。陈昆等[43]观察5%咪喹莫特乳膏治疗肛周和外生殖器尖锐湿疣的临床疗效和安全性。治疗后2、4、6和8周的痊愈率分别为8.4%、30.8%、49.5%及61.7%。王俊杰等[44]采用二氧化碳激光治疗疣体后再使用5%咪喹莫特乳膏预防其复发，结果为复发率仅为8.3%，痊愈率为91.7%。张华等[45]认为，临床上采用二氧化碳激光治疗尖锐湿疣皮损时，治疗范围应尽量在距离疣体根部0.5～0.7 cm处。褚京津等[46]采用电切加自体疣接种治疗肛管内尖锐湿疣23例，一次性治疗后痊愈21例，治愈率达86.9%。崔炳南等[47]观察中药复方杠柳液治疗尖锐湿疣的痊愈率和总有效率分别为56.7%和83.3%。姜其学等[48]采用二氧化碳激光和液氮冷冻法治疗121例尖锐湿疣病人，结果显示，激光治疗组的复发率高于冷冻治疗组。秦勇等[49]采用尿道镜下电凝加卡介苗灌注治疗男性尿道内大面积尖锐湿疣13例，取得了良好的效果。马建军等[50]经膀胱镜直视下钬激光尿道内尖锐湿疣气化切除术治疗尿道内尖锐湿疣，治疗效果良好。梁刘萍等[51]手术联合微波治疗男性巨大尖锐湿疣11例，达到满意的效果。居小兵等[52]采用袖套式包皮环切术治疗多发性尖锐湿疣病人45例,效果满意。

(顾菊林)

参 考 文 献

1 朱 里,等.临床皮肤科杂志,2005,34(5):282
2 包广宇,等.中华实验和临床病毒学杂志,2005,19(2):164
3 曹育春,等.中华皮肤科杂志,2005,38(7):446
4 车雅敏,等.中华皮肤科杂志,2005,38(6):388
5 赵富玺,等.中华实验和临床病毒学杂志,2005,19(4):370
6 黄 薇,等.中华实验和临床病毒学杂志,2005,19(3):240
7 胡云峰,等.广东医学,2005,26(5):626
8 程 浩,等.中华皮肤科杂志,2005,38(5):291
9 杨柳光,等.广西医学,2005,27(8):1163
10 芦桂青,等.中华传染病杂志,2005,23(1):24
11 万建勋,等.中华皮肤科杂志,2005,38(7):445
12 车雅敏,等.临床皮肤科杂志,2005,34(1):23
13 钱起丰.中华皮肤科杂志,2005,38(5):273
14 王勇刚,等.中华皮肤科杂志,2004,37(11):670
15 郭满盈,等.第二军医大学学报,2005,26(8):913
16 李文飞,等.中华医院感染学杂志,2005,15(10):1144
17 张 敏,等.四川大学学报(医学版),2005,36(4):559
18 蒋明军,等.中华皮肤科杂志,2005,38(5):262
19 尹光文,等.中国皮肤性病学杂志,2005,19(10):586
20 庄 敏,等.中国皮肤性病学杂志,2005,19(9):519
21 陈兴平,等.中国皮肤性病学杂志,2005,19(1):14
22 张 武,等.中华皮肤科杂志,2005,38(5):317
23 左亚刚,等.中华皮肤科杂志,2005,38(2):115
24 张杏平,等.临床皮肤科杂志,2005,34(2):85
25 夏克栋,等.中国皮肤性病学杂志,2005,19(1):12
26 党育平,等.临床皮肤科杂志,2005,34(4):208
27 相文忠,等.中国皮肤性病学杂志,2005,19(7):385
28 徐云升,等.中华皮肤科杂志,2005,38(6):371
29 黄朝晖,等.临床皮肤科杂志,2005,34(3):158
30 訾绍霞,等.中华皮肤科杂志,2005,38(5):314
31 董玉娥,等.中国皮肤性病学杂志,2005,19(10):583
32 吕晓萍,等.中华医院感染学杂志,2005,15(6):618
33 王 俐,等.临床皮肤科杂志,2005,34(11):729
34 俞小虹,等.中华皮肤科杂志,2005,38(2):127
35 王 琪,等.中国皮肤性病学杂志,2005,19(4):220
36 李茜西.广西医学,2005,27(3):340
37 冯文曦,等.第三军医大学学报,2005,27(13):1366
38 江 陵,等.医学临床研究,2005,22(8):1106
39 王 琳,等.中国皮肤性病学杂志,2005,19(10):615
40 曾碧冰,等.临床皮肤科杂志,2005,34(12):837
41 李诚让,等.临床皮肤科杂志,2005,34(8):524
42 季福玲,等.临床皮肤科杂志,2005,34(12):839
43 陈 昆,等.中华皮肤科杂志,2005,38(5):268
44 王俊杰,等.临床皮肤科杂志,2005,34(6):404
45 张 华,等.临床皮肤科杂志,2005,34(7):453
46 褚京津,等.中国皮肤性病学杂志,2005,19(1):37
47 崔炳南,等.中国中西医结合杂志,2005,25(5):392
48 姜其学,等.临床皮肤科杂志,2004,33(12):767
49 秦 勇,等.浙江医学,2005,27(2):104
50 马建军,等.中国皮肤性病学杂志,2005,19(4):222
51 梁刘萍,等.中华皮肤科杂志,2005,38(5):296
52 居小兵,等.临床皮肤科杂志,2005,34(3):146

(二十三)手足口病

韩丽清等[1]分析了76例手足口病的病情,其中婴幼儿73例,仅手、足、口出现皮疹者20例,手、足、口、肛周、臀部出现皮疹者32例,其他伴多发部位24例。杨建立[2]分析了63例小儿手足口病例,除手足口部位外还伴其他部位皮疹者39例;1例合并病毒性心肌炎,有高热,外周血白细胞数与心肌酶谱均升高。

(薛建亚)

参 考 文 献

1 韩丽清,等.内蒙古医学杂志,2005,37(1)63
2 杨建立.中国皮肤性病学杂志,2005,19(8):482

(二十四)传染性非典型性肺炎

1. *病原学*

段朝晖等[1]运用酶联免疫法和蛋白质印迹法检测95例传染性非典型性肺炎(SARS)病人体内抗体发现,95例SARS病人抗SARS-CoV IgM总阳性率为91.6%(87/95),抗SARS-CoV IgG总阳性率为97.7%(93/95);高暴露人群组和正常对照组抗SARS-CoV IgM和抗SARS-CoV IgG总阳性率0%。汤永平等[2]以我国SARS冠状病毒GDH株总RNA为模板,RT-PCR扩增出1 269 bp SARS冠状病毒N蛋白的基因片段,其序列分析结果与SARS-CoV GD01、BJ01株的同源性为99.9%;构建pET-23 d的N基因表达载体,该基因在大肠埃希菌表达系统中高效表达,占可溶性蛋白的33.6%,表达产物为非融合的可溶性蛋白,重组N蛋白纯度为92.9%。

2. *流行病学*

林立丰等[3]应用环境鼠迹目测法与鼠笼诱法调查鼠密度方法和应用RT-nPCR检测鼠样本中特异SARS-CoV基因发现,首例病人居住工作环境鼠害较严重。用RT-nPCR检测病例周围环境15只家鼠和

24只臭鼩鼱的肺组织和肛拭子，其中6只黄胸鼠肺组织中有3只阳性，一只肛拭子阳性，其余为阴性；扩增阳性产物基因核苷酸序列与SARS目的基因序列的同源性为95%及96%。肖文珺[4]采用FA-2型空气微生物采样器在病房区及病房阳台连续采样，并对样本洗脱后分别采用细胞分离和RT-PCR分析发现，SARS病人某定点收治医院病房区及阳台空气样本中均有部分PCR结果阳性，SARS阳性率病房区为29%，阳台为20%。贾兴旺等[5]应用SARS CoVF-PCR诊断试剂盒及基因芯片技术检测了60份确诊SARS病人血清、发热门诊医护人员血清20份和漱口液样本20份以及1份SARS疑似病人血清的cDNA。结果为80份血清和20份痰液样本均为阴性；但1例SARS疑似病人血清的cDNA可经荧光定量PCR反应扩增出病毒特异RNA片段。郑优荣等[6]采用ELISA对6 120名无偿献血者血液进行SARS病毒抗体筛查，对SARS病毒抗体阳性样本用荧光PCR法进一步检测SARS病毒核酸。采用统一的个案调查表对20名SARS病毒抗体阳性无偿献血者进行电话咨询调查，同时对31名SARS康复献浆者进行检测，分析相关数据作对照。结果为无偿献血者中，共检测出SARS病毒抗体阳性56例，阳性率为0.9%。31名SARS康复献浆者中，检测出SARS病毒抗体阳性30例，阳性率为96.8%；SARS流行期和非流行期无偿献血者SARS病毒抗体阳性率分别为0.9%和0.9%，56名无偿献血者SARS病毒抗体阳性的平均S/C0值(2.34)和抗体平均滴度(≤1∶2)均明显低于30名SARS康复献浆者的平均S/CO值(14.8)和抗体平均滴度(≤1∶32)；56例SARS病毒抗体阳性无偿献血者血液样本均未检测出SARS病毒核酸；20例SARS病毒抗体阳性无偿献血者的调查显示，献血者身体健康，无SARS病人密切接触史。王昆等[7]采用统一制定的流行病学随访调查表，在《北京市SARS流行病学个案调查数据库》中随机抽取300例2003-04/2003-05报道的SARS病例进行恢复期(出院后月数)电话随访调查，建立数据库进行统计学和流行病学分析，其中随机抽取300例中，随访到133例(占44.3%)确诊SARS的恢复期病人，失访167例(占55.7%)，实际随访率为70.0%. 133例SARS病人中男女性别比为1∶1.2，年龄在15～66岁之间．临床表现发热133例(100%)，咳嗽96例(72.2%)，X线胸片肺炎特征94例(70.7%)，白细胞总数减少89例(66.9%)，畏寒73例(54.9%)，乏力47例(35.3%)，头痛31例(23.3%)，全身酸痛28例(21.1%)，咯痰13例(9.8%)。出院后进行隔离者125例(94.0%)，隔离时间为14 d者98例(78.4%)。所采取的隔离措施可分为6种，措施组合共有11种。恢复期病人的密切接触者中被感染人数为0。高星等[8]应用现场调查资料对2004年北京SARS发生和发展过程，以及诊断概况进行描述，并结合2003年北京SARS流行情况进行简要的对比分析。结果为2004年北京共发现7例SARS感染病例，首例SARS确诊病人是从事与SARS病毒有关的实验室研究人员。第1例病例发病到最后1例病例发病的时间间隔为14 d，最短和最长潜伏期为3～12 d。感染方式主要仍为近距离密切接触。全部病人均以发热为首发症状，肺部均出现片状阴影或病变。在病例诊断中，病原学诊断依据和血清抗体检测已成为最重要的确诊依据之一。蔡全才等[9]* 根据SARS流行规律，以传染病SEIR流行模型为基础，增设病例管理人群和控制措施相关参数，从而建立起SARS的传播动力学模型。所建立的模型可以随时调整干预措施相关参数。通过干预情景假定，可以模拟各种干预措施情况下SARS的流行过程，从而对干预措施效果做出定量评价。实例研究发现，该模型可以较好地模拟北京市2003年SARS流行过程；北京市2003年4月20日前后采取的措施对SARS疫情控制起到了关键性的作用。王劲峰等[10]以北京市SARS疫情数据，结合北京市地理信息系统，基于数据驱动和模型驱动的理论和技术，利用热点分析、空间过程分析和因子识别等数据探索分析方法，根据传染病的多维传播特性，同时利用遗传规划和模拟退火相结合的算法对易感-感染-移出(SIR)模型求解，从模型直接求取SARS流行病学参数。SARS密切接触者在城市内部呈现出大尺度上沿交通线聚集和在小尺度上随机分布态势；在不同发展阶段，北京市SARS发病趋势存在显著的空间聚集和扩散变化特征；地理位置、人口以及医院和医生数量是SARS空间传播的重要影响因子；通过对SIR模型直接求解，反演传染病参数，对SARS确诊病例数可进行早期预报性分析。

3. 发病机制

李建国等[11]用全自动血细胞分析仪和流式细胞仪检测SARS病人外周血T淋巴细胞亚群和白细胞数；并与正常对照组比较发现，SARS组病人白细胞总数显著下降，淋巴细胞百分数和绝对数显著下降，粒细胞绝对数显著下降，粒细胞百分数显著增加；CD、$CD2^+$和$CD8^+$细胞绝对数显著下降，$CD3^+$、$CD4^+$、$CD8^+$细胞百分数和$CD4^+/CD8^+$比值与对照组比较无显著性差异。1年后，恢复期SARS病人的上述各项指标均恢复正常。程永静等[12]收集1 291例SARS病人的临床资料，研究各免疫学及炎性指标在普通和合并基础疾病SARS病人中的不同及意义。合并基础疾病SARS病人的白细胞、淋巴细胞、$CD3^+$、$CD4^+$及

CD8$^+$T细胞绝对值明显低于普通病人($P<0.01$或$P<0.05$),而CRP水平明显高于普通病人($P<0.01$)。陈颖娟等[13]应用SARS病历数据库,比较不同转归SARS病人免疫学指标的变化趋势及差异发现,治愈组和死亡组SARS病人CD3,CD4,CD8计数在起病的1~2周内明显低于正常值。但治愈组各免疫学指标从第2周起呈逐渐恢复趋势,而死亡组则一直呈明显降低趋势,第2周仍无恢复且显著低于治愈组($P<0.05$),并随病程延长显著性差异更大($P<0.01$,$P<0.001$);CD4/CD8比值在病程中基本不变,无显著性组间差别。国家SARS防治紧急科技行动北京组[14]测定SARS病人外周血CD4$^+$T细胞CD38的表达与健康对照组比较无显著差异,但显著高于肺炎支原体感染者,而CD38/CD4%及CD38MF显著低于肺炎支原体感染。李伯安等[15]随机选取27例SARS病人及18例健康献血员对照血清同时应用免疫荧光法和酶联免疫吸附试验检测不同自身抗体,同时利用猴肺组织基质片应用免疫荧光法定位血清中的SARS相关抗体的靶细胞发现,SARS病人与献血员间各项自身抗体阳性率差异均不具有统计学意义,而在27例SARS病人血清中有26例在肺组织细小支气管柱状上皮细胞的腔面尖端呈现强阳性荧光信号,献血员中有5例,统计分析表明,两者阳性率差异有统计学意义。

4. 临床表现

赵雪梅等[16]对123例住院SARS病人进行影像与临床分析发现,影像改变:早期,病灶多发或单发,表现多种多样,肺实质改变不明显;进展期,病变迅速发展,范围扩大,病灶数目明显增多,影像表现呈多样性;吸收期,病灶明显缩小、变淡,部分有纤维化表现。胸部X线(CR)、数字化X线(DR)与高分辨CT(HRCT)影像学表现相似,但HRCT更灵敏。李安德等[17]对429例SARS病人中有多脏器损伤的182例的临床资料进行回顾性分析,95.6%(174/182)病人有SARS的接触史,潜伏期2~19 d。182例病人均有不同程度的肺部损伤,一侧肺部病变67例(67/182、36.8%),双侧115例(115/182、63.2%)。152例(1.52/182、83.5%)病人有不同程度的肝脏损伤。52例(52/182、28.6%)心脏损伤。心脏和肝脏同时受损的有20例(20/182、11%)。1例(1/182、0.6%)肝脏中度损害的病人有一过性的肾功能尿素氮轻度增高。阴赪宏等[18]回顾性分析135例SARS和13例并发多器官功能衰竭的SARS住院病人的临床资料。SARS可导致器官功能障碍,SARS引起多器官功能障碍综合征(MODS)时,病死率高达92.3%,主要表现为急性呼吸窘迫综合征(ARDS、76.9%)、免疫系统损伤(92.3%)、心血管功能障碍(30.8%)、凝血功能障碍(61.5%)、肝功能损伤(38.5%)和肾功能障碍(53.8%)等。赵龙凤等[19]定期检验169例SARS病人外周血像及肝功能。疾病早期(1 d) 90.0%以上病人白细胞计数正常或偏低,第2~3周40.0%病人白细胞增高,伴中性粒细胞增高及淋巴细胞降低;约4.4%~12.8%的病人可出现血小板降低。随着病程进展,血红蛋白降低的病人从4.3%增至39.6%;丙氨酸氨基转移酶和天冬氨酸氨基转移酶均增高,9~15 d达峰值;40.4%~72.0%的病人血清白蛋白降低。韩玉坤等[20]对80例SARS病人出院后跟踪6个月随访;SARS感染后骨坏死跟踪样本发生率26.3%,以医务人员居多;甲泼尼龙治疗全程总剂量>6 000 mg和治疗时间>40 d的病人发生骨坏死的机会较多,与无骨坏死病人比较有明显区别,$P<0.005$和$P<0.025$。沈君等[21]对124例SARS康复医务人员下肢骨包括双侧髋关节及膝关节进行MRI检查。86例使用激素治疗的SARS康复者中,共发现3例骨缺血坏死,其中1例为双侧股骨头缺血坏死,1例为单侧股骨头缺血坏死,另1例为双侧股骨头、胫骨髁及单侧股骨髁缺血坏死。另发现1例双侧股骨胫骨骨髓水肿,1例单侧股骨颈骨梗死并已钙化。未使用激素的38例均未发现骨缺血性改变。Logistic回归分析显示,激素单日最大剂量与骨缺血性改变有相关性。来春林等[22]经逐步COX回归分析,回顾分析了304例SARS病人住院期间的临床资料。与SARS病人心功能不全有关的影响因素有血氧饱和度,重症病人,糖尿病,心律失常,白细胞总数,淋巴细胞绝对值和心肌酶。苏楠等[23]回顾分析了1 291例SARS病人的病历资料,伴有基础疾病的病人(A组)占27.5%(355/1291),其中40岁以上的病人占65.6%;而无基础疾病的病人(B组)占72.5%(936/1 291),其中40岁以下的病人占74.6%。A组病人的临床症状和体征的发生率明显高于B组($P<0.05$)。在病程中A组病人的淋巴细胞和血小板以及血生化等指标异常率明显高于B组病人($P<0.05$)。A组SARS病人的重症发生率为52.7%(187/355). 林强等[24]回顾分析了79例SARS病人首诊胸部X线平片,79例病人起病时间至首次胸部X线检查平均时间为(5.8±3.7)d。79例病人首诊X线胸像阴性者占总例数的45.5%,43例X线胸像阳性者肺内所见均以渗出性病变为主,占阳性总数的81.3%。首诊胸片阳性和阴性者的平均年龄和平均起病时间的比较差异无显著性($P>0.05$)。79例病人首次胸片未见有心包积液、肺门和纵隔淋巴结增大。

陈艳霞等[25]回顾分析了52例明确诊断SARS病例的X线表现。主要X射线改变:①肺纹理粗重、僵硬呈枯枝状改变;②肺野透亮度减低,肺内密度普遍增高；③肺纹理粗重，沿肺纹理走行可见片状、斑片状灶；④肺间质密度增高，其内可见网状改变、小结节灶及浸润灶；⑤肺段、叶实变。郑则广等[26]对 52 例 SARS 病人出院后每隔 3 个月进行 X 线检查。发病后第 3、6 个月 X 线正常/异常病人比分别为 52/28 和 32/13($P=0.015$)；其中 11 例在第 3、6 个月和 15 个月表现肺纹理增粗、紊乱和网格状改变的例数分别为(11，4，5)、(9，4，4)和(6，1，1)(任两者比，均 $P<0.01$)。尚伟等[27]对 64 例 SARS 康复期病人按每 10 岁 1 个年龄段分组；于出院后 10～12 个月随访其腰椎及股骨近端骨密度变化。另有 55 例病人进一步行双髋关节 MRI 检查，并按有无骨坏死分为 2 组。19 例男性 SARS 康复期病人除 40～49 岁组腰椎($L_{2\sim4}$)骨密度高于健康对照组外($P=0.016$)，其余各年龄组各部位骨密度同对照组差异均无统计学意义(均 $P>0.05$)。45 例女性 SARS 康复期病人各部位骨密度总体趋势上高于健康对照组，并于 20～29 岁组股骨颈($P=0.001\ 3$)及 40～49 岁组大粗隆处($P=0.041$)骨密度明显高于相应的健康对照组。55 例行 MR 检查的康复期病人中共有 6 例可见骨坏死，有无骨坏死两组间各部位骨密度差异未见统计学意义(均 $P>0.05$)。高勇安等[28]为了确定骨坏死发生与否、病变特点及其与糖皮质激素用量的关系对 4 所医院感染 SARS 并经糖皮质激素治疗的医护人员共 18 例行双侧膝关节和双髋关节 MR 检查，其中 11 例出现膝关节骨坏死，3 例合并双侧髋关节股骨头坏死。7 例为双侧膝关节骨坏死，4 例为单侧。膝关节骨坏死病灶共计 38 个，34 个位于股骨内、外侧髁以及相邻的股骨干，4 个位于胫骨内或外侧髁。膝关节骨坏死的大、中病灶多为不规则形，周边呈细带状低信号，其中 4 个在 T2WI 上可见"双边征"；坏死灶内 T1WI 多为等或稍低信号，T2WI 多为高、等或混杂信号。小病灶在 T1WI 上为低信号，T2WI 上多为低或高信号。髋关节股骨头坏死灶位于其中上部、软骨下，呈类椭圆形异常信号，病灶内 T1WI 为等信号，TW2I 为高或混杂信号；周边有不规则低信号带，其中 1 例双侧病灶 T2WI 上可见"双边征"。

5. 诊断

梅亚波等[29]采用 ELISA 法检测 86 例确诊 SAPS 病人血清中针对 N 和 S1 蛋白 IgG(N-IgG 和 S1-IgG)，并与 SARS-CoV IgG 水平进行比较。两种蛋白的特异性抗体的阳性率均随着病程的延长而增高。两种蛋白抗体的检测结果分别与 SAPS-CoV IgG 结果比较，检测符合率分别为 88%(76/86)和 83%(71/86)。结合免疫印迹和 ELISA 两种方法检出正常人群 SAPS-CoV N-IgG 阳性率为 1.88%(14/745)。陆坚等[30]建立以重组 N 蛋白为抗原的 ELISA 法，并与以全病毒裂解液为抗原的 ELISA 法进行比较。以重组蛋白为抗原的 ELISA 法在特异性和敏感性方面优于以全病毒裂解液为抗原者。孙旭东等[31]建立的化学发光免疫分析方法最低可检出核酸定量为 6.3×10PFU/ ml 的 SARS-CoV 培养上清；测定 49 例抗体阳性的临床血清样本，发热 6～10 d 的样本检出率最高可达 100%。沈成利等[32]应用原核表达获得 SARS 病毒重组融合蛋白，应用 ELISA 检测 SARS 病人及动物模型血清标本 IgG 抗体。结果是 ELISA 检测正常人血清均阴性，SARS 病人血清阳性率为 95%；检测 SARS 病毒感染实验动物血清阳性率 100%，灭活纯化病毒接种恒河猴均为阴性。王彦斌等[33]用纯化的重组 SARS-CoV N 蛋白免疫 BALB/c 小鼠，通过细胞融合和 3 轮克隆化，筛选出分泌抗 N 蛋白的 6 个杂交瘤细胞株。Western 免疫印迹及免疫荧光显示，获得的 McAb 可与 SARS-CoV N 蛋白及 SARS-CoV 发生特异性反应，有 4 个细胞株分泌的抗体的识别位点位于 N 蛋白 N 端，2 个位于 C 端。石玉玲等[34]应用 IFA 检测 14 例 SARS 病人血清特异性 IgG 抗体在第 7 天检出，滴度为 1/40，120 d 达高峰平均滴度1/1 120，180 d 开始下降平均滴度1/274，210 d 平均滴度 1/163，1 年后平均滴度维持在 1/71。特异性抗体 IgM 滴度第 7 天均为阴性，14 d 检出平均滴度为 1/32，30 d 检出达高峰，60 d 滴度开始下降 1/86，120 d 后大部分病人 IgM 滴度消失。N 蛋白抗体 7 d 检出平均滴度为 1/57，120 d 达高峰平均滴度 1/319，210 d 后 N 蛋白抗体平均滴度 1/187，270 d 平均滴度 1/134，1 年后平均滴度1/84，高于 IgG 抗体水平。与病人密切接触的 10 名亲属(包括 2 名儿童)，检测血清中 SARS 特异性抗体，IgM、IgG 抗体及 N 蛋白抗体全部为阴性。王雅杰等[35]用表面增强激光解析离子化飞行时间质谱技术(SELDI)检测 37 例 SARS 病人和 74 名健康对照者血清，发现早期 SARS 病人血清中有 4 种特异性蛋白质荷比峰(M/Z)-3 939.08、4 137.71、8 136.64 和 11 514.20，其中 4 137.71 下调，另 3 种上调，并以此建立 SARS 诊断模型，对 37 例 SARS 病人和 73 名对照者血清进行单盲检测，敏感性为 97.3%(36/37)，特异性为 91.8%(67/73)。丘立文等[36]用基因重组 SARS-CoV N 蛋白免疫 BALB/c 小鼠和新西兰大白兔获得 9 株特异性针对 SARS-CoV N 蛋白的 mAb 和高效价的兔多克隆抗体，通过高亲和力的 mAb 与兔多抗的配对试验，筛选出 3 株单抗 N1E8、N8E1 和 N10E4 混合作为捕获抗体，与兔多克隆抗体和辣根过氧化物酶标记羊抗兔 IgG 组合作为测定抗体，建立了抗体夹心 ELISA 法，测定重组 SARS-CoV N 蛋白最高灵敏度为 50 pg/ ml，特异性达 99.9%，测定 420 份血清学确诊的SARS病人血清,其中发病1～10 d阳性检出率为90.1%,11～20 d检出率为23%,21 d以上均为阴性,与其他呼吸道病毒和冠状病毒无交叉反应。甄亚平等[37]采用化学发光免疫分析方法测定12种不同病毒培养上清和人血中SARS冠状病毒核衣壳蛋白抗原CoV-N。其中7种不同SARS毒株测定均为阳性,12种非SARS毒株测定均为阴性,最低可检出核酸定量为6.3×10^{1} PFU/ ml的SARS-CoV培养上清;测定63例临床确诊SARS的阳性血清样本,发病6～10 d的样本检出率最高,可达100%;测定1 066例正常人样本,99.4%为阴性。袁家颖等[38]应用流式细胞术检测40例急性期SARS病人外周血T淋巴细胞亚群(总T细胞、Th细胞、Ts细胞)绝对计数。与对照组比较急性期SARS病人总T细胞明显减低($P=0.013$),T_h细胞及Ts细胞计数值均明显减低($P<0.001$);动态观察22例SARS康复期病人不同时期T淋巴细胞亚群计数值的变化并与对照组比较,康复病人治愈出院、出院后3个月、出院后6个月3次T淋巴细胞亚群绝对计数值均无组间差异($P>0.05$)。许慧等[39]用灭活SARS冠状病毒(PUMC01)全病毒免疫BALB/c小鼠,并用ELISA、IFA及免疫印迹法共筛选出6株杂交瘤细胞,且ELISA及IFA法证实其分泌的单克隆抗体与SARS冠状病毒有特异性反应,与其他常见呼吸道病原体均无交叉反应。免疫双扩散方法鉴定的1株杂交瘤细胞(M_2)为免疫球蛋白IgG3型,其余5株均为IgG1型。免疫印迹试验显示1株杂交瘤细胞(M_2)分泌的抗体与相对分子质量6.8×10^{3}的蛋白有特异性反应;4株杂交瘤细胞分泌的抗体与相对分子质量2.7×10^{3}的蛋白有特异性反应,1株在免疫印迹上未见到结果。SARS病人尸检肺组织病理切片免疫组织化学染色阳性,在肺泡上皮细胞、支气管上皮细胞及巨噬细胞的胞质均可见阳性颗粒。王蕾等[40]采用经SARS-CoV N蛋白和配对实验筛选的两株抗SARS N蛋白单克隆抗体. 以双抗体夹心法为基础建立检测SARS-CoV N抗原的时间分辨荧光免疫分析技术,该法的测量范围为(0.02～150) ng/ ml,灵敏度为0.02 ng/ ml;批内、批间CV分别为(3.3～6.2)%和(5.3～9.6)%,与采用ELISA试剂盒检测灭活SARS-CoV N蛋白情况比较的结果一致。常昭瑞等[41]对连续3次收集的23例确诊SARS恢复期(病程≥21 d)病人的血、尿、痰、粪便标本进行核酸提取,通过RT-nPCR,共检测到6份阳性标本,其中粪便标本中检测到4份,检出率为5.8%;痰标本中检测到2份,检出率为2.9%。在尿液和血液标本中未检测到病毒RNA。李振勇等[42]根据GenBank中SARS-CoV基因序列,自行设计引物、荧光探针,在PE7700扩增仪上探讨工作参数,形成试剂盒,并用研制的试剂检测76份临床SARS样本。荧光RT-nPCR方法对血清样本、漱口液样本、正常人样本检出率分别为33.3%(12/36)、67.5%(27/40)、0(0/160),与经典套式检测结果一致。而传统一步法荧光RT-PCR对样本的检出率分别为13.9%(5/36)、52.5%(21/40)、0(0/80)。王鸣等[43]用3种ELISA分别检测162份血清SARS-CoV IgG、SARS-CoV IgM和SARS-CoV N蛋白,发病15 d,N抗原的阳性率可达90.2%(55/61);发病后的第1 518天IgG和IgM阳性率为92.8%(13/14);根据82份咽拭子的检测结果,F-PCR法在发病后15 d的阳性率可达56.3%(14/24),69 d可达71.4%(10/14)。

6. *治疗*

于德宪等[44]采用随双盲、随机和安慰剂对照方法,对14 391人进行重组$rIFN_{\alpha\text{-}2b}$预防SARS等呼吸道病毒感染的人群试验研究。两次试验中,干扰素组血清SARS病毒IgG抗体阳性率均较试验组高,但无显著差异($P>0.05$)。但用药组应用干扰素后副流感病毒1～3型,B型流感病毒、腺病毒3、7型和呼吸道合胞病毒IgM抗体阳性率(依次为6.5%、4.5%、4.3%和17.2%)均低于对照组(依次为19.4%、13.6%、7.1%和25.6%)。其中副流感病毒、B型流感病毒、腺病毒3种病毒IgM抗体阳性率有统计学意义($P<0.01$)。王永杰等[45]用CAU-PAGE分离的人中性粒细胞防御素HNP1～3和兔中性粒细胞防御素RNP1～5在抗SARS冠状病毒实验中,HNP1～3和RNP1～5在25～100 μg/ ml浓度时,不能阻断SARS冠状病毒致细胞病变效应(CPE),也不能抑制SARS冠状病毒在Vero-E6细胞中的复制。

李阳等[46]根据SARS-CoV的全长基因序列,以4个不同的部位为靶点,设计、构建表达siRNA的质粒。采用脂质体法将质粒转染Vero E6细胞,经潮霉素抗性筛选后,建立稳定质粒表达细胞. 用不同浓度的SARS-CoV感染转染质粒后的细胞,与阴性对照相比,其细胞病变减轻、活细胞显著增加,病毒空斑明显减少。陶鹏等[47]将成功构建的SARS病毒N蛋白表达质粒pEGFP-C1-N与psh RNA-N共转染293细胞,于转染后24、48、72 h观察GFP表达强度明显弱于未干扰组,Western免疫印迹和逆RT-PCR检测N基因的mRNA也证实pshRNA-N对N基因和N蛋白的表达有明显抑制作用,而无关序列的shRNA无此作用。高平等[48]回顾分析了广州市SARS数据库中120例病人的临床资料发现,热程7 d内接受甲泼尼龙(MP)治疗的病人总热程<7 d后接受治疗的病人,但是,在热程7 d前后使用MP不影响胸片的演变。

7. *疫苗研究*

刘然义等[49]用 RT-PCR 和 Western 免疫印迹法检测发现，Ad-SN 感染 Vero-E6 细胞中存在 SN 基因的转录，其 mRNA 量呈剂量依赖性；在 Ad-SN 感染的细胞、培养上清及 Ad-SN 注射部位组织中均能检测到 SN 的表达。在 Ad-SN 免疫大鼠血清中可检测到高滴度 SARS 冠状病毒抗体(IgG)。童德妍等[50]成功构建 SARS M 基因重组质粒 pcDNA4-his/myc-M 和 pVAON33-M，并转染 293 细胞。研究发现，pcDNA4-his/myc-M 转染后 48 h 可检测到 SARS-Cov M 蛋白表达。pVAON33-M 基因免疫能够诱导产生 M 特异的体液免疫应答。汪晓华等[51]通过网络数据库结合生物软件分析的方法，确定可能在 SARS-CoV 感染过程中起重要作用，并具较好抗原性参数的结构区域作为候选抗原表位，以密码子优化的方法提高表位串联蛋白的真核表达效率，构建了含多抗原表位的嵌合 SARS-CoV 基因疫苗。多表位串联基因接入真核表达载体后，可在真核细胞内高效表达。多表位嵌合 SARS-CoV 基因疫苗免疫小鼠后，可诱导融合蛋白特异的体液免疫反应。李建娜等[52]将 S 蛋白基因分段克隆入原核表达载体 pET-15b，并在大肠埃希菌中表达，经过亲和层析得到纯化的重组蛋白 rSa 和 rSb；将全长 S 基因克隆入真核分泌表达载体 pSecTagB，得到重组 DNA 疫苗 pSecS，免疫小鼠，得到 SRS-CoV S 蛋白抗血清。然后用纯化的重组蛋白 rSa 和 rSb 建立的 SARS-CoV S 抗体 ELISA 检测技术研究所构建的 S-DNA 疫苗的免疫效果。研究发现，分段的重组蛋白 rSa 和 rSb 在大肠埃希菌中均以可溶性形式得到高效表达，并能与 SARS 确诊病人血清以及 pSecS 免疫鼠血清发生特异性抗原抗体反应，原核表达的重组分段 S 蛋白具有 SARS-CoV S 蛋白相似的抗原性。

(梁雪松　万谟彬)

参 考 文 献

1 段朝晖，等. 中华检验医学杂志，2005，28(9)：902
2 汤永平，等. 中国人兽共患病杂志，2005，21(8)：666
3 林立丰，等. 中国人兽共患病杂志，2005，21(4)：335
4 肖文珺，等. 中华流行病学杂志，2004，25(10)：882
5 贾兴旺，等. 中国危重病急救医学，2004，16(11)：667
6 郑优荣，等. 中国输血杂志，2005，18(1)：11
7 王　昆，等. 第四军医大学学报，2004，25(24)：2287
8 高　星，等. 中国公共卫生，2005，21(5)：522
9* 蔡全才，等. 中华流行病学杂志，2005，26(3)：153
10 王颈峰，等. 中华流行病学杂志，2005，26(3)：164
11 李建国，等. 医学临床研究，2004，21(11)：1253
12 程永静，等. 中国免疫学杂志，2005，21(7)：560
13 陈颖娟，等. 中国免疫学杂志，2004，20(11)：772
14 国家 SARS 防治紧急科技行动北京组. 中华检验医学杂志，2005；28(8)：809
15 李伯安，等. 中华实验和临床病毒学杂志，2005，19(2)：121
16 赵雪梅，等. 实用放射学杂志，2004，20(10)：889
17 李安德，等. 中国防痨杂志，2004，26(6)：354
18 阴赪宏，等. 中国危重病急救医学. 2004，16(11)：646
19 赵龙凤，等. 中国危重病急救医学. 2004，16(11)：660
20 韩玉坤，等. 中华医院感染学杂志，2005，15(5)：481
21 沈　君，等. 中华医学杂志，2004，84(21)：1814
22 来春林，等. 中华急诊医学杂志，2005，14(3)：232
23 苏　楠，等. 中国实用内科杂志，2005，25(4)：315
24 林　强，等. 中国医学科学院学报，2005，27(3)：370
25 陈艳霞，等. 中国防痨杂志，2004，26(6)：358
26 郑则广，等. 中国实用内科杂志，2005，25(4)：319
27 尚　伟，等. 中华放射学杂志，2005，39(8)：798
28 高勇安，等. 中华放射学杂志，2005，39(8)：803
29 梅亚波，等. 中华医学杂志，2004，85(8)：526
30 陆　坚，等. 中华实验和临床病毒学杂志，2005，19(1)：64
31 孙旭东，等. 中华检验医学杂志，2005，28(3)：287
32 沈成利，等. 解放军医学杂志，2005，30(8)：720
33 王彦斌，等. 中华实验和临床病毒学杂志，2004，18(4)：316
34 石玉玲，等. 中华检验医学杂志，2004，27(12)：827
35 王雅杰，等. 中华检验医学杂志，2005，28(4)：381
36 丘立文，等. 中华流行病学杂志，2005，26(4)：277
37 甄亚平，等. 首都医科大学学报，2005，26(3)：293
38 袁家颖，等. 中华检验医学杂志，2005，28(5)：508
39 许　慧，等. 中华医学杂志，2004，84(21)：1810
40 王　蕾，等. 第一军医大学学报，2005，25(4)：429
41 常昭瑞，等. 中华流行病学杂志，2005，26(3)：201
42 李振勇，等. 中华实验和临床病毒学杂志，2005，19(2)：176
43 王　鸣，等. 中华流行病学杂志，2005，26(1)：22
44 于德宪，等. 中华实验和临床病毒学杂志，2005，19(3)：216
45 王永杰，等. 解放军医学杂志，2004，29(12)：1079
46 李　阳，等. 第三军医大学学报，2005，27(2)：91
47 陶　鹏，等. 中华传染病杂志，2005，23(3)：166
48 高　平，等. 中华医院感染学杂志，2005，15(3)：290
49 刘然义，等. 中国人兽共患病杂志，2005，21(8)：670
50 童德妍，等. 复旦学报(医学版)，2005，32(1)：21
51 汪晓华，等. 复旦学报(医学版)，2005，32(2)：130
52 李建娜，等. 第一军医大学学报，2005，25(1)：33

(二十五)黄热病

周翔等[1]对黄热病毒减毒活疫苗引起内脏损害反应 1 例分析，出现胆红素、转氨酶、血肌酐升高，进而出现急性肝肾功能衰竭、呼吸衰竭。张海燕等[2]根据黄热病病毒基因组序列，并应用生物信息学软件设计出22条寡核苷酸探针用于制备基因芯片，克隆于质粒上的黄热病病毒全长基因经限制性显示技术完成扩增并标记，杂交清洗后对芯片进行扫描和数据分析。发现大部分黄热病病毒寡核苷酸探针检测出阳性信号，阴性对照和空白对照检出阴性信号，为黄热病病毒检测提供了一种早期、快速、可靠的方法。任瑞文等[3]参照黄热病毒标准株D17序列设计叠式引物，并检索国际基因序列数据库初步验证其特异性，随后对镁离子、dNTP及引物浓度，PCR反应条件进行优化，建立稳定、特异的RT-nPCR快速检测黄热病毒方法，并以同属于黄病毒科的登革病毒1～4型、流行性乙型脑炎病毒为对照，验证其特异性。发现外引物扩增可获得约404 bp的特异性扩增片段，阴性对照毒株未见设计大小的扩增片段，但可见非特异性片段；内引物扩增可获得349 bp左右片段，阴性对照无扩增条带。以此建立灵敏、特异的RT-nPCR快速检测黄热病毒方法。

（汪　磊）

参　考　文　献

1　周　翔，等. 中华医学杂志，2005，85(13)：936
2　张海燕，等. 广东医学，2005，26(7)：898
3　任瑞文，等. 中华检验医学杂志，2005，28(4)：397

[附]朊毒体病

赵丽等[1]选择4段牛PrP多肽为半抗原，KIH为载体，MBS、戊二醛两种偶联方法进行偶联，免疫BALB/c小鼠，间接ELISA方法检测小鼠血清中抗体效价，对两种偶联方法进行比较，发现PrP多肽可作为半抗原刺激小鼠强烈的免疫反应，不同偶联方法，不同肽段抗原性不同。李冰玲等[2]用酶免疫试验(EIA)检测牛肉中污染的牛中枢神经组织的影响因素，应用到对进口牛肉和国产牛产品的检测中。发现对于检测牛肉中污染的中枢神经组织具有很高的灵敏性，加热和放置时间延长可使样品的吸光值下降。徐全刚等[3]评价MR扩散加权像对8例克-雅病的诊断价值，4例T1WI和T2WI显示脑萎缩；8例DWI异常，2例为单纯大脑皮质高信号改变，6例为大脑皮质合并尾状核、壳核高信号改变；1例液体衰减反转恢复序列成像显示大脑皮质呈稍高信号，但不如DWI明显。认为DWI显示的大脑皮质和(或)纹状体的高信号改变是克-雅病的特征之一，诊断价值明显优于常规MRI。张家堂等[4]回顾12例克-雅病病人的临床表现、脑电图、影像学特点。平均发病年龄49岁，3例以视觉缺失急性起病，9例以智能下降、精神、行为异常或共济失调亚急性起病。12例均有痴呆、肌阵挛和锥体外系体征；9例脑电图表现典型、1例表现不典型的三相波；12例头颅MRI检查，5例出现双侧基地节区T2加权像WI对称性高信号，8例同时进行弥散加权扫描，表现额叶和(或)枕叶DWI高信号，5例伴有双侧基底节区对称性DWI高信号；1例尸检和6例脑活检均具备克-雅病的病理特点。

（张　迁）

参　考　文　献

1　赵　丽，等. 中国人兽共患病杂志，2005，21(8)：681
2　李冰玲，等. 中华实验和临床病毒学杂志，2005，19(3)：286
3　徐全刚，等. 中华放射学杂志，2005，39(6)：624
4　张家堂，等. 临床神经病学杂志，2005，18(1)：4

二、立克次体病

(一)斑疹伤寒

秦天云等[1]对斑疹伤寒误诊为病毒性肝炎14例进行了分析，发现14例病人临床表现以上消化道反应明显，伴肝功能损害为特点。认为临床医师对本病认识不足，忽视了流行病史的追问，是造成早期误诊的主要原因。

（辛海光）

参　考　文　献

1　秦天云，等. 内蒙古医学杂志，2004，36(10)：838

(二)恙虫病

操敏等[1]对福建省平潭岛春季恙虫病流行特征进行了全面调查，证实了平潭岛春季恙虫病疫源地属南亚热带丘陵岛屿疫源地；血清学流行病学调查显示当地居民的恙虫病东方体抗体阳性率为41.0%，说明恙虫病在该地存在较高的感染程度；明确了黄毛鼠和地里纤恙螨分别是当地恙虫病东方体的主要宿主和媒介。通过PCR方法扩增恙虫病东方体特异性基因片段并测序发现，恙虫病东方体是以Karp型为主要流行株。赖延东等[2]运用分子克隆技术在国内首次实现了恙虫病东方体56×10^3全长抗原的重组表达，通过ELISA法检测小鼠血清抗体的敏感性、特异性和准确性分别大于90%，70%和80%，初步评价了其替代全细胞纯化抗原应用于免疫学诊断的价值，为建立快速、敏感和特异的免疫学诊断奠定了基础。闫爱国等[3]对山东省日照市人民医院1999年10月至2002年11月收治的恙虫病致肝脏损害的17例老年病例进行分析，认为恙虫病致老年人肝损害有以下特点：①症状重，体征明显。老年组厌油腻、腹胀、腹水征阳性比例明显多于中青年组；②肝功能损害重。丙氨酸氨基转移酶、血清总胆红素的升高和血清总蛋白、血清白蛋白降低更为明显；③B超检查老年组肝脾肿大明显少于中青年组。分别单用四环素或四环素联合氧氟沙星抗菌治疗后，症状体征大多于1周内恢复，但肝脏生化学指标恢复则需更长时间。提示老年人恙虫病并发肝损害的病情重，易致肝功能衰竭，同时老年人基础疾病多，容易误诊，应引起重视。要做到早期诊断，避免误诊，合理治疗，防止发生多脏器功能衰竭。熊东亮等[4]分析了深圳地区恙虫病并发多脏器损害167例，发现3个器官损害92例(55.1%)；4个器官损害46例(27.5%)；5个器官损害24例(14.4%)；6个以上器官损害5例(3.0%)。在器官损害方面肝脏损害最常见，为73.7%(123/167)，其次为肺损害，为58.6%(98/167)，心脏损害和肾脏损害也较常见，分别为52.7%(88/167)和35.9%(60/167)。病情危重程度与器官损害数目成正相关。但本组误诊率高达51.8%，分析原因有如下几点：①对本病的流行病学特征认识不足，初诊时病史询问不详细；②体格检查不仔细，忽视了对于隐蔽部位的检查。本组焦痂、溃疡的阳性率86.2%，其中位于外阴、阴茎根背部、阴囊、腹股沟、腋窝者为111例(66.5%)；③未注意动态检查变形菌OXk凝集反应。当病情处于早期时该反应常为阴性，其后应注意定期复查凝集效价有无升高；④由于多器官受损，临床表现多样，相当多病例以并发器官损害的症状为首发症状，也是造成误诊的原因之一。对恙虫病缺乏典型表现的可疑病人尽早实施试验性治疗很有必要，可帮助确诊及避免延误病情。在使用病原治疗的同时积极治疗并发症和加强对脏器功能的检测，积极治疗器官功能的早期障碍，可极大地改善预后。王军伟等[5]分析了恙虫病并发贫血35例，发现存在有轻到中度单纯小细胞性贫血，平均血细胞比容降低，且红细胞容积分布宽度明显升高，分析其机制主要与溶血反应有关。建议临床治疗中要注意避免加重溶血反应的因素。胡建[6]报道了2例恙虫病致蛛网膜下隙出血病例，提示对于遇到蛛网膜下隙出血的病人，经常规治疗效果欠佳时，应警惕少见原因所致。王照堂等[7]检测了78例恙虫病病人的血、尿β_2-微球蛋白(β_2-mg)水平，发现血β_2-mg水平与病情轻重呈正相关，与肾脏损害程度密切相关，血β_2-mg下降缓慢或迟迟不降者多伴发多脏器功能损害，预后不良。肝肾功能损害者血β_2-mg无差异，而尿β_2-mg存在显著差异，说明恙虫病病人存在早期肾小管损害。提示血β_2-mg是一种敏感的急性反应指标。早期检测恙虫病病人血、尿β_2-mg水平有助于进行疾病监控；适时治疗可降低严重并发症的发生率。赵晓华等[8]运用Macchiavello染色法建立了恙虫病焦痂涂片检查法，并对105例检查结果进行了分析，发现该方法阳性率达84.8%，且检查迅速，方法简单，与外斐反应对照检查可以提高诊断阳性率。雷后兴等[9]对37例恙虫病患儿甘胆酸(CG)与肝纤维化指标：透明质酸(HA)、Ⅲ型胶原蛋白(PCⅢ)、层连蛋白(LN)进行了检测，发现这些指标较肝功能指标更为敏感，在临床治疗中应注意保护肝脏功能，防止进一步损害。

（辛海光）

参 考 文 献

1 操 敏，等. 中华流行病学杂志，2004，25(11)：1006
2 赖延东，等. 中国人兽共患病杂志，2004，20(10)：829
3 阎爱国，等. 中华肝脏病杂志，2005，13(1)：67
4 熊东亮，等. 华中科技大学学报(医学版)，2005，34(4)：496
5 王军伟，等. 中国人兽共患病杂志，2004，20(11)：1017
6 胡 建. 中风与神经疾病杂志，2004，21(6)：555
7 王照堂，等. 山东医药，2005，45(2)：22
8 赵晓华，等. 中国人兽共患病杂志，2005，21(5)：444
9 雷后兴，等. 中国人兽共患病杂志，2005，21(6)：539

(三)斑点热

焦艳梅等[1]采用PCR方法从立氏立克次体基因组中扩增出立氏立克次体外膜蛋白B基因(ompB)基因片段，并构建重组原核表达质粒pQE30/ompB，经大肠埃希菌转化诱导出一44×10^3重组OmpB蛋白。经免疫印迹分析及重组蛋白的免疫兔血清免疫荧光分析发现该重组蛋白具有立氏立克次体的种特异和血清型特异的抗原反应。可作为研制洛杉矶斑点热血清学诊断抗原和亚单位疫苗的候选分子。

（辛海光）

参 考 文 献

1 焦艳梅，等. 中国人兽共患病杂志，2004，20(10)：839

(四)埃立克体感染

李玉芝等[1]运用PCR技术和人粒细胞埃立克体(HGE)的16S rRNA基因的特异引物对内蒙古大兴安岭林区被蜱叮咬后出现类感冒样症状的疑似病人血标

本进行人粒细胞埃立克体病的病原体检测。发现阳性率为5.3%(6/114),证实内蒙古林区存在人粒细胞埃立克体病疫源地和疫区,同时也证实我我国存在埃立克体病。进一步对PCR产物的克隆及序列测定分析发现与HE美国分离株uo2521仅差一个碱基M73220,同源性最大(99.93%),由此认为所测序列是HE的16Sr RNA基因。

(辛海光)

参 考 文 献

1 李玉芝,等.中国人兽共患病杂志,2005,21(7):635

(五)Q热

张晶波等[1]依据贝氏柯克斯体特有的23S rRNA插入序列(IVS)设计引物和探针,建立了快速检测贝氏柯克斯体的实时荧光定量PCR方法,并与nPCR法进行比较。结果显示,该方法的灵敏度为普通套式PCR的100倍,最低可以检测到10个拷贝的模板DNA;检测其他立克次体DNA,结果均为阴性,证明该方法具有很高的特异性和敏感性,特别适合对血或血清标本以及组织标本中的微量贝氏柯克斯体的快速检测,可望用于Q热的早期诊断。同时也可用于实验动物的贝氏柯克斯体感染程度分析以及Q热疫苗免疫保护效果的实验室评价。李青凤等[2]采用PCR方法,从贝氏柯克斯体新桥株基因组DNA中扩增出热休克蛋白B(HspB)的基因片段,并运用分子克隆技术使该基因在大肠埃希菌细胞内高效表达,表达蛋白约占全菌体蛋白的71.2%。为Q热疫苗的研制提供了一易于获得的候选蛋白分子。张军等[3]用PCR法特异扩增贝氏柯克斯体24×10^3、27×10^3、30×10^3、34×10^3和热休克蛋白B等表面蛋白基因,以及23 S rRNA插入序列和16～23 S rRNA间区序列,用地高辛随机引物标记这7种DNA片段作探针行DNA斑点杂交,结果显示,良好的特异性和敏感性。该方法操作简单,所需设备简单,对人体无害,在一般实验室可以进行。

(辛海光)

参 考 文 献

1 张晶波,等.中国人兽共患病杂志,2005,21(8):652
2 李青凤,等.中国人兽共患病杂志,2005,21(2):97
3 张 军,等.中国人兽共患病杂志,2005,21(5):375

(六)巴尔通体病

栗冬梅等[1]对2003年6～7月在云南省3种不同气候类型共5个县、市不同环境中捕获的啮齿类动物采集股动脉血,进行了巴尔通体的检测,再次证实云南鼠类宿主,特别是与人类关系密切的家栖鼠类巴尔通体感染率较高;巴尔通体在多种鼠类、不同地区、不同气候环境中均有分布,呈现出对不同地理和气候环境具有广泛适应性及宿主多样性特征。陈南山等[2]分析了武汉地区22例猫抓病性淋巴结炎,发现临床易误诊为淋巴结结核、淋巴结炎及淋巴瘤等疾病;相关接触史及病理检查是诊断猫抓病型淋巴结炎的主要依据;普通HE染色有助于该病的诊断;采用手术清除病灶(肿大淋巴结),术后予以有效的抗感染治疗1～2周,获得满意疗效,可明显缩短用药疗程,提高疗效。胡双武等[3]分析了5例以单侧局部淋巴结肿大为表现的猫抓病,认为与被损伤部位淋巴局部引流有很大关系。王冬梅等[4]总结了2例猫抓病病人局部肿大淋巴结的超声表现,认为其声像特征为:较大淋巴结内可见小簇状稍高回声,肿大淋巴结周围可见较小淋巴结呈卫星样分布。肿块回声低甚至极低,彩色多普勒检查能够看到肿块内有条索状血流伸入,血流丰富呈“树枝状”或“火海”征,时间较长者淋巴结有液化坏死,脓肿形成者肿块内有波动,显示淋巴结炎的血流改变。对疑似猫抓病病人,用超声检查可为本病诊断提供一定线索。

(辛海光)

参 考 文 献

1 栗冬梅,等.中华流行病学杂志,2004,25(11):934
2 陈南山,等.中华内科杂志,2005,44(8):620
3 胡双武,等.安徽医学,2005,26(5):404
4 王冬梅,等.中华超声影像学杂志,2005,14(5):376

三、细菌性疾病

(一)流行性脑脊髓膜炎及其他化脓性脑膜炎

卜韵梅等[1]总结合肥市2004年上半年流行性脑脊髓膜炎疫情动态,对53例流脑病人病原学、临床流行病学等进行回顾性分析,发现53例病人中15岁以下38例,占71.7%;在2～4月份发病46例,占86.8%。随机抽取20例病人脑脊液及血清送检查,结果培养阳性14例,占70%,均为脑膜炎奈瑟菌C群菌株。张有良等[2]对2005年3月甘肃省庄浪县发生的一起流行性脑脊髓膜炎流行疫情分析,发病4例,死亡3例,年龄均为4～5岁儿童。主要临床表现为发热、头痛、恶性、喷射状呕吐和颈项强直、全身大量瘀(斑)

点、视物模糊等。孟军等[3]对大连市1949～2003年流脑流行趋势进行分析，共报告流脑50 052例，死亡3 118例。

20世纪50～80年代处于较高发病水平，分别于1954年、1959年、1962～1970年和1976年出现次高峰。历年平均病死率为6.2%，其中1949年病死率为46.67%，2003年为9.1%。小年龄组病死率较高，1985年前，5岁以下年龄组病死率最高为22.1%。

王淳等[4]应用PCR方法获取yijP基因C端1.04kb片段(编码333个氨基酸)，将其克隆到PQE载体并转化到受体菌M15，以构建出表达N端带有6个组氨酸的yijP融合蛋白的工程菌。通过Ni-NTA琼脂糖亲和层析法提纯yijP融合蛋白，初步分析该蛋白对人脑微血管内皮细胞(HB-MEC)生长的影响。成功获得了分子量为41kb的yijP融合蛋白，并发现yijP蛋白对HB-MEC有较强的细胞毒作用。以此考虑大肠埃希菌脑微血管内皮细胞侵袭基因yijP的编码产物-yijP蛋白可能是一种细胞毒因子。潘兰等[5]采用双抗体夹心免疫发光法测定急性细菌性脑膜炎与病毒性脑炎患儿血浆中前降钙素(PCT)含量，血中CRP含量采用ELISA法测定，并进行统计学分析。发现与病毒性脑炎组比较，化脓性脑膜炎组患儿血浆中PCT含量明显升高，具有统计学差异，与CRP相比，在诊断细菌性脑膜炎方面，PCT具有更高的灵敏性与特异性。岳少杰等[6]在采用氨苄西林治疗兔大肠埃希菌性脑膜炎模型的基础上，加用清开灵注射液辅助治疗，以探讨清开灵注射液对大肠埃希菌性脑膜炎脑损伤的保护作用机制。通过在注菌前、注菌后16、26 h分别测定脑脊液中白细胞数、蛋白质含量和脑组织水、钠、钾、钙含量，并观察脑组织中基质金属蛋白酶9(MMP-9)的表达，发现清开灵注射液辅助治疗后可明显减轻单纯抗生素治疗后细菌性脑膜炎模型兔脑脊液中白细胞数、蛋白质及脑组织水、钠、钙含量的增加和钾含量的下降，减弱脑组织MMP-9的表达，清开灵注射液辅助治疗可防止单纯抗生素治疗细菌性脑膜炎时所引起的一过性炎症反应和脑损伤加重，其机制与钙拮抗作用和减弱脑组织中MMP-9的表达有关。周根泉等[7]对手术、病理证实的9例脑脓肿、11例单发转移瘤、7例胶质瘤(其中成胶质细胞瘤5例，间变型星形细胞瘤2例)和2例成血管细胞瘤做了常规的MRI和磁共振弥散加权成像(DWI)，重点观察脑脓肿和坏死、囊变肿瘤在DWI上信号强度的变化，并对脑脓肿和肿瘤坏死、囊变部分的表观弥散系数(ADC)值作2个样本之间的秩和检验，以研究DWI对脑脓肿和脑内坏死、囊变肿瘤的鉴别诊断价值。结果发现9例脑脓肿在DWI上均呈明显的高信号，而20例坏死、囊变的肿瘤在DWI上均呈低信号，脑脓肿中央部分的ADC值明显低于肿瘤坏死、囊变部分的ADC值[$(0.34\pm0.11)\times10^{-3}$ mm^2/s *vs* $(2.1\pm0.14)\times10^{-3}$ mm^2/s]。经统计检验，两组有显著性差异($T=45$，$P<0.01$)。李春霞[8]对1996～2003年叶县人民医院收治46例新生儿化脓性脑膜炎病例分析，其中男性30例，女性16例；生后1周内发病26例，1周以上20例。临床表现为发热26例，体温低10例，拒乳24例，尖叫10例，嗜睡16例，烦躁不安8例，发绀8例，瞳孔不等大3例，惊厥24例，颈项强直2例，呕吐、皮肤出血点、黄疸各3例。脑脊液及血液培养主要为大肠杆菌(大肠埃希菌)、金葡菌、脑膜炎奈瑟球菌、铜绿假单胞菌(绿脓杆菌)等。给予大剂量青霉素治疗后，治愈28例，好转3例，自动出院3例，死亡12例。

(汪　磊)

参考文献

1　卜韵梅，等. 安徽医学，2005，26(3)：187
2　张有良，等. 中华流行病学杂志，2005，26(9)：644
3　孟　军，等. 中国公共卫生，2005，21(3)：355
4　王　淳，等. 中国医科大学学报，2005，34(1)：16
5　潘　兰，等. 四川医学，2005，26(1)：90
6　岳少杰，等. 中国中西医结合杂志，2005，25(7)：633
7　周根泉，等. 实用放射学杂志，2004，20(11)：966
8　李春霞. 山东医药，2005，45(13)：45

(二)白喉

王莲等[1]对14例中毒型白喉进行了总结，发现早期入院并及时合理的治疗是降低病死率的关键，必须采取积极的综合治疗措施。对重症病人做心血管系统监护及气道通气监护是预防致死性并发症的重要措施。李盛等[2]观察了523例2003年9月满7周岁儿童接种吸附精致白喉、破伤风类毒素混合制剂后的不良反应，以接种后24～48 h注射部位出现红肿，伴有疼痛为局部不良反应评定标准，发现上臂外侧三角肌附着处接种后局部不良反应发生率为7.77%，臀部肌肉注射后接种部位不良反应发生率为0.44%，两者有显著性差异($P<0.05$)。分析产生不良反应的原因有：生产厂家不同批次、不同灭活方法可能产生不同的免疫应答；被接种个体免疫功能不同；样本量选择不合适；操作手法不同。

(辛海光)

参考文献

1　王　莲，等. 中华传染病杂志，2004，22(5)：354

2 李　盛,等.宁夏医学杂志,2004,26(10):657

(三)军团菌病

陈方其等[1]于2001～2004年对三峡库区的447名健康人群进行了军团菌感染的血清流行病学调查,发现湖北省三峡库区军团菌感染率为5.15%;抗体分布提示军团菌的感染可能以隐性感染为主;该地区主要存在嗜肺军团菌、米克戴德军团菌等两种军团菌流行,流行的血清型有11个;本次军团菌血清抗体阳性率在性别、年龄和城乡间差异无统计学意义。彭晓旻等[2]对2003年8月底至9月初在北京某工厂员工中暴发的一起类似流感的不明原因发热呼吸道疾病进行了调查,证实是一起由热水淋浴系统的莲蓬喷头污染引起的非肺炎性军团菌病-庞蒂亚克热的暴发,提示对于长期不使用的淋浴系统,在使用前应对淋浴喷头进行彻底消毒清洗,以清除该部位军团菌的积聚,同时可以提高热水温度(>50 ℃),达到抑制军团菌生长繁殖目的。从而降低人群军团菌病感染机会。朱水荣等[3]报道浙江省首次从室外中央空调冷却塔水中分离到嗜肺军团菌,病原学鉴定证实,嗜肺军团菌1型为主要血清型,其次为嗜肺军团菌6型。廖涛等[4]以嗜肺军团菌1型基因组DNA为模板,采用PCR技术扩增到1 647 bp的嗜肺军团菌热休克蛋白60(LpHSP60)基因,并将其定向克隆至载体pUC18,构建重组质粒pUC18/HSP60。与GenBank中所报道的LpHSP60基因序列的一致性为98%,推导的氨基酸序列的一致性为99%。为其重组表达及以后表达载体的构建奠定了基础,也为研制核酸疫苗提供了理想的基因材料。沈洁等[5]将多噬棘阿米巴和嗜肺军团菌进行实验室共同培养,发现嗜肺军团菌能在自由生活阿米巴内生长繁殖,初步证实了阿米巴可能是军团菌在自然界的贮储存宿主。建立了国内嗜肺军团菌感染原生动物自由生活阿米巴的实验感染模型。韩丽辉等[6]用不同生长时期的军团菌毒力株AA100感染人外周血诱导分化成功的单核巨噬细胞和中性粒细胞,并比较其在巨噬细胞和中性粒细胞中的生长复制状况,发现过对数生长期的军团菌毒力株能够在巨噬细胞内大量复制,扩增状况呈生长阶段的依赖性;而各生长时期的军团菌毒力株均不能在中性粒细胞内大量扩增。提示尽管致病性军团菌侵入人体后,局部组织会有单核-巨噬细胞和中性粒细胞的浸润,但中性粒细胞具有抑制军团菌复制的能力,而巨噬细胞却不能抑制军团菌在胞内大量复制。由于感染机体导致疾病的军团菌主要为过对数期生长的细菌,因此军团菌在体内的复制扩增与其逃逸巨噬细胞的溶菌作用密切相关。樊慧珍等[7]根据嗜肺军团菌编码巨噬细胞感染增强子特异的mip基因设计引物,通过PCR合成一段特异的260 bp长链DNA探针,采用反向斑点杂交法检测生物素标记细菌DNA。发现合成的260 bp长链DNA探针具有高度特异性,与其他细菌、真菌、病毒无交叉反应。将该方法应用于痰标本的检测并与培养法进行比较,结果显示,杂交法阳性率明显高于培养法。该方法的建立为临床微生物的检测提供了新的途径,具有快捷、特异等特点,在嗜肺军团菌感染的早期诊断方面具有较高的应用价值。

(辛海光)

参　考　文　献

1 陈方其,等.中华流行病学杂志,2005,26(6):467
2 彭晓旻,等.中华流行病学杂志,2004,25(12):1087
3 朱水荣,等.中国人兽共患病杂志,2004,20(10):912
4 廖　涛,等.四川大学学报(医学版),2005,36(4):522
5 沈　洁,等.中华传染病杂志,2004,22(6):365
6 韩丽辉,等.中华医院感染学杂志,2005,15(7):743
7 樊慧珍,等.广东医学,2005,26(1):39

(四)链球菌感染

王花茹等[1]建立多重PCR法对猪链球菌毒力相关因子基因cps、mrp、epf和sly同步检测,48株猪链球菌中cps检出率33.3%、mrp检出率29.2%、epf检出率25%、epf检出率为6.3%、sly检出率54.2%,而24株阴性对照和49株猪临床分离样本毒力因子检测结果均为阴性,可用于该病快速诊断和分子流行病学调查。祝小平等[2]对四川人感染猪链球菌病死亡38例进行分析,病死率(29.7%)最高年龄40～49岁组,97.3%的死亡病人中有中毒性休克表现,平均病程2.11 d。死亡病人中表现有皮肤瘀(斑)点、腹泻、呼吸困难、眼结膜充血等表现较存活病人常见。认为预防休克是减少猪链球菌感染死亡的关键,40岁以上是预防死亡的重点人群。王华雨等[3]分析江苏部分地区1998～1999年流行人-猪链球菌病,发现病人均有屠宰病猪或售病猪肉史,起病急,有严重毒血症状,伴有红色斑疹或出血疹,很快发生休克、DIC。流行后期病例以化脑征象为主,周围血白细胞明显升高,多有肝、肾功能受损,使用青霉素、头孢曲松抗感染有效。

(张　迁)

参　考　文　献

1 王花茹,等.中华流行病学杂志,2005,26(9);640
2 祝小平,等.中华流行病学杂志,2005,26(9);633

3 王华雨,等.江苏医药,2005,31(6):419

(五)伤寒、副伤寒及其他沙门菌感染

龚震宇等[1]对浙江某市2004年副伤寒甲的局部暴发流行分别进行了单因素和多因素病例对照研究,发现在外用餐是发病的危险因素,尤其是中餐和晚餐的意义更大,生吃和半生吃贝类食品也是一个危险因素;分层分析还发现,生吃、半生吃血蚶、海蜇是除民工外的当地居民发病的危险因素。黄德生等[2]以前一年的平均气压、平均气温、平均降水量和平均蒸发量4个气象指标的标准化后的变量及伤寒、副伤寒发病率平方根反正弦变换值为研究自变量,将1979～2000年辽宁省某市伤寒、副伤寒发病率按大小分为高、中、低3种情况进行判别与预测研究,利用软件MATLAB6.5的人工神经网络工具箱分别进行矢量量化(LVQ)人工神经网络的构建、训练与模拟,分别考察LVQ人工神经网络在模型拟合及前瞻性和回顾性预测方面的能力,并且与传统Bayes判别分析进行比较;结果为利用1980～1995年数据拟合准确率为100%,预测1996～2000年发病强度准确度为3/5;利用1982～2000年数据拟合准确率为100%,预测1980～1981年发病强度准确度为1/2,均略高于传统Bayes判别分析;随机选择16年数据的拟合准确率为93.8%,预测另外5年发病强度准确度为4/5,与传统Bayes判别分析相当。欧阳章宏等[3]对73例(男53例,女20例,平均年龄32.2岁)以呼吸道症状为主要表现的非典型伤寒进行了误诊分析,病人均有发热、咳嗽,咯痰47例,17例肺部可闻及干湿啰音,所有病人外周血嗜酸性粒细胞绝对计数均降低(48例为0);分别误诊为上呼吸道感染(34例)、肺炎(21例)、支气管炎(16例)及肺结核(2例),误诊时间5～22 d。谢广清[4]报道了并发盆腔脓肿的小儿丙型副伤寒1例(女,8岁),无腹痛、腹泻,体格检查在左臀部近肛周触及5 cm×6 cm包块,无压痛,有波动感,经B超及CT检查进一步确诊,肥达反应副伤寒丙1∶160,经手术引流及抗感染治疗治愈。陈军等[5]报道伤寒性脊柱炎1例,为57岁男性,因腰部剧痛2个月入院,体温37.2～38.4 ℃,术中见$L_{2\sim5}$椎体骨质破坏,受累椎体伴有大量灰白色鱼肉样肉芽组织,无腰大肌脓肿。张振开等[6]对1997～2001年从桂林地区分离到的292株副伤寒沙门菌进行药敏实验和质粒检测,结果292株副伤寒沙门菌对呋喃唑酮(痢特灵)、头孢氨苄、头孢唑林、头孢拉定敏感率达100%,对复方新诺明的耐药率为80.0%,磺胺甲基异噁唑85.6%,对此两种抗生素的耐药性有逐年增高的趋势;菌株多重耐药最多可达4～6种,耐药类型以磺胺甲基异噁唑、复方新诺明、青霉素、红霉素为主;85.6%(250/292)的菌株可检出带有90 Mdd的大分子质粒,质粒检出率与耐药种类呈正相关,所有耐磺胺甲基异噁唑和复方新诺明的菌株均能检出该质粒,而29株敏感株则未能检出质粒。

(倪　武)

参 考 文 献

1 龚震宇,等.中华流行病学杂志,2005,26(9):730
2 黄德生,等.中国医科大学学报,2005,34(2):146
3 欧阳章宏,等.中国综合临床,2005,21(1):90
4 谢广清.新医学,2005,36(7):398
5 陈　军,等.中国临床医学影像杂志,2004,15(11):660
6 张振开,等.中国抗生素杂志,2004,29(10):610

(六)细菌性痢疾

秦恩强等[1]调查了北京市2004年5月～9月粪培养阳性的207例菌痢病人,用生化和血清学方法鉴定菌群和血清型,并以Kirby-Bauer法检测病原耐药性,发现病人男女比例相似,青壮年发病率最高,弗氏志贺菌仍最多,F4为优势血清型;在这些人群中,对抗生素敏感性有明显差异。胡跃华等[2]报道,2000年7月至2003年8月北京房山区良乡医院收治了3例(男2例,女1例)中毒型菌痢患儿,年龄28个月龄～7岁,其中1例于就诊时仅有意识丧失,无明显颅压增高表现,但半小时后即出现脑疝,另2例病初仅表现为中等发热,2～3 h后突然出现肢端皮肤苍白等末梢血管痉挛的休克早期征象,3例患儿均治愈。郝加虎等[3]对93株分离自不同地区、不同时间的弗氏志贺菌2a用PCR法检测志贺菌肠毒素ShET1/ShET2基因,进行基因分型和同源克隆鉴定,结果发现,ShET1检出率为89.2%(83/93),ShET2为65.59%(61/93)。两者至少有一种基因被检出,检出率为91.4%(85/93)。余中林等[4]在菌痢兔模型中按正交设计方法,观察了葛根芩连汤各配伍组合对菌痢模型肠内容物细菌计数、肠组织内细菌计数及结肠炎指数的影响,发现葛根芩连汤各种配伍队实验性菌痢的作用中,对细菌的影响以黄连为优,对病理学损害的改善以炙甘草为优。

(倪　武)

参 考 文 献

1 秦恩强,等.临床内科杂志,2005,22(3):189
2 胡跃华,等.北京医学,2005,27(6):381
3 郝加虎,等.中国人兽共患病杂志,2005,21(2):100
4 余林中,等.第一军医大学学报,2005,25(9):1132

(七)霍乱

姜玉芳等[1]报道了山东省莱州市首例O139霍乱病例,为50岁男性,某建筑工地民工,传染源不明,表现为无痛性腹泻、黄色水样便,无发热、恶心,经粪培养鉴定确诊。李孝权等[2]采用PCR方法对广州地区霍乱弧菌进行4种毒力基因的检测,用随机扩增多态性分析(RAPD)及SPSS软件对以上菌株进行多态性分析,对霍乱弧菌毒力进行快速测定和分子分型,结果5株O139群霍乱弧菌均可检出4种毒力基因,所有霍乱弧菌的RAPD结果经聚类分析可分为3个聚类群,较好地反映了不同群的霍乱弧菌之间的亲缘关系。阎笑梅等[3]采用基因测序的方法,分别对42株霍乱弧菌(01群埃尔托型33株、0139群9株)流行株和非流行株的糖发酵激活蛋白、外周质麦芽糖结合蛋白、外周质磷酸盐结合蛋白和外周质氨基酸结合蛋白编码基因进行序列比较,发现在这些基因中存在着多个单核苷酸多态性,可能会成为快速区分两类菌株的重要依据;糖发酵激活蛋白第36位氨基酸的改变,可能会引起该蛋白活性的改变。姚新文等[4]对2004年江西省永丰县首次出现的O139霍乱疫情中的9例病人的临床资料进行分析和随访观察,9例O139霍乱病人中,重型3例,轻型6例,重型3例中2例合并肾功能损害,2例出现心肌损害,死亡1例。

(倪　武)

参 考 文 献

1　姜玉芳,等.中华流行病学杂志,2005,26(6):407
2　李孝权,等.中国人兽共患病杂志,2005,21(7):608
3　阎笑梅,等.中华流行病学杂志,2005,26(6):444
4　姚新文,等.江西医药,2005,40(7):417

(八)感染性腹泻与细菌性食物中毒

王亚东等[1]报道,南方某部队于1992～2001年共上报军区疾控中心3 612例肠道传染病,主要是以细菌性痢疾(32.40%)、甲肝(26.80%)、伤寒(14.34%)和感染性腹泻(7.34%)为主,肠道传染病占传染病总数的40.13%,在1988～2002年4月期间处理肠道传染病疫情15起,其中水型暴发9起.食物型暴发6起。巢国祥等[2]报道,883份市售散装熟食中单核细胞增生李斯特菌(*Lm*)检出率为13.1%,宾馆饭店熟食*Lm*检出率为1.0%,二者间有极显著差异;生产原料*Lm*检出率为3.0%,生产环境及用具*Lm*检出率为22.2%;销售环境及用具*Lm*检出率11.0%,宾馆饭店熟食间环境及用具未检出*Lm*,两者间亦有显著差异。张芳等[3]采集陕西省不同检测点内养殖场或个体养殖户养殖的动物粪便1 657份以及集贸市场和超市销售的7类食品样品877份进行O157大肠埃希菌监测,以PCR法对分离菌株进行毒力基因检测和流行病学分析,结果从动物粪便中分离出64株O157大肠埃希菌,总带菌率3.9%,其中奶牛带菌率最高,达10.9%;从食品样品中分离出6株,总污染率0.7%;70株分离菌中大多数O157大肠埃希菌不携带H7鞭毛素fliCH7基因以及stx1、stx2、eaeA、hlyA 4种毒力基因,含有fliCH7基因的9株菌则全部携带有stx2、eae A、hlyA毒力基因,表现为fliCH7基因与已知毒力基因的相关性及分离菌株毒力基因图谱的一致性。朱文冠等[4]共检查广东地区猪、牛粪便、猪肉样品及肝肺拭子样品共774份,检出4株0157∶H7,检出率0.52%;对分离菌株作药物试验,发现菌株对四环素、链霉素、青霉素和磺胺类抗生素等存在不同程度的耐药。杨胜彬等[5]对湖南省新晃县碧朗乡某村2003年12月6名儿童突发腹泻并致2例死亡疫情进行了流行病学调查,经临床诊断和实验室检测证实一起由产肠毒素大肠埃希菌O6:LT引起的腹泻暴发。张濛等[6]首次从河南省一腹泻病人体内分离出的*E. coli* O26∶H11,该菌株不产类志贺菌毒素,但ESBL阳性,具有多重耐药性。郭思建等[7]报道,从一感染性腹泻的2岁患儿粪便中分离出一株大科赖迪沙门菌,感染来源不明。董利平等[8]报道了浙江省定海区一起由嗜水气单胞菌引起的食物中毒,共84人发病,污染食物为熟素食(烤麸、什锦),潜伏期2～40 h,主要表现为发热、腹痛、腹泻及恶心、呕吐等。吴铁军等[9]对2001年1月至2002年12月入住山东省聊城市人民医院综合ICU的735例危重病人中发生腹泻的相关因素进行回顾性分析,发现入住24 h后发生腹泻者为86例,发生率为11.7%,引起腹泻的原因主要为:不适当肠内营养51例次(59.3%)、肠道感染18例次(20.9%)、滥用广谱抗生素15例次(17.4%)、大量使用胃肠动力药物11例次(12.8%)与机械通气有关者5例次(5.8%);发生腹泻病人的年龄(平均57.71±13.40岁)、急性生理学与慢性健康状况Ⅱ评分(平均21.51±4.90分)及入住ICU时间(平均8.0±1.2 d)均明显高于同期入住综合ICU未发生腹泻病人(分别为51.20±11.31岁、12.01±1.20分和4.0±1.0 d)。钟启平等[10]通过体外研究发现,肠侵袭性大肠埃希菌(EIEC)O抗原多糖(OPS)可引起HeLa细胞病变,致兔回肠襻肠黏膜出血,但不引起肠腔积液;电镜观察OPS致病变的HeLa细胞明显可见细胞的超微病理损害;大肠杆菌O29(致病菌株)OPS毒性作用比大肠埃希菌HB101(非致病菌株)OPS毒性强烈。程建平等[11]以不同剂量的具有链霉素抗性的O157∶H7 SM^{R}2菌株感染不同周龄的

Balb/c 小鼠(先经链霉素处理),建立了 EHEC O157:H7 感染的动物模型,5 和 7 周龄实验组小鼠在感染后 2~5 d 有 33%~83%死亡,肾、肝、肺和肠道出现不同程度的病理变化,所有实验组未死小鼠粪便排菌时间在 13~22 d 以上。汪华等[12]报道,江苏省淮北地区 9 个县(区)1999 年共报道 EHEC O157:H7 感染性腹泻并发急性肾衰病例 95 例,死亡 83 例,病死率 87.4%,6 月中、下旬为发病高峰,男女之比为 1:1.44,年龄以 50 岁以上为主,占 88.4%;2000 年发生 38 例,死亡 34 例,病死率 89.7%;从 2 例重症病人及 3 例腹泻病人粪便标本分离到 O157:H7,宿主动物 O157:H7 携带率为 9.6%(170/1 767),菌株毒力基因阳性率达 99.4%(169/170)。此为中国首次发现由 O157:H7 引起的暴发疫情。金慧英等[13]选择针对 O157:H7 特异的 rfbE、fliC、SLT1 和 SLT2 基因设计引物和探针,并制备检测芯片,发现在采用单一和多重 PCR 两种方法制备的荧光标记靶序列与芯片杂交,均在芯片相应探针处出现阳性信号,非 O157 杂交结果均为阴性;芯片检测灵敏度比 PCR 检测高。蒋力云等[14]分别采用 RT-PCR 和 ELISA 两种方法对广州市多起暴发性急性胃肠炎事件中病人标本(76 份腹泻病人粪便,23 份肛拭子,12 份食物)进行诺瓦克样病毒检测,结果为粪便通过 RT-PCR 检出阳性 37 份,ELISA 检出阳性 17 份,肛拭子仅通过 RT-PCR 检出 1 份阳性,食物无阳性检出。这也是我国首次实验室证实的由诺瓦克样病毒引起的急性胃肠炎暴发。徐焰等[15]采用抗体沉淀-盐酸胍一步法分别提取单一宿主谱 *E. coli* 噬菌体 f2 株及一株分离自医院污水的宽宿主谱 *E. coli* 噬菌体株的 RNA,采用简并引物 RT-PCR 及随机引物随机扩增多态性 DNA(RAPD)-PCR 比较分析噬菌体宿主谱改变时核酸序列组成的变化,并通过以上两噬菌体对环境样本中活菌和大肠杆菌的杀灭效果的观察,比较分析宿主谱改变对噬菌体的微生物杀灭效应这一生物学特性的影响,证实宽宿主谱噬菌体微生物杀灭率明显高于野生型单一宿主谱噬菌体,核酸分析证实两噬菌体宿主特异性裂解效应已从基因水平发生了变化。曲芬等[16]对北京地区 2000~2003 年 1 542 株腹泻病原菌进行了菌种鉴定及药敏试验检测,发现病原以志贺菌属居首位占 65.1%,其次是弧菌属占 23.4%,而单胞菌属、沙门菌属和大肠杆菌分别占 5.7%、4.4%和 1.5%;各菌属对抗菌药物的敏感率有差异,弗氏志贺菌和沙门菌属多重耐药较多,而宋内志贺菌和弧菌属对多种抗菌药物敏感。李咏梅等[17]研究了 48 株(国内 28 株,美国 20 株) EHEC 的耐药特点以及 1 类整合子的分布,48 株肠出血性大肠埃希菌中 23 株为 O157:H7,2 个地域的 EHEC 对抗生素的耐药情况大多无差别,只存在对氨苄西林和红霉素耐药率的差异,前者为国内分离株(60.7%)高于美国分离株(30.0%),后者为美国分离株(95.0%)高于国内分离株(60.7%);耐 3 种以上抗生素的有 18 株(美国 3,中国 15);48 株分离株中有 11 株(22.9%)鉴定出 1 类整合子,PCR 产物测序分析可见,9 株携带 aadA1 基因盒,2 株携带 aadA2 基因盒,传递对氨基糖苷类抗生素的耐药性。

(倪　武)

参 考 文 献

1 王亚东,等.第一军医大学学报,2004,24(12):1450
2 巢国祥,等.中国人兽共患病杂志,2005,21(9):793
3 张　芳,等.中国人兽共患病杂志,2005,21(9):796
4 朱文冠,等.中国人兽共患病杂志,2005,21(2):147
5 杨胜彬,等.中华流行病学杂志,2004,25(11):977
6 张　濛,等.中国人兽共患病杂志,2005,21(2):108
7 郭思建,等.中华检验医学杂志,2005,28(3):275
8 董利平,等.中国人兽共患病杂志,2005,21(7):637
9 吴铁军,等.中国危重病急救医学,2004,16(12):747
10 钟启平,等.中华传染病杂志,2005,23(2):83
11 程建平,等.中国人兽共患病杂志,2005,21(4):276
12 汪　华,等.中华流行病学杂志,2004,25(11):938
13 金慧英,等.中华传染病杂志,2005,23(2):79
14 蒋力云,等.中国人兽共患病杂志,2005,21(3):247
15 徐　焰,等.中华流行病学杂志,2005,26(5):356
16 曲　芬,等.中华检验医学杂志,2005,28(4):384
17 李咏梅,等.中国公共卫生,2005,21(4):406

(九)鼠疫

江凌晓等[1]通过 PCR 技术对表达鼠疫印尔森菌外膜蛋白的基因进行扩增,其产物经纯化、酶切处理后,再分别导入原核表达载体 pET32a 中,经过转化和诱导后获得 23 个表达鼠疫菌外膜蛋白或外膜蛋白的定位、表达调控蛋白的克隆子,全部重组蛋白质的纯度均在 85%以上。张志凯等[2]通过克隆,将 16S rRNA 引物的扩增产物与鼠疫菌 F1 抗原克隆子相连,以其作为对照模板进行 PCR 试验,得到在包含 F1 抗原基因中连接有 16 SrRNA 扩增产物的质粒,确立了作为内部对照质粒的参照标准浓度,认为加入适宜浓度的内部对照质粒作为模板与待检样品同时扩增,可避免假阴性的发生。王虎等[3]报道青海省囊谦县 2004 年 1~9 月人间鼠疫暴发,发病 14 例,死亡 6 例;首发病例为原发性败血型鼠疫继发肺鼠疫,其他为原发性肺鼠疫继发败血型鼠疫 4 例,原发性肺鼠疫 4 例。原因是狗叼食旱獭将染疫蚤带入帐房内叮咬人而传染,其余为接触、空气飞沫或尘埃传播。秦石英等[4]分析15株鼠疫菌,能分解酵解麦芽糖、阿胶糖,不能酵解鼠李糖和甘油;毒力因子 $Pgm^{\pm}$ 有4株,Pgm^{+} 有5株,Pgm^{-} 有6株。营养方面,Lawton有2株呈不依赖,其余为半依赖,Glu为半依赖,仅有1株对Glu依赖,15株均对Phe依赖。焦巴太等[5]观察3种抗生素治疗感染鼠疫菌24 h后大耳白兔,用环丙沙星和链霉素组治疗,治愈率100%,停药观察14 d后处死,细菌培养均为阴性,头孢噻肟钠治愈率为50%,推荐环丙沙星用于鼠疫临床治疗。

(张 迁)

参 考 文 献

1 江凌晓,等.中国公共卫生,2004,20(12):1418
2 张志凯,等.中华流行病学杂志,2005,26(1):36
3 王 虎,等.中华流行病学杂志,2005,26(9):684
4 秦石英,等.中国人兽共患病杂志,2005,21(5):433
5 焦巴太,等.中国地方病学杂志,2004,23(5):441

(十)炭疽

张利军等[1]通过热激活和营养启动剂诱导类炭疽芽孢发芽,发现在37 ℃ pH 7.9条件下6 mmol/L次黄嘌呤核苷酸营养诱导剂使类炭疽芽胞发芽率为68%;在30 ℃ pH 8.0条件下,70 mmol/L L-丙氨酸营养诱导剂使芽胞发芽率为74.5%;两者的混合营养诱导剂可明显提高发芽率,达85.6%。李伟等[2]应用基于TaqMan荧光探针的实时PCR技术,针对致病炭疽毒株的两个质粒pX01、Px02上的pagA,cap基因和染色体上的ropB基因设计引物和探针定性、定量检测炭疽芽胞杆菌,认为该法特异、灵敏、高效地检测炭疽芽胞杆菌,该方法的推广和应用对有效防范炭疽生物恐怖袭击、提高突发事件应对能力、快速诊断具有重要意义。何青等[3]报道一起人畜共患炭疽疫情,5人发病,发病率40%,无死亡;潜伏期最短2 d,最长14 d,病程15~18 d,剖杀病死牛是此次发生人皮肤炭疽的直接原因。谢昀等[4]分析江西1953~2003年炭疽发病及流行,累计发病1 193例,死亡44例,平均病死率为3.7%;发病以散发为主,以上饶地区病例数(312)最多;发病小高峰在4月,大高峰在8月,7、8月合计占52.0%;好发年龄在20~40岁,男女之比为3.5~1。

(张 迁)

参 考 文 献

1 张利军,等.中华流行病学杂志,2005,26(3):207
2 李 伟,等.中国人兽共患病杂志,2005,21(4):312
3 何 青,等.中华流行病学杂志,2004,25(10):907
4 谢 昀,等.中国人兽共患病杂志,2005,21(2):146

[附]类鼻疽

黄维真等[1]对海南医学院附院2001年11月至2004年10月诊治的8例类鼻疽病人,进行微生物学检测和药敏试验,从血、痰核脓性分必物分别培养出类鼻疽伯克霍尔德菌。该菌对亚胺培南和哌拉西林/三唑巴坦敏感率达100%。病人白细胞总数基本正常,中性粒细胞明显增高,并出现病毒颗粒。血糖明显增高,肝功能及心功能有不同程度损害。

(周明行)

参 考 文 献

1 黄维真,等.广西医学,2005,27(8):1187

(十一)布鲁菌病

罗德炎等[1]通过扩增不同种布氏杆菌 PBP_{39} 基因,进行测序、连接表达载体PET32a,诱导表达,纯化 PBP_{39} 重组蛋白抗原,免疫BALB/c小鼠,ELISA检测抗体及抗体亚型,认为我国牛、羊、猪布鲁菌 PBP_{39} 编码抗原蛋白同国外已报道的不完全相同,纯化 PBP_{39} 重组蛋白抗原可诱导高水平的抗体反应。王丽[2]分析1952~2003年陕西布鲁菌病流行情况,从8个地市5种宿主的不同材料中共分离出3种228株,其中羊种菌222株,牛种和犬种菌各3株;1991年以前分离的羊种菌为1、2型,而1996年以后则为羊1、3型。对15株羊种菌进行毒力测定均为强毒株。认为陕西是以羊种为主的疫区,流行菌株毒力强,有严重致病性。曹仁颐等[3]报道一例布氏菌致肺门淋巴结炎。该病人入院后检查发现右肺门淋巴结增大,结合发热、全身淋巴结肿大及疼痛等,诊断成立。杨海等[4]报道2例接触牛和羊血感染布病,出现乏力、发热和关节疼痛等,进行检查后诊断为急性布病,认为应加强畜间检疫,执行动物免疫标识等措施防止感染。李雅琴等[5]报道不典型性布病1例,该病人没有多汗、关节肌肉痛和睾丸痛,经过布鲁菌病试管凝集试验诊断成立,用左氧氟沙星(利福欣)和链霉素后好转。沈莉等[6]报道1例人骨髓培养出布氏菌,确定为羊布氏菌病,采用利福平+多西环素(强力霉素)联合治疗12周治愈。栗新等[7]报道2004年忻州市某村暴发一起布鲁菌病,19例病人中男18例,女1例,全部是养羊户与屠宰工,均有不同程度的发热、发冷、出汗、关节痛等典型表现,其中男性睾丸肿大疼痛 8 人。

（张 迁）

参 考 文 献

1 罗德炎，等．第三军医大学学报，2005，27(9)：817
2 王 丽，中国地方病学杂志，2004，23(6)：576
3 曹仁颐，等．北京医学，2004，26(6)：417
4 杨 海，等．中华劳动卫生职业病杂志，2005，23(3)：194
5 李雅琴，等．吉林医学，2005，26(2)：208
6 沈 莉，等．中华检验医学杂志，2005，28(5)：558
7 栗 新，等．山西医药杂志，2005，34(8)：654

（十二）破伤风

解龙昌等[1]报道破伤风误诊为神经系统疾病 41 例，误诊脑梗死 10 例、颅内感染 9 例、面神经麻痹 6 例、癔症 5 例及头痛待诊等，主要与病史采集不全、查体不全面、专业知识不扎实等有关。刘忠红[2]报道 1 例破伤风抗毒素致血清病，注射 1 周出现注射局部痒，继后大腿出现瘙痒、丘疹，逐渐扩散全身，诊断为 TAT 所致血清病，给予抗过敏治疗后逐渐好转。路会娟等[3]报道新生儿破伤风 1 例，生后 4 d 出现面部肌肉抽动，全身强直性痉挛，最终因肺部感染死亡，认为与胎膜破后多次肛门、阴道检查造成感染有关。

（张 迁）

参 考 文 献

1 解龙昌，等．中国综合临床，2004，20(11)：1046
2 刘忠红．华中医学杂志，2005，29(1)：12
3 路会娟，等．山东医药，2004，44(31)：27

（十三）淋病

王泓等[1]用多重 PCR 法同时在同一扩增体系内同时检测淋病奈瑟球菌(NG)及其青霉素、四环素耐药基因，与传统的培养及药敏试验相比具敏感、特异、迅速，标本不受淋菌存活以及药敏试验诸多因素的影响。李国明等[2]应用 KB 法和琼脂稀释法从湛江地区分离出 62 株淋菌多重耐药株；利用 SDS-PAGE 法测定淋菌外膜孔蛋白的表达；采用直接荧光法测定能量抑制剂 NaN_3 加入前后淋菌对抗生素的摄入和积累情况，比较耐药菌与敏感菌内膜泵蛋白表达的差异。结果显示，5 株多重耐药菌均有外膜孔蛋白表达的缺失或下降，同时伴有外排泵蛋白的表达，提示外排系统、外膜通透性与淋病流行株的多重耐药性密切相关。王蓓等[3]采用琼脂稀释法对临床分离的 95 株 NG 进行大观霉素敏感性测定，PCR 扩增核苷转移酶、16 S 核糖体核糖核酸(16 S rRNA) 等特异基因片段。95 株 NG 对大观霉素的敏感率、中度敏感率及耐药率分别为 94.7%(90/95)、4.1%(4/95) 和 1.1%(1/95)。对耐药株的 16S rRNA 基因序列进行分析时发现其相当于大肠埃希菌的第 1 192 位发生了 C →T 的突变。NG 对大观霉素的耐药与 16S rRNA 的突变有关。冯莲凤等[4]对西安地区 105 株淋菌抗菌药物耐药性进行分析，大观霉素耐药性未检出，可作为临床上治疗淋病的首选药物，环丙沙星耐药率为 80.9%，不宜再用环丙沙星治疗淋病。产青霉素酶的淋菌检出率为 37.1%。杨永军等[5]对济宁地区近 4 年淋菌对抗生素的敏感性测定分析，大观霉素及头孢曲松药物敏感性无明显变化，4 年间未发现耐药菌株；环丙沙星耐药性显著上升，由 2000 年的 59.0%上升至 2003 年的 67.9%，PPNG 菌株在 4 年内上升 9.6%，表明淋菌的耐药趋势逐渐增强。

宋矿余等[6]116 株淋菌 β-内酰胺酶和营养分型测定及分析发现产 β-内酰胺酶淋球菌主要分布在原(proto)营养型中(62.5%)．6 株 AHU 营养型淋菌，AHU 营养型淋菌对青霉素的敏感性高于其他营养型。proto，Arg^-，Pro^- 营养型三者的青霉素敏感性无显著差异($P>0.05$)。文华等[7]扩增了 4 株淋菌外膜蛋白 PI 基因，构建 pET 30b-PING 重组子，在大肠埃希菌中诱导表达外膜蛋白，经 IPTG 诱导表达后，其中 3 株获得表达的目的蛋白 PI。为 PI 蛋白免疫学特性的研究、抗体制备以及预防淋病疫苗的研制奠定了基础。郑和义等[8]用连接酶链反应(LCR)检测尿液中的 NG，276 例病人中，24 例 LCR 检测阳性(8.7%)，21 例培养阳性(7.6%)，5 例两项结果不符合者进行 PCR 检测。LCR 的敏感性及特异性分别为 92.3% 和 100.0%，LCR 分析法检测尿液中的 NG 具有较高的敏感。

姜学军等[9]报道淋菌性右膝关节炎 1 例，右膝关节肿胀，局部皮温高，浮髌试验(＋)，B 超检查示关节腔内大量积液，给予关节穿刺，涂片镜检示：淋菌 8 个/H，脓细胞＋ ＋ ＋ ＋，发生在淋病后 3 周，经治疗好转。陶晓苹等[10]报道新生儿淋菌性眼炎伴淋菌性皮炎 1 例，患儿 10 日龄。双眼有脓性分泌物 8 d，下腹部起脓疱、脱屑 6 d，经头孢曲松钠 60 mg 肌内注射，7 d 后治愈。黄敏等[11]对西南地区 3 种常见性病病原体进行分析，NG 发病率最高，其次为沙眼衣原体(Ct)，解脲脲支原体(Uu)感染率最低；20～45 岁是好发 NG、Ct、Uu 3 种性病的年龄，女性多于男性。

朱业靖等[12]用加替沙星治疗 60 例单纯性淋病，口服加替沙星片 0.4 g，每日 1 次顿服，连服 1 周，痊愈

54例,显效4例,有效2例,总有效率100%。李刚等[13]等用用大观霉素与红霉素、米诺环素(美满霉素)或头孢克洛联合治疗首次发病的急性淋病91例,疗程3～10 d,所有病例均获得痊愈。联合用药可弥补单一用药的不足,可增强疗效,减少耐药菌株的出现。李斌[14]用中西医结合疗法110例淋病病人,头孢曲松250 mg/d,连续5 d,配合服用红藤、连翘、败酱草等清热、解毒、利尿、通淋的中药,疗效高于单纯使用西药组($P<0.05$)。应群华等[15]对380例淋菌培养阳性病人进行追踪调查,将复诊结果进行回顾性分析。结果为212例病人未做细菌培养复查,有168例病人复查,其中98例复查结果为正常菌群生长,8例仍有淋菌生长,62例有二重感染菌株生长。对淋病病人,经正规治疗后应定期复诊,重复送检细菌培养,不仅可以评判治疗效果,更可以检测出菌群失调和二重感染的存在。

(潘炜华)

参考文献

1 王　泓,等.中华医院感染学杂志,2005,15(1):23
2 李国明,等.中国抗生素杂志,2005,30(4):244
3 王　蓓,等.江苏医药,2005,31(5):340
4 冯莲凤,等.中华皮肤科杂志,2005,38(5):275
5 杨永军,等.中国艾滋病性病,2005,11(1):48
6 宋矿余,等.临床皮肤科杂志,2005,34(2):96
7 文　华,等.四川大学学报(医学版),2005,36(2):196
8 郑和义,等.中国艾滋病性病,2005,11(1):43
9 姜学军,等.中华医院感染学杂志,2005,15(1):36
10 陶晓苹,等.临床皮肤科杂志,2005,34(9):587
11 黄　敏,等.重庆医学,2005,34(2):271
12 朱业靖,等.山东医药,2005,45(23):85
13 李　刚,等.皮肤病与性病,2005,27(2):30
14 李　斌.皮肤病与性病,2005,27(3):41
15 应群华,等.中华医院感染学杂志,2005,15(10):1143

(十四)麻风

王景权等[1]调查了128例麻风寄养病人的慢性病患病情况,结果发现,麻风寄养病人的慢性病以心血管系统(53.9%)、消化系统(52%)和运动系统(30%)居多,提示麻风寄养病人除遭受麻风残疾溃疡的困扰外,慢性病也成为日益面临的主要健康问题之一。王耀斐等[2]观察了2000～2003年陕西省麻风病康复综合防治情况,观察27例现症病例,发现神经炎病人20例,其中13例通过泼尼松治疗神经功能得到改善;857例病人接受了自我护理训练,60.0%的病人养成了自我护理的习惯,手足皲裂分别减少了98.9%和90.4%,手足溃疡分别减少了96.9%和72.9%,红眼人数减少了78.9%;安装假肢13条。其中残端无伤口12人,5例病人行走步态正常,认为麻风康复工作切实可行。牟鸿江等[3]调查了贵州省近年来麻风病人及治愈者的生存状况。13 034例调查对象中,农民占91.2%,年龄<18岁学龄人群13.0%,现在学校就读;12 816例达到法定婚龄的病人,其中男性未婚率明显高于女性,麻风村内病人又明显高于家庭治疗病人($P<0.01$)。村内病人劳动能力丧失、生活不能自理的比例均明显高于家庭治疗病人。麻风病人人均年收入仅为全省农村的1/2,全国农村的1/4。认为贵州省麻风病人的生存状况令人堪忧。赵进等[4]利用Excel预测麻风的发展趋势,在特定时间段内拟合结果与实际水平相当接近,表明该方法对于预测麻风的发病趋势很有实用价值,但在实际预测中需考虑许多未知因素及人为干预,最好是相关系数>0.95,且不作长期预测。

王景权等[5]报道1例BL麻风愈后11年发生无痛性神经炎,病人全身无麻风活动性皮损,浅神经干无触压痛,两足感觉障碍,左足背屈肌力3级,单侧面瘫,原皮损处查菌阴性,病理检查未发现特异性复发征象,考虑无痛性神经炎,予泼尼松6个月方案治疗,治疗6个月后面瘫恢复,发病机制可能因过度劳累致机体免疫失衡从而使机体对仍存在体内的麻风分枝杆菌抗原发生轻度免疫反应性炎症有关。杨淑霞等[6]报道1例界限类麻风误诊为药疹,病人30年前有麻风病史,双侧眼睑肿胀、右下睑痉挛、眼周及额部浸润性红斑、表面干燥脱屑有毳毛,皮损部位痛觉+温觉和轻触觉减退,同时有手套+袜套样感觉减退,双手大鱼际肌和骨间肌萎缩,双腓总神经和右尺神经可触及粗大、质地较硬的硬块。因此麻风病人治愈后怎样随诊是一个重要问题。孔庆云[7]报道2例瘤型麻风误诊病例,因面部和四肢暗红色结节被误诊为结节病和恶性淋巴瘤,认为皮肤科医务人员有关麻风知识再教育是十分必要。

王红斌等[8]用nPCR检测麻风菌利福平耐药基因,聚合酶增效剂(Q-solution)可显著提高PCR的敏感性,但是常规PCR检测rpoB基因的敏感性仅为45.2%。确立nPCR最佳条件后,使用Q-solution可使其敏感性提高至90.5%。认为PCR反应增效剂和巢式nPCR相结合可明显提高检测rpoB的敏感性和特异性。

(刘晓刚)

参考文献

1 王景权,等.皮肤病与性病,2005,27(3):61
2 王耀斐,等.地方病通报,2005,20(2):53
3 牟鸿江,等.中华流行病学杂志,2005,26(5):348

4 赵　进,等. 中华流行病学杂志,2005,26(10):834
5 王景权,等. 皮肤病与性病,2005,27(1):62
6 杨淑霞,等. 临床皮肤科杂志,2005,34(3):181
7 孔庆云. 华中医学杂志,2005,29(3):176
8 王红斌,等. 中华检验医学杂志,2005,28(10):1015

(十五)败血症

郑季彦等[1]建立16S rRNA基因芯片技术,检测拟诊为败血症的新生儿血标本125例,结果为PCR检测阳性64例(51.2%),血培养阳性32例(25.6%)。认为此法可为新生儿败血症提供早期、敏感的病原学诊断。李国军等[2]建立含有10种细菌探针的检测用基因芯片模型,细菌核糖体DNA经过23S rDNA通用引物扩增后与芯片上的探针杂交,用荧光扫描仪检测信号,基因芯片检测临床致病菌具有较高的特异性和敏感性。庞利娟等[3]采用全自动细菌培养仪进行快速血液培养,与普通培养相比较阳性率明显提高。任林等[4]回顾调查1997年1月至2004年6月4 686份血培养标本共分离出病原菌799株,阳性率为17.1%,革兰阳性菌稍多于阴性菌,最常见的细菌是葡萄球菌属、其次分别是沙门菌属、肠球菌属、链球菌属、埃希菌属、假单胞菌属和不动杆菌属。多数培养细菌对常用抗菌药物呈多重耐药。孙宝君等[5]回顾分析2 010份血培养标本中临床分离菌183株,结合临床资料确诊为血流感染139株、革兰阳性球菌69株(49.6%)、革兰阴性杆菌57株(41.0%)和真菌17株(9.4%)。刘小平等[6]分析247份临床细菌感染病例的血培养阳性标本,革兰阳性菌163株(66.0%)、革兰阴性菌75株(30.4%)和真菌9株(3.6%)。所有标本在孵育12、24、36、48、72和96 h的阳性率分别为24.4%、74.0%、87.4%、93.1%、97.2%和99.2%。张亚莉等[7]分析败血症病人血培养阳性病原菌235株,医院感染161株(68.5%),以大肠埃希菌、铜绿假单胞菌、肺炎克雷伯菌、金黄色葡萄球菌、表皮葡萄球菌和真菌为主;病原菌对常用抗菌药物耐药率较高,医院感染株多重耐药率79.3%,高于院外感染的56.0%。何礼贤等[8]应用替考拉宁前瞻性、多中心、非对照、开放性治疗中、重度革兰阳性球菌感染156例,123例病人分离到细菌130株,54株金黄色葡萄球菌中MRSA 49株(90.7%),34株凝固酶阴性葡萄球菌中MRCNS 30株(88.2%)。105株替考拉宁药敏检测结果:葡萄球菌和肠球菌100%敏感,而万古霉素葡萄球菌均敏感,肠球菌敏感率78.3%(18/23);临床总有效率为85.2%,痊愈率为45.2%,细菌清除率为87.7%,不良反应发生率为1.3%。王臻等[9]应用韩国产万古霉素(方刻林)治疗下呼吸道MRS感染18例,治愈率为61.1%、有效率为94.4%,细菌清除率为77.8%,与美国产万古霉素疗效相似。梁晓岳等[10]回顾分析1993年1月至2003年6月重型肝炎、肝硬化病人6 406例合并败血症146例,其中医院感染85例,血培养检出病原菌87株,革兰阳性菌40株,阴性菌43株,真菌4株,恶化及病死率为52.9%(45/85)。彭少华等[11]在老年病人各种标本中分离出233株肠杆菌科细菌中检测到产AmpC酶菌株20株,以阴沟肠杆菌中检出率最高达35.1%,产AmpC酶菌株对亚胺培南和头孢吡肟较敏感,对第三代头孢菌素耐药率高达85%~100%。杨道锋等[12]收集湖北地区15所三甲医院老年人败血症血和骨髓培养阳性细菌526株,结果革兰阳性和阴性细菌分别为42.8%和57.2%,对革兰阳性菌敏感率>80%的仅有万古霉素和替考拉宁;对革兰阴性菌敏感率>80%的仅有碳青霉烯类抗生素。夏云金等[13]回顾分析急性白血病合并医院ESBLs阳性大肠埃希菌性败血症14例,主要危险因素是使用三代头孢菌素、应用化疗和糖皮质激素及粒细胞缺乏;细菌对碳青霉烯类药物敏感,病死率50%。李小平等[14]回顾分析湖南湘潭市中心医院1994~2003年在临床血培养标本6 474份中共检出细菌943株,居阳性菌前3位的分别是金黄色葡萄球菌(33.3%)、表皮葡萄球菌(31.1%)和腐生葡萄球菌腐生亚种(10.6%),居阴性菌前3位的分别是大肠埃希菌(18.9%)、假单胞菌属(18.2%)和沙门菌属(16.6%)。徐晓峰等[15]报道念珠菌性败血症22例,其中近平滑念珠菌9例、光滑和克柔念珠菌各2例、热带念珠菌1例;可能的相关危险因素为应用广谱抗菌药物(100%)、留置导尿(90.9%)、外科手术(81.8%)、机械通气(72.7%)、中心静脉导管(68.2%)、糖尿病(36.6%)、肾衰竭(18.2%)、血液透析(13.6%)和恶性肿瘤(4.5%);死亡8例。朱焕改等[16]报道因中心静脉营养管污染所致败血症7例。储从家等[17]报道多黏类芽胞杆菌败血症1例。赵铜[18]报道奥斯陆莫拉菌败血症1例。黄东等[19]报道栖稻黄色单胞菌败血症1例,史春娟[20]报道致创伤弧菌败血症1例,鲍毓等[21]报道以皮疹为主要临床表现的婴儿粪肠球菌败血症1例。

(蔡　雄)

参 考 文 献

1 郑季彦,等. 中华传染病杂志,2005,23(3):187
2 李国军,等. 华中科技大学学报(医学版),2005,34(3):356
3 庞利娟,等. 中国综合临床,2004,20(11):1014
4 任　林,等. 中国抗生素杂志,2005,30(7):407

5　孙宝君,等. 解放军医学杂志,2005,30(5): 430
6　刘小平,等. 中华检验医学杂志,2005,28(2): 178
7　张亚莉,等. 中华医院感染学杂志,2004,14(12): 1425
8　何礼贤,等. 中华内科杂志,2005,44(5): 337
9　王　臻,等. 中华医院感染学杂志,2004,14(12): 1403
10　梁晓岳,等. 中华传染病杂志,2005,23(3):204
11　彭少华,等. 中华老年医学杂志,2004,23(11): 793
12　杨道锋,等. 临床内科杂志,2005,22(2): 126
13　夏云金,等. 临床内科杂志,2005,22(5): 339
14　李小平,等. 医学临床研究,2005,22(1): 80
15　徐晓峰,等. 中华内科杂志,2005,44(3): 215
16　朱焕改,等. 中华医院感染学杂志,2004,14(8): 870
17　储从家,等. 中华医院感染学杂志,2005,15(5): 562
18　赵　钢. 中华医院感染学杂志,2004,14(10): 1198
19　黄　东,等. 云南医药,2004,25(6): 542
20　史春娟. 中华医院感染学杂志,2005,15(6): 677
21　鲍　毓,等. 中华皮肤科杂志,2005,38(7): 431

(十六)感染性休克

郑临等[1]应用 LPS 刺激巨噬细胞后用流式细胞仪测得可溶性 TRAIL 表达增加,并能诱导肝细胞凋亡。顾葆春等[2]实验发现创伤性休克大鼠淋巴液中内毒素、TNF-α、IL-6 浓度明显升高,复苏后除 IL-6 持续升高至 2 h 外,内毒素和 TNF-α 均降至正常水平。王新颖等[3]实验证实,原代大鼠肝细胞在内毒素的作用下白蛋白合成能力明显下降,经用核转录因子-κB(NF-κB)特异性阻断剂 SN50 后,可以阻断内毒素诱导的白蛋白表达能力的下降。石永忠等[4]用 400 mg/ml LPS 处理的小鼠巨噬细胞,经过免疫印迹,抗磷酸化抗体检测 ERK、JNK、p38 的磷酸化,结果为巨噬细胞经热休克反应对 ERK、JNK、p38 的磷酸化无影响。张青等[5]检测内毒素损伤大鼠肺组织中抗炎症细胞因子 mRNA 表达,结果为随着 LPS 剂量增加,TNF-α、IL-1β、IL-6、IL-4、IL-10 和 IL-13 的 mRNA 表达均增强;LPS≥6 mg/kg 组上述细胞因子表达显著高于此剂量以下组。表达峰值时间:TNFα 为 1 h,IL-6 为 4 h,其他为 2 h。窦春青等[6]实验发现,他克莫司(FK506)预处理的内毒素休克小鼠,平均存活时间明显延长,72 h 存活率为 46.6%,各时间点肺干重/湿重比值及血清 ALT、AST 含量均明显下降,血清 TNF-α、IL-1β 含量明显降低,肝、肺组织病理改变明显改善。吴学玲等[7]实验研究脂多糖结合蛋白抑制肽对人单核巨噬细胞株 U937 细胞 TLR4 的影响,结果为 TLR4 的 mRNA,蛋白的 *OD* 值,TNFα 的浓度均较 LPS 组低,较正常组高。宋康兴等[8]经股静脉注射内毒素(5 mg/kg)建立实验模型,实验观察纳洛酮对内毒素血症大鼠肠系膜微循环变化,结果为内毒素损伤后大鼠肠系膜微循环发生显著变化,纳洛酮干预后这种变化明显减轻。内毒素损伤组、纳洛酮干预组大鼠肠系膜微循环的血流速度等指标与对照组有差异。张秋玉等[9]从鲎血细胞中提取 mRNA,经 RT-PCR 扩增出 LALF 的基因片段,将其克隆入真核表达载体 pcDNA3.1/myc-His(-)中,重组载体通过脂质体转染 COS-7 细胞表达,序列分析证实,重组质粒含有 LALF 基因片段,转染的 COS-7 细胞有 LALF 基因序列,转染重组质粒的 CoS-7 细胞并能表达融合蛋白。屠苏等[10]采用新西兰大白兔内毒素休克模型,30 min 后予丙泊酚持续静脉泵入。5 h 内观察动物的 MAP、PaO_2、pH,血清 TNF-α,结果为丙泊酚能不同程度地逆转 MAP 的下降,降低血清 TNF-α 水平,降低病死率。胥彩林等[11]用内毒素休克大鼠模型,检测发现内毒素使动物肝、肺、肾组织 GTP-CHI 基因表达和 BH4 水平明显升高,至伤后 24 h 仍持续于较高水平,组织 iNOS 基因表达和 NO 水平亦明显升高。c-Jun 氨基末端激酶(JNK)信号通路抑制剂 curcumin 处理可明显下调肝、肺、肾组织 GTP-CHI mRNA 表达水平,并且肝组织 6～24 h 时、肺组织 12 h 时 BH4 水平显著降低,各组织 iNOS mRNA 表达及 NO 水平亦显著降低。安群星等[12]以内毒素血症大鼠模型,用己酮可可碱预保护,结果为在血循环和心肌内,己酮可可碱都可显著抑制 TNF-α 和 IL-1β 的生成,病理检查显示,心肌炎症反应明显减轻。徐鑫荣等[13]用兔内毒素休克模型,分别在注射 LPS 前及 30、60、120、180、240 和 300 min 后,观察到丹参组 ALT、心肌肌钙蛋白 I(cTnI)及 TNFα 显著低于内毒素休克组,而 PaO_2 和 IL-10 显著高于内毒素休克组,肝、肺、心炎性病理改变明显减轻。吴建浓等[14]应用胸腺肽 α1 治疗严重脓毒血症病人 22 例,1.6 mg/d,皮下注射,疗程为 10 d,结果为治疗后的 $CD14^+$ 单核细胞人类白细胞抗原-DR(HLA-DR)水平明显升高,而 CRP、APACHEⅡ评分及器官功能障碍的数量显著下降,28 d 病死率亦显著下降。杨进国等[15]用大鼠败血性休克模型,观察到 6 h 后大鼠动脉压明显下降,心率增快,到 18 h 心率、动脉压均极度降低;而参附治疗组 18 h 才出现 MAP 下降,心肌病理损害明显减轻,心肌组织 NF-κB 及 ICAM-1 的阳性表达明显降低,血浆中 TNF-α、IL-10 含量明显降低。王勇等[16]用内毒素休克兔模型,检测血清心肌肌钙蛋白浓度(cTnI)、心肌丙二醛(MDA)浓度,结果为儿茶酚胺治疗各组 cTnI 和 MDA 浓度显著高于对照组和内毒素休克组,cTnI 浓度与儿茶酚胺用量呈正相关,组织学显示儿茶酚胺治疗各组与内毒素休克组无显著区别。杨明施等[17]选择全身感染及健康志愿者各 60 例,检测发现与健康志愿者比较,全身感染者中等位基因 IL-1RN2 携带者显著增多，而IL-1A2、IL-182及IL-1RN2携带者病死率增加。体外研究表明，等位基因IL-1RN2较IL-1RN1携带者外周血单核细胞在受LPS刺激时细胞因子IL-1ra分泌及mRNA表达显著增加，而IL-1A、IL-1B各等位基因不影响相应细胞因子表达。蔡国龙等[18]对22例老年感染性休克病人行高血容量滤过(HVHF)治疗，结果为均完成HVHF治疗，未发现耐受不良反应；治疗前、后APACHEⅡ评分(分)分别为27.27±4.94、25.14±5.70($P<0.01$)，治疗前、后MODS评分分别为15.14±3.08、13.64±3.35($P<0.01$)，28 d时病死率50%；治疗前、后MAP、CI、SVRI及全身氧合指数明显改善，12 h时改善最明显，同时对多巴胺需要量的下降。邱菁华等[19]对不明原因全身炎症反应综合征(SIRS)和(或)伴有休克的病人47例，观察其出现SIRS首个24 h的临床相关感染指标和血清降钙素原(PCT)值，以血清PCT≥0.5 ng/ ml和IPS>14分别为评估感染的阈值，结果为血清PCT检测感染的敏感性70.7%，特异性83.3%，其阳性预测值96.7%，阴性预测值29.4%，阳性似然比4.24。IPS检测感染的敏感性75.6%，特异性66.7%，阳性预测值93.9%，阴性预测值28.6%，阳性似然比2.27。黄宏等[20]分离培养小鼠肺泡巨噬细胞，随机LPS组、CpG-ODN组、BLP组、LPS+CpG-ODN组、LPS+BLP组、LPS+CpG-ODN+BLP组和培养基对照组，刺激6 h后，发现LPS、BLP和CpG-ODN不仅体外能协同增加肺泡巨噬细胞释放TNFα等细胞因子，而且具有协同增强效应细胞表面模式识别受体的表达，以三者共存时，协同作用最强。梁临平等[21]建立Wistar大鼠急性前脑缺血模型，结果为12 h后血清内毒素升高，24 h达高峰，72 h恢复正常；肺、肝、肠和肾组织CD14 mRNA的表达也在缺血后12 h升高，24～36 h达高峰，48 h后下降，并以肺变化最显著；内毒素与其受体在各脏器的表达均显著相关，与肠、肺组织CD14 mRNA表达相关最显著。宋红丽等[22]用D-氨基半乳糖(GalN)+脂多糖(LPS)或TNFα造FHF小鼠模型，实验发现，光镜下肠黏膜上皮细胞结构均保持完整，电镜可见肝功能衰竭组有典型的凋亡细胞；对照组、LPS组、GalN组血清TNFα水平几乎正常，凋亡率低且基本没有TNFRⅠ蛋白表达；GalN+LPS组血清TNF α水平12 h明显升高，且TNFRⅠ蛋白在6 h即有表达，此时肠上皮细胞凋亡不明显，9 h和12 h TNFRⅠ蛋白表达明显增加，肠上皮细胞凋亡明显；用GalN+TNFα造FHF模型，结果与GalN+LPS组类似。抗TNFα抗体，可降低TNFRⅠ蛋白表达和减少肠上皮细胞凋亡的发生。陈旭岩等[23]应用蛋白酶抑制剂乌司他丁对大鼠内毒素性肺损伤进行保护，结果为内毒素组肺间质弥漫性出血，肺泡腔内可见大量粒细胞聚集、浸润，并可见弥漫性肺泡间隔增厚，而乌司他丁组上述病理表现明显减轻。陈畅等[24]用赤芍保护大鼠内毒素性急性肺损伤，结果为LPS组生物学标志均显著升高，氧分压和HCO_3^-明显降低；iNOS表达显著增强，eNOS表达明显降低；赤芍组生物学标志显著降低，氧分压和HCO_3^-明显升高，iNOS表达明显降低，而eNOS表达明显升高；病理检查示赤芍组肺组织损伤较LPS组明显减轻。江宏等[25]发现静注ET后，兔出现动脉血氧分压下降、肺内白细胞扣押等ALI病理改变，肺组织LPO增高，SOD明显降低，PLA2活性增高；病理见肺水肿，部分肺组织片状出血，伴局灶性肺不张和肺气肿；超微病理改变表现为Ⅰ型、Ⅱ型肺泡上皮细胞损伤。而经氯喹处理后动脉血氧分压未见下降，肺组织PLA2活性低于ET组，LPO降低，SOD增高；病理见轻度肺水肿，炎细胞浸润较少；肺组织超微损伤较轻。江鸿等[26]比较异氟烷和丙泊酚(异丙酚)后处理对内毒素血症大鼠肺泡毛细血管屏障功能的影响，在大鼠静注内毒素或NS后2 h，分别予戊巴比妥钠、异氟烷或丙泊酚(维持)，机械通气2 h，结果为NS各组和LPS各组在各时点的平均动脉压、血气分析各指标差异均无统计学意义；各组肺组织湿干比亦未见差异；肺通透指数和肺组织伊文思蓝含量在LPS组比NS组高，肺组织光镜显示，LPS各组比NS各组的肺部炎症严重，电镜提示，LPS组肺毛细血管内皮细胞间紧密连接已裂开。蔡栩栩等[27]制备新生和成年Wistar大鼠急性肺损伤动物模型，结果为LPS注射后1 h，大体、光镜和电镜下可见新生大鼠明显的肺出血现象，内皮细胞、肺泡上皮细胞和基底膜损伤明显，可见粒细胞浸润，损害随时程延长加重；而成年大鼠以肺水肿、大量粒细胞浸润为主。与成年大鼠相似，LPS注射后1 h新生大鼠肺湿/干重比(W/D)，肺组织髓过氧化物酶(MPO)活性和TNFα含量均明显增高；支气管肺泡灌洗液(BALF)中多形核粒细胞于2 h时明显增高，肺组织TNFα mRNA的表达于0.5 h即显著增高。李永旺等[28]用原代培养的肺Ⅱ型细胞随机分为对照组、LPS组、加LPS前30 min加抗体组、LPS与兔抗人脂多糖结合蛋白(抗体)同时加入组、加入LPS后30 min加抗体组和加LPS后1 h加抗体组，结果发现，LBP抗体早期应用能显著降低LPS诱导的肺Ⅱ型细胞NF-κB活性及TNFα和IL-6的含量。

(蔡　雄)

参 考 文 献

1　郑　临，等. 中华肝脏病杂志，2005，13(9)：689

2　顾葆春,等. 中国危重病急救医学,2005,17(7):403
3　王新颖,等. 中华急诊医学杂志,2005,14(3):208
4　石永忠,等. 医学临床研究,2005,22(2):145
5　张 青,等. 中国危重病急救医学,2004,16(10):585
6　窦春青,等. 解放军医学杂志,2004,29(10):897
7　吴学玲,等. 中国急救医学,2005,25(1):46
8　宋康兴,等. 中华急诊医学杂志,2005,14(5):391
9　张秋玉,等. 中国人兽共患病杂志,2005,21(7):587
10　屠 苏,等. 江苏医药,2005,31(9):669
11　胥彩林,等. 中华急诊医学杂志,2004,13(12):799
12　安群星,等. 广东医学,2004,25(12):1386
13　徐鑫荣,等. 中华急诊医学杂志,2004,13(10):679
14　吴建浓,等. 中国急救医学,2004,24(11):815
15　杨进国,等. 武汉大学学报(医学版),2005,26(2):166
16　王 勇,等. 江苏医药,2005,31(7):524
17　杨明施,等. 中国危重病急救医学,2005,17(4):203
18　蔡国龙,等. 中国急救医学,2005,25(7):469
19　邱菁华,等. 中国急救医学,2005,25(6):391
20　黄 宏,等. 中华医学杂志,2005,85(21):1468
21　梁临平,等. 临床神经病学杂志,2005,18(1):48
22　宋红丽,等. 中华肝脏病杂志,2005,13(4):290
23　陈旭岩,等. 北京大学学报(医学版),2005,37(4):398
24　陈 畅,等. 中国急救医学,2005,25(1):38
25　江 宏,等. 解放军医学杂志,2004,29(11):979
26　江 鸿,等. 中华医学杂志,2005,85(24):1708
27　蔡栩栩,等. 中华急诊医学杂志,2005,14(6):458
28　李永旺,等. 重庆医学,2004,33(11):1606

四、螺旋体病

(一)梅毒

李桂娥等[1]对31例梅毒病人的血清抗体及传染性活动因子进行了治疗前后动态观察,认为梅毒病人血清抗体产生与病程紧密相连,其抗心磷脂抗体和IgG、IgM抗体对判断病程进展、传染性程度和疗效观察等有着重要的现实意义。梁小梅[2]检测了146人同/双性接触者性传播感染相关的血清学,结果发现,苍白密螺施体(TP,简称梅毒螺旋体)明胶凝集试验阳性23例占15.75%,其中快速血浆反应素试验(RPR)阳性16例占10.96%。周平玉[3]等于治疗前及治疗后1、3、6、9和12个月分别取病人外周血单一核细胞(PBMC)与TP共同培养,分别用ELISA及RT-PCR方法检测培养细胞上清和PBMC中的IL-4、12、IFN-γ及其mRNA的表达,同时观察RPR试验转阴情况。结果发现,IL-12和IFN-γ表达水平与血清RPR试验转阴无明显相关性,IL-4表达水平与血清RPR试验转阴率呈负相关。提示早期梅毒病人外周血IL-4的表达水平可能可以作为判断梅毒预后的一个较敏感指标。蒋毅等[4]发现莱姆病的布氏疏螺旋体蛋白抗原中75×10^3、60×10^3、43×10^3和41×10^3蛋白成分与梅毒和钩端螺旋体存在交叉反应。李韶深[5]等对检测梅毒的ELISA和梅毒螺旋体明胶凝集试验(TPPA)两种试验方法进行血清学质量控制研究,认为应用ELISA方法检测梅毒抗体时,对于OD值处于临界值或小于临界值的血清标本应用TPPA方法进行复检。周平玉[6]等对早期显性梅毒病人皮损中Th1/Th2型细胞因子的表达及其与病人RPR试验阴转的关系进行研究,发现10例一期梅毒病人在随访期内血清RPR试验均转阴,皮损中有9例表达Th1/Th2型细胞因子,1例仅有Th1型细胞因子表达,20例二期显性梅毒病人在随访期内血清RPR试验有12例转阴,皮损中16例有Th1/Th2型细胞因子表达,4例仅有Th2型细胞因子表达;早期梅毒皮损Th1型细胞因子的表达与梅毒RPR试验阴转呈正相关。IFN-γ表达越高,血清RPR试验越容易转阴,提示Th1型细胞因子的早期活化和持续存在在清除局部病原体的过程中起重要作用。刘双全[7]等对梅毒螺旋体Tp0453重组蛋白进行研究,发现Tp0453重组蛋白具有较好的免疫反应活性,可望用于梅毒的血清学诊断。陈萍[8]等研究了荧光定量PCR检测早期梅毒病人梅毒螺旋体,观察了3例资料完整的梅毒病人,但在所检测的7个不同形态的梅毒疹中均检测出梅毒螺旋体特异基因片段。初步显示,荧光定量PCR技术检测的可靠性,它适用于有皮损的梅毒病人,对早期诊断有一定的优势。党倩丽[9]等采用蛋白印迹法、RPR试验和梅毒颗粒凝集试验3种方法,评价了梅毒血清特异性抗体在梅毒早期诊断及治疗后的意义,发现相对分子质量为47×10^3、17×10^3的条带对早期梅毒的诊断既敏感且特异,部分一期和二期梅毒病人在经过有效治疗后2年,梅毒抗体可以完全消失,RPR试验可用于梅毒治疗期间的疗效判定。程艳杰[10]等比较研究了甲苯胺红不加热血清试验(TRUST)、TPHA、梅毒螺旋体明胶凝集试验(TPPA)、梅毒酶联免疫吸附试验(ELISA)和荧光密螺旋体抗体吸收试验(FTA)等5种梅毒血清学实验方法的准确性及其在临床诊断中的应用价值,发现TPPA的敏感性、特异性均较好,为临床检测梅毒较理想的方法。杨日东[11]等认为,脑脊液TPHA和FTA-ABS检测方法对无症状神经梅毒的诊断意义大于VDRL,梅毒病人外周血CD3、CD4、CD8和NK淋巴细胞在各期梅毒之间以及不同RPR滴度梅毒病人之间差异无显著性。陶小华等[12]检测了治疗前后隐性梅毒病人血清IL-12的表达水平,发现隐性梅毒病人血清IL-12水平明显高于正常对照组,而早、晚期隐性梅毒病人之间血清IL-12水平差异无显著性;经苄星青霉素G驱梅治疗后，有效组和无效组病人血清 IL-12 水平均降低，有效组和无效组病人在治疗前、后血清 IL-12 水平差异均有显著性。黄小雄[13]等对二期梅毒病人血清 IL-10 和-12 水平进行检测，发现二期梅毒病人血清 IL-12 水平降低，IL-10 水平升高，与正常人对照组之间差异有统计学意义，经直线相关分析二期梅毒病人 IL-12 和 IL-10 呈负相关。陶小华[14]等研究了隐性梅毒病人外周血 T 淋巴细胞亚群对驱梅治疗疗效的影响，应用流式细胞仪(FCM)检测 12 例正常人(A 组)及 12 例二期梅毒(B 组)、12 例早期隐性梅毒(C 组)及 12 例晚期隐性梅毒(D 组)治疗前外周血 T 细胞亚群。结果发现，4 组之间 $CD3^+$ 差异无显著性(均 $P>0.05$)，而 $CD4^+$、$CD8^+$、$CD4^+/CD8^+$ 差异有显著性(均 $P<0.05$)；隐性梅毒病人经苄星青霉素 G 驱梅治疗并随访 6 个月，有效者治疗前 $CD4^+$、$CD4^+/CD8^+$ 明显高于无效者(均 $P<0.05$)。施辛[15]等对 28 例病程在 1 年之内的早期梅毒病人进行脑血流定量分析。结果发现，病例组 26 例有弥漫性、斑片样脑血流低灌注，21 例病人在多个局部表现得更为明显，共 45 例次。定量分析提示，病例组额叶、顶叶、颞叶的血流量明显低于对照组(P <0.01)，枕叶、基底节、小脑和丘脑的血流量低于对照组($P<0.05$)。

俸卫东[16]等对柳州市某妇教所近 4 年来 1 636 例女性性罪错人群的常规体检资料进行调查分析，发现不同年份梅毒血清阳性检出率差异有非常显著性($\chi^2=9.161$, $P<0.001$)，以 2003 年检出率最高(18.76%)；不同地区梅毒血清阳性检出率差异有非常显著性($\chi^2=12.15$, $P<0.001$)，以广西地区发病率最高；不同职业梅毒血清阳性检出率差异无显著性($\chi^2=5.57$, $P>0.05$)；不同文化程度梅毒血清阳性检出率差异有非常显著性($\chi^2=16.80$, $P<0.001$)；不同婚姻状况梅毒血清阳性检出率差异有非常显著性($\chi^2=8.73$, $P<0.001$)。多因素 Logistic 回归分析中，年份、年龄、文化程度及籍贯被引入模型，说明他们是女性性罪错人群梅毒发病的有关因素($P<0.05$)。陈清[17]对 186 例早期梅毒临床表现、误诊情况和治疗效果进行分类归纳分析，结果发现，年龄在 20～40 岁者发病率居高，82.80%有婚外性行为；二期梅毒临床表现较为复杂，易误诊，误诊率为 14.52%。青霉素类药物仍为首选驱梅治疗药物，治愈率达 100%。任昌贵[18]对 319 例早期梅毒病人进行临床分析，发病年龄以 21～40 岁居高，有非婚性行为者 280 例，占 87.8%；潜伏梅毒 42 例(包括 1 例胎儿潜伏梅毒)，占 13.2%，其中 41 例是在患其他 ATD 体检时查出 RPR、TPHA 阳性；硬下疳 58 例，占 18.2%；二期梅毒 215 例，占 67.4%。张学真[19]等对妊娠合并梅毒的临床特点以及围生儿结局进行分析，发现妊娠合并梅毒可导致产妇以及受感染的围生儿生活质量均下降，应加强产前干预工作。王利权等[20]分析了 67 例妊娠合并梅毒病人临床资料，早期妊娠行人工流产术 6 例；中晚期妊娠行依沙吖啶(利凡诺尔)引产 15 例，其中孕周最小 13 周，最大 40 周；难免流产 3 例，均为中期妊娠；死胎 5 例，孕周 29^+～33 周(其中 1 例为双胎之一)；存活儿 36 个，其中足月儿 32 个，过期儿 1 个，早产儿 3 个(双胎之一)。失访 3 例。顾志英[21]也报道了妊娠期梅毒引起死胎 2 例。周斌[22]等分析了 62 例早期先天性梅毒临床表现、随访其治疗效果，发现青霉素治疗后，临床症状好转率达 100%，28 例获得随访，RPR 3 个月阴转率 3.6%，6 个月阴转率 71.4%，12 个月阴转率 92.4%，骨损害恢复正常时间约为 1 年。黄海燕[23]对 23 例先天性梅毒作了临床分析，发现早产占 39%。低出生体重 9 例(39%)，小于胎龄儿 4 例(17%)。呼吸困难 9 例(39%)、皮肤损害 11 例(48%)、贫血 7 例(30%)、血小板减少 5 例(22%)、肝脾肿大 5 例(22%)、多脏器功能衰竭 3 例(13%)。于娜沙等[24]报道 2 例儿童后天二期梅毒，患儿分别为女 6 岁，男 5 岁，具有典型二期梅毒皮疹，掌跖、躯干、头皮鳞屑性红斑、肛周扁平湿疣，近卫淋巴结肿大，口腔内黏膜白斑。梅毒血清学检查 TPPA(+)，RPR 1∶64(+)；TPPA(+)，RPR 1∶32(+)。其父母 TPPA 和 RPR 均阴性。诊断儿童后天二期梅毒。经长效青霉素连续肌注 3 次后皮疹基本消失，仅留少许色素沉着斑。杨诚等[25]回顾分析经临床确诊的 11 例先天性梅毒婴儿的中枢神经系统 CT 资料，探讨先天性梅毒婴儿的中枢神经系统 CT 特征，结果发现，先天性梅毒中枢神经系统的 CT 表现在新生儿类似重度缺氧缺血性脑病，随访复查可呈现外部性脑积水或脑发育不良的表现。刘晓坤[26]等回顾分析了 17 例神经梅毒病人临床资料，17 例神经梅毒病人均为男性，发病年龄多集中在 40～59 岁。其中脑实质梅毒 15 例，脑膜血管梅毒 1 例，脑脊膜梅毒 1 例。邹达良[27]等对 16 例神经梅毒的误诊进行了分析，误诊时间为 7 d 至 2 年。6 例因一侧肢体偏瘫或失语误诊为脑梗死，3 例因精神异常合并一侧肢体偏瘫或脑神经损害误诊为血管性痴呆，3 例因双下肢乏力伴大、小便障碍误诊为脊髓炎，2 例因头晕、头痛误诊为局限性脑炎，2 例因发作性抽搐误诊为癫痫。杨全等[28]等采用 CT 诊断 1 例迟发性神经梅毒，主要表现为左侧枕、顶叶混杂密度病灶(CT 值 21～178 hU)，与大脑镰相连呈钝角，境界欠清，周围低密度及点、条状高密度钙化，占位效应较明显，左侧脑室枕、顶角受压变小，大脑镰右移；额叶低密度影，边界清晰，无占位效应。陈爽等[29]等对 5 例确诊为神经梅毒的病人进行了 1.5T

超导 MR 检查,发现 5 例均为不同程度的血管炎表现,其中 3 例以颞叶异常信号为主,另 2 例表现为基底节及侧脑室旁急性或慢性梗死为主,2 例增强后无明显强化。提示脑膜血管型神经梅毒在 MRI 上无特异性表现,但 MRI 是显示其病变范围、病变性质以及治疗后随访的有效方法。邵文荣[30]对误诊的 24 例早期梅毒进行临床分析,结果发现,一期梅毒易误诊为软下疳、生殖器疱疹、脓皮病等,女性还易误诊为急性女阴溃疡;二期梅毒斑疹及斑丘疹皮损易误诊为过敏性皮炎、玫瑰糠疹等;鳞屑性丘疹易误诊为银屑病;扁平湿疣易误诊为尖锐湿疣等。吴代生[31]对 12 例误诊的二期梅毒疹进行临床分析,发现 12 例中初诊或多次被误诊为玫瑰糠疹 5 例、药疹 3 例、银屑病 1 例、手脚癣 1 例、肛周湿疹 1 例、斑秃 1 例。单士军[32]等报道了被误诊肿瘤而进行手术切除的 3 例早期梅毒。

孙乐栋[33]等对应用头孢曲松治疗的 31 例早期梅毒病人进行了为期 5 年的随访,完成随访 28 例,血清 RPR 阴性 25 例;血清固定 2 例,RPR 滴度分别为 1∶1 和 1∶2 阳性,经脑脊液等检查排除神经梅毒等;1 例在第 18 个月时出现血清复发,予以苄星青霉素治疗,6 个月后血清转阴。结果显示,应用头孢曲松治疗早期梅毒,与苄星青霉素 G 相比,两组远期治愈率、血清学固定发生率和复发率均无明显差异,证明头孢曲松治疗早期梅毒具有较好的近期和远期疗效。对于青霉素不能耐受的病人,头孢曲松不失为一种较好的替代药物。周平玉[34]等采用前瞻性研究的方法对 202 例早期显性梅毒的预后因素进行分析,来探讨影响早期显性梅毒预后的因素。结果发现,病人的年龄、病程、梅毒的分期、伴有的系统疾患、神经系统症状与梅毒的预后呈负相关;采用四环素、红霉素、多西环素等药物治疗的病人,其预后明显差于用头孢曲松或青霉素治疗的病人。治疗结束后 3 个月血清 RPR 滴度下降 2 个滴定值或以上,6 个月 RPR 滴度下降 4 个滴定值或以上与梅毒的预后呈正相关。多元回归分析显示,治疗药物梅毒的分期及病程是影响梅毒预后的主要因素。该研究显示,一期梅毒经正规治疗后随访期 1 年即可,治疗结束后 3 个月 RPR 滴度下降 2 个滴定值或以上,6 个月 RPR 滴度下降 4 个滴定值或以上,可作为短期内决定是否进行重复治疗的指标。

(陈裕充)

参 考 文 献

1 李桂娥,等. 地方病通报,2005,20(2):20
2 梁小梅. 河北医药,2005,27(7):506
3 周平玉,等. 临床皮肤科杂志,2005,34(10):656
4 蒋 毅,等. 中国人兽共患病杂志,2005,21(5):386
5 李韶深,等. 中国皮肤性病学杂志,2005,19(3):183
6 周平玉,等. 中华皮肤科杂志,2004,37(12):712
7 刘双全,等. 中华检验医学杂志,2005,28(10):996
8 陈 萍,等. 临床皮肤科杂志,2005,34(6):376
9 党倩丽,等. 临床皮肤科杂志,2005,34(2):90
10 程艳杰,等. 中国皮肤性病学杂志,2005,19(8):502
11 杨日东,等. 中华皮肤科杂志,2005,38(2):123
12 陶小华,等. 临床皮肤科杂志,2005,34(2):92
13 黄小雄,等. 中华皮肤科杂志,2005,38(2):111
14 陶小华,等. 中国皮肤性病学杂志,2005,19(3):144
15 施 辛,等. 中国皮肤性病学杂志,2005,19(4):248
16 倖卫东,等. 中国皮肤性病学杂志,2005,19(1):32
17 陈 清. 中国皮肤性病学杂志,2005,19(10):623
18 任昌贵. 临床皮肤科杂志,2005,34(2):95
19 张学真,等. 广东医学,2005,26(6):807
20 王利权,等. 浙江医学,2005,27(7):516
21 顾志英. 临床皮肤科杂志,2005,34(7):466
22 周 斌,等. 医学临床研究,2005,22(4):506
23 黄海燕. 广西医学,2005,27(5):715
24 于娜沙,等. 中国皮肤性病学杂志,2005,19(9):549
25 杨 诚,等. 中华放射学杂志,2005,39(5):524
26 刘晓坤,等. 中国皮肤性病学杂志,2005,19(7):423
27 邹达良,等. 新医学,2005,36(2):99
28 杨 全,等. 中华放射学杂志,2005,39(7):779
29 陈 爽,等. 中华放射学杂志,2005,39(2):148
30 邵文荣. 皮肤病与性病,2005,27(2):40
31 吴代生. 皮肤病与性病,2005,27(1):50
32 单士军,等. 中华皮肤科杂志,2005,38(5):267
33 孙乐栋,等. 中华皮肤科杂志,2005,38(5):310
34 周平玉,等. 临床皮肤科杂志,2005,34(6):366

(二)钩端螺旋体病

刘云英等[1]从我国主要流行的问号钩体黄疸出血群赖型 56 601 株、波摩那群波摩那型 56 608 株、流感伤寒群临型 56 609 株及腐生性双曲钩体参考标准株三宝垄群 Patoc 型 Patoc Ⅰ株基因组 DNA 中扩增了全长 lip21 基因片段,序列分析表明,此片段与已报道的相应序列核苷酸和氨基酸序列相似性高达 99.6%～99.8%和 99.5%～100%,认为 lip21 基因序列非常保守,其表达产物有良好抗原性,可作为研制通用型钩体基因工程疫苗的候选抗原。阮萍等[2]构建 ltB/ctB-ompL1/1 融合基因以及原核表达系统,鉴定表达产物的的免疫和佐剂活性,检测问号钩体野生株 ompL1/1 基因的携带和表达情况及病人血清特异性抗体水平,认为 rLTB-rOmpL1/1 和 rCTB-rOmpL1/1 融合蛋白有良好的免疫原性及与 GM1 结合的活性,不同问号钩体血清中广泛存在 rOmpL1 基因并高表达,不同基因表达产物有广泛的交叉抗原性。王焕萍等[3]建立问号钩体Vero和J774A.1细胞感染模型了解不同毒力的钩体对细胞内游离Ca^{2+}水平的影响及其磷脂C(PLC)活性与细胞内游离水平Ca^{2+}的关系,发现不同毒力的问号钩体所感染细胞的胞内游离水平及其峰值有明显差异,而且与被感染细胞的种类有关,与PLC活性无关。梅家模等[4]报道江西1992～2003年钩体发病情况,共发病21 319例,最高发病年份1998年(9.07/10万);发病时间以8月份发病最高,占62.9%;职业农民占72.5%,其次是学生、工人、干部等;年龄<15岁占18.3%,15～29岁占41.1%,30～44岁占33.5%,年龄≥45岁占15.2%;流行形式以稻田型为主(73.7%),其次为雨水型(15.8%)、洪水型(10.5%);动物宿主主要是黑线姬鼠和黄毛鼠。任军等[5]分析安徽沿江、沿淮洪涝灾害对钩体病暴发流行的影响,沿江1998年洪涝灾害期间自然人群钩体感染率13.4%,高于灾后的2.2%($P<0.01$);沿淮地区2003年洪涝灾区与非灾区人群钩体感染率分别为2.5%和5.3%,认为洪涝灾害对灾区钩体病的发生主要取决于传染源带菌率高低、洪涝灾害的规模、洪水持续的时间、洪涝灾害发生时间与钩体流行季节是否一致、易感人群免疫水平等。但传染源带菌率高低是确定钩体病流行的关键因素。韦爱华[6]报道肺出血型钩体病X线误诊36例误诊为肺结核8例,支气管扩张伴感染7例,两肺部感染13例,慢性支气管炎4例,支气管炎4例;认为针对疑有此病者,应短时间内X线检查,了解此病的X线演变过程,提高诊断率。刘丽华等[7]报道健康人群血清钩体抗体,被检男性125例,抗体阳性检出者19名,检出率15.2%;女性151人,检出率10名,检出率6.6%。涂燕云等[8]根据对钩体病142例临床分析,提出早期诊断标准:有明确的流行病学资料,有较典型的"三症状"、"三体征"使用青霉素后出现赫氏反应,血WBC升高或中性粒细胞分类计数升高,显微镜凝集试验阳性。

(张　迁)

参　考　文　献

1 刘云英,等.中国人兽共患病杂志,2005,21(9):744

2 阮　萍,等.浙江大学学报(医学版),2005,34(1):21

3 王焕萍,等.浙江大学学报(医学版),2005,34(1):15

4 梅家模,等.中国人兽共患病杂志,2005,21(3):265

5 任　军,等.中华流行病学杂志,2005,26(9):690

6 韦爱华,安徽医学,2005,26(5):441

7 刘丽华,等.中国人兽共患病杂志,2005,21(8):734

8 涂燕云,等.中国人兽共患病杂志,2005,21(8):736

(三)莱姆病

蒋毅等[1]用中国莱姆病螺旋体氏疏螺旋体(*Borrelia burgclorferi*)基因型代表菌株PD91作抗原,用蛋白免疫印迹法对梅毒病人和钩端螺旋体病人的血清进行抗体检测,研究莱姆病螺旋体与梅毒螺旋体、钩端螺旋体较常出现的交叉反应抗原,为精确蛋白免疫印迹法检测莱姆病的阳性判断标准提供参考依据,发现莱姆病螺旋体蛋白抗原中75×10^3、60×10^3、43×10^3和41×10^3蛋白成分与梅毒和钩端螺旋体存在交叉反应。杜変英等[2]与承德林区捕鼠、采蜱,分离蜱内病原体,PCR扩增蜱、鼠体内目的片段及序列测定,对林区居民及动物牛、羊进行血清抗体检测,认为全沟硬蜱是承德地区的优势蜱种,发现其感染有另一种致病性莱姆病螺旋体阿氏疏螺旋体(*Borrelia afzelii*),林区羊、牛为重要的储存宿主,林区人群存在莱姆病螺旋体自然感染,可初步认定承德地区为莱姆病自然疫源地。金世文等[3]报道1998～2003年河南石油勘探局新疆探区人群莱姆病监测,发现抗莱姆病螺旋体抗体阳性率12.1%～14.1%,平均13.0%;野外勘探开发组最高(16.4%),野外建设施工组次之(12.6%),后勤服务组最低(7.6%),3组之间感染率有显著统计学意义;感染者中年龄最小6岁,最大61岁,不同年龄组之间无统计学意义,诊断莱姆病665例,患病率8.4%。谭毓绘等[4]应用间接免疫荧光抗体法(IFA)、酶联免疫吸附试验(ELISA)、蛋白印迹法(WB)3种方法检测新疆123例疑似莱姆病病人的血清及部分脑脊液抗布氏疏螺旋体IgM、IgG抗体,阳性率分别为60.5%、48.8%和39.5%,联合灵敏度为79.6%,特异度100%,认为3种方法检测血清和脑脊液抗布氏疏螺旋体抗体有助于临床诊断。

(张　迁)

参　考　文　献

1 蒋　毅,等.中国人兽共患病杂志,2005,21(5):386

2 杜変英,等.中国公共卫生,2005,21(7):836

3 金世文,等.中国人兽共患病杂志,2005,21(6):501

4 谭毓绘,等.中国临床神经科学,2005,13(3):269

五、深部真菌感染

吴绍熙等[1]通过对大量流行病学及临床病例的回顾分析,发现引起深部真菌感染感染的主要危险因素有:广谱抗生素的广泛应用、血液/实体肿瘤、器官移植、免疫抑制剂和抗肿瘤药物的应用、中央静脉插管、粒细胞减少、大手术或大面积烧伤、重症监护和血液透析等。李新华等[2]发现医院真菌感染的病原菌仍以念珠菌属(尤其是白念珠菌)为主。吴玉红等[3]发现中国医学科学院血液病医院209例重型再生障碍性贫血(SAA)病人并发真菌感染率为18.2%,其中系统性真菌感染占47.4%;浅部真菌感染以白念珠菌为主,深部真菌感染以念珠菌属及曲霉菌属为主;SAA病人并发真菌感染的病死率为34.2%,其中深部真菌感染占61.1%。陈端等[4]对昆明医学院第一附属医院近3年住院病人感染的深部标本进行真菌培养API鉴定,共检出1 225株真菌,2001～2003年检出率分别为24.2%、27.8%和48.0%。除念珠菌属外还分离到隐球菌属、马尔尼非青霉菌、组织胞浆菌等。两性霉素B耐药率仅3.3%,而氟康唑的耐药率3年分别为3.4%、8.3%和13.3%。

刘小平等[5]应用Etest法检测173株念珠菌属对两性霉素B、伊曲康唑、酮康唑、氟胞嘧啶和氟康唑的敏感性,发现念珠菌属对常用抗真菌药物存在不同程度的耐药率,非白念珠菌较白念珠菌对抗真菌药物的耐药率高。孙长贵等[6]用微量肉汤稀释法测定226株念珠菌属临床分离株对氟康唑、伊曲康唑、两性霉素B和氟胞嘧啶等4种抗真菌药物敏感性,发现在白念珠菌、热带念珠菌和光滑念珠菌中存在对氟康唑、伊曲康唑耐药株,且唑类药物之间存在交叉耐药性,其中白念珠菌对氟康唑和伊曲康唑的耐药率分别为9.5%和7.7%。陈丽娜等[7]采用标准微量稀释法检测酮康唑、萘替芬、特比萘芬及酮康唑、萘替芬联合应用对55株临床分离致病酵母菌株的体外抗真菌活性。发现酮康唑、萘替芬、特比萘芬及酮康唑、萘替芬联合应用的MIC均值分别为0.281 855 μg/ml,1.528 111 μg/ml、1.000 443 μg/ml和0.199 125 μg/ml,联合用药的疗效优于单用酮康唑、萘替芬、特比萘芬($P<0.05$)。

赵心懋等[8]比较研究纸片扩散法和浓度梯度法检测142株临床分离的酵母菌对氟康唑的敏感性,采用BIOMIC仪自动读取培养板上的抑菌环直径、记录试验结果并对质控数据进行核实,用WHONET2513软件分析结果,比较两者的相关性。结果发现,两种体外药敏试验方法的一致率可达82.4%,但对于部分菌株(如光滑念珠菌)的差异较大。

燕华玲等[9]采用微量法测定特比萘芬对66株白念珠菌酵母相和菌丝相的最低抑菌浓度,其中31株为伊曲康唑、氟康唑敏感株,35株为伊曲康唑、氟康唑的耐药株,发现特比萘芬无论对耐药株还是敏感株,对菌丝相的MIC明显低于酵母相($P<0.01$),说明特比萘芬对菌丝相作用更强大。苏英等[10]通过特比萘芬不同药物浓度体外诱导白念珠菌耐药菌株,经药物诱导后的MIC值明显高于诱导前,最大相差高达400多倍,提示反复用药可提高药物MIC值,降低药物敏感性,反复用药与特比萘芬耐药的发生有关。

乔建军等[11]在念珠菌属的耐药机制方面发现白念珠菌菌丝相与酵母相氟康唑靶酶编码基因-ERG11启动子-440到-1区碱基序列无差异,ERG11基因启动子突变可能与白念珠菌对氟康唑耐药有关。曹先伟等[12]对从复发性外阴阴道念珠菌病病人分离出的白念珠菌氟康唑(FLC)及伊曲康唑(ITC)的耐药株进行研究,发现CYP51基因突变是白念珠菌对唑类抗真菌药物耐药机制之一。CYP51基因突变热点在1 364～1 774 bp之间,突变频率最高的位点是第1 587位中腺嘌呤(A)被鸟嘌呤(G)取代;其余37个为无义突变,只有1 609位的鸟嘌呤(G)被腺嘌呤(A)所取代,导致第488位的缬氨酸被异亮氨酸取代(V 488I)。李劲松等[13]研究耐氟康唑热带念珠菌临床株Fc30的外排泵耐药机制,发现耐氟康唑热带念珠菌Fc30外排泵基因mdr1过度表达与耐药相关,其mRNA灰度比值约为敏感株Fc17的213倍。

刘俊青等[14]用二步法PCR检测有真菌感染高危因素的41例血液肿瘤病人外周血中曲霉菌18S rRNA基因,敏感性和特异性较高。结合CT检查、曲霉菌培养、病人骨髓抑制状况和抗真菌治疗效果等临床资料进行分析,发现该方法对IFI的早期诊断以及指导临床选择抗真菌治疗有较好的价值。张建芳等[15]的研究表明,测定(1-3)-β-D葡聚糖不失为早期诊断深部真菌病的较好方法。

杨薇等[16]介绍,卡泊芬净(caspofungin)是一种新型的棘白菌素类抗真菌药物,国外临床研究发现,持续发热且有白细胞减少的病人对卡泊芬净的耐受性比两性霉素B脂质体更强。因此,卡泊芬净可以作为抗真菌药物的新选择。王景枝等[17,18]的研究表明,伊曲康唑静脉注射液由于其良好的抗真菌活性和耐受性,可作为治疗免疫力低下病人真菌感染的有效药物以及重症病人抗侵袭性真菌感染的首选药物之一。方雪玲等[19]对27例ICU危重病人的真菌感染,予氟康唑针剂治疗5 d无效后,改用伊曲康唑针剂,先给予伊曲康唑针剂0.4 g/d,2 d后改为0.2 g/d,疗程15～20 d。结果:在改药后治疗7 d以上的17例病人中,10例有效,有效率达58.8%。另外10例在改药后1～3 d因病情过重死于多脏器功能衰竭。

念珠菌病:段德鉴等[20,21]认为白念珠菌可上调角质形成细胞β防御素-2 mRNA的表达,其中甘露聚糖可能起诱导作用,角质形成细胞通过表达β防御素-2在皮肤黏膜的抗感染防御机制中发挥重要作用。白念珠菌和甘露聚糖均可引起角质形成细胞NF-κB向细胞核内转移,进而活化该转录因子,调控靶基因的转录。甘露聚糖可能是白念珠菌引起 NF-κB 活化的重要活性成分之一。而江文等[22]发现白念珠菌可诱导血管内皮细胞表面细胞间黏附分子-1(ICAM-1)以及血管细胞黏附分子(VCAM-1)mRNA 的表达及促进 IL-6、IL-8 的分泌。陈兴平等[23,24]认为,Toll 样受体 4(TLR4)对系统性白念珠菌感染小鼠具保护作用,TLR4 在白念珠菌刺激小鼠巨噬细胞释放 TNFα 中发挥作用,而对 NO 释放没有直接作用。TLR4 基因突变组(实验组)感染后肾脏、脾脏组织中菌落形成单位计数明显高于 TLR4 基因正常组(对照组),肾脏组织病理学显示真菌感染程度明显高于对照组,第 1、6 天肾脏分泌 TNFα 水平低于对照组。暨明等[25]发现白念珠菌也可能通过刺激机体 $TNF_{2\alpha}$ 水平升高进而激活半胱天冬酶,同时白念珠菌上调 bax、p53 基因表达协同激活半胱天冬酶,从而导致小鼠胸腺细胞凋亡。而冯静等[26,27]的研究表明,念珠菌属分泌型天冬氨酸蛋白酶基因可能与人阴道念珠菌病的发病机制有关,该基因家族在阴道白念珠菌感染时在阴道均有不同程度的表达。

金艳等[28]发现 RPMI1640 培养基(pH7.5)37 ℃传代培养 7 d(转种 12 次)是获得白念珠菌菌丝相的理想条件,菌丝相是白念珠菌的致病相。苑天红等[29]认为,白念珠菌细胞壁上的甘露糖是介导二相性白念珠菌与人口腔颊黏膜细胞黏附的重要物质,且菌丝相白念珠菌细胞壁上的甘露糖含量明显高于孢子相,菌丝相白念珠菌对人口腔颊黏膜细胞的黏附作用强于孢子相。

陈惠德[30]介绍,在念珠菌病的治疗方面,两性霉素 B(包括其脂质体剂型)、氟康唑、伊曲康唑仍然是目前主要的药物,而伏立康唑(voriconazole)、卡泊芬净(商品名 Cancidas)等近年来新上市的药品,已被美国抗微生物治疗指南(2003,33 版)规定为念珠菌血行感染,临床稳定的中性粒细胞减少病人治疗的备选药物。王建钊等[31]比较伏立康唑与其他 5 种抗真菌药在体外抗深部致病念珠菌的活性,发现伏立康唑在体外能有效抑制深部致病念珠菌的生长,尤其对唑类药耐药的克柔念珠菌和光滑念珠菌也具有较好的抗真菌活性,部分菌种抗真菌活性甚至优于氟康唑和伊曲康唑。江惟苏等[32]对小鼠系统性白念珠菌感染模型的治疗研究表明,特比萘芬与氟康唑或伊曲康唑联合疗法可增强抗白念珠菌效能,联合用药组小鼠的存活时间比单用药组明显延长($P<0.05$),肾组织真菌计数显示联合治疗组明显低于单用药组($P<0.05$)。该方法具有临床应用的潜能。林晨等[33]在新药开发方面,发现中药枸骨叶脂溶性萃取物中可能含有有效抗念珠菌成分,对白念珠菌和光滑念珠菌具有很好的抑制作用,且随着药物浓度增加,抑制率也不断增加,呈量效关系。透射电镜观察发现,白念珠菌经枸骨叶乙酸乙酯萃取物处理后出现细胞壁不规则增厚和灶状沉积现象。

隐球菌病:边兴艳等[34]报道了 1 例土生隐球菌致新生儿败血症伴脑膜炎,从 17 日龄发热患儿的血液、脑脊液及粪便中同时分离出 1 株地生隐球菌(*Cryptococcus terreus*)。用酮康唑和益康唑治疗 12 d 后,血液、脑脊液及粪便培养两次均阴性。病人自动出院,后死亡。陈丽娜等[35]报道 5 岁男性儿童播散性隐球菌病 1 例,血、骨髓、脑脊液培养均发现新生隐球菌生长,X 线示中、下肺弥漫斑片状阴影。B 超检查示肝脾受浸润。予两性霉素 B 静脉滴注及鞘内注射联合口服氟胞嘧啶治疗 12 周后,改为氟康唑、伊曲康唑各 100 mg/d 口服维持治疗半年,临床症状全部消失,双肺弥漫性阴影明显吸收,肝脾阴影吸收。出院前连续 2 次脑脊液培养无隐球菌生长。陈伟群等[36]报道结核性脑膜炎合并隐球菌性脑膜炎一例,由于两者在临床及脑脊液常规、生化鉴别都比较困难,常相互误诊。本例病人有与结核病人密切接触史,胸片示结核活动期,血结核抗体阳性,2 个月后脑脊液结核菌培养阳性,在脑脊液中 5 次均找到隐球菌。予抗结核治疗及用两性霉素 B 静脉滴注及鞘内注射后好转。

曲霉病:张丽娟等[37]对烟曲霉毒力基因的作用机制进行了探讨,并对毒力相关基因 pksP,fos21,rhbA,pabA,lysF,cpcA 等在 BALB/c 小鼠体内和体外表达的差异进行了研究。李军等[38]建立了高效液相色谱技术(HPLC)检测(1-3) -β-D-葡聚糖的方法,其最低检测限度为 1～2 pg/ml,临界值为 15 pg/ml。1 周内 HPLC 方法敏感度为(77.8%),特异度为(91.7%)。在早期预测大鼠肺曲霉感染的发生、发展及预后判断方面明显优于传统的血培养,也要优于 nPCR 方法。

马尔尼菲青霉病:刘彦春等[39～42]报道了多例艾滋病合并马尔尼菲青霉病的病例。病人多分布在广西、广东等一带,或者有在上述地区的居留史。黄广宇等[43,44]发现两性霉素 B、两性霉素 B 脂质体及伊曲康唑治疗有效,但病死率仍高。

(朱红梅)

参 考 文 献

1 吴绍熙,等. 中国皮肤性病学杂志,2005,19(1):49
2 李新华,等. 中华医院感染学杂志,2005,15(3):280
3 吴玉红,等. 中华医院感染学杂志,2005,15(8):866
4 陈 端,等. 中华检验医学杂志,2005,28(4):387
5 刘小平,等. 中华医院感染学杂志,2005,15(6):671
6 孙长贵,等. 中华检验医学杂志,2005,28(6):654

7 陈丽娜,等.中国皮肤性病学杂志,2005,19(8):475
8 赵心懋,等.中华检验医学杂志,2005,28(9):909
9 燕华玲,等.中华皮肤科杂志,2005,38(8):515
10 苏 英,等.中华皮肤科杂志,2005,38(8):484
11 乔建军,等.中华皮肤科杂志,2005,38(3):160
12 曹先伟,等.中华医院感染学杂志,2004,14(11):1215
13 李劲松,等.中国抗生素杂志,2005,30(9):565
14 刘俊青,等.中华内科杂志 2005,44(10):726
15 张建芳,等.中华医院感染学杂志,2005,15(3):354
16 杨 薇,等.中华医学杂志,2005,85(1):53
17 王景枝,等.中华医学杂志,2005,85(21)1481
18 毛莉萍,等.中华内科杂志,2005,44(8):618
19 方雪玲,等.中华内科杂志,2005,44(9):694
20 段德鉴,等.中华皮肤科杂志,2005,38(4):202
21 段德鉴,等.中国皮肤性病学杂志,2005,19(6):331
22 江 文,等.中华皮肤科杂志,2005,38(8):506
23 陈兴平,等.中国皮肤性病学杂志,2004,18(12):711
24 陈兴平,等.中华皮肤科杂志,2005,38(8):509
25 暨 明,等.中国免疫学杂志,2005,21(4):251
26 冯 静,等.中华皮肤科杂志,2005,38(4):235
27 廉翠红,等.中华皮肤科杂志,2005,38(8):488
28 金 艳,等.中华皮肤科杂志,2005,38(8):501
29 苑天红,等.中国人兽共患病杂志,2004,20(11):966
30 陈惠德. 内科急危重症杂志 2005,11(1):19
31 王建钊,等.中国皮肤性病学杂志,2005,19(2):89
32 江惟苏,等.中国皮肤性病学杂志,2005,19(5):272
33 林 晨,等.中国人兽共患病杂志,2005,21(9):821
34 边兴艳,等.中华医院感染学杂志,2005,15(9):1053
35 陈丽娜,等.中华皮肤科杂志,2005,38(8):473
36 陈伟群,等.中华内科杂志,2005,44(9):697
37 张丽娟,等.中华医学杂志,2005,85(28):2010
38 李 军,等.中华检验医学杂志,2005,28(9):943
39 刘彦春,等.中华皮肤科杂志,2005,38(8):523
40 陈劲峰,等.中华传染病杂志,2005,23(3):195
41 李 云,等.中国人兽共患病杂志,2005,21(5):445
42 刘 艳,等.中华传染病杂志,2005,23(4):256
43 黄广宇,等.第三军医大学学报,2005,27(7):689
44 刘道凡,等.中华皮肤科杂志,2005,38(4):242

六、寄生虫病

(一)疟疾

扬林等[1]报道 2000～2003 年济南市疟疾监测分析,呈散在分布,主要为输入病例,男性占 83.3%,多为外来流动人员和确切外出疟疾史的本地居民。王萍等[2]成功克隆恶性疟原虫 FCC1/HN 株 FEN-1 基因。序列测定及同源性分析表明,恶性疟原虫 FCC1/HN 株与国外已报道各株的 FEN-1 基因序列有高度同源性。韩志富等[3]克隆、表达恶性疟原虫的巨噬细胞迁移抑制因子(MIF)同源基因 Pfmif。从恶性疟原虫 RNA 中扩增到 Pfmif 基因,长度为 351 bp,编码 116 个氨基酸,具有 MIF 家族蛋白的典型特征。表达及纯化了融合有 GST 标签的重组 PfMIF 蛋白。初步确定 PfMIF 是 MIF 家族的一个新成员。陈克强等[4]探讨伯氏疟原虫 RC 株和 N 株感染小鼠 IFN-γ mRNA 的表达及其对疟疾致病的影响,株疟原虫感染诱导小鼠肝、脾 IFN-γ mRNA 的表达可能具有不同的机制,RC 株疟原虫感染可诱导小鼠肝、脾持续表达 IFN-γ mRNA,对减轻疟原虫感染所造成的损害和感染鼠的康复有重要意义。刘忠湘等[5]将疟原虫经枸橼酸钠抗凝剂(ACD,CD 和 SC)处理后,以鼠疟感染率为指标检测抗凝剂对虫体的影响。3 种抗凝剂均可抑制疟原虫的生长,其中 ACD 影响最甚。以抗凝剂分别处理红细胞和疟原虫,结果表明,抗凝剂作用于虫体而非红细胞;处理同步化的虫体表明抗凝剂对裂殖体的抑制最为显著。同样处理伯氏疟原虫后接种小鼠进一步验证了抗凝剂对恶性疟原虫作用的抑制性效应。黄天谊等[6]建立的标签引物叠式/多重 PCR,检测模拟现场滤纸血样的敏感性为恶性疟原虫 1～2 个虫/μl 血,间日疟原虫 5～10 个虫/ μl 血,检测 71 份现场采集的镜检疟原虫阳性滤纸血样(恶性疟 24 份和间日疟 47 份)的结果与镜检结果的符合率分别为 87.5%和 100%。表明通过标签引物扩增技术优化的叠式/多重 PCR 系统,适用于检测现场采集的滤纸血样,其检出低原虫血症的敏感性和鉴定虫种的准确性均优于镜检法。吴英松等[7]采用杂交瘤技术制备恶性疟原虫乳酸脱氢酶(LDHpf)单抗,利用筛选出来的单抗制成诊断恶性疟原虫的免疫层析条,以镜检和 PCR 法为对照,用 GICA 条检测门诊“四热”病人血样,GICA 条检测恶性疟原虫的敏感性分别为 88.4%和 86.7%,GICA 与镜检法的符合率均为 91.6%,该法检测恶性疟原虫简易快速、灵敏度高,无须特殊仪器设备。宋杰等[8]对 45 份采自海南省恶性疟病人血样,采用 nPCR 法分别扩增亚性疟原虫分离株氯喹抗性转运蛋白编码基因(pfcrt)基因中含有第 76 位和 220 位氨基酸的多态性片段,并对扩增产物进行限制性内切酶酶切分析,提示我国海南株恶性疟原虫产生氯喹抗性与发生在 pfcrt 基因中的 K76T 点突变有一定的关联。官亚宜等[9]分析海南省 pfcrt 及其 P-糖蛋白同系物 1(Pgh1)编码基因(Pfmdr1)的点突变特征,治疗前恶性疟原虫 pfcrt 76T 突变发生率在体外微量测定法显示的氯喹抗性与敏感株中的差异有统计学意义($P<0.05$),提示恶性疟原虫 pfcrt 基因 76T 可以作为监测氯喹抗性的一个分子标记。刘德全等[10]采用 WHO 制定的体外微量法和体内四周法,在停用氯喹后不同时间测定恶性疟原虫对氯喹

的敏感性。结果表明,减少或停止使用氯喹后,我国恶性疟原虫对氯喹抗性呈降低趋势,逐渐恢复了对氯喹的敏感性。阎建忠等[11]报道对于约氏疟原虫初次感染免疫应答能力不同的DBA/2和BALB/c小鼠,青蒿琥酯根治性治疗不影响其特异性免疫的建立和免疫记忆性的维持。王波等[12]治疗23例恶性疟疾,用蒿甲醚(artemether)肌注首剂160 mg,第2日起每日1次,每次80 mg,连用5～7 d,并配合其他综合治疗。23例病人存活22例,平均退热时间24～72 h,48～72 h血涂片原虫转阴,对19例随访8周,复发1例,1例病人因多器官功能衰竭死亡。陈晓松等[13]采用磷酸咯萘啶与双氢青蒿素联合治疗非洲重症恶性疟,在平均退热时间、临床症状快速控制比率、治愈率和复燃率等方面均明显好于对照组,磷酸咯萘啶主要不良反应有注射局部疼痛和血管刺激症状,青蒿素在个别病人出现全身皮疹。马金海等[14]比较蒿甲醚与奎宁治疗儿童恶性疟疾的疗效。蒿甲醚组60例,入院后即给予蒿甲醚注射液,首剂以3.2 mg/(kg·d)肌内注射,第2～5天给予1.6 mg/(kg·d),总疗程5 d;奎宁组60例,入院后即给予二盐酸奎宁10 mg/kg,加入10%葡萄糖注射液,浓度为1 mg/ ml,每8 h用药1次,总疗程5 d。蒿甲醚组患儿平均退热时间、外周血疟原虫转阴时间及平均住院时间、脑型疟患儿昏迷清醒时间均较奎宁组为短。宋振华等[15]报道1例男性脑型恶性疟疾脑电图特点,表现为普遍性慢波活动,波幅波动大,随着病情好转其改变亦明显改善,脑电图变化可反映脑部病变的部位、范围及严重程度,并可反映疗效及预后。凌磊等[16]观察2003年4月～12月我国首支维和医疗分队在刚果(金)的疟疾感染率,在采取防蚊灭蚊和对易感者行药物预防,包括整治环境,使用驱蚊器、灭蚊灯和氯氰菊酯等预防措施,以降低营区内蚊虫密度,使用防疟3号和双氢青蒿素对人员进行预防后,43人中有3人发病(男2人,女1人),发病率为7.0%,与同一战区的其他国家维和分队比较,我分队发病率最低,但疟原虫感染率较高,达90.7%室内蚊虫密度明显降低。汪俊云等[17]克隆、表达恶性疟原虫乳酸脱氢酶基因,并以表达的重组蛋白免疫BALB/c小鼠,采用杂交瘤技术成功制备了能识别天然恶性疟原虫乳酸脱氢酶蛋白的特异性单克隆抗体。郝文波等[18]以恶性疟原虫EBA-175(Ⅱ区F2段)重组抗原免疫BALB/c小鼠,采用杂交瘤技术制备McAb,获得了能稳定分泌高特异性抗EBA175 McAb的杂交瘤细胞。

(王俊学)

参 考 文 献

1 扬　林,等.中国寄生虫病防治杂志,2005,18(2):2
2 王　萍,等.中国寄生虫病防治杂志,2005,18(1):16
3 韩志富,等.中国医学科学院学报,2004,26(5):515
4 陈克强,等.第二军医大学学报,2005,26(5):515
5 刘忠湘,等.中国寄生虫学与寄生虫病杂志,2004,22(6):344
6 黄天谊,等.中国寄生虫学与寄生虫病杂志,2005,23(3):140
7 吴英松,等.第一军医大学学报,2005,25(7):761
8 宋　杰,等.中国寄生虫病防治杂志,2005,18(3):175
9 官亚宜,等.中国寄生虫学与寄生虫病杂志,2005,23(3):135
10 刘德全,等.中国寄生虫学与寄生虫病杂志,2005,23(1):27
11 阎建忠,等.中国人兽共患病杂志,2005,21(7):574
12 王　波.宁夏医学杂志,2004,26(10):640
13 陈晓松,等.中国寄生虫病防治杂志,2005,18(2):160
14 马金海,等.宁夏医学杂志,.2005,27(4):270
15 宋振华,等.重庆医学,2004,23(11):1603
16 凌　磊,等.解放军医学杂志,2004,29(10):915
17 汪俊云,等.中国寄生虫学与寄生虫病杂志,2005,23(4):213
18 郝文波,等.第一军医大学学报,2005,25(9):1169

(二)阿米巴病

吴彦萍等[1]报道棘阿米巴性角膜炎22例,均以角膜刮片确诊,4例有外伤史,2例有戴接触镜史,予以静脉点滴甲硝唑,外用氟康唑及氧氟沙星(泰利必妥)滴眼液,疗程20～34 d,取得良好效果。

(王俊学)

参 考 文 献

1 吴彦萍,等.哈尔滨医药,2005,25(2):37

(三)利什曼原虫病

左新平等[1]报道新疆乌什县1999～2004年当地发现黑热病病人42例,死亡2例,病死率4.2%。15岁以下儿童占病例总数的87.8%。治疗采用葡萄糖酸锑钠(斯锑黑克)120 mg/kg总量6 d疗法效果好。汪俊云等[2]分析和比较我国利什曼原虫分离株与相应的利什曼原虫WHO参照株在一种DNA重复序列上的同源性,PCR扩增各利什曼原虫分离株的DNA重复序列片段并测序,用GENEDOC软件比较扩增的各分离株DNA重复序列的同源性。DNA重复序列在种内各利什曼原虫分离株间完全同源或高度同源(99%～100%),且碱基变异具有高度稳定性,而在种间则显示相当的差异(一般同源性小于90%)。田玉等[3]构建我国山丘疫区杜氏利什曼原虫分离株前鞭体核糖体DNA(rDNA)内转录间隔区(ITS)片段克隆,并进行测序及同源性分析。扩增出约1 000 bp的rDNAS片段。测序结果表明,山丘疫区的2株杜氏利什曼原虫L. d. SC10和L. d. 6分别为1 027 bp和1 028 bp。序列分析结果表明,L. d. SCl0和L. d. 6有一定差异。获得了我国山丘疫区杜氏利什曼原虫分离株L. d. SCl0和L. d. 6的前鞭体rDNA17S序列。金长发等[4]在四川省南坪县野外洞穴用顺式氯氰菊酯(奋斗呐,50 mg/m²)滞留喷洒灭蛉和药浴(2.5%溴氰菊酯可湿性粉剂250 mg/L)家犬防治中华白蛉措施后,逐年进行野外洞穴白蛉密度观察和当地内脏利什曼病的流行病学调查。结果为野外洞穴白蛉密度得到有效控制,家犬药浴和白蛉密度降低后,对控制内脏利什曼病起到一定作用。

(王俊学)

参考文献

1 左新平,等. 地方病通报,2005,20(1):33

2 汪俊云,等. 中国人兽共患病杂志,2005,21(4):304

3 田 玉,等. 中国寄生虫学与寄生虫病杂志,2004,22(5):294

4 金长发,等. 中国寄生虫学与寄生虫病杂志,2004,22(6):338

(四)弓形虫病

陈昌源等[1]报道湖北省8家大型医院2002年1月至2004年12月间4 310名育龄妇女中血清弓形虫抗体或循环抗原阳性606例,阳性率14.1%,阳性组中流产、死胎、畸形发生率高于阴性组,妇科疾病如子宫肌瘤、宫外孕、盆腔炎、不孕症的患病率也显著高于阴性组。庞丽红[2]采用ELISA法检测血清中TOXO特异性IgM、IgG,对210例高危妊娠孕妇和300例正常妊娠孕妇的血清进行了TOXO抗体检测。结果为高危妊娠妇女血清TOXO异常11例(5.2%),其中IgG阳性10例,占(4.8%),TOXO IgM阳性1例(0.5%),对照组TOXO异常1例,为IgM阳性(0.3%)。孙慎侠等[3]报道大连市精神病病人弓形虫感染情况,IgG抗体阳性率,病例组总阳性率28.7%,明显高于对照组。病例组中,精神分裂症22.5%,抑郁症32.1%,焦虑症37.5%,癫痫症22.2%。韩美君等[4]采用ELISA三联诊断法对93例新生儿脐带血清标本进行弓形虫感染的血清学检测。结果为新生儿弓形虫各单项检测阳性率分别为循环抗原(CAg)4.3%、IgM2.2%、IgG15.1%,新生儿弓形虫平均感染率为19.4%,其中近期感染率为5.4%。顾方方等[5]对采自光明乳业集团奶牛场奶牛血清200份,弓形虫抗体阳性率为11.5%。吴淘等[6]报道采用弓形虫感染大鼠建立体内高花生四烯酸四烯衍生物脂氧素(lipoxin)水平动物模型,采用电生理和神经功能检测方法,观察到弓形虫感染对大鼠表现出较好的抗炎促神经修复作用,可能同体内高脂氧素水平有关。许丽芳等[7]建立用人包皮成纤维细胞(human foreskin fibroblast, HFF)培养弓形虫速殖子的方法。弓形虫速殖子大多在感染后3～5 h侵入HFF,约32 h,假包囊破裂,释放出虫体。杨连第等[8]观察弓形虫急性感染雄性小鼠后对其生育能力的影响。急性感染弓形虫的雄鼠配对平均产仔鼠数显著减少。实验组雄鼠睾丸、附睾、输精管、前列腺、丘脑均出现明显病变,睾丸中仅见初级、次级精母细胞,少见或不见成熟精子。周永华等[9]报道弓形虫感染可诱导大鼠睾丸组织细胞发生凋亡,弓形虫感染对大鼠雄性生殖系统有一定程度的损害,对雄性生育功能也有一定影响。苑文英等[10]以不同剂量RH株弓形虫腹腔感染孕中期鼠(d10),分娩后观察到孕期感染弓形虫出生仔鼠体重、智力、免疫功能降低,寿命缩短,与感染剂量大小有关。对体长无明显影响。鲁敏等[11]观察到急性弓形虫感染可使昆明小鼠的受孕率及产仔率明显降低。病理检查结果也显示子宫、输卵管有炎症病变。于振华等[12]用弓形虫Rh株感染昆明小鼠,设计氯喹治疗组、甲硝唑组及对照组,观察对比。扫描电镜及透射电镜下观察对比各种情况下弓形虫的超微结构变化。提示氯喹是一种非常有效的治疗小鼠弓形虫病药物,其治疗机制是破坏弓形虫的细胞膜及核膜,降低其攻击有核细胞的能力,阻断其在细胞内的增殖,且造成代谢紊乱。刘俊燕等[13]用3种不同途径感染Fukaya株弓形虫速殖子,观察弓形虫感染小鼠慢性期病变特点及虫体在脑内的成囊过程,经腹腔、皮下和口服感染虫体的小鼠存活率在第42天分别为100%、66%和80%。弓形虫感染慢性期小鼠脑多被累及。腹腔与皮下感染弓形虫Fukaya株速殖子比口服易成囊,经腹腔感染方式建立弓形虫慢性感染动物模型较稳定。汪文胜等[14]探讨弓形虫性脑病的MRI表现多数病灶位于大脑半球灰白质交界处(8例),其次为侧脑室周围(6例),病变多发为其特点(18例)。增强扫描绝大数病变呈不同程度强化(17例),其中以片状或斑片状强化最为常见(9例),其次为环形或半环形强化(7例)。血清学免疫学检查所有病例IgM或IgG抗体均呈阳性。所有病例抗弓形虫治疗均有效。MRI对确定弓形虫脑病的部位、范围及观察病灶演变情况、评价治疗效果有重要价值。蒋守富等[15]采用无毒灵敏的TMB为底物的酶联免疫印迹技术,分析弓形虫感染者 IgM 或 IgG 抗体阳性血清与弓形虫速殖子可溶性抗原的免疫反应谱。结果显示，IgM 抗体对 p35、p38 和 p22 的识别比例达 80%以上，且反应带出现率较其他抗原组分高，而 p32、p30 与 IgG 抗体的反应带出现率和识别比例也分别高达 40%和 80%以上。其中反应最强烈最具代表性的分别属 p35（出现率 81.5%，$P<0.000\ 1$）和 p32（出现率 57.1%，$P<0.000\ 1$）。表明 p35、p38、p22 可能为近期弓形虫感染的诊断标志物，p32 和 p30 则可能是慢性弓形虫感染的诊断标志物。楼涤等[16]报道唾液中检出 IgM 抗体阳性与血清的阳性符合率为 80%（16/20）；检测尿液中的抗原抗体均无一例阳性，提示采用唾液标本检测弓形虫 IgM 抗体在弓形虫感染的诊断及流行病学调查中有一定的应用前景。许丽芳等[17]比较红霉素、阿奇霉素、磺胺嘧啶和大蒜素体外抗弓形虫的效果，结果为红霉素在浓度>100/μg/ml 时，可抑制弓形虫生长繁殖。阿奇霉素具有明显的杀灭速殖子的作用，但对细胞的毒性较大。磺胺嘧啶、大蒜素对弓形虫的生长抑制作用弱或无。罗新萍等[18]报道阿奇霉素治疗育龄妇女弓形虫感染总有效率为 92.3%（96/104），乙酰螺旋霉素为 70.0%（70/100），两组间差异有显著性。杨婷婷等[19]构建弓形虫主要表面抗原 SAG1 单价基因疫苗及其与棒状体蛋白 ROP2 的复合基因疫苗，接种 BALB/c 小鼠。观察疫苗的免疫保护性。获得 pcDNA3.1-SAG1、pcDNA3.1-SAG1-ROP2 重组质粒；pcDNA3.1-SAG-1ROP2 组小鼠 IgG 抗体（$P<0.05$）、IFN-γ（$P<0.01$）及 $CD8^+$ 细胞比例（$P<0.05$）均高于 pcDNA3.1-SAG1 组；实验组组均未测到 IL-4；复合基因组感染弓形虫后生存时间较单基因组延长（$P<0.01$）。丛华等[20]构建弓形虫主要表面抗原 SAG1、SAG2 复合基因真核表达质粒，将其转入减毒鼠伤寒沙门菌 BRD509（BRD509/pSAG1/SAG2），经口服免疫 BALB/c 小鼠，结果表明，弓形虫口服 DNA 混合疫苗可诱导小鼠产生保护性免疫。蒋立平等[21]用正常大鼠血清作为探针筛选弓形虫速殖子 cDNA 文库，获得 5 个阳性克隆，其插入片段大小分别为 0.55～1.8kb。对 P1、P4、P6 和 P8 等 4 个克隆进行测序。将所得序列查询基因序。结果显示，P8 与弓形虫棒状体蛋白 2（ROP2）基因相同。P4 为弓形虫的新基因序列（GenBank 中的登录号为 AY349162），命名为 T.gP4。T.g-P4 编码 96 个氨基酸的跨膜蛋白。PROSCAN 分析显示 T.g-P4 含有 4 个蛋白激酶 C 磷酸化位点，3 个 N-肉豆酸酰化位点，1 个核糖体蛋白 L29 信号。P1 和 P6 为新基因片段。申川军等[22]首次获得了弓形虫 MDH 基因的全长 cDNA 序列和对应的 aa 序列。MDH 是三羧酸循环中的重要酶类，该酶活性的改变，将直接影响弓形虫的存活。弓形虫 MDHaa 序列与人 MDH 蛋白间的同源性很低，提示基于 MDH 蛋白作为药靶，经高通量技术筛选抗弓形虫药具有可行性。韦相才等[23]构建了弓形虫 RH 株 5′SAG3-T15135/CAT-3′SAG3 置换型载体，获得了敲除 SAG3 基因的弓形虫突变株，建立基因敲除突变株，获得了阳性的筛选克隆。

（王俊学）

参 考 文 献

1 陈昌源，等. 中国寄生虫病防治杂志，2005，18（4）：293
2 庞丽红. 广西医学，2005，27(5)：664
3 孙慎侠，等. 中国寄生虫病防治杂志，2005，18(2)：157
4 韩美君，等. 中国公共卫生，2005，21(2)：178
5 顾友方，等. 中国寄生虫病防治杂志，2005，18(1)：79
6 吴 淘，等. 中国人兽共患病杂志，2005，21(7)：636
7 许丽芳，等. 中国寄生虫病防治杂志，2004，17(5)：268
8 杨连第，等. 中国人兽共患病杂志，2005，21(7)：592
9 周永华，等. 中国人兽共患病杂志，2004，20(11)：989
10 苑文英，等. 中国寄生虫病防治杂志，2005，18(2)：96
11 鲁 敏，等. 中国人兽共患病杂志，2004，20(10)：836
12 于振华，等. 中国寄生虫病防治杂志，2005，18(3)：184
13 刘俊燕，等. 中国人兽共患病杂志，2005，21(7)：616
14 汪文胜，等. 实用放射学杂志，2005，21(6)：582
15 蒋守富，等. 中国人兽共患病杂志，2004，20(11)：973
16 楼 涤，等. 中国人兽共患病杂志，2005，21(6)：489
17 许丽芳，等. 中国人兽共患病杂志，2004，20(10)：885
18 罗新萍，等. 中国寄生虫病防治杂志，2005，18（4）：315
19 杨婷婷，等. 中国人兽共患病杂志，2005，21(5)：410
20 丛 华，等. 中国寄生虫学与寄生虫病杂志，2005，23(3)：159
21 蒋立平，等. 中国人兽共患病杂志，2004，20(12)：1049
22 申川军，等. 中国人兽共患病杂志，2005，21(6)：461
23 韦相才，等. 中国人兽共患病杂志，2004，20(12)：1045

（五）隐孢子虫病

陆军等[1]采集安徽省各地市不同教育层次学生粪便标本共 4 048 份，采用金胺-酚染色法和改良抗酸染色法检查隐孢子虫卵囊。隐孢子虫感染率为 1.3%（54/4 048）。幼儿、小学生、中学生和大学生隐孢子虫的感染率分别为 3.1%（28/889）、0.8%（9/1098）、0.8%（9/1 092）和 0.8%（8/969），幼儿与其他学生相比均有显著性差异（$P<0.01$）。男生与女生隐孢子虫的感染率差异无显著性。城、乡学生隐孢子虫检出率分别为 0.7%（13/1 740）和 1.8%（41/2 308），差异有显著性（$P<0.01$）。提示安徽省学生隐孢子虫感染以

幼儿多见,农村较城市多见。李登清等[2]报道男性静脉吸毒人员隐孢子虫感染率为19.1%。隐孢子虫阳性组IgM、IgA和阴性组IgG高于对照组($P<0.05$);隐孢子虫阳性组和阴性组IL-12均低于对照组($P<0.05$)。邴玉艳等[3]应用摄像系统采集1 190个小鼠隐孢子虫卵囊的图像,利用计算机数字图像分析系统测定卵囊的长径(L)、横径(W)、周长、面积和等效直径,统计分析。结果为1 190个小鼠隐孢子虫卵囊长径均值为5.93 μm,95%可信区间为3.31~8.51 μm;卵囊横径均值为4.96 μm,95%可信区间为3.26~6.66 μm;周长均值为18.03 μm;面积的均值为16.08 μm^2;卵形指数(I/W)为1.19。夏生林等[4]报道间接ELISA法检测小鼠隐孢子虫抗体诊断隐孢子虫病,在10、50、100、500个卵囊剂量组和阴性对照组比较均具有显著性差异($P<0.05$);将剂量对数与OD490值作相关分析,IgG的相关系数$r=0.990$。$P<0.05$;IgM的相关系数$r=0.954$,$P<0.05$;各组剂量对数与OD490作回归分析,呈线性关系,$P<0.05$。提示间接ELISA法检测血清隐孢子虫抗体具有较高的敏感性和特异性,适合常规的流行病学调查。凌晓明等[5]对两类人群患急、慢性腹泻病人粪便标本共580例涂片,用改良抗酸染色片后镜检隐孢子虫卵囊、隐孢子虫卵囊阳性者同时做粪常规及粪细菌培养,共检出隐孢子虫卵囊阳性54例,其中合并肠道细菌感染20例(占37%)。

(王俊学)

参 考 文 献

1 陆 军,等.中国寄生虫学与寄生虫病杂志,2004,22(6):331

2 李登清,等.中国人兽共患病杂志,2005,21(2):153

3 邴玉艳,等.中国寄生虫学与寄生虫病杂志,2005,23(3):175

4 夏生林,等.中国人兽共患病杂志,2005,21(3):227

5 凌晓明,等.第一军医大学学报 2005,25(7):919

(六)卡氏肺孢子虫病

徐霞等[1]制备特异、敏感的卡氏肺孢子虫(Pc)DNA探针,敏感性检测显示该探针可检出2pg水平的PcDNA。且有特异性好、无放射性污染等优点,对PcDNA有良好的检测效果。陈盛霞等[2]探讨PCR技术检测大鼠卡氏肺孢子虫的应用价值。诱导SD和Wistar大鼠产生卡氏肺孢子虫后,收集肺组织和支气管肺泡灌洗液(BALF),用PCR技术检测卡氏肺孢子虫DNA,并与Giemsa染色法比较。实验组两种大鼠肺组织卡氏肺孢子虫DNA阳性率分别为96.4%和100%,BALF阳性率亦分别为96.4%和100%,它们之间均无显著性差异($P>0.05$);BALF的PCR阳性检出率显著高于Giemsa病原染色法,肺组织的两种方法检出率无显著性差异。安亦军等[3]评价PCR及六胺银(GMS)染色法对肺孢子虫性肺炎(PCP)的临床诊断价值。在40例临床拟诊PCP病人的痰标本中,用PCR方法检测肺孢子虫DNA。结果均为阳性,其中有12例病人用SMZ治疗后复检,PCR全部转阴;而用GMS染色镜检,阳性率仅为35.0%(14/40)。20例非PCP呼吸道感染者的痰液PCR和GMS染色镜检结果均为阴性。提示GMS染色法诊断PCP,特异性高但敏感性差;PCR的敏感性高于GMS染色法。卢致民等[4]观察了卡氏肺孢子虫包囊在实验感染大鼠不同5个肺叶的分布。在大鼠右肺副叶,左肺叶,右肺前叶,右肺中叶包囊数较多,右肺后叶包囊数最少,右肺后叶包囊数与其他4个肺叶相比,差异均具显著性。提示采用病原学方法检查大鼠肺组织时,从右肺副叶,左肺叶,右肺前叶,右肺中叶取材检出包囊的阳性率较高。倪小毅等[5]研究不同浓度白果内酯抗体外培养卡氏肺孢子虫的作用结果显示其体外对Pc有明显抑制作用,白果内酯150 μmol/L、100 μmol/L对Pc的抑制作用与喷他脒相当。他们[6]还比较国产和进口白果内酯治疗实验大鼠PCP的疗效。结果显示,国产与进口白果内酯对大鼠PCP均有治疗作用,但国产白果内酯的疗效略差于进口白果内酯。郑玉强等[7]瑞香素抗Pc作用效应在1~20 μmol/L浓度范围呈剂量依赖和时间依赖关系。10 μmol/L瑞香素与1.0 pg/ ml喷他脒对Pc生长影响效果相当。若预先将瑞香素与$FeSO_4$按2∶1比例混合后,瑞香素对Pc的生长抑制作用大大减弱。瑞香素处理后的虫体的超微结构有改变。崔昱等[8]观察大鼠感染卡氏肺孢子虫后,经鸦胆子、补骨脂及两者合剂治疗前后,肺、脑组织感染虫数、病理以及GSH、MDA、XOD 3项检测指标的变化。结果显示,鸦胆子及合剂治疗组清除氧自由基能力较强。鸦胆子及补骨脂对大鼠PCP具有一定的防治效果。卢致民等[9]研究大蒜素对大鼠PCP的治疗,疗效与复方新诺明治疗对照组接近。

(王俊学)

参 考 文 献

1 徐 霞,等.中国人兽共患病杂志,2005,21(6):498

2 陈盛霞,等.中国人兽共患病杂志,2004,20(10):891

3 安亦军,等.中国寄生虫病防治杂志,2005,18(4):262

4 卢致民,等.中国人兽共患病杂志,2004,20(11):971

5 倪小毅,等.中国人兽共患病杂志,2005,21(8):677
6 倪小毅,等.中国寄生虫病防治杂志,2004,17(6):326
7 郑玉强,等.中国人兽共患病杂志,2005,21(2):129
8 崔 昱,等.中国人兽共患病杂志,2004,20(10):858
9 卢致民,等.中国人兽共患病杂志,2005,21(3):271

(七)吸虫病

1. 日本血吸虫病

病原学 何卓等[1]通过筛选日本血吸虫成虫cDNA文库,克隆日本血吸虫次黄嘌呤-鸟嘌呤磷酸核糖转移酶基因片段,并将此片段亚克隆入真核表达载体pcDNA3。龚燕飞等[2]选取转铁蛋白、核苷酸、碱性成纤维细胞生长因子、黄体酮以及非必需氨基酸与维生素组合等5种促进细胞增殖因子,观察其不同组合对日本血吸虫童虫细胞体外培养的影响,结果发现,促进细胞增殖最佳因素组合为转铁蛋白、核苷酸和碱性成纤维细胞生长因子。袁小松等[3]用电穿孔法将绿色荧光蛋白基因导入日本血吸虫童虫体内,并经蛋白质印迹法证实其在童虫体内获得表达。汪学龙等[4]用混合的血吸虫感染者血清免疫学筛选日本血吸虫童虫cDNA文库,得到了一个日本血吸虫性别决定基因Mago nashi样蛋白基因。胡元生等[5]以曼氏血吸虫的酪氨酸羟化酶cDNA为模板设计引物,以日本血吸虫成虫mRNA为模板,经反转录获得了日本血吸虫酪氨酸羟化酶基因的中间编码区。王海等[6]利用基因重组技术构建了日本血吸虫翻译控制肿瘤蛋白基因的杆状病毒表达载体,并在昆虫细胞中获得表达。

流行病学 苏正明等[7]对湖北省血吸虫病3次抽样调查的结果进行了分析,发现3次抽样调查居民血吸虫感染率分别为13.5%、7.2%和4.8%,病人感染度算术均数分别为51.97、36.85和34.53,人群感染度算术均数分别为7.04、2.65和1.65,耕牛感染率分别为18.7%、15.0%和9.8%,均呈下降趋势。但高年龄组居民、农民、渔民、船民血吸虫感染仍较严重,且渔民中的病人感染度呈上升趋势。丘陵地区居民感染率和耕牛感染率也呈上升趋势。周艺彪等[8]对2000～2002年全国血吸虫病监测点资料进行了分析,以选择性化疗为主的防治措施使得居民感染率在10%以上的观察村,居民血吸虫感染率、病人和人群感染度分别下降20.1%、22.9%和33.9%;居民感染率为6%～10%的观察村,血吸虫感染率下降24.5%,病人和人群感染度无下降;感染率<6%的观察村,感染率、病人和人群感染度无下降。周晓农等[9]利用全国1951～2000年的气象数据资料和已建立的钉螺和日本血吸虫有效积温模型的结果,预测随着气候变暖,2030年血吸虫病流行区将明显北移,2050年血吸虫病潜在流行的敏感区域较2030年明显扩大。张世清等[10]调查了安徽省移民建镇试区血吸虫病流行因素,发现单退点钉螺感染率分别为0.7%和1.9%,双退点钉螺感染率分别为0.4%和0.3%;单退点居民血吸虫抗体阳性率达20%以上,耕牛粪检阳性率达34.48%。朱蓉等[11]通过对江西唐美村进行调查发现,血吸虫感染病例呈家庭聚集性现象,感染者的亲属更易感染血吸虫病,血缘关系越近,发病机会越大。赛晓勇等[12]采用时间序列分析预测洞庭湖区退田还湖后的患病率预测值高于退田还湖前。张世清等[13]分别采用kato-katz法和集卵孵化法检测到汛前期、洪水期、退水期人群血吸虫感染率分别为0.6%、0.7%和4.4%。

(1)病理:龙小纯等[14]用免疫荧光法检测到诱导型一氧化氮合酶主要分布于日本血吸虫成虫紧贴皮层下组织处、毛蚴的表层和腺体中以及胞蚴和尾蚴的体表。郑敏等[15]用抑制性消减杂交技术及T/A克隆技术构建了日本血吸虫病肝纤维化小鼠肝星状细胞与正常小鼠肝星状细胞差异表达基因的消减cDNA文库。柳建发等[16]通过基因重组技术进行了日本血吸虫虫卵中毛蚴抗原的原核融合表达。季旻珺等[17]采用高密度寡核苷酸芯片对日本血吸虫感染0、3、6、13周小鼠脾脏中$CD4^+$T细胞进行全基因组分析,结果显示,日本血吸虫感染从急性期至慢性期过程中抑制性因子基因表达逐步上调,包括抑制性细胞因子、阻断抗体、细胞凋亡、负调控分子等。周永贵等[18]采用免疫组化技术和HE染色、Masson三色染色及透射电镜方法,发现血吸虫病肝硬化门脉高压症兔肺组织中内皮素1和一氧化氮合酶阳性或强阳性表达伴病理学改变,正常兔为阴性或弱阳性。

雷霆等[19]对手术治疗的250例有癫痫发作的脑血吸虫病肉芽肿病人进行临床资料回顾性分析,250例病人无手术死亡,随访196例,有180例癫痫术后得到控制。张悦等[20]用免疫组化法测定54例直肠癌病人癌组织中P53蛋白的表达,结果为合并日本血吸虫的直肠癌病人的癌组织中有59.1%表达P53蛋白,而未合并日本血吸虫的直肠癌病人的癌组织中18.8%表达P53蛋白。熊衍琨等[21]对42例晚期血吸虫病肝纤维化合并胆道疾病进行了分析,胆囊结石31例,肝管结石2例,胆管结石5例,胆囊结石合并胆管结石4例;胆结石合并胆囊炎22例,胆管炎3例。诸葛毅等[22]分析了148例经病理证实的阑尾血吸虫病伴急性阑尾炎,发现血吸虫卵少量沉积36例、中等量沉积31例、大量沉积81例,25.7%出现坏疽性阑尾炎,术后切口感染率12.2%,而同期单纯性阑尾炎中坏疽性阑尾炎检出率为4.2%,术后切口感染率6.0%。

(2)治疗:柳建发等[23]将环孢素A体外作用于经

AF18标记的曼氏血吸虫童虫,发现环孢素A可增加童虫AF18的含量,降低童虫表膜的流动性。严晓岚等[24]研究了口服青蒿琥酯对曼氏血吸虫感染小鼠肝脏肉芽肿形成的影响,发现青蒿琥酯可抑制小鼠肝脏中虫体产卵率,并减少虫卵肉芽肿的形成和形成的肉芽肿对肝脏的损害。张燕萍等[25]研究了青蒿琥酯和吡喹酮联用对日本血吸虫不同感染度家兔的治疗效果,结果为在一组实验中,接受联合用药的200条尾蚴感染组的减虫率和减雌率分别为96.3%和97.3%,而接受联合用药的800条尾蚴感染组的减虫率和减雌率分别为72.6%和75.3%;在另一组实验中,联合用药组的减虫率和减雌率分别为93.3%和95.1%,单用青蒿琥酯组的减虫率和减雌率分别为82.7%和84.1%。张祖萍等[26]研究了日本血吸虫成虫表膜抗原免疫血清与吡喹酮合用对不同发育期血吸虫的杀虫效果,结果为联合用药的3个治疗组(感染2、14、35 d)与单用吡喹酮组相比,减虫率分别提高38.8%、29.8%和46.8%,减卵率分别提高62.0%、42.8%和29.8%。

(3)预防:邬国军等[27]利用分子筛色谱及高效液相色谱技术从东方田鼠血清中获得了3个对日本血吸虫童虫具有明显杀伤活性的蛋白质组分。王勇等[28]利用含高滴度日本血吸虫特异性IgE抗体的人血清,从12肽噬菌体表面显示肽库中成功筛选到日本血吸虫特异性IgE抗体相关肽表位。刘彦等[29]运用表达序列标签技术,从日本血吸虫成虫cDNA文库中筛选出日本血吸虫肌动蛋白轻链基因。朱晓华等[30]构建了日本血吸虫14×10^3脂肪酸结合蛋白和细胞因子IL-12共表达质粒,并在小鼠体内获得表达。张冉等[31]用感染日本血吸虫病的水牛血清对日本血吸虫成虫cDNA文库进行免疫筛选,筛选到2个日本血吸虫新基因Sj-IB1和Sj-RhoGTP酶样基因。干小仙等[32]将日本血吸虫极低密度脂蛋白结合蛋白重组抗原免疫小鼠,结果与佐剂对照组相比,免疫组小鼠的减虫率为33.4%,减卵率为47.6%。

(郑瑞英)

参考文献

1 何　卓,等.中国人兽共患病杂志,2004,20(10):833
2 龚燕飞,等.中国人兽共患病杂志,2005,21(2):159
3 袁小松,等.中国寄生虫学与寄生虫病杂志,2005,23(4):202
4 汪学龙,等.中国人兽共患病杂志,2005,21(1):34
5 胡元生,等.中国寄生虫病防治杂志,2005,18(1):45
6 王　海,等.中国人兽共患病杂志,2005,21(8):656
7 苏正明,等.中国寄生虫病防治杂志,2004,17(6):358
8 周艺彪,等.中华流行病学杂志,2004,25(12):1024
9 周晓农,等.中国寄生虫学与寄生虫病杂志,2004,22(5):262
10 张世清,等.中国寄生虫病防治杂志,2004,17(5):288
11 朱　蓉,等.中国寄生虫病防治杂志,2005,18(4):278
12 赛晓勇,等.中国寄生虫病防治杂志,2004,17(6):353
13 张世清,等.中国公共卫生,2004,20(10):1153
14 龙小纯,等.中国寄生虫学与寄生虫病杂志,2004,22(6):321
15 郑　敏,等.中国寄生虫学与寄生虫病杂志,2005,23(4):193
16 柳建发,等.中国寄生虫学与寄生虫病杂志,2005,23(3):155
17 季旻珺,等.中国人兽共患病杂志,2005,21(5):379
18 周永贵,等.中华外科杂志,2005,43(9):587
19 雷　霆,等.中华神经外科杂志,2005,21(8):457
20 张　悦,等.广东医学,2005,26(3):298
21 熊衍琨,等.中国寄生虫病防治杂志,2004,17(6):插页7
22 诸葛毅,等.中国人兽共患病杂志,2005,21(6):540
23 柳建发,等.中国寄生虫学与寄生虫病杂志,2004,22(6):328
24 严晓岚,等.中国人兽共患病杂志,2005,21(6):467
25 张燕萍,等.中国寄生虫病防治杂志,2005,18(3):206
26 张祖萍,等.中国寄生虫病防治杂志,2005,18(1):48
27 邬国军,等.中国人兽共患病杂志,2005,21(8):688
28 王　勇,等.中华传染病杂志,2004,22(6):368
29 刘　彦,等.中国人兽共患病杂志,2004,20(11):960
30 朱晓华,等.中国人兽共患病杂志,2005,21(1):14
31 张　冉,等.中国地方病学杂志,2004,23(6):549
32 干小仙,等.中国寄生虫学与寄生虫病杂志,2005,23(2):97

2. 肺吸虫病

赖杰等[1]分析了重庆市1991～2002年137例肺吸虫病病例,发现92.0%为≤20岁者,认为近年来青少年肺吸虫病比例明显增高。朱名胜等[2]报道湖北省十堰市108例斯氏肺吸虫病,以胸肺部症状和游走性皮下结节为主要表现,14岁以下青少年占病例多数。张光运等[3]分析了8例活动期脑型并殖吸虫病的头颅CT和MRI,发现与头颅CT相比,MRI对出血分辨率高,在显示病灶迁延方面也较CT敏感,认为MRI对脑型并殖吸虫病活动期的诊断优于CT。沈银忠等[4,5]将斯氏狸殖吸虫囊蚴经腹腔注射感染大鼠,经动态观察发现大鼠肝功能损害主要表现为白蛋白减少和球蛋白增加,并经透射电镜观察到大鼠肝脏主要表现为进行性纤维化改变。邱宗文等[6]构建了含斯氏狸殖吸虫成虫半胱氨酸蛋白酶基因片段的pET22b表达载体并在 BL21(DE3)菌株中进行了表达。

（郑瑞英）

参 考 文 献

1 赖 杰，等. 中国寄生虫病防治杂志，2004，17(6)：插页 9
2 朱名胜，等. 四川医学，2004，25(12)：1321
3 张光运，等. 中国寄生虫学与寄生虫病杂志，2004，22(5)：316
4 沈银忠，等. 中国人兽共患病杂志，2005，21(4)：326
5 沈银忠，等. 中国人兽共患病杂志，2005，21(6)：503
6 邱宗文，等. 中国寄生虫病防治杂志，2005，18(3)：187

3. 肝吸虫病

Pei 等[1]用基因工程技术重组表达了华支睾吸虫半胱氨酸蛋白酶，并用 ELISA 法证实重组蛋白与其他寄生虫交叉反应弱。张咏莉等[2]从华支睾吸虫质粒文库中筛选到华支睾吸虫 RNA 聚合酶Ⅱ延长因子基因，构建了原核表达载体并在 *E. coli* BL21 中进行了表达。吴德等[3]通过筛选华支睾吸虫成虫 cDNA 质粒文库，发现了华支睾吸虫 3-磷酸甘油醛脱氢酶基因并进行了原核表达，其与曼氏血吸虫 3-磷酸甘油醛脱氢酶基因同源性为 78%。蒋忠军等[4]建立了分泌抗华支睾吸虫代谢抗原的单克隆抗体杂交瘤细胞株，其分泌的抗体与日本血吸虫、卫氏并殖吸虫和猪囊尾蚴抗原均不发生交叉反应。孙健等[5]分析了 78 例华支睾吸虫病病人的 B 超声像图特点，以肝内小血管改变较具特征性，表现为等号状或树枝状扩张，管壁增厚模糊，越靠近肝脏边缘变化越明显，尤以肝左叶为重。崔西玉等[6]分析了 ERCP 及乳头括约肌切开成功治疗肝吸虫病致梗阻性黄疸 52 例，4 例并发急性胰腺炎，3 例并发高淀粉酶血症，经保守治疗后治愈。陈明等[7]分析了 32 例 B 超检查漏误诊的病例，临床表现为胆绞痛及黄疸，B 超检查诊断均为胆囊炎伴或不伴胆囊结石和胆道结石并梗阻，术后均诊断为重度肝吸虫病，2 例肝内胆管有大量肝吸虫填塞，2 例并发胆源性胰腺炎，2 例并发化脓性胆管炎，1 例为胆囊腺癌并胆管转移癌。

（郑瑞英）

参 考 文 献

1 Pei FQ，等. 中国寄生虫病防治杂志，2005，18(2)：103
2 张咏莉，等. 中国人兽共患病杂志，2004，20(12)：1052
3 吴 德，等. 中国寄生虫病防治杂志，2005，18(1)：28
4 蒋忠军，等. 中国人兽共患病杂志，2005，21(1)：70
5 孙 健，等. 中国超声医学杂志，2004，20(10)：771
6 崔西玉，等. 中华消化内镜杂志，2005，22(3)：184
7 陈 明，等. 广西医学，2005，27(5)：696

4. 其他吸虫病

盛似春等[1]在淮河水系采集椎实螺，用直接压片法镜检毛毕吸虫尾蚴，收集尾蚴并用其感染雏鸭和人体皮肤，解剖雏鸭分离成虫，收集鸭粪分离虫卵。结果发现椭圆萝卜螺和耳萝卜螺是淮河水系毛毕吸虫的中间宿主，其自然感染率分别为 0.51%和 0.65%。螺体内尾蚴检出率呈明显季节性变化，以 7 月最高，6 月次之。缪峰等[2]调查湖区微山县的自然环境、水面积变化并对动植物感染姜片虫情况进行流行病学调查。调查居民的卫生状况，应用改良加藤氏厚涂片法粪检易感人群。结果为水生动植物及猪体未查到姜片虫幼虫和成虫。居民普遍缺乏姜片虫病防治知识，人群姜片虫感染率为 0.06%。

（郑瑞英）

参 考 文 献

1 盛似春，等. 中国寄生虫病防治杂志，2005，18(2)：129
2 缪 峰，等. 中国公共卫生，2005，21(1)：85

（八）绦虫感染

1. 绦虫病

吴军等[1]对湛江市区捕获的褐家鼠和黄胸鼠膜壳绦虫感染情况进行了调查，结果为 203 只鼠总的感染率为 25.6%，两者感染率分别为 29.8%和 13.5%，前者感染率显著高于后者，感染率与鼠的成熟度呈显著正相关。李溥等[2]观察了都匀亚洲牛带绦虫及从江牛带绦虫实验感染乳猪和乳牛的血清酶学变化及其在肝脏损伤中的作用。结果为在感染后的第 25、50 和 75 天检测血清 γ-GT、ALT、AST、NAG、LDH 和 α1-AT 含量均升高，而前白蛋白呈下降趋势。杨丽萍等[3]报道猪肉绦虫导致失明 1 例。宫玉香等[4]报道牛带绦虫病 2 例，均驱出虫体，其中 1 例排出虫体长 4.5m。王洪法等[5]观察了抗猪带绦虫六钩蚴独特型抗体疫苗对猪体的免疫保护作用，采用六钩蚴粗制抗原免疫家兔，制备兔抗六钩蚴抗体，再用此抗体免疫小鼠，制备抗猪带绦虫六钩蚴独特型抗体免疫猪，以猪带绦虫孕卵节片攻击感染，结果为 5 头实验猪只有 1 头猪发现 1 个囊虫，而 2 头阳性对照猪均被感染。

（陈志辉）

参 考 文 献

1 吴 军,等.中国寄生虫病防治杂志,2004,17(5):306
2 李 溥,等.中国人兽共患病杂志,2005,21(6):486
3 杨丽萍,等.内蒙古医学杂志,2005,37(6):499
4 宫玉香,等.中国寄生虫病防治杂志,2004,17(5):290
5 王洪法,等.中国寄生虫病防治杂志,2004,17(6):338

2. 囊虫病

刘军波等[1]研究了脑囊尾蚴病病人囊尾蚴脑内寄生状态与免疫效应机制的相关性,显示各型脑囊虫病人血清循环抗原(Cag)、循环免疫复合物(CIC)均显著增高,补体C3和C反应蛋白(CRP)则降低。张唯哲等[2]对囊尾蚴病病人IL-4、IL-5和IL-10的水平进行了检测,结果为囊尾蚴病病人血清IL-4、IL-5和IL-10水平分别为125.3±31.2、256.4±20.8和343.9±20.8ng/L,均显著高于正常对照组。叶红等[3]对脑囊虫病病人治疗前后Th1/Th2细胞因子水平进行了检测,结果为脑囊虫病病人PMBC中$CD3^+$ T细胞百分率比正常对照组明显降低,治疗后较治疗前明显升高;治疗前细胞内IFN-γ和IL-2表达水平比正常对照组明显降低,治疗后明显升高趋于正常;治疗前IL-4和IL-10表达水平比正常对照组明显升高,治疗后水平下降趋于正常;TNFα的表达水平无明显变化。齐晓飞等[4]对50例小儿脑囊虫病进行了临床分析,50例中以抽搐入院40例、头痛入院6例、昏迷入院4例。CT扫描80%表现为单发低密度型,均采用吡喹酮加对症治疗痊愈。门肾力等[5]报道脑膜型脑囊虫病1例,主诉右侧肢体沉重,乏力1年半,CT示左侧脑沟裂增多变宽,内可见不规则囊状、串珠状水样密度影,经手术病理证实为脑囊虫病。吴云等[6]报道以短暂性脑缺血起病的脑囊虫病1例。表现为反复发作性头痛、右肢无力、言语不灵半年,确诊后经过驱虫治疗痊愈。张承志等[7]对147例脑囊虫病的CT表现与癫痫的关系进行了分析,结果显示,存活期病灶病人癫痫发病率显著高于死亡期病灶者;病灶数量越多癫痫发病率越高;病灶部位与癫痫发病率也有一定关系。袁治等[8]采用阿苯达唑(丙硫咪唑)减量法及外科降颅压治疗多发性实质型脑囊虫病共74例,治疗方法开始采用常规剂量20 mg·d^{-1},每10 d为一疗程,同时使用脱水降低颅内压药物,如药物不能控制则采用脑室外引流术降压,下一疗程采用常规剂量的1/2、1/3或1/4量,同时行脑室外引流治疗,并同时使用降颅压药物,根据颅内压情况逐渐增加阿苯达唑剂量尽可能达到常规剂量,结果为除1例因不能耐受最小治疗剂量阿苯达唑治疗失败,其余病人均达到临床治愈,无一例死亡。凌士营等[9]采用显微手术摘除第四脑室脑囊虫,方法:后正中直切口,双侧枕下小骨窗开颅,在显微镜下,沿第四脑室正中孔向上,切开脉络膜,完整取出脑室内囊虫,结果为29例均完整取出第四脑室脑囊虫病灶,术后恢复顺利。吴琳等[10]以HBc颗粒为呈现载体构建带有3个猪囊虫抗原表位的重组表达质粒,表达出的融合蛋白免疫小鼠,免疫鼠血清中检测出高滴度特异抗体,小鼠体内绦虫卵攻击试验表明该疫苗的相对保护率为89%。

(陈志辉)

参 考 文 献

1 刘军波,等.中国寄生虫病防治杂志,2005,18(3):200
2 张唯哲,等.中国地方病学杂志,2005,24(4):437
3 叶 红,等.中国人兽共患病杂志,2005,21(4):361
4 齐晓飞,等.中国寄生虫学与寄生虫病杂志,2004,22(6):374
5 门肾力,等.实用放射学杂志,2005,21(9):936
6 吴 云,等.中国神经精神疾病杂志,2005,31(2):附2
7 张承志,等.中国临床医学影像杂志,2005,16(4):181
8 袁 治,等.中华神经外科杂志,2005,21(7):424
9 凌士营,等.安徽医学,2004,25(6):452
10 吴 琳,等.中国人兽共患病杂志,2005,21(2):138

3. 包虫病

李丽等[1]对宁夏回族自治区农村人群包虫病流行病学进行了调查,5 848人中感染率为11.6%,患病率为4.3%。两者女性均高于男性,回族人高于汉族人。患病率有随年龄的增加而升高的趋势。姚明琴等[2]对石河子市两所医院1957年到2003年住院的1213例包虫病住院病例进行了回顾性分析,结果为收治的病人数量逐年增多,职业最多是农民,其次是工人,年龄集中在10～39岁,男女病人数量无显著差别,以手术治疗为主,总治愈率为93.1%。高永盛等[3]对1993～2003年新疆伊犁河谷多家医院经手术确诊的肝棘球蚴病2 049例临床资料进行了分析,其中细粒棘球蚴病占96%,泡球蚴病占4%。确诊病例经手术治疗占99.2%,老的手术方法术后复发率达25.3%。葛春鸣等[4]报道8例肾棘球蚴病,其中单肾单发6例,肾与肝同发1例,双肾多发1例。棘球蚴囊直径1～12 cm,早期可无任何症状,随着囊的增大可出现腰区胀痛和扣击痛。田青山等[5]对肝包虫病致胆管-肝包虫-支气管瘘8例进行了分析,病程9个月到4年,主要症状为胸闷、胸痛、咳嗽和发热等,均咯出胆汁及粉皮样水样物。

4例经腹手术,4例经胸腹联合手术,8例病人均痊愈。郭永忠等[6]对肝泡球蚴病合并肺、脑转移6例进行了分析,6例中肺转移5例,肺脑转移1例,肝病灶切除加术后服药治疗4例,术后随访3～4年,均健在,能生活自理,单用药物治疗2例,随访2年,均健在。陈新华等[7]将全血金标免疫渗滤法(DIGFA)快速检测棘球蚴病进行现场应用,与ELISA、影像学及手术病理等对照检测流行区人群、非流行区人群、棘球蚴病病人、非棘球蚴病病人血清,结果三者检测效果差异无显著性。刘文亚等[8]总结了肝脏泡状棘球蚴病的多层螺旋CT影像的特征,与手术病理对比结果显示,多层螺旋CT影像能够全面地显示肝脏泡状棘球蚴病特征性图像和血管侵犯的状况,为正确诊断和合理的治疗提供可靠的影像学依据。梁东等[9]对3 126例肝细粒棘球蚴病的外科治疗进行了回顾性分析,89.6%采用肝棘球蚴穿刺内囊摘除术,其他采取肝棘球蚴囊肿完整切除、腹腔镜内囊摘除并外囊开窗术、肝部分切除术等,术后并发症以残腔胆汁漏最多见,其他并发症有残腔感染、残腔出血、原位复发、肝细胞损害、膈下感染等。吴明拜等[10]对1 230例胸部包虫病的外科治疗效果进行了回顾性分析,79.7%采用囊肿局部手术,11.6%采用肺切除术及心包切除术,4.9%采用引流术。获得痊愈或好转占99.6%,手术死亡5例,术后复发率3.3%。张昌明等[11]总结了病灶直径>10 cm肺包虫病的诊断和外科治疗,共30例,临床表现有胸闷、气短25例,咳嗽21例,胸痛18例,咯血8例,发热4例,肺包虫破裂感染5例,2例误诊为胸腔积液,肺包虫病灶大小为10～22 cm。手术行内囊摘除22例,肺叶切除4例,右肺切除1例,正中1期双肺包虫内囊摘除3例,治疗结果所有病人均于手术后2周内康复出院。彭顺舟等[12]报道囊腔穿刺引流术治疗腹腔包虫病40例,均为与腹腔发生致密粘连的孤立性、单房型腹腔包虫囊肿,均采用超声引导囊腔穿刺引流术,术后均恢复快,无并发症发生,随访4～8年,未见复发。周智德等[13]比较不同方法处理腹腔包虫病囊内容物的疗效,腹腔包虫病共69例接受手术治疗,33例采用5%甲醛法,36例采用25%氯化钠法处理包虫病囊内容物,结果为前者未见复发,但术后8例并发残腔内肠瘘,后者术后复发1例,无并发症发生。张永国等[14]采用高强度聚焦超声治疗巨大肝泡球蚴病1例,病灶大小200 mm×190 mm,采用JC型高强度聚焦超声治疗系统治疗,术后病灶液化坏死,行超声引导下抽液治疗出院,10个月后病灶区再次形成脓肿,行手术治疗痊愈。潘光栋等[15]采用肝移植治疗5例晚期泡型肝包虫病。5例均为无法手术切除的病人,行原位肝移植,结果4例完全恢复,随访21～37个月,未见复发,1例因肺部感染、急性排斥反应和肝动脉栓塞导致败血症、多器官功能衰竭而死亡。唐群科等[16]总结了肝棘球蚴病穿刺治疗中过敏性休克的防治,5例病人均采用经皮肝棘球蚴囊肿穿刺刮吸与引流术,术前给予地塞米松10 mg,异丙嗪25 mg,术中出现休克后立即建立静脉通道,反复静推盐酸肾上腺素(1 mg),静脉注射或滴注地塞米松10～20 mg,并继续行穿刺抽净囊液,血压恢复正常后对症处理。结果均康复出院。

(陈志辉)

参 考 文 献

1 李 丽,等.中国人兽共患病杂志,2005,21(4):359
2 姚明琴,等.地方病通报,2004,19(4):68
3 高永盛,等.中国寄生虫学与寄生虫病杂志,2005,23(1):10
4 葛春鸣,等.中国寄生虫学与寄生虫病杂志,2005,23(1):55
5 田青山,等.青海医药杂志,2005,35(8):40
6 郭永忠,等.中华肝胆外科杂志,2005,11(7):493
7 陈新华,等.中国寄生虫学与寄生虫病杂志,2005,23(2):90
8 刘文亚,等.中华放射学杂志,2005,39(8):860
9 梁 东,等.中国寄生虫学与寄生虫病杂志,2004,22(5):320
10 吴明拜,等.中国寄生虫病防治杂志,2005,18(2):149
11 张昌明,等.中华外科杂志,2005,43(2):100
12 彭顺舟,等.第一军医大学学报,2004,24(11):1333
13 周智德,等.第一军医大学学报,2004,24(11):1335
14 张永国,等.中国寄生虫学与寄生虫病杂志,2005,23(4):256
15 潘光栋,等.中国器官移植杂志,2005,26(7):428
16 唐群科,等.中国寄生虫学与寄生虫病杂志,2005,23(1):I

4. 裂头蚴病

叶丽萍等[1]对宁波市青蛙曼氏裂头蚴感染情况进行了调查分析,在宁波不同市区集贸市场各购买30只青蛙,共解剖青蛙228只,发现感染曼氏裂头蚴40只,感染率17.5%,平均每蛙感染5.1条,曼氏裂头蚴可在蛙体内任何部位的肌肉寄生。康永礼[2]报道2例脑裂头蚴病脑电图的变化,1例表现为有颞区及左侧额区、中央区及顶区有局限性低中幅不规则δ慢波灶。另1例脑电图基本正常,各区α节律中混有稍多低幅散在性不规则θ波。

(陈志辉)

参 考 文 献

1　叶丽萍，等. 中国人兽共患病杂志，2005，21(5)：443
2　康维礼. 临床神经电生理学杂志，2004，13(4)：248

(九)线虫病

1. 丝虫病

边春香等[1]对我国不同地区马来丝虫 DNA 多态性进行了比较分析，采用 RAPD 技术分析湖北谷城株、四川乐山株和浙江安吉株马来丝虫基因组 DNA 多态性，结果发现，它们在基因结构上既有同源性，又存在差异性。徐凤全等[2]对 520 例丝虫性乳糜尿病人的尿糖进行了测定，并分析了尿糖升高与其他尿液成分的关系，结果为尿糖阳性 172 例，占 33.1%，阳性者尿糖平均含量为 880.16 mg/L，乳糜尿越重尿糖的阳性率越高。尿糖与尿蛋白质含量高度相关，与尿红细胞数无显著相关性。朱仲江等[3]对九江市消除丝虫病的经验、措施和效果进行了总结分析，结果认为，采取以消灭传染源为主的防治措施以及基本消灭丝虫病后的流行病学监测和全民服药、药盐防治，从而达到了消除丝虫病的目标。黄少玉等[4]对广东省 1953～2000 年丝虫病流行和防治资料进行了系统分析，结果显示，在流行区进行大规模反复查治，丝虫病传播可被阻断，防治后期只要进行系统监测，彻底治疗残存微丝蚴血症者，就可达到消除丝虫病的目的。蔺西萌等[5]对河南省消除丝虫病的残存传染源进行了监测和审评，在 1995～2002 年对全省 69 个原丝虫病流行县市实施了纵、横向病原学和蚊媒监测，结果未发现微丝蚴血症者和幼丝虫阳性蚊。段绩辉等[6]对湖南省消除丝虫病后的地区进行了进一步监测，结果为在经抗丝虫治疗阴转的原微丝蚴血症、正常人群中均未检出微丝蚴血症者，亦未发现幼丝虫感染蚊。

(陈志辉)

参 考 文 献

1　边春香，等. 中国寄生虫病防治杂志，2005，18(4)：268
2　徐凤全，等. 中国寄生虫病防治杂志，2004，17(5)：插页 8
3　朱仲江，等. 中国寄生虫病防治杂志，2004，17(6)：375
4　黄少玉，等. 中国寄生虫病防治杂志，2004，17(6)：346
5　蔺西萌，等. 中国寄生虫病防治杂志，2005，18(4)：275
6　段绩辉. 中国寄生虫病防治杂志，2004，17(6)：378

2. 旋毛虫病

申丽洁等[1]采用肌肉压片检查旋毛虫幼虫和 ELISA 测定旋毛虫特异性抗体等方法，检查旋毛虫病流行区家栖和野栖鼠旋毛虫感染情况，结果为家栖和野栖鼠肌肉旋毛虫幼虫检出率分别为 1.9%和 0，血清抗体检出率分别为 24.5%和 8.6%，前者阳性率显著高于后者。许正敏等[2]采用肌肉压片检查旋毛虫幼虫法检查了 1993～2003 年襄樊市猪旋毛虫感染情况，结果为总的感染率为 170/10 万，11 年感染率总体略呈上升趋势，但比过去有明显下降。申丽洁等[3]采用肌肉压片检查旋毛虫幼虫和 ELISA 测定旋毛虫特异性抗体等方法，检查云南大理小兽旋毛虫感染情况，结果为旋毛虫特异性抗体阳性率为 22.0%，在褐家鼠、齐氏姬鼠、白尾鼹和中缅树鼩体内查到旋毛虫成虫和幼虫。王中全等[4]对旋毛虫在小鼠先天性传播进行了研究，受孕后 7 d 感染旋毛虫的母鼠所产的 6 只仔鼠中有 2 只感染旋毛虫，感染旋毛虫后 8 d 和 22 d 受孕雌鼠所产仔鼠的感染率分别为 20%和 25%。牛廷献等[5]采用旋毛虫新生幼虫期特异性 T668 基因表达的重组蛋白为抗原建立的 ELISA 法检测旋毛虫抗体，结果为检测兔、猪和人旋毛虫病血清，阳性率为 100%，与以旋毛虫肌幼虫排泄-分泌抗原对照检测的结果完全一致。原丽红等[6]采用基因克隆、原核表达技术表达出旋毛虫新生幼虫抗原 p46000 蛋白，ELISA 和 Western 免疫印迹结果，表明表达的重组蛋白可被旋毛虫感染的猪血清和兔抗重组蛋白血清识别。原丽红等[7]对旋毛虫编码新生幼虫 $p46\times10^3$ 抗原基因重组蛋白 WN10 对小鼠的免疫保护性进行了研究，方法为用该蛋白免疫后攻击感染纤毛虫肌幼虫，结果为免疫后获得旋毛虫 7 日龄成虫、肌幼虫的减虫率分别为 64.28%和 61.21%，均与对照组相差显著。在免疫鼠血清中还检测出高滴度抗 WN10 抗体，显示出该蛋白有较强的抗旋毛虫免疫保护作用。

(陈志辉)

参 考 文 献

1　申丽洁，等. 中国寄生虫病防治杂志，2005，18(4)：259
2　许正敏，等. 中国寄生虫学与寄生虫病杂志，2004，22(6)：377
3　申丽洁，等. 中国寄生虫病防治杂志，2005，18(2)：114
4　王中全，等. 中国寄生虫学与寄生虫病杂志，2005，23(2)：73
5　牛廷献，等. 中国寄生虫学与寄生虫病杂志，2005，23(3)：143
6　原丽红，等. 中国寄生虫学与寄生虫病杂志，2005，23(1)：32
7　原丽红，等. 中国人兽共患病杂志，2005，21(3)：221

3. 其他线虫病

郭建东等[1]对黄河下游黄泛区人群粪类圆线虫感染进行了调查，调查854人，占当地总人口28.4%，检出感染者11人，感染率为1.3%。崔昱等[2]报道大连地区首例人体肾膨结线虫感染并进行了流行病学分析，发现蛋白尿和血尿3年余，3次发现尿排出虫体，最后一次经鉴定确诊，该病人平时喜吃生鱼片和生菜。孙惠珍等[3]报道结膜吸吮线虫病1例，江苏省张家港市人，在上海工作，单眼发病，自行排出虫体1条，检出虫体6条。杨增茹等[4]报道泌尿系铁线虫感染1例，尿中排出虫体，虫体长150 mm，直径1.5 cm，似生锈的铁丝。詹福初等[5]对国产伊维菌素治疗肠道线虫感染进行了临床观察，结果显示，治疗鞭虫感染疗效优于阿苯达唑，治疗蛔虫感染疗效与阿苯达唑相同，治疗钩虫、蛲虫感染疗效不及阿苯达唑，不良反应发生率较阿苯达唑低。罗斌等[6]对福州市广州管圆线虫疫源地进行了调查，调查福州市区及附近7个县市野生鼠类和螺类，结果为自然疫源地呈轻重不一的普遍分布，鼠平均感染率为16.6%，其中褐家鼠最高为26.0%。大瓶螺平均感染率为23.4%，福州市区采集的褐云玛瑙螺感染率为12.7%，检查田螺187只，未检出病原体。林金祥等[7]通过人工感染试验发现铜锈环棱螺可以作为广州管圆线虫的中间宿主。李华等[8]对广州管圆线虫相对分子质量3×10^3抗原的免疫诊断效果进行了评价，以相对分子质量3×10^3抗原用Western免疫印迹和ELISA方法检测61例广州管圆线虫感染鼠血清和1例广州管圆线虫病人血清，对照检测50例其他寄生虫感染病人和50例健康献血员血清，结果为实验组均呈阳性，对照组均为阴性。冯运灵等[9]对宁夏农村居民1989年与2002年蛔虫感染状况进行了对比分析，结果为2002年比1989年蛔虫感染率下降80%，感染度仍以轻、中度为主，贫困山区感染率高于川区，儿童感染率高于成人。高冰等[10]对16例蛔虫性支气管炎临床及纤维支气管镜下表现进行了分析，16例中表现为刺激性咳嗽6例，咯痰14例，胸痛7例，呼吸困难3例，胸闷2例，喘息1例，发热1例。外周血白细胞总数及中性粒细胞增高2例，嗜酸性粒细胞增高6例。支气管镜检查同时发现支气管结核9例。镜下表现为黏膜广泛充血水肿和溃疡。雷振华等[11]对宁夏同心县小学生蛔虫病驱虫治疗效果进行了分析，采取阿苯达唑400 mg顿服，每年驱虫1次。结果为第一轮驱虫后感染率比基线(41.1%)下降了10.6%，第二轮后感染率比基线下降了23.9%。言敢威等[12]报道美洲钩虫胃、肠道感染伴重症贫血1例，临床表现为上消化道出血和贫血，胃镜发现胃球部黏膜苍白，于球降交界处可见数条白色钩虫虫体，粪检查出钩虫卵。张鸣青等[13]用结肠镜检查确诊盲肠钩虫病10例，主要临床表现为黑便和便血，纤维结肠镜发现盲肠处有新鲜出血斑，可见钩虫虫体吸附于肠壁。熊启贤[14]报道胃镜取出十二指肠球部钩虫4例。秦迎旭等[15]对宁夏12岁以下儿童蛲虫病感染现状进行了调查，结果共抽样调查7县21乡2 570人，总的蛲虫感染率为6.7%。感染率学龄儿童显著高于学龄前儿童，山区儿童显著高于川区儿童。栗绍刚等[16]对北京地区儿童蛲虫感染进行了调查，结果为城市幼儿园学龄前儿童调查了128人，未发现蛲虫感染者。效区幼儿园学龄前儿童调查了146人，蛲虫感染1人，感染率为0.7%。

(陈志辉)

参 考 文 献

1 郭建东，等. 中国寄生虫病防治杂志，2005，18(3)：附页2
2 崔　昱，等. 中国人兽共患病杂志，2005，21(4)：362
3 孙惠珍，等. 中国寄生虫学与寄生虫病杂志，2005，23(4)：235
4 杨增茹，等. 中国寄生虫学与寄生虫病杂志，2005，23(2)：81
5 詹福初，等. 中国寄生虫病防治杂志，2005，18(1)：60
6 罗　斌，等. 中国人兽共患病杂志，2005，21(9)：829
7 林金祥，等. 中国人兽共患病杂志，2005，21(1)：24
8 李　华，等. 第一军医大学学报，2005，25(4)：380
9 冯运灵，等. 宁夏医学杂志，2004，26(10)：666
10 高　冰，等. 中国内镜杂志，2005，11(1)：111
11 雷振华，等. 宁夏医学杂志，2004，26(11)：735
12 言敢威，等. 中国人兽共患病杂志，2005，21(5)：441
13 张鸣青，等. 中国寄生虫学与寄生虫病杂志，2005，23(3)：158
14 熊启贤. 中国寄生虫学与寄生虫病杂志，2004，22(6)：352
15 秦迎旭，等. 宁夏医学杂志，2004，26(12)：816
16 栗绍刚，等. 中国寄生虫病防治杂志，2004，17(5)：294

(十)其他寄生虫病

王赞鑫等[1]报道天津市3所养老院弱势群体老人190人肠道原虫感染调查，结果显示，蓝氏贾第鞭毛虫感染率5.3%，隐孢子虫感染率0.5%，阿米巴感染率1.1%。陈长春等[2]报道新疆喀什地区住院及门诊病人检测大便标本27 321份，蓝氏贾第鞭毛虫阳性1 423份，平均感染率5.2%。李锦辉等[3]采用硫酸锌浮聚法和直接压片法分别检查广西地区人粪中猪人肉孢子虫孢子囊(或卵囊)和猪肉中猪人肉孢子虫包囊。结果为在6个县10个乡(镇)27个村粪检3 003人，猪人肉孢子虫自然感染率为2.4%。男性感染率为3.6%，高于女性;壮族居民感染率为5.3%,高于其他民族;年龄≥30岁的感染者占检出总感染人数的94.4%,年龄组间的感染率差异有显著性。检查市售肉猪192头,猪人肉孢子虫自然感染率为37.0%。何国声等[4]对近几年来在国内多个地区猪间流行的一种以高温、皮肤发红为特征,伴随某些继发病的病进行病因调查。在发病猪群中检查到了一种新的血液原虫。虫体长5～7 μm,有多种形态,主要形态为两头长鞭毛的纺锤形,暂称为"猪血鞭毛虫",引起"猪血鞭毛虫病"。苏水莲等[5]应用3种不同培养基培养人芽囊原虫,96 h后,Locke鸡蛋血清(LES)双相培养基中的人芽囊原虫密度最高,改良Jones单相液体培养基次之,Locke琼脂血清(LAS)双相培养基原虫密度最低,差异有显著性($P<0.05$),Locke鸡蛋血清双相培养基较适用于人芽囊原虫体外增殖培养。

裘明华等[6]发现中国台湾孔头舌虫新种,并总结了其致病特征,通过形态学观察发现其致病特征,提出内脏舌形虫病可分为2个亚型,成囊亚型和脱囊亚型,台湾孔头舌虫病属脱囊亚型内脏舌形虫病。邱持平等[7]报道念珠舌形虫病1例,为男性,13岁学生,浙江浦江县人,以腹痛、腹泻、咳嗽、发热发病,有腹水及肝内结节状病变,粪便中有虫体排出,经吡喹酮及中药治疗痊愈。

(王俊学　陈志辉)

参 考 文 献

1 王赞鑫,等.中国寄生虫病防治杂志,2005,18(4):301

2 陈长春,等.中国寄生虫病防治杂志,2005 18(4):261

3 李锦辉,等.中国寄生虫病防治杂志,2005,18(3):195

4 何国声,等.中国寄生虫病防治杂志,2005,18(1):5

5 苏水莲,等.中国寄生虫病防治杂志,2004,17(6):329

6 裘明华,等.中国寄生虫学与寄生虫病杂志,2005,23(2):69

7 邱持平,等.中国寄生虫学与寄生虫病杂志,2004,22(5):273

七、其他

(一)医院内感染

赖晓全等[1]回顾分析1998年3月至2003年2月ICU内MRSA感染率为2.9%(108/3 720),病死率为35.2%,MRSA感染德危险因素有:联合使用抗生素、使用呼吸机,住院>20 d、侵袭性操作、年龄>60岁、皮肤开放性损伤及应用免疫抑制剂。徐小平[2]收集82株临床分离的凝固酶阴性葡萄球菌(CNS),发现苯唑西林MIC≥0.5 mg/L或产生PBP2a的表皮葡萄球菌和溶血葡萄球菌均能正确地表示苯唑西林耐药;以苯唑西林MIC≥0.5 mg/L判断葡萄球菌、腐生葡萄球菌腐生菌种、人葡萄球菌、模仿葡萄球菌等CNS评价苯唑西林耐药准确率很低,80.0%无PBP2a细菌MIC≥0.5 mg/L被误报为苯唑西林耐药。张怡滨等[3]应用分子进化和信息学分析,研究4株金黄色葡萄球菌来源和遗传背景,结果为2株MRSA mecA基因的PCR扩增阳性,PBP2a平板乳胶凝集法阳性,mlST分型显示SA76和SA137的等位基因谱为2-3-1-1-4-4-3,归属ST9型;2株MSSA的mecA基因和PBP2a均阴性,一株为1-1-1-1-1-1-1,属ST1型,另一株为5-4-1-4-4-6-3,属ST7型。邢建明等[4]以金黄色葡萄球菌FemB基因为靶序列,设计、合成引物和TaqMan探针,优化引物与探针比例,调整镁离子浓度,结果为引物与TaqMan探针比例为1∶4,镁离子为2.5mmol/L时本底最低,荧光信号最强;该法的灵敏度为1.0＊10^3拷贝,能特异区分金黄色葡萄球菌与其他葡萄球菌。万建华等[5]分析1999～2003年医院感染金葡菌423株,MRSA及MSSA各为79和334株;表葡菌898株,MRSE及MSSE各为647和251株;MSSA、MSSE对临床常用抗生素敏感,但对青霉素、红霉素、阿奇霉素耐药率>70%;MRSA、MRSE对常用抗生素均高度耐药,万古霉素100%敏感。陈虹等[6]分析1999年1月至2000年12月间,嗜麦芽寡养单胞菌肺部感染40例的危险因素为长期使用广谱抗生素、住院及气管插管时间长和纤维支气管镜污染。宋青等[7]报道外科ICU同一病房6 d内出现嗜麦芽寡养单胞菌感染4例,细菌有相同耐药谱,对头孢他啶、头孢吡肟、亚胺培南等多种抗生素耐药,对左氧氟沙星、加替沙星、复方新诺明等敏感;其中3例痊愈,1例死亡。黄勋等[8]自2000年连续4年用E-test法对连续100株以上革兰阴性杆菌进行药敏监测,结果为亚胺培南在ICU分离细菌中敏感率最高达90.8%,敏感率居前的抗生素分别为头孢哌酮/舒巴坦、哌拉西林/他唑巴坦、头孢吡肟、阿米卡星、头孢他啶,头孢噻肟、头孢曲松敏感率仅42.8%。大肠埃希菌产ESBLs者36.0%,肺炎克雷伯菌为25.0%。ESBLs阳性与阴性菌株中除亚胺培南耐药率为0外,余抗生素耐药率差异均有显著性。吴安华等[9]分析1999～2002年医院感染病例中非发酵革兰阴性杆菌(NFGNB)的耐药性,结果为NFGNB占同期医院感染病原体的19.7%,占革兰阴性杆菌的42.4%,铜绿假单胞菌、不动杆菌属、嗜麦芽寡养单胞菌分别占NFGNB的46.5%、19.9%和7.3%,3年间鲍氏不动杆菌属、嗜麦芽寡养单胞菌有明显上升,铜绿假单胞菌对亚胺培南、头孢他啶、头孢哌酮，不动杆菌对亚胺培南、环丙沙星及嗜麦芽寡养单胞菌对 SMZ、环丙沙星、头孢哌酮的耐药率较低。梁勇等[10]比较广西桂东人民医院 2002 及 2003 年临床分离铜绿假单胞菌 198 株对哌拉西林、头孢噻肟、庆大霉素、奈替米星、阿米卡星的耐药率显著上升。黄支密等[11]采用 PCR 及序列分析方法，检测 147 株革兰阴性杆菌的耐消毒剂 qacEΔ1 基因阳性 96 株(65.3%)；阴沟肠杆菌、铜绿假单胞菌、鲍氏不动杆菌、嗜麦芽寡养单胞菌和黄杆菌属细菌 qacEΔ1 基因阳性株数分别为 17(85.0%)、25(83.3%)、52(82.5%)、2(10.5%)和 0。陈林友等[12]分析肺炎克雷伯菌医院内下呼吸道感染病人 38 例，年龄>60 岁 73.7%，有严重基础疾病者 84.2%，使用广谱抗菌药物 89.5%，住院时间>20 d 者为 86.8%，侵入性操作 34.2%。产 ESBLs 菌占 44.7%，产 ESBLs 菌和非产 ESBLs 菌均对亚胺培南高度敏感，对氨苄西林严重耐药；对其他 15 种抗菌药物，产 ESBLs 菌耐药性较非产 ESBLs 菌显著增高。沈黎等[13]分析 1998～2003 年 6 年中医院感染病例病原菌 28 种 3 039 株，以革兰阴性菌为主共 1 459 株(48.0%)，革兰阳性菌明显增多 986 株(32.4%)，真菌感染 19.0%，分离菌株有不同程度耐药，多重耐药呈增加趋势。蔡爱玲等[14]临床分离革兰阴性杆菌 314 株，第 1 位和第 2 位分别为大肠埃希菌(27.1%)、铜绿假单胞菌(21.0%)，亚胺培南的抗菌活性最高，氨苄西林耐药率高达 61.8%～88.3%，其余细菌的耐药率有升高趋势，产 ESBLs 细菌分离率为 25.5%。蒋雄斌等[15]回顾分析 ICU 内肠球菌感染病人 176 例资料，粪肠球菌 168 株(95.5%)、屎肠球菌 8 株(4.5%)，标本分布为伤口分泌物 41.5%，血源 26.1%，尿液 18.8%，其他 13.6%，万古霉素耐药率为 6.8%，亚胺培南、林可霉素、环丙沙星和庆大霉素的耐药率分别为 51.7%、50.6%、56.8%和 57.4%；APACHE Ⅱ评分高、低白蛋白、ICU 时间长、广谱抗生素、侵入性操作与医院内肠球菌感染密切相关。厉群等[16]调查 ICU 死亡病人 186 例医院感染发生率为 34.4%，死因与医院感染有关者占 30.7%，下呼吸道感染 45.3%；病原体多为条件致病菌，且多为多重耐药的致病菌。泌尿道置管、气管切开、化疗、白细胞减少、预防抗生素应用、持续意识障碍是医院感染的主要危险因素。熊旭明等[17]报道 ICU 内脑膜脓毒金黄杆菌医院感染肺炎病人 42 例，均有严重的基础疾病，相关因素有住院和入住 ICU 的天数、机械通气、深静脉置管、广谱抗菌药物，结果为脑膜脓毒金黄杆菌仅对头孢哌酮/舒巴坦、哌拉西林/他唑巴坦、磺胺和替卡西林/克拉维酸较为敏感，敏感率为 76.2%～52.2%。李耘等[18]监测 2000～2001 年全国 9 城市 13 家医院的 34 个病房收集的细菌 2 554 株，590 株来自 ICU。其中社区获得性感染(CAI)致病菌 196 株，院内获得性感染(HAI)致病菌 262 株，非 ICU 分离致病菌中 CAI 和 HAI 分别为 1 350 株和 243 株，ICU 的主要致病菌依次为：铜绿假单胞菌、大肠埃希菌、鲍氏不动杆菌、金黄色葡萄球菌、肺炎克雷伯菌和嗜麦芽寡养单胞菌。阴沟肠杆菌所测药物对 ICU 分离菌的 MIC_{50} 值是非 ICU 分离菌 8～256 倍。ICU 与非 ICU MRSA 检出率分别为 66.0%和 29.8%；ICU 的金葡菌耐药率与非 ICU 差异非常显著。欧阳松云等[19]监测 21 例老年重症医院内肺炎(SHAP)病人血 MIF、TNFα、皮质醇水平，动态观察神志、血压、氧合指数、机械通气时间、应激性溃疡等指标直至治愈出院或死亡，认为老年 SHAP 病人血清 MIF 和 TNFα 水平的升高程度与病死率密切相关，两者在 SHAP 发生及发展过程中起重要作用。多丽波等[20]用头孢西丁耐药表型筛选阳性可疑菌株，结果为临床分离的 7 株头孢西丁耐药的大肠埃希菌多重 PCR 均为阴性，4 株肺炎克雷伯菌中 3 株多重 PCR 阳性，测序均为 DHA-1 型质粒 AmpC 酶。倪明等[21]采用 PCR 方法分别扩增 PA17 与非黏液型铜绿假单胞菌标准菌株 PAOI 的 mucA 基因，全自动荧光测序仪测序，发现一株含新的 mucA 突变基因的黏液型铜绿假单胞菌，其生物学特性不同于以往报道的黏液型铜绿假单胞菌，可能与 mucA 基因新的突变有关。李智山等[22]从湖北襄樊地区临床分离的 35 株铜绿假单胞菌中检出 20 株有氨基糖苷类修饰酶基因(57.1%)；9 种基因的检出率分别为 aac(6′)-Ⅱ(34.2%)、ant(2″)-Ⅰ(28.6%)、aac(3)-Ⅱ(17.1%)、aac(6′)-Ⅰ(17.1%)、ant(3″)-Ⅰ(14.3%)、aac(3)-Ⅰ(O)、aac(3)-Ⅲ(O)、aac(3)-Ⅳ(0)、aph(3′)-Ⅵ(O)。陈瑞等[23]分析亚抑菌浓度亚胺培南诱导耐药的铜绿假单胞菌株体外抗菌活性、OprD2 相对含量、β-内酰胺酶活性的改变，结果与对照组相比，诱导组亚胺培南体外抗菌活性下降，OprD2 的相对含量减少，β-内酰胺酶活性明显增加。张晓兵等[24]收集菌株分离到产 ESBLs 细菌 88 株，检出率为 38.9%，其中肺炎克雷伯菌阳性率为 43.1%、大肠杆菌阳性率为 33.3%；产 ESBLs 细菌对青霉素、氨曲南及头孢菌素类耐药率为 90%～100%，加用酶抑制剂克拉维酸或三唑巴坦后耐药率降为 18.7%～46.8%；PCR 分型示多数产 ESBLs 菌带 TEM 型和 SHV 型 β-内酰胺酶基因，其中单独携带 TEM 型基因的占 42%，单独携带 SHV 型基因的占 12.5%，携带两种基因的占 31.8%。王杰等[25]实验研究发现，铜绿假单胞菌感染中产 β-内酰胺酶较常见，其中产碳青霉烯酶和 AmpC 酶占一定比率，是造成临床上铜绿假单胞菌对碳青霉烯类和头孢菌素第 3、4 代耐药的主要原因。彭少华等[26]选取67例耐亚胺培南铜绿假单胞菌(IRPA)医院感染病例、150例亚胺培南敏感铜绿假单胞菌(ISPA)医院感染者进行对照研究，IRPA医院感染的发生与住院时间长短、亚胺培南、哌拉西林/他唑巴坦及喹诺酮类抗菌药物的使用有关；而ISPA医院感染与三代头孢及氨基糖苷类抗生素的使用、住院时间长短有关。李光辉等[27]从上海地区11所医院1995年1月至2001年12月所有血培养中获分离菌4 006株，其中革兰阳性球菌占56.5%，革兰阴性杆菌占43.5%；最常见者为凝固酶阴性葡萄球菌(CNS)、大肠埃希菌、金葡菌、克雷伯菌属以及肠球菌属和伤寒沙门菌，1995～2001年血培养分离株中革兰阳性菌所占比例由44.4%增至53.1%，葡萄球菌属及肠球菌属中均未发现万古霉素耐药株，革兰阴性菌对碳青霉烯类高度敏感。

(蔡　雄)

参考文献

1 赖晓全，等. 内科急危重症杂志，2005，11(4)：178
2 徐小平. 中华医院感染学杂志，2005，15(1)：9
3 张怡滨，等. 天津医药，2004，32(10)：627
4 邢建明，等. 中华医院感染学杂志，2005，15(8)：958
5 万建华，等. 中华医院感染学杂志，2005，15(5)：583
6 陈　虹，等. 广西医学，2005，27(3)：343
7 宋　青，等. 中华医院感染学杂志，2004，14(12)：1433
8 黄　勋，等. 中国危重病急救医学，2005，17(7)：409
9 吴安华，等. 中华检验医学杂志，2004，27(11)：764
10 梁　勇，等. 中华医院感染学杂志，2005，15(5)：594
11 黄支密，等. 中华医院感染学杂志，2005，15(7)：721
12 陈林友，等. 安徽医学，2005，26(5)：372
13 沈　黎，等. 中华医院感染学杂志，2005，15(6)：699
14 蔡爱玲，等. 中华医院感染学杂志，2004，14(12)：1422
15 蒋雄斌，等. 中华医院感染学杂志，2005，15(3)：272
16 厉　群，等. 中华医院感染学杂志，2005，15(6)：622
17 熊旭明，等. 中华医院感染学杂志，2005，15(6)：708
18 李　耘，等. 中华检验医学杂志，2004，27(11)：733
19 欧阳松云，等. 中华老年医学杂志，2004，23(10)：689
20 多丽波，等. 中华医院感染学杂志，2004，14(10)：1094
21 倪　明，等. 中华医学杂志，2004，84(19)：1649
22 李智山，等. 中华医院感染学杂志，2005，15(2)：134
23 陈　瑞，等. 中华医院感染学杂志，2005，15(2)：131
24 张晓兵，等. 中华医院感染学杂志，2005，15(4)：386
25 王　杰，等. 中华结核和呼吸杂志，2005，28(4)：258
26 彭少华，等. 中华流行病学杂志，2005，26(7)：511
27 李光辉，等. 中华医院感染学杂志，2005，15(6)：691

(二)非淋菌性泌尿生殖系统感染

朱胜刚等[1]对136例非淋菌性尿道炎(NGU)病人支原体培养及9种药物的药敏结果分析，解脲脲支原体(Uu)阳性66.9%(93/136)，人支原体(Mh)阳性5.1%(7/136)，Uu和Mh同时阳性27.9%(38/136)。以氧氟沙星和阿奇霉素耐药率最高，分别达到54.4%和41.9%。普那霉素和交沙霉素敏感率均为99.3%，四环素和克拉霉素的敏感率在90%以上。刘湘林[2]对486例泌尿生殖道感染者进行Uu和Mh的检测及药敏试验。支原体阳性检出率为40.3%，其中Uu阳性占74.5%，Mh阳性17.3%，Uu和Mh同时阳性8.2%。Uu对9种抗生素敏感性最高为交沙霉素(91.1%)，其次是普那霉素(88.4%)和多西环素(81.5%)；Mh对9种抗生素敏感性最高为多西环素(91.2%)，其次是普那霉素(88.2%)和交沙霉素(82.4%)。顾伟鸣等[3]对上海地区2000～2003年性病就诊者支原体感染及对多种抗生素耐药的发生率、流行情况和耐药特征支原体阳性率42.9%。主要由Uu构成(89.4%)，Uu＋Mh混合感染所占比例在逐年下降。受检者的男女性别比例为0.93：1。男性阳性率26.2%，女性阳性率58.6%($\chi^2=1\ 233.96$，$P<0.001$)，支原体感染和对多种药物的耐药率逐年提高。周文明等[4]研制了一种DNA芯片，结合多重PCR方法快速检测泌尿生殖道炎症3种病原体及其耐药类型，DNA芯片敏感性是0.01fg质粒DNA。152份泌尿生殖道炎症拭子其病原体种类及其耐药类型全部可用DNA芯片检测出来，与目前临床检查结果有较好的一致性($k>0.8$)。尚淑贤等[5]观察了大观霉素与头孢曲松体外对沙眼衣原体的单独抗菌作用以及分别与红霉素、氧氟沙星和多西环素的联合抗菌作用。与大观霉素或头孢曲松联合时，红霉素、氧氟沙星及多西环素三者之间差异无统计学意义($P>0.05$)。与红霉素或多西环素联合时，大观霉素比头孢曲松更为有效，U值分别为2.46和2.83，均$P<0.5$；与氧氟沙星联合时，大观霉素和头孢曲松之间差异无统计学意义，提示大观霉素与红霉素或多西环素体外联合对沙眼衣原体能产生更好的协同作用。

张帮献等[6]利用超高倍显微诊断仪(MCMDI)快速诊断生殖道沙眼衣原体感染，在MCMDI下直接观察柱状上皮细胞内的沙眼衣原体形态，同时用FQ-PCR法对照检测MCMDI法对沙眼衣原体的检出率为28.58%，FQ-PCR法的检出率为29.19%，两者无显著差异，MCMDI可用于衣原体的快速检测。肖淑辉等[7]对反复流产者沙眼衣原体(Ct)及生殖相关抗体进行检测分析，认为反复流产者Ct感染显著高于正常妊娠组，血清特异性衣原体抗体阳性的自然流产病人其子宫内膜抗体阳性率显著高于衣原体阴性的自然流产病人。王辉等[8]用反向线点杂交方法检测和鉴定4种常见致病支原体，198例菌株支原体反向线点杂交方法和种特异性PCR检测支原体阳性率分别为33.3%和34.3%，两种方法检测结果符合率为98.5%，认为反向线点杂交方法能同时快速、敏感和特异的检测这4种支原体。梁小梅等[9]对非淋菌性宫颈炎与阴道pH值改变进行临床分析，非淋菌性宫颈炎病人阴道pH值升高，提示非淋菌性宫颈炎与阴道pH值有密切关系；在常规抗非淋治疗的基础上，应用2%醋酸阴道外用，使升高的pH值下降到正常，阴道菌丛恢复生态平衡，不利于病原微生物生长，从而可提高治愈率。李婷等[10]等用固体培养基直接分离Uu和Mh，认为固体培养基直接在临床上分离Uu和Mh具有通用、特异性好和选择性强的优点，比液体培养基更有科学性的临床指导意义。王怡芳等[11]对女性尿路感染者进行病原学监测，阴道分泌物常规涂片微生物学检查、阴道加德纳菌(Gv)和Uu核酸检测，并收集中段尿液作常规细菌培养分离鉴定、Gv和Uu核酸检测，认为Gv、Uu已是女性尿路感染的重要病原菌。冯新青等[12]探讨了女性支原体反复发作感染与外阴阴道念珠菌病关系，混合感染率62.75%，认为支原体反复发作与合并念珠菌感染有密切的关系，支原体有反复发作者要考虑合并念珠菌感染。陶凤蓉等[13]评价了全自动荧光酶免疫分析仪(VIDAS)检测沙眼衣原体临床应用情况，其敏感率为100%，特异性为96.8%，因此认为VIDAS检测衣原体具有良好的敏感率和特异性，具有操作简便、报告时间短的优点，适宜常规实验室使用。游哲辉等[14]研究了输卵管沙眼衣原体感染导致的输卵管不孕与病人血清IFN-2γ水平的关系，输卵管液沙眼衣原体阳性39例(76.5%)，阴性12例(23.5%)；沙眼衣原体阳性病人血清IFN-2γ为(53.17±17.13) pg/ml，阴性者为(34.57±10.34) pg/ml；阳性者血清IFN-γ水平显著高于阴性者($t=2.36, P<0.05$)，认为沙眼衣原体感染引起的输卵管炎症为输卵管不孕的主要原因，且检测血清IFN-γ水平可能有利于无症状的沙眼衣原体性输卵管炎症的诊断。

齐蔓莉等[15]对6种抗菌药物治疗非淋菌性尿道(宫颈)炎的进行疗效分析，包括左氧氟沙星、克林霉素、米诺环素、罗红霉素、阿奇霉素、阿奇霉素+四环素，以口服阿奇霉素联合四环素、单纯口服阿奇霉素或左氧氟沙星的效果为佳，已证实左氧氟沙星有较好的抗衣原体活性；而不同的治疗方案对Uu的清除差异无统计学意义，提示目前还没有哪种药物在治疗Uu感染方面有显著优势。张红花[16]治疗90例孕期感染Uu病人，主要成分为蒲公英、黄芩、黄柏、土茯苓、地肤子等健脾利湿安胎的药，总有效率86.67%。使用简便，不良反应轻，易为孕妇所接受。陈凤佳等[17]观察了122例莫西沙星治疗沙眼衣原体性尿道(宫颈)炎，莫西沙星400 mg，1次/d，疗程14 d，其有效率92.1%。杨闰平等[18]观察了120例加替沙星治疗支原体性非淋菌性尿道炎(宫颈炎，NGC)，结果为加替沙星的有效率为75%，与阿奇霉素的疗效比较差异无统计学意义($P>0.05$)，认为加替沙星是治疗支原体性NGU的一种安全、有效的抗生素。

徐怀生等[19]对24例儿童性病进行临床治疗和分析，儿童性病以非淋菌性尿道炎(NGU)占首位，其次为淋病(GU)，再次为尖锐湿疣(CA)和生殖器疱疹(GH)，与近几年来成人性病构成相一致；女童发病率高于男童；主要通过父母间接传染，所以控制成人性病是减少儿童性病的关键。治愈率高于成人性病，而复发率低于成人性病，这与儿童外阴干躁、非性接触感染有关。吴青平等[20]对76例男性性传播性疾病(STD)者10种病原体进行分析，尿道拭子标本的病原检出状况分别为：Uu65.8%、Mh27.6%、Mg18.4%、Mpn26.3%、Mf2.6%、Mpe2.6%、Mpi 0%、Gv15.8%、Ct28.9%、N G34.2%；多数为>2种病原合并感染，对于具有>2类病原合并感染者在治疗上应注意联合用药。任艳等[21]对518名卖淫妇女STD感染状况进行调查分析，沙眼衣原体、解脲支原体、梅毒螺旋体、淋球菌、念珠菌、尖锐湿疣、生殖器疱疹、HIV等的感染率分别是21.04%、44.59%、4.83%、0.58%、2.51%、4.63%、0.19%、0.77%。认为卖淫妇女存在高危性行为，应针对高危人群早期进行检查、诊断、治疗，并广泛开展性教育，改变不良性行为，以降低性病和艾滋病的危害。董万忠[22]对常见性病病原体检测结果进行分析，631例疑似STD病人进行STD全项或单项检测，总阳性检出率为49.29%，其中性病全项检查367例，阳性检出率为57.77%；单项检查264例，阳性检出率37.50%，性病病人中支原体感染率最高，其次为淋球菌感染，第三为淋球菌+支原体混合感染。李崇彬等[23]对广东省湛江市1994～2003年性病流行特征进行回顾性分析，湛江市性病发病率于1996年达到高峰，然后呈逐年下降趋势，2003年已明显低于广东省年发病率。非淋菌尿道(宫颈)炎、淋病、尖锐湿疣仍是优势病种，性病发病仍高度集中在20～39岁这一年龄段人群。认为性病发病呈下降趋势。

钱起丰等[24]对复发性GH病人活化天然杀伤细胞进行检测，复发性GH发作时，NK细胞对疱疹病毒感染发作的反应呈现从抑制到增强再恢复正常这一动态变化的过程，活化NK细胞除了对病毒感染细胞溶解破坏外，同时分泌IFN-γ和TNF-β等细胞因子，通过干扰病毒复制和进一步活化吞噬细胞等非特异免疫效应细胞,扩大和增强机体免疫力。刘剑等[25]用伐昔洛韦预防生殖器疱疹复发,0.3 g/d, 7 d为一个预防给药定量,定期每月第一周给药,直到有临床复发性典型皮损出现,随访24个月,伐昔洛韦组255例中,复发率10.20%,而对照组100例中,复发率为43.0%,两组差异有统计学意义。徐卫中[26]用卡介菌多糖核素联合阿昔洛韦治疗生殖器疱疹,卡介菌多糖核素1 mg,1次/d肌内注射,连续36 d,阿昔洛韦0.5,静脉注射,连续5 d,结果治疗组有效率83%,而对照组有效率仅60%,联合用药疗效高、安全性好。

黄迎春等[27]利用基因芯片检测7种性传播疾病,选择高度保守的特异基因片段为芯片探针,将其PCR扩增产物用M icroGrid ê型全自动点样仪点样于包埋有醛基的载玻片上,制备成性病检测基因芯片。病原DNA样本及阴性样本进行扩增、标记,与芯片杂交后,该芯片可以从病原体感染样本DNA中检测到阳性参照序列以及与病原体相对应的特异基因片段,认为性病检测基因芯片能对性传播疾病病原体做出快速、准确的检测。朱迎霞[28]对细菌性阴道病(BV)病人及性伴临床资料进行分析,59例BV病人及性伴多数都存在多次不洁性行为的病史,50%以上的BV病人有支原体感染、25%的有衣原体感染,约25%的合并阴道真菌感染,约25%的患尖锐湿疣,40名性伴也有相似的情况。BV组病人的Mh和衣原体感染率高于非BV组。认为细菌性阴道病的发生与自身或性伴不洁性行为有关,患有BV的女性病人更易感染各种性病病原体。尉京成[29]用心理疗法治疗性病恐怖症18例,转移病人注意力同时给予口服安定片,每次5 mg,3次/d,作为安慰剂,治疗2～3周后基本治愈。

(潘炜华)

参 考 文 献

1 朱胜刚,等.皮肤病与性病,2005,27(2):39
2 刘湘林.医学临床研究,2005,22(12):1745
3 顾伟鸣,等.中国艾滋病性病,2005,11(4):287
4 周文明,等.中华皮肤科杂志,2005,38(2):108
5 尚淑贤,等.中华皮肤科杂志,2005,38(5):282
6 张帮献,等.广西医学,2005,27(9):1367
7 肖淑辉,等.中国人兽共患病杂志,2005,21(4):367
8 王 辉,等.中国皮肤性病学杂志,2004,18(11):692
9 梁小梅,等.中国皮肤性病学杂志,2005,19(5):291
10 李 婷,等.中华检验医学杂志,2005,128(10):1081
11 王怡芳,等.中华医院感染学杂志,2005,15(2):223
12 冯新青,等.皮肤病与性病,2005,27(2):34
13 陶凤蓉,等.中华医院感染学杂志,2005,15(7):835
14 游哲辉,等.医学临床研究,2005,22(3):325
15 齐蔓莉,等.中华皮肤科杂志,2005,38(5):313
16 张红花.中国中西医结合杂志,2005,25(2):161
17 陈凤佳,等.中国皮肤性病学杂志,2005,19(3):190
18 杨闰平,等.中国皮肤性病学杂志,2005,19(3):157
19 徐怀生,等.中国艾滋病性病,2005,11(2):112
20 吴青平,等.中华医院感染学杂志,2005,15(6):716
21 任 艳,等.中国艾滋病性病,2005,11(6):444
22 董万忠.华中医学杂志,2005,29(1):39
23 李崇彬,等.广东医学院学报,2005,23(2):221
24 钱起丰,等.中华皮肤科杂志,2004,37(11):668
25 刘 剑,等.中华皮肤科杂志,2005,38(2):122
26 徐卫中.贵州医药,2005,29(9):813
27 黄迎春,等.四川大学学报(医学版),2005,36(4):576
28 朱迎霞.中国皮肤性病学杂志,2005,19(4):229
29 尉京成.中国艾滋病性病,2005,11(1):8

(三)川崎病

洪华等[1]采用ELISA双抗夹心法测定血清可溶性白细胞介素-2受体(sIL-2R)和IL-6水平;利用德灵BN ProSpec特种蛋白分析仪检测血清超敏C反应蛋白(hs-CRP)水平,研究血清sIL-2R和IL-6水平在川崎病(Kawasaki disease,KD)患儿中的变化,及其在发病中的作用。结果发现,30例KD患儿大剂量丙种球蛋白静脉滴注前(静丙前)和滴注后(静丙后)血清sIL-2R和hs-CRP水平与对照组比较差异均有统计学意义($P<0.01$),静丙前和静丙后比较差异有统计学意义($P<0.01$);静丙前KD患儿血清IL-6和对照组比较差异有统计学意义($P<0.01$);KD患儿血清sIL-2R与hs-CRP水平呈正相关($r=-0.6$, $P<0.01$),静丙前KD患儿血清IL-6和hs-CRP呈正相关($r=0.68$, $P<0.01$)。张园海等[2]用ELISA动态测定48例KD急性期及其缓解期患儿血清血管内皮生长因子(VEGF)含量。结果发现:①KD急性期血清VEGF含量高于KD缓解期及正常对照组(q分别为13.35、19.07,均$P<0.01$);KD缓解期血清VEGF含量下降,但较对照组差异仍有统计学意义($q=6.18$, $P<0.05$);②非冠状动脉损害组VEGF含量明显高于冠状动脉损害组($q=6.87$, $P<0.01$);③KD急性期患儿血VEGF与C-反应蛋白(CRP)水平存在显著正相关($r=0.615$, $P<0.01$)。赵建美等[3]选择1998年6月至2004年6月,南通大学附属医院确诊KD患儿42例(男25、女17),平均(3.25±0.75)岁;另设对照组健康儿童30例(男19、女11),平均(3.58±0.55)岁,对两组儿童均采用放免法测定血清内皮素1,采用改良的硫代巴比妥酸法测定血清丙二醛,使用彩色多普勒超声诊断仪测量其左、右冠状动脉内径及主动脉内径,

其中KD组患儿再分为冠脉扩张组和冠脉无扩张组并作比较。结果发现，KD患儿血清内皮素1、丙二醛含量均明显高于对照组[(76.63±18.36) *vs* (41.55±16.68) pg/ml,(3.18±0.60) *vs* (1.52±0.24) μ mol/L;$P<0.01$]，患儿组中冠脉扩张组该两指标显著高于无扩张组，且血清内皮素1水平与冠脉扩张程度呈正相关($r=0.42$,$P<0.01$)。梁海南[4]研究急性期KD患儿68例(KD组)，一般疾病发热组38例及正常对照组38例，测定左室后壁心包组织及左、右冠状动脉壁及其周围组织的背向散射积分(IBS)，用冠状动脉壁IBS和心包IBS比值作为冠状动脉壁校正IBS(IBS%)。发现KD组的IBS值和IBS%值(左冠状动脉为40.83±5.81和0.83±0.11，右冠状动脉为39.43±5.37和0.80±0.11)均明显大于发热组(左冠状动脉为36.54±5.28和0.77±0.23，右冠状动脉为36.19±5.74和0.75±0.15)及正常对照组(左冠状动脉为35.79±4.6和0.72±0.86，右冠状动脉为32.35±6.71和0.65±0.13)，其差异有显著性意义($P<0.01$)；而发热组与正常对照组之间差异无统计学意义($P>0.05$)。尹薇等[5]采用双抗体ELISA检测42例KD患儿、25例急性感染患儿及28例健康儿童血清粒细胞集落刺激因子(G-CSF)、IL-8水平，同时采用全自动血球分析仪检测外周血中性粒细胞计数(PBN)，观察上述指标在3组间的差别，并观察其在KD并发冠状动脉损害(CAL)与否者(CAL亚组、non-CAL亚组)的区别。结果发现，KD患儿血清G-CSF、IL-8及PBN均明显高于感染对照组($P<0.01$)及健康对照组($P<0.01$)；G-CSF在CAL亚组显著高于non-CAL亚组($P<0.05$)；而IL-8和PBN在KD组的两亚组间差异无统计学意义($P>0.05$)。韩铁光等[6]应用SONOS-5500型超声诊断仪测定22例合并冠状动脉病变(KDⅠ组)和28例无冠状动脉病变(KDⅡ组)的川崎病患儿及30例正常儿童(对照组)左室后壁心包及左右冠状动脉壁的组织背向散射积分(IBS)。以IBS作为诊断指标，进行KD的早期诊断试验评价，结果发现，KD冠脉组、KD非冠脉组、对照组左冠状动脉的IBS分别为43.1±4.06、41.7±4.31、34.68±4.83，右冠状动脉的IBS分别为42.4±4.13、41.8±3.75、31.3±6.22，3组比较，有显著差异($P<0.05$)。左、右冠状动脉IBS大于38，诊断KD的敏感性、特异性、阳性预告值和准确度均大于90%。刘静华等[7]分析恢复期KD患儿30例(患病组)，正常儿童20例(正常组)。通过M型超声获得左室射血分数(LVEF)，通过二尖瓣口血流频谱获得二尖瓣口血流快速充盈速度(E)，左房收缩期速度(A)，计算E/A；应用定量组织速度成像和组织追踪分析软件测量心脏前间隔、后壁、前壁、下壁、后间隔和侧壁的二尖瓣环处收缩期峰值速度(Vs)、收缩期最大位移(D)、舒张早期峰值速度(Ve)、左房收缩期峰值速度(Va)，计算Ve/Va；并比较两组间各参数。结果发现患病组LVEF、E峰、A峰及E/A都在正常范围内，与正常组相比无统计学差异；各室壁的二尖瓣环处的Vs和D两组间差异有显著性意义，6个室壁的平均Vs和D两组间差异也有有显著性意义；各室壁的舒张速度Ve和Va以及Ve/Va，只在少数室壁两组间差异有显著性意义。田青等[8]对72例KD患儿的症状、体征出现时间及发生率，重要的实验室检查结果进行回顾性分析，发现KD早期均有发热症状，其次为口唇及口腔改变、皮疹、眼结膜充血、肛周皮肤脱屑，其发生率依次为100%(72/72)、92%(66/72)、78%(56/72)、60%(43/72)和65%(47/72)；90%以上的患儿中性粒细胞、血小板、ESR、C-反应蛋白升高，57%(41/72)的病人早期出现肺部X线改变。刘志刚等[9]对30例非典型性KD进行回顾性分析，以1～3项主要症状及相关实验室检查确诊，部分病例进行了定期随访。结果发现，①全部病例入院时被误诊；②符合诊断典型KD主要症状1,2,3项的发生率分别为16.7%、3%和53.3%；③二维超声心动图检查：冠状动脉扩张者60%，其他心脏损害40%；④外周血实验室检查：WBC升高70%，PC升高86.7%，ESR、α_2-球蛋白及CRP增高的发生率分别为73.9%，87.5%及35.0%；⑤随访13例，9例2～3个月完全恢复正常，4例仍有冠状动脉扩张。谢永林等[10]用超声技术观察28例急性期及21例恢复期KD病人应用大剂量维生素C静脉滴注前后肱动脉反应性充血内径变化率(FMD%)的变化，结果发现，KD急性期组、恢复期组大剂量维生素C静滴后肱动脉FMD%均显著高于静滴前(均$P<0.01$)。刘静华等[11]通过M型超声获得左室射血分数(EF)；应用定量组织速度成像技术和组织追踪分析软件测量31例急性期KD患儿与20例正常儿童前间隔、后壁、前壁、下壁、后间隔和侧壁的二尖瓣环处、基底部和中间部的收缩期峰值速度(Vs)、收缩期最大位移(D)，并比较两组间各参数。结果发现，患儿组左室射血分数与正常组相比无统计学差异；患儿组各室壁的二尖瓣环处和部分室壁的基底部、中间部的Vs低于正常组($P<0.05$)；6个室壁的平均Vs在二尖瓣环水平、基底部和中间部两组间均有统计学差异($P<0.05$)；患儿各室壁各节段的收缩期最大位移均低于正常儿童，在所有二尖瓣环水平和部分室壁基底部、中间部两组间有统计学差异($P<0.05$)。王垒等[12]对180例KD的临床表现、超声心动图、血生化(三酰甘油、胆固醇、低密度脂蛋白、高密度脂蛋白、红细胞沉降率、C-蛋白、血小板、血红蛋白、白细胞)等资料进行计量资料Z2检

验、Logistic 多元回归分析。结果发现，180 例 KD 患儿并发冠状动脉扩张 94 例，占 52.2%，冠状动脉瘤 20 例，占 21.2%，无扩张 86 例，占 47.8%，单因素分析显示：年龄、发热天数、C-反应蛋白、血脂与冠状动脉扩张的发生率有密切关系($P<0.05$)，多因素 Logistic 多元回归分析显示：C-反应蛋白、胆固醇、高密度脂蛋白与冠状动脉扩张密切相关($P<0.05$)。

(汪　磊)

参 考 文 献

1 洪　华，等. 中华风湿病学杂志，2005，9(5)：297
2 张园海，等. 中华风湿病学杂志，2005，9(6)：354
3 赵建美，等. 第二军医大学学报，2005，26(9)：1040
4 梁海南，等. 中华超声影像学杂志，2005，14(4)：279
5 尹　薇，等. 临床心血管病杂志，2005，21(4)：237
6 韩铁光，等. 广东医学，2004，25(11)：1266
7 刘静华，等. 中华超声影像学杂志，2005，14(2)：113
8 田　青，等. 新医学，2004，35(10)：615
9 刘志刚，等. 陕西医学杂志，2005，34(5)：570
10 谢永林，等. 中国临床医学影像杂志，2005，16(1)：27
11 刘静华，等. 中国超声医学杂志，2005，21(5)：367
12 王　垒，等. 陕西医学杂志，2004，33(10)：888

(四)附红细胞体病

邱松等[1]取附红细胞体感染病人的全血与非洲绿猴肾细胞(Vero 细胞)共同培养观察附红细胞体对 Vero 细胞生长的影响。细胞培养物进行 SDS-PAGE 蛋白质电泳，发现附红细胞体感染 Vero 细胞后，Vero 细胞形态改变；蛋白质电泳图谱显示附红细胞体阳性培养物较阴性培养物多 3 条蛋白条带，分别为 18.4×10^3、25.0×10^3 和 45.0×10^3 的三种蛋白。谢汉国等[2]报道福建省首例人附红细胞体病，为 47 岁女性病人，有疫区接触史，主要临床表现为畏寒、发热伴有恶心、呕吐、腹泻和头痛，抗感染治疗无效，镜检发现红细胞形态异常，经上海市疾病预防控制中心确诊为附红体病，给予蒿甲醚治疗 11 d 后症状缓解。官友生等[3]报道人附红体病合并人芽囊原虫病一例，为 58 岁男性病人，畜牧兽医站职员，主要临床表现为发热、乏力、脐周间歇性隐痛，镜检红细胞 80%以上有附红细胞体附着，大便镜检查到人芽囊原虫；给予多西环素、青蒿素、甲硝唑治疗后治愈。

(汪　磊)

参 考 文 献

1 邱　松，等. 华中医学杂志，2005，29(1)：31
2 谢汉国，等. 中国人兽共患病杂志，2005，21(4)：364
3 官友生，等. 中华流行病学杂志，2004，25(12)：1053

(五)抗菌药物

李家泰等[1]分析了 2002 年 7 月至 2003 年 6 月分离的 1091 株革兰阴性菌的耐药性，发现医院获得感染(HAI)分离的革兰阴性杆菌耐药率比从社区获得感染(CAI)病人分离的相应阴性杆菌的耐药率要高 1.5 倍以上。头孢哌酮/舒巴坦、哌拉西林/他唑巴坦和加替沙星对非发酵阴性杆菌的抗菌谱较广，抗菌作用也较好，是值得注意的抗非发酵菌抗菌药物。马骢等[2]分析了 1992～2001 年间北京地区 2 170 株革兰阳性球菌对常用抗菌药物的耐药性，发现对万古霉素(VAN)、头孢唑林(CEZ)、庆大霉素(GEN)、环丙沙星(CIP)、复方新诺明(SXT)、苯唑西林(OXA)及青霉素(PEN)的平均耐药率分别为 8.4%、32.1%、40.0%、45.6%、58.6%、59.4%和 68.2%，近 3 年对抗菌药物的耐药性增长尤为明显。G^+球菌中，MRSA 及 MRSE 的耐药率分别为 51.1%和 68.3%。刘文恩等[3]分析了 124 株多重耐药菌株对亚胺培南、头孢吡肟、头孢哌酮/舒巴坦、哌拉西林/他唑巴坦及头孢西丁的耐药性，发现 ESBLs 检出率为 42%，AmpC 检出率为 50%，ESBLs 和 AmpC 两种酶均阳性为 18%；对亚胺培南、头孢吡肟、头孢哌酮/舒巴坦、哌拉西林/他唑巴坦及头孢西丁的敏感性分别为 98%、71%、69%、44%及 26%。吕良超等[4]对某院 1999 年 8 月至 2002 年 7 月间痰 66 株不动杆菌属进行药敏分析显示，不动杆菌属对亚胺培南、哌拉西林/他唑巴坦敏感率分别为 77.3%和 62.1%，对 17 种常用抗菌药物耐药率均>50%。董方等[5]对 1999～2003 年北京某院儿科 ICU 细菌的流行状况进行分析发现，呼吸道最常见菌为铜绿假单胞菌(26.0%)、不动杆菌属(19.8%)和肺炎克雷伯菌(19.8%)；血液标本中以凝固酶阴性葡萄球菌(CNS)(50.8%)、肠球菌属(12.4%)为主；5 年中，MRSA 分离率为 1.9%，MRCNS 分离率为 76.6%，产 ESBLs 大肠埃希菌占 54.0%，肺炎克雷伯菌占 80.7%，革兰阴性菌对亚胺培南保持高度的敏感性。董亮等[6]对山东 10 市 12 家医院 1441 株临床分离菌进行分析发现，革兰阳性球菌 383 株，占 26.6%；革兰阴性杆菌 1 058 株，占 73.4%；其中 MRSA 为 32.4%，MRSE 为 91.3%，肺炎链球菌耐药率为 11.2%。农生洲等[7]对广西地区 136 家二级以上医院 2001 年临床分离的致病菌分析发现，常见致病菌为：肠杆菌科细菌的大肠埃希菌、克雷伯菌属、柠檬酸杆菌属、沙雷菌属、变形菌属和肠杆菌属等；非发酵菌的铜绿假单胞菌、不动杆菌属、嗜麦芽寡养单胞菌等；革兰阳性球菌的金黄色葡萄球菌、凝固酶阴性葡萄球菌、粪肠球菌和屎肠球菌等；肠杆菌科细菌除对亚胺培南仍有100%敏感率外，其他药物均有近5%的耐药率；非发酵菌对常用抗生素的耐药率则均≥50%；肠球菌高耐株为54.8%。卓超等[8]对1998～2003年某院重症监护常见革兰阴性杆菌的耐药状况进行了监测，在547株革兰阴性杆菌中，大肠埃希菌、肺炎克雷伯菌、铜绿假单胞菌、鲍氏不动杆菌、阴沟肠杆菌和嗜麦芽寡养单胞菌感染在监护病房常见，总耐药率仅为8.04%，筛选大肠埃希菌和肺炎克雷伯菌产ESBLs菌41株，检出率分别为48.5%和29.0%，亚胺培南对所有受试菌保持最高抗菌活性。肖庆忠等[9]分析广州地区医院感染常见革兰阴性细菌的分布特征，13家医院的3 500株革兰阴性细菌中，前3位细菌依次是大肠埃希菌(占35.5%)、肺炎克雷伯菌(占25.7%)和铜绿假单胞菌(占15.6%)，产ESBLs菌株的总检出率为31.0%，其中大肠埃希菌为38.7%(482/1 244)、肺炎克雷伯菌为37.9%(341/900)、铜绿假单胞菌为5.3%(29/547)、阴沟肠杆菌为55.2%(117/212)、不动杆菌为8.2%(17/208)、其他肠杆菌属为27.7%(53/191)、嗜麦芽寡养单胞菌为33.3%(37/117)、变形菌属为92%(8/87)；耐药性分析表明，亚胺培南和头孢哌酮/舒巴坦分别对临床分离革兰阴性菌株有较好的抗菌活性。吴安华等[10]对151家不同规模医院2003年度日抗菌药物使用情况进行了调查，发现89 539例住院病人的抗菌药物使用率为54.9%，治疗用药占48.0%，预防用药占35.4%，治疗加预防占15.6%；23.9%的治疗用药病人送标本做细菌培养；300床位以下医院抗菌药物使用率明显高于300床位以上医院。呼吸科、综合ICU、儿科抗菌药物使用率较高。

胡志东等[11]采用浓度梯度法测定并比较亚胺培南等11种抗菌药物对鲍氏不动杆菌的体外抗菌活性，发现在11种抗菌药物中，亚胺培南抗菌活性最高，其次为头孢哌酮/舒巴坦和阿米卡星，耐药率分别为1%、4%和4%；头孢他啶、哌拉西林/他唑巴坦、环丙沙星、庆大霉素、头孢吡肟、替卡西林/克拉维酸的抗菌活性也较高，耐药率分别为18%、12%、14%、20%、12%和12%；头孢曲松和头孢噻肟的抗菌活性低，耐药率分别为71%和67%；在监测的100株鲍氏不动杆菌中，多重耐药菌株(耐≥3种抗菌药物)占15%，对>5种抗菌药物的耐药菌株占86.7%，>8种抗菌药物的耐药菌株占46.7%。张永等[12]采用协同抑制试验、质粒接合试验、Southern印迹杂交、等电聚焦电泳、PCR扩增blaVIM、blaIMP、blaOXA-23、blaOXA-24相关基因及整合子编码序列及其分子克隆和测序等多种对耐亚胺培南鲍氏不动杆菌(IRAB)的耐药分子机制进行了研究，发现产OXA-23型β-内酰胺酶是本组鲍氏不动杆菌对碳青霉烯类抗生素产生耐药性的重要原因，IRAB整合子基因携带的多种耐药基因与其多重耐药性相关。黄艳飞等[13]对35株鲍氏不动杆菌对21种抗生素的药敏情况及其耐药质粒的携带进行了分析，发现该组不动杆菌属对常用的抗生素大多耐药，它们具有5种质粒谱，其中大多数为Ⅱ型。质粒消除后仅有7株菌对若干种抗生素敏感性得到恢复，其余无变化。认为该地区的鲍氏不动杆菌的耐药基因大多不在质粒上。周月清等[14]采用PCR及序列分析的方法分析了20株鲍氏不动杆菌的耐消毒剂-磺胺基因(qacE△1-sulI)、Ⅰ类整合酶基因(intI1)及氨基糖苷类修饰酶(aminoglycoside-modifying enzymes，AMEs)基因存在情况，结果发现qacE△l-sulⅠ、intⅠ1、aac(3)Ⅰ、aac(3)-Ⅱ、aac(6′)-Ⅰ、ant(3")-Ⅰ和aac(6′)-Ⅱ基因的阳性率分别为90.0%、20.0%、55.0%、15.0%、35.0%、60.0%和5.0%。罗燕萍等[15]调查解放军总医院1994～2003年鲍氏不动杆菌对6种抗生素的耐药性与这些药物的年用量间的关系，发现10年来鲍氏不动杆菌对6种抗生素的耐药率全部呈增长趋势，头孢他啶和环丙沙星耐药率的增幅最大分别为46.5%和42.3%，且二者的年用量与鲍氏不动杆菌对这两种药物耐药率的变化呈显著正相关(分别为$r=0.88$，$P\leqslant0.01$和$r=0.65$，$P\leqslant0.05$)。梁小英[16]近3年来该院对初次分离的74株鲍氏不动杆菌对妥布霉素、头孢他啶、哌拉西林/三唑巴坦、亚胺培南等14种抗菌药物的耐药特征，发现对上述4种抗生素的敏感率分别为37.8%、37.8%、51.4%和94.6%，对氨曲南呈高水平耐药，敏感率为2.7%～13.5%，对氨苄西林无敏感(0.00%)。

黄妮妮等[17]对41例耐甲氧西林金黄色葡萄球菌(MRSA)感染的住院病人进行回顾性调查分析发现，MRSA感染占医院感染48.9%，以神经内科及神经外科为主。MRSA对万古霉素及替考拉宁的敏感率为100%，阿米卡星感染率为52.4%，庆大霉素敏感率为19.4%，其余抗菌药物敏感率均<10%。巴特尔等[18]对55株耐甲氧西林凝固酶阴性葡萄球菌(MRCNS)的TEM-1基因(编码青霉素酶)、aph(3′)-Ⅲ和aac(6′)/aph(2")基因(编码氨基糖苷类修饰酶)、erm基因(编码红霉素甲基化酶)进行了分析，发现70.9%MRCNS菌已同时携带青霉素酶、氨基糖苷类修饰酶和红霉素甲基化酶基因。童照威等[19]对浙江湖州某院葡萄球菌感染现状分析发现，在采集的360株葡萄球菌中，有金黄色葡萄球菌205株，表皮葡萄球菌95株，溶血葡萄球菌60株；其中耐甲氧西林葡萄球菌共247株，耐甲氧西林金黄色葡萄球菌、表皮葡萄球菌和溶血葡萄

球菌均呈多重耐药特征,未发现耐万古霉素、替考拉宁葡萄球菌。林国连等[20]回顾分析了2002年和2003年临床标本中检出的366株葡萄球菌,MRSA占10%(6/60),MRSCoN占73.8%(226/306),并发现葡萄球菌对部分抗生素耐药性存在种间显著差异,不同的人群,其种内或种间某些抗生素的耐药也存在明显差异。卢青虎等[21]分析了230株葡萄球菌属临床分离株,发现72株金黄色葡萄球菌中MRSA占73.6%,56株表皮葡萄球菌中MRSE占66.1%,102株凝固酶阴性葡萄球菌中耐苯唑西林的占65.7%。徐修礼等[22]分析了万古霉素与头孢哌酮/舒巴坦、亚胺培南、左氧氟沙星联用对MRSA的体外抗菌活性,发现万古霉素对40株MRSA的MIC_{90}为4 mg/L,与头孢哌酮/舒巴坦、亚胺培南、左氧氟沙星联用MIC_{90}降为0.25～1 mg/L,认为万古霉素与上述3种药物联用可发挥协同作用。崔俊昌等[23]测定氟喹诺酮类(FQ)药物对金黄色葡萄球菌临床分离菌的防耐药变异浓度(MPC),结果发现,莫西沙星、加替沙星、帕珠沙星和环丙沙星对42株环丙沙星敏感的金黄色葡萄球菌临床分离菌的MPC_{90}值,分别为0.5、0.5、4和8 μg/ml,细菌耐药选择指数(MPC_{90}/MIC_{90}比值)分别为4、4、16和16,对12株环丙沙星耐药而莫西沙星和加替沙星敏感的金黄色葡萄球菌临床分离菌,莫西沙星和加替沙星的MPC_{90}值均为16 μg/ml,MPC_{90}/MIC_{90}比值均为8,认为对环丙沙星敏感的金黄色葡萄球菌,莫西沙星和加替沙星单药能有效限制耐药突变株的选择;而对环丙沙星耐药但莫西沙星和加替沙星敏感的金黄色葡萄球菌,莫西沙星和加替沙星单药则不能限制耐药突变株的选择。万钧等[24]比较医院获得性与社区获得性MRSA的耐药性发现,医院获得性MRSA较社区获得性MRSA耐药性存在显著性差异,尤其对阿莫西林/克拉维酸、氨苄西林/舒巴坦、头孢唑林、克林霉素的耐药性差异明显。黄支密等[25]采用PCR技术分析了临床分离MRSA中耐消毒剂基因(qacA)及β-内酰胺类抗生素耐药相关基因(mecA、TEM)存在状况,发现20株MRSA中,qacA、mecA和TEM基因PCR扩增均阳性。俞汝佳等[26]应用琼脂平板稀释法检测了337株金葡菌对8种抗菌药物的耐药性,发现替考拉宁、去甲万古霉素、万古霉素对MRSA的抗菌活性相似,MIC_{90}分别为1、2和2 mg/L,未发现对替考拉宁、去甲万古霉素、万古霉素耐药的菌株,但有3株MRSA分别对对替考拉宁、去甲万古霉素中敏。沈定霞等[27]测定了葡萄球菌属对红霉素和克林霉素的诱导耐药性,发现MRSA及耐甲氧西林凝固酶阴性葡萄球菌对红霉素及克林霉素同时耐药分别占62.7%和54.8%。红霉素核糖体甲基化酶基因ermC是诱导耐药的主要基因,占74.5%。陈仁等[28]采用诱导产生万古霉素耐药株并对其外膜蛋白进行分析研究了MRSA对万古霉素的耐药机制,发现45×10^3和14×10^3膜蛋白减少或缺失与金葡菌对万古霉素耐药可能有密切关系。孟静茹等[29]采用反义RNA技术研究了互补于MRSA的耐药基因mecR1 mRNA的PS-ODNs6088对MRSA耐药性的影响,发现PS-ODNs6088能明显抑制MRSA的生长,且具有剂量依赖性。

杨青等[30]通过2-巯基丙酸协同试验筛选对亚胺培南耐药的绿脓假单胞菌中的产金属酶株,并鉴定了耐药基因的基因型,发现26株对亚胺培南耐药的绿脓假单胞菌VIM型金属酶为VIM-2型,整合子可变区序列分析表明,blaVIM-2位于Ⅰ类整合子上。李庆兴等[31]分析了某院2001～2003年1 128株铜绿假单胞菌(PA)临床分离株对17种β-内酰胺类抗生素的耐药情况,发现3年来对头孢他啶耐药率分别为26.4%、37.4%和25.4%;对头孢哌酮/舒巴坦的耐药率分别为2.3%、24.5%和15.8%;对头孢吡肟的耐药率2002年为25.5%,2003年为22.8%,对亚胺培南的耐药率分别为47.9%、39.9%和33.8%;对美罗培南的耐药率2003年为36.6%。朱珊珊等[32]调查了某院近4年来临床分离的铜绿假单胞菌对常用抗生素的耐药谱的变化,铜绿假单胞菌对青霉素G和头孢唑林耐药率最高,达90%以上;耐药率上升速度快的是喹诺酮类药物和氨基糖苷类药物;耐药率最低的是亚胺培南,4年都约维持在10%。钱小毛等[33]检测了耐亚胺培南和亚胺培南敏感铜绿假单胞菌的IMP、VIM和oprD2基因,发现5株耐亚胺培南的铜绿假单胞菌均检出VIM基因(VIM-2型),无IMP基因检出,oprD2基因亦均无缺失。许宏涛等[34]对66株多重耐药铜绿假单胞菌所产β-内酰胺酶(ESBLs)进行分析发现,产ESBLs有15株(22.7%),高产AmpC β-内酰胺酶26株(39.4%),SSBLs14株(21.2%),有43株菌(65.2%)显示碳青酶烯酶活性。田碧文等[35]分析某院近年来的临床分离铜绿假单胞菌耐药株发现,多重耐药性铜绿假单胞菌分离率逐年上升,其耐药率也逐年上升,对6种主要抗菌药的耐药率增加20%以上,从2004年1月开始出现全耐药株。至2005年6月该院已出现全耐药铜绿假单胞菌18株,其MIC值均有明显增加。临床以舒巴坦/阿米卡星、舒巴坦/环丙沙星、三唑巴坦/阿米卡星、亚胺培南/阿米卡星耐药率较低。李爱娟等[36]分析了某院59株铜绿假单胞菌(PAE)的血清学分型及耐药性,发现对PAE保持较高抗菌活性且耐药率<30%的抗菌药物有阿米卡星、亚胺培南、环丙沙星、庆大霉素、左氧氟沙星和哌拉西林/三唑巴坦等,且不同血清型对各种抗菌药物的敏感率有所不同。

贾海霞等[37]分析了产 ESBLs 肺炎克雷伯菌的耐药性及 ESBLs 基因型，发现在 18 例感染产 ESBLs 肺炎克雷伯菌病人中，ESBLs 肺炎克雷伯菌的阳性率为 78.3%，仅对亚胺培南、美罗培南敏感。SHV、CTX-M 和 TEM 基因的阳性率分别为 72.2%、61.1% 和 16.7%，44.4%的菌株同时携带多个基因。王琴等[38]分析了某院临床分离的 60 株肺炎克雷伯菌，对亚胺培南全部敏感，对环丙沙星、哌拉西林/三唑巴坦、头孢他啶、头孢西丁、头孢哌酮/舒巴坦、阿莫西林/舒巴坦、阿米卡星、头孢噻肟和头孢哌酮的耐药率分别为 36.6%、38.3%、56.7%、63.4%、81.7%、86.7%、96.6%、98.3%和 98.3%；60 株肺炎克雷伯菌全部扩增出 TEM 基因，有 25 株细菌检出 CTX-M-Ⅰ群基因，有 54 株细菌扩增出 DHA 基因，有 21 株肺炎克雷伯菌同时携带 CTX-M-Ⅰ群、DHA 和 TEM 基因。侯晓娜等[39]采用 PCR 扩增及 PCR 产物进行序列分析对革兰阴性杆菌中超广谱 β-内酰胺酶(ESBLs)的基因型进行了分析，发现革兰阴性杆菌中 ESBLs 主要是 CTX-M-3 型，还检出了 CTX-M-12、CTX-M-14，后者中主要为 SHV-12。62.9%的菌同时存在 2～3 种酶。陈友华等[40]分析某院近 3 年来产 ESBLs 菌发生率发现，产 ESBLs 大肠埃希菌每年发生率分别为 24.2%、29.9% 和 33.3%，产 ESBLs 肺炎克雷伯菌每年发生率分别为 18.0%、26.2%和 36.9%。两种细菌对氧氟沙星、阿米卡星、亚胺培南、哌拉西林/三唑巴坦的耐药率呈逐年升高。李介华等[41]在 103 株临床分离的阴沟肠杆菌中，发现产诱导型 β 内酰胺酶(IB)的有 70 株(68.0%)，以亚胺培南对阴沟肠杆菌的敏感性最高(89.3%)，其次为哌拉西林/三唑巴坦(63.1%)。周田美等[42]分析了杭州地区沙雷菌属耐药现状及其 AmpC 酶、超广谱 β-内酰胺酶(ESBLs)检测率，148 株沙雷菌属对氨苄西林、头孢呋辛、阿莫西林/克拉维酸耐药率>80%，亚胺培南、头孢吡肟、复方新诺明、环丙沙星等抗菌药物耐药率均<10%。产 AmpC 酶菌占 12.2%(18 株)，同时产 AmpC 酶及 ESBLs 菌占 2.7%(4 株)，产酶菌对多种抗生素耐药。余方友等[43]发现阴沟肠杆菌 017 耐 β 内酰胺类抗菌药物的主要原因是 PER-1 型 ESBLs 和 AmpC 酶所致。程训民等[44]在淮北地区 3 所医院 116 株大肠埃希菌和 31 株肺炎克雷伯菌中，共检出 69 株产 ESBLs(46.9%)，其中大肠埃希菌 51 株(42.2%)，肺炎克雷伯菌 18 株(58.1%)；头孢噻肟检测 ESBLs 的敏感性明显高于头孢他啶；ESBLs型以 CTX-M 型为主，部分菌株同时携带≥2 种耐药基因。方平等[45]分析了 356 株革兰阴性杆菌产 ESBLs、AmpC 和金属 β-内酰胺酶(MBL)的情况，检出产酶株 90 株(25.3%)，单产 ESBLs57 株(16.0%)，以肺炎克雷伯菌(31.6%)、大肠埃希菌(31.0%)检出率高；单产 AmpC 酶 4 株(1.1%)；同时产 ESBLs 和 AmpC 酶 16 株(4.5%)，以鲍氏不动杆菌(12.5%)检出率最高；产 MBL 细菌 13 株，均为非发酵菌；17 株 ESBLs 表型阳性的大肠埃希菌和肺炎克雷伯菌有 16 株检出 ESBLs 耐药基因，其中 CTX-M 型 15 株(88.2%)，TME 型 13 株(76.1%)；有 11 株细菌同时带有两种 ESBLs 基因。孙伟等[46]过酵母双杂交系统从一个随机 DNA 片段文库中筛选到一个编码能与 β-内酰胺酶结合的短肽 SIPIS04-01 的 DNA 序列，体外试验表明，短肽 SIPIS04-01 具有抑制 β-内酰胺酶的作用。

王辉等[47]调查了北京、广州地区不动杆菌属对碳青霉烯类的耐药性，发现北京、广州两地对耐亚胺培南的不动杆菌属，绝大多数产生 OXA-23 型碳青霉烯酶，亚胺培南耐药株的增加主要由耐药克隆株播散所致。钟国权等[48]分析了产 AmpC 酶革兰阴性杆菌的分布及其耐药特征，在 493 株革兰阴性杆菌中，产 AmpC 酶总阳性率为 38.3%，以铜绿假单胞菌和阴沟肠杆菌为主，分别占产酶菌的 54.0%和 24.3%。以呼吸道感染多见(55.6%)。产 AmpC 酶菌对青霉素类和一至三代头孢类抗菌药物耐药率高达 37%～100%；对亚胺培南、头孢吡肟和哌拉西林/三唑巴坦的耐药率较低，在 9%～28%之间。李艳等[49]对 80 株阴沟肠杆菌的 AmpC 酶进行检测发现，有 24 株产 AmpC 酶。耐药性分析发现，对于产 AmpC 酶的阴沟肠杆菌亚胺培南具有较强的抗菌活性且较稳定，头孢吡肟和头孢哌酮/舒巴坦次之，哌拉西林/三唑巴坦较弱。徐建民等[50]分析了某院 2001 年 1 月至 2003 年 10 革兰阴性杆菌的分布及耐药情况，发现在 1 076 株革兰阴性埃希菌中，主要以大肠埃希菌、肺炎克雷伯菌、铜绿假单胞菌、阴沟肠杆菌、不动杆菌属多见，从总的耐药情况来看革兰阴性杆菌对亚胺培南耐药率最低。方治平等[51]采用荧光测定法研究了大肠杆菌对氟喹诺酮类药物的耐药机制，发现此类药物在上述菌株内的蓄积浓度呈能量依赖性降低，以多重耐药株菌内下降最明显。加入能量抑制剂后，多重耐药株菌内的亲水性氟喹诺酮类药物蓄积浓度上升近 3 倍；而疏水性氟喹诺酮类药物托氟沙星(妥舒沙星)的稳态蓄积浓度明显低于亲水性氟喹诺酮类药物蓄积量的上升幅度，认为能量依赖的主动泵出可能是大肠埃希菌对其耐药机制之一。蔡培泉等[52]采用 PCR 法检测了 41 株临床分离的革兰阴性杆菌中 9 种氨基糖苷类修饰酶(AMEs)基因，共有 25 株检出 AMEs 基因(61.0%)，其中 aac(3)-Ⅱ基因检出率最高(46.3%)，≥2 种 AMEs 基因的占 76.0%。

王进等[53]比较了 5 种氟喹诺酮抗菌药物浓度

(MPC)对肺炎链球菌耐药的预防作用,发现5种药物的MPC_{50}和MPC_{90}依次为:莫西沙星1 mg/L和2 mg/L、加替沙星2 mg/L和4 mg/L、司巴沙星4 mg/L和8 mg/L、左氧氟沙星8 mg/L和8 mg/L、环丙沙星16 mg/L和32 mg/L;莫西沙星、左氧氟沙星的MPC/MIC范围主要在8~16;认为莫西沙星、加替沙星和左氧氟沙星在预防细菌产生耐药突变方面有着明显的优势。马越等[54]分析了1999~2002年收集的50 528株临床常见革兰阴性杆菌对头孢吡肟等的敏感性,显示头孢吡肟对肠杆菌科细菌的敏感性为70.0%~95.2%,对铜绿假单胞菌敏感性为73.9%~77.5%。裴斐等[55]评价了磷霉素与替考拉宁对90株革兰阳性(G^+)球菌的体外联合抗菌效应,联合应用后,其MIC_{50}显著降低,FIC≤0.5的占60.0%~93.3%,显示两者对革兰阳性球菌基本表现为协同作用和相加作用,并以协同作用为主,无拮抗作用。

刘贵建等[56]采用多步诱导法对9株粪肠球菌、1株屎肠球菌和7株粪肠球菌、2株屎肠球菌进行了氨苄西林和庆大霉素诱导性耐药试验,结果表明,低浓度抗菌药物的长期压力下,可诱导肠球菌属产生庆大霉素高耐药株及稳定氨苄西林耐药菌株,青霉素结合蛋白氨基酸序列分析发现第453~560位间有部分氨基酸被替代。代洪等[57]在体外用万古霉素对15株金葡菌进行了耐药性诱导,结果为仅诱导出3株对万古霉素中介耐药金葡菌,很难诱导完全耐药菌株,诱导前后菌株都扩增出金葡菌23S rRNA基因,对万古霉素耐药后金葡菌对其他抗生素药物敏感性也发生改变。苏明权等[58]以β-内酰胺抗生素为诱导剂对金葡菌进行体外诱导获得了PBP2a蛋白,并免疫家兔后获得了1∶32和1∶64的抗MRSA-PBP2a蛋白抗体,为研究MRSA-PBP2a蛋白活性、MRSA的免疫治疗和MRSA快速鉴定方法学的建立奠定基础。朱燕等[59]在多药耐药基因(MDR1)基因启动子区含甲基化位点的-102~+186 bp片段间设计了引物,以Pbluescriptsk+为载体构建竞争内标DNA质粒,待检基因组DNA经甲基化敏感的限制性内切酶HpaⅡ消化后与竞争内标DNA竞争扩增MDR1基因,建立了多药耐药基因甲基化状态的定量检测方法。赵伟业等[60]采用柠檬酸抽提法从家兔中性粒细胞溶酶体中提出防御素(NP2)粗制品并进行了分离纯化,微量琼脂糖扩散实验显示NP2对铜绿假单胞菌ATCC27853及其多重耐药株有明显的抗菌活性,防御素作用后的菌株细胞膜不连续,胞间有大量漏出物,胞内成分固缩。高霞等[61]经人工合成了多肽dhvar4并测定了不同浓度dhvar4作用后的细菌生长曲线及对不同细胞的细胞毒性作用,发现4 μg/ml以上的dhvar4对金黄色葡萄球菌BAA42和肠球菌属EF36418的生长有明显的抑制作用,150 μg/ml时,哺乳动物正常细胞存活率为68%~92%,180 μg/ml时dhvar4对血红细胞几乎没有溶血作用。

(赵书民)

参 考 文 献

1 李家泰,等. 中华检验医学杂志,2005,28(1):19
2 马 骢,等. 中华医院感染学杂志,2005,15(7):827
3 刘文恩,等. 中华医院感染学杂志,2005,15(6):665
4 吕良超,等. 中华医院感染学杂志,2004,14(12):1431
5 董 方,等. 首都医科大学学报,2005,26(3):353
6 董 亮,等. 中华检验医学杂志,2004,27(10):694
7 农生洲,等. 广西医学,2004,26(12):1756
8 卓 超,等. 中华检验医学杂志,2004,27(11):752
9 肖庆忠,等. 第一军医大学学报,2005,25(2):132
10 吴安华,等. 中华流行病学杂志,2005,26(6):751
11 胡志东,等. 中华医院感染学杂志,2005,15(1):112
12 张 永,等. 中国抗生素杂志,2005,30(4):217
13 黄艳飞,等. 中国抗生素杂志,2004,29(10):607
14 周月清,等. 中华医院感染学杂志,2005,15(7):728
15 罗燕萍,等. 中国医院感染学杂志,2005,15(7):801
16 梁小英. 广西医学,2005,27(4):523
17 黄妮妮,等. 中国医院感染学杂志,2005,15(1):47
18 巴特尔,等. 中国医院感染学杂志,2005,15(6):605
19 童照威,等. 中国实用内科杂志,2005,25(9):810
20 林国连,等. 吉林医学,2005,26(4):393
21 卢青虎,等. 中国抗生素杂志,2004,29(11):662
22 徐修礼,等. 中国抗生素杂志,2004,29(11):660
23 崔俊昌,等. 中华医院感染学杂志,2005,15(6):611
24 万 钧,等. 中华医院感染学杂志,2005,15(6):668
25 黄支密,等. 中华医院感染学杂志,2005,15(2):121
26 俞汝佳,等. 中国抗生素杂志,2005,30(5):274
27 沈定霞,等. 中华检验医学杂志,2005,28(4):400
28 陈 仁,等. 中国人兽共患病杂志,2004,20(10):880
29 孟静茹,等. 第四军医大学学报,2005,26(15):1352
30 杨 青,等. 中华检验医学杂志,2004,27(10):678
31 李庆兴,等. 中国抗生素杂志,2005,30(4):226
32 朱珊珊,等. 江西医药,2005,40(5):263
33 钱小毛,等. 中华医院感染学杂志,2005,15(7):815
34 许宏涛,等. 中华医院感染学杂志,2005,15(1):20
35 田碧文,等. 第一军医大学学报,2005,25(8):1009
36 李爱娟,等. 中华医院感染学杂志,2005,15(8):943
37 贾海霞,等. 华中科技大学学报(医学版),2005,34(5):625
38 王 琴,等. 中华医院感染学杂志,2005,15(3):256
39 侯晓娜,等. 中国公共卫生,2004,20(10):1180
40 陈友华,等. 中华医院感染学杂志,2004,14(10):1184
41 李介华,等. 中国公共卫生,2005,21(2):226

42 周田美,等.中华医院感染学杂志,2005,15(1):103
43 余方友,等.中华检验医学杂志,2005,28(6):642
44 程训民,等.中华医院感染学杂志,2005,15(2):142
45 方 平,等.安徽医学,2005,26(5):353
46 孙 伟,等.中国抗生素杂志,2005,30(3):129
47 王 辉,等.中华检验医学杂志,2005,28(6):636
48 钟国权,等.中华医院感染学杂志,2005,15(1):100
49 李 艳,等.中华医院感染学杂志,2005,15(1):17
50 徐建民,等.中华医院感染学杂志,2004,14(12):1413
51 方治平,等.四川大学学报(医学版),2005,36(1):86
52 蔡培泉,等.中华医院感染学杂志,2004,14(12):1332
53 王 进,等.中华检验医学杂志,2004,27(11):757
54 马 越,等.中华检验医学杂志,2004,27(11):747
55 裴 斐,等.中华医院感染学杂志,2004,14(11):1282
56 刘贵建,等.中华医院感染学杂志,2005,15(6):601
57 代 洪,等.中国人兽共患病杂志,2005,21(7):598
58 苏明权,等.第四军医大学学报,2005,26(9):802
59 朱 燕,等.中华检验医学杂志,2005,28(4):409
60 赵伟业,等.四川大学学报(医学版),2005,36(1):83
61 高 霞,等.四川大学学报(医学版),2005,36(3):308

(六)传染病调查

杨维中等[1]运用控制图法为肾病综合征出血热、甲型肝炎、细菌性痢疾、流行性脑脊髓膜炎、疟疾、麻疹、肺结核等7种传染病建立了预警模型,通过分析确定了肾综合症出血热、甲型肝炎、细菌性痢疾、流行性脑脊髓膜炎、疟疾合适的预警界值为 P_{80},灵敏度和特异度均在90%以上;麻疹、肺结核合适的预警界值为 P_{90},灵敏度和特异度均在85%以上;具有简单易行,使用面广,预警功效高的特点。徐韬[2]对1994~2003年中国医科大学附属第一医院收治的传染病病人进行了回顾性调查与分析,发现肺结核发病率为63.44/10万。其中20~30岁年龄组占20.3%,而10岁以下只占0.7%;病毒性肝炎发病率为15.50/10万,其中40~50岁年龄组占20.6%,而10岁以下占2.36%,梅毒患病率为30.15/10万;老年患病人数并不少(年龄>60岁的占18.2%)。建议在制定我国传染病防控政策时必须要考虑到1.3亿老年人的特殊需要。应加强传染性疾病的相关知识的宣传教育,提高全民健康素质和人权的自我保护意识,提倡健康的生活方式,推进计划免疫以外的预防接种,变被动防护为主动预防。

向志伟等[3]对新疆喀什、和田地区维吾尔族小学生肠道寄生虫感染情况进行了调查,共调查4所学校625名学生,结果为总感染率为30.4%,共发现9种肠道寄生虫感染,感染率超过10%的有结肠内阿米巴和蓝氏贾第鞭毛虫,分别为13.9%和10.7%。多重感染者占总感染数的17.9%。车忠民等[4]对昆明地区人体寄生虫感染现状进行了调查,并分析了其影响因素,结果为总的感染率为6.15%。蛔虫感染率为5.56%,其他少见的有猪囊虫、鞭虫、阿米巴、蛲虫和美洲钩虫等。感染率汉族显著高于少数民族,工人和待业者高于其他职业者,文化程度低者高于文化程度高者。未检出华支睾吸虫感染者。孙凤华等[5]对江苏省苏中地区人体重要寄生虫病流行现状进行了调查,结果为总的感染率为6.87%,共检出9种寄生虫,蛲虫、钩虫、鞭虫和蛔虫的感染率分别为7.18%、4.16%、1.65%和0.41%,感染率女性显著高于男性,<15岁及>50岁年龄组感染率明显高于其他各年龄组。吴献洪等[6]对青海省人体重要肠道线虫病感染现状进行了调查,结果为共检查10 688人,共检出3种肠道线虫,钩虫和鞭虫的感染率分别8.89%和0.06%,12岁以下儿童蛲虫感染率为6.65%。蛔虫感染率女性显著高于男性,5~10岁年龄组感染率最高,土组感染率最高,蒙古组感染率最低。晏维等[7]对重庆市土源性线虫感染进行了抽样调查,并对感染危险因素进行了分析,结果为总的感染率为32.26%,主要虫为蛔虫、钩虫和鞭虫,其感染率分别为20.9%、12.6%和1.5%,年龄主要集中在10~40岁之间,职业主要集中在学生和农民。胡英辉等[8]对江西医学院抚州分院大学新生肠道线虫感染情况进行了调查分析,结果为共查出肠道线虫5种,总的感染率为10.1%,各虫种感染率蛔虫5.6%,鞭虫3.8%,粪类圆线虫1.0%,钩虫0.5%,东方毛圆线虫0.5%。地区、性别和农村和城镇间学生的感染率相差均不显著,独生子女感染率显著低于非独生子女的感染率。李文等[9]通过对河南省两个经济发展差别较大的县人群肠道寄生虫感染情况进行调查,分析了社会经济因素对寄生虫感染的影响,结果为低人均收入县和高人均收入县农村居民寄生虫感染率分别为29.57%和13.37%,两者相差显著,影响因素包括经济、文化、卫生、对寄生虫病知识的知晓程度和健康行为形成情况等。

(辛海光 陈志辉)

参考文献

1 杨维中,等.中华传染病杂志,2004,25(12):1039
2 徐 韬.中国公共卫生,2005,21(9):1131
3 向志伟,等.中国寄生虫学与寄生虫病杂志,2005,23(3):149
4 车忠民,等.中国寄生虫学与寄生虫病杂志,2005,23(2):128
5 孙凤华,等.中国寄生虫病防治杂志,2004,17(6):372
6 吴献洪,等.中国寄生虫病防治杂志,2004,17(5):308

7 晏　维,等.中国寄生虫学与寄生虫病杂志,2005,23(2):126
8 胡英辉,等.中国寄生虫病防治杂志,2005,18(4):316
9 李　文,等.中国寄生虫病防治杂志,2004,17(5):282

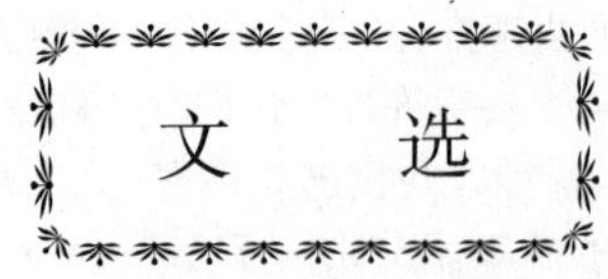

HIV感染长期不进展者与艾滋病病人HIV-1 gag特异性$CD8^+$ T细胞应答[中华内科杂志,2004,43(12):911]　北京协和医院张宏伟等为探讨欧美流行的HIV-1B亚型株与我国HIV感染和AIDS病人gag特异性$CD8^+$ T细胞应答交叉反应性,分别以7例长期不进展者(LTNP)和9例AIDS病人作为研究对象,将覆盖HXB2 HIV-1 gag全长的125个重叠肽段组成11个肽段库作为抗原,用IFN-γ刺激原酶联免疫斑点试验方法检测LTNP和AIDS病人的特异性$CD8^+$ T细胞应答,观察两组病人间的差异及其与$CD4^+$ T细胞和病毒载量的相关性。结果为LTNP组和AIDS组HIV-1 gag特异性$CD8^+$ T细胞应答强度分别为(1212±796)斑点形成细胞数(SFC)/10^6外周血单个核细胞(PBMC)和(182±203)SFC/10^6 PBMC,识别肽段库的个数(间接反映了细胞毒T淋巴细胞应答的宽度)分别为3.0±0.8和0.8±0.7,LTNP组显著高于AIDS组。$CD8^+$ T细胞应答的强度和宽度与$CD4^+$ T细胞计数呈正相关,与病毒载量呈负相关。提示欧美流行株与我国病毒株之间具有交叉反应性,HIV-1 gag特异性$CD8^+$ T细胞应答在阻止疾病进展中可能发挥重要作用。

(倪　武)

长期不进展者与艾滋病病人HIV-1 nef特异性$CD8^+$细胞应答的初步研究[中华医学杂志,2004,84(23):1973]　北京协和医院张宏伟等为探讨我国HIV-1 nef特异性$CD8^+$ T细胞应答的特点及其免疫保护作用,作者以长期不进展组(LTNP)7例和艾滋病组9例为研究对象,以覆盖HIV-1 nef全长的26个重叠肽段组成的3个肽段库作为刺激原,用IFN-ELISPOT方法检测LTNP组与艾滋病组病人HIV-1 nef特异性$CD8^+$ T细胞应答,并测定其$CD4^+$ T细胞、$CD8^+$ T细胞和病毒载量,观察两组间HIV-1 nef特异性$CD8^+$ T细胞应答的差异及其与$CD4^+$ T细胞和病毒载量的相关性。结果为LTNP组和艾滋病组HIV-1 nef特异性$CD8^+$ T细胞应答的强度分别为404±334和59±121SFC/10^6 PBMC,LTNP组显著高于艾滋病组;HIV-1 nef特异性$CD8^+$ T细胞应答的强度与$CD4^+$ T细胞计数呈正相关,但与病毒载量没有显著的相关性。提示HIV-1 nef特异性$CD8^+$ T细胞应答在艾滋病发病中具有一定的保护作用,欧美流行株与我国流行株之间具有免疫交叉反应性。

(倪　武)

23例艾滋病合并结核病病人的临床特点[中华结核和呼吸杂志,2004,27(11):767]　深圳东湖医院袁静等为探讨艾滋病合并结核病的临床特点、治疗及预后,作者对1997年至2004年7月间该院收治的23例AIDS合并结核病的病人进行临床分析。23例病人多为青壮年(94.3%),半年内病死11例(47.8%)。HIV感染途径以性乱史(15例,占65.2%)为主。持续1个月以上的临床表现有发热、体重下降5～15kg者23例(100%),咳嗽15例(65.2%),多并发多种机会性感染。23例病人中以单纯肺结核(14例,60.9%)及淋巴结结核(8例,34.8%)为主;12例浸润型肺结核病人X线表现为病灶多位于双肺,多为较均匀一致的片絮状阴影,无一例出现空洞。蛋白纯化衍生物(PPD)试验弱阳性2例(8.7%),痰涂片、痰培养查抗酸杆菌仅1例阳性(4.4%)。23例病人治疗前$CD4^+$明显低于其他未合并结核病的AIDS病人;而23例中,病死病人治疗前$CD4^+$也较存活病人明显降低。23例病人的HIV RNA定量值明显高于未合并结核病的艾滋病病人。23例病人中,同时采用抗结核及抗HIV病毒药物治疗的病人,病死率较两种药物均未采用或单用抗结核药物治疗的病人明显降低。上述结果提示,艾滋病合并结核病病人PPD试验阳性率低,肺结核X线表现不典型,淋巴结结核较多见,病死率高;治疗前$CD4^+$明显降低,且与病死率相关;结核分枝杆菌感染可促进HIV病毒的复制;临床应尽可能同时进行抗结核与抗HIV病毒治疗。

(倪　武)

艾滋病感染者抗病毒治疗的服药依从性及其相关因素的研究[中华流行病学杂志,2005,26(7):507]　河南疾病预防控制中心性病艾滋病研究所李宏等为了解河南省HIV感染者/AIDS高效联合抗病毒疗法(HAART)的服药依从性及其相关因素,抽取了2个AIDS综合防治示范区、1个AIDS高发县中未服药和服药在2～12个月的HIV感染者作为被调查对象,分别对服药依从性、不良反应及临床表现,治疗前后临床症状改善状况及治疗保障措施等项目,通过访谈问卷调查;同时抽取静脉血,测定评价服药者$CD4^+$ T淋巴细胞数及病毒载量,用RT-PCR法扩增HIV-1 POL区基因,进行基因型耐药性分析。结果显示,治疗组治疗时间在4～8个月的人数最多,占78.2%,服药依从性达到 90%～100%的占 67.5%，停服和漏服药物的主要原因是不良反应，占 67.0%，最显著的不良反应是服药后引起的恶心、呕吐、皮疹等不适。治疗组坚持服药症状明显改善的占 87.6%，停服和漏服药症状未明显改善的占 11.0%。服药依从性对病情趋势变化具有显著影响($P<0.05$)。治疗组服药后 $CD4^+$ T 细胞总数保持稳定或有所增加，但实际速度较缓慢。抗病毒治疗 3 个月和 6 个月时，病人的病情好转率分别是 55.1%和 50.8%，$CD4^+$ T 细胞数较未服药治疗的病人显著提高。耐药性毒株的流行率显著增加，由未服药人群的 13.9%快速上升到服药 3 个月的 45.4%和服药 6 个月的 62.7%，其中对非核苷类反转录酶抑制剂(NNRTI)类药物耐药性的增加最为明显，导致中高度以上耐药率的显著增加。提示采取有效的抗病毒治疗以后，HIV/AIDS 病人在接受抗病毒治疗过程中，服药依从性直接关系治疗效果以及对治疗计划的实施。避免耐药毒株的出现，必须提高服药依从性，这对今后评价治疗效果具有重要意义。

（倪　武）

定量评价 SARS 干预措施效果的传播动力学模型 [中华流行病学杂志，2005，26(3)：153]　上海复旦大学蔡全才等认为，传染病的流行除了生物学因素外，还受社会因素的因素。SARS 是一种新发传染病，人们普遍关注 SARS 干预措施效果的科学评价问题。已报道的这方面研究大多属于定性研究。由于 SARS 流行期间所采取的干预措施往往是综合性的，各种措施在时间上又多有交叉，所以定性研究很难对措施的实际效果和各自所起的作用进行科学评价，作者根据 SARS 流行规律，以传染病 SEIR 流行模型为基础，增设病例管理人群和控制措施相关参数，建立了 SARS 的传播动力学模型，并以北京市 2003 年 SARS 流行为实例，对所建模型在干预措施效果定量评价上的应用进行了证实。所建立的模型可以随时调整干预措施相关参数，通过干预情景假定，可以模拟各种干预措施情况下 SARS 的流行过程，从而对干预措施效果做出定量评价。实例研究发现，该模型可以较好地模拟北京市 2003 年 SARS 流行过程；北京市 2003 年 4 月 20 日前后采用的措施对 SARS 疫情控制起到了关键性的作用。

（梁雪松）

述评　目前，有关 SARS 传播力学研究多数采用的是 SIR 或 SEIR 模型。用于评价措施效果或拟合实际流行数据时，往往无法分清是哪种或哪些干预措施起了作用，更不能定量评价其贡献大小。作者建立的流行模型与现有模型的主要不同：①把易感人群区分为医院人群和社区人群，可以用于探讨医院和医务人员在 SARS 流行中所起的作用，以及社区人群与医院人群之间的相互作用；②引入了有关的控制措施相关参数，可以更精确地模拟干预措施对流行的影响；③潜伏期、有传染性的症状期分阶段进行模拟，分别估计每个阶段的潜伏期发病率和症状期入院率，可以更精确地模拟流行，同时还可以探讨早期发现、早期诊断、早期治疗对 SARS 流行的影响；④专门设立了病例管理人群以模拟检疫和病例隔离措施对疾病控制的贡献。由于所建立的模型可以随时调整干预措施相关参数，所以，通过干预情景假定，可以很容易地模拟出各种干预措施情况下 SARS 的流行过程，从而对干预措施效果做出定量评价。实例研究发现，该模型可以较好地模拟北京市 SARS 流行过程，而且可以估计各种干预措施对疫情控制的贡献。说明所建立的 SARS 流行模型是可靠的，可以用于 SARS 干预措施效果的定量评价。

（万谟彬）

呼吸系统疾病

本年度共收集文献2 709篇,其中纳入回顾872篇(占32.2%),列入文选19篇(占0.7%)。

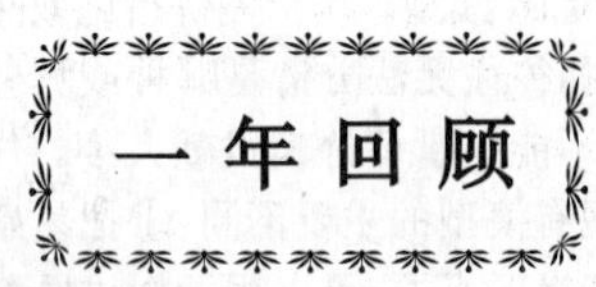

一年回顾

一、诊断技术

(一)肺功能检测及血气分析

吕和平等[1]对60岁以上老人动态肺功能的各项指标进行测量和分析,发现60岁以上老人动态肺各项指标均随年龄增加而降低,差异有高度显著性。陈一芳等[2]采用便携式肺功能仪检测6 261例呼吸道疾病患儿,发现咳嗽变异性哮喘与哮喘儿童肺功能变化一致,认为肺功能检测是诊断哮喘必不可少的手段,应广泛推广于儿科临床。陈垦等[3]探讨多层螺旋CT(MSCT)肺容积评估及与肺功能的相关性,发现MSCT肺容积指标与肺功能试验有很好的相关性,可用于肺功能状况的评估。廖志品等[4]研究单肺通气时对血气值及肺分流影响,发现Bain环路和高频喷通气用于手术侧肺,能使患肺扩张并进行气体交换,有助于提高氧合,减少肺内分流,改善低氧血症。

(二)纤维支气管镜检查

黄信刚等[5]研究螺旋CT仿真支气管镜(CTVB)与纤维支气管镜检查(FOB)在较大气道病变诊断中的应用比较,发现CTVB在较大气道所获得气道管腔内壁、腔内病变及管腔形态等方面的图像效果与FOB所见基本相同,且可以显示严重狭窄、阻塞部位远端的情况,可为气道手术方案提供重要参考资料,但无法提供黏膜色泽及细微变化。曾军等[6]采用丙泊酚(异丙酚)静脉全身麻醉,减轻纤支镜检查的痛苦,给药剂量1.5～2 mg/kg,静脉注射速度30 mg/10 s,在检查前、检查中和完全清醒的血压改变为下降趋势,但在终止给药后血压逐渐回升正常,心电图监测未见明显的心肌缺血、心律紊乱。黄侃等[7]也报道在无痛纤支镜检查中,丙泊酚麻醉效果好,而咪达唑仑(咪唑安定)安全性高。常文秀[8]研究纤维支气管镜检查及治疗在ICU机械通气病人的应用价值发现治疗前后病人中的生命体征得到有效改善,各项指标好转,对导管堵塞、肺不张、咯血有较好的诊断及治疗作用。关健强等[9]研究纤维支气管镜辅助右双腔气管导管插管,认为Robertshaw双腔气管导管在听诊法下插管分隔成功率低,纤支镜可以有效进行分析定位,而改变体位常使导管位置改变,在体位改变后应常规重新定位。张忠德等[10]报道51例胸外科手术后肺部感染行纤支镜吸痰和灌洗后注药治疗,7 d内显效44例,总有效率98%,吸取的分泌物培养病菌分离率75%,无严重并发症。汤杰等[11]研究纤维支气管镜(FOB)经气管导管旁进入法(旁路法)及支气管灌洗术(BL)对接受人工气道机械通气(ET-MV)支持呼吸衰竭病人呼吸力学的影响,发现FOB采用旁路法可在不中断ETMV支持的情况下进入检查及BL,对病人的呼吸力学特性影响不大,病人的耐受性也较好,是一项积极有效、安全可行的诊断和治疗措施。王兴胜等[12]报道186例肺部占位病人,采用经纤维支气管镜肺活检(TBLB)、刷检(BB)、TBLB+BB对肺癌和肺结核的检出阳性例数和阳性率分别为,肺癌57(44.5%)、27(21.1%)和63(49.2%),结核13(41.9%)、7(22.6%)和15(48.4%)。金发光等[13]对76例确诊的气管、支气管结核病人,在全身抗结核的同时,实施局部病变多点注射药物、局部病灶毁损术(微波、激光、高频电刀等)和高压球囊扩张等进行综合治疗,显效47例(61.8%),有效25例(32.9%),总有效率94.7%,无效4例。崔丽英等[14]报道经纤支镜微波治疗恶性肿瘤19例,显效13例(68.4%),有效4例(21.1%),无效2例(10.5%),所有良性病变,显效8例,有效2例,无效1例。所有病例无明显出血及其他并发症。

(三)胸腔镜及纵隔镜检查

彭忠民等[15]报道32例纵隔原因不明肿大淋巴结经纵隔镜手术后,病理证实为结节病者17例,纵隔结核5例,淋巴瘤5例,肺癌并转移4例,不明原因反应性增生1例,无并发症发生。张高萍等[16]用带气囊引导管行纤支镜替代胸腔检查术,检查15例不明原因的胸腔积液，6例确诊为肺癌胸膜转移，8例确诊为结核性胸膜炎，1例原因不明。高兴林等[17]报道21例胸膜间皮瘤病人中，胸水细胞学、胸膜活检和胸腔镜3种方法的诊断阳性率分别为14.3%、57.4%和100.0%，胸膜活检和胸腔镜检查的并发症发生率分别为19.0%和28.6%。熊刚等[18]研究电视胸腔镜在急诊剖胸探查术中的应用，25例病人全部成功，手术平均时间为27～121 min，随访2个月～5年，所有病人情况良好。孙来保等[19]报道20例择期手术和腋窝多汗症病人在静脉麻醉下行胸腔镜胸2～4交感神经切断术，全组病人顺利完成手术，胸交感神经切断后病人手掌及腋窝明显干燥、变暖，掌心皮温显著升高，但手术结束后2 h内机体仍然存在应激及炎性反应，提示有必要预防用药。

(四)肺活体组织检查

李月川等[20]研究数字减影引导下纤支镜活检对肺周围病灶的诊断，7例病人中1次钳夹活检操作取得满意标本2例，2次操作获得满意标本4例，3次操作获得满意标本1例，均获病理诊断，且病理诊断与临床治疗反应均吻合。毕玉田等[21]对比经皮穿刺活检与薄层CT对43例周围性肺结节诊断，发现薄层CT对有特征性改变的病灶诊断符合率高，但对不典型病变诊断价值有限，经皮肺活检阳性率高，但有假阴性结果。陆明等[22,23]对68例病人行CT透视下肺活检73次，一次穿刺成功者24例，占32.9%，平均穿刺2.1次，所有病例均取得了病理学标本。报道145例肺内孤立病灶CT导向切割针的准确性和安全性，恶性病变和良性病变诊断特异性分别为100%和59.3%，总体诊断准确率84.8%，并发气胸21例，病灶周围出血23例，咯血8例。张雪梅等[24]对临床和影像学不能确诊的肺部病变168例行CT导向下弹簧式自动活检针经皮穿刺术，100%穿刺成功，94.5%获得正确诊断，并发症主要为气胸和出血，发生率分别为8.3%和20.2%。李洪伦等[25]对71例肺外围型孤立病变行CT引导下肺穿刺活检，并发症26例次，气胸4.2%，肺内出血12.7%，出现血痰或血痰加重18.3%，胸膜反应1例，并发症的发生与穿刺针所经肺组织深度、病变周围肺气肿、穿刺次数及穿刺针的粗细有明显的相关性。宋一波等[26]经纤支镜对42例肺弥漫性病变进行肺活检，病理确诊率76%，气胸3例，咯血5例。田敬伦等[27]对137例肺癌病人X线体层、CT、MRI提示纵隔淋巴结非肿大者经纤支镜针吸活检，准确性96.4%。对肺癌纵隔非肿大淋巴结的转移诊断率为24.1%，其中跳跃式淋巴结转移率为13.2%。熊永卿等[28]报道45例肺部肿块病人通过活检钳取、细胞刷取和针吸活检，阳性率分别为59%、53%和56%，总阳性率82%。王泽兴等[29]分析1 253例经纤支镜活检临床病理，1 029例为肺癌，40例支气管内膜结核，140例为支气管黏膜炎症，认为纤支镜检查对肺部疾病诊断的准确率高，是肺部疾病鉴别诊断的重要手段。

(五)影像学检查

郭雪梅等[30]评价双能量数字减影胸片和常规DR胸片对于不同肺野结节性病变的检出差异，发现双能量数字减影技术对双上肺野外带胸部结节性病变的检出有优势。周旭辉等[31]报道在HRCT扫描基础上对肺结节样病灶进行概率判断分析法有助于提高诊断正确率。丁娟等[32]报道低剂量扫描7.5 mm标准算法图像重建，病灶局部加常规剂量薄层轴扫，可准确显示肺结节或肿块形态、大小、密度特征且降低了病人的辐射剂量，有较好的临床实用价值。柳学国等[33]报道对肺部不同密度小结节CT体积测量，固定阈值法对于小的实性结节体积测量可重复性最好，可变阈值法或部分容积法对于各种结节的体积测量临床应用尚不成熟。张金娥等[34]报道多层螺旋CT灌注对肺结节的良恶性鉴别诊断有较大帮助。杨明等[35]探讨SSD血管成像在肺结节性病变中的作用，发现SSD重建后示结节处血管增粗或穿过结节提示恶性结节可能大，对位于中外带肺野的肺结节性病变的定性诊断更有帮助。沈慧聪等[36]报道人工神经网络对3类孤立性肺结节(SPN)的诊断正确率分别为80%、80%和84%，平均诊断正确率81.3%，为SPN开辟了一个新的辅助诊断模式。杨春山等[37]*研究孤立性肺结节氢离子波谱(^{1}H-MRS)特征，发现活体肺结节MRS检测结果是可靠的，胆碱升高、胆碱与肌酸值的增加和出现异常乳酸含量峰是恶性结节的波谱特征。党亚萍等[38]报道对肺内结节性质，PET/CT较单纯CT更容易做出鉴别诊断，PET/CT检查能够更加准确地反映肺癌的临床分期，并辅助临床确定正确的治疗方案。缪珑昇等[39]报道^{18}F-FDG SPECT显像在孤立肺结节的诊断中有很好的应用价值，并且对于直径>2 cm的病灶有更高的敏感性和阴性预测值。

(陈吉泉)

参 考 文 献

1 吕和平，等. 第四军医大学学报，2005，26(6)：545
2 陈一芳，等. 浙江大学学报(医学版)，2005，34(4)：365.
3 陈 垦，等. 第三军医大学学报，2005，27(9)：922.
4 廖志品，等. 医学临床研究，2005，22(6)：769.
5 黄信刚，等. 中国内镜杂志，2005，11(1)：27
6 曾 军，等. 中国内镜杂志，2005，11(4)：409
7 黄 侃，等. 广州医药，2005，36(2)：18

8　常文秀. 中国内镜杂志,2005,11(1):37
9　关健强,等. 中国内镜杂志,2004,10(12):17
10　张忠德,等. 中国内镜杂志,2005,11(7):724
11　汤　杰,等. 中国内镜杂志,2004,10(10):96
12　王兴胜,等. 第三军医大学学报,2005,27(15):1579
13　金发光,等. 中国内镜杂志,2005,11(9):904
14　崔丽英,等. 临床内科杂志,2004,21(12):853
15　彭忠民,等. 中国内镜杂志,2005,11(3):244
16　张高萍,等. 中国内镜杂志,2004,10(12):104
17　高兴林,等. 中国内镜杂志,2005,11(1):30
18　熊　刚,等. 重庆医学,2004,33(12):1796
19　孙来保,等. 广东医学,2005,26(8):1059
20　李月川,等. 天津医药,2005,33(3):167
21　毕玉田,等. 第三军医大学学报,2005,27(11):1139
22　陆　明,等. 第三军医大学学报,2004,26(21):1975
23　陆　明,等. 第三军医大学学报,2004,26(21):1900
24　张雪梅,等. 第三军医大学学报,2004,26(21):1905
25　李洪伦,等. 实用放射学杂志,2005,21(5):481
26　宋一波,等. 山西医药杂志,2005,34(4):335
27　田敬伦,等. 中国内镜杂志,2004,10(12):37
28　熊永卿,等. 江西医药,2005,40(6):342
29　王泽兴,等. 中国内镜杂志,2005,11(1):72
30　郭雪梅,等. 实用放射学杂志,2005,21(1):23
31　周旭辉,等. 中华放射学杂志,2005,39(1):29
32　丁　娟,等. 实用放射学杂志,2005,21(8):809
33　柳学国,等. 中华放射学杂志,2005,39(1):21
34　张金娥,等. 中华放射学杂志,2005,39(10):1041
35　杨　明,等. 实用放射学杂志,2005,21(2):129
36　沈慧聪,等. 实用放射学杂志,2004,20(10):886
37*　杨春山,等. 中华放射学杂志,2005,39(1):17
38　党亚萍,等. 中华肿瘤杂志,2004,26(11):685
39　缪珑昇,等. 中国癌症杂志,2005,15(3):241

二、结核病

(一)流行病学和卡介苗

端木宏谨等[1]报道,根据全国4次结核病流调结果,指出我国肺结核患病率下降缓慢。估计全国有活动性肺结核450万人,其中涂阳、菌阳为150万和200万人。涂阳肺结核发现率对病人数预测作用最明显。刘剑君等[2]从流调资料发现涂阳患病率与人均GDP、农村人均纯收入、居民消费水平、人口密度呈负相关,与农村人口比例呈正相关。降低涂阳患病率是控制结核的关键。李亮等[3]分析4次全国儿童结核病流调现状,其活动性患病率年递降率为13.6%,但其感染率并没有很大下降,且涂阳患病率年递降率仅为0.1%。安燕生等[4]报道1993～2002年北京市户籍人口新登记活动性肺结核和痰涂阳肺结核数减少了6%和8%,而同期流动人口中却增加了344.2%和237.8%,强调对流动人口结核病的管理和控制。谭卫国等[5]报道深圳市1999～2002年间监测涂阳2 250例,涂阳培阳2 168例,其平均耐药率为34.9%,链霉素耐药24.1%,耐多药率为5.5%。推行DOTS策略是降低区域耐药结核的重要措施。高三友等[6]随访观察河南省DOTS方案治愈后肺结核病人,总复发率为3.1%,其中初治涂阳者复发率2.4%,第3个月痰菌转阴的复发率高于2个月痰菌转阴者,表明DOTS后复发肺结核与痰菌阴转时间高度相关。陈立新等[7]用IS6110-PCR指纹图谱测得191株安徽、湖南和江苏3省的MTB的主要基因型不同,存在多态性,提供于结核病分子流行病学的依据。梅建等[8]对上海市2000～2002年91株MTB进行间隔区寡核苷酸分型(spoligotyping)和分枝杆菌散在分布重复单位(MIRU)基因分型,结果为北京基因型菌株占89%,其中耐药率为45.7%。北京基因型菌株与BCG接种和耐药无关。刘玉清等[9]在北京市对PPD≥15 mm的部分1990和2000年大学新生采用利福喷丁加INH1周2次,共25次方案,结果获得了74.8%保护率,完成疗效率为90%,不良反应发生率为3.3%,停药率仅1.0%。认为该预防用药方案可行,有效且安全。何朝阳等[10]采用SF-36量表测定中国和泰国肺结核病病人生命质量,量表的结构效度在小样本状况下的效果不太理想,但信度指标较好。提示需尽快开发肺结核病病人特异性量表。王国杰等[11]经单因素和多因素分析显示外出打工史、吸烟、个体经营、单身是肺结核的危险因素,家庭条件好是结核病的保护因素。成人肺结核病发病的有关非生物危险因素的探讨有助于结核病疫情的控制。潘雅芬等[12]用固体平板培养法测得医院内中央空调、分体空调以及不用空调控温区MTB检出率分别为31.1%、15.6%和4.4%,提出应注意空调对MTB医院内传播的影响。江山等[13]将MTB Ag85B、MPT64 DNA疫苗和IL-12真核表达质粒psIL-12用于小鼠结核病模型,通过对器官荷菌量、组织病理等指标观察,发现Ag85B DNA疫苗可能通过增强宿主Th1型免疫反应而对小鼠结核病有一定免疫治疗作用。田霞等[14]把MTB抗原MPT83和MPT64融合到同一真核载体中,这种二价基因疫苗免疫的小鼠细菌攻毒后其肺和脾脏载菌量低于BCG免疫小鼠的载菌量,保护性强于BCG。师长宏等[15]采用Ag85B-ESAT6融合蛋白作为靶抗原,通过基因重组BCG技术,构建了分泌表达Ag85B与ESAT6融合蛋白的重组BCG(rBCG),有望为结核病的预防提供有效的疫苗。居巍等[16]构建了MTB真核表达质粒pcHSP65,并在HeLa细胞中获得正常表达,为进一步研究此疫苗的生物学活性奠定了基础。谢勇恩等[17]构建的MTBAg85A/GM-CSF嵌合DNA疫苗在小鼠体内的免疫原性和免疫保护性均明显强于非嵌合DNA疫苗，但二者的免疫保护性均不及BCG。认为构建多价DNA疫苗可能是今后研究的重要方向。

(二)基础研究与诊断技术

李军等[18]观察到IL-2和MTB耐热抗原刺激下，人PBMCs表面NK抑制性受体NKG2A的表达量大幅度上升，而活化性受体NKG2 d变化不大，同时PBMCs分泌IFN-γ大量增加，这对阐明结核感染过程中所引起的某些免疫应答有重要意义。陈勇等[19]报道从Mtb-Ag结核杆菌多肽抗原纯化的多肽(C主肽)，可显著促进人γδT细胞的活化与增殖，它可能是Mtb-Ag发挥激活γδT细胞效应的有效成分。龙敏等[20]发现MTB诱导的凋亡粒细胞能促进人单核细胞来源的Mϕ产生致炎症细胞因子TNF-α，但不影响抗炎症细胞因子TGF-β和IL-10产量。彭丽等[21]体外培养感染了耻垢分枝杆菌的小鼠腹腔巨噬细胞(Mϕ)，生理盐水组Mϕ内活菌数对数值高于噬菌体各组，电镜证实，进入细胞的噬菌体能感染裂解胞内分枝杆菌使活菌量减少，表明噬菌体治疗分枝杆菌感染成为可能。张晓燕等[22]通过免疫印迹法发现PPD+的健康献血者以及结核感染或发病但无空洞者的血清池都不与ERP蛋白呈阳性反应，仅结核空洞者为阳性。提示ERP蛋白是MTB感染晚期表达的蛋白，有可能参与宿主诱导的免疫反应。杨晓敏等[23]观察到IL-7可增加结核病和健康者PPD诱导的PBMC培养上清液中IFN-γ、TNF-α的分泌，减少IL-4、IL-10的合成，由此表明，IL-7可通过诱导上述细胞因子来调节Th1/Th2平衡，增强机体细胞免疫功能。谢莉等[24]采用ELISA法检测人PBMC分别与PPD、MTB ESAT6和38000抗原培养上清液中INF-γ浓度，及观察PPD皮试(TST)。结果表明，ESAT6抗原的INF-γ释放反应对MTB感染的诊断意义优于TST以及38000抗原刺激后INF-γ释放反应。陆学东等[25]通过应用SDS-PAGE、免疫印迹和单克隆抗体技术，了解到H37RV株菌体蛋白和分泌蛋白具有不同的主要免疫原，这为筛选和结核病相关的特异性抗原打下了一定的基础。陈峥宏等[26]将MTB稳定L型(TBL)接种Vero细胞和PPD试验阳性的鼠腹股沟皮下，实验证实，TBL型可通过黏附和侵入Vero细胞并引起细胞病变，但毒力较亲代菌型明显减弱，不能引起动物PPD阳性反应。张明等[27]利用以DNA回旋酶B亚基为靶点抗结核药模型，得到了两个可能与新生霉素作用机制相同的抗结核化合物：x1和x2，其在抗结核方面显示了较强的作用。阎雪等[28]用结明试验检测胸水、血清中抗MTB抗体，结果为诊断结核性胸膜炎的敏感性68.1%(49/72)，假阴性31.9%，假阳性8%，血清试验结核病总敏感性为44.2%，对肺结核诊断敏感性为71.4%。王洪生等[29]用特异性引物对结核、鸟、胞内及堪萨斯分枝杆菌悬液DNA同时进行PCR扩增，结果表明，可利用单管PCR体系一次性地鉴定4种分枝杆菌的单一、两种或三重感染。吴雪琼等[30]制备16S rRNA基因芯片检测经PCR-SSCR法鉴定的31株分枝杆菌临床分离株，显示该DNA微阵列与9种NTM标准株不杂交，可将19种分枝杆菌标准株鉴定到群或种。临床分离株也不例外。张嵘等[31]采用免疫色谱法抗MPB64单克隆抗体检测20株MTB临床分离株中，阳性检出率为55%。高于传统鉴定法及实时荧光探针定量PCR法，且耗时短，能检测到最低菌浓度10^5 CFU/ml，适合在临床推广使用。郭艳玲等[32,33]报道用IS6110-RFLP和spoligotyping两种技术，发现不同地区158株MTB临床分离株菌株具有不同的特点。与国际spoligotyping数据库比较，得出14个共有类型中类型1最为流行即所谓的北京基因型。同时比较IS6110-RFLP，spoligotyping及MIRU 3种分型法，得出产生的类型数分别为118、120和105。表明IS6110-RFLP分辨率大于spoligotyping，和MIRU相近。认为在结核病流调中3种分型法均行之有效。沈国妙等[34]用MIRU基因型分型法，将91株MTB临床菌株分成46种基因型，优于spoligotyping法(20种基因型)。进一步12个MIRU位点的多态性分析，又将后者所得出的81株北京基因型株分为39种不同的MIRU基因型。刘志辉等[35]应用气相色谱技术和MIS数据分析系统分析全细胞脂肪酸对14株结核H37Rv和727株临床分枝杆菌株进行菌种鉴定，实验表明，该法能将传统方法难以鉴别、临床又较常见的分枝杆菌通过一次实验予以明确鉴别，具有广阔的应用前景。吕华坤等[36]对江苏省67株MTB进行15个位点可变串联重复序列分型分析，结果为江苏省MTB具有明显多态性。多位点串联重复序列分型技术具有稳定、简单、可重复的优点，可用于MTB的流调。施旭东等[37]采用自行研制的快速荧光检测管，利用样本细菌生长时氧含量下降检测时发生强烈红色荧光原理，使MTB培养、药敏和菌群鉴定时间明显缩短，提高了效率和阳性率，适合在基层单位推广。端木宏谨等[38]实验研究表明，利福喷汀对MTB的MIC普遍比RFP低50%～75%倍，提示利福喷汀具有比RFP更强的杀菌效力，临床上对RFP耐药的结核病人使用利福喷汀可能有一定效果。刘洋等[39]用反相斑点杂交快速检测MTB rpoB基因突变，其灵敏度为87.1%(54/62)，特异性100%，准确度92.2%(94/102)，与测序结果符合率为99%，提示该法适用于大批量 MTB 对 RFP 耐药性的初筛。吴雪琼等[40]通过此法测得 18 株 MTB 药物敏感株耐药基因均为野生型,60 株耐药株中耐 RFP59 株,rpoB 基因突变率为 93.2%;耐 SM33 株,rpsL 基因和 rrs 基因总突变率 84.8%;耐 EMB43 株,embB 基因突变率为 58.1%。金嘉琳等[41]采用等位基因特异性多重 PCR 同步检测 MTB Kat G 和 rpoB 基因突变,结果检出 79.2%(61/77)的 INH 耐药株,81.5%(66/81)RFP 耐药株,认为该法有望用于耐药 MTB 的快速检测。梁莉等[42]利用基因芯片技术分析 19 株 MTB 分离株 rpoB 基因突变,其中 7 株 RFP 敏感株均无异常,12 株耐 RFP 株中,11 株存在 rpoB 基因点突变,认为基因芯片技术可用于大规模的样本检测。赵锦荣等[43]对含 81bp 核心区的 rpoB 基因片段进行 PCR 扩增后,基于焦磷酸测序技术检测耐 RFP 菌株 81bp 核心所有可能的突变,结果表明,该方法快速、交通量及自动化程度高、结果精确,花费低于经典 DNA 测序法。单万水等[44]利用反向点杂交原理,以尼龙膜为载体研制线性探针分析法检测 rpoB 基因耐药突变。检测 87%株 MTB,其与 rpoB 基因直接测序、传统药敏符合率分别为 98.8%和 94.3%。故此法是值得推广的 MTB 药敏检测方法之一。胡忠义等[45]*,[46]利用 MTB 噬菌体 D29,建立 pha B 法快速测定 24 株 MTB RFP 耐药性,其敏感性 93.8%,特异性 92%,准确性 92.7%,和绝对浓度法比较,结果不相符的 5 株 RFP 耐药株,用 MIC 法测定证实 phaB 法更为正确。用同法检测链霉素耐药性,结果和常规药敏符合率达 94.1%,准确性达 97%。彭丽等[47]报道,用 phaB 法测得 RFP、INH 灵敏性、特异性为 94.1%(32/34)、92.1(35/38)和 94.4%和 78.6%,和传统改良比例法比较符合率分别为 94.2%和 88.5%。可见 phaB 法具有传统方法的灵敏性,并测定时间短,成本低。崔振玲等[48]通过 phaB 法检测 167 株 MTB 分离株 INH 耐药性,其敏感性、特异性、阳性和阴性预测值以及准确性达 92%～100%,与 Bactec-960、MIC 法的符合率高,且需时仅 3 d,操作简便。认为可作为 MTB 的 INH 耐药性快速筛选方法。韩喜琴等[49]用 phaB、DNA 序列和 PCR-SSCP 法测得 91 株 RFP 和 OFLX 敏感和耐药株对该两药敏感性、特异性、准确性分别为 92%、90%、86%;95%、93%和 100%;93%、93%和 90%和 95%、71%和 63%;95%、98%和 98%;95%、80%和 75%。显示出 phaB 法的良好前景。安慧茹等[50]通过 16S rRNA PCR-SSCP 和直接测序(PCR-DR)技术,测得 45 株耐喹诺酮 MTB 中,75.6%gyrA 基因 SSCP 图谱泳动异常,测序证实 94,90 位密码子突变常见,说明 MTB 耐喹诺酮与 gyrA 基因突变有关。乐军等[51]利用寡核苷酸 cDNA 微阵列方法证实感染了 MTB 的宿主细胞对 INH 耐药株和敏感株反应存在明显差异(差异表达基因 53 条),提示 INH 耐药对 MTB 致病性具有很大的影响作用。陈曦等[52]采用序列分析方法检测 INH 耐药相关基因 Kat G、inhA、ahpC、Kas A 及 oxyR 突变率,共有 91 株耐 INH 株发生与 INH 耐药相关的基因突变,占 90.1%,提示还有其他机制参与 INH 耐药。马晓薇等[53]采用 phaB 法快速测定 138 株分离株 EMB 耐药性,以 BACTEC 960 药敏结果为判断标准,其敏感性、特异性为 75%(18/24)和 98.2%(112/114),阳性、阴性预测值为 90%和 94.9%,准确性 94.2%(130/138)。贾国存等[54]用 PCR-SSCP 法测得 EMB 耐药的 38 株 MTB 中,embB 基因异常检出率达 66%。因 PCR-SSCP 结果易于观察,且耗时少,可成为检测部分 MTB 耐 EMB 耐药基因的有效方法。胡忠义等[55]指出,选择噬菌体工作浓度为 1×10^{9} PFU/ml,感染时间为 37 ℃、作用 60 min;杀毒剂浓度在 100 mmol/ml,室温作用 5 min;指示细胞浓度 1×10^{8} / min 的对数生长期耻垢分枝杆菌为检测条件,能获得 phaB 法理想的测定结果。彭丽等[56]认为,MTB 与噬菌体感染 3～4 h 时感染效果较高,phaB 法可检出 80～200 cfu/ml 的 MTB 活菌,特异性 95%。对呼吸道常见 NTM 此法的检测特异性为 100%。认为液体 4 ℃保存实验中的主要成分稳定性较好。

(韩一平)

(三)抗结核药物治疗和有关问题

初乃惠等[57]采用国产固定剂量复合剂(FDC)异烟肼、利福平、吡嗪酰胺/异烟肼、利福平(2HRZ/4HR),对照组为 2HRZ/4HR 治疗 81 例初治菌阳肺结核病人,两组 2 月及满疗程痰菌阴转率分别为 82.5%及 65.7%和 100.0%及 88.6%,胸部病灶吸收率 92.7%和 94.3%,空洞闭合率为 63.2%和 62.5%。谭卫国等[58]比较国产抗结核 FDC 与板式组合药,更多的 FDC 组病人认为服药方式可以接受,两组完成治疗率接近($P>0.05$),但 FDC 组治愈率高于对照组,不良反应无显著性差异,对照组药物的成本效果分析优于 FDC 制剂。端木宏谨等[59]对浙江和广东两省纳入结核病耐药性监测项目,初治药物敏感和耐药病人平均失能调整生命年(DALY)值为 0.26 和 0.68 人年;复治药物敏感和耐药病人为 0.49 和 1.04 人年。初、复治耐药病人每例平均 DALY 值比药敏肺结核病人增加 1 倍。林明贵等[60]对 108 例病人痰标本用 PCR-SSCP 方法检测了耐异烟肼的 katG,耐利福平的 rpoB,耐链霉素的 rpsL,耐吡嗪酰胺的 pncA 和耐乙胺丁醇的 embB 基因突变率分别为 70.4%,72.2%,71.9%,53.4%和 31.7%,其中高浓度耐药菌的基因突变率远高于低浓度的突变率。张廷梅等[61]报道625例复治后耐多药肺结核病人(MDR-PTB)占同期收治的复治菌(阳)病人的30.8%,青壮年男性占大多数。药敏监测提示耐H、R7例(1.1%);耐3种药125例(20.0%);耐4种药493例(78.9%)。初始和获得性耐药率19.4%和80.6%。黄学锐等[62]将69例MDR-PTB根据耐药情况分为3组,耐HR(Ⅰ组)、HR+1种药耐药(Ⅱ组)和≥HR+2种药耐药(Ⅲ组)制定个体化方案,6、12及24月的痰菌阴转率及胸部X线好转率分别为Ⅰ组:76.5%,94.1%,94.1%,94.1%;Ⅱ组:60.0%,65.0%,70.0%,80.0%;Ⅲ组:46.9%,50.0%,46.9%,56.3%。Ⅰ组与Ⅲ组疗效比较有显著性差异,而与Ⅱ组比较无显著性差异。李月龙等[63]以左氧氟沙星及奈替米星为主,联合异烟肼+对氨基水杨酸(力克肺疾)、丙硫异烟胺、吡嗪酰胺(3 dNZTHV/9 dTHV)治疗52例MDR-PTB12个月,痰菌阴转率86.5%;对照组50例,采用3 dIETh/9 dThO,痰菌阴转率56.0%($P<0.01$)。任涛等[64]采用卡介菌多糖核酸(BCG-PSN)免疫治疗结核菌感染BALB/c小鼠4周后,治疗组小鼠体重和脾脏重量高于对照组,肺脏重量低于对照组,肺部病变较轻,且肺、脾组织结核菌落均低于对照组,脾组织IFN-γmRNA的表达高于对照组。何连福等[65]采用3HLZO/6HLO治疗192例涂阳复治病人,治疗组在化疗同时加螺旋藻胶囊口服,并予转移因子皮下注射,治疗组9个月末痰菌阴转率,胸片病灶好转率和空洞闭合率分别为92%,88%和76%,均高于对照组73.9%,73.9%和59.8%。不良反应发生率(6%)明显低于对照组(26%)。郑如添等[66]采用4 dZEO/8 dEO治疗64例老年复治菌阳肺结核病人,32例加用微卡(M组)在治疗6、12个月末,痰菌阴转率分别为62.5%、71.9%,明显高于对照组(34.4%、46.9%)。M组在治疗6个月末起CD3、CD4、CD4/CD8、IgA、ALB较治疗前显著升高,亦明显高于同期对照组。张红梅等[67]采用$2HL_2AK(E)Z(TH)V+IL\text{-}2/1HL_2(TH)V+IL\text{-}2/5HL_2V$治疗菌阳复治肺结核22例,痰菌阴转、病灶吸收、空洞的缩小和闭合以及免疫检测结果均优于对照组($2HL_2AK(E)Z(TH)V/1HL_2(TH)V/5HL_2V$)。阳光辉[68]采用3ZTHLEAK+IFN-α/4ZTHL+IFN-α治疗MDR-TB病人,2、7个月痰菌阴转率分别为72%和96%,明显高于对照组(3ZTHLEAK/ZTHL)的35%和70%。陈素卿等[69]采用$2L_2VAKDE/10L_2VD$治疗MDR-TB病人86例,加用微卡组增加的成本和产生的额外效果相比,虽然治疗费用增加,但其疗效显著提高,增量成本较低,有较显著的药物经济学意义。黄志余等[70]报道7例肺结核复治过程出现颈淋巴结类赫氏反应的病例,7例病人治疗前浅表淋巴结构未触及,其中有5例出现明显的颈淋巴结进行性增大,于发现后的2~3个月达高峰。在继续抗结核治疗情况下肿大的淋巴结逐渐缩小,于治疗的第5~8个月接近正常大小。高卫红等[71]在化疗基础上经纤支镜介入肺部病灶内注入异烟肼及链霉素,疗程结束后痰菌阴转率96.8%,病灶显效率89.9%,空洞闭合率48.1%,均显著高于单纯化疗组的62.2%、58.3%及16.0%。陈伟生等[72]采用3 dLOZA/18 dLOZ治疗180例MDR-PTB,其中86例同时予抗结核药物凝胶介入治疗,2个月痰菌阴转率(88.4%),空洞闭合率(43.0%)均高于单纯化疗组(70.0%,20.0%)。王安生等[73]在化疗基础上用纤支镜灌注含药凝胶治疗,6个月后痰菌阴转率73.1%,病灶有效率85.4%,空洞有效率81%,明显高于对照组51.3%、56.7%和51.4%,治疗组痰菌阴转时间36.3 d,比对照组61.8 d明显缩短。郑正[74]在全身化疗基础上采用纤支镜于注入A、V、H注射液,9个月时痰菌阴转率85.7%,病灶有效率88.1%,空洞闭合率40.5%,均显著高于单纯全身化疗组的64.1%,66.7%及17.9%。张瑛等[75]应用硝普钠与酚妥拉明分别加垂体后叶素静脉滴注治疗肺结核大咯血,硝普钠组有效率为91.7%,优于酚妥拉明组66.7%($P<0.01$)。孙翠芬等[76]分析262例结核病病人经抗结核治疗显示有肝炎病史者发生药物性肝损害的可能性约是无肝炎病史者的20.863倍,肺外结核病人大约是肺结核病人的4.651倍。肖清华等[77]对376例患结核化疗病人行单因素分析,发现男性、既往肝炎病史、糖尿病史、乙肝病毒标志物阳性、年龄60岁以上、乙醇依赖等因素对药物性肝损害有显著性意义。朱敏等[78]报道在4812例结核病人抗结核治疗中发生血液系统异常改变115例(2.4%),以白细胞减少最常见(44.4%),其次是全血细胞减少(22.6%)及白细胞合并血小板减少(10.4%),所有抗结核药物均可引起血液系统异常,以利福霉素类最常见,其次为吡嗪酰胺、异烟肼。华毛[79]报道1例利福平致哮喘样发作。雷素英等[80]报道1例异烟肼静脉滴注致构音障碍。李海军等[81]报道采用超大剂量维生素B_6 20 g维持静脉滴注+5 g静推(抽搐发作时)抢救异烟肼中毒一例获得成功。

(四)结核性脑膜炎

何俊瑛等[82]用免疫荧光法检测脑脊液(CSF)中单核细胞内的结核抗原,在30例结核性脑膜炎(结脑)病人中25例阳性,而对照组均阴性,敏感性为83.3%,特异性为100%,最早检出者为发病7 d,多次检测可持续阳性。王仲元等[83]采用斑点酶免疫渗滤法(DIEFA)和金标结核抗体试剂盒检测结脑病人CSF

中 IgG 阳性数分别为 90 和 61 例，两者符合率为 67.8%，无显著性差异；采用 DIEFA 法检测抗重组 3.8×10^3 蛋白抗体阳性 86 例，复合抗原的抗体阳性 100 例，检测符合率 86.0%。韩雄等[84]分析 86 例结脑的 CSF 中糖降低率为 73.3%，氯化物降低率为 72.1%，蛋白质升高率为 89.5%；生化异常项目越多，其临床症状越严重，但与预后无明显相关性。刘清等[85]报道结核性脑动脉炎性脑梗死发病率高(40.4%)，且常有多发性脑梗死(61.9%)及两侧大脑同时梗死(59.14%)。刘昌杰等[86]分析 40 例脑结核病人的 CT，单纯脑膜受累者 18 例，脑实质受累者 9 例，同时受累者 13 例。脑膜受累特征性表现为增强扫描时鞍上池、侧裂池、四叠体池、环池呈斑片状、结节状或均匀性、广泛性强化。脑实质受累的 CT 表现为脑结核瘤、脑脓肿、脑粟粒结节。顾瑾等[87]分析 101 例结脑病人中 18～59 岁者占 70.3%，儿童和青少年占 22.8%，69%的病人在 1 个月内就诊。临床表现以发热、头痛、脑膜刺激征阳性及呕吐最为多见；神经系统症状以意识障碍多见，其次为颅神经麻痹。张鲁军等[88]报道 172 例结脑病人中 35 例死亡，死亡原因为脑疝 18 例、全身衰竭 8 例、呼吸循环衰竭 7 例及消化道出血 2 例。齐伟[89]报道 1 例结脑病人 CSF 呈血性。

（黄　怡）

(五)其他

黄信刚等[90]回顾分析 322 例支气管结核(EBTB)，在纤维支气管镜下充血水肿型 23.6%，溃疡坏死型 36.0%，肉芽增殖型 27.6%，瘢痕狭窄型 12.7%，显示出纤支镜对支气管结核的诊断价值。黄明刚等[91]对比 48 例确诊 EBTB 的纤支镜下表现和胸部 CT 变化，两者的检出符合率为 83.3%，疗效判断符合率达 88.5%。沈建恩等[92]报道 EBTB 病人临床主要表现为咳嗽、咯痰、低热、盗汗、乏力、咯血等，痰涂阳性率 43.5%，痰培阳性率 35.3%；支刷菌阳为 56.5%，组织活检阳性 58.4%。杨红忠等[93]对 21 例 EBTB 病人行支气管镜下冷冻和局部注药治疗，显效 83.3%，有效 16.7%，总有效率 100%。林明贵等[94]经纤支镜局部激光联合注药治疗 18 例耐多药 EBTB，所有病人痰菌转阴，病灶明显吸收，疗效优于同期经雾化治疗组。刘建明等[95]在全身抗痨基础上通过纤支镜介入治疗 EBTB173 例，包括局部冲洗、钳夹清除坏死组织等，使肺不张由术前 45 例降至 9 例，张力空洞从 15 例降至 1 例，菌阴转为 84.4 %，认为纤支镜是目前治疗 EBTB 较好途径。

（韩一平）

何桥等[96]* 建立大鼠结核性胸膜炎模型，胸腔积液中细胞因子 IFN-γ/TGFβ_1 比值随着时间呈恒定的升高，显示增强结核病免疫反应的细胞因子在无免疫缺陷的大鼠结核性胸膜炎的局部免疫应答起重要的作用。邓东等[97]报道 23 例确诊胸膜结核球中 X 线胸部平片呈圆形 9 个，椭圆形 6 个，病灶密度均匀，边缘清楚。CT 检查 18 例，胸膜病灶形态为乳头状 6 例，卵圆形 11 例，1 例形状不规则。CT 平扫呈等密度 11 例，稍高密度 5 例，混杂密度 2 例。病灶边界清楚 13 例，部分模糊 5 例。王爱玲等[98]检测结核性胸膜炎胸水中 ADA、IFN-γ 和 IL-6 的含量较非结核性胸腔积液显著升高。ROC 曲线分析表明以上 3 项指标中，IFN-γ 具有最高的敏感性和特异性。分别以 37.5 U·L^{-1}、483 ng·L^{-1}和 195 ng·L^{-1}为诊断临界值时，三项指标具有最佳敏感性和特异性。联合检测可提高诊断效能。

端木宏谨等[99]对有症状且≥3 周者，直接查痰结核分枝杆菌，发现活动性肺结核新病例 900 例；涂阳 262 例；培养阳性 360 例，分别比胸透筛查法多发现 73 例；30 例；63 例，病人发现率提高 8.8%(72/827)；12.9%(30/232)；21.2%(63/297)。王志刚等[100]分析 216 例涂阳肺结核病人，男性是女性的 2.13 倍；年龄高峰男性在 25 和 35 岁组，女性则在 25～15 岁组；71.3%是 54 岁以下青壮年；44.9%确认有肺结核病人接触史。邹芳春[101]报道 54 例初治空洞性肺结核在完成 6 个月化疗后，病程 10～30 d 者空洞治疗有效率 77.8%(28/36)，30～60 d 者 44.4%(8/18)。杜先智等[102]分析 100 例肺结核误诊的临床资料，不典型的表现有类似迁延型感冒、急慢性呼吸道感染、肿瘤，无反应性肺结核，肺结核肺外表现，伴发病表现的掩盖等。张润[103]报道 22 例成人血行播散型肺结核误诊为肺间质纤维化 3 例，肺炎、矽肺、肺梗死各 2 例，喉癌、慢性咽炎、细支气管肺泡癌、肺含铁血黄素沉着症和结节病各 1 例。郭兴全等[104]分析 28 例急性粟粒性肺结核 HRCT 检查，57.1%表现为不均匀，粟粒灶为随机分布结节，在间质内主要分布于小叶中心、小叶间隔及胸膜下，较少分布于支气管中心轴。在肺实质内主要分布于肺小叶中心与小叶边缘之间的肺实质内。路希伟等[105]分析 216 例肺结核 CT 检查，涂阳肺结核和空洞性肺结核的树芽征出现分别为 84.5%和 92.3%，结核球的树芽征出现率为 18.2%。刘璋等[106]分析 150 例老年肺结核的 X 线表现，特征主要为病变范围广，以浸润型肺结核为主，同时伴有空洞和并发症较多。卢德友[107]分析 1 784 例老年人活动性肺结核的临床特点，肺结核构成比例升高(占 25.1%)，男性明显高于女性(24∶1)，痰涂阳病人多(80.4%)。临床多以呼吸道症状为主，而结核中毒症状不明显，并存症及并发症多，累及双侧肺者多，累及中、下叶者明显高于非老年病人。高爱平[108]报道老年肺结核病人以Ⅲ型为主，复治率达58.2%；耐多药病例占总病例的25.5%，占涂阳病例的43.6%。唐晓燕等[109]分析256例老年肺结核临床症状不典型，病程长，慢性纤维空洞性肺结核较多，占40.2%；复治比例高(51.2%)，涂阳比例高，占68.4%；合并症多，占67.6%，PPD强阳性仅占19.1%。李政旻[110]报道45例合并糖尿病肺结核病人的胸部影像学，大片状致密性阴影占68.9%，多发小空洞性阴影占68.9%，散在片状及小斑片阴影占26.7%，结节、肿块状阴影占4.4%。贾书妍等[111]报道63例老年初治肺结核并糖尿病病人中，血糖控制在7.9～11.1 mmol/L的57例中结核病灶吸收好转51例，痰菌1个月阴转30例，2个月阴转21例，3个月阴转6例；血糖＞11.1 mmol/L，6例病灶吸收好转仅1例，痰菌3个月阴转及3个月至半年阴转各3例。罗茂红等[112]报道天津市男性肺结核并发糖尿病病人新登记率呈上升趋势，年递增率为4.2%，女性未见统计学显著性；男女比例为2.22∶1；在30～39年龄组，男性多于女性，而在50～59岁年龄组则反之；涂阳率男性高于女性。万欢英等[113]报道41例应用免疫抑制剂治疗后并发肺结核病人，占同期确诊初治肺结核的2.2%，多为3个月～4年内发生(80.5%)。临床症状以发热为主(87.8%)，菌阳23例(56.1%)，病理证实6例(14.6%)，临床诊断12例(29.3%)。疗程多为9～12个月。黄又宁等[114]对艾滋病合并肺结核病人予抗结核＋抗反转录病毒治疗后CD4细胞数明显上升，与单纯抗结核治疗者比较差异有显著性。张爱平等[115]报道47例肺结核合并曲菌球中男性31例，占66.0%，病程＞5年27例。咯血症状突出，41例，占87.2%。术前明确诊断32例，占68.1%。术后发生并发症10例。姜文航等[116]对经内科6个月以上治疗无效的670例肺结核病人行手术治疗，663例Ⅰ期手术治愈，2例术后因呼吸衰竭死亡，5例为支气管胸膜瘘，其中4例经纤支镜采用纤维蛋白胶粘堵瘘口愈合，1例经Ⅱ期手术带蒂肌肉覆盖支气管残端治愈。冯琼等[117]采用羊血TB-L培养基在结核菌阳性病人中的L型检出率为17%；阴性病人中L型检出率为27%；结核菌-L型的病人，其病程较长，病情较重。严舒俊等[118]报道1例继发性肺结核并发非结核分枝杆菌肺病。尤正千等[119]分析46例肺非结核分枝杆菌病的胸部CT表现，均有结节影和小斑片影，空洞者26例，占56.52%，支气管扩张者22例，占47.8%。病变多为双侧多叶分布，累及双肺或2叶以上者39例。陈涛[120]报道肺癌与肺结核并存率为20%。

（黄　怡）

参考文献

1 端木宏谨，等. 中国抗生素杂志，2004，29(12)：732
2 刘剑君，等. 中华流行病学杂志，2004，25(12)：1032
3 李　亮，等. 中华医学杂志，2004，84(20)：1678
4 安燕生，等. 中国防痨杂志，2004，26(6)：319
5 谭卫国，等. 中华检验医学杂志，2005，28(8)：805
6 高三友，等. 中国防痨杂志，2005，27(3)：178
7 陈立新，等. 中国人兽共患病杂志，2005，21(5)：389
8 梅　建，等. 中华流行病学杂志，2005，26(9)：707
9 刘玉清，等. 中国防痨杂志，2005，27(3)：139
10 何朝阳，等. 中华流行病学杂志，2005，26(3)：187
11 王国杰，等. 中华流行病学杂志，2005，26(2)：92
12 潘雅芬，等. 中国防痨杂志，2005，27(3)：151
13 江　山，等. 中华结核和呼吸杂志，2005，28(5)：305
14 田　霞，等. 中华医学杂志，2005，85(20)：1410
15 师长宏，等. 中华结核和呼吸杂志，2005，28(4)：254
16 居　巍，等. 中国免疫学杂志，2005，21(3)：216
17 谢勇恩，等. 中华传染病杂志，2004，22(6)：386
18 李　军，等. 中国免疫学杂志，2005，21(8)：571
19 陈　勇，等. 中国免疫学杂志，2004，20(10)：661
20 龙　敏，等. 中国人兽共患病杂志，2005，21(9)：748
21 彭　丽，等. 中华结核和呼吸杂志，2005，28(9)：619
22 张晓燕，等. 中国人兽共患病杂志，2004，20(12)：1036
23 杨晓敏，等. 贵州医药，2005，29(2)：112
24 谢　莉，等. 中华呼吸和结核杂志，2005，28(8)：545
25 陆学东，等. 中华检验医学杂志，2005，28(8)：787
26 陈峥宏，等. 中国人兽共患病杂志，2005，21(5)：403
27 张　明，等. 中国抗生素杂志，2004，29(12)：742
28 阎　雪，等. 中国医科大学学报，2004，33(5)：467
29 王洪生，等. 中华皮肤科杂志，2005，38(5)：285
30 吴雪琼，等. 中国抗生素杂志，2004，29(12)：746
31 张　嵘，等. 中华检验医学杂志，2005，28(8)：793
32 郭艳玲，等. 中华检验医学杂志，2005，28(8)：796
33 郭艳玲，等. 中华流行病学杂志，2005，26(5)：361
34 沈国妙，等. 中华结核和呼吸杂志，2005，28(5)：292
35 刘志辉，等. 中华结核和呼吸杂志，2005，28(6)：403
36 吕华坤，等. 中国人兽共患病杂志，2005，21(9)：755
37 施旭东，等. 中华检验医学杂志，2005，28(8)：，790
38 端木宏谨，等. 中国结核和呼吸杂志，2005，28(3)：192
39 刘　洋，等. 中华检验医学杂志，2005，28(4)：394
40 吴雪琼，等. 中华检验医学杂志 2005，28(3)：310
41 金嘉琳，等. 中华传染病杂志，2005，23(3)：146
42 梁　莉，等. 中华医院感染学杂志，2005，15(8)：841
43 赵锦荣，等. 中华结核和呼吸杂志，2005，28(5)：297
44 单万水，等. 中华检验医学杂志，2005，28(1)：82
45* 胡忠义，等. 中华结核和呼吸杂志，2004，27(12)：811
46 胡忠义，等. 中华检验医学杂志 2005，28(8)：783

47　彭　丽,等.中国防痨杂志,2005,27(1):18
48　崔振玲,等.中华结核和呼吸杂志,2005,28(4):245
49　韩喜琴,等.中华结核和呼吸杂志,2004,27(12):815
50　安慧茹,等.中国抗生素杂志,2005,30(2):103
51　乐　军,等.中华医院感染学杂志,2004,14(12):1336
52　陈　曦,等.中华结核和呼吸杂志,2005,28(4):250
53　马晓薇,等.中华内科杂志,2005,44(3):202
54　贾国存,等.中国实用内科杂志,2005,25(10):918
55　胡忠义,等.中华结核和呼吸杂志,2004,27(12):801
56　彭　丽,等.中华结核和呼吸杂志,2004,27(12):806
57　初乃惠,等.中国防痨杂志,2004,26(6):341
58　谭卫国,等.中国防痨杂志,2005,27(4):209
59　端木宏谨,等.中华结核和呼吸杂志,2005,28(6):407
60　林明贵,等.中国防痨杂志,2005,27(4):229
61　张廷梅,等.中国防痨杂志,2004,26(5):277
62　黄学锐,等.中国防痨杂志,2004,26(5):257
63　李月龙,等.中国防痨杂志,2004,26(6):351
64　任　涛,等.复旦学药(医学版),2005,32(5):513
65　何连福,等.中国防痨杂志,2005,27(1):33
66　郑如添,等.宁夏医学杂志,2005,27(1):30
67　张红梅,等.中国防痨杂志,2005,27(4):219
68　阳光辉.广西医学,2005,27(8):1276
69　陈素卿,等.福建医药杂志,2005,27(4):129
70　黄志余,等.中国防痨杂志,2005,27(4):276
71　高卫红,等.中国防痨杂志,2005,27(4):239
72　陈伟生,等.中国防痨杂志,2005,27(1):29
73　王安生,等.中国防痨杂志,2005,27(1):26
74　郑　正.中国内镜杂志,2005,11(3):241
75　张　瑛,等.中国综合临床,2005,21(3):224
76　孙翠芬,等.江苏医药杂志,2004,30(12):949
77　肖清华,等.中国抗生素杂志,2004,29(12):760
78　朱　敏,等.中国防痨杂志,2004,26(6):338
79　华　毛.中国防痨杂志,2004,26(6):380
80　雷素英,等.中华结核和呼吸杂志,2005,28(4):249
81　李海军,等.中国急救医学,2005,25(8):621
82　何俊瑛,等.脑与神经疾病杂志,2005,13(3):204
83　王仲元,等.北京医学,2005,27(2):120
84　韩　雄,等.中国临床神经科学,2004,12(4):381
85　刘　清,等.中国临床神经科学,2005,13(1):73
86　刘昌杰,等.中国临床医学影像杂志,2005,16(7):364
87　顾　瑾,等.中国防痨杂志,2005,27(4):273
88　张鲁军,等.宁夏医学杂志,2005,27(2):134
89　齐　伟.内蒙古医学杂志,2004,36(10):881
90　黄信刚,等.中国内镜杂志,2005,11(6):611
91　黄明刚,等.实用放射学杂志,2005,21(7):698
92　沈建恩,等.中国防痨杂志,2005,27(3):186
93　杨红忠,等.中国防痨杂志,2005,27(4):227
94　林明贵,等.中国内镜杂志,2005,11(1):63
95　刘建明,等.中国内镜杂志,2005,11(1):43
96*　何　桥,等.中华结核和呼吸杂志,2005,28(2):117
97　邓　东,等.实用放射学杂志,2005,21(7):692
98　王爱玲,等.武汉大学学报(医学版),2005,26(1):117
99　端木宏谨,等.中华结核和呼吸杂志,2005,28(7):468
100　王志刚,等.中国防痨杂志,2005,27(4):244
101　邹芳春.中国防痨杂志,2005,27(3):154
102　杜先智,等.四川医学,2004,25(12):1294
103　张　润.青海医药杂志,2005,35(2):28
104　郭兴全,等.中国防痨杂志,2005,27(1):44
105　路希伟,等.中国防痨杂志,2004,26(5):275
106　刘　璋,等.实用放射学杂志,2004,20(12):1082
107　卢德友.中华老年医学杂志,2005,24(7):530
108　高爱平.安徽医学,2005,26(4):271
109　唐晓燕,等.中国防痨杂志,2005,27(1):68
110　李政旻.中国防痨杂志,2004,26(6):344
111　贾书妍,等.中国防痨杂志,2004,26(6):349
112　罗茂红,等.中国防痨杂志,2005,27(2):89
113　万欢英,等.临床内科杂志,2004,21(11):774
114　黄又宁,等.广西医学,2005,27(7):1016
115　张爱平,等.中国防痨杂志,2005,27(3):165
116　姜文航,等.心肺血管病杂志,2004,23(4):223
117　冯　琼,等.四川医学,2004,25(11):1242
118　严舒俊,等.中国防痨杂志,2005,27(1):53
119　尤正千,等.中国临床医学影像杂志,2005,16(3):141
120　陈　涛.重庆医学,2005,34(7):1076

三、胸部肿瘤

(一)原发性支气管肺癌

1. 流行病学及病因学

胡志斌等[1]检测 425 例肺癌及 588 例健康对照 p73 基因 5′UTR 区域两个单核苷酸多态性(G4C14,A4T14),发现此两个多态性之间具备完全的连锁不平衡,AT(A4T14)在病例组显著少于对照组($P=0.0018$);与携带 p73 GC/GC 单倍型基因型者相比较,携带 GC/AT 单倍型基因型者肺癌风险降低 30%($OR=0.70$),而携带 AT/AT 单倍型基因型者降低 55%($OR=0.70$)。李家伟等[2]分析 111 例肺癌及 210 例健康对照组由内切酶 MspI 识别 XRCCI 基因 Arg399Gln 位点的多态性,结果为 XRCCI 密码子 399 杂合基因型 Arg/Gln 可能对鳞癌有较弱的保护效应,而纯合突变基因型 Gln/Gln 和吸烟存在协同作用。李伟英等[3]检测Ⅰ相代谢酶 CYP1AⅠ、2EⅠ、2D6 和Ⅱ GSTM1 基因型频率分布,结果肺癌组 GSTM1 缺陷型频率为 58.5%,对照组为 47.5%($P=0.02$),吸烟与 GSTM1 有协同关系。提示吸烟和 GSTM1 缺陷型均是肺癌的危险因素。朱锦富等[4]分析了 310 例经组织学确诊的肺癌病例和 341 例相关配对对照核苷酸切除修复基因

XPA 基因 A23G 多态，结果为 XPA 基因 A23G 多态 3 种基因型在肺癌病人和对照间的分布差异具有显著性（$P=0.037$）。与携带 XPA 23AA 基因型者相比，携带至少一个 23G 等位基因的个体肺癌风险降低 34%。韩勇等[5]研究西安地区影响肺癌发病的有关因素，发现有慢性支气管炎、肺气肿的 COPD 病人，肺癌发生的 OR 值明显升高，分别为 2.25 和 2.33。当 $FEV_1<70\%$时，肺癌的 *OR* 值为 2.28。罗晨玲等[6,7]检测 63 例肺癌、62 例肺癌病人 1 级家属和 77 例非肿瘤肺部疾病及健康人 GSTM1 基因型，结果为肺癌组、肺癌亲属组该基因缺失率均显著高于健康对照组（$P=0.03$ 和 0.01），且吸烟与 GSTM1 基因缺失对肺癌发生的危险有协同作用。他们又检测了 63 例肺癌病人和 47 例健康对照者 GSTM1 基因缺失及肺癌组织 p53 基因突变的情况，发现 GSTM1 突变与 p53 基因突变相关，GSTM1 基因缺失可能增加 p53 基因突变的概率。邓丽娟等[8]进行溶酶体相关 4 次跨膜蛋白质 β（LAPTM4B）基因分型，结果为 LAPTM4B 的 *2 等位基因频率在肺癌组中为 40.1%，较对照组（28.0%）显著提高（$P=0.002$），*1/2 和 *2/2 基因携带者患肺癌的危险性分别是 *1/1 的 1.91 倍与 3.26 倍。闫文生等[9]采用比较基因组杂交（CGH）技术对 39 例原发性肺鳞状细胞癌（SCC）的染色体扩增和缺失进行检测，认为 3q、5p、1q、8q、12p、2p、18p 扩增和 3p、5q、13q、8p、4p、4q、1p、2q、9q、13p、16q、6p、6q 缺失等可能与肺 SCC 的发生发展有关，吸烟诱发肺癌可能与 3q、8q 扩增有关。耿鑫等[10]检测 40 例非小细胞肺癌及其癌旁肺组织与脆性组氨酸三聚体（FHIT）基因紧密连锁的 D3S1300 位点杂合性缺失（LOH），结果为肺癌组 FHIT 基因杂合性缺失为 70.0%，癌旁组织组为 0，两组有显著差异（$P<0.001$），同时 FHIT 基因杂合性缺失与吸烟因素及肺癌组织类型具有相关性（$P<0.05$）。

2.基础研究

王涛等[11]采用顺铂（DDP）体外间歇诱导具有野生型 p53 基因的人大细胞肺癌 NCL-H460 细胞株，结果为多药耐药细胞系 H460/DDP 对 DDP 和卡铂耐药指数分别为 10.21 和 9.98；细胞的 P53 蛋白在 DDP 刺激下不能发生磷酸化；LRP 表达较诱导前明显增加（$P<0.05$）。耐药株转染 pShuttle-CMV-wtp53 cDNA 后其耐药性可发生部分（53.2%）逆转。岳文涛等[12]采用戊二醛法连接 2A7-1、ADM 制备结合物，此结合物仍可特异结合肺腺癌 A2 细胞，且对肺癌细胞的抑制作用是单用 ADM 的 4 倍。苗劲柏等[13]报道吉西他滨对肺腺癌 A549 细胞生长抑制率≤10%的药物浓度为 0.02 μmol/L，此浓度作用 24 h 后，细胞周期分布呈时间依赖性，30 min 时尽管大多数细胞仍处于 G1 期而 S 期细胞比例迅速增加以第 3 小时最为明显。安巍巍等[14]报道去甲斑蝥素（NCTD）可以诱导小鼠肺纤维瘤（L929）细胞凋亡，JNK 抑制剂（SP600125）与 ERK 抑制剂（PD98059）可明显抑制 NCTD 对细胞的杀伤作用。王伟国等[15]报道基因-病毒治疗系统 CNHK200-hA 能够介导 hA 基因在肺癌细胞内高效表达 k1-5 蛋白，其表达量高于非增殖型腺病毒 Ad-hA，且前者对 A549 的杀伤作用显著高于后者，前者在感染复数值为 1 h 可完全杀伤 A549 细胞，而后者达到相同效应的值为 100。胡义德等[16]报道 103 例 NSCLC 癌组织中细胞周期抑制蛋白 $p14^{ARF}$ 阴性表达率为 70.87%，其中鳞癌最高达 88.2%，腺癌和肺泡癌分别为 72.7%和 52.8%；各组织类型间差异显著（$P<0.01$）。临床Ⅲ＋Ⅳ期病例阴性表达率为 78.6%，明显高于Ⅰ＋Ⅱ期（54.1%）（$P<0.01$）。时广利等[17]检测血清中神经元特异性烯醇化酶（NSE）、胃泌素释放前体（pro-GRP）、细胞角蛋白 19（CYFRA21-1）、p53 抗体和癌胚抗原（CEA）的含量，结果为肺癌病人的 5 种血清肿瘤标志物的水平含量均明显高于健康人组和肺部良性疾病组（$P<0.01$）。NSE、pro-GRP 在 SCLC 中的水平明显高于其他类型的肺癌（$P<0.01$），CYFRA21-1 在鳞癌中的水平明显高于其他类型的肺癌（$P<0.01$）。5 种标志物经组合后敏感性明显高于任一单项（$P<0.01$）。张真发等[18]报道 71 例手术切除的肺癌组织 P38、ERK1 和 STAT3 的表达与临床分期有关，JNK1 的表达与肿瘤位置（$P=0.028$）和临床分期（$P=0.00$）有关，且 STAT3 的表达能促进 p38 的表达，这两个指标均阴性表达时，NSCLC 病人预后较好。卢兆桐等[19]报道 NSCLC 组 hnRNPA2/B1 免疫组化表达阳性率和其定量测定含量均显著高于肺良性肿瘤组及正常组（均 $P<0.01$），NSCLC 组中有淋巴结转移阳性者两项指标阳性率也显著高于无淋巴结转移者（均 $P<0.05$）。廖永德等[20]报道 PKB（蛋白激酶 B）在 41 例肺癌手术标本的阳性表达率（58.5%）和强度均显著高于良性肺病变组织（*P* 值分别为 0.0037 和 0.0225）；PKB 在肺鳞癌和腺癌中均过表达，但两者之间无显著差异；PKB 过表达与肺瘤高分期、低分化和局部淋巴结转移有关。他们[21]还报道新型雌激素受体 ERβ 在 64 例肺癌组织中的表达率为 48.4%，而在 16 例癌旁组织和肺良性病变组织中无明显表达；腺癌中阳性表达率高于鳞癌中阳性表达率。吸烟组 ERβ 阳性率显著高于非吸烟组，且 ERβ 阳性表达组外周血雌二醇水平（nmol/L）显著高于 ERβ 阴性组。毛友生等[22]研究 32 例临床分期为Ⅰ期和Ⅱ期且未经任何术前治疗的肺癌病人的 181 枚纵隔淋巴结，结果发现，病期越晚，

纵隔淋巴结微小转移越多见,Ber-Ep4免疫组化染色较两平面HE染色更易于发现淋巴结中微小转移灶。袁芃等[23]对晚期非小细胞肺癌病人151例施行以顺铂或卡铂为主的化疗,并在治疗前抽血检测XPC-PAT和XPD Lys751Gln基因多态。结果为化疗有效率为35.1%,且携带XPC LL基因型个体的化疗敏感性是携带SS基因型个体的3.19倍($P=0.031$),但未观察到XPDLysGln核苷酸多态与化疗敏感性相关。石素胜等[24]检测54例肺癌病人癌组织及相应远端正常组织中PKA RIαmRNA表达水平,结果为肺癌组织中的表达(66.7%)明显高于相应远端正常组织(20.4%)($P<0.01$),且随TNM分期级别增高而增高($P<0.01$),淋巴结转移者高于无淋巴结转移者($P<0.01$)。姜蕊等[25]检测60例NSCLC和30例肺良性病变组织中人乳头瘤病毒(HPV)的感染率分别是21例(35.0%)和1例(3.3%,$P<0.01$);鳞癌的感染率(48.6%)显著高于肺腺癌(13.0%)($P<0.05$),早期(Ⅰ期)的感染率(48.6%)高于进展期(Ⅱ~Ⅲ期,18.5%,$P<0.05$)。牛中喜等[26,27]检测MUCI基因mRNA表达情况,结果为肺癌病人外周血中检出率为32.3%,骨髓中检出率为22.6%;两者之间存在显著正相关($P<0.05$),且与肺癌组织学类型、细胞分化程度及P-TNM分期均存在密切关系($P<0.05$)。而肺良性病变者和健康人中均未检测到该基因。并报道31例肺癌病人119枚肺癌淋巴结中有65枚存在淋巴结微转移MUCI mRNA表达,阳性率为54.6%,病理学检测出41枚淋巴结存在癌转移,阳性率为34.5%;肺良性病变中MUCI mRNA表达均为阴性。淋巴结转移与肺癌组织学类型、细胞分化程度及pTNM分期均存在密切关系($P<0.05$)。都昌胡等[28]*将野生型基因导入苯丙基诱变的肺癌细胞株,经多项实验检测提示,p53基因突变与肺肿瘤细胞的量转移性相关。野生型p53基因转染可逆转其对ADM的原发耐药。张金强等[29]*应用SSH技术,以一对肺巨细胞癌高低转移差异细胞株作为实验模型,寻找与肺癌转移相关的基因。结果分析发现,HSP、受体酪氨酸激酶和14-3-3ξ等多种已知基因表达情况的改变,可能影响肺癌的转移过程。此外,还发现了一些可能的肿瘤转移相关新基因。孙蕾娜等[30]报道63例手术切除小细胞肺癌(SCLC)中c-Kit蛋白的表达率为56%,该蛋白表达与SCLC病人性别、年龄、肿瘤分期以及生存率无明显相关关系。周玉龙等[31]报道A549细胞样本为抑癌基因WWOX 6~8外显子转录本的丢失,并存在D16S3029及D16S3096两个微卫星位点的LOH,而对照的原代培养中无WWOX基因的杂合性丢失($P<0.05$),且该基因在A549细胞的蛋白表达明显低于对照组($P<0.01$)。胡振红等[32]报道肺腺癌A549细胞接种裸鼠皮下10 d后,缺氧组肿瘤体积显著大于常氧组;移植25 d后缺氧组织肿瘤体积、重量、微血管密度以及瘤组织中VEGF、bFGF水平均显者高于常氧组,而无氧组显著低于常氧组。张卫东等[33]报道斑蝥素能显著抑制A549细胞增殖,诱导细胞凋亡,并主要通过调节Bax、bcl-2和生存蛋白(survivin)等蛋白的表达来实现。刘莉等[34]报道X线可诱导肺癌细胞株A549和NCI-H596产生TNF-α,且呈剂量、时间依赖性。赵坡等[35]*报道90例肺神经内分泌癌中c-Kit阳性表达率分别为类癌21.4%(3/14),不典型类癌90.0%(18/20),大细胞神经内分泌癌38.7%(12/31),小细胞癌76.0%(19/25)($P=0.000$)。其表达在Ⅰ期为26.3%,Ⅱ期62.5%,Ⅲ期67.4%,Ⅳ期75.0%($P=0.014$)。在男性为64.8%,女性31.6%($P=0.017$)。董济民等[36]报道55例NSCLC组织中血小板反应素TSP1和TSP2阳性表达的图像分析灰度值(158.7±2.1和149.1±2.9)明显高于30例癌旁组织(141.2±7.2和145.7±4.7)($P<0.05$);TSP1和TSP2表达与微血管密度成负相关($r=-0.964$,-0.876,$P<0.01$)。邱秀华等[37]检测19例NSCLC病人肺癌和肺癌旁组织cdk4基因的表达情况,发现该基因在肺癌组织中的表达明显增强,大于癌旁组织的1.5倍以上。康欣梅等[38]以荷Lewis肺癌的C57/BL6小鼠为模型,随机分为低剂量环磷酰胺(CTX)、高剂量CTX、人参皂苷Rg3、低剂量CTX联合人参皂苷Rg3及模型组,观察疗效、测定MVD和VEGF表达情况。结果表明,低剂量CTX与人参皂苷Rg3联合应用显示出明显的抗血管生成作用,抑瘤效果显著、持久毒副反应少,生存期较单药治疗延长。梁素美等[39]报道57例肺癌组织中半胱天冬酶-3、DFF45蛋白表达率分别为66.7%和29.8%;两者表达呈正相关($P=0.024$)。李鸿伟等[40]检测44例NSCLC组织中中期因子蛋白(MK)表达和微血管密度(MVD),结果为MK在NSCLC癌细胞中高表达为59.1%,与MVD增高、淋巴结转移显著相关($P<0.01$),术后生存期缩短($P<0.05$)。而在癌旁及周围正常组织细胞中MK无表达。MVD水平增高与淋巴结转移显著相关($P<0.05$),且病人生存期显著缩短($P<0.05$)。李勇等[41]报道SCLC独特型抗体3F6及其单链抗体3F6 ScFv免疫同系小鼠所产生的Ab3能特异地与NCI-H128抗原相结合,且有很强的与2F7(Ab1)竞争结合靶抗原的能力。显示小鼠足垫肿胀的程度均明显高于对照组($P<0.001$),小鼠脾脏淋巴细胞对靶细胞的再次刺激有明显的增殖反应,与对照组相比差异显著($P<0.05$)。狄冬梅等[42]报道用腺病毒介导的Fas-L基因可在A549肺癌细胞获得

高水平表达，且能显著抑制 A549 细胞的生长和集落形成，细胞周期阻滞于 G1 期并发生凋亡。林冬梅等[43]报道 134 例肺肿瘤切除标本中甲状腺转录因子 1(TTF1)的表达率小细胞肺癌最高(82.1%)，而在鳞状细胞癌为 0，肺腺癌为 73.8%。肺转移性腺癌为 3.4%。田辉等[44]报道 65 例肺癌组织中 P73 蛋白阳性表达率明显高于正常组织和癌旁组织($P<0.05$)，正常肺组织和癌旁组织中 FHIT 和 PTEN 蛋白阳性率明显高于肺癌组织($P<0.05$)，肺癌组织中 p73、FHIT 和 PTEN 蛋白阳性表达率与临床分期和病人的预后有明显相关($P<0.05$)。徐美林等[45]测量 86 例原发性中心型 NSCLC 浸润近端支气管的长度，结果为Ⅲa 期腺癌最长(1.96±0.36)，Ⅰb 期鳞癌最短(0.39±0.15)。P53 蛋白阳性表达者浸润长度(0.87±0.49)大于阴性者(0.53±0.32)，差异均显著。

郭杨等[46]报道耐药相关蛋白 P-糖蛋白(P-gp)、多药耐药相关蛋白(MRP)、谷胱甘肽 s 转移酶(GST-π)阳性表达及高表达的肺癌组织中，腺癌组药物敏感数明显低于鳞癌组($P<0.05$)，肺耐药蛋白(LRP)阳性表达者的药物敏感性明显低于阴性表达者($P<0.05$)。L-RP 与 MMC、5-FU、VP-16、VCR 均呈负相关($P<0.05$ 或 0.01)，P-gp 与 CDDP 呈负相关($P<0.05$)，GST-π 与 MTX、HCPT 呈正相关($P<0.05$)。高志强等[47]检测 48 例 NSCLC 组织中 COX-2 mRNA 的表达率为 75%，而相应癌旁组织为 6%($P<0.05$)；腺癌为 94%，而鳞癌为 60%($P<0.05$)。Ⅲ～Ⅳ期和 N_2病人的表达率显著高于Ⅰ～Ⅱ期与 $N_{0\sim1}$病人($P<0.05$)。郭春宝等[48]报道 NF-κB DNA 结合活性在 SCLC 组织中高于其他病理类型，在低分化及有淋巴结转移肺癌组织中结合活性高($P<0.05$)。吴曙华等[49]报道 58 例 NSCLC 组织中 HER2、HER1、HER2 和 HER1 双表达(HER_{2+1})表达率分别为 56.9%、63.8%和 31.0%，其过度表达与肺癌的淋巴结转移、TNM 分期呈正相关，与术后 5 年生存期负相关($P<0.05$)。凌贤龙等[50]报道线粒体 DNA 缺失细胞较之于其母本细胞系具有更强的集落形成和侵袭能力以及更明显的生长优势。周人杰等[51]报道 17 例肺癌病人血清 sICAM-1 水平明显高于肺良性病变组($P<0.01$)，Ⅲ-Ⅳ期组高于Ⅰ～Ⅱ期组($P<0.05$)，转移组较无转移组高($P<0.05$)；与肺癌术前比，根治组术后 3 d 血清 sICAM-1 水平明显升高($P<0.01$)，术后 7 d 出现下降趋势，术后 14 d 明显低于术前水平($P<0.01$)。卫小红等[52]报道 50 例 NSCLC 组织中 $TGF\beta_1$ 阳性表达在Ⅰ期与Ⅱ期及Ⅰ期与Ⅲ期之间及与癌旁组织中比较均有显著意义($P<0.05$)。张宏伟等[53]* 报道 86 例 NSCLC 淋巴结转移者 VEGF 阳性率 78%，高于无淋巴结转移的 47%($P<0.01$)，而 ICAM-1 阳性率 24%低于无淋巴结转移的 56%($P<0.01$)；术后转移者 VEGF 和 ICAM-1 阳性率为 90%和 21%，术后无转移的则分别为 41%和 52%(均 $P<0.01$)，VEGF 表达阳性者的 5 年生存率 7%，低于阴性者的 57%($P<0.01$)，ICAM-1 表达阳性者的 5 年生存率 53%高于阴性者的 11%($P<0.01$)。VEGF 表达阳性 ICAM-1 表达阴性的病人 5 年生存率最低，只为 2%。杜宇琛等[54]报道经 ODN1826 刺激后的 DC 细胞形态呈成熟状态，流式细胞仪检测刺激前后 DC 细胞表面分子 CD40 的表达分别为 11 和 24(MFI)，CD86 的表达分别为 33 和 75(MFI)，刺激后的 DC 培养上清液中 IL-12 的分泌水平为刺激前的 10 倍。刺激后 DC 融合疫苗组 CTL 活性、T 淋巴细胞增殖活性及体内 Lewis 肺癌移植瘤的抑瘤率均明显高于未刺激的 DC 融合组($P<0.05$)。吕志强等[55]报道 77 例 NSCLC 组织中有 45 例(58%)VEGF-C 阳性，32 例(42%)VEGFR-3 阳性。VEGF-C 表达与肿瘤组织分化程度有关($r=-0.32$，$P=0.018$)；VEGF-C 与 VEGFR-3 表达相关($r=0.23$，$P=0.045$)。韩冰等[56]报道 As_2O_3 对人肺腺癌 A549 细胞有抑制作用，其抑制率呈时间-剂量依赖关系。1.0 μmol/L、2.0 μmol/L 的 As_2O_3 可下调 LRP、MRP mRNA 的表达。郑晓华等[57]检测 40 例 NSCLC 和 12 例癌旁组织 VEGF-C、Flt-4 基因的转录表达，结果为 NSCLC 中 VEGF-C mRNA 及 Flt-4 mRNA 的相对含量明显高于癌旁组织($P<0.01$)，且与淋巴结转移正相关($P<0.01$)。VEGF-C mRNA 与肺癌 TNM 分期正相关($P<0.01$)。董竞成等[58]报道经 Lewis 肿瘤抗原多肽 Mut1 致敏的 DCs 与黄芪注射液或 IL-12 联合治疗转移性 Lewis 肺癌小鼠后，肺癌结节减少，小鼠脾脏中 T 淋巴细胞亚群($CD4^+$ 和 $CD8^+$)升高，血清 IL-2/IL-4 比值也明显升高。联合用药小鼠成瘤率均低于单用 DCs 组。陈敏等[59]报道转移相关基因 VEGF-C 在 76 例 NSCLC 的阳性率在淋巴结转移组(82.9%)明显高于无淋巴结转移组(62.1%)($P<0.05$)。阳性组术后 4 年生存率(5.6%)显著低于阴性组(47.7%)($P<0.05$)。张惠忠等[60]报道 42 例肺癌组织中 COX-2 和 MMP-2 蛋白的阳性率分别为 31%和 61%，COX-2 蛋白阳性组生存期明显较阴性组短($P=0.019$)；MMP-2 蛋白阳性组淋巴结转移的阳性率明显较阴性组高($P=0.009$)，病人生存期较阴性者短($P=0.001$)；COX-2 和 MMP-2 蛋白的表达之间无相关性($r=0.257$)。李榕等[62]报道 50 例 NSCLC 组织中 COX-2 表达与淋巴结转移有关(偏相关系数为 0.3237，$P=0.028$)，COX-2 和 P53 或 COX-2 和 VEGF 共同高表达在 N_2期明显多于 N_0和 N_1期；COX-2、P53

和 VEGF 共同高表达或其中两种蛋白质高表达在 N_2 期明显多于 N_0 和 N_1 期（$P=0.002$）。HSP27 高表达虽与淋巴结转移无关，但与 COX-2 高表达有关（偏相关系数为 0.5143）。俞万钧等[62]报道含 1/1 000 塞来昔布食物饲养对 Lewis 肺癌移植瘤有明显抑制作用，抑瘤率为 60.1%。药物组 VEGF mRNA 表达较对照组明显下降，而 MMP-2 mRNA 表达无明显改变。彭正银等[63]报道 75 例 NSCLC 组织中 VEGF-C 阳性率为 77.3%，Flt4 阳性率为 46.7%，且两者表达呈正相关（$P<0.01$）。VEGF-C 阳性指数在转移组高于未转移组（$P<0.05$）。随着癌细胞 VEGF-C 表达的强度增加，Flt4 阳性脉管数也随之增加，各组间差异均有显著性（$P<0.01$）。许建平等[64]报道 11 例淋巴结转移鳞癌中 mst1 mRNA 阳性率 82%，nm23-H1 mRNA 阳性率 73%；15 例无淋巴结转移鳞癌两者阳性率分别为 27%和 67%。5 例淋巴结转移腺癌中 mst1 mRNA 阳性率 80%，nm23-H1 mRNA 阳性率 80%，8 例无淋巴结转移腺癌两者阳性率分别为 38%和 75%。聂蓉等[65]报道 64 例 NSCLC 组织中 P-ERK1/2、细胞周期素 D1 和 VEGF 的阳性表达率分别为 57.8%、60.9%和 71.9%，10 例正常肺组织中均为阴性表达；P-ERK1/2 的核内表达和 VEGF 的阳性表达率与 TNM 分期、淋巴结转移相关（$P<0.05$），细胞周期素 D1 的阳性表达率与肿瘤的分化程度及淋巴结转移相关（$P<0.05$），P-ERK1/2 的核内表达与细胞周期素 D1 在 NSCLC 中的表达呈线性关系（$P<0.05$）。秦建文等[66]报道 34 例 NSCLC Ⅰ期凋亡率明显高于Ⅱ、Ⅲ期组（$P<0.01$）。Ⅰ期组 Bcl-2 蛋白标记率明显低于Ⅱ、Ⅲ期组（$P<0.01$），且其标记率与凋亡率呈负相关（$r=-0.667$，$P<0.01$）。Bax 标记率与凋亡率无线性相关性（$P>0.05$）。Bcl-2/Bax>1 组凋亡率明显低于 Bcl-2/Bax≤1 组（$P<0.05$）。魏玲等[67]报道 As_2O_3 可显著抑制 SPCA1 细胞生长增殖，且呈剂量-效应关系（$r=0.937$，$P<0.05$），其 IC_{50} 为 8.56 μmol/L；As_2O_3 能显著增加 Fas 蛋白表达和 IEC Ca^{2+} 含量（$P<0.05$），并使细胞周期阻滞在 G2/M 期，但对 Bcl-2 表达无影响（$P>0.05$）。吴开松等[68]报道 76 例 NSCLC P53、VEGF 的阳性表达率及 MVD 值分别为 55.3%、36.5%和 32.61±8.14。P53（+）或 VEGF（+）组 MVD 显著高于 P53（-）或 VEGF（-）组（$P<0.01$）；两者均为阳性时 MVD 值最大（$P<0.01$）。刘春来等[69]报道 42 例 NSCLC 组织及转移淋巴结中 COX-2（64.3%）及 TNF-α（78.7%）表达显著高于癌旁组织（$P<0.05$）；前者在腺癌组织表达率（80%）较在鳞癌中（50%）高（$P<0.05$），而后者在两种组织学类型中表达无差异。潘振奎等[70]报道 52 例中国 NSCLC 病人中 10 例（19.2%）EGFR 基因酪氨酸激酶域存在体细胞突变。其中 7 例发生 19 号外显子上缺失突变，3 例发生 21 号外显子上的替代突变。腺癌、腺鳞癌和支气管肺泡癌的突变率高于鳞癌（$P=0.025$）；非吸烟者突变率高于吸烟者（$P=0.009$）；女性与男性突变率无显著差异（$P=0.697$）。

马绍英等[71]报道塞来昔布对肺癌 A549 细胞有时间-剂量依赖性增殖抑制作用，主要使细胞聚集在 G0/G1 期。并对 A549 细胞有效射增敏作用。尤在照射剂量区作用更为明显。朱志华等[72]报道 214 例Ⅰ～Ⅱ期 NSCLC 组织中 VEGF 的表达与 MVD 无相关性（$P>0.05$），但 MVD 值高的病人生存期短（$P=0.013$）。张真发等[73]分析 73 例 NSCLC p38、ERK1 及 JNK1 的表达，结果显示，p38 阴性（$P=0.035$）、Ⅰ期（$P=0.026$）、淋巴结转移阴性（$P=0.044$）和肿瘤分化较好（$P=0.020$）的病人预后好。李潞等[74]成功地建立了导入 K-ras（12 位密码子点突变）的 Lewis 肺癌细胞株 3LL-pcDNA3-K-ras/V12。乔贵宾等[75]报道 365 例 NSCLC 中有 32.1%为 E-钙黏蛋白（cadherin）低表达，且与淋巴结转移（$P=0.001$）、肿瘤细胞低分化（$P=0.010$）及临床病理分期（$P=0.024$）正相关，与病理类型无明显关系。E-钙黏蛋白表达与预后差密切相关（$P<0.001$）。陈刚等[76]报道 85 例 NSCLC 中 p73 阳性表达 56 例（65.9%），32 例正常肺组织中阳性表达 4 例（12.5%），两者差异显著（$P<0.01$）。沈小玥等[77]报道 40 例肺鳞癌组织周边部淋巴管密度比中心部明显增高（$P<0.01$），周边部 VEGF-C 阳性细胞数比中心部明显增多（$P<0.01$）；VEGF-C 表达阳性细胞密度和淋巴管密度呈正相关（$r=0.905$，$P<0.01$）。刘国华等[78]报道在 56 例 NSCLC 中腺癌 COX-2 表达显著高于鳞癌（$P<0.01$），且阳性表达病人 5 年生存率、中位生存期与阴性者比较两组差异显著（$P<0.01$）。李洪胜等[79]报道 116 例 NSCLC 的 EGFR、HER2、BVI、LVI 阳性表达率分别为 42.2%、43.1%、44.8%和 31.9%。进入影响生存期多因素模型的为 N 分期、HER2、TNM 分期及手术方式（P 分别为 0.006、0.01、0.019 和 0.022）。李莉等[80]报道 113 例 NSCLC 中 hTERT、MDR1、MRP mRNA 和 C-myc 蛋白的阳性率分别为 80.5%、51.3%、80.5%和 68.1%。hTERT mRNA 与 MDR1 mRNA、MRP mRNA 和 C-myc 蛋白三者相关性有统计学意义（$P<0.05$）。C-myc 蛋白与 MDR1mRNA、MRPmRNA 无显著相关性（$P>0.05$）。何建明等[81]报道肺癌细胞株 A549 多细胞球（MCSs）由多层细胞组成，细胞间黏附广泛而紧密，可见镶嵌连接。MCSs 的药物敏感性比单层细胞（MCs）显著减弱。MCSs 的 Bcl-2，Bcl-x 表达量显著高于 MCs，ADM 处理后表达显著升高。陈福春等[81]检测大鼠肺鳞癌发生过程中各阶段组织环氧合酶 2(COX-2)和半胱天冬酶(caspase-3)的表达。结果表明，COX-2 上升和半胱天冬酶减少与肺癌的形成密切相关，共同促进肺癌的发生和侵袭转移。任淑华等[83]用化学合成的靶向 Her-2/neu siRNA 转染肺腺癌 calu-3 细胞，发现 Her-2/neu siRNA 能在 mRNA 和蛋白水平下调肺癌细胞 Her-2/neu 基因的表达。calu-3 细胞转染 Her-2/neu siRNA 48 h 后处于 G0/G1 期的细胞增多，同时 S 期的细胞比例减少，与未转染对照组、空载体组和非特异性 siRNA 组比较差异显著(($P<0.01$)。范玮等[84]探讨着色性干皮病 A(XPA)基因表达与肺癌细胞株对顺铂敏感性的关系。结果表明，XPA 反义 RNA 转染可明显降低肺癌细胞 XPA mRNA 水平，减弱细胞 NER 能力，增强对顺铂的敏感性。刘毅梅等[85]建立人肺腺癌细胞系 calu-6 裸鼠皮下移植瘤模型，以脂质体介导 VEGF 反义 cDNA 经局部多点注射封闭内源性 VEGF 表达对移植瘤进行治疗。与各组对照相比，该治疗能够导致肿瘤细胞的增殖减低、凋亡增加，表现出对肿瘤生长的抑制。

3. 诊断技术

王峰等[86]对 56 例胸部 CT 检查疑诊为肺癌的病人，行^{99m}Tc-奥曲肽显像检查，及^{18}F 氟脱氧葡萄糖^{18}F(^{18}F-FDG)双探头符合线路显像(DHC)，以病理结果为诊断标准，对比分析结果^{99m}Tc 奥曲肽显像诊断肺癌的敏感性、特异性和准确性分别为 95.7%、90.0%和 94.6%，阳性预测值(PPR)为 97.8%；阴性预测值(NPR)为 81.8%；而^{18}F-FDG 的 PPR 为 76.5%，NPR 为 100.0%，前者仅检出 2 枚淋巴结转移，对淋巴结诊断价值有限。李玉光等[87]对 103 例经纤维支气管镜检查病人行纵隔淋巴结及叶、段支气管腔外肺肿瘤针吸活检，发现针吸阳性率 75.7%，刷检阳性率为 8.7%，针吸与刷检联合阳性率为 77.7%。张仕义等[88]对 31 例临床诊断为Ⅰ期非小细胞肺癌病人行纵隔镜检查，其敏感性 75%，特异性 100%，准确率 97%。贾坤林等[89]对 13 例晚期肺癌病人采用经纤维支气管镜插管腔内后装机放射治疗，总有效率达 92.3%。刘军等[90]对 66 例肺癌病人实施了纵隔镜 R4(右主支气管旁淋巴结)活检手术，在 47 例右肺癌纵隔镜 R4 淋巴结活检中 38 例阳性，19 例左肺中 11 例 R4 阳性，49 例术前未明确诊断肺癌者，38 例通过纵隔镜 R4 检查明确了诊断，2 例经纵隔镜第 5、6 组淋巴结活检明确诊断。徐海峰等[91]在 94 例疑诊肺部肿瘤病人中发现，CT 对肺部肿块定性诊断的敏感性、特异性、准确性、阳性及阴性预测值分别为 69%、65%、68%、82%和 49%；^{18}F 氟脱氧葡萄糖正电子发射体层摄影术(^{18}F-FDG PET)单纯 SUV 法分别为 91%、89%、90%、93%和 87%，目测＋SUV 值法分别为 95%、94%、95%、97%和 92%；在 34 例病理证实有纵隔淋巴结转移的病人^{18}F-FDG PET 检出 30 例，CT 检出 18 例，两者差异显著($P<0.01$)；对有全身远端转移病人，^{18}F-FDG PET 发现 19 例，CT 发现 8 例。张缨等[92]发现肺癌“早期细胞病理电脑诊断系统”(LCDS)对肺癌细胞病理诊断符合率为 91.8%，对肺癌的识别诊断敏感性 94.8%，特异性 90.9%，准确性 94.2%。李惠民等[93]对 56 例病理确诊肺癌行胸部正常结构及异常阴影的计算机放射摄影(CR)术与常规 X 线(CXR)图像的对比研究，发现 CR 不同程度优于 CXR，CR 体层摄影优于 CXR 体层摄影，认为 CR 可取代 CXR 作为肺癌常规影像诊断的重要方法之一。魏博等[94]通过胸部 CT 扫描，三探头脱氧葡萄糖符合路线断层显像(FDG-THTC)及血清肿瘤标志物水平测定，对 109 例肺部病灶性质待定病人作定性判断比较分析，发现 FDG-THTC 诊断肺癌的敏感性和准确性均高于胸部 CT 和血清学肿瘤标志物($P<0.05$)。蔡煜等[95]报道慢速扫描 CT 技术较常规 CT 定位方法能捕获到更多的肿瘤运动信息，有更好的定位重复性，可以更合理地确定肺肿瘤三维适形放疗靶区。艾星浩等[96]对 75 例肥大性肺性骨关节病(HPO)核素骨显像研究发现，呈“双条”征和对称性关节周围放射性浓集发生率为 96.0%和 2.6%，下肢骨“双条”征明显多于上肢骨；其中 96%继发于胸腔内肿瘤，90.7%继发于肺癌；肺癌 HPO 的发生率为 2.3%，好发于周围型肺癌，以腺癌为主，分化程度 91.2%为中/低分化。邓惠兴等[97]对 50 例肺部肿块诊断明确的病人行^{99m}Tc-4,9-二氮-3,3,10,10-四甲基十二烷-2,11-二酮肟(HL91)显像，发现视觉判断法与半定量分析法两种方法使诊断的灵敏度、特异性和准确性都有提高，尤其是特异性，且两者间差异无显著性($P>0.05$)。王孟昭等[98]对 104 例诊断明确的肺部疾病的 CT、正电子发射体层成像(PET)进行对比分析，发现 PET 诊断的特异性和准确性显著高于 CT($P<0.05$)，对胸腔内淋巴结转移的诊断要结合 CT 结果综合判断。向作林等[99]对 21 例非小细胞肺癌放疗后临床疑复发病人行^{18}F-FDG hPET 显像，其灵敏度、特异性、准确度和阳性预测值分别为 94.1%、75.0%、90.5%和 94.1%，同期 CT 或 MRI 检查的灵敏度、特异性、准确度和阳性预测值分别为 60%、66.7%、61.9%和 81.8%。李玲等[100]对 20 例 NSCLC 在三维适形放疗前、中、后行^{99m}Tc- HL91 SPECT 乏氧显像研究，发现三期显像的肿瘤/对侧相应部位放射计数比值(T/N)分别为 1.56 ± 0.19、1.40 ± 0.12 和 1.09 ± 0.13，差异有显著性($P=0.01$)。常

恒等[101]对15例肺转移瘤病人分别行支气管动脉(BA)和肺动脉(PA)数字减影血管照影(BA-DSA和PA-DSA)和多层螺旋CT血管造影，研究肺癌转移瘤血供，结果表明，BA仍是肺转移瘤的主要供血动脉，PA仅部分参与。陈余清等[102]报道肺癌手术切除标本癌组织生存蛋白mRNA的阳性率高于癌旁组织和良性肺疾病组织(均$P<0.05$)。纤维支气管镜活检肺癌组织标本生存蛋白mRNA的阳性率高于良性肺疾病($P<0.05$)，肺癌病人痰标本生存蛋白mRNA的阳性率是59.5%，癌细胞的检出率是47.1%，痰生存蛋白mRNA检测联合痰细胞学检查诊断肺癌的敏感性为80.2%，高于单独痰细胞学及单独痰生存蛋白mRNA检测的敏感性(均$P<0.05$)，手术标本、纤支镜活检标本及痰标本生存蛋白mRNA的检测诊断肺癌的特异性分别为86.7%、88.9%及84.6%。单秀红等[103]对23例周围型肺癌(PLC)和6例肺炎性假瘤(IPT)行动态CT扫描，发现PLC和IPT在30 s时间段及90 s以后的CT增强值有显著差异，病灶达峰强化后在3 min内PLC有明显下降，而IPT无明显下降。李智勇等[104]对6例经病理证实的肺大细胞癌进行多层螺旋CT的三维重建技术(MSCT)影像学分析，均表现为肺内周围型单发的结节或肿块影，平均直径约6.4 cm(2～12 cm)，病灶内未见脂肪成分，1例有点状钙化，1例有厚壁空洞，病理分期中Ⅰa期2例，Ⅰb期1例，Ⅲa期3例。

4.病例分析和治疗

陈乾坤等[105]回顾分析21例纵隔淋巴结跳跃式转移及44例非跳跃式转移NSCLC，非跳跃转移组发生多组淋巴结转移的概率为36.4%，显著高于跳跃转移组的9.5%($P=0.036$)。跳跃转移组术后平均生存时间为44个月，5年生存率为41%，而非跳跃转移组相应值为26个月及21%($P<0.05$)。马刚等[106]对照分析31例肺通气功能中度减退及62例肺功能正常肺癌病人术后并发症发生情况，结果为前者术后常见低氧血症(41.9%)、心律失常或心功能不全(25.8%)，肺部感染(25.8%)等，呼衰、心衰等严重并发症的发生率为9.2%，院内死亡率为3.2%；而后者4类并发症发生率为16.1%、8.1%、9.6%及3.2%，无院内死亡。马长青等[107]对比研究肺癌术后病人硬膜外自控阵痛(PCEA)及静脉输注自控阵痛(PCIA)各30例，前者镇痛效果优＋良26例，差1例，3例恶心、呕吐。后者优＋良11例，中19例，头晕、恶心呕吐等不良反应23例。李宁等[108]对比高压氧＋化疗和单纯化疗治疗中晚期NSCLC各80例，前者的CR＋PR为80.0%，鳞癌、腺癌及鳞腺癌的CR＋PR分别为64.7%、62.5%和83.3%；后者CR＋PR为45.0%，鳞癌、腺癌及鳞腺癌的CR＋PR分别为46.7%、54.8%和50.0%，两组差异显著($P<0.05$)。李光明等[109]报道NSCLC时间治疗较常规治疗效果好，不良反应小。陈蕾等[110]利用COX比例风险模型分析130例晚期NSCLC，结果显示，化疗疗程数和化疗效果有独立预后作用，不同方案、不同的化疗疗程数直接影响疗效及生存时间。吴立平等[111]对38例中晚期中央型肺癌行全身化疗及腔内放射治疗，完全缓解34例，部分缓解4例。不良反应为白细胞降低1级24例、2级10例、3级2例，食管炎2例，继发发热4例。侯科超等[112]回顾分析32例原发性肺癌并发自发性气胸的临床资料，发现其误诊率为75%。郑智等[113]报道9例涎腺型肺癌病人，男4例，女5例，其中黏液表皮样癌6例，腺样囊性癌3例。4例病人术后生存超过5年，其中1例超过10年。赵立强等[114]回顾分析手术切除的812例Ⅲa期NSCLC，5年生存率为16.4%，其中综合治疗组326例5年生存率23.5%，单纯手术组486例为10.2%。郑航等[115]用$^{89}SrCl_2$治疗126例肺癌骨转移病人，治疗后6个月内疼痛减轻率为70.6%，其中消失率为19.8%；78.6%的病人疼痛频率下降，其中25例疼痛不再发作。疼痛评分由(7.54±3.29)分降至(4.19±4.38)分，病灶数目或大小减少25%者占45.2%。陈廷锋等[116]对比研究化放疗治疗的70例青年肺癌(<40岁)和82例中老年肺癌(≥40岁)，前者中位生存期为10个月，后者为12个月；2年和5年生存率两者分别为11.1%、23.1%和3.1%、5.4%；多因素分析显示，临床分期、放疗剂量、体重减轻和卡氏评分与预后有关。李小东等[117]分析47例肺大细胞癌临床病理资料，显示肺大细胞癌占同期肺癌总数的0.7%，男女之比为23∶1；中位生存期为25个月，5年生存率为19.1%，低于非小细胞肺癌的5年生存率(28.2%)。管忠震等[118]用吉非替尼250 mg，1/d治疗159例NSCLC，客观有效率为27.0%，疾病控制率为54.1%，中位无进展生存时间97 d，中位生存期10个月，1年生存率44.0%。最常见的药物不良反应为皮疹(44.0%)、皮肤瘙痒(15.7%)和腹泻(10.1%)。陈子丹等[119]回顾分析54例肺癌合并肺结核病人，其中鳞癌18例，腺癌23例，腺鳞癌3例，小细胞癌2例，未定类型癌7例，Ⅰa期2例，Ⅰb期1例，Ⅱb期6例，Ⅲa期10例，Ⅲb期10例，Ⅳ期21例；原发型结核1例，继发肺结核43例；7例漏诊肺癌，4例漏诊肺结核。病灶与结核灶同处一叶占78.1%。谢博雄等[120]回顾分析65例手术治疗的肺结核合并肺癌病人，肺癌与肺结核病灶在同侧同叶53例，其中在原结核病灶恶变47例(72.3%)，同侧不同叶9例，不同侧3例。病灶形态：单纯块影19例，分叶毛刺状14例，不规则偏心空洞23

例，肺不张8例，单侧胸腔积液1例。1、3、5年生存率分别为67.7%、35.4%、23.1%。多因素分析表明，肿瘤与原发结核病灶的关系、肿瘤手术方式及分期与病人的预后有关($P<0.05$)。邢军等[121]报道11例肺癌心脏转移病人，其中男性6例，女性5例，年龄22～77(63.0±2.1)岁。从诊断肺癌至死亡的病程为1个月至5年，平均(3.0±0.6)年。冯飞跃等[122]回顾分析32例异时第二原发肺癌病人的临床资料，15例有呼吸道症状，17例随诊中影像学检查发现。第一原发肺癌均行肺叶切除或全肺切除，异时第二原发肺癌行肺叶切除或完成式全肺切除17例，局部切除14例，单纯探查1例；15例行淋巴结清扫。手术切除率和根治率分别为97%(31/32)和81%(26/32)。两次手术同侧者17例。术后1、3、5年生存率分别为66%(19/29)、32%(9/28)、19%(4/21)。宋福杰等[123]报道136例伴纵隔淋巴结转移NSCLC，其总体5年生存率为15.4%；结外、结内转移组为9.8%、18.8%两组间有显著差异($P=0.008$)，其他组间无统计差异。刘晶等[124]采用羟氯喹(氯氧喹)胶囊单药和CAP方案治疗晚期NSCLC 100例；羟氯喹胶囊组有效率与CAP组比较无明显差异($P=0.225$)；毒副反应明显低于CAP组($P<0.01$)；生活质量明显好于CAP组，两组有显著差异。谢永宏等[125]采用NP和IAP两种方案治疗晚期NSCLC78例。NP组和IAP组总体、初治和复治有效率分别为52.4%、63.2%、43.5%与47.2%、62.5%、30.0%，两组总体和初治有效率无显著差异($P>0.05$)；复治则NP组优于IAP组($P<0.05$)。两组不良反应无显著差异($P>0.05$)。张艳玲等[126]采用吉西他滨(健择)+顺铂方案治疗晚期NSCLC 30例。总有效率46.7%；其中初治为52.4%，复治为33.3%；中位缓解期为10个月，1年生存率>50%；主要的不良反应为白细胞和血小板减少。齐大亮等[127]采用拓扑替康、卡铂方案术前化疗+手术治疗16例SCLC病人。化疗后临床缓解率(CR+PR)43.8%；化疗后2例行全肺切除，14例行肺叶切除加淋巴结清扫术；术后1年生存率为75%。邓立力等[128]比较了70例含奈达铂和含顺铂方案化疗的中晚期NSCLC病人。两组有效率、TTP和中位生存期无显著差异($P>0.05$)；胃肠道反应奈达铂组显著低于顺铂组($P<0.01$)；但血小板下降较后者显著($P<0.05$)。张晓彤等[129]报道66例经吉非替尼治疗晚期NSCLC病人，其有效率(CR+PR)为33%，疾病控制率(CR+PR+SD)为70%；女性疗效优于男性($P<0.01$)；细支气管肺泡癌优于其他类型($P<0.01$)；年龄、肿瘤分期以及既往应用化疗方案与疗效无显著相关($P>0.05$)。不良反应主要为皮疹和腹泻。张鹏等[130]比较了新辅助化疗(含铂剂方案)加手术和直接手术治疗的局部晚期NSCLC 58例。新辅助化疗组化疗后PR37.9%、SD58.6%、PD3.5%；手术切除率92.9%，完全切除率82.1%；手术组手术切除率89.3%，完全切除率78.6%。前组1年和2年生存率92.3%和76.9%；后组为88.0%、76.0%。杨淑清等[131]采用紫杉醇(泰素)+奥沙利铂方案治疗晚期NSCLC43例，CR 2例，PR 18例，SD 14例，PD 8例；总有效率48.8%；其中初治有效率57.9%，复治有效率41.7%。毒性反应主要为Ⅱ到Ⅲ度骨髓抑制和Ⅰ到Ⅱ度恶性呕吐。谷力加等[132]采用多西他赛(泰索帝)/紫杉醇+两种不同计算方法的卡铂(伯尔定)治疗Ⅲb、Ⅳ期NSCLC 54例；NSCLC有效率分别为22.2%和48.2%，有显著差异($P<0.05$)；体表组卡铂平均剂量显著高于AUC组($P<0.01$)；平均间隔时间显著延长($P<0.05$)；白细胞下降体表组高于AUC组($P<0.05$)；两组中位生存期、1年生存率无差别($P>0.05$)。张清媛等[133]采用HVP和NP方案治疗中晚期NSCLC 103例。两组总有效率无显著差异($P>0.05$)。两组不良反应主要为骨髓抑制和胃肠道反应，NP组局部静脉炎发生率为48.1%；HVP组有5例出现尿路刺激。马武华等[134]报道30例择期行肺癌手术病例，其中15例于麻醉诱导后给予乌司他丁静推。在麻醉诱导后(S_1)，单肺通气40 min(S_2)，单肺通气90 min(S_3)，术毕双肺通气30 min(S_4)以及术后24 h(S_5)时分别检测外周静脉血IL-8和IL-10浓度，乌司他丁组IL-8在S_3、S_4时明显低于对照组($P<0.05$)；而IL-10在S_3、S_4时明显高于对照组($P<0.05$)。刘璐等[135]采用手术切除瘤体配合胶体^{32}P间质注射治疗肺癌73例，以58例单纯手术为对照结果。两组淋巴结阳性率和围手术期并发症发生率无差别($P>0.05$)。治疗组锁骨上淋巴结转移率(SCL)显著低于对照组($P<0.01$)。3和5年生存率显著高于对照组(均$P<0.05$)。华新民等[136]采用高剂量冲击式(高冲式)化疗和低剂量密集式(低密式)化疗治疗126例晚期NSCLC。两组有效缓解率和1年生存率无差异($P>0.05$)；但毒副作用高冲式组显著高于低密式组，($P<0.005$、$P<0.05$)，生活质量评价前者低于后者($P<0.05$)。张雪艳等[137]回顾分析了含顺铂方案化疗的200例晚期NSCLC，各年龄组(70岁以上、60～70岁和60以下)有效率(CR+PR，RR)、临床控制率和不良反应发生率均无显著性差异。戈伟[138]将采用NP方案+中药(艾迪)治疗NSCLC 30例，以31例NP方案治疗做对照。两组有效率无显著差异($P>0.05$)；但在化疗后倦怠以及食欲下降、KPS评分降低等方面明显低于对照组($P<0.05$)。韩波等[139]采取NP方案同期化疗与后程加速调强适形放

射治疗56例NSCLC病人，全组中位生存时间为18.9个月，1、2年生存率分别为76.8%和48.2%；急性毒副作用白细胞与血小板减少发生率为92.9%、80.4%，放射性食管炎发生率21.4%，放射性肺炎发生率26.8%。彭忠民等[140]采用新辅助化疗后并手术治疗Ⅲ期非小细胞肺癌病人56例，并选50例直接手术患NSCLC者作为对照组，术后标本检测新辅助化疗组肿瘤细胞凋亡指数(AI)均数(9.34%)显著高于对照组(5.3%)($P<0.001$)；Ki-67阳性表达率两组分别为35.68%和59.35%($P<0.001$)，且两组AI与增殖指数Ki-67的阳性表达成负相关。王彬等[141]应用吉非替尼(易瑞沙)治疗52例既往化疗失败的Ⅳ期NSCLC病人，有效率21.2%，疾病控制率(PR+NC)为53.8%；中位肿瘤进展时间(TTP)为3.5个月，1年生存率31.8%。常见不良反应为Ⅰ、Ⅱ度皮肤改变和腹泻。廖美琳等[142]对采用吉西他滨+卡铂化疗的211例Ⅲb或Ⅳ期NSCLC病人行疗效和安全性评估，治疗后平均KPS评分均数显著升高($P<0.001$)；疼痛、呼吸困难和咳嗽症状明显缓解($P<0.001$)；临床获益率为85.2%，SCR达89.5%，中位生存时间为7.83个月，主要剂量限制性毒性为骨髓抑制。章真等[143]报道62例不能手术的Ⅱ期和Ⅲ期NSCLC同期放化疗治疗，并对其中39例有三维治疗计划的病例进行回顾分析，在所有与Ⅲ度急性食管炎发生相关因素中，以累计肿瘤剂量($P=0.003$)和病人的内在敏感性($P<0.001$)最为明显。王慧敏等[144]报道27例采用化疗+低分子肝素晚期NSCLC和32例单纯化疗对照病例。抗凝组治疗后AT-Ⅲ显著升高($P<0.05$)，而对照组无此变化，治疗后仅对照组发生1例下肢深静脉血栓；两组总有效率、中位生存期及骨髓抑制、肝肾损害、恶性呕吐均无差异。刘城林等[145]报道了60例老年NSCLC病人，采用NP方案结合参芪扶正注射液治疗，其近期疗效以及1、2年生存率与对照的60例单纯应用NP方案治疗的同类病人无差异($P>0.05$)，但3年生存率治疗组为45.7%，对照组为19.4%($P<0.05$)，治疗后血液毒性反应显著低于对照组($P<0.05$)。刘日芬等[146]报道了33例晚期NSCLC病人，采用NP方案结合艾迪注射液治疗，其治疗总有效率与对照组(单纯应用NP方案治疗)无差异($P>0.05$)，但Ⅱ度以上胃肠道反应和骨髓抑制发生率明显低于对照组($P<0.05$)。周乃康等[147]对30例中心型肺癌病人采用术前CT增强扫描以及术中超声检查，其对中心型肺癌与肺血管关系的判断准确率分为72.3%和81.0%，超声明显优于CT检查($P=0.037$)，但两种方法在预测肿瘤可切除性和术式上的准确率无差别。刘芳等[148]对31例实施手术治疗的肺癌病人，术前进行肺功能检查及呼吸门控定量CT(QCT)扫描，其预测的术后FVC、FEV_1、FVC%、FEV_1%和术后的实测值之间具有显著相关性($P<0.01$)，提示QCT可预测手术治疗肺癌者的术后肺功能。廖美琳等[149]报道了169例先行化疗和168例先行手术的NSCLC病人，其累积年生存率先手术组优于先化疗组($P=0.03$)；期别及术后化疗与生存率显著相关($P<0.01$)；期别和术后化疗次数与PSF显著相关($P<0.01$)；其中Ⅱ期术前化疗组生存率及PSF低于先手术组($P=0.02$，$P=0.03$)，Ⅰ期和Ⅲ期两组生存率和PSF无差异；Ⅱ、Ⅲ期术后化疗<3周期者生存率低于≥3周期者($P<0.01$)。谭黎杰等[150]报道了57例肺癌肺叶袖式切除术病人，其中同时具有心血管及呼吸系统危险因素的病人术后并发症发生率增高($P=0.017$，$OR=0.185$)；多项呼吸系统危险因素同时存在与术后感染性并发症相关($P=0.008$，$OR=0.102$)；多项肺部危险因素同时存在($P=0.011$，$OR=0.1365$)、重度慢性阻塞性肺疾病($P=0.01$，$OR=0.13$)、冠心病($P=0.028$，$OR=0.11$)与术后非感染性并发症的发生相关。袁顺达等[151]报道了65例80岁以上原发性肺癌手术病人，其中50例行肺叶切除术，10例肺楔形切除，5例肺段切除；术后并发症主要为感染伴节段性肺不张(58.4%)和心律失常(53.8%)，住院死亡1例(1.5%)，其1、3、5年生存率分别为91.8%、63.9%、46.8%。刘志东等[152]报道了273例70岁以上肺癌手术病人，并发症发生率43.6%，病死率4.3%，围手术期死亡9例(3.3%)，总体5年生存率44.2%，Ⅰ、Ⅱ、Ⅲ期病人5年生存率分为73.2%、32.6%、15.0%。预后危险因素为长期大量吸烟、肺癌Ⅲ期及COPD(均$P<0.05$)。冯飞跃等[153]报道了31例同期双原发肺癌病人，其中两个病灶均行肺叶切除或全肺切除12例，至少1个病灶行局部切除19例；术后并发症发生率29%，术后1、3、5年生存率分为52%、29%、20%。高禹舜等[154]报道了274例Ⅰ期NSCLC手术病人，术后1、3、5年生存率分为92.9%、79.6%、66.1%；肺叶切除病人5年生存率(67.5%)显著高于楔形和肺段切除者(38.3%)($P<0.05$)。赵立强等[155]报道了66例T_4期肺癌手术病人，T_4N_0、T_4N_1、T_4N_2分期的1、3、5年生存率分别为88.0%、60.0%、28.0%，50.0%、37.5%、25.0%，15.2%、12.1%、12.1%。张力为等[156]报道490例原发性支气管肺癌病人，手术切除率91.4%；术后并发症发生率10.4%，手术死亡率0.8%；术后1、3、5年生存率分为88.1%、56.6%、42.3%。P-TNM、淋巴结状况、病理类型与预后有关($P<0.05$)，而手术方式对预后无显著影响($P>0.05$)。史德刚等[157]采用^{32}P内照射和高能X线外照射A549肺腺癌多细胞球体，比较照射后^{3}HDG和^{3}H-TdR摄取量。结果显示，同等剂量照射对外照射的杀伤力更大，为^{32}肿瘤间质内照射治疗量提供参考值标准。段永建等[158]报道87例经三维适形放射治疗原发性NSCLC病人，其中44例常规分次，43例低分割；常规分次组1、2、3年局部控制率和生存率均显著高于低分割组（$P=0.035$，$P=0.041$），放射性食管炎和放射性肺炎发生率两组无显著差异（$P=0.45$，$P=0.46$）。范风云等[159]报道36例采用图像重建联合立体定向放射治疗的肺癌病人，肿瘤控制有效率（CR＋PR）80.6%。逯华等[160]报道了48例应用伽马刀配合化疗治疗的局部晚期NSCLC病人，总有效率91.7%；白细胞下降发生率100%，重度（3、4度）为66.7%；放射性食管炎、放射性肺炎发生率分为8.3%、14.6%。王锡明等[161]报道31例CT引导下组织间置入^{125}I粒子术治疗的肺癌病人，治疗1、2和6个月明显缓解例数为9例、17例、23例，缓解和轻度缓解例数为（6例、13例），（8例、3例），（3例、2例），其总有效率均为90.3%。肖创映等[162]报道74例不能手术的Ⅲ期NSCLC病人行放射治疗，其中常规分割（CF）组36例，后程加速超分割（LCAHF）组38例；LCAHF组有效率（75.0%）显著高于CF组（61.8%）（$P<0.05$）；LCAHF组1、2、3年生存率显著高于CF组（$P<0.05$）；5年生存率无差异（$P>0.05$）；放射性食管炎发生率LCAHF组高于CF组（$P<0.05$），其余放疗毒性无差异（$P>0.05$）。吴华等[163]报道64例局部晚期NSCLC病人，长春瑞滨（盖诺）加顺铂联合放疗33例，单纯化疗组31例，联合组总有效率（81.8%）明显高于化疗组（45.2%）（$P<0.05$）；1、2年生存率也显著高于化疗组（$P<0.05$）；两组不良反应无显著差异（$P>0.05$）。王少彬等[164]报道34例晚期NSCLC病人采用射频消融联合GP方案治疗，总有效率（70.6%）显著高于单纯GP化疗组（$P<0.05$）；1、2、3年生存率显著高于化疗组（$P<0.05$），不良反应两组相似。何安泰等[165]报道67例老年晚期肺癌综合治疗病人，多因素分析显示，腺癌比其他类型相对危险度增大98%，Ⅳ期比Ⅲb期相对危险度增大97%，单纯化疗比综合治疗相对危险度增大98%。王慧敏等[166]报道40例NSCLC病人，分别给予化疗＋Tα1（胸腺肽α1）治疗和单纯化疗，两组总有效率、骨髓抑制发生率无显著差异（$P>0.05$）；Tα1组生存率、生活质量显著高于对照组（$P<0.05$）；CD4在化疗后显著高于化疗前（$P<0.05$），对照组NK化疗后低于化疗前（$P<0.05$），化疗后Tα1组中性粒细胞吞噬显著高于对照组（$P<0.05$）。王笑民等[167]报道198例晚期NSCLC病人，其中结合组（固本消瘤胶囊＋化疗）54例，中药组96例，化疗组48例；结合组总有效率（16.7%）显著高于中药组（3.1%）和化疗组（8.3%）（$P<0.05$）；生存率结合组和中药组均高于化疗组（$P<0.05$）；化疗毒性发生率结合组也明显低于化疗组（$P<0.05$）。郝学志等[168]采用顺铂联合开普拓治疗晚期初治NSCLC13例，其总有效率23%；中位生存时间为12.5个月，1年生存率为70%；共完成化疗37周期，中位周期数为3周期；毒性反应主要为骨髓抑制和延迟性腹泻。

5.个案报道

沈利汉等[169]报道原发性肺癌并两肺弥漫性多发小空洞转移1例。刘欣燕等[170]报道巨大原发性黏液腺癌1例。叶松等[171]报道煤工尘肺结核合并肺癌结核分枝杆菌L型感染1例。桑红等[172]报道肺癌皮肤转移1例。

（李　兵）

（二）肺、气管、支气管其他肿瘤

李家梅等[173]对照分析了肺硬化性血管瘤的影像与手术病理特点：①孤立肿块，边缘光滑，有时可见小的钙化和孤立性淋巴结肿大；②有增粗纡曲的肺门血管与病灶相连；③“含气新月征”具有特征性但不常见。刘雨峰等[174]分析15例周围型肺错构瘤HRCT特征，均为单发，未见胸膜改变，多表现为边界清楚的圆形或椭圆形软组织肿块，CT值平均为（39.6±13.2）HU，其中6例（40%）有脂肪成分，8例（53.3%）可见钙化。许崇永等[175]报道7例先天性肺囊性腺瘤样畸形（CCAM）的CT表现，按Stocker标准分型Ⅰ型6例，Ⅱ型1例，认为CT明显提高CCAM小囊腔的检出率。郭纪全等[176]应用Nd：YAG激光经纤支镜消融治疗26例气道内良性肿瘤，所有病人气道内新生物均完全清除，气促、咳嗽症状明显改善，未见严重并发症，术后随访除1例乳头状瘤复发外，余气道一直保持通畅。郭汝元等[177]分析45例原发性气管肿瘤病人，以鳞癌最常见，其次为腺样囊性癌，早期误诊率73%，手术切除为首选治疗，腺样囊性癌与非腺样囊性癌5年生存率分别为54%和21%（$P<0.05$）。王兵等[178]报道51例肺部炎性假瘤，术前明确诊断仅3例（5.9%），全组均行手术切除，依靠手术中病理检查决定手术方式，以局部病灶切除和肺叶切除为主。霍真等[179]报道成人型成肺细胞瘤是一种少见的含有类似于分化好的胎儿腺癌的原始上皮成分和原始间叶成分的双向性肿瘤。张铁等[180]报道108例接受手术治疗的肺转移瘤病人，中位生存期为34.8个月。其中无瘤间歇期（DFI）>36个月、单个结节、无肺外转移和行开胸手术者预后较好，而年龄、性别、症状以及原发病理类型对预后无影响。杨勇等[181]报道肺空洞性转移瘤的CT特点：①以多发为主，常伴有肺内实质性转移瘤；②多分布于两肺，以两肺下叶、胸膜下方多见；③薄壁空洞以鳞癌多见，空洞较大；厚壁空洞以腺癌多见，并且空洞相对较小。熊长明等[182]报道3例肺动脉肉瘤的临床特点，与肺血栓栓塞相似但多发病隐匿，伴发热、体重减轻，无下肢深静脉血栓史，影像学显示单侧肺动脉扩张，主动脉及左右肺动脉内大量肿块，临床上经溶栓和抗凝治疗后病情仍恶化，确诊需手术。个案报道有：刘为舜等[183]报道经纤维支气管镜介入微波治疗巨大气管鳞状细胞乳头状瘤1例。杨亚英等[184]报道肺淋巴管平滑肌瘤病1例。周建仓等[185]报道肺原发巨大软骨瘤1例。

(三)纵隔、胸膜、胸壁、膈肌肿瘤

李航等[186]报道10例小儿胸膜肺胚细胞瘤的CT表现，按Dehner分型：Ⅱ型2例，Ⅲ型8例。病变直径>8 cm者7例，多为软组织密度为主的实性肿块，其内见不规则低密度区，可有不同程度占位效应及组织侵犯。罗良平等[187]报道常规MRI与HR-MRI+常规MRI对良、恶性胸膜病变的鉴别诊断的敏感性分别为72%、88%，特异性为53%、75%，正确率为68%、84%，阳性预测值为82%、90%，阴性预测值为44%、69%，两者比较$P>0.05$。阎敏等[188]分析7例胸壁原发恶性肿瘤的CT表现，发生于胸壁软组织5例，骨组织2例，肿瘤向胸壁外生长3例，向内生长2例，同时向内外生长2例，其中骨质破坏5例，肺转移4例。张继华等[189]分析青石棉所致胸膜间皮瘤CT征象，胸膜增厚>2 cm，呈花边状、结节状或软组织肿块，增强有强化。张其刚等[190]报道各期胸腺瘤伴有重症肌无力者胸腺组织内Fas及FasL蛋白表达明显低于不伴有重症肌无力者($P<0.01$)。张清等[191]报道120例胸腺瘤的诊断及外科治疗，其中单纯胸腺瘤78例，合并重症肌无力42例，手术切口经正中纵劈胸骨，前外侧，后外侧分别为76、27、17例，术后1～7年复发5例。毕宇芳等[192]以基因芯片技术研究胸腺类癌引起异位ACTH综合征的基因表达，4224个基因中表达下调的403个，2倍以上上调的394个，5倍以上上调的51个(与细胞分裂有关的1个，即PAK3)。史皆然等[193]利用电视胸腔镜确诊7例胸膜间皮瘤。黎苗[194]用胸腔内注射IL-2治疗15例肺癌癌性胸水，显效者7例，有效者5例，无效者3例，总有效率80%。李承红等[195]采用内镜经食管超声检查30例纵隔疾病和肺癌，检查纵隔疾病的准确率为81.8%，检查肺癌纵隔浸润的准确率为89.4%。蔡庄伟等[196]报道32例纵隔肿块的超声诊断，其中前、中、后纵隔分别为18、9、5例。其回声特点呈均质或不均质，回声强度不等。霍力等[197]报道一例胸膜恶性黑素瘤，^{18}F-FDG PET全身显像示，右侧及叶间胸膜大片状、结节状放射性摄取增高，标准摄取值(SUV)1.8～7.9。马洪飚等[198]报道纵膈巨大类癌一例。张秉新等[199]报道我国首例伴发恶性胸腺瘤的副肿瘤性天疱疮(PNP)，指出PNP具有独特的临床表现、组织病理以及免疫学特点，病人血清中的自身抗体针对多种抗原，包斑蛋白和周斑蛋白的L亚区很可能是PNP病人血清抗体结合的主要位点。韩桂林等[200]报道右侧巨大膈肌肿瘤一例。刘吉隆等[201]报道罕见的恶性胸腺瘤并红细胞增多症一例。

(谭晓明　李　兵)

参 考 文 献

1　胡志斌，等.中华流行病学杂志，2005，26(2)：106
2　李家伟，等.中国癌症杂志，2005，15(4)：335
3　李伟英，等.中华流行病学杂志，2004，25(12)：1042
4　朱锦富，等.肿瘤，2005，25(3)：246
5　韩　勇，等.中国肿瘤临床，2005，32(8)：421
6　罗晨玲，等.中国公共卫生，2005，21(7)：786
7　罗晨玲，等.中国肿瘤临床，2004，31(21)：1218
8　邓丽娟，等.北京大学学报(医学版)，2005，37(3)：302
9　闫文生，等.癌症，2005，24(1)：47
10　耿　鑫，等.中国肿瘤临床，2005，32(2)：95
11　王　涛，等.中华结核和呼吸杂志，2005，28(2)：102
12　岳文涛，等.中华肿瘤杂志，2004，26(12)：718
13　苗劲柏，等.中国癌症杂志，2005，15(3)：238
14　安巍巍，等.中国癌症杂志，2005，15(1)：22
15　王伟国，等.中华肿瘤杂志，2005，27(2)：69
16　胡义德，等.四川医学，2004，25(11)：1191
17　时广利，等.中华肿瘤杂志，2005，27(5)：299
18　张真发，等.中国肿瘤临床，2004，31(20)：1167
19　卢兆桐，等.第二军医大学学报，2004，25(11)：1202
20　廖永德，等.中华肿瘤杂志，2005，27(3)：156
21　廖永德，等.华中科技大学学报(医学版)，2005，34(5)：572
22　毛友生，等.中华肿瘤杂志 2005，27(3)：160
23　袁　芃，等.中华医学杂志，2005，85(14)：972
24　石素胜，等.中华肿瘤杂志，2004，26(9)：547
25　姜　蕊，等.华中科技大学学报(医学版)，2005，34(2)：141
26　牛中喜，等.中华胸心血管外科杂志，2004，20(6)：355
27　牛中喜，等.中国肿瘤临床，2004，31(18)：1021
28*　都昌胡，等.中华结核和呼吸杂志，2005，28(3)：176
29　张金强，等.中华肿瘤杂志，2004，26(10)：590
30　孙蕾娜，等.中国肿瘤临床，2005，32(2)：87
31　周玉龙，等.中国癌症杂志，2005，15(3)：234
32　胡振红，等.解放军医学杂志，2005，30(6)：515
33　张卫东，等.中华肿瘤杂志，2005，27(6)：330
34　刘　莉，等.中华肿瘤杂志，2005，27(6)：347

35* 赵 坡,等.中华医学杂志,2005,85(22):1526
36 董济民,等.第四军医大学学报,2004,25(24):2267
37 邱秀华,等.第二军医大学学报,2005,26(9):1071
38 康欣梅,等.中国中西医结合杂志,2005,25(8):730
39 梁素美,等.中国肿瘤临床,2005,32(12):666
40 李鸿伟,等.中国癌症杂志,2005,15(4):331
41 李 勇,等.中华肿瘤杂志,2005,27(5):269
42 狄冬梅,等.江苏医药,2005,31(3):200
43 林冬梅,等.中华肿瘤杂志,2004,26(10):615
44 田 辉,等.中国肿瘤临床,2005,32(4):196
45 徐美林,等.中国肿瘤临床,2004,31(21):1204
46 郭 杨,等.山东医药,2005,45(18):13
47 高志强,等.肿瘤,2005,25(2):180
48 郭春宝,等.中国肿瘤临床,2005,32(16):938
49 吴曙华,等.肿瘤,2005,25(5):462
50 凌贤龙,等.第三军医大学学报,2005,27(14):1453
51 周人杰,等.第三军医大学学报,2005,27(2):170
52 卫小红,等.第四军医大学学报,2004,25(19):1738
53* 张宏伟,等.中华外科杂志,2005,43(6):354
54* 杜宇琛,等.中华肿瘤杂志,2005,27(1):1
55 吕志强,等.癌症,2005,24(9):1132
56 韩 冰,等.中国实用内科杂志,2005,25(3):243
57 郑晓华,等.中国医科大学学报,2005,34(3):244
58 董竞成,等.中国中西医结合杂志,2005,25(3):236
69 陈 敏,等.肿瘤,2005,25(1):80
60 张惠忠,等.癌症,2004,23(10):1190
61 李 榕,等.上海医学,2005,28(6):465
62 俞万钧,等.肿瘤,2005,25(5):423
63 彭正银,等.第三军医大学学报,2005,27(11):1145
64 许建平,等.第三军医大学学报,2005,27(7):655
65 聂 蓉,等.武汉大学学报(医学版),2005,26(3):276
66 秦建文,等.天津医药,2005,33(5):275
67 魏 玲,等.癌症,2004,23(12):1633
68 吴开松,等.武汉大学学报(医学版),2004,25(6):685
69 刘春来,等.中国医科大学学报,2004,33(6):533
70 潘振奎,等.癌症,2005,24(8):919
71 马绍英,等.肿瘤,2005,25(2):140
72 朱志华,等.癌症,2005,24(7):865
73 张真发,等.中华医学杂志,2005,85(5):339
74 李 潞,等.中国肿瘤临床,2005,32(3):135
75* 乔贵宾,等.中华外科杂志,2005,43(14):913
76 陈 刚,等.中国医科大学学报,2005,34(1):69
77 沈小玥,等.四川医学,2004,25(12):1287
78 刘国华,等.江苏医药,2005,31(6):410
79 李洪胜,等.中国肿瘤临床,2004,31(23):1354
80 李 莉,等.癌症,2005,24(1):53
81 何建明,等.第三军医大学学报,2004,26(24):2182
82 陈福春,等.中华医学杂志,2005,85(27):1916
83 任淑华,等.中华医学杂志,2005,85(22):1530
84 范 玮,等.癌症,2005,24(4):403
85 刘毅梅,等.中国肿瘤杂志,2004,31(18):1060
86 王 峰,等.中华结核和呼吸杂志,2005,28(4):218
87 李玉光,等.中国综合临床,2005,21(2):118
88 张仕义,等.癌症,2005,24(3):349
89 贾坤林,等.第三军医大学学报,2004,26(22):2082
90 刘 军,等.中华胸心血管外科杂志,2004,20(6):333
91 徐海峰,等.中华结核和呼吸杂志,2005,28(2):108
92 张 缨,等.中华胸心血管外科杂志,2005,21(4):238
93 李惠民,等.实用放射学杂志,2004,20(11):990
94 魏 博,等.中华胸心血管外科杂志,2005,21(1):48
95 蔡 煜,等.山东医药,2005,45(8):1
96 艾星浩,等.中国癌症杂志,2005,15(4):369
97 邓惠兴,等.中华核医学杂志,2004,24(6):330
98 王孟昭,等.中华结核和呼吸杂志,2005,28(4):221
99 向作林,等.中国癌症杂志,2005,15(2):161
100 李 玲,等.中华核医学杂志,2005,25(4):222
101 常 恒,等.中华放射学杂志,2005,39(1):34
102 陈余清,等.中华结核和呼吸杂志,2005,28(4):225
103 单秀红,等.实用放射学杂志,2005,21(1):26
104 李智勇,等.实用放射学杂志,2004,20(11):995
105 陈乾坤,等.中华结核和呼吸杂志,2005,28(7):472
106 马 刚,等.癌症,2005,24(3):353
107 马长青,等.中国肿瘤临床,2005,32(15):883
108 李 宁,等.重庆医学,2005,34(6):882
109 李光明,等.四川医学,2005,26(3):288
110 陈 蕾,等.中国肿瘤临床,2005,32(13):748
111 吴立平,等.中华结核和呼吸杂志,2005,28(5):352
112 侯科超,等.中国综合临床,2005,21(6):544
113 郑 智,等.中国肿瘤临床,2005,32(12):694
114 赵立强,等.中华医学杂志,2005,85(29):2030
115 郑 航,等.第一军医大学学报,2004,24(10):1194
116 陈廷锋,等.中华肿瘤杂志,2004,26(11):692
117 李小东,等.中国肿瘤临床,2005,32(8):448
118 管忠震,等.癌症,2005,24(8):980
119 陈子丹,等.中国防痨杂志,2005,27(3):162
120 谢博雄,等.中华结核和呼吸杂志,2005,28(4):230
121 邢 军,等.中国实用内科杂志,2005,25(8):746
122 冯飞跃,等.中华外科杂志,2004,43(6):348
123 宋福杰,等.中国癌症杂志,2004,14(5):469
124 刘 晶,等.吉林医学,2005,26(8):795
125 谢永宏,等.重庆医学,2005,34(6):871
126 张艳玲,等.第三军医大学学报,2004,26(24):2206
127 齐大亮,等.中国肿瘤临床,2005,32,(15):876
128 邓立力,等.中国肿瘤临床,2005,32(16):941
129 张晓彤,等.中华结核和呼吸杂志,2005,28(3):180
130 张 鹏,等.中国肿瘤临床,2005,32(4):234
131 杨淑清,等.福建医药杂志,2005,27(1):106
132 谷力加,等.中华肿瘤杂志,2005,27(1):29

133　张清媛,等.中国肿瘤临床,2005,32(3):171
134　马武华,等.中山大学学报(医学科学版),2005,26(1):95
135　刘　璐,等.中华核医学杂志,2005,25(1):33
136　华新民,等.中华肿瘤杂志,2004,26(10):621
137　张雪艳,等.肿瘤,2005,25(3):267
138　戈　伟.武汉大学学报(医学版),2004,25(6):735
139　韩　波,等.中国癌症杂志,2005,15(1):46
140　彭忠民,等.中国肿瘤临床,2005,32(14):798
141　王　彬,等.中华肿瘤杂志,2004,26(12):742
142　廖美琳,等.中国癌症杂志,2004,14(6):523
143　章　真,等.中国癌症杂志,2004,14(6):527
144　王慧敏,等.肿瘤,2005,25(3):250
145　刘城林,等.中国中西医结合杂志,2004,24(10):901
146　刘日芬,等.山东医药,2005,45(25):72
147　周乃康,等.解放军医学杂志,2004,29(11):989
148　刘　芳,等.中华放射学杂志,2005,39(7):700
149　廖美琳,等.中国癌症杂志,2005,15(3):228
150　谭黎杰,等.上海医学,2005,28(6):458
151　袁顺达,等.中华老年医学杂志,2005,24(2):124
152　刘志东,等.中华老年医学杂志,2005,24(2):103
153　冯飞跃,等.癌症,2005,24(2):215
154　高禹舜,等.中华肿瘤杂志,2005,27(1):52
155　赵立强,等.中华胸心血管外科杂志,2005,21(5):302
156　张力为,等.肿瘤,2005,25(4):390
157　史德刚,等.复旦学报(医学版),2004,31(6):632
158　段永建,等.第四军医大学学报,2004,25(19):1762
159　范风云,等.第四军医大学学报,2004,25(24):2234
160　逯　华,等.广西医学,2005,27(6):840
161　王锡明,等.中华放射学杂志,2005,39(5):490
162　肖创映,等.武汉大学学报(医学版),2005,26(2):265
163　吴　华,等.中华肿瘤杂志,2005,27(8):502
164　王少彬,等.中国肿瘤临床,2005,32(11):628
165　何安泰,等.中华老年医学杂志,2004,23(10):734
166　王慧敏,等.中国癌症杂志,2005,15(3):244
167　王笑民,等.中国中西医结合杂志,2004,24(11):986
168　郝学志,等.中国癌症杂志,2005,15(3):250
169　沈利汉,等.实用放射学杂志,2005,21(5):492
170　刘欣燕,等.河北医药,2005,27(2):159
171　叶　松,等.中国工业医学杂志,2004,17(6):364
172　桑　红,等.临床皮肤科杂志,2004,33(12):774
173　李家梅,等.中国临床医学影像杂志,2005,16(2):82
174　刘雨峰,等.实用放射学杂志,2005,21(6):597
175　许崇永,等.中国临床医学影像杂志,2005,16(9):525
176　郭纪全,等.中国内镜杂志,2005,11(1):19
177　郭汝元,等.山西医药杂志,2005,34(4):319
178　王　兵,等.癌症,2005,24(2):219
179　霍　真,等.中国医学科学院学报,2005,27(4):475
180　张　轶,等.中华肿瘤杂志,2005,27(3):177
181　杨　勇,等.中国临床医学影像杂志,2005,16(6):347
182　熊长明,等.中华结核和呼吸杂志,2004,27(11):737
183　刘为舜,等.中国内镜杂志,2004,10(10):111
184　杨亚英,等.实用放射学杂志,2005,21(7):702
185　周建仓,等.中华外科杂志,2004,42(24):1536
186　李　航,等.中华放射学杂志,2005,39(5):513
187　罗良平,等.中华放射学杂志,2004,38(12):1311
188　阎　敏,等.实用放射学杂志,2004,20(10):926
189　张继华,等.实用放射学杂志,2005,21(6):599
190　张其刚,等.中华神经科杂志,2005,38(1):46
191　张　清,等.解放军医学杂志,2005,30(2):162
192　毕宇芳,等.中华内分泌代谢杂志,2005,21(2):135
193　史皆然,等.中国内镜杂志,2004,10(12):7
194　黎　苗.医学临床研究,2005,22(1):90
195　李承红,等.临床内科杂志,2004,21(12):811
196　蔡庄伟,等.实用放射学杂志,2004,20(11):1034
197　霍　力,等.中华核医学杂志,2005,25(2):120
198　马洪飚,等.重庆医学,2005,34(4):635
199　张秉新,等.中国皮肤性病学杂志,2004,18(11):668
200　韩桂林,等.第二军医大学学报,2005,26(8):868
201　刘□隆,等.内科急危重症杂志,2005,11(2):75

四、慢性阻塞性肺病与肺心病

(一)基础研究

章新华等[1]应用PV-1导管,制备末端呈圆滑弧型的大鼠肺动脉导管,经颈外静脉插入大鼠肺动脉,检测肺动脉压(Ppa),发现该方法所测的Ppa值与右心指数呈正相关($P<0.01$),具有推广应用价值。龚方戚等[2]发现1月龄幼兔气管内注射4U/kg博来霉素(20 U/ml)2周及4周后,可以导致肺动脉内皮细胞结构发生改变,中小肺动脉管壁增厚、管腔变小,肺动脉压力明显增高,肺动脉内皮细胞血管内皮生长因子(VEGF) mRNA和eNOS mRNA表达减少。涂明利等[3]构建重组反义人血管紧张素Ⅱ型(AngⅡ)受体(AT_1R)腺病毒,转染培养的人肺动脉平滑肌细胞(PASMC),发现反义AT_1R通过抑制AT_1R的表达,能抑制AngⅡ介导的PASMC迁移和增殖,并具有促PASMC凋亡的作用。白莉等[4]探讨了细胞因子信号转导负调控因子3(SOCS3)基因对低氧大鼠PASMC增殖的影响,结果发现,SOCS3蛋白可能通过降低STAT3酪氨酸磷酸化水平抑制PASMC增殖。蒋永亮等[5]发现$TGF\beta_1$与诱导型一氧化氮合酶(iNOS)基因均参与大鼠低氧性肺动脉高压(HPH)的发病,iNOS可能通过NO上调$TGF\beta_1$表达,$TGF\beta_1$可能通过降低mRNA的稳定性、减慢翻译速率和加快酶蛋白降解抑制iNOS表达。孔春初等[6]发现磷酸化细胞外信号调

节激酶(p-ERK)可能通过使缺氧诱导因子1α(HIF-1α)蛋白表达增加上调HIF-1α,进而上调下游目标基因,导致HPH的发生和发展。张春雨等[7]*发现在大鼠低氧性肺血管胶原重塑时,新型内源性气体信号分子硫化氢能够抑制Ⅰ、Ⅲ型胶原蛋白及其mRNA在肺血管壁的表达,可能是其缓解低氧性肺血管重塑的作用机制之一。肖欣荣等[8]认为,肺动脉高压发展中肺小动脉平滑肌细胞结构与功能的变化可能与钾通道活性改变相关,钾通道开放剂色满卡林(cromakalim)对大鼠慢性低氧性肺动脉高压的形成具有明显的阻抑作用。龚太乾等[9]采用烟熏1个月后气管内滴入猪胰弹性蛋白酶的方法诱发大鼠肺气肿模型,发现其影像学、肺功能和组织病理学表现均与人类因长期吸烟造成的慢性阻塞性肺气肿相似,是较好的实验动物模型。曹国强等[10]报道COPD大鼠模型肺实质细胞存在异常的细胞凋亡和增殖现象,气道上皮细胞以凋亡为主,血管平滑肌细胞以增殖现象为主。程璘令等[11]发现γ谷氨酰半胱氨酸合成酶催化亚单位(GCLC)基因的−403～−111bp和−705～−613bp区段属正调控区域,NF-1、C/EBP、AP-1、NF-κB等转录因子能与该区域结合参与GCLC基因的表达调控,−745～−705bp属负调控区域,USF能与该区域E-box元件结合,抑制基因表达。丁艳苓等[12]发现白三烯B4(LTB4)在COPD疾病中表达水平增高,参与气道炎症过程。氨茶碱的治疗可降低COPD大鼠BALF中LTB4水平以及中性粒细胞%,改善小气道病变。李建强等[13]发现在肺气肿大鼠模型中,胆红素通过下调层连蛋白和表皮生长因子在肺泡Ⅱ型上皮细胞与肺组织中的表达,对肺气肿形成过程中细胞外基质的重塑有一定的影响。杜亮等[14]对慢性吸烟大鼠进行运动训练后,发现适当的良性运动应激能降低由吸烟引起的气道高反应性,减轻气道和肺组织的病理形态学改变。张彦等[15]发现,COPD病人α_1-抗胰蛋白酶(α_1-AT)的Pi^z和Pi^s两位点的单核苷酸多态性无特异性变化,α_1-AT的降低可能与COPD中肺气肿的发生有关。张焕萍等[16]发现COPD病人肺组织中蛋白激酶C(PKCα)表达、NF-κB p65核表达及NF-κB/DNA结合活性明显增加,提示PKCα和NF-κB的活化可能与COPD的发病机制有关。林书典等[17]发现急性期COPD病人存在全身性氧化/抗氧化失衡,总抗氧化力的降低可能与气道阻力无相关。COPD病人肺内γ谷氨酰半胱氨酸合成酶(γ-GCS)及γ-GCS mRNA表达增高。王悦虹等[18]探讨了VEGF及其受体2(KDR)在肺气肿病人肺组织中的表达,认为两者水平减少与肺泡隔细胞凋亡的增加可能与肺气肿的发生相关。周敏等[19]检测了β-防御素(defensin)-1外显子2基因型在120例COPD和108例非COPD吸烟者中的频率,发现该基因的1654位多态性可能与中国南方汉族人群COPD易感性有关,并可能影响COPD的进展。吴纪珍等[20]发现COPD发作期与缓解期$C_Ⅰ$、$C_Ⅲ$、$C_Ⅳ$均明显高于健康老年人,同时发作期IL-1β、TNF-α、IFN-γ明显高于健康对照组($P<0.01$),提示细胞因子是导致COPD肺间质改变的主要机制之一。谭群友等[21]给阻塞性肺气肿兔模型行单侧肺减容术与肺叶切除术,发现术后8周两组的潮气量、用力肺活量、0.3s用力呼气容积、PaO_2、平均肺泡数和肺泡间隔面密度均增加,功能残气量、$PaCO_2$、肺总容积和肺泡直径降低。张振葵等[22]通过对犬肺气肿模型施行不同体积的肺减容手术,发现切除双肺总量的20%～30%是安全、有效的,适当的肺减容能够有效改善肺功能,并促进心脏功能的恢复。张新等[23]建立大鼠原位左肺移植模型,结果20只大鼠移植后均存活10 d以上,胸片正常,阻断受者自体的右肺门前后血O_2分压和CO_2分压的差异无统计学意义。张赛等[24]观察到在大鼠肺缺血再灌注损伤模型中,发生凋亡的主要是肺泡Ⅱ型上皮细胞,凋亡指数于再灌注2 h达到高峰,坏死指数与肺功能损害的相关性较凋亡指数更显著。顾晴等[25]用中药814干预犬肺缺血再灌注模型,证实治疗组左肺受损肺泡百分比减少,少数肺泡上皮细胞和肺血管内皮细胞线粒体肿胀和空泡化,有一定防治作用。王婷等[26]发现异氟烷能减轻大鼠肺缺血再灌注模型的肺损伤,可能与抑制NF-κB活化,降低肺组织中性粒细胞趋化物(CINC)mRNA表达上调,减少肺内中性粒细胞浸润有关。付庆林等[27]发现抑肽酶可抑制兔在体肺缺血冷存再灌注模型中肺组织P-选择素和ICAM-1基因mRNA表达上调,有利于减轻肺组织缺血再灌注损伤。王律等[28]发现局部应用骨形成蛋白-2(BMP-2)可以提高犬移植段气管软骨气管碱性磷酸酶(ALP)的表达,增强气管软骨的钙化,维持移植段气管环状软骨形态及气管环的稳定。汤应雄等[29]认为,供犬术前雾化吸入二乙烯三胺/一氧化氮聚合物(DETA/NO),能使移植肺平均肺动脉压和肺血管阻力指数降低,动脉血氧分压升高,肺泡气动脉血氧分压差减小,对体循环无明显影响。

(二)诊断技术

陈建荣等[30]应用自主开发的软件分析92例COPD病人动脉血气和同步血电解质的检测结果,认为该软件方便快捷,在临床上可推测有可能出现的判断结论。郭忠竹等[31]随机对296例COPD缓解期病人和171例健康患进行脉冲振荡法(IOS)测定,发现两组IOS测试值比较差异有显著性,且呈频率依赖性,IOS值与FEV_1%、FEV_1/FVC、PEF等有显著相关性。

秦茵茵等[33]同样比较COPD与健康者IOS与肺功能，认为COPD病人各通气参数明显降低，而阻力值明显升高，IOS指标与常规肺功能指标有一定相关性，但两者从不同角度反映肺功能，分析结果时有互补性。曾勉等[33]对22例重度COPD急性加重期(AECOPD)病人进行痰诱导，诱导结束时SpO_2较基础值下降了(2.1±0.4)%，FEV_1较基础值下降了(12.3±3.1)%，结束10 min后均恢复至基础水平，诱导成功率86%。罗远明等[34]运用多导食管电极记录COPD病人在重复呼吸及运动过程中膈肌肌电变化，认为COPD病人在踏板运动过程中存在呼吸中枢抑制现象，多导食管电极记录的膈肌肌电能有效地反映呼吸中枢驱动。温华等[35]选择稳定期COPD病人26例，进行症状限制性最大运动负荷观察(SLME)，与基础肺功能，SLME时的呼吸困难定量指标及动脉血气分析比较，指出静态肺功能和弥散功能障碍是导致COPD病人运动能力下降的重要因素。纳丽莎等[36]通过应用彩色多普勒超声心动图(CDE)探查病人51例慢性肺心病(COP)急性发作期的病人心脏超声的异常表现，同时利用血气分析仪检测出主要7种类型的酸碱失衡，从发病机制分析两种诊查技术检测结果间的关联性。宗尚花[37]将COP病人根据海拔分为高原组和平原组，采用CDE对相关指标进行测量比较，发现高原组右心病变较平原组严重，认为可能与其有更重的低氧血症有关。吴棘等[38]用超声测量42例COPD病人及33例正常人常规超声指标，测量并计算右室Tei指数，结果表明，右室Tei指数是反映右心整体功能的较敏感指标，可减少漏诊。张湘燕等[39]用食管单极心房电图与体表心电图同步描记法测定50例COP病人及60例正常人的心房间传导时间，发现两组间有显著差异，认为该方法具有无创、简便及重复性好，对辅助肺心病的诊断有一定作用。

(白　冲)

(三)临床分析

姚婉贞等[40]调查发现北京农村地区COPD患病率(9.1%，148/1 624)及无症状病人比例(3.8%，62/1 624)均较高。由于其诊断依靠肺功能测定，而早期肺功能受损不严重时，临床症状不明显，造成漏诊和对疾病危害的低估。刘升明等[41]发现广东部分地区COPD患病率农村(12.0%)较城市(7.4%)高，与吸烟和生物燃料的综合作用有关，肺功能测定对COPD的早期诊断特别重要。程齐俭等[42]发现上海地区COPD医院诊断率低，与疾病早期症状易被忽视、病人未及时就诊、门诊医师缺乏认识及未广泛开展肺功能测定有关。曹国强[43]发现吸烟等多种因素可导致COPD病人肺泡巨噬细胞(AM)凋亡减少，其对凋亡中性粒细胞的吞噬能力下降，较大剂量的糖皮质激素能诱导AM凋亡。谢俊刚等[44]用测热休克蛋白70(HSP70)水平，及淋巴细胞DNA损伤程度，发现DNA损伤在COPD发生发展中可能起一定作用，损伤程度与HSP70表达水平的差异有关。陈燕等[45]发现COPD病人诱导痰中环氧合酶2(COX-2)、基质金属蛋白酶2(MMP-2)表达明显增加，提示两者在COPD稳定期的气道重塑中可能具有重要作用，前者及其代谢产物可能通过诱导后者表达参与气道重塑。陈亚红等[46]发现，血清内源性硫化氢(H_2S)水平COPD稳定期组高于健康对照组和急性加重组，稳定期不同程度气流阻塞病人H_2S水平呈线性下降趋势，提示H_2S作为一种无创指标监测疾病严重程度和活动度具有一定意义。申严等[47]发现COPD病人组γ-GCS活性、mRNA和蛋白表达增高，并与p-ERK、p-p38、PKB蛋白表达增高呈正相关。提示ERK、p38、MARK、PKB信号转导通路可能对γ-GCS表达有调控作用。王秋月等[48]发现COPD病人血清抵抗素、瘦素水平降低，营养不良者低于非营养不良者。抵抗素与瘦素、FEV_1、FEV_1/FVC显著正相关，瘦素与体重指数、胸围、腹围、抵抗素及FEV_1/FVC显著正相关。付秀华等[49]发现肺心病病人发作期和缓解期的肾上腺髓质素(ADM)、内皮素-1含量均高于对照组，发作期高于缓解期，ADM含量与肺动脉收缩压呈显著正相关，与PaO_2呈负相关。提示ADM参与了肺心病的病理生理过程。安符臣等[50]发现COPD病人存在明显的红细胞免疫功能低下和T淋巴细胞亚群活性减低，这一变化随着病情的进展更趋明显。其检测结果可作为选择免疫治疗的依据和判断疗效及预后的指标之一。

吕文元等[51]发现COPD组发作期血浆D-二聚体水平显著高于对照组，并与动脉血$PaCO_2$显著正相关，提示COPD病人体内凝血状态异常伴有继发性纤溶亢进，高碳酸血症与D-二聚体增高有密切关系。杨文友等[52]发现314例肺心病病人中32例并发肾功能衰竭。长期、广泛、大剂量使用对肾脏有损害的抗生素为首要诱因，60岁以上病人并发肾衰概率较高，并以夜尿增多为主要临床表现，预后差。许先荣等[53]发现老年COPD呼吸衰竭急性发作期病人血清TT_3、TT_4、FT_3水平明显低于正常人，测定血清甲状腺激素水平有助于判断病人病情严重程度和预后。牟小芬等[54]认为COPD平稳期病人血清中IL-8明显升高，提示它参与COPD病情的进展，是气道炎症不可逆转的原因之一。IL-6、C-反应蛋白与对照组比较差异无显著性。杨丹蕾等[55]还发现COPD病人外周血单个核细胞IL-8mRNA的表达也增高，内源性NO可调控IL-

8mRNA 的表达，可能是通过 NF-κB 来传导。徐少华等[56]在 84 例 COPD 急性加重病人中 81 例检测到病毒抗体，IgM 阳性者 28 例，其中呼吸道合胞病毒 IgM 比例最高 53.5%，其次为副流感病毒 26.7%，提示病毒感染是 COPD 急性加重的重要因素。王永兴等[57]从 240 例 COPD 急性加重期痰培养中分离出 114 株致病菌，依次为革兰阴性杆菌 66.7%，阳性球菌 24.6%，真菌 7%，阴性菌以假单胞菌属、流感嗜血菌多见，阳性菌以金葡菌、肺炎链球菌多见。刘为舜等[58]认为，高龄 COPD 病人病原菌耐药性相当严重，严重感染时，病原菌若为革兰阳性菌时选用万古霉素，革兰阴性菌时选用亚胺培南，对病原菌明确者最好使用敏感窄谱抗生素。唐小葵等[59]对 44 例 COPD 病人进行多因素 Logistic 回归分析，确定长期使用抗生素、低蛋白血症、机械通气、合并糖尿病是其合并院内肺部真菌感染危险因素。杨小琼等[60]发现，COPD 组的肺炎衣原体 nPCR 阳性率明显高于正常对照组，肺功能受损严重者的肺炎衣原体 nPCR 阳性率显著升高，nPCR 阳性病人的急性发作频率明显高于阴性组。陈东宁等[61]发现 60 例 COPD 病人中有 8 例同时合并睡眠阻塞性呼吸暂停通气综合征(OSAHS)，发生率为 13.3%，以低通气为主，OSAHS 的发生与体重指数明显相关，与日间 PaO_2、FEV_1%无关。韩勇等[62]对西安地区 248 例肺癌病例进行对照分析，发现具有 COPD 病史的病人，肺癌发生的危险性明显增高，*OR* 值为 2.25，同时，肺功能损伤增加了肺癌发生的危险性，*OR* 值为 2.28。叶蔚等[63]对 COPD 病人食管 24 h pH 监测的结果提示病人长时间反流次数、pH<4 的反流时间以及 pH ≤4 的反流总百分时间均高于正常组。提示胃食管反流不仅加重了慢阻肺病人的咳喘症状，可能也是急性加重期的触发因素。霍晓颖等[64]通过回顾分析发现合并呼吸衰竭、心力衰竭组肺心病病人高血糖发生率高于无呼吸衰竭、心力衰竭组，高血糖组病人平均住院期长于无高血糖组，且病死率高。

(商　艳　李　强)

(四)治疗

周新等[65]将 60 例重度 COPD 病人随机分为 3 组，A 组给予布地奈德雾化吸入；B 组给予口服泼尼松片；C 组为空白对照。结果为 A、B 两组的疗效明显优于 C 组，但 A 组的不良反应少于 B 组，认为布地奈德雾化是 COPD 急性加重期皮质激素与治疗的有效选择。张莉娟等[66]将 44 例稳定期 COPD 分别给予二丙酸氯地米松(800 μg/d)和安慰剂吸入治疗 6 周，结果为治疗组临床症状改善，症状评分减轻，FEV_1 和 FVC 提高，而对照组各项指标变化无差异。王立志等[67]给予 30 例 COP 病人序贯吸入生理盐水和硝普钠雾化液，结果发现，硝普钠雾化吸入可明显降低肺心病病人肺动脉压，提高左心室射血分数，但对平均动脉血压无明显影响。周夏飞等[68]将 COP 心力衰竭病人 68 例治疗组用单硝酸异山梨酯 25 mg 静脉滴注，1/d，10 d 为 1 个疗程，结果表明，单硝酸异山梨酯可使 COP 心力衰竭病人心功能明显改善，总有效率 91.2%。孙立红等[69]报道治疗肺心病病人加用肝素 12 500U/d 静滴后，其疗效显著优于常规治疗组。提示肺心病病人及时进行肝素抗凝干预治疗，可明显降低肺动脉压，改善血气指标和氧合情况。李留等[70]应用抗血小板聚集药奥扎格雷钠治疗 COP 急性加重期病人 36 例，治疗后病人血浆血栓素 B_2(TXB_2)、纤维蛋白原(Fbg)、D-二聚体显著降低，6-酮-前列腺素和抗凝血酶-Ⅲ活性显著升高，而对照组无显著性变化，提示奥扎格雷钠对 COP 急性加重期血液高凝状态的治疗有效。吴金波等[71]在常规治疗基础上加用疏血通注射液治疗 COP 急性加重期病人，结果为治疗后血浆内皮素(ET)回降，降钙素基因相关肽(CGRP)上升，ET 下降及 CGRP 上升幅度均显著大于对照组($P<0.01$)，有助于减轻肺动脉高压。张家安等[72]则在常规治疗的基础上加用藻酸双脂钠治疗 45 例肺心病急性发作期病人，其总有效率 91.1%，显著高于对照组的 68.9%。王达安等[73]报道肺心病急性发作期病人加用川芎嗪治疗后，血浆丙二醛含量下降，超氧化物歧化酶活性升高，循环内皮细胞计数降低，提示川芎嗪能减轻脂质过氧化反应及提高机体抗氧化能力。梁刚等[74]应用葛根素联合吲达帕胺治疗 COP 心力衰竭病人，其总有效率 90.5%，显著高于对照组的 61.9%，且其血流动力学指标和血液流变学指标的改善均较对照组明显。何平安等[75]则应用红花注射液治疗 COP 急性加重期病人，2 周后治疗组血液流变学指标改善明显高于对照组，认为红花注射液具有降低血液黏度，纠正心力衰竭的作用。冯淬灵等[76]对中医辨证属气虚血瘀痰阻证的 COPD 稳定期病人在西药基础上服用以益气活血化痰为主的中药复方或肺康冲剂加百令胶囊，3 个月后评价疗效，治疗组疗效优于对照组。崔焱等[77]观察到常规西药治疗基础上加用活血化瘀方治疗 COPD 急性加重期病人，总有效率为 90.6%，明显高于对照组的 67.9%，并可改善全血黏度。王胜等[24]以益肺健脾方治疗 COPD 稳定期病人，发现治疗组降低痰液中性粒细胞(PMN)、IL-8 和 TNF-α，改善肺功能指标，均显著优于对照组(均 $P<0.01$)。崔朝勃等[79]以当归、生地等 14 味中药组成的通肺合剂治疗 COPD 夜间低氧血症，结果显示，通肺合剂加氧疗能改善夜间低氧血症，降低 $PaCO_2$，可作为氧疗的重要补充。张劲农等[80]用刺五加注射液静滴治疗 COPD 稳定期病人，经

肺功能测定发现刺五加注射液无直接扩张支气管作用,但可促进肺通气功能的康复。张旃等[81]报道COPD急性加重期合并全身炎症反应综合征(SIRS)病人,结果为3 d后,咳嗽、咯痰和气促的治疗有效率显著高于对照组(均 $P<0.05$)。陈萍等[82]治疗COPD应用甲泼尼龙(甲基强的松龙,甲强龙)80 mg静滴bid,4 d后序贯口服甲泼尼龙片8 mg bid,5 d,其疗效与静滴4 d后序贯10 d或连续口服甲泼尼龙14 d疗效相似,但其起效快,费用低。张萌等[83]指导34例COPD病人行缩唇呼吸,腹式呼吸、呼吸操等呼吸肌功能锻炼,达到了预防疾病发作和病情加重,减轻症状,提高生活质量的目的。江文宇等[84]选取COPD合并呼吸衰竭及营养不良病人53例,结果发现合理的营养支持有利于COPD的治疗,可显著改善其营养状态,降低病死率。章合生等[85]报道腹式呼吸和缩唇呼吸等呼吸肌锻炼配合益气养阴药膳对19例COPD缓解期病人生活质量的干预,结果为病人的食欲增进,营养状况改善,肺功能提高。林建海等[86]对30例COPD病人进行营养支持治疗,总能量摄入为静息能量消耗的1.5倍,结果为营养支持后精氨酸组营养参数较对照组明显改善,呼吸肌力显著提高,静息能量消耗显著下降。赵立等[87]* 对26例中度COPD病人和29名健康对照组在300 ml呼吸管道死腔负荷下完成30W或55W功率恒定运动试验,结果为运动未导致COPD病人气流阻塞加重,也未出现明显呼吸肌疲劳征象。张健杰等[88]给予23例COPD病人以无创正压通气(NIPPV),治疗后24 h血气指标明显改善,住院病程缩短,气管插管率和住院病死率明显降低,同非NIPPV治疗的对照组比较差异有显著性。吴开松等[89]对24例经常规治疗和27例加用经口/鼻面罩双水平气道正压通气(BiPAP)的COPD急性加重并Ⅱ型呼衰病人进行临床疗效分析,结论是BiPAP能降低有创机械通气使用频率和缩短住院时间。李勇诚等[90]选择COPD伴重度高碳酸呼衰(HRF)42例,分别予BiPAP辅助通气及经鼻气管插管后机械通气,提出NIPPV也能用于不需即刻插管的HRF病人,避免有创通气并发症,缩短住院时间,减少住院费用。王蓉美等[91]对26例肺心病呼衰病人进行NIPPV治疗,于治疗前和治疗后2、24 h分别测定血浆心房利钠肽(ANP)含量,结果发现,NIPPV在改善病人通气功能的同时,也降低病人血浆ANP水平。孙丽华等[92]比较鼻罩和面罩在COPD加重期病人无创通气中的疗效,结果为两者疗效和预后相似,面罩能较快降低二氧化碳分压,而鼻罩更舒适,更易被接受。徐思成等[93]通过对24例COPD呼衰病人的观察,提出COPD呼衰的病理、病理生理基础决定了只要支气管-肺急性感染减轻,就可拔除气管内插管,面罩机械通气可继续解决呼吸肌疲劳,选择在插管机械通气2~3 d拔管是可行的。COPD无创机械通气治疗研究协作组[94]通过19家医院的随机对照研究,提出入院早期在普通病房应用NPPV能改善COPD急性加重(AECOPD)病人的病理生理状况,减少插管率,NPPV在缓解呼吸肌疲劳及预防呼衰的加重方面有其应用指征。刘玲等[95]报道36例ICU的AECOPD病人,分别给予标准治疗和NIPPV治疗,结果表明,早期NIPPV能迅速改善AECOPD病人的气体交换,缓解呼吸肌疲劳,减少气管插管率。郑岩等[96]报道面(鼻)罩压力支持通气(PSV)加呼气末正压(PEEP)通气治疗26例COPD合并Ⅱ型呼衰急性加重期病人可明显降低病人的呼吸功。黎毅敏等[97]对9例AECOPD病人应用NIPPV治疗,分别在低吸气压力支持(IPAP)、"最舒适"IPAP和高IPAP3个压力水平通气15 min以上,比较不同压力水平呼吸生理参数的改变,认为NIPPV可显著降低AECOPD病人的吸气肌做功,吸气肌做功减少的比例与IPAP的水平相关。陈宇清等[98]在14例呼衰插管病人序贯应用定容通气(VCV)、容积保证压力支持(VAPS)和压力支持通气(PSV)3种模式的机械通气,结果表明,VAPS可提供与病人实际吸气需求相适应的供气流量而达到减少病人呼吸作功的目的。罗群等[99]* 给予9例AECOPD病人以3个不同比例辅助水平的比例辅助通气(PAV),证实了无创PAV在AECOPD中应用的可行性,病人感觉最舒适的PAV辅助比例水平是(57 (11)%。张波等[100]通过对NIPPV研究发现当面罩密闭时,面罩内氧浓度变化的大致规律为:以2、4、6、8、10 L/ min的氧气流量供氧时,面罩内对应的氧浓度分别为27%、34%、41%、50%、54%。刘先军等[101]将40例COPD合并肺性脑病病人分为BiPAP组和BiPAP联用可拉明组,结果为两组病人治疗效果存在显著差异,联用组意识障碍恢复快,治愈率高。吴岩等[102]同样认为,NIPPV联用呼吸兴奋剂可改善人机同步性,提高NIPPV的疗效,减少插管率,但对于气道分泌物黏稠不易咳出的病人,则应尽早建立人工气道。牛占丛等[103]在常规NIPPV治疗基础上加用纳洛酮治疗COPDⅡ型呼衰病人,其临床症状、体征、血气分析等指标以及缩短肺性脑病病人的苏醒时间方面均优于对照组。蒋军林等[104]对40例NIPPV多痰COPD病人行纤支镜吸痰、灌洗、清除细支气管及肺泡内分泌物,有利于改善病情,避免插管,减少往院时间。陆志华等[105]对符合临床撤机条件的132例COPD机械通气病人,在无任何呼吸支持条件下测定浅快呼吸指数(RSBI),结果,随机失败组RSRI明显高于成功组,以RSBI≤105bpm/L为标准,其预测灵敏度为85.0%,特

异度为34.6%，认为RSBI对COPD机械通气病人的撤机有一定指导意义。屠欣[106]对长期机械通气病人撤机情况进行分析，认为RSBI和气道闭合压($P_{0.1}$)对判断撤机能否成功有价值，而常规撤机参数价值有限。

（白 冲）

陈保富等[107]使用胸腔镜肺减容术治疗重度肺气肿32例，随访发现16例病人肺功能较术前显著改善，与开胸手术减容效果类似，但创伤小、恢复快、更安全，将成为终末期肺气肿病人最佳治疗选择。李宇晖等[108]对23例重度阻塞性肺气肿病人施行单侧肺减容术，术后病人临床症状明显改善，手术病死率低，尽量切除术侧无功能肺组织，防止肺漏气为手术要点，术前、术后呼吸功能锻炼有助于病人术后呼吸功能恢复。许崇武等[109]探讨了硝普钠在预防猪肺缺血再灌注损伤中的作用及机制，提示实验组的单肺氧合功能和肺顺应性明显好于对照组($P<0.05$)，肺组织中NO含量也升高，肺循环阻力、丙二醛含量及肺含水量均低于对照组($P<0.01$)。刘锦铭等[110]发现COPD病人接受单肺移植手术治疗后，肺通气、气道阻力、残气、弥散、运动耐力及气体交换功能均明显改善。陈静瑜等[111]为3例肺气肿、肺功能重度减损的病人进行了单肺移植，结果显示选择组织相容性好的供、受者进行肺移植是成功的保证。肺组织活检是诊断急性排斥的金标准，及时诊治肺移植急性排斥反应是减少术后死亡率的关键。谢博雄等[112]对6例重度肺气肿病人实行单肺移植术，术后4例痰培养发现曲霉菌，分别给予伊曲康唑口服或静脉注射和两性霉素B雾化吸入，症状均改善，提示这两种药对肺移植术后早期曲霉菌感染的预防治疗都有效。

（商 艳 李 强）

参 考 文 献

1 章新华，等. 中国医科大学学报，2004，33(5)：388
2 龚方戚，等. 浙江大学学报(医学版)，2005，34(3)：237
3 涂明利，等. 中华结核和呼吸杂志，2005，28(4)：263
4 白 莉，等. 第三军医大学学报，2004，26(20)：1802
5 蒋永亮，等. 中华结核和呼吸杂志，2005，28(7)：453
6 孔春初，等. 中华结核和呼吸杂志，2005，28(5)：328
7* 张春雨，等. 中华结核和呼吸杂志，2005，28(7)：448
8 肖欣荣，等. 四川医学，2004，25(12)：1277
9 龚太乾，等. 重庆医学，2005，34(5)：725
10 曹国强，等. 中华结核和呼吸杂志，2005，28(3)：170
11 程璘令，等. 中华结核和呼吸杂志，2005，28(3)：164
12 丁艳苓，等. 北京大学学报(医学版)，2005，37(4)：393
13 李建强，等. 中华内科杂志，2005，44(2)：129
14 杜 亮，等. 华中科技大学学报(医学版)，2005，34(4)：401
15 张 彦，等. 中华医学杂志，2005，85(18)：1270
16 张焕萍，等. 中华内科杂志，2004，43(10)：756
17 林书典，等. 中华结核和呼吸杂志，2005，28(2)：97
18 王悦虹，等. 中华内科杂志，2005，44(4)：276
19 周 敏，等. 上海医学，2004，27(12)：888
20 吴纪珍，等. 中国实用内科杂志，2005，25(8)：703
21 谭群友，等. 中华胸心血管外科杂志，2004，20(6)：361
22 张振葵，等. 中华胸心血管外科杂志，2005，21(4)：228
23 张 新，等. 中华器官移植杂志，2005，26(3)：178
24 张 赛，等. 中华医学杂志，2004，84(9)：1597
25 顾 晴，等. 临床心血管病杂志，2004，20(12)：733
26 王 婷，等. 复旦学报(医学版)，2005，32(4)：394
27 付庆林，等. 中华胸心血管外科杂志，2005，21(2)：101
28 王 律，等. 第四军医大学学报，2005，26(12)：1075
29 汤应雄，等. 中华器官移植杂志，2005，26(2)：94
30 陈建荣，等. 中国危重病急救医学，2005，17(9)：527
31 郭忠竹，等. 临床内科杂志，2005，22(8)：556
32 秦茵茵，等. 广东医学，2005，26(1)：69
33 曾 勉，等. 中华结核和呼吸杂志，2005，28(4)：238
34 罗远明，等. 中华结核和呼吸杂志，2005，28(5)：349
35 温 华，等. 中国实用内科杂志，2005，25(4)：322
36 纳丽莎，等. 宁夏医学杂志，2005，27(6)：374
37 宗尚花. 青海医药杂志，2005，35(8)：8
38 吴 棘，等. 中国超声医学杂志，2005，21(2)：113
39 张湘燕，等. 中华心血管病杂志，2004，32(10)：934
40 姚婉贞，等. 中华结核和呼吸杂志，2005，28(8)：513
41 刘升明，等. 中华医学杂志，2005，85(11)：747
42 程齐俭，等. 上海医学，2004，27(12)：885
43 曹国强，等. 第三军医大学学报，2005，27(17)：1796
44 谢俊刚，等. 中华内科杂志，2005，44(9)：656
45 陈 燕，等. 中华呼吸和结核杂志，2005，28(5)：324
46 陈亚红，等. 中华呼吸和结核杂志，2005，28(10)：694
47 申 严，等. 中华呼吸和结核杂志，2005，28(10)：725
48 王秋月，等. 中华呼吸和结核杂志，2005，28(7)：445
49 付秀华，等. 临床内科杂志，2005，22(2)：106
50 安符臣，等. 陕西医学杂志，2005，34(1)：19
51 吕元文，等. 临床内科杂志，2005，22(7)：498
52 杨文友. 重庆医学，2005，34(2)：273
53 许先荣，等. 浙江医学，2005，27(7)：487
54 牟小芬，等. 中华医院感染学杂志，2005，15(6)：615
55 杨丹蕾，等. 医学临床研究，2005，22(7)：947
56 徐少华，等. 中华医院感染学杂志，2004，14(11)：1209
57 王永兴，等. 第四军医大学学报，2004，25(20)：1874
58 刘为舜，等. 临床内科杂志，2005，22(5)：341
59 唐小葵，等. 中国实用内科杂志，2005，25(6)：516
60 杨小琼，等. 中国综合临床，2005，21(10)：890
61 陈东宁，等. 中华老年医学杂志，2004，23(11)：826
62 韩 勇，等. 第四军医大学学报，2005，26(2)：146

63　叶　蔚，等.临床内科杂志，2005，22(1)：61
64　霍晓颖，等.陕西医学杂志，2005，34(8)：980
65　周　新，等.上海医学，2004，27(12)：882
66　张莉娟，等.中国综合临床，2004，20(12)：1093
67　王立志，等.中国综合临床，2005，21(2)：105
68　周夏飞，等.四川医学，2005，26(6)：636
69　孙立红，等.中国综合临床，2005，21(2)：116
70　李　留，等.中国急救医学，2005，25(2)：116
71　吴金波，等.宁夏医学杂志，2005，27(6)：377
72　张家安，等.四川医学，2004，25(10)：1134
73　王达安，等.广东医学，2005，26(5)：584
74　梁　刚，等.广东医学，2005，26(5)：705
75　何平安，等.中国急救医学，2004，24(11)：817
76　冯淬灵，等.中国中西医结合杂志，2005，25(9)：829
77　崔　焱，等.中国中西医结合杂志，2005，25(4)：327
78　王　胜，等.中国中西医结合杂志，2005，25(2)：111
79　崔朝勃，等.中国中西医结合杂志，2004，24(10)：885
80　张劲农，等.临床内科杂志，2004，21(11)：754
81　张　旃，等.中国危重病急救医学，2005，17(7)：437
82　陈　萍，等.心肺血管病杂志，2005，24(2)：77
83　张　萌，等.山东医药，2004，44(35)：28
84　江文宇，等.广东医学，2005，26(5)：664
85　章合生，等.安徽医学，2005，26(4)：334
86　林建海，等.临床内科杂志，2004，21(10)：695
87*　赵　立，等.中华结核和呼吸杂志，2004，27(11)：748
88　张健杰，等.中国实用内科杂志，2005，25(4)：326
89　吴开松，等.临床内科杂志，2005，22(6)：387
90　李勇诚，等.浙江医学，2005，27(3)：180
91　王蓉美，等.中国急救医学，2005，25(7)：523
92　孙丽华，等.中国急救医学，2004，24(12)：859
93　徐思成，等.中华结核和呼吸杂志，2005，28(9)：646
94　慢性阻塞性肺疾病无创机械通气治疗研究协作组.中华结核和呼吸杂志，2005，28(10)：680
95　刘　玲，等.中国危重病急救医学，2005，17(8)：477
96　郑　岩，等.中华内科杂志，2005，44(6)：457
97　黎毅敏，等.中国实用内科杂志，2004，24(12)：728
98　陈宇清，等.中华急诊医学杂志，2005，14(1)：16
99*　罗　群，等.中华结核和呼吸杂志，2004，27(11)：743
100　张　波，等.中华结核和呼吸杂志，2004，27(12)：868
101　刘先军，等.内科急危重症杂志，2004，10(4)：189
102　吴　岩，等.中国实用内乱科杂志，2005，25(3)：259
103　牛占丛，等.河北医药，2005，27(9)：667
104　蒋军林，等.临床内科杂志，2005，22(8)：568
105　陆志华，等.中国急救医学，2005，25(3)：165
106　屠　欣.中华结核和呼吸杂志，2004，27(12)：829
107　陈保富，等.中华胸心血管外科杂志，2005，21(3)：178
108　李宇晖，等.广东医学，2005，26(5)：642
109　许崇武，等.中华器官移植杂志，2004，25(4)：226
110　刘锦铭，等.中华结核和呼吸杂志，2005，28(8)：509
111　陈静瑜，等.中华器官移植杂志，2004，25(6)：346
112　谢博雄，等.中华胸心血管外科杂志，2005，21(4)：219

五、肺部感染

（一）细菌感染

徐金富等[1]研究发现，免疫受损大鼠肺部感染时一氧化氮合酶诱导型明显升高，而保护性的内皮型代偿性升高不明显，可能是免疫受损大鼠肺血管损伤严重，肺出血和水肿明显的重要原因。孙中厚等[2,3]研究发现，吸入一氧化氮(NO)和(或)氧气对肺炎大鼠肺内原生型和诱生型一氧化氮合酶活性具有不同的调节作用；吸入NO可抑制肺组织ICAM-1表达；吸入NO和(或)低浓度氧可降低TNF-α表达。同时发现，肺炎大鼠吸入NO以及NO联合高氧增加了细菌的清除，但白细胞在单纯吸入NO时呈下降、在高氧加NO时呈上升趋势，伴随MPO类似改变。姜晓晖等[4]测定结果显示，老年人重症肺部G^+感染者血清IL-2R、IL-6、CRP显著升高，而TNF-α升高较轻，IL-8降低，G^-感染和真菌感染病人血清TNF-α、IL-2R、IL-6、IL-8、CRP均显著升高。钱玉英等[5]研究发现，老年肺部感染病人的血清胰岛素样生长因子-1的质量浓度显著低于正常对照组，而血清生长激素、胰岛素样生长因子结合蛋白-1质量浓度显著高于正常对照组，此变化与蛋白代谢相关。肖玲等[6]检测了107例重症肺炎病人的电解质，发现重症肺炎常并发电解质紊乱，以低钠血症最为常见(59.8%)，并明显影响预后。邓燕等[7]测定了重症肺炎患儿支气管肺泡灌洗液中的免疫球蛋白、细胞因子含量，其中IgE、IL-4高于自身血液水平的1/8，IgG、IgA均低于自身血液水平的1/8，差异有显著性。方怡等[8]采用反相斑点杂交技术检测下呼吸道常见致病菌，结果显示，其准确可靠，经济快速，优于传统的细菌培养法。曾凌空等[9]比较了4种不同取样方法在新生儿肺炎细菌培养中的结果，其中气管内灌洗液增菌培养阳性率最高，常可指示病原，减少口腔正常菌群干扰，手示法插管安全，损伤小，对危重患儿治疗有指导意义。胡必杰等[10]*回顾调查了北京、上海和广州6家医院致病菌阳性的HAP病例，发现不同时间HAP的病原体构成和对抗菌药物的敏感性有显著差别，早发、轻中症病例对头孢曲松的敏感菌多见，而晚发、重症病例中耐药菌显著增加。刘庆华等[11]对外科ICU机械通气病人进行了研究，认为其并发医院内气管支气管炎的重要危险因素为低蛋白血症、鼻饲、机械通气≥5 d、使用抗生素种类、ICU住院天数及APACHEⅡ评分。孙铁英等[12]回顾分析CAP住院病人的临床资料，慢性基础疾病是老年CAP的重要危险因素。1年内因CAP住院在CAP的发病和增加其危险度方面起者重要的作用。其中57.2%未能明确病原。孙宝君等[13]在31例老年肺炎病人中发现25例存在胃食管反流,其中仅5例有症状,提示胃食管反流可能是老年肺炎的重要发病机制之一。何贵山等[14]调查了1 137例上呼吸道感染病人的痰细菌培养,感染率为52.2%,其中G^-杆菌占51.4%,对亚胺培南耐药率最低;G^+球菌占19.3%,对氨苄西林、青霉素、复方新诺明耐药率最高。张巧等[15]报道80例社区获得性下呼吸道重症感染,在分离的65株细菌中,G^+球菌占55.4%,主要为肺炎链球菌(13.9%)、表皮葡萄球菌(12.3%)和金黄色葡萄球菌(12.3%);G^-杆菌占36.9%,主要为铜绿假单胞菌(12.3%)、大肠埃希菌(7.7%)和鲍氏不动杆菌(7.7%)。郑利先等[16]用E试验法测定了116株G^-杆菌对11种抗菌药物的MIC,耐药率低的抗菌药物依次为亚胺培南(11%)、头孢哌酮/舒巴坦(17%)、哌拉西林/三唑巴坦(21%)、阿米卡星(22%)、头孢吡肟(26%)和头孢他啶(27%)。韩一平等[17]对住院病人呼吸道G^-杆菌调查显示,铜绿假单胞菌、鲍氏不动杆菌、肺炎克雷伯菌和大肠埃希菌检出率高,肺炎克雷伯菌和大肠埃希菌的产酶菌株分别为30.2%和39.7%,且耐药率明显高于非产酶菌株。傅应云等[18]对呼吸重症监护病房的肺部感染痰菌调查显示,G^+菌占27.5%,其中金黄色葡萄球菌占22.1%,MRSA占18.9%;G^-菌占57.9%,依次为铜绿假单胞菌(20%)、嗜麦芽寡养单胞菌(8.9%)、肺炎克雷伯菌(6.1%)和鲍氏不动杆菌(5%)。华春珍等[19]调查了健康儿童不同月份流感嗜血杆菌的携带情况,发现携带率以12、1、2和3月份为高,其中不可分型菌株占80.7%,可分型菌株中d型占绝对优势。胡惠丽等[20]采用3种方法检测了100例CAP死亡患儿的肺组织标本中的b型流感嗜血杆菌,结果提示,该菌是主要致病细菌之一,而直接原位PCR法灵敏、特异、可定位。王艳等[21]测定了80株黏膜炎莫拉菌的β-内酰胺酶,阳性率为95.0%,对氨苄西林高度耐药,对环丙沙星最敏感。其中内酰胺酶分型BRO阴性占7.5%、BRO-1占68.8%、BRO -2占23.8%。倪崇俊等[22]分析了29例医院获得性黄杆菌属性肺炎,均有基础疾病和长期使用抗生素史,临床表现与非发酵G^-杆菌类似,药敏对头孢哌酮/舒巴坦、环丙沙星的敏感率分别为100.0%和68.9%。袁瑾等[23]研究了呼吸道感染嗜麦芽寡养单胞菌的危险因素和耐药情况,多发生于免疫低下的老年人,长期使用广谱抗生素的病人,耐药率较低的依次为复方磺胺甲苄唑(7.1%)、头孢哌酮/舒巴坦(33.3%)和诺氟沙星(42.9%)。王燕等[24]也总结了28例嗜麦芽寡养单胞菌下呼吸道感染,其病死率达28.6%,对左氧氟沙星、环丙沙星、替卡西林/克拉维酸、TMP-SMZ及美洛西林的敏感率在56.3%以上。党斌温等[25]分析了下呼吸道感染痰检出的铜绿假单胞菌对亚胺培南的耐药情况,发现耐药株的数量、比例明显增加,分布越来越广,而各个科室的耐药谱存在差异。王睿等[26]比较了莫西沙星与其他12种抗菌药物对临床常见致病菌的体外抗菌活性,其对G^+菌作用增强,对肺炎克雷伯杆菌(包括产ESBL菌株)抗菌活性较强,大肠埃希菌对莫西沙星与其他氟喹诺酮类药物有一定的交叉耐药性。袁竹青等[27]克隆了肺炎链球菌自溶酶(LytA)的基因序列,并进行重组表达,发现各分离株的LytA基因序列及氨基酸序列间存在差异,但同源性极高,推测LytA基因序列保守,可用于疫苗研发。孟江萍等[28]利用长臂同源PCR方法成功构建了肺炎链球菌荚膜缺陷菌株(galU缺陷菌株),为进一步研究肺炎链球菌致病基因的功能奠定了良好的基础。丁云芳等[29]*对23株肺炎链球菌进行了β-内酰胺酶TEM基因检测,其携带率为91.3%,基因型有TEM-129和TEM-1型。他们[30,31]同时调查了苏州地区肺炎链球菌青霉素、红霉素、四环素和万古霉素耐药基因的流行状况,发现其对青霉素、红霉素、四环素具有多重耐药性,对万古霉素具高敏感性。在对50株肺炎链球菌研究中证实,耐青霉素肺炎链球菌分离株pbp2B基因突变与其苯唑西林耐药性相关,5种突变类型均可致苯唑西林耐药。朱芹等[32]调查了杭州地区肺炎链球菌耐药性,青霉素高度耐药株占16.6%,中度耐药株占38.4%,其中35株可分为17种mPCR谱型。对红霉素、四环素和复方新诺明的耐药率较高。姚开虎等[33]报道了对北京、上海和广州儿童肺炎链球菌携带及抗生素耐药的检测结果,肺炎链球菌分离率为24.9%,对青霉素的不敏感率为39.9%,耐药率为6.4%。不同地区的耐药性变化具有不同特点。在肺炎克雷伯菌方面,宋卉等[34]观察了肺炎克雷伯菌感染对小鼠中性粒细胞(PMN)细胞因子表达的影响,TNF-α可能主要参与感染早期的PMN免疫防御功能,而IL-1β则主要参与中后期的PMN免疫防御功能。许浒等[35]以免疫组化和原位分子杂交方法,发现肺炎克雷伯菌感染在体内能诱发肺内各细胞损伤和c-fos转录和表达上调,提示其在加重COPD形成中有重要作用。管希周等[36]*研究了头孢菌素酶(AmpC)和超广谱β-内酰胺酶(ESBLs)在临床分离肺炎克雷伯菌中的流行、表型及其基因特性,从中发现了同时产DHA-1型高产AmpC酶和SHV-12型ESBLs的肺炎克雷伯菌及其耐药表型。王琴等[37]在60株肺炎克雷伯菌中全部扩增出TEM基因,有25株检出CTX-M-1群基因,有54株扩增出DHA基因,59

株检出共3种氨基糖苷类修饰酶基因，有22株同时携带2～6种耐药基因。黄晓琴[38]回顾分析了下呼吸道肺炎克雷伯菌感染，ESBLs检出率达55.6%，其中对亚胺培南/西司他丁敏感率为95.5%，哌拉西林/三唑巴坦为41.7%，其他16种抗菌药物耐药率达70.4%～100%。龙成琴等[39]分析了44例克雷伯菌属引起的HAP，其多发生于老年人，基础疾病多、住院时间长、病死率达38.6%。武庆平等[40]观察了机械通气大鼠铜绿假单胞菌肺部感染前后肺组织β-防御素-2(BD-2)的基因和蛋白表达的变化，结果提示，BD-2基因和蛋白质表达上调水平的下降与VAP的发生和发展相关。王华静等[41]报道158例呼吸机使用病人中，呼吸机相关肺炎(VAP)发病率为28.1%，使用呼吸机2、5、7 d、第2、3周VAP发病率分别为7.6%、13.5%、21.2%、32.7%、25.0%，且分离的大多为耐药菌。姜辉等[42]分别用临床肺感染评分系统(CPIS)和临床诊断标准诊断VAP，CPIS的敏感性为76.5%、特异性为67.4%，优于临床诊断标准的67.6%和58.7%。徐颖鹤等[43]研究了有创机械通气病人使用不同的口腔清洁剂对VAP的影响，结果显示，使用口泰和呋喃西林清洗口咽部，对早期VAP的发生有预防作用。饶惠清等[44]研究发现，确诊为VAP的气管插管后气囊上液与下呼吸道分泌物的细菌成分为正相关，且其细菌大多来源于胃腔和口腔细菌的定植，提示气囊上液是VAP的主要原因之一。张振平等[45]应用可冲洗式气管导管行囊上分泌物吸引，结果显示，可以有效控制和延缓误吸发生并能有效控制早期非发酵菌所致VAP发生。蔡少华等[46]对照评价了保护性毛刷盲取技术和纤维支气管镜引导保护性毛刷在VAP病原学诊断中的价值，两者有相似的诊断准确度和同等的可行性，而前者操作方便、安全性高和费用低。王水利等[47]回顾分析了62例VAP的病原，其中G^-杆菌占62.9%，G^+菌占19.8%，真菌占17.3%，主要病原菌为铜绿假单胞菌、大肠埃希菌、肺炎克雷伯菌、金黄色葡萄球菌和白念珠菌。李利等[48]分析了154例VAP的临床资料，VAP发生率为36.5%，以铜绿假单胞菌、鲍氏不动杆菌、黄杆菌属、嗜麦芽寡养单胞菌和金黄色葡萄球菌为主要致病菌。G^-菌占菌株总数的77.93%。张庚等[49]研究的结果显示，非发酵G^-菌感染是VAP机械通气时间和住ICU时间延长的主要原因，年龄、APACHEⅡ评分和多重耐药是死亡的主要危险因素。陈少华等[50]总结了54例新生儿VAP的临床资料，VAP的发生率为58.7%，主要致病菌为肺炎克雷伯菌、铜绿假单胞菌、不动杆菌属、阴沟肠杆菌。吴宗宝等[51]分析了54例鲍氏不动杆菌所致VAP，其表现为耐药率高且与产ESBLs有关；混合感染多见，病死率高；尽早拔除气管导管、合理使用抗生素可以提高治愈率。郑瑞强等[52]采用热湿交换细菌过滤器预防VAP，该组VAP患病率为28.6%，明显低于采用单纯加温加湿器组的44.4%，且在机械通气时间上前者较后者明显缩短。安振平等[53]观察了采用生物过滤器预防VAP的效果，结果为VAP发生率为11.5%，明显低于对照组的27.1%。张桂芝等[54]对老年急性下呼吸道感染采用抗生素序贯治疗，临床疗效与连续静脉治疗组相同，但在平均住院日和抗菌药物费用上明显低于后者，并认为静脉治疗转换口服治疗的最佳时间约为7 d。詹剑锋等[55]比较了升、降阶梯疗法治疗重症CAP，在临床疗效、静脉输液天数、住院时间、住院费用方面，降阶梯疗法均优于升阶梯疗法。王东浩等[56]也采用降阶梯疗法治疗ICU重症获得性肺炎，治疗有效率为90.3%，感染控制所需天数为(7.5±2.6) d，优于传统治疗组的64.5%和(16.7±4.7) d。孙宝君等[57]用帕尼培南/倍他米隆治疗老年下呼吸道感染64例，有效率为67.2%，细菌清除率为74.3%，与对照组美罗培南的有效率(69.8%)和细菌清除率(71.0%)相当。李军梅等[58]比较了帕尼培南/倍他米隆、亚胺培南/西司他丁和美罗培南3种碳青霉烯类抗生素的临床疗效，细菌转阴率分别为78%、89%和94%，治疗肺部感染的有效率分别为75%、83%和88%。江兴堂等[59]对照研究了头孢地尼和头孢克洛治疗轻中度细菌性肺炎，细菌清除率分别为96.3%和88.0%，有效率分别为93.9%和87.1%，不良反应发生率分别为3%和6.5%。杨云桥等[60]采用头孢地尼治疗轻中度呼吸道感染114例，其中治疗CAP、慢支急性发作、急性细菌性支气管炎的有效率分别为90.0%、84.2%和93.9%，无严重不良反应。孙伟等[61]对头孢曲松和头孢曲松加头孢克洛序贯疗法治疗下呼吸道感染进行了成本-效果分析，两组疗效相当，序贯疗法每例可节省2 000元。吴艳峰等[62]报道国产头孢唑肟钠治疗急性呼吸系统感染的124例，有效率为91.8%，细菌清除率为81.36%，与进口头孢唑肟钠相比无显著差异。田凤美等[63]用头孢吡肟治疗下呼吸道感染84例，总有效率为92.9%，细菌清除率为89.7%，对照组头孢哌酮分别为64.2%和62.8%，两组有显著差异($P<0.05$)。黄健等[64]采用头孢哌酮/舒巴坦治疗下呼吸道感染68例，有效率为97.0%，细菌阴转率为100.0%，不良反应发生率为11.8%，表现为轻度皮疹和丙氨酸转移酶的升高。黄建军等[65]观察了头孢吡肟(马斯平)与头孢哌酮/舒巴坦(舒普深)治疗儿童呼吸系统中重度细菌性感染的疗效，有效率分别为98%和92%。邓在春等[66]采用哌拉西林/他唑巴坦治疗34例VAP，有效率为91.2%，

细菌清除率为 88.2%,优于对照组头孢他啶的 65.7% 和 62.9%($P<0.05$)。梁剑辉等[67]用哌拉西林/他唑巴坦治疗 34 例住院下呼吸道感染病人,有效率为 91.2%,细菌清除率为 82.1%,不良反应发生率为 5.9%。韩钢等[68]对照研究了司帕沙星与氧氟沙星治疗老年呼吸道细菌感染,司帕沙星组痊愈率为 71.7%,有效率为 95.0%,显著高于对照组($P<0.05$),不良反应发生率分别为 3.3%和 6.7%。方丽华等[69]观察口服加替沙星 400 mg/d 治疗老年病人呼吸道感染疗效和安全性,有效率为 90.6%,细菌清除率为 91.7%,不良反应少,且能耐受。蒋丽娟等[70]采用双盲随机对照方法,观察左氧氟沙星和头孢曲松治疗老年 CAP 的疗效和安全性,有效率分别为 95.3% 和 92.2%,细菌清除率分别为 88.8%和 85.4%,不良反应发生率分别为 7.5%和 3.8%。林育红等[71]采用阿奇霉素每次 250 mg,每日 1 次静脉滴注,首次剂量加倍共 5～7 d,治疗急性轻、中度下呼吸道感染,有效率为 86.7%,细菌清除率为 95.7%,不良反应发生率为 6.7%。蔡长清等[72]通过氨溴索对氨苄西林/舒巴坦的肺转运作用的研究,证实氨溴索不仅有祛痰作用,还可增加氨苄西林/舒巴坦向肺部转运,增强氨苄西林/舒巴坦杀菌作用。黄兰卿等[73]采用经纤维支气镜支气管肺泡冲洗加体外微波照射治疗不同疾病并发的肺部感染,可以加快肺炎的吸收,缩短肺炎的疗程。陈建魁等[74]报道 1 例缺陷短波单胞菌所致肺部感染。杨绍敏等[75]报道一株少见耐药表型产酸克雷伯菌致肺部感染 1 例。

(二)病毒感染

黄剑峰等[76]采用潮气呼吸法测定了婴幼儿呼吸道合胞病毒肺炎治疗前后的肺功能变化,发现治疗前患儿肺功能的达峰时间比、达峰容积比均明显下降,提示存在明显的小气道阻塞。李兰等[77]研究发现毛细支气管炎患儿血清中半胱氨酰白三烯水平明显高于健康对照组,而不同病毒组之间无显著差异,提示半胱氨酰白三烯在毛细支气管炎发病中起一定作用。翁陈华等[78]测定了 50 例毛细支气管炎患儿血清心肌肌钙蛋白 T,结果提示,心肌肌钙蛋白 T 可反映毛细支气管炎患儿的心肌损害,其敏感性和特异性优于肌酸激酶同工酶。李锦燕等[79]采用穿心莲(炎琥宁)针剂治疗急性毛细支气管炎 86 例,在喘鸣、气促、哮鸣音、细湿啰音消失天数方面,明显少于利巴韦林(三氮唑核苷)注射液对照组。吴范武等[80]用穿心莲(穿琥宁)注射液雾化吸入治疗小儿急性上呼吸道感染 32 例,痊愈 11 例、显效 15 例,优于口服利巴韦林治疗。徐哲等[81]用微量肝素钙雾化吸入佐治毛细支气管炎 40 例,在咳嗽、喘憋、肺部啰音消失时间、胸部 X 线吸收时间和平均住院日等方面均取得较满意效果。李薇等[82]采用沙丁胺醇联合盐酸氨溴素辅助治疗毛细支气管炎,有效率达 92.3%,高于对照组 81.5%($P<0.01$),且症状和体征消失时间和平均住院日也优于对照组。潘泽群[83]观察了沙丁胺醇加异丙托溴铵(溴化异丙阿托品)雾化吸入治疗毛细支气管炎的临床疗效,有效率为 94.1%,而对照组有效率为 72.6%,差异有显著性。孔令侠等[84]比较了甲泼尼龙与地塞米松治疗重症毛细支气管炎的疗效和安全性,结果显示,甲泼尼龙组喘憋、哮鸣音消失时间和住院时间优于对照组,且 IL-4 降低明显。李军黎[85]采用沙丁胺醇(喘乐宁)、异丙托溴铵(爱喘乐)和布地奈德(普米克令舒)联合雾化吸入治疗毛细支气管炎,显效迅速,有效率达 93.7%。

(三)支原体感染

董碧麟等[86]研究证实肺炎支原体(MP)膜脂蛋白中的脂质成分可以诱导肺腺上皮癌细胞 mICAM-1 表达水平的上调,在很大程度上影响着 MP 所致炎性反应的强弱。赵芝娜等[87]对 MP3' 端的 P1 黏附蛋白基因片段进行了基因克隆、重组表达、蛋白纯化和表达产物的免疫性分析,并成功构建 pGEX-6P-1-p1' 重组质粒并获得表达,为临床诊断试剂和疫苗研制打下基础。王佳贺等[88]采用培养一增强 nPCR 方法,即将标本接种在 MP 培养基上进行过夜培养后再提取 DNA,减少样品的污染,提高了 MP 的检出,在提取 DNA 方法上也优于传统方法。孙芸[89]用抗 μ-链捕获 ELISA 方法检测 MP 特异性抗体 IgM,阳性率为 72.5%,敏感性高于冷凝集试验,而且操作方便、省时快捷,特异性强。包瑛等[90]研究发现 MP 下呼吸道感染及肺外并发症患儿存在外周辅助性 T 淋巴细胞过度表达,比例失衡,其下呼吸道感染与肺外并发症免疫发病机制相同。刘文彬等[91]研究结果提示,MP 肺炎患儿存在细胞免疫低下及体液免疫紊乱,IgG、IgM 和 T 淋巴细胞的亚群恢复较慢,而 IL-2、sIL-2R、IL-6 和 IL-8 值恢复较快,检测其免疫功能对疗效和预后的判定有重要价值。张先华等[92]应用非条件 Logistic 回归分析回顾分析了 135 例 MP 肺炎患儿,认为年龄、季节、低补体状态、流行接触史为独立危险因素。奚峰等[93]调查 239 例 CAP 的致病菌,阳性率为 47.3%。非典型病原菌占 45.1%,其中感染 MP31 例(27.4%),肺炎衣原体 16 例(14.2%),双重感染 4 例(3.5%)。庞保东等[94]对 2230 例 CAP 患儿非典型病原体进行了调查,结果为 MP361 例(47.0%),呼吸道合胞病毒 103 例(13.4%),EB 病毒 75 例(9.8%),副流感病毒 71 例(9.2%),柯萨奇病毒 B55 例(7.2%),腺病毒 47 例(6.1%),衣原体属 7 例(0.9%)。郑华玲[95]回顾分析了儿童 MP 肺炎 256 例,临床表现为干咳、发热、喘息,

26.8%有肺外表现,其中心肌损害占11.3%。红霉素和阿奇霉素治疗有效率分别为97.3%和96.1%。罗征秀等[96]分析小儿MP肺炎95例,MP特异性抗体IgM测定均阳性,在临床和X线表现上与病毒性及细菌性肺炎不易区分,所有病例使用阿奇霉素治疗有效。包瑛等[97]报道小儿MP肺炎并发心血管疾病16例,该组MP感染肺外并发症的发生率为53.3%,血管系统损害占21.3%,少数病人无呼吸系统症状及特异临床表现,诊断依据心肌酶谱和ECG。白丽等[98]报道成人支原体性肺炎58例,临床表现多样化,胸部X线不典型,多为单叶、单侧,MP抗体全部为阳性,对大环内酯类抗生素有效。钱卫疆等[99]采用阿奇霉素联合丙种球蛋白治疗小儿支原体性肺炎,在热退、咳嗽减轻和肺部啰音消失的时间上均较单用阿奇霉素治疗组短。熊英等[100]采用阿奇霉素注射剂与口服剂型序贯治疗小儿MP肺炎109例,有效率为95%,不良反应发生率为12.8%

(四)其他

王卫群等[101]检测发现肺炎衣原体慢性感染者的血清总胆固醇水平明显高于正常组,血清总胆固醇水平与肺炎衣原体特异性抗体、性别、年龄、家族史、吸烟史等因素无关。俞信忠等[102]采用nPCR技术,对335例急性下呼吸道感染儿童的咽拭子进行了肺炎衣原体检测,阳性率为7.5%。杨启英[103]报道小儿沙眼衣原体肺炎96例,3月龄以内小婴儿占52%,小婴儿几乎均为无热肺炎,较大儿童以高热为主,其中62例心肌酶谱增高,治疗以大环内酯类抗生素为首选。王焕玲等[104]*分析了22例艾滋病合并肺孢子菌性肺炎(PCP)临床特点,认为对艾滋病晚期病人,如临床表现为发热、呼吸困难、低氧血症、体重下降,胸部影像学提示间质纹理改变或斑片影,应怀疑PCP的可能,并尽早给予SMZco治疗。王雪莲等[105]报道了7例PCP,1例为AIDS、5例肾移植术后、1例恶性肿瘤,均通过检测TBLB和(或)BALF确诊,X线检查显示弥漫性片状,条索状、毛玻璃状,小结状阴影等改变。顾克菊等[106]建立了免疫抑制小鼠侵袭性肺烟曲霉菌病动物模型,病理切片可见肺组织大量烟曲霉菌聚积,组织坏死,形成肺脓肿。李军等[107]*建立高效液相色谱技术(HPLC)检测(1-3)-β-D-葡聚糖的方法,在早期预测大鼠侵袭性肺曲霉菌病的发生、发展及预后方面明显优于传统的血培养,也优于nPCR方法。王莉等[108]采用检测血清中半乳甘露聚糖的ELISA法,用于实验动物侵袭性肺曲霉菌病的早期快速诊断和病情动态监测,敏感性高于传统血培养法。刘华[109]回顾分析了114例肺部真菌感染的临床特征,114例病人均有基础疾病,长期使用糖皮质激素及广谱抗生素是危险因素,其中白念珠菌占79%。陈昌碧等[110]报道肺部真菌感染96例,平均年龄78岁,均有严重的基础疾病,均使用多种抗生素,白念珠菌感染占75%。陈绿娇等[111]总结了15例手术病理证实的肺曲霉菌病病人的影像学表现:其中肺曲霉菌球表现为特征性的"新月征"为40%、"气环征"为20%、球形病灶随体位变化的为33.3%。张言斌等[112]对38例肺曲霉菌球病例采用经纤支镜钳夹活检确诊,经镜下清除曲菌球、全身及局部使用抗真菌药物治疗,取得满意效果。陈刚等[113]报道肺放线菌病11例,经手术后病理证实8例,3例误诊,其中1例误诊为胸壁恶性肿瘤,2例误诊为炎症病变。徐红等[114]报道聚多曲霉菌(Aspergillus sydowii)致阻塞性支气管曲霉病1例;王红旗等[115]报道阿萨希丝孢酵母菌(Trichosprron asanhii)致肺炎1例。

(方　正)

参 考 文 献

1　徐金富,等.中华结核和呼吸杂志,2005,28(4):273
2　孙中厚,等.中华急诊医学杂志,2005,14(6):463
3　孙中厚,等.中华结核和呼吸杂志,2005,28(6):412
4　姜晓晖,等.中华老年医学杂志,2005,24(8):598
5　钱玉英,等.中国实用内科杂志,2005,25(4):336
6　肖　玲,等.中国实用内科杂志,2005,25(7):633
7　邓　燕,等.广东医学,2005,26(4):539
8　方　怡,等.广东医学,2004,25(12):1367
9　曾凌空,等.华中医学杂志,2005,29(4):304
10*　胡必杰,等.中华结核和呼吸杂志,2005,28(2):112
11　刘庆华,等.中华结核和呼吸杂志,2005,28(2):134
12　孙铁英,等.中华老年医学杂志,2005,24(2):100
13　孙宝君,等.重庆医学,2005,34(7):1044
14　何贵山,等.中华医院感染学杂志,2004,14(10):1168
15　张　巧,等.第三军医大学学报,2004,26(19):1771
16　郑利先,等.中华医院感染学杂志,2005,15(3):327
17　韩一平,等.第二军医大学学报,2005,26(1):109
18　傅应云,等.中华医院感染学杂志,2005,15(5):590
19　华春珍,等.中华检验医学杂志,2005,28(4):389
20　胡惠丽,等.中华流行病学杂志,2005,26(8):604
21　王　艳,等.中华检验医学杂志,2005,28(6):645
22　倪崇俊,等.江苏医药,2005,31(4):309
23　袁　瑾,等.中华医院感染学杂志,2005,15(6):702
24　王　燕,等.天津医药,2004,32(11):668
25　党斌温,等.中华结核和呼吸杂志,2005,28(1):53
26　王　睿,等.中华检验医学杂志,2004,27(11):739
27　袁竹青,等.中华传染病杂志,2005,23(2):87
28　孟江萍,等.第四军医大学学报,2004,25(24):2226
29*　丁云芳,等.中华流行病学杂志,2004,25(11):970
30　丁云芳,等.中华流行病学杂志,2005,26(6):435

31 丁云芳,等.中华医院感染学杂志,2004,14(10):1087
32 朱 芹,等.中华传染病杂志,2005,23(1):28
33 姚开虎,等.中华医学杂志,2005,85(28):1957
34 宋 卉,等.第一军医大学学报,2005,25(7):805
35 许 浒,等.天津医药,2005,33(8):504
36* 管希周,等.中华结核和呼吸杂志,2005,28(7):475
37 王 琴,等.天津医药,2005,33(6):338
38 黄晓琴.中华医院感染学杂志,2004,14(10):1171
39 龙成琴,等.四川医学,2005,26(9):987
40 武庆平,等.中国危重病急救医学,2005,17(6):353
41 王华静,等.中华医院感染学杂志,2004,14(11):1232
42 姜 辉,等.中华医院感染学杂志,2005,15(7):751
43 徐颖鹤,等.中国急救医学,2005,25(5):322
44 饶惠清,等.中华医院感染学杂志,2005,15(8):892
45 张振平,等.中国急救医学,2005,25(5):373
46 蔡少华,等.中国危重病急救医学,2004,16(10):599
47 王水利,等.临床内科杂志,2005,22(2):109
48 李 利,等.中国急救医学,2005,25(1):23
49 张 庚,等.中国抗生素杂志,2005,30(6):362
50 陈少华,等.中华医院感染学杂志,2005,15(1):44
51 吴宗宝,等.中华医院感染学杂志,2004,14(11):1302
52 郑瑞强,等.中华结核和呼吸杂志,2005,28(3):203
53 安振平,等.中华医院感染学杂志,2005,15(3):275
54 张桂芝,等.中华医院感染学杂志,2005,15(8):932
55 詹剑锋,等.临床内科杂志,2005,22(7):485
56 王东浩,等.中华医院感染学杂志,2005,15(6):648
57 孙宝君,等.中华医院感染学杂志,2005,15(6):685
58 李军梅,等.第三军医大学学报,2005,27(13):1391
59 江兴堂,等.中华医学杂志,2004,84(22):1876
60 杨云桥,等.陕西医学杂志,2005,34(1):92
61 孙 伟,等.中国抗生素杂志,2004,29(9):562
62 吴艳峰,等.吉林医学,2005,26(8):791
63 田凤美,等.山东医药,2005,45(1):55
64 黄 健,等.河北医药,2005,27(4):266
65 黄建军,等.第一军医大学学报,2005,25(9):1199
66 邓在春,等.中华医院感染学杂志,2004,14(12):1424
67 梁剑辉,等.中华医院感染学杂志,2004,14(11):1291
68 韩 钢,等.天津医药,2005,33(4):220
69 方丽华,等.中华医院感染学杂志,2005,15(2):186
70 蒋丽娟,等.中华医院感染学杂志,2005,15(6):678
71 林育红,等.河北医药,2004,26(11):861
72 蔡长清,等.中国抗生素杂志,2005,30(8):509
73 黄兰卿,等.中国实用内科杂志,2004,24(11):688
74 陈建魁,等.中华医院感染学杂志,2004,14(10):1191
75 杨绍敏,等.中华检验医学杂志,2004,27(11):751
76 黄剑峰,等.复旦学报(医学版),2005,32(5):533
77 李 兰,等.四川大学学报(医学版),2005,36(2):297
78 翁陈华,等.广东医学,2005,26(7):931
79 李锦燕.福建医药杂志,2004,26(5):42
80 吴范武,等.中国抗生素杂志,2005,30(6):371
81 徐 哲,等.四川医学,2005,26(5):569
82 李 薇,等.解放军医学杂志,2005,30(1):89
83 潘泽群.广东医学,2005,26(1):105
84 孔令侠,等.山东医药,2005,45(4):8
85 李军黎.医学临床研究,2005,22(5):602
86 董碧麟,等.武汉大学学报(医学版),2004,25(6):640
87 赵芝娜,等.中国人兽共患病杂志,2005,21(6):470
88 王佳贺,等.中国人兽共患病杂志,2005,21(5):440
89 孙 芸.医学临床研究,2005,22(2):226
90 包 瑛,等.陕西医学杂志,2005,34(1):107
91 刘文彬,等.四川医学,2005,26(7):755
92 张先华.医学临床研究,2004,21(11):1301
93 奚 峰,等.上海医学,2004,27(12):895
94 庞保东,等.中国综合临床,2005,21(9):849
95 郑华玲.陕西医学杂志,2005,34(9):1150
96 罗征秀,等.重庆医学,2005,34(8):1208
97 包 瑛,等.陕西医学杂志,2005,34(5):573
98 白 丽,等.北京医学,2004,26(6):422
99 钱卫疆,等.宁夏医学杂志,2005,27(5):313
100 熊 英,等.武汉大学学报(医学版),2004,25(6):724
101 王卫群,等.中国人兽共患病杂志,2005,21(8):674
102 俞信忠,等.中华医院感染学杂志,2004,14(11):1237
103 杨启英.青海医药杂志,2005,35(7):47
104* 王焕玲,等.中华内科杂志,2005,44(9):652
105 王雪莲,等.中国人兽共患病杂志,2005,21(7):633
106 顾克菊,等.第四军医大学学报,2005,26(4):314
107* 李 军,等.中华检验医学杂志,2005,28(9):943
108 王 莉,等.临床皮肤科杂志,2005,34(3):139
109 刘 华.安徽医学,2005,26(1):49
110 陈昌碧,等.第三军医大学学报,2005,27(15):1581
111 陈绿娇,等.实用放射学杂志,2005,21(5):487
112 张言斌,等.中国内镜杂志,2004,10(11):35
113 陈 刚,等.中国医科大学学报,2005,34(2):187
114 徐 红,等.中华检验医学杂志,2005,28(2):218
115 王红旗,等.中华检验医学杂志,2005,28(8):876

六、肺部过敏性和免疫性疾病

(一)支气管哮喘

张守贞等[1]分析枣庄市2003年哮喘患病率及相关因素。实检10 610人中的总患病率1.2%,儿童患病率(2.0%)高于成人(0.9%);男女患病率为1.1%和1.3%。儿童首次发病在7岁前占78.0%,成人15岁前首次发病者占36.2%。病人本人过敏史及家族过敏史分别为65.6%和25.8%。上呼吸道感染、冷空气、油烟、刺激性气体以及吸入变应原是哮喘的主要诱因。尹佳等[2]对确诊夏秋季花粉症的1 120例病人进行吸入变应原皮内试验和血清特异性IgE检测。花粉诱发变应性鼻炎的平均发病年龄27.9岁，变应性哮喘发病年龄32.6岁。全部花粉症中，变应性鼻炎占97.9%，单纯变应性鼻炎45.6%；变应性哮喘53.8%，单纯变应性哮喘0.9%。变应性鼻炎者中有53.4%合并季节性变应性哮喘，哮喘合并鼻炎者97.2%。孙秀珍等[3]调查华人、马来人和印度人IL-4基因多态性及其与哮喘的关系。结果3种人群中，IL-4基因启动子(C-590T)基因型及等位基因与哮喘及其严重度无相关性，但华人的T590等位基因(98.3%)高于马来人(84.0%)和印度人(35.9%)。许以平等[4]检测发现哮喘产妇新生儿脐带血嗜碱性粒细胞释放介质的能力高于正常产妇新生儿；高渗刺激后，两组新生儿脐带血嗜碱性粒细胞IL-4 mRNA表达增加，但纯化的T淋巴细胞IL-4 mRNA未见升高。张爱民等[5]检测哮喘患儿和正常儿童IL-4受体基因Q576R的多态性特点，两者间存在明显差异，认为IL-4受体突变等位基因R576可能是儿童易感哮喘的一个候选基因。宋泽庆等[6]报道哮喘病人IL-13基因内含子区+1923C/T位点等位基因C、T频率分布与对照组比较有显著差异性；哮喘组中TT、TC基因型人群PBMC产生IL-13及TIgE水平与同组及正常人CC基因比较均有显著性。提示+1923位点多态性是影响哮喘的重要候选基因。张岸平等[7]报道哮喘组谷胱甘肽-S-转移酶M1和T1基因缺失的纯合子(0/0)频率显著升高，而谷胱甘肽-S-转移酶T1缺失等位基因(0/0)也明显高于正常人群，提示谷胱甘肽-S-转移酶M1和T1基因多态性与哮喘有显著关联性，两基因的突变可视为发生哮喘的遗传风险因子。刘芳等[8]报道北方哮喘病人MHC-DRB1*0301基因与支气管哮喘(BA)呈正相关，而其他MHC-DRB1*各等位基因未见异常，认为MHC-DRB1*0301基因可能是北方汉族人BA的致病易感基因之一。桂芹等[9]进行重庆地区哮喘遗传流行病学调查。结果哮喘先证者一级亲属遗传度为(80.6±5.7%)，哮喘病人分离比为0.18；一级亲属的相对危险度为7.38，同胞的相对危险度4.47。符合多基因遗传方式。毛光宇等[10]检测发现哮喘组CD86分子显著升高($P<0.01$)，但IL-12、IL-12 p40和IL-10减少($P<0.01$，$P<0.05$)；IFN-γ减少($P<0.05$)，IL-4增加($P<0.01$)。IL-12与IFN-γ和IL-10呈正相关，与IL-4呈负相关；IL-10与IL-4呈负相关。施举红等[11]报道支气管哮喘发作期病人DC吞噬DNA的能力、CD80以及MHC-Ⅱ显著高于稳定期哮喘病人和正常人(均$P<0.01$)。哮喘大鼠肺泡灌洗液中DC表达MHC-Ⅱ、CD80和CD86均显著高于正常组大鼠；地塞米松抑制哮喘大鼠DC表达MHC-Ⅱ、CD80和CD86。曹德寿等[12]研究哮喘豚鼠感觉传入系统蛋白激酶C(PKC)表达及神经生长因子(NGF)的调节作用。哮喘豚鼠$C_7\sim T_5$脊神经节和对应的脊髓后角PKC升高，以NGF抗体作用后，PKC明显下降，表明PKC参与哮喘的发病过程。于宝丹等[13]发现经胃灌注乳酸乳球菌后，哮喘小鼠肺泡灌洗液中细胞总数、Eos以及脾细胞IL-4分泌均较未灌注者显著降低(均$P<0.05$)，且脾细胞中P38总蛋白及磷酸化P38也显著减少，提示乳酸乳球菌可改善尘螨所致小鼠哮喘反应。张宁等[14]发现哮喘者T细胞IL-4、IL-5 mRNA及其蛋白表达升高，IFN-γ mRNA及T细胞凋亡率低于对照组($P<0.05$)；低浓度SNP上调上述3种细胞因子表达，但中、高浓度SNP则使上述细胞因子表达及细胞增殖呈剂量依赖性降低，T细胞凋亡增加。二硫代氨基甲酸比咯烷(PDTC)抑制低浓度SNP对IL-5和IFN-γ的促进作用及T细胞增殖反应，增强高浓度SNP对IL-5和IFN-γ表达的抑制作用和T细胞增殖反应的抑制作用。低浓度SNP明显增加NF-κB活化细胞百分率及NF-κB活性，但中、高浓度则显著减少NF-κB活化细胞百分率及NF-κB活性($P<0.05$)。陈湘琦等[15]观察哮喘豚鼠腹腔注射IL-18后，豚鼠肺泡灌洗液中Eos计数及中性粒细胞数明显低于未注射豚鼠，IFN-γ和IL-2高于未干预组哮喘豚鼠，IL-4和IL-5低于未干预组豚鼠(均$P<0.05$或0.01)，认为IL-18可通过调节Th1/Th2细胞因子平衡而达到控制哮喘气道炎症。陈兴无等[16]观察到气道上皮受损诱导并增强上皮下成纤维细胞α平滑肌肌动蛋白(α-SMA)表达及细胞增殖，诱导成纤维细胞P38丝裂原活化蛋白激酶(P38 MAPK)及细胞外信号调节激酶(ERK1/2)信号通路活化；内皮素受体A拮抗剂BQ123、$TGF\beta_1$中和抗体及P38 MAPK、ERK1/2抑制剂均抑制或部分抑制α-SMA表达。转染反义内皮素转换酶mRNA后，培养上清液中ET-1降低。郭志福等[17]分析哮喘小鼠气道血管生成特点。结果为慢性哮喘小鼠气管黏膜固有层、黏膜下层血管密度、血管内皮生长因子、内皮抑素浓度、管壁面积/基底膜周径均明显高于正常小鼠，经地塞米松治疗后，上述改变均有明显减轻，但仍高于正常小鼠。哮喘小鼠气管血管密度与管壁面积/基底膜周径、VEGF、VEGF/内皮抑素均呈正相关。龙怀聪等[18]发现哮喘大鼠气道黏膜下Ⅰ、Ⅲ型胶原沉积及EGFR表达较正常大鼠均明显增加(均$P<0.05$)，给予金转停治疗后，上述胶原沉积减少；EGFR表达下降；黏膜下Ⅰ、Ⅲ型胶原，以及支气管和细支气管黏膜下Ⅲ型胶原与黏膜上皮EGFR活化状态正相关。欧阳海峰等[19]将肺表面活性物质(PS)经雾化治疗致敏大鼠，其细支气管管壁面积(WA)/管径内周长(Pi)、支

气管平滑肌面积(Pi)和支气管平滑肌细胞核数(N)/Pi所代表的重塑程度明显轻于未治疗组大鼠;哮喘组大鼠气道反应性EGF表达下降。陈宝生等[20]发现哮喘豚鼠模型血清5-HT浓度和气道壁厚度均高于正常豚鼠,予以腹腔注射5-HT后,其气道管壁厚度大于单纯延长过敏原激发豚鼠组,5-HT浓度变化是哮喘豚鼠气道重塑的机制之一。王英等[21]测定哮喘大鼠气道平滑肌三磷酸肌醇受体(IP_3R),结果3种IP_3R亚型共表达,慢性哮喘大鼠气道平滑肌层及黏膜层明显增厚,IP_3R1表达明显上调,提示IP_3R1在哮喘中可能起一定作用。许淑云等[22]检测经哮喘病人血清处理的人气道平滑肌细胞(HASMC),其S期细胞比例、吸光度、增殖细胞核抗原(PCNA)表达阳性率、NF-κB p65阳性率及电泳迁移率改变分析(EMSA)均较以正常血清组增加,但经PDTC处理后上述指标下降,显示NF-κB参与了哮喘病人血清被动致敏的HASMC增殖,PKC/NF-κB信号途径参与增殖过程。赵丽敏等[23]研究3种钾通道(K_v、K_{ca}、K_{ATP})对人支气管平滑肌细胞($HBSMC_S$)增殖与凋亡及其相关基因表达的影响。结果提示,抑制$HBSMC_S$、K_v的活性可提高细胞内Ca^{2+}浓度,促进细胞增殖,抑制细胞凋亡,而K_{ca}和K_{ATP}对$HBSMC_S$的增殖及凋亡均无明显作用。刘剑波等[24]检测哮喘小鼠肺组织gob-5 mRNA、MUC5AC mRNA及蛋白均增加,哮喘组小鼠经IL-13处理后,其肺组织MUC5AC mRNA与和MUC5AC蛋白较未经处理哮喘小鼠和正常小鼠均有增加,哮喘组IL-13和小鼠肺组织中gob-5 mRNA及MUC5AC mRNA表达均呈直线正相关。石昭泉等[25]将小鼠经鼻滴注不同浓度IFN-γ后,哮喘小鼠气道单位气道基底层黏液细胞少于以生理盐水滴注小鼠,黏液细胞出现凋亡改变,胞核破裂,TUNEL检测显示有细胞DNA断裂;黏液细胞Bax表达增加,且向细胞内线粒体转位。认为IFN-γ在治疗哮喘气道黏液细胞化生中具有意义。黄静等[26]报道TNF-α刺激大鼠气管上皮细胞MUC5AC蛋白合成且呈时间依赖性。TNF-α处理组MUC5AC蛋白表达高于钙磷酸蛋白C组和D609处理组。龙怀聪等[27]报道3种酪氨酸激酶抑制剂染料木黄酮(genistein)、(金转停)和(tyrphostin AG1478)均对大鼠气管上皮细胞的生长具有时间及剂量依赖性的抑制作用;哮喘组气道上皮下Ⅰ、Ⅲ型胶原沉积较对照组明显增加,气道上皮磷酸化酪氨酸(EGFR)也较对照组明显增高,胶原沉积与EGFR激活之间具有正相关,金转停对胶原沉积和磷酸化均有明显抑制作用。公丕花等[28]观察到,与正常小鼠相比,经卵白蛋白致敏后15、18、21 d时小鼠呼气相气道阻力明显提高,胸肺动态顺应性下降,潮气量下降,且随乙酰甲胆碱剂量增加而下降更明显。致敏小鼠气道周围和血管旁可见以Eos为主的大量炎细胞浸润。吸入布地奈德后,小鼠的气道高反应性和气道炎症反应明显减轻。吴奎等[29]报道以屋尘螨提取液对BALB/c与C57BL/6小鼠进行皮下注射后反复多次腹腔注射,继而以滴鼻方式激发,结果成功复制了哮喘模型,并表明C57BL/6较BALB/c更易于诱发哮喘肺部炎症。张卫东[30]检测并分析亚洲不同人种的哮喘病人血浆总IgE水平的特点。华人组血浆总IgE明显低于马来人和印度人,但在健康人群中3组人群的总IgE无显著差异。许以平等[31]以黑胸大蠊体部浸出液(WBE)和粪浸出液(FE)进行的哮喘者嗜碱性粒细胞脱颗粒试验(HBDT)和sIgE阳性率均明显高于正常人群;WBE至少有30条可分辨蛋白条带,而FE有15条蛋白条带,至少有8条与WBE处于相同位置。9例sIgE呈阳性的哮喘者中88.9%出现阳性条带。结果表明,黑胸大蠊体部与粪便中具有相似的变应原性,与哮喘的发病有关。周庆涛等[32]分析重度哮喘病人气道炎症及与IL-17之间的关系。结果为轻度、中度和重度哮喘者痰Eos比值和嗜酸性粒细胞阳离子蛋白浓度均较正常人群明显增加;重度哮喘者中性粒细胞比值明显高于轻、中度哮喘人群和正常人群;3组哮喘人群中每克蛋白中性粒细胞髓过氧化物酶(MPO)和IL-17高于正常人群,而IL-8水平只在重度哮喘者与正常人群有差异;IL-17、IL-8和MPO呈显著相关性;经糖皮质激素治疗后,上述所有指标均显著下降。邓静敏等[33]检测吸入过敏原24 h后哮喘病人痰液和血中CD86水平以及气道反应性均显著增高,痰液和外周血Eos计数显著增高。痰液中sCD86与Eos计数之间呈显著正相关。覃雪军等[34]的结果显示,所有受检的哮喘病人血清中均可检测到sCD86,并以发作期哮喘病人为高,sCD86水平与FEV_1呈负相关,与$PaCO_2$呈显著负相关,但与PaO_2无相关性;与淋巴细胞、单核细胞和Eos数呈显著正相关。徐劲松等[35]利用消减杂交技术筛选与哮喘发作有关的嗜酸性粒细胞差异表达基因,结果获得编码转化生长因子β活化激酶样蛋白、环磷酸脲苷门控性通道同源蛋白等12个差异表达基因,认为上述差异表达基因可能涉及Eos促炎症反应、细胞内信号转导、能量代谢及细胞凋亡等多种作用机制。尹小文等[36]检测日间标准肺功能检查结果正常的哮喘病人,其夜间和凌晨FEV_1及PEF有明显下降,35%哮喘病人的哮喘症状与FEV_1和PEF存在相关性。表明动态肺量测定技术可客观反映哮喘者的昼夜气道功能状态及哮喘严重程度。聂汉祥等[37]检测老年人晚发哮喘诱导痰中Eos和ECP水平与FEV_1/FVC比值呈显著负相关,显著高于COPD和健康者诱导痰Eos计数和ECP水平。江宏志等[38]比较几种常见呼吸道疾病气道反应性检测的临床意义。结果为20例哮喘者中19例有气道高反应性，14例稳定期COPD者和21例非急性慢支中均各有5例出现气道高反应性，10名正常人无一例气道高反应性。COPD和慢支病人PC_{20} FEV_1显著高于哮喘者。楼金吐等[39]检测各期哮喘患儿血中EOS、ECP浓度均高于正常儿童，急性发作期重度患儿EOS、ECP明显高于中度患儿。EOS与ECP呈正相关。王涛等[40]分析182例哮喘患儿中，变应原皮试阳性者77.5%，吸入过敏原过筛试验阳性率81.9%，变应原皮试强弱与过筛试验检测值呈正相关，两者与年龄、病程呈正相关。赵建琴等[41]评价视觉近似评价标尺(VAS)评分在儿童哮喘中的应用。规范吸入治疗6周和12周哮喘患儿的哮喘症状评分中位数及PEF均数比较，有显著差异，治疗4周与12周患儿比较，VAS评分中位数有显著差异，治疗后3周PEF变异率明显下降(均$P<0.05$)，VAS评分与哮喘症状评分和PEF值有显著相关性。吴美思等[42]让受试儿童共142例连续跑步运动6 min，分别在运动前及运动后1、7和15 min测定肺功能。结果为哮喘和疑似哮喘组运动后FEV_1、PEF、FEF50和FEF75较运动前明显下降($P<0.05$)，运动试验阳性率高。提示6 min跑步试验能客观评价运动后肺功能受损程度和状态。廖力微等[43]报道对缓解期慢性气道疾病经纤支镜肺段内高渗盐水激发试验。结果，激发后气道高反应组气道压力升高最明显，与COPD组和正常组比较有显著差异($P<0.01$)。气道高反应组激发后，有3例诱发哮喘发作，5例出现少量血痰，经处理后症状均消失，无其他严重不良事件发生。钟南山等[44]比较吸入低剂量沙美特罗/丙酸氟替卡松(SM/FP，50 μg /100 μg，2次/d)与中等剂量布地奈德干粉(BUD，400 μg，2次/d)治疗成年轻度到中度哮喘的临床疗效及其安全性。结果试验组和对照组治疗后，晨间和晚间PEF均较基线值均有显著提高。日、夜间哮喘症状评分均下降、全天无症状天数百分数均有显著增加，沙丁胺醇使用量均明显减少，但试验组明显优于对照组(均$P<0.05\sim0.01$)，两组不良事件发生率无明显差异。表明联合吸入低剂量的糖皮质激素和长效β_2受体激动剂为控制哮喘的较佳方法。陈萍等[45]采用GINA推荐的高限剂量和半量高限剂量比较吸入糖皮质激素治疗24周后有关参数的变化。高限剂量治疗组和半量高限剂量治疗组哮喘症状评分、FEV_1、晨间PEF、治疗期间夜间憋醒天数、无症状天数以及合并应用沙丁胺醇剂量等均无统计学差异。高剂量组中，中度哮喘首次加重3例、中度哮喘控制18例、中度哮喘夜间评分(0.30±0.22)分、重度哮喘加重天数11 d，半高剂量组中分别为11例、12例、(0.13+/-0.33)分和6 d，卡方检验均有显著差异。翁俊良等[46]发现3个治疗组(吸入激素组、口服激素组和非激素治疗)经3年治疗后，其FEV_1、Raw、Gaw、BHR、临床疗效均显示明显差异，3组的血浆皮质醇浓度和经ACTH刺激后血浆皮质醇浓度均无显著改变。表明长期小剂量布地奈德吸入治疗轻度哮喘可有效降低病人的BHR和Raw，提高Gaw而改善肺功能。唐以军等[47]测定哮喘病人诱导痰中Eos和淋巴细胞计数、炎细胞中PKCα阳性率及IL-5含量均高于正常对照人群，经吸入糖皮质激素治疗后均明显下降，但仍高于正常人。哮喘者FEV_1与Eos相对计数、炎细胞PKCα阳性率及IL-5水平呈负相关，而IL-5浓度与Eos相对计数和PKCα阳性率呈正相关。史亮等[48]检测地塞米松对哮喘豚鼠气管平滑肌毒蕈碱受体(MR)mRNA表达及肺泡灌洗液Eos浸润的影响。结果治疗后哮喘豚鼠肺泡灌洗液中Eos明显减少，但仍明显高于正常豚鼠。地塞米松组M_2R mRNA表达显著减少与哮喘组比较有显著差异，M_3R mRNA显著增多与哮喘组有差异，与正常组无差异。沈华浩等[49]*观察以卵白蛋白致敏的小鼠(A组)肺泡灌洗液(BALF)中Eos计数、IL-5、支气管壁周围Eos浸润数、杯状细胞占上皮细胞百分比、黏液分泌评分、气道平滑肌层增生及基底膜胶原沉积面积均明显高于以生理盐水"致敏"小鼠(B组)。但IFN-γ水平明显低于B组；早期应用布地奈德后上述各项指标均较A组有明显改善，而延迟给予布地奈德(组)后，BALF中Eos计数、杯状细胞及黏液高分泌评分较A组有显著改善，但气道平滑肌层增生和胶原沉积无明显改善。黄英等[50]发现哮喘大鼠肺内嗜酸性细胞趋化因子eotaxin蛋白及mRNA表达量高于正常大鼠，地塞米松治疗后，eotaxin蛋白及mRNA明显下降，具有下调eotaxin表达作用。陈焕清等[51]在哮喘病人常规治疗的检查上，分别给予甲泼尼龙40、160或500 mg，随剂量增加，β肾上腺素能受体最大结合值和平衡解离常数升高，提示糖皮质激素上调哮喘病人β肾上腺素能受体水平，且有剂量依赖特性。张敏等[52]报道哮喘患者每日小于800 μg(A组)和大于800 μg(B组)布地奈德吸入治疗2年，A组病人腰椎骨密度无明显改变，B组有明显下降。B组血清骨钙素水平明显低于A组水平，尿脱氧吡啶啉排泄率在两组均有明显升高。黄英等[53]观察吸入SM/FP(50/100 μg，2次/d，或3次/d)6个月后，中、重度哮喘患儿的肺功能均有显著改善，清晨血清血浆皮质醇和骨密度无下降，生长发育无落后现象。周维佳等[54]检测哮喘患儿雌二醇和睾酮较正常儿童为高，卵泡刺激素和黄体生成素与正常儿童

无异。分别吸入布地奈德(普米克)气雾剂 200～400 μg/d、或 400～600 μg/d、或 600～800 μg/d,6 个月后,所有上述 4 种性激素均无明显改变。赵高平等[55]观察吸入布地奈德 200～400 μg/d 治疗婴幼儿哮喘 3～6 个月后,其骨源性碱性磷酸酶与正常婴幼儿无明显差异。张雷等[56]分别以 100 mg/kg、25 mg/kg 和 5 mg/kg 腹腔注射茶碱后,均能抑制哮喘大鼠肺内 eotaxin 的表达,认为氨茶碱可通过抑制 eotaxin 表达而减轻哮喘气道炎症。孙铁英等[57]观察轻中度并运动激发试验阳性哮喘患者每晚服用孟鲁司特 10 mg 3 天和 4 周,运动激发后的 $AUC_{0\sim60\ min}$分别为 (13±14)%、(12±14) · min^{-1} 较用药前(39±21)明显下降($P<0.01$),而 FEV_1有明显上升,FEV_1最低值恢复时间也明显缩短,且能持续 1 个月;表明孟鲁司特能治疗和预防运动诱发性支气管收缩或运动诱发性哮喘。谢庆玲等[58]观察到,哮喘儿童服用孟鲁司特 12 周后,其临床评分和 FEV_1、PEF 均明显改善,血液中 ECP、IL-5、TNF-α 浓度和 Eos 计数均较治疗前明显下降,Eos 与 ECP 以及 IL-5 与 ECP 均呈显著正相关。白建文等[59]观察哮喘小鼠以孟鲁司特(15 mg/kg)灌胃,结果 BALF 中细胞总数及 Eos 计数均明显减少,IL-5 明显下降,而 IFN-γ 明显升高。肺组织 IL-5 和 IL-13 mRNA 表达均明显降低。曹官铭[60]比较孟鲁司特联合舒利迭和单用舒利迭治疗成人重度哮喘的作用。治疗后两组的 FEV_1均有显著改善。治疗后 8 周,联合孟鲁司特组者 FEV_1较单用舒利迭组升高更明显,且临床症状评分也优于单一用药组。杨华彬等[61]观察孟鲁司特联合卡介菌多糖核酸治疗婴幼儿哮喘的作用。治疗 12 周后,联合治疗组和单用孟鲁司特治疗组哮喘症状评分等指标均较对照组(单用酮替芬)有明显改善,且联合治疗组改善更明显。罗凤鸣等[62]分离哮喘者外周血 Eos,与辛伐他汀共培养后,Eos 凋亡率随培养时间延长而升高,且随辛伐他汀浓度升高,凋亡率升高。活化的半胱天冬酶 3 水平变化与 Eos 凋亡率一致,而甲羟戊酸可阻断辛伐他汀的作用。陈萍等[63]报道应用机械通气治疗急性发作重症哮喘,结果为 13 例危重症哮喘患者均成功救治,平均 1.25 h 症状获得改善,平均上机时间 50.1 h,最大呼气峰流速(PEF)显著增高。雷军等[64]报道采用机械通气成功救治 11 例危重症哮喘。认为选用气管插管、CPAP 模式、PSV 11～20 cmH_2O、控制性低通气和适当 PEEP 等是治疗成功的有效方法。黄志新等[65]报道应用甲泼尼龙 80 mg, q8 h,连续 1～3 d,联合 BiPAP 通气治疗 3 d 后,病人的血气指标较 BiPAP 通气治疗联合地塞米松治疗组明显改善,病人住院时间及呼吸机使用时间均短于地塞米松治疗组(均 $P<0.01$)。沈四新等[66]对重症哮喘患者连续 3 d 应用大剂量甲泼尼龙(1 740±300) mg 与应用中等剂量甲泼尼龙(300±180) mg 和氢化可的松(1 000±300) mg 比较,哮喘症状改善时间明显缩短,FEV_1/FVC 以及 PEF 也均明显占优(均 $P<0.05$)。张根生等[67]观察到,早期接种小剂量减毒活菌卡介苗后以 OVA 致敏、激活的小鼠 BALF 白细胞总数与未接种者无显著差异,但 Eos 计数、气道杯状细胞化生指数和上皮黏液储备指数均明显少于未接种组,肺组织 MUC5AC mRNA 表达也明显减少(均 $P<0.01$)。尹玉敏等[68]观察到哮喘病人雾化吸入变应原疫苗 1 年,血液中 IL-2 较治疗前明显提高,而 IL-4 和 IgE 明显下降。与舌下含服和皮下注射途径给予疫苗者有类似效果。王健等[69]观察重组可诱导共刺激分子融合蛋白(ICOS-Ig)后,哮喘小鼠气道压力、BALF 中细胞总数及 Eos 计数、IL-4 以及外周血 IgE 水平和 Th2 细胞比例均较未治疗哮喘组小鼠明显降低($P<0.01$),治疗组小鼠肺内炎细胞浸润减轻,上皮细胞完整、气道腔内少见分泌物。邵洁等[70]采集对尘螨皮试阳性哮喘者外周血,并与尘螨主要过敏原 DerP 和 Derf 共培养,结果为经与过敏原共培养,Th2 表达率明显高于未与过敏原共培养者($P<0.05$),但 Th0 和 Th1 无明显差异。吴巧珍等[71]观察到,随免疫调节剂咪喹莫特浓度及与致敏大鼠支气管旁淋巴结淋巴细胞共培养时间的延长,IL-4 和 IFN-γ 均可见增加,但后者增加更明显且迅速,该作用自培养 6 h 开始,12 h 达峰值,持续至 24 h。陈彬等[72]* 经鼻给过敏小鼠滴入含 mIFN-γ 基因的复制缺陷型腺病毒(AdCMVmIFN-γ)悬液后,其 BALF 中可检测到 mIFN-γ 高效表达,Eos 较未滴入 AdCMVmIFN-γ 小鼠明显为低,气道周围轻度炎细胞浸润,IL-10、IL-12 和 IL-13 mRNA丰度和内参之比在滴入和未滴入的相对应组之间有差别显著。秦鑫等[73]检测到哮喘者外周血 $CD8^+$ T 细胞亚群 TC1、TC2 水平明显高于正常人,TC1/TC2 比值降低;将地塞米松及 IFN-γ 与哮喘者外周血 T 淋巴细胞共培养可降低 TC1、TC2 水平,IFN-γ 纠正 TC1/TC2 失衡。黄茂等[74]报道哮喘小鼠 β 受体和 cAMP 水平均比正常组明显下降,Gβγ 亚基抑制剂 βARKct 在经基因转染 7 d 后肺部即有表达,肺部 β 受体的数目和 cAMP 受体水平平均比空载质粒转染组显著上调($P<0.05$)。王文建等[75]给哮喘大鼠大剂量川芎嗪后,其气道平滑肌层、网状基底膜厚度及Ⅲ型胶原及 TGF-$β_1$ 较未治疗致敏大鼠明显为低,而气道内外径比值明显大于致敏未治疗组;TGF-$β_1$表达与Ⅲ型胶原的含量呈显著正相关。杨莉等[76]还观察到给哮喘大鼠腹腔注射川芎嗪(80 mg/kg)后,可致哮喘大鼠 IL-4/IFN-γ

比例显著降低，具有免疫调节作用。倪健等[77]报道采用雾化吸入银杏内酯后，哮喘病人的哮喘症状评分、ECP水平明显下降，FEV_1和PEF明显升高，气道高反应性也有明显下降。

（石昭泉）

参 考 文 献

1 张守贞，等．中华流行病学杂志，2005，26(4)：273
2 尹　佳，等．中华医学杂志，2005，85(24)：1683
3 孙秀珍，等．医学临床研究，2005，22(3)：293
4 许以平，等．中华医学杂志，2005，85(22)：1547
5 张爱民，等．中华医学遗传学杂志，2005，22(2)：231
6 宋泽庆，等．中国免疫学杂志，2005，21(6)：469
7 张岸平，等．中国综合临床，2005，21(2)：114
8 刘　芳，等．中国急救医学，2005，25(2)：148
9 桂　芹，等．第三军医大学学报，2005，27(13)：1394
10 毛光宇，等．中华内科杂志，2005，44(3)：206
11 施举红，等．中华结核和呼吸杂志，2005，28(1)：22
12 曹德寿，等．中华结核和呼吸杂志，2005，28(8)：525
13 于宝丹，等．中国免疫学杂志，2005，21(9)：697
14 张　宁，等．中华内科杂志，2005，44(5)：328
15 陈湘琦，等．中华医学杂志，2005，85(28)：1995
16 陈兴无，等．中华结核和呼吸杂志，2005，28(10)：698
17 郭志福，等．中华结核和呼吸杂志，2005，28(2)：124
18 龙怀聪，等．中华结核和呼吸杂志，2004，27(11)：774
19 欧阳海峰，等．第四军医大学学报，2005，26(14)：1297
20 陈宝生，等．山东医药，2005，45(25)：18
21 王　英，等．第三军医大学报，2005，27(2)：123
22 许淑云，等．中华内科杂志，2004，43(12)：891
23 赵丽敏，等．中华结核和呼吸杂志，2004，27(12)：841
24 刘剑波，等．中华结核和呼吸杂志，2004，27(12)：837
25 石昭泉，等．中华结核和呼吸杂志，2005，28(3)：160
26 黄　静，等．中华结核和呼吸杂志，2005，28(2)：130
27 龙怀聪，等．四川大学学报(医学版)，2005，36(1)：39
28 公丕花，等．中国危重病急救医学，2005，17(8)：463
29 吴　奎，等．第三军医大学学报，2005，27(17)：1756
30 张卫东．医学临床研究，2005，22(1)：17
31 许以平，等．临床免疫杂志，2005，21(1)：64
32 周庆涛，等．中华结核和呼吸杂志，2005，28(9)：630
33 邓静敏，等．中华结核和呼吸杂志，2005，28(1)：62
34 覃雪军，等．中华结核和呼吸杂志，2004，27(12)：866
35 徐劲松，等．中华结核和呼吸杂志，2005，28(3)：149
36 尹小文，等．中国医学科学院学报，2005，27(3)：337
37 聂汉祥，等．中华老年医学杂志，2005，24(6)：410
38 江宏志，等．新医学，2004，35(11)：683
39 楼金吐，等．中华急诊医学杂志，2005，14(1)：68
40 王　涛，等．医学临床研究，2005，22(1)：66
41 赵建琴，等．上海医学，2005，28(8)：647
42 吴美思，等．陕西医学杂志，2004，33(10)：885
43 廖力微，等．中国内镜杂志，2005，11(1)：51
44 钟南山，等．中华结核和呼吸杂志，2005，28(4)：233
45 陈　萍，等．中华结核和呼吸杂志，2005，28(7)：458
46 翁俊良，等．中华结核和呼吸杂志，2005，28(2)：88
47 唐以军，等．中华内科杂志，2004，43(11)：849
48 史　亮，等．第一军医大学学报，2005，25(8)：986
49* 沈华浩，等．中华结核和呼吸杂志，2005，28(3)：154
50 黄　英，等．重庆医学，2004，33(10)：1506
51 陈焕清，等．中国综合临床，2005，21(10)：888
52 张　敏，等．华中科技大学学报(医学版)，2005，34(2)：196
53 黄　英，等．第三军医大学学报，2005，27(8)：793
54 周维佳，等．医学临床研究，2005，22(6)：823
55 赵高平，等．宁夏医学杂志，2004，26(11)：710
56 张　雷，等．第三军医大学学报，2005，27(17)：1763
57 孙铁英，等．中华结核和呼吸杂志，2005，28(2)：83
58 谢庆玲，等．广西医学，2005，27(7)：966
59 白建文，等．上海医学，2005，28(3)：237
60 曹官铭．第三军医大学学报，2005，27(13)：1380
61 杨华彬，等．中国综合临床，2004，20(12)：1142
62 罗凤鸣，等．中华结核和呼吸杂志，2005，28(5)：320
63 陈　萍，等．中国实用内科杂志，2005，25(2)：115
64 雷　军，等．四川医学，2004，25(10)：1114
65 黄志新，等．广东医学，2005，26(5)：698
66 沈四新，等．中国综合临床，2005，21(5)：401
67 张根生，等．中华结核和呼吸杂志，2005，28(1)：17
68 尹玉敏，等．武汉大学学报(医学版)，2005，26(5)：615
69 王　健，等．中华结核和呼吸杂志，2005，28(6)：398
70 邵　洁，等．上海医学，2005，28(8)：637
71 吴巧珍，等．中华检验医学杂志，2005，28(8)：844
72* 陈　彬，等．中华结核和呼吸杂志，2005，28(5)：315
73 秦　鑫，等．中华内科杂志，2004，43(11)：860
74 黄　茂，等．江苏医药，2005，31(5)：354
75 王文建，等．中华结核和呼吸杂志，2004，27(12)：833
76 杨　莉，等．江苏医药杂志，2004，30(11)：822
77 倪　健，等．中国中西医结合杂志，2005，25(8)：696

(二)弥漫性间质性肺病

高金明等[1]采用基因打靶技术得到无趋化因子CXC受体3(CXCR3)基因小鼠，用博来霉素(BLM)诱导肺纤维化，发现CXCR3可通过$CD4^+$ T淋巴细胞浸润气道，进而激活一系列致纤维因子，从而在BLM诱导的肺损伤及纤维化中起作用，认为阻断CXCR3可能为肺纤维化的治疗提供新的途径。肖莉等[2]利用原位杂交发现在BLM致大鼠肺纤维化模型组的肺组织中伴随炎症到纤维化的进程，IL-13 mRNA表达始终高于对照组，推测IL-13可能通过刺激巨噬细胞(AM)

分泌 $TGF\beta_1$ 发挥作用。范贤明等[3]观察到转录活化蛋白1(STAT1)反义寡核苷酸抑制BLM致肺纤维的大鼠AM内STAT1、ICAM-1 mRNA和蛋白表达STAT1反义寡苷酸处理AM后的培养条件上清液能引起肺成纤维细胞的增殖能力及分泌羟脯氨酸的能力明显下降。张彦萍等[4]在BLM致肺纤维化大鼠BALF中观察到凝血因子、凝血酶可能促进 $TGF\beta_1$ 的合成直接促进肺纤维化的发生和发展。马万里等[5]通过体外培养肺成纤维细胞(PFB),转入核转录因子AP-1顺式诱骗元件(AP-1 decoy)后发现,AP-1顺式诱骗元件对BLM引起的PFB中MMP-2活力升高及金属蛋白酶组织抑制剂-1(TTMP-1)的表达增强有抑制作用。李今朝等[6]检测到BLM致肺纤维化时肺组织细胞凋亡上调,Fas/Fas L基因上调蛋白的表达增强。刘芳等[7]研究血管紧张素Ⅱ受体拮抗剂缬沙坦对BLM肺纤维化模型的干预作用,提出此作用可能是通过抑制TGF-β和促进肝细胞生长因子(HGF)的mRNA的表达实现。马慧等[8]收集32例特发性肺间质纤维化(IPF)病人运动心肺功能试验的资料,发现IPF早期,非早期与对照组间差异显著,表明运动心肺功能试验可提高IPF的早期诊断水平。徐凌等[9]分析1例及文献报道的12例气道中心性间质纤维化病人的临床资料,提出气道中心性间质纤维化不同于其他间质性肺病。何明等[10]以银杏叶提取物治疗IPF,并以泼尼松治疗组作对照,结果为两组均有疗效,且疗效无显著差异,银杏叶组感染次数少于对照组。袁胜等[11]通过病理及肺匀浆中谷胱甘肽(GSH)、超氧化物歧化酶(SOD)、羟脯氨酸(HYP)含量测定,认为氨溴索能通过增强肺局部抗氧化能力,减轻BLM诱导的肺泡炎和肺纤维化程度。蔡志刚等[12]发现醛固酮(ALD)受体拮抗剂螺内酯干预组 $TGF\beta_1$ 水平与正常对照组无差异,而纤维化组明显增高,推测ALD可能通过刺激肺部 $TGF\beta_1$ 表达而发挥致肺纤维化作用。尹红军等[13]观察到应用卡介苗多糖核酸(BCG-PSN)组BALF中IFN-γ较对应的BLM组明显升高,但IL-4下降无统计学意义,表明BCG-PSN可纠正肺纤维化过程的IFN-(缺乏,但对IL-4产生影响不大。

(白　冲)

(三)韦格纳肉芽肿病(WG)

张法明等[14]对23例确诊的临床资料进行分析,结果显示,WG首发症状以上呼吸道为主(48%),可累及多个系统或器官,肺脏受累87%,肾脏受累78%,胞质型抗中粒细胞胞质抗体(cANCA)阳性率100%,病理表现为坏死性肉芽肿和血管炎。袁晶等[15]回顾分析33例WG病人的临床特点,认为WG可累及中枢神经系统、周围神经系统和肌肉,神经系统损害可为疾病的首发表现,血清CANCA检测和组织学检查有助于诊断。

(白　冲)

(四)结节病

赵辉等[16]报道30例胸部影像学检查有纵隔淋巴结肿大,经纵隔镜检查明确为结节病的术前术后诊断符合率40%,认为纵隔镜检查术对Ⅰ、Ⅱ期胸部结节病是一种有效的诊断方法。解好群等[17]分析有病理学依据的22例结节病病人临床资料,经皮肤黏膜淋巴结活检确诊8例(22.2%),纤维支气管镜活检确诊14例(77.8%),提示纤维支气管镜检查有助于肺结节病病理诊断。褚海青等[18]总结198例结节病临床特征,其以中青年为主,女性多于男性,病程长,Ⅰ、Ⅱ期占多数,呼吸道症状轻,胸部X线、CT显示肺门、纵隔淋巴结肿大伴或不伴两肺病变,纵隔镜淋巴结活检应用价值最高。

(白　冲)

(五)肺泡蛋白沉积症

徐凯峰等[19]检测17例肺泡蛋白沉积症(PAP)病人血清中抗粒-巨噬细胞集落刺激因子(GM-CSF)抗体诊断PAP的敏感性和特异性分别为93.8%和100%,血清CEA和LDH水平较对照组升高($P<0.05$),可作为PAP疾病监测的参考指标。范峰等[20]分析6例PAP病人资料并综合文献复习,认为本病主要表现为咳嗽、进行性呼吸困难,X线、胸片、CT示双肺弥漫性阴影自肺门向外放射,支气管肺泡灌洗仍有迄今唯一有效的治疗方法。蔡后荣等[21]通过1例PAP病人的治疗提出当PAP病人全肺灌洗操作前出现顽固的低氧血症,应考虑使用 静脉-动脉体外循环膜氧合支持。白春学等[22]对6例PAP病人试用自己改良的全身麻醉密闭纯氧加压分侧肺灌洗术治疗,认为此法既可保证灌洗时气体交换在安全范围,又可以加速术后残余肺泡液体的吸收,尤其适用于肺功能较差而需灌洗的病人。

(白　冲)

参　考　文　献

1 高金明,等.中华结核和呼吸杂志,2005,28(1):28
2 肖　莉,等.中华结核和呼吸杂志,2005,28(9):638
3 范贤明,等.中华结核和呼吸杂志,2005,25(10):709
4 张彦萍,等.中华结核和呼吸杂志,2005,28(8):541
5 马万里,等.中华劳动卫生职业病杂志,2005,23(4):282
6 李今朝,等.中华结核和呼吸杂志,2005,28(3):184
7 刘　芳,等.中华结核和呼吸杂志,2005,28(7):479
8 马　慧,等.中国实用内科杂志,2004,24(11):672

9　徐　凌，等. 中国医学科学院学报，2005，27(1)：99
10　何　明，等. 中国中西结合杂志，2005，25(3)：222
11　袁　胜，等. 武汉大学学报(医学版)，2005，26(2)：165
12　蔡志刚，等. 中华结核和呼吸杂志，2005，28(9)：636
13　尹红军，等. 中华结核和呼吸杂志，2005，28(1)：66
14　张法明，等. 中华风湿病学杂志，2005，9(6)：349
15　袁　晶，等. 中华神经科杂志，2004，37(5)：428
16　赵　辉，等. 中华医学杂志，2005，85(13)：919
17　解好群，等. 中国内镜杂志，2005，11(7)：695
18　褚海青，等. 临床内科杂志，2004，21(12)：823
19　徐凯峰，等. 中华结核和呼吸杂志，2004，27(12)：824
20　范　峰，等. 中国实用内科杂志，2005，25(2)：125
21　蔡后荣，等. 中华结核和呼吸杂志，2005，28(4)：242
22　白春学，等. 中华结核和呼吸杂志，2005，28(4)：275

七、职业性肺疾病

(一)矽肺

李霖等[1]分析了 259 例汉族矽肺病人和 341 例矽尘接触者的 TNF-α 及其Ⅱ 型受体(TNFⅡ)的基因多态性在矽肺发病遗传易感性中的作用。结果显示，结论 TNF-α 和 TNFRⅡ基因多态性在汉族人群矽肺发病的遗传易感性中不起主要作用。TNF-α 基因-308 位点基因多态性在矽肺发病过程中与接尘工龄存在交互作用，当累积接尘量较低时，G/A＋A/A 基因型携带者发生矽肺的危险性较 G/G 基因型明显增加。姬文婕等[2]报道染石英小鼠肺组织 Smads 蛋白的表达情况。结果为小鼠 Smad2/3 和 Smad4 的表达分别与 TGF-β_1 蛋白表达呈明显相关(r 分别为 0.91、0.71，$P<0.05$)。Smad2/3 的表达在染石英后第 1～14 天之间与肺组织羟脯氨酸含量呈正相关($r=0.85$，$P<0.05$)。提示 Smad 蛋白与矽肺肺纤维化可能有一定的联系。胡永斌等[3]探讨丝裂原活化蛋白激酶(MAPK)在 TGF-β_1 诱导人肺成纤维细胞表型分化中的作用。结果显示 TGF-β_1 可诱导 HLF-02 细胞表型的分化，p38、Erk 激酶参与了调控 TGF-β_1 的促表型分化作用。提示通过干预 p38、Erk 信号通路缓解肺成纤维细胞表型分化，有望成为肺纤维化防治的理想的治疗策略。徐峥嵘等[4]* 采用组织芯片和图像分析技术阐述染矽尘大鼠早期肺组织炎性损伤过程中 TNF-α 表达的变化规律。在染矽尘组 TNF-α 阳性细胞面积百分比于染尘后第 3 天时开始升高，第 7 天时达高峰，一直持续到第 14 天，第 21 天后稍有回落。较对照组高 6.57，差异有显著性。提示矽尘可诱导大鼠肺组织炎性损伤早期 TNF-α 的过度表达。胡大林等[5]报道职业性石英粉尘暴露者红细胞膜 T-SOD 活性的主要影响因素有工龄、粉尘浓度、使用防护口罩、饮茶习惯及吸烟等 5 个方面。李素平等[6]报道氧化苦参碱能抑制石英诱导 AM 分泌 TNF-α 和 IL-1，同时还具有抗石英对巨噬细胞的氧化作用和保护巨噬细胞膜的功能。姬文婕等[7]报道天狼星红-偏振光法结合定量图像分析是反映矽肺肺纤维化过程中胶原动态变化的一种准确、可行的方法。张东辉等[8]对 105 例宝石加工工人矽肺病人按国家现行标准进行病残程度鉴定。结果为 2 级病残 17 例(16.2%)、3 级 17 例(16.2%)、4 级 33 例(31.4%)、6 级 10 例(9.5%)、7 级 28 例(26.7%)。矽肺期别、小阴影总密集度、肺功能损伤、呼吸困难、血气指标异常与致残程度之间有相关关系。认为宝石加工工人矽肺病人病残程度较重，其病残程度随矽肺期别和肺功能损伤等级增加而增高。董静等[9]研究纳米 SiO_2 和常规 SiO_2 对大鼠肺脏 IL-4 和 TGF-β_1 表达的影响。结果提示纳米 SiO_2 组大鼠肺脏 IL-4 和 TGF-β_1 的表达水平较常规 SiO_2 组低，纳米 SiO_2 致肺纤维化程度较常规 SiO_2 粉尘轻。陈莹等[10]研究 IFN-γ 对矽肺大鼠肺中 IL-4 和 TGF-β_1 蛋白表达的影响。结果为 IFN-γ 治疗组大鼠的矽肺纤维化程度明显轻于石英对照组，病理分级较石英对照组减轻半级～1 级。IL-4、TGFβ_1 阳性细胞积分光密度值均低于石英对照组。李素平等[11]探讨前列腺素 E_2(PGE_2)和 TNF-α 对小鼠肺成纤维细胞第二信使的影响。研究发现，一定剂量的 PGE_2 能提高肺成纤维细胞内 cAMP/cGMP 比值，拮抗 TNF-α 对成纤维细胞的增殖效应。

(二)煤工尘肺

代群威等[12]研究水泥厂自然沉降粉尘对大肠杆菌、表皮葡萄球菌和缓症链球菌 3 株人体正常菌生长的影响。结果显示，粉尘与各种细菌作用后增加了葡萄糖的消耗量，但由于 Ca^{2+} 溶出量大大增加，pH 值相对略高。菌落计数结果表明，试验管比对照管明显增多。提示所选水泥厂粉尘对人体正常菌株的生长有明显的促进作用，对人体正常菌群的平衡带来一定的影响，从而对人体产生危害。邹伟明等[13]以肺灌洗联合肺内应用抗生素和免疫调节剂防治煤工尘肺肺部炎症。结果为治疗后Ⅱ期煤工尘肺病人呼吸道自觉症状减轻，肺灌洗液白蛋白、IgG 明显低于第 1 次灌洗，肺通气功能改善；X 线胸片纹理变清晰、部分尘肺小阴影密集度减轻。提示该方法对防治病人肺部炎症，延缓尘肺病变可能有积极作用。彭开良等[14]研究煤矿粉尘对新工人肺通气功能的早期影响。结果提示，粉尘对煤矿新工人的早期肺通气功能有明显影响，FEV_1 下降比 FVC 更为明显；吸烟可加重粉尘对肺通气功能的损害。杨晓波等[15]对 234 名焦炉作业工人进行吸烟指数的调查和肺通气功能测定。提示焦炉作业工人肺通气功能与职业接触苯溶物、苯并[a]芘和吸烟指数均有一定的负相关。樊梅芳等[16]调查郑州市1962～2003年尘肺累计病例5 020例，主要分布在巩义市、郑州市矿务局、新密市、郑州市区，共占全市尘肺病例的79.3%；以煤炭系统发病最高，占全市尘肺发病率的73.6%，以煤工尘肺和矽肺为主占90.3%)；尘肺Ⅰ期和Ⅱ期占全市尘肺病例的97.7%，尘肺结核的并发率为11.2%，病死率为8.5%；平均死亡年龄为52.06岁。平均死亡病程为11.35年；主要死因依次为慢性呼吸衰竭、慢性肺心病。范雪云等[17]探讨人类白细胞抗原(HLA)DRBl＊和DQBl＊位点基因多态性与尘肺发病的关系。结果显示，尘肺病例组的HLA-DRBl＊O8等位基因频率高于对照组，HLA-DRBl＊09、HLA-DQBl＊06等位基因频率低于对照组。生存分析表明，HLA-DRBl＊O8等位基因为尘肺潜伏期的危险因素；HLA-DQBl＊06为保护因素。杨海兵等[18]对某地区20个厂矿的尘肺资料进行分析。结果表明，涯肺具有潜伏期长、进展性、脱离接尘后仍会发病、易并发肺结核并最终影响寿命的特点。余晨等[19]报道7名具有多年尘肺病诊断经验的读片医师对于形态判定一致的圆形小阴影或不规则小阴影，在总体密集度和分期上判定的一致性较好；形态判断差异较大的小阴影，则对密集度和期别判断的差异均较大。李庆等[20]检测70例煤工尘肺病人外周血T淋巴细胞亚群(CD3、CD4和CD8)和血清Cu、Zn、Fe和mg含量和50例正常对照组相比较。结果显示，各期煤工尘肺病人CD3的水平下降显著；早期(Ⅰ期、Ⅱ期)CD4反应性增加；各期CD8的水平上升显著；CD4/CD8的水平均下降。外周血清Cu升高，Cu/Zn比值升高差异均有显著性。

(三)石棉肺

王新朝等[21]报道不同浓度青石棉刺激呼吸道上皮BEAS-2B细胞后，细胞培养上清液中IL-8释放量明显增加，同样BEAS-2B细胞中IL-8 mRNA表达显著上升，使用酪氨酸激酶抑制剂PD98059可明显抑制IL-8的蛋白及mRNA表达水平。张艳淑等[22]探讨温石棉对实验大鼠氧化损伤的影响以及Oncolyn的缓解作用。结果显示，石棉组肺泡巨噬细胞DNA链断裂增加，血液中NO和NOS水平和SOD、GSH-Px活性增加，G-ST活性下降；而肺组织中NOS、SOD、GSH-Px和G-ST的活性均下降，MDA含量增加。应用Oncolyn预防后，肺泡巨噬细胞DNA损伤下降；血液中NO、NOS的水平以及SOD活性下降，而GSH-Px、G-ST、CAT活性上升；肺组织中抗氧化酶活性增加，MDA含量下降。说明Oncolyn对温石棉所致机体氧化损伤有一定的缓解作用。

(黄　海)

参考文献

1 李　霖，等.中华劳动卫生职业病杂志，2004，22(5)：323
2 姬文婕，等.中华劳动卫生职业病杂志，2004，22(5)：347
3 胡永斌，等.中华劳动卫生职业病杂志，2005，23(2)：109
4* 徐峥嵘，等.工业卫生与职业病，2005，31(4)：193
5 胡大林，等.中国工业医学杂志，2005，18(4)：219
6 李素平，等.工业卫生与职业病，2005，31(5)：298
7 姬文婕，等.中华劳动卫生职业病杂志，2004，22(5)：361
8 张东辉，等.中国职业医学，2004，31(6)：13
9 董　静，等.工业卫生与职业病，2005，31(4)：206
10 陈　莹，等.中华劳动卫生职业病杂志，2004，22(5)：350
11 李素平，等.中华劳动卫生职业病杂志，2005，23(2)：119
12 代群威，等.中国职业医学，2005，32(4)：9
13 邹伟明，等.中国职业医学，2005，32(2)：34
14 彭开良，等.中华劳动卫生职业病杂志，2005，23(2)：105
15 杨晓波，等.中华劳动卫生职业病杂志，2005，23(2)：113
16 樊梅芳，等.工业卫生与职业病，2005，31(4)：210
17 范雪云，等.中华劳动卫生职业病杂志，2005，23(4)：278
18 杨海兵，等.工业卫生与职业病，2005，31(5)：273
19 余　晨，等.中华劳动卫生职业病杂志，2004，22(5)：336
20 李　庆，等.中国工业医学杂志，2005，18(4)：208
21 王新朝，等.中国职业医学，2005，32(4)：18
22 张艳淑，等.中国工业医学杂志，2005，18(4)：196

八、其他

(一)急性呼吸窘迫综合征

汤耀斌等[1]检测16例急性呼吸窘迫综合征(ARDS)患儿肺泡灌洗液(BALF)中肺泡巨噬细胞(AM)的变化规律，结果显示，ARDS患儿血清MIF和BALF中AM数显著高于肺炎儿童组及正常对照组，随着病程推移，所占比例呈逐渐下降趋势。而白细胞总数及中性粒细胞数逐渐增高。燕艳丽等[2]采用ARDS家兔模型研究肺保护性通气对ARDS肺外器官炎症反应的影响。结果显示，小潮气量(VT)＋最佳呼气末正压(PEEP)组肝组织TNF-α和IL-10 mRNA表达分别为(42±9)和(25±10)，与ARDS模型组相比较，差异无显著性，分别为(37±7)和(25±4)，但显著低于常规VT＋最佳PEEP组、小VT＋高PEEP组和高VT＋零PEEP组。认为肺保护性通气可减轻肺外器官的炎症反应，对于防止MODS的发生具有重要意义。黄英姿等[3]通过观察俯卧位通气对肺内、外源性ARDS病人氧合、肺力学的影响，探讨实施俯卧位通气时间的选择。肺内源性组病人俯卧位通气0.5 h时，氧合指数(PaO_2/FiO_2)较通气前无明显升高，通气

2 h时 PaO_2/FiO_2 明显升高($P<0.05$)；肺外源性组病人俯卧位通气 0.5 h时 PaO_2/FiO_2 较通气前明显升高($P<0.05$)，且 2 h时仍维持较高水平。认为俯卧位通气可改善早期 ARDS 病人的氧合，肺外源性 ARDS 病人氧合改善迅速，但维持通气时间短，不宜超过 2 h，甚至更短的时间，肺内源性 ARDS 病人氧合改善需时略长，通气时间可适当延长至 2 h 以上。苗玉良等[4]报道 α 黑素细胞刺激素(α-MSH)对急性失血性休克加肺内毒素(LPS)损伤二次打击致 ARDS 模型大鼠肺血管内皮细胞凋亡的影响。结果显示，ARDS 组大鼠肺泡腔内大量纤维蛋白性渗出，其中见大量红细胞，间质内大量炎细胞浸润，肺泡壁小血管扩张充血，电镜下可见肺血管内皮细胞凋亡发展至晚期阶段，染色质明显边集，胞质内大量空泡形成。α-MSH 治疗组大鼠肺泡腔内未见炎细胞渗出，可见少量浆液性渗出，毛细血管扩张充血不明显，间质中少量炎细胞浸润，电镜下可见肺血管内皮细胞染色质边集程度较轻，凋亡为早期阶段。刘少华等[5]报道去甲肾上腺素(NE)对山羊感染性 ARDS 吸入一氧化氮(NO)治疗能显著降低 ARDS 山羊的平均肺动脉压(MPAP)，增加动脉氧分压(PaO_2)，减少肺泡动脉氧分压差($P_{(A-a)}O_2$)和肺内分流率(Qs/Qt)，联合 NE 静脉泵入能增强吸入 NO 后改善感染性 ARDS 肺气体交换的疗效。杨毅等[6]研究控制性肺膨胀(SI)对 ARDS 家兔肺外器官炎症反应的影响。结果显示，SI 可抑制 ARDS 家兔肺外器官细胞因子 mRNA 的表达，下调肺外器官炎症反应。马四清等[7]采用右心漂浮导管及热稀释法，对 8 例高原肺水肿继发急性呼吸窘迫综合征病人进行了血流动力学监测，同时检测其肺动脉内皮细胞分泌到血液中的收缩因子 ET-1、TXA_2 及舒张因子、NO 和 PGI_2 变化，结果显示，高原肺水肿继发 ARDS 时血流动力学发生紊乱，内皮细胞因子分泌失衡，并导致肺动脉高压的发生。张泓等[8]探讨血管紧张素Ⅱ(AngⅡ)对 LPS 致大鼠内皮通透性损伤作用的影响，以及 AngⅡ的Ⅰ型受体(AT1-R)拮抗剂(Sar^1，Ile^8)-AngⅡ的干预作用。结果显示，AngⅡ可显著恶化 LPS 对大鼠肺微血管通透性的炎性致伤作用，而 AT1-R 拮抗剂对炎性介质致大鼠肺微血管通透性损伤有明显的保护作用。陈飞波等[9]报道早产儿湿肺伴 ARDS 者占同期新生儿湿肺总数的 20%(30/150)。30 例均为剖宫产。临床表现以气促、呼吸困难、青紫为主，24 h 后明显加重，胸片显示 ARDS。30 例均需机械通气，5、6 d 临床症状明显好转，全部治愈。陈静等[10]检测油酸型 ARDS 大鼠血清及支气管肺泡灌洗液(BALF)中 TNF-α 和 IL-8 水平，Western 免疫印迹测定结果证实 24 h 时血红素氧合酶-1(HO-1)蛋白明显增加。结果显示，血红蛋白可成功地诱导体内 HO-1 的表达，对 ARDS 具有一定的防治作用，其机制可能是 HO-1 通过减少炎症细胞因子如 TNF-α 和 IL-8 来减轻肺损伤。史计月等[11]报道维拉帕米-普鲁卡因合剂(维普合剂)防治危重病人手术后 ARDS 有效。认为维普合剂具有阻断全身炎症反应综合征(SIRS)→ALI→ARDS→多器官功能障碍综合征(MODS)恶性循环、防治 ARDS 的作用。熊艳等[12]选择 56 例重症急性胰腺炎并发 ARDS 行气管插管机械通气病人，探讨其肺保护通气策略。结果发现以平台压为靶压力管理目标，适时选用容量通气或压力控制通气，合理调整参数，真正实行个体化保护性通气策略，可能最大程度地避免呼吸机相关性肺损伤的发生。易丽等[13]报道对 28 例 ARDS 病人，在小潮气量(VT)机械通气的基础上，应用肺复张法(RM)治疗。结果发现，反复多次 RM 可增加气体交换，改善氧合，进一步减少呼吸机相关性肺损伤(VALI)。应用 RM 较安全，简便易行，耐受性好，临床观察未见低氧血症和对血流动力学的明显影响。李坚等[14]对 18 例 ALI/ARDS 病人实施 NPPV 治疗结果显示，NPPV 对部分 ALI/ARDS 病人是有效的支持治疗手段，尤其是 ARDS 早期的 ALI 阶段可考虑选用 NPPV。如 NPPV 治疗失败，应及时转换为气管插管有创通气。顾勤等[15]研究肺复张(LR)对 ARDS 病人开放吸痰(ETS)后的治疗价值。结果为所有病人血流动力学参数基本稳定，无心律失常发生。病人实施 ETS 后 PaO_2 显著下降，ETS 前后比较差异有显著性(均 $P<0.05$)，认为 ARDS/ALI 病人在 ETS 后立即予以 LR，病人可以耐受，其血流动力学未受到显著干扰，且可以迅速改善低氧血症。高景利等[16]探讨俯卧位机械通气对肺内/外源性 ARDS 的治疗作用。研究发现，两组俯卧位机械通气均能显著改善 PaO_2/FiO_2，是 ARDS 病人早期支持治疗的重要而有效的手段。徐磊等[17]观察在绵羊 ARDS 模型上利用控制性肺膨胀法(SI)实施肺复张，结果提示，对 ARDS 实施肺复张，应充分考虑压力对血流动力学及肺组织的损害，肺复张压力应选择在 P-V 曲线的上拐点(UIP)或 UIP 下 5 cmH_2O，此时对血流动力学没有明显影响。解立新等[18]观察在仰卧位和俯卧位条件下小 VT+PEEP 通气对 ARDS 模型犬肺不同部位 BALF 中肾上腺髓质素(ADM)的作用，以评价不同体位肺保护通气方式对肺内/外源性 ARDS(ARDSp/ARDSexp)的抗炎作用机制。发现 ARDSp 和 ARDSexp 对肺不同部位 ADM 释放的影响具有明显差异，俯卧位+小潮气量+PEEP 通气模式对 ARDSp 和 ARDSexp 均具有良好的治疗效果。陈永铭等[19]以肺泡灌洗法复制家兔 ARDS 模型，采用单指示剂热稀释法测定血管外肺水(EVLWI)，结果提示，肺

保护与肺开放通气策略可降低 EVLWI，增加肺水清除。喻文亮等[20]调查我国 2004 年全年国内 25 家儿童医院及某些三级中等医院的 PICU 患儿中共有危重病例 6 839 例，其中 ARDS 97 例，病死 61 例，患病率 1.4%，病死率、24 h 及 24 h 后病死率分别为 62.9%、23.7%和 51.4%；占同期 PICU 病死率的 13.1%，死亡相对危险性是 PICU 平均水平的 9.3 倍。郭斐等[21]复制绵羊 ARDS 模型，分别记录建模时(0 h)、快速补液 1、2、3 h 不同容量状态下血流动力学指标、氧合指数、胸腔内血容量(ITBVI)、心脏舒张末期容积(GEDVI)以及血管外肺水(EVLWI)的变化，并观察不同容量指标与 EVLWI 的相关性。结果提示，ITBVI 和 GEDVI 是反映 ARDS 容量状态及 EVLWI 的较好指标，优于临床常用的肺动脉嵌顿压(PAWP)及中心静脉压(CVP)。张庚等[22]评价肺泡灌洗(BAL)对肺原性急性呼吸窘迫综合征(ARDSp)肺复张和肺力学的影响，以探讨 BAL 对 ARDSp 的治疗作用。据研究发现，BAL 对肺复张容积无显著影响，但显著降低 ARDSp 的气道压力，改善通气功能。罗奇志等[23]对 16 例 60%以上面积烧伤合并 ARDS 病人进行常规治疗及连续静脉-静脉血液透析滤过(CVVHDF)治疗，观察肺功能改变，探讨连续肾替代(CRRT)防治烧伤后呼吸衰竭。研究认为，CVVHDF 是连续肾替代的一种治疗方式，能明显改善肺的换气功能，PaO_2/FiO_2升高和$D_{A-a}O_2$降低，并能增加肺动态顺应性，对大面积烧伤出现的 ARDS 是一有效的治疗手段。张纳新等[24]探讨气道压力释放通气(APRV)或 CPAP 通气模式实施肺复张策略治疗 ARDS 对血流动力学、肺力学和氧代谢指标的影响。结果显示，采用 APRV 模式进行 ARDS 肺复张治疗可避免镇静剂的使用，对血流动力学干扰较小，对肺力学及氧合的改善优于 CPAP 模式。

（赵立军）

参 考 文 献

1 汤耀斌，等. 中华急诊医学杂志，2004，13(12)：832
2 燕艳丽，等. 中华急诊医学杂志，2004，13(12)：804
3 黄英姿，等. 中华内科杂志，2004，43(12)：883
4 苗玉良，等. 中国危重病急救医学，2004，16(10)：596
5 刘少华，等. 中国危重病急救医学，2004，16(10)：629
6 杨　毅，等. 中国危重病急救医学，2004，16(10)：603
7 马四清，等. 中国急救医学，2005，25(8)：616
8 张　泓，等. 中国危重病急救医学，2004，16(10)：608
9 陈飞波，等. 中华急诊医学杂志，2005，14(7)：582
10 陈　静，等. 中华劳动卫生职业病杂志，2005，23(3)：199
11 史计月，等. 中国危重病急救医学，2005，17(6)：357
12 熊　艳，等. 中国综合临床，2005，21(3)：239
13 易　丽，等. 中国危重病急救医学，2005，17(8)：472
14 李　坚，等. 中国急救医学，2005，25(1)：25
15 顾　勤，等. 中国危重病急救医学，2005，17(8)：484
16 高景利，等. 中国危重病急救医学，2005，17(8)：487
17 徐　磊，等. 中国危重病急救医学，2005，17(8)：468
18 解立新，等. 中国危重病急救医学，2005，17(8)：459
19 陈永铭，等. 中华结核和呼吸杂志，2005，28(9)：615
20 喻文亮，等. 中华急诊医学杂志，2005，14(6)：448
21 郭　斐，等. 医学临床研究，2005，22(8)：1029
22 张　庚，等. 中国内镜杂志，2005，11(9)：913
23 罗奇志，等. 第三军医大学学报，2005，27(13)：1407
24 张纳新，等. 中国危重病急救医学，2005，17(8)：481

（二）阻塞性睡眠呼吸暂停低通气综合征

林其昌等[1]观察 104 例确诊为阻塞性睡眠呼吸暂停低通气综合征(OSAHS)合并高血压老年病人，结果显示，反复低氧血症、呼吸暂停可能是部分老年 OSAHS 伴发高血压的发病原因，nCPAP 治疗有助于此类病人血压的恢复。韩芳等[2]报道 34 例腭垂咽软腭成形术(UPPP)后的 OSAHS 病人术后睡眠呼吸紊乱指数(AHI)改善 50%以上者只有 8 例(28%)，28 例(82%)病人 AHI 超过 15 次/h，术后非快动眼(NREM)及快动眼(REM)睡眠期的最大耐受压力在 11～20 cmH_2O 的范围内，平均值显著低于未经手术治疗的 OSAHS 病人($P<0.01$)。6 例 CPAP 治疗失败的术后病人均进行 BiPAP 治疗，均能较好地耐受 BiPAP 治疗。罗远明等[3]对 74 例打鼾病人进行简化醒觉维持(OSLER)试验，测定其醒觉维持时间(OSLER-T)，同时记录 Epworth 嗜睡评分(ESS)，结果为 OSAHS 组的 OSLER-T 明显比打鼾组短，OSLER-T 与 ESS 呈显著的负相关($P<0.01$)。25 例 OSAHS 病人接受 2 个月的 CPAP 治疗后，OSLER-T 从治疗前的(16.20±12.98) min 显著延长至(36.38±21.10) min ($P<0.01$)。认为 OSLER 试验对打鼾伴(或不伴)有 OSAHS 病人日间嗜睡情况有诊断价值。李树华等[4]以纤维内镜观察 34 例阻塞性睡眠呼吸暂停综合征(OSAS)病人平静呼吸和 Muller 动作时上呼吸道各平面形态的变化，利用图像分析软件计算咽壁顺应性，结果表明，OSAS 病人和对照组的上呼吸道咽壁顺应性差别明显，咽壁顺应性增大是 OSAS 发病的重要因素之一。张丙芳等[5]对 30 例睡眠呼吸暂停综合征(SAS)病人给予 nCPAP 治疗，同时记录夜间平均动脉血压(MAP)和动脉血氧饱和度(SaO_2)，测定治疗前后血浆中内皮素(ET)、血管紧张素Ⅱ(AngⅡ)、心房钠尿肽(ANP)和降钙素基因相关肽(CGRP)浓度。结果显示，nCPAP 治疗后 SAS 病人的睡眠结构和呼吸暂

停低通气指数显著改善，SaO_2显著提高，MAP显著降低($P<0.05$)，ET、Ang Ⅱ、ANP也显著降低($P<0.01$,$P<0.05$)，而CGRP显著升高($P<0.05$)。王蓓等[6]了解太原市睡眠呼吸暂停低通气综合征(SAHS)的患病率。实际完成调查人数为5 128名，确诊为SAHS病人共179例，患病率为3.5%，男性患病率显著高于女性($P<0.01$)，其发病高峰年龄为30～50岁。周本忠等[7]检测OSAHS病人脂代谢临床指标和腭垂大小，及腭垂中脂肪量，光镜和电镜观察腭垂病理学改变。结果显示，肥胖和非肥胖OSAHS病人存在不同程度脂代谢紊乱，咽部过多的脂肪浸润可能通过改变气道大小、形状和咽壁顺应性，促成(或加重)气道阻塞，从而成为OSAHS发病的重要因素之一。廖雪梅等[8]发现OSAHS病人血浆食欲素A水平显著高于单纯肥胖组及正常组。认为其原因可能与病人夜间反复发作性低氧有关，且食欲素A在调节睡眠-觉醒的过程中可能发挥了重要的作用。乔华等[9]对31例OSAHS病人收集晨起即刻和睡前的呼出气冷凝液(EBC)，测定EBC中IL-6的含量，结果显示，EBC中IL-6水平的高低与病情严重程度有关，可作为OSAHS气道炎症反应的一项重要监测指标。钟旭等[10]探讨降压药对OSAHS病人相关的血压及动脉硬度的作用。发现OSAHS病人在发生阻塞性事件时，其系统血压在阻塞后微觉醒期有显著升高，且不能被联合降压药降低，动脉硬度在阻塞晚期显著增加但可被联合降压药物减轻。陈晓阳等[11]检测实验小鼠心肌细胞缺氧诱导因子1α(HIF-1α)及诱导型一氧化氮合酶(iNOS-2)的表达，及血浆血管内皮生长因子(VEGF)及内皮素1(ET-1)的浓度。结果显示，慢性间断性缺氧可引起小鼠HIF-1α表达增加，促进HIF-1α目的基因产物VEGF、ET-1的表达。彭志宏等[12]探讨儿童OSAHS的诊断及围术期处理方法。结果提示，用便携式多功能监测仪对疑似OSAHS患儿行夜间持续脉搏氧饱和度和呼吸监测，结合临床特征及影像学检查可明确诊断。治疗方式是扁桃体和腺样体切除术。气道评估有助于降低围术期较高的麻醉风险。王丽等[13]报道提示常规超声心动图检查显示孤立性右室肥厚而其他检查找不到基础疾病者，应考虑OSAS可能，应及时转专科做出明确诊断，以达到对该病的早期诊断与治疗。刘辉国等[14]报道慢性间歇性缺氧能够降低大鼠上气道扩张肌-胸骨舌骨肌的张力，增加上气道肌的疲劳，使上气道抗疲劳能力下降，从而使其在抵抗上气道在吸气时负压的作用下降，可能参与了睡眠呼吸暂停的发病过程，加重或诱发呼吸暂停。余勤等[15]报道OSAHS病人存在血流动力学异常及凝血、抗凝、纤溶状态及血小板活性变化，可能是OSAHS病人易于合并心脑血管栓塞性疾病的重要原因。卢清玉等[16]探讨阻塞性睡眠呼吸暂停对心率变应性的影响。结果显示，OSAS组觉醒期与睡眠期各项指标均显著低于同期非OSAS组($P<0.05$～0.01)，认为OSAS对心率变异性有较大影响，且在睡眠的不同阶段有着不均衡的影响。方争胜等[17]对86例OSAHS患儿中72例有扁桃体、腺样体肥大的患儿进行手术治疗。认为扁桃体和腺样体是儿童OSAHS的主要病因，PSG是诊断的依据，手术切除是其主要的治疗手段。肖丹等[18]探讨OSAHS病人清醒及不同睡眠期血中血管活性肠肽(VIP)质量浓度与睡眠质量之间的关系。研究发现，OSAHS病人睡前清醒时及清晨VIP质量浓度与睡眠效率成正相关，提示VIP可能参与OSAHS病人的睡眠调节。张海澄等[19]报道以多导睡眠分析仪(PSG)作为金标准，比较心率变异性(HRV)的时域和频域指标初筛OSAS病人，提示动态心电图时域指标和频域指标均有助于初筛OSAS病人，频域指标优于时域指标。王春艳等[20]报道OSAHS伴日间高碳酸血症者较日间血碳酸正常的病人夜间缺氧程度更为严重，日间肺泡通气不足与呼吸中枢对低氧和高二氧化碳的反应性降低有关，经无创正压通气治疗可以改善夜间缺氧，但呼吸中枢反应性的恢复有待长期治疗观察。钦光跃等[21]探讨了老年SAHS病人心率变异性的特点及nCPAP治疗对其影响。研究提示，老年SAHS病人存在心率变异异常，nCPAP治疗可以明显改善老年SAHS病人的心率变异性。朱小平等[22]对1964名3～7岁儿童父母调查儿童睡眠呼吸情况。结果为睡眠中经常打鼾的占6.1%，经常打鼾儿童中夜间睡眠呼吸困难或暂停等呼吸障碍症状的发病率为31.2%，显著高于不经常打鼾儿童的($P<0.01$)，且经常打鼾儿童日间症状好动以及学习能力和学习成绩较差，夜间较容易出现惊醒和遗尿。王东等[23]对41例脑梗死病人进行睡眠呼吸初筛监测。结果显示，新发脑梗死病变常伴有较严重的呼吸紊乱，累及脑干时低通气的发生明显增加，梗死范围越大呼吸紊乱程度越高，上气道周围组织功能异常是引起呼吸紊乱加重的重要因素。张立强等[24]检测165例无亲缘关系的中国北方汉族男性OSAHS者的β_2-ADR和β_3-ADR基因多态性的基因型，结果提示，β_3-ADR基因多态性可能通过参与中心型肥胖而导致中国北方汉族男性的OSAHS，可能通过肥胖及睡眠呼吸暂停间接引发OSAHS者的高血压形成，β_2-ADR基因多态性可能不参与中国北方汉族男性中心型肥胖及OSAHS的形成。徐建萍等[25]报道OSAS病人血清瘦素水平及胰岛素敏感指数明显高于单纯肥胖组及对照组，OSAS病人体内瘦素水平可能与其胰岛素抵抗有关。王玮等[26]对10例重度

OSAHS病人、其一级亲属16名进行睡眠监测并测定低氧通气反应(HVR)、高碳酸通气反应(HCVR),结果提示,OSAHS有家族聚集性,但这一聚集性与遗传性呼吸调节异常无关。刘珊珊等[27]以参麦注射液(SMI)干预OSAHS大鼠模型。采用电刺激法测定大鼠等长收缩胸骨舌骨肌肌条在不同刺激频率下收缩性能的变化。结果显示,慢性间歇性缺氧能够增加上气道肌的疲劳,SMI具有显著增强上气道肌收缩力和抵抗疲劳的作用。

(赵立军)

参考文献

1 林其昌,等.中华老年医学杂志,2005,24(8):595
2 韩 芳,等.中华结核和呼吸杂志,2005,28(6):372
3 罗远明,等.中华结核和呼吸杂志,2004,27(12):847
4 李树华,等.中国内镜杂志,2004,10(12):1
5 张丙芳,等.心脏杂志,2005,17(1):34
6 王 蓓,等.中华结核和呼吸杂志,2004,27(11):760
7 周本忠,等.解放军医学杂志,2005,30(6):482
8 廖雪梅,等.中华结核和呼吸杂志,2005,28(6):368
9 乔 华,等.中华结核和呼吸杂志,2005,28(6):364
10 钟 旭,等.中华结核和呼吸杂志,2005,28(6):377
11 陈晓阳,等.中华结核和呼吸杂志,2005,28(2):93
12 彭志宏,等.华中医学杂志,2005,29(2):99
13 王 丽,等.中华超声影像学杂志,2005,14(6):433
14 刘辉国,等.临床内科杂志,2005,22(8):560
15 余 勤,等.中国综合临床,2005,21(3):222
16 卢清玉,等.中国循环杂志,2005,20(1):38
17 方争胜,等.医学临床研究,2005,22(3):341
18 肖 丹,等.首都医科大学学报,2004,25(4):493
19 张海澄,等.中华心律失常学杂志,2005,9(1):25
20 王春艳,等.新医学,2005,36(3):151
21 钦光跃,等.中华老年医学杂志,2005,24(3):172
22 朱小平,等.上海医学,2005,28(9):773
23 王 东,等.中华结核和呼吸杂志,2005,28(9):608
24 张立强,等.中华内科杂志,2005,44(5):333
25 徐建萍,等.第四军医大学学报,2005,26(15):1411
26 王 玮,等.中华结核和呼吸杂志,2004,27(11):763
27 刘珊珊,等.中华结核和呼吸杂志,2005,28(9):611

(三)胸腔积液

张秀琴等[1]采用酶联免疫吸附分析法(ELISA)和氨试剂法检测80例胸腔积液(各40例结核性和癌性积液)中IFN-γ水平和腺苷脱氨酶(ADA)活性,结果显示,IFN-γ对结核性积液诊断的敏感度为90%,特异度为100%,正确率为95%;ADA对结核性胸腔积液诊断的敏感度为80%,特异度为100%,正确率为90%。认为胸腔积液IFN-γ水平的检测对鉴别结核性与癌性胸腔积液明显优于ADA。叶延军等[2]对60例恶性胸腹水中的T细胞进行亚群表达分类并进行相关形态观察和半定量分析。结果显示,胸腹水中淋巴细胞分布不均以几个或数个分布,一般以肿瘤细胞为中心形成花瓣状,淋巴细胞围绕的肿瘤细胞多数可发生形态改变。其T细胞亚型CD4、CD8、CD25、CD3、$CD45_{RO}$、S-100、CD34表达的阳性相对值免疫治疗组显著高于化疗组和对照组($P<0.05$)。王爱玲等[3]报道结核性胸水组中ADA、IFN-γ水平显著高于恶性胸水组($P<0.01$),结核性胸水组CEA水平,显著低于恶性胸水组($P<0.01$)。表明胸水中ADA、IFN-γ和CEA水平测定有助于良恶性胸水的鉴别诊断。杨勍等[4]回顾12例恶性胸腔积液病人行电视纵隔镜胸膜活检及滑石粉固定术质量的临床资料,结果为手术诊断率100%,治疗有效率91.7%。赵明等[5]测定30例结核性和25例恶性胸腔积液及血清中Zn、Cu、Se的含量。结果为恶性胸腔积液中Zn与Se含量均显著低于结核性胸腔积液中Zn与Se含量($P<0.001$),结核性胸腔积液Cu/Zn比值明显低于恶性胸腔积液($P<0.001$);胸腔积液中Zn、Se及Cu/Zn比值对恶性胸腔积液诊断的敏感性及特异性分别为80%、88%、68%和80%、93.3%、73.3%。傅晓源等[6]测定胸水细胞中8-OH-dG、K-ras和p53基因的蛋白表达情况。结果表明,肺癌组、非肺癌组胸水细胞8-OH-dG阳性率分别为75.5%与15.1%,K-ras基因的蛋白表达阳性率分别为64.2%和3.8%,p53基因的蛋白表达阳性率分别为69.8%与18.9%(均$P<0.01$),两组比较差异显著;8-OH-dG与K-ras基因的蛋白均呈高度正相关(均$P<0.01$),K-ras和p53基因的蛋白表达呈高度正相关(均$P<0.01$)。李长生等[7]同时检测32例老年肺癌伴胸腔积液病人血清和胸水中细胞角化蛋白片段19(CYFRA21-1)、神经元特异性烯醇化酶(NSE)、糖链抗原15-3(CA15-3)、糖链抗原19-9(CA19-9)、糖链抗原125(CA125)水平,结果为恶性胸腔积液病人血清中上述5项指标的水平均高于良性胸腔积液病人血清中水平(P值均<0.01),胸水中除NSE外其他4项指标的水平也均高于良性胸水中的水平(P值均<0.01),血清5种肿瘤标志物平行联合检测可提高诊断的敏感性达90.6%,系列联合检测可使特异性提高至93.3%,CYFRA-21与CA15-3联合检测可提高诊断的敏感性和特异性至100%和90%。张湘燕等[8]对胸腔积液中端粒酶hTERT基因的表达水平进行检测,结果恶性胸腔积液中端粒酶hTERT基因的表达水平明显高于良性胸腔积液($P<0.05$),提示胸水中端粒酶hTERT基因的表达水平有助于临床鉴别良、恶性

胸腔积液。罗英琳[9]对 87 例胸腔积液的胸水进行 IFN-γ、P-选择素(selectin)及 ADA 测定。结果为结核性组 IFN-γ、ADA 浓度均明显高于癌性组($P<0.01$),而恶性胸腔积液 P-选择素浓度明显高于结核性胸腔积液组和漏出液组(P 值均<0.01)。诊断结核性胸腔积液 IFN-γ 敏感性为 92.9%,特异性为 91.1%,ADA 敏感性为 95.2%,特异性为 93.3%,而 P-选择素敏感性、特异性均较低。提示三者联合检测有助于临床鉴别胸膜良恶性疾病。李小惠等[10]测定胸水 VEGF 值。结果为恶性胸腔积液中的 VEGF 水平为(752±221) pg/ml,显著高于良性胸腔积液中的 VEGF 水平(56.3±22.8) pg/ml($P<0.01$),提示 VEGF 可为临床鉴别良恶性胸腔积液的一项参考指标。高俊珍等[11]测定胸水 VEGF 浓度、CEA 浓度及 ADA 活性,结果显示,恶性胸水中 VEGF 浓度显著高于良性胸水,并发现 VEGF 与 CEA 正相关,与 ADA 无相关性。黄慧等[12]用体外培养方法,从肺癌病人胸腔积液中发现体外能诱导出功能健全的 DCs,电镜发现这类 DCs 具有成熟树突细胞的典型形态,可使 TILs 扩增。付铁莉等[13]分析 14 例心源性胸腔积液病人的临床特征,发现本病多见于中老年,均存在引起或诱发心力衰竭的基础疾病和诱因,常有多种疾病并存,相互影响,掩盖或加重心脏的症状或体征,影响胸水的检查结果导致诊断困难。加强综合分析可防止误诊。石亚萍等[14]报道对心衰患者治疗两周后观察其治疗前后各项心功能指标。结果显示,观察组与对照组治疗组治疗前后各观察指标,组内比较差异有显著性($P<0.05$),组间比较差异无显著性。提示心源性胸腔积液经过恰当的治疗,可以取得与不合并胸腔积液的心力衰竭病人相同疗效。王火强等[15]对 110 例 CT 未发现肺部原发病灶但疑为肺癌及肺癌转移可能的 84 例胸腔积液、26 例肺不张病人,进行^{18}F-FDG DHTC(脱氧葡萄糖符合线路显像)检查。结果为 38 例病人确诊为肺癌,72 例为肺部良性病变。^{18}F-FDG DHTC 对 CT 未能找到原发灶的胸腔积液或肺不张病人肺癌诊断的灵敏度、特异性和准确性分别为 97%、78%和 85%,对良恶性胸腔积液鉴别诊断的灵敏度为 86%。邬海燕等[16]将 70 例恶性胸腔积液引尽胸液后,分别注入滑石粉 3 g 加生理盐水 50 ml、博来霉素 1 mg/kg 加生理盐水 50 ml 行胸膜腔粘连,结果滑石浆组总有效率 97%,博来霉素组总有效率 78.4%($P<0.05$)。姜秀峰等[17]将初治结核性胸腔积液病人予抽取胸液加胸腔内注入卡介菌多糖核酸(BCG-PSN)加联合化疗,对照组给予抽取胸液及联合化疗,观察治疗前后胸液中 sIL-2R 浓度变化,胸液吸收速度,分析 BCG-PSN 疗效及不良反应。结果为治疗后胸液 sIL-2R 浓度明显下降。治疗后 40 d 胸液吸收率 95.5%,对照组 68.7%,$P<0.05$。提示 BCG-PSN 能抑制结核性胸液中 sIL-2R 过度分泌,可以增强机体细胞免疫功能,且加速结核性胸液吸收。章莉等[18]将 10 例晚期肿瘤伴恶性体腔积液的病人局部抽出积液后注射草酸铂 50～100 mg 和免疫抑制剂,同时予化疗,结果为 CR2 例,PR4 例,NC4 例。有效率为 60%。主要毒性反应为恶心、呕吐、腹泻及骨髓抑制和周围神经感觉障碍。肖怀志等[19]将结核性中等量以上胸腔积液 202 例随机分成治疗组(胸腔内置管持续负压引流治疗)和对照组(传统反复胸腔穿刺抽液治疗),对胸液消失时间、临床症状改善时间、胸膜反应、胸膜增厚、胸液包裹等的发生及住院时间、费用进行相关比较,发现治疗组上述指标均优于对照组($P<0.01$ 或 $P<0.05$)。罗萍等[20]报道北京市 1996～2000 年 256 例单纯结核性渗出性胸膜炎 6 个月短程化疗胸液完全吸收率为 73%。结果表明,单纯结核性渗出性胸膜炎采用 6 月标准短程化疗近远期疗效良好,对 6 个月未完全吸收可适当延长至 9～12 个月。早期诊断和治疗有利于胸液的吸收及减少胸膜增厚。史健等[21]将 60 例晚期癌症合并胸腔积液的病人胸腔穿刺完全引流胸水后,试验组胸腔内及静脉注入班蝥酸钠注射液各 50 ml。对照组胸腔内注入化疗药或 IL-2 治疗结果试验组与对照组比较胸腔积液疗效及生存质量明显提高,T 淋巴细胞亚群 $CD4^+/CD8^+$ 比值明显升高(均 $P<0.05$～0.01)。林辉斌等[22]将 58 例肺癌并胸腔积液病人充分引流后,每隔 3 d 注入不同剂量的 A 群链球菌制剂沙培林共 2～3 次,总有效率为 81%,主要不良反应为不同程度的发热及胸痛。吴旺业等[23]观察了伴有胸膜增厚和纤维间隔形成的结核性渗出性胸膜炎 32 例每次抽液后注入尿激酶 10U,且常规抗结核和抽液治疗结果,与非注药组比较抽液次数少,抽液总量多,胸腔积液完全吸收时间缩短(均 $P<0.01$)。并有防治胸膜增厚、粘连的作用($P<0.01$～0.05)。吕华等[24]报道肝切除术后胸腔积液产生主要与术后肝功能损害、膈肌炎症刺激及术中膈肌损伤有关,治疗应采取抗炎、对症治疗并治疗胸水产生的相关因素。

(孙沁莹　赵立军)

参 考 文 献

1 张秀琴,等.陕西医学杂志,2005,34(5):606

2 叶延军,等.第二军医大学学报,2005,26(5):502

3 王爱玲,等.临床内科杂志,2005,22(7):491

4 杨　劼,等.中国胸心血管外科临床杂志,2005,12(4):291

5 赵 明,等.武汉大学学报(医学版),2005,26(3):415
6 傅晓源,等.癌症,2005,24(3):345
7 李长生,等.中华老年医学杂志,2004,23(10):697
8 张湘燕,等.贵州医药,2004,28(10):867
9 罗英琳.广西医学,2005,27(8):1170
10 李小惠,等.四川医学,2005,26(2):143
11 高俊珍,等.中华结核和呼吸杂志,2005,28(6):424
12 黄 慧,等.癌症,2005,24(6):663
13 付铁莉,等.中国防痨杂志,2005,27(1):54
14 石亚萍,等.广东医学,2004,25(10):1202
15 王火强,等.中华核医学杂志,2004,24(5):271
16 邬海燕,等.重庆医学,2005,34(2):270
17 姜秀峰,等.中国防痨杂志,2005,27(4):233
18 章 莉,等.肿瘤,2005,25(3):278
19 肖怀志,等.医学临床研究,2005,22(5):638
20 罗 萍,等.中国防痨杂志,2005,27(1):5
21 史 健,等.中国中西医结合杂志,2005,25(5):451
22 林辉斌,等.广东医学,2005,26(5):634
23 吴旺业,等.广西医学,2005,27(3):368
24 吕 华,等.吉林医学,2005,26(4):425

(四)急性肺损伤

罗佛全等[1]探讨应激反应阶段生长激素(GH)对大鼠ALI的影响及其机制。结果表明,NF-κB表达、活化在LPS诱导ALI的发病过程中有重要作用。应激反应阶段应用GH可加剧LPS诱导的ALI,其机制与促进肺局部NF-κB表达与活化而加剧肺局部炎症反应有关。邱海波等[2]探讨吸入NO对ALI小鼠肺组织炎症反应的影响。结果显示,吸人5×10^{-6}和20×10^{-6}NO可抑制LPS介导的NF-κB活化,下调炎症因子表达,改善ALI,但吸人40×10^{-6}NO加重肺损伤。姜晓晖等[3]探讨VEGF与急性肺水肿的关系。结果显示,急性肺损伤早期SD大鼠模型BALF中VEGF水平降低,其降低程度可反应肺损伤、肺水肿严重程度。VEGF水平的降低可能是减轻早期肺水肿程度的一种保护机制。虎晓岷等[4]探讨川芎嗪(Lig)对肺泡巨噬细胞(PAM)NF-κB活化的调节干预作用。实验发现,Lig可减轻失血性休克并内毒素诱发的急性肺损伤,可能与Lig干预抑制肺泡巨噬细胞NF-κB的活化有关。郭琳瑛等[5]报道肺表面活性物质对大肠杆菌所致的大鼠肺内源性ALI有治疗作用,可改善氧合,减轻肺水肿,并有减少肺透明膜形成和TNF-α释放趋势。熊旭明等[6]探讨IL-10对急性肺损伤的保护作用,结果提示,IL-10能抑制内毒素诱导ALI大鼠肺组织中TNF-α、IL-1β和IL-6 mRNA的表达,降低血浆炎症因子水平,减轻肺组织的病理损害,能起到治疗ALI的作用。刘立明等[7]探讨体外循环(CPB)期间含氧血持续肺动脉灌注对CPB中肺损伤的保护作用。结果显示,肺灌注组血管内皮细胞黏附分子、诱导型一氧化氮合酶(iNOS)表达明显弱于对照组($P<0.01$),肺灌注组内皮型一氧化氮合酶(eNOS)表达明显强于对照组($P<0.01$)。认为CPB中含氧血持续肺动脉灌注对CPB中肺损伤有保护作用。覃铁和等[8]对23例术后ALI病人序贯应用同步间歇指令-压力支持通气模式(SIMV-PS)和适应性支持通气(ASV)模式进行机械通气(MV)。结果显示,ASV对术后ALI病人,可根据病人的呼吸力学状况自动调整吸气压力支持水平,提高潮气量、降低呼吸频率,而对血流动力学和生命体征没有影响。李咏梅等[9]探讨了气管注入肺泡表面活性物质(PS)对大鼠呼吸机相关性肺损伤(VILI)的保护作用及机制,结果显示,经气管注入PS可抑制VILI大鼠NF-κB基因表达,对VILI有保护作用。闫志强等[10]应用SD大鼠研究心房钠尿肽(ANP)对急性肺损伤时肺泡Ⅱ型上皮细胞(AT-Ⅱ)的保护作用及其机制。结果显示,ANP能减轻LPS引起的急性肺损伤,其机制可能与ANP保护AT-Ⅱ并促进其分泌表面活性物质有关。谢艳萍等[11]观察LPS、TNF-α、IL-1β对大鼠肺微血管内皮细胞(LMECs)水通道蛋白1(AQP-1)表达和功能的影响,同时在LPS诱发的大鼠ALI模型观察AQP-1、AQP-5表达的变化。结果显示,AQP-1,AQP-5可能参与ALI/ARDS液体的异常转运,可能与肺水肿的发病机制有关。李洪霞等[12]观察ALI大鼠TNF-α、IL-1β、IL-1受体拮抗剂(IL-1ra)mRNA的动态表达及自IL-10、地塞米松(Dex)对TNF-α、IL-1β、IL-1ra的干预作用。结果显示,急性肺损伤时,TNF-α及IL-1β mRNA表达明显早于IL-lra mRNA,提示ALI早期存在炎症介质/抗炎介质失衡。IL-10、Dex可明显抑制TNF-α及IL-1β mRNA的表达,但不影响IL-lra mRNA的表达,这有利于炎症介质/抗炎介质平衡的重建,减轻大鼠ALI。刘成军等[13]观察Dex对高氧暴露大鼠肺组织中基质金属蛋白酶(MMPs)及其组织抑制剂(TIMPs)表达的影响。结果显示,随Dex浓度的增加,MMP-2/TIMP-2、MMP-9/TIMP-1比值亦逐渐降低。认为Dex下调MMPs mRNA表达,调节MMPs/TIMPs之间的失衡,可能是其减轻高氧肺损伤的机制之一。张新日等[14]测定不同潮气量大鼠的支气管肺泡灌洗液(BALF)中白细胞及中性粒细胞计数,血浆和BALF中蛋白含量及髓过氧化物酶(MPO)活性。结果认为,中性粒细胞募集和活化在呼吸机所致肺损伤中起着重要作用,BALF中MPO活性是反映中性粒细胞活化程度的可靠指标,BALF中蛋白含量测定对评价肺损伤程度有实用价值。张秋金等[15]报道联合应用甲泼尼

龙和纳洛酮可降低LPS吸入性ALI大鼠血清IL-8升高,并显著抑制肺组织NF-κB p65蛋白表达。戢新平等[16]报道俯卧位和旋转体位都能改善兔油酸型ALI肺的氧合,ALI肺出现重力压迫性肺不张,旋转体位能减轻肺不张的程度和使肺水肿趋于均匀。李燕芹等[17]探讨VEGF在急性肺损伤大鼠肺组织微血管增生中的作用。结果显示,急性肺损伤第1天出现VEGF的升高,第4天出现肺部微血管的增加,急性肺损伤大鼠肺微血管的增生可能与血清中VEGF的增高有关,VEGF在急性肺损伤的发生发展中起一定的作用。舒义竹等[18]研究血液光量子疗法(UBIO)对体外循环急性肺损伤的保护作用。20例先心病治疗结果显示,自体UBIO减少血液破坏,提高红细胞携氧能力,使机体术后得到有效氧供,对体外循环术后病人的肺功能有良好的保护作用。朱友荣等[19]研究肺表面活性物质(Surf)和吸入一氧化氮(iNO)治疗幼猪感染性腹膜炎诱发ALI的作用及疗效。结果显示,联合应用Surf和iNO能明显改善氧合、肺功能,减轻肺病理损害,延缓肺损伤的进展。

(赵立军)

参考文献

1 罗佛全,等.中国危重病急救医学,2005,17(9):523
2 邱海波,等.江苏医药杂志,2004,30(12):894
3 姜晓晖,等.浙江医学,2005,27(9):659
4 虎晓岷,等.中华急诊医学杂志,2005,14(9):722
5 郭琳瑛,等.中华急诊医学杂志,2005,14(6):454
6 熊旭明等.中华急诊医学杂志,2005,14(5):380
7 刘立明,等.医学临床研究,2005,22(7):873
8 覃铁和,等.中国实用外科杂志,2005,25(4):235
9 李咏梅,等.中国胸心血管外科临床杂志,2005,12(2):106
10 闫志强,等.第四军医大学学报,2004,25(23):2199
11 谢艳萍,等.中华结核和呼吸杂志,2005,28(6):385
12 李洪霞,等.解放军医学杂志,2005,30(4):306
13 刘成军,等.中国危重病急救医学,2004,16(10):618
14 张新日,等.中国危重病急救医学,2005,17(6):367
15 张秋金,等.中国危重病急救医学,2005,17(6):370
16 戢新平,等.中华结核和呼吸杂志,2005,28(1):33
17 李燕芹,等.中国急救医学,2005,25(1):48
18 舒义竹,等.贵州医药,2005,29(1):19
19 朱友荣,等.中华急诊医学杂志,2004,13(10):673

(五)自发性气胸

秦蓁等[1]对31例特发性气胸病人行胸膜腔造影检查,其中4例确定破口位置,22例发现胸膜下气肿泡和(或)肺大泡,2例发现胸膜粘连,3例未发现异常。张其刚等[2]通过对比扁平形胸廓青少年自发性气胸病人与对照组的CT图像及开胸获取肺组织的抗拉伸、挤压等动力学实验,发现气胸组胸廓横径与前后径、气管长度与横径比值明显大于对照组($P<0.05$);气胸组肺组织抗牵拉、挤压和弯曲的能力明显低于对照组($P<0.05$)。苑爱军等[3]回顾了32例COPD合并自发性气胸病人的临床表现,其中起病缓慢者19例,主要表现为喘息、咳嗽逐渐加重;起病急骤者12例,表现为呼吸困难突然加重,端坐呼吸,发绀明显。李树华等[4]报道对自发性气胸肺压缩在51%～80%的病人抽气后注入纯氧与单纯抽气或胸腔闭式引流治疗相比可以显著缩短肺复张的时间($P<0.01$)。周一平等[5]将288例闭合型自发性气胸分为延迟抽气和立即抽气2组,前者在平均抽气次数、肺复张平均天数、平均住院天数方面好于后者。孙晓娟等[6]以电子支气管镜代替胸腔镜对26例难治性或复发性气胸病人进行检查,结果为24例明确了气胸持续不愈的原因。何俊龙等[7]对36例难治性气胸病人先在透视下经纤支镜向患侧支气管注入造影剂明确气胸裂口的位置,再以纤支镜代胸腔镜向裂口局部注入硝酸银,结果22例找到气胸裂口,8例找到可疑裂口,31例经治疗后痊愈。胡学宁等[8]报道以3 mm针型电视胸腔镜治疗35例年轻自发性气胸病人,取得了满意的效果。张韶岩等[9]回顾了手术治疗318例自发性气胸的疗效,发现胸腔镜手术在手术时间、术后恢复方面优于其他手术方式。

(六)肺栓塞

钟梅等[10]在不同时间检测孕兔肺栓塞模型血清中内皮素和降钙素基因相关肽含量,结果为实验组内皮素于栓塞后即刻增高至栓塞后6 h,降钙素基因相关肽即刻降低,栓塞后4 h增高并持续至栓塞后8 h,与对照组有显著差异($P<0.05$)。张斗霞等[11*~13]研究了兔急性肺血栓栓塞症(APTE)模型肺泡灌洗液和血浆中细胞因子、肺血管内皮和肺泡上皮等部位内皮素1(ET-1)及NF-κB的表达情况以及尿激酶(UK)和(或)地塞米松(Dex)治疗对上述指标的影响。结果为栓塞组肺泡灌洗液及血浆中TNF-α、IL-6、IL-8、IL-10等细胞因子明显增高,Dex治疗后上述细胞因子水平下降,但UK治疗后再次增高,两者都未能显著减轻肺组织的病理损伤;同时给予UK和Dex可以在显著减少肺血管内皮和肺泡上皮ET-1和NF-κB表达的同时,显著减轻栓塞部位肺组织的病理损伤。但李文兵等[14]研究犬APTE模型时,血浆TNF-α、IL-8等致炎细胞因子并无明显增加。姜琴华等[15]为了研究肺血栓栓塞症(PTE)溶栓后再灌注损伤的发病机制,观察了PTE模型UK治疗后肺微血管选择素表达的变化,

结果为UK治疗2、4 h后P-、E-选择素在蛋白水平和mRNA水平的表达均明显升高。张运剑等[16]在研究SD大鼠PTE模型血尿酸(UA)变化时发现,PTE组栓塞后1、4、7 d血UA显著高于对照组且与动脉血氧分压(PaO_2)呈显著负相关。刘春萍等[17]通过大鼠PTE模型观察到,栓塞发生后2周内肺组织肺表面活性物质相关蛋白A的mRNA及蛋白表达水平显著下降。杨玲等[18]将注入自体血栓建立PTE模型的小猪随机分为经导管肺动脉局部溶栓和全身溶栓2组,结果显示,前者在肺动脉压、PaO_2等指标的改善上优于后者($P<0.05$)。王峰等[19]观察了经导管机械祛栓联合局部UK溶栓对犬PTE模型的治疗效果,结果为该组疗效明显优于单独使用机械祛栓或局部UK溶栓组。王明山等[20]检测了38名PTE病人血狼疮样抗凝物质(LA)含量,结果PTE组较对照组明显升高,且大面积PTE组较次大面积PTE组升高更明显。庞宝森等[21]通过检测发现PTE病人血D-二聚体(D-D)、组织型纤溶酶激活剂、抗心磷脂抗体(ACA)等较对照组显著增高(P分别<0.05、0.01)。彭堃等[22]对7例PTE病人溶栓治疗后观察到4 h后ET-1有一明显的高峰出现,并且与PaO_2、D-D的升高程度呈正相关。杨冀萍等[23,24]检测48例PTE病人血小板功能和ACA时,发现血小板膜上P-选择素及ACA-IgG、IgA显著高于对照组、溶栓或抗凝治疗后上述指标明显下降($P<0.01$)。APTE尿激酶溶栓治疗多中心临床试验协作组[25]回顾分析了107例既往无心肺疾病的APTE病人的动脉血气结果,发现PaO_2降低的敏感性为82.2%,PaO_2降低或动脉血二氧化碳分压($PaCO_2$)降低的敏感性为91.6%,$PaCO_2$降低或肺泡-动脉血氧分压差[P(A-a)O_2]升高的敏感性为98.1%。尹春琳等[26]收集了42个APTE病人的心电图系列资料,发现APTE病人的心电图动态变化可以划分为3个阶段,即发病至TV1倒置达峰为第一阶段,TV1倒置达峰阶段为第二阶段,TV1倒置达峰后至恢复发病前水平为第三阶段。李辉等[27]回顾分析了48例PTE病例的影像及临床资料,结果PTE组和对照组支气管动脉出现分别为41例和12例,其中PTE组有27例支气管动脉扩张,而对照组无1例扩张。李永忠等[28]将21例诊断为急性大面积PTE病人通过MRI所获得的血流动力学资料与正常健康志愿者对比,发现主肺动脉直径、血流峰值流速等均有显著差异。刘士远等[29]对中华猪PTE模型以Gd-DTPA行MRI三维动态增强肺实质灌注成像,结果肺栓塞病灶显示率100%,DSA的显示率为80%。王剑鹏等[30]对临床综合诊断的35例PTE病人行经胸超声心动图检查,结果发现11例肺动脉内血栓直接征象,29例右心系统形态改变,29例肺动脉收缩压升高。李辉等[31]回顾了49例PTE病人的螺旋CT平扫影像,共有10例出现肺动脉密度改变,其中局限性密度增高6例,局限性密度减低4例。周旭辉等[32]在回顾分析14例急性大面积PTE病人溶栓治疗前后的CT表现时,发现8例溶栓24 h后复查CT的病人中1例左肺动脉干栓塞加重,1例左下肺后基底段出现新栓塞,4例肺内片状模糊影和胸腔积液加重,1例新出现胸腔积液。马展鸿等[33]回顾分析了76例PTE病人电子束CT扫描情况,其中诊断准确75例,准确率98.7%。王茜等[34]对疑有PTE的104例病人行肺V/Q显像和血浆D-D检查,经分析前者诊断PTE的灵敏度、特异性和准确性分别为84.1%、75.0%和78.8%;后者分别为93.2%、60.0%和74.0%。李娟等[35]对疑为PTE的42例病人分析后,肺V/Q显像和D-D的灵敏度、准确性、阳性预测值分别为94.1%、90.5%、94.1%以及52.9%、57.1%、90.0%。郭佑民等[36]通过犬周围型PTE模型研究发现栓塞后1、7、14 d,栓塞区碱性成纤维细胞生长因子(bFGF)表达显著提高;栓塞后7、14、28 d,栓塞区内小血管密度较非栓塞区显著增加。吴华等[37]回顾60例PTE病人的临床资料后发现,螺旋CT肺动脉造影(CTPA)是确诊PTE的重要方法;PTE经溶栓治疗能较快改善缺氧症状、提高氧分压,改善通气过度。季颖群等[38]回顾分析了94例PTE病人的临床资料,结果显示最常见的症状是呼吸困难(82%)和胸痛(69%),深静脉血栓(DVT)的伴发率为61%。董蕾等[39]对34例70岁以上PTE病人进行溶栓治疗,其中21例发病至确诊并实施治疗时间在14 d以内组的显效率(57%)显著高于13例超过14 d组(31%),但两组的总有效率(81%和69%)并无显著差异。吴惠敏等[40]回顾分析了38例PTE病人的资料,接受溶栓治疗病人的病死率为23.1%,接受抗凝治疗病人的病死率为38.5%;收缩压<90 mmHg、$PaO_2<65$ mmHg、$PaCO_2<25$ mmHg及受累肺段较多是PTE预后不良的影响因素。邹治鹏等[41]回顾了所在医院1974年至2002年442例PTE病人的资料,发现PTE病人住院例数及住院构成比呈逐渐上升趋势,而同期病死率有明显下降趋势;男性的发病高峰在30～60岁,女性为40～60岁。王茂强等[42]对10例巨块型或两侧肺动脉主干PTE,抗凝、溶栓治疗效果不理想的病人实施包括经导管局部注入UK、抽吸血栓、放置腔静脉滤器等介入治疗,取得了满意的疗效。任华等[43]报道了12例慢性PTE病人行肺动脉切开取栓及内膜剥脱术治疗的随访结果,1例术后19 d死于严重肺部感染和再次肺动脉栓塞外,其余11例病人随访2个月～5年,

临床症状均有显著减轻、活动能力均有显著提高。吴永波等[44]对 15 例慢性栓塞性肺动脉高压者行了肺动脉内膜剥脱术,14 例存活出院,1 例失访,其余 13 例病人 PaO_2、肺动脉收缩压等指标均有显著改善。

(七)高山病

陈丽峰等[45]通过观察氯霉素处理大鼠急性缺氧暴露后脑线粒体呼吸功能和细胞色素氧化酶活性变化,发现氯霉素处理对缺氧造成的线粒体功能障碍具有保护作用。谢永宏等[46]给急性高原缺氧模型犬分别吸入 O_2、CO_2 及 O_2+CO_2,发现 O_2+CO_2 组既有益于血流动力学的好转,又有利于血气的改善。胡军等[47]将 360 名青年士兵随机分为自制功能性食品Ⅲ胶囊组、复方红景天组和对照组,在急进 3 200 m 和 4 400 m后检查动脉血气、T 细胞亚群、肺功能等变化,结果前 2 组的各项指标明显好于对照组。王玮等[48,49]观察了 32 例高原性肺水肿(HAPE)病人的 CT 表现,其中 28 例右肺病变重于左肺($P<0.01$),而在以间质异常表现为主的早期和恢复期,CT 显示的异常征象的细节明显优于平片($P<0.01$)。6 例 HAPE 尸检肺组织病理检查见肺泡腔充满水肿液及数量不等的纤维素、红细胞、炎细胞,肺泡间隔增宽,小血管扩张淤血,4 例有肺透明膜形成,5 例有灶性或片状出血。周军等[50]以持续吸氧、半卧位休息,氨茶碱、地塞米松、地西泮、胞二磷胆碱等综合措施治疗 97 例高原肺水肿合并脑水肿病人,治愈率 97.9%。杜翔[51]分析了 432 例汉族高原肺水肿病人的住院资料,发现乘飞机进藏者并发症发生率明显低于乘汽车进藏的病人,常见的并发症以水电解质紊乱和肺部感染为主;治疗方法中以联合治疗出现的并发症明显少于单一方法治疗。

(八)肺不张

郁小迎等[52]回顾分析了 186 例老年肺不张病人的纤支镜检查结果,发现该组病人肺不张病因以肺癌最多,占 66.1%,其次为炎症,占 27.4%,结核占 4.3%。张志学等[53]回顾了 216 例成人肺不张形成的原因,前三位分别为肿瘤,占 38.9%,结核,占 25.9%,肺炎占 25.0%。骆建军等[54]通过 20 例肺不张病人对比研究不同潮气量持续正压机械通气治疗肺不张的价值,发现小潮气量通气在改善呼吸力学、血流动力学及氧合方面优于常规潮气量和大潮气量通气。

(九)咯血

梁志科等[55]通过对 126 例咯血病人进行各项检查,发现咯血病因包括:肿瘤 46 例,炎症 35 例,支气管扩张 22 例,结核 14 例,SARS1 例,其他 4 例,未确定原因 4 例。贝春花等[56]分析 319 例咯血病人的诊断方法,发现胸片、纤支镜、CT 对咯血的病因诊断率分别为 39.8%、42.3%和 66.5%。金发光等[57]回顾分析了 562 例 60 岁以上咯血病人的经支气管镜检查的诊断情况,共有 514 例病人经支气管镜检查获得确诊,确诊率 91.5%。郑东元等[58]对 335 例影像学检查阴性的咯血病人行纤支镜检查,发现炎症为主要的咯血原因占 55.8%,其次为结核 15.8%,肺癌 14.3%,总的诊断阳性率为 86.0%。杨祚明等[59]对 227 例咯血病人行纤支镜检查,发现炎症为咯血的首位原因,占 70.5%;肺癌排第二位,占 15.9%;结核为第三位,占 6.2%。诊断阳性率为 96.5%。金发光等[60]对 106 例内科治疗无效又不能耐受手术的顽固性咯血病人,采用经支气管镜注药、高频电刀等介入治疗,总有效率达 93.4%。李彩萍等[61]经纤支镜抢救老年大咯血病人 41 例,成功 35 例,抢救成功率 85.4%。金周德等[62]采用雾化吸入垂体后叶素治疗咯血病人 60 例,其中中小量咯血治疗有效率达 93%,与常规止血治疗对比,显效及总有效率无显著差异。侯殿臣等[63]对 28 例长期反复咯血病人行超选择性支气管动脉栓塞,一次性治愈 19 例,复发 9 例,大咯血者复发率较高。陈绿娇等[64]报道急性大咯血病人用聚乙烯醇栓塞末梢支气管动脉,再用明胶海棉颗粒栓塞近端支气管动脉,远期复发率明显低于单用明胶海棉栓塞组($P<0.01$)。何一兵等[65]利用同轴微导管技术超选行支气管动脉栓塞治疗 32 例大咯血,有效率 100%,随访 3 个月无复发。

(十)肺隔离症

尤正千等[66]回顾了 31 例经手术病理确诊肺隔离症病人的术前 CT 诊断情况,其中多层螺旋 CT 血管造影 11 例,诊断准确率 100%;CT 增强扫描 9 例,诊断准确率 66.7%;CT 平扫 11 例,诊断准确率 9.1%。徐兆龙等[67]回顾了 14 例确诊肺隔离症病人的 CT 表现,共有 9 例显示有异常供血动脉。

(十一)支气管、肺囊肿

谭光喜等[68]报道了 8 例先天性支气管肺囊肿病人的 CT 支气管肺表面重建(SSD)和多层重建(MPR)结果,其中 3 例含气囊肿用 SSD 能很好显示;2 例含液囊肿用 MPR 法能良好显示;3 例含气液混合囊肿用 SSD 和 MPR 两种方法都能很好显示。

(十二)特发性肺含铁血黄素沉着症

龚英等[69]报道 15 例特发性含铁血黄素沉着症(IPH)病人的高分辨率 CT 上小叶间隔增厚与肺功能改变呈显著的正相关($r=0.963\,3, P=0.000\,1$)。杨生梅等[70]报道对 IPH 患儿的治疗采用泼尼松加用维 A 酸,结果在血气分析和心电图改变方面显著优于传统治疗的对照组($P<0.05$)。

(姚小鹏)

参 考 文 献

1 秦 蓁,等.重庆医学,2004,33(12):1906
2 张其刚,等.中华胸心血管外科杂志,2005,21(3):163
3 苑爱军,等.吉林医学,2005,26(4):442
4 李树华,等.中国急救医学,2005,25(2):133
5 周一平,等.中国综合临床,2005,21(6):515
6 孙晓娟,等.中国内镜杂志,2005,11(1):101
7 何俊龙,等.广州医药,2005,36(3):23
8 胡学宁,等.中华胸心血管外科杂志,2005,21(2):81
9 张韶岩,等.心肺血管病杂志,2005,24(3):162
10 钟 梅,等.第一军医大学学报,2004,24(12):1328
11* 张斗霞,等.中华结核和呼吸杂志,2005,28(9):604
12 张斗霞,等.心肺血管病杂志,2005,24(1):31
13 张斗霞,等.华中科技大学学报(医学版),2005,34(1):37
14 李文兵,等.解放军医学杂志,2005,30(1):61
15 姜琴华,等.中华结核和呼吸杂志,2004,27(11):771
16 张运剑,等.中国危重病急救医学,2005,17(6):342
17 刘春萍,等.中华结核和呼吸杂志,2005,28(9):600
18 杨 玲,等.中华急诊医学杂志,2005,14(5):402
19 王 峰,等.中华放射学杂志,2005,39(9):911
20 王明山,等.中华结核和呼吸杂志,2004,27(11):740
21 庞宝森,等.中华结核和呼吸杂志,2005,28(10):714
22 彭 堃,等.中华结核和呼吸杂志,2005,28(9):596
23 杨冀萍,等.中华结核和呼吸杂志,2004,27(11):731
24 杨冀萍,等.中国急救医学,2005,25(4):291
25 APTE尿激酶溶栓治疗多中心临床试验协作组.中国循环杂志,2004,19(5):367
26 尹春琳,等.中国循环杂志,2005,20(2):137
27 李 辉,等.中华放射学杂志,2005,39(3):272
28 李永忠,等.中华放射学杂志,2004,38(11):1158
29 刘士远,等.第二军医大学学报,2005,26(7):743
30 王剑鹏,等.中华超声影像学杂志,2005,14(3):202
31 李 辉,等.中华放射学杂志,2004,38(11):1169
32 周旭辉,等.中华放射学杂志,2005,39(3):256
33 马展鸿,等.中华结核和呼吸杂志,2005,28(9):590
34 王 茜,等.中华核医学杂志,2005,25(1):49
35 李 娟,等.中华核医学杂志,2005,25(4):105
36 郭佑民,等.中华结核和呼吸杂志,2004,27(11):723
37 吴 华,等.中国实用内科杂志,2005,25(6):541
38 季颖群,等.中华结核和呼吸杂志,2004,27(11):776
39 董 蕾,等.临床内科杂志,2005,22(6):390
40 吴惠敏,等.内科急危重症杂志,2004,10(4):192
41 邹治鹏,等.中华医学杂志,2005,85(23):1605
42 王茂强,等.中华结核和呼吸杂志,2004,27(11):778
43 任 华,等.中华外科杂志,2005,43(6):345
44 吴永波,等.中华结核和呼吸杂志,2004,27(11):735
45 陈丽峰,等.第三军医大学学报,2004,26(18):1611
46 谢永宏,等.第四军医大学学报,2005,26(6):537
47 胡 军,等.高原医学杂志,2004,14(2):7
48 王 玮,等.中华放射学杂志,2004,38(11):1172
49 王 玮,等.第四军医大学学报,2005,26(4):363
50 周 军,等.高原医学杂志,2004,14(4):43
51 杜 翔.高原医学杂志,2004,14(4):30
52 郁小迎,等.第二军医大学学报,2004,25(11):1185
53 张志学,等.中国内镜杂志,2005,11(7):748
54 骆建军,等.中国急救医学,2005,25(2):94
55 梁志科,等.广州医药,2004,35(6):37
56 贝春花,等.中华急诊医学杂志,2004,13(11):755
57 金发光,等.中国急救医学,2005,25(7):486
58 郑东元,等.中国内镜杂志,2005,11(5):509
59 杨祚明,等.中国内镜杂志,2005,11(4):370
60 金发光,等.中国急救医学,2005,25(4):245
61 李彩萍,等.内科急危重症杂志,2005,11(3):128
62 金周德,等.吉林医学,2004,25(12):15
63 侯殿臣,等.内蒙古医学杂志,2005,37(2):132
64 陈绿娇,等.实用放射学杂志,2005,21(2):158
65 何一兵,等.临床内科杂志,2004,21(10):708
66 尤正千,等.中国临床医学影像杂志,2005,16(1):15
67 徐兆龙,等.上海医学,2005,28(2):148
68 谭光喜,等.中国临床医学影像杂志,2005,16(7):376
69 龚 英,等.实用放射学杂志,2005,21(9):967
70 杨生梅,等.山西医药杂志,2005,34(4):334

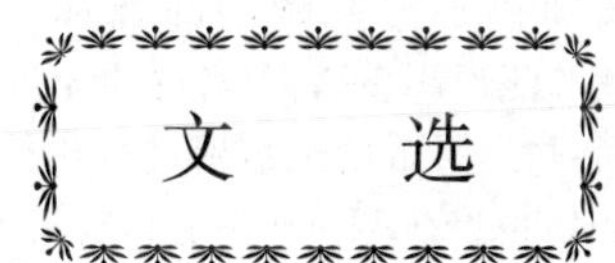

孤立性肺结节质子 MR 波谱的初步研究[中华放射学杂志,2005,39(1):17] 第二军医大学附属长征医院杨春山等为研究孤立性肺结节氢质子波谱(^{1}H-MRS)的特征及其代谢变化规律,探讨 MRS 在孤立性肺结节诊断中的应用价值,应用 Simens Vision 1.5 T 超导机对 69 例孤立性肺结节行常规 MR 检查和 MRS 测量,观察记录所有孤立性肺结节 MRS 特征及代谢物参数值。10 例手术标本行 MRS 检查,其结果并与术前 MRS 结果对照分析。结果发现,胆碱(Cho)含量恶性结节组(2.86±1.89)明显高于炎性结节组(0.87±0.74)、结核球(0.97±1.09)及错构瘤组(0.42±0.53)($P<0.01$)。胆碱与肌酸比值(Cho/Cr)恶性结节组(1.34±1.13)亦明显高于其他 3 组结节(炎性结节 0.17±0.18;结核球 0.47±0.92;错构瘤 0.28±0.17)($P<0.05$)。乳酸含量(Lac)恶性结节组显著高于其他 3 组结节(恶性结节 19.43±9.21;炎性结节 5.70±1.86;结核球 4.25±1.43;错构瘤 4.53±1.51)

($P<0.01$)。10例手术标本MRS检测结果与术前MRS检测结果行配对t检验，二者之间差异无统计学意义($P>0.05$)。作者认为，活体肺结节MRS检测结果是可靠的。Cho升高、Cho/Cr值的增加和出现异常Lac峰是恶性结节的波谱特征，有助于良恶性肺结节的鉴别诊断。

(陈吉泉)

述评　肺部孤立性肺结节良恶性的鉴别具有十分重要的意义。磁共振波谱(MRS)分析是活体检测体内物质代谢及生化物质含量的一种无创性检查技术，在动物实验中已广泛用于评价肿瘤组织的发生发展。在本研究中，作者尝试应用MRS分析研究不同性质孤立性肺结节生化物质含量的差异，结果发现，Cho升高、Cho/Cr值的增加和出现异常Lac峰是恶性结节的波谱特征，对肺部孤立性的结节影的鉴别诊断具有十分重要的意义，但在本研究中存在MRS基线波动相对较大，干扰波较多的缺点，尚需进一步研究其实用价值。

(陈吉泉)

噬菌体生物扩增法快速测定结核分枝杆菌利福平耐药性[中华结核和呼吸杂志，2004，27(12)：811]　上海市肺科医院胡忠义等应用分枝杆菌噬菌体D29，选择1×10^9/ml浓度噬菌体，37 ℃作用60 min，指示细胞工作浓度为10^9菌落形成单位，建立了快速测定结核分枝杆菌利福平耐药性的噬菌体生物扩增法(phaB)，每次检测设噬菌体对照、杀毒剂对照、阴性和阳性对照。并与绝对浓度法结果进行比较，对不符合的菌株采用Bactec MGIT960测定其最低MIC和基因芯片方法进行检测。将噬菌体法用于524株结核分枝杆菌临床分离株的检测，利福平敏感301株、耐药223株。以常规绝对浓度法药敏结果为判断标准，噬菌体法测定利福平耐药性的敏感性为93.8%(198/211)，特异性为92.0%(288/313)，阳性预测值为88.8%(198/223)，阴性预测值为95.7%(288/301)，准确性为92.7%(486/211)，特异性为92.0%(288/313)，阳性预测值为88.8%(198/223)，阴性预测值为95.7%(288/301)，准确性为92.7%(486/524)。在38株噬菌体法与绝对浓度法测定结果不符的菌株中，35株噬菌体法与MIC测定结果相符合；有34株噬菌体法与基因芯片测定结果相符。这提示38株噬菌体法与绝对浓度法测定利福平药敏结果不符的菌株，其中的34或35株菌株噬菌体法检测结果可能是正确的，而绝对浓度法可能因方法上的缺陷导致测定结果不准。本研究结果表明，噬菌体生物扩增法测定利福平耐药性确有较高的敏感性和特异性，可作为耐药结核病的快速实验室诊断方法之一。

述评　phaB法是一种新近建立的用于MTB及其耐药性的技术，具有操作简便、快速、敏感和特异性高的优点。本作者先前已证实利用该法检测MTB涂阳培阳、涂阴培阴标本的阳性率分别为95%、71%和26%，本文又表明它是一种与绝对浓度法符合率高的药敏试验方法。可见，phaB法因其能准确地反映MTB自身的活性和代谢特点、定量反映菌群中耐药菌所占的比例、又无须昂贵的设备，有望成为临床广泛使用的有价值的MTB耐药性检测手段。

(韩一平)

大鼠结核性胸膜炎模型和胸腔炎症免疫反应的研究[中华结核和呼吸杂志，2005，28(2)：117]　广州市胸科医院何桥等采用标准人型结核分枝杆菌菌株H_{37}Rv0.03 mg，从右肋弓角顶点紧贴剑突边缘注入Wistar大鼠胸腔内，并在注入后第1、2、3、5、7、10、15、20、30和60天分批处死实验动物，发现所有大鼠在注入结核分枝杆菌后15 d内均有双侧胸腔积液，积液量于第5天最多(6.7±0.5) ml。积液白细胞数第1天最高(10.3×10^9/L)，随时间而下降，第15天为3.4×10^9/L，细胞分类第1天中性粒细胞占优势(66%)，以后淋巴细胞明显增多，第15天淋巴细胞占92%。总蛋白为51～55 g/L。葡萄糖从第1天的5.2 mmol/L逐渐降低至第15天的2.8 mmol/L。乳酸脱氨酶(LDH)在第1天为18.1 μmol·s^{-1}·L^{-1}，此后随时间持续升高，第15天为28.9 μmol·s^{-1}·L^{-1}。可溶性细胞间黏附分子1(sICAM-1)水平早期升高，第7天后下降并低于第1天的水平。IFN-γ水平第1天为41.2 pg/ml，以后持续升高并维持在较高水平。$TGF\beta_1$第7天最高(47.2 ng/ml)，第15天时已下降至低于第1天的水平。而INF-γ/$TGF\beta_1$比值持续上升，从第1天的1.32上升至第15天的5.69。相关分析显示，sICAM-1和IFN-γ与白细胞数、分类和LDH水平关系较为密切。病理组织改变显示早期胸膜炎症至后期干酪性坏死的病理过程。急性结核性胸膜炎的胸腔局部增强/抑制结核病炎症免疫反应以增强为主。

述评　许多临床研究提示，IFN-γ对诊断结核性胸膜炎是一个很有价值的生化指标，其敏感性和特异性甚至超过ADA。该实验研究结果进一步证实了IFN-γ在结核性胸膜炎免疫反应中的作用，并为IFN-γ作为临床对结核病治疗的免疫调节剂提供了实验依据。目前，免疫抑制人群中结核病的发病呈上升趋势，在该组人群中免疫应答与正常宿主有无差别有待进一步研究证实。

(黄　怡)

转染野生型p53基因对苯并芘诱导的肺癌细胞生物学特性及其原发耐药的作用[中华结核和呼吸杂志，

2005,28(3):176] 广州呼吸疾病研究所都昌胡等以携带野生型 p53 基因的缺陷型腺病毒穿梭载体(pshuttle-cmv-p53 cDNA),感染由反式二羟环氧苯丙芘(BPDE)诱发 p53 基因突变的成瘤支气管上皮细胞株,用空载体 pshuttle-cmv 为对照组。通过软琼脂糖集落形成试验、细胞生长曲线实验、细胞凋亡和体外化疗药物敏感性分析,结果发现,前组转染的肺癌细胞的集落数为(5.4±0.8)个,后组为(22.5±2.5)个,未转染组为(24.5 ±3.5)个;前组细胞克隆形成率为0.5%,后组为2.3%,未转染组为2.5%;转染组的集落形成率与未转染组和转染空载体组比较差异显著(均 $P<0.01$);而未转染组和转染空载体组比较差异无明显差异($P>0.05$)。外源野生型 p53 基因肺癌细胞可诱导其凋亡,同时逆转细胞对表柔比星的耐药。作者认为,p53 基因突变在肺癌的发生、发展及耐药性方面可能具有重要的作用。野生型 p53 基因替代结合抗肿瘤药物对于提高肿瘤细胞的药物敏感性,克服耐药方面可能有一定的帮助。

(刘永安)

述评 大量研究已证实,苯丙芘是一种明确的致癌物前体,进入体内经混合功能氧化酶代谢活化成为致癌物质 BPDE,它是苯丙芘代谢产物中致癌活性最强的。本研究对转染野生型 p53 基因前、后肿瘤细胞生长曲线与凋亡状况进行对比分析,表明 p53 基因突变可能是苯丙芘诱导肺癌发生的早期分子事件,野生型 p53 基因的转染促进了细胞凋亡,并能改变瘤细胞的耐药性。这一研究结果为 p53 基因治疗提供了理论依据。

(李 兵)

肺神经内分泌癌 c-kit 蛋白表达的临床病理意义[中华医学杂志,2005,85(22):1526] 解放军总医院赵坡等采用免疫组化SP法检测90例肺神经内分泌癌病人癌组织中 c-kit 蛋白表达,并分析其与各临床病理指标及预后的关系。结果为 c-kit 蛋白表达定位于癌细胞胞膜及胞质;c-kit 蛋白表达阳性表达率分别为类癌 21.4%(3/14),不典型类癌 90.0%(18/20),大细胞神经内分泌癌 38.7%(12/37),小细胞肺癌 76.0%(46/71)。c-kit 表达癌在Ⅰ期为 26.3%(5/19),Ⅱ期 62.5%(15/24),Ⅲ期 67.4%(29/43),Ⅳ期为 75.0%(29/43)。c-kit 在病人性别中的分布为男性 64.8%(46/71),女性 31.6%(6/19)。c-kit 表达癌在肿瘤直径大小的分布为<5 cm 者 43.1%(22/51),≥5 cm 者为 76.9%(30/39)。c-kit 表达在淋巴结转移病人为 66.1%(47/71),无转移者 26.3%(5/19),差异有统计学意义($P=0.003$)。c-kit 阴性表达病人中位生存时间为 97 个月,c-kit 阳性癌病人中位生存时间为 16 个月,以上各项比较均有统计学意义。c-kit 蛋白表达与病人肿瘤部位($P=1.000$)、年龄($P=0.394$)无关。作者认为,c-kit 蛋白在肺神经内分泌癌的发生、演进过程中起着重要作用,并可作为分子指标监测病人预后。

(刘永安)

述评 c-kit 蛋白是 c-kit 原癌基因产物,为跨膜受体酪氨酸激酶,胃肠间质瘤中多数表达 kit 蛋白,因而 c-kit 蛋白曾被认为是胃肠间质肿瘤较为特异的肿瘤标记物,在其诊断和应用酪氨酸激酶抑制剂药物治疗具有重要意义。本研究结果显示,肺神经内分泌癌组织中的 c-kit 蛋白的不同表达,为临床将酪氨酸激酶抑制剂药物用于这类肺癌的治疗提供理论依据,为临床改变这类肺癌的预后开辟了新的可能途径。

(李 兵)

血管内皮生长因子和细胞黏附分子 1 在非小细胞肺癌组织中的表达[中华外科杂志,2005,43(6):354] 山东大学山东省立医院张宏伟等为探讨血管内皮生长因子(VEGF)和细胞间黏附分子 1(ICAM-1)在 NSCLC 组织中的表达及与 NSCLC 侵袭转移和预后的关系,采用免疫组化方法检测 86 例 NSCLC 病人癌组织中上述两分子的表达水平,并结合术后病理分型、病理分期和随访资料进行分析。结果显示,①鳞癌与腺癌病人间 VEGF 与 ICAM-1 表达阳性率差异无统计学意义;Ⅰ、Ⅱ期病人间阳性率差异有统计学意义[分别为 47%(16/34)与 29%(12/41),$P<0.05$,0.01];②淋巴结转移者 VEGF 表达阳性率高于无转移者[78%(39/50)与 47%(17/36),$P<0.01$],ICAM-1 表达阳性率低于淋巴结无转移者[24%(12/50)与 56%(20/36),$P<0.01$];术后转移者 VEGF 表达阳性率高于无转移者[90%(38/42)与 41%(18/44),$P<0.01$],ICAM-1 的表达阳性率低于无转移者[21%(9/42)与 52%(23/44),$P<0.01$];VEGF 表达阳性者的 5 年生存率低于阴性者(7%与 57%,$P<0.01$],ICAM-1 表达阳性者的 5 年生存率高于阴性者(53%与 11%,$P<0.01$]。③VEGF 表达阳性、ICAM-1 表达阴性的病人(42 例),5 年生存率最低,只有 2%。作者认为,NSCLC 组织中 VEGF 和 ICAM-1 的表达与病理分型无关;与病理分期、淋巴结转移、术后血行转移和生存时间密切相关。

(曲歌平)

述评 VEGF 和 VEGFR 是内皮细胞增殖、新生血管形成及血管渗透性等过程中最重要的分子,两者的表达与肺癌的预后明显相关。而 ICAM-1 的表达与肿瘤进展负相关,因而对它们的研究有助于明确肺癌发展的内在机制,进一步明确肺癌的侵袭与转移过程中多种因素的不同作用。

（李　兵）

CpG ODN 加强树突细胞疫苗抗 Lewis 肺癌的研究[中华肿瘤杂志，2005，27(1)：1]　四川大学华西医院教育部人类疾病生物治疗重点实验室杜宇琛等为探讨 CpG ODN 对树突细胞(DC)疫苗抗肿瘤作用的影响，应用 ODN1826 作为 DC 的成熟刺激信号，体外控制 DC 充分成熟，以混合或融合的方式将肿瘤抗原负载于 DC 制备 DC 疫苗。以特异性杀伤细胞活性和淋巴细胞增殖反应测定疫苗的体外免疫活性，并将疫苗经小鼠腹腔注射，观察治疗和预防实验肿瘤的生长情况。结果显示，刺激后的 DC 细胞形态呈成熟状态，流式细胞仪分析检测刺激前后 DC 细胞表面分子 CD40 的表达分别为 11 和 24(MFI)，CD86 的表达分别为 33 和 75(MFI)，刺激后的 DC 培养上清液中 IL-12 的分泌水平为刺激前的 10 倍。刺激后 DC 融合疫苗组 CTL 活性、T 淋巴细胞增殖活性及体内 Lewis 肺癌移植瘤的抑瘤率均明显高于未刺激的 DC 融合组($P<0.05$)。作者认为，CpG ODN 能通过诱导 DC 成熟，增强 DC 疫苗的抗肿瘤作用，有效诱导机体产生特异的抗肿瘤反应。未成熟的 DC 可通过与肿瘤细胞混合的方式，获得较好的抗原捕获效果，产生一定的抗肿瘤效应，而对于刺激成熟的 DC 则需通过融合手段负载抗原，达到有效的抗肿瘤活性。

（曲歌平）

述评　DC 是人体内功能最强大的抗原递呈细胞，被广泛用于肿瘤的免疫治疗研究。前期的体外实验和动物实验表明，以适当形式的肿瘤抗原加载的 DC 疫苗能够激活可识别、杀伤肿瘤细胞毒抗原特异性 T 细胞，并可产生免疫记忆效应。大量的临床试验研究也取得令人鼓舞的结果，显示了 DC 疫苗抗肿瘤治疗的潜在的应用前景。DC 的成熟是控制 DC 疫苗质量的一个重要方面。本研究采用在体外先控制 DC 充分成熟再负荷肿瘤抗原的方式制备成熟 DC 疫苗，结果提示，CpG ODN 可以抑制 DC 的凋亡，延长 DC 的生存期，这对于逆转肿瘤微环境导致的 DC 数量减少，功能受抑具有重要的意义。

（李　兵）

非小细胞肺癌组织中上皮钙黏蛋白的表达及与预后的关系[中华外科杂志，2005，43(14)：913]　广东省人民医院乔贵宾等为探讨 NSCLC 组织中上皮 E 钙黏蛋白(E-cadherin)的表达与预后的关系，用组织阵列仪构建 365 例 NSCLC 病人手术切除癌组织标本的组织芯片，对该芯片进行 E-钙黏蛋白免疫组化染色，并分析 E-钙黏蛋白表达与临床病理资料及生存预后的关系。365 例中，鳞癌 116 例、腺癌 199 例、腺鳞癌等组织类型 50 例。结果显示，E-钙黏蛋白蛋白主要在肿瘤细胞的细胞膜和细胞质中表达，有 32.1%(117/365)为 E-钙黏蛋白低表达。E-钙黏蛋白低表达与淋巴结转移($P=0.001$)、肿瘤细胞低分化($P=0.010$)以及临床病理分期($P=0.024$)呈正相关，而与病理类型无明显关系；5 年生存率 E-钙黏蛋白高表达者为 55%(67/122)，中度表达者为 48%(60/126)，低表达者为 21%(25/117)，三者间差异显著($P<0.001$)。多因素生存分析表明，E-钙黏蛋白表达是 NSCLC 预后差的独立预后因素($P<0.001$)。作者认为，E-钙黏蛋白可能与 NSCLC 的进展有关，其表达状态是 NSCLC 独立预后因素。

（曲歌平）

述评　肿瘤细胞的失黏附和相互分离是肿瘤侵袭和转移的关键步骤，而 E-钙黏蛋白作为跨膜糖蛋白，是上皮细胞黏附和细胞间连接的重要介质。有研究发现，对高侵袭性肿瘤转染入正常 E-钙黏蛋白基因后，可抑制其侵袭和转移。也有资料表明，E-钙黏蛋白低表达与多种人类肿瘤细胞的分化程度、淋巴结转移等密切相关。但有关于 E-钙黏蛋白表达与 NSCLC 预后的研究结果，有不同报道，因而两者的关系值得进一步深入研究。

（李　兵）

新型内源性气体信号分子硫化氢对低氧性肺血管胶原重塑的影响[中华结核和呼吸杂志，2005，28(7)：448]　北京大学第一临床医学院儿科张春雨等将 19 只 Wistar 大鼠随机分为对照组、低氧组、低氧+硫氢化钠(NaHS)组。低氧+硫氢化钠(NaHS)组大鼠每天低氧前腹腔注射 H_2S 供体 NaHS。低氧结束后，测定肺动脉平均压，称重右心室和左心室+室间隔，亚甲蓝分光光度法测定血浆中 H_2S 含量。免疫组化染色检测Ⅰ、Ⅲ型胶原蛋白，原位杂交检测Ⅰ、Ⅲ型前胶原 mRNA在肺血管壁的表达。发现新型内源性气体信号分子硫化氢能够抑制Ⅰ、Ⅲ型胶原蛋白及其 mRNA 在肺血管壁的表达，可能是其缓解低氧性肺血管重塑的作用机制之一。

评述　低氧性肺动脉高压发病机制的研究一直是国际、国内学术界非常重视的研究领域。肺血管重塑是低氧性肺动脉高压的重要病理基础。对其调节机制的研究是该领域的重要课题。本项研究发现硫化氢是心肺血管功能调节的新型气体信号分子，对低氧诱导的肺动脉高压和肺血管重塑具有明显的缓解作用，抑制了胶原在肺血管壁的异常堆积，进一步揭示了肺动脉高压等心肺疾病发病新的调控模式，并为其治疗提出新思路。

（商　艳　李　强）

死腔负荷对慢性阻塞性肺疾病病人肺功能及呼吸肌功能和运动耐力的影响[中华结核和呼吸杂志，2004，27(11)：748] 中国医科大学附属第二医院赵立等将26例中度COPD病人和29名年龄相近健康对照者在300 ml呼吸管路死腔（长46 cm）负荷下，完成30W或55W功率恒定运动试验，并在死腔负荷下检测运动前、后肺功能和运动中分钟通气量(V_E)和摄氧量(VO_2)。结果为无论COPD或健康对照组，在静息状态或运动后，增加死腔对用力肺活量(FVC)、一秒钟用力呼气容积(FEV1)和FEV_1/FVC无显著影响。COPD组静息死腔负荷下FVC、FEV_1和FEV_1/FVC分别为(3.03±0.15)L、(1.95±0.09)L和(64.9±2.5)%；55W运动后上述指标分别为(3.03±0.18)L、(2.00±0.13)L和(66.3±3.2)%(均$P>0.05$)。每例受试个体，无论静息或运动中，附加死腔均导致$\dot{V}_E$和$\dot{V}O_2$在原有基础上显著增加，卸除死腔后$\dot{V}_E$和$\dot{V}O_2$回落。死腔负荷下$\dot{V}O_2$的增加量($\triangle\dot{V}O_2$)在静息和30W运动时，COPD组和健康对照组之间差异无显著性。在55W运动时，COPD组$\triangle\dot{V}O_2$显著高于健康对照组[(272±24) ml/min与(194±19) ml/min，$P<0.05$]。认为呼吸管路加长46 cm(300 ml死腔)，随中等强度运动未导致COPD病人气流阻塞的进一步加重，也未出现明显呼吸肌疲劳征象。

述评 无创机械通气(NIPPV)是治疗呼吸衰竭的重要方法。在AECOPD病人中，早期应用NIPPV可以减少气管插管率58%～93%和由气管插管引起的并发症和病死率。然而NIPPV也有20%～50%的失败。其原因除了适应证的掌握不当外，通气方式的不适当而造成病人不能耐受是主要原因。因此选择合适的通气模式是发挥NIPPV在COPD治疗中作用的必要条件。本文以PAV 3个不同辅助比例水平治疗AECOPD，结论是病人感觉最舒适的PAV辅助比例水平是(57±11)%。目前，国内部分医院开始了NIPPV，并取得了较好的疗效。NIPPV成功的关键是来自医护人员在病人床旁的密切观察，及调节通气模式和各种参数。

（白 冲）

慢性阻塞性肺疾病急性发作期病人对比例辅助通气的生理反应[中华结核和呼吸杂志，2004，27(11)：743] 广州呼吸病研究所罗群等将9例COPD急性发作期病人接受3个不同比例辅助水平的PAV通气，观察病人吸气肌肉用力情况和呼吸方式的变化。结果与自主呼吸(SB)相比，PAV各辅助水平时的潮气量(V_T)、分钟通气量(V_E)和呼吸频率(RR)均稍增高($P>0.05$)。各比例辅助水平之间的V_T、V_E和RR比较差异无显著性($P>0.05$)；与SB相比，各比例辅助水平时的跨膈压(Pdi)、压力时间乘积(PTP)和病人呼吸做功均明显减少($P>0.01$)，Pdi、PTP和病人呼吸做功分别平均减少8.36 cmH_2O、11.49 $cmH_2O \cdot s^{-1} \cdot L^{-1}$和0.53 J/L。随比例辅助水平的升高，Pdi、PTP和病人呼吸功无明显变化($P>0.05$)；PAV可减轻病人呼吸困难($P<0.05$)。本试验证实了无创PAV在COPD急性发作期病人中应用的可行性。病人感觉最舒适的PAV辅助比例水平是(57±11)%。根据病人感觉舒适情况而设定比例辅助水平的无创PAV可减轻病人的呼吸肌肉负担，最舒适水平时呼吸功减少57%，Pdi减少72%，PTP减少65%；并改善病人的呼吸方式和呼吸困难。

述评 呼吸肌疲劳是COPD呼吸衰竭的重要原因之一，也是机械通气脱机困难的主要原因。以往的观点认为死腔负荷增加，会引起呼吸肌群的做功增加，进而氧耗增加，导致呼吸肌疲劳的发生。本文就此问题进行研究，发现增加300 ml死腔并未引起明显的呼吸肌疲劳征象，似乎与以往的观察不同，但研究进行的运动试验持续时间较短，不足以表明长期呼吸肌做功对呼吸肌氧耗及疲劳的影响，也不能就此得出新的论断，因此有必要做更为严密和详细的基础包括分子生物学在内的研究。

（白 冲）

医院获得性肺炎发病时间对病原构成影响的回顾性队列研究[中华结核和呼吸杂志，2005，28(2)：112] 上海中山医院胡必杰等对北京、上海和广州6所大学教学医院回顾调查2001年1月至2003年12月间有呼吸道标本培养致病菌阳性的HAP病例，比较早、中、晚发HAP的危险因素、病原体构成及其抗菌药物敏感性的差异。结果共有562例病人入选，入院时间≤5 d发病者(早发)136例，6～14 d发病者(中发)326例，≥15 d发病者(晚发)100例。不同时间发生的HAP的高危因素有所差异：抗生素使用率由早期的68.4%增至晚期的88.0%($P=0.002$)，入住重症监护室(ICU)由29.4%增加至46.0%($P=0.03$)，免疫功能受损由1.5%增至15.0%($P=0.001$)。分离出致病菌918株，其中铜绿假单胞菌(171株)、金黄色葡萄球菌(148株)、不动杆菌属(148株)、克雷伯菌属(132株)和肠杆菌属细菌(81株)为最多见的前5位致病菌。统计学分析显示不同发病时间的HAP中，病原体构成比较有统计学意义($P<0.05$)：早发性HAP以克雷伯菌属最常见(18.3%)，肺炎链球菌(2.4%)和嗜血菌属(4.3%)占有一定比例；而晚发性HAP以铜绿假单胞菌(24.2%)和耐甲氧西林的金黄色葡萄球菌(MRSA)(19.3%)为主，未发现肺炎链球菌和嗜血杆菌属。HAP病原体对头孢曲松的敏感性受发病时间、高危因素及病

情严重程度影响明显,在早发、无高危因素的轻中症HAP,肺炎病原菌对头孢曲松的敏感性为80%,而晚期重症HAP病原菌的敏感性不足50%。结果表明,不同发病时间HAP的病原体构成和对抗菌药物的敏感性具有明显差别,早发、轻中症病例对头孢曲松的敏感菌多见,而晚发、重症病例中则耐药菌显著增加。

(方　正)

述评　HAP是最常见的医院感染类型,且有较高的病死率。国内外研究均表明,抗菌药物的使用不当是影响HAP预后的主要危险因素,而早期选择敏感、有效的抗菌药物是降低病死率的关键。本文通过比较不同时间发生的HAP病原体及耐药性的差异,初步了解了HAP病原体的流行规律,为正确合理使用HAP治疗药物,提高经验性抗感染治疗水平提供了一定的理论参考。

(修清玉)

同时产DHA-1型头孢菌素酶和SHV-12型超广谱β内酰胺酶的肺炎克雷伯菌[中华结核和呼吸杂志,2005,28(7):475]　解放军总医院管希周等为研究头孢菌素酶(AmpC)和超广谱β内酰胺酶(ESBLs)在临床分离肺炎克雷伯菌中的流行、表型及其基因特性,先后用标准纸片扩散法、三维试验、等电聚焦、酶抑制试验以及微量稀释法等进行表型检测。然后用接合试验、多重PCR以及基因测序等方法进行分子生物学研究。结果显示,受试的86株细菌中有4株三维试验阳性,等电聚焦以及酶抑制试验表明这些菌株都产一种等电点(PI)为7.8的β-内酰胺酶可以被氯唑西林抑制而不能够被克拉维酸抑制,基因测序表明和DHA-1型AmpC酶一致;它们同时伴随产生一种PI为8.2的可以被克拉维酸抑制而不能够被氯唑西林抑制的β内酰胺酶,基因测序表明其来源为SHV-12;4株细菌中有2株还产生PI为5.4的可以被氯唑西林抑制而不能够被克拉维酸抑制的β内酰胺酶,基因测序表明其来源为TEM-1。微量稀释法检测表明,上述菌株对青霉素类、喹诺酮类、氨基糖苷类、大部分三代头孢菌素类及部分酶抑制剂合剂均耐药,复方磺胺、氟氧头孢、头孢哌酮/三唑巴坦等制剂有1/2～3/4表现敏感。对第4代头孢菌素头孢吡肟则有3/4敏感。拉氧头孢和碳青霉烯类的亚胺培南和美罗培南全部敏感。本研究发现了同时产DHA-1型高产AmpC酶和SHV-12型ESBLs的肺炎克雷伯菌及其耐药表型。作者认为,随着肺炎克雷伯菌中同时携带AmpC酶和ESBLs菌株出现的增加,有可能使得ESBLs在肺炎克雷伯菌中的适用诊断标准受到限制,并给临床抗感染治疗带来新的困难。

(方　正)

述评　肺炎克雷伯菌是临床感染性疾病中一种常见的、重要的致病菌。目前有关肺炎克雷伯菌多重耐药问题已引起临床的广泛重视。国内外研究已证实肺炎克雷伯菌对抗生素耐药的主要机制为质粒介导的ESBLs、AmpC酶和氨基糖苷类修饰酶(AMEs)。本文在对肺炎克雷伯菌高产AmpC酶菌株的检测、耐药表型、分子生物学特征以及伴随产ESBLs的情况进行了研究,并发现了4株同时产DHA-1型头孢菌素酶和SHV-12型超广谱β内酰胺酶的肺炎克雷伯菌。此类菌株的出现和增加提示细菌存在不同耐药机制的组合,应引起临床的足够重视。

(修清玉)

艾滋病合并肺孢子菌肺炎22例临床分析[中华内科杂志,2005,44(9):652]　北京协和医院王焕玲等为探讨AIDS合并肺孢子菌性肺炎(PCP)的临床特点,以提高对PCP的认识,回顾分析了22例AIDS合并PCP的临床资料,并进行了相关文献复习。结果显示,①22例病人中,男性占72.7%,年龄(35.0±9.4)岁。感染HIV途径主要经输血(54.5%)和性传播(27.3%);②90.9%病人起病缓慢,最常见的临床表现为发热、进行性加重的呼吸困难、咳嗽、咯痰及体重下降。68.2%病人肺呼吸音正常或稍粗。外周PaO_2<60 mmHg者占63.6%。77.3%病人在确诊PCP时已出现1种以上PCP以外的其他机会性感染;③均为AIDS晚期病人,外周血$CD4^+$ T淋巴细胞(3～148)×10^6/L,其中<100×10^6/L者占90%。$CD4^+$/$CD8^+$<0.20者占95%;④常见的胸部影像学表现为双侧肺间质纹理改变和斑片影;⑤治疗药物主要为复方磺胺甲噁唑(SMZco)(100%)和肾上腺糖皮质激素(86.4%)。治愈13例、自动放弃5例、死亡4例。死亡病人$CD4^+$ T淋巴细胞计数明显低于治愈组(P=0.07)。本研究表明,PCP主要发生于AIDS晚期病人;临床遇有发热、呼吸困难、低氧血症、体重下降来诊的青壮年病人,胸部影像学提示间质纹理改变或斑片影,应警惕AIDS合并PCP的可能;临床怀疑AIDS合并PCP时应尽早给予SMZco治疗。

(方　正)

述评　目前,我国正处于AIDS高发病时期,而肺孢子菌性肺炎作为最常见的首发疾病,其发病率逐年增加,且在我国有较高的死亡率。而降低死亡率的关键在于早期诊断、早期治疗。本文回顾分析了22例AIDS合并PCP的临床资料,通过与国外相关文献的对比,总结了本组病人的临床特点,对了解和分析国内PCP的发病特点提供了宝贵的临床资料。如能扩大调查范围,增加病例数,则对提高国内对本病的认识和警惕性,改善预后有更大的帮助。

(修清玉)

实验大鼠侵袭性肺曲霉病早期诊断的研究[中华检验医学杂志，2005，28(9)：943] 广州中山大学二院李军等建立了高效液相色谱技术(HPLC)检测(1-3)-β-D-葡聚糖的方法，并与巢 nPCR 方法进行比较，以评价其在实验大鼠侵袭性肺曲霉病(IPA)早期诊断中的意义。作者采取的方法将烟曲霉孢子注入实验大鼠左肺以制作 IPA 模型；采集各组实验大鼠血样及脏器标本，进行 nPCR、HPLC 及培养方法的检测。结果显示，HPLC 检测(1-3)-β-D-葡聚糖的保留时间为 5.755～5.832 min，最低检测限度为 1～2 pg/ml，临界值为 15 pg/ml。模型组检测值(41.25±9.08 pg/ml)均较正常对照组(8.34±2.64 pg/ml)高，差异有统计学意义($P<0.05$)；随感染时间延长检测值和阳性率逐渐上升，除感染后第 1 天与对照组差异无统计学意义($P>0.05$)，其余各组差异均有统计学意义($P<0.05$)；感染死亡大鼠血液标本的检测值与死亡时间呈负相关关系。肺组织病理结果：模型组均为阳性，对照组均为阴性。感染第 7 天 HPLC 与 nPCR 法阳性率均达到 100%。两者敏感度均高于血培养，差异均有统计学意义($P<0.01$)。特异度比较，HPLC 方法(91.7%)高于 nPCR(83.3%)，差异无统计学意义($P>0.05$)。本研究表明，HPLC 检测大鼠血中(1～3)-β-D-葡聚糖浓度，在早期预测大鼠肺曲霉感染的发生、发展及预后判断方面明显优于传统的血培养和 nPCR 方法。

(方 正)

述评 侵袭性肺曲霉菌病在免疫抑制病人感染中发病率日益上升，且有较高的病死率，而其早期准确的诊断对及时控制感染，降低病死率非常重要。本文通过建立高效液相色谱技术(HPLC)检测(1-3)-β-D-葡聚糖的方法，评价其在实验大鼠侵袭性肺曲霉病(IPA)早期诊断中的意义。结果显示，HPLC 方法在早期预测大鼠肺曲霉感染的发生、发展及预后判断方面明显优于传统的血培养，也要优于 nPCR 方法。该方法为提高侵袭性肺曲霉菌病早期诊断的准确率提供了一条新的途径，但有待进一步在临床证实并推广应用。

(修清玉)

布地奈德干预对卵白蛋白致敏小鼠抗原激发后气道炎症及气道重塑的影响[中华结核和呼吸杂志，2005，28(3)：154] 浙江大学医学院二院沈华浩等探讨早期和延迟应用布地奈德对哮喘小鼠气道炎症和气道重塑的影响。作者分别在哮喘小鼠受抗原激发前第 1 天和首次激发后第 18 天雾化吸入布地奈德(0.5 mg/ml)，每天 45 min，连续 18 d。结果，致敏/激发组小鼠和对照组小鼠 BALF Eos 计数($\times 10^4$/ml)、IL-5 和 IFN-γ(pg/ml)水平分别 57.460±11.060、52.9±2.8、39.5±3.2 和 0.050±0.020、16.8±1.5、63.8±3.3，均 $P<0.01$。致敏/激发组和对照组小鼠支气管壁周围 Eos 计数、杯状细胞占上皮细胞百分比、黏液分泌评分、气道平滑肌层增生及基底膜胶原沉积面积均有明显差异，均 $P<0.01$。早期干预组小鼠支气管壁周围 Eos 计数、杯状细胞占上皮细胞百分比、黏液分泌评分、气道平滑肌层增生及基底膜胶原沉积面积分别为(214±26)个/mm^2、(16.1±2.5)%、(1.10±0.15)分、(14.0±0.7) μm^2/μm、(12.6±1.3) μm^2/μm，与致敏/激发组小鼠比较，均 $P<0.01$。延迟干预组小鼠仅 BALF Eos 计数[(0.800±0.170)$\times 10^4$/ml]、杯状细胞占上皮细胞百分比[(29.3±4.3)%]、黏液分泌评分[(1.63±0.17)分]与致敏/激发组小鼠有统计学差异，而气道平滑肌层[(30.1±1.8) μm^2/μm]和基底膜胶原沉积面积[(23.7±1.4) μm^2/μm]与致敏/激发组小鼠无明显差异，认为应用布地奈德早期干预可有效预防哮喘小鼠气道炎症和气道重塑的发生，而延迟应用虽可抑制炎症反应，但仅能部分逆转气道重塑的发生。

述评 哮喘除存在气道炎症和非特异性气道高反应性外，也存在特征性的结构改变，即气道重塑现象，包括气道基膜胶原沉积，黏液细胞增生、组织转化(化生)和肥大、黏液高分泌、平滑肌增生肥大、肌成纤维细胞增生，以及血管增生等。气道重塑在慢性哮喘时尤为明显。气道重塑一旦出现，气道收缩的可逆性就大为降低，对治疗的反应性也下降。激素吸入治疗是当前哮喘治疗的主要手段，但对部分病人尤其是慢性反复发作者的疗效并不佳。本文作者采用哮喘小鼠模型，研究了在不同时期应用吸入激素对气道炎症和重塑的作用，发现早期应用吸入激素不仅能减轻气道炎症反应，对气道重塑的发生也有明显抑制作用，而延迟应用吸入激素仅能对气道的炎症反应有抑制作用，对气道重塑的抑制作用明显减弱。该研究结果为临床早期尽早应用吸入激素治疗哮喘提供了实验依据，也符合哮喘 GINA 的治疗原则。

(石昭泉)

γ 干扰素转基因表达对过敏小鼠模型的治疗作用及其机制研究[中华结核和呼吸杂志，2005，28(5)：315] 北京大学人民医院陈彬等通过腺病毒载体介导小鼠 γ 干扰素(mIFN-γ)在小鼠肺脏转基因表达，探讨其对卵白蛋白诱导过敏小鼠模型的治疗作用及其机制。治疗组小鼠以经鼻滴入带有 mIFN-γ 基因的复制缺陷型腺病毒(AdCMV mIFN-γ)悬液，并在不同时间检测相关细胞因子。结果为：在第 3 天(C 组)、第 6 天(E 组)和第 10 天(G 组)时 BALF 中 mIFN-γ 水平(pg/ml)均高效表达，分别为 729.0±104.7、984.5±119.1 和 310.6±59.7。3 个治疗组病理切片可见 Eos 浸润明显减少，气道上皮损伤明显减轻。第 6 天未治疗组(D组)和治疗组(E组)肺组织中IL-10 mRNA丰度与内参之比分别为0.14±0.10和0.49±0.27;IL-12分别为0.15±0.05和0.63±0.17;IL-13分别为0.76±0.17和0.37±0.10,$P<0.01$;第10天未治疗组(F组)和治疗组(G组)肺组织中IL-10 mRNA丰度与内参之比分别为0.13±0.04和0.27±0.17;IL-12分别为0.14±0.05和0.35±0.21;IL-13分别为0.57±0.24和0.30±0.09,P分别=0.019、0.006和0.003。IL-4、IL-5、IL-6和IL-18在同等时间的治疗和未治疗组间无差异。该转基因载体经气道吸入后可有效抑制变应原诱导的以Eos为主的炎性细胞在肺内的浸润。其作用机制除直接作用外,还通过上调IL-12和IL-10及下调IL-13的表达等机制实现。

述评　支气管哮喘是一种以嗜酸性粒细胞浸润为主的慢性气道炎症型疾病,Th2及其分泌的细胞因子在哮喘发病中占重要作用;主要由Th1细胞分泌的IFN-γ具有拮抗Th2细胞因子,如IL-4、IL-5、IL-13的作用,并减少Eos浸润,降低气道高反应性。因此,提高局部IFN-γ浓度,则能减轻哮喘时的气道炎症,并能延缓气道重塑的发生。本文作者采用构建的含小鼠IFN-γ载体,并通过吸入途径给予,可明显降低气道的炎症反应,减轻气道上皮受激发后的损伤,提高IL-12和IL-10水平,降低IL-13水平,显示其具有临床应用前景。基因治疗的应用越来越广泛,可应用于包括肿瘤疾病、自身免疫性疾病等的治疗。载体的选择是转基因治疗的关键。腺病毒只是众多载体中的一种,其他还包括反转录病毒、疱疹病毒以及腺相关病毒等。腺病毒具有高滴度、高感染性等优点,但腺病毒不能将外源基因整合到细胞染色体,它所介导的基因只能在细胞内暂时表达,腺病毒的基因组比较大,在转移外源基因的同时也表达大量病毒蛋白,机体很可能识别这些病毒蛋白质,并将受感染的细胞杀灭,所以,腺病毒不能使外源基因在体内长期有效表达;腺相关病毒载体具有转染效率高、表达稳定、表达持续时间长等优点,成为目前基因治疗领域中倍受瞩目的载体之一。

(石昭泉)

染矽尘大鼠早期肺组织肿瘤坏死因子的表达[工业卫生与职业病,2005,31(4):193]　河北北方学院徐峥嵘等采用组织芯片和图像分析技术阐述染矽尘大鼠早期肺组织炎性损伤过程中TNF-α表达的变化规律。他们采用气管暴露法建立矽肺动物模型。免疫组织化学链霉菌抗生物素蛋白-过氧化物酶法(SP)结合组织芯片技术检测肺组织TNF-α的表达。用Image-Pro Plus Version 4.5 for Windows图像分析系统对TNF-α的表达做定量分析。结果显示,染矽尘组TNF-α阳性细胞面积百分比于染尘后第3天时开始升高,一直持续到第14天,第21天后稍有回落。第7天时达高峰,染矽尘组阳性面积百分比较对照组高出6.57,差异有显著性。提示矽尘可诱导大鼠肺组织炎性损伤早期TNF-α的过度表达。

(黄　海)

述评　矽肺是一种以慢性炎症反应伴细胞外基质异常沉积导致肺结构破坏的慢性疾病,其中TNF-α是肺纤维化细胞因子网络中重要的因子之一。本实验的特点之一是将组织芯片技术和免疫组织化学SP法结合应用,并将图像分析系统用于形态学定量研究。图像分析采用HIS(色度、亮度、饱和度)颜色模块处理免疫组化图像,因HIS颜色模块更易于处理彩色图像,也更符合人眼的视觉特性,因而结果更为可靠。

(修清玉)

急性肺血栓栓塞症兔溶栓或抗炎治疗时内皮素1和核因子-κB的表达水平[中华结核和呼吸杂志,2005,28(9):604]　华中科技大学同济医学院附属协和医院张斗霞等为了探讨兔急性肺血栓栓塞症(PTE)时肺血管内皮、支气管和肺泡上皮等部位内皮素1(ET-1)和NF-κB的表达状况及尿激酶(UK)溶栓或地塞米松(Dex)抗炎治疗对其的影响,将40只大耳白兔随机分为对照组、PTE模型组、UK组、Dex组和UK+Dex组,采用自体血栓回输法建立动物模型。处理后行常规病理学检查和免疫组化法检测肺血管内皮、支气管和肺泡上皮等部位ET-1和NF-κB P65蛋白的表达水平。结果为免疫组化检测显示PTE、UK和Dex组ET-1蛋白表达的相对含量显著高于对照组,UK+Dex组与对照组比较差异无统计学意义。PTE组和UK组NF-κB P65蛋白表达的相对含量显著高于对照组,UK+Dex组与对照组比较差异无统计学意义。病理学检查显示,PTE、UK和Dex组兔肺病理损伤明显,而UK+Dex组肺组织损伤较轻。

述评　ET-1是迄今发现的最强的血管收缩因子,ET-1的高表达可以引起肺血管、支气管的异常痉挛和毛细血管通透性增加,导致急性肺损伤。张斗霞等的研究结果显示,溶栓或抗炎治疗后,PTE模型ET-1的表达和肺组织的病理损伤均无显著改善。但同时给予溶栓和抗炎治疗则可以显著降低ET-1的表达并减轻病理损伤。同期国内外的一些研究也得到了相似的结果,这些研究结果提示,PTE溶栓治疗可能因缺血再灌注损伤影响其疗效。最近一些关于PTE病人溶栓治疗的荟萃分析结果也印证了这一点,这些分析得出的结论是溶栓与抗凝相比,并不能进一步降低PTE病死率和复发率。因此,在注重对PTE溶栓、抗凝治疗研究的同时,应进一步加强对溶栓后缺血再灌注损伤保护的研究。近年来,PTE的发病率有逐年增高趋势,溶栓是最直接的对症措施,如能在溶栓的同时加强对肺缺血再灌注损伤的保护,可能有助于溶栓疗效的提高。

(姚小鹏)

循环系统疾病

本年度共收集文献 4 221 篇，其中纳入回顾 1 275 篇（占 30.2%），列入文选 34 篇（占 0.8%）。

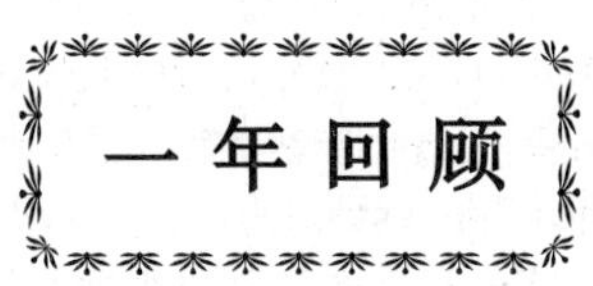

一、冠状动脉粥样硬化性心脏病

（一）基础研究

黄成林等[1]应用 PCR 和限制性内切酶片段长度多态性技术检测 IL-1a C-889T 基因多态性，发现 IL-1a C-889T 在该研究人群中的频率分布基因型为 CC78.7%，CT20.6% 和 TT0.7%，等位基因为 C502(89.0%)和 T62(11.0%)，冠心病组 CT/TT 基因型比对照组有显著性升高(28.6∶15.4%)，提示 T 等位基因可能是冠心病的易感基因。武晓静等[2]通过细胞共培养的方法，将兔主动脉内皮/人骨髓基质干细胞接种于下室、兔血管平滑肌细胞(VSMCs)接种于上室以模拟血管内皮修复的过程，给予紫杉醇干预后，检测观察 VSMCs DNA 合成和 PCNA 蛋白表达，以及骨髓基质干细胞 vWF 和 Flk-1 的蛋白表达，发现种植骨髓基质干细胞可部分抑制紫杉醇引起的 VSMC 延迟增生，与紫杉醇干预内皮共培养的骨髓基质干细胞有向内皮分化的能力。邵建伟等[3]通过透射电镜、流式细胞仪观察发现三氧化二砷作用后 VSMC 呈现凋亡的特征性改变，这可能与其促进细胞外钙离子内流和细胞内钙离子池的释放而提高胞质游离钙离子浓度有关。耿红莲等[4]采用流式细胞术检测 50 例冠状动脉粥样硬化心脏病病人和 40 名健康对照者外周血淋巴细胞、单个核细胞和中性粒细胞上 Toll 样受体 4(TLR4)的表达，并检测血脂，发现 TLR4 主要表达于外周血单个核细胞，在冠状动脉粥样硬化病人中阳性率升高，与血脂正常与否无关。毕楠等[5]检测了 312 例冠心病病人和 317 例健康对照者的载脂蛋白 A5 基因(APOA5)-1131T/C、56C/G 和载脂蛋白 C3 基因(APOC3)-482C/T 多态性基因型和等位基因的分布，同时检测血脂，发现冠心病组 APOA5-1131C 等位基因频率明显高于对照组，CC 纯合子患冠心病的风险是 TT 纯合子的 1.93 倍；冠心病组 CC 纯合子的三酰甘油(甘油三酯，TG)水平明显高于杂合子 TC，而 TT 纯合子 TG 最低，虽然 APOA5-1131T/C 和 APOC3-482C/T 多态性存在连锁不平衡，但前者的作用与后者无关。邢燕等[6]* 分别用辛伐他汀和洛伐他汀孵育人脐静脉内皮细胞 24 h，然后停药 6、12、18、24 h，检测 NO 及内皮型一氧化氮合酶(eNOS)mRNA 的表达合成，发现辛伐他汀和洛伐他汀作用后均可使 NO 的合成增加(173±33)%和(170±44)%，停药 24 h 后 NO 的产量下降约(64±9)%和(49±10)%，同样可使 eNOS mRNA 表达增加，并在停药后下调。李艳等[7]应用 PCR-限制性片段长度多态性技术对 199 例冠心病病人和 189 名正常人群 IL-6 基因-174G/C、-634C/G 位点进行研究，发现冠心病病人-634GG 基因型频率明显高于正常人，认为 IL-6 基因-174 位点多态性与冠心病无关，而-634 位点多态性与冠心病有关。贾崇奇等[8]选择新诊断的冠心病病人为研究对象，男性 55 岁以前及女性 65 岁以前为早发冠心病，运用 PCR-限制性片段长度多态性检测内皮型一氧化氮合成酶基因第 7 外显子 G894T 变异(Glu298Asp)，发现 G894T 变异基因型频率早发冠心病组显著高于迟发冠心病组，T 等位基因频率早发冠心病组也显著高于迟发冠心病组。

朱壮春等[9]将 218 例冠心病病人分为 MI 急性期(AMI)组、不稳定型心绞痛(UAP)组、稳定型心绞痛(SAP)组、AMI 恢复期组和陈旧性 MI(OMI)组，以健康体检者作为正常对照，发现冠心病病人的血清超敏 C-反应蛋白(hs-CRP)水平明显高于正常对照，AMI 急性期组和 UAP 组明显高于 SAP 组、AMI 恢复期组和 OMI 组，AMI 急性期组也明显高于 UA 组。黄成林等[10]探讨 hs-CRP 和心肌肌钙蛋白 I(cTnI)浓度变化和冠状动脉病变程度之间的关系，将冠状动脉造影(CAG)病人按照造影结果分为阴性组、单支病变组、双支病变组和 3 支病变组，发现 hs-CRP 浓度按病变程度依次升高，双支病变组和 3 支病变组与阴性组比较有显著性差异，cTnI 阳性率依次升高，差异显著。

崔斌等[11]将46例研究对象随机分为SAP、急性冠状动脉综合征(ACS)组及对照组，测定病人hs-CRP浓度及评估循环EPCs水平，发现ACS组hs-CRP浓度明显高于对照组，SAP组和ACS组循环EPCs水平明显低于对照组，双支病变组与3支病变组hs-CRP水平较对照组显著升高，冠状动脉病变组EPCs水平均显著低于对照组，hs-CRP与循环内皮祖细胞水平呈负相关。陈润祥等[12]根据CAG结果将56例冠心病病人按动脉粥样斑块形态分为Ⅰ型、Ⅱ型、Ⅲ型亚组，以冠状动脉正常者作对照，发现Ⅱ型亚组CRP水平最高，Ⅲ型、Ⅰ型及冠状动脉正常组依次减低，认为局部炎症反应是导致斑块破裂的原因。林亚丽等[13]按照hs-CRP浓度由低至高将168例健康老年人分成低危、中危、高危3组，随访24个月，发现心脑血管事件发生率分别为高危组17.39%，中危组9.38%，低危2.94%，各组间有显著性差异，认为hs-CRP越高，发生心脑血管事件的可能性越大。董解菊等[14]随即选取冠心病心功能不全病人129例，其中心功能Ⅱ级60例，Ⅲ级39例，Ⅳ级30例，以体检健康者做对照，发现冠心病心功能不全病人血清hs-CRP含量明显高于正常对照组，冠心病心功能不全组间比较相差显著。田乃亮等[15]将冠心病病人分为AMI组、UAP和SAP组，同时按照Gensini积分分为两个亚组：A组1～20，B组＞20，以CAG阴性者作为对照，检测血清E-选择素水平，发现冠心病各组均显著高于对照组，冠心病各组间也有显著性差异，B组水平显著高于A组。成忠等[16]将151例CAG病人分为SAP组、ACS组以及非冠心病对照组，测定血清UA水平，发现冠状动脉双支病变、3支病变病人的UA水平较单支病变明显升高，冠状动脉3支病变和双支病变水平相似，SAP组和ACS组UA水平较对照明显升高，ACS组水平又较SAP组高，提示高尿酸血症可能是冠心病的危险因素之一。苏工等[17]将769例不同程度代谢异常病人分为冠心病和非冠心病组，分析血UA在不同代谢异常状态下与冠心病的关系。结果显示，在缺乏其他代谢因素影响时，UA可能与冠心病的发生有一定关联，但并非冠心病的独立危险因素。王红等[18]检测冠心病病人组和非冠心病病人组(对照组)的血清UA水平及相关血脂、血糖等生化指标，发现冠心病组血清UA水平显著高于对照组，并与冠状动脉狭窄指数正相关，认为高尿酸血症是冠心病的独立危险因素之一。厉伟东等[19]测定105例冠心病病人及48例对照组病人的血清同型半胱氨酸(HCY)水平，发现冠心病组血清HCY水平显著高于对照组，且冠心病组中高HCY血症发生率显著高于对照组，其水平与年龄、血脂各指标无相关关系，在不同性别、高血压史、糖尿病史及吸烟史之间均无显著性差异，统计分析显示，HCY对冠心病的相对危险度(*OR*)为1.505，提示它是冠心病的独立危险因素。路亚枫等[20]检测AMI、UAP、SAP病人血浆组织因子(TF)、抗凝血酶原复合物(TAT)的浓度，以体检健康者为对照，发现AMI组血浆TF较之UAP组无明显差异，TAT则明显升高；UAP组血浆TF活性、TAT含量较健康对照组及SAP组明显升高；SAP组两种物质与健康对照组则无明显统计学差别，提示AMI、UAP存在异常激活的高凝状态。孙余华等[21]对有血脂紊乱AMI病人523例，非血脂紊乱AMI病人1 196例，在调整年龄、性别、吸烟、高血压和糖尿病的影响后，发现血脂紊乱和非血脂紊乱AMI病人，肺炎衣原体(Cpn)感染对冠心病的*OR*分别为2.5和0.967，Cpn感染和吸烟同是男性血脂紊乱者冠心病的独立危险因素，但在女性，只有Cpn能显著增加易感性，提示此影响在女性更为重要。廖玫珍等[22]研究了Cpn、巨细胞病毒(HCMV)、甲型肝炎病毒(HAV)感染和冠心病之间的关系，发现病例组中血清Cpn IgG和HCMV性IgG抗体阳性率显著高于对照组，而HAV IgG抗体阳性率两组之间无显著性差异，且Cpn和HCMV感染可协同促进冠心病的发生。易红根等[23]测定81例男性冠心病组与40例正常对照组的血清雌二醇(E_2)、孕酮(P)、睾酮(T)及血脂，发现冠心病组E_2和P水平、E_2/T比值较正常对照组显著升高，但冠心病组的T值明显低于正常对照组，统计分析表明，E_2与TC、TG、LDL-C呈正相关，与HDL-C呈负相关，提示男性冠心病病人性激素E_2水平升高可能与脂质代谢异常、冠心病发病率增高有关。周明成等[24]测定冠心病及对照组血清脂蛋白a[Lp(a)]、纤维蛋白原(FN)、D-二聚体、UA含量，发现冠心病组FN、D-二聚体、Lp(a)、UA含量均显著高于对照组，且其水平与冠心病病变的支数、分数呈线性相关。刘梅颜等[25]对疑诊冠心病的病人进行CAG，同时检测纤维蛋白原(FIB)，发现在控制可能影响的其他因素后，FIB水平与冠状动脉病变程度明显相关，存在有意义的回归关系，冠状动脉病变程度随着FIB的提高而加重，尤其对于男性、合并糖尿病者明显。潘棱等[26]发现冠心病组HCY和hs-CRP水平均高于对照组，除了单支病变组的hs-CRP与对照组无显著差异外，其余冠状动脉病变组的HCY和hs-CRP水平均高于对照组，且与冠状动脉病变支数相关。安家晨等[27]检测血浆D-二聚体含量，发现血浆D-二聚体水平复杂病变组显著高于简单病变及正常对照组，AMI组和UAP组明显高于SAP组及正常对照组。陈晓燕等[28]检测冠心病病人及对照者血清瘦素(Lp)、可溶性瘦素受体(sLR)、空腹血糖、稳态模型等指标评估胰岛素抵抗，发现冠心病组 Lp、胰岛素及胰岛素抵抗水平明显高于对照组，sLR 水平明显低于对照组，Lp 与体重指数、腰围、臀围、胰岛素、胰岛素抵抗水平、TC、TG 正相关；sLR 与 Lp、BMI、腰围、臀围负相关。安家晨等[29]发现血清肌钙蛋白(TnI)水平复杂病变组明显高于简单病变和正常对照组，多支病变组高于单支，重度病变组高于轻度病变组。陆丽等[30]对 20 例 1 个月内发生 MI 或心绞痛的病人进行了体外反搏治疗，同时监测指脉波参数，分别于第 1 次反搏前、3 个疗程结束时检测血液中肾素浓度、ANGⅡ质量浓度及血管紧张素转换酶(ACE)浓度，发现 1 个疗程后，肾素活性与 ANGⅡ浓度高于反搏前；2 个疗程后，ANGⅡ降至反搏前水平，ACE 低于反搏前；3 个疗程后，肾素活性降至反搏前水平，ANGⅡ和 ACE 低于反搏前，血浆 ANGⅡ水平与指脉波成负相关。从而认为体外反搏对血流动力学的改善作用可能是其抑制肾素血管紧张素系统的机制之一。范泉等[31]检测 97 例冠心病病人空腹血清胰岛素及血浆纤溶酶原激活物抑制物 1(PAI-1)水平，发现冠心病合并高胰岛素血症病人存在纤溶活性异常，且血浆 PAI-1 水平与血清胰岛素水平及冠状动脉狭窄程度相关。王峰等[32]测定冠心病病人 NO 含量和 NOS 活力，发现冠心病病人血浆 NO 含量为(217.05±153.31) μmol/L，NOS 活力为(14.09±7.14) U/ml，均显著高于对照组，吸烟和饮酒是血浆 NOS 的独立影响因素，性别是血浆 NO 的独立影响因素。屈晓冰等[33]发现冠心病组 P-选择素水平高于正常对照组，ACS 组水平高于稳定型心绞痛组，冠状动脉多支病变组高于单支病变组。且 P-选择素水平与冠状动脉病变数量及 A、B、C 型病变程度呈 Spearman 正相关，与 Gensini 呈线性正相关。胡迎富等[34]对行 CAG 的 34 例病人检测主动脉根部及股动脉血单核细胞 PDGF mRNA 水平，发现冠心病病人无论是主动脉根部还是股动脉血单核细胞 PDGF mRNA 水平均较非冠心病病人显著增加，冠心病有侧支循环病人的主动脉根部血单核细胞 PDGF mRNA 水平较无侧支循环者显著上升，但两者股动脉血单核细胞 PDGF mRNA 水平无显著差异。张彦周等[35]发现男性冠心病心力衰竭病人血清睾酮、雌二醇、及脂蛋白 a、胆固醇及载脂蛋白浓度，明显低于健康对照组，健康人血清睾酮与雌二醇正相关，心力衰竭病人睾酮和雌二醇无明显相关，与血清钠及 HDL-C 显著正相关，与 LDL-C 负相关。赖玉琼等[36]应用免疫印迹法检测 209 例冠心病病人幽门螺杆菌(Hp)血清特异性 IgG 抗体及其抗体组分，发现 Hp 阳性 152 例，阴性 57 例，两组之间的血脂成分均无显著性差异。抗体组分分析显示 Hp 抗体具有抗细胞毒素相关基因 A(CagA)、空泡毒素蛋白 A(VacA)、尿素酶 A(UreA)、尿素酶 B(UreB)等组分，上述组分与血脂各种成分之间亦无明显相关，提示 Hp 感染引起冠心病可能并非通过影响血脂代谢途径实现。刘松岩等[37]将 97 例冠心病心功能不全病人根据 NYHA 分成Ⅱ、Ⅲ、Ⅳ3 组，并检测他们外周血 TNF-α、IL-1β、IL-6 及 UA 水平，发现不同心功能级别冠心病病人 UA 水平均显著高于对照组，Ⅲ、Ⅳ级组血清 TNFα 水平显著高于对照组及Ⅱ级组，Ⅳ级组 IL-1β 显著高于各亚组，Ⅲ、Ⅳ级组 IL-6 水平显著高于对照，血 UA 水平与 TNF-α、IL-1β、IL-6 正相关，与心衰程度正相关。张新华等[38]分别应用硝酸酶还原法和 ELISA 法检测正常人和冠心病病人血清 NO、vWF 及血脂含量，发现冠心病病人血清 NO 含量显著低于正常对照组，冠心病病人血浆 vWF 因子含量显著高于正常对照组。马瑞等[39]贴块法培养雄性 SD 大鼠主动脉 VSMCs 并分析其 mRNA 水平、细胞数量和 DNA 合成变化情况，发现 0～4 μmol/L 睾酮与静止的 VSMCs 作用 24 h，细胞内 AR mRNA 表达水平呈剂量相关性增加；生理水平睾酮(40 nmol/L)与静止的 VSMCs 作用不同时间(0～24 h)，细胞内 AR mRNA 表达水平在 24 h 时才有明显增加，实验过程中细胞数量及 DNA 合成速率均无明显改变，提示 VSMCs 中存在睾酮对雄激素受体 mRNA 表达的自身上调作用，部分需要转录水平的参加。饶丹等[40]发现血清 sICAM-1 和可溶性 E-选择素浓度 ACS 组和稳定型冠心病组明显高于对照组，ACS 组和稳定型冠心病组组间也都存在显著差异。刘永刚等[41]发现大鼠 AMI 心肌组织中 iNOS 表达在 1 d 时明显升高，3 d 后迅速减低；骨髓干细胞心肌内移植后 iNOS 表达进一步增高，可维持 1 个月，而 eNOS 表达没有增加。马会利等[42]对 CAG 显示管腔狭窄程度≥50%的病人进行血清 TC、TG、高密度脂蛋白胆固醇(HDL-C)、载脂蛋白(apo)A、apoB 及血浆凝血因子Ⅰ(Fg)的测定，发现多支血管病变病人血浆 Fg 浓度增高，同时表现 TC、TG 也升高，HDL-C 降低，并且冠状动脉病变严重程度与血浆 Fg 浓度间存在显著正相关，与血清 HDL-C 之间显著负相关。左鹰等[43]对就诊的急性缺血性心脏病病人定性测定入院时及距胸痛发作间隔 10 h 的 cTnI 和 cTnT，发现 cTnI 或 cTnT 异常病人与正常者相比，UAP、AMI、心力衰竭、心源性猝死的发生率有显著性差异，cTnI 或 cTnT 异常与终点事件发生率正相关。朱贵月等[44]在体外观察银杏叶提取物对分离培养 PBMs 转化为巨噬细胞及其表达清道夫受体的影响，发现银杏叶提取物能下调冠心病病人 PBMs 源性巨噬细胞清道夫受体活性、巨噬细胞清道夫受体活性及血清 CRP、sICAM-1、sVCAM-1 水平，AMI 组>UAP 组>稳定型心绞痛组>对照组，认为PBMs源性巨噬细胞清道夫受体活性可作为易损斑块活动程度的监测指标。沈丹等[45]对冠心病病人和对照组进行过氧化物酶体增殖物激活受体r2(PPARr2)基因Pro12Ala变异的检测，发现湖北地区汉族人群中，Ala12携带者(PA/AA)的基因型及A等位基因频率显著低于欧洲白种人，且PPARr2-Pro12Ala变异与冠心病发病、体重指数、血糖无关，但与血脂有关，PA/AA基因型冠心病病人，其TC、LDL-C水平较PP型明显升高。田凤石等[46]通过检测3支冠状动脉均狭窄的MI和UAP病人大、中动脉的微生物感染情况，探讨Cpn、幽门螺旋杆菌(Hp)在冠状动脉事件中的可能作用。发现MI组CPn感染主动脉较桡动脉和内乳动脉为高；UAP组三者一致。MI和UAP组Hp感染均依次为主动脉、内乳动脉、桡动脉，两组在大、中动脉中的感染无显著差异。推测3支冠状动脉病变的冠心病病人发生MI可能有CPn感染在其中起作用。而与Hp感染关系不大或无关系。侯迈等[47]评价胸骨骨髓间充质干细胞的生物学特征，骨髓取自行冠状动脉旁路移植术的冠心病病人胸骨切口，发现贴壁的骨髓间充质干细胞多数呈梭形，可连续传15代以上，但5代以后或老年病人的细胞增殖速度减慢，其表型特征为CD29、CD44阳性，CD34、CD45阴性，多数处于细胞周期的G0/G1期，具有较好的增殖更新潜能。汪海娅等[48]观察80例CAG病人(排除ACS、MI)的循环内皮祖细胞(EPCs)数量与冠状动脉病变程度之间的关系，以CD133/KDR作为EPCs标志物，发现外周血EPCs数量与年龄、血清肌酐清除率(Ccr)、左室心肌重量指数(LVMI)负相关，冠心病伴高血压较不伴高血压者EPCs数量显著减少，造影阳性者少于造影阴性者；EPCs数量与Gensini平分负相关。蒋文玲等[49]对200例经CAG证实的冠心病病人和非冠心病对照组的研究发现，冠心病组肺炎衣原体DNA和衣原体IgG阳性率分别为43.40%和64.78%，对照组分别为7.32%和31.71%，两组之间存在显著差异性。葛庆峰等[50]发现ACS病人低密度脂蛋白自身抗体(anti-Ox-LDL)浓度明显高于SAP组和对照组，而SAP组与对照组无明显差别，血清anti-Ox-LDL水平与冠心病病变程度Gensini积分呈正相关。祖凌云等[51]通过在心肌内注射质粒PCD2/VEGF和(或)PCD2/促血管生成素-1(Ang-1)探讨联合VEGF及Ang-1基因治疗小型猪冠状动脉闭塞的疗效，发现联合注射PCD2/VEGF及PCD2/Ang-1基因能够获得外源基因mRNA及蛋白的有效表达，与单基因治疗相比，效果更佳。

李玉冰等[52]发现已确诊的冠心病组静息心率(RHR)显著高于正常对照组，RHR≥80次/min的病人心肌缺血总负荷与RHR75-79次/min及RHR<75次/分的病人相比差异有显著意义，RHR与心肌缺血及心律失常呈正相关，冠心病组的心率变异性显著低于正常对照组。许宜冠等[53]对CAG至少有一支动脉完全阻塞，至少有一支有不同程度狭窄、造影完全正常的3组病人进行24 h动态心电图检查，发现随着冠状动脉狭窄程度加重，心率变异性指标：SDNN、SDANNind、SDNNind渐下降；随冠状动脉病变支数增加，心率变异性指标：SDNN、SDANNind、SDNNind、rMSSD、PNN50有进一步下降趋势，但只有3支病变组有统计学意义；左冠状动脉病变心率变异性指标：SDNN、SDANNind明显下降，而右冠状动脉下降不明显。郑林林等[54]选择126例同期行CAG和24 h动态心电图监测的病人，按CAG结果分为阳性组和阴性组，发现心率变异性(HRV)中的SDNN、TRI、VLI、RMSSD、PNN50指标在CAG阳性与阴性组间存在显著差异，其中总体标准差(SDNN)、HRV三角指数(TRI)、矢量长度指数(VLI)在单支、双支、3支病变组间也存在显著差异，而HRV中的低频与高频功率的比值、VAI在上述组间无差异；统计分析显示，SDNN、TRI、VLI下降程度与冠状动脉病变范围及程度负相关；Poincare Plot散点图在CAG阳性与阴性组间存在统计学差异；CAG阳性与阴性两组间在年龄、性别、高血压、高血脂方面存在统计学差异。

郭士遵等[55]对26例住院病人进行了常规超声心动图(UCG)、基础状态和小剂量多巴酚丁胺负荷状态下的心肌超声造影，采用QLab软件对微泡再充盈曲线进行定量分析，求出各节段的A、β值及其乘积，发现在基础状态和负荷状态下，心肌灌注参数(β和A*β值)均随着室壁运动评分的增加而降低，小剂量多巴酚丁胺负荷状态下室壁运动改善的节段较无改善者具有较高的心肌灌注储备值，认为心肌灌注和心肌收缩功能具有很好的相关性。郭雪徽等[56]发现，AMI、OMI和UAP组病人均有不同程度的左室舒张末内径增大，左室质量增加、左室舒张末和收缩末容积增加，左室射血分数(LVEF)降低，其中，OMI以左室质量增加为著，AMI以左室舒张末内径增大为主。病变血管支数和AMI时的收缩压与LVEF明显负相关，原有高血压伴心梗病人左室舒张末期内径和左室质量显著高于无高血压病病人。陈国雄等[57]对CAG正常、冠状动脉有病变及正常志愿者测量股动脉内-中膜厚度(IMT)及肱动脉内皮依赖性舒张功能(EDD)，发现IMT随粥样斑块积分增加，冠状动脉病变支数增加而增厚；EDD下降早于IMT增高，并随冠状动脉病变范围加重而逐渐下降。李玲等[58]发现冠心病病人的平均颈总动脉IMT及斑块的发生率显著高于非冠心病组，多支病变者高于单支病变者；平均颈总动脉 IMT 与冠心病病人冠状动脉狭窄程度无显著相关；斑块积分与冠状动脉狭窄程度显著正相关。夏勇等[59]* 将 18 只中国小型家猪随机分为对照组(CON)、缺血预处理(IPC)及腺苷预处理(APC)组，应用冠状动脉内多普勒导丝测定 3 组家猪基础状态与冠状动脉狭窄 10、30、60 和 120 min 时平均峰值流速(APV)以及舒张期与收缩期血流速度比值(DSVR)及冠脉血流储备(CFR)等指标，发现 3 组家猪在狭窄 10 min 时 APV、DSVR、CFR 较基础状态下明显下降，APV、DSVR 在其后无进一步变化，60 min 时 CON 组 CFR 较 10 min、30 min 时下降，IPC 组与 APC 组 CFR 则无明显变化，120 min 时 APC 组 CFR 较 60 min 时进一步下降，而 IPC 组仍无显著变化。惠波等[60] 应用血管内超声(IVUS)测量 ACS 和稳定型心绞痛病人“罪犯”血管病变处及其近端、远端参考段的外弹力膜(EEM)面积、管腔面积，计算斑块面积和重构指数(*RI*)，同时检测外周血 MMP-2、MMP-9 和 hs-CRP，发现 ACS 组“罪犯”血管处的斑块面积、RI、高危斑块发生率、MMP-2、MMP-9 和 hs-CRP 均高于 SA 组，且正重构在 ACS 组多见，而负重构则在 SA 组多见。田家玮等[61] 采用组织同步显像(TSI)技术对冠心病病人和正常对照组的左心室心肌进行检测，发现对照组各节段心肌运动同步性较好，病例组各节段心肌同步运动规律消失，病例组前壁及室间隔各节段平均达峰值速度时间较对照组显著增高，病例组峰值速度从基底到心尖逐渐递减的梯度样分布规律消失，前壁各节段及室间隔瓣环、基底段、中间段平均峰值速度较对照组降低。许建忠等[62] 对冠心病病人采用多普勒组织成像(DTI)技术测定室间隔及左室侧壁舒张早期及舒张晚期二尖瓣环运动峰值速度的比值(Ea/Aa)，与 UCG 常规指标二尖瓣 E 峰与 A 峰的比值(E/A)对比，发现冠心病的左室射血分数与对照组无显著差别，两组间的 E/A 值的差异有显著性，而冠心病组室间隔及左室侧壁 Ea/Aa 显著降低。

阎继锋等[63] 探讨血运重建对冠心病合并左心功能不全病人心肌收缩功能和心室重构的影响，发现有存活心肌的病人行血运重建较药物治疗者左室射血分数(LVEF)、存活节段数、左室球状指数(LVSI)明显提高；左室舒张末期容积(LVEDF)、左室收缩末期容积(LVESF)、左室重量(LVM)明显降低。无存活心肌病人上述指标两种治疗间无显著性差异。陈云江等[64] 对 85 例临床怀疑为冠心病的病人在 CAG 术前 24 h 内用经胸多普勒超声心动图技术(TTDE)探测左前降支血流，发现 CAG 证实 20 例病人冠状动脉显著狭窄，其中 7 例为近、中段高度狭窄(≥95%)，73 例病人超声检出左前降支血流，5 例为逆向血流，均为左前降支近、中段高度狭窄或完全阻塞。TTDE 显示左前降支为逆向血流时，预测左前降支近、中段高度狭窄的敏感性和特异性分别为 71.4%和 100.0%。王泓等[65] 对 43 例风湿性心脏病二尖瓣狭窄合并轻、中度反流的病人，其中 15 例合并心房颤动，以压差减半时间(PHT)法、二维超声测量法分别测量二尖瓣口面积，并与心导管所得面积比较，发现两种超声测量方法与心导管测量结果间无显著性差别，PTH 法、二维超声测量法的结果均与导管法正相关，相关系数分别为 0.76 和 0.71。李昭屏等[66] 采用 TTDE 对 35 例疑诊冠心病行 CAG 检查的病人，在静息状态和注射腺苷后分别测定左前降支(LAD)原端舒张期峰值血流速度，并计算血流储备(CFRV)，发现 LAD 严重狭窄 9 例(A 组)，非严重狭窄 26 例(B 组)，在静息状态下两组血流速度无明显差别，注射腺苷后两组血流速度均有增高，但 A 组的血流速度及 CFRV 明显小于 B 组，以 CFRV<2 作为分界值判断 LAD 严重狭窄的敏感性为 89%，特异性为 86%。郭士遵等[67] 对 26 例住院病人进行了常规 UCG、基础状态和小剂量多巴酚丁胺负荷状态下的心肌超声造影以及选择性 CAG，采用 QLab 软件对微泡再充盈曲线进行定量分析，求出各节段的 A、β 值及其乘积，发现在基础状态下，β 和 A * β 值随着供血冠状动脉狭窄程度的增加而显著降低；负荷状态下，A、β 和 A * β 值随着供血冠状动脉狭窄程度的增加而显著降低；侧支循环影响各节段心肌灌注参数及其储备，在严重狭窄节段中尤为明显。周青等[68] 探讨背向散射技术结合多巴酚丁胺负荷试验(DSE)能否提高对不同部位冠状动脉狭窄的检测率，发现和正常冠状动脉供血心肌节段相比，狭窄冠状动脉供血心肌节段的背向散射积分周期变异(CVIB)值在静息和小剂量多巴酚丁胺负荷下无显著差异，但在大剂量多巴酚丁胺负荷下明显降低，可以 4.8 dB 作为 DSE-CVIB 检测冠状动脉狭窄的阈值。陈斌等[69] 探讨经胸超声检测冠状动脉左前降支局部血流加速现象及其在诊断冠状动脉左前降支狭窄中的作用，以该段血流最高速度与最低速度的比值≥1.5 作为判断局部血流加速的标准，发现 45 例拟行 CAG 的病人中检出有局部血流加速者 23 例，20 例造影证实左前降支局部存在不同程度狭窄(直径狭窄 60%～98%)。22 例无局部血流加速者中造影证实 18 例正常或狭窄<60%，4 例重度狭窄(≥95%)或完全闭塞，血流最高速度与最低速度的比值与有无狭窄高度相关。李宗卫等[70] 对 60 例可疑冠心病病人进行多巴酚丁胺负荷心电图试验，与 CAG 比较，判定标准以 J 点后 0.08 s ST 段偏移 0.1 mV 以上为阳性，诊断冠心病的敏感性、特异性、准确度分别为

75.7%,78.7%和76.6%。对冠状动脉单支、双支和3支病变诊断的敏感性分别为52.6%,100.0%和100.0%。

姚光等[71]对820例经CAG的病人测定外周肱动脉收缩压、舒张压,以脉压和脉压指数进行分析,发现随着脉压和脉压指数的增加,冠心病患病率均随之增加,年龄呈增大趋势,双支和3支冠状动脉病变患病率显著增高,统计分析显示,年龄、脉压、脉压指数对冠状动脉病变有最好的预测价值。马晓海等[72]利用相位对比磁共振(PC-MR)测量其左前降支和右冠状动脉静息和负荷状态下的血流,计算出血流储备(CFR),发现利用PC-MR测量的CFR与血管狭窄程度呈线性关系,冠状动脉静息血流量在轻、中度狭窄时减少并不明显,甚至还有增加,直到重度时才略有降低;而负荷血流量和血流储备在管腔中度以上狭窄时就开始下降,CFR小于2.0可以作为判断冠状动脉重度狭窄的指标。蒋捷等[73]以微开胸心肌内注射的方法将重组腺相关病毒载体携带人$VEGF_{165}$基因($rAAV2-VEGF_{165}$)导入小型猪心肌从而探讨其治疗冠状动脉闭塞性疾病的有效性,实验组分成4个剂量组($n=3$):1×10^{11} v.g,5×10^{11} v.g,1×10^{12} v.g,5×10^{12} v.g,发现术后4周,各实验组心肌均可检测到$VEGF_{165}$ mRNA的表达,水平均高于对照组,1×10^{12} v.g组及5×10^{12} v.g组心肌毛细血管密度大于对照组,5×10^{11} v.g组及其以上剂量组冠状动脉侧支循环分级的增加优于对照组。郑英丽等[74]将13只中华小型猪冠状动脉前降支中段放置Ameroid动脉环,造成慢性冠状动脉狭窄模型,分别进行盐酸去甲乌药碱和多巴酚丁胺药物负荷试验,静态心肌SPECT显像,结果显示,两者敏感性和图像评分无差别,认为盐酸去甲乌药碱也可行药物负荷试验心肌灌注显像。阎新慧等[75]对冠心病和扩张性心肌病病人在骨髓干细胞移植术前和术后进行运动+静息或静息+硝酸甘油心肌灌注断层和部分心室显像,发现术后病人缺血及梗死心肌节段减少,分别为术前(2.6+/-0.4)与(3.6+/-0.5)个及术后(1.5+/-0.4)与(2.0+/-0.4)个,左室射血分数平均增加18.3%,运动低下节段数明显减少,提示术后缺血心肌血运改善,心功能部分恢复,梗死心肌区有新生心肌细胞。吕滨等[76]对107例病人同时行常规CAG、EBCT冠状动脉钙化(非增强扫描)和血管造影(增强扫描),发现冠状动脉钙化积分和EBCTA诊断冠心病的敏感性分别为79.2%和73.0%,特异性性分别为65.6%和87.6%。EBCTA在冠状动脉左主干三维重建图像质量最好,左回旋支最差;各支冠状动脉由近段向远段图像质量依次降低。汤建中等[77]对71例临床高度怀疑或已确诊冠心病病人行单螺旋CT(SSCT)检查及CAG,发现71例中冠心病病人45例,非冠心病病人26例,冠心病组冠状动脉积分明显高于非冠心病组,SSCT检测以有无冠状动脉钙化判断冠心病,在年龄<50岁组(低龄组)灵敏性为53%,特异性为93%;在年龄≥50岁组(高龄组)灵敏性为95%,特异性为75%。李殿富等[78]比较运动负荷早期^{99m}Tc-甲氧基异丁基异氰(MIBI)门控心肌显像(G-MPI)和非门控心肌显像(NG-MPI)诊断冠心病严重3支病变(狭窄≥70%)的价值,发现G-MPI和NG-MPI诊断严重CAD的灵敏度分别为95.3%和90.7%,特异性分别为80.0%和72.3%;诊断冠心病3支病变的灵敏度分别为100%和92.2%。段宗明等[79]利用CAG对心电图(ECG)、动态心电图(Holter)、活动平板运动试验(TET)、UCG、核素心肌断层显像(ECT)5种无创检查方法进行评价,发现ECT、TET、UCG、Holter和ECG诊断冠心病的敏感性分别为90.0%、80.0%、70.0%、62.5%和55.0%,特异性分别为60.0%、88.0%、72.0%、60.0%和64.0%,准确率分别为78.5%、83.1%、70.1%、61.5%和58.5%。

(陈　玮　梁　春)

(二)危险因素

吕敏等[80]对北京石景山区1 198名43～73岁农村居民的心血管病随防和危险因素横断面调查及颈动脉超声检查,发现高血压是自然人群患颈动脉粥样硬化的重要危险因素,维持良好的血压状态可能对预防动脉粥样硬化发挥重要作用。赵兰江等[81]在北京自然人群中采用分层随机抽样的方法进行横断面调查,发现血清UA水平与TG相关,且独立于年龄、肥胖、饮酒和胰岛素抵抗等因素。李健斋等[82]对北京市31 068名政府机关、科教卫生人员进行问卷调查、体检及血液化验。结果显示,与20世纪80年代相比血脂的性别差异与增龄变化规律不变;部分人群血脂LDL-C上升主要在80年代后期,90年代稳定且略有下降。TG升高幅度较大,目前血脂水平仍明显低于美国人。王薇等[83]探讨了北京地区队列人群基线(1992年)血压水平及10年(1992～2002年)血压的变化与颈动脉粥样硬化的关系,提示随着基线血压水平的上升,无论是颈动脉斑块、还是IMT增厚的患病率均增加。血压≥180/110 mmHg时对颈动脉斑块的患病危险作用大于颈动脉IMT增厚的作用。王振杰等[84]通过了解接受调脂药物治疗的高胆固醇血症病人膳食状况及膳食对高胆固醇血症控制状况的影响,发现目前我国高胆固醇血症病人的血脂控制状况不理想,与膳食治疗不足密切相关。尹瑞兴等[85]采用整群抽样方法对广西黑衣壮族中老年人进行血压、身高、体重、体质指数、血脂及载脂蛋白测定,发现黑衣壮族人群高脂血症的患病率较当地汉族中老年人低，这可能与他们的饮食习惯、生活方式、体力活动及遗传背景不同有关。他们[86]进一步研究显示，黑衣壮族人群的血压水平明显高于汉族人群，高血压患病率与TG呈显著正相关；而高脂血症患病率则显著低于汉族人群。

李慧凤等[87]采用中国医学科学院心血管研究所开发的“国人缺血性心血管病10年发病危险评估方法”对青岛2 287名中年干部心血管病发病危险程度进行评估，表明此评估方法能较准确检测人群的发病分布情况，有利于对高危人群的简单筛选。汪春红等[88,89]采用多重扩增突变系统和PCR-限制性片段长度多态性法检测apoE、CⅠ、CⅡ基因多态性，结果显示，位于19q13.2的apoE、CI是冠心病的易感基因，在冠心病病人中两基因位点存在显著连锁不平衡；ε4及H2等位基因型携带者经常吸烟和多量饮酒显著增加患冠心病的危险性。他们的进一步研究提示，ε4及H2等位基因连锁能显著增加患冠心病的危险性。刘军等[90]在北京自然人群中采用分层随机抽样方法对670名45～64岁男女两性进行横断面调查，发现脂蛋白脂肪酶(LPL)-HindⅢ和LPL-PvuⅡ基因多态性可以影响非肝素化血浆LPL浓度，进而影响TG水平，其作用又受吸烟、肥胖等因素的影响。赵水平等[91]对441例受试者的胆固醇酯转运蛋白TaqIB基因多态性进行检测，发现冠心病组B1B1型基因频率显著升调，B2B2型则显著降低；B2纯合子HDL-C显著升高。龙石银等[92]应用PCR限制性片段长度多态性和双向电泳-免疫印迹检测法，分析112例高脂血症病人和73名正常对照者apoE基因型、HDL-C各亚类组成及相对含量，提示apoE基因多态性可能与血清HDL-C部分亚类和含量变化相关。田英等[93]进一步分析Ⅳ型高脂血症病人和146名血脂正常者的apoE基因型、HDL-C各亚类组成及相对含量，提示出Ⅳ型高脂血症病人apoEε2等位基因与血清HDL亚类的成熟代谢有关。崔翰斌等[94]探讨中国人群高密度脂蛋白代谢相关基因单核苷酸多态性，发现中国汉族人群的ABCA1、LPL-H和LPL-P具有独特的分布特点。朱惠莲等[95]研究发现，氧化低密度脂蛋白(ox-LDL)上调血管内皮细胞黏附分子的表达，血凝素样氧化低密度脂蛋白受体1(LOX-1)阻断剂可以部分阻断ox-LDL的上调作用，提示ox-LDL诱导血管内皮细胞黏附分子的表达是通过LOX-1介导的。黄东等[96]研究发现，LOX-1表达于兔自体静脉移植物的内皮和新生内膜，高胆固醇血症可以上调静脉移植物粥样硬化部位LOX-1的表达，氯沙坦能够通过下调LOX-1的表达发挥抗静脉移植物粥样硬化的作用。朱军慧等[97]观察ox-LDL对外周血内皮祖细胞(EPC)数量和功能的影响，发现ox-LDL可减少EPC数量并损害EPC功能。金晓蕾等[98]通过基因芯片检测APOE、LDLR及瘦素受体3个脂代谢相关基因联合突变小鼠与野生型小鼠肝脏基因表达差异及其血脂代谢紊乱和动脉粥样硬化病变的关系，发现3基因突变导致肝脏中与脂类、糖类以及免疫等相关的多种基因表达改变，可能共同参与了血脂代谢紊乱和动脉粥样硬化的发生发展。裴卫东等[99]对不同类型家族性高脂血症及血脂正常对照家系代谢综合征(MS)的患病率及其相关因素进行探讨，发现载脂蛋白B是家族性混合型高脂血症(FCHL)、家族性高三酰甘油症(FHTG)以及家族高胆固醇血症(FH)家系中MS的相关因子。赵水平等[100]观察发现兔脂肪细胞通过CD36介导脂肪细胞吞噬降解ox-LDL，高胆固醇血症时，脂肪细胞这一代谢能力下降；非诺贝特能增加高胆固醇血症兔脂肪细胞对ox-LDL的摄取及降解。肖彧君等[101]用各种阻断剂分别与饱和脂肪酸、花生四烯酸(AA)脂氧化酶和环氧化酶抑制剂处理血管内皮细胞，发现AA的脂氧化代谢物通过激活钙通道系统抑制软脂酸对血管内皮细胞的脂毒性作用。区景松等[102]观察发现L-4F(一种载脂蛋白A-1类似物)能改善脂蛋白氧化张力下内皮依赖的血管舒张功能，可能为将来治疗动脉粥样硬化等血管性疾病提供一种新颖的治疗方法。欧志君等[103]的研究显示，L-4F可以预防LDL诱导的内皮功能的失调，维持正常的NO和$O_2^{\cdot}$平衡，而仅与其氨基酸序列不同的SC-4F无此作用，表明L-4F在预防动脉粥样硬化方面具有氨基酸序列的结构特殊性，为将来开发新的预防和治疗动脉粥样硬化药物提供线索。李玫等[104]观察发现，吡格列酮干预后实验性小鼠主动脉壁上沉积的脂质消退。吡格列酮这种血管保护的作用机制与其全面改善糖、脂代谢紊乱及胰岛素抵抗作用有关。吴歆华等[105]通过观察辛伐他汀与罗格列酮对动脉粥样硬化大鼠CD40和CD40L的表达，提示辛伐他汀与罗格列酮均能降低血脂，并通过降低巨噬细胞CD40和CD40L表达发挥动脉粥样硬化作用。章义利等[106]对动脉粥样硬化模型鼠的研究发现，阿托伐他汀在调脂的同时，抑制蛋白激酶C的表达，这在动脉粥样硬化防治过程中可能起重要作用。鹿育萨等[107]用超声检测腹主动脉内膜厚度及病理观察血管内皮细胞法观察发现，卡托普利和缬沙坦具有提起拮抗高胆固醇饮食造成兔大动脉粥样斑块形成的确切效果。金文胜等[108]通过探讨空腹血糖(FPG)、口服葡萄糖耐量试验(OGTT)2 h血糖(2hPG)对动脉粥样硬化(AS)的预报能力，提示FPG和2hPG是AS的独立预报因子。贾庆哲等[109]观察发现糖基化终产物(AGEs)能上调人单核细胞源树突细胞(MDCs)清道夫受体A(SR-A)的表达,与其激活酪氨酸蛋白激酶有关,可能是DCs参与动脉粥样硬化发生的机制之一。张卫茹等[110]通过兔整体模型探讨AGEs负荷对动脉粥样硬化斑块炎症反应程度的影响,发现循环AGEs潴留可增加动脉粥样硬化斑块中脂质沉积,促进病变局部巨噬细胞、T淋巴细胞浸润及VSMCs的迁移增生,促进动脉粥样硬化病变局部的细胞炎症反应。祝成亮等[111]采用酶联免疫吸附分析法检测人血清中丙二酰二醛修饰的低密度脂蛋白(MDA-LDL),发现MDA-LDL与冠心病有着非常密切的关系,参与冠心病的发生发展过程。

牛玉宏等[112]探讨了Cpn感染与2型糖尿病(DM-2)病人冠状动脉粥样硬化及AMI的相关性,提示Cpn感染与DM-2对冠状动脉粥样硬化发病没有协同作用,但Cpn感染与DM-2病人的AMI患病率相关。马克娟等[113]应用原位杂交技术检测18例人动脉粥样硬化斑块组织和10例正常动脉组织中Toll样受体-4(TLR4)和TNFαmRNA的表达,结果提示,TLR4通过上调TNF-α的表达促进动脉粥样硬化斑块炎症的活化,它可能是连接细菌感染与动脉粥样硬化炎症间的桥梁。牛玉宏等[114]采用IVUS检测182例病人冠状动脉粥样硬化及其斑块性质,发现病人以往感染微生物数量与冠状动脉粥样硬化率相关,血清hs-CRP水平升高者中两者的相关性更明显,提示二者有协同作用。高水平的感染负荷与冠状动脉粥样硬化的易损斑块率相关。梁峰等[115]通过研究检测层流低切应力诱导人脐静脉血管内皮细胞IL-8基因的转录激活,提示NF-κB传导通路可能介导切应力诱导脐静脉血管内皮细胞IL-8基因的转录活化,参与动脉粥样硬化形成。赵全明等[116]通过探讨罗格列酮对ApoE基因敲除小鼠主动脉粥样硬化病变的影响,发现罗格列酮可能通过下调炎性因子TNF-α的水平,减少斑块内巨噬细胞的数量,抑制动脉粥样硬化病变的发展。王长谦等[117]通过探讨局部转染金属蛋白酶抑制物基因对动脉粥样硬化斑块的影响,提示动脉粥样硬化局部转移TIMP-2基因可明显抑制病变局部MMP-2和MMP-9活性,增加动脉粥样硬化斑块纤维帽厚度和病变局部胶原含量,但对动脉粥样硬化所致血管腔狭窄程度无明显影响。刘成玉等[118]检测75例UAP病人血清C-反应蛋白(CRP)和补体激活产物(Sc5b-9)浓度的变化,结果提示,炎症反应与补体激活参与了心绞痛的发生和发展,且其变化与心绞痛的类型有关。王海蓉等[119]通过比较UAP与SAP病人和健康志愿者血单核细胞对CRP刺激的反应,发现CRP直接增强UAP病人血单核细胞TNF-α的分泌,氟伐他汀剂量依赖性降低CRP诱导的单核细胞TNFα的分泌。樊民等[120]采用RT-PCR检测COX-2 mRNA的表达,发现重组人CD40配体(rhCD40L)可以时间和浓度依赖的方式诱导COX-2的表达,普伐他汀可抑制此作用。李拥军等[121]采用酶联免疫吸附法检测发现炎性细胞因子TNFα、IL-6、IL-1β及IL-10可能参与了UAP的发生、发展过程,并且不同的细胞因子所起的作用不同。宋宇[122]检测UAP和心内膜下MI(SEMI)病人到院后0、24、48、和72 h血清sICAM-1、sVCAM-1及sE-选择素水平,显示在发病初及随后72 h内两组病人血清细胞间黏附分子水平均升高,表明炎症在其中的致病作用,并且炎症反应在急性发作后至少存在72 h。李永强等[123]研究发现,Cpn感染可加速高脂饮食C57BL/6J小鼠的主动脉粥样硬化发展,并引起C57BL/6J小鼠主动脉超氧阴离子产生增多,提示活性氧产生增多、氧化应激增强可能是Cpn感染加速动脉粥样硬化发展的机制之一。阮云军等[124]对冠状动脉痉挛病人乙酰胆碱试验前后血清NO含量的测定,发现冠状动脉痉挛者血管壁NO储备量明显低于正常,提示NO减少参与了冠状动脉痉挛的发生。陈宋明等[125]将经CAG确诊的UAP病人作为研究对象,发现UAP病人血红素氧合酶-1(HO-1)表达明显高于SAP病人,提示HO-1的表达水平与心绞痛的类型有关。刘岩等[126]观察人血浆脂联素水平与冠状动脉粥样硬化病变程度的关系,结果显示,血浆联素水平随动脉粥样硬化的发展呈进行性下降,提示低脂联素血症是动脉粥样硬化发生发展的独立危险因素。汤群等[127]探讨了正常人群血HCY水平分布及年龄和性别的关系,HCY水平与叶酸,维生素B_{12}及维生素B_6之间的关系,发现正常人中增高的血浆HCY浓度与体内的维生素水平低下有关。李新立等[128]研究发现,年龄、总TC、HDL-C、FBG、SBP和DBP水平增加是小动脉弹性下降的主要心血管危险因素,它们对小动脉弹性的影响是连续的;多种危险因素并存时,可通过协同作用使小动脉弹性降低更显著;胰岛素抵抗可能是危险因素聚集的中心环节。周晓辉等[129]分析心血管危险因素及其聚集性与颈动脉粥样硬化(CAS)的关系,提示随着年龄的增加及心血管危险因素增多,CAS的发生率及严重程度明显加重;另外多个危险因素的聚集可能存在一种正向的交互,它们相互促进,产生增强的致病效应。祝之明等[130]研究表明,代谢综合征(MS)病人无论是否合并高血压,其TG、LDL-C、UA和尿微量白蛋白(MA)水平均明显高于高血压或糖尿病病人,存在更严重的代谢紊乱。同时证实,MS病人存在显著的糖脂代谢紊乱和较高的体重指数,提示代谢紊乱等因素对MS的心脏和大血管重塑有显著影响,多重危险因素聚集较单一危险因素对心血管危害更大。何耀等[131]对吸烟与老年人周围动脉硬化闭塞性疾病

(PAOD)的关系进行了探讨,发现吸烟是人群中PAOD的重要危险因素之一,戒烟可降低老年人PAOD患病的危险性,监测及控制吸烟的流行和促进戒烟对老年人群PAOD的预防有重要意义。王芳等[132]使用血管造影法研究动脉粥样硬化病人肾动脉狭窄(ARAS)的患病率及危险因素,结果显示,ARAS在动脉粥样硬化性疾病人群中的患病率为24.3%;ARAS在下肢血管血栓栓塞性疾病的人群中检出率最高,提示应加强在动脉粥样硬化人群中对ARAS的筛查。左岩霞等[133]观察25例UAP病人PCI治疗前及术后1、24、72 h血液中丙二醇(MDA)和超氧化物歧化酶(SOD)的变化,提示UAP病人PCI后MDA和SOD在72 h内有动态变化,可能是术后早期心血管事件的危险因素。

(潘晓明 李 玫)

郭舜奇等[134]对诊断为冠心病的321例病人年龄、吸烟、血压、糖尿病、血脂、载脂蛋白等影响因素与临床心功能评分进行相关分析,发现临床心功能分级与年龄、吸烟年限、高血压病程、收缩压、舒张压、空腹血糖、低密度脂蛋白胆固醇(LDL-C)、载脂蛋白B、脂蛋白(a)显著正相关。黄筱文[135]将196例病人分成冠心病组、糖尿病组、糖尿病合并冠心病3组,发现冠心病组男性患病率明显高于女性,糖尿病合并冠心病组则以女性患病率明显高于男性,3组年龄>60岁者患病率高于年龄<60岁病人,以糖尿病合并冠心病组最明显。郭素箴等[136]发现女性冠心病病人阿司匹林抵抗多见,并与LDL-C浓度、CRP显著相关,而与其他因素无关。邱东鹰等[137]调查920例老年男性,分析其脂肪肝与年龄、体质量指数(BMI)、平均血压、吸烟、饮酒以及丙氨酸氨基转移酶等生化指标之间的关系,发现非肥胖(BMI<28 kg/m^2)与肥胖(BMI>28kg/m^2)者脂肪肝的患病率存在显著差异(11.1%和40.9%),脂肪肝的患病率与高TG血症、高胆固醇血症、糖尿病显著正相关,在脂肪肝组中冠心病危险因素除高血压外*OR*值均高于肥胖组。

(陈 玮 梁 春)

(三)诊断

王建华等[138]应用血管回声跟踪技术获取143名健康者双侧颈动脉的弹性系数、僵硬度及顺应性3项指标,分析其与年龄、性别、心率和血压的关系,表明该技术能够准确获取颈动脉性能参数,为临床定量评价颈动脉弹性提供了一种新的手段。卢漫等[139]应用血管回声跟踪技术对轻度高血压病病人颈动脉进行检测,发现该技术具有原始数据的实时采集、无创性评价、可进行批量数据的处理分析等优点,为早期动脉硬化的研究提供了一种新的方法。陶军等[140]采用桡动脉脉搏分析法无创性评价健康者大动脉和小动脉弹性指数,流式细胞仪测定外周血中单个核细胞的水平,发现增龄导致循环内皮祖细胞数量减少,提示血管内皮修复能力下降和功能障碍动脉弹性损伤,循环内皮祖细胞水平有可能作为评价血管功能的替代指标。张鹏飞等[141]研究表明,实时三维超声技术可检测颈动脉仿体中存在的斑块,结合TomTec4Dcardio-View工作站可准确计算斑块体积,具有较高的可重复性。李馨等[142]对兔动脉粥样硬化模型研究显示,携CD54单抗造影剂对粥样硬化的动脉内膜及斑块有靶向显影价值,可提高超声诊断的敏感性。马瑾[143]对117例因胸痛行CAG的女性病人临床资料及造影结果回顾分析,发现并存高血压、糖尿病和高Lp(a)水平的胸痛病人即使无创检查未发现异常也应尽早行CAG检查以明确诊断。史冬梅等[144]总结分析近10年经CAG诊断的154例老年冠状动脉扩张症病人的临床特点表明,心绞痛是老年冠状动脉扩张症的主要临床表现,CAG是确诊的主要方法。一旦确诊应长期使用抗凝剂和血管扩张药物,防止冠状动脉痉挛与MI发生。王屹等[145]对35例UAP病人于诊断和治疗后6~12周进行影像检查,表明心脏MR影像能够显示临床诊断的UAP所造成的非透壁型MI,小范围的MI灶,对左心室整体运动无显著影响。马淑梅等[146]应用冠状动脉血管内视镜技术探讨UAP病人罪犯血管内粥样斑块的稳定性与血栓形成之间的关系,表明黄色不稳定斑块破裂及伴随的血栓形成,是引起UAP的病理基础。采取措施稳定黄色斑块避免破裂是预防ACS的关键。陈文强等[147]采用动脉粥样硬化兔模型,通过与病理学分析对比研究发现,IVUS能够较为准确地识别斑块破裂及血栓的形成。勇强等[148]采用彩色多普勒超声观察5例FH家系中6名子女(先证者)及6名正常者外周动脉内-中膜厚度(IMT),管腔狭窄程度以及血流动力学改变,发现FH病人血脂水平不能准确地反映其动脉粥样硬化的恶化程度,定期的超声检查有可能为FH病人个体化治疗提供有意义的依据。王绿娅等[149]以变性高效液相色谱(DHPLC),分析检测FH一汉族家系成员的低密度脂蛋白受体(LDLR)基因突变,成功建立了一DHPLC筛查LDLR基因点突变的方法及技术参数,该方法简便,可作为大样本筛查突变位点的一种便捷可靠手段。钱菊英等[150]采用IVUS法比较ACS和SAP病人的冠状动脉病变,发现与SAP病人相比,ACS病人冠状动脉病变主要为偏心性病变和软斑块,斑块破裂、血栓形成和正性重构更常见。向定成等[151]* 对52例具有胸痛、CAG无显著狭窄而接受乙酰胆碱试验的病人进行心电图活动平板运动试验和^{201}TI心肌灌注显像双嘧达莫试验。结果提示，^{201}TI心肌灌注显像呈反向再分布可能是冠状动脉痉挛的特征之一；同时具备静息性胸闷、运动试验阴性和反向再分布是预测冠状动脉痉挛较理想的非创伤性方法。

陈新军等[152]应用超声背向散射技术检测兔缺血心肌骨髓基质干细胞移植前后局部心肌背向散射积分值变化，发现此技术能够检测出兔缺血心肌MSCs移植细胞的存活性和侧支循环的改善。穆玉明等[153]研究发现应变率显像技术结合多巴酚丁胺负荷试验可提高心肌缺血的检出率。多巴酚丁胺负荷剂量为40 $\mu g \cdot kg^{-1} \cdot min^{-1}$时，应变率对心肌缺血的检出最为敏感。刘庆华等[154]采用猪心肌缺血模型，比较超声、磁共振及核素扫描方法识别早期心肌缺血的价值，发现组织多普勒指标心内膜运动速度及跨壁梯度、磁共振灌注成像和^{201}TI负荷心肌灌注成像能早期识别心肌缺血，反映缺血后侧支循环的过程。庄磊等[155]通过对犬冠状动脉结扎心肌缺血模型的研究发现，心肌造影实时三维超声心动图(RT-3DE)能准确计算犬缺血心肌质量，有望为临床定量评价冠心病病人心肌缺血提供一项新的手段。刘杰等[156]采用离体大鼠心脏观察^{99m}Tc-MIBI动力学变化评价心肌存活的价值，发现^{99m}Tc-MIBI的清除对代谢状态敏感，可用于评价进行性心肌损伤。陈新军等[157]采用组织多普勒成像评价骨髓基质干细胞移植前后兔缺血心肌局部运动及心功能，发现此技术能够实时、正确地检测兔梗死心肌骨髓基质干细胞移植后心肌局部运动和心脏功能的变化。白姣等[158]应用定量组织速度成像技术检测犬不同程度急性心肌缺血前后左室前壁心肌运动速度和应变率，提示心肌运动速度和应变率能敏感地评价不同程度实验性心肌缺血，比常规方法更敏感。钱嵘等[159]用应变率显像及组织多普勒显像检测基因转染治疗心肌缺血，发现心内、外膜速度跨壁梯度及心肌运动速度可准确评价慢性缺血心肌基因治疗前后节段性室壁厚度变化速率和室壁运动改善的情况，前者评价局部心功能的敏感性优于后者。陈士良等[160]对离断自主神经猫的研究发现，在急性右冠状动脉阻塞时，迷走神经对心脏房室传导调节功能增强。原人江等[161]观察大鼠发生心肌缺血后其丘脑束旁核痛敏神经元的放电反应，发现丘脑束旁核是躯体和内脏(心脏)伤害性刺激传入的共同的信息整合中枢。

(潘晓明　李　玫)

郭永和等[162]采用单因素和多因素分析方法探讨心血管疾病危险因素与CAG病变程度的相关性，认为高LDL-C是CAG诊断冠心病尤其是男性病人最显著独立相关危险因素，其他包括吸烟、2型糖尿病等危险因素亦不可忽视。任颖等[163]回顾分析单纯性冠状动脉扩张的发生率、临床特点及预后，结果发现，其发生率较低，多为男性吸烟者，好发部位依次为左主干、右冠、前降支、回旋支，与除糖尿病外所有冠心病危险因素相关，其不是良性病变，须小心监控。周群惠等[164]通过对102例CAG图像质量进行回顾分析，认为影响图像质量的因素有很多，其中包括背景伪影、血管充盈不良、导管位置、曝光条件的选择等。许尚文等[165]通过对79例病人行多层螺旋CT冠脉造影(MSCCTA)检查并进行重建，评价对冠状动脉的显示能力、斑块的性质、管腔狭窄程度等，认为16层MSCCTA可作为冠心病的筛选手段及在血运重建术后复查中有很高的临床应用价值。杨晓帆等[166]对180例CAG阴性病人进行回顾分析，发现无典型胸痛者占64.4%，有家族史、吸烟史者较少(分别为19.4%和22.2%)；临床检验结果大多正常，临床合并疾病较多，前3位分别为原发性高血压、高血脂和心律失常；心电图ST-T改变占54.4%，但缺乏特征性。程流泉等[167]以普通CAG为参照，对病人进行冠状动脉MR血管成像(CMRA)检查，依据狭窄程度，将冠状动脉狭窄分成5个级别，对判断结果逐段比较，结果显示，CMRA对区分>50%和<50%狭窄的准确度、敏感度和特异度分别约为84%，而区分50%～75%、75%～100%狭窄的相应值均为61.5%，提示三维FIESTA冠状动脉成像序列对具有血流动力学意义狭窄的排除具有一定的实用价值，但是更细致的分级受限。惠波等[168]将经IVUS发现有冠状动脉钙化的病人分为ACS和SAP两组，对两组冠状动脉梗死相关病变钙化进行测量及分析，结果显示，ACS病人梗死病变处较SAP病人相对缺乏，这有助于对ACS发病机制的理解及识别冠状动脉狭窄病变。陈谦等[169]通过对CAG确诊冠心病的女性的临床资料和冠状动脉病变特点进行分析并与男性冠心病病人比较，发现女性冠心病年龄大、危险因素多、冠状动脉多支病变及中重度狭窄均比男性多，认为女性冠心病病情及病变程度较男性更为严重。严红等[170]选取年龄35岁以下经临床或CAG确诊冠心病者和CAG正常的非冠心病者，通过对比分析得出年龄35岁以下的冠心病病人主要危险因素是大量吸烟和低的HDL-C水平，病变以单支病变最多见。段继源等[171]将冠心病病人按是否合并糖尿病分为两组，比较两组CAG和临床特点，结果显示，冠心病合并2型糖尿病者其冠状动脉病变较严重复杂，以多支弥漫性病变为主，且多伴有高血脂、高血压等代谢紊乱症状，临床治疗难度增加。关英敏等[172]回顾分析CAG检出的心肌桥病人的冠状动脉病变和临床资料，发现心肌桥近段冠状动脉粥样硬化显著高于远段冠状动脉，认为心肌桥可能导致冠状动脉心肌桥近段冠状动脉粥

样硬化病变。黄维义等[173]回顾分析CAG检出的心肌桥病人的临床资料，发现心肌桥的发生率不高，多为单桥病变，伴有胸痛心律失常等表现，认为选择性CAG可用于心肌桥诊断，心肌桥可能引起心肌缺血表现，药物或支架植入治疗有效。欧阳茂等[174]通过226例经桡动脉行CAG的病人资料进行分析，显示桡动脉入路CAG与经股动脉造影成功率相似，可显著减少局部血管并发症，减轻病人痛苦，缩短住院时间，节省费用，认为经桡动脉CAG是较理想的造影方法。马礼坤等[175]对经桡动脉介入治疗和经股动脉介入治疗的冠心病心绞痛病人比较后，认为经桡动脉穿刺介入治疗的成功率较高、并发症少、具有可行性，但对于复杂病变选择经股动脉途径介入治疗可能会取得更好的疗效。徐广马等[176]将经肱动脉途径行CAG的病人分为使用多功能造影导管组和6F Judkins型造影导管组，比较两组手术成功率、照射时间和手术时间，结果显示，使用多功能导管更加安全、可靠、减少照射时间、减轻病人经济负担。魏宁等[177]将232例CAG和介入治疗术后病人分为Angio-seal止血组和人工压迫止血组，观察止血时间、下肢制动时间和血管并发症，结果发现，应用Angio-seal组与人工压迫止血相比，止血时间及下肢制动时间明显缩短，心血管并发症发生率低，认为Angio-seal血管闭合器安全可靠、止血快、病人下床活动早、心血管并发症发生率低，值得临床推广使用。陈步星等[178]观察157例高血压合并胸痛行CAG、肾动脉造影检查病人，发现其中有31例存在肾动脉狭窄(RAS)，同时显示年龄、收缩压、糖尿病和冠状动脉病变严重程度与RAS有关，认为接受CAG检查者，高血压合并RAS发生率高，在接受CAG时应考虑行肾动脉造影术。顾兴建等[179]对462例诊断或疑诊冠心病的病人接受CAG的同时行肾动脉造影，显示肾动脉狭窄与年龄、高尿酸、冠状动脉狭窄显著相关，认为冠心病尤其是老年、高尿酸血症接受CAG者应常规进行肾动脉造影，以及早发现肾动脉狭窄，降低病死率。路方红等[180]采用整群抽样的方法选取8 371名成年人，将其分为青年、中年、老年组，研究各项体质指标与脉压的关系，结果显示，防治超重及中心型肥胖有助于降低脉压，老年人经常体育锻炼可以降低脉压及心脑血管发病危险。

(吴建祥　任雨笙)

(四)心绞痛

方宏等[181]对凋亡蛋白的变化研究表明，α1受体可通过影响Bcl-2/Bax表达，改变线粒体膜的通透性，影响心肌细胞的生存状态。应淑琴等[182]观察发现，应用硫酸镁可显著减少心肌缺血再灌注大鼠内皮细胞、血小板及心肌组织抑制黏附分子P-选择素(Ps)的表达，但对白细胞CD11b表达无影响。邓晓莉等[183]应用重组腺病毒相关2型载体(rAAV2)介导$VEGF_{165}$基因转染中，发现rAAV2-VEGF165能够促进心肌毛细胞血管和小动脉生成并改善心肌灌注。于铭等[184]观察超声造影剂微泡介导血管内皮生长因子基因转染兔缺血心肌的有效性，发现超声破坏造影剂微气泡的方法是将体外生物活性物质传递至心肌中的一种有效途径。李剑等[185]通过观察中药红景天对大鼠MI后心肌内血管内皮生长因子各受体表达的影响，发现中药红景可能通过改变缺血心肌Flt-1及Tie-2的表达，达到促进血管新生，改善心肌缺血的作用。季凤清等[186]观察发现槲皮素预处理可降低急性心肌缺血大鼠心肌细胞半胱氨酸蛋白酶-3基因蛋白的表达，提示槲皮素可能通过抑制心肌细胞半胱氨酸蛋白酶-3基因蛋白的表达，对急性心肌缺血损伤具有保护作用。葛锦峰等[187]研究发现，曲美他嗪可显著改善离体兔顿抑心肌的功能。其作用机制可能与维护缺血心肌的ATP能量，调节再灌注后心肌脂肪酸及葡萄糖氧化代谢失衡，减轻心肌细胞损伤有关。张倩等[188]通过观察细胞骨架在乳鼠窦房结细胞模拟缺血预适应(IP)中的作用，发现维持微丝结构的相对完整性可以减轻窦房结细胞I/R损伤，模拟IP效应；维持细胞骨架的相对完整性是IP产生的重要前提。

林泽鹏等[189]回顾分析CAG中35例心肌桥的临床表现及CAG和ECG的特点，发现冠状动脉心肌桥可能导致心肌缺血，引起心绞痛，但预后良好。张国辉等[190]观察β受体阻滞剂艾司洛尔对心肌桥病人的壁冠状动脉受压迫程度和血流速率的影响，显示艾司洛尔可使冠状动脉受压程度减轻，冠状动脉血流储备增加至正常水平。孙坚等[191]观察发现卡维地洛治疗3 d后可显著降低UAP病人的HCY、内皮素及血管性假血友病因子(vWF)的水平。韩凌等[192]观察肝素抗凝治疗对UAP的缓解率，并应用ELISA双抗体夹心法测定vWF水平，发现肝素抗凝治疗可控制心绞痛发作，影响UAP病人血小板的活化，抑制vWF释放，且依诺肝素作用明显强于肝素钙。王聪霞[193]研究表明，小剂量尿激酶治疗可明显调节UAP病人的内皮源性血管活性物质如内皮素-1、组织型纤溶酶原激活物及抑制剂的活性。陈杭等[194]观察发现，体外反搏治疗后SAP病人VEGF水平升高、内皮素-1(ET-1)水平下降，其原因可能是反搏过程中，血流切应力提高引起VEGF释放；同时组织灌注增加，改善内皮细胞供氧而降低ET-1，这可能为体外反搏缓解心绞痛的机制。张峰等[195]观察6例病人自发性冠状动脉夹层(SCAD)的IVUS显像特征，其中3例行冠状动脉内支架植入治疗。表明应用IVUS有助于精确评估SCAD，准确指导冠状动脉内支架植入并评价其疗效。

沈青山等[196]研究表明,氟伐他汀降低 UAP 病人及冠状动脉介入术后病人血清 CRP、TNF-α 和 cTnI 水平。罗助荣等[197]观察发现,30 例 UAP 病人经阿托伐他汀治疗 6 及 12 个月后,血小板 CD63、CD62p 血浆水平显著下降,颈动脉内膜厚度减少,斑块面积缩小,提示阿托伐他汀通过抗血小板活化、抗炎等机制对防治 UAP 早期动脉粥样硬化及稳定斑块起着重要的作用。冯惠平等[198]采用经胸彩色多普勒冠状动脉血流显像技术研究发现,阿托伐他汀调脂治疗可以降低 UAP 伴高胆固醇血症病人的血脂,改善冠状动脉微循环,提高血流储备。赵卓等[199]观察 UAP 病人住院早期应用不同剂量普伐他汀后血清 hs-CRP、IL-6、TNF-α、FG 水平以及肱动脉血管内皮功能的变化,发现 UAP 病人住院早期(24～48 h)应用普伐他汀可降低炎症因子水平,改善血管内皮功能,20 mg 作用明显优于 10 mg。任景怡[200]应用辛伐他汀和非诺贝特治疗混合性高脂血症。结果提示,非诺贝特(200 mg/d)与小剂量辛伐他汀(10 mg/d)联合治疗可以更全面地改善混合性高脂血症病人的血脂异常,较单药治疗更有效。张伟强等[201]采用血脂康治疗 40 例 UAP 病人,结果显示,血脂康除调脂作用外,还可明显改善 UAP 病人的临床症状及 ECG 缺血改变。

心绞痛治疗方式(ATP)调查协作组[202]* 对全国 34 个城市的 100 家医院中门诊治疗的稳定型劳力型心绞痛(SAP)病人进行了为期 4 周的前瞻性抽样调查显示,虽然近年来我国在 SAP 的治疗方面基本遵循国际公认的指南,但在控制高血压和高胆固醇血症等危险因素方面仍存在较大差距。林泽鹏等[203]用酶联免疫吸附法检测发现替米沙坦治疗 6 个月,能明显升高伴有高血压的老年 UAP 病人血清脂联素浓度,显著降低 hs-CRP 水平及心血管事件发生率。刘丰等[204]研究显示,美托洛尔通过抑制交感神经张力、减少去甲肾上腺素、肾上腺素水平而减慢心率;应用较大剂量(100～200 mg/d)时,心率(53±2.6)次/min 组较(60±3.1)次/min 组在 1 年内初显好的效果,对老年 UAP 后心血管事件预防和临床症状控制及再入院可能有益。地尔硫䓬协作组[205]报道静脉注射地尔硫䓬治疗 UAP 安全、有效,可降低难治性心绞痛发生的风险。王乐丰等[206]研究显示,药物洗脱支架在 UAP 病人 PCI 中的应用有较强的安全性和有效性,与普通支架相比,药物洗脱支架可明显降低支架内再狭窄率和心血管事件发生率。辛晓敏等[207]探讨了心脑血管病病人发生阿司匹林抵抗(AR)的影响因数以及 AR 与尿 11-脱氢-血栓素 B_2(11-d-TXB_2)的相关性,结果显示,女性及高血压病人易发生 AR,AR 者的 11-d-TXB_2 含量显著升高,提示要正确认识阿司匹林抵抗现象,对 AR 病人,可加大阿司匹林用量或换用其他抗血小板药物。董军等[208]应用高效液相色谱法测定 480 例北京居民血清游离甘油(FG),用酶法测定总甘油(TTG),发现按新方案 ATPⅢ将 TG 作为冠心病危险筛选指标对血清 TG 水平划分,临床 TG 测定更需要具备去除游离甘油的能力。李莹等[209]总结多中心临床试验"血脂康调整血脂对冠心病的二级预防研究"中血清 TC 和 TG 测定室间质量控制结果,提示 TC 测定总变异及总偏差都明显优于 TG。采取有效措施改进 TC、TG 测定准确度是多中心临床研究血脂标准化的主要任务。张江涛等[210]采用高效液相色谱检测全血储存对血清 TC 和 HDL-C 的影响,结果显示,血清 TC 和 HDL-C 在不同条件下的全血储存中,受血清体积变化、血细胞-脂蛋白间胆固醇交换或转移等许多复杂因素的影响而发生变化,表明血脂标本应尽量减少不必要的储存。

蒋世忠等[211]研究发现体外扩增的骨髓基质细胞(MSCs)可在心肌缺血坏死区存活并融合于植入区心肌,植入细胞显著减轻缺血坏死区心肌的重塑。武峰等[212]研究表明,联合应用粒细胞集落刺激因子(G-CSF)和干细胞因子(SCF)自体动员 MI 大鼠的骨髓干细胞可以改善 MI 后大鼠的心脏功能。周青等[213]通过对正常、心肌缺血梗死和骨髓细胞移植兔心肌超声造影研究发现,骨髓间质干细胞移植到缺血心肌后,缺血心肌局部功能性微血管新生,心肌组织灌注状况改善。刘铭等[214]对大鼠冠状动脉结扎心肌缺血模型的研究发现,体外培养、扩增的胎大鼠胃 VSMCs 移植后能存活于 MI 区,并改善缺血心肌的心功能。

(潘晓明　李　玫)

王瑶等[215]应用造影增强实时三维 UCG 定量评价心肌顿抑犬的心肌灌注及其局部收缩功能,发现此方法可准确评价心肌灌注及其局部收缩功能,有望成为临床识别及定量评价顿抑心肌的一项有效手段。张晓捷等[216]通过探究洛伐他汀预处理对急性心脏缺血再灌注心肌细胞凋亡的影响,认为洛伐他汀可有效减少心脏缺血再灌注后心肌细胞凋亡,具有非降脂的延迟性心肌保护作用,其抗凋亡作用不受抑制 eNOS 活性和改变心肌细胞内凋亡相关蛋白 Bax 表达影响。曹泽玲等[217]通过观察吡格列酮对大鼠在体心肌缺血再灌注时心肌细胞凋亡的影响,发现吡格列酮预处理可通过减少心肌细胞凋亡和梗死面积起到抗缺血再灌注损伤的作用。胡志伟等[218]研究二氮嗪对体内大鼠心脏缺血再灌注损伤的保护效果,认为二氮嗪对体内大鼠心脏缺血再灌注损伤具有较好的保护作用,其机制可能是通过减轻脂质过氧化反应发挥作用。赵静等[219]观察了二氮嗪预处理对在体大鼠心肌缺血-再灌注损伤的保护效果，发现二氮嗪预处理对在体大鼠心肌缺血-再灌注损伤具有较好的保护作用。范谦[220]研究大剂量硝酸甘油对心肌缺血再灌注（MI/R）损伤的影响，发现大剂量硝酸甘油加重大鼠离体 MI/R 损伤。朱军等[221]研究缓冲剂 HEPES 对离体大鼠心脏缺血/再灌注性心律失常及心功能的影响，认为在采用大鼠离体心脏灌注模型的心功能和心律失常研究中，必须充分考虑 HEPES 对实验结果可能造成的影响。张鹏等[222]研究了选择性 κ 阿片受体激动剂 U50488H 对大鼠心肌缺血再灌注室性心律失常的影响，发现 U50488H 可改变心脏节律，并通过激动心脏 κ 阿片受体减少大鼠心肌缺血再灌注室性心律失常的发生。伍静等[223]以缺血预处理（IPC）为标准观察丙泊酚预处理对大鼠体外心脏再灌注损伤的保护作用，发现丙泊酚预处理与 IPC 均可改善体外大鼠心脏再灌注所致的血流动力学紊乱、冠状动脉循环受损及再灌注性心律失常的发生，并缩小心脏梗死面积，但丙泊酚上述保护效应较 IPC 弱。高好考等[224]探讨了三磷酸腺苷敏感性钾通道（KATP）在 NO 对缺氧/复氧心肌细胞损害中的保护作用，同时 KAPT 通道参与介导 NO 的心肌保护作用，主要通过降低细胞内超载和抗脂质过氧化而起作用。张红等[225]通过观察大鼠心肌缺血再灌注时心肌细胞核 1，3，4，5-四磷酸肌醇受体（IP_4R）的结合特性改变，发现大鼠心肌缺血再灌注病理情况下心肌细胞核 IP_4R 结合特性显著增强，致核内钙浓度增高，这可能是心肌缺血再灌注损伤中心肌细胞凋亡的主要病理机制之一。薛涛等[226]通过观察前列腺素 E_1（PGE_1）对未成熟心肌缺血-再灌注损伤后心肌超微结构变化的影响，发现 PGE_1 能够提高 SOD 活性，减轻心肌缺血-再灌注生成的氧自由基对未成熟心肌及线粒体膜结构的损伤。张倩等[227]观察了不同时间、不同次数的模拟短暂缺血刺激对随后较长时间缺血/再灌注乳鼠窦房结细胞活性的影响，结果显示，模拟缺血预适应对随后较长时间 I/R 的乳鼠窦房结细胞具有保护效应，而这种保护作用的产生可能与累计的模拟缺血刺激“总时程”有关。王庆志等[228]探讨了体内兔右冠状动脉缺血预处理（IP），对缺血再灌注（IR）窦房细胞凋亡及 bcl-2、bax 蛋白表达和再灌注心律失常发生的影响，提示 IP 减少因 IR 所致的窦房结细胞凋亡，其机制可能与上凋 bcl-2 和小调 bax 蛋白表达相关。王屹等[229]对 33 例 AMI 病人发病后 6～12 周进行心脏 MR 影像检查，其中 15 例为单支冠状动脉完全闭塞，18 例为多支冠状动脉狭窄，发现心肌灌注首过时相影像能够显示急性缺血再灌注损伤所导致的心内膜下微血管床闭塞。单支冠状动脉完全闭塞的病人较多支冠状动脉狭窄的病人更容易发生心内膜下的微血管床闭塞。郑杨等[230]通过建立培养乳鼠心肌细胞缺氧/复氧损伤模型，观察缺氧预处理对缺氧复氧乳鼠心室肌细胞游离钙的影响，提出缺氧预处理造成的$[Ca^{2+}]_i$增高的程度减轻，是通过抑制 Na^+/Ca^2 交换电流的增加实现的。任俊红等[231]应用定量多普勒组织速度显像（QTVI）观察 7 条犬冠状动脉结扎前基础状态、结扎后不同时间点及再灌注后的局部室壁每一节段的收缩期峰值流速和舒张早期峰值流速，认为 QTVI 技术可定量评价缺血再灌注后局部室壁运动异常，对临床诊断急性心肌缺血和帮助治疗决策有一定的应用价值。李玉宏等[232]探讨了心肌声学造影技术评价硝酸甘油对犬心肌缺血再灌注损伤的延迟保护作用，认为经静脉心肌声学造影可定量心肌血流灌注、诊断心肌缺血、准确评价 MI 范围对硝酸甘油对心肌缺血的保护作用。范谦等[233]对小鼠心肌缺血/再灌注（MI/R）模型的制备方法进行了改良，与过去 Guo 的方法相比，认为新方法对设备要求不高，同时大大提高了实验的成功率，并且效果明显。汤晓琴等[234]从分子水平探讨纳洛酮对急性心肌缺血-再灌注细胞凋亡和凋亡相关基因 bcl-2 产物 Bcl-2 蛋白表达的影响，发现纳洛酮预处理可抑制 TNFα 的产生，并通过 Bcl-2 蛋白表达，抑制缺血-再灌注后心肌细胞的凋亡，从而保护缺血-再灌注对心肌细胞的损伤。

聂绍平等[235]研究了早期侵入与早期保守策略对中高危非 ST 段抬高 ACS 病人住院主要不良心脏事件（MACE）发生情况的影响，提示中高危非 ST 段抬高 ACS 病人采取早期侵入策略不增加住院病死率，但有可能增加住院 MI。早期 PCI 安全可行，不增加住院主要不良心脏事件，但早期冠状动脉旁路术（CABG）与住院不良事件的关系还有待进一步探讨。赵明中等[236,237]探讨了非 ST 段抬高 ACS 的临床高危因素及早期有创干预的价值，发现 ST 段压低、Tnl 水平升高、hs-CRP 增高、LVEF 值下降或 TIMI 危险评分增高是非 ST 段抬高 ACS 病人的高危因素，早期有创干预能明显减少非 ST 段抬高 ACS 病人的复合心血管事件；并认为发现 ST 段压低是预测病人能从早期有创干预中获益的有效指标，早期有创干预较早期保守治疗能明显降低 ST 段压低的复合心血管事件。黄莺等[238]通过比较发病后不同时间段介入治疗非 ST 段抬高 ACS 的近期疗效以确定早期介入治疗的时间窗，发现非 ST 段抬高的 ACS 病人不同时间介入治疗在院期间的近期疗效是相当的，但＜24 h 组术中并发症发生率高，从安全性及效价比的角度考虑，24～72 h 为非 ST 段抬高的 ACS 早期介入治疗较为合适的时间选择。包宗明等[239]通过比较 PCI 与药物治疗老年人非

ST段抬高ACS的临床疗效，提示对老年人非ST段抬高ACS病人，经内科治疗病情改善后尽早介入治疗，术后强化治疗并坚持抗血小板凝集、抗凝血治疗，严格控制冠心病的易患因素。谭慧琼[240]通过研究分析中国地区非ST段抬高的ACS病人2年的临床特点、治疗现状及自然病程，发现中国地区就诊的非ST段抬高的ACS病人以UAP居多，住院期间硝酸酯制剂、抗血小板药物、β阻滞剂、钙拮抗剂及转换酶抑制剂的应用均在半数以上，出院后服药率呈逐渐下降态势；目前中国此类病人的治疗现状为2年，病死率8.0%，最常见死因是严重室性心律失常或猝死。王宁夫等[241]通过与心肌桥本身介入治疗疗效的比较，观察心肌桥近端血管严重动脉粥样硬化病变的介入治疗疗效，结果显示，心肌桥近端严重动脉粥样硬化病变的介入治疗疗效未受心肌桥近端异常血流动力学的影响，但心肌桥病变本身的介入治疗远期再狭窄率较高。贾玉和等[242]分析了冠状动脉旁路移植术(CABG)后的病人再次发作ACS时间与相关移植血管的关系，发现CABG术后3年内发作的ACS，其相关移植血管病变检出率为75%，特异度为63%，尤其半年内发生ACS的病人，移植血管病变检出特异度达89%，而且大部分为吻合口病变。移植血管病变的发生率与综合危险因素之间无明显相关性，但静脉移植血管的闭塞率要高于动脉移植血管。向定成等[243]分析冠状动脉痉挛影像学表现的病理学基础，提示冠状痉挛多发生于轻、中度血管狭窄的基础之上，病变常为稳定的纤维性增生。阳军等[244]探讨了不同剂量氟伐他汀早期干预治疗对ACS病人血清hs-CRP、TNF-α水平的影响，发现ACS病人血清炎症因子水平增高，早期氟伐他汀治疗可降低ACS病人的血清hs-CRP和TNF-α水平，且呈剂量依赖性。朱建华等[245]通过观察ACS病人使用两种剂量(20 mg和40 mg)的辛伐他汀治疗3 d后对血浆高敏hs-CRP、HCY及遗传性血友病因子(vWF)的变化，发现ACS病人大剂量辛伐他汀(40 mg)治疗3 d后，可明显控制血浆炎症因子、降低HCY水平及改善内皮功能，从而有利于动脉粥样硬化斑块的稳定性。韩雅玲等[246]对过去15年PCI治疗ACS病人的近期临床疗效进行了分析，总结PCI治疗ACS成功率高，术中、术后死亡率和手术相关并发症发生率低，近期疗效好。他们[247]还对比研究氯吡格雷600 mg与300 mg负荷剂量治疗的ACS行冠脉支架术病人的近期疗效和安全性，提示高负荷剂量(600 mg)氯吡格雷预治疗与常规负荷量(300 mg)相比，可显著改善ACS行冠脉支架术病人的近期疗效，且安全性相似。李清贤等[248]探讨了低频高能超声溶解ACS闭塞相关血管或"罪犯"血管血栓及粥样硬化斑块的有效和安全性，发现低频高能超声可有效、安全溶解闭塞相关血管血栓，对富含血栓的病变可进行超声溶栓，可作为PCI的互补手段在临床应用。丁士芳等[249]通过探讨应用IVUS观察ACS与SAP病人冠状动脉粥样斑块的特征，发现ACS与SA病人冠状动脉粥样斑块特征不同，IVUS能够全面准确提供动脉粥样斑块的信息。陈文强等[250]将IVUS应用于转染p53基因的动脉粥样硬化不稳定斑块的兔模型上，发现动脉粥样硬化不稳定斑块处血管呈明显的正性重构，正性重构是不稳定斑块突出的特征之一。惠波等[251]通过ACS病人血清肌钙蛋白I(cTnI)水平与IVUS的对比分析，提示cTnI升高的ACS病人存在较多血栓和正重塑，有较大的病变处斑块面积和远端参考段斑块面积。王守力等[252]探讨了床旁主动脉内球囊反博术(IABP)辅助救治ACS并发心源性休克(CS)的可行性，发现早期床旁植入IABP救治ACS合并CS安全有效，具可行性，IABP与PCI结合治疗可提高此类病人的住院存活率。魏玲等[253]采用CAG及静息心率对照研究的方法，研究了冠心病病人静息心率增加与老年人ACS的相关性。梁岩等[254,255]研究了OASIS登记试验中国地区所有入选的非ST抬高ACS病人2年随访结束时死亡事件的发生与多种因素之间的关系，发现我国非ST抬高ACS病人以猝死或心率失常死亡为第一死因，某些与疾病严重程度及治疗相关的因素对死亡事件的发生产生一定的促进或保护作用；死亡主要与病人冠心病严重程度和年龄有关，药物治疗中，特别是硝酸酯类药物、阿司匹林和β受体阻滞剂对主要死亡有保护作用。张永珍等[256]对比分析2型糖尿病病人与非糖尿病病人在ACS早期血钾水平的变化，发现在ACS早期，2型糖尿病病人不出现非糖尿病病人的早期血钾降低，反映了2型糖尿病病人存在交感神经功能障碍。姜立清等[257]通过前瞻、多中心、随机对照研究肌钙蛋白(Tn)I阳性的非ST段抬高ACS病人发生心血管事件的危险程度，发现TnI阳性病人6个月心血管事件较TnI阴性者明显增加，TnI是非ST段抬高ACS病人的预后预测因素。王洁等[258]探讨了血浆纤维蛋白原、血小板聚集对老年ACS发病的影响，提示老年ACS病人中血浆纤维蛋白原水平提高，血小板聚集功能增强。秦勤等[259]通过研究MMP-9血浆水平、基因多态性与血小板膜糖蛋白ⅥⅠ(GPⅥ)基因多态性在ACS发病中的作用及相关性，提出MMP-9及纤维蛋白原(FIB)是ACS发病的独立危险因素，FIBβ链T等位基因与血浆FIB水平升高有关。唐礼江等[260]研究了中国汉族人群MMP-9基因C1562T多态性与ACS发病的关联性，发现MMP-9基因C1562T多态性可能与中国汉族人群ACS有关，MMP-9基因

C1562T 等位基因可能是 ACS 遗传易感性的基因标志之一，MMP-9 基因 C1562T 多态性与 ACS 冠状动脉狭窄程度有关。袁敏[261]通过探讨 ACS 病人血中 D-Ⅱ聚体、血小板膜糖蛋白 CD62p 阳性表达率测定的临床意义，提示 D-Ⅱ聚体、CD62p 可作为冠状动脉内血栓形成的指标，并在一定程度上反映了 UAP 的严重程度。潘明康[262]观察 ACS 病人血小板最大聚集率(MPAR)及血 UA 和 FIB 含量并探讨其与预后的关系，发现 ACS 病人 MPAR、UA 和 FIB 含量均明显高于正常人，其含量高低与发生 AMI 时的病情、梗死面积及预后呈明显正相关，而充分的抗凝及抗血小板治疗可使用 MPAR 和 FIB 含量明显下降。韩晓宁等[263]分析肌酐清除率(Ccr)以及联合应用 Ccr 与心肌 cTnI 对非 ST 段抬高 ACS 病人住院期间和出院后 1 年内预后预测的价值，认为 Ccr 能够作为评估非 ST 段抬高 ACS 近期和远期预后指标之一，Ccr 与 cTnI 联合应用对住院期间和出院后 1 年内发生心力衰竭和复合心脏事件有更好的预测价值。王晓明等[264]研究巨细胞病毒(HCMV)感染与 ACS 病人血清 sP-选择素、TNF-α 的变化及相关性，发现慢性 HCMV 感染可能与 sP-选择素、TNF-α 等炎性因子水平的增加密切相关，可能与急性冠状动脉病变的发生有关。王瑛等[265]通过对 ACS 病人进行多层螺旋 CT(MSCT)冠状动脉成像检查以及 hs-CRP 检测，进一步探讨了 hs-CRP 与冠状动脉病变程度及稳定性的关系，以及二者联合应用对冠状动脉病变稳定程度的敏感性和准确度。汤日波等[266]报道了急性生理慢性健康评分Ⅱ(APACHEⅡ)能否用于 ACS 的病情评估，结果显示 APACHEⅡ可以用于 ACS 冠状动脉病变严重程度的评估。朱蕾等[267]研究了血糖水平对探讨 ACS 近期预后的影响，提出临床工作中应严格监测 ACS 征病人血糖水平，合理使用胰岛素，使血糖水平尽量接近正常水平，以减少近期不良并发症的发生。

(张亚文)

曾武涛等[268]对 30 例确诊冠心病病人，服用辛伐他汀 20 mg/d，进行 1 年随访，发现辛伐他汀治疗 2 周时，血管内皮功能即有改善，8～12 周达高峰，其改善与 TC 和 LDL-C 的降低无显著相关，而与基础内皮依赖性舒张功能有关。李为民等[269]评价 3 种 5-单硝酸异山梨酯缓释制剂(异乐定)长效缓释胶囊、依姆多缓释片与欣康缓释片对冠心病病人的作用和安全性，发现异乐定与其他两种相比，出现 ST 段压低≥50%所需时间明显延长，因发生心绞痛而终止运动试验的病例数明显减少。梁维基等[270]对 70 例冠心病及其高危病人随机分为辛伐他汀组和常规治疗组，分别在常规治疗的基础上加服辛伐他汀(20 mg/d)和安慰剂，治疗前和 1 周后接受高脂餐负荷试验，检测空腹和餐后 4 h 血浆 CRP 浓度和血脂，发现两组餐后 TG 和 CRP 浓度较空腹显著升高，1 周后常规治疗组的空腹和餐后 CRP 和血脂无显著变化，辛伐他汀组两者浓度显著降低，但 CRP 降低与血脂变化无关。张亚文等[271]对 69 例冠心病心肌缺血合并室性心律失常病人均接受正规冠心病治疗，其中 35 例口服胺碘酮，34 例口服普罗帕酮，疗程 4 周，发现两组病人用药后 24 h 室性早搏，短阵室性心动过速发作次数均明显减少，胺碘酮组的疗效高于普罗帕酮组，两组未见严重不良反应。羊志辉等[272]回顾对比分析 CAG 明确为 3 支病变的病人 68 例及单支或双支病变 71 例的临床资料，发现 3 支病变组与单双支病变组 4 种高危因素(高血压、高血脂、糖尿病、吸烟)及其聚集性未见显著性差异，3 支病变组运动平板阳性率显著高于单双支病变组，两组侧支循环建立情况及左室造影的 LVEF、LVEDF 值均有显著差异，3 支病变组术后心绞痛发生率及再次血运重建比例较高，认为条件允许时，冠状动脉 3 支病变病人应首选冠状动脉搭桥手术治疗。

(陈　玮　梁　春)

(五)心肌梗死

从洪良等[273]回顾分析 308 例 AMI 病人的死亡原因。发现猝死 109 例(35.4%)、泵衰竭 83 例(26.5%)、心源性休克 78 例(25.3%)、恶性心律失常 4 例(1.3%)、脑卒中 28 例(9.1%)、其他 6 例(1.9%)，认为猝死、泵衰竭、心源性休克是 AMI 住院病人的主要死亡原因。解玉水等[274]对沪疆两地的 AMI 病人进行对比分析，发现与上海地区的 AMI 病人相比，新疆阿克苏地区 AMI 病人的发病年龄较小，人均危险因子数量偏少，以 TG 升高为主的脂质代谢紊乱比率较高，高血压、吸烟和 2 型糖尿病的比率较低，接受 PCI 的比率偏低，但在住院期间严重并发症发生率和病死率方面与上海地区的 AMI 病人接近。熊日成[275]将 228 例 MI 病人根据有无心绞痛症状分为无症状 MI 组(96 例)和有症状 MI 组(132 例)，发现无症状 MI 组与高龄、多部位梗死及合并糖尿病、高脂血症有关，病死率也高。王岚峰等[276]通过对 110 例 AMI 病人 12 个月的随访，观察心血管事件发生组与未发生组病人血浆 BNP 浓度的差异，发现急性期血浆 BNP 与心血管事件发生相关。认为 AMI 急性期血浆 BNP 显著升高，提示心血管事件发生率高，BNP 可作为 AMI 后的心血管事件预测因子。韦育林等[277]对 102 例前壁 Q 波 MI 病人进行 Logistic 回归分析发现，远离性缺血、ST 段持续抬高≥2 周是危险因素，12 个月正向 T 波和冠状动脉再通是 2 项保护因素；认为 12 个月倒置 T 波未直立预示远期心功能减退、冠状动脉再通能改善病人远期心功能。赵树梅等[278]对76例AMI病人以8个临床预测变量对其进行TIMI危险评分,以评分差异分组,分析不同组别中病人冠状动脉病变的特点及与TIMI危险评分之间的关系,发现随着TIMI危险评分分值的增加,冠状动脉狭窄的程度呈增加的趋势;认为TIMI危险评分对冠状动脉病变支数、严重程度有一定的预测价值。单守杰等[279]将AMI组病人45例和SAP组病人50例,进行CAG及IVUS检查,评价斑块偏心指数、钙化、夹层/破裂、血栓、重构、斑块长度及面积等特征;发现两组病人斑块偏心指数、钙化差异无统计学意义,但AMI组血栓(20%)、夹层/破裂(33.3%)、正性重构(81.3%)、低回声斑块(64.3%)明显高于SAP组(分别为0、4.0%、53.4%和28.0%),AMI组斑块长度、斑块面积较SAP组差异也有统计学意义。认为AMI发病与事件前斑块特征有关。宋玮等[280]分析5例急诊PCI后发生"无复流现象"的AMI病人的IRA病变特点,发现血管闭塞处近端呈蟹样改变,CAG后闭塞局部造影剂滞留时间明显延长,急诊PCI前TIMI血流分级0~1级与介入治疗术后"无复流现象"有一定关系。严松彪等[281]对比分析了31例AMI后自发再通组和81例非自发再通组的临床、CAG、PCI及30 d预后特点,发现自发再通组CK、室壁运动异常比例、30 d的病死率较非自发再通组明显降低;认为AMI中梗死相关动脉(IRA)自发再通能缩小MI面积、改善心功能、降低30 d时的病死率。梁振涛等[282]]分析了271例初发STEMI病人的ECG、UCG和CAG资料,应用Logistic回归分析CAG正常的STEMI相关因素,多因素分析表明年龄、吸烟、缺乏梗死前心绞痛是CAG正常STEMI的相关因素,而糖尿病、高血压、高血脂等冠心病的危险因素与CAG正常STEMI没有相关;认为CAG正常STEMI常见于大量吸烟、缺乏梗死前心绞痛的年轻病人。康俊萍等[283]回顾研究了SUNDAY注册的1 013例UA/NSTEMI病人,按年龄分为≤45岁和>45岁组,发现年龄≤45岁组中男性和单支病变多、吸烟比例高、HDL-C低。张晓秋等[284]回顾分析了203例(男性组143例和女性组60例)AMI病人在年龄、心功能、白细胞计数(WBC)、心肌酶谱和血脂的差别,认为女性AMI病人一般年龄大、心功能差、WBC增加和血脂紊乱明显,男性心肌酶谱增高明显。庞霞[285]分析305例不同年龄(分为青年组、壮年组、老年组)AMI病人的临床特征及CAG特点,发现青年组发病均为男性,发病与吸烟、血脂异常危险因素有关,冠状动脉以单支病变多见;壮年组发病男性多于女性,男性发病与血脂异常、吸烟及高血压等危险因素有关,冠状动脉以单支和双支病变多见;老年组女性发病率明显增高,男女发病除上述危险因素外,糖尿病病人明显增多,冠状动脉以多支、复杂病变多见;认为女性发病年龄较晚,随年龄的增长冠状动脉多支、复杂病变多见。马淑等[286]分析了51例年轻AMI病人的病史、动脉硬化相关危险因素、CAG及预后,结果显示,女性组危险因素平均2.3个,按发生率高低分别为:阳性家族史79.2%、高胆固醇血症50.0%、高血压41.7%、糖尿病33.3%、吸烟史4.2%;男性组危险因素平均3.1个,按发生率高低分别为吸烟史96.3%、高胆固醇血症70.4%、阳性家族史63.0%、高血压51.9%、糖尿病25.9%。CAG,男性以单支病变为主,占51.9%,女性以多支病变为主,占58.3%。提示冠状动脉粥样硬化仍然是年轻男性和绝经前女性AMI的主要原因,危险因素中女性以阳性家族史为主,男性以吸烟史为主。孙延梅[287]报道亲子二代患AMI 5例,总结有如下特点:①年龄较轻;②有长期吸烟史;③发病前有生气、心情不畅;④为低收入家庭;⑤均为子代中男性发病,下壁心梗;认为对有家族史人群,更应积极进行环境因素干扰,减少发病率。

杨艳敏等[288]*分析了2001年7月至2004年7月间入选国际多中心试验胆固醇研究教育治疗试验(CREATE)的中国STEMI病人入选症状出现12 h内的基线特征及治疗现状。发现中国274个中心入选的7 510例病人,其中0.7%为新出现的左束支传导阻滞,平均年龄62.7岁;11.5%接受PCI治疗、溶栓治疗为52.5%、冠状动脉旁路移植术占0.1%、总体接受再灌注治疗为62.4%;7 d的死亡、卒中、再梗死联合终点为10.3%;30 d的总病死率为11.1%;认为与全组急性冠脉事件登记相比较,中国的发病率与之相似,伴发高血压者较多,有糖尿病史病人稍少,接受再灌注率相似,在再灌注治疗及药物治疗上还存在进一步改善的空间。陈韵岱等[289]分析了我国近3年12所医院注册的518例于发病后12 h内就诊STEMI病人的治疗现状,认为,①就诊时间长、医院因素、年龄、合并糖尿病等是影响病人接受再灌注治疗的因素;②PCI治疗疗效优于溶栓治疗;③我国需接受经循证医学证实有效的治疗(再灌注治疗,ACEI、受体阻滞剂、调脂药治疗)病人为数众多。郭远林等[290]对46例AMI并发室间隔破裂病人的临床特征、CAG特点、保守或外科手术疗效与生存率等数据资料进行回顾分析,发现AMI并发室间隔破裂的发病率约为1.9%,好发因素有高龄、既往无心绞痛/MI史、伴有高血压及高血脂等。犯罪血管以前降支最为多见,其中又以前降支中段居多,保守治疗的住院病死率高达65%,外科手术治疗的住院病死率仅有3.9%。认为尽早、成功的再灌注治疗是预防其发生的关键,心脏超声是敏感且简便易行的确诊手段,外科手术治疗明显提高生存率,早期外科手术(梗死后约1个月)可行。王禹等[291]对309例为静脉搭桥血管(SVBG)梗死的中、德两国AMI病人行PCI治疗后回顾分析,比较年龄≥70岁与<70岁两组病人病变再通的临床效果和不良事件;认为AMI梗死相关SVBG病变及年龄≥70岁围手术期总病死率较高,尽管两组PCI技术成功率和各种血管远端保护器应用率差异无显著性,年龄≥70岁组SVBG直接PCI后慢血流或无血流发生率较高,同期住院期间绝对病死率较高。罗助荣等[292]将61例初次AMI分为3组,即溶栓失败组(A组)15例、静脉溶栓成功组(B组)20例、延迟血运重建术组(C组)26例;发现住院期间的复合终点事件发生率,B组和A组C组低于A组,C组随访期间复合终点事件发生率和再狭窄均低于A组和B组;认为失去溶栓时机或溶栓失败者应积极行延迟PCI治疗,对改善近期及远期预后是有益的。叶海鹏等[293]回顾分析289例AMI病人的临床资料,发现有心绞痛病史组比无心绞痛病史组发作12~24 h行急诊PCI后住院期间的心律失常、心功能衰竭、心源性休克、临床死亡率等方面较优。认为心肌缺血预适应效应对心肌的保护作用明显延长了急诊PCI的手术适应时间。徐援等[294]将80例AMI行PCI治疗病人按血糖水平分为A组(血糖≥8.8 mmol/L,41例)和B组(血糖<8.8 mmol/L,39例),观察术前、术后0.5 h、1周心电图ST段变化,发现两组差异有显著性,认为AMI再灌注治疗后ECG抬高的ST段回落程度受高血糖的影响,高血糖可能通过激活炎症及凝血系统影响心肌的微循环灌注。陈锋等[295]将院内溶栓延迟的4个时间段前移至院前开始,达到院前、院内一体化,对院前AMI病人施行急诊静脉溶栓,发现AMI病人急诊溶栓延迟时间缩短至32.8 min,IRA开通率65.2%,应用简易试管法检测凝血时间(约20 min)监控小剂量肝素的使用时不良反应少,认为在完善的EMSS中开通AMI急诊静脉溶栓的绿色通道可使AMI病人获得及时救治,肝素的早期使用和适时监控,可减少再闭塞率和不良反应。李莉等[296]将60例AMI病人随机分为小剂量rt-PA+降纤酶+低分子肝素和大剂量rt-PA+降纤酶+低分子肝素组(对照组),发现小剂量组在临床症状改善和冠状动脉再通率均无明显差异,而梗死后心绞痛、再灌注心律失常发生率却明显降低;认为小剂量rt-PA与降纤酶联合应用治疗AMI是一种很有应用价值的治疗方法。陈荣镇[297]比较68例AMI静脉溶栓治疗病人不同血压状态溶栓血管的再通率及病死率,认为90~129/60~84 mmHg为AMI静脉溶栓的适宜血压。马根山等[298]观察了21例年龄≥80岁行急诊PCI的AMI病人即刻手术成功率和随访期间主要不良心血管事件的发生率,发现高龄AMI病人急诊PCI成功率高,入院至IRA开通时间延长、围手术期死亡和近、中期主要不良心血管事件发生率较高。韩雅玲等[299]将556例老年(≥60岁)AMI病人分为糖尿病组(DM组,127例)和非糖尿病组(ND组,429例),发现PCI即刻成功率、术中无复流发生率、住院期间PCI术后并发症发生率和病死率两组差异无统计学意义;认为治疗老年糖尿病AMI病人可获得良好的近期疗效。杨伟等[300]对188例行直接PCI的AMI病人,按行PCI时间分为AMI后≤6 h组(甲组)和>6 h组(乙组),并将乙组进一步分为AMI后≤12 h组(亚1组)和>12 h组(亚2组)。分别比较甲、乙两组及两个亚组间的心功能和心脏事件(MACE)发生率,发现甲、乙两组总的MACE发生率差异有显著性,两亚组差异无显著性,住院期间甲、乙两组心功能差异无显著性,随访期间差异有显著性;认为AMI后6 h行直接PCI能显著降低总的MACE发生率,改善左心功能和预后,对AMI后>6 h,甚至>12 h者行直接PCI仍安全、有效。马礼坤等[301]对比分析前壁AMI后延迟PCI成功组和对照组左室重构情况,认为前壁AMI后IRA延迟开通能明显减少AMI后晚期的左室重构,而对AMI后早期的左室重构影响不大,延迟PCI可能有利于减少AMI后远期心力衰竭事件的发生。魏丽萍等[302]通过比较26例AMI病人接受PCI术后不同时期心室壁的收缩期峰值速度、舒张早期峰值速度等变化,认为PCI术后72 h,心肌舒缩功能无明显变化,8周后出现心功能的改善。赵慧强等[303]回顾分析了58例行紧急PCI并置入西罗莫司(雷帕霉素)洗脱支架(cypher)的AMI病人的即刻效果和随访结果:住院期间未发生有关的严重并发症,随访3~12个月内,1例发生分支新病变,1例普通支架再狭窄,余病人未出现心脏事件,11例复查了CAG,cypher支架均无再狭窄,认为cypher支架在AMI的紧急介入治疗中安全有效。李家一等[304]将19例拟行介入治疗的AMI病人,11例通过放置于IRA内的球囊导管,进行自体骨髓单个核细胞移植;另外8例对照组病人以生理盐水代替细胞进行移植。3个月随访,在细胞治疗组梗死的范围显著缩小,梗死的心室壁运动速度明显增加、左心室射血分数、收缩期室壁增厚率及梗死区心肌灌注显著提高;认为自体骨髓单个核细胞冠状动脉内移植安全有效。周芳等[305]研究自体骨髓间充质干细胞(BMSCs)和单个核细胞(BMMNCs)经冠状动脉移植对冠心病、MI病人心功能的影响及其安全性,发现10例病人中3例因MI罪犯血管狭窄小于50%未行介入治疗,仅移植干细胞,余7例在开通IRA后注入干细胞;10例病人左室射血分数(LVEF)较术前平均增加 10.5%(4%～18%),左心室舒张末期内径(LVDd)较术前平均减少 2.2 mm,^{99m}Tc-MIBI 显示心肌灌注明显改善。陶丽等[306]对 44 例 AMI 病人在药物治疗与介入治疗的基础上,给予包涵体型 G-CSF 300～600 μg/d,皮下注射,连续 5 d;或分泌型 G-CSF 600 μg/d,皮下注射,连续 5 d,观察出现的不良反应。在外周血干细胞的动员过程中共发生不良反应 16 例(13.6%),低热 3 例(6.8%)、皮疹、乏力、心力衰竭或心绞痛加重各 2 例(4.5%)、脾栓塞 1 例(2.3%);认为外周血干细胞移植治疗 AMI 已成为一种新的治疗途径,G-CSF 动员过程中近期最常见的不良反应为骨痛。张少衡等[307]* 通过制备大鼠 MI 模型,分别移植经纯化的人源骨髓单克隆间充质干细胞(SCMSCs)、未纯化的间充质细胞和单个核细胞及外周血单个核细胞至梗死的大鼠,发现移植 SCMSCs 心脏收缩功能(LV dP/dtmax)、血管密度、心肌细胞和血管内皮转化效率明显高于对照组,认为经纯化均一的 SCMSCs 移植较目前常用的未纯化、不均一的干细胞移植更有利于梗死心脏收缩功能的恢复。吕箐君等[308]通过建立日本大耳白兔 AMI 动物模型,分别在 AMI 后的 1 周、2 周、4 周、8 周和 12 周将骨髓单个核细胞自体移植到梗死心肌周边区域,移植术后 4 周,与未移植组比较,MI 面积缩小,左室收缩功能提高,不同时期移植有差异,4 周内移植效果高于 8、12 周移植;认为骨髓单个核细胞自体移植能改善心功能和减少梗死面积,AMI 后 1～4 周可能是较佳的移植时期。王晨等[309]将成年新西兰兔结扎冠状动脉左前降支建立 MI 模型,体外培养异体心肌细胞并用 5-溴脱氧尿核苷(BrdU)标记,将 4×10^7/ml 心肌细胞悬液移植到 AMI 区域。对照组将同量细胞培养液注射到 AMI 区,5 周后 UCG 测量心功能,并进行组织学观察及免疫组化检测;发现接受细胞移植组心脏功能显著优于对照组,左室重构受到抑制,细胞移植区观察到被标记心肌细胞,电镜下观察到心肌细胞之间存在细胞间联系;证明移植细胞能够在宿主体内存活并与周围组织建立联系抑制左室重构,保护心脏功能。高延等[310]* 对 72 例急诊入院的 AMI 病人根据意愿分为对照组 33 例、试验组 39 例(介入时使用远端保护装置),发现试验组血清 cTnI 和 CK-MB 含量变化峰值均在 8 h 出现,且在 16、24 h 显著降低,与对照组有明显差别;认为 AMI 急诊 PCI 时,远端保护装置回收脱落碎片,能有效预防无复流,缩小 MI 范围。凌锋等[311]观察了 10 例 AMI 合并心源性休克或泵衰竭高龄病人,行急诊 PCI 辅以主动脉球囊反搏(IABP)术后的临床效果及安全性,认为 IABP 可以增加 PCI 的安全性、降低病死率、减少血管闭塞率、提高手术成功率。丁明学等[312]报道 1 例 AMI 合并室间隔穿孔成功同时行 PCI 及 Amplatzer 封堵器术,认为在 AMI 合并室间隔穿孔的不同时期,采取经导管 Amplatzer 封堵器封堵室间隔穿孔,均有可能代替外科的手术修补,且术中风险和疗效或许更好,是一种值得试用、进一步总结的治疗方法。卢青等[313]采用随机、单盲、空白对照法将 84 例 AMI 病人均分成对照组、传统治疗组(普伐他汀 20 mg/d)、强化治疗组(普伐他汀 40 mg/d),分别在入院时、用药后 4 周检测血脂水平、BRS 值、ChRS 值及所有不良反应;发现与对照组相比,2 治疗组治疗 4 周后的血脂水平、BRS 值、ChRS 值均有明显改善;与传统治疗组相比,强化治疗组治疗后的 BRS、ChRS 值的差异也有显著性;认为普伐他汀早期强化干预能改善 AMI 的 BRS、ChRS 值,且具有剂量依赖性。袁桥英等[314]通过结扎大鼠冠状动脉前降支造成 AMI 模型,给予辛伐他汀干预,8 周后,测定心脏重量指数、血流动力血指标、血液及心肌中 AngⅡ含量,血液中 H_2O_2 含量,并与假手术组比较;发现辛伐他汀干预组较 MI 组的大鼠心脏重量指数、血流动力血指标均有明显改善,心肌、血液中的 AngⅡ、H_2O_2 含量下降;认为辛伐他汀抑制 AMI 后 AngⅡ及诱导的生成 H_2O_2,可能是改善心室重塑的和心功能的机制之一。刘丰等[315]对 146 例老年 UAP 病人用美托洛尔控制心率,随机分为 A 组(静息目标心率 55/min)、B 组(静息目标心率 60/分);随访 1 年后,发现 A 组 NE、E 水平明显下降,每周心绞痛发作次数、硝酸甘油用量均较 B 组减少;认为大剂量美托洛尔控制心率在较低水平对老年 UAP 心血管事件预防和临床症状控制及再入院可能有一定前景。高菲等[316]对 60 例 OMI 合并心衰住院病人,在常规强心、利尿、美托洛尔(倍他洛克)治疗的基础上,随机加用氯沙坦(科素亚)50 mg/d 或 100 mg/d,随访 6 个月发现大剂量氯沙坦组与常规剂量氯沙坦相比,病人的射血分数明显增加(37.6±5.6)%比(30.4±3.7)%($P<0.05$),左室舒张末容积减少(51.7±4.8)%比(58.4±5.4)%($P<0.05$),但血压没有明显降低;认为氯沙坦 100 mg/d 较常规剂量能明显改善病人的心功能,提高病人的活动耐量。董琦等[317]将 88 例 AMI 病人随机分为螺内酯治疗组和常规治疗组,其中前壁 AMI43 例,螺内酯组 23 例、常规组 20 例,下壁 AMI45 例,螺内酯组 23 例、常规组 22 例。在 6 个月干预期内检测两组血清型前胶原氨基端肽(PⅢNP)、脑钠肽(BNP)及 UCG 检查,评价左室纤维化、左室功能、左室容积;发现 3、6 个月时急性前壁 MI 病人螺内酯组的血清 PⅢNP和 BNP 与常规组相比明显下降,6 个月左心室舒张末期内径、左心室收缩末期内径明显降低,而急性下壁 MI 无统计学差异;认为常规治疗的基础上联合

应用小剂量螺内酯，可进一步防止前壁AMI病人左心室重塑的发生。王永进等[318]将89例AMI溶栓治疗的病人分为天冬氨酸钾镁（潘南金）组（45例）和对照组（45例），发现门冬氨酸钾镁明显降低AMI溶栓病人室性心律失常和死亡的发生率，认为门冬氨酸钾镁显著改善AMI病人的预后，可作为常规用药。张锁龙等[319]对32例AMI病人在接受常规治疗的同时加用左旋精氨酸（L-Arg）一疗程（7～10 d），对照组33例在常规治疗的同时加用极化液一疗程，每日做心电监测并记录心律失常，超声测定心功能参数；发现L-Arg治疗组参数显著改善，心律失常发生率显著减少；认为L-Arg能改善AMI病人的心功能、降低室性心律失常的发生率。尤士杰等[320]对ST段抬高的AMI成功实施PCI或溶栓治疗的病人，随机分为常规药物治疗组（对照组52例）和同时加服用通心络胶囊的治疗组（60例），发现在改善室壁异常节段恢复时间、LVEDV、LVEF方面，通心络组均优于对照组；认为通心络能有效的预防和治疗缺血心肌一再灌注损伤，保护缺血心肌和微血管内皮细胞功能。陈金星等[321]* 结扎大鼠左冠状动脉造成MI后心衰模型，采用基因芯片分析和对照的方法，发现MI大鼠经活血益气方药治疗后心功能显著改善，SV、CO、CI均较治疗前显著提高；认为MI后心衰是一种多基因表达异常的超负荷心脏病，活血益气方药能改善MI后心衰大鼠心脏功能和组织学指标，达到治疗心衰的作用。赵丽丽等[322]对63例无合并症的AMI病人采用早期活动进行康复护理，认为严格、合理、个体化的早期活动康复护理，不增加心脏并发症的发生，而且可以促进心脏功能恢复、减轻病人的痛苦及心理负担、缩短平均住院时间、减少医疗费用等优点。

黄超联等[323]对1 200例病人中40例CAG正常的AMI病人进行回顾分析和随诊观察临床预后，有29例病人由于冠状动脉痉挛所致、4例为结缔组织病、1例冠状动脉畸形、6例冠状动脉肌桥，所有病人随诊（25±17）个月，无主要心脏事件发生；认为CAG正常的AMI病人预后良好。魏芳晶等[324]对77例AMI病人PCI后即刻采用TIMI心肌灌注分级（TMP）＋校正的TIMI画面记帧（CTFC），sumSTR（心电图ST段变化）＋TMP、CTFC＋sumSTR 3种联合方法评价心肌灌注程度，PCI术后1个月检查双核素心肌灌注显像，记录6个月的心脏事件；结果显示，评价心肌灌注程度，TMP＋sumSTR敏感性86.7%、特异性85.7%、准确性86.2%，TMP＋CTFC敏感性80%、特异性77.1%、准确性78.5%。Kaplan-Meier分析曲线显示TMP＋sumSTR方法评价的心肌灌注不良组6个月心脏事件高于心肌灌注良好组。认为TMP＋sumSTR、TMP＋CTFC能更好地评价心肌灌注程度，TMP＋sumSTR可预测6个月心脏事件。李文杰等[325]采用免疫散射比浊法测定72例AMI病人血清CRP的系列变化值，发现AMI病人心功能按Killip分级，Ⅲ、Ⅳ级组血清CRP峰值水平显著高于Ⅰ、Ⅱ级组，心脏事件组与出院后随访6个月内无心脏事件组相比血清CRP峰值差异非常显著；认为检测CRP峰值水平有助于预后判断。于文江等[326]对65例（老年组48例，非老年组17例）墓碑形ST段抬高AMI病人进行分析，认为老年人墓碑形ST段抬高是AMI近期预后险恶的重要指标。夏勇等[327]分析了AMI病人PCI术前临床危险因素与心血管事件的相关性，认为临床因素与预后有关，糖尿病、高尿酸血症、对应ΣST↓是AMI介入治疗后心血管事件发生的重要影响因子。

（谭鸿斌　任雨笙）

孙元芬等[328]分析182例AMI病人CAG结果，探讨无Q波AMI和Q波AMI发病最初病变性质等情况，结果提示，前者早期溶栓治疗效果不佳，应尽早予介入性治疗。金叔宣等[329]报道一例反复冠状动脉痉挛发作导致MI病人临床资料，对变异性心绞痛的临床特点、治疗和预后进行了探讨。马礼坤等[330]报道2例孤立的冠状动脉瘤血栓脱落致AMI的处理，认为此类病人不一定需要积极的介入治疗，可强化抗血小板治疗预防血栓事件。刘健等[331]回顾分析16例AMI并室间隔穿孔病人临床资料，探讨AMI后发生室间隔穿孔的临床特征、治疗方法及其预后，结果提示，此类病人多为广泛前壁AMI病人，外科治疗可提高生存率。韩青[332]分析52例不典型AMI的误诊原因，结果提示，老年病人，尤其是合并肺心病、糖尿病及高脂血症者易于造成误诊。袁琳等[333]分析1例系统性红斑狼疮引起非Q波型AMI病人临床资料，提示此类病人存在心脏小血管和心外膜等广泛损害。胡家明等[334]筛选26例误诊病历，分析不典型AMI误诊原因，结果表明，全面搜集病史资料，及时检查和观察ECG动态变化是减少误诊的有效措施。

温志平等[335]选取22例AMI病人，测定并比较cTnI及CK-MB水平，结果提示，cTnI是判断AMI及近期预后的重要指标。赵缜等[336]检测123例高度怀疑AMI病人心肌肌钙蛋白活性，探讨其对AMI早期诊断和不良预后预测的价值，结果提示，对之具有重要意义。潘学谊等[337]检测AMI病人凝血因子Ⅴ、Ⅶ、Ⅷ、Ⅹ、Ⅺ活性，研究其在AMI中变化及临床意义，结果提示，MI中上述因子活性增高，存在高凝状态，可能与MI发病有关。丁立群等[338]选取31例ST段抬高型AMI病人，探讨CRP对之静脉溶栓疗效的作用，结果提示，溶栓前血清CRP浓度升高可能影响静脉溶栓疗效。黄泽红等[339]定量检测AMI病人CRP等指标,观察其与MI的关系,结果提示血清CRP水平是AMI诊断和治疗的敏感指标。范长青等[340]选取MI前有无心绞痛病人,测定CRP等指标,探讨心肌缺血预适应和炎症在AMI中的关系,结果提示两者在AMI中未发现关联。刘大男等[341]选取AMI病人,测定HSV-1抗体等水平,探讨单纯疱疹感染与AMI的关系,结果提示HSV-1感染与AMI间存在明显相关性。程翔等[342]采用流式细胞分析法,探讨AMI病人外周血辅助性T淋巴细胞亚群平衡偏移及意义,结果提示AMI病人存在T淋巴细胞亚群平衡偏移,可能参与了MI后自身免疫因素引起的心肌损伤和心室重塑过程。颜光涛等[343]收集确诊的AMI和冠状动脉硬化病人血清,测定血清瘦素等指标,结果显示两组病人瘦素水平明显上升但组间差异无显著性,但与CRP等水平无相关性。刘大男等[344]测定MI病人和CAG正常者血Cpn抗体水平,探讨Cpn感染与MI的关系,结果提示Cpn感染与MI之间存在明显关系,与纤维蛋白原和血流变指标也存在相关性。宋颖等[345]观察AMI病人溶血磷脂酸水平的变化,结果提示MI后其水平升高,影响AMI预后。陈国雄等[346]观察卡维地洛对52例AMI病人血管内皮依赖性舒张功能和血清氧化指标丙二醛的影响,结果表明卡维地洛可通过降低丙二醛的抗氧自由作用改善内皮依赖性舒张功能。钟优等[347]选取61例AMI病人,研究血浆氮末端脑钠素前体对AMI后近期左心室功能及重构评价的临床应用价值,结果提示AMI病人脑钠素前体水平显著升高,该水平与左室受累范围及心功能分级之间存在相关。史力斌等[348]评价AMI再灌注治疗后心肌灌注状态对血浆脑钠素的影响,结果提示监测血浆脑钠素有助于判断心肌灌注状态和再灌注损伤程度。王文丰等[349]选取103例MI病人,评价联合应用拮抗神经内分泌激素药物对MI后不同心脏功能病人心室重构及血浆内分泌激素水平的影响,结果提示其能有效改善左室重构。张玉英等[350]检测MI大鼠缺血心肌中血管抑素的水平并检测VEGF的表达趋势,结果显示前者表达增加,与后者变化趋势相似,可能参与调节缺血心肌血管新生。臧彬等[351]检测AMI病人LDL－R基因AvaⅡ多态性及血脂的含量,探讨MI与AvaⅡ多态性关系,结果表明AvaⅡ多态性的A＋型等位基因可能与AMI密切相关。常建华等[352]调查79例缺血性脑卒中及23例MI病人与健康对照者的FⅡG20210A变异,结果提示FⅡG20210A变异不足以作为中国人血栓形成的危险因素。张岸平等[353]选取105例AMI病人,探讨血管紧张素原基因T174M变异与中国人汉族群体MI的关系,结果提示其可能是汉族群体AMI发病的重要危险因素之一。汪明等[354]选取165例MI病人,探讨汉族人群中ICAM-1第4外显子＋12959G/A和第6外显子＋13848A/G基因多态性与MI相关性,结果提示＋13848A等位基因可能是MI发病的重要易感基因。

黎明[355]观察AMIⅡ、Ⅲ导联ST段抬高程度对右室AMI诊断价值,结果表明,该方法具有一定诊断价值。杨震坤等[356]应用Sgarbossa法对左束支阻滞合并AMI ECG进行诊断与分析,结果表明该方法对于左束支阻滞合并AMI诊断具有较高特异性。陈刚等[357]探讨下壁AMI ECG表现与病变相关血管关系,研究表明,ECG表现对预测相关血管有较高的敏感性和特异性。高玉琪[358]选取58例下壁AMI病人,探讨ECG抬高的ST段Ⅲ导联大于Ⅱ导联的临床意义,结果提示两导联ST段抬高的不同幅度,对近期预后和梗死罪犯血管有一定预测价值。李小宇等[359]评价再灌注治疗后ST段恢复测量方法及早期T波倒置对ST段抬高AMI病人近期临床预测价值,发现术后1 h单导ST段抬高峰值结合T波倒置时间有助于预测预后。庞文跃等[360]探讨动态心电图三导QT离散度及心率变异性对AMI住院期间室颤预测价值,结果提示,后者部分指标对之有预测价值而前者未见预测价值。郭良等[361]分析68例AMI病人早期ECG改变,探讨ST墓碑形改变的QT离散度,冠状动脉病变程度和室性心律失常发生率,结果表明ST墓碑形改变提示预后不良。莫丹霞等[362]分析1例巨R波型ST段抬高的AMI病人ECG,结果表明此种改变多提示预后不良。张永珍等[363]选取203例首次前壁AMI行急诊PCI病人,探讨墓碑形ECG改变与前壁AMI临床表现之间的关系,结果提示墓碑形ECG改变的机制可能与微血管病变有关。刘达军等[364]观察ECG与CAG对照判断下壁AMI相关动脉,结果表明中国人右优势型居多。吴岳平等[365]分析63例行直接PCI的AMI病人ECG变化,探讨PCI后QT离散度与心率变异性变化的特点,结果提示QT离散度变化可作为再灌注疗效的评价指标。谭小强等[366]回顾分析53例接受静脉溶栓成功的AMI病人QT离散度,结果提示QT离散度对判断静脉溶栓效果具有重要意义。魏芳晶等[367]选取77例AMI接受PCI病人,用ST段最大偏移评价PCI后心肌组织灌注程度,结果提示该方法对评价灌注程度具有较好临床价值。张春丽等[368]选取50例下壁AMI病人,探讨下壁AMI合并胸前导联ST段压低时的临床意义,结果提示上述两者如合并出现,则说明左室后侧壁大面积缺血是多支病变所致。张彦周等[369]选取90例下壁AMI病人,探讨ECG对IRA判断的价值,结果提示Ⅰ导联ST段抬高等指标可作为判断标准。余辅君等[370]回顾分析接受 PCI 治疗并成功的 AMI 病人 228 例，探讨 PCI 对 AMI QT 离散度的影响及其临床意义，结果提示 PCI 治疗能减小 QT 离散度，改善心功能。张梅林[371]选取 34 例肥厚型心肌病病人 ECG，分析其酷似 MI 的异常 Q 波，结果提示，ECG 对于二者鉴别诊断具有独特价值。宋泓敏等[372]分析 168 例 AMI 病人再灌注期间的心律失常，结果提示心律失常发生无时间规律。李秀昌等[373]采用动态三维超声心动图技术对 MI 病人左心室阶段心功能进行初步研究，结果提示 MI 部位相应节段局部心功能显著下降，局部射血分数是反映左室局部心功能的较好指标。韦吉伟等[374]选取 40 例 OMI 和 40 例健康人群，观察常规和头胸导联 ECG 在 OMI 异常 Q 波的分布情况，结果显示两者对诊断 MI 的敏感和特异性是基本一致的。龚敏[375]选取 60 例 AMI 病人，观察卡维地洛和美托洛尔对病人心率变异性的影响，结果提示心率变异性参数指标均有改善，卡维地洛作用更为明显。

刘君等[376]选取 128 例前壁 AMI 行直接 PCI 病人，应用心肌灌注分级法判断 PCI 后无再流现象，评价其对局部、整体心室收缩功能和同步性的影响，结果提示，无再流现象直接影响此类病人长期预后。胜彦婷等[377]选择 168 例首次 AMI 病人，探讨糖尿病合并 AMI 左室舒张功能与缺血预适应的关系，结果提示缺血预适应对无糖尿病 AMI 病人有保护作用，对合并糖尿病者则无明显保护作用。方征等[378]回顾分析 47 例 AMI 病人左室重塑程度和舒张功能变化，结果提示左室重塑可能通过多种机制影响舒张功能。丛娟等[379]采用定量组织多普勒成像技术测算 Tei 指数评价 MI 病人左心功能，结果提示该方法可准确评价心脏整体和局部功能，有一定的临床推广价值。苏雁欣等[380]采用多普勒组织成像技术测量二尖瓣环收缩期下行速度，评价前间壁 OMI 病人左室收缩功能，结果提示该参数可作为 OMI 评价的新指标。谢晋国等[381]采用声学造影剂经静脉左心室声学造影，探讨其对左室附壁血栓的诊断价值，结果提示造影使血栓更易于识别。杨跃进等[382]比较单光子发射型断层显像和药物负荷二维 UCG 试验识别 MI 病人存活心肌的准确性，结果提示，前者敏感性高，特异性偏低，准确性较好。马萍等[383]采用硝酸甘油介入心肌灌注显像方法，评价 37 例溶栓治疗的 AMI 病人梗死部位存活心肌，结果提示该检查可明显提高存活心肌检出率，成功溶栓治疗可保留较多存活心肌。余丹青等[384]用 PET 心肌灌注/代谢显像评价 OMI 伴左室功能不全病人心肌存活状况及治疗策略，结果提示其有助于 MI 伴左室功能不全病人治疗策略的选择。马萍等[385]采用硝酸甘油介入心肌显像评价 AMI 与 OMI 心肌存活状态的差异，结果提示其明显提高存活心肌检出率。朱斌等[386]选取 20 例 MI 病人，探讨 MRI 在诊断 AMI 中的价值，结果提示，MRI 同时参考室壁收缩功能等信息，对存活心肌评价有重要的价值。

顾水明等[387]探讨大鼠 MI 后心室重构进程中 TNF-α 表达的改变及其与心功能的相关性，结果提示，TNF-α 表达动态改变并促进心室重构。刘英等[388]制作大鼠 AMI 模型，探讨是否存在 MI 后心肌炎症反应和心脏细胞因子表达，结果提示炎症参与 MI 后心室重塑，细胞因子在其中其一定作用。聂绍平等[389]评价犬 AMI 模型的心肌内控释碱性成纤维因子血管再生治疗机制，结果提示其能提高缺血心肌局部相关相关血管生长因子表达，促进血管再生。吕立文等[390]研究缬沙坦对家兔 MI 后心肌胶原重构的影响，结果提示 MI 后早期应用缬沙坦能改善血流动力学、抑制心肌纤维化。覃勇等[391]构建大鼠 MI 模型，应用定量组织速度成像结合二维 UCG 对 MI 后左室重构的左室收缩功能进行评价，结果提示该检查能全面、定量和无创评价 MI 后左室重构的左室收缩功能。刘翔等[392]* 制作大鼠 AMI 模型，探讨血管内皮生长因子和促血管生成素联合使用治疗 MI 机制，结果提示二者可显著改善心功能，其机制与骨髓造血干细胞动员有关。卜聪亚等[393]观察大鼠 MI 模型的左室梗死区糖蛋白 130 表达的动态变化与左室重构的关系及氯沙坦对其影响，结果提示糖蛋白 130 过度表达与左室重构密切相关，氯沙坦改善左室重构机制可能与抑制糖蛋白 130 过度表达有关。包明威等[394]探讨兔 AMI 模型的梗死区细胞单相动作电位时限和有效不应期的动态改变与梗死后室性心律失常的关系，结果提示梗死后不同时期室性心律失常发生机制不同与上述两者动态变化有关。刘兵等[395,396]制作家兔 AMI 模型，观察 AMI 后 3 周心室肌细胞动作电位时程及外向性电流的瞬时外向 K^+ 电流和内向整流性 K^+ 电流的改变，并探讨比索洛尔的保护作用，结果提示比索洛尔可减轻非梗死区心室肌细胞动作电位时程及外向 K^+ 电流，对内向整流性 K^+ 电流无影响；同时观察 MI 后单个家兔心室肌细胞 L 型钙电流的改变及比索洛尔的影响，结果提示其可减轻非梗死区 L 型钙电流的改变。高凤娟等[397]制作猪 AMI 模型，研究对比剂增强磁共振检测 OMI 坏死心肌的准确性，结果提示其能够较准确地判断坏死心肌的存在及其范围。钱远宇等[398]探讨心脏亚低温、心肌缺血预处理对家兔 AMI 保护作用，结果提示，心脏亚低温可缩小 MI 面积，同时应用缺血预处理效果增强。吕立文等[399]研究选择性 ANGⅡ受体 1 拮抗剂和血管紧张素转换酶抑制剂对家兔MI后心肌胶原重构的影响，结果提示，其能改善血流动力学并抑制心肌纤维化。张瑞英等[400]制作大鼠AMI模型，探讨福辛普利、依贝沙坦及两者合用对内皮型eNOS及心室重构的影响，结果提示其可改善MI后血流动力学状态、心肌肥大及胶原沉积。刘宏斌等[401]研究卡维地洛、厄贝沙坦对胶原网络重构的影响，结果显示单用或两者合用均能减少大鼠AMI模型的非梗死区胶原沉积，抑制MI后左室重构。刘宇宏等[402]探讨氟伐他汀对大鼠AMI模型的左室结构和功能的影响，结果提示其能抑制心室重构，改善血流动力学异常和左室功能。赵京林等[403,404,405]构建猪AMI模型，评价缺血预适应防治AMI再灌注后无再流的作用，结果提示缺血预适应能有效防治AMI再灌注后无再流，改善心功能，缩小梗死面积；评价福辛普利防治猪AMI再灌注后无再流的作用，结果显示福辛普利能有效防治AMI再灌注后无再流；同时观察抗血小板药物替罗非班等防治猪AMI再灌注后无再流的作用，结果显示替罗非班有效，氯吡格雷和阿司匹林合用则无效。边素艳等[406]观察螺内酯对大鼠AMI模型的左室功能等影响，结果提示螺内酯有效抑制MI后左室非梗死区胶原增生，改善左室功能。杨跃进等[407]对比多西环素、氯沙坦及其合用对大鼠AMI左室重构的防治作用，结果提示两者均能有效防治左室重构，改善心功能，作用相当，且无叠加。刘志勇等[408]观察西拉普利和阿司匹林对大鼠MI后神经内分泌系统和心功能的影响，结果提示前者可改善MI后心功能，后者对心功能无显著影响。袁侨英等[409]构建大鼠AMI模型，观察辛伐他汀抑制AMI后心肌氧化损伤的作用及其可能机制，结果提示辛伐他汀改善AMI后心功能，可能与其提高SOD活性氧化损伤有关。袁国会等[410]观察曲尼司特对大鼠AMI后心肌纤维化和左室功能的影响，结果表明曲尼司特可减轻AMI后左室心肌纤维化，改善左室功能。韦金儒等[411]研究缬沙坦和依那普利对家兔MI后心肌胶原重构的影响，结果提示两者均能改善兔血流动力学，抑制心肌纤维化。陈康寅等[412]比较美托洛尔和咪哒普利对大鼠MI后心室重构和血浆脑钠素水平的影响及其发生时间，结果提示两者均可降低脑钠素，并在不同时段改善心室重构。陈晖等[413]研究卡维地洛和美托洛尔对大鼠AMI后其左心室非梗死区β受体密度和mRNA表达变化的影响，结果提示心衰时前者对之无明显影响，而后者可明显增加其表达。张正义等[414]构建大鼠MI模型，测定再灌注损伤大鼠血浆降钙素基因相关肽、内皮素浓度及MI面积变化，探讨吗啡对急性心肌损伤的保护机制，结果提示吗啡预处理可通过降低内皮素浓度而增加降钙素基因相关肽浓度，对再灌注心肌产生保护作用。王宇等[415]探讨中药复方861合剂对大鼠AMI后心肌纤维化、心室重构的影响，结果显示复方861合剂抑制和减轻大鼠AMI后心肌纤维化，但不能完全阻止其发生。罗义等[416]通过超声造影同步检测犬顿抑心肌血流灌注，提示心肌超声造影结合心功能测定能可靠地评判心肌顿抑。杨跃进等[417]*报道，通心络能有效防治MI再灌注后无再流，缩小梗死面积，中剂量有效，大剂量疗效更好。胡国梁等[418]探讨不同时间点移植骨髓单个核细胞对大鼠AMI后心功能的影响，结果提示AMI后2周细胞移植疗效优于即刻移植。赵学等[419]观察骨桥蛋白转基因小鼠MI后心肌血管新生能力及其与左室重构的关系，结果提示该机制在MI后左室重构的调节中起重要作用。田新桥等[420]探讨UCG评价自体骨髓间质干细胞移植对家兔AMI后左室收缩功能作用及治疗价值，结果提示其能有效改善兔MI后左室收缩功能。崔莹等[421]制备大鼠骨髓IL-10溶液，探讨IL-10与骨髓干细胞联合移植对AMI心功能影响，结果提示其能显著改善心功能，优于单独干细胞移植。武峰等[422]联合应用G-CSF和干细胞因子动员MI大鼠骨髓干细胞，探讨对心功能影响及机制，结果提示该方法可改善MI后大鼠心功能。崔勇等[423]构建大鼠MI模型，探讨左心室成形术结合骨髓肌成肌细胞移植对MI后充血性心衰的治疗作用，结果提示其可加强手术疗效，延缓心室再扩大和心功能再恶化。苏文君等[424]制作大鼠AMI模型，研究人软骨来源的间质干细胞移植对其心功能影响，结果表明其可显著改善心功能，主要机制可能在于减少MI后左室非梗死区胶原增生，促进血管新生，延缓左室重构。余晓燕等[425]构建大鼠MI模型，检测正常心肌组织及MI后干细胞因子mRNA的表达水平，结果提示MI使干细胞因子表达上调，可能在诱导干细胞归巢中发挥作用。林玲等[426]观察G-CSF和干细胞因子对大鼠MI治疗作用，结果提示其能够减轻心室重构和改善血流动力学。马东星等[427]观察骨髓单个核细胞移植对大鼠MI后恢复期心肌细胞凋亡及心功能的影响并探讨其机制，结果提示骨髓单个核细胞移植可抑制MI后心肌细胞凋亡，可能与Bcl-2和Bax表达调节有关。王晓旭等[428]*研究自体骨髓干细胞移植和GM-CSF对日本大耳白兔AMI坏死区的修复作用，发现细胞移植和GM-CSF注射治疗均能明显促进雄性日本大耳白兔AMI缺血区及其周边区域的毛细血管新生，而细胞移植在AMI后逆转心室重构、改善心脏功能等方面有明显作用。杨跃进等[429]*培养新西兰兔骨髓基质细胞(BMSCs)，分别进行5-氮胞苷诱导或与乳鼠心肌细胞共培养，建立MI模型及心肌内注射等操作，于开胸手术前、手术后1周、1个月采用超声检测左心室功能，手术后1个月取心脏组织行光镜及电镜检查。结果发现，自体BMSCs移植治疗AMI效果显著，其疗效可能与BMSCs引起的心肌再生和血管新生有关，而诱导的BMSCs移植并未表现出更多的优越性。

（张 路）

（六）介入治疗

CHANCE研究组[430]*注册登记224例无保护左主干（LMCA）病变病人置入裸金属支架；223例（99.6%）LMCA病变支架置入术成功；住院期间死亡1例（0.45%），非Q波AMI 1例（0.4%）；平均随访（15.6±12.3）个月，死亡12例（5.4%），急性MI4例（1.8%），LMCA靶病变血管重建术26例（11.7%），累积主要心脏不良事件（MACE）36例（16.1%）；102例（45.7%）病人进行了造影复查，LMCA再狭窄32例（31.4%）。胡方斌等[431]分析174例无保护LMCA病变行PCI，其中定向斑块旋切术121例，支架术53例；结果PCI术均成功，住院期间MACE 16例（9.2%），术后半年随访死亡17例（9.8%），其中心源性死亡8例（4.6%）；半年内有152例病人复查CAG，其中36例（23.7%）行血管重建；PCI术后1年、3年生存率分别为89.7%和84.5%，术后1年和3年无心脏事件生存率分别为63.8%和57.5%。他们[432]还分析200例无保护LMCA病变PCI结果，分为左心功能正常组（LVEF>40，$n=151$）和左心功能低下组（LVEF≤40，$n=49$）；结果为前者PCI成功率显著高于后者（95.4% *vs* 83.7%），术后半年内心源性病死率显著低于后者，后者术后半年LVEF显著改善；术后1年和3年免于心源性死亡的生存率前者分别为98.7%和97.4%，后者为81.6%和81.6%。韩雅玲等[433]回顾分析1 148例慢性完全闭塞（CTO）冠状动脉病变病人行PCI治疗的资料，结果为病例成功率90.2%，病变成功率88.2%；术中支架内急性血栓形成2例（0.2%），术中及术后发现心包穿孔9例（0.8%），术后住院期间死亡3例（0.3%），支架内亚急性血栓形成3例（0.3%），总的MACE发生率为0.6%。李志忠等[434]报道对64例91处静脉血管桥病变行PCI治疗，结果为手术成功率95.3%，术中发生非Q波AMI 1例（1.6%），住院期间共发生非Q波AMI 2例，主要心脏不良事件发生率为3.1%。颜红兵等[435]报道对311例ST段抬高性AMI病人行直接PCI，结果为手术操作成功率99%，无复流发生率10.6%，13.5%应用主动脉气囊反搏术，10例应用远端保护装置，2.6%发生支架内血栓形成，住院病死率5.5%，6人月病死率6.8%。陈明等[436]回顾分析溶栓联合PCI的AMI病人45例，与同期单纯溶栓（31例）和直接PCI（74例）的AMI病例对照，结果认为，溶栓联合PCI的再灌注效果可能优于单纯溶栓，至少不逊于直接PCI，且安全性良好。吴强等[437]回顾分析1 021例PCI治疗结果，对1 442处病变共植入支架1 095枚，手术成功率96.3%，其中A、B型病变100.0%，C型病变93.9%，完全闭塞性病变成功率77.3%；总的并发症发生率4.4%，其中住院期间死亡0.6%，急诊CABG 0.19%。陈纪林等[438]比较西罗莫司组（611例病人，642处病变，置入698枚支架）和紫杉醇组（450例病人，534处病变，置入600枚支架）的疗效，结果为两组手术成功率分别为99.2%和98.8%，住院期间MACE发生率分别为0.7%和1.3%，随访期间MACE发生率分别为2.3%和3.2%，再狭窄发生率分别为7.3%和14.0%，血栓形成发生率分别为0.5%和0.9%。他们[439]还报道对400例冠心病病人415处病变置入450枚Cypher支架，结果为手术成功率99.5%，术中和住院期间无死亡，住院期间MACE发生率0.5%；随访超过6个月，1例死于癌症，MACE发生率2.5%，再狭窄发生率8.8%（支架内3.8%），靶病变重建率1.9%。吕树铮等[440]报道对263例病人置入Cypher支架，手术成功率100%，随访期（8±2）个月，MACE发生率3.8%；支架内再狭窄发生率11.1%，其中糖尿病亚组12.9%、弥漫病变10.0%、开口病变6.9%、慢性闭塞病变11.1%、小血管病变11.3%、急性闭塞病变0；钙化病变9.1%、A型病变8.7%、左主干病变22.2%、分叉病变18.8%、再狭窄病变11.1%。魏盟等[441]报道将168例病人随机分为国产西罗莫司组（83例）和紫杉醇组（85例）行支架置入术，平均随访10.6个月，MACE发生率分别为8.6%和9.5%，再狭窄发生率分别为20%和25%，均无统计学差异。刘宏斌等[442]报道对162例病人置入药物洗脱支架（DES），其中Cypher组93例，Taxus组69例；结果为两组再狭窄率和靶病变再血管化率均无显著差异，但支架内晚期管径丢失及支架节段晚期管径丢失Cypher组明显低于Taxus组。韩雅玲等[443]报道将725例多支支架置入术病人分为Cypher支架组（187例）和普通支架（BMS）组（538例），结果为Cypher支架组再狭窄率（3.1% *vs* 16.6%）和MACE发生率（5.5% *vs* 16.7%）均明显低于BMS组，心功能改善率（63.1% *vs* 30.6%）高于BMS组。他们[444]还报道将801例行多支冠状动脉内支架置入术达到完全血运重建的冠心病病人分为3组，DES组206例、DES与BMS联用组158例、BMS组437例；结果为与BMS组比较，DES组与联用组再狭窄率及MACE发生率均明显降低，但DES组与联用组之间无显著差异。方跃华等[445]回顾分析1 004例冠心病病人中，84例糖尿病和250例非糖尿病病人置入西罗莫司DES,168例糖尿病和502例非糖尿病病人置入BMS;结果认为,西罗莫司DES能显著改善糖尿病病人冠状动脉支架术的远期疗效,降低靶病变再狭窄和远期心脏事件发生率,提高1年无心脏事件生存率。李崇剑等[446]回顾分析1 294例支架置入术,其中合并糖尿病病人占20.8%,结果发现糖尿病与非糖尿病病人比较,术中及住院期间MACE发生率及手术成功率均无显著差异,糖尿病不是发生急性终点事件的独立危险因素,但糖尿病病人支架内急性或亚急性血栓形成率显著高于非糖尿病病人。王旭开等[447]分析57例老年性糖尿病合并冠心病病人PCI术严重并发症,发生率为39%,其中ARDS 2例、腹膜后及肾包膜下血肿2例、急性脑出血3例、肺栓塞2例、迷走反射8例、支架远端急性闭塞1例、术后低血压状态2例、急性肾功能不全2例;而同期非糖尿病对照组仅有迷走反射和术后低血压状态各2例。张俊杰等[448]研究76例单支病变支架术后即刻心肌血流储备分数(FFRmyo),结果显示,支架术后FFRmyo是术后3个月心脏事件的独立预测因子,其预测价值显著优于CAG所判断的残余狭窄率,据ROC曲线其界值为0.92。吴智勇等[449]分析180例支架内再狭窄(ISR)PCI术后即刻和随访时的IVUS资料,结果为术后即刻的最小管腔面积(MLA)、最小支架面积(MSA)和放疗是随访时MLA的独立预测因子,随访时MLA和增生内膜百分比与ISR病变治疗即刻的结果相关。荆全民等[450]报道在96例CTO病变PCI治疗中应用双侧CAG技术,导丝通过病变成功率为89.6%,发生血管穿孔3例,术后心包填塞4例,2例导丝进入血管夹层影响侧支血流,无死亡及急诊CABG。严金川等[451]报道320例经桡动脉行CAG及PCI,其中桡动脉穿刺失败5例和痉挛7例,改由股动脉入路,并发症8例(2.5%),包括桡动脉搏动减弱4例、搏动消失2例,肘部血肿2例。朱鸿斌等[452]回顾分析3252例支架置入术,其中≥65岁1344例,<65岁1808例,结果发现≥65岁组住院病死率(1.79%)明显高于<65岁(0.50%)。唐蓉等[453]观察250例PCI术,其中年龄>65岁组102例,年龄≤65岁组148例,结果发现,两组手术成功率相似,随访6个月,再次靶血管重建、总心脏事件和无心脏事件存活率均相似。霍勇等[454]收集国内84个中心近2年PCI治疗资料和血栓病例并汇总分析,支架术总例数31 412例,其中DES术32.7%,BMS术67.3%,两者急性或亚急性血栓发生率相似,分别为0.8%和0.7%。金琴花等[455]回顾分析1 501例PCI资料,总的并发症发生率5.5%,主要包括住院死亡(0.6%)、急诊CABG(0.1%)、非致死性MI(0.1%)等;认为PCI严重并发症的主要危险因素是AMI时急诊PCI。陈珏等[456]回顾分析7 232例PCI术发生冠状动脉穿孔18例,发生率0.25%;83.3%发生于CTO病变,其中导丝穿孔9例,球囊扩张穿孔7例,置入支架穿孔2例;4例(22.2%)发生急性心包填塞,无死亡。黄岚等[457]回顾分析1 246例PCI资料,发生心包积液8例(0.6%)、心包填塞3例(0.2%);其中导丝或球囊致冠状动脉穿孔9例,右心室临时起搏电极导管穿破右心室2例;1例心包积液病人,PCI术后2个月死亡,原因不清。王勇等[458]回顾分析1 546例PCI术中发生5例冠状动脉穿孔并发急性心包填塞,发生率0.32%,均行心包穿刺引流,无死亡。夏小杰等[459]回顾分析18例与心脏介入性诊治相关的心包填塞,17例为急性心包填塞,1例术后72 h延迟出现;18例中9例与射频消融有关,5例与PCI有关,3例与先心封堵有关,1例与临时起搏器安装有关;共3例死亡。郭金成等[460]回顾分析4 435例经股动脉介入诊疗术后的非心脏并发症,结果为总发生率为1.3%,其中穿刺部位严重外出血0.1%,腹膜后血肿0.02%,假性动脉瘤0.9%,紫趾综合征0.1%,股动脉夹层0.07%,股动脉穿孔0.02%,造影剂过敏性休克0.1%,脑卒中0.1%,股动脉血栓形成0.02%,死亡1例(肺动脉栓塞)占0.02%。金光临等[461]报道将256例PCI病人分为两组止血,Perclose血管缝合器组120例,手法压迫组136例,结果为Perclose组止血成功率95%,其止血时间和制动时间均明显短于手法压迫组。李志忠等[462]报道将161例PCI病人分为2组止血,Angio-seal血管缝合器组105例,手法压迫组56例,结果为Angio-seal组止血成功率98.1%,其止血时间和制动时间及术后住院时间均明显短于手法压迫组,血管并发症的发生率也明显少于手法压迫组(1.9% *vs* 10.7%),病人满意度更高。张峰等[463]报道将171例PCI病人分为2组止血,Angio-seal血管缝合器组61例,手法压迫组110例,结果为Angio-seal组止血成功率98.4%,其止血时间和制动时间及术后住院时间均明显短于手法压迫组,迷走反应和血管并发症的发生率也明显少于手法压迫组。李伟明等[464]回顾分析股动脉血管缝合218例,其中CAG组120例,PCI组98例,两组成功率分别为91.7%和90.8%,认为血管缝合不受是否应用抗凝和抗血小板药物制约,其血管并发症与手法压迫相似甚至更低。赵静等[465]对20例冠心病病人与PCI治疗前后分别行半乳糖/棕榈酸(利声显)心肌声学造影(IMCE)检查,并随访3个月,判定IMCE各项指标预测左室功能恢复的情况;结果认为,IMCE可以评价PCI的疗效,对室壁运动的恢复有重要预测价值。

周渊等[466]报道对25例行支架置入病人行电子束

CT 单层血流检查(EBCTSF)和电子束 CT 冠状动脉造影(EBCTCA),结果为 EBCTSF 和 EBCTCA 二、三维图像综合诊断冠状动脉支架内狭窄的敏感性是 91.4%,特异性是 92.9%,诊断准确性是 91.4%。宋玮等[467]报道对 56 例 CABG 病人 152 条桥血管分别行 16 排 CT 造影(CTA)检查,并和 CAG 对照,结果为 CTA 诊断桥血管病变的敏感性 94%,特异性 95%,阳性预测值 86%,阴性预测值 99%。穆玉明等[468]对 45 例 PCI 病人应用多普勒组织成像(DTI)技术定量评价 PCI 术后心肌灌注恢复情况,结果认为,二尖瓣环的 Ve/Va 是反映 PCI 术后心脏整体灌注改善的早期指标,Vs 的增高是 PCI 术后心脏整体收缩功能恢复的标志。孙寅光等[469]报道对 47 例 PCI 术后病人行多巴酚丁胺负荷超声心动图检查,并和 CAG 对照,结果为 DSE 诊断再狭窄的敏感性 64%,特异性 86%,准确率 72%。李英梅等[470]报道对 55 例 CAG 证实冠心病病人和 50 例健康人行心磁图检查,并分析定量指标异常磁图比(RAM),结果为冠心病组 RAM 明显高于对照组,PCI 术后 1 个月的 RAM 较术前明显改善。张妍等[471]将 256 例 PCI 病人根据血小板聚集功能分为阿司匹林抵抗(AR)组和阿司匹林敏感组,其中 AR 组占全部病人的 26.2%,AR 组 PCI 术后 CK-MB 和 TnI 升高病人比例明显高于阿司匹林敏感组,存在阿司匹林抵抗是 PCI 术后 CK-MB 升高的独立预测指标。李大主等[472]研究 11 例支架术病人术后高敏 C 反应蛋白(hsCRP)与树突细胞(DC)的关系,结果认为,支架术后 DC 的功能被激活,由此启动的 T 淋巴细胞的增殖和炎症反应可能是术后 hsCRP 升高的原因。刘海潮等[473]研究 70 例 PCI 病人冠状动脉循环中肾上腺髓质素(ADM)及内皮素(ET-1)浓度变化与术后再狭窄的关系,结果认为,球囊扩张后冠状动脉循环中 ADM、ET-1 水平与术后再狭窄关系密切,可作为预测 PCI 术后再狭窄的参考指标。王晖等[474]测定 100 例支架术病人外周血单个核细胞中 NF-κB 活性表达,研究其与血管并发症的关系,结果发现,增高的 NF-κB 水平、糖尿病和靶血管 AHA/ACC 分型是血管并发症的独立预测因素。赵慧强等[475]比较西罗莫司洗脱支架(cypher)与普通 Bx sonic 支架对 UAP 病人血 IL-6、P 选择素、sICAM-1、CRP 水平的影响,结果发现,西罗莫司洗脱支架对术后血炎症因子的产生有抑制作用,认为抑制炎症反应可能也是其抗再狭窄的机制之一。邱洪等[476]评价新型聚烯烃类高分子化合物涂层携载西罗莫司衍生物米曲莫司(mytrolimus)洗脱支架在小型猪冠状动脉模型预防再狭窄的疗效,结果发现,米曲莫司洗脱支架在置入小型猪冠状动脉 4 周时可有效抑制内膜增生、预防冠状动脉实验性支架内再狭窄。徐卫亭等[477]评价两种不同药物释放速度西罗莫司涂层支架抑制血管新生内膜的作用和预防支架内再狭窄的有效性和安全性,结果发现,与金属裸支架比较,两种不同释放速度的西罗莫司涂层支架均可有效减少血管新生内膜面积,明显降低支架内再狭窄程度,两组之间作用相同且应用安全。王开侠等[478]采用兔髂动脉再狭窄模型,研究雷公藤甲素涂层支架抑制血管新生内膜增殖的作用,结果发现雷公藤甲素涂层支架能够抑制内膜增殖且无毒副作用,其效应具有剂量依赖性,再置入 4 周内能防止再狭窄发生。蔡尚郎等[479]采用兔颈总动脉损伤模型,观察 ^{188}铼(^{188}Re)液体球囊血管内照射对细胞增殖的影响,发现 ^{188}Re 液体球囊血管内照射可能通过抑制细胞分裂增殖、减少生长因子的分泌等机制预防血管介入治疗后再狭窄的发生;血管内照射可能不影响 VSMCs 的表型。刘利等[480]采用兔高胆固醇饮食加血管内皮剥脱的方法建立腹主动脉粥样硬化狭窄模型,探讨局部转运 c-myc 反义寡核苷酸对兔腹主动脉粥样硬化狭窄球囊成形术后内膜增殖的影响,结果发现经微孔球囊导管血管内局部应用 c-myc 反义寡核苷酸可抑制实验性兔腹主动脉粥样硬化狭窄球囊成形术后内膜增殖。张新霞等[481]将携带 c-myc 反义寡核苷酸的国产铂-铱合金明胶蛋白涂层支架置入兔颈动脉,结果发现明胶蛋白涂层支架介导的局部给药简便、可行,c-myc 反义寡核苷酸在体导入后,抑制 VSMC 增殖,诱导 VSMC 凋亡。

张莉莉等[482]观察 826 例行 PCI 治疗病人术前服用不同抗血小板药物对再狭窄的防治效果,结果认为,术前服用阿司匹林+氯吡格雷对再狭窄的预防效果优于阿司匹林+噻氯匹定。金琴花等[483]回顾分析 183 例支架置入术对分支血管的影响,认为不同类型的 DES 和 BMS 对分支血管的影响基本一致,分支开口狭窄和分支起始部病变是分支血管闭塞的独立危险因素,闭塞的分支血管自然预后良好,大部分会自行再通。高迎春等[484]报道在 203 例 214 处病变 PCI 治疗过程中采用了深置指引导管技术,主要用于球囊或支架难以通过病变,手术成功率 95.3%,失败 10 例,1 例发生左主干及 LAD 夹层。颜红兵等[485]对 185 例无复流的高危病人在 PCI 治疗中应用 Guardwire Plus 远端保护装置,与 232 例未应用远端保护装置的对照组比较,结果为对照组无复流发生率 10.8%,发生无复流后的住院病死率为 16.0%;而治疗组无复流发生率 1.6%,无因为无复流发生死亡。

(樊　民)

参 考 文 献

1 黄成林,等.临床心血管病杂志,2005,21(4):209

2 武晓静,等.中华心血管病杂志,2005,33(5):464
3 邵建伟,等.上海医学,2005,28(5):402
4 耿红莲,等.中华检验医学杂志,2005,28(9):894
5 毕 楠,等.中华心血管病杂志,2005,33(2):116
6* 邢 燕,等.中华内科杂志,2005,44(1):22
7 李 艳,等.中华检验医学杂志,2005,28(4):369
8 贾崇奇,等.中华流行病学杂志,2005,26(1):51
9 朱壮春,等.中国综合临床,2005,21(10):880
10 黄成林,等.临床内科杂志,2005,22(4):241
11 崔 斌,等.重庆医学,2005,34(9):1344
12 陈润祥,等.临床心血管病杂志,2005,21(6):325
13 林亚丽,等.重庆医学,2005,34(6):904
14 董解菊,等.重庆医学,2004,33(11):1705
15 田乃亮,等.中国综合临床,2005,21(10):876
16 成 忠,等.临床内科杂志,2004,21(11):777
17 苏 工,等.中华内分泌代谢杂志,2005,21(1):66
18 王 红,等.河北医药,2005,27(4):256
19 厉伟东,等.心脏杂志,2005,17(2):132
20 路亚枫,等.中华老年医学杂志,2005,24(4):269
21 孙余华,等.中华医学杂志,2004,12,84(23):1990
22 廖玫珍,等.中国公共卫生,2004,20(10):1198
23 易红根,等.医学临床研究,2004,21(10):1136
24 周明成,等.中国循环杂志,2004,19(5):349
25 刘梅颜,等.中华内科杂志,2004,43(11):820
26 潘 棱,等.心脏杂志,2004,16(5):446
27 安家晨,等.临床心血管病杂志,2004,20(8):532
28 陈晓燕,等.临床心血管病杂志,2005,21(8):498
29 安家晨,等.中国介入心脏病学杂志,2004,12(6):345
30 陆 丽,等.中山大学学报(医学科学版),2005,26(4):446
31 范 泉,等.第四军医大学学报,2005,26(1):28
32 王 峰,等.中华劳动卫生职业病杂志,2004,22(6):419
33 屈晓冰,等.中华流行病学杂志,2005,26(8):617
34 胡迎富,等.临床心血管病杂志,2005,21(5):309
35 张彦周,等.中国综合临床,2005,21(7):581
36 赖玉琼,等.中国综合临床,2005,21(6):483
37 刘松岩,等.心脏杂志,2005,17(1):61
38 张新华,等.浙江医学,2005,27(3):169
39 马 瑞,等.第一军医大学学报,2005,25(3):298
40 饶 丹,等.临床内科杂志,2005,22(3):177
41 刘永刚,等.中国循环杂志,2005,20(1):62
42 马会利,等.临床心血管病杂志,2004,20(10):579
43 左 鹰,等.中国综合临床,2004,20(12):1066
44 朱贵月,等.中国中西医结合杂志,2004,24(12):1069
45 沈 丹,等.武汉大学学报(医学版),2005,26(2):253
46 田凤石,等.中国危重病急救医学,2004,16(11):683
47 侯 迈,等.中华胸心血管外科杂志,2005,21(1):5
48 汪海娅,等.中华心血管病杂志,2005,33(5):425
49 蒋文玲,等.中国免疫学杂志,2005,21(5):400
50 葛庆峰,等.陕西医学杂志,2005,34(8):944
51 祖凌云,等.中华内科杂志,2004,43(12):896
52 李玉冰,等.中国心脏起搏与心电生理杂志,2004,18(5):366
53 许宜冠,等.临床心电学杂志,2005,14(2):92
54 郑林林,等.临床心血管病杂志,2004,20(11):650
55 郭士遵,等.中华超声影像学杂志,2005,14(7):485
56 郭雪徽,等.中华心血管病杂志,2004,32(11):992
57 陈国雄,等.临床心血管病杂志,2004,20(12):716
58 李 玲,等.临床心血管病杂志,2005,21(2):81
59* 夏 勇,等.中华急诊医学杂志,2005,14(2):127
60 惠 波,等.中华心血管病杂志,2005,33(5):428
61 田家玮,等.中华超声影像学杂志,2005,14(6):406
62 许建忠,等.上海医学,2005,28(6):475
63 阎继锋,等.临床内科杂志,2005,22(8):533
64 陈云江,等.中华超声影像学杂志,2005,14(6):410
65 王 泓,等.中华超声影像学杂志,2005,14(9):652
66 李昭屏,等.中国超声医学杂志,2005,21(5):344
67 郭士遵,等.中华心血管病杂志,2005,33(5):419
68 周 青,等.中华超声影像学杂志,2005,14(7):494
69 陈 斌,等 中华超声影像学杂志,2005,14(4):275
70 李宗卫,等.临床心电学杂志,2004,13(4):265
71 姚 光,等.临床心血管病杂志,2004,20,(11):669
72 马晓海,等.中华放射学杂志,2005,39(6):582
73 蒋 捷,等.中国介入心脏病学杂志,2004,12(6):355
74 郑英丽,等.中华心血管病杂志,2005,33(5):473
75 阎新慧,等.中华核医学杂志,2004,24(5):279
76 吕 滨,等.中华放射学杂志,2004,38(12):1305
77 汤建中,等.中国综合临床,2005,21(7):590
78 李殿富,等.中华核医学杂志,2005,25(1):24
79 段宗明,等.陕西医学杂志,2005,34(1):66
80 吕 敏,等.中华流行病学杂志,2004,25(10):841
81 赵兰江,等.中华内科杂志,2005,44(9):664
82 李健斋,等.中华老年医学杂志,2004,23(10):724
83 王 薇,等.中华心血管病杂志,2004,32(11):1017
84 王振杰,等.中华心血管病杂志,2005,33(4):372
85 尹瑞兴,等.中华老年医学杂志,2005,24(4):305
86 尹瑞兴,等.中华心血管病杂志,2005,33(8):754
87 李慧凤,等.中华心血管病杂志,2005,33(2):178
88 汪春红,等.中华医学遗传学杂志,2005,22(2):164
89 汪春红,等.中华流行病学杂志,2004,25(11):982
90 刘 军,等.中华医学杂志,2005,85(19):1339
91 赵水平,等.中华心血管病杂志,2004,32(9):816
92 龙石银,等.中华医学遗传学杂志,2004,21(6):615
93 田 英,等.中华医学遗传学杂志,2005,22(1):96
94 崔翰斌,等.中华医学遗传学杂志,2005,22(1):22
95 朱惠莲,等.中华心血管病杂志,2005,33(8):743
96 黄 东,等.中华心血管病杂志,2004,32(10):915
97 朱军慧,等.中华内分泌代谢杂志,2005,21(1):13

98 金晓蕾,等.中华医学遗传学杂志,2005,22(1):27
99 裴卫东,等.中华医学杂志,2005,85(5):313
100 赵水平,等.中华内分泌代谢杂志,2005,21(2):150
101 肖彧君,等.中华内分泌代谢杂志,2005,21(3):269
102 区景松,等.中华心血管病杂志,2004,32(10):911
103 欧志君,等.中华心血管病杂志,2005,32(5):411
104 李　玫,等.上海医学,2005,28(4):298
105 吴歆华,等.上海医学,2005,28(4):281
106 章义利,等.中华心血管病杂志,2004,32(10):932
107 鹿育萨,等.中华内科杂志,2005,44(6):425
108 金文胜,等.中华糖尿病杂志,2005,13(1):19
109 贾庆哲,等.中华心血管病杂志,2004,32(10):888
110 张卫茹,等.中华肾脏病杂志,2005,21(6):360
111 祝成亮,等.中华检验医学杂志,2005,28(7):716
112 牛玉宏,等.复旦学报(医学版),2005,32(2):127
113 马克娟,等.中华心血管病杂志,2004,32(10):899
114 牛玉宏,等.中华心血管病杂志,2005,33(4):303
115 梁峰,等.中华内科杂志,2005,44(6):421
116 赵全明,等.中华心血管病杂志,2005,33(5):399
117 王长谦,等.中华心血管病杂志,2005,33(5):405
118 刘成玉,等.中华老年医学杂志,2005,25(1):38
119 王海蓉,等.武汉大学学报(医学版),2005,26(1):98
120 樊　民,等.上海医学,2005,28(4):278
121 李拥军,等.临床心血管病杂志,2005,21(6):332
122 宋　宇.中华检验医学杂志,2004,27(11):800
123 李永强,等.中华心血管病杂志,2005,33(5):395
124 阮云军,等.心肺血管病杂志,2005,24(1):11
125 陈宋明,等.中华急诊医学杂志,2004,13(12):846
126 刘　岩,等.中华内分泌代谢杂志,2005,21(1):5
127 汤　群,等.中华心血管病杂志,2004,32(9):812
128 李新立,等.中华心血管病杂志,2005,33(1):37
129 周晓辉,等.中华心血管病杂志,2004,32(11):1016
130 祝之明,等.中华心血管病杂志,2004,32(9):819
131 何　耀,等.中华老年医学杂志,2005,24(1):57
132 王　芳,等.中华肾脏病杂志,2005,21(3):139
133 左岩霞,等.临床心血管病杂志,2004,20(9):515
134 郭舜奇,等.广东医学,2004,25(10):1164
135 黄筱文.广西医学,2004,26(10):1458
136 郭素箴,等.天津医药,2004,32(11):663
137 邱东鹰,等.中华老年医学杂志,2005,24(1):21
138 王建华,等.中华超声影像学杂志,2005,14(4):292
139 卢　漫,等.中华超声影像学杂志,2005,14(9):713
140 陶　军,等.中华心血管病杂志,2005,33(4):347
141 张鹏飞,等.中华超声影像学杂志,2005,14(8):614
142 李　馨,等.中华超声影像学杂志,2005,14(3):229
143 马　瑾.上海医学,2005,28(8):685
144 史冬梅,等.中华老年医学杂志,2005,24(6):425
145 王　屹.中国临床医学影像杂志,2004,15(12):683
146 马淑梅,等.中华心血管病学杂志,2005,33(4):312
147 陈文强,等.中华超声影像学杂志,2004,13(10):777
148 勇　强,等.中华心血管病杂志,2005,33(4):340
149 王绿娅,等.中华检验医学杂志,2005,28(4):359
150 钱菊英,等.中国介入心脏病学杂志,2005,13(2):71
151* 向定成,等.中华核医学杂志 2005,25(1):10
152 陈新军,等.中华超声影像学杂志,2005,14(1):59
153 穆玉明,等.中华超声影像学杂志,2005,14(5):334
154 刘庆华,等.中国临床医学影像杂志,2005,16(3):144
155 庄　磊,等.中华超声影像学杂志,2005,14(2):137
156 刘　杰,等.中华核医学杂志,2005,25(1):17
157 陈新军,等.中国超声医学杂志,2004,20(10):721
158 白　姣,等.中华超声影像学杂志,2004,13(10):774
159 钱　嵘,等.中华超声影像学杂志,2005,14(5):377
160 陈士良,等.中国心脏起搏与心电生理杂志,2005,19(4):288
161 原大江,等.神经科学通报,2005,21(1):73
162 郭永和,等.中华心血管病杂志,2005,33(5):415
163 任　颖,等.中国急救医学,2005,25(8):559
164 周群惠,等.内蒙古医学杂志,2004,36(10):827
165 许尚文,等.第一军医大学学报,2005,25(2):218
166 杨晓帆,等.中国综合临床,2005,21(2):103
167 程流泉,等.中华放射学杂志,2005,39(3):267
168 惠　波,等.临床心血管病杂志,2005,21(3):147
169 陈　谦,等.第二军医大学学报,2005,26(7):833
170 严　红,等.广东医学,2005,26(9):1216
171 段继源,等.陕西医学杂志,2005,34(8):966
172 关英敏,等.心脏杂志,2005,17(3):249
173 黄维义,等.临床心血管病杂志,2005,21(6):344
174 欧阳茂,等.医学临床研究,2005,22(2):158
175 马礼坤,等.临床心电学杂志,2005,14(2):99
176 徐广马,等.陕西医学杂志,2005,34(2):213
177 魏　宁,等.宁夏医学杂志,2004,26(11):693
178 陈步星,等.心肺血管杂志,2005,24(3):136
179 顾兴建,等.第二军医大学学报,2005,26(8):946
180 路方红,等.中华循环杂志,2004,19(6):433
181 方　宏,等.中华心血管病杂志,2004,32(12):1146
182 应淑琴,等.中华心血管病杂志,2004,32(11):1026
183 邓晓莉,等.中华心血管病杂志,2005,33(8):732
184 于　铭,等.中华超声影像学杂志,2004,13(10):787
185 李　剑,等.中国中西医结合杂志,2005,25(5):445
186 季凤清,等.首都医科大学学报,2004,25(4):435
187 葛锦峰,等.中国急救医学,2005,24(12):884
188 张　倩,等.中国心脏起搏与心电生理杂志,2005,19(1):53
189 林泽鹏,等.临床心电学杂志,2004,13(4):254
190 张国辉,等.中华心血管病杂志,2005,33(2):158
191 孙　坚,等.中华急诊医学杂志,2005,14(3):239
192 韩　凌,等.临床心血管病杂志,2005,21(5):279
193 王聪霞.临床心血管病杂志,2005,21(2):90

194　陈　杭,等.中华心血管病杂志,2005,33(8):753
195　张　峰,等.中华超声影像学杂志,2005,14(8):565
196　沈青山,等.中华心血管病杂志,2005,33(4):320
197　罗助荣,等.中华心血管病杂志,2004,32(11):977
198　冯惠平,等.临床心血管病杂志,2004,20(9):554
199　赵　卓,等.中华心血管病杂志,2005,33(1):54
200　任景怡,等.中华心血管病杂志,2005,33(2):122
201　张伟强,等.山东医药,2005,45(25):59
202*　心绞痛治疗方式(ATP)调查协作组. 中华心血管病杂志,2004,32(9):789
203　林泽鹏,等.中华老年医学杂志,2005,24(8):631
204　刘　丰,等.中华心血管病杂志,2005,33(7):661
205　地尔硫䓬协作组. 中华心血管病杂志,2005,33(3):238
206　王乐丰,等.中国介入心脏病学杂志,2005,13(1):13
207　辛晓敏,等.中华检验医学杂志,2005,28(9):919
208　董　军,等.中华检验医学杂志,2005,28(3):271
209　李　莹,等.中华检验医学杂志,2004,27(10):656
210　张江涛,等.中华检验医学杂志,2005,28(4):364
211　蒋世忠,等.临床心血管病杂志,2005,21(6):358
212　武　峰,等.第四军医大学学报,2005,26(4):297
213　周　青,等.中华超声影像学杂志,2005,14(1):55
214　刘　铭,等.第三军医大学学报,2005,27(6):532
215　王　瑶,等.中华超声影像学杂志,2005,14(7):533
216　张晓捷,等.中华胸心血管外科杂志,2005,21(5):289
217　曹泽玲,等.中华心血管病杂志,2005,33(7):648
218　胡志伟,等.临床心血管病杂志,2005,21(2):116
219　赵　静,等.中华胸心血管外科临床杂志,2005,12(4):270
220　范　谦. 心脏杂志,2005,17(3):204
221　朱　军,等.第四军医大学学报,2005,26(11):989
222　张　鹏,等.第四军医大学学报,2004,25(18):1648
223　伍　静,等.临床心血管病杂志,2005,21(2):101
224　高好考,等.中华心血管病杂志,2004,32(10):907
225　张　红,等.中华心血管病杂志,2005,33(2):161
226　薛　涛,等.中华胸心血管外科临床杂志,2004,11(4):269
227　张　倩,等.第三军医大学学报,2005,27(1):56
228　王庆志,等.临床心血管病杂志,2005,21(5):293
229　王　屹,等.第三军医大学学报,2005,27(1):73
230　郑 杨,等.中国心脏起搏与心电生理杂志,2005,19(4):291
231　任俊红,等.中华超声影像学杂志,2004,13(12):935
232　李玉宏,等.中华超声医学杂志,2005,21(2):88
233　范　谦,等.心脏杂志,2004,16(6):584
234　汤晓琴,等.中国危重病急救医学,2005,17(7):430
235　聂绍平,等.中华心血管病杂志,2005,33(4):307
236　赵明中,等.中华心血管病杂志,2005,33(2):153
237　赵明中,等.中华医学杂志,2005,85(13):879
238　黄　莺,等.中国介入心脏病学杂志,2004,12(5):284
239　包宗明,等.中华老年医学杂志,2005,24(7):532
240　谭慧琼. 中华医学杂志,2005,85(3):184
241　王宁夫,等.中华心血管病杂志,2005,33(8):684
242　贾玉和,等.中华心血管病杂志,2004,32(9):794
243　向定成,等.中华超声影像学杂志,2005,14(1):5
244　阳　军,等.中华内科杂志,2005,44(3):184
245　朱建华,等.中华心血管病杂志,2004,32(11):972
246　韩雅玲,等.中华医学杂志,2005,85(15):1040
247　韩雅玲,等.中国介入心脏病学杂志,2005,13(1):9
248　李清贤,等.中华老年医学杂志,2005,24(3):169
249　丁士芳,等.中国超声影像学杂志,2005,14(5):325
250　陈文强,等.中国超声医学杂志,2005,21(8):570
251　惠 波,等.中国循环杂志,2005,20(2):105
252　王守力,等.第四军医大学学报,2005,26(9):831
253　魏　玲,等.中华老年医学杂志,2005,24(3):194
254　梁　岩,等.中华医学杂志,2005,85(13):873
255　梁　岩,等.中国危重病急救医学,2005,17(3):142
256　张永珍,等.中华内分泌代谢杂志,2004,20(6):517
257　姜立清,等.中华内科杂志,2005,44(5):350
258　王　洁,等.中华急诊医学杂志,2005,14(8):629
259　秦　勤,等.中华心血管病杂志,2005,33(7):622
260　唐礼江,等.中华医学遗传学杂志,2005,22(3):313
261　袁　敏. 中华急诊医学杂志,2004,13(10):685
262　潘明康. 中国介入心脏病学杂志,2005,13(1):34
263　韩晓宁,等.中国循环杂志,2005,20(3):186
264　王晓明,等.中华实验和临床病毒学杂志,2005,19(2):149
265　王　瑛,等.中国危重病急救医学,2005,17(9):551
266　汤日波,等.中华急诊医学杂志,2005,14(8):682
267　朱　蕾,等.中华心血管病杂志,2005,33(4):359
268　曾武涛,等 广东医学,2005,26(8):1134
269　李为民,等 中国循环杂志,2005,20(4):269
270　梁维基,等 中国实用内科杂志,2005,25(7):598
271　张亚文,等 中国心脏起搏与心电生理杂志,2004,18(5):344
272　羊志辉,等 解放军医学杂志,2005,30(7):587
273　丛洪良,等.中华老年医学杂志,2005,24(9):682
274　解玉水,等.中国综合临床,2005,21(9):786
275　熊日成. 广东医学,2004,25(10):1179
276　王岚峰,等.中华心血管病杂志,2005,33(3):234
277　韦育林,等.中山大学学报(医学科学版),2004,25(6):602
278　赵树梅,等.临床心血管病杂志,2005,21(2):111
279　单守杰,等.临床心血管病杂志,2005,21(3):131
280　宋　玮,等.临床心血管病杂志,2005,21(5):261
281　严松彪,等.中华心血管病杂志,2005,33(6):433
282　梁振涛,等.第一军医大学学报,2005,25(5):577
283　康俊萍,等.临床内科杂志,2004,21(11):772
284　张晓秋,等.陕西医学杂志,2004,33(10):914

285 庞　霞. 心肺血管病杂志,2005,24(2):91
286 马　淑,等. 首都医科大学学报,2004,25(4):479
287 孙延梅. 临床内科杂志,2005,22(2):144
288* 杨艳敏,等. 中华医学杂志,2005,85(31):2176
289 陈韵岱,等. 中国介入心脏病学杂志,2005,13(1):5
290 郭远林,等. 中华心血管病杂志,2005,33(8):708
291 王　禹,等. 中国危重病急救医学,2005,17(3):137
292 罗助荣,等. 心脏杂志,2004,16(6):550
293 叶海鹏,等. 重庆医学,2005,34(6):898
294 徐　援,等. 中国介入心脏病学杂志,2004,12(6):335
295 陈　锋,等. 中国急救医学,2005,25(3):172
296 李　莉,等. 中国急救医学,2005,25(1):32
297 陈荣镇. 中国综合临床,2005,21(9):784
298 马根山,等. 中国介入心脏病学杂志,2005,12(6):338
299 韩雅玲,等. 中华医学杂志,2005,85(29):2043
300 杨　伟,等. 上海医学,2005,28(1):49
301 马礼坤,等. 中华心血管病杂志,2005,33(4):328
302 魏丽萍,等. 中国综合临床,2005,21(1):5
303 赵慧强,等. 心脏杂志,2005,17(3):244
304 李家一,等. 临床内科杂志,2005,22(4):235
305 周　芳,等. 中国介入心脏病学杂志,2004,12(5):270
306 陶　丽,等. 临床心血管病杂志,2005,21(7):434
307 *张少衡,等. 中国介入心脏病学杂志,2005,13(3):149
308 吕箐君,等,中华急诊医学杂志,2005,14(8):624
309 王　晨,等. 心脏杂志,2005,17(3):225
310* 高　延,等. 第四军医大学学报,2004,25(23):2148
311 凌　锋,等. 中华急诊医学杂志,2004,13(12):848
312 丁明学,等. 中国介入心脏病学杂志,2004,12(6):380
313 卢　青,等. 中国心脏起搏与心电生理杂志,2005,19(2):117
314 袁桥英,等. 重庆医学,2005,34(1):66
315 刘　丰,等. 中华心血管病杂志,2005,33(7):661
316 高　菲,等. 四川医学,2005,26(5):544
317 董　琦,等. 中华心血管病杂志,2005,33(4):315
318 王永进,等. 中国急救医学,2004,24(10):736
319 张锁龙,等. 心脏杂志,2005,17(2):135
320 尤士杰,等. 中华心血管病杂志,2005,33(5):433
321* 陈金星,等. 中国中西医结合杂志,2005,25(1):45
322 赵丽丽,等. 山东医药,2005,45(2):51
323 黄超联,等. 中华心血管病杂志,2004,32(10):897
324 魏芳晶,等. 中华心血管病杂志,2004,32(10):870
325 李文杰,等. 河北医药,2005,27(1):35
326 于文江,等. 心脏杂志,2004,16(6):560
327 夏　勇,等. 江苏医药杂志,2004,30(10):729
328 孙元芬,等. 中华急诊医学杂志,2004,13(10):694
329 金叔宣,等. 中华心血管病杂志,2005,33(4):382
330 马礼坤,等. 临床心电学杂志,2005,14(3):181
331 刘　健,等. 中国介入心脏病学杂志,2004,12(6):332
332 韩　青. 山东医药,2004,44(28):57
333 袁　琳,等. 临床心电学杂志,2004,13(4):258
334 胡家明,等. 临床心电学杂志,2004,13(4):273
335 温志平,等. 内科急危重症杂志,2005,11(2):82
336 赵　缜,等. 临床内科杂志,2005,22(4):233
337 潘学谊,等. 新医学,2004,35(11):672
338 丁立群,等. 临床心血管病杂志,2005,21(3):183
339 黄泽红,等. 广州医药,2005,36(2):66
340 范长青,等. 心脏杂志,2005,17(1):64
341 刘大男,等. 中国实用内科杂志,2005,25(5):425
342 程　翔,等. 中华心血管病杂志,2005,32(9):805
343 颜光涛,等. 中国危重病急救医学,2005,17(9):530
344 刘大男,等. 第三军医大学学报,2005,27(9):915
345 宋　颖,等. 中华心血管病杂志,2005,33(4):380
346 陈国雄,等. 临床心血管病杂志,2005,21(4):222
347 钟　优,等. 中国循环杂志,2004,19(5):325
348 史力斌,等. 中国循环杂志,2004,19(6):469
349 王文丰,等. 中国实用内科杂志,2005,25(5):422
350 张玉英,等. 复旦学报(医学版),2005,32(5):576
351 臧　彬,等. 陕西医学杂志,2004,33(10):882
352 常建华,等. 中华医学遗传学杂志,2005,22(3):341
353 张岸平,等. 第四军医大学学报,2005,26(8):729
354 汪　明,等. 中华流行病学杂志,2005,26(9):702
355 黎　明. 广西医学,2004,26(10):1504
356 杨震坤,等. 中华心律失常学杂志,2004,8(5):294
357 陈　刚,等. 天津医药,2004,32(10):643
358 高玉琪. 临床心电学杂志,2005,14(3):203
359 李小宇,等. 中华急救医学,2005,25(3):160
360 庞文跃,等. 中国实用内科杂志,2005,25(9):829
361 郭　良,等. 宁夏医学杂志,2005,27(9):612
362 莫丹霞,等. 心电学杂志,2005,24(3):170
363 张永珍,等. 临床心血管病杂志,2004,20(11):656
364 刘达军,等. 吉林医学,2004,25(12):36
365 吴岳平,等. 临床心电学杂志,2004,13(4):269
366 谭小强,等. 贵州医药,2005,29(3):261
367 魏芳晶,等. 内蒙古医学杂志,2005,37(2):114
368 张春丽,等. 内蒙古医学杂志,2005,37(2):135
369 张彦周,等. 临床心血管病杂志,2005,21(4):214
370 余辅君,等. 广州医药,2005,36(5):10
371 张梅林. 四川医学,2005,26(9):979
372 宋泓敏,等. 内科急危重症杂志,2005,11(2):78
373 李秀昌,等. 中国超声医学杂志,2005,21(4):270
374 韦吉伟,等. 临床心电学杂志,2005,14(3):201
375 龚　敏. 陕西医学杂志,2005,34(4):464
376 刘　君,等. 中华心血管病杂志,2004,32(10):874
377 胜彦婷,等. 第二军医大学学报,2005,26(7):809
378 方　征,等. 山东医药,2004,44(29):28
379 丛　娟,等. 中国超声医学杂志,2005,21(5):348
380 苏雁欣,等. 中国超声医学杂志,2005,21(9):668
381 谢晋国,等. 临床内科杂志,2005,22(3):175

382 杨跃进,等.中华心血管病杂志,2005,33(4):323
383 马　萍,等.宁夏医学杂志,2004,26(11):688
384 余丹青,等.中华核医学杂志,2005,25(4):229
385 马　萍,等.宁夏医学杂志,2005,27(8):524
386 朱　斌,等.山东医药,2004,44(35):26
387 顾水明,等.第二军医大学学报,2005,26(9):979
388 刘　英,等.中国免疫学杂志,2004,20(12):858
389 聂绍平,等.临床心血管病杂志,2005,21(1):49
390 吕立文,等.广西医学,2004,26(11):1597
391 覃　勇,等.中国超声医学杂志,2004,20(11):806
392* 刘　翔,等.中华胸心血管外科杂志,2005,21(5):295
393 卜聪亚,等.临床心血管病杂志,2004,20(9):543
394 包明威,等.中华心律失常学杂志,2005,9(2):145
395 刘　兵,等.解放军医学杂志,2005,30(5):369
396 刘　兵,等.第三军医大学学报,2005,27(8):740
397 高凤娟,等.江苏医药,2005,31(5):324
398 钱远宇,等.天津医药,2005,33(4):229
399 吕立文,等.广东医学,2005,26(5):603
400 张瑞英,等.中华医学杂志,2005,85(15):1053
401 刘宏斌,等.中国危重病急救医学,2005,17(9):537
402 刘宇宏,等.临床心血管病杂志,2005,21(4):233
403 赵京林,等.中国医学科学院学报,2005,27(4):486
404 赵京林,等.中华心血管病杂志,2005,33(7):638
405 赵京林,等.中华医学杂志,2005,85(31):2187
406 边素艳,等.中国循环杂志,2005,20(2):144
407 杨跃进,等.中国医学科学院学报,2005,27(4):479
408 刘志勇,等.天津医药,2004,32(10):636
409 袁侨英,等.重庆医学,2004,33(11):1664
410 袁国会,等.临床心血管病杂志,2005,21(1):52
411 韦金儒,等.中国循环杂志,2004,19(5):341
412 陈康寅,等.临床心血管病杂志,2005,21(1):56
413 陈　晖,等.临床心血管病杂志,2005,21(3):164
414 张正义,等.中国危重病急救医学,2004,16(11):656
415 王　宇,等.北京医学,2005,27(2):75
416 罗　义,等.中华心血管病杂志,2004,32(9):829
417* 杨跃进,等.中华医学杂志,2005,85(13):883
418 胡国梁,等.第二军医大学学报,2005,26(4):386
419 赵　学,等.上海医学,2005,28(4):301
420 田新桥,等.中华超声影像学杂志,2005,14(4):307
421 崔　莹,等.中国综合临床,2005,21(5):396
422 武　峰,等.心脏杂志,2005,17(4):326
423 崔　勇,等.第二军医大学学报,2005,26(9):975
424 苏文君,等.中国循环杂志,2005,20(2):140
425 余晓燕,等.中国介入心脏病学杂志,2004,12(5):297
426 林　玲,等.中华心血管病杂志,2005,33(4):376
427 马东星,等.中国介入心脏病学杂志,2004,12(5):301
428* 王晓旭,等.心脏杂志,2005,17(1):31
429* 杨跃进,等.中华心血管病杂志,2004,32(12):1126
430* CHANCE研究组.中华心血管病杂志,2005,33(3):210
431 胡方斌,等.中国介入心脏病学杂志,2004,12(5):277
432 胡方斌,等.中国循环学杂志,2004,19(5):332
433 韩雅玲,等.中华心血管病杂志,2005,33(4):299
434 李志忠,等.中华心血管病杂志,2005,33(3):221
435 颜红兵,等.中华急诊医学杂志,2005,14(1):64
436 陈　明,等.中国介入心脏病学杂志,2005,13(3):135
437 吴　强,等.临床内科杂志,2005,22(1):46
438 陈纪林,等.中华医学杂志,2005,85(31):2183
439 陈纪林,等.中华心血管病杂志,2004,32(10):867
440 吕树铮,等.中国介入心脏病学杂志,2005,13(2):67
441 魏　盟,等.中国循环杂志,2005,20(2):90
442 刘宏斌,等.中国介入心脏病学杂志,2005,13(3):158
443 韩雅玲,等.中国循环杂志,2005,20(2):86
444 韩雅玲,等.中国循环杂志,2005,20(4):264
445 方跃华,等.中华心血管病杂志,2005,33(5):438
446 李崇剑,等.中华心血管病杂志,2005,33(3):216
447 王旭开,等.重庆医学,2004,33(10):1503
448 张俊杰,等.中国介入心脏病学杂志,2005,13(2):84
449 吴智勇,等.中华心血管病杂志,2004,32(9):798
450 荆全民,等.解放军医学杂志,2005,30(3):257
451 严金川,等.江苏医药杂志,2004,30(10):732
452 朱鸿斌,等.中华老年医学杂志,2004,23(11):777
453 唐　蓉,等.福建医药杂志,2004,26(5):6
454 霍　勇,等.中国介入心脏病学杂志,2005,13(3):131
455 金琴花,等.中国介入心脏病学杂志,2004,12(6):326
456 陈　珏,等.中国介入心脏病学杂志,2004,12(6):330
457 黄　岚,等.中华心律失常学杂志,2004,8(5):269
458 王　勇,等.临床心血管病杂志,2005,21(8):460
459 夏小杰,等.中国循环杂志,2005,20(4):273
460 郭金成,等.首都医科大学学报,2005,26(1):84
461 金光临,等.临床心血管病杂志,2004,20(10):586
462 李志忠,等.北京医学,2004,26(6):373
463 张　峰,等.临床心血管病杂志,2005,21(2):117
464 李伟明,等.中国介入心脏病学杂志,2005,13(4):236
465 赵　静,等.中华超声影像学杂志,2004,13(10):735
466 周　渊,等.中华心血管病杂志,2005,33(8):687
467 宋　玮,等.中华心血管病杂志,2005,33(8):704
468 穆玉明,等.中国超声医学杂志,2005,21(5):351
469 孙寅光,等.中华超声影像学杂志,2004,13(10):739
470 李英梅,等.中华老年医学杂志,2004,23(12):856
471 张　妍,等.中华心血管病杂志,2005,33(8):695
472 李大主,等.临床心血管病杂志,2004,20(11):641
473 刘海潮,等.临床内科杂志,2005,22(8):546
474 王　晖,等.中华急诊医学杂志,2004,13(10):691
475 赵慧强,等.中国循环杂志,2005,20(2):98
476 邱　洪,等.中华心血管病杂志,2005,33(6):561
477 徐卫亭,等.江苏医药杂志,2004,30(10):724
478 王开侠,等.中国介入心脏病学杂志,2005,13(3):175

479 蔡尚郎,等.中国介入心脏病学杂志,2005,13(4):251
480 刘 利,等.中国介入心脏病学杂志,2005,13(4):247
481 张新霞,等.心脏杂志,2004,15(6):535
482 张莉莉,等.心脏杂志,2004,16(5):459
483 金琴花,等.中华心血管病杂志,2005,33(6):543
484 高迎春,等.临床心血管病杂志,2005,21(8):449
485 颜红兵,等.中国介入心脏病学杂志,2005,13(3):138

二、高血压

(一)基础研究

刘兴德等[1]报道贵州汉族人 β_2 受体基因 Glu27/Glu、Gln27/Glu 基因型频率和 Glu27 等位基因在 3 级原发性高血压(EH)组的比例明显高于对照组及 1、2 级 EH 组,两种基因型个体的总胆固醇显著高于 Gln27/Gln 基因型个体。呼邦传等[2]运用限制性片段长度多态性技术对 396 例 EH 病人的检测结果显示,$TGF\beta_3$ 基因的 3 个单核苷酸多态性(SNP)与中国汉族人群 EH 有关。苗丽娟等[3]对 11 篇有关中国汉族人血管紧张素Ⅱ(AngⅡ) 1 型受体(AT_1R)基因 A1166C 多态性与 EH 关系的文献进行荟萃分析,显示汉族人 A1166C 基因多态性的 AA 基因与 EH 呈负相关,AC+CC 基因型与 EH 呈正相关。朱世明等[4]提取 EH 病人的白细胞 DNA 检测 AT_1R 基因型,AC 基因型频率 22.0%,C 等位基因频率 18.7%,均比正常者高,彩色多普勒显示随高血压分级增加,颈动脉内膜中层厚度逐渐增厚。李新立等[5]探讨醛固酮合成酶基因-344C/T 多态性与小动脉顺应性的关系,显示顺应性异常者 TT 基因型、T 等位基因频率均高于对照组,但无统计学意义,TT 型频率显著高于对照组,与 CT/CC 型比较,TT 型者顺应性显著降低。陈海翎等[6]对 E-选择素 A561C 基因多态性与 EH 关系的结果显示,AC-CC 基因型和 C 等位基因发生 EH 病风险较大,收缩压与平均动脉压较高。郭慧峰等[7]发现浙江景宁畲族人群中 α-内收蛋白 GlyGly、GlyTrp 和 TrpTrp 3 个基因型的频率分别为 21.3%、54.5%和 24.2%,在调整性别、年龄、体重指数、有无吸烟等协变量前后,该多态性与中心动脉收缩压及中心脉压均有显著相关性。乔卫卫等[8]对 20 例男性 EH 病人中 Ang Ⅱ 2 型受体(AT_2R)基因作 SNP 筛查,共发现 7 个 SNP,并对 A1675G 和 T1334C 进行病例对照分析,发现 A1675G 位点上 A 等位基因显著高于正常对照组。王志忠等[9]报道,宁夏农村地区回族 EH 病人 ACE 基因 I/D 多态性分布为 Ⅱ 型 27.0%,ID 型 27.1%,DD 型 45.9%,与同一地区的汉族人群无显著差异。王军等[10]报道,EH 病人 ACE 基因 A11860G 的基因型为 AA:24,AG:10,GG:46,ACE 基因 I/D 基因型分布 II:37,ID:12,DD:31,与健康者的基因型分布显著不同,而 C5467T、A9596G 的基因型两组无明显差异。庞静等[11]的结果显示,EH 病人 NAD(P)H 氧化酶 P^{22phox}-930 A/G 基因多态性与 EH 有明显相关性,G 等位基因是 EH 危险因素。李立等[12]报道,EH 病人血吞噬细胞 NAD(P)H 氧化酶 P^{22phox} mRNA 表达较正常组高,血浆 Ang Ⅱ水平较正常组高,两组人群血浆 Ang Ⅱ与 P^{22phox} mRNA 表达呈显著正相关。孙晓健等[13]研究醛固酮合成酶基因-344T/C 多态性与山东省汉族人 EH 的相关性,发现对照组与病例组基因型和等位基因频率差异无显著性,对照组与正常或高肾素组之间基因型和等位基因频率差异亦无显著性,低肾素组 C 等位基因频率显著高于对照和正常或高肾素组。李东宝等[14]检测了 EH 病人 eNOS 基因 G894T 多态性,发现 GT+TT 基因型和 T 等位基因频率显著高于对照,T 等位基因携带者的收缩压、舒张压和平均动脉压均高于 GG 基因型携带者。认为 eNOS 基因 G894T 多态性的 T 等位基因是 EH 的重要危险因素之一。张怡等[15]检测 EH 病人 2q14-q23 内犬尿氨酸酶基因调控区和编码区的单核苷酸多态性(SNP),共检测该基因的 16 个 SNP。Lys412Glu 多态基因型分布和等位基因频率分布在 EH 组与对照组差异有统计学意义,证实 Lys412Glu 位点与人 EH 相关。黄帼等[16]以家系为基础,分析安徽岳西地区成年 EH 人群 β_2 肾上腺能受体基因 Arg16Gly 多态性与血压的关系,显示带有 Arg16Gly 等位基因的 EH 病人的收缩压和舒张压水平都较低,遗传对血压的影响更适合于共显性模型。刘爱萍等[17]对未服用任何降压药的 EH 病人检测结果显示,肥胖组和正常体重组脂蛋白酶基因 S447X 基因型构成及等位频率差异无统计学意义,肥胖组三酰甘油(TG)、Log(TG/HDL-C)显著高于正常体重组,HDL-C 水平显著低于正常体重组,LPL-S447X 变异和肥胖对高年龄组 HDL-C 和 Log(TG/HDL-C)具有交互作用。徐新娟等[18]检测了新疆巴里坤县哈萨克族 EH 病人 $CYP11B_2$ 基因 T(-344)C 多态性,发现 C 和 T 等位基因分布频率符合 Hardy-Weinberg 平衡。$CYP11B_2$ 基因的 C 及 T 等位基因分布在 EH 组及正常人群差异无显著性,基因型频率之间差异无显著性,而女性病人 CC 基因型频率较正常人群高。

冯惠平等[19]报道醛固酮可通过甾体类核受体促进新生大鼠成纤维细胞分泌内皮素(ET)和 $TGF\beta_1$,抑制成纤维细胞分泌 NO,从而改变 ET/NO 比值。占成业等[20]观察到,SHR 经丹参治疗后心肌醛固酮含量及醛固酮合成酶活性明显降低分别下降 51.3%和

39.7%,醛固酮合成酶基因 CYP11B2 的 mRNA 表达水平显著下调。万昕红等[21]将 22 只 SD 大鼠随机分成对照组、NO 合酶抑制组和螺内酯组,8 周后应用病理学方法观察到,非降压剂量螺内酯可有效预防高血压大鼠肾内小动脉重塑发生。邢玉等[22]报道,螺内酯能防止大鼠腹主动脉缩窄后血压升高,降低胸主动脉壁增厚,预防主动脉重朔,其效果与培哚普利无显著性差异,运用两药后,血浆肾上腺髓质素水平下降,伴随主动脉壁厚的改善。郝丽荣等[23]研究醛固酮受体拮抗剂依普列酮(eplerenone)对肾血管性高血压的作用机制,显示早期给药治疗明显降低二肾一夹高血压大鼠的收缩压和蛋白尿,可能与心、肾、主动脉 ecNOS 基因表达上调有关。

肖云彬等[24]报道氯沙坦能降低两肾一夹高血压大鼠心脏体重比值,使心肌间质Ⅲ型胶原、基质金属蛋白酶-2、心肌细胞 JNK1/2 表达减少。郭倩玉等[25]报道,SHR 主动脉组织纤溶酶激活物抑制剂-1 表达增加,卡托普利和氯沙坦使其表达显著降低。段宗明等[26]用卡托普利治疗 SHR,可使收缩压显著降低,第 4 周达最大效应,13 周时仍可维持,左心室质量/体质量比值及 c-myc 表达也明显低于对照。隋辉等[27]报道,抗氧化剂 PZ51 可降低卒中易感型 SHR 血浆 MDA 浓度,升高 NO 浓度,颈动脉内皮 eNOS 蛋白表达显著增加。谢刚等[28]报道,在 20 d 内共 3 次给 SHR 尾静脉注射 β_1-反义寡核苷酸(β_1-AS-ODN),左室心肌 β_1 肾上腺能受体 mRNA 表达减少,血压、左心室重量指数、左心室胶原容积分数(CVF)降低,左室舒缩功能得到改善。王学胜等[29]给 6 周龄 SHR 用卡维地洛灌胃 8 周,结果为血浆 MDA、AngⅡ、心肌细胞凋亡率及心肌细胞 P53 蛋白表达率均明显降低,而血浆 SOD、心肌细胞 Bcl-2 蛋白表达率则明显升高。王学忠等[30]在切除 SD 大鼠左侧肾脏后用波生坦灌胃,4 周后血浆 ET-1 浓度高于高血压模型组和对照组,微小动脉密度高于对照组,但低于模型组,毛细血管密度高于对照组和模型组,表明波生坦能抑制 DOCA-盐型高血压大鼠心内膜下微小动脉增多以及毛细血管稀疏化。周裔忠等[31]给大鼠持续背部小剂量注射异丙肾上腺素,发现异丙肾上腺素能诱导心肌肥厚 PTEM mRNA、蛋白表达升高,心肌肥厚过程中存在负性调控,PTEN 是一种内源性抑制心肌肥厚的重要因子,卡托普利不仅能明显抑制心肌肥厚,改善血流动力学参数,而且能上调心肌 PTEN 水平。魏春阳等[32]观察到 SHR 主动脉内皮层血凝素样氧化低密度脂蛋白受体 1 表达增加,辛伐他汀对该受体表达具有抑制作用。李莉等[33]报道,AngⅡ诱导 SHR 血管外膜成纤维细胞迁移活性较 WKY 大鼠显著增高,氯沙坦及 SB202190 能抑制 AngⅡ诱导的迁移活性,AngⅡ诱导 SHR 外膜成纤维细胞 P38 MAPK 的磷酸化,该作用能够被氯沙坦、SB202190 抑制。杨永健等[34]利用培养的大鼠血管平滑肌细胞(VSMC)观察到,雷尼替丁浓度依赖性地促进细胞内游离钙浓度增高,蛋白核酸合成速率明显增高,尼卡地平、蛋白激酶 C 抑制剂、钙调素激酶抑制剂等能明显地抑制雷尼替丁介导的 VSMC 蛋白核酸合成速率增高。

蔡乙明等[35]观察到,给予高血压大鼠 Ang Ⅱ 1-7 共 2 周,血浆 NO 水平明显升高,血小板 P-选择素表达显著减低。郑勇等[36]报道,SD 大鼠输注 Ang Ⅱ 2 周后血压显著升高,其肾脏 TGFβ_1、肾脏骨调素(OPN) mRNA 及其蛋白表达升高,停药后血压恢复正常,摄入高盐饮食 12 周后大鼠 TGFβ_1、OPN mRNA 及其蛋白表达显著升高。形态学显示输注 Ang Ⅱ肾脏轻度损伤,继续高盐饮食加重损伤。占成业等[37]观察不同周龄的 WKY 大鼠和 SHR ICAM-1 的表达,结果显示,与 WKY 大鼠和 12 周龄 SHR 比较,24 周龄 SHR 存在明显的心肌细胞肥大和间质纤维化,心肌 ICAM-1 mRNA 和蛋白表达水平及巨噬细胞浸润显著增加。周子华等[38]用 α_1-肾上腺素受体胞外第二肽段合成肽免疫 Wistar 大鼠后 2 周,抗体滴度开始升高,大鼠心率血压与对照组无差异,但显著低于 SHR 组,心脏体重比、左心室心肌细胞截面积、心肌胶原体积比例和心肌血管周围胶原面积与管腔面积比例均显著高于正常对照组,但低于 SHR 组。陈乃云等[39]报道,SHR 在 6 周龄起出现血压显著性升高,心肌、肾脏组织中 NOS Ⅲ mRNA 表达分别在第 6、4 周龄起出现显著升高,而肝脏组织中该基因表达无显著性增高,血管平滑肌中无该基因表达。梁远红等[40]给两肾一夹肾性高血压大鼠尾静脉注射阳离子脂质体混合物(DOTAP/DOPE),当两者比率为 2.0 时,血压下降可维持 27 d,血压最大下降 39 mmHg,左心室收缩压、舒张末压降低,左室最大收缩和舒张速率明显升高。孙晓楠等[41]采用心腔注射法,给 12 周龄 SHR 注射健康大鼠骨髓间质干细胞,4 周后心肌 CVF 及Ⅰ型胶原含量明显降低,促进心脏局部血红素加氧酶-1 的表达,不增加心室肥厚指数,增加舒张末期心脏容积/体重,但改善心脏向心性肥厚。王新等[42]观察到,易卒中 SHR 血浆及心室中活性肾上腺髓质素(AM)和总 AM 均高于对照,左心室中活性 AM/总 AM 比值及 AM mRNA 均明显高于对照,提示 SHR 肥大的心肌中 AM 系统上调。王斌等[43]用左旋硝基精氨酸甲酯制备高血压模型,其单核细胞趋化蛋白-1(MCP-1)mRNA 水平在给药后第 3 天有明显升高,随后逐渐下降,TGFβ mRNA 水平在慢性阻断 NOS 后 7 d 显著升高,随后维持于较高水平，直至第28天。张建忠等[44]利用两肾一夹高血压大鼠模型观察到，高血压组肾小叶间动脉细胞外信号调节激酶-2染色阳性率明显高于对照，入球动脉、小叶间动脉、叶间动脉和弓形动脉VSMC中c-jun的阳性率均明显高于对照，而肾弓形动脉及叶间动脉VSMC中bax染色阳性率明显低于对照。李留东等[45]报道，用AT_1R细胞外的多肽片段ATR12181等主动免疫SHR，仅ATR12181片段可降低SHR血压，降低肠系膜三级动脉中膜厚度/管腔半径及中膜面积/管腔面积，逆转主动脉超微结构的损害。梁子敬等[46]* 制备SD大鼠慢性压力负荷性心肌肥厚模型，其左室壁增厚，特别是室间隔增厚明显，左室重量增加，左室腔扩大，而特异性COX-2抑制剂罗非昔布(rofecoxib)能改善这一过程，表明COX-2参与了心肌胶原重塑过程。

(二)流行病学

李艳芳等[47]对北京市军队干休所1 002例80～99岁老年人的调查结果显示，老年EH患病率为67.2%，以单纯收缩期高血压为主(67.6%)，患病率、知晓率、服药率及控制率均高于普通人群。杨成悌等[48]报道，兰州七里河区15岁以上人群EH标化患病率为13.5%，随年龄增加而呈上升趋势，70～80岁人群最高，老年、吸烟、膳食高盐、糖尿病及EH家族史为其独立危险因素。周敏茹等[49]报道，青藏高原班玛县15岁以上人群高血压标化患病率为15.9%，藏族居民患病率骤升年龄段为45岁组，汉族居民骤升年龄段分别为25岁组和45岁组。青少年组患病率藏族明显高于汉族(8.4%对3.1%)。郑竞等[50]的结果显示，在EH发病的危险因素中，除常规的性别、体重指数、总工龄和父母EH病史外，管理人员这一工种在公务员EH发病中的作用不可忽视。刘克俭等[51]* 对曾在1991年全国高血压抽样调查中受检的2 863名从事橡胶业、铝业、制漆染料业及汽车制造业4种不同职业人群10年动态观察显示，10年后血压水平均高于10年前，以收缩压升高为主。杨玉霞等[52]对舟山市3 536例6～13岁儿童观察结果显示，海岛地区儿童EH检出率为6.3%，超重、缺少运动、不良饮食习惯等为儿童EH的主要影响因素。王予川等[53]报道贵阳市区中小学生肥胖发生率6.7%，高血压发病率5.2%，肥胖儿童EH发病率显著高于非肥胖儿童。刘金兰[54]的结果显示，高校教职工的EH患病率明显高于普通人群。俞群军等[55]报道怀化市人群EH呈年轻化趋势，就诊时靶器官损害严重，除吸烟、饮酒、遗传、超重等危险因素存在外，高钠饮食因素呈现地方特点。王丽敏等[56]随机抽取齐齐哈尔5个达斡尔族自然村25岁以上的1 468名居民进行调查，发现在我国少数民族中，达斡尔族人群EH患病率为16.36%，处于较高水平。宋春花等[57]对商丘地区2个行政村年龄≥18岁816名居民的调查分析结果显示，EH总标化患病率为52.4%，仅有5%的人知道高血压的诊断标准。牟李红等[58]对重庆市社区人群的流行病学调查结果显示，EH的现患率为43.3%，男性高于女性(45.5%对39.9%)，随年龄增加而患病率增加，文化程度高者较中低文化程度者低。尹瑞兴等[59]对广西那坡县7个黑衣壮族聚居的村落抽样调查结果显示，该人群的EH患病率、单纯收缩期EH患病率及平均收缩压和脉压水平均明显高于当地汉族居民，而知晓率、治疗率和控制率明显低于汉族人群。王薇等[60]对1992年建立的11省市35～64岁队列人群的基线血压水平和1992～2002年发生的心血管病事件的关系进行分析，显示从110/75 mmHg开始，随着血压水平的增加，心血管病发病危险持续上升，与理想血压相比，2级高血压时急性冠心病事件及急性脑卒中发病的危险明显增加。吴桂贤等[61]于1992和2002年分别对同一组个体的调查结果表明，1992年理想血压者，2002年有19.0%的人成为EH病人，正常血压者45.3%人成为高血压者。1999年，无代谢综合征者，2002年有14.6%的人成为代谢综合征者。胡春平等[62]的结果显示，武汉市社区人群EH患病率男女两性均高于全国水平，男性略高于女性(21.1%对19.0%)，45岁以前男性高于女性，45岁以后两性相近。尹小菁等[63]报道，自然人群中随着腰围、体质量指数的增加血压水平和EH患病率呈明显上升趋势，EH患病率腹型肥胖者高于正常腰围者，超重肥胖者高于正常体重者。

(三)继发性高血压

陈智龙等[64]利用二肾一夹高血压大鼠模型观察不同时期左室心肌结缔组织生长因子(CTGF)及$TGF\text{-}\beta_1$的分布，显示两者的表达较假手术组明显增强，CTGF主要在血管平滑肌和心肌间质及瘢痕组织中表达。赵茵等[65]报道妊娠EH病人TNF-α基因启动子－308位点TNF2等位基因频率和TNF2/1基因型频率明显升高，－850位点T等位基因频率和CT＋TT基因型频率在对照组明显升高，表明TNF-α－308、－850位点多态性与妊娠期高血压疾病相关。努尔古丽等[66]对31例继发性高血压病人动态血压观察，结果显示，呈非杓型改变。可能与导致高血压的原发病灶或病理变化未清除有关。陈辉等[67]观察到地尔硫䓬可显著降低肾性高血压大鼠心质量/体质量比和左室质量/体质量比，阻止心肌坏死和炎性浸润，减轻心肌细胞肥大，降低胶原容积分数和平均积分光密度，减轻Ⅰ型/Ⅲ型胶原比值增加。高庆春等[68]对易卒中型肾性高血压大鼠的观察结果显示，脑血流自动调节下限的升高主要与平均动脉压呈正相关，与脑内微动脉的中膜厚度呈正相关，且其变化在平均动脉压改变的中间过程中最明显，而于平均动脉压轻度和重度升高时变化不大。

(陈金明)

(四)临床研究

徐瑞等[69]应用超声技术评价雷米普利和氯沙坦分别及联合用药对高血压左室肥厚病人冠状动脉血流动力学的影响，结果发现，雷米普利与氯沙坦联合用药与单一用药在降压、消退左心室肥厚方面同样有效，在改善冠状动脉血流储备方面联合用药优于雷米普利单用。章建梁等[70]探讨EH病人可溶性E选择素浓度与肥胖、性别、血糖、胰岛素等的关系，结果发现，并发肥胖的EH病人和男性有较高的血E-选择素浓度，肥胖程度与血清E-选择素浓度直接相关，提示肥胖病人和男性有较高的血管内皮细胞活化程度。浦剑虹等[71]将108例老年EH病人按照颈动脉超声结果分成颈动脉正常组和颈动脉斑块组，分别测定脉压、内皮素、醛固酮指标。结果发现，颈动脉斑块组以上指标均较动脉正常组高，提示脉压、内皮素、醛固酮是动脉硬化的危险因素，而脉压是老年高血压病人血管重塑发生和发展的重要因素。马宏等[72]探讨内皮损伤的分子标志物与EH发生血栓性疾病的关系，测定98例EH病人和36例健康对照者血浆血栓调节蛋白(TM)、血管性血友病因子(VWF)，纤溶酶原激活剂抑制物-1(PAI-1)的水平变化，结果发现，与正常对照组比较，高血压病人TM、VWF、PAI-1水平有不同程度的升高，说明EH病人存在高凝状态，这可能是其并发心、脑血管血栓性并发症的原因之一。刑之华等[73]探讨EH病人血清中超氧化物歧化酶(SOD)、丙二醛(MDA)、谷胱甘肽过氧化物酶(GSH-PX)、过氧化物酶(CAT)水平与血压分级的关系，结果发现，血清MDA水平随着血压的升高而显著升高，而SOD、GSH-PX、CAT活性水平随血压升高而显著降低，并且与病情的进展有关。邹春鹏等[74]应用组织多普勒显像(DTI)技术对91例EH病人的腹主动脉前壁进行PW-DTI检查，同时测量电-机械时间(EMT)、左室射血前期时间、脉搏波时间，计算相对脉搏波速度(RPWV)。结果发现，RPWV与脉压密切相关，可以作为一项新的评价动脉硬化的指标应用于高血压的研究。罗兴林等[75]用膜片钳技术检测21例EH病人以及18例非高血压病人的肠系膜动脉小分支血管平滑肌细胞的KCa通道活性，并将其与病人血压进行分析，结果提示，高血压病人血管平滑肌KCa通道活性明显高于非高血压者，但对Ca^{2+}的敏感性降低，舒张压、脉压的升高与平滑肌KCa通道特性改变更为相关。章建梁等[76]*测定EH病人血压、心率，以稳态模式评估法计算胰岛素抵抗指数(HOMA-IR)以及其他与胰岛素抵抗相关的指标，结果提示，高血压病人收缩压与胰岛素抵抗、血糖直接相关，舒张压与肥胖程度、尿酸、心率直接相关。孙向东等[77]将高血压病人按照不同体质量指数进行分组，并通过注射左旋精氨酸观察胰岛β细胞早期分泌相的改变。结果发现，高血压病人体质量指数越大，高胰岛素血症就越严重，胰岛β细胞早期分泌功能越差，发生糖尿病的危险越大。郑竞[78]检测EH病人以及血压正常者脑血管血流动力学，并计算脑血管功能积分，比较后发现，EH病人脑血管血流动力学普遍异常，脑血流量、血流速度、脑血管功能积分降低，血管阻力以及阻抗升高。曾力群[79]将486例EH病人进行动脉血压、超声心动图以及心电图检测，并按照脉压数值分组后进行比较分析，结果提示，随着脉压的增大，心电图异常、心脏结构功能异常的发生明显增加，提示脉压增大可以对心脏造成损害。李绍冰等[80]将62例老年EH并胰岛素抵抗的病人随机分为两组，分别予以口服罗格列酮和安慰剂，并于服药前后分别测定24 h动态心电图、体质量指数、空腹胰岛素、空腹血糖、凝血因子Ⅰ和C-反应蛋白。结果发现，罗格列酮能够有效改善这类病人的心率变异性，提高胰岛素敏感性，降低血压，空腹胰岛素水平是影响心率变异性的重要因素。付红莉等[81]将65例EH病人分为左室肥厚组和非左室肥厚组，在依那普利治疗前以及治疗后1、3、6个月检测血浆AngⅡ、醛固酮(ALD)浓度，根据3个月时ALD浓度判断有ALD逃逸的，联合螺内酯治疗3个月。结果提示，长期使用ACEI可以出现醛固酮逃逸，联合使用螺内酯具有改善作用。王新宴等[82]用放射免疫法测定EH病人血浆肾上腺素髓质素水平的变化，并分析其与血浆肌酐水平的关系，结果提示，EH病人血浆肾上腺髓质水平显著升高，并与肾功能损害进展有关。方慧娟等[83]将158例EH病人分为单纯高血压组、高血压合并糖耐量减低组和高血压合并糖尿病组，分别测定血糖、血压、身高、体质量、血内皮素、胰岛素等指标。结果提示，EH合并糖耐量减低病人血浆内皮素与多种因素呈正相关，对其干预将产生积极的后果。陈洁霞等[84]*对不同血压节律的高血压病人进行动态血压监测24 h以及静息活动监测48 h。结果发现，与杓型高血压病人相比，非杓型高血压病人的夜间活动增多，睡眠效益下降，夜间觉醒点数和睡眠节律破碎性增加，提示睡眠与活动可能是影响血压昼夜节律的重要因素。

王志华等[85]回顾分析2 274例EH病人的病因分类及其危险因素。结果提示，EH(86%)为高血压的主要病因，继发性高血压中，原发性醛固酮增多症的比例最高，动脉粥样硬化是肾血管性高血压的主要病因，血压水平、年龄、BMI与EH靶器官损害关系密切。张宇辉等[86]观察空腹血清瘦素(FL)和胰岛素(FI)在伴或不伴高尿酸血症的EH病人中表达的差异。结果发现，与后者及健康对照组相比合并高尿酸血症的EH病人血清FL、FI水平明显升高，提示这类病人可能存在胰岛素抵抗。董培康等[87]用自行研制的YF-1血管硬度测量仪测量248例EH人的动脉硬度指数(ASI)，并进行危险因素调查。结果发现，高血压并发症组的ASI较单纯高血压组高，随着高血压危险分级的升高，ASI逐渐升高，提示ASI是一个较好的预测心血管病危险的指标。陈新华等[88]检测EH病人尿液D-二聚体、抗凝血酶Ⅲ(AT-Ⅲ)和甘氨酸脯氨酸二肽氨基肽酶(GPDA)水平并与正常对照组比较后发现，EH病人上述指标显著高于正常对照组，并随着蛋白尿的增加而增加，提示D-二聚体、AT-Ⅲ、GPDA可以用来监控高血压肾脏损害的进展和疗效。张莉莉等[89]观察代谢综合征大鼠大、中、小动脉结构和功能的改变。结果发现，代谢综合征时动脉结构和功能的损害较自发性高血压更为严重和广泛，其分子机制与RhoA、ROCK系统的激活和NOS表达的减少有关。王伟华等[90]将59例EH病人随机分为阿托伐他汀组和对照组，测定两组治疗前后血清一氧化氮(NO)、超氧化物歧化酶(SOD)、丙二醛(MDA)及Ⅲ型前胶原末端肽(PⅢP)、Ⅳ型前胶原末端肽(PⅣP)水平，同时观察左室结构以及舒张功能变化。结果发现，治疗12周后，与对照组相比，阿托伐他汀组上述血清指标有更为显著的下降，左室结构结构及功能改善更为明显，提示阿托伐他汀的心脏保护作用。陈明等[91]采用心电图Scolow-Lyon指数、Cornell指数以及国内标准检测280例高血压病人的左心室肥大，并与超声心动图结果进行比较。结果发现，Scolow-Lyon指数法简便但敏感性低(21.8%)，Cornell指数法敏感性高(35.3%)但方法繁琐，国内标准特异性高(97.6%)而敏感性低(18.5%)。张平洋等[92]用超声观察34例EH病人和15例正常人心脏结构、功能，并采用冷加压超声心动图试验评价其冠状动脉内皮依赖性舒张功能，结果发现，高血压病人左室重量指数与冠状动脉血管内皮功能呈负相关，而后者可能在左室肥厚的发生、发展中起作用。劳迪波等[93]对90例老年高血压病人进行24 h动态血压监测，并按动态血压结果分为勺型与非勺型，同时超声检测病人颈动脉内-中膜厚度(IMT)以及动脉粥样硬化斑块，结果发现，与非勺型组病人比较，勺型组病人IMT明显增厚，颈动脉斑块发生率明显增加，提示血压昼夜节律对动脉粥样硬化有影响。李靖等[94]检测30例血压正常的高血压子代及30例正常对照组的空腹血糖及空腹血清抵抗素水平，结果发现，高血压子代空腹血糖水平与正常对照组无统计学差异，而空腹血清抵抗素水平高于正常对照组，提示血清抵抗素水平可能与遗传因素有关。孙刚等[95]比较血压正常者及血压正常高值者大动脉顺应性的变化，结果提示，血压正常高值者已经存在动脉顺应性的减退，血压正常者动脉顺应性随着年龄、血压、心率的增高而减退。许惠敏[96]检测112例老年EH病人和50例老年血压正常者的血脂水平，同时进行颈动脉超声检查，结果发现，与老年血压正常者比较，老年EH病人颈动脉内-中膜明显增厚，斑块形成增多，脂类代谢异常，提示检测这类病人血脂和颈动脉硬化情况具有重要临床意义，脂类代谢异常与颈动脉内-中膜厚度及斑块形成有关。林文辉等[97]对91例EH病人行超声心动图检查并测定其血清Ⅲ型前胶原(PCⅢ)、层连蛋白(LN)、透明质酸(HA)以及B型钠尿肽(BNP)浓度，结果发现，心室舒张功能不全者上述血清学指标明显升高，提示上述血清学指标可以用来评价高血压左心室舒张功能状态。谭红伟等[98]采用组织多普勒技术(TDI)评价西尼地平对高血压病人左室舒张功能的影响，结果提示，TDI技术在评价左室舒张功能方面较二尖瓣血流频谱更准确，西尼地平对轻中度高血压病人具有良好的降压效果，不会引起反射性心率加快，能够改善病人左室舒张功能。蔡乙明等[99]探讨高血压病人血栓形成前状态与血浆一氧化氮水平、血小板活化的关系。结果发现，与健康对照组相比，高血压病人血浆一氧化氮水平明显降低，血小板活化程度明显升高，提示高血压病人内皮功能异常、血浆一氧化氮水平低下可能是血小板活化、血栓形成的原因之一，应用一氧化氮前体或升高一氧化氮水平对预防血栓形成有益。

俞晓军等[100]将145例EH病人按体质量指数(BMI)分为超重组及非超重组并观察比较后发现，超重组血脂、血糖、C-反应蛋白、纤维酶原水平等指标增高，收缩压随BMI的增加而增加，颈动脉斑块的发生率升高，射血分数下降，冠心病、糖尿病、高血脂的患病率增加，提示高血压病人控制体质量的重要性。詹喜焱等[101]采用ELISA检测高血压与动脉粥样硬化病人血中MMP-9的水平发现，动脉粥样硬化组、高血压组病人MMP-9水平均明显高于健康对照组，动脉粥样硬化组水平最高，提示血清MMP-9可以作为高血压病人向动脉粥样硬化发展的预测指标。鄢华等[102]检测了170例健康志愿者及5组不同类型高血压病人的血浆中抗AT1R自身抗体后发现，与健康对照组及轻度EH组相比，顽固性高血压组抗AT1R自身抗体的检出率明显增加，与肾病不伴高血压组比较，肾移植后高血压组AT1R自身抗体的检出率明显增加，提示抗

AT1R自身抗体参与了不同类型高血压恶性阶段的发生、发展。杨丽兰等[103]对54例EH病人进行超声波探查并测定血脂、血糖水平后发现,高血压可以使颈动脉内-中膜(IMT)厚度增加,引起动脉粥样硬化,而且随着EH病程的增加而加重,颈动脉IMT与年龄有较强的正相关。王洪霞等[104]采用超声心动图Tei指数评价EH不同左室构型左室功能,证实Tei指数能简便、敏感、综合评价高血压病人心脏收缩和舒张功能。罗琳等[105]探讨平板运动试验对无左心室肥厚EH病人诊断冠心病的价值,结果提示,左心室肥厚EH病人平板运动试验假阳性率增加,需结合运动试验的其他参数综合分析以提高运动试验的诊断价值。杨锐英等[106]对274例EH病人行24 h动脉血压监测结合其临床资料分析后发现,随着血压水平的增加,血压变异性增大,靶器官损害以及临床伴随情况发生率增加,当血压水平较高时,血压变异性越大,预后越差。陈玉成等[107]检测高血压病人血氨基末端脑钠素前体(NT-proBNP)含量并结合超声心动图检查结果进行相关分析,结果发现,高血压病人NT-proBNP水平高于健康对照组,并与左室内径、左房内径、右房内径呈正相关,与射血分数呈负相关,提示NT-proBNP水平对高血压病人左室功能具有评估作用。李梅等[108]分别检测高血压病人以及高血压合并房颤病人血浆内皮素、一氧化氮水平以及超声心动图指标并进行比较分析后发现,高血压合并房颤病人左房进一步扩大,内皮细胞功能进一步下降。梁华文[109]分析60例2型糖尿病合并高血压左心室肥厚病人QT离散度(QTd)后发现,2型糖尿病并高血压左心室肥厚者QTd明显高于单纯高血压左心室肥厚的病人以及血压血糖正常者,提示QTd升高可能是这类病人易发生复杂室性心律失常的原因之一。谭燮文等[110]分析25 376例体质量指数、空腹血糖均正常并且无糖尿病、肾病病史的男性体检者血三酰甘油(TG)水平与高血压的关系。结果发现,男性TG水平与高血压之间具有正相关关系,相关性随着年龄的增长而增加,青壮年人中TG增高对舒张压的影响大于收缩压。张奇等[111]测定50例单侧肾动脉明显狭窄病人肾动脉支架置入前双侧肾静脉和外周静脉肾素活性及AngⅡ浓度,分析其与肾动脉狭窄及支架术后血压变化的关系。结果发现,约1/3动脉粥样硬化性肾动脉狭窄病人狭窄侧肾静脉肾素分泌显著增加,这些病人中半数高血压在肾动脉支架术后可以治愈。汪德娴等[112]对94例老年难治性EH病人行动态血压监测后分为持续性高血压组和白大衣高血压组,进行相关临床、实验室及超声心动图检查并进行比较分析后发现,持续性高血压组平均血压、脉压、非勺型动态血压节律、高血压肾病、左心室肥厚等方面均较白大衣效应高血压组明显升高,提示这类病人有更多靶器官损害。王红[113]对60例EH病人测定随意尿β_2微球蛋白浓度和血肌酐浓度,结果发现,西宁地区高血压引起肾功能改变时,尿液β_2微球蛋白的升高明显早于血肌酐升高,检测尿液β_2微球蛋白有利于早期识别肾脏损害。徐泽昌等[114]探讨伴发心房颤动的高血压患(EHAF组)左室肥厚性重塑,左室、左房几何形状重塑与未发生房颤的EH病人(EH组)之间的异同。结果发现,与EH组比较EHAF组年龄大,室间隔厚度、左室壁厚度明显增加,左房内径及左室横径增大,提示高血压伴房颤者左室肥厚性重塑严重。

罗明等[115]测定89例老年女性高血压病人颈总动脉平均内中膜厚度(IMT)、尿酸、空腹血糖、三酰甘油水平,老年女性高血压病人颈总动脉平均IMT与尿酸呈正相关,提示老年女性病人血尿酸水平可以协助诊断动脉硬化。谢剑灵等[116]观察高血压急症快速降压对大脑功能的影响情况,通过监测56例病人含服降压药前后的脑电活动和血压情况并进行分析后发现,2 h内收缩压下降大于40 mmHg或舒张压下降大于30 mmHg时,脑电图异常程度增加,提示降压急骤可能损害大脑功能。阚瑞媛等[117]对高血压病人以及正常人进行24 h心电/血压同步监测,观察血压昼夜节律与心率变异性的相互关系。结果发现,EH组血压以及心率的变异性较正常组低,其中非构型组又比构型组低,提示高血压病人血压昼夜节律消失时往往伴有自主神经、交感神经受损。方崇峰等[118]*研究发现,脉压、脉压指数与冠心病严重程度密切相关,而与血糖、血脂、体质量指数无明显关系,脉压及脉压指数可以作为心血管的危险信号,且脉压指数在一定程度上较脉压有更大的优势。龚春艳等[119]利用金标准钳夹技术在伴代谢综合征(MS)的EH人中评价HOMA胰岛素抵抗指数(HOMA-IR)、Cederholm胰岛素敏感指数(ISIced)、Defronzo胰岛素敏感指数(ISIcom)的相关性及适用性,结果显示,利用口服糖耐量试验得到的ISIced和ISIcom适用于EH人群中评价胰岛素抵抗,而HOMA-IR不使用于这部分人群。常荣等[120]对EH家族的病人行动态血压、心电监测后发现,EH病人子代亲属的血压变异性、24 h平均收缩压、舒张压均高于无EH人群,而心率变异性降低。孙文等[121]通过检测心率变异性及血浆肾上腺素浓度探讨高血压、糖尿病及高血压合并糖尿病病人心血管自主功能变化。结果提示,高血压合并糖尿病病人心率变异性分析表现为严重心血管自主神经功能损害,交感与迷走神经功能均受到损害,合并糖尿病会显著加重高血压病人自主神经功能损害,使心血管事件的发生率、病死率增加。汪德娴等[122]探讨高血压病人动态血压参数对左室肥厚及颈动脉内-中膜厚度检测的意义，结果提示，EH 动态血压参数异常者左室肥厚及颈动脉内-中膜增厚的发生率增多。傅强等[123]用腺苷复合心肌灌注显像评价冠脉造影正常的高血压病人冠状动脉血流储备(CFR)，结果发现，高血压组呈缺血性改变的占55.3%，放射性分布异常的节段占20.6%，显著高于健康对照组，其中伴有左心室肥厚的更为显著，提示腺苷负荷心肌灌注显像对高血压病人冠脉血流储备评价的安全有效性。黄晓真等[124]应用超声声学密度技术探讨高血压病人心脏心肌组织密度变化，并分析其与部分血管活性肽水平的关系。结果发现，EH 心肌平均声学密度升高，心钠肽、脑钠素、内皮素-1、降钙素基因相关肽、胰岛素样生长因子-1 等部分血管活性肽与其密切相关。方永奇等[125]应用超声技术探讨高血压病人左室舒张早期血流传播特点及其与内分泌因子的关系。结果发现，高血压病人左室舒张早期血流传播延缓，速度减低，伴有左室肥厚时进一步加重，左室舒张功能异常与血浆心钠肽、脑钠素、内皮素、降钙素基因相关肽、血清胰岛素样类生长因子-1 等内分泌因子有关。穆玉明等[126]探讨不同类型高血压病人的颈动脉结构和血流动力学超声改变的特点及相互关系后发现，高血压组颈动脉内中膜厚度以及斑块捡出率均明显高于对照组，其中单纯收缩期高血压组最高，而不同组间血流动力学改变也存在差异。吕敏等[127]对农村居民 1 198 人进行心血管病危险因素以及颈动脉超声检查后发现，随着脉压升高，颈动脉内中膜厚度(IMT)呈明显上升趋势，调整其他危险因素后脉压与 IMT 仍具有相关性。提示脉压在自然人群发生颈动脉粥样硬化过程中可能发挥一定作用。刘平等[128]在对 206 例老年高血压病人按照收缩压及静息心率(RHR)水平分组并分别对心电图、超声心动图、颈动脉超声、肌酐清除率以及微量白蛋白尿等靶器官损害指标进行检测后发现，RHR 的增加是老年 EH 病人靶器官损害的重要危险因素。符春晖等[129]检测心功能代偿期高血压病人血浆 BNP 水平以及超声显示的心脏结构并进行比较分析后发现，高血压组 BNP 水平显著高于对照组，其中向心性肥厚组升高最显著，提示 BNP 可能参与了高血压的左室重构。

李霞[130]应用超声心动图测量 EH 病人以及健康人左房舒张期变化鉴别血流正常与假正常以评价左室舒张功能。结果发现，左室功能损伤组左房排空分数0.77±0.02，假正常组 0.86±0.05，对照组 0.67±0.03，组间差异具有显著性，提示舒张期左房内径变化可以用于检测左室舒张功能鉴别二尖瓣血流正常和假正常。聂海等[131]对分析高血压、糖尿病或代谢综合征病人血清 hs-CRP 与血脂、血糖、血压、腹围等代谢综合征组成成分的关系及其与颈动脉内-中膜厚度、左室质量指数、尿蛋白排泄率等靶器官损害指标的关系。结果发现，血清 hs-CRP 水平不仅与代谢综合征组成成分相关，而且与其靶器官损害程度密切相关。秦云等[132]采用 AR 谱分析法对高血压病人以及血压正常者在平卧及头高位倾斜 75°时短时程心率变异性信号进行分析，结果提示，高血压病人心血管自主神经调节功能发生明显异常，表现为平卧位时交感神经传出调制活动亢进，而在头高位倾斜应激时，自主神经对心血管功能调节能力降低。张志勉等[133]应用脉搏波传导速度(PWV)自动测量系统测定颈动脉-股动脉 PWV 作为反映大动脉扩张性的参数，在对老年高血压病人大动脉扩张性进行检测后发现，大动脉扩张性随年龄的增大而增加，年龄、收缩压与大动脉扩张性关系密切。张虹等[134]观察高血压病人脉压与冠状动脉病变程度的关系，结果发现，随着脉压增大，病人年龄、心肌肥厚、心电图异常逐渐增加，冠状动脉病变积分以及血管病变支数增加，而血脂水平、体重指数并没有显著改变。曾力群等[135]探讨高血压病人 24 h 动态血压监测中血压昼夜节律改变与心脏形态及功能损害的关系，结果发现，非杓型组 24 h 平均收缩压和舒张压、夜间收缩压和舒张压高于杓型组，超声显示非杓型组病人左室肥厚更为显著，舒张功能较杓型组减低，提示高血压病人昼夜节律异常时心脏损害程度加重，左室肥厚及舒张功能受损加重。戴秋艳等[136]研究伴胰岛素抵抗(IR)的 EH 病人治疗前后红细胞胰岛素受体的变化及其意义。研究后发现，伴胰岛素抵抗的高血压病人普遍存在胰岛素受体水平下调，红细胞胰岛素受体一定程度上反映机体胰岛素敏感性，给予阿替洛尔、尼群地平、二甲双胍联合治疗可以产生有益作用。赵伟等[137]比较高血压合并阻塞性睡眠呼吸暂停病人的短期血压变异性。结果发现，高血压合并中重度阻塞性睡眠呼吸暂停组病人睡眠期间和早晨收缩压及舒张压变异系数显著高于血压正常组及单纯高血压组，提示睡眠期间和早晨短期血压变异性增加是高血压合并中重度阻塞性睡眠呼吸暂停病人夜间和早晨心血管事件发生率增加的重要危险因素。陈祥新等[138]将研究对象按血压以及脉压的不同分组后，测定他们尿蛋白以及血脂的水平并进行比较分析后发现，随着收缩压、舒张压、脉压及脉压指数的增加，尿蛋白的发生率明显升高，提示血压水平与尿蛋白的发生密切相关。梁英等[139]研究老年 EH 病人脉压与心律失常的关系，结果发现，脉压增大组左心室肥厚的发生率明显增加，简单或复杂的房性及室性心律失常的发生率明显高于脉压正常组。唐渝平等[140]对 100 例 EH 病人进行 24 h 动态血压监测和超声心动图检查并对结果进行相关性分析后发现,高血压组左室质量指数显著大于对照组,收缩压变异度、收缩压负荷值与左室质量指数密切相关,提示高血压病人收缩压及其负荷值和变异性对左室肥厚有重要作用。张帆等[141]对 2 274 例高血压病人进行访问,填写焦虑自评表和抑郁自评表并进行分析后发现,高血压病人中焦虑(38.5%)的发病率高于抑郁(5.7%),女性、独身、病程长、低收入及合并冠心病是焦虑、抑郁共同的危险因素,低龄、高教育程度、体力劳动者容易发生焦虑,高龄、低教育程度容易发生抑郁。张文华等[142]于心尖四腔切面应用定量组织速度成像(QTVI)获取正常人及高血压病人不同节段室壁的组织多普勒速度曲线以及心脏结构、功能参数并进行分析后发现,高血压病人左室心肌肥厚程度及肥厚类型与心肌运动速度及左室功能相关,提示 QTVI 评价心肌功能的有效性。汪一波等[143]测定 EH 病人、糖尿病病人、高血压合并糖尿病病人的尿微量蛋白,并结合超声心动图检查进行分析后发现,EH 和糖尿病可引起尿微量蛋白的增高,并且与左室重量指数相关,两者并存可以加重心、肾等脏器的损害。李艳芳等[144]调查分析 80 岁以上老年人单纯收缩期高血压的患病率、靶器官损害发生率及相关影响因素后发现,单纯收缩期高血压约占高血压病人的 67.61%,心功能不全、脑血管病发生率、致残率和痴呆发生率在双期高血压组明显高于单纯收缩期高血压组,提示降压治疗中收缩压、舒张压同时达标的重要性。张永生等[145]通过临床及动物实验研究观察乙醇对 11β 羟化固醇脱氢酶Ⅱ型及血压的影响并探讨其机制,结果发现,乙醇可以抑制血管 11β 羟化固醇脱氢酶Ⅱ型及醛固酮合成酶 mRNA 表达,使血管合成皮质醇增加、合成醛固酮减少,增加血管对去甲肾上腺素的反应并可引起血压升高,可能在高血压发病机制中起一定作用。胡国勋等[146]探讨下肢血压测量值与肱动脉血压测量值的相关性,研究发现,腘动脉血压值及踝部动脉血压值均与肱动脉血压测量值呈高度正相关,可以反映肱动脉血压,测量踝动脉血压使用普通上肢血压袖带即可,测量结果准确可靠,是较好的下肢血压测量方法。

(丁　茹)

(五)治疗

李少华[147]使用硝酸甘油经鼻腔滴入快速控制高血压危象,防止其并发症的发生疗效确切,值得临床借鉴。唐敏等[148]通过研究发现,EH 病人即使血压得到有效控制,运动血压增幅和血压恢复时间仍然明显大于正常血压者;与缓释硝苯地平比较,卡托普利治疗高血压使运动血压增幅更小、血压恢复时间更短。朱文玲等[149]以非洛地平缓释片为对照药,观察到盐酸巴尼地平缓释胶囊治疗高血压安全、有效。杜松等[150]通过实验显示,伊贝沙坦能显著降低高血压病人血清中的胶原含量。降低 TGFβ_1 浓度,因而有可能减轻心肌纤维化。杨晔等[151]观察到中药金芪降糖片可改善胰岛素抵抗个体的胰岛素敏感性,并降低血压。李光伟等[152]通过研究提示,马来酸罗格列酮对超重或肥胖的非糖尿病病人群具有良好的降压作用,提示此类胰岛素增敏剂可能在某些原发性(EH)高血压人群的治疗中有一定价值。孙宁玲等[153]通过对高血压给予剂量厄贝沙坦治疗。结果表明,安博诺治疗中国轻、中度高血压达标率高,不良反应较少。廖俊林等[154]报道 ATGⅡ-1 受体自身抗体可能在 EH 的发病中发挥作用,在该抗体阳性的 EH 病人中,ATGⅡ-1 拮抗剂可能有更好的效果。李云等[155]通过观察氢氯噻嗪对不同血管紧张素转换酶(ACE)基因型的 EH 病人血浆 ACE 浓度和 AngⅡ浓度的影响,发现应用氢氯噻嗪后,3 组基因型病人血浆 AngⅡ浓度均升高,血浆 ACE 浓度不是影响血浆 AngⅡ浓度的主要因素。许端敏等[156]观察到厄贝沙坦和培哚普利在控制血压的同时能改善高血压病人的高凝和继发性纤溶亢进状态。靳文英等[157]发现钙拮抗剂贝尼地平在降低血压的同时可明显升高 EH 病人血浆降钙素基因相关肽水平。荆施展等[158]报道单核细胞趋化蛋白-1(MCP-1)是影响高血压病人血压的因素之一,卡托普利除有效降压外还可通过降低炎症因子 MCP-1 的表达使病人获益。王伟华等[159]观察到缬沙坦与螺内酯(安体舒通)联合治疗能更好地抑制肾素-血管紧张素-醛固酮(RAS)系统,减轻心肌细胞外基质重塑,改善心室收缩和舒张功能,有利于提高 EH 病人的生活质量。陈江斌等[160]通过试验发现咪达普利治疗可显著降低左室质量指数(LVMI)和心率校正的 QT 间期离散度(QTcd),从而降低室性心律失常的恶性程度。田相亭等[161]报道厄贝沙坦对老年 EH 病人的血管内皮功能有保护作用,且与福辛普利相似。何艳等[162]通过对 179 例高血压病人在冠状动脉造影同时行肾动脉造影,测定肾功能、血脂、肾素-血管紧张素,超声心动图评价室壁厚度及左室射血分数,提示在疑诊或确诊冠心病合并高血压的病人中肾动脉狭窄的发生率较高,但仅少数病人血压升高与肾动脉狭窄有关(即肾血管性高血压)。降压药物治疗可使大部分病人的血压控制在正常范围。肾动脉狭窄病变的存在可能增加靶器官受损的发生率。柴颖儒等[163]报道经皮穿刺肾动脉腔内球囊成形术(PTRA)治疗大动脉炎所致肾血管性高血压是一种简便、安全、疗效可靠、具可重复性且再狭窄发生率较低的方法。郭冀珍等[164]报道糖耐量异常(IGT)及 3 种主要代谢危险因素共存是高血压合并代谢综合征病人转变为 2 型糖尿病的最主要危险因素,加服二甲双胍对预防糖尿病的发生及代谢异常有明显改善作用。葛洪等[165]通过调查提出高危高血压病人的收缩压治疗需要高度重视，开始治疗即可联合用药，临床高血压用药可以钙拮抗剂为主。陈有仁等[166]用卡维地洛治疗24周使EH病人左心室肥厚消退、舒张功能改善。糜涛等[167]报道，血压变异性大的高血压人群在药物治疗后平滑指数仍较非高血压人群小，且与血压变异呈负相关。提示平滑指数可以反映血压变异性的差异，可作为药物疗效的评价指标之一。王山玲等[168]探讨了不同时间服用阿司匹林对老年EH病人血小板功能和血压的影响，发现阿司匹林对老年EH病人血小板功能的影响与用药时间无关，对血压无影响。韩俊平等[169]将EH病人随机分两组，分别在清晨或夜间口服氨氯地平5～10 mg qd，治疗前和疗程第6周进行动态血压监测，发现两组均能有效降低血压。夜间服药组约85%血压昼夜节律改善，并抑制或延缓了清晨血压的迅速上升。清晨服药组约65%血压昼夜节律改善。提示应根据病人血压节律特征及降压药代动力学特点，合理安排用药时间，在有效平稳降压的同时恢复正常的血压节律。潘海燕等[170]通过试验发现卡托普利与每日75 mg阿司匹林联用对其降压作用无明显影响，但与每日300 mg阿司匹林联用，则其降压作用明显减弱。刘忠等[171]报道极低剂量培哚普利/吲达帕胺复合制剂（百普乐）治疗EH安全、有效。于海波等[172]报道替米沙坦治疗轻、中度EH安全有效，耐受性好，可达到24 h理想的控制血压。诸骏仁等[173]报道国产控释剂型硝苯地平（欣然）治疗高血压安全有效。黄高忠等[174]观察到国产坎地沙坦酯片治疗轻中度EH不良反应发生率很低，耐受性良好，适用于长期治疗。高红等[175]通过对照组以硝苯地平控释片30 mg/d口服，治疗组在硝苯地平控释片30 mg/d口服基础上加用螺内酯60 mg/d口服，观察1年，发现螺内酯可降低单纯收缩期高血压（ISH）病人的收缩压，显著改善异常的血压节律，有益于老年ISH病人减轻靶器官损害。宋尚明等[176]发现老年术后高血压病人应用艾司洛尔与拉贝洛尔降压效果相似，但艾司洛尔更适合于需紧急降压且心率偏快者，拉贝洛尔更适合于心率偏慢、无须很快降压者。卢全生等[177]通过测定发现在中国汉族人群中，AC基因型与EH有关，C等位基因可能是高血压的一个易感基因，而EH中医辨证分型可能与携带C等位基因无关，清心胶囊和卡托普利的降压效应与携带C1166等位基因无关。在不同基因型的EH病人中，其血压、血糖、血脂、血浆AngⅡ、内皮素（ET）、CGRP未见明显差异，提示基因型对高血压的影响可能未通过上述途径。雷燕等[178]报道清心胶囊对轻、中度EH病人具有良好的降压作用，机制可能与其抑制循环RAS活性、纠正ET/CGRP失衡有关，临床使用安全、有效。付伟等[179]以当归建中汤加减治疗慢性低血压取得了较好的效果。吴远华等[180]发现针刺曲池、太冲穴均有降压疗效，但曲池穴明显优于太冲穴。针刺曲池、太冲能调节ACE和ET的含量，保护和修复血管内皮细胞，但两者降压机制的主要作用环节可能不同。

（汤晔华）

参 考 文 献

1 刘兴德，等. 临床心血管病杂志，2005，21(2)：84
2 呼邦传，等. 中华心血管病杂志，2005，33(2)：127
3 苗丽娟，等. 中国综合临床，2005，21(6)：490
4 朱世明，等. 中华老年医学杂志，2005，24(4)：266
5 李新立，等. 中华心血管病杂志，2005，33(7)：599
6 陈海翎，等. 中华心血管病杂志，2005，33(7)：603
7 郭慧峰，等. 中华心血管病杂志，2005，33(7)：608
8 乔卫卫，等. 中华心血管病杂志，2005，33(7)：592
9 王志忠，等. 宁夏医学杂志，2005，27(5)：307
10 王 军，等. 中华检验医学杂志，2005，28(3)：276
11 庞 静，等. 高血压杂志，2004，12(6)：502
12 李 立，等. 贵州医药，2005，29(7)：583
13 孙晓健，等. 中华医学遗传学杂志，2004，21(5)：502
14 李东宝，等. 首都医科大学学报，2005，26(4)：454
15 张 怡，等. 中华心血管病杂志，2005，33(7)：588
16 黄 帼，等. 中华心血管病杂志，2005，33(8)：713
17 刘爱萍，等. 中华心血管病杂志，2004，32(9)：771
18 徐新娟，等. 中华医学遗传学杂志，2004，21(6)：622
19 冯惠平，等. 高血压杂志，2004，12(5)：432
20 占成业，等. 高血压杂志，2004，12(6)：547
21 万昕红，等. 首都医科大学学报，2005，26(2)：120
22 邢 玉，等. 河北医药，2005，27(8)：572
23 郝丽荣，等. 中华肾脏病杂志，2004，20(6)：425
24 肖云彬，等. 高血压杂志，2004，12(6)：551
25 郭倩玉，等. 天津医药，2005，33(1)：33
26 段宗明，等. 心脏杂志，2005，17(1)：16
27 隋 辉，等. 高血压杂志，2004，12(5)：422
28 谢 刚，等. 高血压杂志，2005，13(2)98
29 王学胜，等. 高血压杂志，2005，13(6)：368
30 王学忠，等. 高血压杂志，2004，12(5)：442
31 周裔忠，等. 中华心血管病杂志，2005，33(8)：738
32 魏春阳，等. 高血压杂志，2005，13(1)：41
33 李 莉，等. 中华心血管病杂志，2005，33(6)：557
34 杨永健，等. 高血压杂志，2005，13(5)：292
35 蔡乙明，等. 中华老年医学杂志，2005，24(5)：376
36 郑 勇，等. 第一军医大学学报，2005，25(7)：827

37 占成业,等.中华急诊医学杂志,2005,14(1):47
38 周子华,等.中华医学杂志,2005,85(9):625
39 陈乃云,等.浙江大学学报(医学版),2004,33(5):443
40 梁远红,等.临床心血管病杂志,2004,20(10):596
41 孙晓楠,等.高血压杂志,2005,13(2):109
42 王 新,等.中华心血管病杂志,2005,33(1):77
43 王 斌,等.心脏杂志,2004,16(5):417
44 张建忠,等.陕西医学杂志,2005,34(8):910
45 李留东,等.高血压杂志,2005,13(5):296
46* 梁子敬,等.中华急诊医学杂志,2005,14(6):479
47 李艳芳,等.中华老年医学杂志,2005,24(8):627
48 杨成悌,等.中华心血管病杂志,2005,33(7):658
49 周敏茹,等.中国慢性病预防与控制,2004,12(6):276
50 郑 竟,等.福建医药杂志,2004,26(6):38
51* 刘克俭,等.工业卫生与职业病,2004,30(6):331
52 杨玉霞,等.中国慢性病预防与控制,2005,13(2):63
53 王予川,等.贵州医药,2005,29(4):305
54 刘金兰.山西医药杂志,2005,34(8):648
55 俞群军,等.医学临床研究,2005,22(5):684
56 王丽敏,等.中国公共卫生,2005,21(7):814
57 宋春花,等.中国公共卫生,2005,21(7):823
58 牟李红,等.第三军医大学学报,2005,27(14):1505
59 尹瑞兴,等.中华流行病学杂志,2005,26(7):498
60 王 薇,等.中华内科杂志,2004,43(10):730
61 吴桂贤,等.中华心血管病杂志,2005,33(8):748
62 胡春平,等.华中科技大学学报(医学版),2005,34(1):115
63 尹小菁,等.广东医学,2005,26(7):986
64 陈智龙,等.武汉大学学报(医学版),2005,26(3):318
65 赵 茵,等.中华医学遗传学杂志,2005,22(2):233
66 努尔古丽,等.临床心血管病杂志,2004,20(12):762
67 陈 辉,等.第四军医大学学报,2005,26(7):594
68 高庆春,等.中国神经精神疾病杂志,2004,30(6):423
69 徐 瑞,等.中华超声影像学杂志,2004,13(12):891
70 章建梁,等.临床心血管病杂志,2005,21(3):144
71 浦剑虹,等.临床心血管病杂志,2005,21(8):495
72 马 宏,等.山西医药杂志,2005,34(8):628
73 刑之华,等.江苏医药,2005,31(5):367
74 邹春鹏,等.中华超声影像学杂志,2005,14(4):285
75 罗兴林,等.中国循环杂志,2005,20(2):126
76* 章建梁,等.临床内科杂志,2005,22(4):262
77 孙向东,等.安徽医学,2005,26(4):274
78 郑 竟.心脏杂志,2005,17(3):246
79 曾力群.临床心血管病杂志,2005,21(5):270
80 李绍冰,等.临床心血管病杂志,2005,21(5):282
81 付红莉,等.山西医药杂志,2005,34(7):539
82 王新宴,等.中国综合临床,2005,21(5):398
83 方慧娟,等.中国综合临床,2005,21(5):393
84* 陈洁霞,等.高血压杂志,2005,13(8):466
85 王志华,等.高血压杂志,2005,13(8):504
86 张宇辉,等.中国循环杂志,2005,20(3):190
87 董培康,等.高血压杂志,2005,13(5):277
88 陈新华,等.高血压杂志,2005,13(8):478
89 张莉莉,等.解放军医学杂志,2005,30(8):706
90 王伟华,等.临床心血管病杂志,2005,21(6):346
91 陈 明,等.心电学杂志,2005,24(3):141
92 张平洋,等.高血压杂志,2005,13(7):411
93 劳迪波,等.浙江医学,2005,27(7):504
94 李 靖,等.临床心血管病杂志,2005,21(7):396
95 孙 刚,等.高血压杂志,2005,13(5):273
96 许惠敏.中国综合临床,2005,21(8):680
97 林文辉,等.中国综合临床,2005,21(8):677
98 谭红伟,等.中国超声医学杂志,2005,21(6):427
99 蔡乙明,等.新医学,2005,36(7):387
100 俞晓军,等.中国循环杂志,2005,20(3):194
101 詹喜焱,等.华中医学杂志,2005,29(3):217
102 鄢 华,等.临床内科杂志,2005,22(7):444
103 杨丽兰,等.山西医药杂志,2005,34(3):197
104 王洪霞,等.中国超声医学杂志,2005,21(3):184
105 罗 琳,等.高血压杂志,2005,13(3):153
106 杨锐英,等.宁夏医学杂志,2005,27(9):582
107 陈玉成,等.四川大学学报(医学版),2005,36(5):749
108 李 梅,等.首都医科大学学报,2005,26(3):312
109 梁华文,等.四川医学,2004,25(12):1318
110 谭燮文,等.中国慢性病预防与控制,2005,13(4):166
111 张 奇,等.中华心血管病杂志,2005,33(6):539
112 汪德娴,等.中国综合临床,2005,21(3):198
113 王 红.中国实用内科杂志,2005,25(10):920
114 徐泽昌,等.中国心脏起搏与心电生理杂志,2004,18(6):447
115 罗 明,等.中华老年医学杂志,2005,24(2):106
116 谢剑灵,等.临床神经电生理学杂志,2005,14(1):25
117 阚瑞媛,等.心脏杂志,2005,17(1):93
118* 方崇峰,等.心脏杂志,2005,17(1):71
119 龚春艳,等.中华内科杂志,2005,44(3):169
120 常 荣,等.临床心血管病杂志,2005,21(2):113
121 孙 文,等.广东医学,2005,26(3):361
122 汪德娴,等.中华心血管病杂志,2005,33(3):243
123 傅 强,等.中华核医学杂志,2004,24(6):350
124 黄晓真,等.中国循环杂志,2004,19(6):426
125 方永奇,等.中国超声医学杂志,2004,20(10):745
126 穆玉明,等.中国超声医学杂志,2004,20(10):761
127 吕 敏,等.中华心血管病杂志,2004,32(12):1139
128 刘 平,等.中华心血管病杂志,2005,33(1):49
129 符春晖,等.第四军医大学学报,2004,25(18):1698
130 李 霞.中国超声医学杂志,2004,20(11):825
131 聂 海,等.中华心血管病杂志,2004,32(12):1113
132 秦 云,等.第四军医大学学报,2004,25(17):1603

133 张志勉,等.中华流行病学杂志,2004,25(12):1068
134 张 虹,等.中华老年医学杂志,2005,24(4):282
135 曾力群.贵州医药,2004,28(11):976
136 戴秋艳,等.高血压杂志,2004,12(5):411
137 赵 伟,等.宁夏医学杂志,2004,26(11):701
138 陈祥新,等.高血压杂志,2004,12(5):408
139 梁 英,等.山东医药,2004,44(28):12
140 唐渝平,等.重庆医学,2005,34(4):530
141 张 帆,等.首都医科大学学报,2005,26(2):138
142 张文华,等.高血压杂志,2005,13(4):221
143 汪一波,等.浙江医学,2005,27(4):250
144 李艳芳,等.中华心血管病杂志,2005,33(4):343
145 张永生,等.心脏杂志,2004,16(5):440
146 胡国勋,等.山西医药杂志,2005,34(4):333
147 李少华.山西医药杂志,2004,33(11):966
148 唐 敏,等.高血压杂志,2005,13(8):475
149 朱文玲,等.中华心血管病杂志,2004,32(9):786
150 杜 松,等.新医学,2004,35(10):609
151 杨 晔,等.天津医药,2005,33(5):298
152 李光伟,等.中华内科杂志,2004,43(12):907
153 孙宁玲,等.中华心血管病杂志,2005,33(7):618
154 廖俊林,等.临床心血管病杂志,2005,21(7):435
155 李 云,等.临床心血管病杂志,2005,21(7):405
156 许端敏,等.高血压杂志,2005,13(4):214
157 靳文英,等.中华内科杂志,2004,43(10):747
158 荆施展,等.中国循环杂志,2005,20(2):130
159 王伟华,等.高血压杂志,2004,12(5):393
160 陈江斌,等.中国急救医学,2004,24(11):810
161 田相亭,等.中华老年医学杂志,2005,24(4):262
162 何 艳,等.中国介入心脏病学杂志,2004,12(5):290
163 柴颖儒,等.中华风湿病学杂志,2005,9(7):427
164 郭冀珍,等.中华心血管病杂志,2005,33(2):132
165 葛 洪,等.高血压杂志,2005,13(6):372
166 陈有仁,等.广东医学,2005,26(7):990
167 糜 涛,等.临床内科杂志,2005,22(1):20
168 王山玲,等.中国综合临床,2005,21(2):101
169 韩俊平,等.中国急救医学,2005,25(1):68
170 潘海燕,等.临床心血管病杂志,2005,21(2):73
171 刘 忠,等.浙江医学,2005,27(7):493
172 于海波,等.高血压杂志,2004,12(6):515
173 诸骏仁,等.高血压杂志,2005,13(5):306
174 黄高忠,等.高血压杂志,2004,12(5):404
175 高 红,等.河北医药,2005,27(7):497
176 宋尚明,等.中华老年医学杂志,2005,24(3):192
177 卢全生,等.中国中西医结合杂志,2005,25(8):682
178 雷 燕,等.中国中西医结合杂志,2005,25(2):114
179 付 伟,等.哈尔滨医药,2005,25(1):44
180 吴远华,等.中国中西医结合杂志,2004,24(12):1080

三、心瓣膜病

(一)风湿性心瓣膜病

田涛等[1]对风心病伴房颤(Af)病人采用频率控制和节律控制两种治疗策略随访3年,结果为两组病死率、生活质量无显著差异,频率控制组的致残率、住院率低于节律控制组。代红丽[2]报道1例风湿热伴长期舞蹈症,患儿表现为口唇不自主抽动,服丙戊酸钠持续治疗已6年一般情况好,但仍有舞蹈症。刘会田等[3]探讨了风心病伴Af病人心房组织内肾素血管紧张素活性与血栓前状态(PLS)的关系,结果显示,Af病人心房组织局部RAS的激活是其存在PLS的发生机制之一。黄骥等[4]对31例风心病换瓣病人左、右心房肌细胞形态结构进行研究,发现伴有Af的病人心房肌纤维化程度较窦性心律者严重。朱慧等[5]通过电镜研究发现,风心病伴Af病人心肌超微结构改变可能是导致风心病病人Af持续的重要病理基础。王长华等[6]应用免疫组化方法评价风心病Af病人心房组织炎症浸润和纤维化,结果为病人心房组织IL-1β和TNFα蛋白表达显著增加,炎症反应可能是Af发生和维持的机制之一。柏本健等[7]选择58例风心病伴Af病人,在瓣膜置换术中同时射频消融隔离肺静脉口,结果为40例维持窦性心律,手术成功率为77%。刘浩等[8]选择了9例风心病伴Af拟行经皮球囊二尖瓣扩张术的病人,在术后行电生理检查,结果证实,肺静脉起源的Af占风心病Af的41.67%。

张领等[9]应用CT扫描诊断左心房内血栓,结果为其血栓检出率与食管超声心动图检查结果完全相同,明显优于体表二维超声心动图。叶赞凯等[10]评价术中经食管超声心动图(IOTEE)在14例自体肺动脉瓣替换主动脉瓣术(ROSS)术中的监测及引导价值,认为IOTEE可即刻评价ROSS术的可行性和手术效果,可避免二次开胸。王雪梅等[11]探讨了首次通过肺灌注显像(FPPPI)联合常规肺灌注显像(PPI)对瓣膜性心脏病合并肺动脉高压(PH)的临床价值,认为FPPPI估测PH优于PPI及超声心动图,两者联合应用可提高对瓣膜性心脏病合并PH定量分析的准确性。伍长学等[12]通过检测心瓣膜置换术病人围术期尿N-乙酰-β-D-氨基葡萄糖苷酶(NAG)/肌酐(Cr)的变化,观察乌司他丁对肾的保护作用,认为乌司他丁对心瓣膜置换术病人围术期的肾损伤有一定的保护作用。邬志勇等[13]对吕贝克医科大学心脏外科11年来自体肺动脉瓣替换病变主动脉瓣(Ross)手术的临床经验进行总结,结果为70%病人自体肺动脉瓣无反流,28%为轻微和Ⅰ度反流,2%为Ⅱ度反流,2%术后2年和6年需机械瓣替换。韩林等[14]评价应用自体心包瓣膜置换肺动脉瓣治疗器质性肺动脉瓣病变的临床效果，手术的近期效果满意，瓣膜重建的关键在于精确测定肺动脉瓣环并选择相应的成瓣模具、以及自体心包瓣叶交界的重建。李伯君等[15]探讨心脏瓣膜病病人术前选择性行冠状动脉造影及同期施行冠状动脉旁路移植术的效果及经验，认为50岁以上瓣膜病病人术前行冠状动脉造影可为术前诊断和排除冠心病、选择术式提供帮助。陈海生等[16]总结了28例胸腔镜辅助微创二尖瓣置换术(MVR)的经验，与传统的33例正中开胸MVR相比，创伤小、出血少、住院时间短、美观，临床效果满意。支爱华等[17]对121例心脏瓣膜置换术后的病人施行电子束CT扫描，扫描结果显示，术后瓣周漏阳性率为11.6%，电子束CT可作为瓣膜置换术后瓣周漏病人随访及再次手术治疗前的常规检查。伯平等[18]对14例二尖瓣置换术后三尖瓣关闭不全的病人实施外科矫治，其中4例行三尖瓣成形术，10例行三尖瓣置换术，全组无死亡，疗效满意。付存玉等[19]观察了56例经皮球囊二尖瓣成形术(PBMV)对二尖瓣狭窄并左房血栓病人的疗效和安全性，治疗组先口服华法林，用至血栓消失后或完全机化后行PBMV，结果手术均获成功，无体循环栓塞等并发症，效果满意。舒茂琴等[20]比较了45例二尖瓣狭窄合并Af病人和138例窦性心律病人PBMV手术前后的临床和血流动力学参数，结果在Af病人PBMV疗效较差，可能与Af并存多种异常有关，但Af本身不影响PBMV成功率和严重并发症发生率。

(二)老年退行性心瓣膜病

许惠敏等[21]观察了166例老年退行性心脏瓣膜病病人的心脏结构及心功能变化，结果为随着年龄的增长，联合瓣膜钙化比例增加，瓣膜功能障碍中主动脉瓣关闭不全的比例最高，左房扩大的比例也增加。杨波等[22]探讨了老年男性心脏瓣膜钙化发生的相关因素，认为高血压、冠心病及体质指数可能增加老年男性心脏瓣膜钙化的发生，而糖尿病、高脂血症也参与其中。伍莉玫等[23]收集了1 561例冠心病或合并原发性高血压病人的超声资料，检出患有退行性瓣膜病变共1 049例，其中单个退行性病变占67.2%，联合性瓣膜病变占8.1%，主动脉瓣病变613例(57.6%)，二尖瓣病变259例(16.6%)，三尖瓣病变111例(7.1%)，肺动脉瓣病变66例(4.2%)。

(陈少萍)

参 考 文 献

1 田　涛，等. 山东医药，2005，45(13)：6
2 代红丽. 新医学，2005，36(1)：3
3 刘会田，等. 临床心血管病杂志，2005，21(4)：201
4 黄　骥，等. 第三军医大学学报，2005，27(1)：67
5 朱　慧，等. 中国心脏起搏与心电生理杂志，2005，19(4)：267
6 王长华，等. 中华心血管病杂志，2005，33(6)：522
7 柏本健，等. 山东医药，2005，45(6)：7
8 刘　浩，等. 中国介入心脏病学杂志，2005，13(4)：222
9 张　领，等. 中国临床医学影像杂志，2004，15(10)：570
10 叶赞凯，等. 中国超声医学杂志，2005，21(2)：139
11 王雪梅，等. 中华核医学杂志，2004，24(6)：346
12 伍长学，等. 中国胸心血管外科临床杂志，2005，12(1)：61
13 邬志勇，等. 中华外科杂志，2005，43(2)：97
14 韩　林，等. 中国胸心血管外科临床杂志，2004，11(4)：286
15 李伯君，等. 解放军医学杂志，2005，30(8)：678
16 陈海生，等. 中华胸心血管外科杂志，2005，21(2)：72
17 支爱华，等. 中华放射学杂志，2005，39(5)：475
18 伯　平，等. 中国胸心血管外科临床杂志，2005，12(3)：208
19 付存玉，等. 山东医药，2005，45(13)：23
20 舒茂琴，等. 第三军医大学学报，2005，27(3)：251
21 许惠敏，等. 中华老年医学杂志，2005，24(9)：662
22 杨　波，等. 北京医学，2004，26(6)：398
23 伍莉玫，等. 贵州医药，2005，29(2)：174

四、先天性心脏病

(一)流行病学

朱军等[1]调查1996～2000年全国31省、市、自治区的孕满28周的出生儿，先天性心脏病的发生率逐年上升，由1996年6.15/万上升至2000年的11.4/万($P<0.01$)，发生率城市明显高于农村，南方高于北方，东部地区高于中、西部地区，但无性别差异。蒋立虹等[2]分析云南部分地区3～18岁人群先天性心脏病的现状和分布特点，总患病率为5.08‰，男性5.09‰，女性5.07‰，不同地区、不同民族发病率存在明显差异，西双版纳州最低2.75‰，潞西市五岔路最高16.99‰，哈尼族最低0‰，景颇族最高14.18‰。程光存等[3]对258例儿童先天性室间隔缺损(VSD)因素进行分析，发现有家族遗传史、父亲饮酒史、母亲饮酒史、母孕期有感冒病史、用抗病毒药物史、父母孕期使用黄体酮史、母孕期接触X线、A型血型的儿童和AB血型的儿童的*OR*值分别为4.02、2.65、6.38、3.87、3.02、5.07、7.14、1.72和2.62，表明先天性VSD与家族遗传史、血型及父母孕期饮酒、服药等多种因素有关。

(二)基础研究

李勇等[4]测定192例CHD病人及其父母亲基因型，CBS 844 ins68bp位点杂合型频率明显高于正常对照组，子代的 *OR* 值为 4.7，父亲的 *OR* 值为 3.83，母亲的 *OR* 值为 12.65，提示 CBS 844 ins68bp 位点的突变可能是 CHD 的一个危险因素，亲代(尤其是母亲)的插入突变可使其后代发生 CHD 的危险性增高。钱玲梅等[5]探讨了 IFRD1 基因 mRNA 在 8 例房间隔缺损(ASD)心房肌表达丰度(30.9±11.8)%，明显低于正常人(60.6±22.1)%($P<0.01$)，提示 IFRD1 基因的异常表达可能与 ASD 病因有关。吕小东等[6]在单卵双胎其一患 ASD、肺动脉瓣狭窄(PS)，另一为正常儿童之间寻找差异表达基因，差异基因在正常儿童高表达 34 个，在患病儿童高表达 48 个，新 ESTs 分别为 5、7 个。叶明等[7]测定新西兰兔肺充血时肺动脉、肺组织的内皮素 A 受体 mRNA 表达分别高于肾动脉、肾组织及对照组，表明在肺充血时内皮素 A 受体的缩血管作用占主导地位。谢利剑等[8]研究 CMV43^{CT} 转基因小鼠心血管发育，所有对照组胎鼠和 CMV43^{CT} 杂合胎鼠未见畸形，62 只纯合胎鼠中有 14 只心脏畸形，主要为圆锥干发育畸形和 VSD，CMV43^{CT} 转基因小鼠可作为研究先天性心脏病的动物模型。罗红鹤等[9]观察 70 例左向右分流型先心病病人的肺活检“移行段”小动脉内膜 vWF 表达，合并肺高压越重，“移行段”小动脉内膜 vWF 表达越低，与术前外周静脉血浆 vWF 呈负相关。黄立功等[10]选取测定 AT_1 和 AT_2 在 VSD 合并肺动脉高压病人的表达，AT_1 动脉灰度与肺动脉压正相关($n=30, r=0.954, P<0.01$)，AT_2 在肺小动脉的表达与肺动脉压正相关($n=30, r=0.826, P<0.01$)，提示 AT_1 可能促进肺动脉压升高及血管重构，而 AT_2 则与之相反。盛晓棠等[11]采用右侧胸廓切开术，切开右心房，创建犬的 ASD 动物模型 5 只，并用国产封堵器封堵成功，术后 3 个月大体解剖及透射电镜显示封堵器表面已完全内皮化。胡海波等[12]在非体外循环下通过外科方法创建 6 只中华小型猪创伤性肌部 VSD 模型，用两种国产封堵器封堵，术后三个月可见封堵器表面被正常心内膜结构覆盖，显示国产 VSD 封堵器具有良好的生物相容性和安全性。

(三)临床研究

朱振辉等[13]利用超声心动图观察到 9 例膜周部 VSD 自然愈合，病人年龄为 1～6 岁。陈礼平等[14]测定 18 例 VSD 病人血浆及心包液中 B 型钠利尿肽浓度，分别为(20.75±6.05) pg/ml、(324.77±137.31) pg/ml($P<0.001$)，表明心包液较血浆 BNP 能更好反映左、右心室的功能。高文跟等[15]报道 ASD 修补术后残余瘘外科治疗 7 例，均获成功，认为 ASD 修补术后残余瘘主要与手术设计和缝合有关。马瑞彦等[16]总结外科治疗静脉窦 ASD 26 例，手术效果满意，主要并发症为上腔静脉梗阻、窦房结功能失调、残余分流及肺静脉回流受阻。陈伟民等[17]在体外循环不停跳下行继发孔 ASD 修补 53 例，全部成功，术后 1 例出现一过性Ⅱ°房室传导阻滞(AVB)，3 例存在少量残余分流。陈志毅等[18]介绍经右前胸第 4 肋间小切口经右房植入 ASD 封堵伞 6 例，全部成功，无并发症。李红昕等[19]总结经右前胸第 4 肋间小切口经右房植入 ASD 封堵伞 50 例，全部成功，术后残余瘘 3 例，3 个月后分流消失。王辉等[20]报道婴儿单心室室间隔再造术 1 例，随访 1 年，患儿生长发育良好。王海东等[21]手术治疗 VSD 合并中重度肺动脉高压病人 84 例，病死率 4.8%，并发症发生率 9.5%。李乃斌等[22]在电视胸腔镜下手术治疗动脉脉管未闭(PDA)16 例，全部成功，手术创伤小、出血少、恢复快且手术瘢痕小。钟前进等[23]应用心内修复并双向腔肺动脉分流术矫治 Ebstein 畸形 18 例，全部成功，无死亡及严重并发症。胡晓峰等[24]用外科手术方法治疗双腔右心室 64 例，右心室高、低压腔压力差 40～100 mmHg，无手术死亡，15 例病人随访 1～13 年，除 1 例因残余 VSD 仍有明显临床症状外，其余病人预后良好。韩宏光等[25]手术治疗三房心 37 例，3 例死亡，1 例并发肺部感染，其余效果良好。雷印胜等[26]手术治疗 24 例心上型完全性肺静脉异位引流病人，心包填塞 1 例，心律失常 6 例，急性肺水肿 1 例，死亡 1 例为低心排综合征，左心房顶和肺静脉共干吻合法暴露好、操作简单、心律失常发生低。刘迎龙等[27]总结动脉调转术治疗心室大动脉连接异常的 60 例患儿，死亡 10 例，生存患儿随访 0.5～56 个月，心功能恢复良好，动脉调转术适用于完全性和矫正性大动脉转位以及 Taussing-Bing 畸形的治疗。张南滨等[28]采用双调整手术治疗 4 例先天性矫正性大动脉转位，疗效满意。杨菊先等[29]总结分析行大动脉调转术 32 例病人，死亡 7 例，指出术后早期有效的循环支持是提高术后存活率及病人远期生活质量的关键。徐志伟等[30]采用自体主动脉瓣移植纠正完全性大血管错位伴肺动脉瓣狭窄 2 例，从解剖上得到彻底纠治，效果良好。周渊等[31]回顾分析经皮球囊扩张治疗先天性弓发育不良型主动脉缩窄 5 例，手术全部成功，无并发症，术后 3 个月～3 年，均不同程度复发，表明该方法虽然简单、安全，但中远期疗效不佳，可作为急诊姑息手术。孙江滨等[32]治疗 9 例小儿永存动脉干，死亡 1 例，手术要点是防止 VSD 残余分流，分离肺动脉和修复动脉干缺损时，应避免损伤动脉干瓣膜及冠状动脉口。许建屏等[33]对 23 例主动脉瓣病变伴升主动脉扩张的病人行主动脉瓣膜置换和纵行切除部分升主动脉的主动脉成形术，术后主动脉直径(3.6±0.4) cm 较术前(4.8±0.5) cm 明显缩小($P<0.01$)。郑景浩等[34]总结 81 例肺动脉闭锁伴 VSD 小

儿右室流出道重建手术，一期根治术病死率12.5%，姑息手术病死率6.1%，二期根治手术无死亡，认为术前判断肺动脉干及分支发育情况、中央共汇有无MAPCAs对手术选择极为重要。张海波等[35]手术治疗18例肺动脉瓣缺如综合征，死亡1例，低心排综合征3例，Ⅲ°AVB和心包积液各1例，对于婴幼儿型肺动脉缺如手术，在解除右室流出道梗阻和肺动脉作切除、折叠整形时，须在肺动脉瓣区置入单瓣或带瓣管道。叶建明等[36]报道法洛四联症合并完全性肺静脉异位引流1例，经手术治疗痊愈出院。方敏华等[37]治疗法洛四联症合并完全性房间隔缺损16例，死亡4例，包括严重低心排血量综合征3例，灌注肺1例，认为采用右房、右心室纵切口，2块补片修复房室间隔缺损，常规间断缝合左侧房室瓣裂缝，跨瓣补片加宽右室流出道可取得良好疗效。赁可等[38]总结164例法洛四联征外科治疗，死亡6例，心肺并发症55例，术中、术后处理重点为预防肺动脉残余梗阻及肺部并发症。徐卓明等[39]总结303例右室双出口术后早期转归，再手术18例，死亡29例，其中以肺动脉下VSD病死率最高，为24.4%；根治术和姑息术病死率分别为10.6%和6.6%。低心排血量综合征是主要的死亡原因，占82.6%，也是术后主要并发症，占31%。苏肇伉等[40]回顾总结先天性主动脉弓中断及合并畸形一期手术20例，2例经双切口手术，18例经正中切口，死亡3例，17例恢复良好，主动脉弓采用正中切口方法有利于术后恢复。徐志伟等[41]回顾分析1988年～2003年年龄小于6月龄的先天性心脏病手术病儿787例，手术病死率从1988～1995年的25%降至2003年的4.1%，其原因是手术时机的把握和手术方法的改进。

(四)心电图检查

全薇等[42]观察用Amplatzer封堵器治疗的152例ASD病人术后心电图变化。与术前相比，20%右心室肥厚恢复正常，成人小ASD伴发$T_{v5\sim6}$改变术后恢复正常。术后新出现结性逸搏及房性心律失常1周内恢复正常。他们[43]还观察65例用Amplatzer封堵器治疗的VSD病人术后心电图，11例出现完全右束支传导阻滞(CRBBB)，1例出现左束支传导阻滞(LBBB)，1例出现$V_{1\sim2}$ST抬高和小Q波，3例出现交界区心律。术后3个月仅4例CRBBB，1例残余小Q波，1例交界区心律。李寰等[44]报道9例VSD封堵术后12 h～10 d出现高度AVB，其中8例AVB在1～12 d消失，1例植入永久性心脏起搏器。他们[45]还总结300例VSD封堵术后心电图，28%出现间歇性加速性交界性心律或加速性室性自主心律伴干扰性房室脱节，17.7%为CRBBB，0.7%为CLBBB，9%为室内传导阻滞。秦云等[46]分析了45例法洛四联症病人的心电图，术前心电图异常率为100%，其中房、室肥大45例，心律失常7例，心肌损伤29例；术后6个月至10年心电图异常37例，其中右心房、右室肥大6例，心律失常25例，心肌损伤20例。王咏等[47]比较358例先天性心脏病病人心脏停跳和不停跳心内直视手术后心电图的变化，心脏停跳组房早、室早、交界性早搏、传导阻滞发生率及术后酸中毒、低心排综合征、高钾血症发生率高于心脏不停跳阻。

(五)X线、CT、MRI检查

胡海波等[48]总结32例膜部VSD分型，漏斗型53.1%，菜花型21.9%，囊袋型12.5%，弯管型12.5%。王诚等[49]报道1例合并多种先天性心脏畸形的女孩，造影显示主动脉-肺动脉间隔缺损(Ⅲ型)、PDA、主动脉缩窄(Ⅱ乙型)、膜周部VSD、ASD，因重度肺动脉高压丧失手术机会。何怡华等[50]报道右心室造影诊断冠状静脉窦间隔缺损1例。杨振文等[51]报道右冠状动脉起源于肺动脉合并ASD1例。杨俊娟等[52]回顾分析2 824例冠脉造影，冠状动脉先天性异常共61例，占2.1%，其中冠状动脉瘘占21.3%，冠状动脉起源和分布异常占78.7%，右冠状动脉先天性异常较左冠状动脉先天性异常多见。张峰等[53]总结4 094例冠脉造影，共检出冠脉起源异常32例，占0.8%，其中以右冠异常起源最多，占65.6%，冠脉起源异常与冠脉狭窄不具有相关性。高俊杰等[54]报道冠状动脉回旋支-左室瘘1例，因分流量大行外科修补治疗。李志刚等[55]报道单纯性右肺动脉缺如1例。徐文彪等[56]报道先天性迷走左肺动脉4例，指出CT和MRI是诊断该病的最佳方法之一。钟玉敏等[57]分析7例肺动脉吊带的影像学，血管造影、MRA、CTA是明确肺动脉吊带的最佳方法，可互为补充。黄美萍等[58]回顾分析小儿肺静脉畸形引流20例，与常规心血管造影和超声心动图相比，多层螺旋CT能明显提高该病检出率。张戈军等[59]回顾分析10例共同动脉干，电子束CT均作出定性和分析诊断，且对共同动脉干并发畸形的显示优于超声心动图。郑敏文等[60]收集34例心血管畸形诊断资料，电子束计算机断层摄影术(EBT)诊断符合率82.4%，超声心动图诊断符合率73.5%，EBT对心外大血管畸形诊断准确率97.9%，优于超声心动图53.2%，超声心动图对心内畸形的诊断准确率为95.9%，优于EBT 81.6%，对心脏与大血管连接处畸形诊断准确率两者基本相同。苗翠莲等[61]探讨12例孤立性心肌致密化不全的MRI表现，MRI能清晰显示孤立性心肌致密化不全的形态学改变、心室节段性及整体运动功能异常、心肌血流灌注及纤维化程度与范围，对其诊断及预后评估具有重要价值。胡海波等[62]将北京华医圣杰有限公司生产的2

种新型国产 VSD 封堵器植入中华猪后行 MRI 检查，未见其明显位移，证实人体植入 VSD 封堵器行 MR 检查是安全的。

(六)超声检查

孙红光等[63]分析了 17 例 ASD 超声心动图，实时三维超声心动图显示 ASD 大多为类椭圆形，前后径>上下径，而二维超声测量的缺口均为上下径，常低估了 ASD 大小。吕秀章等[64]评价了实时三维超声心动图测量 ASD 快速、图像清晰、准确。金梅等[65]分析 207 例 ASD 心腔内超声心动图测值与球囊测值，具有良好的相关性(r=0.99)。方凌云等[66]利用实时三维心动图测量 31 例的 ASD 面积，与手术测值具有良好的相关性(r=0.92)。钱大钧等[67]报道实时三维超声心动图引导下行 VSD 封堵术 28 例，均一次性成功，且无须造影。金泽宁等[68]选取 20 例 ASD，发现二维超声测量值(9.8±2.9) mm 与球囊测量值(15.8±2.9) mm 之间具有良好的相关性(r=0.9，P<0.001)，符合 ASD 伸张径=1.05×超声测量值(mm)±5.49 的回归方程。李静等[69]分析 VSD 合并 ASD 的 148 例病人，术前诊断符合率 36%，漏诊率 64%，漏诊的 ASD 偏小，压差较小，其中 84%为卵圆孔未闭。段云友等[70]回顾分析 18 例 PDA 封堵病人的术前超声心动图，显示胸骨上窝切面探测 PDA，对其分型及长度、内径测值相对准确，与血管造影结果一致性好。王氢[71]回顾分析 48 例部分型肺静脉畸形引流的超声心动图诊断结果，正确诊断 37 例，漏诊 11 例，认为超声心动图是诊断部分型肺静脉畸形引流的首选方法，但应多部位、多切面观察防止漏诊。朱自江等[72]总结 93 例右位心的超声心动图表现，其中镜像心 43 例，右旋心 42 例，右房异构 3 例，左房异构 5 例，认为先天性右位心各节段均可出现异常，多合并复杂心血管畸形。钟晓红等[73]总结 15 例法洛四联症的胎儿期超声心动图特征，均具有肺动脉内径较主动脉内径窄、大于 0.4 cm 的 VSD、主动脉骑跨，仅 5 例有右室前壁增厚。郑兆通等[74]测定 47 例肺动脉高压病人冠状静脉窦血流动力学，表现为冠状静脉窦扩张，血流速度和流量增加。许燕等[75]报道彩色超声诊断胎儿三尖瓣闭锁 2 例。张越等[76]超声诊断先天性心脏憩室伴室间隔肌部缺损 1 例。谷颖等[77]报道完全型房室隔缺损合并肺动脉狭窄 1 例。李宏宇等[78]报道双室型心肌致密化不全 1 例。俞衫等[79]报道不完全性心内膜垫缺损、三房心、左位上腔静脉 1 例。李胜利等[80]应用多普勒超声仪检查胎儿 15 608 例，采用胎儿心脏四腔心平面头侧偏斜法检测出各种心脏畸形 117 例，产后或引产证实 126 例，漏诊 9 例，显示了该法在筛查胎儿心脏畸形的重要性。王胜和等[81]报道用声学定量技术测量 29 例 ASD 病人心功能，与三维超声心动图相比无显著差异，表明声学定量技术能准确测量 ASD 病人的心室功能，而且能对心功能进行实时监测。董鲁燕等[82]利用声学定量技术评价 41 例 PDA 病人左心功能，结果准确可靠。张玉奇等[83]用多普勒超声心肌工作指数(MPI)测定心功能，80 例正常儿童左心室 MPI 为 0.30±0.08，右心室 MPI 为 0.26±0.08，而 161 例单心室病人 MPI 为 0.54±0.11，P<0.001，表明 MPI 能比较准确反映单心室病人的心功能变化。

(七)治疗

饶莉等[84]用 Amplatzer 封堵伞治疗继发孔 ASD109 例，105 例即刻封堵完全，4 例存在少量残余分流。术后发生非 Q 波性心梗 1 例，残余分流 4 例，封堵伞移位 1 例。病人平均随访 2.5 年未见封堵器移位及残余分流，但置入大封堵器病人胸闷、早搏现象较多。蒋澄等[85]采用 Amplatzer 器治疗 ASD10 例，均获成功，随访 2 年无并发症，肺充血和右房室增大较术前改善。张玉顺等[86]使用国产封堵器治疗 21 例房间隔瘤并发继发孔 ASD，成功率 100%，即刻完全封堵率 76%，术后 3 d 10%存在微量分流。他们[87]还使用国产封堵器治疗 37 例直径 42～46 mm 的 ASD，均获成功。手术即刻 17%存在少量分流，术后 3 d 6%有少量分流，无封堵器移位。宋治远等[88]总结 6 例多孔型 ASD 的封堵体会，认为对两孔间距离<7 mm，选择 1 个封堵器，否则应放置两个封堵器。邵明凤等[89]使用国产封堵器治疗 ASD 49 例，均获成功，术后随访 3 年，无封堵器移位、残余分流及栓塞等并发症。王广义等[90]用 Amplatzer 卵圆孔未闭封堵器，治疗卵圆孔未闭 32 例，均获成功，术后 1 月复发偏头痛 1 例，用力时发生头晕 1 例。伍广伟等[91]使用国产封堵器治疗 ASD 20 例，成功率 100%，随访 9 个月无并发症，肺充血和心功能得以改善。潘欣等[92]用 Amplatzer 治疗 74 例大孔 ASD，其伸张径为(29.7±2.9) mm，成功率 97%，失败 2 例为缺损后缘缺乏，随访 1 月～3.4 年，仅 1 例仍存残余分流。张玉顺等[93]用 Amplatzer 或国产封堵器治疗边缘缺乏或边缘<5 mm 的 ASD 171 例，与同期治疗的 309 例有足够边缘(>5 mm)的 ASD 相比，手术成功率和残余分流发生率无显著差异。蒋世良等[94]回顾分析用 Amplatzer 封堵器治疗继发孔 ASD 的 710 例病人，总并发症发生率为 7.5%，与心脏有关的并发症发生率为 3.8%，包括心律失常、残余分流、主动脉-右房瘘；局部血管并发症 0.85%，其他如头痛、封堵器移位占 2.8%。王海勇等[95]报道 ASD 封堵术后 3.5 年并发左房血栓、下肢动脉栓塞 1 例。代政学等[96]* 比较了经导管国产封堵器与心脏直视手术对房间隔缺损的治疗效果，经导管封堵 ASD 病人痛苦小、恢复快、并发症少,且无须体外循环及输血,不遗留手术瘢痕,应作为继发孔型 ASD 治疗首选。王世勋等[97]报道1例 VSD 封堵术后74 h出现高度 AVB,给予糖皮质激素、临时起搏器治疗10 d恢复正常。孔祥清等[98]用 Amplatzer 封堵器成功封堵急性心肌梗死并发室间隔穿孔2例。孙万峰等[99]用国产偏心 VSD 封堵器治疗嵴内型 VSD 8例,全部成功,无并发症。秦永文等[100]总结312例膜周部 VSD 的治疗效果,成功率96.8%,VSD 直径(4.96±2.67) mm,封堵器直径(7.09±3.6) mm,随访3年未发生心律失常、感染性心内膜炎、血栓栓塞等并发症。张玉顺等[101]治疗9例 VSD 修补术后残余瘘病人,均获成功,随访6个月,无封堵器移位及主动脉瓣反流。代政学等[102]应用国产对称双盘状封堵器治疗 VSD 446例,手术成功率100%,术后1例发生溶血,8例发生一过性Ⅲ°AVB,术后1个月随访,2例有残余分流,主动脉瓣和三尖瓣反流各3例,1例封堵器微移位。李寰等[45]总结300例 VSD 封堵治疗效果,手术成功率98%,术后5例出现高度 AVB,2例出现溶血,1例封堵器移位,术后即刻残余分流率30.3%,术后3个月残余分流率1%,2.7%出现主动脉瓣反流,1.3%出现三尖瓣反流。他们[103]还治疗主动脉边缘不足2 mm 膜周部 VSD86例,成功率98%,残余分流7例,主动脉微量反流5例,术后3月仅1例主动脉瓣反流。张玉顺等[104]分析了4例 VSD 介入治疗后发生封堵器移位的原因,3例为膜周部 VSD 伴膜部瘤,1例为嵴内型 VSD,封堵器的移位与缺损的病理解剖特性有关。张智伟等[105]*比较了国产新型封堵器与 Amplatzer 封堵器对膜周部 VSD 的治疗效果,国产新型封堵器在成功率、封堵效果、并发症方面已达到或优于 Amplatzer 膜周部 VSD 封堵器,术后即刻封堵效果,新型膜周部 VSD 封堵器组优于 Amplatzer 封堵器组。朱鲜阳等[106]采用新型成角蘑菇伞治疗小儿 PDA 15例,均获成功,无并发症发生。张峰等[107]治疗15例巨大 PDA,PDA 最狭窄处直径(16±3) mm,采用国产封堵器的直径为(23±4) mm,13例成功,2例因封堵后肺动脉压升高放弃封堵,无严重并发症。蒋威等[108]对比研究国产封堵器治疗 PDA50例和 Amplatzer 治疗 PDA30例,其疗效、并发症无明显差异,但住院费用方面国产封堵器组(29 457.54±220.36元)明显低于 Amplatzer 组(39 012.65±143.73元)。韩秀敏等[109]治疗11例 ASD 合并肺动脉瓣狭窄的病人,均获成功,术后随访无并发症。代政学等[110]经导管同期治疗13例 VSD 合并其他心脏畸形,其中7例为 ASD,5例为 PDA,1例为 ASD 及 PDA,11例成功,随访1年无残余分流及其他并发症。雷芸等[111]经导管治疗10例心脏复合畸形病人。ASD 或 PDA 合并 PS,先扩张肺动脉瓣,再封堵 ASD 或 PDA,ASD 并发 VSD,先封堵 VSD,再封堵 ASD,所有手术均一次性成功,术后1例 PDA 封堵弹簧圈脱落。张玉顺等[112]经导管同期治疗34例复合型先天性心脏病,治疗原则为:先行瓣膜球囊扩张术纠正瓣膜狭窄,其次行 VSD 封堵术,再次行 PDA 封堵,最后行 ASD 封堵,所有病人均一次性成功,无严重并发症,术后6个月超声心动图均无异常。蒋世良等[113]*回顾分析2 318例4种常见先心病的介入治疗的并发症,PDA 封堵组为1.4%,ASD 封堵组为1.5%,肺动脉瓣球囊成形术组为0.91%,VSD 封堵组为4.9%。总病死率为0.1%,认为先天性心脏病介入治疗是一种安全、有效、严重并发症及病死率低的非手术方法,但应重视术后的长期随访,警惕中晚期并发症的发生。周滔等[114]报道经导管介入成功治疗 Lutembacher 综合征1例。张峰等[115]经导管成功封堵1例镜向右位心伴法洛四联症根治术后室间隔残余缺损。张陈匀等[116]经采用皮腔内射频闭塞术治疗冠状动脉-肺动脉瘘1例,无残余分流。刘加立等[117]采用 Amplatzer 动脉导管未闭封堵器栓塞冠状动脉-右房瘘1例,无残余分流。孟舒等[118]应用游离纤毛铂金弹簧圈栓塞右冠脉动脉-左肺动脉瘘1例,瘘管分流消失,随访6个月无并发症。张桂敏等[119]外科缝合瘘口治疗右冠状动脉-左心室瘘2例,随访3个月无再通。

(李松华)

参 考 文 献

1 朱　军,等.四川大学学报(医学版),2004,35(6):875
2 蒋立虹,等.中华流行病学杂志,2005,26(3):182
3 程光存,等.心肺血管病杂志.2004,23(4):208
4 李　勇,等.北京大学学报(医学版),2005,37(1):75
5 钱玲梅,等.江苏医药,2005,31(5):321
6 吕小东,等.中华心血管病杂志,2004,32(9):826
7 叶　明,等.复旦学报(医学版),2005,32(5):597
8 谢利剑,等.复旦学报(医学版),2005,32(3):259
9 罗红鹤,等.中华胸心血管外科杂志,2005,21(1):27
10 黄立功,等.第四军医大学学报,2005,26(10):911
11 盛晓棠,等.心脏杂志,2005,17(3):241
12 胡海波,等.中国循环杂志,2005,20(1):28
13 朱振辉,等.中国循环杂志,2005,20(4):293
14 陈礼平,等.中国循环杂志,2005,20(3):196
15 高文根,等.中国胸心血管外科临床杂志,2005,12(1):68
16 马瑞彦,等.心肺血管病杂志,2005,24(3):159
17 陈伟民,等.中国综合临床,2005,21(7):615
18 陈志毅,等.福建医药杂志,2005,27(1):62

19 李红昕,等.中华外科杂志,2005,43(10):653
20 王　辉,等.山东医药,2004,44(33):21
21 王海东,等.重庆医学,2004,33(12):1765
22 李乃斌,等.中国胸心血管外科临床杂志,2005,12(2):127
23 钟前进,等.中华胸心血管外科杂志,2005,21(2):88
24 胡晓峰,等.中国胸心血管外科临床杂志,2005,12(2):129
25 韩宏光,等.中华外科杂志,2005,43(10):655
26 雷印胜,等.中华外科杂志,2005,43(10):641
27 刘迎龙,等.中华胸心血管外科杂志,2005,21(4):207
28 张南滨,等.中华胸心血管外科杂志,2004,20(6):366
29 杨菊先,等.中国胸心血管外科临床杂志,2004,11(4):301
30 徐志伟,等.中华胸心血管外科杂志,2005,21(4):210
31 周　渊,等.中华心血管病杂志,2005,23(7):636
32 孙江滨,等.心肺血管病杂志,2005,24(3):157
33 许建屏,等.中华外科杂志,2005,43(10):638
34 郑景浩,等.中华胸心血管外科杂志,2005,21(5):257
35 张海波,等.中华胸心血管外科杂志,2005,21(1):12
36 叶建明,等.中华胸心血管外科杂志,2004,20(6):347
37 方敏华,等.中华胸心血管外科杂志,2005,21(4):214
38 赁　可,等.中国胸心血管外科临床杂志,2005,12(2):76
39 徐卓明,等.中华胸心血管外科杂志,2005,21(1):15
40 苏肇伉,等.中华胸心血管外科杂志,2005,21(4):203
41 徐志伟,等.中国胸心血管外科临床杂志,2005,12(2):69
42 全　薇,等.心脏杂志,2004,16(5):491
43 全　薇,等.心脏杂志,2004,17(1):92
44 李　寰,等.心脏杂志,2005,17(2):181
45 李　寰,等.中国循环杂志,2005,20(3):212
46 秦　云,等.医学临床研究,2005,22(5):689
47 王　咏,等.中国急救医学,2005,25(2):84
48 胡海波,等.中华放射学杂志,2005,39(1):81
49 王　诚,等.中华放射学杂志,2004,38(12):1344
50 何怡华,等.中华超声影像学杂志,2005,14(4):317
51 杨振文,等.中华胸心血管外科杂志,2005,21(4):218
52 杨俊娟,等.中国介入心脏病学杂志,2005,13(1):31
53 张　峰,等.中华内科杂志,2005,44(5):347
54 高俊杰,等.临床心血管病杂志,2005,21(4):200
55 李志刚,等.中华心血管病杂志,2005,33(2):183
56 徐文彪,等.中华放射学杂志,2005,39(2):210
57 钟玉敏,等.中华放射学杂志,2005,39(9):990
58 黄美萍,等.中华放射学杂志,2005,39(5):520
59 张戈军,等.中华放射学杂志,2005,39(7):692
60 郑敏文,等.中国循环杂志,2004,19(6):450
61 苗翠莲,等.中华放射学杂志,2005,39(6):588
62 胡海波,等.中华放射学杂志,2005,39(7):751
63 孙红光,等.中华超声影像学杂志,2005,14(3):170
64 吕秀章,等.中华超声影像学杂志,2004,13(12):895
65 金　梅,等.中国循环杂志,2005,20(1):7
66 方凌云,等.中华超声影像学杂志,2005,14(4):245
67 钱大钧,等.中华超声影像学杂志,2005,14(9):666
68 金泽宁,等.心肺血管病杂志,2004,23(4):219
69 李　静,等.云南医药,2004,25(5):428
70 段云友,等.中国超声医学杂志,2004,20(11):855
71 王　氡.　中国超声医学杂志,2005,21(1):36
72 朱自江,等.中国超声医学杂志,2005,21(3):180
73 钟晓红,等.中国超声医学杂志,2005,21(7):552
74 郑兆通,等.中华超声影像学杂志,2005,14(2):106
75 许　燕,等.中国超声医学杂志,2005,21(3):239
76 张　越,等.中华超声影像学杂志,2005,14(5):329
77 谷　颖,等.中国超声医学杂志,2005,21(4):315
78 李宏宇,等.中华内科杂志,2004,43(11):871
79 俞　衫,等.中国超声医学杂志,2005,21(2):154
80 李胜利,等.中华超声影像学杂志,2005,14(8):594
81 王胜和,等.华中医学杂志,2004,28(5):318
82 董鲁燕,等.中国临床医学影像杂志,2005,16(7):411
83 张玉奇,等.中华超声影像学杂志,2005,14(3):188
84 饶　莉,等.四川大学学报(医学版),2005,36(4):588
85 蒋　澄,等.广东医学,2005,26(3):367
86 张玉顺,等.心脏杂志,2005,17(3):260
87 张玉顺,等.心脏杂志,2005,17(3):270
88 宋治远,等.中国循环杂志,2005,20(1):25
89 邵明凤,等.山东医药,2005,45(6):28
90 王广义,等.中国循环杂志,2005,20(1):17
91 伍广伟,等.广西医学,2004,26(9):1282
92 潘　欣,等.上海医学,2005,28(6):478
93 张玉顺,等.心脏杂志,2005,17(3):265
94 蒋世良,等.中国介入心脏病学杂志,2004,12(6):323
95 王海勇,等.中华心血管病杂志,2005,33(3):278
96* 代政学,等.心脏杂志,2005,17(3):285
97 王世勋,等.临床心血管病杂志,2005,21(8):499
98 孔祥清,等.中华医学杂志,2005,85(3):216
99 孙万峰,等.中华心血管病杂志,2005,33(3):232
100 秦永文,等.中国循环杂志,2005,20(1):10
101 张玉顺,等.心脏杂志,2005,17(2):163
102 代政学,等.心脏杂志,2005,17(2):187
103 张玉顺,等.心脏杂志,2005,17(2):198
104 张玉顺,等.心脏杂志,2005,17(2):172
105* 张智伟,等.中华心血管病杂志,2005,33(3):228
106 朱鲜阳,等.心脏杂志,2005,17(2):178
107 张　峰,等.中国介入心脏病学杂志,2005,13(4):225
108 蒋　威,等.广东医学,2005,26(8):1105
109 韩秀敏,等.心脏杂志,2005,17(3):288
110 代政学,等.心脏杂志,2005,17(2):195
111 雷　芸,等.心脏杂志,2005,17(2):190

112 张玉顺,等.中国介入心脏病学杂志,2005,13(3):146
113* 蒋世良,等.中国循环杂志,2005,20(1):21
114 周 滔,等.中华心血管病杂志,2005,33(8):764
115 张 峰,等.中华医学杂志,2005,85(21):1506
116 张陈匀,等.中华心血管病杂志,2004,32(10):936
117 刘加立,等.中华放射学杂志,2005,39(10):1119
118 孟 舒,等.中国循环杂志,2005,20(4):279
119 张桂敏,等.中华外科杂志,2004,42(24):1534

五、感染性心内膜炎

波顺庆等[1]在兔感染性心内膜炎(IE)动物模型中测定血清降钙素原(PCT)、IL-6水平,发现较对照组明显升高,认为PCT、IL-6有可能作为对疑为IE病人的辅助指标并对IE有早期诊断价值。高瑞通等[2]回顾分析了155例IE的临床特点,发现IE致肾损害很常见,多为无症状血尿和或蛋白尿,肾栓塞、急性肾炎综合征、肾病综合征及急进性肾炎综合征也可出现。胡蓝[3]分析了23例IE患儿的临床特征,以持续性发热为其主要表现,血培养阳性9例,其中金葡菌感染5例,超声发现赘生物15例,9例患儿行心脏手术治疗IE,均获治愈。高长青等[4]报道了1例IE致二尖瓣前叶瘤,超声发现主动脉瓣赘生物伴大量反流,二尖瓣前叶近根部呈瘤样向左房面突出,未见穿孔。经积极抗感染治疗后行主动脉瓣和二尖瓣置换,获得成功。

(陈少萍)

参 考 文 献

1 波顺庆,等.华中科技大学学报(医学版),2005,34(5):564
2 高瑞通,等.中华肾脏病杂志,2005,21(8):438
3 胡 蓝.广东医学,2004,25(12):1424
4 高长青,等.中华胸心血管外科杂志,2004,20(5):319

六、心肌疾病

(一)病毒性心肌炎

唐省三等[1]建立巨细胞病毒(MCMv)感染BALB/c小鼠VMC模型,发病率69.4%,死亡高峰在感染后7~14 d,病死率为11.1%。徐翼等[2]报道在MCMv感染小鼠心肌组织中检测到病毒,第5~7天达高峰,病理改变7~10 d达高峰,持续3~4个月。

于小华等[3]分析不同年龄、性别的病毒性心肌炎(VMC)小鼠心肌组织中柯萨奇(CVB)-腺病毒(AV)受体(CAR)表达,有明显的时序性,年龄越小表达越高,雄性表达高于雌性,与人类发病情况相似。张烁等[4]发现CAR在慢性VMC和扩张性心肌病(DCM)心肌组织中表达增高,高于冠心病,先心病和正常人,与心肌组织中CVB RNA和AV RNA感染相关,在发病过程中可能起重要作用。郭玲等[5]在CVB_{3m}重复感染昆明小鼠,早期心肌损伤严重,后期可见小灶坏死,最后心肌炎性损伤消失,而Ⅰ型胶原的表达量与胶原染色面积渐增加,提示心肌纤维化和心室重构的发生,是心力衰竭发生的重要原因之一。邵义祥等[6]在CVB_3感染小鼠外周血和心肌组织中发现cTnI mRNA阳性,且扩增基因片段与原序列完全一致,是灵敏标志物。沈燕等[7]采用差异贴壁法分离小鼠心肌细胞,加入CVB_3感染心肌细胞培养上清,外周血单个核细胞(PMNC)的趋化性明显增强,趋化因子MCP-1的表达升高,感染量越高表达越高,加入抗MCP-1抗体处理后,趋化性下降,可能是CVB_3感染诱发心肌组织炎症细胞浸润的重要机制之一。张松等[8]研究显示,VMC小鼠血TNFα水平明显升高,与炎细胞浸润、坏死相关,给予外源性TNFα加重了病变,而给予TNFα抗体则可减轻病变。张敏等[9]也有类似研究结果。张松等[10]还发现TNF-α的水平与VMC心肌细胞凋亡正相关,诱导心肌细胞凋亡而参与VMC的发病。张召才等[11]探讨急、慢性VMC和感染性DCM小鼠心肌细胞凋亡的动态变化,各期感染小鼠心肌细胞凋亡率较同期对照组明显增高,说明凋亡贯穿病毒性心脏病全程。李双杰等[12]在CVB_3慢性VMC和DCM模型中,前者细胞凋亡发生在病变部位与周围,并有纤维化,后者细胞凋亡则散在性分布,呈现弥漫性纤维组织增生,细胞凋亡指数与心肌组织半胱天冬酶3活性随病程的迁延而增高,心肌胶原容积明显增加,血清胶原前肽增加,说明细胞凋亡与心肌纤维化是VMC向DCM转化的重要病理机制。朱艳萍等[13]研究VMC患儿外周血颗粒酶(GrB)、可溶性Fas配体(sFasL)水平,高于正常对照,升高者各项心肌酶异常百分率均增高,可能与心肌损害及致心肌细胞凋亡有关。唐省三等[14]检测巨细胞病毒性VMC小鼠血清中抗$β_1$肾上腺素能受体抗体,滴度和阳性率比对照高,与心肌病变程度和心电图改变密切相关,说明参与了发病过程。

崔金焕等[15]从肌球蛋白重链的氨基酸序列中选择抗原决定簇片段合成多肽作为抗原检测VMC患儿血清的抗心肌肌球蛋白抗体,阳性率为43.8%,明显高于对照组的9.1%,特异性达90.9%,与天然心肌抗原结果高度一致。吴国屏等[16]检测112例VMC患儿血清抗心肌线粒体免疫球蛋白G(AMM-IgG),阳性率为56.3%、DCM为28.0%,对照组为0,但与心肌酶、心腔扩大和心功能降低无显著相关性。

刘全鑫等[17]初期和极期给VMC小鼠腹腔注射一

氧化氮合酶抑制剂N-硝基-L-精氨酸甲酯(L-NAME),心肌内iNOS生成和iNOS mRNA表达及病理损伤不同程度降低,越早干预越明显,短期内腹腔注射L-NAME不会对小鼠产生负面影响。李玲等[18]用培养的SD乳鼠心肌细胞感染CVB_3,心肌细胞活性明显降低,细胞病变加重,NF-kB P65蛋白表达明显升高,而加入NF-κB抑制剂吡咯基二硫氨基甲酸酯(PDTC)后,细胞活性更低但细胞病变轻,NF-kB P65蛋白表达明显降低,说明NF-κB信号通路激活可能为VMC发病机制之一。袁祖贻等[19]发现,VMC小鼠心肌组织中过氧化物酶体增殖因子活化受体γ(PPARγ)表达增强,主要定位在炎性浸润细胞的核和核周围区,PPARγ配体15 d-PGJ2和比格列酮则使心肌炎症减轻,HW/BW、炎症分级严重程度明显减轻,明显降低心肌组织中多种炎性细胞因子mRNA表达,降低心肌内上调的IL-1β和TNF-α蛋白表达,降低增强的NF-κB结合活性,增加NF-κB抑制物IκB蛋白含量,说明PPAR7配体治疗减轻自身免疫性心肌炎,其机制与诱导IκB表达、阻断NF-κB活化、抑制促炎细胞因子表达有关。

张慧玉等[20]交流8例暴发型小儿VMC的诊治体会,早期临床表现不典型,常以腹痛、恶心、呕吐、发热为首发症状,病情进展快,多数病例最终出现心功能不全、心源性休克及Ⅲ度AVB,治愈4例,好转1例,死亡3例。魏宁等[21]分析32例急性重症VMC的临床特征及转归,病情危重,急性期死亡2例,发展为DCM并2年后死亡3例,Ⅲ度AVB 6例,永久起搏器1例,1年半后死亡,心肌酶增高持续时间长,但无心肌梗死时的酶峰变化。罗延峰等[22]分析儿童VMC心率变异性时域变化,sDNNindex、rMSSD、PNN50明显增高,说明迷走神经张力增高,交感神经张力降低,心脏神经症患儿无相似表现。

(二)扩张型心肌病

刘巍等[23]研究中国北方汉族人群83例扩张型心肌病(DCM)的人类白细胞抗原(HLA)-DQA1和DQB1基因第二外显子多态性,HLA-DQA1*0501基因和HLA-DQB1*0303基因频率明显增高,随LVEF降低而越趋明显,HLA-DQA1*0201基因和HLA-DQB1*0502,HLA-DQB1*0504基因为保护基因。陈新云等[24]研究89例中国成都地区DCM病人受磷蛋白基因(PLN),未发现第25和116核苷酸位点存在突变,与国外报道不同。饶莉等[25]小样本研究89例中国成都地区DCM醛固酮合酶CYP11B2基因遗传多态性,左室内径、心肌质量及左室射血分数在TT、TC、CC和TT+CC各基因型组之间无明显差异。陈新山等[26]检测11例表现为猝死的DCM,均有心肌线粒体DNA(mtDNA)[4799]缺失,对照组为2/14例,缺失率均值分别为0.92%和0.09%,说明该缺失突变与DCM猝死有关。邹德玲等[27]选择43例DCM,血管紧张素转换酶基因DD型及D等位基因频率显著高于正常,比值比分别为4.16和2.65,1例出现β肌球蛋白重链(β-MHC)基因8848位点突变应产生的394bp片段,说明DD基因型可能是DCM发病的危险因子,β-MHC基因可能是遗传易感性的基因标志之一。王春梅等[28]发现中国北方地区汉族人DCM的TNF-α(1.986±0.101)显著高于对照组(1.06±0.061),TNF-α(308A)等位基因频率(39.3%)显著高于对照组(11.8%),提示该等位基因频率增高与DCM相关。

王齐兵等[29]检测11例DCM心肌细胞骨架蛋白,肌营养不良蛋白(dystrophin)异常2例,β肌营养不良蛋白聚糖(dystroglycan)、α肉瘤聚糖(sarcoglycan)、δ肉瘤聚糖、γ肉瘤聚糖异常各1例,β肉瘤聚糖与δ肉瘤聚糖同时受累1例,病变心肌中表达明显降低和(或)发生崩解,在2例正常心肌组织中均表达正常,Ev RNA的阳性率高达45.5%,其中2例肌营养不良蛋白聚糖异常者均为EV RNA阳性。于小华等[30]检测20例终末期DCM行心脏移植术的受体标本的溶酶体组织蛋白酶L,心肌中该酶mRNA及蛋白表达水平均明显高于对照,与射血分数呈显著负相关,说明该酶过度激活可能在DCM的发病机制中起重要作用。赵刚等[31]在上组标本中发现溶酶体中组织蛋白酶(cathepsin) B信号阳性,组织蛋白酶B mRNA的表达与pactin条带面积积分比值明显增高,蛋白表达明显增高,可能与心肌凋亡有关。袁璟等[32]*用人线粒体ADP/ATP载体肽免疫小鼠建立DCM模型,以伴刀豆凝集素A(ConA)刺激的脾淋巴细胞过继转移给同源近交系小鼠,两组小鼠血清抗ADP/ATP载体自身抗体均为阳性,心脏在前期分别出现心肌炎细胞浸润和轻度心肌纤维化,在后期均出现心脏增大、心肌细胞溶解断裂和弥漫性纤维化,心肌中细胞因子表达增高,说明过继免疫诱导免疫应答,发生的心肌损害与供体小鼠体内改变相似。庞玉生等[33]在大鼠DCM模型中,基质金属蛋白酶1(MMP1)mRNA基因表达水平明显上升,大鼠心肌细胞肥大,胞质灶性溶解,呈不同程度的颗粒变性与空泡变性,细胞核增大、分裂、畸形,细胞间隙增宽,间质胶原纤维明显增生,心肌间质Ⅲ型胶原相对值明显增加,但随着病程的发展有下调趋势,MMP1参与大鼠DCM模型的左室重塑。冯占斌等[34]检测60例DCM病人δ-肌聚糖基因所有9个外显子,外显子3中有3种类型单链构象多态性图谱,DNA测序证实为T84C单核苷酸多态性,所编码氨基酸未发生改变,但伴传导阻滞亚组T等位基因频率显著增高。袁璟等[35]以线粒体腺苷酸转位酶(ANT)合成肽免疫液免疫小鼠建立DCM模型,Th1及Th2细胞亚群增多,以Th2更为显著,且Th1/Th2比值明显降低IL-4、IL-6和TNF-α表达明显增高,IFN-γ和IL2明显降低,抗ANT自身抗体均为阳性,Th细胞均被激活,Th2细胞介导的体液免疫应答起优势作用。孙桂芳等[36]发现DCM病人血清Ⅰ型、Ⅲ型前胶原(PCⅠI、PCⅢ)增高,与舒张末期左室内径、左室质量指数正相关,与LVEF负相关,反映左室收缩功能降低。黄荣杰等[37]发现DCM大鼠心肌细胞肥大,变性,间质胶原纤维明显增多,间质胶原CVF及Ⅰ、Ⅲ型胶原的含量明显增加,同时心脏LVED和LVES明显增大、FS和LVEF均明显下降,左心室内径增大、游离壁变薄,心脏质量/体质量比值增加,右房压明显增高,说明心肌间质胶原网络重塑影响左室功能。黄荣杰等[38]又报道上述模型左室心肌组织TGF-β_1表达水平明显增高,提示左室心肌纤维化中起重要作用。

孙桂芳等[39]应用UCG分析DCM病人合并右心室扩张时对心脏结构、收缩功能的影响,右心房面积、右心房左右径、收缩末期及舒张末期右心室左右径、三尖瓣反流面积、NYHA分级增加,舒张末期左心室面积、收缩末期及舒张末期左心室左右径、右心室射血分数减少,左心室射血分数、肺动脉收缩压无显著差异,但心源性病死率明显增加。穆玉明等[40]应用超声应变率成像技术评价DCM局部心肌的纵向收缩功能,各节段心肌的应变率(SR)明显低,瓣环的SR与LVEF呈正相关。张涓等[41]应用定量组织速度成像(QTVI)技术评价21例DCM的局部心肌,计算心室内同步性指数(TSI)和各室壁壁内的同步性指数(RSI),即使是窄QRS波的DCM,也明显存在心室内不同步,左室壁各节段出现不同程度的收缩延迟。潘翠珍等[42]应用组织同步显像(TSI)技术评价心脏同步化治疗DCM的疗效,5例伴有左束支阻滞病人,3例心室的不同步收缩改善明显,而2例不同步收缩改善不明显,有适应证选择及疗效评价方面的应用价值。王珂等[43]观察18例DCM病人应用多巴酚丁胺UCG负荷试验(DSE)并结合心肌组织多普勒成像技术(DTI),测量左侧房室环左室电机械活动时间离散度(校正EM D)、左室心肌运动速度差(Sm D)无变化,而血流动力学改善,说明在改善血流动力学的同时,没有恶化左心室电机械活动的同步性和心肌运动的同步性。苏德淳等[44]用DSE测定18例DCM病人室壁运动改变,全部存在室壁心肌异常收缩反应,13例存在类缺血反应,126/225节段诱发出异常收缩反应,其中97段为无改善,29段为类缺血反应,运动改善发生率在2分的节段最高(62.1%),类缺血反应发生率在3分节段最高,无改善发生率在4分节段最高,推测DCM存在以缺血为表现形式的心肌能量供需失衡。杨好意等[45]应用UCG测量DCM病人冷加压试验前后左冠状动脉主干内径的百分变化率,明显低于健康对照,而硝酸甘油诱发的变化无差异,说明DCM病人心外膜冠状动脉内皮功能减低。曾宪敏等[46]评价左束支传导阻滞对DCM左心功能的影响,伴室内传导阻滞与不伴室内传导阻滞,左室电机械运动的时间离散度均明显增大,尤以前者更明显。

李国草等[47]实验研究家兔骨髓间充质干细胞自体移植治疗DCM,4周后,可在移植心肌内找到BrdU标记的阳性细胞,部分表现为心肌特异性肌钙蛋白T染色阳性,部分因子Ⅷ相关抗原染色阳性并参与形成新生血管,心功能明显改善,说明有可能增殖分化为心肌样细胞和血管内皮样细胞并改善心功能。李文强等[48]也以自体骨髓基质干细胞移植治疗DCM家兔,4周后左心室收缩压、压力变化最大速率及LVEF明显增高,血浆BNP水平显者下降。易桂斌等[49]在体用非程序刺激方法测定DCM家兔心室颤动阈值(VFT),离体测定心外膜、中层心肌和心内膜心肌细胞的单相动作电位复极90%时程($MAPD_{90}$)、跨室壁复极离散度(TDR),可见VFT明显降低,3层心肌细胞$MAPD_{90}$均明显延长,中层心肌细胞较心外膜、心内膜下心肌细胞延长更为显著,给予卡维地洛干预,心外膜、心内膜MAPD90延长,但中层心肌延长无明显变化,说明卡维地洛能降低跨室壁复极不均一性,降低心律失常发生。刘洪智等[50]发现基质金属蛋白酶(MMPs)抑制剂多西环素可逆转多柔比星(阿霉素)DCM大鼠左室重构,改善心功能,表现为明显降低升高的MMPs明胶酶活性,左室内径增加程度降低,心功能各项指标改善,病死率明显降低。张清阳等[51]在上述实验中应用QTVI技术,见多西环素治疗后DCM大鼠的LVEF、FS及VS均增加,LVEDd减小。张丽平等[52]对DCM病人进行系统健康教育,取得良好的辅助治疗作用,改善了病人的生活质量。

(三)肥厚型心肌病

王志民等[53]采用整群分层随机抽样调查国内9市(区)8 080例正常人,年龄18～74岁,男4 064例,女4 016例,共检出13例肥厚型心肌病(HCM),男9例,女4例,均为非对称性肥厚,标化后的患病率约为80/10万。谢文丽等[54]在中国汉族家族性HCM中首次发现MYH7基因20号外显子的Ile736Thr杂合突变,该类型临床症状出现较晚,但进展快,易发生心力衰竭,预后较差。他们[55]还在2个家系中分别发现R663H、E924K杂合突变,E924K在我国HCM病人中首次发现。他们[56]又首次发现一个汉族HCM家系中肌球连接蛋白-C基因13号外显子的Arg346fs突变，发病晚，外显率高，预后差异大。朱前勇等[57]提出胶体金标记/银染信号放大法在寡核苷酸芯片检测人HCM突变中的应用平均判别率为16.2，可以鉴别所有的单碱基错配和3碱基缺失，提高了DNA芯片的实用性。

夏黎明等[58]用MRI白血技术评价HCM局部心肌收缩功能，短轴测量节段的收缩期增厚率(ST)，病变心肌节段ST为(10.5±17.3)%，正常心肌节段ST为(112.0±15.0)%，差异显著。李靖等[59]多普勒组织成像技术评价HCM室间隔及左室后壁局部心功能，左室长轴室间隔及后壁收缩期峰值速度及舒张早期与晚期峰值速度比值减低，左室短轴仅舒张早期与晚期峰值速度比值减低，说明肥厚室间隔及无肥厚左室后壁螺旋肌收缩功能及舒张功能均减低，括约肌舒张功能减低。钟明等[60]应用脉冲多普勒测定17例HCM病人二尖瓣瓣尖、瓣下的血流频谱，左室腔内舒张早期E波流速呈先减低后升高再减低的趋势，在距二尖瓣瓣尖3 cm处明显加速，*A*波流速呈减低趋势。穆玉明等[61]通过应变率显像评价肥厚心肌的局部收缩和舒张功能，收缩期和舒张期的SR均低，内层、中层及外层心肌收缩期和舒张期的SR均低。王志斌等[62]应用彩色多普勒测量HCM左心室舒张早期血流传播速度(VP)，呈现显著减小，与左心室舒张功能分级之间存在良好相关性。乔兴科等[63]用*Tei*指数评价HCM右心功能，Tei指数显著增大，与IRT、ICT、(IRT＋ICT)、ICT/RVET间显著正相关，与RVET间显著负相关，可评价HCM右心室的整体舒张功能的降低和收缩功能受到负面影响。童晓明等[64]以多普勒组织成像技术，后间隔、二尖瓣环及三尖瓣环测得的Sm、Em及Em/Am均降低，(三尖瓣环测定)Am增大，局部心肌弛张时间PCTm及RTm延长，表明左室肥厚不仅造成左室主动松弛功能受损，而且影响右室的弛张功能。

李治安等[65]探讨心肌超声造影在HCM经皮经腔室间隔化学消融术(PTSMA)中的价值。33例行心肌超声造影，28例显影良好且消融成功，左室流出道压力阶差下降≥50%。袁晋青等[66]报道HCM合并冠心病与否，平均年龄无差异，但年龄＞45岁的病人多，心肌梗死发生率高，性别、胸痛、心功能，ST-T改变及异常Q波发生率，心室肥厚的部位均无差异。熊清萍等[67]分析24例心尖肥厚型心肌病临床，5例有阳性家族史，13例以胸痛为主要表现，24例心电图异常、10例有UCG改变，14例经左心室造影确诊，诊断仍需综合分析。

曾治宇等[68]对PTSMA与室间隔部分切除术治疗HCM行荟萃分析，两者使平均室间隔厚度下降，平均左室舒张末期内径增加，心功能改善相似，手术治疗使平均左室流出道(LVOT)压差减低更明显，治疗的客观指标与主观指标均较为接近。胡江飚等[69]报道PTSMA治疗HOCM 25例，术后即刻，静息时LVOTG由(72.6±25.9) mmHg降至(21.8±7.4) mmHg，冠状动脉舒张期灌注压由(44.1±6.0) mmHg升至(55.7±7.3) mmHg，近期疗效可靠。

(四)其他心肌病

刘学波等[70]分析26例致心律失常性右心室心肌病(ARVC)，18例有晕厥发作史，11例发现Epsilon波，多见于$V_{1\sim3}$导联，部分病例出现于Ⅱ，Ⅲ和aVF导联，8例右侧胸导联可见T波倒置，右侧胸导联的平均QRS间期(0.1～0.22)长于左侧胸导联的平均QRS时间(0.08～0.18)，16例两者之比≥1.2，提示心电图中Epsilon波和右胸导联QRS间期延长，有助于诊断ARVC。刘颖等[71]报道30例小儿限制性心肌病，13例活动后咳喘，6例阵发性青紫，5例面部或双下肢水肿，心电图以心房肥大、ST-T改变多见，UCG示心房扩大明显，舒张功能异常，部分患儿心室内膜增厚，应用利尿剂、ACEI治疗，短期及长期效果均不明显，预后差。梁葳等[72]诊疗8例心内膜心肌纤维化，UCG、MRI、心内膜心肌活检联合可提高诊断率，内科治疗无效，病变较轻者行心内膜切除加瓣膜成形或置换术可获得良好效果。郭然等[73]分析淀粉样变性心肌病的临床特点，55岁以上男性病人，出现体循环淤血的限制型心肌病表现时，UCG表现为左心室对称性或非对称性心肌肥厚伴收缩功能障碍，而ECG呈低电压，应高度怀疑。马瑾[74]报道18例乙醇性心肌病，平均年龄(44.1±17.3)岁，饮酒史(25±10.5)年，日均饮酒量(360±90)ml，主要表现为心功不全和室性早搏。

(五)克山病

王铜等[75]汇总2003年全国克山病病情监测，年内无急克、亚急克发病，潜克、慢克检出率为2.2%、0.6%，新发潜克12例、慢克6例，发病率分别为1.2%，0.6%，人均发硒(0.2557±0.0320) mg/kg。他们[76]还汇总2004年全国克山病病情监测，18个监测点区潜克、慢克检出率分别为3.5%和0.7%，估计全国有491万～600万病例，其中慢克65万～117万，潜克、慢克发病率分别为1.8%和0.1%，估计新发潜克13万～39万例，新检出慢克最高达43万例，人均发硒0.365 mg/kg，粮硒平均0.020 mg/kg，两年均处于稳态。和建荣等[77]报道1990～2004年云南牟定县克山病病情监测，病区人群中潜、慢克检出率为0.5%～10.6%，其中自然慢克检出率为1.5%～4.5%，表明克山病仍在严重地危害着病区人民的生命和健康。刘云宝等[78]在黑龙江省富裕县克山病病区34例慢克、潜克病人中检测到C型肝炎抗体(HCV-IgM)23.4%阳性,阳性的*OR*是9.54,C型肝炎可能在克山病的发生发展中起一定的作用。钟学宽等[79]应用抗柯萨奇B_3病毒VP1蛋白单克隆抗体检测83例克山病心肌标本,89.2%阳性,VMC、DCM检出率分别为66.7%和70%,病区发病季节非克山病死亡病人检出率为38.5%,风心病、冠心病、非正常死亡健康人检出率均为10%,克山病的发生与肠道病毒感染高度相关。王秀红等[80]发现克山病病人ET水平明显高,心功能越差,ET升高越明显,NO、NOS及iNOS增高,且慢克高于潜克。马宾等[81]研究表明,克山病病人心肌组织胶原合成增加,潜克Ⅰ、Ⅲ型胶原均明显增加,慢克主要为Ⅰ型胶原合成增加,PⅠNP水平及PⅠNP/PⅢ NP比值与左心功能改变有关,可作为心肌纤维化的血清学指标。

(六)心肌病基础研究

刘莉等[82]将RT PCR获得的人心肌热休克蛋白HSP27基因全长cDNA,重组人质粒载体pCDNA3.1$^+$,将重组体pCDN A3.r/HSP27转染大鼠心肌细胞系H9c2,经G418选择性培养获得稳定转染细胞系,此时给予H_2O_2氧化损伤,LDH释放减少,细胞凋亡减少,显著保护了该细胞的过氧化损伤。涂自智等[83]通过热休克预处理培养大鼠心肌细胞,可见总抗氧化能力明显增加,热休克蛋白70(HSP70)、αB-晶状体蛋白、NF-κB抑制物(I-κB)表达均增加,可维持至24 h,从而抑制NF-κB的活化。吴晓云等[84]取12例室缺手术患儿体外循环(CPB)前后右心耳处心肌组织,RT-PCR测得胞质型磷脂酶A2-γ亚型激活,基因表达明显上调,心肌组织超微结构改变包括心肌细胞质膜下水肿,核异染色质边集、肌浆网扩张,线粒体代偿性增生并伴有中到重度内室肿胀、肌丝灶性溶解等。李爱萍等[85]以AngⅡ作用培养大鼠心肌细胞,可见胞核内出现磷酸化细胞外信号调节激酶(ERK)染色,c-fos原癌基因表达增加,缬沙坦、PD98059可阻断AngⅡ引起的ERK活化、入核过程,c-fos mRNA表达减少。潘秀颉等[86]将体外筛选具有切割内皮素1(ET-1)mRNA的10～23脱氧核酶转染培养大鼠心肌细胞,心肌细胞内可见10～23脱氧核酶的分布,可减少血清诱导肥大心肌细胞ET-1 mRNA及细胞总蛋白,降低细胞活力与蛋白质合成速率。张恒等[87]以去甲肾上腺素(NE)刺激原代培养的心肌细胞,^{3}H-亮氨酸摄入量、C-fos及β-MHc的表达均显著高于正常,加入细胞内钙离子络合剂BAPTA阻断钙信号通路,则可逆转上述表现。于林君等[88]研究表明,AngⅡ可使心肌细胞直径和ANF、β-MHC表达显著增高,携带具有双特异性磷酸酶活性的内源性信号分子PTEN基因的腺病毒载体过度表达则对上述改变具有抑制作用。王旭开等[89]以胰岛素作用于体外培养的血管平滑肌细胞(vSMC),基因芯片分析发现与细胞增殖相关等36个基因的mRNA在干预前后表达存在差异,基质(matrix) Gla和OPN、bFCF、TGFp、PDGF的表达明显增高,α-SM肌动蛋白(actin)染色浅,胰岛素促进了VSMC的增殖与vSMC表型转换有关。李跃华等[90]缩窄大鼠升主动脉,心脏重量升高37.8%,心肌组织中ANP蛋白表达,NF-κB活性增加了144.8%,I-κBα和IKKαβ的磷酸化水平增高,而将腺病毒携带的无功能MyD88(dn-MyD88)转染到心肌组织中,阻断MyD88传递信号可有效地减轻心肌肥大的发生发展。冯丹等[91]研究表明,卡托普利可明显降低AngⅡ作用下的心脏成纤维细胞(CFs)S期细胞百分率,增高NO含量和细胞内cGMP水平,缓激肽$β_2$受体阻断剂可部分阻断卡托普利的作用。冯惠清等[92]以醛固酮作用于CFs,可见剂量依赖性促进CFs的增殖,NO含量、NOS活性及iNOS mRNA表达逐渐下降,可能是其致心肌纤维化的机制之一,螺内酯能阻断其作用。刘健等[93]发现离体纯化的大鼠心肌细胞核在ATP存在下,外源性钙调素经核孔向核内转运量随核外钙离子浓度的增加而递增,钙-ATP酶抑制剂毒胡萝卜素(thapsigargin)、兰尼碱受体拮抗剂钌红和IP_3受体拮抗剂肝素具拮抗作用,腹主动脉缩窄大鼠心肌显著肥厚,外源钙调素人核转运明显减少,心肌细胞核钙-ATP酶活性显著下降,在相对稳定核功能紊乱的调节中起负性反馈作用。付锦等[94]应用AngⅡ作用于培养的乳鼠和12周龄鼠心肌细胞和成纤维细胞,对乳鼠两种细胞具有直接促蛋白合成及细胞分裂作用,并可通过心肌成纤维细胞进一步促进心肌肥大,对成年鼠主要影响心肌成纤维细胞分裂增殖,促进心肌间质纤维化。郑郧等[95]在AngⅡ作用的培养CFs中加入Ang(1～7),呈浓度依赖性的抑制CFs增殖和促进CFs释放NO与cCMP的作用,再加入缓激肽$β_2$受体阻断剂HOE-140又减低了其作用,说明Ang(1～7)可能通过与缓激肽相互作用促进NO和cGMP的产生,从而抑制AngⅡ诱导的CFs的增殖。李艳琴等[96]观察不同浓度肼处理体外培养的心肌成纤维细胞增殖和凋亡情况,低浓度可导致心肌成纤维细胞凋亡,高浓度导致细胞坏死,可抑制心肌成纤维细胞增殖。常连庆等[97]给予大鼠腹腔注射醛固酮,血浆中的醛固酮水平明显增高,心肌肥大相关基因ANF mRNA水平明显升高,心肌中钙调神经磷酸酶(CaN)活性明显升高,心肌细胞浆中的CaN表达上调,环孢素A及螺内酯具有拮抗作用。李朝晖等[98]皮下注射醛固酮(Ald),诱导大鼠心肌肥厚,可见BP显著升高,LVW/BW及HW/BW比值显著增加,血浆 Ald 增加，CaN 活性增加，CaN 抑制因子(Cain)表达显著增加，螺内酯则逆转上述变化，说明外源性醛固酮可通过 CaN 依赖的信号转导通路诱导心肌肥厚发生，内源性 Cain 的表达的变化，受到 CaN 信号转导系统调控。江德勤等[99]采用直接注射法在大鼠左室前壁植入骨髓间充质干细胞(MSCs)，8 周 AE 染色检查显示植入的 MSCs 存活并有新生血管形成，免疫荧光检查显示植入的 MSCs，表达 MHC 及 Cx43，但较宿主表达弱，说明 MSCs 移植在心肌病大鼠体内心肌微环境中能存活，并向心肌细胞分化。李雪等[100]分离成年 SD 大鼠单个核细胞，用 5-氮杂胞苷(5-aza)诱导 MSCs 的分化，可见 MSCs 伸出伪足相互交联，渐成片状到肌岛结构，细胞分化率为(21.15±3.42)%，心肌样细胞内有肌丝和肌丝团的存在，肌钙蛋白 I(TnI)抗体和结蛋白(des min)抗体和抗连接蛋白(connexin)43 抗体阳性，有 Nkx2.5 和 TnI cDNA 表达，并有心房钠尿肽分泌，说明 5-aza 可以诱导 MSCs 分化为心肌样细胞。赵翠萍等[101]有类似实验证实分离培养后的 MSCs 生长密集，形态呈纺锤状，5-aza 的诱导下分化成类心肌细胞，胞质嗜酸性，心肌特异性抗体阳性，胞核居细胞中央，肌丝和幼稚肌结形成。张勇等[102]也证实经 5-aza 诱导后的 MSCs 表达 Nkx2-5/Csx，GATA4，β-MHC 基因和 β-肌节肌动蛋白(sarcomeric actin)和结蛋白，CD29，CD44 表达阳性，CD34，CD45 表达阴性，透射电镜显示有肌丝形成。朱淑霞等[103]证实 MSCs 在体外经 5-aza 诱导后可分化为心肌样细胞，5 μmol/L 孵育 48 h 和 10 μmol/L 诱导 24 h 是 MSCs 体外诱导分化心肌样细胞的理想条件。张文等[104]* 研究诱导时相关调控基因的时序表达，MHC 诱导前无表达，诱导后 1 周开始，2 周起逐渐增强，8 周时阳性细胞比例为 30%；连接蛋白 43 诱导前有弱表达，阳性率为 5%，后逐渐增强，8 周时阳性率为 40%；TGFβ、Nkx-2.5、GATA4 和 MEF-2C 基因在诱导后 1 d 表达开始增强，1 周达高峰并维持高水平，TEF-1 和 RARα 基因无明显变化。郭军等[105]联合使用 G-CSF 和干细胞因子对大鼠在体动员预处理，培养第 3、4、5 天的 DAPI-MSCs 的分化率分别为(1.2±0.2)%、(3.5±0.2)%、(7.2±0.1)%，均显著高于对照组的 0、(1.3±0.1)%、(1.3±0.3)%，说明具有促分化作用。姜铧等[106]从小鼠胎肝组织中干细胞抗原 1 阳性的细胞($Sca\text{-}1^+$ 细胞)(Y 染色体阳性)，输注给经致死剂全身照射的雌性小鼠体内，于移植后 2 个月，小鼠心肌组织内发现存在 Y 染色体阳性的供体来源的细胞，呈现心肌组织的部分特征，表型为结蛋白$^+$/F1t1$^-$/CD45$^-$/F$^{-4/80}$。

(丁继军)

参 考 文 献

1 唐省三，等.临床心血管病杂志，2005，21(6)：369
2 徐 翼，等.中华心血管病杂志，2005，33(4)：360
3 于小华，等.临床心血管病杂志，2004，20(10)：600
4 张 烁，等.中国地方病学杂志，2004，23(5)：406
5 郭 玲，等.中国地方病学杂志，2005，24(3)：278
6 邵义祥，等.临床心血管病杂志，2005，21(1)：29
7 沈 燕，等.中国免疫学杂志，2005，21(5)：325
8 张 松，等.中国免疫学杂志，2005，21(4)：312
9 张 敏，等.武汉大学学报(医学版)，2005，26(3)：311
10 张 松，等.中国免疫学杂志，2005，21(2)：142
11 张召才，等.复旦学报(医学版)，2005，32(4)：388
12 李双杰，等.临床心血管病杂志，2005，21(1)：36
13 朱艳萍，等.山东医药，2005，45(22)：1
14 唐省三，等.山东医药，2005，45(13)：1
15 崔金焕，等.山东医药，2004，44(29)：20
16 吴围屏，等.山东医药，2005，45(23)：28
17 刘全鑫，等.中华心血管病杂志，2004，32(12)：1099
18 李 玲，等.临床心血管病杂志，2005，21(3)：167
19 袁祖贻，等.中华心血管病杂志，2004，32(12)：1104
20 张慧玉，等.中国综合临床，2005，21(10)：944
21 魏 宁，等.宁夏医学杂志，2004，26(12)：793
22 罗延峰，等.心电学杂志，2005，24(1)：12
23 刘 巍，等.中国循环杂志，2005，20(1)：41
24 陈新云，等.四川大学学报(医学版)，2005，36(5)：683
25 饶 莉，等.四川大学学报(医学版)，2005，35(6)：809
26 陈新山，等.临床心血管病杂志，2005，21(1)：3
27 邹德玲，等.中国实用内科杂志，2005，25(7)：595
28 王春梅，等.中国地方病学杂志，2004，23(5)：410
29 王齐兵，等.临床心血管病杂志，2004，20(9)：513
30 于小华，等.中华内科杂志，2005，44(7)：495
31 赵 刚，等.复旦学报(医学版)，2004，31(6)：556
32* 袁 璟，等.中华医学杂志，2005，85(13)：892
33 庞玉生，等.临床心血管病杂志，2005，21(4)：230
34 冯占斌，等.心脏杂志，2005，17(2)：102
35 袁 璟，等.中国免疫学杂志，2005，21(5)：336
36 孙桂芳，等.心脏杂志，2005，17(2)：149
37 黄荣杰，等.高血压杂志，2005，13(3)：160
38 黄荣杰，等.心脏杂志，2005，17(2)：126
39 孙桂芳，等.中国循环杂志，2005，20(2)：121
40 穆玉明，等.中国超声医学杂志，2005，21(7)：546
41 张 涓，等.中华超声影像学杂志.2005，14(4)：261
42 潘翠珍，等.中华超声影像学杂志.2004，13(12)：888
43 王 珂，等.中华超声影像学杂志.2005，14(4)：268
44 苏德淳，等.中华超声影像学杂志.2005，14(8)：569
45 杨好意，等.临床心血管病杂志，2005，21(1)：19
46 曾宪敏，等.中华超声影像学杂志.2004，13(10)：753

47 李国草,等.中华心血管病杂志,2004,32(12):1095
48 李文强,等.中华急诊医学杂志,2005,14(7):559
49 易桂斌,等.中国心脏起搏与心电生理杂志,2005,19(3):215
50 刘洪智,等.武汉大学学报(医学版),2005,26(2):161
51 张清阳,等.中华超声影像学杂志.2005,14(3):218
52 张丽平,等.山东医药,2004,44(35):72
53 王志民,等.中华心血管病杂志,2004,32(12):1090
54 谢文丽,等.中华心血管病杂志,2004,32(12):1087
55 谢文丽,等.中华医学杂志,2004,84(19):1610
56 谢文丽,等.中华医学杂志,2005,85(14):963
57 朱前勇,等.第三军医大学学报,2004,26(19):1729
58 夏黎明,等.华中科技大学学报(医学版),2005,34(5):604
59 李　靖,等.中华超声影像学杂志.2004,13(11):812
60 钟　明,等.中国超声医学杂志,2004,20(12):930
61 穆玉明,等.中华超声影像学杂志.2005,14(3):195
62 王志斌,等.中华超声影像学杂志.2005,14(2):102
63 乔兴科,等.中华超声影像学杂志.2005,14(1):21
64 童晓明,等.中华超声影像学杂志.2004,13(11):872
65 李治安,等.中华超声影像学杂志.2005,14(4):256
66 袁晋青,等.中华心血管病杂志,2004,32(10):902
67 熊清萍,等.新医学,2005,36(4):211
68 曾治宇,等.临床心血管病杂志,2005,21(1):59
69 胡江飚,等.临床心血管病杂志,2005,21(2):71
70 刘学波,等.临床心血管病杂志,2005,21(1):11
71 刘　颖,等.北京医学,2005,27(7):414
72 梁　葳,等.心肺血管病杂志,2005,24(1):18
73 郭　然,等.中国循环杂志,2005,20(4):283
74 马　瑾.上海医学,2005,28(5):423
75 王　铜,等.中国地方病学杂志,2004,23(5):444
76 王　铜,等.中国地方病学杂志,2005,24(4):401
77 和建荣,等.中国地方病学杂志,2005,24(2):198
78 刘云宝,等.中国地方病学杂志,2004,23(5):489
79 钟学宽,等.中国地方病学杂志,2004,23(6):533
80 王秀红,等.中国地方病学杂志,2005,24(4):428
81 马　宾,等.中国地方病学杂志,2005,24(4):431
82 刘　莉,等.中华老年医学杂志,2004,23(12):879
83 涂自智,等.中国危重病急救医学,2005,17(7):412
84 吴晓云,等.中国危重病急救医学,2005,17(7):417
85 李爱萍,等.中华内科杂志,2005,44(2):102
86 潘秀颉,等.第二军医大学学报,2004,25(10):1066
87 张　恒,等.第三军医大学学报,2005,27(15):1534
88 于林君,等.第三军医大学学报,2005,27(10):975
89 王旭开,等.高血压杂志,2004,12(5):461
90 李跃华,等.中华医学杂志,2005,85(4):267
91 冯　丹,等.高血压杂志,2005,13(4):235
92 冯惠清,等.解放军医学杂志,2005,30(2):142
93 刘　健,等.中华心血管病杂志,2004,32(10):919
94 付　锦,等.中华老年医学杂志,2004,23(11):804
95 郑　郧,等.高血压杂志,2005,13(4):226
96 李艳琴,等.武汉大学学报(医学版),2005,26(3):326
97 常连庆,等.高血压杂志,2005,13(7):432
98 李朝晖,等.心脏杂志,2005,17(4):317
99 江德勤,等.心脏杂志,2005,17(1):4
100 李　雪,等.心脏杂志,2004,15(6):505
101 赵翠萍,等.中国急救医学,2004,24(12):882
102 张　勇,等.第四军医大学学报,2004,25(17):1570
103 朱淑霞,等.第三军医大学学报,2005,27(15):1555
104* 张　文,等.中华心血管病杂志,2004,32(11):1004
105 郭　军,等.心脏杂志,2004,15(6):501
106 姜　铧,等.第二军医大学学报,2005,26(4):371

七、心律失常

(一)基础研究

卜军等[1]利用索他洛尔灌流离体兔心,建立 TdP 模型。钙调蛋白拮抗剂能够抑制离体兔心实验性 TdP 的发生,这种作用主要通过抑制早期后复极的机制而非通过影响跨室壁复极异质性的机制来发挥。张陈匀等[2]报道心肌停跳液选择性灌注犬冠状动脉分支,造成局部心肌一过性电静止的成功率显著高于冰盐水,起效时间及持续时间显著短于冰盐水,起到一过性“化学探针”的标测作用。赖顺果等[3]报道环维黄杨星 D 能影响细胞膜上的钙离子通道,促进细胞外钙离子内流,延长动作电位时程。当膜钙离子通道被阻断后,环维黄杨星 D 却缩短动作电位时程,提示其还可能影响其他离子通道。李建平等[4]报道实验犬长期快速起搏心房有效不应期(AERP),卡托普利可明显抑制长期快速起搏实验犬 AERP 的缩短和 AERP 频率适应性丧失,抑制心房电重构。程龙献等[5]报道对大鼠心室进行膨胀可诱发心律失常;缺血预适应对心律失常的发生具有抑制作用;细胞内钙离子浓度的短暂升高可能是缺血预适应发挥抑制作用的驱动因子;ATP 敏感性钾通道及蛋白激酶 C 在缺血预适应过程中可能发挥重要作用。

(二)室上性心动过速

康连鸣等[6]报道将 94 例快速房性心律失常病人随机分为 3 组,结果毛花苷 C、艾司洛尔和地尔硫䓬均能有效控制心室率,心室率下降幅度分别为 30.4%、29.3%和 27.6%,总有效率分别为 86%、83%和 85%,平均用药有效时间分别为(34.3±21.0)、(10.0±39)和(10.0±3.9) min。曾辉等[7]报道一例反复心悸伴头晕 1 年,心脏检查未见器质性改变,心电图示左房下部房性心动过速伴不同比例的传出阻滞,颈椎 MRI 示颈椎病。诊断为交感型颈椎病。针对颈椎病和抗心律失常治疗后症状消失。ALI Tariq 等[8]报道 2 例吞咽诱发房性心律失常,例 1 诱发阵发性房颤,给予钙拮抗剂治疗改善,例 2 诱发短阵房速,给予美托洛芬(倍他乐克)治疗有效。认为吞咽诱发快速型房性心律失常与食管自主神经反射有关。洪丽等[9]报道上腔静脉起源的房性心律失常各导联异位心房波的时限与窦律时相比无明显变化,其Ⅱ、Ⅲ和 aVF 导联心房波振幅明显高于窦律时,Ⅰ导联 P 波由窦律时的明显正向变为低平,aVL 导联的 P 波由窦律时的低平变为负向,胸前导联心房波无明显变化。楚英杰等[10]报道瓣周房速占同期 RFCA(RFCA)治疗房速的 23.2%,起源点在左、右侧房室瓣环的分布比为 3∶16,体表心电图特征、发生机制与其他房速相比无明显差异,提示瓣环标测和 RFCA 在房速 RFCA 中有较大的实用价值。楚建民等[11]报道先天心脏病外科术后 11 例发生 12 种房性心动过速,结果为 10 例 11 种房性心动过速 RFCA 成功,8 种心动过速的成功靶点位于右心房外侧壁瘢痕下方,3 例为典型心房扑动的峡部。提示瘢痕-下腔静脉之间或(和)下腔静脉-峡部 RFCA 可以有效地消除先天性心脏病术后的房性心动过速。单兆亮等[12]报道 W-P-W 病人组静脉注射胺碘酮后旁道前传有效不应期(ERP)有轻微延长,其中 1 例缩短了 60 ms;而以隐匿性房室旁路为对照组房室结前传 ERP 用药后明显延长,表明部分 W-P-W 合并房颤病人应用胺碘酮导致心室率加快。严衍玲等[13]观察到 aVL、Ⅰ、Ⅱ、aVF、Ⅲ、V_1导联 QRS 波终末向量的变化与预激向量方向基本一致,认为观察终末向量的改变可能有助于 delta 波不明显的预激综合征的诊断和定位。陈瑶等[14]报道 1 例左侧隐匿性房室旁路 RFCA 术后 3 个月室上速(SVT)复发,再行电生理检查,500 ms 右心室程序刺激示室房完全分离,但起搏间期减至 320 ms,室房传导恢复至 1∶1,表明左侧隐匿性房室旁路传导,并诱发 SVT。巩固消融后,重复心室刺激均呈室房分离。提示 RFCA 房室旁路后传导出现裂隙现象是复发的表现之一。潘海晕等[15]报道 1 例 22 岁男性病人饮酒后出现胸闷、心悸,在急诊室突发神志不清,心电监护示室颤,除颤成功后频发房早,2 min 后为房颤,后转为室颤,再次除颤成功转为窦性心律,心电图示 B 型预激综合征。此病人无其他心脏病依据,分析饮酒诱发房颤,再导致室颤。王玲等[16]报道间隔旁路致 AVRT 与房室结双径路致 AVNRT 电生理特征鉴别点:①VA>V1A1(心室起搏)为间隔旁路,VA<V1A1 为 AVNRT;②△HA>10 ms 为间隔旁路,△HA≤10 ms 为 AVNRT;③RS2 心室刺激能预激心房或终止 SVT 为间隔旁路;④A 波提前于 V 波或与 V 波重叠,或 SVT 时室房 2∶1 或 1∶2 传导可诊断 AVNRT,排除 AVRT。惠杰等[17]报道 2 例 Mahaim 纤维致宽 QRS 心动过速,电生理检查均提示合并房室结双径路。例 1 未能诱发出 AVNRT;例 2 诱发出宽 QRS 心动过速,并可自行转为正常 QRS 波,但频率不变,表明 Mahaim 纤维没有参与房室结折返,仅作为“旁观者”。安春生等[18]报道 97 例 AVNRT 中 70 例经一般程序刺激诱发,27 例静滴异丙肾上腺素后刺激诱发,RFCA 均成功。一般刺激诱发组快慢径之间 ERP 差异显著,加用异丙肾上腺素后刺激诱发快慢径 ERP 差异不显著。刘兵等[19]报道对 AVNRT 应用 CARTO 电标测系统显示 Koch 三角行慢径 RFCA 与传统方法比较,手术时间无显著差异,X 线曝光时间明显缩短,放电次数显著减少,放电时间显著缩短。王祖禄等[20]*报道将房室结双径路分为快径、右侧后延伸(经典慢径)和左侧后延伸,812 例 AVNRT 分为慢快型 649 例、左侧变异慢快型 10 例、快慢型和变异快慢型 57 例、左侧变异快慢型 15 例、慢慢型 81 例。陈刚等[21]报道应用心电图算法分析阵发性窄 QRS 心动过速的心电图,对于 AVNRT 有预测作用的为伪 r′波,伪 S 波。对于 AVRT 有预测作用的为逆传 P 波,RP 间期>70 ms,以及 ST 段改变。王祖禄等[22]报道慢慢型 AVNRT 中的前传慢径和逆传慢径有明显不同的传导时间;慢慢型的逆传慢径与慢快型的逆传快径有明显不同的传导时间和递减特性;慢慢型较慢快型有较长的下传共径。姚锦容等[23]报道比较 SVT 经心内和食管电生理检查的诊断,结果为 46 例中 45 例分型一致,表明食管电生理检查有很高的准确性,有助于简化 RFCA 术程序。蔡广等[24]报道在食管调搏检查中静脉注射钙剂,能提高 SVT 诊断率,效果优于阿托品。推荐的剂量是 100g/L 葡萄糖酸钙 20ml/次。王筱梅等[25]报道 310 例 SVT 中 22 例 SVT 发作时并发晕厥为晕厥组,结果为晕厥组女性病人比例显著多于非晕厥组,AVNRT 病人比例亦显著多于非晕厥组。而两组间平均年龄、心动过速时的平均心率、心动过速史均无显著性差异。李振等[26]报道快速室上性心律失常后长间歇,可能独立于病窦综合征之外;RFCA 治疗快速室上性心律失常后,一般可改善缓慢性心律失常。

(顾兴建)

(三)房颤

卢延生等[27]观察到短阵快速刺激肺静脉可以导致肺静脉有效不应期缩短,且易诱发房颤及房颤持续时间延长。刘彤等[28]通过离体兔心脏模型研究急性心房扩大对心肌电生理参数及心房颤动易感性及维拉帕米的干预作用,急性心房扩大使心房有效不应期显著缩短,房颤易感性明显提高,维拉帕米可减弱这些作用。刘莹等[29]对在体犬的左、右心房肌的复极时间进行研究,显示左、右心房间具有单相动作电位复极的异质性,是发生和维持房颤的基质。李建平等[30]用声学定量技术评价心房快速起搏犬心房结构及功能改变,提示心房快速起搏可致犬心房面积和容量扩大,卡托普利对心房重构有抑制作用;声学定量技术可有效监测心房结构重构所致的心房面积及容量变化。刘英明等[31]研究依那普利对SD大鼠腹主动脉结扎后房颤诱发率的影响,显示依那普利通过降低AngⅡ水平,减轻心房纤维化,降低房颤的诱发率。韩薇等[32]采用竞争PCR定量测定房颤犬心房内膜纤溶酶原激活剂抑制物-1(PAI-1)mRNA表达,探讨房颤左房血栓形成的可能机制,房颤犬左房PAI-1 mRNA表达明显升高,血浆PAI-1也同时升高。王玉堂等[33]观察到肺静脉肌袖组织中存在与窦房结P细胞形态相似的苍白样细胞以及与束支形态相似的苍白样细胞,免疫组织化学方法证明这些细胞具有与心脏传导系统相同的PGP9.5抗原表达。杜新平等[34]观察到犬肺静脉电生理特点随年龄变化,电重构集中发生在老龄阶段,主要表现为不应期显著缩短和递减性传导,可能是肺静脉致房颤的主要原因。牛凡等[35]经心内膜导管射频消融犬Bachmann束,使高位右房有效不应期明显延长,且不再能诱发出持续房颤。袁义强等[36]测量山羊房颤发生前以及发生后1、2、4、8周左右心房容积,左房射血分数、左房射血力、A峰及E/A比值,结果显示,持续房颤可引起左右心房增大,左心房功能障碍。

陈劲进等[37]和梁延春等[38]分别测定慢性风湿性心脏病伴房颤病人心房肌细胞内游离Ca^{2+}浓度,均显示慢性房颤病人心房肌细胞内存在钙超载。王丽明等[39]研究房颤病人心房肌L型钙通道辅助亚基mRNA水平的表达,结果为房颤病人心房肌L型钙通道辅助亚基α_2/δ和β_{1a}的mRNA表达明显减低,辅助亚基β_{1b}表达减少,辅助亚基β_{1c}表达无改变。王国平等[40]测定风湿性心脏病伴房颤病人左心房心肌Na^+/Ca^{2+}交换体基因表达水平。结果提示,Na^+/Ca^{2+}交换体基因表达与左心房内径、肺动脉压正相关,与房颤持续时间、二尖瓣口面积不相关。吴钢等[41]采用细胞膜片钳技术测定阵发性房颤和慢性房颤病人心房肌细胞I_{to}电流,两组心房肌细胞I_{to}电流密度显著降低,阵发性房颤病人I_{to}电流密度低于慢性房颤病人。胡丹等[42]应用RT-PCR技术检测慢性房颤病人心房肌组织Kir2.1、Kir3.4、Kv4.3 mRNA的表达。结果表明:慢性房颤病人Kir2.1的mRNA表达水平增加及Kir3.4和Kv4.3的mRNA表达水平减低可能分别是I_{k1}上调、$I_{k.Ach}$和I_{to1}下调的分子基础。张殿新等[43]观察到AngⅡ可引起心房肌细胞内钙超载,替米沙坦能显著减轻AngⅡ诱导的人心房肌细胞内钙超载。他们[44]还采用全细胞膜片钳技术记录心房肌细胞膜I_{to}、I_{k1}和$I_{Ca\text{-}L}$并观察AngⅡ对其影响,结果显示AngⅡ可促进人心房肌细胞膜I_{k1}及$I_{Ca\text{-}L}$,抑制人心房肌细胞膜I_{to}。薛玉梅等[45]研究缬沙坦对AngⅡ引起人心房肌细胞离子电流改变的调节作用,AngⅡ对人心房肌细胞$I_{Ca\text{-}L}$有促进作用,并可被缬沙坦抑制;AngⅡ增加I_{k1},抑制I_{Na},其作用不能被缬沙坦抑制。庄聪文等[46]检测风心病慢性房颤病人心房缝隙连接蛋白Cx40和Cx43表达及心房有效不应期,慢性房颤病人心房Cx40表达下降,Cx43无明显变化,Cx40表达量与心房有效不应期正相关。柯丹等[47]研究风湿性心脏瓣膜病房颤病人组织中胶原,MMP-2及其内源性抑制剂金属蛋白酶组织抑制因子(TIMPs)的基因转录,房颤病人心房组织中MMP-2/TIMP-2转录水平调控失衡引起的Ⅰ型胶原分子重构,与房颤的发生和维持有关。朱慧等[48]检测风湿性心脏瓣膜病房颤病人心肌MMP-9和TIMP-1的mRNA水平,房颤时心房肌MMP-9/TIMP-1系统失衡对心房壁变薄、心房扩大和几何形状改变具有重要作用。夏小杰等[49]观察房颤病人心房肌细胞超微结构并记录细胞凋亡,房颤病人心房肌细胞超微结构有明显变化且凋亡指数增高。王长华等[50]观察到房颤病人心房组织IL-1β、IL-6和TNF-α基因表达显著增高,提示炎症反应可能是房颤发生和维持的因素之一。曾治宇等[51]测定房颤病人C-反应蛋白,未发现C-反应蛋白与房颤相关,器质性房颤病人C-反应蛋白高于特发性房颤病人。

刘明等[52]观察到房颤病人血浆SP-选择素、vWF、平均血小板体积、D-二聚体水平显著升高,左心房有血栓者SP-选择素、D-二聚体、平均血小板体积高于无血栓者。华琦等[53]观察到非瓣膜性房颤病人血浆纤维蛋白原、D-二聚体和组织纤溶酶原抑制剂水平显著升高,血浆组织纤溶酶原激活剂水平显著降低,凝血酶原时间、凝血酶时间和部分凝血活酶时间无显著变化。周亚刚等[54]检测房颤病人血浆组织因子和组织途径抑制物的抗原变化,显示房颤病人血浆组织因子和组织因子途径改变表现为凝血活性增高和抗凝活性减低,组织因子凝血途径参与了心房颤动病人心房血栓形成。韩薇等[55]研究显示房颤引起的左房心内膜一氧化氮含量降低,内皮型一氧化氮合酶蛋白表达下调、纤溶酶原激活剂抑制物-1蛋白表达上调。郭素华等[56]通过单因素及多元逐步Logistic回归分析,显示非瓣膜病房颤病人与体循环栓塞相关的因素有:平均心室率≥91次/min,房颤持续时间、心脏射血分数。葛堪忆等[57]对540例持续性房颤病人进行华法林抗凝治疗,INR维持在2～3范围,无一例因严重出血而终止抗凝治疗。何洪月等[58]回顾调查慢性房颤病人华法林治疗现状，仅18.4%病人应用华法林，推测华法林低利用率的原因为医师对抗凝重要性认识不足，基层卫生机构不能监测INR。王学忠等[59]观察到房颤病人血浆CD41和CD62p水平显著升高，阿司匹林可降低CD62p水平，阿司匹林+氯吡格雷可同时降低CD41和CD62p水平。刘少稳等[60]在房颤导管射频消融术前行CTA或经食管心脏超声检查排除心房内血栓，并术前华法林治疗1周，术后治疗1～3个月，116例病人未出现血栓栓塞事件。

吴永全等[61]分析24例阵发性房颤病人24 h动态心电图，房早诱发阵发房颤与房早联律间期、房早前周长及前120s房早发作频率有关。赵惠英等[62]对26例房颤病人分别进行心律转复前后心肺运动试验，房颤病人转复窦性心律后，心率明显减慢，最大每搏摄氧量增加，运动时间延长，运动耐力提高，心功能得到改善。朱慧等[63]选取26例房颤病人采用经食管超声心动图显示左、右心耳图像，26例左心耳内均可测及自发显影，其中血栓形成者10例，17例右心耳内有自发显影，其中血栓形成者1例。张学义等[64]应用经食管和外周血管超声技术检测140例非瓣膜性持续性房颤病人，多因素Logistic回归分析筛选出左心耳血栓、主动脉弓粥样斑块、颈动脉复合型粥样斑块、左房最大面积>35 cm^2、左心耳最小面积>8 cm^2、左室射血分数<0.5、左房和左心耳重度自发显影等7项为缺血性脑卒中独立危险因素。刘岩等[65]应用心肌组织多普勒成像结合M型超声、脉冲多普勒及心尖搏动图评价房颤复律后心房功能的恢复及心房顿抑的发生，复律后左右心房功能均低于正常，并随时间逐渐恢复，心房顿抑于1个月时完全恢复。

杨延宗等[66]标测了126例无器质性心脏病阵发性房颤病人肺静脉和(或)上腔静脉电活动，同一根大静脉肌袖可表现为≥2种电活动类型，房颤均为静脉肌袖内的连续快速电活动所引发。刘少稳等[67]总结了107例环状电极指导下的节段性射频消融肺静脉电隔离，即刻肺静脉电隔离成功率98%，随访82例病人，66例(80%)无临床症状及房颤复发的证据。杨平珍等[68]评价了83例环状电极指导下的射频导管消融电隔离心脏大静脉治疗房颤的有效性和安全性，50例无房颤发作，2例术中出现左侧大量胸腔积血，死亡1例，轻度肺静脉狭窄15例，重度狭窄6例。李毅刚等[69]采用环肺静脉及其周围组织电隔离治疗13例房颤，12例无快速房性心率失常复发。徐亚伟等[70]采用CARTO系统进行左房三维电解剖的同时进行食管重建，设计环行消融径线时可尽量避开食管的位置，预防心房食管瘘的形成。杜新平等[71]对4例阵发性房颤病人采用非接触心内膜激动标测指导消融，4例房颤全部终止，无并发症发生。孙贵宝等[72]和徐亚伟等[73]采用冷冻消融肺静脉治疗房颤，证明此方法有效、安全。王均志等[74]采用球囊超声消融肺静脉治疗房颤，治疗5例病人，4例成功。姚焰等[75]采用心内非接触式标测个体化消融，可有效地终止房颤，并有较好了中期疗效。董建增等[76]对23例消融术后，房颤复发者行电生理检查和再次手术治疗，肺静脉-左心房电传导恢复是多数房颤病人复发的原因，再次手术治疗安全有效。杨俊娟等[77]对比分析房颤病人行节段性肺静脉电隔离术后早期复发的不同治疗方法，约1/3病人使用抗心律失常药物后不再发作房颤，建议对房颤早期复发者使用抗心律失常药物治疗。刘莹等[78]随访104例导管射频消融大静脉肌袖电隔离治疗阵发性房颤，平均随访(112±37)d时，总有效率63.5%，而平均随访(380±226)d时，总有效率增加为80.8%。唐闽等[79]观察肺静脉口周消融术中出现去迷走效应病人，消融成功率明显增加。董建增等[80]采用三维电解剖标测系统指导下环肺静脉线性消融治疗合并器质性心脏病房颤35例，平均随访(8.7±5.6)个月，77.1%的病人为稳定的窦性心律，无严重并发症。孟旭等[81]对238例心脏直视手术伴房颤病人，行直视下射频消融术，远期随访，83.3%维持窦性心律。刘浩等[82]测定9例风湿性心脏病并发房颤者肺静脉电位，9例均在肺静脉内记录到尖峰电位。李莉等[83]对24例慢性房颤伴二尖瓣病变行迷宫手术病人随访8年，术后1年24例均恢复窦性心律，左房长径明显减少，房室同步顺序正常。

(张家友)

(四)室速与室颤

郭成军等[84]以针电极探查25只犬心脏希氏-浦肯野系统(HPS)的电冲动，室性心律失常时HPS电冲动参与器质性心脏病的触发和维持，提示以HPS电冲动为指导，可望改进器质性心律失常的消融。郭继鸿等[85]观察了60例室性心动过速病人的心电轴，存在无人区电轴的20例均为左室室速，占左室室速的54.1%，右室室速无一例出现无人区电轴。狄文成[86]总结了54例特发性流出道室性心动过速的心电图特征，左心室流出道心内膜起源的心电图100%呈右束支传导阻滞图形；左冠状窦起源的100%符合V_1或V_2导联R/S波幅指数≥30%和R波时限指数≥50%；右心室流出道游离壁起源下壁导联的R波多有切迹，且V_2导联的S波振幅较深，胸前导联移行晚。林加锋等[87]分析了64例由室性早搏诱发恶性快速性室性心律失常病人发作前后的心电图，大致分为单纯室早和长间歇依赖性室早诱发，后者又可分为QT间期正常者和长QT(U)间期两种形式。章慧洁等[88]对270例

24 h动态心电图室性早搏＞200次的病人，按Bruce方法进行亚极量平板运动试验，64例运动后室早增多呈二联律，25例出现成对室早，11例出现短阵室性心动过速。郭成军等[89]报道1例QTc间期随心率增快矛盾性延长，且自发多频率室速、室颤病人，室速时以心室波前浦肯野电位为靶点，多个电位逐一传出阻滞，直至电位消失，不再诱发室速和室颤，随访23个月，无症状发作。江洪等[90]报道一例经体表心电图和动态心电图证实为频发室早，且反复晕厥、经电生理检查诱发室颤的病人，起搏标测右室游离壁与室早心电图类同的QRS波，消融后室早消失，随访3个月无晕厥发作。潘海燕等[91]分析了204例心脏病的QT离散度(QTd)与室性心律失常的相关性，各时段室性心律失常发生率与QTd上限值无明显相关性，室性心律失常组的QTd明显大于正常对照组，但与疾病对照组比较无显著差异。李库林等[92]对7例怀疑Brugada综合征病人进行普罗帕酮激发试验，3例确诊，4例诊断为Brugada样心电图改变，提示普罗帕酮激发试验可有效、特异性的诊断Brugada综合征。

(五)病态窦房结综合征

杨晓梅等[93]利用激光共聚焦显微镜分别测定幼年、成年、老年兔窦房结组织不同区域HCN2通道蛋白的荧光强度，各组细胞数分别为(26.40±3.27，15.60±2.88，11.10±1.91)，各组比较差异均差异显著($P<0.05$)。周敬群等[94]对单纯窦房结功能低下的家兔模型进行心室起搏，房室逆传组，房室逆传组心房有效不应期(AERP)缩短、心房激动时间(A_2)延长、心肌波长指数(WLI)减小，与非房室逆传组比较均有显著差异。李红等[95]观察了561支窦房结动脉，有无窦房结动脉相关病变的两组平均心率的无差异，SSS组和非SSS组窦房结动脉受累情况无差异。

(赵　亮)

(六)长QT综合征

李翠兰等[96]*报道76例长QT综合征(LQTS)先证者的临床情况，显示我国的LQTS病人以LQT2为主。β-阻断剂可使多数病人的症状得到控制，对β-阻断剂疗效不佳的病人进行左心交感神经切除术或联合应用起搏器或ICD可增加疗效。马力克等[97]报道7例LQTS因伴心动过缓而行心房永久起搏联用β-阻断剂治疗，随访6个月至4年，无晕厥发作，动态心电图无恶性室性心律失常。李翠兰等[98]报道左心交感神经切除术手术使LQTS病人运动前后的QT/RR间期斜率都变平缓，降低了运动引起的QT间期过度延长，认为这可能是其有效治疗LQTS的机制之一。张卫国等[99]报道1例LQTS伴低钾血症的家系调查，25例中只有3例LQTS，2例可疑。3例LQTS首次发病年龄不同，2例无晕厥发作，仅有双下肢软瘫，发病诱因及发病时间无一定规律，但都伴有血清钾的降低。认为该家族LQTS可能为LQT2基因的突变。刘金秋等[100]报道1例LQTS合并阵发性三度房室传导阻滞，先仅予VVI起搏治疗，仍有晕厥发作，动态心电图示长QT室性早搏诱发TdP。提高低限起搏频率至80次/min，并予β-阻断剂治疗未再发作晕厥。朱宁等[101]报道1例尿毒症病人QT延长伴T波电交替，室性早搏RonT诱发室扑，引起晕厥，血化验示轻度低血钾，经静滴利多卡因、补钾等治疗，未再发作晕厥，心电图检查仍为长QT及室性早搏，但无T波电交替现象。金印彬等[102]报道在LQT2模型中，中层心肌(M)细胞跨壁岛型分布的形状、大小和位置是产生早期后除极以及室壁内折返环的形成与维持的重要因素，折返波起始于心内膜细胞区域与M细胞区域的交界处。杜戎等[103]报道在1例LQTS亚型JLN综合征先证者及其姐姐的KCNQ1基因的第15外显子发现错义突变：2037(G→A)、G643S，还有另一突变是KCNQ1基因外显子2a的第227位核苷酸C被T代替，其编码的苏氨酸被异氨酸所代替。而这两突变分别来自其表型正常的父母亲。表明JLNS可由KCNQ1基因上复合的杂合突变所引起。

(七)射频消融

李元新等[104]报道自制笔式射频电极可用于心房颤动病人心脏外科手术时直视下消融心房内膜或外膜及房颤治疗，以功率30～50 W、每次放电时间20～45 s为宜。汤建民等[105]报道心房扑动RFCA后低右房间隔部起搏，体表心电图P波电轴宽度与RFCA前无显著差异；低右房侧壁起搏，体表心电图P波电轴较RFCA前显著右偏，P波宽度明显延长，Ⅱ导联P波极性由RFCA前的负向波变为正向波。李月平等[106]报道32例经常规途径标测和RFCA失败的左侧旁道，经冠状静脉窦内标测到旁道电位或A-V(V-A)最近、融合处，结果为27例在冠状窦内消融成功，2例经穿刺房间隔在左心房侧消融成功，3例失败。姚荣国等[107]报道应用简化3导管方法RFCA治疗PSVT与常规5导管方法有相似的疗效和安全性，但前者具有减少手术时间和X线曝光的优点。范西真等[108]报道36例儿童PSVT，27例旁路RFCA成功26例，房室结双径路9例RFCA均成功。复发4例，再次RFCA成功。认为RFCA治疗儿童PSVT是安全有效的。郑亚西等[109]报道1例RFCA术前窦性心律时伴长PR间期的AVNRT病人，消融房室结慢径后PR间期恢复正常。寿锡凌等[110]报道AVNRT慢径路RFCA从小功率开始放电，慢径路改良等措施，可有效预防房室传导阻滞，且对远期复发无影响。曹克将等[111]报道

184 例 AVNRT 病人 RFCA 慢径的远期随访，慢径改良成功率 99.5%，复发率 3.8%。一度 AVB 5 例，二度 AVB 2 例，无三度 AVB。陈明龙等[112]报道 38 例经常规 RFCA 方法困难的 AVNRT，行 Koch 三角底部和(或)中位水平的线性消融均取得成功，认为此法安全有效。消融过程中出现交界性心律并非消融成功之必须。张兴凯等[113]3 例合并左上腔静脉干永存的 PSVT，均为左侧旁路，1 次消融成功；2 例二尖瓣狭窄病人为左侧旁路，行二尖瓣球囊成形术后，1 次消融成功；1 例合并 Ebstein 畸形的 PSVT 病人，为右侧旁路，消融 3 个月后复发，再次消融成功。雷寒等[114]报道对 24 例合并器质性心血管病的 PSVT 行 RFCA 均获成功，2 例复发再次消融成功，未出现严重并发症。方丕华等[115]报道冷凝导管消融治疗 SVT 3 例，2 例为 AVNRT，1 例为左侧显性旁路，均取得成功，未出现并发症，未感疼痛。邹建刚等[116]报道应用非接触球囊导管标测系统在窦律下对 3 例致心律失常右室心肌病室速病人行动态基质标测，分别位于右室流出道、前壁和前侧壁，行室速相关峡部的线性消融可有效治疗室速。郭成军等[117]报道以单导管 RFCA 治疗 33 例右室流出道心律失常，30 例成功，3 例发生并发症，3 例复发。邱春光等[118]报道应用环形电极标测 6 例右心室流出道室性心动过速，4 例起源于右室流出道间隔前部，1 例起源于间隔后部，1 例起源于游离壁，均成功进行了 RFCA，缩短了标测及消融时间。李淑敏等[119]报道非接触球囊导管标测系统对复杂、难治性心律失常的电生理机制和指导消融有较好的临床应用价值。刘兵等[120]报道应用 CARTO 电解剖标测系统标测和消融濒发单形性室性早搏，可实时重建心腔三维结构，安全有效，定位准确可靠。杜新平等[121]报道非接触心内膜激动标测系统指导消融右室流出道室性心动过速安全可靠，靶点定位准确，且在提高远期成功率方面优于传统标测方法。王祖禄等[122]报道在 1 例特发性心动过速和 1 例急性心肌梗死中 RFCA 诱发室速的室早，有效防治了室速和晕厥的发作。张丰富等[123]报道 RFCA 治疗频发右心室室早伴缓慢心率 53 例，50 例病人成功消融，2 例术后有残余室早，1 例失败，随访 3～31 个月疗效稳定，无不良反应。汪爱虎等[124]报道应用动物实验，利用起搏电极导线直接释放射频能量到心肌组织体外实验是可行的，提示有可能成为拔除永久起搏导线的一种简单实用方法。

（*顾兴建*）

(八)心脏起搏

白融等[125]分别对Ⅲ度房室传导阻滞和长 QT 间期(LQT)犬模型进行左心室外膜、右心室内膜和双心室起搏，发现心内膜下、中层、心外膜下 3 层心肌的单相动作电位时间(MAPD)均明显延长，左心室外膜、双心室起搏下跨室壁复极离散度(TDR)较右心室内膜增大($P<0.001$)，提示可能为导致恶性心律失常的基础。彭景添等[126]在以螺旋电极导线植入 Koch 三角起搏治疗 15 例慢-快综合征病人，随访观察与右心耳起搏比较，心功能及右房压力差异均无显著性，术中及随访期间各起搏参数无明显变化。陈柯萍等[127]以随机、单盲方式将 111 例病态窦房结病人分为 AAI 起搏组和 DDD 起搏组，平均随访(22.23±10.98)个月，DDD 组房颤发生率明显高于 AAI 组(50.7% *vs* 23.7%，$P<0.01$)。魏子秀等[128]对双腔起搏器房室延迟间期(AVD)在超声和心电图指导下预测的最佳房室延迟(OAVD)与左室射血分数(EF)最大时 OAVD 进行比较，提出简单的设置方法：OAVD＝200 ms(或 180 ms)减去 200 ms(或 180 ms)时 A 波结束至二尖瓣完全关闭的时间间期(Time 1)。祁述善等[129]对 40 例分别植入双心房右室三腔起搏器和 DDD 双腔起搏器的病人随访 36 个月，三腔组阵发性房性快速心律失常(PAT)发作次数及生活质量评分(SF-36)在 6 个月后较双腔组改善($P<0.01$)。李世强等[130]将 26 例阵发性房颤伴心功能不全的病人随机分为双心房-右心室间隔上部三腔起搏(BiA-RVUSP)组和右心房-右心室间隔上部(RA-RVUSP)组，植入起搏器后随访 1 年，BiA-RVUSP 组阵发性房颤发作频率较 RA-RVUSP 组减少($P<0.05$)。华伟等[131]平均随访 12 例植入双腔心律转复除颤器(ICD)6.8 个月，增加的心房电极导线提高了对房性心律失常的识别能力，无一例出现误放电。方全等[132]在 11 例病人中植入 CRT-D，左心室电极振幅、阻抗和阈值分别为(15.37±5.15) mV、(602±125) Ω、(1.62±1.59) V，除颤阈值≤20 J，无一例手术并发症。张燕等[133]随访 11 例植入 ICD 病人 1～31 个月，2 例因误感知心房颤动发生误识别、误放电，经重新设置工作参数后再无出现误放电；7 例出现轻度精神症状，经心理辅导治疗后症状好转。孙贤林等[134]随访 35 例植入 ICD 病人共发作持续性室性心动过速/心室颤动(VT/VF)725 次，其中治疗成功 719 次(96.8%)，VT 中经抗心动过速起搏(ATP)终止 85.5%，低能力转复(CV)终止 14.5%，VF 经高能量除颤(DF)终止 96.9%。谭琛等[135]随访了 69 例 ICD 病人，4 例病人在电击治疗后出现严重心理适应不良，影响生活质量，经调整 ICD 参数、内科药物治疗和心理干预后改善。单其俊等[136]对 10 例自发性或普罗帕酮药物试验表现为 Brugada 波的病人行电生理检查，AH 和 HV 间期分别为 50～124(86±21) ms 和 41～84(58±15) ms，其中 4 例有反复晕厥史病人均诱发室颤。覃数等[137]随访了 45 例因病窦综合征

植入永久起搏器的病人，因快速性心律失常而需服用胺碘酮者25例，与20例对照组比较，术后4 d至第3个月起搏阈值升高更显著、感知阈值和电极阻抗下降更明显。刘志刚等[138]分析了激素释放电极导线(SEL)和铱分型镀覆电极导线(FICL)术后起搏阈值和阻抗的变化，FICL组术中起搏阈值显著低于SEL组，FICL组术中阻抗显著高于SEL组，术后1和3个月亦显著增高。祁善述等[139]观察了10例植入永久起搏器和3例ICD病人直流电复律后起搏阈值改变，10例中8例起搏阈值升高，均为单极心室起搏导线，2例无明显改变，使用双极心室起搏导线；3例ICD起搏阈值无明显改变。刘平等[140]对71例双腔起搏器病人随访观察，单因素统计分析显示基础心率、电池容量、起搏电压、阻抗、阈值、脉宽和感知电流对起搏器的寿命均有影响，Cox回归分析感知电流、起搏电压、阻抗为重要的寿命预测指标。张建军等[141]分析了462例永久起搏器植入术并发症原因，术后常见并发症为囊袋内积血及血肿(6.1%)、电极导线脱位(1.5%)、囊袋破溃及感染(1.1%)。

(赵　亮)

(九)抗心律失常药物

章慧洁等[142]报道通过500例门诊病人的观察，认为索他洛尔最佳剂量80～120 mg/12 h，不良反应小，门诊应用较安全，起效时间3～14 d，对房性及室性心律失常均有效。王雪琴等[143]报道1例心脏扩大的年轻病人，因胸闷心悸来诊，心电图示房扑，2∶1下传，予普罗帕酮(心律平)70 mg静注，5 min后出现心源性休克，经抢救脱离危险。孙健玲等[144]报道应用伊布利特和普罗帕酮转复心房扑动各20例，成功率分别为90%和30%，平均转复时间分别为(21±19) min和(35±8) min，房扑持续时间可作为房扑终止的预测因子。伊布利特在监测下能迅速、安全、有效地终止心房扑动。他们[145]还通过伊布利特对犬心脏电生理特性观察认为，其终止房扑的机制可能是由于延长心房不应期，使折返环可激动间隙兴奋性降低，使波峰不能向前推进，终止房扑。段宗明等[146]报道大剂量静脉应用胺碘酮对AMI并持续性室性心动过速疗效明显，未见严重不良反应。应严密监测心率、节律及血压变化。潘庆敏等[147]报道低剂量胺碘酮(维持量50 mg)治疗高龄室性心律失常病人安全、有效。陈章强等[148]报道环维黄杨星具有抗室性心律失常作用，与延长心室肌细胞动作电位时程及ERP和增大ERP与动作电位复极化时程有关，同时也具有致心律失常作用。何胜虎等[149]报道稳心颗粒对室上性期前收缩的疗效与维拉帕米相似，但在临床症状的改善及不良反应方面明显优于维拉帕米，与维拉帕米联合用药疗效增加，不良反应减少。

(顾兴建)

参 考 文 献

1 卜　军，等. 中华心血管病杂志，2005，33(4)：364
2 张陈匀，等. 中华心血管病杂志，2004，32(12)：1148
3 赖顺果，等. 复旦学报(医学版)，2005，32(2)：225
4 李建平，等. 中华心律失常学杂志，2004，8(6)：371
5 程龙献，等. 中华急诊医学杂志，2005，14(8)：633
6 康连鸣，等. 中国实用内科杂志，2005，25(5)：469
7 曾　辉，等. 临床心电学杂志，2004，13(4)：280
8 ALI Tariq，等. 天津医药，2005，33(5)：321
9 洪　丽，等. 中国心脏起搏与心电生理杂志，2005，19(4)：261
10 楚英杰，等. 中华心血管病杂志，2005，33(6)：518
11 楚建民，等. 中国心脏起搏与心电生理杂志，2005，19(2)：98
12 单兆亮，等. 解放军医学杂志，2005，30(6)：529
13 严衍玲，等. 中国心脏起搏与心电生理杂志，2004，18(6)：453
14 陈　瑶，等. 中华心律失常学杂志，2004，8(5)：301
15 潘海晕，等. 宁夏医学杂志，2004，26(12)：830
16 王　玲，等. 中华心律失常学杂志，2004，8(6)：378
17 惠　杰，等. 中华心血管病杂志，2005，33(3)：285
18 安春生，等. 临床心电学杂志，2005，14(1)：34
19 刘　兵，等. 解放军医学杂志，2005，30(5)：365
20* 王祖禄，等. 中华心律失常学杂志，2005，9(4)：264
21 陈　刚，等. 中华心律失常学杂志，2005，9(4)：257
22 王祖禄，等. 中华心律失常学杂志，2005，9(4)：250
23 姚锦容，等. 广东医学，2004，25(10)：1197
24 蔡　广，等. 心脏杂志，2004，16(6)：587
25 王筱梅，等. 中国循环杂志，2004，19(6)：436
26 李　振，等. 中国心脏起搏与心电生理杂志，2005，19(2)：114
27 卢延生，等. 中国心脏起搏与心电生理杂志，2005，19(3)：212
28 刘　彤，等. 天津医药，2004，32(11)：687
29 刘　莹，等. 中华心血管病杂志，2004，32(9)：833
30 李建平，等. 中华超声影像学杂志，2004，13(11)：844
31 刘英明，等. 天津医药，2004，32(12)：760
32 韩　薇，等. 中华医学杂志，2005，85(23)：1643
33 王玉堂，等. 中华心律失常学杂志，2005，9(2)：119
34 杜新平等. 心脏杂志，2004，15(6)：542
35 牛　凡，等. 中华心血管病杂志，2005，33(1)：86
36 袁义强，等. 中国心脏起搏与心电生理杂志，2005，19(2)：141
37 陈劲进，等. 临床心血管病杂志，2005，21(4)：204
38 梁延春，等. 解放军医学杂志，2005，30(4)：320

39 王丽明，等. 中华心律失常学杂志，2005，9(3)：195
40 王国平，等. 中华心血管病杂志，2005，33(6)：569
41 吴 钢，等. 中华心律失常学杂志，2005，9(3)：188
42 胡 丹，等. 武汉大学学报(医学版)，2005，26(2)：133
43 张殿新，等. 第四军医大学学报，2005，26(5)：404
44 张殿新，等. 中国心脏起搏与心电生理杂志，2005，19(3)：179
45 薛玉梅，等. 临床心血管病杂志，2005，21(8)：493
46 庄聪文，等. 第二军医大学学报，2005，26(2)：136
47 柯 丹，等. 中华心血管病杂志，2005，33(5)：459
48 朱 慧，等. 中华医学杂志，2005，85(1)：45
49 夏小杰，等. 中国心脏起搏与心电生理杂志，2005，19(2)：104
50 王长华，等. 首都医科大学学报，2005，26(2)：111
51 曾治宇，等. 中国循环杂志，2005，20(3)：197
52 刘 明，等. 临床心血管病杂志，2005，21(6)：341
53 华 琦，等. 中国循环杂志，2004，19(6)：439
54 周亚刚，等. 复旦学报(医学报)，2005，32(4)：451
55 韩 薇，等. 中华心血管病杂志，2005，33(1)：69
56 郭素华，等. 福建医药杂志，2004，26(6)：14
57 葛堪忆，等. 中国心脏起搏与心电生理杂志，2004，18(6)：435
58 何洪月，等. 中国危重病急救医学，2005，17(7)：402
59 王学忠，等. 宁夏医学杂志，2004，26(10)：603
60 刘少稳，等. 中国心脏起搏与心电生理杂志，2004，18(6)：432
61 吴永全，等. 中国心脏起搏与心电生理杂志，2004，18(6)：441
62 赵惠英，等. 心肺血管病杂志，2005，24(1)：21
63 朱 慧，等. 中华超声影像学杂志，2005，14(4)：252
64 张学义，等. 中华超声影像学杂志，2005，14(2)：96
65 刘 岩，等. 中华超声影像学杂志 2004，13(10)744
66 杨延宗，等. 中国心脏起搏与心电生理杂志，2005，19(1)：33
67 刘少稳，等. 中国心脏起搏与心电生理杂志，2005，19(3)：166
68 杨平珍，等. 中华心律失常学杂志，2004，8(5)：266
69 李毅刚等. 中华心律失常学杂志，2005，9(4)：277
70 徐亚伟，等. 中国心脏起搏与心电生理杂志，2005，19(2)：101
71 杜新平，等. 中国心脏起搏与心电生理杂志，2004，18(5)：332
72 孙宝贵，等. 中华心律失常学杂志，2005，9(4)：273
73 徐亚伟，等. 中国心脏起搏与心电生理杂志，2005，19(4)：257
74 王均志，等. 中华超声影像学杂志，2004，13(12)：898
75 姚 焰，等. 中华心律失常学杂志，2005，9(2)：93
76 董建增，等. 中国介入心脏病学杂志，2005，13(4)：215
77 杨俊娟，等. 中国介入心脏病学杂志，2004，12(6)：352
78 刘 莹，等. 中国介入心脏病学杂志，2004，12(5)：281
79 唐 闽，等. 中华心律失常学杂志，2005，9(2)：110
80 董建增，等. 中国循环杂志，2005，20(4)：245
81 孟 旭，等. 中华胸心血管外科杂志，2005，21(4)：247
82 刘 浩，等. 临床心血管病杂志，2004，20(12)：707
83 李 莉，等. 第二军医大学学报，2005，26(2)：131
84 郭成军，等. 中国心脏起搏与心电生理杂志，2004，18(5)369
85 郭继鸿，等. 临床心电学杂志，2005，14(1)19
86 狄文成，等. 中国循环杂志，2005，20(4)252
87 林加锋，等. 中国心脏起搏与心电生理杂志，2005，19(2)110
88 章慧洁，等. 中华心血管病杂志，2004，32(11)996
89 郭成军，等. 中国心脏起搏与心电生理杂志，2005，19(1)23
90 江 洪，等. 中国心脏起搏与心电生理杂志，2004，18(6)429
91 潘海燕，等. 中国心脏起搏与心电生理杂志，2005，19(3)185
92 李库林，等. 中华心律失常学杂志，2004，8(6)335
93 杨晓梅，等. 中华心律失常学杂志，2005，9(4)295
94 周敬群，等. 中国心脏起搏与心电生理杂志，2004，18(5)377
95 李 红，等. 中国介入心脏病学杂志，2005，13(2)90
96* 李翠兰，等. 中国心脏起搏与心电生理杂志，2004，18(6)：414
97 马力克，等. 新疆医学，2004，34(6)：40
98 李翠兰，等. 中华医学杂志，2005，85(31)：2192
99 张卫国，等. 中国心脏起搏与心电生理杂志，2005，19(3)：188
100 刘金秋，等. 中华心血管病杂志，2005，33(8)：768
101 朱 宁，等. 中华心血管病杂志，2004，32(12)：1149
102 金印彬，等. 中国心脏起搏与心电生理杂志，2004，18(5)：384
103 杜 戎，等. 中华心血管病杂志，2004，32(9)：808
104 李元新，等. 第二军医大学学报，2005，26(2)：216
105 汤建民，等. 临床心血管病杂志，2004，20(11)：690
106 李月平，等. 北京医学，2005，27(2)：72
107 姚荣国，等. 山东医药，2005，45(13)：32
108 范西真，等. 临床心电学杂志，2005，14(3)：191
109 郑亚西，等. 中华心律失常学杂志，2004，8(6)：334
110 寿锡凌，等. 心电学杂志，2004，23(4)：205
111 曹克将，等. 中华心律失常学杂志，2005，9(4)：246
112 陈明龙，等. 中华心律失常学杂志，2004，8(5)：261
113 张兴凯，等. 宁夏医学杂志，2005，27(1)：44
114 雷 寒，等. 重庆医学，2005，34(5)：684
115 方丕华，等. 中华心律失常学杂志，2005，9(1)：48
116 邹建刚，等. 中华心血管病杂志，2005，33(2)：143
117 郭成军，等. 中国心脏起搏与心电生理杂志，2004，18

(6):419
118 邱春光,等.中国心脏起搏与心电生理杂志,2005,19(3):191
119 李淑敏,等.临床心血管病杂志,2005,21(8):465
120 刘 兵,等.解放军医学杂志,2005,30(5):367
121 杜新平,等.中国心脏起搏与心电生理杂志,2005,19(1):19
122 王祖禄,等.中国心脏起搏与心电生理杂志,2004,18(6):424
123 张丰富,等.中国综合临床,2005,21(6):493
124 汪爱虎,等.中国心脏起搏与心电生理杂志,2004,18(5):374
125 白 融,等.中华心律失常学杂志,2004,8(5):278
126 彭景添,等.中国心脏起搏与心电生理杂志,2005,19(4):325
127 陈柯萍,等.中华心律失常学杂志,2005,9(1):57
128 魏子秀,等.中国心脏起搏与心电生理杂志,2005,19(4):273
129 祁述善,等.中华心律失常学杂志,2004,8(6):380
130 李世强,等.中国循环杂志,2005,20(2):109
131 华 伟,等.中华心律失常学杂志,2005,9(1):6
132 方 全,等.中华心血管病杂志,2005,33(1):22
133 张 燕,等.中华心律失常学杂志,2005,9(1):9
134 孙贤林,等.中华心律失常学杂志,2005,9(4):287
135 谭 琛,等.中华心律失常学杂志,2005,9(1):12
136 单其俊,等.中华心血管病杂志,2005,33(1):34
137 覃 数,等.临床心血管病杂志,2004,20(10):592
138 刘志刚,等.中国心脏起搏与心电生理杂志,2005,19(2):92
139 祁述善,等.心电学杂志,2005,24(1):7
140 刘 平,等.中华医学杂志,2005,85(31):2214
141 张建军,等.中国心脏起搏与心电生理杂志,2004,18(6):456
142 章慧洁,等.中国心脏起搏与心电生理杂志,2005,19(1):41
143 王雪琴,等.临床内科杂志,2005,22(2):114
144 孙健玲,等.中国实用内科杂志,2005,25(2):137
145 孙健玲,等.中国心脏起搏与心电生理杂志,2005,19(4):284
146 段宗明,等.内科急危重症杂志,2005,11(1):29
147 潘庆敏,等.中国心脏起搏与心电生理杂志,2005,19(3):190
148 陈章强,等.中国中西医结合杂志,2004,24(11):1010
149 何胜虎,等.临床心血管病杂志,2004,20(10):588

八、心力衰竭

(一)基础研究

潘黎明等[1]选择性结扎绵羊冠状动脉对角支,获得了稳定、可靠的心力衰竭(CHF)动物模型。惠杰等[2]用太湖梅山猪以快速右室起搏(230次/min)4周,之后改用190次/min的频率维持右室起搏4周建立稳定、持久的终末期CHF模型。张静等[3]研究表明,常规剂量多次静脉注射多柔比星是建立兔心肌病及CHF模型的简便可靠方法。白冰等[4]复制异丙肾上腺素(Iso)致大鼠心肌损伤及肥大模型,发现Iso使细胞骨架蛋白微管蛋白(tubulin)、结蛋白(desmin)无论蛋白水平,还是基因水平表达都增加。王先梅等[5]报道TNF-α可通过刺激MMP-9的表达,引起细胞外基质结构发生改变,加重CHF时的左室重构。杨永健等[6]*研究发现,CHF病人通过雷钙蛋白酶(calpain)降解的抑制蛋白(cain/cabin 1)进而激活钙调神经磷酸酶(CaN)信号通路,提示其在肾素-血管紧张素系统等介导的心肌重构中起一定作用。周兴文等[7]则发现CaN及细胞外信号调节蛋白酶(ERK)信号通路共同参与激活胚心标志基因,在心肌肥大的病理过程中可能起重要作用。杨永健等[8]观察不同程度CHF病人心肌组织PTEN/磷脂酰肌醇3激酶(PI3K)信号通路的表达,探讨心肌重构的信号转导机制。发现PTEN及PI3K/蛋白激酶B(Akt)信号通路共同参与调节CHF病人心肌重构的病理过程,PTEN在心肌重构病理过程中起负性调节作用。陈月云等[9]报道CHF病人接受常规治疗同时长期应用小剂量醛固酮拮抗剂螺内酯能更完全抑制肾素-血管紧张素-醛固酮系统,抑制心肌细胞外基质重塑,减轻心肌纤维化,改善心功能。吴彦等[10]观察到CHF病人外周静脉血凋亡基因PDCD5血清抗体明显高于正常组,应用卡维地洛治疗后该值显著下降,LVEF显著升高,提示卡维地洛具有抗细胞凋亡作用。高玖鸣等[11]通过转基因方法建立表达低水平(Tg-PKCη-L)和高水平(Tg-PKCη-H)靶心脏野生型PKCη的转基因小鼠,观察蛋白激酶C(PKCη)转基因对心脏表型的影响。结果为低水平和高水平PKCη的转基因过度表达未导致心肌肥厚、CHF表型的出现。张曼等[12]结扎大鼠升主动脉,造成压力超负荷CHF模型,在此模型上观察到心肌组织RhoA、Rho激酶mRNA表达明显增高,法舒地尔(fasudil)能明显降低心肌组织RhoA、Rho激酶mRNA表达,心肌细胞内$[Ca^{2+}]_i$无明显变化,表明Rho/Rho激酶传导途径参与CHF发生与发展;Rho激酶抑制剂法舒地尔能明显改善血流动力学,降低左室肥厚指数,其抗CHF作用是通过降低Rho/Rho激酶表达,而非通过心肌细胞内$[Ca^{2+}]_i$变化增加心肌收缩力而实现的。李振魁等[13]发现CHF时β_1受体mRNA表达减少,CHF程度越重表达越少;β_2受体表达在不同程度CHF病人之间改变无统计学意义;β_3受体表达增多,CHF

程度越重表达越多。孔一慧等[14]研究发现无论是正常心脏，还是CHF心肌，血流动力学的变化早于受体基因水平的变化、而CHF心肌发生β肾上腺受体mRNA水平变化更早于正常心肌。在已出现β_1肾上腺受体mRNA水平降低，β_3肾上腺受体mRNA水平升高的CHF心肌中，大量灌流β_3受体激动剂后这种失衡更明显，因此β_3肾上腺受体激动剂可能加重CHF。赵强等[15]观察CHF大鼠心脏β_3肾上腺素能受体mRNA表达，以及β受体阻滞剂美托洛尔对其的干预效果，发现β_3受体mRNA表达明显增加，美托洛尔可以改善CHF大鼠的血流动力学，明显抑制心室重塑，但对心室β_3受体mRNA表达无显著影响。李为民等[16]研究β_3受体在CHF中的作用途径和N^G-硝基-L-精氨酸甲基酯(L-NAME)的作用，发现β_3受体经NOS途径发挥作用，L-NAME可部分阻断β_3受体激动剂对衰竭心脏的负性肌力作用，改善心功能，但大剂量应用会加重CHF进程。陈瑾等[17]研究卡维地洛在CHF中的治疗作用，结果认为，卡维地洛通过β_1、β_2和α_1受体阻滞作用，在改善心功能的同时降低肾上腺素能受体自身抗体的阳性率和抗体滴度，提示自身抗体参与CHF的发生、发展的病理生理过程，卡维地洛对其有抑制作用。周舟等[18]报道缺氧可致心肌细胞线粒体Cyt c大量释放至胞质中，半胱天冬酶-9基因表达增高，并进一步导致半胱天冬酶-3激活，从而证明缺氧可诱导心肌细胞中线粒体依赖的半胱天冬酶 途径激活，导致细胞凋亡。蒋雯等[19]研究认为，兔缺血心肌内注射自身骨髓间充质干细胞(MSCs)可依赖组织微环境转化为心肌细胞修复梗死心肌，显著改善心功能。蒋锡初等[20]对3例扩张性心肌病病人及7例风心病CHF病人经冠状动脉注射自身骨髓干细胞后，使心脏功能得到改善，说明骨髓干细胞移植可明显改善扩张性心肌病病人的心功能，而辅助用于风湿性二尖瓣疾病合并全CHF竭病人的外科治疗同样能提高病人术后的心功能。韦育林等[21]研究认为，5-氮杂胞苷能在体外诱导MSCs向心肌细胞分化；诱导细胞I_{K1}表达不均一，提示可能有致心律失常潜能。陈茂等[22]测定骨髓间充质细胞移植后家白兔心脏多部位的有效不应期(ERP)及离散度(ERPd)；右室流出道、左室心尖部或室间隔连续刺激(Sl S1)或早搏刺激时，其他各部位的兴奋传导时间(AT)和兴奋传导时间离散度(ATd)，发现移植后心肌组织的电传导能力下降，离散度增大。王树岩等[23]研究CHF病人抗β_1肾上腺素能受体自身抗体(Abs)阳性血清对心肌细胞L型钙通道的影响，发现人类心脏Abs阳性血清对心肌细胞受体有异丙肾上腺素样激动剂效应，可能参与了CHF时心肌细胞的病理生理过程。赵晓静等[24]应用膜片钳技术探讨绝对不应期电刺激(ARPES)对健康和CHF豚鼠心室肌细胞(分别简称NVM和FVM)动作电位(AP)时程(APD)和L型钙电流的影响。发现ARPES延长NVM和FVM的APD，对NVM和FVM的L型钙电流有不同的影响。高修仁等[25]研究认为，CHF治疗加螺内酯后，减少钠依赖性镁外流最大速率而改变了红细胞Mg^{2+}/Na^+交换速率，最后导致血浆镁浓度与红细胞镁含量的增加，并由此减少了各种心律失常的发生。螺内酯的抗心律失常作用可能与增加了细胞的Mg^{2+}稳态，抑制了与触发机制有关的早后除极和(或)抑制了与Ca^{2+}超载有关的自律性增高性心律失常有关。王礼春等[26]研究培哚普利对CHF心肌细胞的收缩特性、钙瞬变及其调控蛋白影响，发现此药物能够减轻心肌细胞的钙瞬变及其调控蛋白的异常变化，使CHF中单个心肌细胞的收缩特性得到保护。郑斌等[27]用iNOS抑制剂S-甲基异硫脲(methlisothyiourea)治疗心肌梗死大鼠，证实iNOS在心肌梗死后心功能障碍的发生发展过程中起促进作用，抑制iNOS可以改善左心室功能，其机制与减轻心肌梗死后左心室重构有关。李春盛等[28]观察到充血性CHF病人血中的循环内皮细胞(CEC)、乳酸、NO含量明显高于对照组，并且CEC数量与NO值，乳酸值分别呈明显的正相关。提示血管内皮细胞损伤在充血性CHF的发病机制中发挥重要作用，一氧化氮和乳酸在充血性CHF病人的病情发展和预后起重要作用。陶卫国等[29]研究发现，热休克蛋白对CHF的心肌有保护作用，改善血流动力学，这主要与血浆热休克蛋白HSP70水平升高有关。李占清等[30]报道左心室辅助装置(LVAD)可逆转左室局部血管紧张素受体1(ATl) mRNA表达下降及血管紧张素受体2(AT2) mRNA表达上升，证明LVAD有效，能部分逆转CHF不良的神经内分泌状况。陈长志等[31]评估了搏动性导管(pulsatile catheter，PUCA)泵对急性CHF绵羊辅助的有效性和安全性。结论认为，PUCA泵的短期辅助能稳定急性CHF动物的血流动力学，并且无明显的血小板和红细胞破坏及血栓形成等并发症。吴振军等[32]应用福辛普利和氯沙坦干预治疗CHF大鼠，发现降低肺动脉压的作用不仅是由于其能够降低左室舒张末压及直接的扩血管效应，而且可能通过抑制肺血管胶原增生和重塑产生更持久的作用。孟繁波等[33]用磷酸二酯酶Ⅲ抑制剂匹莫苯(pimobendan)治疗CHF大鼠，不影响其病死率，也不影响心室重构，但能提高心功能。对于广泛左室游离壁心肌梗死大鼠，1 mg/kg匹莫苯腹腔注射，则可以减少左室重塑。张曼等[34]观察到心肌细胞内别RhoA、Rho激酶mRNA表达与CHF密切相关,法舒地尔可降低其表达,缓解CHF症状,可能为一种新的、有效的治疗CHF的血管扩张剂。

(二)临床诊治

杨继东等[35]用多普勒超声测定左室*Tei*指数,发现此指数对老年人CHF的综合诊断价值优于LVEF和*E*/*A*比值,其灵敏度、特异度和准确度分别为86.6%、85.4%和84.6%。童晓明等[36]用超声测定二尖瓣叶接合点与二尖瓣环平面之间的距离(CPMA),发现测定不受心脏节律的影响,在所有CHF病人中容易获得,它能反映心脏收缩功能状态和评价二尖瓣反流的严重程度;而且是心源性猝死的独立预报因子。王欣等[37]应用组织多普勒成像(TDI)技术对CHF病人进行研究,发现CHF病人收缩、舒张期的峰值速度、加速度降低,等容收缩和等容舒张时间延长。王志斌等[38]同样发现多数CHF病人存在左心室长轴收缩功能异常,TDI估测左心室长轴收缩功能在CHF病人心脏功能评价中具有重要价值。邱阳等[39]用TDI以及基于此技术的定量组织速度成像(QTVI)检测正常人心脏收缩舒张功能,认为,①DTI/QTVI技术操作简单,表现细节能力优异,适合于观测心脏运动;②同时从左右心室舒张、收缩功能来评价心功能更为全面、准确。沈景霞等[40]研究认为,右心室流出道缩短率(RVOTFS)主要评价右室流出道收缩功能,但它与右心室长轴功能关系密切,它同右心室长轴位移距离联合应用可以对右心室收缩功能作出综合评价,CHF病人的RVOTFS显著降低。王鸿等[41]应用多普勒超声心动图可直观地显示胎儿心脏结构,检测瓣膜反流及评价外周血流动力学变化,并可通过主动脉和肺动脉心脏输出量(CO)的总和CO获得心输出量的指标及计算FS以达到量化胎儿心功能的目的。崔炜等[42]探讨X线心室造影单平面Simpsom法计算右心室容积的可行性,得出:右心室铸型的实际容积=1.074×(X线心室造影单平面Simpson法右心室容积)。闫钟钰等[43]研究认为,心脏相位对比法磁共振与形态体积分析法电影相比,对心室每搏输出量(SV)测量准确,相关性好,重复性高,加上流量分析软件使其应用省时、简便,在心功能定量分析中有很高的价值。马康华等[44]应用心音图运动实验和心脏超声检查心脏储备功能,发现与超声最大弹性模量对比结果提示心肌收缩能力变化趋势指标可以用来评估心脏储备功能;心音图运动试验揭示高血压病人早期心力储备的下降可能比彩色多普勒超声心动图更灵敏。赵思勤等[45]* 发现CHF病人脑钠肽(BNP)与肺毛细血管楔压(PCWP)、平均肺动脉压(MPAP)、右心房压(RAP)显著正相关,BNP的释放直接与心室压力负荷过度和心室容积扩张相关。快速检测BNP浓度对鉴别呼吸困难是心源性或肺源性具有重要意义。林文辉等[46]评价了快速测定血浆B型钠尿肽鉴别老年人呼吸困难病因的价值,认为此方法有助于鉴别老年人呼吸困难病因,且是一种判断CHF预后的客观性指标。卜殷中等[47]观察到B-型钠尿肽升高是舒张性心衰敏感而特异的生化指标。汪林等[48]研究结果提示,NT-proBNP浓度可以在较长期的治疗中作为监测病人对治疗反应的生化指标,并可能提示CHF病人的预后。但陈纯波等[49]发现终末期CHF病人血浆N-端脑钠肽前体(NT-proBNP)浓度反常下降,提示依赖血浆NT-proBNP浓度判断病情轻重存在一定局限。谢鑫友等[50]通过基因工程技术制备的人BNP抗原,既具有免疫原性又具有反应原性,能很好地解决制备酶免分析中的基本要素抗原(被检测物)和相应的抗体。徐上淼等[51]观察到血清BNP浓度在单纯左心室舒张功能不全病人亦明显升高,缬沙坦治疗10周对BNP水平无明显影响。汪芳等[52]观察CHF病人血浆NT-proBNP水平和肾素血管紧张素系统的动态变化,发现前者比肾素-血管紧张素-醛固酮系统在定量评价心功能受损程度、疗效及预后判定等方面更加敏感及准确。陈倩等[53]报道老年男性CHF病人的雄激素水平显著降低,且游离睾酮水平与CHF程度呈负相关。马学平等[54]报道CHF病人血清心肌肌钙蛋白含量升高,其升高程度与CHF严重程度相平行。金争鸣等[55]报道无原发性肾脏病变的CHF病人存在以肾小球滤过功能受损为特征的早期肾功能异常;CHF程度越重,肾功能损伤愈明显。姚峥[56]分析CHF慢性肾衰竭和贫血三者之间的关系。认为三者常并存,彼此关联。治疗应三者兼顾。李正恭等[57]研究认为,治疗心功能不全的同时治疗贫血有助于心功能的进一步改善,但远期效果待观察。顾水明等[58]发现血清尿酸水平升高和CHF舒张功能异常相关。黄嘌呤氧化酶抑制剂有可能改善CHF舒张功能。肖立中等[59]用别嘌醇治疗合并高尿酸的CHF病人取得较好效果,认为可能与减少活性氧自由基有关。曹雅旻等[60]对我国17个地区2 066所基层医院心内科、急诊科或综合内科一线主治医师采取问卷调查CHF病人主要病因。前3位病因分别为冠心病、高血压病和风湿性心脏病;冠心病的比例明显上升;泵衰竭和猝死是CHF的主要死亡方式。康俊萍等[61]分析认为,重症CHF病人的长期预后较差,年龄、入院收缩压和LVEF是影响预后的独立预测因素。马金萍等[62]分析30年CHF住院病人药物治疗状况,发现CHF住院病例的治疗药物以利尿剂、硝酸酯和洋地黄制剂为主;ACEI、β-阻滞剂的应用尚未达到指南所推荐的要求。宋浩明等[63]* 报道CHF

时血浆脑钠肽浓度与CHF严重程度密切相关，且与去甲肾上腺素(NE)浓度呈正相关。在CHF病人中采用小剂量递增剂量方式给予培哚普利可明显降低脑钠肽、NE，且耐受性良好。冯海明等[64]发现CHF病人对美托洛尔和卡维地洛都具有良好的耐受性，美托洛尔对心率的影响较大，而卡维地洛对血压的影响较大，卡维地洛比美托洛尔更易达到最大靶剂量，且剂量调整时间短。周传堃等[65]在充分的CHF常规治疗基础上加用美托洛尔，6个月后LVEF较对照组明显提高，而左室舒张末内径(LVEDD)、收缩末内径(LVESD)、左心室质量指数明显降低，提示美托洛尔能改善心室重构。黄震华等[66]比较贝那普利与氯沙坦对CHF病人血管内皮功能影响，结果为贝那普利治疗CHF的总有效率为71.43%，氯沙坦为50%。两药均可明显改善血管内皮功能。刘晓红等[67]联合应用不同剂量的美托洛尔和培哚普利治疗CHF，均能改善症状，且出现首剂低血压的比例无显著差异，各组的死亡例数及不能耐受人数无显著差异。陈焕芹等[68]报道应用雷米普利治疗老年CHF病人，在改善心功能同时能明显改善细胞因子TNFα、IL-6、IL-10等的异常。诸骏仁等[69]对卡维地洛治疗老年CHF病人的耐受性进行了评估，平均剂量为36.8 mg/d，其中55.8%的病人可以耐受卡维地洛50 mg/d，除2例退出，96.1%的老年CHF病人可坚持卡维地洛治疗。周秀娟等[70]也报道老年CHF病人用卡维地洛治疗后，LVEDD、LVESD和LVEF的改善均优于常规治疗组，6 min步行距离增加较常规治疗组更为显著。治疗期间无严重不良反应出现。陈丽珊等[71]报道用美托洛尔与卡托普利联合治疗小儿难治性CHF疗效显著。比单独加用卡托普利好。张瑞芳等[72]应用定量组织速度成像(QTVI)评价充血性CHF病人左心室心肌的非同步性运动及其与左心功能、QRS间期的关系，发现CHF病人左心室同一节段及同一壁内均存在非同步运动，且与左心功能、QRS间期关系密切。王建安等[73]报道6例使用双心室优化起搏治疗充血性CHF均取得较好效果，认为双心室起搏治疗能改善顽固性充血性CHF且药物治疗效果不佳病人的心功能，提高病人的生活质量，在此基础上进行V-V间期优化可以进一步提高病人的左心室功能。苏晞等[74]对11例CHF病人进行心脏再同步化治疗，发现不仅能改善心功能，而且能逆转左心室重构。王冬梅等[75]进行了25例双心室同步起搏治疗，发现对宽QRS的CHF能明显改善病人的生活质量及心功能，减少LVEDD，逆转左室重构，长期疗效巩固，并能降低CHF病死率。他们[76]* 又报道窄QRS波充血性CHF双室同步起搏疗效的初步观察结果，认为无论是否伴LBBB，若存在着心室间或心室内收缩的不同步，给予双室同步起搏治疗后可使运动耐量及血流动力学均有一定程度的改善。韩雅玲等[77]应用经皮冠状动脉介入治疗(PCI)联合心脏再同步化治疗(CRT)缺血性心肌病顽固性CHF，效果良好，提高生活质量并改善其预后，并具有较高的安全性。潘翠珍等[78]应用多普勒组织显像(DTI)、组织同步显像(TSI)和组织追踪技术(TT)评价心脏同步起搏治疗CHF的疗效。发现双室起搏能改善左右心室的同步性及左室心功能，DTI、TSI和TT技术在评价心脏同步治疗充血性心力衰竭的疗效方面有较大的应用价值。卢英民等[79]用马来酸桂哌齐特治疗急性心肌梗死伴CHF病人，测定其血流动力学效应，发现用药后MPA、PCWP下降，CO及CI均改善。龚开政等[80]研究发现小剂量甲氨蝶呤治疗组CHF病人血浆中TNFα、单核细胞趋化蛋白-1的水平显著低于常规治疗组，而可溶性IL-1受体拮抗剂的水平高于常规治疗组。但对LVEF、LVDDS无影响。汤建民等[81]报道在CHF标准治疗基础上，应用曲美他嗪能显著改善缺血性心脏病CHF病人心室重塑和心功能。何勇等[82]报道CHF病人短期适量补充外源性卡尼汀有益于改善心功能。张金国等[83]研究表明，黄芪注射液治疗CHF病人能降低血浆凋亡相关因子水平。

(徐荣良)

参 考 文 献

1 潘黎明，等. 中国胸心血管外科临床杂志，2005，12(3)：177
2 惠 杰，等. 中国心脏起搏与心电生理杂志，2004，18(6)：470
3 张 静，等. 心脏杂志，2004，16(5)：437
4 白 冰，等. 中国地方病杂志，2005，24(3)：281
5 王先梅，等. 中华内科杂志，2004，43(11)：828
6* 杨永健，等. 中华心血管病杂志，2005，33(3)：247
7 周兴文，等. 第四军医大学学报，2005，26(4)：345
8 杨永健，等. 中华医学杂志，2005，85(17)：1201
9 陈月云，等. 中国循环杂志，2004，19(6)：406
10 吴 彦，等. 中华医学杂志，2005，85(10)：676
11 高玖鸣，等. 高血压杂志，2004，12(5)：452
12 张 曼，等. 中华心血管病杂志，2005，33(1)：73
13 李振魁，等. 中华心血管病杂志，2005，33(4)：351
14 孔一慧，等. 中华急诊医学杂志，2005，14(4)：304
15 赵 强，等. 中山大学学报(医学科学版)，2005，26(3)：278
16 李为民，等. 中华心血管病杂志，2005，33(6)：509
17 陈 瑾，等. 中华心血管病杂志，2005，33(6)：498
18 周 舟，等. 第三军医大学学报，2005，27(3)：185

19 蒋　雯,等.临床心血管病杂志,2004,20(10):605
20 蒋锡初,等.山东医药,2004,44(27):8
21 韦育林,等.中山大学学报(医学科学版),2005,26(4):396
22 陈　茂,等.中国心脏起搏与心电生理杂志,2005,19(2):124
23 王树岩,等.中国医学科学院学报,2005,27(3):332
24 赵晓静,等.中华心血管病杂志,2004,32(12):1082
25 高修仁,等.广东医学,2004,25(11):1249
26 王礼春,等.中华心血管病杂志,2005,33(6):513
27 郑　斌,等.心肺血管病杂志,2004,23(4):231
28 李春盛,等.中华急诊医学杂志,2005,14(4):313
29 陶卫国,等.心肺血管病杂志,2005,24(1):35
30 李占清,等.中华胸心血管外科杂志,2005,21(1):35
31 陈长志,等.中国胸心血管外科临床杂志,2005,12(3):181
32 吴振军,等.中华医学杂志,2004,84(23):2015
33 孟繁波,等.临床心血管病杂志,2004,20(12):730
34 张　曼,等.中国医科大学学报,2004,33(6):484
35 杨继东,等.中华老年医学杂志,2005,24(6):418
36 童晓明,等.中国超声医学杂志,2004,20(10):749
37 王　欣,等.中华超声影像学杂志,2005,14(5):346
38 王志斌,等.中华超声影像学杂志,2005,14(3):191
39 邱　阳,等.重庆医学,2004,33(12):1804
40 沈景霞,等.中华超声影像学杂志,2005,14(6):425
41 王　鸿,等.中国超声医学杂志,2005,21(8):619
42 崔　炜,等.中华心血管病杂志,2005,33(2):147
43 闫钟钰,等.中华放射学杂志,2005,39(3):262
44 马康华,等.重庆医学,2005,34(4):571
45* 赵思勤,等.中华心血管病杂志,2005,33(6):502
46 林文辉,等.中华老年医学杂志,2004,23(10):693
47 卜殷中,等.华中医学杂志,2005,29(4):279
48 汪　林,等.中华内科杂志,2005,44(3):177
49 陈纯波,等.广东医学,2005,26(7):981
50 谢鑫友,等.中华检验医学杂志,2004,27(12):853
51 徐上淼,等.临床内科杂志,2005,22(5):311
52 汪　芳,等.中华内科杂志,2005,44(7):490
53 陈　倩,等.中华心血管病杂志,2005,33(6):505
54 马学平,等.宁夏医学杂志,2004,26(12):797
55 金争鸣,等.中华内科杂志,2005,44(4):262
56 姚　峥.临床内科杂志,2005,22(3):186
57 李正恭,等.重庆医学,2005,34(4):523
58 顾水明,等.中国循环杂志,2004,19(5):359
59 肖立中,等.心脏杂志,2004,16(5):452
60 曹雅旻,等.中华内科杂志,2005,44(7):487
61 康俊萍,等.心肺血管病杂志,2005,24(2):84
62 马金萍,等.天津医药,2005,33(3):135
63* 宋浩明,等.中华医学杂志,2005,85(25):1737
64 冯海明,等.临床心血管病杂志,2004,20(12):713
65 周传堃,等.四川医学,2004,25(10):1097
66 黄震华,等.中国综合临床,2004,20(11):961
67 刘晓红,等.中国综合临床,2004,20(11):964
68 陈焕芹,等.中华老年医学杂志,2005,24(5):342
69 诸骏仁,等.中华老年医学杂志,2005,24(7):489
70 周秀娟,等.江苏医药,2005,31(6):413
71 陈丽珊,等.广东医学,2005,26(8):1138
72 张瑞芳,等.中华超声影像学杂志,2005,14(4):264
73 王建安,等.中华心律失常学杂志,2005,9(3):218
74 苏　晞,等.中国介入心脏病学杂志,2005,13(4):233
75 王冬梅,等.中华心血管病杂志,2005,33(8):717
76* 王冬梅,等.中国心脏起搏与心电生理杂志,2004,18(5):398
77 韩雅玲,等.中华心血管病杂志,2005,33(1):17
78 潘翠珍,等.中国超声医学杂志,2005,21(6):467
79 卢英民,等.临床心血管病杂志,2005,21(7):403
80 龚开政,等.临床心血管病杂志,2005,21(2):93
81 汤建民,等.医学临床研究,2004,21(12):1383
82 何　勇,等.心脏杂志,2005,17(1):49
83 张金国,等.中国中西医结合杂志,2005,25(5):400

九、心包疾病

鲁晓春等[1]调查450例心包积液年龄相关病因构成,少儿组和青年组以结核最多见,分别为25.3%和30.4%,中年组常见的病因为肿瘤(28.7%)和结核(22.4%),老年病人最多见的病因为肿瘤(23.5%)和心力衰竭(19.13%),高龄老年组心肺功能异常约占50%,所有病人前3位的基础病因为肿瘤(22.2%)、结核(19.1%)和心力衰竭(16.44)。李国锋等[2]分析45例心包疾病,结核18例,肿瘤9例,非特异性6例,缩窄性,尿毒症和甲状腺功能减退各3例,创伤2例和胆固醇性1例。郝静等[3]随访15例诊断不明的大量心包积液病人,6例为恶性肿瘤,9例为良性,前者预后差,在数月内死亡。侯跃双等[4]报道缩窄性心包炎2种少见的超声表现:一为LVEF明显降低伴心包钙化明显甚或嵌入心肌;二为二尖瓣血流速度吸气相较呼气相下降<25%,但见心包广泛粘连、挛缩、大片缩窄环形成。张连仲等[5]测量缩窄性心包炎肝静脉血流多普勒频谱,s波和s波/d波比值显著减低,若以该比值<1作为判断缩窄性心包炎的标准,敏感性为78%,特异性达95%。景笑伪[6]分析27例缩窄性心包炎的CT表现,均有心包增厚,平均8.2 mm,13例钙化,另可有右心室管状狭窄,三角形变化和前壁僵直。崔翰斌等[7]随机选择47/94例感染渗出性心包炎病人,经导管心包内尿激酶灌洗,随访8～120个月,有利于心包积液彻底引流,明显减小心包厚度,消除心包局部的

早期粘连，6例非血性心包积液病人发生心包内出血，未见系统性出血及其他穿刺相关并发症，心包缩窄9例低于对照27例。金海等[8]分析36例心包积液致心脏压塞病人的临床，15例采用剑突下心包开窗、放置引流管，21例采用经皮穿刺置管引流，15 min～2 h后心脏压塞症状改善，早期34例生存，2例死亡病例分别因低心排出量和急性肝、肾功能衰竭。刘闯等[9]评价心包穿刺引流部位与引流程度及安全性的关系，46例病人均一次穿刺置管成功，无并发症，选取左侧第4肋间距胸骨左缘1～2 cm处为穿刺点时进针深度最小，导管位于心包底部概率最高，优于剑突下和左侧第4肋间距心浊音界内侧1～2 cm处。王毅等[10]在中心静脉导管距远端4～5 cm内自制6～8个孔，对62例心包积液病人行71次心包内置管引流，效果好，并发症少，仅6次出现引流管堵塞。

（丁继军）

参 考 文 献

1 鲁晓春，等. 解放军医学杂志，2005，30(5)：439
2 李国锋，等. 宁夏医学杂志，2005，27(4)：249
3 郝 静，等. 临床内科杂志，2005，22(6)：428
4 侯跃双，等. 中国实用内科杂志，2005，25(7)：604
5 张连仲，等. 中国超声医学杂志，2004，20(12)：921
6 景笑伪. 四川医学，2005，26(8)：887
7 崔翰斌，等. 中华心血管病杂志，2004，32(12)：1118
8 金 海，等. 中华心律失常学杂志，2005，9(1)：34
9 刘 闯，等. 中国综合临床，2005，21(7)：587
10 王 毅，等. 临床心血管病杂志，2005，21(8)：499

十、大动脉疾病

明广华等[1]总结了179例主动脉夹层(AD)病人的基本情况，指出AD的主要危险因素是高血压、长期吸烟、饮酒，主要表现为剧烈的胸痛和(或)背痛，较多误诊为心绞痛、心肌梗死、胰腺炎、高血压。黄连军等[2]比较了35例B型AD接受覆膜血管内支架治疗术前后腹部重要血管分支影像学变化，认为支架置入术不仅能改善B型AD所致的血管分支动力型缺血，对多数静力型受损的血管也有明显的即时血流改善作用。张宇辉等[3]观察了106例AD和38例主动脉瘤病人血浆同型半胱氨酸(Hcy)的水平，发现较正常对照组明显升高，提示高Hcy与AD合并主动脉瘤的发生发展密切相关。宋卫华等[4]研究发现MMP-2基因-1059GA/AA基因型可能是55岁以上男性病人并发AD的遗传易患因素之一。孙清荣等[5]分析了19例经手术或血管造影证实的主动脉瘤螺旋CT血管造影表现，结果为19例中真性动脉瘤4例，假性动脉瘤5例，主动脉夹层10例，螺旋CT在主动脉瘤的诊断中有重要价值。林云等[6]统计分析了53例夹层动脉瘤的超声检查资料，并参照手术及磁共振成像，结果为超声诊断的敏感性达92.5%，漏诊率7.5%。袁彬彬等[7]用彩色多普勒超声诊断了一例罕见的左冠状动脉窦瘤破入右心房，后经手术治疗缝合了破口获得治愈。陆相杨等[8]对34例主动脉窦瘤破裂行外科手术治疗，同时矫治合并畸形，获得了满意的近期和远期疗效。舒欣等[9]介绍了经皮桡动脉穿刺在主动脉夹层动脉瘤腔内治疗上的临床应用，21例病人均植入支架，成功率100%。史冬梅等[10]分析了12例大动脉炎累及冠状动脉的临床特征，均有反复发作的心前区不适或胸痛，其中4例有心肌梗死史，所有病人均行冠状动脉造影，其中6例行球囊成形术加支架植入术，3例行冠状动脉搭桥术。徐楠等[11]报道了1例28岁的女性病人因大动脉炎累及冠状动脉而致严重3支病变，前降支和回旋支近中段闭塞，右冠狭窄50%，未行血运重建。刘丽文等[12]评价了超声引导压迫修复心导管术后假性动脉瘤的治疗效果，18例假性动脉瘤均压迫修复成功。

（陈少萍）

参 考 文 献

1 明广华，等. 中国循环杂志，2004，19(5)：363
2 黄连军，等. 中华放射学杂志，2005，39(6)：657
3 张宇辉，等. 高血压杂志，2005，13(5)：266
4 宋卫华，等. 临床心血管病杂志，2005，21(6)：361
5 孙清荣，等. 第三军医大学学报，2005，27(9)：925
6 林 云，等. 华中医学杂志，2005，29(1)：53
7 袁彬彬，等. 中华超声影像学杂志，2004，13(11)：861
8 陆相杨，等. 宁夏医学杂志，2004，26(12)：766
9 舒 欣，等. 医学临床研究，2005，22(8)：1137
10 史冬梅，等. 中国综合临床，2005，21(7)：583
11 徐 楠，等. 中国循环杂志，2005，20(4)：299
12 刘丽文，等. 中国超声医学杂志，2005，21(1)：31

十一、心脏肿瘤

肖荣冬等[1]报道1983～2003年142例原发性心脏肿瘤，良性131例，其中左房黏液瘤最多(127例)，恶性8例，另3例术前死亡，良性手术效果好，1例早期死亡，2例脑梗死，20%出现心律失常，5年未复发。潘翠珍等[2]采用实时三维UCG检查15例心脏肿瘤，在心脏肿瘤的空间位置、形态、大小、相对空间毗邻关系的判定与手术或MRI结果高度相关或高度一致，为心脏肿瘤病人的定性和定量诊断提供了可靠的新方法。周维新等[3]评价UCG诊断黏液瘤以外的心脏原发性良性肿瘤的准确性，术前诊断心脏占位病变性质待定22例(84.62%)，诊断黏液瘤可能性大4例(15.4%)。王正军等[4]报道127例原发性心脏肿瘤，占同期所有体外循环手术的2.5%，围术期病死率为8.7%，良性肿瘤病死率为6.03%，恶性肿瘤病死率为37.5%，随访3个月～15.3年，黏液瘤复发8例，复发次数为1～3次，复发时间间隔1～15年。高文根等[5]报道195例心脏肿瘤病人行手术治疗，良性186例，恶性9例，完整切除肿瘤188例，大部分或部分切除肿瘤7例，手术死亡5例，随访3个月～15年，6例黏液瘤病人于术后4个月～2年内复发，4例恶性术后5个月～2年内死亡。李汉忠等[6]报道3例心脏嗜铬细胞瘤，均以头痛、心悸、大汗及血压增高就诊，24 h尿儿茶酚胺增高，经UCG、PET、MRI、冠脉造影等检查证实心脏占位性病变，术后8～24个月病人收缩压和舒张压平均下降分别为30和20 mmHg，1例生长抑素受体显像提示原肿瘤周边部位放射性增高，心影消退缓慢，提示心脏功能下降，1例PET检查发现左房手术区域有代谢增高灶，1例术后发生心肌梗死。陆菁菁等[7]描述心脏嗜铬细胞瘤的影像学，主要位于左心房顶部及附近，肾上腺髓质显像和生长抑素受体显像结合可有效探查肿物位置和数目，增强CT和MR平扫可显示肿物细节，有助于手术评估。马润伟等[8]报道1例巨大原发性左室横纹肌瘤，达9 cm×7 cm×6.5 cm，手术切除并室壁补片，术后心功能恢复佳。

(丁继军)

参考文献

1 肖荣冬，等. 中华胸心血管外科杂志，2005，21(1)：41
2 潘翠珍，等. 中国超声医学杂志，2005，21(4)：307
3 周维新，等. 中华超声影像学杂志．2004，13(11)：815
4 王正军，等. 中国肿瘤临床．2005，32(5)：269
5 高文根，等. 中国胸心血管外科临床杂志，2005，12(2)：122
6 李汉忠，等. 中华泌尿外科外科杂志，2005，26(8)：512
7 陆菁菁，等. 中华放射学杂志，2005，39(7)：696
8 马润伟，等. 山东医药，2005，45(18)：37

十二、其他

(一)心电图

王韶屏等[1]24 h动态记录36例健康者Ⅱ导联、V_1导联、V_5导联每小时最快、最慢心率时的QRS波振幅数值，观察到QRS波群振幅存在昼夜节律变化并与心率相关，不同导联有不同的变化规律。杨柳等[2]对常规心电图存在异常Q波者124例，比较Wilson导联和头胸导联异常Q波的分布情况。结果显示，头胸导联对右室和后壁梗死的诊断以及鉴定异常Q波的来源具有重要价值，对A型预激综合征的定位诊断有一定价值。查春光等[3]比较200例正常人采用“半模拟”12导联及常规12导联记录的心电图各波段。经过分析认为，如果采用常规心电图诊断标准，ST段压低超过0.1 mV有病理意义的可能性大，胸导联QRS波形较肢导联QRS波形对室性心律失常定位准确，出现异常U波有病理意义。朱本银等[4]对影像诊断左室肥厚250例病人进行心电图测量，结果显示，$R_{aVL}+S_{V_3}$标准及两者联用诊断优于传统标准，并可弥补传统标准的某些不足。李琦等[5]在5 395例健康体检者中，检出所有V_1呈QS型的正常人，加做V_{3R}～V_{6R}心电图，经分析认为少数正常人V_1可呈QS型，V_1呈QS型的正常人右胸导联心电图出现QS、Q(q)波为正常现象。徐春芳等[6]采集5 360例健康人12导联心电图，评估心电图T波参数的正常值范围，结果显示，中国人群心电图T波参数存在明确的年龄、性别和导联差异，有必要制定与年龄、性别和导联相关的正常值和诊断标准。谢振武等[7]对4 322例正常人12导联心电图U波进行测量和分析后，认为虽然已知U波形态、电压及aT-aU间期在临床诊断中有重要价值和意义，但对U波的发生机制、低U波诊断的电压标准及U波出现率在心肌梗死流行病学上的意义尚待深入研究。阴彦龙等[8]对显性预激射频消融术后、室性心动过速终止后及VVI起搏恢复自主心律后不同程度电张调整性T波改变的观察，认为电张性T波改变是心肌正常的电生理现象，一般持续1～2周自动恢复正常。林加锋等[9]对30例右室心尖起搏后、10例特发性室速和8例预激综合征射频消融术后电张调整性T波的分布特征进行分析，观察到不同原因电张调整性T波的导联分布也不同，了解这些特征有助于与心肌缺血、急性肺栓塞等所致的T波改变相鉴别。许昆[10]对108例7日龄至6岁的住院患儿及体检儿童伴心电图T_{V_1}直立者进行彩色超声多普勒检查，观察到肺部感染和先心病是导致儿童心电图T_{V_1}直立的主要原因。石曼君[11]对128例健康儿童进行了24 h动态心电图检测，观察到年龄越小心率越快，各年龄组之间存在明显差异，不能沿用及参考成年人动态心电图标准。冷永群等[12]对499例病人根据超声心动图测定分为正常组和左室肥厚组，并对Cornell指数和Sokolow指数诊断左室肥厚的价值进行评价，结果显示，Cornell指数诊断 LVH 的性能优于 Sokolow 指数，适当调整电压阈值标准可进一步改善两指数的心电图诊断性能，但改善的空间有限。杨兵等[13]在 1 069 例参加年度体检的公务员中，发现 8 例心电图符合 Brugada 心电图征，均为男性，占总例数的 7.5‰，其中 1 例有晕厥史，认为 Brugada 心电图特征在中国健康汉族人中并不少见，男性多见，其临床意义有待于进一步随访研究证实。李剑等[14]对 31 例男性和 30 例女性健康志愿者，进行平板运动试验，观察到口服索他洛尔后，虽然静息时女性的心室复极时间明显长于男性，但运动中女性心室复极时间的缩短比男性显著，这种性别之间的差别比口服安慰剂时更明显。周勇等[15]对 20 例 Lev 病的心电图表现及心脏超声特征进行分析，认为老年人心电图出现双侧束支传导阻滞，超声心动图检查有心脏瓣膜或(及)瓣环钙化，排除其他原因的器质性心脏病，考虑 Lev 病。邢华等[16]对 8 例活动平板运动试验阳性者行冠状动脉造影，结果显示，运动中 $V_{2\sim6}$、Ⅱ、Ⅲ、aVF 导联 ST 段压低及 aVR 导联 ST 段抬高是预测冠状动脉左主干病变及左主干等同病变的良好指标。祁述善等[17]通过回顾分析 1 例病人两次室性心动过速及心室颤动发作前的心电图，观察到 V_1～V_3 室性期前收缩时 ST 段“扩增”抬高，伴有同一导联窦性心动 ST 段抬高如常，亦是支持 Brugada 综合征诊断的一种有力佐证。毛振华等[18]报道间位性室性期前收缩揭示房室传导裂隙现象 1 例。陈丽敏[19]报道低血钙引起特长 ST 段 1 例。叶玉玲[20]报道变异型心绞痛一过性急性损伤型 ST 段抬高伴房性期前收缩二联律 1 例，提示心房肌缺血可能。时翠华等[21]报道稳定型心绞痛时室性期前收缩及短阵室速 1 例，且心绞痛时室性早搏的 ST 段抬高早于窦性心搏出现。翟颖莉等[22]报道左心室憩室伴特殊心电图改变 1 例，表现为下壁及右胸导联 ST 段上异常波峰。

李霞等[23]* 分离兔左心室内膜心肌细胞，分为单细胞组和双细胞组，记录动作电位时程(APD)，经索他洛尔灌注后单细胞组 APD 延长程度明显大于双细胞组，而加用缝隙连接失偶联剂后，双细胞组 APD 延长明显大于单细胞组，认为缝隙连接可以对抗病理情况下 APD 的延长。赵冬冬等[24]开胸缩窄升主动脉的方法建立心室压力超负荷动物模型，分别测量左室游离壁 3 层心肌单动作电位时程(MAPD)，结果显示，慢性心室压力超负荷可引起心室肥厚和跨壁 MAP 分布的明显变化，可能为室性心律失常发生的基质。程龙献等[25]利用标准微电极技术，记录并观察乳头肌细胞动作电位各参数的变化，观察到机械牵张(≥500 mg 强度)可导致正常条件下乳头肌动作电位的显著变化，而链霉素可以浓度依赖性地抑制牵张对乳头肌动作电位的影响。梁黔生等[26]用标准微电极技术记录阿米洛利对豚鼠乳头肌细胞动作电位的影响，用膜片钳制电压依赖性的钾电流，观察到阿米洛利通过抑制电压依赖性钾电流，延长复极以发挥抗心律失常的作用。张晓云等[27]利用标准微电极记录技术，观察到 Ca^{2+} 流为兔左心室流出道自律细胞 0 期去极主要离子流，并有少量 Na^+ 内流参与，4 期自动除极以 K^+ 外流衰减为主，另外，$I_{Ca\text{-}T}$、$I_{Ca\text{-}L}$ 及 I_f 在起搏电流中也起一定作用。

(胡建强)

参 考 文 献

1 王韶屏，等. 临床心血管病杂志，2005，21(4)：206
2 杨 柳，等. 重庆医学，2004，33(11)：1703
3 查春光，等. 临床心电学杂志，2005，14(3)：183
4 朱本银，等. 临床心电学杂志，2005，14(2)：123
5 李 琦，等. 临床心电学杂志，2005，14(3)：197
6 徐春芳，等. 中国心脏起搏与心电生理杂志，2004，18(5)：362
7 谢振武，等. 心电学杂志，2005，24(3)：131
8 阴彦龙，等. 心脏杂志，2004，16(6)：556
9 林加锋，等. 心电学杂志，2005，24(2)：67
10 许 昆. 临床心电学杂志，2005，14(2)：113
11 石曼君. 临床心电学杂志，2005，14(3)：193
12 冷永群，等. 中国心脏起搏与心电生理杂志，2005，19(2)：121
13 杨 兵，等. 中华心律失常学杂志，2005，9(3)：214
14 李 剑，等. 中华急诊医学杂志，2005，14(2)：154
15 周 勇，等. 心电学杂志，2004，23(4)：198
16 邢 华，等. 北京医学，2005，27(7)：417
17 祁述善，等. 心电学杂志，2005，24(2)：71
18 毛振华，等. 心电学杂志，2005，24(2)：94
19 陈丽敏. 心电学杂志，2005，24(3)：176
20 叶玉玲. 心电学杂志，2005，24(3)：168
21 时翠华，等. 心电学杂志，2005，24(1)：33
22 翟颖莉，等. 中华心血管病杂志，2005，33(6)：571
23* 李 霞，等. 中国心脏起搏与心电生理杂志，2005，19(4)：298
24 赵冬冬，等. 中国心脏起搏与心电生理杂志，2005，19(2)：131
25 程龙献，等. 华中科技大学学报(医学版)，2004，33(6)：709
26 梁黔生，等. 心脏杂志，2004，16(5)：410
27 张晓云，等. 陕西医学杂志，2005，34(8)：925

(二)影像学检查

章斌等[1]对 22 例冠心病病人行 ^{201}Tl 和 ^{99m}Tc-

HL91 双核素显像 SPECT 检查,结果显示,双核素显像能同时提供心肌血流灌注和缺氧的信息,但^{99m}Tc-HL91 并非十分理想的缺氧心肌显像剂。王蒨等[2]对 5 例正常儿童及 75 例各类心脏疾患的儿童进行静息^{99m}Tc-甲氧异腈心肌断层显像,结果显示,该方法对诊断小儿心肌病变是一种安全简便无创的检查方法,是评价各种病因导致儿童心肌细胞受损的可靠辅助诊断手段。赵世华等[3]对 355 例心血管病人进行 MR 检查,结果显示,1.5T 高端 MR"一站式"扫描能够全面而比较准确地显示心脏大血管的形态、功能,以及心肌活性等,可满足临床诊断。

朱天刚等[4]选择 29 例正常人进行超声心动图检查,在组织速度成像模式下,对各心室壁基底段、中段心肌的时间-速度曲线进行分析,结果显示,组织速度成像能同时显示同一心动周期不同室壁心肌运动的时间间期和运动方向,能够无创、快速和实时评价心脏运动的协调性。丁茜等[5]对 15 例正常人和 18 例心力衰竭病人,在组织速度成像(TVI)模式下,分析各室壁基底段、中段心肌及二尖瓣环局部的时间-速度曲线,测定各部位心肌作功指数(rMPI),观察到在心力衰竭组 rMPI 显著增大,以二尖瓣环 rMPI 最为显著,认为 TVI 测定局部心肌作功指数是评价左室收缩功能的有效指标。姚桂华等[6]应用定量组织速度成像(QTVI)技术评价 15 例健康志愿者和 15 例心肌梗死病人室壁各节段收缩期峰值速度(Vp)、位移(D)、最大应变率(SR)和最大应变(S),均能准确识别运动异常节段,认为 QTVI 在定量评价节段性室壁收缩功能中具有重要价值。舒先红等[7]对 8 例临床和超声均无异常发现者和 7 例超声发现室壁运动异常者进行实时三维超声心动图检查,应用 Qlab 软件定时分析,结果显示,实时三维超声心动图能够评价左室心肌收缩同步性,其中以最小容积点距离心电图 Q 波起始点的时间标准差(T-SD)和最大时间差(T_{max})最为有效。他们[8]还对用 GE Vivid7 超声仪和 Q-analyze 软件对 50 例健康者各节段心肌进行应变及应变率定量分析,结果显示,其能定量分析局部心肌的变形,能有效评价心脏功能。潘晓芳等[9]对 58 例冠心病病人慢性缺血性功能异常心肌再灌注前后心肌的超声背向散射(IBS)周期变化幅度(CVIB)进行检测,显示存活心肌节段的跨壁异质性明显大于非存活心肌段,认为其可评价慢性缺血性心肌的收缩储备。朱慧等[10]在 26 例窦性心律者中,应用食管超声心动图测右心耳血流频谱,显示随心率增快,频谱从 4 相向 2 相变化,认为右心耳血流频谱是反映右心房和右心耳功能的良好指标。吴棘等[11]应用彩色多普勒显像对 29 例左室不同程度扩大病人测定左室舒缩运动中心的位置,与正常人比较明显向左室长轴中点移位。声诺维临床研究协作组[12]对 90 例病人静脉注射造影剂声诺维后,二维超声观察到能使左室心内膜缘得到满意的显影,并显示心肌灌注,无严重不良事件,是一安全的跨肺循环声学造影剂。杨伟宪等[13]* 在 40 例陈旧心肌梗死并左室收缩功能严重减低病人中,用小剂量多巴酚丁胺负荷超声心动图对存活心肌的检出率与双核素同时采集法 SPECT 心肌显像相当,小剂量多巴酚酊胺与硝酸异梨酯(异舒吉)合用能进一步提高检出率、识别敏感性和准确率,且更安全。李东野等[14]对 22 例冠心病病人行多巴酚丁胺负荷超声(DSE)结合心肌背向散射积分(IBS)检测存活心肌,其敏感性和准确性均较常规 DSE 高,也较 SPECT 明显提高。

姚桂华等[15]在犬冠状动脉前降支狭窄动物模型中,静脉持续注射造影剂,超声心动图观察并计算各项测值的跨壁梯度,结果显示,实时心肌造影超声心动图可显示心肌灌注的跨壁分布,无创反映冠状动脉狭窄程度。张跃力等[16]对 10 只犬活体心脏进行实时三维成像,测量二尖瓣环各项参数值,所得结果与解剖标本之间高度一致,认为实时三维超声心动图可以准确反映二尖瓣的立体空间结构。王林等[17]对 10 只犬分别在基础状态下和注射普萘洛尔后静脉注射 5%声振白蛋白,用超声心动图测量右心声学造影时间-强度曲线参数和心肌运动指数,显示这些测值可良好地评估右心收缩功能。朱海云等[18]在猪慢性心肌缺血模型中,结合小剂量多巴酚丁胺负荷,MRI 能清晰显示心肌梗死的位置、程度,并可对左室壁运动进行直观显示,但不能直接监测心肌灌注情况和心肌梗死的透壁程度。郑敏娟等[19]采用心腔内组织多普勒(TDI)加速度模式,观察 10 只犬心室起搏前后室壁加速度分布变化,结果显示,该技术能实时显示与心肌电活动密切相关的机械运动。岳瑾琢等[20]采用彩色超声心肌专用造影,在 12 条结扎右冠状动脉主干犬中,观察到右室游离壁血供主要来源于右冠状动脉,前后壁为双重血供并与游离壁间有侧支血流存在。白江涛等[21]在大鼠心肌肥厚模型中,测定室间隔心肌的背向散射参数,并测定心肌胶原含量,结果显示,心肌肥厚时超声背向散射积分(IBS%)升高与胶原的过渡沉积密切相关。

王小艳等[22]应用彩色多普勒超声诊断系统检测 233 例 20～40 孕周的正常胎儿肺静脉血流频谱,结果显示,其产生主要由左房与肺静脉之间的压差引起,左房压力的改变有可能影响肺静脉血流频谱。张梅等[23]对 104 例动脉粥样硬化病人应用声学密度定量技术观察动脉粥样斑块,显示超声技术测量的内中膜校正回声强度可用于评价斑块的组织特性,与辛伐他汀(舒降之)治疗组和卡托普利治疗组相比,普罗布考组可显著增加粥样硬化斑块的声学密度。张波等[24]对13例颈动脉颅外段狭窄病人手术前后进行经颅二维彩色多普勒(TC-2D-CDUS)检查,结果显示,该方法可提供颅内动脉血流动力学的信息,可对手术疗效进行随访观察和准确判断。吴小凡等[25]对11例成人心肌致密化不全病例进行了临床分析,认为该病临床病情迁延,表现各异,易造成误诊和漏诊,超声是重要的诊断和筛查手段。周忠江等[26]利用分子生物学方法构建人 $VEGF_{165}$ 真核表达质粒,并在超声场利用超声辐射向大鼠梗死心肌靶向传输 $VEGF_{165}$,结果显示,该方法切实可行并产生促血管新生效应,效果仅次于 $VEGF_{165}$ 基因心肌注射组。

(胡建强)

参 考 文 献

1 章 斌,等. 中华核医学杂志,2005,25(2):102
2 王 蒨,等. 心肺血管病杂志,2004,23(4):211
3 赵世华,等. 中华放射学杂志,2005,39(6):577
4 朱天刚,等. 中华超声影像学杂志,2005,14(6):413
5 丁 茜,等. 中华超声影像学杂志,2005,14(6):417
6 姚桂华,等. 中华超声影像学杂志,2004,13(11):808
7 舒先红,等. 中华超声影像学杂志,2005,14(9):645
8 舒先红,等. 中华超声影像学杂志,2004,13(11):805
9 潘晓芳,等. 中国超声医学杂志,2005,21(3):175
10 朱 慧,等. 中国超声医学杂志,2005,21(1):68
11 吴 棘,等. 中国超声医学杂志,2005,21(7):509
12 声诺维临床研究协作组. 中华内科杂志,2004,43(11):824
13* 杨伟宪,等. 中华超声影像学杂志,2005,14(6):420
14 李东野,等. 中国超声医学杂志,2005,21(5):340
15 姚桂华,等. 中华超声影像学杂志,2004,13(11):853
16 张跃力,等. 中国临床医学影像杂志,2004,15(10):563
17 王 林,等. 中国超声医学杂志,2005,21(4):241
18 朱海云,等. 第二军医大学学报,2005,26(7):739
19 郑敏娟,等. 中华超声影像学杂志,2005,14(9):695
20 岳瑾琢,等. 中国超声医学杂志,2005,21(9):641
21 白江涛,等. 高血压杂志,2004,12(6):527
22 王小艳,等. 中华超声影像学杂志,2005,14(2):121
23 张 梅,等. 中国超声医学杂志,2005,21(9):676
24 张 波,等. 第二军医大学学报,2005,26(4):436
25 吴小凡,等. 临床心血管病杂志,2005,21(2):65
26 周忠江,等. 中华超声影像学杂志,2005,14(5):381

(三)心脏骤停与心肺复苏

林珮仪等[1]观察犬心肺复苏(CPR)后心功能不全与TNF-α、IL-6的关系,发现电击诱发室颤犬CPR成功后存在着心功能不全,CPR后升高的TNF-α、IL-6水平与CPR后心功能不全呈显著负相关。武建军等[2]研究发现,在窒息心脏骤停早期,脑皮质β受体数量无明显变化,随着心脏停搏时间延长,其数量明显增加,血中一氧化氮(NO)浓度明显升高,两者参与脑细胞保护。周乃胜等[3]观察到大鼠CPR后存在急性甲状腺滤泡细胞损伤,氧自由基(OFR)介导的脂质过氧化、细胞能量代谢障碍在CPR后甲状腺滤泡细胞损伤中起着重要作用。周杰等[4]探讨猴脑选择性超深低温断血流CPR的可行性,结果为应用阻断双侧颈总动脉行猴脑选择性超深低温60 min后可安全CPR,而双侧颈总动脉及椎动脉阻断冷灌注组均未能CPR。许淼等[5]*研究发现,窒息致心跳骤停,CPR后大量中性粒细胞活化,脑血管内皮细胞ICAM-1表达增加,它们的相互作用导致血脑屏障(BBB)损伤,促使血管性脑水肿形成。CPR后即刻给予高晶体-高胶体渗透压混合液可减少中性粒细胞聚集,降低ICAM-1表达,使BBB的损伤减轻,从而减轻了CPR后脑水肿的程度。宋凤卿等[6]比较延迟使用升压素与肾上腺素在窒息家兔CPR中的疗效,结果为肾上腺素在提高窒息家兔冠脉灌注压及CPR成功率方面明显优于升压素。邢绣荣等[7,8]观察心搏骤停大鼠CPR早期应用氨茶碱提高了CPR成功率,并且改善心脏功能,减少了对心肌细胞超微结构的破坏,可作为肾上腺素的增补剂。康舟军等[9]研究认为,在室颤家兔开始CPR时静脉注射东菱克栓酶可以提高家兔CPR成功率。林珮仪等[10]观察纳洛酮对犬心跳骤停CPR后血流动力学和心肌氧自由基及NO的影响。发现诱发室颤犬CPR成功后存在心功能不全、氧自由基和NO产生增加和内源性抗氧化机制的削弱,纳洛酮有改善作用。王学斌等[11]采用比色法测定心、脑、肾组织中丙二醛(MDA)含量及超氧化物歧化酶(SOD)、Na^{+}-K^{+}-ATPase活力,采用透射电镜观察心、脑、肾细胞超微结构。发现贝科能对CPR大鼠的心、脑、肾细胞具有保护作用。曹素艳等[12]*对91例猝死病人尸体解剖病理和临床进行回顾分析,认为猝死以老年男性多见,有广泛严重冠状动脉病变的冠心病病人猝死发生率高。防治冠心病、改善心肌缺血等综合治疗对预防猝死十分必要。非心源性猝死中以胰源性猝死为常见,主要为急性出血坏死型胰腺炎所致,误诊率较高。黄献等[13]分析46例CPR后昏迷病人24 h动态脑电图监测(AEEG),发现AEEG监测对昏迷病人预后评估的敏感性(85.2%)、特异性(100%)、准确率(91.3%)均较CCS、脑干功能评分为高。因此,对CPR后的昏迷病人进行AEEG监护,不但可评价脑功能,而且对脑CPR最终预后的评估有确定的价值。金小岩等[14]选取病例323例,通过统计学方法建立CPR预后评分系统,用于院内急诊非创伤病人CPR预后的客观判断。Logistic回归分析预测即时CPR失败的因素有年龄、心电图、停跳原因、基础病,对出院最有影响的变量是GCS。宿英英等[15]对35例CPR后24 h仍处于昏迷状态的病人进行前瞻性脑功能状态的动态评估,评估项目包括临床指标、神经电生理指标和脑血流指标。发现临床与实验室指标相结合综合评定CPR后昏迷更加客观、准确、可靠,并对临床医疗决策和提高脑CPR成功率具有重要的指导意义。李海林等[16]自行研制经皮穿刺体外循环插管及鼓泡式氧合器、动脉滤器、泵管、管道连接的一体化无菌密闭系统。观察对犬CPR的作用,发现经皮穿刺周围大血管插管能快速建立急诊体外循环,使CPR的自主循环恢复率显著提高。黄焕雷等[17]探讨多种辅助循环装置的联合应用在经常规心肺脑CPR方法抢救后无效的心搏骤停病人中的使用效果。发现急诊体外循环可迅速有效地恢复血流灌注和供氧,纠正酸中毒,改善内环境;主动脉内球囊反搏和左心辅助与急诊体外循环的联合应用,可缩短体外循环的时间,提高撤机率和CPR成功率。何忠杰等[18]对1992～2002年2 548例急诊抢救病人(其中创伤1 823例,非创伤725例)的呼吸通路阶梯管理进行统计分析及操作者登记调查。发现对急危重呼吸衰竭病人进行呼吸阶梯化管理,可以有效地提高危重病病人呼吸管理效果,是值得推荐的呼吸衰竭急诊抢救流程指南。籍文强等[19]研究发现,CPR期间,联合应用肾上腺素、血管升压素、氨茶碱比单独应用标准剂量的肾上腺素能显著提高自主循环恢复率和存活率,缩短自主循环恢复时间。李桂伟等[20]报道1例急性心肌梗死猝死病人经过1 h CPR后复律,又给予尿激酶150万单位静脉滴注,抢救取得成功。李欣等[21]对CPR过程中进行溶栓治疗的荟萃分析,发现与非溶栓治疗比较,溶栓治疗增加了严重出血的发生率。但从整体而言,CPR术过程中进行溶栓治疗可以显著提高病人的出院率并改善远期神经功能。曾健生等[22]分析在儿童重症监护病房(PICU)CPR的有效性及影响CPR存活率的因素。认为PICU行CPR后患儿的存活率较低。原发病及其合并症、CPR时间、CPR次数及入住ICU至CPR时间是影响存活率的重要因素。王泽惠等[23]分析发现,CPR病人应争取尽早恢复自主循环,减少受损脏器数及减轻脏器受损程度;CPR后重点是心脑肺的保护;对猝死的非终末期病人,即使CPR时间较长仍不要轻易放弃抢救,CPR后多个脏器受损的病人仍有望治愈。徐瑞华等[24]观察到CPR病人在恢复自主循环1 h后,血清心肌肌钙蛋白T就明显升高,且升高水平与病人的病死率相对应。因此,CPR病人心肌肌钙蛋白T浓度能客观地反映心肌受损状态。邓春发等[25]分析有效人工通气的时机与CPR预后的关系,发现及时有效的人工通气是心搏骤停CPR成功的关键,5 min内行有效人工通气可显著提高CPR成功率。钱素云等[26]采用经颅多普勒超声动态监测CPR后的患儿45例,同时行Glasgow昏迷评分。发现低灌流组和高灌流组最高Glasgow评分明显低于大致正常组;而因深昏迷放弃治疗和死亡数明显高于大致正常组。低灌流组随病程进展脑血流无明显改善,高灌流组随病情加重转变为低灌流型,存活患儿随病情好转经颅多普勒超声频谱逐渐趋于正常。

(徐荣良)

参 考 文 献

1 林佩仪,等.中华急诊医学杂志,2005,14(6):470
2 武建军,等.中国急救医学,2005,25(6):427
3 周乃胜,等.第二军医大学学报,2004,25(11):1173
4 周 杰,等.中华外科杂志,2005,43(13):889
5* 许 森,等.华中科技大学学报(医学版),2005,34(1):111
6 宋凤卿,等.中国急救医学,2005,25(9):662
7 邢绣荣,等.中国急救医学,2005,25(6):421
8 邢绣荣,等.中华急诊医学杂志,2005,14(5):368
9 康舟军,等.中国急救医学,2005,25(2):114
10 林珮仪,等.中华急诊医学杂志,2004,13(12):816
11 王学斌,等.第二军医大学学报,2004,25(11):1177
12* 曹素艳,等.中华老年医学杂志,2004,23(12):861
13 黄 献,等.中国急救医学,2005,25(3):229
14 金小岩,等.中国急救医学,2005,25(9):638
15 宿英英,等.中华内科杂志,2005,44(4):248
16 李海林,等.中华急诊医学杂志,2005,14(4):328
17 黄焕雷,等.中华急诊医学杂志,2005,14(5):373
18 何忠杰,等.中国危重病急救医学,2005,17(8):491
19 籍文强,等.中国急救医学,2005,25(2):141
20 李桂伟,等.中国急救医学,2005,25(2):147
21 李 欣,等.中华急诊医学杂志,2005,14(8):651
22 曾健生,等.中华急诊医学杂志,2005,14(6):488
23 王泽惠,等.中国急救医学,2005,25(8):609
24 徐瑞华,等.中国综合临床,2005,21(1):28
25 邓春发,等.中华急诊医学杂志,2004,13(11):772
26 钱素云,等.中华急诊医学杂志,2005,14(5):377

(四)晕厥与直立倾斜试验

刘志刚等[1]对11例安置双腔起搏器的迷走性晕厥(VVS)病人进行随访,观察到对于那些反复发作、以心脏抑制为主的VVS病人,安装具有频率骤降反应功能的双腔起搏器可有效防止晕厥的发生。王成等[2]对不明原因晕厥的55例患儿进行直立倾斜试验

(HUTT),并与55例健康儿童对照,观察到QT间期离散度(QT_d)及P波离散度(P_d)在VVS患儿男女性别及HUTT阳性组与阴性组间未见差异,VVS患儿QT_d及QT_{cd}增大,P_d用P_{cd}延长不明显。张清友等[3]对100例不明原因晕厥患儿行直立倾斜试验,50例为经典的血管迷走性反应型,33例为体位性心动过速综合征反应型,15例为正常反应型,2例为体位性低血压反应型,认为不明原因晕厥儿童在直立倾斜试验中可表现出不同的血流动力学反应类型,不同的血流动力学类型之间与其临床表型有一定的关联。

(胡建强)

参 考 文 献

1 刘志刚,等.中华心血管病杂志,2005,33(1):30
2 王 成,等.中国急救医学,2005,25(1):1
3 张清友,等.中华医学杂志,2005,85(28):1962

(五)马凡综合征

黄肖利等[1]对9例马凡综合征病人的胶原纤维蛋白-1(FBN1)基因进行突变筛查,在2例病人中发现两种新的突变:一种为34外显子移码突变(4307insTCGT);另一种为43外显子点突变(5309G>A)。王正军等[2]对28例外科治疗的马凡综合征(MFS)临床回顾分析,认为心血管病变是MFS最危急的病症和主要的死亡原因,升主动脉瘤直径>5.5 cm者应行手术治疗,Bentall手术为首选的手术方式。郑斯宏等[3]对84例马凡综合征合并主动脉根部瘤的手术治疗病人进行临床回顾分析,认为Bentall手术是治疗马凡综合征根部瘤的首选方法,远期随访效果良好。

(胡建强)

参 考 文 献

1 黄肖利,等.中华医学遗传学杂志,2004,21(6):562
2 王正军,等.中国综合临床,2004,20(12):1128
3 郑斯宏,等.中华医学杂志,2005,85(32):2279

(六)川崎病

刘静华等[1]对30例恢复期川崎病患儿进行定量组织速度成像和组织追踪法超声心动图检查,结果显示,川崎病恢复期左室整体收缩功能受损,舒张功能尚正常,组织速度成像技术能够定量评价小儿纵向左室功能改变。洪华等[2]对30例川崎病患儿大剂量丙种球蛋白滴注前后测定血清sIL-2R和IL-6,结果显示,IL-6和sIL-2R参与了川崎病的发生,并可作为判断预后、评估患儿免疫功能状况的参考指标。梁海南等[3]对68例急性期川崎病患儿应用声学密度定量技术行超声心动图检查,观察到该技术有助于检出川崎病冠状动脉早期病变,对早期和非典型川崎病的诊断有重要价值。向慧娟等[4]对48例有川崎病病史者行颈动脉超声检查,结果显示,颈动脉最大剪切率在有川崎病病史者较健康儿童减低,颈动脉内中膜厚度川崎病组明显高于对照组,提示川崎病伴有早期动脉粥样硬化趋势。常青等[5]应用高分辨力超声测定21例川崎病急性期患儿反应性充血介导的肱动脉内径变化率,结果显示,该病急性期外周动脉内皮功能减低,经静脉快速输注大剂量维生素C可以改善外周动脉内皮功能。尹薇等[6]对42例川崎病患儿测定血清G-CSF、IL-8及外周血中性粒细胞计数(PBN),川崎病患儿血清G-CSF、IL-8和PBN均明显高于感染对照组,G-CSF在冠状动脉损害亚组显著高于无冠状动脉损害亚组。曹玉红等[7]对46例川崎病患儿进行人细小病毒B19-DNA、B19-VP_2-IgM检测,在病例组阳性率均较对照组显著增高,认为我国川崎病患儿B19病毒感染率较高可能是导致川崎病的主要病原体之一。张园海等[8]动态检测48例川崎病急性期及其缓解期患儿血清VEGF含量变化,结果显示,VEGF含量急性期显著高于缓解期,冠状动脉损害组显著高于无损害组,认为血清VEGF升高初期可能为血管内皮损伤后的保护性反应,而持续不降可能与冠状动脉损害相关。刘亚欣等[9]报道成年川崎病冠状动脉瘤致心肌梗死1例。刘永民等[10]报道7例成人川崎病行冠状动脉旁路移植术(CABG)治疗结果,均取得良好效果。

(胡建强)

参 考 文 献

1 刘静华,等.中华超声影像学杂志,2005,14(2):113
2 洪 华,等.中华风湿病学杂志,2005,9(5):297
3 梁海南,等.中华超声影像学杂志,2005,14(4):279
4 向慧娟,等.中国超声医学杂志,2004,20(12):918
5 常 青,等.临床心血管病杂志,2005,21(7):411
6 尹 薇,等.临床心血管病杂志,2005,21(4):237
7 曹玉红,等.第四军医大学学报,2005,26(8):714
8 张园海,等.中华风湿病学杂志,2005,9(6):354
9 刘亚欣,等.中国循环杂志,2005,20(3):237
10 刘永民,等.中华胸心血管外科杂志,2004,20(6):371

(七)心脏移植

王春生等[1]总结分析了56例原位心脏移植的临床经验,认为通过选择适当的受体病例,保护良好的心肌,采用双腔静脉吻合技术,加强术后监测与预防多种并发症,心脏移植可获得满意的早中期疗效。崔广晖等[2]总结40例心脏移植的经验,认为选择合适的受者、良好的心肌保护是手术成功的关键,术后排斥反应和其他并发症的预防和处理是心脏移植成功的保证。吴进等[3]对36例心脏移植小儿采用多普勒组织成像评价术后心功能,显示PW-DTI速度曲线参数的结果提示心脏移植术后非排异期患儿在常用的心功能指标测值正常时,已存在右室收缩、舒张功能及左室舒张功能的减低,以右心功能减低为明显。王晓武等[4]对19例心脏移植病人术后早期及定期行心肌肌钙蛋白I检测,结果显示,该指标对心脏移植早期恢复评定具有显著意义,而与急性排斥反应无明显相关性。刘海波等[5]回顾分析了32例心脏移植术后长期存活病人的临床资料,观察到心脏移植术后冠状动脉病变的实质是慢性排斥反应,与供心的热缺血时间、高脂血症及巨细胞病毒感染等相关。

陈栋等[6]以BN大鼠为供者,Lewis大鼠为受者,建立心脏移植模型,受者于术前30 d经尾静脉注射重组腺病毒载体介导CTLA4-Ig,结果显示,重组腺病毒可以介导CTLA4-Ig基因的持续表达,通过全身途径转染受者可以明显延长同种移植心的存活时间,降低受者对供者的免疫反应性。他们[7]还在相同的模型中,在供心获取过程中,以质粒载体携带CTLA4-Ig经过冠状动脉灌注供心,结果显示,经冠脉灌注CTLA4-Ig基因,可以抑制心脏移植后排斥反应。高思海等[8,9]采用小鼠颈部心脏移植模型,移植时用IL-10重组腺病毒经主动脉根部灌注小鼠供心,观察到IL-10基因转染对心脏排斥反应有较强的免疫抑制作用,可明显延长移植心脏的存活时间,其抑制排斥反应主要与其抑制IL-12、IL-15、IL-18等Th1型细胞因子的表达,促进Th2型细胞因子IL-4的表达,使免疫反应由Th1型向Th2偏移有关。张丽娟等[10]用α-黑素细胞刺激素(α-MSH)处理供者小鼠骨髓来源的树突细胞(DC),并输至受者小鼠体内,观察到α-MSH可以抑制体外培养的DC表面分子的表达和IL-12的分泌,α-MSH处理的DC在体内能延长同种异基因心脏移植物的存活时间。顾晓等[11]在Wistar至SD大鼠的异位心脏移植模型中,观察到RANTES基因与蛋白的表达上调与排斥反应过程中移植物间质单个核细胞浸润密切相关,可能对急性排斥反应的早期诊断有帮助,抑制RANTES信号通路可能是CsA发挥免疫抑制作用的又一分子免疫学机制。陆轩等[12]在豚鼠至SD大鼠异种心脏移植模型中,观察到移植心心肌中的组织因子在异种心脏移植后急性血管性排斥反应期凝血中起重要作用,其中供者的组织因子可能与凝血的激发有关,受者的组织因子可能与凝血加重有关。何怡华等[13]在新西兰白兔异位心脏移植模型中,应用超声心动图观察术后排异反应,认为超声心动图检查可以作为检测心脏移植术后心脏排异的手段,多普勒组织成像技术检测是早期排异反应的有效手段。潘越江等[14]在小鼠心脏移植模型中观察到,小鼠心脏移植急性排斥反应过程中存在心肌细胞的凋亡,是急性排斥反应中心肌组织损伤的主要机制。Bcl-2基因能有效地抑制心肌细胞的凋亡,可能主要通过阻断细胞凋亡信号传导途径的中下游阶段,达到阻止半胱天冬酶3蛋白酶活化而发挥抗心肌凋亡作用。崔志刚等[15]在大鼠心脏移植模型中,观察到HLA衍生肽RDP1258能抑制急性排斥反应,围手术期给予RDP1258和CsA能够明显延长大鼠移植心脏存活时间。黄雪珊等[16]在豚鼠到SD大鼠的颈部心脏移植模型中,供心经冠状动脉灌注腺病毒载体介导的小鼠TGF-β_1(mTGF-β_1)进行基因转染,观察到TGFβ_1基因转移可减轻非协调性异种心脏移植物急性血管排斥反应,明显延长移植物的存活时间。冯剑锷等[17]在同种异体心脏移植模型中,术前输注低剂量GM-CSF培养的小鼠骨髓源性未成熟树突细胞(DC)于受者体内,可明显延长移植心的存活时间。庄聪文等[18]建立同种异基因大鼠颈部心脏移植模型,运用基因芯片技术分析急性排斥反应的基因表达谱,认为该方法可为进一步研究其发病机制和为治疗提供新思路。吴乃石等[19]在大鼠腹部心脏移植模型中,通过诱导iNOS mRNA的表达,可以促进NO的大量合成,对心脏移植后移植物血管病有一定的抑制作用。鲁可权等[20]采用含K^+通道开放剂的心脏保存液(HCS液)保存SD大鼠离体心脏,观察到该保存液在24 h内对心脏有明显的保护作用,心脏功能恢复能达到UW液的水平,在能量保护、改善酸中毒方面则优于UW液。郭炜等[21]采用线粒体ATP敏感性钾通道开放剂二氮嗪(DE)冷保存离体大鼠心脏,观察到该保存液能显著改善离体大鼠心脏冷保存效果。陈刚等[22]通过猪到猕猴腹腔内异位心脏移植模型,观察到补体通过经典途径激活参与超急性排斥反应,超急性排斥反应时受者血中天然抗体水平明显下降,$CD4^+$ T淋巴细胞可能参与异种移植超急性反应过程并有所消耗,超急性移植排斥反应的移植物突出病理表现为间质出血。毛晓波等[23]结扎大鼠冠状动脉前降支制作急性心肌梗死模型,将同种异体骨髓基质细胞(BMSCs)植入心肌梗死区,观察到其能促进心肌梗死后血管新生、改善心功能,是用于心肌移植可供选择的种子细胞。张蕾等[24]* 用贴壁法分离大鼠骨髓间充质干细胞(MSCs),用新生鼠心肌细胞培养上清液制成的条件培养基处理,或与新生鼠心肌细胞混合培养，或常规培养，观察到源于心肌细胞的各种因素可促进 MSCs 心肌样分化，分化程度取决于作用信号的性质。

（胡建强）

参 考 文 献

1 王春生，等. 中华医学杂志，2004，84(19)：1589
2 崔广晖，等. 中华胸心血管外科杂志，2005，21(5)：266
3 吴 进，等. 中华超声影像学杂志，2005，14(2)：109
4 王晓武，等. 中华心血管病杂志，2004，23(11)：989
5 刘海波，等. 中华器官移植杂志，2005，26(6)：342
6 陈 栋，等. 中华器官移植杂志，2005，26(2)：68
7 陈 栋，等. 中华器官移植杂志，2005，26(8)：477
8 高思海，等. 中华器官移植杂志，2004，25(6)：349
9 高思海，等. 临床心血管病杂志，2004，20(11)：680
10 张丽娟，等. 第二军医大学学报，2005，26(2)：143
11 顾 晓，等. 复旦学报（医学版），2005，32(4)：436
12 陆 轩，等. 中华器官移植杂志，2005，26(8)：474
13 何怡华，等. 中国超声医学杂志，2004，20(11)：801
14 潘越江，等. 广西医学，2005，27(5)：629
15 崔志刚，等. 中华器官移植杂志，2005，26(4)：217
16 黄雪珊，等. 中华器官移植杂志，2005，26(7)：389
17 冯剑锷，等. 中国胸心血管外科临床杂志，2005，12(4)：262
18 庄聪文，等. 中华器官移植杂志，2005，26(8)：484
19 吴乃石，等. 中华器官移植杂志，2005，26(1)：50
20 鲁可权，等. 中华器官移植杂志，2005，26(2)：91
21 郭 炜，等. 浙江大学学报（医学版），2005，34(4)：331
22 陈 刚，等. 中华器官移植杂志，2005，26(1)：47
23 毛晓波，等. 临床心血管病杂志，2004，20(12)：751
24* 张 蕾，等. 第三军医大学学报，2005，27(16)：1681

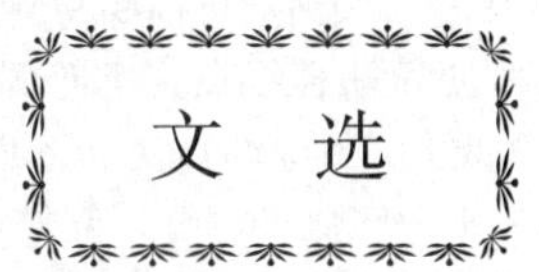

停用他汀类药物对血管内皮一氧化氮合成的影响［中华内科杂志，2005，44(1)：22］ 北京大学人民医院邢燕等观察停用他汀类药物对人脐静脉内皮细胞(HUVECs)NO 合成的影响，结果发现，辛伐他汀和洛伐他汀作用后均可使 NO 的合成增加(173±33)%和(170±44)%，停药 24 h 后 NO 的产量下降约(64±9)%和(49±10)%，同样可使 eNOS mRNA 表达增加，并在停药后下调，认为停用他汀类药物可显著减少 NO 的合成和 eNOS 的表达，可能是临床试验中停用他汀类药物后心血管事件增加的原因之一。

（陈 玮，梁 春）

述评 研究发现，在一种无胆固醇而且也没有抑制肝脏的 HMG-CoA 还原酶的细胞外环境中，他汀类仍可上调内皮细胞 eNOS mRNA 的表达，目前认为，这与他汀类减少甲羟戊酸通路中其他产物从而使得 Rho 蛋白功能抑制相关。一旦停用他汀类药物，上述产物反跳性合成增加，Rho 蛋白大量活化，导致内皮型 NOS 减少，同时超氧阴离子增加，因此中止治疗可能会急剧破坏血管内皮功能并加速 ACS 的发展，增加心血管事件的发生率。

（黄 佐 梁 春）

急性冠状动脉病变后微循环障碍发生时限及预处理对其影响［中华急诊医学杂志，2005，14(2)：127］ 江苏省徐州医学院附院夏勇等探讨冠状动脉急性重度狭窄后微循环功能障碍发生的时限及缺血预处理(IPC)与腺苷预处理(APC)对其影响。研究者将 18 只中国小型家猪随机分为对照组(CON)、IPC 及 APC 组，结果发现，3 组家猪在狭窄 10 min 时平均峰值流速(APV)、舒张期与收缩期血流速度比值(DSVR)、冠状动脉血流储备(CFR)较基础状态下明显下降，APV、DSVR 在其后无进一步变化，60 min 时 CON 组 CFR 较 10 min、30 min 时下降，IPC 组与 APC 组 CFR 则无明显变化，120 min 时 APC 组 CFR 较 60 min 时进一步下降，而 IPC 组仍无显著变化，从而认为 60 min 时发生冠状动脉微循环障碍，IPC 保护作用强于 APC。

（陈 玮 梁 春）

述评 微循环功能障碍是冠心病病人血运重建术前心肌功能低下和术后心肌功能恢复延迟的一个重要原因，但对于冠状动脉急性病变后微循环功能变化及障碍发生的时间以及 IPC 和 APC 是否通过延迟微循环障碍发生尚不清楚。该研究提示，IPC 和 APC 都可以延迟 CFR 下降的时限，但狭窄 60 min 时，IPC 和 APC 组均高于 CON 组，而 120 min 时，APC 组和 CON 组之间无显著差异，表明 APC 保护作用持续时间较 IPC 为短，目前认为，主要与内外源腺苷作用不同受体有关。通过本研究提示临床上对于 ACS 病人应尽早解除冠状动脉狭窄，阻断或减轻微循环障碍的发生发展。

（黄 佐 梁 春）

冠状动脉痉挛病人心电图及 201Tl 心肌灌注显像负荷试验的特征［中华核医学杂志 2005，25(1)：10］ 广州军区总医院向定成等对 52 例具有胸痛、CAG 无显著狭窄而接受乙酰胆碱试验的病人进行心电图活动平板运动试验和 ^{201}Tl 心肌灌注显像双嘧达莫试验，探讨其试验结果与冠状动脉痉挛的关系。结果显示，52 例受检者中阳性即冠状动脉痉挛者 42 例，多以静息性胸闷为主；运动试验阳性 3 例；48 例 ^{201}Tl 心肌灌注显像呈反向再分布。单纯反向再分布预测冠状动脉痉挛的敏感性和特异性分别为100%和40%;而同时具备静息性胸闷、运动试验阴性和反向再分布3个特征时敏感性和特异性分别为98%和90%。结论认为,^{201}Tl心肌灌注显像呈反向再分布可能是冠状动脉痉挛的特征之一;同时具备静息性胸闷、运动试验阴性和反向再分布是预测冠状动脉痉挛较理想的非创伤性方法。

(潘晓明　李　玫)

述评　冠状动脉痉挛是变异型心绞痛、急性冠状动脉综合征的重要病理基础,但目前临床上缺乏对冠状动脉痉挛有效的非创伤性检测方法。此类病人常表现为静息性或劳累后胸闷胸痛,心电图运动试验多为阴性。心肌灌注显像中的反向再分布指在静息状态下显示心肌灌注缺损或稀疏,但负荷后呈不同程度的改善,长期以来对其临床意义认识不一。临床实践中对胸闷与反向再分布是否存在联系未予足够重视。该研究发现冠状动脉痉挛病人^{201}Tl心肌灌注显像双嘧达莫试验中表现为反向再分布,灵敏度达100%;将此特征与病人静息性胸闷及运动试验阴性的特点结合进行综合分析,则在不显著降低灵敏度的同时使特异性达到90%,为临床判断冠状动脉痉挛提供了较理想非创伤性诊断方法。

(李　玫　黄　佐)

当前我国部分地区稳定性劳力型心绞痛治疗方式的调查[中华心血管病杂志,2004,32(9):789]　心绞痛治疗方式(ATP)调查协作组对全国34个城市的100家医院中门诊治疗的稳定性劳力型心绞痛(SAP)病人进行了为期4周的前瞻性抽样调查。结果显示,入选的963例心绞痛病人中,91.0%应用抗血小板药或抗凝药,90.7%应用长效硝酸酯类,68.3%应用β受体阻滞剂,63.3%应用调脂药,51.5%应用血管紧张素转换酶抑制剂(ACEI),50.9%应用钙拮抗剂,36.2%应用曲美他嗪。其中伴随高血压的病人血压未达标者占86.3%,未达标者占73.5%,低密度脂蛋白胆固醇(LDL-C)未达标者占65.8%。结论认为,虽然近年来我国在SAP的治疗方面基本遵循国际公认的指南,但在控制高血压和高胆固醇血症等危险因素方面仍存在较大差距。

(潘晓明　李　玫)

述评　劳力型心绞痛的药物治疗,根据ACC/AHA指南的要求及推荐,β受体阻滞剂应占重要地位;病人如无禁忌证应给予抗血小板治疗作为二级预防;ACEI应作为二级预防用于所有确诊的冠心病病人,尤其伴有左心功能不全和(或)糖尿病病人。但本调查结果显示,这些药物的应用程度不足。在危险因素控制方面,JVC-7和我国高血压防治指南制定明确的血压目标水平,但调查中大多数高血压病人未能达标。ATPⅢ和我国血脂异常防治建议冠心病病人TC<4.68 mmol/L,LDL-C<2.60 mmol/L。但调查中仅63.3%病人服用调脂药,半数以上病人血脂水平未达标。该研究表明,我国医师对冠心病的处理仍需进一步规范化,尤其在控制冠心病危险如高血压和高胆固醇血症,使之达到目标水平方面仍有较大差距,需引起各级医务人员的重视。

(李　玫　黄　佐)

中国ST段抬高的急性MI临床特征及治疗现状[中华医学杂志,2005,85(31):2176]　中国医学科学院中国协和医科大学阜外心血管病医院杨艳敏等分析了2001年7月至2004年7月间入选国际多中心试验CREATE中国STEMI病人入选症状出现12 h内的基线特征及治疗现状。入选7 510例,其中,以ST段抬高诊断为心梗者7 258例(99.3%),以新出现的左束支传导阻滞诊断为心梗者52例(0.7%)。有MI病史者590例(7.9%)、已诊断糖尿病841例(11.2%)、有高血压病史3 048例(40.6%)、卒中史710例(9.5%)、有心衰史202例(2.7%);866例(11.5%)接受PCI治疗,其中直接PCI 749例、挽救性PCI 85例、择期PCI 32例;3 499例(52.5%)接受溶栓治疗,其中链激酶388例、尿激酶3 442例、t-PA108例;冠状动脉旁路移植术7例(0.1%),总体接受再灌注治疗为4 693例(62.4%);住院前7 d的用药情况:7 194例(95.8%)使用阿司匹林、2 088例(27.8%)氯吡格雷/噻氯吡啶、血小板糖蛋白Ⅱb/Ⅲa抑制剂24例(0.3%)、静脉硝酸盐类6 897例(91.8%)、β阻滞剂4 615例(61.5%)、利尿剂1 915例(25.5%)、ACEI类5 385例(71.7%)、降脂治疗5 351例(71.3%)、抗心律失常1 498例(19.9%)、钙拮抗剂959例(12.8%);7 d的死亡、卒中、再梗死联合终点为726例(10.3%)、心衰1 452例(19.3%)、心源性休克465例(6.2%)、威胁生命的心律失常706例(9.4%)、复发心肌缺血519例(6.9%)、30 d的总病死率为11.1%。结果表明,与全组急性冠脉事件登记相比较,中国的发病率与之相似,伴发高血压者较多,有糖尿病史病人稍少,接受再灌注率相似,但在再灌注治疗、强化抗血小板及β受体阻滞剂治疗方面上还存在进一步改善的空间。

(谭鸿斌　任雨笙)

纯化人源骨髓单克隆间充质细胞移植更有利于梗死心脏功能恢复[中国介入心脏病学杂志,2005,13(3):149]　上海市心血管病研究所张少衡等通过制备大鼠MI模型,分别移植经纯化了的人源骨髓单克隆间充质细胞(SCMSCs)、未纯化的间充质细胞(UM-SCs)和单个核细胞(BM-MNCs)及外周血单个核细胞

(PB-MNCs),将其分别移植到大鼠梗死心脏,术后1个月,应用血流动力学技术检测大鼠心脏功能,随后取材,以免疫荧光检测移植细胞的分化情况,用碱性磷酸法计算血管密度;流式分析结果显示,SCMSCs99%以上表达间充质干细胞特异性标志(>99%)(SH2、SH3、CD44、CD105、CD147),阴性表达造血细胞特异性标志(<1%)(CD34、CD35),淋巴细胞特异性标志CD38表达量也<1%;功能检测显示,移植SCMSCs心脏收缩功能(LV dP/dtmax)明显高于其他各组(较PB-MNCs、BM-MNCs、UMSCs各组分别升高66%、42%、19%,$P<0.05$);血管密度明显多于其他各组(较PB-MNCs、BM-MNCs、UMSCs各组分别增加2.2倍,1.4倍和0.8倍,$P<0.05$)和对照组;移植的SCMSCs向心肌细胞和血管内皮转化效率明显高于其他骨髓细胞,外周血细胞并未发现分化。认为经纯化均一的SCMSCs移植明显优于目前常用的未纯化、不均一的供体细胞,为以后临床合理选择移植干细胞类型提供了有益的参考。进一步研究有待于探讨移植单克隆间充质干细胞的临床应用前景。

(谭鸿斌 任雨笙)

远端保护装置对急性MI病人介入治疗心肌的保护作用[第四军医大学学报,2004,25(23):2148] 解放军323医院高延等对2003年6月至2004年3月收住西京医院心内科发病2 h至3 d内急诊入院的AMI病人72例,根据意愿分为试验组(介入治疗时使用远端保护装置)和对照组。试验组纳入39例,对照组纳入33例,肘静脉采血查cTnI、CK-MB含量,时间点分别为入院时、PCI术后8、16和24 h。结果为两组在年龄、性别、糖尿病、高血压、高血脂、吸烟、术前心肌cTnI、CK-MB值、靶血管部位及病变程度等临床资料比较均无显著差异;血清cTnI、CK-MB含量变化,试验组峰值均在术后8 h出现,且在16、24 h显著降低,与对照组比较有明显差别[cTnI16、24 h分别为(1201±814) *vs* (693±624) μg/L,$P<0.01$;(1100±1868) *vs* (417±365) μg/L,$P<0.01$。CK-MB16、24 h分别为(4.92±1.32) *vs* (3.27±0.33) μkat/L,$P<0.01$;(3.02±0.13) *vs* (2.57±0.13) μkat/L,$P<0.01$],两组住院期间心血管病事件发生率无明显统计学差别。认为远端保护装置应用于AMI介入治疗,有效预防因血栓、粥样斑块破碎脱落而引起的靶血管远端小血管栓塞,防止因栓塞而引起的冠状动脉无复流现象,改善心肌灌注,缩小MI范围,应用安全可行,不增加心血管事件发生率。

(谭鸿斌 任雨笙)

MI后心力衰竭大鼠心脏基因表达谱及活血益气方药对其心脏的影响[中国中西医结合杂志,2005,25(1):45] 北京中医药大学东直门医院陈金星等结扎大鼠左冠状动脉造成MI后心衰模型,对心梗形成期(术后10天)、稳定期(术后8周)大鼠左心室梗死区、非梗死区和同期假手术组左心室分别提取总RNA,以6张大鼠40S基因芯片(4 096个基因/张芯片)对其进行检测,用基因芯片分析软件Genespring、Treeview、Clustering、SOM对芯片结果进行分析。术后4周以活血益气方药对模型大鼠开始治疗,共4周,以卡托普利作为阳性对照药。结果显示,用表达谱芯片检测结果发现有参与能量代谢、心肌细胞骨架及纤维化等13类共千余条表达显著上调和下调的基因,在梗死区差异表达基因以形成期最多(1086条)、稳定期次之(724条),而非梗死区差异表达基因也以形成期最多(196条),稳定期较少(97条);MI后心衰大鼠经活血益气方药、卡托普利治疗,心功能显著改善,SV、CO、CI均较治疗前显著提高($P<0.01$)。认为MI后心衰是一种多基因表达异常的超负荷心脏病,活血益气方药能改善MI后心衰大鼠心脏功能和组织学指标,达到治疗心衰的作用。其机制可能与其改善心衰能量代谢和纤维化的基因表达密切相关,其详细网络调控分析有待于进一步的深入研究。

(谭鸿斌 任雨笙)

vegf165和ang-1协同改善急性心梗大鼠心功能[中华胸心血管外科杂志,2005,21(5):295] 南京医科大学第一附属医院刘翔等采用扩增携带人$vegf_{165}$或血管紧张素-1(ang-1)的复制缺陷型病毒,制作大鼠AMI模型,结扎后立即于缺血的心肌区域注射ad-$vegf_{165}$或和ad-ang-1,术后注射BrdU;免疫组织化学双染色观察新生内皮细胞和心肌细胞数,用超声心动图仪检测左心功能;结果表明,$VEGF_{165}$和ang-1联合使用可显著改善左心功能。梗死区发现新生心肌细胞,并且新生的内皮细胞和心肌细胞数显著多于其他组,梗死区细胞表达c-kit阳性。由此可见$VEGF_{165}$和ang-1可显著改善AMI大鼠心功能,其机制与骨髓造血干细胞的动员密切相关。此外,还与动员心脏外干细胞迁移至缺血区并分化为心肌细胞及生长因子对缺血心肌细胞的直接保护作用等机制有一定关系。

(张 路)

中药通心络对猪急性MI再灌注后无再流的影响[中华医学杂志,2005,85(13):883] 中国医学科学院中国协和医科大学阜外心血管病医院杨跃进等将中华小型猪40只随机分成对照组,通心络小剂量、中剂量、大剂量组和假手术组,每组8只。治疗组预给药3 d后行冠状动脉结扎3 h,松解1 h制备AMI再灌注模型。AMI前、后和再灌注后均行血流动力学测定,心肌声学造影(MCE)检查和病理学分析。研究结果表明，与AMI前相比，对照组AMI后3 h左室收缩压(LVSP)、心排量(CO)和左心室内压最大收缩和舒张变化速率($\pm dp/dt_{max}$)均显著下降($P<0.05\sim0.01$)，左室舒张末压(LVEDP)显著升高($P<0.01$)；再灌注后1 h仅LVSP显著恢复($P<0.05$)，而$\pm dp/dt_{max}$仍显著下降($P<0.05$)。通心络大、中、小剂量组AMI后3 h各项指标变化与对照组相同，再灌注后1 h仅大剂量通心络组LVEDP、$\pm dp/dt_{max}$和CO均显著恢复($P<0.05$)，且显著好于对照组($P<0.05$)，对照组MCE和病理染色所测的冠状动脉结扎区(ligation area，LA)心肌面积高度一致($P>0.05$)，再灌注后无再流面积(area of no-reflow，ANR)分别为78.5%和82.3%，心肌坏死面积(NA)占LA的98.5%；而在3个治疗组，左心室室壁心肌面积(LVWA)与无心肌显影灌注缺损区面积即LA之比(%LA)和对照组相当($P>0.05$)，但两种方法所测ANR与LA之比(%ANR)在中及大剂量通心络组分别为41.1%和42.4%及24.1%和25.0%，NA与LA之比(%NA)分别为90.2%及81.2%，均显著小于对照组和小剂量组($P<0.05\sim0.01$)，大剂量组亦显著低于中剂量组($P<0.05\sim0.01$)。对照组再灌注即刻和再灌注后1 h冠状动脉血流量仅占AMI前的45.8%和50.6%(均$P<0.01$)，而大剂量通心络组冠状动脉血流量分别提高到76%和73.5%，均比对照组显著增加(均$P<0.01$)。根据上述研究结果，研究者认为通心络能有效防治MI再灌注后无再流，缩小梗死面积，中剂量有效，大剂量疗效更好。

(张　路)

骨髓干细胞对急性梗死心肌修复的实验研究[心脏杂志，2005，17(1)：31]　哈尔滨医科大学附属第二临床医院王晓旭等为了研究自体骨髓干细胞移植和干细胞动员剂(GM-CSF)对AMI坏死区的修复作用，选择同基因背景的雄性日本大耳白兔为研究对象，将研究对象随机分为3组(对照组，细胞移植组，动员剂组)，均采用结扎冠状动脉的方法制造AMI动物模型。移植组模型建立1周后再次开胸，于梗死区内注射经BrdU标记的自体骨髓干细胞。注射后4周观察移植细胞分化情况和促血管生成作用，并用超声检测心脏功能改变。动员剂组于AMI模型建立后即刻注射GM-CSF，与细胞移植组在同一试验终点进行上述项目的观察。研究结果表明，细胞移植4周后，可以在坏死区内找到增殖的BrdU标记的移植细胞。另外，血管性假血友病因子染色可见移植组和动员剂组坏死区内有大量的血管新生，而对照组中却较少发现血管新生，移植组和动员剂组均与对照组有显著性差异($P<0.05$)。心脏超声检查显示移植组心脏功能显著改善，其中射血分数由0.36 ± 0.08增加到0.62 ± 0.07，移植前后有显著性差异($P<0.05$)，移植后与对照组比较也有显著性差异($P<0.05$)；动员剂组治疗前后心脏功能无明显改善。根据上述研究的结果研究者分析，细胞移植和动员剂注射治疗均能明显促进雄性日本大耳白兔AMI缺血区及其周边区域的毛细血管新生，而细胞移植对AMI后逆转心室重构、改善心脏功能方面有明显作用。

(张　路)

兔骨髓基质细胞自体移植治疗急性MI的实验研究[中华心血管病杂志，2004，32(12)：1126]　中国医学科学院中国协和医科大学阜外心血管病医院杨跃进等抽取新西兰兔双侧股骨骨髓，分离培养骨髓基质细胞(BMSCs)，5-溴脱氧尿苷(BrdU)标记后，分别进行5-氮胞苷诱导或与乳鼠心肌细胞共培养，取诱导后21 d或共培养21 d的细胞进行免疫细胞化学染色。34只新西兰兔均先后经过骨穿抽取骨髓，BMSCs体外培养，开胸建立MI模型及心肌内注射等操作，按照对其BMSCs的处理方式和心肌内注射的成分不同随机分为3组：A组BMSCs经5-氮胞苷诱导，B组BMSCs未经诱导(A、B两组注射自体细胞悬液)，C组为对照(注射生理盐水)。于开胸手术前、手术后1周、1个月采用超声检测左心室功能，手术后1个月取心脏组织行光镜及电镜检查。结果表明，体外培养的BMSCs无论是在5-氮胞苷诱导还是与心肌细胞共培养的条件下，均有部分细胞表达横纹肌肌动蛋白。与C组相比，术后1个月时A、B两组MI的范围显著缩小($P<0.01$)，梗死的心室壁运动幅度以及收缩期室壁增厚率显著提高($P<0.05$)。A、B两组之间上述心功能指标差异无显著性。病理检查示新生的肌细胞呈岛状或散在分布于梗死区变性坏死的心肌细胞及间质细胞之间。电镜检查显示梗死区有毛细血管新生。研究结果表明，自体BMSCs移植治疗AMI效果显著，其疗效可能与BMSCs引起的心肌再生和血管新生有关，而诱导的BMSCs移植并未表现出更多的优越性，这为今后进一步研究提供了一定的依据。

(张　路)

无保护左主干病变支架植入术后及影响因素的分析[中华心血管病杂志，2005，33(3)：210]　阜外医院高润霖组织的CHANCE研究组对国内23家医院在1997年5月至2003年3月间完成的连续择期无保护左主干(LMCA)病变裸金属支架的病人进行注册登记，结果为共注册224例病人，年龄22～88岁，平均(60.1±12.0)岁；有既往MI史病人53例(23.7%)，合并糖尿病45例(20.1%)；孤立性无保护LMCA126例(56.2%)，LMCA合并其他血管病变98例(43.8%)；

平均左室射血分数(63.9±12.3)%;223例(99.6%)LMCA病变支架置入术成功,91例(92.9%)非LMCA病变支架置入术成功;住院期间死亡1例(0.45%),非Q波MI 1例(0.4%);平均随访(15.6±12.3)个月,死亡12例(5.4%),其中心源性死亡10例(4.5%),非心源性死亡2例(0.9%),AMI 4例(1.8%),LMCA靶病变血管重建术26例(11.7%),累积主要心脏不良事件(MACE)36例(16.1%);左室射血分数<40%、女性和LMCA合并多支血管病变增加死亡危险,多支病变非完全血管重建增加MACE发生率。多因素回归分析显示,左室射血分数<40%和女性为预测死亡和MACE的独立危险因素;102例(45.7%)病人进行了造影复查,LMCA再狭窄32例(31.4%);术中有回旋支开口部受累者再狭窄率增加;研究组认为,经过选择的无保护LMCA病变支架置入术是可行和安全的,并可取得较好近、远期疗效,无保护LMCA支架置入术应选择孤立性LMCA病变或合并多支病变但能达到完全性血管重建、左室射血分数≥40%的病人或不能行CABG术的病人。

(樊　民)

特异性COX-2抑制剂对压力负荷性心肌肥厚大鼠左心室重构的影响[中华急诊医学杂志,2005,14(6):479]　广州医学院一院梁子敬等采用腹主动脉缩窄法制备高血压模型,随机分为模型对照组、模型组和实验组,后者在造模16周后予以罗非昔布(rofecoxib)20 mg/(kg·d),连续4周,行超声心动图检查。取左心室组织用于病理分析。结果为模型组随时间呈进行性左室壁增厚,特别是室间隔增厚十分明显,左心室重量增加,左心室腔扩大,FS%下降。光镜下心肌细胞明显肥大,并被胶原包围,彼此隔离,肌纤维排列紊乱或断裂,心肌内胶原明显增多,沿心外膜方向渐减少,小血管周围胶原沉积较多,心肌间质胶原相对较少。结论:Cox-2参与了心肌胶原重塑的过程,特异性Cox-2抑制有抗心室重构作用。

(陈金明)

不同作业工人10年间高血压动态观察与分析[工业卫生与职业病,2004,30(6):331]　华中科大同济医学院刘克俭等以曾在1991年全国高血压抽样调查中受检的从事橡胶业、铝业、制漆染料业和汽车制造业等4种接触有毒物作业的人员2 863人为观察组,以该4种行业中非有毒作业人员794人为对照,进行随访观察,两组工人年龄、身高、体重、吸烟率、饮酒率差异不显著。2001年与1991年相比,4个观察组工人平均血压均明显增高,差异非常显著($P<0.01$),升高幅度收缩压>舒张压,4个观察组中以汽车制造业组血压升高最为明显,由(118.6±15.3/78.6±11.3) mmHg上升到(136.4±20.1/88.0±13.1) mmHg($P<0.01$)。不同作业工人高血压患病率2001年较10年前均明显升高,差异有显著性,其中汽车制造业组更为明显,由13.1%上升至28.7%($P<0.01$)。2001年汽车制造业组高血压人数明显高于其他组及对照组($P<0.01$),但制漆染料业组患病率低于其他各组,差异非常显著。对汽车制造业工人高血压多因素进行Logistic逐步回归分析显示,体重指数、职业接触毒物史和高血压家族史与血压升高和高血压患病明显相关。作者认为,汽车制造业工人在生产过程中除接触有毒化学物质外,工作场所还存在噪声、振动、粉尘、高温等多种有害因素。这些职业病危害因素和这些因素的联合作用可能是导致血压增高和高血压患病增多的危险因素之一。

述评　高血压患病的传统危险因素已得到公认并受到重视,但据上文结果,环境、职业等因素也影响高血压发病。在我国,特殊行业的从业人员不仅数量大,而且劳动强度大,劳动保护意识差,医疗条件相对较差,如何既能提高生产效率,又能保障从业人员的身体健康和生命安全,成为摆在有关单位和部门面前的一个刻不容缓的课题。上文结果表明,特殊行业的从业人员是高血压防治的重点,一方面要加强劳动保护,改善生产条件,另一方面,及时检出现患病例,予以积极治疗。

(陈金明)

EH病人血压与胰岛素敏感性水平的关系[临床内科杂志,2005,22(4):262]　第二军医大学长海医院章建梁等探讨高血压病人血压与胰岛素抵抗、血糖、血脂、尿酸水平的关系。研究者选取222例EH病人分为研究对象,其中1级高血压病人106例,2级高血压病人116例,分别测定其收缩压、舒张压、心率、体重指数、腰臀围比、总胆固醇、三酰甘油、尿酸、口服糖尿病耐量试验血糖曲线下面积(ACUG),并以稳态模式评估计算胰岛素抵抗指数(HOMA-IR)。进行比较及相关性分析后发现,2级高血压病人的HOMA-IR(1.8±1.4)显著高于1级高血压病人(1.4±1.2);HOMA-IR与ACUG是收缩压的独立相关因素;体重指数、尿酸、心率是舒张压的独立相关因素。说明高血压病人收缩压与胰岛素抵抗、血糖直接相关,舒张压与肥胖程度、尿酸及心率直接相关。

(丁　茹)

"杓型"与"非杓型"高血压病人的静息-活动和睡眠-觉醒昼夜节律[高血压杂志,2005,13(8):466]　安徽医大一院陈洁霞等研究不同血压节律的高血压病人静息-活动、睡眠-觉醒昼夜节律情况。研究者选择42例高血压病人和21例健康志愿者为研究对象,所有受试者同时佩戴动态血压监测仪和静息活动监测仪进行动态血压 24 h 和静息活动 48 h 监测，根据血压昼夜变化的特点分为"杓型"、"非杓型"两种曲线。在进行比较分析后发现，与"杓型"高血压病人比较，"非杓型"高血压病人夜间活动水平增高，睡眠效益下降，夜间觉醒点数和睡眠节律破碎性增加，说明活动和睡眠可能是影响血压昼夜节律的两个重要因素。

(丁　茹)

脉压及脉压指数与冠状动脉病变严重程度的相关性研究[心脏杂志，2005，17(1)：71]　温州医学院台州医院方崇峰等探讨脉压、脉压指数与冠心病严重程度的相关性，并比较脉压与脉压指数用以评价冠脉病变严重程度的相对优越性。研究者选取经冠状动脉造影确诊的冠心病病人 154 例以及经冠脉造影排除冠心病的对照组 43 例为研究对象，其中冠心病组病人冠脉病变的严重程度分别用病变血管支数、冠脉病变评分和冠脉狭窄程度表示。将冠脉病变程度及部分血清学指标与脉压及脉压指数进行相关性分析后发现，脉压及脉压指数与冠心病病人冠脉病变程度密切相关，而与血脂、血糖、体重指数等无明显关系。说明脉压及脉压指数可以用以判断冠心病的严重程度。

(丁　茹)

述评　冠脉造影仍然是判断冠状动脉病变严重程度的黄金指标，但属有创检查，如何以无创方法来判断冠脉病变是一个值得研究的课题，上文结果表明，脉压及脉压指数可以用以判断冠心病的严重程度，且脉压与血脂、血糖、体重指数等无明显关系，提示脉压对冠心病病人具有重要影响。因此，在冠心病的临床治疗上，不仅需要关注血压水平，有效的控制脉压在也具有重要意义。

(陈金明)

经导管国产封堵器与心脏直视手术治疗房间隔缺损的对比研究[心脏杂志，2005，17(3)：285]　第四军医大学西京医院代政学等，选取同期接受治疗的继发孔型 ASD 病人，介入治疗组 222 例，外科手术组 156 例。介入组和外科组年龄分别为 24±17 和 22±16 岁($P>0.05$)，ASD 大小分别为(18.87±6.06) mm 和(16.46±5.04) mm($P>0.05$)，全组无死亡，两组手术成功率分别为 99.1%和 100%($P>0.05$)，残余分流率分别为 0.9%和 0.6%($P>0.05$)，均为少量，总并发症分别为 5.0%和 35.3%($P<0.05$)，主要并发症分别为 0.9%和 3.2%($P<0.05$)，次要并发症分别为 4.1%和 32.1%($P<0.05$)，住院时间分别为(4±2) d 和(13±6) d，手术组病人胸部遗留手术瘢痕、48%病人需要输血，平均输血量(547±171) ml。与心脏直视手术治疗相比较，经导管封堵 ASD 病人痛苦小、恢复快、并发症少，且无须体外循环及输血，不遗留手术瘢痕，应作为继发孔型 ASD 治疗首选。

(李松华)

述评　经导管封堵治疗房间隔缺损近年来在临床上得到了越来越广泛的应用，也取得了很好的疗效。与外科手术相比，其优点是显而易见的，值得进一步推广应用。不足之处是适应证限制，目前仅能治疗中央型、缺损直径较小的病人，对于术前经胸超声测量缺损直径>32 mm 的病人，应由经验丰富的医师进行操作治疗，以免发生封堵器脱落等严重并发症。

(赵仙先)

国产膜周部室间隔缺损封堵器的研制及临床应用[中华心血管病杂志，2005，33(3)：228]　广东省心血管病研究所张智伟等，评价深圳先健股份有限公司生产的新型封堵器与 Amplatzer 封堵器对膜周部 VSD 的治疗效果。使用国产封堵器治疗 58 例，使用 Amplatzer 封堵器治疗 53 例。国产封堵器组和 Amplatzer 封堵器组的手术成功率分为为 100%和 97%($P>0.05$)，手术时间分别为(99.3±28.2) min 和(103.8±40.0) min($P>0.05$)，曝光时间分别为(15.4±5.7) min 和(19.7±14.3) min($P>0.05$)，术后即刻残余分流率分别为 1.7%和 13.2%($P<0.05$)，术后 3 个月残余分流率分别为 0%和 2.9%($P>0.05$)，并发症溶血发生率分别为 0%和 3.8%($P>0.05$)，严重心律失常发生率分别为 1.9%和 3.8%($P>0.05$)，封堵器脱落发生率均为 0。研究表明对于膜周部 VSD 的治疗，国产新型封堵器在成功率、封堵效果、并发症方面已达到或优于 Amplatzer 膜周部 VSD 封堵器，术后即刻封堵效果，新型膜周部 VSD 封堵器组优于 Amplatzer 封堵器组，其原因与新型膜周部 VSD 封堵器设计成对称及非对称型及采用聚四氟乙烯为阻流体材料有关。

述评　经导管封堵治疗膜周部室间隔缺损是近年来先心病治疗热点，并具有创伤小，疗效好的特点。但由于封堵器械主要依赖进口，价格昂贵，限制了在国内的广泛应用。国产封堵器械的研究成功，填补了国内空白，而且疗效优于进口封堵器，价格将进一步下降，值得在临床上进一步推广应用。

(赵仙先)

先天性心脏病介入治疗的严重并发症分析及其防治[中国循环杂志，2005，20(1)：21]　中国协和医科大学阜外心血管病医院蒋世良等，回顾分析 4 种常见先心病介入治疗 2 318 例。严重并发症总发生率为 1.5%(34/2 318)，包括封堵器脱落、心包填塞、主动脉-右心房"瘘"、Ⅲ度房室传导阻滞、主动脉瓣关闭不全、肺动脉夹层、封堵器脱载、重度三尖瓣关闭不全、溶血、股动静脉瘘及球囊导管嵌顿，其中 PDA 封堵组为 1.4%(12/850)，ASD 封堵组为 1.5%(12/818)，肺动脉瓣球囊成形术组为 0.9%(5/548)，VSD 封堵组为 4.9%(5/102)。总病死率为 0.1%(2/2 318)，均为肺动脉瓣球囊成形术组，占 0.4%(2/548)，1 例为扩张导管偏于右心室流出道而出现严重心律失常，另 1 例为右心室流出道痉挛；紧急手术为 0.3%(8/2 318)，择期手术为 0.1%(3/2 318)。先天性心脏病介入治疗是一种安全、有效、严重并发症及病死率低的非手术方法。应重视术后的长期随访，警惕中晚期并发症的发生。

述评 我国每年有 15 万先天性心脏病患儿，传统的治疗方法是外科手术治疗。近年来，随着先心病介入治疗器械的不断发展和完善，使得先心病介入治疗的病种和数量明显增加，疗效与外科手术相同，国内开展先心病介入治疗的单位也越来越多。但必须清醒地看到，作为一种有创的治疗方法，仍有一定的并发症发生率，严重者可导致病人死亡。另外，开展先心病的介入治疗，应有心脏外科的配合，以备及时处理可能出现的严重并发症。

（赵仙先）

过继转输扩张型心肌病小鼠淋巴细胞诱导心肌损害[中华医学杂志，2005，85(13)：892] 华中科技大学同济医学院袁璟等探讨扩张型心肌病(DCM)小鼠的自身免疫学机制。方法：用人线粒体 ADP/ATP 载体肽免疫小鼠建立 DCM 模型，分别将其以伴刀豆凝集素 A(ConA)刺激和未刺激的脾淋巴细胞过继转移给同源近交系小鼠(DCM-T-A 组和 DCM-T 组)，以用不含肽的对照液体免疫的小鼠为对照组；观察各组小鼠心肌组织病理学变化，以酶联免疫吸附法检测血清抗 ADB/ATP 载体自身抗体水平、实时荧光定量 PCR 检测心肌细胞因子基因表达。结果为在免疫或过继后的第 1 和第 6 个月末，DCM 组和 DCM-T-A 组小鼠血清抗 ADP/ATP 载体自身抗体均为阳性；心脏在前期分别出现心肌炎性细胞浸润和轻度心肌纤维化，在后期均出现心脏增大、心肌细胞溶解断裂和弥漫性纤维化；心肌中细胞因子表达均增高，其中 INF-γ[DCM 组 30 d (1 486.0±243.0)，180 d (192.0±38.0)；[DCM-T-A 组 30 d (357.0±38.6)，180 d (186.0±19.27)]和 IL-2[DCM 组 30 d(197.0 ± 110) 180 d (103.0 ± 19.0)]；DCM-T-A 组 30 d (166.0 ± 13.8)，180 d (96.0± 4.47)表达增高在前期明显，IL-4、IL-6 和 TNF-α 表达增高在后期更为显著。未用 ConA 刺激的 DCM-T 组与对照组均无上述改变。结论为过继转输 DCM 小鼠脾淋巴细胞可诱导同源近交系小鼠产生抗 ADP/ATP 载体自身抗体和 T 细胞介导的免疫应答，发生过继免疫性心肌损害，且此损害与供体小鼠体内改变相似。

述评 上述实验证实用人线粒体 ADP/ATP 载体肽免疫小鼠可建立 DCM 模型，将其伴 ConA 刺激脾淋巴细胞过继转移给同源近交系小鼠也可出现 DCM 表现，由于自身抗体不能诱发心肌炎和 DCM，因而具有免疫记忆的脾淋巴细胞激活，放大细胞的免疫性和淋巴细胞的抗原特异性，诱使体内免疫应答的激活，导致疾病的发生。阐明了 T 细胞介导的自身免疫机制在 DCM 的发生发展中起重要作用。

（丁继军）

骨髓间充质干细胞体外分化为心肌样细胞相关调控基因的时序表达[中华心血管病杂志，2004，32(11)：1004] 重庆医科大学张文等研究体外诱导骨髓间充质干细胞(MSCs)向心肌样细胞分化过程中相关调控基因的时序表达。方法：采用第 8 代的 MSCs，以 5-氮杂胞苷(5-aza)进行体外诱导，连续观察 8 周，相差显微镜下观察其形态变化，荧光免疫组化方法鉴定心肌特征性蛋白肌球蛋白重链(MHC)和连接蛋白(connexin) 43 的表达，半定量 RT-PCR 技术分析 TGFβ、Nkx-2.5、GATA-4、MEF-2C、TEF-1 和 RARα 等相关调控基因在分化过程中的动态时序表达。结果为诱导前 MSCs 呈成纤维细胞样，诱导后细胞形态发生变化，1 周呈棒状或球形，2 周后细胞间形成连接，排列方向渐趋一致，3 周时开始出现肌管结构。MHC 诱导前无表达，诱导后 1 周开始表达，2 周起表达逐渐增强，8 周时阳性细胞比例为 30%；连接蛋白 43 在诱导前有弱表达，阳性率为 5%，诱导后逐渐增强，出现绿色点状荧光，集落样分布在细胞间，8 周时阳性细胞比例为 40%。TGFβ、Nkx-2.5、GATA-4、MEF-2C 基因在诱导后 1 d 表达开始增强，1 周达高峰，以后维持在高水平；TEF-1 和 RARα 基因在诱导过程中表达无明显变化。结论为 TGFβ、Nkx-2.5、GATA-4、MEF-2C 可能是调控 MSCs 定向分化为心肌样细胞的重要调控基因。

述评 细胞移植作为终末期心脏病的替代治疗技术具有广阔的应用前景。近年来国内外学者采用胚胎心肌细胞、骨骼肌细胞、胎肝细胞和 MSCs，体内体外实验均证实可分化为心肌细胞，从取材和伦理角度 MSCs 是心肌再生的新希望，但 5-aza 诱导转化率低于 30%～40%，限制了临床应用，可采用粒细胞集落刺激因子和干细胞因子预处理等方法提高分化率，上文研究了诱导分化是的基因调控变化，如果把这些基因导入到 MSCs 中必将有提高诱导分化的作用，值得进一步研究。

（丁继军）

房室结折返性心动过速的可能折返机制和分型及其在指导慢径消融中的意义[中华心律失常学杂志，2005，9(4)：264] 王祖禄等对 812 例入院进行射频消融AVNRT病人,常规行程序心房和心室电刺激和心内标测。根据房室结存在快径、右侧后延伸(经典慢径)和左侧后延伸(另一条慢径)和折返环路,对AVNRT进行分型,采用消融房室结前传慢径和(或)逆传慢径的方法治疗AVNRT。结果为按常规分型,慢快型659例(81%)、慢慢型81例(10%)、快慢型72例(9%)。按AVNRT可能的6种折返环路分型,慢快型649例(80%)、左侧变异慢快型10例(1%)、快慢型和变异快慢型57例(7%)、左侧变异快慢型15例(2%)、慢慢型81例(10%)。所有812例AVNRT病人均消融或改良房室结慢径成功。认为此6种折返环路分型对理解AVNRT的折返机制和指导房室结慢径消融治疗AVNRT有较大意义。

(顾兴建)

述评　AVNRT是常见的心动过速,消融治疗是根治的方法。按照常规分型法绝大多数AVNRT可以在三尖瓣环和CS窦口之间(RF1部位)消融慢径成功,对于在此部位消融慢径治疗慢快型失败的病例应考虑到左侧变异慢快型,在CS窦口、CS近端或二尖瓣环间隔处(RF2部位)消融成功;同理,在消融快慢型AVNRT时,大多数可在RF1部位消融成功,少部分需要在RF2部位消融成功。总之,引入房室结可能存在左侧后延伸(另一条慢径)的概念,不仅有助于理解复杂的AVNRT的折返机制,而且有助于提高复杂的AVNRT消融的成功率。

(顾兴建　黄　佐)

76个长QT综合征先证者临床特征和治疗情况研究[中国心脏起搏与心电生理杂志,2004,18(6):414]　李翠兰等对76个长QT综合征先证者及其家族成员行6或12导联ECG同步记录,对先证者的临床情况进行综合分析。结果为先证者发病年龄(17.2±14.8)岁,在20岁以前发病的占59.2%;以女性居多;发病症状有晕厥、黑矇、心悸、胸闷等;诱发因素有情绪紧张或激动、劳累、运动或体力劳动等;病人的QTc值为(0.56±0.09)s。LQTS病人的ECG上T波多变,QT间期可出现暂时正常化。在76个LQTS先证者中,同时伴聋哑1例,预激综合征1例,心肌炎2例,束支阻滞2例,一过性房室阻滞1例,高血压2例。根据ECG特点预测LQTS病人的基因型:LQT1占31.6%,LQT2占53.9%,LQT3占3.9%,其余心电图特征不明显,无法预测。多数病人服用β-阻断剂类药物有效;在药物效果不好的病人中,有4例安装起搏器,1例应用埋藏式心脏复律除颤器,15例进行左心交感神经切除术,其中多数继续服用β-阻断剂。认为我国的LQTS发病情况和临床表现与国外报道基本一致;我国的LQTS病人可能以LQT2为主;β-阻断剂可使多数病人的症状得到控制;对β-阻断剂疗效不好的病人,选择左心交感神经切除术或联合应用起搏器可增加疗效。

(顾兴建)

述评　LQTS是一种临床不多见的疾病,但此病好发于青少年,猝死率高。因心肌离子通道的基因突变导致心肌细胞离子通道功能障碍而引起的一组综合征,随着细胞电生理和分子生物学的进展,此病的发病机制和治疗也取得较大进展。本研究是中国LQTS协作工作的部分总结,基本反映了我国研究LQTS疾病的诊治现状,对LQTS的规范治疗有一定的帮助作用,也将促进LQTS的研究。

(顾兴建　黄　佐)

钙蛋白酶参与心力衰竭病人心肌重构的信号传导[中华心血管病杂志,2005,33(3):247]　成都军区总医院杨永健等探讨钙敏感的信号物质雷钙蛋白酶(calpain)对心力衰竭病人心肌重构信号传导的调控。他们选择因二尖瓣狭窄伴关闭不全心脏病接受二尖瓣置换术的心衰病人39例,正常对照38例(其中8例来自意外伤亡的器官捐献者)。应用彩色多普勒超声心动图检测心功能参数,放免法检测心衰病人血浆及心肌组织AngⅡ含量,免疫印迹法检测心肌组织雷钙蛋白酶、钙调神经磷酸酶(CaN)的抑制蛋白(cain/cabin 1),cain/cabin 1降解产物(cain/cabin 1△)蛋白表达、CaN磷酸化。结果发现,心衰病人血浆及心肌组织AngⅡ浓度、心肌组织u-雷钙蛋白酶、m-雷钙蛋白酶、cain/cabin 1降解产物cain/cabinl△蛋白表达及CaN磷酸化明显高于对照组,且随心功能恶化逐渐增加,cain/cabin l蛋白表达随心功能恶化逐渐降低。由此可见,心衰病人通过雷钙蛋白酶降解cain/cabin l进而激活CaN信号通路,提示其在肾素-血管紧张素系统等介导的心肌重构中起一定作用。

(徐荣良)

述评　心肌重构是心力衰竭发生发展的重要环节,在出现临床症状前往往已经存在明显的心脏重构,了解清楚其发生机制是进行心力衰竭早期干预的重要前提。在许多病理状况下,RAS系统的激活是启动重构的重要因素。本研究从AngⅡ入手,针对临床不同程度心力衰竭病人,研究RAS激活与新近发现的钙敏感雷钙蛋白酶调节CaN信号传导通路之间的关系,取得了预想的结果,加深了对心脏重构机制的认识,也为临床应用ACEI或ARB药物早期干预心力衰竭提供了理论依据。随着研究进一步深入,或许能提供新的临床治疗途径。

(郑　兴)

心力衰竭病人脑利钠肽浓度与血流动力学的关系

及临床意义[中华心血管病杂志，2005，33(6)：502]　成都市二院赵思勤等研究心力衰竭(CHF)病人快速检测脑利钠肽(BNP)水平与血流动力学的相关性及对心衰诊断的临床意义。入选住院有呼吸困难病人117例，其中，①心源性呼吸困难组75例，其中行血流动力学检查53例；②肺源性呼吸困难组42例。均经干式快速免疫荧光法定量分析检测BNP。超声心动图检查左室舒张期末内径(LVEDD)。结果发现53例心衰病人的肺毛细血管嵌压(PCWP，mmHg)、平均肺动脉压(MPAP，mmHg)、右房压(RAP，mmHg)和血浆BNP(ng/L)水平分别是：Ⅱ级心功能(18例)为16.10±3.50、22.50±4.68、3.11±1.90、271.25±159.29；Ⅲ级心功能(20例)为21.50±4.42、28.60±9.35、8.95±3.86、619.58±237.48；Ⅳ级心功能(15例)为29.28±8.61、36.50±12.32、15.27±4.96、1519.28±618.62(P<0.01-0.05)。血浆BNP与各血流动力学指标做直线相关回归分析表明，BNP分别与PCWP、MPAP、RAP显著正相关(r分别为0.59、0.50、0.32，P值分别<0.01、<0.01、≤0.05。LVEDD≥60 mm组24例的血浆BNP浓度(918.48±453.25) ng/L，显著高于LVEDD<60 mm组29例(298.58±167.51) ng/L(P<0.01)，而LVEDD<60 mm组BNP水平比左、右室舒张期末内径正常的肺原性呼吸困难组BNP[(35.4±26.4) ng/L显著增高(P<0.01)]。心源性呼吸困难组BNP水平(761.30±480.47) ng/L，明显高于肺源性呼吸困难组(35.41±26.4) ng/L(P<0.01)。结论为心衰病人BNP与PCWP、MPAP、RAP显著正相关，BNP的释放直接与心室压力负荷过度和心室容积扩张相关。快速检测BNP浓度对鉴别呼吸困难是心源性或肺源性具有重要意义。

（徐荣良）

血管紧张素转换酶抑制剂对慢性心力衰竭病人脑钠肽和去甲肾上腺素的作用[中华医学杂志，2005，85(25)：1737]　上海同济医院宋浩明等为探讨不同剂量血管紧张素转换酶抑制剂(ACEI)对慢性心力衰竭病人脑钠肽和去甲肾上腺素(NE)的作用，以及较大剂量ACEI治疗的可行性与安全性。选择66例慢性心力衰竭病人随机分为培哚普利较小剂量组(33例，2～4 mg/d)和较大剂量组(33例，8～10 mg/d)，治疗12周，治疗前后测定各项指标[NE、脑钠肽浓度，左室舒张末内径(LVED)，左室射血分数(LVEF)等]。并且选择30名年龄相仿的健康对照者，分别测定基础NE、脑钠肽浓度。结果发现，慢性心力衰竭病人血浆中脑钠肽浓度随着纽约心脏病协会(NYHA)心功能分级增加而升高，与LVEF呈显著负相关(r=－0.327，P=0.012)；脑钠肽与LVED和NE呈显著正相关(r=0.42，P=0.015；r=0.402，P=0.002)。治疗12周后7例病人因出现不能耐受的咳嗽反应而退出(其中较小剂量组3例，较大剂量组4例)，其余59例完成研究。较小剂量组治疗后脑钠肽浓度为(8±14) μg/L，NE浓度为(387±211) ng/L，较大剂量组治疗后脑钠肽浓度为(6±4) μg/L，NE浓度为(250±63) ng/L，较大剂量组治疗后的脑钠肽、NE浓度明显低于较小剂量组治疗后(均P<0.05)。因此认为，心力衰竭时血浆脑钠肽浓度与心力衰竭严重程度密切相关，且与NE浓度呈正相关。在慢性心力衰竭病人中采用小剂量逐渐递增剂量方式给予培哚普利可明显降低脑钠肽、NE，且耐受性良好。

（徐荣良）

述评　RAS系统激活在心力衰竭的发生发展中很重要. 目前，国内在心力衰竭治疗上ACEI、ARB、β受体阻滞剂的应用比例已经有很大的提高，说明医师及病人对此类药物的重要性的认识有了很大程度上的提高，但是与国外相比还有差距，特别是乡村和中小城市应用比例还有待提高。再者，如何更好地使用此类药物也是一个问题，本文做了有益的探索。结果提示，较大剂量取得了较好的结果，说明在我们平时使用此类药物时可能存在剂量偏小的问题。如何才是合理的剂量？判断的标准是什么？还有待通过我们国内自己的临床研究来揭示。

（郑　兴）

窄QRS波充血性心力衰竭双室同步起搏疗效的初步观察[中国心脏起搏与心电生理杂志，2004，18(5)：398]　沈阳军区总医院王冬梅等探讨心电图窄QRS波的充血性心力衰竭病人双室同步起搏治疗的疗效。观察了9例男性病人，年龄(59.16±10.35)岁，QRS波≤130 ms，其中扩张性心肌病5例，缺血性心肌病2例，高血压性心脏病2例。行双室再同步起搏治疗，于治疗前及治疗后6个月行心功能(NYHA分级)、6 min步行试验、心脏超声测量左室舒张期末径(LVEDD)及左室射血分数(LVEF)评估。结果为术后6个月心功能较术前明显改善，平均改善一级(P<0.001)。6 min步行距离平均延长约200m(P<0.01)。LVEDD，术后6个月较术前平均缩小5 mm(P<0.05)。LVEF术后6个月较术前平均提高约9%(P<0.005)。结论充血性心衰病人无论是否伴LBBB，若存在着心室间或心室内收缩的不同步，给予双室同步起搏治疗后可使患者的运动耐量及血流动力学均有一定程度的改善。

（徐荣良）

述评　伴有宽QRS波的心力衰竭病人行双心室再同步化治疗(CRT)已经取得了长足的进展，多个临床研究证实具有良好的疗效,已经成为心力衰竭治疗指南的一部分。然而,国外有作者报道经组织多普勒证实无左束支阻滞,QRS<150 ms 的病人也可以存在明显的心室内收缩不协调,应用 CRT 同样能取得良好的疗效。本文作者报道了 9 例病人的成功治疗经验,值得借鉴,并做进一步观察。组织多普勒的应用拓宽了 CRT 治疗适应证,只是目前国内限于医疗费用限制,CRT 治疗不能广泛开展。

(郑　兴)

缝隙连接对双细胞动作电位的影响[中国心脏起搏与心电生理杂志,2005,19(4):298]　华中科技大学李霞等用酶解法分离得到兔左室内膜心肌细胞,分为单细胞组和双细胞组,各进行两个实验处理:①先用正常台氏液,然后用含索他洛尔的正常台氏液灌流;②先用含索他洛尔正常台氏液预灌流,然后用含索他洛尔+甘珀酸钠(缝隙连接失偶联剂)的正常台氏液灌流。用β-escin 穿孔膜片技术记录动作电位时程(APD)。结果显示,在正常台氏液灌注状态下,单细胞组的 APD 大于双细胞组,但相差无显著(688±89 ms *vs* 666±77 ms,$P>0.05$);索他洛尔灌流后,两组细胞 APD 均延长,单细胞组 APD 延长的程度明显大于双细胞组(305±66 ms *vs* 168±51 ms,$P<0.01$),先给予索他洛尔预灌注,再用索他洛尔加缝隙连接失偶联剂-甘珀酸钠灌流两组 APD 均延长,双细胞组 APD 延长的程度明显大于单细胞组(181±64 ms *vsS* 28±134 *ms*,P<0.01)。结论认为,缝隙连接可以对抗病理情况下 *APD* 延长。

述评　缝隙连接是细胞间快速传导电信号的通道,它的功能对于维持细胞间电活动的传导及预防心律失常的发生具有重要作用。病理状态下心肌细胞 *APD* 延长,均伴有缝隙连接失耦联。本实验从双细胞水平研究了缝隙连接对 *APD* 的影响,证实了在双细胞水平缝隙连接可以对抗 *APD* 的病理性延长,从理论上推断有助于减少心律失常的发生。心律失常无论是基础研究还是临床研究,有许多秘密还有待发现,本研究在缝隙连接对心律失常的作用方面进行的探索,对临床心律失常的认识和治疗均有重要的价值。

(胡建强)

小剂量多巴酚丁胺及硝酸异山梨酯负荷超声心动图检测左心室收缩功能严重减低病人存活心肌的准确性[中华超声影像学杂志,2005,14(6):420]　中国协和医科大学杨伟宪等对左心室射血分数为(39.4±5.1)%的 40 例陈旧心肌梗死病人,1 周内分别完成小剂量多巴酚丁胺、硝酸异山梨酯单用及合用的二维超声心动图试验和 ^{99m}Tc-MIBI/^{18}FDG 双核素同时采集法(DISA)SPECT 心肌显像。比较两种方法对存活心肌的检出率、符合率和 Kappa 值。结果显示,对存活心肌的检出率,DISA SPECT 为 64.0%,多巴酚丁胺 10 $\mu g \cdot kg^{-1} \cdot min^{-1}$负荷二维超声为 60.1%,硝酸异山梨酯-多巴酚丁胺 5 $\mu g \cdot kg^{-1} \cdot min^{-1}$二维超声为 59.1%,以 DISA SPECT 检测结果为标准,药物负荷二维超声识别存活心肌的特异性在 85.7%～96.0%,各剂量间差异均无显著性意义(均 $P>0.05$);而识别的敏感性和符合率以多巴酚丁胺 10 $\mu g \cdot kg^{-1} \cdot min^{-1}$负荷二维超声最高,分别为 86.5%和 86.5%(Kappa=0.71),硝酸异山梨酯与多巴酚丁胺合用时,敏感性比硝酸异山梨酯单用、符合率比两者单用时均显著增加(P 均<0.001),以硝酸异山梨酯-多巴酚丁胺 5 $\mu g \cdot kg^{-1} \cdot min^{-1}$二维超声最高,分别为 84.6%和 85.1%(Kappa=0.69),与多巴酚丁胺 10 $\mu g \cdot kg^{-1} \cdot min^{-1}$二维超声相当,且不良反应更少。结论认为,检测冠心病左心室收缩功能严重减低病人的存活心肌,多巴酚丁胺 10 $\mu g \cdot kg^{-1} \cdot min^{-1}$二维超声的检出率与 DISA SPECT 显像相当,识别的敏感性和准确性好;硝酸异山梨酯与小剂量多巴酚丁胺合用,能提高两药单用时的检出率、识别敏感性和准确性,特别是硝酸异山梨酯-多巴酚丁胺 5 $\mu g \cdot kg^{-1} \cdot min^{-1}$二维超声已达多巴酚丁胺 10 $\mu g \cdot kg^{-1} \cdot min^{-1}$单用时水平,且更安全。

述评　检测陈旧性心肌梗死伴左心室收缩功能严重减低病人的存活心肌,对于选择合理的治疗方案,预测疗效和判断预后均有重要意义,核素^{18}FDG PET 被公认是识别存活心肌的"金标准",但仪器设备昂贵,本研究与^{99m}Tc-MIBI/^{18}FDG 双核素同时采集法(DISA)SPECT 心肌显像对比,评价小剂量多巴酚丁胺、硝酸异山梨酯单用及合用的二维超声心动图试验检测心功能减低病人存活心肌的准确性和安全性,为临床提供简便实用的检查方法,在临床工作中具有广泛的实际意义。

(胡建强)

高晶体-高胶体渗透压混合液对心肺复苏后大鼠脑水肿影响的研究[华中科技大学学报(医学版),2005,34(1):111]　华中科技大学同济医学院附属协和医院许森研究高晶体-高肢体渗透压混合液对心肺复苏后大鼠脑水肿的影响。方法:36 只大鼠随机分为假手术组、生理盐水组及高晶体-高胶体渗透压混合液组 3 组。采用窒息致心跳骤停法制作大鼠心肺复苏模型,于自主循环恢复后分别静脉注射生理盐水、高晶体-高胶体渗透压混合液。自主循环恢复后 2 h 大鼠断头取脑,采用干-湿重法检测 3 组脑组织含水量的变化;采用伊文思蓝荧光法检测 3 组血脑屏障(BBB)通透性的变化;采用免疫组化法检测 ICAM-1 在脑血管内皮细胞上表达的变化;采用髓过氧化物酶(MPO法)检测脑组织中性粒细胞数目的变化。结果发现,在复苏后4 h时,生理盐水组和高晶体-高胶体渗透压混合液组脑组织含水量、脑组织伊文思蓝含量、ICAM-1表达及中性粒细胞的变化较假手术组明显增加(均 $P<0.01$),但高晶体-高胶体渗透压混合液组明显低于生理盐水组($P<0.01$ 或 $P<0.05$)。结论为窒息致心跳骤停,心肺复苏后大量中性粒细胞活化,脑血管内皮细胞ICAM-1表达增加,它们的相互作用导致BBB损伤,促使血管性脑水肿形成。复苏后即刻给予高晶体-高胶体渗透压混合液可减少中性粒细胞聚集,降低ICAM-1表达,使BBB的损伤减轻,从而减轻了心肺复苏后脑水肿的程度。

(徐荣良)

91例猝死病人尸体解剖病理和临床的回顾性分析[中华老年医学杂志,2004,23(12):861] 卫生部北京医院曹素艳回顾分析91例猝死病人的临床病理资料。结果发现,91例猝死病人中,老年人62例,占68.1%,非老年人29例,占31.9%。心源性猝死68例,占74.7%,其中冠心病43例,病人主要有冠状动脉多支严重病变;非心源性猝死23例,其中以急性出血坏死型胰腺炎所占比例最高,有10例。由此可见,猝死以老年男性多见,有广泛严重冠状动脉病变的冠心病病人猝死发生率高。防治冠心病、改善心肌缺血等综合治疗对预防猝死十分必要。胰源性猝死主要为急性出血坏死型胰腺炎所致,误诊率较高。

(徐荣良)

心肌细胞介导骨髓间充质干细胞的心肌样分化[第三军医大学学报,2005,27(16):1681] 重庆医科大学张蕾等利用贴壁法分离大鼠骨髓间充质干细胞(MSCs),培养至第6代。取新生Wistar大鼠心脏行心肌细胞分离与培养。分3组进行实验:①条件培养组:用新生大鼠心肌细胞培养上清液制成的条件培养基处理MSCs 48 h 2次,其间间隔48 h;②混合培养组:新生鼠心肌细胞与MSCs按2∶1混合培养1周;③对照组:MSCs常规培养。检测各组MSCs中心肌细胞结构功能蛋白:心肌肌联蛋白(titin)、肌球蛋白重链(myosin heavy chain,MHC)、心肌组织缝隙连接的特异性组成蛋白质连接蛋白(connexin 43,Cx43)的表达情况。结果显示,条件培养基可诱导MSCs心肌样分化,表达心肌细胞骨架样蛋白肌联蛋白的Z带及A带部分,Cx43大量表达,但在检测期内未观察到MHC的表达;MSCs在混合培养中与心肌细胞形成边接,表达肌联蛋白,部分细胞内可检测到类似肌小节的结构,Cx43集中分布于细胞相邻的界面;对照组中的部分MSCs可少量表达Cx43及肌联蛋白。结论认为,源于心肌细胞的各种因素可促使MSCs心肌样分化,分化的程度取决于作用信号的性质。

述评 干细胞移植在心脏疾病治疗中的运用已进行了大量动物实验,并已进入临床研究,显示了良好的应用前景。骨髓间充质干细胞近年来成为研究的热点,体外培养时MSCs能向心肌细胞分化,将其直接植入心肌组织,也能实现这种分化,研究心肌微环境中作用于MSCs的定向分化的各个因素对于调节MSCs的分化方向、提高分化率具有极其重要的意义,本研究在这一方面进行了有益的探索,有望取得更有价值的成果。

(胡建强)

消化系统疾病

本年度共收集文献 4 083 篇，其中纳入回顾 1 342 篇(占 32.9%)，列入文选 46 篇(占 1.1%)。

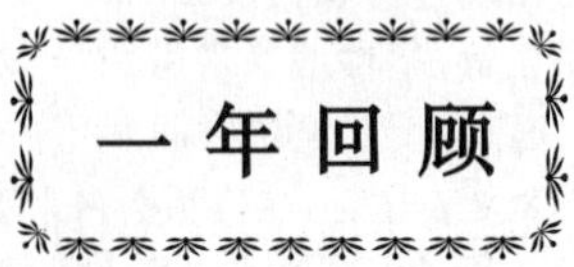

一、食管疾病

(一)食管炎

许军英等[1]研究重度反流性食管炎(RE)治愈前后食管体部运动功能，结果显示，LESP[(6.00±0.86) mmHg 比(5.10±0.87) mmHg，$P=0.476$]，食管远端收缩波幅[(34.1±4.1) mmHg 比(37.2±4.0) mmHg，$P=0.593$]、湿咽成功率[(33.5±6.5)%比(38.6±7.1)%，$P=0.592$]，在食管炎治愈前后差异均无统计学意义，均显著低于正常对照组。王虹等[2]观察胃食管反流病(GERD)病人餐前、餐后食管一过性下食管括约肌松弛(TLESR)、低 LES 压力(LESP)情况，结果为 GERD 组酸反流事件明显高于对照组($P<0.05$)，两组间 TLESR 发生率差异无显著性，但 GERD 组伴有酸反流的 TLESR 明显高于对照组($P<0.001$)，且 31%(21/68)的酸反流事件出现于低 LESP 状态中。孙晓红等[3]* 观察不同饮食模式对 GERD 病人 TLESR 的影响，8 例 GERD 病人随机交叉接受标准餐和高脂餐，结果为餐后 1 h TLESR 频率及时限明显高于餐前及餐后 2 h($P<0.05$)，但在标准餐和高脂餐后比较差异无显著性；高脂餐后 2 h TLESR 的频率及时限明显高于餐前和相应时间段的标准餐($P<0.05$)，高脂餐后 LES 压力(LESP)明显降低、酸反流发生的次数和 pH<4 的时间明显增加($P<0.05$)。周丽雅等[4]对山东农村地区随机抽样调查的研究显示，RE 的患病率和严重程度随年龄增加而增加，男女患病率 3.35∶1，幽门螺杆菌(Hp)的阳性率为 52.9%，与该地区人群的 Hp 阳性率(56.0%)差别无统计学意义。陈世耀等[5]采用配对病例对照方法研究 Hp 感染与 RE 的关系，结果为 RE 检出率 3.2%(641/20 128)，Hp 感染率病例组(39.8%)低于对照组(45.7%，$OR=0.785$，95%CI：0.629～0.979)，提示 Hp 感染可能减少 RE 的发生。王琨等[6]比较 37 例 RE 与 91 例非糜烂性反流病(NERD)食管酸暴露特点，结果显示，pH 监测阳性率和 DeMeester 积分均值在 RE 组和 NERD 组中差异无统计学意义；RE 组长反流次数显著高于 NERD 组(8.16±10.27 比 3.96±6.87，$P=0.004$)。以症状指数>50%为阳性，NERD 阳性组(pH 值监测异常)症状指数阳性率显著高于 NERD 阴性组(pH 值监测正常)(43.5%比 15.6%，$P<0.001$)。杨敏等[7]观察 12 例正常人和 31 例 NERD 病人，发现 NERD 病人对气囊扩张刺激的初始感知阈值、疼痛阈值明显降低($P<0.01$)，NERD 病人感知过敏组 LES 黏膜中 SP 阳性纤维的数目和平均光密度(OD)值明显增高($P<0.05$)；与食管初始感知阈值和最大疼痛阈值均呈直线负相关(分别为 $r=-0.74$ 和 $r=-0.82$，$P<0.01$)。刘春丽等[8]对 20 例胃食管反流性咳嗽(GERC)病人检测气道黏膜、诱导痰细胞 SP、NKA 及 SP 受体(NK-1)的表达，结果为 GERC 组病人痰上清液 SP、CGRP 含量[分别为(266±207) ng/L 与(180±83) ng/L]显著高于正常对照组和 GERD 组，痰细胞 SP、NK-1 和 NKA 的表达显著高于正常对照组和 GERD 组(均 $P<0.05$)，提示神经源性炎症与 GERC 的发病密切相关。他们[9]还评价 250 例慢性咳嗽，确诊 GERC20 例(GERC 组)，有 13 例存在进食相关性咳嗽，显著多于非 GERC 组($P<0.01$)，而伴反流相关症状、胃病史的发生率 2 组差异无统计学意义。进食相关性咳嗽对提示 GERC 诊断的特异性、阳性预计值和敏感性分别为 91.3%、86.7%和 65.0%。食管 24 hpH 值监测结果显示立位 pH<4 的时间占监测时间的百分比显著大于卧位($P<0.05$)，餐后反流明显大于餐时反流($P<0.01$)和立位反流($P<0.05$)。刘洋等[10]报道 30 例 GERD 病人，内镜检查分为 NERD 和 RE 两组，结果提示，NERD 女性病人的比例(58.82%)较 RE 高($P<0.05$)，两组病人在症状评分、对日常生活影响上无显著性差异($P>0.05$)。NERD 组病人焦虑、抑郁评分均较 RE 组高，对治疗反应较 RE 病人差($P<0.05$)。

郭丽娟等[11]采用动态心电图仪分析 43 例 RE 的 24 h 动态心电图结果显示，RE 病人 R-R 间期差值的均方根值(RMSSD)明显增高($P<0.01$)，提示 RE 迷走神经张力增高。邹多武等[12]研究 21 例 NERD 病人和 10 例健康志愿者经食管气囊扩张刺激后的皮质诱发电位(CEP)，NERD 病人 CEP 波形变异性大，其 N1、P1、N2 潜伏期明显缩短，P1-N2 峰间波幅明显增加。雷贝拉唑多中心临床协作组[13]研究 78 例 RE 病人，口服雷贝拉唑 10mg，每天 2 次，共 8 周。结果为 A+B 组和 C+D 组反酸和烧心程度和频度均以中、重度为著($P>0.05$)，用药第 1 天，烧心、反酸、胸骨后疼痛症状的消失率和缓解率分别为 26.5%、42.6%、47.6% 和 51.5%、64.7%、68.7%，8 周治疗后复查 RE 愈合率为 94.6%(70/74)。王燕斌等[14]将 80 例 RE 病人随机分为 A 和 B 组，A 组予枸橼酸铋雷尼替丁(瑞倍，RBC) 350 mg，每日 2 次，B 组奥美拉唑 40 mg，每日 1 次，疗程均为 4 周，结果为 A 组治愈率为 65.8%，有效率为 92.1%；B 组治愈率为 75.0%，有效率为 91.7%($P>0.05$)。于涛等[15]对 14 例确诊为 GERD 者施行胃镜下腔内胃黏膜折叠缝合术，术后反流症状改善总有效率为 85.7%(完全缓解 35.7%，部分缓解 50.0%)，无效 14.3%，24 h 食管 pH 监测结果显示反流得到较好的控制。郑丽端等[16]采用免疫组化 SP 法检测 23 例肠上皮化生型 Barrett 食管标本，结果显示，肝细胞蛋白在所有肠化上皮细胞胞质中表达，胃及肠上皮均不表达；细胞角蛋白 20、细胞角蛋白 7 在肠化上皮细胞胞质、部分胃柱状上皮中呈阳性表达；EMA 在小肠及肠化上皮以外的其他上皮均有表达，认为肝细胞蛋白可作为特异性标记化生肠上皮的首选指标。陈曦等[17]回顾分析 15 例重度 RE 和 25 例 Barrett 食管(BE)，以 SP 免疫组化法测定两者组织中 Ki-67、COX-2 的表达。结果显示，SRE 和 BE 组 Ki-67 表达的阳性率和强度显著高于正常食管黏膜($P<0.01$)，COX-2 特异地表达于部分 BE 上皮，在 SRE 及正常食管上皮中不表达。陈磊等[18]采用高清晰内镜在 48 例 BE 中可观察到栅状血管末端有下移现象，60 例非 BE 的 GERD 病人均未发现，放大内镜下 BE 黏膜可分为绒毛型、条纹型和小点型，绒毛型肠上皮化生(肠化)检出率显著高于条纹型及点状绒毛状上皮($P<0.01$)，COX2 表达的阳性率显著高于条纹状和点状上皮(均 $P<0.01$)，有助于判断早期肠化的发生。

(徐晓蓉)

参 考 文 献

1 许军英，等. 中华内科杂志，2005，44(5)：353
2 王 虹，等. 中华内科杂志，2004，43(10)：750
3* 孙晓红，等. 中国医学科学院学报，2004，26(6)：628
4 周丽雅，等. 中华消化内镜杂志，2005，22(2)：101
5 陈世耀，等. 复旦学报(医学版)，2005，32(3)：343
6 王 琨，等. 中华内科杂志，2005，44(1)：5
7 杨 敏，等. 解放军医学杂志，2005，30(7)：603
8 刘春丽，等. 中华结核和呼吸杂志，2005，28(8)：520
9 刘春丽，等. 中华内科杂志，2005，44(6)：438
10 刘 洋，等. 四川大学学报(医学版)，2005，36(4)：552
11 郭丽娟，等. 中国综合临床，2005，21(10)：871
12 邹多武，等. 中华内科杂志，2005，44(9)：684
13 雷贝拉唑多中心临床协作组. 中华消化杂志，2005，25(6)：363
14 王燕斌，等. 临床内科杂志，2004，21(12)：842
15 于 涛，等. 北京医学，2005，27(3)：132
16 郑丽端，等. 中华消化杂志，2004，24(11)：676
17 陈 曦，等. 四川大学学报(医学版)，2005，36(2)：207
18 陈 磊，等. 中华消化内镜杂志，2005，22(4)：227

(二)食管肿瘤

1. 食管癌

唐任光等[1]采用 PCR-限制性片段长度多态性(PCR-RFLP)技术，检测发现食管癌病人血清 $TGF\beta_1$ 水平显著高于对照组($P<0.01$)，$TGF\beta_1$ 基因-509C T 多态性各等位基因及基因型频率在两组人群中的分布差异存在显著性($P<0.05$)；等位基因频率的相对风险分析发现，T 等位基因携带者患食管癌的风险是 C 等位基因的 1 624 倍($OR=1\ 624$，95%CI：1.134～2.324)，携带 T 等位基因的食管癌病人血清 $TGF\beta_1$ 水平显著高于不携带者。张涛等[2]研究发现，反流致大鼠 Barretts 食管(BE)及食管腺癌(EAC)发生过程中，局部 iNOS 的过量表达具有重要的病理作用，可能参与致癌过程。余红平等[3]发现端粒酶活性阳性检出率、亚单位基因端粒酶反转录酶(mTERT) mRNA 表达在食管癌、不典型增生组织和癌旁正常组织之间有统计学差异($P<0.001$)；在食管癌组织、癌旁正常组织和不典型增生组织中 hTERT mRNA 表达与端粒酶活性呈显著正相关($P<0.001$)。提示端粒酶在食管癌的发生发展过程中可能起关键性作用，hTERT 与端粒酶活性密切相关。秦艳茹等[4]应用比较基因组杂交技术(CGH)分析发现，食管癌原发灶和淋巴结转移灶细胞染色体基因组改变最显著的部位是 6p，20p 的增加和 10p，10q 的丢失；这些部位可能存在与食管癌细胞淋巴结转移相关的基因。张国红等[5]研究发现，单纯增生、非典型增生、原位癌上皮和浸润癌基膜可出现点状缺失、片状缺失、带状缺失、分支增厚等不同类型的形态学改变，基膜的改变与食管上皮炎症分数具有

相关性($r_s=0.795$，$P<0.05$)；基膜改变区邻近上皮细胞高表达 PCNA 与 Ki-67($P<0.01$)，提示食管慢性炎症反应引起的基膜改变与食管上皮细胞异常增生相关。熊兴东等[6]* 通过双向电泳和 MALDI-TOF-MS 技术分离并鉴定出核基质蛋白 STRBP8 只在食管癌细胞系 SHEEC 中表达。他们使用 RT-PCR 技术分析发现，STRBP8 mRNA 也只出现在 SHEEC 细胞中。将 STRBP8cDNA 序列连接到 pGEM-Teasy 载体后，经转化和筛选获得含 STRBP8 的阳性克隆，提示 STRBP8 作为一种新的候选癌基因可能与食管上皮细胞的癌变有关。李丽等[7]研究发现，在食管上皮癌变过程中，细胞周期相关基因细胞周期素(cyclin)E 和 CDK2 表达逐渐增强，细胞周期素 E 基因表达异常是食管癌变过程中的早期事件；p21WAF1 基因在食管癌中高表达，可能与细胞周期调控的反馈机制有关。张军航等[8]研究发现，食管癌组织中 hMLH1 基因启动子区甲基化与 hMLH1 基因蛋白表达缺失密切相关，是导致其错配修复功能缺陷的重要原因之一，hMLH1 基因启动子区甲基化可能在食管癌的发生和发展过程中发挥重要作用。王涛等[9]利用微阵列技术方法获得一个在食管癌中的表达显著上调的 NADH 氧化还原酶 MLRQ 亚基基因，用 RT-PCR 及 Northern 印迹杂交检测发现，MLRQ 基因(mRNA 水平)在食管癌、贲门癌、胃癌、结肠癌和肝癌中显著上调。曹富民等[10]研究发现，热休克蛋白 27(HSP27)基因在食管鳞癌和不典型增生食管黏膜中表达与正常食管黏膜相比明显降低，提示提高 HSP27 基因在食管鳞癌中的表达将来可能会成为治疗食管癌有效的生物学治疗手段。朱红霞等[11]利用半定量 RT-PCR 方法，检测食管癌中生存素的mRNA表达水平，发现生存素异常高表达与食管癌具有密切相关性；在食管癌细胞系中转染生存素的显性负突变体 SurT34A 可以抑制食管癌细胞的软琼脂集落形成能力，并使其对抗凋亡能力减弱，部分抑制食管癌细胞的恶性表型。韩艳波[12]等研究发现细胞色素氧化酶 P450 (CYP1A1)的 MspI 多态的突变型与食管癌易感性有关，它与摄入较多新鲜蔬菜水果和蛋类及食管癌家族史对食管癌的发生存在交互作用；具有 MspI 突变基因型和或食管癌家族史的个体属于食管癌高危险人群。王顺文等[13]采用免疫组化法检测发现 NF-κB 和 COX-2 在食管癌组织中均高水平表达，两者可能参与食管癌的发生发展，其可能机制是 NF-κB 促进了 COX-2 的表达。马惠文等[14]应用免疫组织化学法检测发现在有淋巴结转移的食管鳞癌病例中 VEGFR-3 的表达明显高于无淋巴结转移组，VEGFR-3 的表达与临床病理分期有相关性。提示 VEGFR-3 的表达与食管鳞癌的临床病理特点及预后有相关性。曹富民等[15]研究发现自然杀伤(NK)细胞浸润是食管鳞癌预后的独立影响因素，可以作为判断食管鳞癌预后的重要生物指标之一，而树突细胞(DC)的浸润与食管鳞癌预后无关。张立勇等[16]研究发现食管鳞癌中 SLP-2 表达上调促进食管鳞癌细胞系 TE12 细胞过度生长和增殖，并参与食管鳞癌的转移。曹富民等[17]采用流式细胞术测定临床病理特征相同但术后生存时间明显不同(≤1 年和≥5 年)的食管鳞癌病人肿瘤组织中生存蛋白(survivin)和半胱天冬酶(caspase)3 表达，经 Logistic 回归分析显示生存蛋白和半胱天冬酶 3 是食管鳞癌预后的独立影响因素。苏铁芬等[18]研究发现：食管癌组织 IL-8 mRNA 高表达的病人发生转移率高，复发早，生存时间短；IL-8 可以作为一个判定食管癌预后的指标。张蕾等[19]利用 MTT 检测显示，BclXl 基因反义寡核苷酸(ASODN)呈剂量依赖性抑制 EC9706 细胞增殖($P<0.01$)；吖啶橙荧光染色法和流式细胞术检测发现 ASODN 可下调 BclXl 基因表达，并显著促进 EC9706 细胞凋亡；BclXl 基因有望成为食管癌基因治疗的新靶点。李杰茹等[20]应用 SP 法发现食管癌组织中 MMP-2 的表达显著高于癌旁组织，癌旁组织 MMP-2 的表达亦明显高于切缘正常组织。食管癌和癌旁组织中 MMP-2 的表达与肿瘤内及癌旁组织内的平均 MVD 呈正相关；MMP-2 表达与肿瘤中 MVD 计数与食管癌的淋巴结转移密切相关。提示 MMP 2 可能在食管癌的血管生成和侵袭转移中起重要作用。陈丽红等[21]采用 PCR-SSCP 及 DNA 序列分析检测发现，在 ESCC 中 p16 基因变异者与未变异者在淋巴结转移率和远处转移率方面有显著性差异($P<0.05$)。p16 基因的变异可作为判断 ESCC 恶性程度、发展及预后的一个重要指标，并且也为筛选高危临床病例提供客观依据。李道明等[22]用免疫组化 SP 法检测发现，NF-κBp65 蛋白的胞核表达与食管鳞癌的分级、浸润和淋巴结转移有关，I-κBα 蛋白的胞核表达与食管鳞癌的淋巴结转移有关。周柏涛等[23]发现，食管鳞癌组织中 MMP-2 的表达与食管癌的肿瘤浸润深度、淋巴结转移情况、分化程度和预后有密切关系，提示 MMP-2 在食管癌的侵袭和转移中起重要作用。马军等[24]用免疫组化和 RT-PCR 方法检测发现，食管鳞癌组织△Np63 蛋白和 mRNA 表达明显高于癌旁组织($P<0.01$)。食管癌病人外周血检测中△Np63 mRNA 阳性率显著增高，而胃腺癌和健康人外周血中未见表达，提示检测外周血△Np63 mRNA 可作为食管鳞癌的肿瘤标志物。赵晶京等[25]临床研究发现，Barrett 黏膜放大内镜下分为点状、短棒状、绒毛状和不规则型；组织病理学上可分为胃底型、交界型和肠化型，以胃底型多见；亚甲蓝染色阳

性者多为短棒状、绒毛状和不规则型，其病理类型均为肠化上皮。提示放大内镜结合亚甲蓝染色有助于Barrett食管中肠化上皮的检出。沈华等[26]分别用ELISA法、手工测定92例食管癌及30例非肿瘤病人的8种血清肿瘤标志物，NES、CYFRA21-1、CA72-4联合检测的敏感性为79.2%，特异性为83.2%，准确性为78.6%。

潘铁成等[27]对29例食管多源癌病人经食管X线钡餐造影检查及纤维胃镜下碘染色确诊，发现应用内镜下碘染色活检方法可提高诊断率，降低漏诊率。姜涛等[28]利用MTT法检测发现拓扑替康(金喜素)可抑制体外原代培养的食管癌细胞增殖；利用吖啶橙染色、流式细胞仪发现拓扑替康可促进食管癌细胞的凋亡，认为促进半胱天冬酶3的活性是其可能的机制。庆琳琳等[29]采用RT-PCR方法检测42例新鲜原发食管鳞癌和邻近正常食管黏膜标本中神经纤毛蛋白-1(NRP-1)表达，结果发现，NRP-1 mRNA表达在肿瘤直径>3 cm组、外膜浸润组及淋巴结转移组明显增强。何保昌等[30]观察p53基因第72密码子多态性与人乳头状瘤病毒(HPV)和河南安阳地区食管癌的关系，发现p53基因第72密码子多态性可能是该地区HPV相关食管癌的易感因素之一，携带p53Arg/Arg基因型的个体更容易发生HPV相关的食管癌。黄泓等[31]研究食管癌高发区人群正常食管上皮、癌前病变及癌组织活检标本中RAR-β mRNA、P16、P53和Ki67蛋白表达及其与食管癌发生的关系，发现食管上皮中、重度不典型增生和原位癌组织中上述表达均无差异。宋宝等[32]选取392个与肿瘤转移相关的基因克隆，制备成肿瘤转移基因芯片，对临床18例食管鳞癌病人的组织标本进行肿瘤转移相关基因表达谱的筛查，结果为共筛查出差异表达基因58条，包括癌基因、抑癌基因、黏附分子、基质金属蛋白酶、信号转导因子、细胞代谢和免疫相关基因等。李惠翔等[33]探讨与VEGF相关的TIMP-2的表达、血管形成、肿瘤免疫异常对食管鳞癌浸润转移的影响，结果表明，VEGF蛋白可促进食管鳞癌浸润转移；TIMP-2可抑制食管鳞癌的浸润，其表达与VEGF表达之间无相关关系；VEGF影响鳞癌组织中树突细胞的密度，可能影响宿主的抗肿瘤免疫能力和肿瘤的转移过程。李小东等[34]检测40例食管癌及其癌旁组织HSD17B4基因内微卫星标记D5S1384在DNA水平的缺失，结果发现，26例为信息个体，12例肿瘤组织存在D5S1384的杂合性丢失，丢失率为46.2%；HSD17B4基因mRNA表达下调的比例为62.5%，从而推测HSD17B4可能是5q23区域内的侯选食管癌抑制基因。邱雪峰等[35]报道，细胞角蛋白19和黏蛋白1单抗免疫组化染色方法可提高淋巴结微转移的检出率，对pN_0食管癌预后评价有一定价值。朱林忠等[36]采用地高辛标记的人乳头状瘤病毒16(HPV16)E6探针做原位杂交，发现HPV16在不同地区的食管癌病人中均有较高的感染率。李道明等[37]用免疫组化SP法检测61例食管鳞癌病人癌组织中核转录因子-κBP^{50}(NF-κBP^{50})及其抑制蛋白IκBα表达，发现NF-κBP^{50}、IκBα蛋白的胞核表达与食管鳞癌的淋巴结转移有关。郭晓青等[38]采用MSP法，对食管癌前病变不同阶段及鳞状细胞原位癌组织进行甲基化检测，发现p16及FHIT基因甲基化在癌前病变阶段就已经存在。张少云等[39]用流式细胞微球芯片捕获技术分析食管癌病人Th1/Th2细胞因子谱型，发现食管癌平衡型病人显著低于正常人群，表明Th1/Th2细胞因子平衡失调可能与食管癌的发生有关。赵雍凡等[40]采用Chelex100法从储存食管拉网脱落细胞涂片中提取DNA并作PCR分析，发现该法简便、高效，能从微量细胞中抽提DNA，可对20年前食管拉网细胞涂片进行分子水平的检测。解晨昊等[41]报道，食管鳞癌病人普遍存在主要癌灶附近的第二癌灶或/和癌前病变灶现象，食管鳞癌也存在“田野癌化”(field cancerization)。李勇等[42]组织芯片技术检测结果表明，P-选择素在食管鳞癌组织中表达率明显增高，与食管癌的侵袭转移有一定关系。张双红等[43]报道，谷胱甘肽-S-转移酶-π(GST-π)在食管癌及癌前病变组织中表达明显增高，在轻-中度不典型增生中GST-π表达高于端粒酶，推测GST-π表达增高可能是食管癌发生过程中的更早期事件。吕新全等[44]观察食管鳞状细胞癌及不典型增生组织中Hmlh1基因的蛋白表达，结果显示，错配修复缺陷早期参与了食管鳞状细胞癌的发生过程；Hmlh1蛋白可能抑制和延缓食管鳞状细胞癌的发生和浸润。王勇等[45]探讨血小板型12-脂氧合酶(P-12-LOX)mRNA与食管癌临床病理特征间的关系及其在血管生成中的可能作用，发现食管癌组织中P-12-LOXmRNA较癌旁组织显著增高，推测P-12-LOX可能参与肿瘤侵袭和转移过程。陈正言等[46]应用免疫组化法分别检测了食管癌病人的癌旁正常鳞状上皮、癌旁不典型增生和癌组织中p53与bcl-2的表达，发现p53阳性率在不典型增生中已接近癌组织，bcl-2在癌旁正常鳞状上皮和不典型增生组织中表达较低，在癌组织中表达较高。认为p53表达可能是食管鳞癌的早期事件，bcl-2表达较晚，是癌变的特征；p53与bcl-2表达的相互关系与食管鳞癌的分化程度有关。陈素钻等[47]利用杂交瘤技术制备脐血树突细胞和食管癌细胞融合疫苗，发现融合疫苗EC109-DC可在体外培养生长，并高表达CD80,CD83和CD86，认为融合疫苗EC109-DC细胞具备了刺激免疫细胞活化的分子表型,从而为食管癌的特异性免疫治疗提供新的理论依据。王英等[48]采用表面增强激光解吸离子化飞行时间质谱(SELDI-TOF-MS)技术分析199例食管鳞癌病人和106名性别、年龄匹配的健康人血清,获得WCX2蛋白芯片表达图谱。用Biomarker Pattern软件分析食管癌差异蛋白并初步建立了由12个差异蛋白组成的食管鳞癌诊断模型,其特异性达86.9%,敏感性为91.5%。扩大样本盲法验证结果其敏感性85%,特异性为84.4%。付建华等[49]用免疫组化法检测了50例食管鳞癌、8例食管腺癌标本中表皮生长因子受体(EGFR)和表皮钙黏蛋白(E-cadherin)的表达,发现食管癌组织中EGFR表达增高,E-钙黏蛋白表达降低,推测E-钙黏蛋白的表达水平降低可能与EGFR的高表达有关。黄志刚[50]对谷胱甘肽-S-转移酶M1(GSTM1)基因多态与食管癌的关联性进行Mata分析,发现GSTM1基因多态与食管癌的易感性无关,但携带GSTM1空白基因型的吸烟者患食管癌的危险性可能会增加。安继业等[51]对32例原发性食管癌手术切除标本采用微卫星DNA多态分析法对食管癌组织进行LOH分析,发现抑癌基因RASSF1A、APC、p53、BRCA1、和DCC的LOH可能是食管癌发生过程中重要的分子事件。秦艳茹等[52]探讨了食管癌/贲门癌高发区人群食管癌和贲门癌病人染色体基因组变化特征,结果发现,8q、3q和5q DNA扩增和3p、8p、9q DNA丢失是河南高发区食管癌病人基因组DNA变化特征;而20q、6q DNA扩增和17p、19p、1pDNA丢失可能是河南高发区贲门癌病人基因组DNA变化特征。杜芸等[53]采用流式细胞术对65例食管鳞状细胞癌组织中细胞周期素E、细胞周期素D1、CDK4和p27的表达强弱进行定量检测,发现上述4种细胞周期调控蛋白的表达与食管癌的分化密切相关;正负性细胞周期调控蛋白表达的失衡是导致癌变的重要原因之一。马丽萍等[54]观察肿瘤来源的gp96多态复合物介导的细胞毒T淋巴细胞对食管腺癌细胞的免疫杀伤作用,发现肿瘤来源的热休克蛋白gp96可使DC具有更强的刺激T淋巴细胞增殖的能力,所产生的CTL对靶肿瘤细胞有明显的特异杀伤作用。王忠民等[55]检测食管癌组织中p27表达,结果表明,p27表达与肿块大小,淋巴结转移、病理分级和预后显著相关,认为p27表达可作为食管癌诊断指标之一,与其生存预后有关。魏煜程等[56]探讨食管鳞癌病人外周血Th1和Th2类细胞因子的表达状况以及手术对该表达状况的影响。结果发现,食管鳞癌病人外周血Th2细胞功能增强,Th1细胞功能减弱;手术可逆转食管鳞癌病人Th1、Th2状态;Th1和Th2类细胞因子的动态检测可能为反映食管癌预后和转移或复发的指标。苗新普等[57]研究了鸟氨酸脱羧酶(ODC)mRNA和微血管密度(MVD)在食管鳞癌中表达及相关关系,认为ODC与食管鳞癌血管生成和肿瘤浸润转移密切相关。ODC过表达可能是通过抑制内皮抑素而促进血管生成,从而促进食管鳞癌的浸润和转移。杨文锋等[58]采用RT-PCR法研究食管癌组织VEGF mRNA的表达,发现VEGF mRNA在食管癌组织和阳性淋巴结中呈高表达,且与肿瘤的临床分期和病理分化有相关性,可作为判断食管癌恶性程度和临床分期的重要参考指标。崔雅静等[59]探讨胸核苷酸合成酶(TS)5′非编码区(UTR)串联重复序列和3′UTR6bp缺失或插入多态性对食管鳞状细胞癌(ESCC)的发生和淋巴结转移的作用,认为TS5′UTR重复序列多态性和3′UTR缺失多态性联合分析可作为预测ESCC易感性的标志,而5′UTR2R/3R可作为预测ESCC淋巴结转移的侯选分子指标。方文涛等[60]临床研究发现,系统性胸腹二野淋巴结清扫术有助于提高食管癌手术根治性和病理分期准确性,淋巴结清扫与术后辅助化疗相结合的优化治疗方案有助于提高胸段食管癌的长期疗效。陆妙珍等[61]报道,食管癌单纯后程加速超分割放射治疗(LCAHR)联合顺铂(DDP)+5-氟尿嘧啶(5-Fu)方案化疗在生存率和局控率方面明显优于单纯LCAHR。王军业等[62]通过动态观察食管癌病人围手术期外周血T淋巴细胞AgNOR的活性及T淋巴细胞亚群的变化,发现手术创伤引起食管癌病人暂时性细胞免疫抑制,但从第3天开始可观察到细胞免疫功能恢复,术后第9天继续恢复,但仍未恢复到正常水平。江志伟等[63]*对17例晚期食管癌病人进行经皮内镜下胃肠造口术(PEG/J)联合带膜食管金属内支架置入术,手术成功率100%,操作时间平均(25±10) min,术后无严重并发症发生。提示PEG/J联合食管支架治疗晚期食管癌操作简便、安全、有效,能显著改善晚期癌性食管梗阻及食管气管瘘病人的生活质量。段红等[64]体外实验研究发现,As_2O_3能有效抑制食管癌侵袭转移及血管形成,其作用机制可能与通过降低$TGF\beta_1$的表达,抑制食管癌细胞异质黏附、运动能力及血管形成有关。陈尔成等[65]总结食管癌病人同期放化疗后局部未控和复发情况,分析影响局部未控和复发的相关因素,Logistic回归分析显示,影响局部未控和复发相关的因素为近期疗效和放疗剂量。张三典等[66]对67例晚期食管癌伴狭窄病人分别行食管内支架置入术和支架联合放射治疗,结果发现,晚期食管癌伴狭窄病人支架置入术联合放射治疗未能明显提高生存率,但可降低狭窄和反流性食管炎的发生率。谭群友等[67]报道,食管胃胸内吻合联合肺减容手术LVRS可显著地改善食管贲门癌合并重度肺气肿病人的生活质量。张玉军等[68]体外试验发现，特异选择性环氧合酶-2(COX-2)抑制剂戊地昔布可通过诱导细胞凋亡和细胞周期停滞而抑制人食管癌Eca109细胞生长，其诱导凋亡的机制可能部分是通过激活p-p38MAPK、c-jun、c-fos的途径。胡立宏等[69]报道，常规照射及后程加速超分割适形放疗较常规分割放疗能提高食管癌病人生存率和局部控制率，放射治疗不良反应及并发症低。黄镜等[70]报道，紫杉醇联合顺铂对晚期食管癌疗效肯定，可以考虑作为治疗晚期食管癌的主要治疗方案。王旭霞等[71]对10例食管癌镍钛合金支架置入后新生物过度生长者应用氩等离子体凝固(APC)治疗。结果为9例病人治疗后症状明显改善，术后3～8个月复查局部没有肿瘤组织再生，支架无断裂。提示内镜APC治疗是解决肿瘤组织向支架内过分生长的有效手段之一。庞学利等[72]研究发现，术前放疗可使食管肿瘤显著消退，肿瘤浸润深度、肿瘤脉管侵袭率均显著低于单纯手术。徐志飞等[73]报道了两例在纵隔镜及食管镜下食管癌切除术，认为在纵隔镜及食管镜下借助“镜下手术”的放大作用，完全可以清扫胃小弯、贲门旁的脂肪组织及淋巴结分离切除食管肿瘤及食管旁肿大淋巴结，达到食管癌根治目的。贾勇士等[74]采用外照射加腔内照射治疗中晚期食管癌，认为外照射加腔内照射的1年生存率好于单纯外照射，局部缓解率也有所提高。只要适当减低外照射剂量(55～56 Gy)，外照射结束后1～2周再加腔内照射(单次剂量控制在6 Gy左右，总量12～18 Gy)，并不会使食管溃疡、狭窄、穿孔等并发症的发生率增加。匡裕康等[75]对已累及主动脉壁的8例食管癌病人经主动脉外膜下分离切除肿瘤，均获成功。认为主动脉外膜对食管癌的侵入性生长具有很强的阻挡限制能力，此类手术相对简便、安全、有效。蔡玲等[76]应用新型放射增敏剂希美纳联合同期放化疗治疗中晚期食管癌，认为希美纳联合治疗中晚期食管癌疗效确切。不良反应只观察到1例3度血小板减少，没有神经系统、肾脏、心脏毒性。陈国荣[77]评价化疗联合后程加速超分割放射治疗食管癌疗效，放疗采用^{60}Coγ线外照射，先前一后二野等中心照射40 Gy后改用后程加速超分割放疗(2/d，1.5 Gy/次)，全疗程总剂量67～70 Gy，化疗采用5-Fu+CF+DDP，结果认为，该联合治疗法能提高生存率，病人容易耐受。程贵余等[78]对61例食管癌病人术前行EUS临床分期，并与术后病理分期相比较，结果发现，EUS能较准确地判断食管癌的浸润深度，对N分期的准确性有待进一步提高。苏鲁等[79]对37例晚期食管癌病人分别应用普通自膨式支架以及附有^{125}I粒子的自膨式支架进行治疗。结果发现，^{125}I粒子的自膨式支架除能明显改善吞咽困难症状，还可对肿瘤进行组织间放疗，可明显延长病人生存期。夏忠军等[80]比较了基因工程腺病毒(H101)瘤内注射联合顺铂+5-氟尿嘧啶或多柔比星+5-氟尿嘧啶方案化疗与单纯化疗对食管鳞癌的治疗效果。结果显示，H101注射液瘤内注射联合化疗的客观有效率比单纯化疗组高，且具有较高的安全性。王贵齐等[81]内镜下应用氩离子血浆凝固术对13例早期食管癌及114例食管鳞状上皮异型增生进行治疗，氩离子血浆凝固术功率设定为28W，氩气流量0.4 L/min。术后1个月、4个月及12个月进行内镜复查和治疗。结果发现，该术可简便、安全、有效地治疗食管癌及癌前病变。杨瑞森等[82]* 进行了内镜引导下的食管腔内冷冻配合手术切除治疗食管癌的临床研究。76例病人随机分成YDZ-6型冷冻治疗组、JT冷冻手术治疗组和对照组，结果发现，YDZ-6型冷冻治疗加手术切除的1、3、5、10年生存率分别达到了92%、76%、56%和36%，而同期对照组的1、3、5、10年生存率仅分别为80%、40%、28%和12%。JT冷冻手术治疗作用缓和，冷冻术后并发症明显减少。

(朱　峰　王凯旋　邹多武)

参 考 文 献

1 唐任光，等. 中国免疫学杂志，2005，21(2)：124
2 张　涛，等. 第四军医大学学报，2005，26(2)：150
3 余红平，等. 中国公共卫生，2005，21(7)：777
4 秦艳茹，等. 癌症，2005，24(9)：1048
5 张国红，等. 癌症，2005，24(9)：1071
6* 熊兴东，等. 癌症，2005，24(4)：385
7 李　丽，等. 肿瘤，2005，25(2)：158
8 张军航，等. 中国公共卫生，2005，21(7)：780
9 王　涛，等. 中华医学杂志，2005，85(9)：590
10 曹富民，等. 中国癌症杂志，2005，15(2)：109
11 朱红霞，等. 中华肿瘤杂志，2005，27(1)：22
12 韩艳波，等. 中国公共卫生，2005，21(1)：3
13 王顺文. 胃肠病学和肝病学杂志，2004，13(6)：595
14 马惠文，等. 第三军医大学学报，2004，26(24)：2197
15 曹富民，等. 癌症，2005，24(2)：232
16 张立勇，等. 癌症，2005，24(2)：155
17 曹富民，等. 中华肿瘤杂志，2005，27(7)：416
18 苏铁芬，等. 华中科技大学学报(医学版)，2005，34(4)：451
19 张　蕾，等. 中华检验医学杂志，2005，28(9)：953
20 李杰茹，等. 中华肿瘤杂志，2005，27(2)：96
21 陈丽红，等. 中国肿瘤临床，2004，31(24)：1381
22 李道明，等. 中国肿瘤临床，2005，32(9)：497
23 周柏涛，等. 医学临床研究，2005，22(8)：1142
24 马　军，等. 第四军医大学学报，2005，26(7)：640
25 赵晶京，等. 中华消化内镜杂志，2005，22(3)：154

26　沈　华,等. 医学临床研究,2005,22(2):186
27　潘铁成,等. 中国胸心血管外科临床杂志,2005,12(2):82
28　姜　涛,等. 第四军医大学学报,2005,26(2):154
29　庆琳琳,等. 胃肠病学和肝病学杂志,2005,14(4):386
30　何保昌,等. 胃肠病学和肝病学杂志,2005,14(4):374
31　黄　泓,等. 中华肿瘤杂志,2005,27(3)152
32　宋　宝,等. 山东医药,2005,45(14):4
33　李惠翔,等. 胃肠病学和肝病学杂志,2005,14(4):380
34　李小东,等. 中国医学科学院学报,2005,27(3):270
35　邱雪峰,等. 肿瘤,2005,25(5):383
36　朱林忠,等. 癌症,2005,24(7):870
37　李道明,等. 山东医药,2005,45(11):13
38　郭晓青,等. 中国肿瘤临床,2005,32(10):554
39　张少云,等. 中华检验医学杂志,2005,28(5)502
40　赵雍凡,等. 四川医学,2005,26(1):5
41　解晨昊,等. 四川医学,2005,26(1):16
42　李　勇,等. 四川医学,2005,26(1):8
43　张双红,等. 中华消化杂志,2005,25(1):42
44　吕新全,等. 胃肠病学和肝病学杂志,2005,14(4):377
45　王　勇,等. 胃肠病学和肝病学杂志,2005,14(4):389
46　陈正言,等. 临床消化病杂志,2004,16(5):212
47　陈素钻,等. 广东医学,2004,25(10):1130
48　王　英,等. 中华检验医学杂志,2004,27(10):634
49　付建华,等. 癌症,2005,24(2):241
50　黄志刚. 中华流行病学杂志,2004,25(10):898
51　安继业,等. 中国肿瘤临床,2005,32(4):185
52　秦艳茹,等. 中华医学遗传学杂志,2004,21(6):625
53　杜　芸,等. 中华肿瘤杂志,2004,26(10):612
54　马丽萍,等. 北京大学学报(医学版),2004,36(5):525
55　王忠民,等. 陕西医学杂志,2005,34(1):23
56　魏煜程,等. 第一军医大学学报,2004,24(11):1271
57　苗新普,等. 中华消化杂志,2004,24(11):668
58　杨文锋,等. 山东医药,2005,45(24):45
59　崔雅静,等. 中华肿瘤杂志,2005,27(8):475
60　方文涛,等. 中华胸心血管外科杂志,2005,21(5):268
61　陆妙珍,等. 浙江医学,2005,27(6):412
62　王军业,等. 癌症,2005,24(7):861
63*　江志伟,等. 中华消化内镜杂志,2005,22(3):161
64　段　红,等. 肿瘤,2005,25(2):132
65　陈尔成,等. 癌症,2005,24(4):498
66　张三典,等. 中国肿瘤临床,2005,32(6):344
67　谭群友,等. 中华医学杂志,2005, 85(9):581
68　张玉军,等. 中国肿瘤临床,2005,32(9):508
69　胡立宏,等. 中国肿瘤临床,2005, 32(8):439
70　黄　镜,等. 中华肿瘤杂志,2004,26(12):753
71　王旭霞,等. 临床消化病杂志,2004,16(6):264
72　庞学利,等. 第三军医大学学报,2004,26(24):2215
73　徐志飞,等. 第二军医大学学报,2005,26(7):835
74　贾勇士,等. 浙江医学,2005,27(1):52
75　匡裕康,等. 江西医药,2005,40(4):193
76　蔡　玲,等. 癌症,2005,24(5):582
77　陈国荣. 肿瘤,2005,25(3):289
78　程贵余,等. 中华消化内镜杂志,2004,21(5):310
79　苏　鲁,等. 中华消化内镜杂志,2004,21(5):316
80　夏忠军,等. 癌症,2004,23(12):1666
81　王贵齐,等. 中华消化内镜杂志,2004,21(6):365
82*　杨瑞森,等. 中华消化内镜杂志,2004,21(5):340

(三)食管其他疾病

1. 贲门失迟缓症　刘德良等[1]选择 Boston 专用贲门扩张球囊采用“双向控制”法扩张,56 例病人治疗后症状都得到缓解。术后随访 6～54 个月,总有效率 98.2%(55/ 56),其中显效率 83.9%(47/ 56),有效率 14.3%(8/ 56);复发率 1.8%(1/ 56)。李建业等[2]回顾分析 112 例经腹 Heller 手术治疗贲门失弛缓症病例,其中行单纯 Heller 手术 19 例,Heller 附加抗反流术式 93 例。96 例获得随访资料,随访 1～10 年。效果优良者 79 例,改善者 14 例,无效 3 例。17 例发生反流性食管炎,单纯 Heller 手术组术后反流发生率明显高于 Heller 附加抗反流术;胃壁肌层切开长度＞2 cm 组术后反流发生率高于长度＜2 cm 组(P＜0105)。杨崇美等[3]分析 28 例病人内镜下局部注射肉毒毒素,分别于治疗前、治疗后 1 周、3 个月时测定下食管括约肌的压力(LESP)、松弛率(LESRK)和食管体部的动力。结果显示,治疗前,LESP 为(42.68±17.16) mmHg,LESRK(38.7±3.7)%。肉毒毒素注射治疗后 1 周和 3 个月时,LESP 分别为(23.35±4.86) mmHg 和(22.74±4.02) mmHg, LESRK 分别为(80.0±4.2)%和(80.5±3.8)‰ 但吞咽时食管体部的动力无改善。张林等[4]搜集 1984～2004 年的卡尼汀(肉毒碱)注射及球囊扩张法治疗贲门失弛缓症的相关文献,分析其中 9 篇文献,球囊扩张治疗近期有效率为 86.4%,中远期复发率为 22.9%。卡尼汀注射法治疗的近期有效率为 80.1%,中远期复发率为 62.3%。认为球囊扩张法近期有效率高于卡尼汀注射法,中远期复发率低于卡尼汀注射法。王献增等[5]采用 Heller 术附加胃底前壁黏膜折叠覆盖治疗贲门失弛缓症,手术采用切除食管下段肌层周围周径 1/2～2/3 及胃底前壁浆肌层,食管肌层与胃浆肌层边缘缝合治疗 21 例贲门失弛缓症,术后 5～10 d 食管钡餐造影检查见钡剂均顺利通过,折叠后抗反流活瓣形成,全部病人吞咽顺利,无反流性食管炎形成,随访 2～8 年均能正常进食,无吞咽不适及哽噎。徐恩斌等[6]用氯苄烷铵(BAC)建立猫贲门失弛缓症模型,将 24 只猫随机分为两组,模型组胃镜下 LES 处环形注射 BAC,对照组注射生理盐水，8周后检测食管动力学变化，并取组织进行HE染色、乙酰胆碱酯酶(AChE)免疫组化染色检查和AChE活力测定。模型组下食管括约肌压力较对照组明显升高($P<0.01$)；模型组环肌层和纵肌层间可见炎细胞浸润，对照组可见AChE染色阳性神经节，环肌层和纵肌层可见AChE染色阳性产物，模型组AChE染色阳性产物明显减少($P<0.01$)；模型组AChE活力与对照组比较明显降低($P<0.01$)。认为肌间神经丛的炎性反应和AChE活力降低是贲门失弛缓症的重要发病原因。刘立明等[7]总结贲门失弛缓症5例电视胸腔镜治疗的临床资料。结果为5例均采用电视胸腔镜行食管下段贲门部肌层切开术，手术过程顺利，术后恢复良好，无手术并发症。随访4～32个月，进食困难缓解率为100%。结论为对于Ⅱ、Ⅲ、Ⅳ期贲门失弛缓症电视胸腔镜治疗是一种安全有效的治疗方法。孙上云等[8]探讨22例贲门失弛症病人采取经胸Heller手术附加"胸膜筋膜瓣"覆盖等改良术式。病人术后随访追踪最长12年，最短2年8个月。术后症状消失，无反流性食管炎发生。结论为贲门失弛症经改良胸Heller手术，手术简单，效果优于传统手术。

（张玉琦　邹多武）

参 考 文 献

1 刘德良，等. 中国内镜杂志. 2005,11(7):681
2 李建业，等. 中华胸心血管外科杂志. 2005,21(3):149
3 杨崇美，等. 中国内镜杂志. 2005,11(5):463
4 张　林，等. 中国实用内科杂志. 2005,25(10):938
5 王献增，等. 中国胸心血管外科临床杂志，2005,12(4):295
6 徐恩斌，等. 中华消化内镜杂志，2004,21(5):320
7 刘立明，等. 中国内镜杂志，2005,11(3):322
8 孙上云，等. 中国综合临床，2005,21(1):54

2. 贲门癌　徐启明等[1]对30例术后病人进行食管胃压力测定，其中16例行24 h食管pH监测，12例行内镜检查和病理学检查，证实贲门癌切除食管胃吻合术后存在胃食管反流；反流的发生不因机械吻合或手工吻合而异，与术后时间长短无关，半卧位睡眠是预防反流的有效方法。邓彦超等[2]根据肿瘤是否能被切除，将427例贲门癌病人分为两组，手术切除组和手术探查组。对两组病人术前的各项临床资料行单因索和Logistic多因素分析显示，当肿瘤有明显的外侵、临床表现有明显的呕吐、上胸背疼痛或腹痛、消化道X线钡餐片表现为胃底广泛增厚、胃小弯肿瘤浸润明显或有巨大软组织阴影、肿瘤>7 cm者手术切除率低。分化程度较低的腺癌手术切除率亦低。叶芃等[3]对35例贲门癌病人行近端胃切除后采用空肠间置的消化道重建术，监测综合评分、24 h总反流次数、>5 min的反流次数、pH<4.0的总时间百分数、直立位、平卧位时pH<4.0的时间百分数均显著低于食管胃吻合术，具有预防术后反流性食管炎的确切效果。张秀凤等[4]检测333名ESCC病人、239名GCA病人和343名健康对照的CDH1C-160A及G-347GASNP的基因型。结论为CDH1C-160ASNP与ESCC、GCA的发病风险和淋巴结转移无关，携带G-347GAGA等位基因型可增加GCA的发病风险，而携带-160A/-347GA单体型可增加ESCC的发病风险。郭世斌等[5]回顾分析14例食管癌病人置入内支架后出现并发症的病因及相应处置。结果为14例病人中，5例病人经X线置入内支架，其余9例均为经内镜置入内支架；11例出现内支架阻塞，2例出现内支架脱落，1例出现内支架移位；肿瘤及炎性组织向腔内生长成为内支架阻塞最常见原因。赖少清等[6]*利用内镜检查和在相同区域取活检做病理学检查的方法，对照观察贲门癌高发位点贲门脊根部黏膜的病理变化情况。原8例贲门黏膜正常者1例发生黏膜内癌；原61例慢性活动性胃炎2例发生腺上皮高度不典型增生；原9例腺上皮萎缩病人4例变为慢性胃炎；原22例腺上皮轻度不典型增生者1例进展为腺上皮高度不典型增生；原1例腺上皮高度不典型增生者变为轻度不典型增生；原5例黏膜内癌1例发展成为浸润癌。认为早期贲门癌的发生经历慢性活动性胃炎、腺上皮萎缩和不典型增生几个癌前阶段；早期贲门癌和癌前病变在体内处于动态的可复性的变化过程中。易宏[7]对16例失去手术治疗机会或复发或拒绝手术的中晚期食管贲门癌狭窄病人，采用食管金属支架置入术。结果为吞咽困难均改善，解除狭窄有效率为100%，可改善病人生存质量，延长生存时间。郭梅等[8]回顾分析44例食管贲门癌根治术后因再次出现吞咽不顺而行吻合口活检的病例，术后断端癌8例，术后复诊吻合口复发17例，其中4例为浸润性断端癌。认为食管贲门癌根治术后6～18个月是吻合口复发的高峰期。肿瘤浸润深度为T3时断端癌出现的概率高，浸润性断端癌能直接导致吻合口复发。病理诊断为黏液腺癌或黏液细胞癌的病例，断端癌及吻合口复发率均较高。孔斌等[9]采用改良手术入路即上腹正中左胸前外侧分别切口近端胃大部或全胃切除、残胃或空肠食管主动脉弓下吻合术治疗进展期贲门癌40例，与同期采用左胸腹联合径路治疗50例，左胸后外侧径路治疗40例相比较手术切除率、根治彻底性和术后生存率相似，明显减少了手术并发症，提高了生存质量。张国庆等[10]采用SP一步法和ELISA法

对 52 例接种瘤苗食管、贲门癌手术病人和 68 例未接种瘤苗食管、贲门癌手术前后的外周血 NK 活性、T 淋巴细胞亚群、IL-2、IL-2R、IL-6 和 TNF 进行检测。结果为食管、贲门癌手术病人瘤苗接种治疗后细胞免疫指标 CD3、CD4 百分率和 CD4/CD8 比值明显增加，CD8 百分率明显下降，IL-2 较接种前明显增高($P<0.01$)，而 IL-2R、IL-6、TNF 较接种前明显降低($P<0.01$)。张祥宏等[11]采用 TRFIA 法检测血清 PG，贲门黏膜炎症、癌前病变和贲门腺癌病人血清 PGⅠ、PGⅡ及其比值的中位数值无明显差异，但贲门黏膜癌前病变和贲门腺癌病人血清 PGⅠ<60μg/L 的检出率明显高于贲门黏膜炎症病人，食管炎症病人血清 PGⅠ、PGⅡ及 PGⅠ/PGⅡ比值的中位数均明显高于食管鳞状细胞癌病人，尤以 PGⅠ的差异更为明显(187.50μg/L 比 116.00μg/L)。血清各种 PG 异常者中均有 75% 以上为食管鳞状细胞癌病人。认为采用 TRFIA 确定血清胃蛋白酶原水平可在一定程度上反映贲门黏膜病变。

(张玉琦　邹多武)

参 考 文 献

1 徐启明，等. 中国肿瘤临床，2004，31(23)：1343
2 邓彦超，等. 中国胸心血管外科临床杂志，2005，12(4)：301
3 叶　芃，等. 中华胸心血管外科杂志，2005，21(2)：113
4 张秀凤，等. 癌症，2005，24(5)：513
5 郭世斌，等. 中国内镜杂志，2005，11(9)：939
6* 赖少清，等. 中华肿瘤杂志. 2005，27(2)：93
7 易　宏. 中国内镜杂志. 2005，11(2)：213
8 郭　梅，等. 中国综合临床. 2005，21(1)：22
9 孔　斌，等. 中国肿瘤临床. 2005，32(7)：415
10 张国庆，等. 中国肿瘤临床，2004，31(23)：1334
11 张祥宏，等. 中国肿瘤临床，2005，32(6)：314

二、胃、十二指肠疾病

(一) 慢性胃炎

张沥等[1]运用热水灌胃研究热水对大鼠胃黏膜影响，发现至第 24 周时即可造成大鼠胃黏膜萎缩现象($P<0.01$)，提示热水可致黏膜损伤并形成慢性萎缩性胃炎(CAG)。白先慧[2]对 65 例胃镜确诊为慢性胃炎病人运用问卷调查方式进行心理测查，发现与正常人对照病人明显有抑郁或焦虑($P<0.05$)，提示慢性胃炎病因中心理因素是不可忽视的原因。张尤历等[3]对 36 例幽门螺杆菌(Hp)阳性相关性慢性胃炎及消化性溃疡胃窦黏膜进行 IL-8 测定和 HE 染色，结果发现，Hp 阳性组 IL-8 表达量明显高于 Hp 阴性组($P<0.05$)，胃窦活动性炎症随着 IL-8 量增加而加重($P<0.01$)。丁保国等[4]对 3 677 例慢性胃炎病人 Hp 感染状况进行分析，结果发现 Hp 感染与性别、年龄、活检部位无关($P>0.05$)，而与慢性活动性胃炎的关系密切($P<0.05$)。朱元民等[5]对胃镜检查后 103 例慢性胃炎和 103 例正常对照者进行分析，结果为慢性胃炎组中胃黏膜脱垂(GMP)检出率显著升高($P<0.05$)，GMP 病人易合并食管炎($P<0.01$)，GMP 病人 Hp 感染率低($P<0.05$)。刘懿等[6]采用 RT-PCR 法对 Hp 阳性胃炎病人杀菌治疗前后行 H^+-K^+-ATP 酶 *mRNA* 基因表达测定，结果为杀菌后表达显著升高($P=0.006$)，提示 Hp 能够下调 H^+-K^+-ATP 酶 mRNA 基因表达，减少 H^+-K^+-ATP 酶合成，从而减少胃酸分泌。金海等[7]对 367 例疣状胃炎病人进行分析，发现其 Hp 阳性率明显高于消化溃疡($P<0.05$)和慢性胃炎($P<0.01$)；肠化、异型增生检出率也明显升高($P<0.05$)。郑长黎等[8]对 60 例不典型疣状胃炎和 30 例慢性浅表胃炎、30 例典型疣状胃炎进行对照分析，发现胃镜下不典型疣状胃炎胃黏膜凹陷不明显，组织病理发现糜烂、腺体增生、纤维增生、黏膜肌生明显高于浅表性胃炎($P<0.01$)，化生、非典型增生与浅表性胃炎无明显差别($P>0.05$)。卢华君等[9]对 108 例小儿慢性胃炎胃镜下形态和组织病理改变进行研究，发现小儿慢性胃炎绝大多数为浅表性胃炎，不论是胃镜下形态还是病理学改变都与成人有一定差别；胃镜下表现为微小结节形成的儿童有更高的 Hp 感染率。陆晓娟等[10]对 539 例疣状胃炎进行分析，发现胃镜下 32.7%为未成熟型，67.3%为成熟型；病理检查变性糜烂型 40.8%，增生修复型 59.2%；变性糜烂型 Hp 阳性率明显高于增生修复型($P<0.01$)。张志坚等[11]对 104 例慢性萎缩性胃炎(CAG)病人胃镜诊断和病理诊断行相关性分析，发现胃镜下诊断与病理结果符合率为 75%，CAG 的 Hp 感染率为 98%，提示胃镜与病理诊断的一致性差，认为对糜烂、溃疡等病变的边缘及周边黏膜仔细观察并活检，有助于提高胃镜 CAG 的诊断率。蔡佳等[12]对 30 例慢性胃炎进行分析，结果显示，胃镜下红白相间以白为主病人中 73.3%为浅表性胃炎，白色区域>50%的比例在萎缩性胃炎及浅表性胃炎之间无显著差别($P>0.05$)，认为不能将单一的胃黏膜红白相间以白为主作为萎缩性胃炎的诊断标准。

张业祥等[13]对 66 例隆起糜烂性胃炎进行氩离子凝固术(APC)治疗，分为 A 组(先药物后 APC)和 B 组(药物＋APC 同时治疗组)，结果发现，隆起性糜烂性胃炎的发病与 Hp 感染有关；单纯药物治疗疗效欠佳，APC 治疗疗效显著，安全简便。郭建强等[14]用多潘立酮对 20 例慢性胃炎病人进行治疗，治疗后消化不良症状显著改善（$P<0.05$），治疗前近端胃体积显著小于健康对照组（$P<0.05$），治疗后近端胃体积较治疗前明显增大（$P<0.05$）。罗金燕等[15]用多潘立酮治疗慢性胃炎 23 例，用莫沙比利作为对照组，结果为对照组疗效与试验组比较除腹痛积分高于试验组（$P<0.01$）外，其他症状积分差异无显著性（$P>0.05$）。

陈更新等[16]运用中药对 68 例慢性浅表性胃炎中属脾胃湿热证者进行治疗，结果发现，脾胃湿热证者胃黏膜水通道蛋白（APQ）3 基因表达水平高于健康人组和脾虚证组，但差异无显著性（$P>0.05$），APQ4 基因表达水平显著高于健康人组和脾虚证组（$P<0.05$，$P<0.01$），治疗后 APQ3、4 基因表达水平显著下降（$P<0.01$），提示 APQ3、4 的异常表达可能是脾胃湿热证者发生机制之一。吴耀南等[17]运用康胃颗粒对 36 例慢性萎缩性胃炎（CAG）伴有大肠不完全肠化生和（或）不典型增生病人进行治疗，用胃复春作为对照组，结果为治疗组的胃镜疗效和病理疗效均显著优于对照组（$P<0.05$）。

（刘军楼　湛先保）

参 考 文 献

1 张　沥，等. 中华消化杂志，2005，25(2)：106
2 白先慧. 广西医学，2004，26(11)：1709
3 张尤历，等. 中华消化内镜杂志，2005，22(4)：274
4 丁保国，等. 中国慢性病预防与控制，2005，13(1)：26
5 朱元民，等. 胃肠病学和肝病学杂志，2005，14(2)：178
6 刘　懿，等. 上海医学，2004，27(12)：920
7 金　海，等. 中华消化杂志，2005，25(8)：495
8 郑长黎，等. 山东医药，2005，45(10)：34
9 卢华君，等. 中国内镜杂志，2004，10(12)：58
10 陆晓娟，等. 山东医药，2004，44(34)：30
11 张志坚，等. 中国内镜杂志，2005，11(5)：487
12 蔡　佳，等. 中华消化内镜杂志，2004，21(5)：334
13 张业祥，等. 临床消化病杂志，2005，17(1)：8
14 郭建强，等. 中华消化杂志，2005，25(3)：181
15 罗金燕，等. 临床消化病杂志，2005，17(2)：78
16 陈更新，等. 中国中西医结合杂志，2005，25(3)：199
17 吴耀南，等. 中国中西医结合杂志，2005，25(9)：836

（二）消化性溃疡

郭晓云等[1]应用 Western 免疫印迹法及免疫组化方法（DAB 显色法）检测瘦素在人胃溃疡（GU）周边黏膜细胞中的表达，发现瘦素在 GU 周边组织中表达明显高于正常组织，认为瘦素可能与 GU 发展及修复有一定相关性。孙学礼等[2]对 89 例 GU 病人和 50 例正常人分别进行人格、述情、社会支持、生活事件等量表评定以及血小板 5-HT 检查。发现幽门螺杆菌（Hp）感染阴性的溃疡病人其溃疡面积与汉密尔顿抑郁和述情量表呈正相关。陈幼祥等[3]观察碱性成纤维细胞生因子（bFGF）和硫糖铝联合治疗大鼠实验性 GU 的疗效，发现 bFGF 和 bFGF＋硫糖铝均能明显促进大鼠溃疡周围组织毛细血管增生。方芳等[4]利用水浸限制刺激法诱发小鼠消化道溃疡后 4 d，采用 ELISA 法检测肠上皮内淋巴细胞（iIEL）的 IL4 分泌水平，发现消化道溃疡 iIEL 的 IL-4 水平未见明显变化，认为 IL-4 在溃疡早期愈合过程中可能不起主要作用。刘景兰等[5]采用醋酸烧灼大鼠 GU 模型，对整水器处理后生产的不同 pH 值的碱性离子水对 GU 愈合的作用进行研究。结果表明，经饮用碱性离子水后，大鼠 GU 指数显著降低。刘未雄等[6]回顾分析医院经胃镜诊断为消化性溃疡 3 192 例临床资料。检出率为 13.0%，男女之比为 3.34∶1，十二指肠溃疡（DU）占 63.3%，GU 占 30.5%。滕小军等[7]内镜下检出 136 例结节型十二指肠炎，占同期 15 820 例内镜检查的 0.9%。病理诊断为十二指肠炎 107 例。内镜下表现与组织学改变存在不一致性。其发生可能与 Hp 感染及胃上皮化生、Brunner 腺增生有关。丁元伟等[8]对 1991～2003 年消化内镜对老年和非老年 DU 病人的食管黏膜形态及运动功能进行检测，发现老年 DU 组食管黏膜异常发生率高于非老年组，老年和非老年 DU 病人的食管下括约肌压力（LESP）均分别低于对照组。任权等[9]总结 41 174 例胃镜检查资料，其中 DU 2 614 例，占 6.3%，DU 检出率逐步降低，春冬季节好发，无规律性腹痛者 29.2%，无症状者占 15.1%，临床表现日益不典型。DU 活检 Hp 阳性率为 92.5%。赵亮等[10]总结 59 例具有特殊病因的胃巨大溃疡病例，其中胃嗜酸性肉芽肿 32 例，胃类癌 8 例，胃血吸虫病 8 例，胃克罗恩病 5 例，胃淋巴瘤 4 例，胃型 Behcet 病 2 例。周雁等[11]回顾分析 678 例 GU 病例，发现高发年龄为 41～60 岁，以胃角发生溃疡居多，青年组和中年组胃窦溃疡检出明显多于胃体溃疡，而老年组则胃体溃疡多于胃窦。陈元鸿等[12]将 104 例 Hp 阳性的 DU 病人随机分为埃索美拉唑（asomeprazole）组和奥美拉唑组，分别联用阿莫西林、克拉霉素治疗，发现埃索美拉唑组第 1 天和第 2 天腹痛缓解率高于奥美拉唑组，而溃疡愈合率、Hp 根除率差异无显著性。梅浙川等[13]回顾分析医院 24 年来胃镜临床资料，发现根除 Hp 治疗后（以 1985 年 1 月为分界），消化性溃疡（PU）的发病率下降、发病年龄增大、老年人患病率增加、男女之比下降、发病季节无明显改变。林三仁等[14]在全国 24 省市进行多中心、开放试验观察雷贝拉唑片单独应用或联合抗 Hp 治疗的作用和安全性，发现雷贝拉唑对 PU 病人的主要症状都具有明显的治疗作用，并具有良好的安全性。胡乃中等[15]组织安徽省 9 家医院，采用多中心、开放试验方法观察 PU 病人服用雷贝拉唑片(1 次/d，共 7 d)的疗效，亦认为雷贝拉唑能够迅速有效缓解 PU 的症状并且有很好的安全性。邹多武等[16]采用胃内 24 h pH 监测观察泮妥拉唑静脉滴注对健康人胃内 pH 影响，研究表明，泮妥拉唑 80 mg 静脉滴注能显著抑制胃酸分泌，药物作用高峰在注射后 2～3 h，pH$>$4 的时间一般约在 14 h。他们[17]还对 133 例 PU 合并上消化道出血病人分别予以泮妥拉唑及奥美拉唑 80 mg 静脉滴注每日 1 次，连续 5 d。结果显示，两组在治疗上消化道出血显效率及有效率方面均无统计学差异。李骢等[18]报道，PU 病人治疗过程中单用奥美拉唑多发生夜间酸突破现象，改变奥美拉唑用药方式、剂量以及联用法莫替丁可以降低夜间酸突破的发生率，使胃酸抑制更加持久稳定。张杰等[19]应用致康胶囊(组成：三七、海螵蛸、黄柏等)溶液于 PU 病人出血病灶处内镜下局部加压喷注治疗，发现治疗组疗效明显优于对照组，再出血发生率低于对照组。张瑞明等[20]将 438 例 DU 病人分别接受海桂愈疡胶囊及雷尼替丁治疗，发现海桂愈疡胶囊与雷尼替丁疗效基本相当，但改善胃脘痞满症状较雷尼替丁为优。王建刚等[21]将 370 例 DU、胃溃疡 150 例 GU 随机分为药物、微波联合治疗组和单纯药物对照组，结果表明，联合治疗组的溃疡愈合率、疼痛缓解率均高于对照组。

(苏军凯　李淑德)

参 考 文 献

1 郭晓云，等. 华中科技大学学报(医学版)，2005，34(5)：558
2 孙学礼，等. 四川大学学报(医学版)，2004，35(6)：815
3 陈幼祥，等. 中华消化杂志，2005，25(4)：226
4 方　芳，等. 中国医科大学学报，2005，34(1:)：23
5 刘景兰，等. 中国公共卫生，2005，21(6)：703
6 刘未雄，等. 中国内镜杂志，2005，11(2)：190
7 滕小军，等. 中华消化杂志，2005，25(8)：466
8 丁元伟，等. 中华老年医学杂志，2005，24(8)：604
9 任　权，等. 中华消化内镜杂志，2004，21(6)：403
10 赵　亮，等. 中华消化杂志，2005，25(6)：332
11 周　雁，等. 中华消化内镜杂志，2004，21(6)：409
12 陈元鸿，等. 第一军医大学学报，2005，25(8)：1045
13 梅浙川，等. 重庆医学，2005，34(5)：697
14 林三仁，等. 中华内科杂志，2005，44(4)：265
15 胡乃中，等. 安徽医学，2005，26(3)：242
16 邹多武，等. 中华消化杂志，2005，25(4)：236
17 邹多武，等. 中华消化杂志，2005，25(4)：233
18 李　骢，等. 中国实用内科杂志，2004，24(12)：725
19 张　杰，等. 临床消化病杂志，2005，17(4)：159
20 张瑞明，等. 四川大学学报(医学版)，2005，36(2)：233
21 王建刚，等. 华中医学杂志，2005，29(4)：273

(三)应激性溃疡

陈敏等[1]测定大鼠对照组、浸水束缚应激组及铝碳酸镁灌胃预防组各时段胃内胆汁酸浓度、pH 值及溃疡指数(UI)，结果表明，胆汁酸在胃黏膜损害中起重要作用，铝碳酸镁可降低胃内胆汁酸及 UI 进而保护胃黏膜。刘婧等[2]计算奥美拉唑组、铝碳酸镁(达喜)组、米索前列醇(喜克溃)组及对照组大鼠浸水束缚应激后 2 h 黏膜损伤指数，检测细胞凋亡、细胞增殖核抗原及 CX43 mRNA 表达的变化，结果表明，3 组药物组均可明显抑制应激性溃疡胃黏膜细胞的凋亡，对其有明显防治作用。吴建胜等[3]研究发现，水浸束缚应激组大鼠胃黏膜 NO 水平及 iNOS 蛋白的表达显著高于对照组，而褪黑素组两者水平均显著低于应激组，且高剂量组(20 mg/kg)显著低于低剂量组(5 mg/kg)，认为 NO 大量释放在应激性胃黏膜损伤中起重要作用，褪黑素对应激性溃疡具有保护作用。

(郭杰芳　湛先保)

参 考 文 献

1 陈　敏，等. 中华消化杂志，2005，25(4)：248
2 刘　婧，等. 解放军医学杂志，2004，29(11)：964
3 吴建胜，等. 中华内科杂志，2005，44(1)：50

(四)胃恶性肿瘤

1. 胃癌

周丽雅等[1]*回顾分析发现，北京地区 25 年来十二指肠球部溃疡、胃溃疡和胃癌的检出年龄呈上升趋势，DU、胃溃疡及幽门螺杆菌(Hp)的检出率近年呈下降趋势，胃癌的检出率无明显变化。王雨等[2]用 PCR-限制性片段长度多态法(PCR-RFLP)检测 CYP2E1 基因 Ras Ⅰ位点的多态性，发现 CYP2E1 基因 Ras Ⅰ位点等位基因 c1 与胃癌易感性相关联，某些饮食因素与胃癌的发生有关。罗好曾等[3]分析武威市居民膳食与胃癌发病的关系，结果表明，该地居民膳食中存在促致癌真菌和挥发性 N-亚硝基化合物等多种致癌物。此外，缺乏维生素 C 等是胃癌发病的主要外因。曾志荣等[4]用 PCR-反向杂交法(PCR-RDB)研究发现，IL-8 基因-251A/A 等位基因与我国汉族人群胃癌的发生相关，以高发区明显。农芳等[5]报道 IL-1β-31C/C、IL-

1β-511T/T 和 IL-1RN L/2 基因型可能与北京地区胃癌发生风险有关。胡胜等[6]采用 PCR-RFLP 方法检测胃癌高发地区 169 名普通人和 86 例胃癌病人的 IL-1 基因多态性，结果发现，IL-1 基因多态性可能与我国胃癌高发陕西区的胃癌发生无关。王剑等[7]成功建立 Hp 感染小鼠模型，证实 Hp 可协同 N-甲基-N-亚硝基脲致癌作用，提示胃癌的发生并非 Hp 感染单一因素的结果。周丽雅等[8]研究发现，Hp 感染增加胃癌发病率，根除 Hp 有利于减少胃癌发生，并可使胃体部萎缩进展缓慢，持续 Hp 感染可使胃萎缩及肠化生呈进行性加重。孙秀菊等[9]用抑制性消减杂交筛选出 26 个胃癌差异表达片段，并初步证实 RPS12 基因可能在胃癌发生发展中发挥更重要的作用。杜建军等[10]*报道，胃组织特异性的胃癌下调全长新基因 GDDR 位于正常胃黏膜细胞并能显著抑制胃癌细胞的生长，是人类除 CA11 外又一与胃癌相关的新基因。邱广斌等[11]用 RT-PCR 等方法研究发现 MTLC (c-myc target from laryngeal cancer cells)基因在胃癌组织中表达下调，其表达水平与胃癌的发展进程相关。佟书娟等[12]研究发现，c-erbB2 和 ras 癌基因产物 P185 和 P21 蛋白在胃癌致病机制中起重要作用，P21 蛋白作用于胃癌发生的早期阶段，P185 蛋白可能作用于胃癌发生的较晚期。范凯等[13]用免疫组织化学 SP 法检测胃癌、癌旁和胃炎黏膜中 hMSH2、p53 和 PCNA 的表达情况，发现上述 3 种基因的异常表达和 hMSH2 与 PCNA 间的相互调节与胃癌的发生发展密切相关。方向明等[14]观察真核细胞起始因子 4E(eIF4E)和 c-myc 的表达与胃癌发生发展的关系，发现胃癌中 eIF4E 高表达与 c-myc 表达水平增高密切相关。高雪等[15]应用免疫组织化学等方法发现，小窝蛋白(caveolin)-1 在胃上皮细胞中的表达水平随着胃癌的发生和发展而呈进行性下调乃至缺失。李异玲等[16]检测萎缩性胃炎、肠上皮化生、不典型增生及对应的正常胃黏膜中抑癌基因 PTEN 表达情况，结果为 PTEN 基因缺失或失活与胃癌的浸润和转移关系密切。孟利伟等[17]研究发现，FHIT 基因作为一种抑癌基因，其表达在胃癌组织中明显下降，与肿瘤细胞增殖过度有关。推测 FHIT 基因可能通过 $P21^{waf1}$ 蛋白参与肿瘤细胞周期的调控。周晓东等[18]用 Western 免疫印迹等方法研究发现，细胞 FLICE 抑制蛋白(c-FLIP)基因在胃癌组织中表达上调，可能是原位胃癌细胞凋亡抵抗及其淋巴结转移的重要机制之一。刘海峰等[19]用原位杂交等方法研究 Fas 基因表达水平与胃癌细胞增殖活性及细胞凋亡程度的关系，结果表明，胃癌细胞 Fas 基因表达可引起细胞凋亡增加与增殖减少。张建娜等[20]采用免疫组织化学观察到生存蛋白和 Ki-67 在胃癌组织中过表达，两者过表达与胃癌的发生发展密切相关，可作为预后不良的指标。刘伟等[21]用免疫组织化学 SP 法检测生存素和 CD44v6 在胃癌中的表达情况，认为生存素可能参与胃癌发生发展的早期过程，而 CD44v6 阳性表达与胃癌的浸润和转移密切相关。杨玉珍等[22]用间接免疫荧光双标法检测细胞周期素(cyclin)在胃肠癌中的表达情况，发现细胞周期素在胃肠肿瘤的发生发展中起重要作用，内镜活检组织细胞周期素的检测对胃肠肿瘤的早期发现有一定意义。哈敏文等[23]研究发现，大蒜素可使人胃癌细胞系 MGC-803 及 SGC-7901 两种细胞周期阻滞于 M 期，大蒜素的 M 期阻滞作用可能与其上调细胞的 $p21^{WAF1}$ 和 $p16^{INK4}$ 基因表达有关。吴继锋等[24]研究发现，$p21^{WAF1}$、$p16^{INK4}$ 低表达和细胞周期素 D1 蛋白、p53 过度表达与胃癌发生发展有关，$P16^{INK4}$ 蛋白的低表达与胃癌浸润、转移及预后有一定关系。任建林等[25]用免疫组织化学方法测定正常及不同病理条件下胃黏膜中 TFF1 表达，发现 TFF1 在胃炎及消化性溃疡中表达升高，在癌旁组织中表达增强，而在癌组织中表达减弱。程春生等[26]研究发现，随分化程度降低，Smad 4 在胃癌组织中表达明显减少，影响 TGFβ 信号传导，使其对胃癌细胞的生长抑制作用减弱，在一定程度上促进胃癌发展和转移。俞丽芬等[27]用 Western 免疫印迹法等研究发现，Stat3 在各类人胃癌细胞和胃癌组织中都有较高活性，JAK/STAT 信号传导途径可能在胃癌的发生发展中起重要的作用。杨桂芳等[28]研究细胞毒素相关抗原 A 阳性的幽门螺杆菌($CagA^+$ Hp)致胃癌的分子生物学机制，发现弥漫型胃癌与肠型胃癌的发生机制不同，$CagA^+$ Hp 感染与肠型胃癌发生有关。李国华等[29]研究发现胃腺癌细胞株 SGC7901 具有血管活性肠肽(VIP)的自分泌调节作用，且表现为对细胞增殖的抑制作用，此作用与抑制细胞 c-myc 及鸟氨酸脱羧酶(ODC)mRNA 的表达有关。陈锡美等[30]采用半定量 RT-PCR 法等检测了胃癌组织及癌旁正常组织的血管内皮生长因子 C(VEGF-C)表达情况，结果发现，VEGF-C 阳性表达的胃癌病人可能更易发生淋巴结转移。沈波等[31]研究发现，新的血管生长抑制剂 2-(8-羟基-6-甲氧基-1-氧-1-氢-2-苯并吡喃-3-烃基)丙酸(NM-3)能诱导胃癌细胞凋亡，对体内胃癌的生长有抑制作用，能加强卡铂对胃癌的化疗疗效。王钧等[32]研究了血管生成素-1(Ang-1)基因转染对胃癌细胞体内致瘤力及血管生成的影响，结果表明，Ang-1 在胃癌形成和发展中可能通过诱生血管起促进作用。赵仲生等[33]采用原位杂交和免疫组织化学对 105 例胃癌组织进行检测，结果发现，IGF-2 和 HGF mRNA 可促进胃癌血管生成，并参与肿瘤的侵袭和转移过程。杨军等[34]报道,胃癌原发灶中E-CD mRNA表达水平降低且与胃癌恶性生物学行为呈正相关,而胃癌转移淋巴结E-CD mRNA表达水平增高并与胃癌的恶性生物学行为呈负相关。余琼芳等[35]用免疫组织化学SP法检测肝肠钙粘连蛋白在胃癌及正常胃黏膜表达情况,发现该蛋白在胃癌组织中的表达与胃癌细胞的转移、浸润、生长和黏附有关。陈世耀等[36]采用免疫组织化学方法检测手术切除的胃癌病灶组织中生存素基因表达,发现生存素基因在胃癌中高表达,并与胃腺癌分化程度以及肿瘤累及深度有关。王霞等[37]以免疫组织化学方法检测促胃液素(胃泌素)在人胃癌细胞株SGC-7901的表达情况,发现促胃液素通过自分泌方式促进人胃癌细胞株SGC-7901的生长,抗促胃液素McAb能抑制胃癌细胞生长。吴晓江等[38]检测胃癌和对应正常胃黏膜中11种CT抗原(cancer/testis antigen)基因表达情况,结果显示,胃癌组织中表达率较高的MAGE-3、SSX-4和NY-ESO-1/LAGE-1蛋白等可作为肿瘤疫苗的备选抗原。张维铭[39]等用Northern印迹等方法观察正常及不同病理状态下运动相关蛋白(MRP-1/CD9)基因在胃癌组织中表达情况,结果发现,该基因在胃癌组织中表达明显降低,推测其表达可能与胃癌的发病及组织学分型有关。张科东等[40]运用噬菌体呈现技术等方法筛选出6个可与胃癌的腹膜高转移细胞系GC9811-P细胞特异性结合的噬菌体多肽,但这两个肽序列能否阻断GC9811-P细胞向腹膜转移有待于进一步研究证实。孙现军等[41]用半定量RT-PCR法检测骨桥蛋白mRNA在胃癌中表达情况,研究发现,骨桥蛋白mRNA在胃癌组织中表达增高,其高表达反映胃癌病情的进展,并与病人的预后有关。韩琤波等[42]用等位特异性PCR等技术研究胃癌细胞线粒体12S rRNA突变及其意义,结果发现,12S rRNA高变异率可能与肠型胃癌发生有关,并发现了一些新的变异位点。

(张　玲　屠振兴)

毛振彪等[43]采用实时荧光定量PCR分析胃癌各阶段组织中增殖诱导型的配体(APRIL)及其受体mRNA的表达水平。结果显示,APRIL在肠上皮化生、异型增生、胃癌组织中的表达水平显著高于正常胃黏膜($P<0.05$),而其受体在各种胃黏膜病变之间表达差异无统计学意义($P>0.05$)。表明APRIL在胃癌发生发展中起重要作用,可能成为胃癌早期诊断和抗癌治疗的靶分子。孙晓杰等[44]通过建立稳定表达GFP和GFP-N24的MGC-803细胞系研究P13K p55γ调节亚单位N端24个氨基酸在胃癌细胞增殖中的作用,发现P55 N端24个氨基酸能够抑制胃癌细胞的生长和增殖,引起细胞周期G1/S期延长,提示N24p55γ可能成为治疗胃癌的潜在分子药物。吴叔明等[45]应用MTT比色法检测NSAID对胃癌细胞生长活力的影响;吖啶橙/溴化乙锭(AO/EB)双染色、膜联蛋白(annexin)-V/PI双染色、共聚焦显微镜、流式细胞术检测细胞凋亡;RT-PCR、Western免疫印迹法检测凋亡相关基因bcl-2、bax表达水平的改变。发现NSAID可能通过调控bcl-2、bax的基因及蛋白水平而诱导胃癌细胞凋亡,为NSAID的抗肿瘤应用提供了理论依据。周芸等[46]研究2-(3-羧基-1-丙酰氨基)-2-脱氧-D-葡萄糖(COADG)体外诱导人胃癌细胞(SGC-7901)凋亡的作用,发现2-(3-羧基-1-丙酰氨基)-2-脱氧-D-葡萄糖能抑制胃癌细胞的增长。叶建明等[47]研究中草药缬草提取物缬草波春联合半胱天冬酶抑制剂诱导MKN45胃癌细胞凋亡的作用。发现缬草波春能诱导MKN45胃癌细胞凋亡,诱导凋亡能被半胱天冬酶-3、-9抑制剂抑制,半胱天冬酶-8抑制剂对缬草波春诱导的凋亡无影响。刘晋等[48]采用免疫组化方法和RT-PCR技术,分别检测64例胃癌石蜡组织中COX-2和VEGF-C的表达及其中22例胃癌新鲜组织中两者mRNA的表达。发现胃癌组织中有COX-2和VEGF-C的高表达,COX-2可能参与VEGF-C淋巴管生成通路,表明它们可能在胃癌淋巴管浸润和转移中发挥重要作用。付唆林等[49]发现环氧合酶-2抑制剂在体内具有显著抗癌效应,并可能与抑制血管生长有关,环氧合酶-2抑制剂的抗癌机制可能为增加凋亡、抑制增殖及减少血管生成。

樊晓明等[50]发现环氧合酶-2(COX-2)特异性抑制剂SC236至少部分通过上调Bak、促进细胞色素C的释放以及激活半胱天冬酶-3途径诱导胃癌细胞凋亡。兰春慧等[51]报道体内外实验表明,COX-2抑制剂塞米昔布(celecoxib)能有效抑制胃癌生长,其机制可能与其阻滞细胞周期及诱导凋亡有关。王国安等[52]选择64例慢性胃炎及胃癌病人,其中慢性胃炎伴萎缩者16例,伴肠上皮化生者15例,伴中、重度异型增生者14例,胃癌19例。采用SP法检测hTERT蛋白表达,采用TUNEL染色法原位检测细胞凋亡。发现在胃癌前病变至胃癌的演化过程中,端粒酶异常激活并诱导细胞凋亡抑制,这可能是黏膜细胞病变的机制之一。汤立旦等[53]应用实时定量PCR技术检测22例胃癌组织及癌旁正常黏膜组织中hTERT RNA的表达水平,发现在胃癌组织中hTERT mRNA表达明显高于正常组织,可作为胃癌诊断的特异性指标之一。叶静等[54]*探讨ASODN抑制3种分化程度不同的胃癌细胞生长的可能性,发现以指定浓度的ASODN作用后,MKN-45和SGC-7901细胞出现明显的端粒酶活性和细胞生长抑制($P<0.05$),但在同样浓度条件下,

MKN-28胃癌细胞只出现端粒酶活性抑制，错义序列对照组则无明显变化。以10/～mol/L的ASODN连续作用3种胃癌细胞96 h后，光镜、电镜和TUNEL法检测均发现MKN-45和SGC-7901细胞表现出特有的凋亡征象，流式细胞仪检测证实MKN-45和sGG790l细胞的平均凋亡率在44.7%和33.6%，错义序列对照组则无明显变化($P<0.05$)。马晋平等[55]报道针对hTERT基因设计的siRNAs表达质粒可以特异性抑制SGC7901细胞hTERT基因表达。巩艳等[56]报道端粒片段成功导入胃癌C-7901细胞后，使细胞增殖减慢。刘宁等[57]报道在胃癌细胞中，抗Fas抗体可介导ERK活性的升高，导致细胞对Fas介导的凋亡信号脱敏；MEK1抑制剂可使胃癌细胞对Fas介导的凋亡信号敏感；胃癌细胞通过Fas介导的ERK的活化，逃逸免疫监视，持续生长。俞丽芬等[58]报道人胃癌5-Fu耐药细胞株中JAK/STAT信号通路基因表达谱的变化研究是对胃癌多药耐药分子机制研究的有力补充。刘长江等[59]研究发现，丝裂原活化蛋白激酶磷酸酶1 MKP-1抑制缺氧诱导因子HIF-1a和p300在体外结合。他们[60]还用免疫组化技术(SP法)检测97例胃癌组织中乙酰肝素酶蛋白的表达情况，发现乙酰肝素酶的表达与胃癌的侵袭转移及预后显著相关。孙元水等[61]采用免疫组化技术(SP法)检测97例原发性胃癌组织、癌旁组织及20例正常胃黏膜组织中肝素酶和VEGF-C蛋白表达，发现肝素酶和VEGF-C蛋白的阳性表达可作为胃癌预后不良的参考指标。王少洪等[62]采用52例胃癌病人手术切除的新鲜标本研究Cu、Zn在胃癌组织中的代谢变化，发现胃非黏液性腺癌的发生可能来源于分布在胃体和胃底的胃泌酸腺细胞，Cu，Zn-SOD具有促进其癌细胞分离和增生的作用；胃黏液性腺癌的发生可能来源于胃黏液性腺细胞，Cu-Zn-SOD与其癌细胞的发生、分裂和增生无关。周晓东等[63]采用20例新鲜胃癌及癌旁正常组织标本研究丝氨酸/苏氨酸蛋白激酶(Akt)在胃癌中的表达、活化情况及与VEGF-C的关系，结果发现，Akt蛋白的磷酸化可能促进胃癌细胞的恶性转化和淋巴结转移，VEGF-C可能在其中发挥重要的介导作用。范华等[64]研究发现胸苷磷酸化酶(TP)可能有促进肿瘤细胞增殖的作用，联合检测TP与PCNA是判断胃癌病人预后的较好指标之一。刘鹏飞等[65]报道PPARγ和MMP-7是胃癌及癌前病变的重要标志，两者联合检测可对区分胃癌、重度异型增生与胃炎、轻度异型增生提供重要依据。张雪梅等[66]报道MMP-2和-9基因单核苷酸多态可能与胃癌的遗传易感性有关。赵仲生等[67]检测105例胃癌组织中bFGF mRNA和MMP-9 mRNA及CD34蛋白的表达，结果表明，胃癌组织中bFGF和MMP-9表达与肿瘤微血管密度及生存期密切相关，两者在促进胃癌血管生长方面具有协同作用，对估计预后和指导治疗都具有重要意义。吴方等[68]报道，凝血、纤溶功能亢进是胃肠道恶性肿瘤细胞易播散、浸润的主要原因之一，t-PA mRNA的表达可能为组织分化较好的特征，RT-PCR技术检测实时定量，T-PA mRAN有望作为胃肠道恶性肿瘤病情监测指标而用于临床。刘娇娇等[69]报道PH-20 mRNA表达改变可能与消化道肿瘤的发展有关，高表达PH-20 mRNA的肿瘤细胞具有高侵袭潜能。陈凤鸣等[70]用免疫组织化学S-P技术检测157例胃癌和癌旁正常组织中FASE蛋白的表达水平，结果表明，FASE表达主要发生在胃癌的早期阶段，它不能作为胃癌独立的预后指标。郑文斌等[71]研究COX-2抑制剂塞来昔布及奥曲肽(octreotide)联合对人胃癌多耐药细胞株SGC7901/ADR生长的影响，结果发现，塞来昔布联合奥曲肽增加了对胃癌多耐药细胞生长的抑制，其机制与抑制细胞DNA合成及诱导细胞凋亡有关。王维等[72]报道MG-132可通过抑制NF-κB的活化，在一定程度上逆转胃癌细胞对长春新碱的耐药性，提高化疗效率。孟化等[73]采用实时荧光定量RT-PCR技术，对39例胃恶性肿瘤病人肿瘤标本中的生存素转录变异体进行定量检测，研究其与胃癌化疗药物抗药性的关系。结果提示，野生型生存素的表达促进了胃癌病人对多西他赛的抗药性。兰梅等[74]观察9种延迟整流钾通道在人AGS胃癌细胞的表达及下调Kv1.5表达对AGS细胞生长的影响，结果发现，在AGS细胞中有多种延迟整流钾通道的表达，Kv1.5可能通过对细胞周期的影响参与胃癌细胞的增殖调节。谢海龙等[75]采用包含4 892条cDNA序列的微阵列分析癌旁正常胃黏膜和胃癌组织表达谱的差异，发现一些与胃癌相关的新的cDNA序列，为进一步寻找和克隆胃癌新的相关基因提供了重要研究线索。陈进宏等[76]报道rhTNFa和5-Fu通过诱导DAP3表达可抑制人胃癌细胞株BGC-823和HGC-27的生长，推测DAP3为一新的肿瘤治疗位点。帖君等[77]研究发现，构建的hPOT1基因的siRNA表达载体psiRNA-hPOT1重组质粒能显著抑制hPOT1基因在SGC-7901胃癌细胞中的表达。滕小春等[78]构建人NHE1基因反义真核表达载体，采用脂质体法将其转染至SGC-7901胃癌细胞中，从光镜、电镜水平比较观察转染与未转染细胞形态学的变化，结果发现，反义NHE1基因转染能使SGC-7901细胞发生形态学及超微结构的变化，有促进SGC-7901细胞分化的作用。姚明等[79]报道通过T、B、NK细胞联合免疫缺陷的BNX小鼠建立人胃癌原位移植模型可以更好地模拟人胃癌侵袭与转移本身的自然过程，为

人胃癌防治及其转移机制的研究提供了一个更为理想的模型。陈亚琳等[80]报道“OB胶黏贴法”能更简便地建立胃癌高转移模型,重现临床转移过程。付广等[81]* 研究脂质体生存素反义寡核苷酸(ASODN)对人胃癌裸鼠皮下移植瘤生长的抑制作用,结果显示,注射后20 d ASODN组移植瘤的体积随着时间和浓度的增加而减小,肿瘤缩小率则增大,抑瘤率均大于对照组,400 nmol ASODN组抑瘤率最大为93%。光镜下见ASODN组移植瘤凋亡细胞数增多,生存素表达减弱,6例(6/12)肿瘤组织有坏死液化灶。各ASODN组均能够下调移植瘤细胞生存素mRNA含量,抑制生存素蛋白表达,注射20 d后400 nmol ASODN组蛋白表达为空白对照组的36.8%。

(高　军)

金星林等[82]应用单因素与多因素分析方法,回顾分析256例胃癌病人临床资料,病人1年、3年总存活率分别为82.6%和63.1%。应用比例危险回归模型分析显示,血小板增多、浸润深度和转移情况是影响病人术后生存的独立因素。张晓峰等[83]用苯丙芘[B(a)P]诱导小鼠前胃癌模型,发现从第17周开始小鼠前胃开始出现肉眼可见的肿瘤,前胃组织由局部腺体增生、排列紊乱逐步发展为腺体普遍异常增生,形成早期胃癌,第29周发展为进展期胃癌。蔡建辉等[84]应用抗细胞角蛋白(CK)单克隆抗体对连续超薄切片的胃癌组织进行免疫组织化学染色,阳性率[(34%)(27/79)]较HE染色[(13%)(10/79)]明显升高,认为免疫组织化学在诊断微转移和微浸润上明显优于常规HE染色。吴育连等[85]报道,pT3期胃癌哨兵淋巴结转移的危险性高于pT1期胃癌,比数比(OR)为4.926($P<0.01$),胃上区癌比胃下区癌哨兵淋巴结易发生转移($OR=4.381$, $P<0.05$);早期胃癌哨兵淋巴结的转移危险性低于Borrmann Ⅰ型胃癌($OR=0.082$, $P<0.05$)。认为利用胃癌哨兵淋巴结可指导胃癌淋巴结切除范围的选择。李凯等[86]* 分析淋巴结转移率(rN)和TNM分期的淋巴结分级标准(pN)与胃癌预后的关系,rN1组、rN2组与rN3组病人术后5年生存率分别为69.9%, 45.7%和10.6%($\chi^2=14.38$, 均$P<0.05$);在同一pN分级组中,再按rN分级比较5年生存率差异亦有统计学意义;COX模型分析表明,rN分级是反映胃癌预后最主要的独立指标;淋巴结转移率分级与肿瘤大小、浸润深度及大体类型间的差异有统计学意义(均$P<0.05$)。柳雅玲等[87]采用阿尔新蓝-沙红染色与显微图像分析系统对74例胃癌组织内的肥大细胞进行染色,发现肥大细胞主要分布于癌旁交界区,较癌内间质区数量显著增加($t=9.11$, $P<0.01$);肥大细胞的数量与胃癌浸润深度及淋巴结转移数目呈显著负相关性。认为癌旁交界区肥大细胞的数目可作为判断预后的指标之一。陈波等[88]回顾收集436例行胃癌根治术的病人淋巴结数目、生存率等临床和病理资料,发现淋巴结检出数目在胃癌分期中显著影响预后。PN_0的最少检出数目应由原来的15个减至10个。而有淋巴结转移的病例至少应送检15个以上淋巴结。Ⅱ期病例最好检出20个淋巴结,而Ⅲ、Ⅳ期最好检出30个以上淋巴结。吴云飞等[89]用溴化脱氧尿嘧啶核苷(BrdUrd)/DNA双参数流式细胞数(FCM)检测60例胃癌细胞BrdUrd标记指数(LI)、G2/M期细胞比率(G2/MPF)和DNA含量,发现淋巴管侵袭阳性与淋巴结侵袭阳性者的BrdUrd LI和G2/MPF较阴性者明显增高(均$P<0.01$);阳性者生存率较阴性者生存率较低(均$P<0.01$)。王学彬等[90]回顾分析320例胃癌病人蛋白尿发生率,发现发生率为24.1%,显著高于正常对照组($P<0.01$);胃癌晚期病人蛋白尿阳性率高于相对早期病人($P<0.01$);蛋白尿阳性者生存率较阴性者生存率降低($P<0.05$)。高春芳等[91]应用美国公司(CipherGen)金属亲和表面芯片和蛋白芯片检测38例胃癌病人,发现病人在质荷比为1 723～14 048间有18种血清蛋白质含量有显著差异。在学习模式下38例病人与82例正常人均被正确分组,准确率为100%(120/120),灵敏性和特异性分别为100%(38/38),100%(82/82)。在检测模式下灵敏性和特异性分别为81.6%(31/38)和98.8%(81/82)。刘亚航等[92]报道,胃癌病人($n=84$)癌组织p16基因异常甲基化率为31.0%,术前血浆中阳性12例(14.3%),15例健康人血浆检测均为阴性。病人血浆阳性者同时也存在对应肿瘤组织阳性。张青松等[93]应用放射免疫法测定55例胃癌病人腹腔灌洗液CA19-9含量,阳性率为40%(22/55),明显高于脱落细胞的检出率[23.6%(13/55)]。季峰等[94]用FCM检测50例胃癌病人外周血单个核细胞(PBMC)及肿瘤组织细胞表面分化抗原44变异体(CD44v6)含量,发现病人术前CD44v6含量(9.7%± 6.7%)比正常对照组(3.1%±1.1%)及术后1周明显增高(4.4%±2.3%);Ⅲ～Ⅳ期病人较Ⅰ～Ⅱ期病人CD44v6含量升高($P<0.005$),伴淋巴结转移病人较不伴转移者CD44v6含量明显升高($P<0.005$)。王贵英等[95]用磁激活细胞分选(MACS)结合荧光激活细胞分类(FACS)检测35例胃癌病人骨髓微转移,发现骨髓微转移与肿瘤TNM分期密切相关($r=0.439$, $P<0.01$)。郭俊明等[96]比较提取RNA法(方法Ⅰ)、阴性磁珠(方法Ⅱ)、阳性磁珠(方法Ⅲ)与联用阴性和阳性磁珠(方法Ⅳ)富集胃癌病人外周血癌细胞,发现方法Ⅱ、Ⅲ和Ⅳ测得的CEA mRNA相对拷贝数与癌细胞

数间有良好相关性(方法Ⅱ和Ⅲ $P<0.05$,方法Ⅳ $P<0.01$),尤以Ⅳ法为佳,可检测出每毫升血中含有的1个胃癌细胞。用方法Ⅳ检测30例胃溃疡病人均为阴性。沈建根等[97]建立克隆酶均相免疫技术检测胃癌病人血清与粪便中P53蛋白含量,并与ELISA相比较,发现该法与ELISA法具有较好的相关性。祝金泉等[98]采用定量夹心ELISA法测定胃癌病人外周血碱性成纤维细胞生长因子(bFGF)含量,结果为胃癌组bFGF平均含量显著高于献血员、非炎性疾病和炎性疾病组($P<0.05\sim0.01$),胃癌术前bFGF含量明显高于术后($P<0.05$)。毛振彪等[99]运用ELISA法定量检测胃癌病人血清sICAM-1和VEGF含量,两者术前含量较健康对照明显升高($P<0.01$);肿瘤浸润浆膜者显著高于无浆膜浸润者($P<0.05$和$P<0.01$);术前sICAM-1和VEGF水平高表达者容易出现肿瘤复发($P<0.005$);其2年生存率也较表达者低($P<0.005$)。王福生等[100]报道,胃癌病人肝脏与多个淋巴结转移发生率及临床Ⅳ期比例,AFP阳性组显著高于AFP阴性阻($P<0.01$);AFP阳性组1、3和5年生存率(分别为55.6%、11.1%和5.6%)明显低于阴性组(PG)。林惠忠等[101]采用RIA法测定胃癌病人血清胃蛋白酶原(PG)及其亚群PGⅠ、PGⅡ和CA72-4水平,发现早期与进展期胃癌病人血清PG含量明显低于正常对照组($P<0.01$);胃癌手术前后PGⅠ、PGⅡ和CA72-4含量变化均有显著性差异($P<0.01$);当胃癌复发后PGⅠ、PGⅡ和CA72-4值均明显升高;联合检测特异性更高($P<0.01$)。龚俊生[102]采用ELISA与分光光度法检测胃癌病人血浆VEGF和NO水平,发现胃癌病人血浆VEGF和NO水平明显高于慢性胃炎和健康人(均$P<0.01$);VEGF和NO水平高低与胃癌的浆膜浸润、淋巴结转移和TNM分期有关。吕斌等[103]观察MAGE-3抗原肽脉冲的树突细胞(DC/MAGE-3)抑制小鼠胃癌移植瘤生长的作用,发现MAGE-3抗原肽诱导出的CTL细胞对小鼠前胃癌细胞株MFC细胞有较高的杀伤活性,在免疫保护实验和免疫治疗实验中DC/MAGE-3可明显延缓肿瘤的生长,延长小鼠的生存时间($P<0.05$)。魏永长等[104]研究消化道肿瘤病人($n=283$)抑郁(AD)对生活质量和免疫功能的影响,发现消化道肿瘤病人普遍存在AD,AD病人生活质量较差,细胞免疫功能低下。徐荣天等[105]对27例小胃癌行X线双对比造影片与胃切除标本对照,结果示病例均为病灶大小在5.1~10mm间的早期胃癌,其主要X线表现为限局性胃壁伸展不良,浅凹陷面和黏膜纠集等征象。徐海峰等[106]应用^{18}F-双脱氧葡萄糖PET显像对38例治疗后食管癌、胃癌进行随访检查,发现10例PET显像正常的病人8例临床未见复发征象,11例局部复发者中2例死亡,7例存活;17例淋巴结和(或)全身转移病人中8例死亡,6例存活。认为PET检查可估计病人预后。陈磊等[107]利用Olympus GIF Q-240Z型电子放大内镜结合亚甲蓝染色观察胃黏膜萎缩,发现放大色素胃镜对萎缩性胃炎诊断的敏感度为74.6%,特异度为90.4%,准确率为84.1%;使用放大色素内镜有助于对病灶性质的判断和指导活检。沙卫红等[108]*对5例疑诊胃癌行EUS引导下细针穿刺活检(FNAB)全部取得肿瘤组织;EUS对于TNM分期诊断总的敏感性和特异性分别为:T:84.9%和74.2%;N:92.1%和77.1%;M:63.4%和87.5%。李健丁等[109]报道,增强CT扫描对胃癌T分期准确度为74.5%,N分期准确度为64.4%,综合判断CT对胃癌肿瘤原发灶、淋巴结转移和TNM分期准确度为77.8%。胃癌组织中CD44v6表达的阳性率(55.6%)明显高于良性病变($\chi^2=11.83$,$P<0.01$),Ⅲ、Ⅳ期与伴有淋巴结转移的病人CD44v6表达较Ⅰ、Ⅱ期与不伴淋巴结转移者明显升高($P<0.01$);而且检测弥补了CT对于N分期准确度低的缺点。张清波等[110]报道,螺旋CT对胃癌($n=27$)的TNM分期准确率分别为77.8%,74.1%和100%,原发灶、淋巴结和转移情况分期符合率为81.5%;胃癌的最大CT强化值与肿瘤的微血管密度(MVD)之间存在显著的相关性($r=0.708$,$t=5.015$,$P<0.001$)。颜有霞等[111]对术前胃镜活检证实的39例胃癌病人行多层螺旋CT(MSCT)3期增强扫描、三维重建及仿真内镜检查,并与手术病理结果进行比较,发现三者联合检查对胃癌分期的准确率达86.7%。程黎阳等[112]利用专利蓝和标记的硫胶体联合示踪检测26例胃癌前哨淋巴结(SLN),检出成功率为96%,仅限于N_1分布的占50%(13/26),仅限于N_2或N_3分布的占12%(3/26);SLN诊断胃癌周围淋巴结转移状态的准确性为96%,敏感性为94%,阴性预测值为7/8,假阴性率为6%。黄广建等[113]观察43例胃癌病灶周围注射超微活性炭后局部淋巴结的黑染效果,发现活性炭组每例病人清扫的淋巴结数(34±13枚)明显高于对照组(16±9枚);活性炭组黑染度为60.3%,N_1淋巴结的黑染度(71.3%)高于N_2(56.3%)。黑染淋巴结中发生淋巴结转移的阳性率(26.8%)明显高于未黑染淋巴结(3.3%)及对照组(18.4%)。丁建辉等[114]报道,腹腔内注射叶酸钆喷替酸葡甲胺(Gd-DT-PA-folate)对裸鼠胃癌模型(SGC-7901)肿瘤具有一定的靶向性。

(李淑德)

派祖拉·马木提等[115]分析新疆地区各民族胃癌病人524例,其中维吾尔族病人发病人数者(138例)

低于汉族者(356 例),与一般胃癌的流行病学特点不符,提示在汉族病人中可能存在某种易感基因或胃癌易感因素,也可能维吾尔族有某种保护因素存在。维吾尔族胃体癌发生率明显高于汉族;汉族胃窦癌发生率明显高于维吾尔族,这种差异引起和(或)是维吾尔族饮食中馕等硬食为主等因素引起的。江海丹等[116]分析 247 例青年胃癌,青年胃癌以弥漫型多见(40.5%),病理分型多为低分化腺癌、黏液细胞癌和印戒细胞癌,恶性程度高,具有家族遗传背景或遗传性胃癌病人中青年发病者多于中老年。男性更易受遗传因素影响。胡开兵等[117]回顾总结 118 例 60 岁以上老年胃癌病人的术前准备,手术方式选择及术后处理。118 例中 76 例(64.4%)有糖尿病、心脏病、高血压等老年常见病。术后并发症共 28 例次(24%),单纯探查未治愈 3 例(2.5%),死亡 4 例(3%)。提示老年胃癌应加强围手术期处理,合理选择手术方式,可提高手术的安全性,减少并发症的发生,降低病死率。徐敬立[118]回顾分析 22 例残胃癌,1、3 和 5 年生存率分别为 58.6%、29.8% 和 14.5%,其中 14 例根治切除术后病人 1、3 和 5 年生存率分别为 69.7%、38.5% 和 22.4%。钱军等[119]对 24 例晚期胃癌病人采用 LX 方案,即奥沙利铂 85 mg/m^2,iv,d 1、d 15;卡培他滨 1 250 mg/m^2,分 2 次口服,d 1～14;28 d 为 1 个化疗周期,连用 2 个周期以上。认为奥沙利铂联合卡培他滨二线治疗晚期胃癌疗效肯定,安全性较好,值得积极推广。沈琳等[120]11 家单位在统一标准操作下对 37 例晚期胃腺癌病人采用表柔比星(表阿霉素)50 mg/m^2。静脉注射,d 1;奥沙利铂 85 mg/m^2 静脉滴注 2 h,d 1;甲酰四氢叶酸 200 mg/m 静脉滴注 2 h,d 1～d 3;5-Fu 500 mg/m^2,持续静脉泵入 22 h,d 1～3。每 3 周重复化疗。至少完成 3 个周期后疗效结果:CR 2 例(5.6%),PR 13 例(36.1%),总缓解率 RR 41.7%。冯继锋等[121]采用高剂量 5-Fu/CF+ PTX 深静脉输注方案(CF 200 mg/m^2,静滴 2 小时,第 1 天;5-Fu 500 mg/m^2,静脉推注,第 2 天;5-Fu 1 500 mg/m^2,静滴 46 小时;PTX 90 mg/m^2,静脉输注 3 h,第 3 天,治疗晚期胃癌,化疗方案以每两周为 1 周期,重复 4 周期后评定疗效。结果为全组 20 例均可评价疗效,总有效率为 65.0% (13/20),其中完全缓解(CR)率为 10.0% (2/20),部分缓解率为 55.O%(1l/20)。无治疗相关死亡,主要不良反应为口腔炎、手足综合征和脱发。李园等[122]用含紫杉醇联合化疗方案治疗晚期胃癌病人 29 例,结果为可评价疗效者 26 例,无完全缓解(CR)病人,部分缓解(PR)10 例,占 34.5%,稳定(SD)12 例,占 41.4%,进展(PD)4 例,占 13.8%,总有效率(CR+PR)为 34.5%。主要不良反应白细胞减少 26 例(89.7%),脱发 25 例(86.2%),肌肉关节痛 23 例(79.3%)等,无治疗相关性死亡。认为以紫杉醇为主的联合化疗方案治疗晚期胃癌病人临床缓解率较高,明显减轻病人痛苦,毒副反应可耐受,可以作为难治或复发的晚期胃癌二线治疗方案。王建[123]用卡培他滨(希罗达)联合表柔比星和顺铂治疗晚期胃癌 30 例,有效率 46.7%,认为疗效与 ELFP 方案疗效相当,且不良反应小,安全性高,病人化疗耐受性好。杨永珍[124]采用双盲对照法,治疗组 15 例用药 Vp 16 100 mg,CF 200 mg,5～Fu 0.5 g 均为静脉滴注,香菇多糖 2 mg 静脉滴注;对照组 17 例未加用香菇多糖。结果为治疗组中病人的生活质量有提高,总有效率为 80%,高于对照组。对照组中病人的生活质量也有提高,但总有效率为 64.7%,低于治疗组。对血像的毒性反应两组间差别不大。周旻等[125]选择 47 例腹水癌细胞阳性胃癌病人,随机分离 19 例的腹水癌细胞,用三磷酸腺苷(ATP)法分别检测其对卡铂、紫杉醇(泰素)、5-氟尿嘧啶、顺铂、多柔比星、羟基喜树碱、甲氨蝶呤、丝裂霉素、达卡巴嗪(氮烯咪胺)的敏感性,各选择最敏感的 1 种药物对病人进行腹腔内化疗。结果试验组腹水完全缓解率为 57.9%,高于顺铂组的 28.6% ($P<0.05$);试验组腹水中癌细胞转阴率为 68.4%,高于顺铂组的 32.1% ($P<0.05$)。认为用药物敏感试验指导胃癌合并恶性腹水腹腔内个体化化疗,可提高恶性腹水的完全缓解率和腹水中癌细胞转阴率。梁寒等[126]采取静脉注射 MMC、腹腔注射水剂 MMC 及腹腔注射 MMC-CH 的给药方式,采用高效液相色谱法测定人胃癌裸鼠模型淋巴结、大网膜、血浆及腹腔液的 MMC 浓度结果并加以比较,认为 MMC-CH 腹腔化疗可以在腹腔液、大网膜和淋巴结内形成持续 24 h 以上的高药物浓度,同时血药浓度非常低。李岩等[127]采用 RT-PCR 技术,检测胃癌病人在化疗前后外周血单个核细胞 Th1 和 Th2 类细胞因子的基因表达。显示胃癌病人外周血在化疗前呈 Th2 类细胞因子的强势表达;化疗后,Th2 类细胞因子的表达减弱,甚至有向 Thl 类细胞因子漂移的趋势。梁军等[128]采用立体定向放射治疗胃肠肿瘤肝转移病人 40 例共 56 个转移灶,治疗后 3,6,12 个月瘤体缩小率分别为 64.3%、82.1% 和 82.1%。沙卫红等[129]对 l7 例消化道进展期肿瘤病人进行内镜下光动力联合化疗,结果为 17 例病人平均随访 8.2 个月,临床症状缓解率 82.4%;内镜下完全应答率 29.4%,部分应答率为 52.9%;半年生存率 76.5%,1 年生存率 47.1%,中位生存期为 10 个月。有 l 例出现皮肤光敏反应,1 例术后 1 周出现大出血。认为光动力疗法可显著改善肿瘤病人的临床症状,是治疗进展期消化道肿瘤的又一有效手段。李勇等[130]

应用高效液相色谱法测定检测复方氟尿嘧啶(5-Fu)术前腹腔灌注后在胃癌及其癌周组织中的分布,认为复方5-Fu具有对胃癌及癌周淋巴结的靶向性、缓释性和长效性。术前腹腔应用复方5-Fu灌注,较静脉应用及腹腔应用5-Fu在治疗胃癌中更具有优势。许剑民等[131]*选取60例行胃肠道肿瘤手术的病人随机分为2组,试验组术前7 d予含精氨酸、RNA和多不饱和脂肪酸的肠内免疫营养支持,对照组术前常规饮食准备。结果为试验组术前营养状况和免疫指标与对照组相比差异无统计学意义。试验组术后IgG水平明显高于对照组,术后CD4/CD8比值明显高于对照组。认为胃肠道肿瘤病人术前使用肠内免疫营养可明显提高病人术后营养和免疫状况,减少术后并发症和感染的发生,值得推广应用。宁志方等[132]对32例胃癌病人外科术前对相应胃动脉选择性造影并灌注化疗药物;对照组32例胃癌病人施以全身静脉化疗后进行手术治疗,比较两组病人的临床症状、术中所见及术后病理变化。结果显示,32例病人介入治疗后,临床症状均有不同程度好转;术中所见及组织病理学检查,血清CEA浓度,与对照组相比均有明显好转($P<0.05$)。王一凡等[133]对胃癌病人60例术中应用IL-2肠系膜注射治疗,按单盲法随机分成试验组与空白对照组,采用流式细胞仪检测手术前后T淋巴细胞亚群的细胞活性。结果显示,术后3 d,对照组CD4、CD4/CD8降低;试验组CD4、CD4/CD8升高($P<0.01$),认为胃癌病人机体细胞免疫功能低下,术后免疫功能仍持继续低下,术中经淋巴途径的免疫治疗可以提高机体免疫力。黄广建等[134]应用RT-PCR技术测定胃癌阻断技术组(15例)、常规手术组(8例),术前、术中门静脉血及阻断区域胃网膜静脉弓内静脉血CK19 mRNA表达情况。术中牵拉胃癌病灶时,常规组门静脉血CK19 mRNA的阳性率为87.5%(7/8),而阻断组的阳性率为6.7%(1/15)($P<0.05$);阻断组癌灶阻断区域网膜血管弓内静脉血CK19 mRNA均阳性。认为术中采用胃癌阻断技术能有效地阻断胃癌细胞播散,防止手术操作引致的癌细胞远处转移。蔡生荣等[135]比较72例全胃切除术后3个月经胃镜检查证实的反流性下段食管炎发生率,Day-Cunha二氏法为19.6%,Schlatter法为38.0%。认为Day-Cunha二氏法是一种比较理想的代胃术式。沈洁等[136]回顾35例胃癌术后腹膜淋巴结转移的病人,接受伽玛刀治疗后腹痛症状在2个月内基本缓解,缓解率为94%(33 135例),影像学CT上病灶体积缩小31例(88%),其中缩小50%以上27例(77%),PR77%。认为伽玛刀治疗胃癌术后后腹膜淋巴结转移是一种安全、微创、不良反应低、近期疗效好的治疗方法,极大改善病人的生活质量,提高生存率。张勤等[137]将远端胃癌病人54例,分为两组,A组(26例)胃次全切除后应用残胃、十二指肠、连续空肠间置术,B组(28例)胃次全切除后行BillrothⅡ式消化道重建;统计两组病人消化道重建的时间,术后3个月和6个月的体重、预后营养指数(PNI)、Visick分级指数。结果为两组病人术后均顺利恢复,未发生吻合口漏或梗阻等术后并发症;A、B组平均消化道重建时间分别为(53±9) min和(57±6) min($P=0.037$);术后6个月时A组体重和PNI均恢复到手术前水平,而B组虽有所恢复,但与术前相比差异仍有统计学意义。术后6个月Visick分级指数A组明显优于B组($\mu=2.1$,$P<0.05$)。认为残胃、十二指肠、连续空肠间置术能够使食物通过十二指肠,恢复生理通道,并降低胃次全切除术时消化道重建的难度,避免胆汁反流,改善生活质量。于俊秀等[138]回顾研究89例接受根治性手术(≥D_2)的L期胃癌病人,认为病检淋巴结≥15个时,胃癌MLR高低与病检淋巴结总数不相关,在清扫范围足够的情况下,MLR预测T期胃癌病人术后2年内死亡的准确性与阳性淋巴结个数相当,但并不优于后者。魏国等[139]对156例胃癌病人行术中即时低渗温热腹腔化疗联合术后早期腹腔化疗,治疗组3年生存率71.1%高于未行腹腔化疗组45.6%,肝转移发生率10.2%低于对照组27.3%,认为热术中即时低渗温热腹腔化疗联合术后早期腹腔化疗对胃癌有确实的疗效,腹腔化疗对胃癌术后肝转移有确实的预防效果。于庆生等[140]将60例将要手术的胃癌病人随机分为研究和对照两组。研究组(30例)术后第1天小肠内滴注健脾通里中药;对照组(30例)术后第1天小肠内滴注生理盐水;疗程均为7 d。观察手术前后IL-2、sIL-2R和IL-12变化。结果与术前比较,两组IL-2、IL-12升高,sIL-2R降低,研究组差异有显著性($P<0.05$);对照组上述指标虽有所改善,但差异无显著性($P>0.05$);研究组与对照组比较,IL-2升高和sIL-2R降低,差异有显著性($P<0.05$)。认为胃癌术后早期肠内滴注健脾通里中药能够提高机体免疫功能;对防止术后早期严重并发症的发生,改善预后与提高临床生存率都具有重要意义。甘新君等[141]在胃癌切除术后第1天将60例高龄进展期胃癌病人随机分为全肠内营养(TEN组,$n=18$)、肠内+肠外营养(EN+PN组,$n=23$)、全肠外营养(TPN组,$n=19$)3组,发现TEN组、EN+PN组肛门恢复排气时间较TPN组明显缩短,促胃液素(胃泌素)水平明显升高($P<0.05$),EN+PN组胃肠道相关并发症少于TEN组($P<0.05$)。认为高龄胃癌病人术后仍应首选EN,但不应刻意追求

TEN,联合应用 EN 与 PN 并适时调整,可减少胃肠道相关并发症。

(江月萍　屠振兴)

参 考 文 献

1* 周丽雅,等.中华内科杂志,2005, 44(6):431
2 王　雨,等.中国公共卫生,2005, 21(6):663
3 罗好曾,等.癌症,2005, 24(5):563
4 曾志荣,等.中山大学学报(医学科学版),2005, 26(5):537
5 农　芳,等.中华消化杂志,2005, 24(12):707
6 胡　胜,等.第一军医大学学报,2004,24(10):1171
7 王　剑,等.中华消化杂志,2005,25(3):144
8 周丽雅,等.中华消化杂志,2005,25(6):324
9 孙秀菊,等.中华医学遗传学杂志,2005,22(1):31
10* 杜建军,等.中华外科杂志,2005,43(1):10
11 邱广斌,等.中华检验医学杂志,2005,28(1):85
12 佟书娟,等.临床内科杂志,2005,22(7):460
13 范　凯,等.中国肿瘤临床,2005,32(11):654
14 方向明,等.武汉大学学报(医学版),2005,26(5):579
15 高　雪,等.癌症,2005,24(3):311
16 李异玲,等.中国肿瘤临床,2005,32(3):128
17 孟利伟,等.浙江医学,2005,27(9):650
18 周晓东,等.中华消化杂志,2005,25(1):10
19 刘海峰,等.第四军医大学学报,2005,26(8):737
20 张建娜,等.胃肠病学和肝病学杂志,2004,13(6):605
21 刘　伟,等.临床消化病杂志,2005,17(1):20
22 杨玉珍,等.胃肠病学和肝病学杂志,2005,14(4):394
23 哈敏文,等.中华肿瘤杂志,2004,26(10):585
24 吴继锋,等.癌症,2005,24(2):180
25 任建林,等.第一军医大学学报,2005,25(9):1178
26 程春生,等.临床内科杂志,2004,21(11):747
27 俞丽芬,等.中华医学杂志,2004,84(24):2064
28 杨桂芳,等.中华肿瘤杂志,2004,26(9):551
29 李国华,等.中华消化杂志,2005,25(1):27
30 陈锡美,等.中华消化杂志,2005,25(5):291
31 沈　波,等.中华消化杂志,2005,25(7):406
32 王　钧,等.中华肿瘤杂志,2005,27(2):77
33 赵仲生,等.中华肿瘤杂志,2004,26(11):673
34 杨　军,等.中华肿瘤杂志,2005,27(1):25
35 余琼芳,等.临床内科杂志,2005,22(9):616
36 陈世耀,等.中华消化杂志,2005,25(5):280
37 王　霞,等.中华肿瘤杂志,2005,27(5):276
38 吴晓江,等.北京大学学报(医学版),2005,37(3):252
39 张维铭,等.中华医学遗传学杂志,2004,21(5):426
40 张科东,等.中华肿瘤杂志,2005,27(7):397
41 孙现军,等.中华肿瘤杂志,2005,27(5):292
42 韩琤波,等.中华肿瘤杂志,2005,27(5):260
43 毛振彪,等.中华消化杂志,2005,25(8):476
44 孙晓杰,等.肿瘤,2005,25(1):24
45 吴叔明,等.中华消化杂志,2004,24(10):586
46 周　芸,等.胃肠病学和肝病学杂志,2004,13(6):598
47 叶建明,等.胃肠病学和肝病学杂志,2004,13(6):619
48 刘　晋,等.中华内科杂志,2004,43(11):841
49 付唆林,等.中华消化杂志,2004,24(10):608
50 樊晓明,等.中华肿瘤杂志,2005,27(3):145
51 兰春慧,等.胃肠病学和肝病学杂志,2005,14(2):134
52 王国安,等.解放军医学杂志,2005,30(9):785
53 汤立旦,等.浙江医学,2005,27(4):243
54* 叶　静,等.中华消化杂志,2004,24(11):663
55 马晋平,等.中华外科杂志,2004,42(22):1372
56 巩　艳,等.解放军医学杂志,2005,30(9):788
57 刘　宁,等.中华肿瘤杂志,2005,27(4):201
58 俞丽芬,等.中华消化杂志,2005,25(1):32
59 刘长江,等.中华医学杂志,2005,85(33):2344
60 孙元水,等.浙江医学,2005,27(9):644
61 孙元水,等.中华消化杂志,2005,25(7):413
62 王少洪,等.华中科技大学学报(医学版),2005,34(2):164
63 周晓东,等.中华消化杂志,2005,25(7):401
64 范　华,等.临床内科杂志,2005,22(2):131
65 刘鹏飞,等.中华消化内镜杂志,2005,22(3):171
66 张雪梅,等.癌症,2004,23(11):1233
67 赵仲生,等.中华外科杂志,2005,43(3):169
68 吴　方,等.中华内科杂志,2004,43(11):837
69 刘娇娇,等.上海医学,2005,28(6):504
70 陈凤鸣,等.胃肠病学和肝病学杂志,2005,14(2):172
71 郑文斌,等.癌症,2004,23(12):1628
72 王　维,等.中华肿瘤杂志,2005,27(6):335
73 孟　化,等.中华医学杂志,2004,84(24):2060
74 兰　梅,等.解放军医学杂志,2005,30(8):709
75 谢海龙,等.癌症,2004,23(10):1122
76 陈进宏,等.上海医学,2005,28(2):107
77 帖　君,等.解放军医学杂志,2005,30(9):773
78 滕小春,等.重庆医学,2005,34(9):1373
79 姚　明,等.肿瘤,2004,24(6):566
80 陈亚琳,等.癌症,2005,24(2):246
81* 付　广,等.中华外科杂志,2004,42(22):1367
82 金星林,等.中国实用外科杂志,2005,25(7):407
83 张晓峰,等.中国癌症杂志,2004, 14(5):422
84 蔡建辉,等.中华外科杂志,2005, 43(3):161
85 吴育连,等.中华外科杂志,2004,42(20):1240
86* 李　凯,等.中华医学杂志,2005, 85(30):2113
87 柳雅玲,等.第一军医大学学报,2005,25(7):809
88 陈　波,等.中华外科杂志,2005, 43(11):702
89 吴云飞,等.中华肿瘤杂志,2005,27(8):492
90 王学彬,等.中国肿瘤临床,2005,32(5):272

91 高春芳,等.解放军医学杂志,2005,30(6):457
92 刘亚航,等.北京大学学报(医学版),2005,37(3):257
93 张青松,等.中国综合临床,2005,21(5):444
94 季 峰,等.中华检验医学杂志,2005,28(4):403
95 王贵英,等.癌症.2005,24(5):605
96 郭俊明,等.中华检验医学杂志,2004,27(11):796
97 沈建根,等.中华检验医学杂志,2004,27(11):773
98 祝金泉,等.胃肠病学和肝病杂志,2005,14(4):392
99 毛振彪,等.江苏医药杂志,2005,31(1):2
100 王福生,等.浙江医学,2004,26(12):895
101 林惠忠,等.中华外科杂志,2004,42(24):1505
102 龚俊生.浙江医学,2005,27(9):650
103 吕 斌,等.中华医学杂志,2005,85(30):2120
104 魏永长,等.第四军医大学学报,2005,26(7):650
105 徐荣天,等.中国医科大学学报,2004,33(5):458
106 徐海峰,等.第四军医大学学报,2005,26(2):189
107 陈 磊,等.解放军医学杂志,2005,30(9):807
108* 沙卫红,等.中华消化内镜杂志,2005,22(2):90
109 李健丁,等.中华放射学杂志,2005,39(5):501
110 张清波,等.中华放射学杂志,2005,39(7):714
111 颜有霞,等.实用放射学杂志,2005,21(4):401
112 程黎阳,等.中华外科杂志,2005,43(9):569
113 黄广建,等.中华医学杂志,2004,84(24):2070
114 丁建辉,等.中华放射学杂志,2005,39(8):882
115 派祖拉·马木提,等.新疆医学,2005,35(3):68
116 汪海丹,等.第四军医大学学报,2005,26(8):749
117 胡开兵,等.安徽医学,2005,26(8):235
118 徐敬立.广西医学,2005,27(4):502
119 钱 军,等.中华肿瘤杂志,2004,26(12):746
120 沈 琳,等.中国肿瘤临床,2005,32(8):472
121 冯继锋,等.癌症,2004,23(12):1704
122 李 园,等.中华肿瘤杂志,2004,26(9):562
123 王 建.中国癌症杂志,2004,14(5):493
124 杨永珍.内蒙古医学杂志,2005,37(5):454
125 周 旻,等.中华消化杂志,2005,25(5):274
126 梁 寒,等.中华肿瘤杂志,2005,27(7):412
127 李 岩,等.中华肿瘤杂志,2004,26(12):732
128 梁 军,等.第四军医大学学报,2005,26(12):1122
129 沙卫红,等.中国综合临床,2005,21(2):124
130 李 勇,等.中华肿瘤杂志,2004,26(10):638
131* 许剑民,等.中华消化杂志,2005,25(1):19
132 宁志方,等.哈尔滨医药,2005,25(4):8
133 王一凡,等.第四军医大学学报,2005,26(13):1224
134 黄广建,等.中华外科杂志,2004,42(22):1345
135 蔡生荣,等.宁夏医学杂志,2004,26(10):608
136 沈 洁,等.江西医药,2005,40(3):143
137 张 勤,等.中华医学杂志,2005,85(30):2117
138 于俊秀,等.中华医学杂志,2005,85(13):922
139 魏 国,等.癌症,2005,24(4):478
140 于庆生,等.中国中西医结合杂志,2005,25(8):710
141 甘新君,等.浙江医学,2005,27(9):646

2. 胃其他肿瘤

刘权焰等[1]比较消化道肿瘤术后重组人生长激素(rhGH)联合低热量肠外营养(HPN)与传统全胃肠外营养的血浆蛋白水平、氮平衡、免疫功能状况、感染有关并发症、住院时间、术后生存率和复发率,认为对于能手术切除的消化道肿瘤,术后短期合理剂量使用rhGH联合HPN是安全、有效的,有利于病人术后的恢复。邵永胜等[2]对20例择期腹部大手术和6例重症腹膜炎急诊手术病人分为两组,研究组应用7.5%高渗盐水,后续平衡液;对照组仅用平衡液。结果显示,与对照组相比,研究组术后尿量较多,术后第1天和术后48 h的差异有显著性($P=0.02.$;$P=0.003$);手术当天和术后48 h的液体正平衡量较少,差异有显著性($P=0.027$;$P=0.026$);术后体重增加幅度低于对照组,差异有显著性($P=0.042$);术后体重下降时间早于对照组,差异有非常显著性($P=0.004$)。认为7.5%高渗盐水有明显的利尿作用,可动员、排出体内扣押的过多液体,减少腹部外科手术后液体正平衡,促进液体负平衡提前出现。王志度等[3]观察胃肠道肿瘤病人术后病人,接受肠内营养(EN)和重组人生长激素(rhGH)(试验组)19例,仅接受EN组(对照组)21例。结果为治疗前两组病人血白蛋白、前白蛋白、转铁蛋白水平无明显差异,治疗后均升高,而试验组上述指标的水平明显高于对照组($P<0.05$),术后第10天试验组疲劳度评分明显低于对照组。认为胃肠道肿瘤病人术后应用rhGH和EN有利于促进蛋白质合成和减轻病人的疲劳度。杜春燕等[4]回顾分析胃间质瘤46例,CD117、CD34、波形蛋白(vimentin, Vim)、SMA、S100、结蛋白(desmin, Des)阳性率分别为93.5%、60.9%、56.5%、13.0%、10.9%和4.3%,胃间质瘤中,最易发生于胃体和胃底(65%),胃肠道间质瘤(GISTs)对常规放化疗非常不敏感,手术是首选的治疗方法,首次手术彻底与否是治疗的关键。鲁常青等[5]分析伴发消化道癌的8例GISTs中,术前内镜活检病理诊断腺癌6例,鳞状细胞癌2例,且临床及组织学均未能同时诊断出2种肿瘤,认为GISTs与消化道上皮性肿瘤同时发生者并不少见,临床应重视对本病的诊断。席吕刚等[6]回顾分析35例GISTs病理:CD117阳性29例(82.9%),CD34阳性31例(88.6%),认为GISTs在中老年人中好发,以便血、腹痛和腹部不适、腹部肿块表现为主。肿瘤的大小是GISTs良恶性的重要临床指标;病理形态学检查是确诊的唯一方法。马军等[7]回顾分析41例GISTs影像

学检查:恶性 27 例,其中 21 例肿瘤直径>5 cm,边界不清楚,19 例与邻近结构有明显的粘连或直接侵犯周围组织,13 例可见明显瘤内坏死、囊变,5 例出现转移灶;良性 14 例,11 例肿瘤直径<5 cm,边界清楚,密度均匀,增强后均匀强化。认为胃肠道双对比造影检查易于发现腔内型和腔内外型 GISTs。CT 检查弥补了常规胃肠道造影和内镜检查的不足,对 GISTs 的准确定位、良恶性的判断、指导临床治疗和估计预后有重要价值。蔡培强等[8]回顾分析 27 例原发性胃间质瘤的临床及螺旋 CT 资料。结果为小的胃间质瘤(直径≤5 cm)表现为形态规则、边界清楚、密度及强化均匀并倾向于向腔内生长:大的胃间质瘤(直径≥10 cm)表现为形态不规则,与邻近结构分界清或趋于模糊,出血、囊变、坏死显著并倾向于向胃腔外生长;中等大小的胃间质瘤(直径 5～10 cm)CT 表现与大的胃间质瘤相似。认为胃间质瘤的 CT 表现与肿瘤的大小有关;CT 对于胃间质瘤的检测和对于肿瘤大小、生长方式及各种表现(如密度、强化等)的显示很有临床价值。方松华等[9]采用 PUCK 和 DSA 方法,对 12 例 GISTs 病人术前 1 周行血管造影检查,分析病灶的部位、大小、形态及血管造影表现。发现 GISTs 的血管造影改变主要有两种类型:①肿瘤血管紊乱呈卷发状,部分血管边缘毛糙、模糊;②肿瘤血管呈抱球状,肿瘤染色均匀一致。认为血管造影检查对于 GISTs 的定位、定性诊断有很大的帮助,可以明确肿瘤的大小、范围及部位,尤其是对于不明原因的黑便病人更有价值。袁琼英等[10]分析 25 例 GISTs,免疫组化 CD117、CD34、Vim、SMA、S-100 和 Des 的阳性率分别为 88%、80%、88%、20%、20%和 0%。根据肿瘤大小及核分裂像将 25 例病人分为良性组 2 例、低度危险组 11 例、中度危险组 5 例及高度危险组 7 例。随访显示低度、中度、高度危险组中出现囊性变的比率分别为 0、60%和 100%。3 组中的病死率分别为 0、20.0%、42.9%。认为 GIST 肿瘤细胞形态多为梭形,免疫组织化学为 CD117、CD34 和 Vim 阳性。直径>5 cm、核分裂像>5/50HPF(高倍显微镜)及囊性变可作为 GIST 预后差的预测因子。周雷等[11]分析胃肠道间质瘤 41 例,发现肿瘤是否浸润黏膜肌层或浆膜层与危险度相关($P<0.05$);CD117、CD34、SMA、S -100 蛋白阳性率分别为 90%、83%、37%和 25%、其阳性表达率与肿瘤危险程度无关($P>0.05$),认为 Fletcher 的危险度分类符合临床治疗与预后的需要。肿瘤浸润黏膜肌层或浆膜层是危险性的重要指标,而免疫表型与危险程度无关,肿瘤完全切除联合使用伊马替尼是改善预后的关键。胡静姿等[12]应用免疫组化 S-P 法检测 41 例 GISTs 组织 CD117、CD34 和 Ki-67 表达,并分析上述免疫组化指标与 l 临床病理相关因素(性别、年龄、发生部位、组织学分型)和危险度之间的关系。结果是 CD117 和 CD34 的阳性表达率在不同的危险度之间没有显著性差异,而 Ki-67 增殖指数在不同的危险度之间存在显著性差异($P<0.01$)。认为 CD117 和 CD34 在 GISTs 呈高表达,对 GIST 的诊断具有一定的意义,但不能作为判断 GISTs 危险度的指标;而 Ki-67 可能是判断 GIST 危险度和预测预后的可靠指标之一。贺慧颖等[13]用 PCR 扩增和直接测序的方法,检测 60 例 GISTs c-kit 基因 9 号、11 号、13 号和 17 号外显子突变以及 PDGFRA 基因 12 号和 18 外显子突变。结果显示,11 号外显子突变最为常见(58.3%);第二个热点位于 11 号外显子的 3 端,为框内串联重复。PDGFRA 基因突变率为 5%,且均为 CD117 阴性。认为 CD117 阳性的 GISTs 主要表现为 c-kit 突变,分布在 11 号外显子经典热点和 3 端热点,后者与老年女性胃 GIST 相关。PDGFRA 基因突变主要见于 CD117 阴性 GIST,多发生在后腹膜,具高度侵袭危险性。杨晓东等[14]用免疫组织化学 SP 法检测手术切除的 48 例 GISTs 组织及距瘤灶>5 cm 的正常组织中 p27 和细胞周期素 D1 蛋白的表达。P27 蛋白的低表达与间质瘤的分化程度呈负相关($P<0.01$),与间质瘤复发呈负相关($P<0.01$)。P27 和细胞周期素 D1 蛋白在胃肠道间质瘤的表达呈正相关($P<0.01$)。认为 P27 和细胞周期素 D1 蛋白与 GISTs 的发生、发展有关,检测 P27 和细胞周期素 D1 蛋白可作为评估恶性程度和判断预后的重要指标。胡益群等[15]回顾分析 36 例胃肠类癌,认为胃肠类癌在消化系统肿瘤中的发病率较低,但并非罕见;直肠是类癌的好发部位,胃与结肠是恶性类癌的好发部位;恶性类癌发病年龄较大且易伴肝与淋巴结转移,类癌综合征多见于恶性类癌。陶冀等[16]比较 149 例胃黏液腺癌(MGC)病人的临床病理及其预后。结果显示,MGC 更易发生浆膜浸润(Ⅲ、Ⅳ 期 S +S3:67.5%);浸润性更强(I+Ⅱ期 T3:6.2%;m+Ⅳ 期 T3:44.4%);中晚期更易发生腹膜种植(P2+ :30.7%);中晚期更易发生淋巴结转移(Nl+N2:80.3%);根治性切除率早期明显高于中晚期($P<0.005$);I+Ⅱ期 5 年生存率早期明显提高(53.1%),中晚期仅为 13.7%,两者之间比较有显著差异($P<0.005$)。认为不同时期 MGC 临床生物学行为不尽相同,其预后不良的原因与确诊时病期晚、发生浆膜浸润率、淋巴结转移率、腹膜播散率高和根治性切除率低有关。

(江月萍　屠振兴)

参考文献

1 刘权焰,等.中华消化杂志,2005,25(2):75
2 邵永胜,等.中国实用外科杂志,2005,25(7):401
3 王志度,等.中国肿瘤临床,2004,31(19):1091
4 杜春燕,等.中国癌症杂志,2005,15(2):193
5 鲁常青,等.中华消化内镜杂志,2004,21(6):371
6 席吕刚,等.中国实用外科杂志,2005,25(3):151
7 马 军,等.实用放射学杂志,2005,21(8):833
8 蔡培强,等.广州医药,2004,35(6):32
9 方松华,等.中华肿瘤杂志,2005,27(8):496
10 袁琼英,等.中国实用内科杂志,2005,25(3):255
11 周 雷,等.中国实用外科杂志,2005,25(9):548
12 胡静姿,等.第二军医大学学报,2005,26(7):798
13 贺慧颖,等.北京大学学报(医学版),2005,37(3):320
14 杨晓东,等.中华医学杂志,2005,85(19):1352
15 胡益群,等.中华内科杂志,2004,43(12):900
16 陶 冀,等.中国肿瘤临床,2004,32(11):651

(五)十二指肠肿瘤

刘伟林等[1]探讨应用十二指肠镜检查对十二指肠乳头部良、恶性肿瘤定性诊断的价值,回顾分析22例,十二指肠镜下钳夹活检28次,恶性肿瘤20例(90.9%),良性肿瘤2例。邹牧等[2]回顾分析58例十二指肠隆起性病变,息肉型病变48例,十二指肠平滑肌瘤4例,十二指肠胃黏膜异位3例,异位胰腺2例和十二指肠组织孢浆菌菌性肉芽肿、P-J病即黑斑息肉病、胃肠间质肿瘤各1例。李家言[3]探讨原发性十二指肠恶性肿瘤的胃肠道钡剂造影(GI)和CT的诊断价值,回顾分析23例,GI和CT对十二指肠肿瘤检出的敏感性为100%,特异性GI为65.2%,CT为52.2%,GI+CT则可达82.6%。崔兆清等[4]回顾分析42例原发性十二指肠癌病例,手术治疗40例,肿瘤切除率为43%,根治性切除率为29%,根治术后1、3、5年生存率分别为90%、40%、20%。张希全等[5]报道对不能手术的胃十二指肠恶性梗阻67例采用金属支架治疗,结果为所有病人梗阻症状迅速解除,当日即能进食,随访1~20个月进食情况均良好。

(王一平)

参考文献

1 刘伟林,等.肝胆胰外科杂志,2005,17(3):223
2 邹 牧,等.临床消化病杂志,2005,17(4):181
3 李家言.广西医学,2005,27(2):193
4 崔兆清,等.中国综合临床,2005,21(1):66
5 张希全,等.实用放射学杂志,2004,20(10):872

(六)幽门螺杆菌

陈世耀等[1]采用整群抽样调查方法了解上海地区目前幽门螺杆菌(Hp)感染现状,在上海市区和城郊金山地区共调查了1 822例对象,结果为血清Hp抗体阳性1 080例(59.3%),^{14}C呼气试验阳性1 006例(55.2%),总的Hp感染率为66.4%,男女之间无显著性差异。提示上海地区成人Hp感染率维持在高水平,Hp感染与社会经济状况有关,且与部分家庭及个人饮食卫生习惯有关。陈学军等[2]从70株来源于浙江地区消化性溃疡(PU)和慢性胃炎(CG)病人的Hp菌株中,选择部分菌株测定vacA基因的s区和m区核苷酸序列和空泡毒性。结果表明,浙江地区病人感染的Hp菌株vacA基因变异主要在于m区,对HeLa细胞低毒的s1a/m2型菌株对RK-13和SGC-7901仍有较高的空泡毒性,且PU病人感染的Hp菌株其空泡毒性明显强于CG组。张玫等[3]采用整群随机抽样的方法调查了北京不同地区60岁及以上的老年人2 006名,应用免疫印迹法测定血清Hp CagA、VacA和脲酶(urease)抗体,结果该地区老年人群总的Hp感染率为83.4%,其中Ⅰ型菌株感染率为56.0%,且城郊Hp感染率高于山区($P<0.001$),体力劳动者Hp感染率高于脑力劳动者($P<0.05$),素食者的Ⅰ型Hp菌株感染率显著高于蛋白饮食者($P<0.001$)。周建嫦等[4]针对已知cagA基因两侧及cag致病岛序列设计PCR引物,克隆中国2株胃癌和1株溃疡Hp分离株,结果为3株中国Hp的cagA氨基酸序列的同源性约为94%,并有pY117/118/122和EPIYA-A、B、D 4个酪氨酸磷酸化位点,认为cagA序列变异和磷酸化位点具有地区聚类特征,但与Hp感染临床结局无特殊关联。吕富靖等[5]采用快速尿素酶及Warthin-Starry银染检测122例HIV/AIDS病人的Hp感染情况,结果为HIV/AIDS组的Hp检出率为22.1%(27/122),显著低于对照组的44.8%(13/29,$P<0.05$),其中CD4<2.0×10^9/L的HIV/AIDS者Hp检出率为14.0%,显著低于对照组($P<0.01$),表明HIV/AIDS感染者Hp感染率低于普通人群病人,原因可能与CD4细胞计数低下有关。丁小云等[6]探讨了Hp感染的胃黏膜上皮细胞环氧合酶-2(COX-2)的表达及其在胃黏膜癌变过程中的意义,发现32例胃癌中COX-2表达阳性占68.7%,仅有8.3%的Hp阴性胃黏膜中有COX-2表达,且Hp阳性的中重度萎缩性胃炎伴中重度肠化生者中COX-2表达阳性者占80.0%,认为COX-2表达上调与Hp感染致胃黏膜癌变发生相关,且可能在癌前病变形成早期阶段起作用。崔雪萍等[7]

检测了61例慢性胃炎病人的Hp感染状况和胃瘦素、血清瘦素，以及胃黏膜组织上清液IL-1β和IL-1Ra的水平，发现Hp阳性组胃瘦素水平明显高于Hp阴性组($P<0.01$)，而血清瘦素水平接近($P>0.05$)，且Hp阳性组胃瘦素与IL-1β呈显著负相关($r=-0.78$，$P<0.01$)，表明胃瘦素可能通过通过调节IL-1β/IL-1Ra的平衡而在Hp相关性胃炎的发生发展中起作用。承泽农等[8]研究了L型Hp(Hp-L)感染对食管癌及癌前病变凋亡调节基因bcl-2蛋白表达的影响，发现在不同组织类型食管癌中，Hp-L检出率在中、重度不典型增生、原位癌、浸润癌均较高(55.6%～62.9%，$P<0.005$)。61例Hp-L阳性者的bcl-2蛋白表达阳性率为78.7%，显著高于Hp-L阴性者($n=79$)的bcl-2阳性率($P<0.005$)，提示Hp-L可能通过影响bcl-2蛋白表达，使食管黏膜上皮细胞凋亡调控异常而参与食管癌的发生发展过程。杨力等[9]探讨了Hp抗体和血清胃蛋白酶原(sPG)与慢性胃炎、胃癌间的关系，结果表明抗Hp-IgG高滴度与sPGⅠ降低可能是胃癌高危因素，sPG筛查法可能更适用于Hp相关萎缩性胃炎及胃癌的早期诊断。李小亮等[10]对40例缺铁性贫血伴有慢性胃炎病人进行Hp检测，将Hp阳性者分为补铁+Hp根除治疗及单纯Hp根除两组，结果提示缺铁性贫血伴慢性胃炎病人Hp感染率较高，联合补铁及抗Hp治疗疗效显著。

李晓波等[11]通过回顾调查2002～2003年在上海仁济医院内镜中心接受胃镜检查的上海本地区消化不良病人中胃、食管、十二指肠恶性肿瘤的检出率、报警症状及Hp感染情况，结果表明，恶性肿瘤病人中Hp感染率为49.0%，报警症状发生率为53.5%。如在无报警症状、年龄小于45岁病人中采用Hp“检测和治疗”策略，则将漏诊72.2%的胃癌，如采用Hp“检测和内镜检查”策略，则将漏诊16.7%的胃癌，因而上述两项策略均不适用于上海地区未经调查消化不良病人的处理，而即时内镜检查是首选策略。王化冰等[12]以胃黏膜活检标本RUT和组织学检查联合检测作为“金标准”，对粪便抗原试验(HpSA)的准确性进行评价，结果显示，HpSA试验的敏感性和特异性分别为95.4%和91.0%，而在有胃手术史的病人中HpSA的敏感性为90.0%，显著优于^{13}C-UBT($P<0.05$)，证实HpSA试验是一种可靠的非侵入性检测方法，对于抗Hp治疗前后和胃大部切除术后病人的Hp诊断均有较高的准确性。郭银燕等[13]*以中国生物医学文献数据库、中国生物医学期刊文献数据库、中国学术期刊全文数据库等进行检索，评价Hp粪便抗原检测诊断Hp感染的价值，结果共有19篇文献、3 123例符合纳入标准，综合评价其诊断Hp的敏感度、特异度、阳性预测值和阴性预测值分别为94%、94%、96%和93%，表明该方法简便、无创、准确度高。龚燕芳等[14]应用ELISA检测215例病人的尿液抗Hp抗体，以^{13}C-UBT为“金标准”进行双盲对比，得到尿液抗体检测的敏感性、特异性、阳性预测值、阴性预测值和准确性分别为85.7%、93.6%、78.5%、89.3%和84.5%，表明该方法是一种简便、经济和非侵入性诊断Hp的方法。唐祖胜等[15]采用PCR法对20例消化性溃疡及慢性胃炎病人的外周血和胃黏膜组织进行Hp DNA检测，并对胃黏膜组织进行Hp分离培养，结果于20份外周血标本中有3份PCR扩增出Hp DNA，其16S rRNA、cagA基因为阳性，该3例病人的胃黏膜组织也分离培养出Hp，表明Hp不仅存在于胃黏膜组织中，也可存在于血液中。张清彬等[16]通过检测唾液中Hp的细菌菌型，了解唾液Hp的不同致病菌型及其与胃内Hp的同源性。结果于40个唾液Hp阳性样本中，cagA、vacA、vacAm2和vacAs1基因的阳性率分别为65.0%、67.5%、55.0%和65.0%，因此唾液Hp与胃内Hp的致病菌型存在相关性。王斌等[17]在180例慢性胃炎病人胃镜检查时，测定胃血色素指数(IHb)和Hp，并对Hp阳性病人80例，行根除治疗后1个月复查。结果发现，Hp阳性和阴性组间IHb值差异有显著性($P<0.01$)，当把IHb判定Hp阳性分界值设定为60时，对Hp感染诊断的敏感性、特异性和准确性分别为89.2%、93.6和91.1%。张静等[18]以克隆的cagAM1′基因为模板设计引物，PCR扩增681bp cagAM1′基因，将其定向连接入载体pET-42a(+)，转化宿主菌BL21，用IPTG诱导融合蛋白表达。结果获得62×10^3的CagAM1′与GST融合蛋白，且该抗原检测相应抗体的敏感性和特异性分别为92.9%和82.4%，有望进一步开发用于临床Hp高毒株感染诊断。汪雪峰等[19]采用PCR技术、细菌培养和快速尿素酶试验检测胃肠引流液中的Hp，并用反相液相色谱法检测病人胃肠引流液及血浆中的维生素C含量，结果282例病人胃肠引流液中Hp检出率为41.1%，胃溃疡、十二指肠溃疡、复合溃疡、胃癌Hp阳性与Hp阴性病人血浆及胃肠引流液维生素C浓度相比，差异均具有显著性($P<0.01$)，提示PCR技术是一种敏感、有效的检测胃引流液中Hp的方法。

谢勇等[20]将Hp与壳聚糖溶液作用24 h和48 h后，取上清液测天冬氨酸氨基转移酶(AST)活性和葡萄糖含量，并在透射和扫描电镜下观察Hp的细菌形态和超微结构变化。结果为两者作用后上清液中AST活性和葡萄糖含量显著高于对照组($P<0.01$)，透射电镜见Hp以球形体为主，胞膜变薄不完整，细菌内部结构消失或分布异常，表明壳聚糖可能通过破坏

Hp外膜的结构、功能和通透性及扰乱其代谢这两种机制发挥抗Hp作用。王毅超等[21]对比格(Beagle)犬给予灌喂Hp培养液，发现比格犬感染Hp数月后胃部组织仍有病理改变，组织培养、酶试验、粪便PCR及抗体、细胞因子检测均阳性，认为比格犬可作为Hp感染的动物模型。刘开云等[22]采用临床分离的Hp强毒株对蒙古沙鼠进行感染，4周后剖杀并取胃黏膜组织作半定量RT-PCR检测INF-γ、IL-4及IL-12p40 mRNA，结果发现，沙鼠感染Hp后，胃黏膜INF-γ mRNA水平显著增加($P<0.05$)，IL-4 mRNA水平显著降低($P<0.05$)，IL-12p40 mRNA水平变化不显著($P>0.05$)，提示Hp感染沙鼠可诱导Th1型免疫应答，同时抑制Th2免疫应答。黄文等[23]探讨制备脂质体包裹重组Hp热休克蛋白60(HSP60)口服疫苗的方法，将PET-22(+)/HSP60在BL21(DE3)大肠埃希菌中表达，经纯化获得纯度为95%的重组蛋白，制备的脂质体粒径为(0.7±0.4) μm，HSP60 +CT组、脂质体包裹HSP60组、脂质体包裹HSP60+CT组的保护率分别为73.3%、66.7%和86.7%，表明口服脂质体能部分地代替免疫佐剂。陈洁等[24]将表达UreA、KatA及UreA/KatA Hp抗原的减毒鼠伤寒沙门菌分别免疫小鼠4周后以Hp攻击，结果和生理盐水对照组相比各免疫组的Hp定植密度显著下降，且血清IgG2a和胃黏膜Th1型细胞因子表达显著升高，认为以减毒鼠伤寒沙门菌为载体构建的重组Hp疫苗在小鼠体内诱导出以Th1反应为主并伴随免疫后胃炎的保护性免疫应答。罗冬娇等[25]构建了大肠埃希菌不耐热肠毒素B亚单位(LTB)和UreB、HpaA的融合基因及其原核表达系统，用其免疫小鼠后，可100%预防Hp SS1株的感染，证实rLTB-UreB-HpaA具有作为Hp基因工程疫苗的应用前景。张静等[26]采用RT-PCR方法从国际标准株NCTC11637中获取UreC与OipA全长基因，先后克隆入pGEM-T Easy和pcDNA3.1载体，并转染SGC-7901细胞，得到的SoipA和SureC细胞表达相应的产物且具有抗原性，且对细胞的功能无影响，可考虑用于制备DNA疫苗。孙波等[27]用PCR扩增UreB、中性粒细胞激活蛋白(NAP)及黏附素(HpaA)全长序列，分别克隆入pMD18-T载体，构建融合基因UNH，然后将其亚克隆入真核表达载体pIRES并转染COS-7细胞，得到长度为2 901 bp的融合基因和大小为107 000的融合蛋白，Western免疫印迹显示具有良好的抗原性。徐灿等[28]成功地构建了含HSP60基因和IL-2基因的Hp核酸疫苗pIRES-HSP60-IL-2，并且Western免疫印迹法检测到相对分子质量为60×10^3的HSP60蛋白和14 000的IL-2蛋白条带，体内实验显示pIRES-HSP60-IL-2及pIRES-HSP60疫苗接种组分别有79.9%和62.5%的小鼠获免疫保护。他们[29]还通过抽提Hp标准菌株CCUG17874基因组DNA，扩增长约750 bp的hpaA基因，构建真核表达载体pIRES-hpaA的Hp核酸疫苗，为进一步探索其免疫作用奠定了基础。林珊珊等[30]用Gene SOEing技术将vacA毒性亚单位片段(v)与cagA保守片段(c)用疏水性多肽接头($Gly_4Ser)_3$进行拼接，构建融合基因vlc，将其定向插入原核表达质粒pQE30后转化大肠埃希菌DH5a，工程菌诱导后可表达相对分子质量为58×10^3的融合蛋白且具有良好的抗原性。钊守凤等[31]发现乳糖较IPTG可更为有效地诱导rHpaA、rUreB、rLTB、rLTKA63的表达，37℃温度诱导的目的重组蛋白表达量明显高于28℃，认为乳糖与IPTG相比具有高效、无毒和廉价的优点，为Hp基因工程疫苗产业化奠定了有利的基础。

张莉等[32]为了明确根除Hp方案中的抑酸治疗是否影响胶体次枸橼酸铋的吸收和代谢，采用含铋剂的四联疗法治疗大鼠，观察铋剂在大鼠重要脏器中沉积的具体位置以及沉积器官中细胞功能的改变。结果发现，四联用药组比单一用药组铋的肾脏蓄积量要大($P<0.05$)，停药8周后肾脏的蓄积量均较前明显减少($P<0.05$)，电镜观察肾近曲小管细胞质的溶酶体中特异性地聚集着大量黑色颗粒并存在可逆性的细胞受损表现，表明四联疗法中抑酸剂的确可促进不同剂型铋的吸收，增加了铋剂在重要脏器中的蓄积。刘海峰等[33]* 采用前瞻性队列研究方法，选择110例慢性萎缩性胃窦炎病人作为观察对象，Hp阳性病人根据自愿原则采用根除Hp或对照治疗，全部病例跟踪随访5年。结果为Hp阳性观察组病人胃黏膜萎缩程度在5年中加重的比例高达43%，显著高于Hp根除组及Hp阴性对照组(13%和20%，$P<0.05$)，且Hp根除后胃黏膜上皮细胞PCNA指数和凋亡指数(14.3%和12.9%)均显著下降(9.2%和3.6%，$P<0.01$)，提示根除Hp治疗可以使胃窦黏膜萎缩程度减轻和逆转。刘灏等[34]采用Hp全菌超声粉碎抗原免疫产蛋母鸡，提取抗Hp-IgY，该抗体对Hp的体外生长具有抑制作用，很适合作为被动免疫的生物制剂用于预防Hp感染。刘德良等[35]探讨了经内镜球囊扩张结合根除Hp治疗溃疡病幽门梗阻的疗效和安全性，对20例溃疡病并幽门梗阻病人采用CRE气囊扩张，扩张后所有病人症状都得到缓解，未发生穿孔、呕血或黑便等并发症，16例可能存在Hp感染的病人，经^{14}C尿素呼气试验证实成功根除Hp，表明经内镜球囊扩张结合根除Hp是治疗溃疡病幽门梗阻安全、有效的方法。金珠等[36]在43例有Hp感染的十二指肠溃疡病人中应用兰索拉唑治疗，发现用药前后4周及3个月胃窦Hp

的检出率分别为93.0%、58.1%和86.1%，而胃体大弯用药后4周和3个月时的Hp密度和胃炎活动度明显，认为兰索拉唑可使Hp在胃内的定植部位发生改变。姜英杰等[37]比较了雷贝拉唑与奥美拉唑三联疗法根除Hp的疗效与细胞色素氧化酶P450 2C19(CYP 2C19)基因多态性的关系，采用随机、对照方法将169例慢性胃炎且Hp阳性的连续病人分入雷贝拉唑三联疗法组(RAC)和奥美拉唑三联疗法组(OAC)，结果为两组的Hp根除率无统计学差异($P>0.05$)。OAC组中弱代谢型(PM)、中间代谢型(IM)和强代谢型(EM)的Hp根除率分别为95.5%、85.9%和67.9%，PM型及IM型的Hp根除率均显著高于EM型($P<0.05$)，而RAC组中，各基因型的Hp根除率差异不显著($P>0.05$)。表明雷贝拉唑三联疗法疗效较稳定，个体间差异小，而PM及IM型的Hp根除率均较EM型为高。虎月燕等[38]用Etest方法检测109株Hp对甲硝唑的敏感性，发现云南地区甲硝唑耐药率为67.89%，汉族、白族、纳西族Hp对甲硝唑耐药率在统计学上差异无显著性，但汉族男性组甲硝唑耐药率为50.00%，低于女性组的90.91%($P<0.03$)，而白族和纳西族中性别在Hp对甲硝唑耐药率上差异无显著性。证实云南地区Hp对甲硝唑耐药率高，汉族、白族、纳西族在选择治疗Hp感染的抗生素时，可以忽略民族间的差异。李耿等[39]通过分离培养54株Hp，以琼脂稀释法检测Hp的甲硝唑最低抑菌浓度MIC，分析敏感株和耐药株耐药基因rdxA、frxA、fdxB的序列及其与耐药性的关系，发现武汉地区人群Hp对甲硝唑的耐药率为67%，耐药临床株的rdxA和(或)frxA基因存在插入、缺失和点突变，提示frxA、fdxB基因的突变可能与rdxA在Hp耐甲硝唑中有协同作用。

(杜奕奇)

参 考 文 献

1 陈世耀，等.中华医学杂志，2005，85(12)：802
2 陈学军，等.中华流行病学杂志，2005，26(7)：520
3 张　玫，等.中华流行病学杂志，2005，26(9)：687
4 周建嫦，等.第三军医大学学报，2005，27(1)：36
5 吕富靖，等.中华消化内镜杂志，2005，22(4)：240
6 丁小云，等.中华肿瘤杂志，2005，27(4)：232
7 崔雪萍，等.中华检验医学杂志，2005，28(4)：392
8 承泽农，等.中国人兽共患病杂志，2004，20(11)：930
9 杨　力，等.河北医药，2004，26(10)：773
10 李小亮，等.中国综合临床，2005，21(2)：128
11 李晓波，等.中华内科杂志，2005，44(3)：195
12 王化冰，等.中华消化杂志，2005，25(1)：15
13* 郭银燕，等.中华医学杂志，2005，85(22)：1564
14 龚燕芳，等.第二军医大学学报，2005，26(3)：346
15 唐祖胜，等.中国人兽共患病杂志，2005，21(4)：298
16 张清彬，等.武汉大学学报(医学版)，2005，26(1)：83
17 王　斌，等.中国内镜杂志，2005，11(6)：614
18 张　静，等.中国人兽共患病杂志，2005，21(6)：495
19 汪雪峰，等.中国人兽共患病杂志，2004，20(10)：888
20 谢　勇，等.中华消化杂志，2004，24(11)：655
21 王毅超，等.中国人兽共患病杂志，2005，21(1)：41
22 刘开云，等.第三军医大学学报，2005，27(13)：1320
23 黄　文，等.第一军医大学学报，2005，25(5)：531
24 陈　洁，等.中国免疫学杂志，2005，21(6)：411
25 罗冬娇，等.中国人兽共患病杂志，2005，21(8)：645
26 张　静，等.中国免疫学杂志，2005，21(9)：682
27 孙　波，等.第二军医大学学报，2005，26(6)：636
28 徐　灿，等.第二军医大学学报，2005，26(5)：519
29 徐　灿，等.中华消化杂志，2004，24(10)：579
30 林珊珊，等.中国人兽共患病杂志，2004，20(12)：1032
31 钊守凤，等.浙江大学学报(医学版)，2004，33(6)：519
32 张　莉，等.中华内科杂志，2005，44(4)：272
33* 刘海峰，等.中国内镜杂志，2005，11(7)：686
34 刘　灏，等.中华消化杂志，2005，25(4)：241
35 刘德良，等.医学临床研究，2005，22(7)：878
36 金　珠，等.北京大学学报(医学版)，2005，37(2)：183
37 姜英杰，等.中华消化杂志，2005，25(8)：458
38 虎月燕，等.中华流行病学杂志，2004，25(11)：986
39 李　耿，等.华中科技大学学报(医学版)，2005，34(2)：138

(七)其他

王晶桐等[1]回顾研究胃镜下确诊胃息肉与慢性胃炎及消化性溃疡临床病理特征，结果显示，胃息肉好发于50～70岁，多为山田Ⅰ型，直径多<0.5 cm，病理多为炎性息肉，Hp感染与炎性息肉发生相关；腺瘤性息肉发生率低，癌变率低。王毅等[2]使用微波治疗胃息肉，58枚胃息肉均一次性经微波治疗成功，证明微波为治疗胃息肉这一简单安全的有效方法。郑发寿等[3]研究胃增生性息肉危险因素，结果显示，女性、年龄>50岁、Hp感染、肠上皮化生和(或)萎缩性胃炎为胃增生性息肉危险因素。季峰等[4]研究根除Hp对胃增生性息肉作用，结果显示，大多数胃增生性息肉在根除Hp后消失，如病人同时患有胃增生性息肉和Hp感染，在胃息肉摘除前可先行Hp根除治疗。王桂珍等[5]分析8例胃石致消化性溃疡病例，结果显示，胃石引起的消化性溃疡病程短，无特异临床表现，内镜检查为最佳诊断手段，药物加内镜下治疗效果佳。林静等[6]采用免疫组化SP法检测90例正常胃组织、慢性萎缩性胃炎及胃癌组织中的垂体肿瘤转化基因(PTTG基因)和c-myc蛋白的表达，结果显示，PTTC基因和 c-myc 基因在正常胃组织中表达均为阴性，在慢性萎缩性胃炎、胃癌组织中表达明显高于正常胃组织，两者表达强度在慢性萎缩性胃炎组与胃癌组间比较均有显著性差异。两者表达均与胃癌病理组织学分级、临床分期及淋巴结转移有关。刘劲松等[7]研究迷走神经及其传入纤维对大鼠胃肌电活动和胃排空的影响，结果显示，迷走神经对胃肌电活动的影响是由其传出纤维介导的。迷走神经切断术和辣椒素对大鼠胃排空的不同影响显示迷走神经对胃运动的调控存在多重作用，可能由不同神经通路介导。马锐等[8]研究热休克蛋白 60(HSP60)在不同胃黏膜病变中的表达，结果显示，HSP60 在浅表性胃炎-胃黏膜溃疡和糜烂-萎缩性胃炎-不典型增生-胃癌组织中的阳性表达率呈逐渐增高趋势，其中不典型增生和胃癌 HSP60 阳性率显著高于浅表性胃炎和胃黏膜溃疡和糜烂组。周耀勇等[9]检测胃黏膜 HBV-DNA 含量，结果显示，慢性乙肝病人胃黏膜 HBV-DNA 定量高于血清定量，尤其在肝功能异常病人；表明 HBV 对胃黏膜具有特别亲和力，可能存在胃黏膜原位复制，从而成为肝外的 HBV 储存库。在使用抗病毒药过程中，对于血清 HBV-DNA 接近阴性或(和)肝功能轻度异常者可检测胃黏膜 HBV-DNA，为临床是否继续使用抗病毒药提供一个新的依据。

(时纪元　金震东)

参 考 文 献

1 王晶桐，等. 胃肠病学和肝病学杂志，2005，14(2)：181
2 王　毅，等. 宁夏医学杂志，2005，27(5)：334
3 郑发寿，等. 中国内镜杂志，2004，10(10)：25
4 季　峰，等. 中华消化杂志，2005，25(1)：3
5 王桂珍，等. 宁夏医学杂志，2005，27(4)：254
6 林　静，等. 临床内科杂志，2005，22(9)：604
7 刘劲松，等. 华中科技大学学报(医学版)，2004，33(6)：717
8 马　锐，等. 中国肿瘤临床，2005，32(1)：43
9 周耀勇，等. 天津医药，2005，33(8)：534

三、小肠和大肠疾病

(一)小肠肿瘤

韩明等[1]回顾原发性小肠肿瘤 31 例，其中腺癌 18 例，恶性淋巴瘤 6 例，平滑肌肉瘤 4 例，腺瘤、类癌、平滑肌瘤各 1 例。赵亚群等[2]报道小肠管状腺癌 1 例。单国栋等[3]回顾小肠原发性恶性肿瘤 42 例，其中恶性间质瘤 19 例，腺癌 12 例，恶性淋巴瘤 9 例，黑素瘤、脂肪肉瘤各 1 例。任权等[4]回顾 26 例原发性小肠及其系膜恶性肿瘤的临床表现，其中腹部疼痛 20 例，下消化道出血 5 例，梗阻性黄疸 6 例，不全性肠梗阻 9 例，肠套叠 1 例，腹部包块 6 例，小肠穿孔伴大出血 1 例，伴不同程度贫血和消瘦 10 例。

(二)小肠移植

刘放南等[5]采用高效液相色谱法检测小肠移植病人血清瓜氨酸水平，发现血清瓜氨酸水平与小肠移植病人术后的排斥反应相关。

(三)肠易激综合征

王梅蓉[6]应用微生态制剂丁酸杈利菌制剂(米雅 BM)治疗青少年肠易激综合征(IBS)92 例，疗效满意。王伟岸等[7]成功建立符合心理和胃肠生理因素互动特征的动物 IBS 模型。邹晓艳等[8]用奥替溴铵(斯巴敏)和贝飞达联合治疗 IBS 68 例，总有效率 89.7%。严惠东等[9]用马来酸曲美布汀加谷维素治疗 IBS 60 例，总有效率 95%，其中 90.3%的病人 2 年内未复发。许燕萍[10]回顾广东佛山地区 IBS 病人 235 例，发现与进食易过敏食品或饱餐(34.9%)，急性胃肠炎及感染后(32.3%)，冷刺激和冷饮(13.6%)，腹部手术后(6.4%)等因素有关。王再见等[11]采用自评及其他评焦虑、抑郁量表对 43 例溃疡性结肠炎、43 例正常对照及 21 例 IBS 病人进行精神心理因素评分，发现溃疡性结肠炎组和 IBS 组比较差异有显著性。迟雁等[12]采用胶原酶消化分离、不连续密度梯度离心法纯化大鼠小肠黏膜肥大细胞，应用原位杂交方法检测 5-HT_4 受体 mRNA 表达，证实培养的小肠黏膜肥大细胞中有 5-HT_4 受体 mRNA 表达。王悦友等[13]测定 134 例 IBS 病人头发锌、铜、锰、铬 4 种微量元素，发现锌元素缺乏与 IBS 存在一定的相关性。姜敏等[14]用实时超声检测女性 IBS 病人空腹胆囊、餐后不同时间胆囊容积，发现存在明显的胆囊收缩功能障碍。华建平等[15]研究替加色罗对便秘型 IBS 肠转运时间的影响，结果为便秘型 IBS 病人经替加色罗治疗 28 d 后结肠各分段通过时间较治疗前明显缩短。鲁素彩等[16]对 102 例便秘型 IBS 病人行替加色罗联合中频电疗治疗，疗效较好，复发率低。

(四)炎症性肠病

苏锐等[17]回顾 102 例活动期溃疡性结肠炎(UC)的病例，轻度 50 例，中度 34 例，重度 18 例，结肠镜下分级Ⅰ级、Ⅱ级和Ⅲ级分别为 18 例、29 例和 55 例，以慢性复发型最多，占 53.9%，重度 UC 全结肠者占 55.4%，重度 UC 中 66.3%结肠镜下为Ⅲ级。刘萱等[18]报道 160 例溃疡性结肠炎病人，无一例合并原发性硬化性胆管炎。宋瑛等[19]应用奥沙拉嗪治疗轻中度溃疡性结肠炎，结果为其疗效和柳氮磺吡啶(水杨酸偶氮磺胺吡啶)相当。回顾726例溃疡性结肠炎病例，发现男女比例接近，发病年龄呈双峰分布，15～30岁达第一个高峰，60～80岁达第二个较小的高峰。王玉芳等[20]报道建立一个鉴别溃疡性结肠炎和感染性结肠炎的综合积分标准。李陕区等[21]对25例溃疡性结肠炎病人行肠外静脉高营养疗法，临床治愈10例，好转12例，无效3例，总有效率88.0%。温忠惠等[22]研究IL-18在小鼠葡聚糖硫酸钠(DSS)结肠炎结肠黏膜中的表达及作用，发现DSS结肠炎结肠上皮细胞(IEC)表达和分泌前体IL-18及活性IL-18可能在DSS结肠炎的发病中起重要作用。庞智等[23]测定血清抗酿酒酵母菌抗体(ASCA)-IgG、ASCA-IgA和核周型中性粒细胞胞浆抗体水平，结果为克罗恩病(CD)病人血清ASCA-IgG、ASCA-IgA水平显著高于UC病人。杜俊东等[24]回顾135例炎症性肠病，发现CD病人以腹泻、腹痛为主，UC病人以黏液脓血便为主。常玉英等[25]综合国内1989年1月至2003年12月期间发表的文章，发现CD漏诊率为60.9%，UC漏诊率为32.1%。蒋益等[26]发现细胞毒T淋巴细胞相关抗原4(CTLA-4)微卫星共有20种等位基因，与正常对照组比较，122bp等位基因频率在UC和CD病人中均显著增高。曹倩等[27]回顾379例炎症性肠病(IBD)病人，317例为UC，62例为CD，22.4%的病人入院治疗，其中39.4%病人诊断为重症UC。高翔等[28]发现抗中性粒细胞胞浆抗体(pANCA)在CD组、UC组和正常对照组中的阳性率分别为47.1%、69.0%和16.0%，抗酿酒酵母抗体(ASCA)在上述3组中的阳性率为11.8%、58.6%和8.0%。许春梅等[29]发现HIF-1α、COX-2、iNOS蛋白在炎症性肠病中表达均明显增加，认为可能参与了IBD发生和发展。王繁荣等[30]回顾应用柳氮磺吡啶、氟美松、云南白药保留灌肠治疗慢性UC 60例，有效率61.4%。刘宇红等[31]回顾158例UC病人，男女之比为1.03，年龄26～87岁，病程2 d～30余年，其中以40～49岁最多，病变分布范围以直肠＋乙状结肠最多。周宏战等[32]对36例UC病人行中药灌肠治疗，结果为12例病情较轻的病人灌肠2 d后腹痛明显减轻，4 d后大便成形，24例病情较重的病人灌肠2 d后腹痛有所减轻，4 d后大便次数减少，6 d后大便成形，8例脓血便病人2 d后便血减少，4 d后血便消失，8 d后腹痛缓解。姜小丹等[33]用三硝基苯磺酸灌肠复制大鼠UC模型，用兔抗人TNF-α多克隆抗体血清灌胃，结果为抗TNF-α多克隆抗体治疗可以明显减轻UC的病理改变。宋敏等[34]回顾152例IBD病人，其中UC 127例，CD 25例，发现34%病人有肠外表现，CD以口腔溃疡、骨关节病变及肝胆表现为主，而UC以骨关节病变、皮肤表现为主。陶春梅等[35]对46例临床诊断明确的UC病人行超声检查，结果为超声提示结肠病变范围为全结肠16例，降结肠、乙状结肠26例，横结肠2例，升结肠2例；而纤维结肠镜分别发现18、21、5和2例，说明两者在确定病变范围上有一定差异。王玉芳等[36]用免疫组化SP法原位杂交检测UC组、感染性结肠炎(IC)组和正常对照组3组病人结肠黏膜$TGF\beta_1$表达，结果为$TGF\beta_1$表达与UC组织学分级呈正相关。柳娟等[37]分析161例UC和89例CD，结果为前者好发于直肠，后者好发于末段回肠、右半结肠和上消化道。李莉群等[38]采用肠镜下喷洒给药治疗UC38例，其中近期治愈24例，好转11例，未愈3例，总有效率92.1%。治疗中有7例病人诉轻度腹痛，其余病例未诉其他任何不适。雷宗霖等[39]对120例UC病人行中医辨证分型，选用中药，中西医交替使用，中西药保留灌肠，结果痊愈77例，显效37例，无效6例，总有效率95%。陈曦等[40]分析国内发表的UC文章，结果为治疗性研究中，单纯中药或西药治疗分别为933和154篇，中西药结合治疗为436篇，单纯中药和中西药结合治疗的有效率大于90%。王再见等[41]分析51例漏诊的UC病人的好发部位以直、乙结肠多见，活动期为主，初发型最多。丁一娟等[42]回顾186例UC，发现结肠镜的诊断率为90.1%，病变分布在直、乙状结肠者约占56.4%，临床分类以慢性复发型多见，占65.6%，癌变占0.1%，中毒性巨结肠1例。

张红等[43]汇总分析中国大陆地区CD肠外表现，发热的发生率39.9%，高热25.0%，恶心、呕吐43.9%，消瘦52.2%，体重减轻30.9%，乏力33.5%，贫血44.6%，腹腔脓肿及腹膜炎14.8%。龙峻标等[44]报道3例CD，均经结肠镜确诊。巫协宁等[45]报道中西医结合治疗CD22例，均给予三联疗法(泼尼松10 mg 3次/d＋硫唑嘌呤25 mg 2次/d＋中药溃结方或溃结抗纤方)完全缓解10例，临床缓解，肠镜好转6例，临床有效，肠镜好转不显著6例。赵坚敏[46]报道CD31例，其中发热9例，腹痛24例，腹泻16例，脓血便5例，黑便1例。

(五)大肠息肉

刘贵生等[47]对124个大肠息肉分别行普通内镜及靛胭脂染色内镜诊断，发现靛胭脂染色内镜对鉴别瘤性和非瘤性大肠息肉的准确率显著高于普通内镜。潘卫东等[48]回顾了26例黑斑息肉病，其中男12例，女14例，年龄10～51岁，初次发病年龄6～36岁，平均20.3岁，自出现临床症状至就诊时间为1个月～23年。石国庆等[49]分析小儿大肠息肉64例，其中单发息肉51例，多发息肉13例，直径最大6.5 cm，最小0.1 cm，直径＜1 cm 33颗，1～2 cm 37颗，直径＞2 cm

13 颗，带蒂息肉 53 颗，亚蒂 22 颗，广基 8 颗。陈芝兰等[50]分析成人大肠幼年性息肉 25 例，其中山田Ⅰ型 4 枚，Ⅱ型 7 枚，Ⅲ型 10 枚，Ⅳ型 11 枚，直径≤0.5 cm 9 枚，0.6～1.0 cm 10 枚，1.1～2.0 cm 10 枚，>2.0 cm 3 枚。表面光滑 12 枚，绒毛状 16 枚，分叶状 4 枚，伴糜烂 12 枚。高成城等[51]报道用成人结肠镜治疗小儿结肠息肉 31 例，其中一次性切除 29 例，分次切除 2 例，其中 1 例于降结肠、乙状结肠及直肠息肉共 8 枚，分次予以切除。张以洋等[52]报道内镜治疗结肠息肉 378 例，对 244 颗 5 mm 以下息肉，活检钳钳除 62 颗，高频电凝灼除 182 颗，对 245 颗 6～10 mm 息肉用圈套摘除 183 颗，高频电热活检嵌嵌夹凝除 62 颗。

（王一平）

刘思德等[53]报道罕见大肠平坦型病变并锯齿状腺瘤 2 例。李军等[54]发现长期服用舒林酸可使家族性腺瘤性息肉病（FAP）病人结直肠残存腺瘤的异型程度下降，腺瘤类型改变（即绒毛管状腺瘤所占比例减少，管状腺瘤所占比例增加）。马爱波等[55]报道肠镜下高频电切大肠腺瘤 98 枚，认为该法疗效肯定，并发症少、微创、价廉，值得推广应用。

（施　斌）

（六）大肠癌

1. 病因和发病机制

陈坤等[56]对浙江嘉善一个 6 万余人的大肠癌筛检队列进行了为期 11 年的前瞻性研究，发现饮酒不是该地区大肠癌的危险因素。杨金燕等[57]报道大肠癌病人的胆囊结石合并率显著高于正常对照组（$P<0.05$），但年龄≤60 岁时两组无显著性差异。提示胆囊结石的长期存在增加了大肠癌发生的危险性。段琼红等[58]对 6 篇关于血清胰岛素样生长因子-1（IGF-1）、IGF 结合蛋白-3（IGFBP-3）水平与大肠癌关系的文献进行荟萃分析，发现 IGF-1 的合并 $OR=1.56$，IGFBP-3 的合并 $OR=0.78$。提示高水平血清 IGF-1 是大肠癌的独立危险因子。

黄彦钦等[59]收集 14 个符合中国人遗传性非息肉病性结直肠癌（HNPCC）标准的家系，用变性高效液相色谱（DHPLC）技术结合 DNA 测序，检测 14 例先证者 hMLH1 和 hMSH2 基因突变，发现分属 9 个家系的 12 个遗传性单个碱基改变位点，其中 25%为错义突变，8%为无义突变，42%为单核苷酸多态，17%为错义突变，8%为同义突变。金黑鹰等[60]报道 1 个 HNPCC 家系的 2 例结肠癌病人均发现 hMSH2 基因第 13 外显子 2 108 位出现 C-A 的错义突变，导致 703 位 Ser→Tyr。该位点与已报道的 hMSH2 基因突变不同，提示 Ser703Tyr 是 HNPCC 一个新的病理性突变。

郑海涛等[61]分析 83 例散发性结直肠癌（SCC）染色体 10q23～24 区的杂合缺失（LOH），发现两个高频 LOH 区域：10q23.33 和 10q24.2～24.31。认为除 PTEN 基因外，10q 上可能存在与 SCC 相关的其他抑癌基因。周燕红等[62]利用 5 个跨 DPC4 基因区域的微卫星位点（D18S46、D18S363、D18S535 和 D18S877），对 25 例 SCC 相关位点的 LOH 进行分析，发现至少一个位点呈多态性的病例为 100%，抑癌基因 DPC4/Smad4 的 LOH 发生率为 60%。提示等位基因 LOH 是中国人 SCC 中 DPC4 基因失活的重要机制。陈坤等[63]检测 126 例结直肠癌病人的谷胱甘肽转移酶（GST）基因多态性并分析基因型、吸烟与结直肠癌患病的关系，发现 GSTM1 与 GSTT1 缺陷型联合作用，吸烟与 GSTT1 缺陷型联合作用均能显著增加结直肠癌发生的危险性。杨燊等[64]研究凋亡相关基因 Fas 及其配体 FasL 启动子-1377G/A 和-844T/C 基因多态与大肠癌风险的关系，发现 Fas-1377AA 和 FasL-844CC 基因型与大肠癌风险增加有关，并在大肠癌发生过程中存在明显的基因-基因交互作用。阎丽等[65]报道 4 株大肠癌细胞系（LoVo、HT-29、SW480 和 SW620）线粒体 DNA 的 D-环区存在相同的突变位点，认为这些共同突变可能与大肠癌易感性有关。王赫等[66]* 通过检测 UC、UC 伴不典型增生（UD）及 UC 相关性大肠癌（UCACRC）组织中 P53、K-ras、hMSH2 蛋白表达和微卫星不稳定性（MSI）状态，认为 P53、K-ras 基因突变及 MSI 是 UCACRC 发生发展过程中的早期事件。齐健等[67]报道 40.7%的结直肠腺瘤和 43.5%的腺癌组织存在 6-氧-甲基鸟嘌呤-DNA 甲基转移酶（MGMT）基因启动子 CpG 岛高甲基化，22.2%的腺瘤和 45.2%的腺癌组织存在 MGMT 蛋白表达缺失。提示 MGMT 基因表型遗传性失活可能在结直肠肿瘤发生过程中起重要作用。

方永明等[68]用 8 种信号通路基因芯片筛选结直肠癌组织与正常黏膜组织的差异表达基因，经 RT-PCR 法验证发现热休克因子蛋白（HSF1）、27×10^3 热休克蛋白（HSP27）及 iNOS 基因在癌组织中的表达显著高于正常组织。认为癌组织中可能存在热刺激应激信号转导通路激活的通道。刘俊等[69]发现磷脂酶 C-γ1（PLC-γ1）信号通路被阻断后，大肠癌 SW620 细胞出现典型的凋亡形态学改变，流式细胞仪检测出现凋亡亚二倍体峰，凋亡细胞所占比例达半数以上。李秀梅等[70]报道抑制 PLC-γ1 和 NF-κB 均可显著降低结肠癌 LoVo 细胞与细胞外基质的黏附，此作用呈剂量依赖性，并可被表皮生长因子（EGF）部分恢复；EGF 可刺激 PLC-γ1 磷酸化，抑制 PLC-γ1 可抑制 EGF 刺激的 NF-κB 激活。提示 EGF-PLC-γ1-NF-κB 信号通路在高转移的结肠癌细胞与基质黏附中发挥重要作用。江本元等[71]报道 $TGF\beta_1$ 不影响大肠癌细胞 SW480 和 LS174T 的增殖力,但能促进 SW480 细胞的侵袭力,进一步研究发现,此作用不依赖于 Smad4 信号途径。丁健等[72]报道促胃液素呈剂量依赖性地增强结肠癌 Colo320 细胞的侵袭力,其作用是通过促胃液素-促胃液素受体-黏着斑激酶(FAK)通路实现的。

陈金明等[73]报道从正常对照细胞、结肠腺瘤细胞到结肠癌 DukesA 期、B 期和 C+D 期细胞的演进中,凋亡指数/增殖指数(AI/PI)呈下调趋势;从正常人到结肠癌病人外周血淋巴细胞的演进中,AI/PI 显著上调。赵勇等[74]报道从正常肠黏膜、变性隐窝灶(ACF)、腺瘤、早期大肠癌到进展期大肠癌,β-连环素(β-cat)的细胞膜表达呈下降趋势,细胞质或细胞核表达以及基质溶素(MMP-7)的阳性表达率呈上升趋势;且 β-cat 的异常表达和 MMP-7 阳性表达与早期大肠癌浸润深度和转移相关($P<0.05$)。周玉玲等[75]报道葡萄糖转运蛋白-1(Glut-1)、缺氧诱导因子-1α(HIF-1α)、增殖细胞核抗原(PCNA)在大肠腺癌组织中的阳性表达率均显著高于正常大肠组织,且 Glut1、HIF-1α 表达与 PCNA 呈正相关,与淋巴结转移、Dukes 分期有关。唐迎春等[76]发现在 69 例大肠腺癌组织中,P73 阳性表达率为 78.26%,VEGF 阳性表达率为 84.1%,均显著高于其在癌旁正常组织中的表达,且 P73 与 VEGF 呈正相关($P<0.01$)。刘竹军等[77]报道环氧合酶 2(COX-2)及胆囊收缩素-B(CCK-B)受体在结直肠癌组织中的表达水平较癌旁正常组织显著增高,且 COX-2 表达水平与淋巴结转移呈正相关($P<0.05$)。

2. 诊断

张宏等[78]分析 69 个 HNPCC 家系,其中癌症病人 277 人(肠癌 213 人,肠外癌 64 人),发病高峰年龄 40～49 岁,两代以上垂直传递家系 65 个,多原发癌 33 例。肠癌中右半结肠癌占 62%,肠外癌中以胃癌和子宫内膜癌多见。王志华等[79]报道 33 例青年大肠癌病人,平均病程 5.5 个月;误诊 22 例,占 66.7%;病理类型多为低分化腺癌及黏液腺癌。曾平湖等[80]比较分析 296 例不同年龄组结直肠癌病人,发现结直肠癌以中、老年人多见;左半结肠较右半结肠多见;中、老年人合并息肉较青年人多见;青年人误诊率高,预后差。王文彩等[81]报道 5 例以膀胱刺激征为主要症状的进展期结直肠癌。蒋红钢等[82]报道 17 例多原发性大肠癌,其中 12 例为同时多原发性大肠癌,5 例为异时多原发性大肠癌。

徐栋等[83]用实时荧光定量 RT-PCR 法检测 51 例结直肠癌及 30 例健康对照者外周血细胞角蛋白 CK20 mRNA,发现结直肠癌病人 CK20 mRNA 阳性率(27.5%)显著高于对照者(6.7%),且阳性率随临床分期进展而升高,但各分期间相比无统计学意义($P>0.05$)。杨旭峰等[84]分析不同年龄组结直肠癌及非肿瘤对照者血清癌胚抗原(CEA)水平,发现年龄>60 岁,特别是 70 岁以上结直肠癌病人血清 CEA 水平较对照组显著增高。赵先文等[85]检测 134 例大肠癌病人血清 CEA、CA19-9 和 CA242,认为其联合检测可提高大肠癌的诊断敏感性,并对临床分期、判断淋巴结转移、肿瘤侵袭程度及临床疗效有一定指导意义。余捷凯等[86]用生物信息学方法筛选出含 CEA、CA19-9、CA242、CA211 及 CA724 的最优肿瘤标志物组合,建立诊断大肠癌的人工神经网络模型并予 5 倍交叉验证。其预测大肠癌的特异性及敏感性为 95%及 83%,阳性预测率为 95%。黄培林等[87]报道 57 例大肠癌病人外周血人类斯钙素(hSTC-1)mRNA 表达阳性率为 49.12%,且与临床分期显著相关($P<0.05$);而健康成人、妊娠期妇女及消化道炎症病人外周血 hSTC-1 mRNA 表达均为阴性。高春芳等[88]用表面增强激光解析离子化飞行时间质谱(SELDI-TOF-MS)技术研究发现,由核质比为 8 320、8 604、8 867、15 872 4 个血清蛋白质组成的生物标志物可将 Dukes A 期与 Dukes B+C+D 期结直肠癌病人准确分组,准确率为 97.4%,敏感性和特异性为 100.0%和 97.1%。梁小波等[89]报道以抑癌基因 cdkn2/p16 异常甲基化联合点突变及缺失作为生物标志物检测结直肠癌,灵敏度为 75.0%,特异性为 96.9%,准确率为 80.3%。

冯波等[90]* 用反相高效液相色谱法(RP-HPLC)检测 40 例结直肠癌病人的 14 种尿核苷,发现假尿嘧啶核苷(Pseu)、腺嘌呤核苷(A)等 11 种核苷水平显著高于正常对照者($P<0.05$);主成分分析表明,76.9%的病人被正确识别。提示尿核苷有望成为结直肠癌的新型诊断标志物。李世荣等[91]分析化学法粪隐血试验(CFOBT)、免疫法粪隐血试验(IFOBT)及序贯粪隐血试验(SFOBT)筛检结直肠癌的效率及费用,认为依从性较好的人群可推荐连续 3 次 SFOBT,依从性较差人群则推荐连续 2 次 IFOBT。

张京伟等[92]检测大肠腺癌上皮细胞核仁组成区嗜银蛋白(AgNORs),发现其计数、颗粒面积、颗粒面积/核面积均显著高于腺瘤及正常组,而形态系数则明显下降($P<0.05$);提示 AgNORs 形态定量检测有助于良恶性大肠肿瘤的鉴别。黄志刚等[93]用肿瘤基因解剖工程(CGAP)数据库中基因表达短序列分析(SAGE)数据筛查大肠癌与正常组织的差异表达基因,并在大肠癌细胞株和组织标本中对其中 17 个差异基因行 RT-PCR 验证,显示基因检出阳性率在细胞株为 35.3%～76.5%,组织标本为 88.2%。

张森等[94]评估结肠充气多层螺旋 CT 扫描

(MSCT)在结肠癌术前分期中的价值,其中T分期敏感度为97.0%,阳性诊断准确度为87.9%;N分期敏感度为73.9%,阳性诊断准确度为69.6%;5例肝转移病人均未漏诊。李健丁等[95]报道对30例大肠癌病人行螺旋CT增强扫描时其病灶强化程度、强化比值与癌组织中VEGF和微血管密度(MVD)呈正相关,可间接反映其含量。韩宇晶等[96]用内镜下黏膜染色结合放大内镜、实体显微镜观察大肠腺管开口分型并与病理对照,发现息肉124例,进展期癌9例,侧向发育型肿瘤(LST)5例。提示放大内镜与病理、实体显微镜诊断符合率高,腺管开口对判断早期大肠癌有重要意义。王建等[97]用^{125}I标记抗CEA人/鼠嵌合抗体rch24行裸鼠人结肠癌模型放射免疫显像研究,显示该抗体标记率为(95.5±0.2)%,能特异地聚集于肿瘤部位,有望成为结肠癌定位显像、鉴别诊断等的理想载体。

3. *治疗*

汪芳裕等[98]报道58例大肠肿瘤行内镜下黏膜切除术(EMR),所有病变均被完全切除且在随访期内无复发,除3例发生可控制出血外未见其他并发症。提示EMR可用于治疗黏膜及黏膜下浅层大肠癌或癌前病变。刘思德等[99]对8例LST早期癌变进行EMR或内镜下分片黏膜剥离切除术(EPMR)治疗,均一次性完全切除,且平均随访20.7个月内未发现肿瘤局部残留、复发及转移。李智等[100]比较HNPCC病人行次全结肠切除术或大肠癌常规手术的疗效,发现次全结肠切除术组病人复发率显著低于常规手术组($P<0.05$),但两组体重、血浆营养参数及术后排便次数均无明显差异。李瑾等[101]报道在腹腔镜结直肠癌手术中联合应用超声刀和血管闭合系统(LigaSure)可明显减少术中及术后出血,降低手术费用,达到与开腹手术一样的根治效果。梁显周等[102]报道左半结肠癌伴急性梗阻病人进行术中温盐水灌洗结肠可有效减少术中及术后污染,减少切口及腹腔感染,缩短住院时间。

万相斌等[103]对国内外近20年间关于Dukes B期结直肠癌术后辅助化疗的研究资料进行荟萃分析,发现术后化疗病人的5年生存率显著高于单纯手术组。李彩霞等[104]用奥沙利铂联合5-氟尿嘧啶(5-Fu)及亚叶酸钙(CF)治疗进展期大肠癌42例,总有效率为35.7%,主要不良反应为神经毒性及消化道反应。刘楠楠等[105]用奥沙利铂联合卡培他滨(希罗达)治疗32例晚期或复发性结直肠癌,总有效率40.6%,中位生存期15.2个月,主要不良反应为周围神经异常、胃肠道毒性和手足综合征。赵晖等[106]报道羟基喜树碱(HCPT)+草酸铂(L-OHP)方案治疗大肠癌的机制可能是通过L-OHP加强HCPT诱导大肠癌细胞凋亡,其凋亡的调控可能与p53、Fas-L基因有关。关文明等[107]报道多西他赛(泰素帝)呈剂量依赖性地抑制结肠癌LoVo细胞生长,且该作用与LoVo细胞端粒酶活性下降有关。刘秀均等[108]*研究发现地美环素(力达霉素)不仅能明显抑制小鼠移植性结肠癌(皮下、盲肠、肝内、脾内)生长,而且对结肠癌肝转移,尤其是直径>2 mm的较大肝转移灶有显著抑制作用。郑民华等[109]报道电穿孔技术可增强结肠癌裸鼠移植瘤对博来霉素的敏感性及化疗疗效,其机制可能与激活T细胞介导的肿瘤特异性免疫有关。董秋美等[110]检测结直肠癌病人行FOLFOX6(5-Fu持续灌注46 h的双周方案与草酸铂合用)治疗前的外周血二氢嘧啶脱氢酶(DPD)水平及治疗后5-Fu血药浓度,发现DPD水平和5-Fu血药浓度及毒性反应呈负相关,5-Fu稳态血药浓度和不良反应以及治疗反应呈正相关。阙挺等[111]检测多药耐药(MDR)基因蛋白P-gp、GST-π和Topo-Ⅱ在53例结直肠癌组织中的表达,发现GST-π表达与癌组织学类型相关,P-gp表达与淋巴结转移相关。提示这些蛋白的不同表达对肿瘤化疗的药物及方案选择有重要意义。

王春晖等[112]发现非选择性COX-2抑制剂(阿司匹林)及选择性COX-2抑制剂(塞来昔布)均能有效抑制结肠癌细胞生长,其机制与抑制结肠癌转录活化蛋白-1(AP-1)及NF-κB信号传导通路有关。程艳丽等[113]比较分析吲哚美辛(IN)治疗组和对照组结肠癌HCT116细胞的蛋白质谱,发现了45个差异蛋白点。进一步研究提示IN可通过BfL-1等多种途径诱导HCT116细胞凋亡并抑制其增殖。徐美华等[114]报道IN作用于经野生型p53转染的结肠癌细胞株SW480(wtp53/SW480)24 h后,随IN浓度增加,细胞周期素依赖性蛋白激酶(CDK)CDK_2、CDK_4表达水平逐渐下调,CDK抑制物$p21^{WAF1/PIC1}$表达水平逐渐上调;而SW480细胞则无上述变化。刘伟等[115]报道尼美舒利呈时间、剂量依赖性地抑制结肠癌细胞HT-29及HCT116生长,且对前者的抑制作用强于后者;同时发现尼美舒利可上调HT-29细胞上皮钙黏蛋白(E-cad)表达,但对HCT116细胞E-cad表达无影响。罗俊卿等[116]研究发现,5-Fu及氧化砷(As_2O_3)均可显著延长人结肠癌荷瘤鼠的生存时间;流式细胞仪检测显示低剂量As_2O_3组结肠癌细胞凋亡率为(8.3%±2.1%),高剂量组为(15.2%±3.8%),均显著高于5-Fu组[(3.8%±2.1%),$P<0.01$]。邹健等[117]发现氧化苦参碱(OM)对人结肠癌SW1116细胞具有剂量依赖性杀伤作用,使其G1/G0期细胞增加,S期细胞减少。认为OM可通过影响端粒酶反转录酶(hTERT)及其上游调控基因(p53和mad1)的表达来抑制癌细胞端

粒酶活性,发挥抗癌作用。谢家印等[118]研究发现大肠癌 HCT116 细胞经不同浓度(2.5、5.0、10 mg/L)咖啡酸苯乙酯(CAPE)处理后,G1/G0 期细胞增多,S 期细胞减少;细胞周期调控因子细胞周期素 D1 的蛋白及 mRNA 表达均下降。王颖等[119]报道熊果酸在浓度为 10～50 μmol/L 范围内呈浓度和时间依赖性地抑制结肠癌 HT-29 细胞增殖并诱导其凋亡;在细胞凋亡过程中,凋亡相关基因半胱天冬酶-9 和 bax 的表达逐渐增强。何超等[120]研究发现,IFN-γ 使大肠癌 RKO 细胞凋亡率从 TNF 相关凋亡诱导配体(TRAIL)单独应用时的 2.38%上升至联合用药时的 21%,显著增强了 TRAIL 对肿瘤细胞的诱导凋亡作用。

黄建华等[121]经反转录病毒介导将胞嘧啶脱氨酶(CD)基因导入人结肠癌细胞株 SW1116,获得稳定表达 CD 基因的 $SWCD_2$ 细胞。与 SW1116 细胞相比,$SWCD_2$ 细胞对 5-氟胞嘧啶(5-FC)的敏感性增加了 260 倍。黄宗海等[122]报道 VEGF 启动子驱动的 CD/胸苷激酶(TK)双自杀基因系统对大肠癌 LoVo 细胞的体外杀伤作用显著高于单一基因,且其作用强度与非特异性强启动子 CMV 驱动的双自杀基因系统相似。张玲等[123]用阳离子脂质体将正、反义 T-STAR 基因转入人结肠癌细胞系 HCT116 中,发现转染正义基因的细胞生长速度变慢,增殖能力下降;转染反义基因的细胞生长速度变快,增殖能力增强。杜勇等[124]报道腺病毒介导的突变型 p27 基因(Ad-p27mt)对大肠癌裸鼠模型的体内肿瘤有明显抑制作用,提示 Ad-p27mt 可用于大肠癌的基因治疗。崔滨滨等[125]发现在相同放疗剂量下,转染野生型 p53 基因的大肠癌 SW480 细胞与未转染者相比,生长抑制率及凋亡率增加,PCNA 比率下降($P<0.05$)。邢春根等[126]将携带 IL-12 基因反转录病毒载体的包装细胞(PA317-mIL-12)注射于结肠癌裸鼠模型的瘤体内,6 h 后癌细胞凋亡指数达 37.6%。提示 PA317-mIL-12 介导结肠癌细胞凋亡可能是 IL-12 基因抗肿瘤的机制之一。刘芬等[127]报道转染候选抑癌基因 NGX6 可引起结肠癌细胞系 HT-29 基因表达谱的广泛改变,其中表达差异 3 倍以上的基因达 377 个,功能涉及细胞周期调控、信号转导、凋亡等多方面。吕伟等[128]构建 VEGF 靶向 RNA 干扰(RNAi)重组体,可有效抑制大肠癌 HCT116 细胞 VEGF mRNA 表达,为下一步利用 RNAi 技术抑制肿瘤血管形成、局部侵袭及转移提供了研究基础。欧晓红等[129]报道^{131}I 标记血管活性肠肽(VIP)受体介导的 C-myc mRNA 反义寡核苷酸复合物(^{131}I-VIP-ASON)能在荷瘤鼠结肠腺癌组织中浓集,并显著抑制癌细胞生长及癌蛋白 C-myc 表达。

4. 预后

徐芳英等[130]用单因素及多因素 Cox 比例风险模型,分析 226 例大肠癌临床、病理形态学因素与预后的关系,发现年龄、TNM 分期、肿瘤芽、神经周围侵犯、肿瘤间质淋巴细胞浸润和尿糖是判断病人预后的独立指标。蔡善荣等[131]* 报道 Dukes 分期及家族肿瘤史是青年和中年大肠癌的共同预后影响因素,慢性便秘是中年大肠癌的独立预后影响因素,肠梗阻、手术时间、转移淋巴结数是老年大肠癌的预后影响因素。高纪东等[132]分析 59 例行结直肠癌肝转移瘤切除术病例,其术后 1、3、5 年总的生存率分别为 91.4%、34.8%及 21.9%,认为肝转移发生时间与肿瘤最大直径是影响病人预后的主要因素。贾镭等[133]报道肝硬化小鼠的结肠癌肝转移率(25%)低于正常小鼠(87.5%),认为肝硬化对结肠癌肝转移有抵抗作用,其机制可能与层粘连蛋白(LN)、纤连蛋白(FN)及 E-选择素有关。谢楚平等[134]分析 124 例进展期结直肠癌病人的淋巴结转移情况,发现淋巴结转移率在直肠癌高于结肠癌,T_3～T_4期高于 T_1～T_2期,低分化癌高于高分化癌($P<0.05$)。

宗祥云等[135]报道鸟苷酸环化酶 C mRNA(GCC mRNA)在大肠癌病人外周血中有较高的阳性率,其中复发或转移者(92.9%)显著高于原发无转移者(63.8%,$P<0.05$),提示 GCC mRNA 可作为肿瘤复发、转移的早期检测指标。吴萍等[136]发现大肠癌病人血清 sICAM-1 和 E-选择素水平显著高于对照组,且随 Dukes 分期进展而升高。认为血清 sICAM-1 和 E-选择素是反映大肠癌发生发展和预后的重要指标。周卫真等[137]报道在不同 Dukes 分期的大肠癌组织中,MVD 计数为 B 期 43.98 ± 21.46,C 期 59.54 ± 26.95,D 期 70.80 ± 19.04,嵌合体血管(MV)在 B 期占 40.0%,C 期占 60.0%,D 期占 87.5%;且随 MVD 和 MV 的增加,病人生存率降低,生存期缩短。徐青等[138]发现大肠癌组织中 MVD 计数及 VEGF 阳性率与癌组织分化程度、Dukes 分期、淋巴结及远处转移相关($P<0.05$),且外周血 CK20 mRNA 阳性表达者的 MVD 计数及 VEGF 阳性率均显著高于 CK20 mRNA 阴性表达者。钱贤忠等[139]报道大肠癌组织中 PTEN 蛋白低表达和 VEGF 蛋白高表达与大肠癌 Dukes 分期、浆膜浸润、淋巴结转移密切相关,联合检测 PTEN 和 VEGF 蛋白对大肠癌的预后判定有一定价值。杨景等[140]检测 91 例结直肠癌组织标本,发现凋亡抑制因子生存素的蛋白表达在伴远处转移者显著高于未转移者,生存素表达阳性者的 5 年生存率及 AI 均数均显著低于生存素表达阴性者。林满华等[141]研究发现大肠癌组织中 nm23-H_1、Fas 低表达及 FasL 高表达与大肠癌组织分化程度、淋巴结转移、Dukes 分期及病人预

后相关($P<0.01$)。杨艳芳等[142]报道Dukes分期、p53、nm23-H_1是影响大肠癌根治术后生存的重要因素,由此建立的预后预测模型预测术后5年结局的敏感度为79.1%,特异度为83.0%,符合率为80.8%。肖菊香等[143]发现53例结直肠癌术后标本中有39例DPD表达阳性;阳性表达者的5年生存率(13.0%)显著低于阴性者(43.0%)。提示DPD表达可作为判断结直肠癌预后的参考指标。杨晓东等[144]报道73例结直肠低分化腺癌病人中有13例表现为神经内分泌分化,且其1年生存率明显低于同期结直肠低分化腺癌者。提示结直肠神经内分泌克隆可能是判断结直肠癌预后的新指标及治疗靶点。白雪等[145]报道结直肠癌原发灶和肝转移灶蛋白质组表达存在显著差异,碳酸酐酶Ⅱ表达下调和精氨酸酶、谷胱甘肽S-转移酶A3增强表达可使结直肠癌细胞生物学行为发生改变而促进肝转移发生。

5. 预防

刘成霞等[146]研究发现2.5×10^{-3} mol/kg丁酸钠溶液直肠灌注可有效减少和延缓二甲基肼(DMN)诱导的小鼠大肠癌发生,且未发现明显毒副作用。许刚等[147]报道姜黄素、儿茶素单独及联合应用均可显著抑制DMN诱导的大鼠大肠癌发生,且两者联用有协同作用;该作用是通过抑制诱癌早期ACF数量及COX-2 mRNA表达实现的。

(施　斌)

(七)其他

孙英杰等[148]等报道小肠良性淋巴组织增殖症1例;邬云红等[149]报道以低蛋白血症为突出表现的原发性小肠淋巴管扩张症3例。江志伟等[150]报道经PEJ管抽取小肠液培养诊断真菌性小肠炎1例。张晨莉等[151]*回顾分析34例疑为小肠出血而行推进式双气囊电子小肠镜检查病人,其中30例发现病灶,30例阳性病人中,血管病变7例,小肠肿瘤11例,克罗恩病4例,其他8例。涂自智等[152]等比较多巴酚丁胺在不同液体复苏条件下对兔肠缺血-再灌注损伤所致休克的治疗效果,结果为在乳酸林格液+羟乙基淀粉溶液(LRS+HES)复苏条件下使用效果更好。段国贤等[153]研究黄芪和硫酸锌对肠缺血-再灌注过程中肺脂质过氧化变化的影响,发现黄芪和硫酸锌通过抗脂质过氧化能减轻或在一定程度上防止急性肺损伤的发生和发展。周顺召[154]报道嗜酸性胃肠炎1例,给予泼尼松后治愈。李新宁等[155]对37例先天性巨结肠症患儿在腹腔镜下行改良Soave巨结肠根治术,术后随访4~28个月,出现术中腹腔出血、部分结肠回缩等7例手术并发症,术后1~3 d恢复饮食,平均术后7 d出院,术后10~14 d开始扩肛,平均扩肛时间6~8周。余一平等[156]回顾12例手术治疗先天性巨结肠,其中3例小于6个月的婴幼儿采用非开腹经肛门结肠拖出术治疗,7例1~14岁患儿采用改良Z型缝合术(Ikeda)手术治疗,2例成人采用胃肠吻合器应用Ikeda手术治疗。赖晓峰等[157]回顾8例成人先天性巨结肠症,1例行结肠造瘘,6例行Ikeda术,1例行改良Swenson术,其中7例根治手术者术后排便功能均优。王国斌等[158]报道66例先天性巨结肠症患儿行腹腔镜辅助下改良Swenson术,全部病例Ⅰ期根治均获成功。张建智等[159]报道3 068例全结肠检查中经病理证实结肠黑变病60例,检出率1.96%,本组病人60岁以上约占一半,并均有腹泻药史。王黎玲等[160]报道用培菲康治疗迁延性腹泻50例,总有效率95.45%。刘光华等[161]报道用磷酸铝(洁维乐)治疗小儿腹泻60例,取得满意疗效。慎睿哲等[162]分别对24例慢性腹泻病人和80例无消化道症状体检者行胶囊内镜检查,发现小肠疾病在慢性腹泻病人中的检出率明显高于无症状体检者。

(王一平)

参 考 文 献

1 韩　明,等.江西医药,2005,40(2):89
2 赵亚群,等.华中医学杂志,2005,29(1):40
3 单国栋,等.浙江医学,2005,27(8):595
4 任　权,等.中国内镜杂志,2005,11(2):174
5 刘放南,等.中华器官移植杂志,2005,26(7):430
6 王梅蓉.山东医药,2004,44(28):52
7 王伟岸,等.中华消化杂志,2004,24(10):590
8 邹晓艳,等.山东医药,2004,44(26):74
9 严惠东,等.山西医药杂志,2004,33(11):989
10 许燕萍.中华消化杂志,2004,24(11):688
11 王再见,等.临床内科杂志,2005,22(3):180
12 迟　雁,等.北京大学学报(医学版),2005,37(4):415
13 王悦友,等.中国实用内科杂志,2005,25(4):353
14 姜　敏,等.中国医科大学学报,2005,34(3):233
15 华建平,等.天津医药,2005,33(6):374
16 鲁素彩,等.中国综合临床,2005,21(4):320
17 苏　锐,等.中国内镜杂志,2004,10(11):103
18 刘　萱,等.中华肝脏病杂志,2005,13(8):614
19 宋　瑛,等.胃肠病学和肝脏病杂志,2004,13(6):642
20 王玉芳,等.临床内科杂志,2004,21(10):671
21 李陕区,等.第四军医大学学报,2005,26(7):封三
22 温忠惠,等.四川大学学报(医学版),2005,36(5):676
23 庞　智,等.中华消化杂志,2004,24(12):745
24 杜俊东,等.中国实用外科杂志,2005,25(9):559
25 常玉英,等.四川医学,2005,26(4):373
26 蒋　益,等.中华消化杂志,2005,25(7):387

27　曹　倩，等.中华消化杂志，2005，25(4)：222
28　高　翔，等.中华内科杂志，2005，44(6)：428
29　许春梅，等.临床消化病杂志，2005，17(3)：103
30　王繁荣，等.山东医药，2005，45(21)：86
31　刘宇红，等.哈尔滨医药，2005，25(3)：38
32　周宏战，等.吉林医学，2005，26(6)：650
33　姜小丹，等.华中科技大学学报(医学版)，2005，34(3)：281
34　宋　敏，等.武汉大学学报(医学版)，2005，26(1)：124
35　陶春梅，等.中国医科大学学报，2005，34(4)：351
36　王玉芳，等.四川大学学报(医学版)，2005，36(2)：204
37　柳　娟，等.胃肠病学和肝脏病学杂志，2005，14(4)：401
38　李莉群，等.贵州医药,2005，29(8)：736
39　雷宗霖，等.内蒙古医学杂志，2004，36(11)：919
40　陈　曦，等.四川医学，2005，26(4)：376
41　王再见，等.四川医学，2005，26(4)：392
42　丁一娟，等.中国内镜杂志，2005，11(9)：930
43　张　红，等.上海医学，2005，28(7)：569
44　龙峻标，等.北京医学，2004，26(6)：427
45　巫协宁，等.中华消化杂志，2005，25(5)：296
46　赵坚敏.贵州医药，2004，28(10)：917
47　刘贵生，等.中国内镜杂志，2005，11(2)：133
48　潘卫东，等.中国临床医学影像杂志，2005，16(5)：268
49　石国庆，等.贵州医药，2004，28(12)：1116
50　陈芝兰，等.临床内科杂志，2005，22(4)：280
51　高成城，等.陕西医学杂志，2005，34(1)：120
52　张以洋，等.中国内镜杂志，2005，11(5)：533
53　刘思德，等.解放军医学杂志，2004，29(11)：941
54　李　军，等.北京大学学报(医学版)，2005，37(4)：371
55　马爱波，等.云南医药，2005，26(4)：336
56　陈　坤，等.浙江大学学报(医学版)，2004，33(5)：411
57　杨金燕，等.中国肿瘤临床，2004，31(20)：1160
58　段琼红，等.中华流行病学杂志，2005，26(2)：132
59　黄彦钦，等.中华外科杂志，2005，43(5)：317
60　金黑鹰，等.第二军医大学学报，2005，26(8)：888
61　郑海涛，等.中华医学杂志，2005，85(30)：2124
62　周燕红，等.重庆医学，2005，34(6)：888
63　陈　坤，等.中华肿瘤杂志，2004，26(11)：645
64　杨　燊，等.中华医学杂志，2005，85(30)：2132
65　阎　丽，等.中华消化杂志，2005，25(6)：376
66*　王　赫，等.中华消化杂志，2005，25(1)：6
67　齐　健，等.中华消化杂志，2004，24(10)：598
68　方永明，等.浙江大学学报(医学版)，2004，33(5)：390
69　刘　俊，等.第一军医大学学报，2005，25(2)：177
70　李秀梅，等.第二军医大学学报，2005，26(5)：470
71　江本元，等.武汉大学学报(医学版)，2005，26(2)：147
72　丁　健，等.中华肿瘤杂志，2005，27(4)：213
73　陈金明，等.癌症，2005，24(5)：554
74　赵　勇，等.第四军医大学学报，2004，25(18)：1666
75　周玉玲，等.癌症，2005，24(6)：685
76　唐迎春，等.华中科技大学学报(医学版)，2004，33(6)：707
77　刘竹军，等.癌症，2005，24(2)：237
78　张　宏，等.胃肠病学和肝病学杂志，2005，14(2)：186
79　王志华，等.宁夏医学杂志，2005，27(7)：496
80　曾平湖，等.新医学，2005，36(8)：451
81　王文彩，等.福建医药杂志，2005，27(3)：198
82　蒋红钢，等.浙江医学，2005，27(5)：357
83　徐　栋，等.浙江大学学报(医学版)，2004，33(5)：403
84　杨旭峰，等.中国综合临床，2005，21(1)：11
85　赵先文，等.中华肿瘤杂志，2005，27(5)：286
86　余捷凯，等.浙江大学学报(医学版)，2004，33(5)：408
87　黄培林，等.中华消化杂志，2005，25(5)：259
88　高春芳，等.解放军医学杂志，2005，30(6)：460
89　梁小波，等.中华检验医学杂志，2005，28(5)：497
90*　冯　波，等.中华外科杂志，2005，43(9)：564
91　李世荣，等.中华医学杂志，2005，85(10)：697
92　张京伟，等.武汉大学学报(医学版)，2004，25(6)：705
93　黄志刚，等.中华消化杂志，2005，25(2)：79
94　张　森，等.中华放射学杂志，2005，39(5)：505
95　李健丁，等.中华放射学杂志，2005，39(3)：285
96　韩宇晶，等.解放军医学杂志，2004，29(11)：938
97　王　建，等.中华核医学杂志，2005，25(1)：62
98　汪芳裕，等.解放军医学杂志，2005，30(6)：469
99　刘思德，等.解放军医学杂志，2004，29(11)：932
100　李　智，等.中国肿瘤临床，2004，31(19)：1111
101　李　瑾，等.中国内镜杂志，2005，11(4)：356
102　梁显周，等.河北医药，2005，27(4)：248
103　万相斌，等.癌症，2005，24(5)：600
104　李彩霞，等.河北医药，2005，27(3)：212
105　刘楠楠，等.吉林医学，2005，26(8)：818
106　赵　晖，等.肿瘤，2005，25(5)：416
107　关文明，等.复旦学报(医学版)，2005，32(2)：182
108　*刘秀均，等.癌症，2005，24(6)：641
109　郑民华，等.中国实用外科杂志，2004，24(11)：681
110　董秋美，等.癌症，2005，24(4)：483
111　阙　挺，等.肿瘤，2005，25(2)：163
112　王春晖，等.中华消化杂志，2005，25(8)：483
113　程艳丽，等.中华消化杂志，2004，24(12)：736
114　徐美华，等.肿瘤，2005，25(3)：217
115　刘　伟，等.第三军医大学学报，2004，26(18)：1670
116　罗俊卿，等.临床消化病杂志，2004，16(6)：245
117　邹　健，等.中华消化杂志，2005，25(4)：207
118　谢家印，等.第三军医大学学报，2005，27(12)：1194
119　王　颖，等.武汉大学学报(医学版)，2005，26(4)：487
120　何　超，等.中华消化杂志，2005，25(6)：367
121　黄建华，等.中华肿瘤杂志，2005，27(1)：6

122 黄宗海，等.第一军医大学学报，2005，25(5):521
123 张 玲，等.第三军医大学学报，2005，27(6):511
124 杜 勇，等.第四军医大学学报，2005，26(14):1272
125 崔滨滨，等.中华外科杂志，2005，43(15):1002
126 邢春根，等.江苏医药，2005，31(8):594
127 刘 芬，等.癌症，2005，24(9):1064
128 吕 伟，等.第三军医大学学报，2005，27(11):1089
129 欧晓红，等.中华核医学杂志，2004，24(6):333
130 徐芳英，等.中华流行病学杂志，2005，26(5):366
131 *蔡善荣，等.中华肿瘤杂志，2005，27(8):483
132 高纪东，等.癌症，2005，24(6):704
133 贾 镭，等.中国癌症杂志，2005,15(4):317
134 谢楚平，等.广东医学，2005，26(8):1090
135 宗祥云，等.中国癌症杂志，2005，15(4):339
136 吴 萍，等.中国综合临床，2005，21(8):692
137 周卫真，等.中国实用内科杂志，2005，25(6):522
138 徐 青，等.中国医学杂志，2005，85(17):1205
139 钱贤忠，等.浙江医学，2005，27(9):657
140 杨 景，等.癌症，2005，24(1):116
141 林满华，等.四川大学学报(医学版)，2005，36(4):503
142 杨艳芳，等.中华流行病学杂志，2005，26(3):214
143 肖菊香，等.中华医学杂志，2005，85(30):2136
144 杨晓东，等.中华外科杂志，2005，43(11):706
145 白 雪，等.中华医学杂志，2005，85(30):2128
146 刘成霞，等.癌症，2005，24(8):930
147 许 刚，等.第一军医大学学报，2005，25(1):48
148 孙英杰，等.中华消化内镜杂志，2004，21(6):422
149 邬云红，等.中华医学杂志，2004，84(24):2137
150 江志伟，等.中国实用外科杂志，2005，25(8):452
151 *张晨莉，等.中华消化内镜杂志，2004，21(6):381
152 涂自智，等.中国危重病急救医学，2005，17(2):71
153 段国贤，等.天津医药，2005，33(1):36
154 周顺召.新医学，2005，36(5):292
155 李新宁，等.广西医学，2004，26(11):1605
156 余一平，等.安徽医学，2005，26(4):280
157 赖晓峰，等.江苏医药杂志，2005，31(1):50
158 王国斌，等.中国实用外科杂志，2005，25(1):52
159 张建智.天津医药，2005，33(3):154
160 王黎玲.福建医药杂志，2005，27(1):72
161 刘光华，等.福建医药杂志，2005，27(2):128
162 慎睿哲，等.胃肠病学和肝病学杂志，2005，14(4):398

四、消化道出血

(一)上消化道出血

李丹等[1]对118例不明原因消化道出血病人进行DSA检查，检查阳性33例，出血期检查阳性率52.4%，间歇期阳性率22.7%，有显著差异($P<0.01$)，提示DSA对不明原因消化道出血具有诊断价值。孙克文等[2]对154例致死性非静脉曲张性上消化道大出血病人行床边急诊胃镜并行胃镜下注射肾上腺素-利多卡因-高渗盐水止血，诊断率94.2%，总有效率92.9%，再出血率9.0%，无不良反应。卫金歧等[3]对64例因胃腔视野不清未发现出血病灶者用3%过氧化氢溶液(双氧水)喷洒与喷洒生理盐水相比胃腔视野清晰度评分、发现出血部位、确定病灶性质、出血停止均有非常显著性差异($P<0.001$)。黄庆娟等[4]分析了66例复杂的消化道大出血抢救的全过程后，发现本病的抢救的重点在于病灶定位，同时多科室间的协作和技术的完善在成功抢救上尤为关键。莫丽等[5]分析16例消化道出血合并急性心肌梗死病人，发现消化道出血合并急性心肌梗死时病死率明显升高，发病机制与冠状动脉灌流量减少，血管平滑肌收缩，冠状动脉痉挛、狭窄有关。张银清等[6]分析了65例重型颅脑损伤病人，根据有无消化道出血分为出血组与无出血组，用放免法测定血清促胃液素(胃泌素)并与正常对照组进行比较。发现血清促胃液素浓度与脑损伤程度及消化道出血呈正相关。李志伟等[7]调查上消化道出血病例144例，发生呼吸道感染24人次，感染率16.7%，部位26例次数，部位例次率18.1%；感染因素与侵入性操作、使用H_2受体阻断剂及病人年龄大、卧床、贫血程度等有关。冯莉等[8]报道用氩离子凝固术治疗急诊消化道出血病人98例，其中反流性食管炎10例，胃溃疡10例，Dieulafoy溃疡10例，胃窦黏膜血管畸形10例，球部溃疡20例，肠黏膜血管畸形8例，息肉切除后残余灶出血30例，经氩离子凝固术治疗均满意止血。吴承荣等[9]对62例非静脉曲张性上消化道出血病人行内镜热极止血治疗，其中球部溃疡29例，胃溃疡21例，糜烂性胃炎5例，贲门黏膜撕裂症4例，胃癌2例，Dieulafoy病1例。60例止血成功，有效率96.7%。邵伟等[10]采用内镜下金属钛夹联合硬化剂注射治疗上消化道出血42例，其中溃疡27例，息肉切除后出血8例，贲门黏膜撕裂症2例，胃癌5例，即时止血率100%。梁淑文等[11]应用胃镜下合金钛夹治疗十二指肠球部溃疡大出血7例，经胃镜下合金钛夹治疗后均立刻止血，术后恢复良好，无并发症。刘德良等[12]*对31例Dieulafoy病出血病人随机采用经内镜皮圈套扎EBL($n=16$)或硬化剂注射(EIS，$n=15$)治疗，结果为EBL组早期止血率、远期止血率和转外科手术率均与EIS组相似($P>0.05$)，但再出血率显著低于EIS组($P<0.05$)。张婉雯等[13]报道Dieulafoy病病人27例，A组应用止血夹联合高渗盐水注射，B组仅用高渗盐水注射，2组止血成功率分别为100%和70%，再出血率分别为5%和30%，差异有显著性意义

($P<0.05$)。郑世华等[14]回顾分析35例上消化道出血病人,结果为上消化道出血中少见病因以Dieulafoy病(22.9%)、十二指肠憩室(17.1%)、食管炎(14.3%)、胃切除术后吻合口炎(11.4%)、十二指肠炎(8.3%)多见,抗酸治疗和内镜止血效果好。翟振秋等[15]分析54例儿童上消化道出血的临床资料,其中十二指肠球部溃疡占70.4%,胃溃疡5.6%,糜烂性胃炎5.6%,十二指肠球炎9.3%,不明原因9.3%,男性多于女性,学龄儿童多发。陈娟等[16]对67例早产儿消化道出血进行病因分析,结果发现,新生儿自然出血症、应激性胃黏膜病变、重症感染是早产儿消化道出血的最常见原因。张业祥等[17]对25例急性消化道大出血行急诊剖腹探查的病人进行术中内镜检查,有24例明确了出血原因,检出率达96.0%。所有病人均根据术中内镜诊断进行了相关手术治疗,术后无一例再出血。朱德宝[18]治疗15例难治性上消化道大出血病人,其中胰十二指肠切除术后胃十二指肠动脉残端假性动脉瘤破裂出血1例,十二指肠溃疡毕式胃大部切除术后十二指肠残端瘘4例,胆道术后消化道出血5例,十二指肠溃疡出血5例,采用介入方法与传统手术方法相结合治疗后出血均止。吉存录等[19]报道了2例罕见原因上消化道出血病例,1例为胃壁组织黏膜下血管瘤,1例为胃黏膜下血管破裂出血,经急诊手术治疗后痊愈。赖跃进等[20]对196例危重病病人伴发应激性溃疡出血随机分为中药组($n=101$)用泻胃化瘀止血糊治疗,72 h内止血率81.2%,24 h内止血率17.8%,西药组($n=95$)用雷尼替丁治疗,72 h内止血率70.5%,24 h内止血率4.2%。李仲启等[21]报道1例胃底海绵状血管瘤活检致大出血,胃镜提示胃底后壁有5 cm×4 cm隆起物,表面光滑,橘红色,质软,似脑回状,活检后出现迟发大出血。

(二)下消化道出血

李晓光等[22]回顾分析了74例小肠出血的病因及诊断方法,出血原因以小肠肿瘤最为多见(44.6%),依次为憩室(23.0%)、血管疾病(16.2%)及炎症(16.2%);小肠气钡双重造影是主要检查方法。陈洁等[23]分析了1 431例下消化道出血病人的肠镜结果,发现出血的病因依次为结肠癌(27.4%)、结肠息肉(20.5%)、肛周疾病(16.1%)、炎症性肠病(6.1%)和结肠炎(3.1%)。陈孝等[24]评价胶囊内镜对不明原因小肠出血的诊断价值,共分析了25例病人,并与小肠钡餐、血管造影进行比较,结果显示胶囊内镜的病变检出明显高于小肠钡餐和血管造影。李运红等[25]利用胶囊内镜检查了50例小肠出血病人,所有病人均接受过胃镜、肠镜等传统检查方法未能明确诊断,50例病人中有39例(78%)发现出血原因,表明胶囊内镜对小肠出血有较高诊断价值。钟捷等[26]比较双气囊小肠镜和胶囊内镜在小肠出血中的诊断准确率和实用价值,认为经口和经肛方式结合能使双气囊小肠镜完成对全小肠的检查;双气囊小肠镜在不明原因小肠出血的病因诊断方面明显优于胶囊内镜检查;胶囊内镜在小肠多节段病变和长段病变的诊断上有价值。郑向红等[27]对25例下消化道出血病人行^{99}Tc-RBC显像,并与手术及病理结果相比较,发现^{99}Tc-RBC显像诊断下消化道出血阳性率为80.0%,定位诊断率为68.0%,特异性为85.0%。苑静波等[28]对29例各种原因所致消化道出血采用介入方法行急诊治疗,研究表明,消化道大出血在急诊血管造影的基础上行选择性出血动脉栓塞或缩血管药物灌注治疗是安全有效的止血措施,血管造影对出血病因及出血部位的检出具有重要意义。

(高道键　王洛伟)

参 考 文 献

1　李　丹,等.第二军医大学学报,2004,25(10):1135
2　孙克文,等.中国内镜杂志,2005,11(4):397
3　卫金歧,等.胃肠病学和肝病学杂志,2004,13(6):632
4　黄庆娟,等.胃肠病学和肝病学杂志,2004,13(5):545
5　莫　丽,等.中国实用内科杂志,2005,25(7):610
6　张银清,等.中国综合临床,2005,21(1):51
7　李志伟,等.中华医院感染学杂志,2005,15(2):146
8　冯　莉,等.中华消化内镜杂志,2005,22(1):58
9　吴承荣,等.中华消化内镜杂志,2005,22(1):18
10　邵　伟,等.中华消化内镜杂志,2005,22(2):126
11　梁淑文,等.中华消化内镜杂志,2005,22(2):122
12*　刘德良,等.中华消化杂志,2005,25(3):134
13　张婉雯,等.中华消化内镜杂志,2004,21(6):421
14　郑世华,等.中国实用内科杂志,2005,25(7):639
15　翟振秋,等.医学临床研究,2004,21(9):1030
16　陈　娟,等.四川医学。2005,26(6):656
17　张业祥,等.中国综合临床,2005,21(2):148
18　朱德宝.中国危重病急救医学,2005,17(8):495
19　吉存录,等.青海医药杂志,2005,35(7):57
20　赖跃进,等.中国中西医结合杂志,2005,25(2):165
21　李仲启,等.中华消化内镜杂志,2005,22(3):215
22　李晓光,等.临床内科杂志,2004,21(12):844
23　陈　洁,等.上海医学,2005,28(7):589
24　陈　孝,等.中国内镜杂志,2004,10(11):57
25　李运红,等.中国消化内镜杂志,2004,21(5):313
26　钟　捷,等.中国消化杂志,2004,24(12):741
27　郑向红,等.实用放射学杂志,2004,20(10):938
28　苑静波,等.内科急危重杂志,2005,11(2):61

五、消化道内镜

孙明军等[1]用线阵超声内镜对 67 例疑胃黏膜下病变病人进行检查，结果显示，间质瘤 27 例，脂肪瘤 6 例，异位胰腺 4 例，息肉 14 例；外压性病变 16 例。董光宏等[2]报道 19 例经 EUS、手术病理证实的胃及食管早期癌病例情况，对早期癌判断的总准确率为 68.4%，周围淋巴结转移的准确率为 94.7%。杨建民等[3]在高频小探头超声辅助下对 30 例直径 0.5～3.5 cm 的胃肠道肿瘤行 EMR 治疗，治疗成功率 93.3%，无一例严重并发症，随访 2～13 个月无复发。梅浙川等[4]对 1～2 级高血压病人 228 例给予丙泊酚加芬太尼(或咪达唑仑)行无痛苦胃镜检查，术中血压、心率及 P-R 间期标准差下降至正常范围，无一例严重并发症。张立伟等[5]对 48 例早期胃癌、食管癌及癌前病变病人在静脉应用丙泊酚复合小计量咪达唑仑后给予内镜下治疗，成功率 100%。增加了病人日后定期随访率。周长宏等[6]对 170 例胃镜检查中应用持续心电向量监测，92.9%出现心率加快。还发现极速窦速、明显窦缓、窦性停博、室速、室早、ST-T 异常等特殊心电图。唐文等[7]对 180 例儿童给予静脉推注咪达唑仑、芬太尼和丙泊酚后进行胃镜检查，除 1 例术中明显呼吸抑制外，其余均顺利完成，其中包括癫痫、高血压患儿。邱小蕾等[8]给予 120 例年龄 70～85 岁，体重 40～75kg 的老人胃镜检查前静注咪达唑仑 20μg/kg，以后每 2 min 追加 10 μg/kg，无一例严重并发症，满意度为 95%。张婉雯等[9]报道 1 358 例单纯丙泊酚静脉麻醉后胃镜检查中出现的并发症，有低血压、心动过缓、呛咳、SpO_2下降、恶心、检查后眩晕等，并提出了防治措施。王芙蓉等[10]对 72 例无痛胃镜检查的病人分组，分别静脉推注丙泊酚 1.5 mg/kg，芬太尼 20μg 和不同计量的咪达唑仑。认为咪达唑仑 0.04 mg/kg 是最佳剂量。

施化秀等[11]报道 22 例疑小肠疾病行双气囊电子小肠镜检查，共检查 26 例次。发现异常 14 例，其中克罗恩病 5 例，肿瘤 4 例，息肉 2 例，血管病变 1 例，多发性溃疡 2 例。周毅等[12]对 381 例病人第一次结肠镜检查后 2 周用结肠镜直肠 U 形反转检查，新发现 11 例直肠息肉，其中＞0.5 cm 者 2 例，病理为增生性息肉、管状腺瘤和管状绒毛腺瘤。蔡佳等[13]对 580 例单纯性慢性腹痛、腹泻及便秘的病人行结肠镜检查，各个症状的病人中息肉、肠癌和溃疡性结肠炎的总检出率分别为 15.4%、15.7%和 10.0%。刘思德等[14]报道 5 735例接受结肠镜检查的病人中检出侧向发育型肿瘤 46 例，42 例施行内镜下治疗，39 例用黏膜剥离切除术，病变切除彻底，无并发症。钟燕等[15]对 122 例急性不全肠梗阻病人行结肠镜检查，其中结直肠癌占 41.0%，其次为粪石、息肉、肠扭转等。结肠镜检查还可缓解一些非肿瘤性病变所致的梗阻症状。梁莉等[16]报道 12 例病人在使用抗生素后出现不同程度的水样腹泻，结肠镜检查发现以直肠、乙状结肠为主的伪膜性肠炎，厌氧菌培养，阳性率达 90.9%。翁雪健等[17]应用放大色素肠镜结合 Kudo 腺管分型对 80 例直径≤10 mm 的小息肉进行鉴别，对非瘤性息肉的敏感性和特异性分别为 92.5%和 96.1%，瘤性息肉为 92.3 和 82.8%。

张筱凤等[18]对该院所做 4 200 次 ERCP 诊治病人中 89 例(2.1%)做了 2 次以上，5 例诊断性 ERCP 的病人，第 2 次造影成功，74 例治疗性 ERCP，经 2 次以上均获成功。认为针对不同的病情合理选择分次 ERCP 可提高 ERCP 的安全性和成功率。尹曙明等[19]回顾分析 6 925 例残胃病人的病例资料，认为目前胃恶性肿瘤已替代了消化性溃疡成为行胃大部切除术的首要病因。残胃病人应定期随访胃镜及病理检查。张齐联等[20]探讨国产 OMOM 胶囊内镜系统的性能及在临床应用中的价值。认为 OMOM 胶囊内镜对于小肠病变的检出率较高，对于不明原因的消化道出血病人可作为常规检查手段。彭和平等[21]评价了腹腔镜单独或与内镜联合治疗胆囊疾病合并胆总管结石的临床效果，认为胆总管直径＜1.0 cm，尤其胆总管下端结石嵌顿时宜采用内镜、腹腔镜联合手术治疗；胆总管直径＞1.0 cm 或多发结石，尤其并存二级肝管结石者(无胆管狭窄)，腹腔镜下一期手术 LC＋LCBDE 是治疗胆囊疾病合并胆总管结石的最佳选择。任旭等[22]探讨了内镜切除消化道黏膜下肿瘤(SMT)的疗效、安全性以及切除前内镜超声检查(EUS)的价值。结论：内镜切除 SMT 是一种较安全、有效的方法，并可获得组织学诊断，EUS 对内镜治疗 SMT 选择适应证有重要的价值。吴明利等[23]采用套帽法切除早期食管、胃癌及癌前病变 89 例。认为套帽法完全切除率较高、操作较简单，优于其他方法；病灶显示及切除技巧是影响完全切除的主要因素。袁伟建等[24]探讨内镜下黏膜下切除治疗食管胃黏膜下隆起性病变的诊断治疗价值及安全性。认为对于食管、胃黏膜下隆起性病变行胃镜下切除术具有良好的诊断与治疗价值，特别对恶性和潜在恶性间质瘤的早期诊断与治疗安全性较好。崔毅等[25]对 67 例高频电凝电切相对禁忌证的息肉及部分黏膜下病变行尼龙绳套扎治疗，认为尼龙绳套扎法对宽基底或粗蒂胃肠道隆起性病变的治疗效果满意，是一种安全、有效、经济、操作简便的方法。李修岭等[26]对 225 例病人进行食管色素内镜卢戈(Lugol)碘液染色检查，认为经 Lugol 液染色后可使病变的形态及范围更加清晰,从而提高内镜诊断的阳性率,特别对于提高食管黏膜微小病变的检出率,早期食管癌的诊断有非常重要的价值。赵强等[27]介绍了消化道螺旋仿真内镜检查方法,并与电子内镜检查对照研究。认为螺旋消化道仿真内镜检查可了解病变与邻近结构之间的关系,获得和病变有关的大量信息,利于指导临床,决定治疗方案。朱净等[28]研究了内镜下乙酸染色诊断 Barrett 食管(BE),认为乙酸染色可指导微小或不易辨别的 BE 上皮的活检,提高对 BE 的诊断率。容浩等[29]探讨了治疗术后肝内胆管残留结石的有效方法。认为利胆排石中药能显著提高胆道镜的工作效率和结石取净率。戈之铮等[30]应用 Olympus 新型超细胃镜(GIF XP 260)共完成临床诊治 812 例次,认为外径缩小是减少插入痛苦感的主要措施,取样满意;观察各部位图像清晰。王晓艳等[31]探讨了无线胶囊内镜在消化道疾病诊断中的价值和安全性。认为胶囊内镜采集图像清晰,安全性好,对病变的检出率高,定位较准确,尤其适合于小肠疾病的诊断。胡国良等[32]对 125 例胃手术后病人进行胃镜检查。残胃及吻合口炎者占 72.8%(91/125),残胃及吻合口溃疡者占 15.2%(19/125),残胃癌者 10.4%(13/125)。认为内镜检查是诊断残胃病变的主要手段,能及早发现残胃癌。于聪慧等[33]探讨经胆囊管腹腔镜胆道探查术的临床应用。结论是经胆囊管腹腔镜胆道探查术治疗继发性胆道结石和部分肝胆管结石是一种简单、可行和安全的微创新方法。杨希宁等[34]探讨了内镜下直接喷洒色素染色对上消化道疾病的诊断价值。结论是内镜下直接喷洒色素染色应用方便,操作简单,根据染色后色彩和形态对比变化,进行活检,可提高上消化道癌及癌前状态的检出率。许元良等[35]用胆道镜对胆道残余结石病人 445 例(1 346 例次)进行诊治及系列分析,认为左肝内胆管取石较难。粗短直的 T 管窦道取石方便,不易水肿。认为放置 T 管直径以 22F、腹内段长度(11±1) cm 为佳。邱小蕾等[36]对 13 例结肠癌梗阻性病变病人进行计算机断层成像仿真结肠镜检查。认为该检查无创伤、无痛苦、检查迅速方便,并发症少,尤其能显示高度狭窄的肠腔及狭窄远端的病变,能为术前提供更多信息。付玉军[37]探讨了行胃镜检查术前不用麻药单用祛泡剂行胃镜检查的效果。认为应用祛泡剂在时间、耐受性、经济等方面取得了满意的效果,值得临床推广。陈星等[38]利用金宣真的胃炎分类法对除菌前后的胃黏膜进行观察,比较放大胃镜下除菌前后胃黏膜的变化情况。结果为除菌后在炎症、活动度方面均明显改善。萎缩和肠化生无统计学差异。李延青等[39]*探讨纵轴内镜超声引导下细针穿刺活检(EUS-FNA)在上消化道及其毗邻脏器疾病的诊断价值。共 31 例病人在纵轴 EUS 下行 FNA 检查。结果为 25 例穿刺成功(19 例成功获得需要的组织及细胞涂片,5 例仅获得细胞学资料,1 例胰腺囊性病变吸引出囊液),取材成功率 80.6%。诊断的敏感度 90.5%,特异度 100.0%,阳性预测值 100.0%,阴性预测值 50.0%。所有 31 例病人的敏感度 81.5%,特异度 100%,阳性预测值 100%,阴性预测值 44.4%。所有穿刺病人均未出现严重并发症。

(宋　健　陈　洁　孙振兴)

参 考 文 献

1 孙明军,等.中华消化内镜杂志,2005,22(4):269
2 董光宏,等.中华消化内镜杂志,2005,22(3):185
3 杨建民,等.中华消化内镜杂志,2004,21(5):306
4 梅浙川,等.中华消化内镜杂志,2005,22(1):47
5 张立伟,等.中国综合临床,2005,21(10):916
6 周长宏,等.中华消化内镜杂志,2005,22(4):265
7 唐　文,等.重庆医学,2004,33(10):1538
8 邱小蕾,等.中国内镜杂志,2005,11(2):176
9 张婉雯,等.中华消化内镜杂志,2004,21(5):328
10 王芙蓉,等.中国内镜杂志,2004,10(12):53
11 施化秀,等.胃肠病学和肝病学杂志,2004,13(6):622
12 周　毅,等.中华消化内镜杂志,2005,22(4):273
13 蔡　佳,等.中华消化内镜杂志,2005,22(1):54
14 刘思德,等.解放军医学杂志,2004,29(11):928
15 钟　燕,等.福建医学杂志,2004,26(5):10
16 梁　莉,等.医学临床研究,2005,22(5):690
17 翁雪健,等.重庆医学,2005,34(4):543
18 张筱凤,等.中国内镜杂志,2005,11(2):205
19 尹曙明,等.临床内科杂志,2005,22(4):245
20 张齐联,等.中华消化内镜杂志,2005,22(2):86
21 彭和平,等.医学临床研究,2005,22(4):448
22* 任　旭,等.中华消化内镜杂志,2005,22(1):22
23 吴明利,等.中国肿瘤临床,2005,32(4):222
24 袁伟建,等.中国内镜杂志,2005,11(5):451
25 崔　毅,等.中国内镜杂志,2005,11(2):130
26 李修岭,等.山东医药,2005,45(10):28
27 赵　强,等.实用放射学杂志,2005,21(8):877
28 朱　净,等.中国内镜杂志,2005,11(8):799
29 容　浩,等.肝胆外科杂志,2005,13(4):285
30 戈之铮,等.中华消化内镜杂志,2004,21(6):412
31 王晓艳,等.中国内镜杂志,2004,10(12):11
32 胡国良,等.中国内镜杂志,2005,11(9):990
33 于聪慧,等.中国内镜杂志,2005,11(9):897
34 杨希宁,等.安徽医学,2004,25(6):484
35 许元良,等.中华肝胆外科杂志,2005,11(9):618
36 邱小蕾,等.中华消化杂志,2005,25(8):506

37 付玉军. 中国内镜杂志,2005,11(4):437
38 陈 星,等. 中华消化内镜杂志,2004,21(5):336
39* 李延青,等. 中华超声影像学杂志,2004,13(12):910

六、肝脏疾病

(一)脂肪肝

陈世清等[1]以含脂肪45%的高脂饮食喂养大鼠,8周后成功建立脂肪肝胰岛素抵抗大鼠模型。鲁晓岚等[2]比较胃造瘘法、乙醇灌胃法制作酒精性脂肪性肝病(AFLD)及高脂饮食法制作非酒精性脂肪性肝病(NAFLD)模型的制作方法及优缺点,发现3种造模方法8周后均可见脂肪肝改变,12周时已形成肝纤维化,而胃造瘘法简便易行、经济可靠、病死率低,是理想的AFLD动物模型。范建高等[3]应用U320A芯片检测不同时期高脂饮食诱发NAFLD大鼠模型肝脏基因表达,发现随时间进展表达持续上调的基因共128条,涉及成脂相关基因、代谢酶基因、炎症相关基因、凋亡相关基因及纤维化相关基因;持续下调基因52条,包括激素受体相关基因、细胞再生相关基因和电子转运基因。认为高脂饮食大鼠肝脏基因谱与NAFLD组织学进展一致。李夏等[4]检测非酒精性脂肪性肝炎(NASH)大鼠血浆和肝组织脂质水平及血清内毒素、TNF、丙二醛、游离脂肪酸含量,并以RT-PCR检测大鼠肝组织过氧化物酶体增殖物及其受体α(PPAR-α) mRNA表达,发现内毒素血症可下调肝组织PPAR-α表达,加剧NASH形成。赵龙凤等[5]研究也认为,肠源性内毒素血症水平在NASH中发挥重要作用。史洪涛等[6]分别采用免疫组化、Western免疫印迹法检测脂肪肝大鼠肝脏中CYP 2E1表达,发现随脂肪肝程度加重,CYP 2E1表达增加;RT-PCR检测发现CYP 2E1/CYC基因型表达增多。姜玲玲等[7]从377例体检发现的NAFLD病人中抽取43例,并以43例健康体检者为对照,检测发现NAFLD组平均脂联素浓度(1.38±0.65) mg/L,明显低于对照组($P<0.01$),且血清脂联素浓度和腰围、BMI、体脂呈负相关,控制BMI和体脂后,脂联素浓度和腰围仍呈显著负相关($r=-0.350$,$P<0.05$)。范建高等[8]*通过随机多级分层整群抽取上海3 175名成人,B超共检出脂肪肝661例,占20.82%,其中酒精性、可疑酒精性、非酒精性脂肪肝分别占3.48%、4.08%、92.43%,50岁前男性患病率高于女性($\chi^2=13.934$,$P<0.01$),50岁后女性患病率高于男性($\chi^2=4.146$,$P<0.05$),多元回归分析显示,男性、文化程度、腰围、BMI、HDL-C、TG、空腹血糖、糖尿病、高血压病等9项指标与脂肪肝密切相关;认为上海市成人脂肪肝患病率高,主要为非酒精性脂肪肝,肥胖及相关多元代谢紊乱较过量饮酒与脂肪肝关系更为密切。他们[9]对该人群的研究还发现其中代谢综合征和脂肪肝检出率分别为22.9%、20.8%,中心性肥胖、糖尿病、血脂异常、高血压病等人群脂肪肝患病风险分别为对照人群的32.8倍、31.6倍、22.6倍和23.3倍,而代谢综合征人群脂肪肝患病风险是对照人群的39.3倍,认为上海市成人代谢综合征和脂肪肝同为常见病,两者关系密切,脂肪肝能较好预测代谢紊乱风险因素聚集。张大明等[10]分析28例儿童非酒精性脂肪肝,发现男性多见(93%),多伴有肝功能异常(53%)和血脂异常(82%),可能与家族遗传有一定关系。王雁翎等[11]采用流行病问卷调查脂肪肝病人503例,发现其中乏力、体胖、口干、头晕、胁胀痛、腰酸痛、神疲、口苦、膝疲软、腹胀10种症状出现最多,在中医证型中以脾肾亏虚兼肝郁最多见,占62.3%。刘云霞等[12]检索2002年11月前评价脂肪肝影像学诊断试验的研究,共纳入13篇,其中评价B超诊断的研究10篇,评价增强CT的3篇,以调整SROC法综合评价7篇以肝活检为对照的B超诊断性试验,发现B超诊断脂肪肝灵敏度为0.89(95% CI 0.87～0.92),特异度0.94(95% CI 0.92～0.96),Q值为0.90;评价2篇以常规CT为对照的B超诊断性试验,发现B超诊断脂肪肝灵敏度为0.92(95% CI 0.89～0.96),特异度0.88(95% CI 0.84～0.92),Q值为0.90;认为B超可作为临床诊断和筛选脂肪肝的有效方法。徐芸等[13]制作肝脏CT图像、肝活检病理图像测量软件,测定52例脂肪肝病人相关参数,发现CT和病理图像的脂肪浸润指数显著相关($r=0.73$,$P=0.01$)。高志强等[14]以二甲双胍干预高脂饲养大鼠的脂肪肝进程,发现二甲双胍能显著降低血脂、肝脂,改善肝功能;而饮食治疗可使肝组织学有一定改善,但肝脂活性、血清三酰甘油和胆固醇升高持续存在。赵力等[15]以高糖高脂饮食成功复制NASH豚鼠模型,并以维生素E烟酸酯干预,发现维生素E烟酸酯对豚鼠NASH的影响不明显。陈岳祥等[16]用牛磺酸治疗19例非酒精性脂肪肝,治疗后病人血清ALT、AST、GGT、空腹血糖、总胆固醇、三酰甘油显著降低($P<0.01$),B超或CT检查发现脂肪肝程度得到一定程度改善,治疗期间无明显毒副作用,认为牛磺酸治疗非酒精性脂肪肝安全有效,值得深入研究。陆伦根等[17]采用随机双盲多中心剂量平行对照试验评价二氯醋酸二异丙胺治疗127例NAFLD,完成123例,其中高剂量组61例,低剂量组62例,8周后临床疗效总有效率分别为87.8%和79.6%,两组间无明显差异,2组中各有1例不良反应,主要为口干,认为该药可安全有效用于治疗NAFLD。

(曾 欣)

参 考 文 献

1 陈世清，等. 中华肝脏病杂志，2005，13(2)：105
2 鲁晓岚，等. 胃肠病学和肝病学杂志，2005，14(3)：243
3 范建高，等. 中华肝脏病杂志，2005，13(8)：597
4 李　夏，等. 中华肝脏病杂志，2005，13(2)：89
5 赵龙凤，等. 中华肝脏病杂志，2004，12(10)：632
6 史洪涛，等. 中华肝脏病杂志，2005，13(2)：154
7 姜玲玲，等. 中华消化杂志，2005，25(4)：238
8* 范建高，等. 中华肝脏病杂志，2005，13(2)：83
9 范建高，等. 中华内分泌代谢杂志，2005，21(4)：306
10 张大明，等. 四川医学，2005，26(8)：封三
11 王雁翎，等. 中国中西医结合杂志，2005，25(2)：126
12 刘云霞，等. 中国医学科学院学报，2004，26(5)：580
13 徐 芸，等. 中华放射学杂志，2005，39(10)：1104
14 高志强，等. 中华肝脏病杂志，2005，13(2)：101
15 赵 力，等. 第四军医大学学报，2005，26(15)：1366
16 陈岳祥，等. 中国实用内科杂志，2005，25(3)：249
17 陆伦根，等. 中华肝脏病杂志，2005，13(2)：92

(二)肝纤维化

蒋明德等[1]以不同浓度的 c-Jun 氨基末端激酶(JNK)特异性阻断剂 SP600125 处理乙醛刺激的大鼠肝星状细胞(HSC)，Western 免疫印迹检测发现不同浓度的SP600125 可呈剂量依赖性地明显下调 HSC 内 p-JNK 活性，DNA 凝胶电泳及流式细胞仪检测发现 SP600125 处理后细胞凋亡率上升；认为 SP600125 通过阻断 JNK 通路促进 HSC 凋亡。杨妙芳等[2]采用免疫荧光双标记-激光扫描共聚焦显微镜成像技术检测二甲基亚硝胺(DMN)所致肝纤维化大鼠肝组织中 RSK 与 α-平滑肌肌动蛋白(α-SMA)及Ⅰ型胶原(ColⅠ)，并以免疫组化法检测 α-SMA 及Ⅰ、Ⅲ型胶原(Col Ⅲ)在肝纤维化组织中的表达及相关性，发现 RSK 定位与 α-SMA 完全一致，ColⅠ伴随 RSK 周围分布，RSK 与 ColⅠ、Col Ⅲ表达量显著相关($P<0.05$)，认为肝纤维化发生过程中，RSK 定位于活化的 HSC 内，并参与胶原的表达调控，RSK 可能成为治疗肝纤维化的新靶点。刘莺等[3]以 CCl_4 诱导肝纤维化大鼠模型，留取不同阶段肝组织行组织病理学和羟脯氨酸(Hyp)检查，并提取蛋白以 PDQUEST 2-DE 图像分析软件分析蛋白质图谱，运用基质辅助激光解吸电离飞行时间质谱(MALDI-TOF-MS)鉴定差异表达的蛋白质，发现从第 1 周开始模型大鼠肝组织的胶原沉积、Hyp 持续升高，第 12 周达高峰，16 周下降；蛋白质组有较大改变，与细胞增生、凋亡相关蛋白质的表达量在肝纤维化发生发展的不同阶段呈动态变化。朱跃科等[4]检测 DMN 致大鼠肝纤维化模型不同时期肝脏 ColⅠ、Col Ⅲ、MMP-13 及其抑制因子 TIMP-1 表达水平，发现肝纤维化形成过程中 MMP-13 表达增高，而 TIMP-1 表达在肝损伤早期即持续不断升高，认为肝纤维化发展过程中，TIMP-1 抑制了 MMP-13 降解胶原的能力，促进肝纤维化发展。陆翠华等[5]采用免疫组化法检测 CCl_4 致肝纤维化模型大鼠肝组织中血小板衍生生长因子(PDGF)受体 β 亚单位、α-SMA、ColⅠ、Col Ⅲ的表达，发现随肝纤维化程度加重，PDGF 受体 β 亚单位、α-SMA、ColⅠ、Col Ⅲ表达均逐步增加，4 周时 PDGF 受体 β 亚单位与 ColⅠ、Col Ⅲ、α-SMA 相关系数分别为 0.74、0.60 和 0.69($P<0.05$)，6 周时相关系数分别为 0.83、0.67 和 0.81($P<0.05$)；认为 PDGF 受体 β 亚单位在肝纤维化发生发展中起重要作用，抑制 PDGF 受体 β 亚单位表达可望减少细胞外基质合成。潘勤等[6]*建立肝纤维化自发逆转大鼠模型，发现 ERK 与肝纤维化自发逆转密切相关，可能通过多途径发挥保护肝细胞功能、促进肝细胞增殖、加速 HSC 凋亡等作用。王皓等[7]采用实时荧光 PCR 结合熔点曲线分析，检测 90 例 HBV 致肝纤维化亚洲人群病人和 210 例 HCV 致肝纤维化白种人群病人 $TGFβ_1$ 编码区 Leu10Pro(T>C)、Arg25Pro(G>C)、Thr263Ile(C>T)3 个单核苷酸多态性位点，并以 104 例亚洲人群和 50 例人群正常献血员作对照，发现亚洲人群中 $TGFβ_1$ 编码区第 25、263 位氨基酸无基因多态性，与白种人群相比有显著差异；而白种人群 HCV 致肝纤维化病人中第 10、25 位氨基酸基因多态性出现频率与肝纤维化发展程度密切相关，提示 $TGFβ_1$ 基因多态性与白种人群肝炎肝硬化发生密切相关。杨再兴等[8]采用 ARMS-PCR 结合测序方法检测 93 例 HBV 致肝纤维化病人和 92 例健康对照 $TGFβ_1$ 基因-509 位点单核苷酸多态性，并以 ELISA 法检测血浆 $TGFβ_1$ 和Ⅳ型胶原浓度，放射免疫法测定血浆 HA 和 PⅢNP 浓度，发现 $TGFβ_1$ 基因-509 C>T 多态性与肝纤维化发生无明显关系，而与肝纤维化发展程度相关。

管生等[9]分别对 14 只 DMN 诱导肝炎、肝纤维化、肝硬化大鼠和 14 只正常大鼠行单层动态螺旋 CT 肝脏灌注扫描，发现肝炎期、肝纤维化期、肝硬化期平均肝动脉血流分别为(0.3 ± 0.2)%、(0.5 ± 0.1)%和(0.7 ± 0.2)%，呈升高趋势；平均通过时间分别为(6.6 ± 2.4)、(11.4 ± 3.9)和(15.0 ± 5.2) s，较正常组明显延长；肝血流量、肝容积下降；认为 CT 肝脏灌注扫描能反映肝炎、肝纤维化、肝硬化的血流动力学改变，肝脏血流灌注参数改变对肝病临床早期诊断、治疗和疗效观察有重要价值。杨一林等[10]采用超声检测 40 只肝纤维化模型家兔肝循环指数，并以吲哚氰绿

清除率评价肝脏储备功能，发现随纤维化程度加重，肝循环指数呈下降趋势，肝循环指数和吲哚氰绿清除率呈显著负相关。李汉英等[11]采用超声组织定征视频法测量78例慢性乙型肝炎病人二维超声图像灰阶值，并与其肝穿刺组织学分级比较，发现灰阶值在肝纤维化不同病理组织学分级中有显著差异（$P<0.001$）。沈镭等[12]*采用超声二维图像和多普勒血流显像检查324例慢性病毒性肝炎病人，并以肝穿刺活检组织学结果为对照，认为超声是诊断早期肝硬化实用的有效工具。李智贤等[13]应用无创性超声检查89例婴儿肝炎综合征患儿并检测其肝纤维化血清标志物，发现超声血流动力学改变和肝纤维化血清标志物能较好反映婴儿肝炎综合征肝纤维化活动情况。

陈颖伟等[14]以含外源基因Smad7的重组复制缺陷型腺病毒AdSmad7体外感染HSC，证实AdSmad7可在HSC中高效表达，并可阻断TGFβ_1对HSC的活化作用，但对Smad3和TGFβ_1 mRNA表达无明显影响。范开等[15]发现重组新型人角质细胞生长因子异构体可预防和逆转实验性肝纤维化。杜施霖等[16]构建可特异性结合HSC配体的靶向脂质体（RGD-SSL）包裹重组IFN-α1b治疗胆管结扎肝纤维化模型大鼠，并以包裹IFN-α1b的长循环脂质体（SSL）为对照，结果为IFN-RGD-SSL治疗组大鼠肝纤维化程度、肝功能指标、血清纤维化指标、肝Hyp含量和肝组织学改变较IFN-SSL组均明显改善，肝脏ColⅠmRNA和α-SMA表达量均有明显下降，认为IFN-RGD-SSL对胆管结扎所致肝纤维化有治疗作用。李青等[17]构建肝再生增强因子重组质粒，治疗免疫性肝纤维化大鼠，可改善大鼠肝纤维化。李光明等[18]经门静脉注射抗结缔组织生长因子（CTGF）小分子干扰RNA（siRNA）预防及治疗CCl_4所致实验性大鼠肝纤维化，取得较好疗效，认为抗CTGF siRNA有潜力成为防治肝纤维化的新策略。马红等[19]以不同浓度IFN-γ作用于HSC-T6细胞，采用RT-PCR测定其对ColⅠ、ColⅢ、TIMP1基因表达的影响，发现IFN-γ明显抑制ColⅠ、ColⅢ基因表达，而对TIMP1基因表达水平无影响，从而可抑制ColⅠ、ColⅢ合成。姚希贤等[20]采用Western免疫印迹观察不同浓度ET-1对HSC ERK1表达的影响，发现ET-1可剂量依赖性地抑制HSC ERK1表达，流式细胞仪检测发现ET-1可抑制HSC DNA合成，使增殖指数由（32.63 ± 0.36）%下降至（24.72 ± 0.12）%（$P<0.01$），激光共聚焦显微镜观察发现HSC $[Ca^{2+}]_i$升高、细胞面积减少（$P<0.05$）。李娜等[21]以激活素（ACT）A中和抗体治疗实验性肝纤维化大鼠，并以RT-PCR法测定肝组织中ACTA、TGFβ_1、TIMP1、PDGF表达，发现与模型组比较，治疗组肝组织内ACTA、TGFβ_1、TIMP1、PDGF mRNA表达减少，肝纤维化病理学变化减轻。李旭等[22]发现N-乙酰半胱氨酸（NAC）可抑制体外培养HSC增殖，抑制HSC NF-κB结合活性和COX-2表达。张其胜等[23]用^{125}I标记6-磷酸甘露糖修饰的白蛋白和甘草次酸偶合物（GA-HSA-M6P_{26}），静脉注射入胆管结扎致肝纤维化大鼠体内，发现其可均匀分布于肝脏，双重免疫组化染色证实GA-HSA-M6P_{26}主要被HSC摄取，天狼星红染色发现治疗后肝脏胶原沉积明显减少，定量PCR观察到Ⅰ型前胶原和α-SMA mRNA表达明显降低，认为GA-HSA-M6P_{26}可靶向作用于HSC，有显著的抗肝纤维化作用。李烨等[24]以不同浓度双环醇治疗CCl_4致肝纤维化大鼠，发现100、200 mg/kg双环醇灌胃可显著抑制血清ALT、AST、总胆红素、HA、PⅢNP、TNF-α水平升高，明显减轻肝损伤和肝纤维化，同时可减轻亚急性CCl_4损伤所致的肝线粒体谷胱甘肽含量降低、脂质过氧化物含量升高，提高线粒体膜流动性和抗肿胀能力。李旭等[25]分别以醛固酮、ERK 1/2特异性阻断剂U0126和NAC处理HSC-T6细胞株，Western免疫印迹检测磷酸化p42/44蛋白表达，电泳迁移率分析检测早期生长反应因子（EGR）-1 DNA结合活性变化，发现醛固酮可诱导磷酸化p42/44表达，而U0126可抑制磷酸化p42/44表达；醛固酮干预HSC后30 min后EGR-1 DNA结合活性开始增加，1 h达到峰值，然后逐渐减低；U0126可显著抑制醛固酮诱导的EGR-1活性增强，NAC对醛固酮诱导的EGR-1活性增强无抑制作用；醛固酮可诱导HSC PDGF-B蛋白表达，NAC和U0126对PDGF-B表达无抑制作用。证实醛固酮可经ERK1/2通路诱导HSC EGR-1活性增强，并经EGR-1通路调控PDGF-B表达。杨大明等[26]建立猪血清免疫大鼠肝纤维化模型，并以熊去氧胆酸（UDCA）干预，发现一般剂量的UDCA对大鼠免疫性肝纤维化无明显改善作用。申凤俊[27]采用AngⅡⅠ型受体拮抗剂缬沙坦灌胃治疗DMN诱导的肝纤维化大鼠，取肝组织进行病理检查，应用放射免疫法测定肝组织AngⅡ水平，并以RT-PCR检测肝组织ColⅠ、TIMP1 mRNA，发现缬沙坦治疗后肝纤维化程度明显降低，肝组织AngⅡ、ColⅠ和TIMP1 mRNA水平分别为62.6 ± 7.7、0.587 ± 0.037和0.541 ± 0.026，明显低于模型组（$P<0.01$），认为缬沙坦有明显的抗肝纤维化作用。陈岳祥等[28]证实牛磺酸可通过抑制细胞周期素D1表达、促进P21^{waf1}表达，使HSC阻滞于G0/G1期，从而抑制HSC增殖。蒋明德等[29]用红景天苷对乙醛刺激的HSC进行处理，以MTT比色法检测细胞增殖变化，流式细胞仪检测细胞周期，ELISA法检测HSC内ColⅠ分泌，RT-PCR法检测

TGFβ1 mRNA 表达,观察到红景天苷明显抑制 HSC 增殖,阻滞其由 G1→S 期转化,并抑制 HSC 内 Col Ⅰ 分泌和 TGF-β1 mRNA 表达。周贤等[30]观察到黄芪注射液可呈剂量和时间依赖性地抑制 HSC 增殖,延缓肝纤维化发生。谭力学等[31]采用川芎嗪和大黄酸联用治疗实验性大鼠肝纤维化,发现两者合用较单用组及模型对照组肝功能、血清超氧化物歧化酶(SOD)、丙二醛、Hyp 含量均明显改善,肝组织胶原面积明显减少,α-SMA、vWF 表达明显降低,认为川芎嗪和大黄酸联用可显著减轻肝窦毛细血管化,对肝纤维化有协同治疗作用。孟维利等[32]将 140 例轻、中度慢性乙型肝炎病人分为 3 组,分别给予基础保肝治疗(对照组)、基础保肝+拉米夫定(LAM)治疗(LAM 组)、基础保肝+LAM+银杏叶提取物治疗(联合组),6 个月后发现联合组血清 HA、LN、Col Ⅳ 水平、门静脉内径、血流量、平均血流速度、脾脏长径和厚度、肝脏组织学炎症计分和纤维化计分等指标均有较大改善,且改善程度优于 LAM 组,认为 LAM 联合银杏叶提取物有良好的抗肝纤维化作用。孟凡强等[33]观察不同原因导致肝纤维化大鼠造模前、肝纤维化期、肝硬化期脾切除及脾大部切除术后血清纤维化指标和肝组织病理改变,发现血清 HA、Col Ⅳ、PCⅢ、LN 与肝纤维化各期病理改变有相关性,敏感性和特异性综合考虑 HA>Col Ⅳ>PCⅢ>LN,PLT、WBC、RBC 与脾功能之间有良好的相关性,但敏感性 RBC 低于 WBC、PLT,脾切除可明显减缓肝纤维化诱导过程,对已形成的肝纤维化也有一定缓解作用。

(林　勇)

参 考 文 献

1 蒋明德,等.第四军医大学学报,2005,26(10):915
2 杨妙芳,等.中华消化杂志,2005,25(2):98
3 刘　莺,等.中华肝脏病杂志,2005,13(8):563
4 朱跃科,等.中华肝脏病杂志,2004,12(10):612
5 陆翠华,等.中华肝脏病杂志,2004,12(11):663
6* 潘　勤,等.第二军医大学学报,2005,26 (9):988
7 王　皓,等.第二军医大学学报,2004,25 (12):1284
8 杨再兴,等.第二军医大学学报,2004,25 (12):1288
9 管　生,等.中华放射学杂志,2005,39(8):877
10 杨一林,等.中国超声医学杂志,2005,21(6):410
11 李汉英,等.中华超声影像学杂志,2005,14(7):524
12* 沈　镭,等.中华肝脏病杂志,2005,13(2):117
13 李智贤,等.中国超声医学杂志,2005,21(6):436
14 陈颖伟,等.中华消化杂志,2005,25(7):409
15 范　开,等.中华肝脏病杂志,2005,13(3):229
16 杜施霖,等.中华医学杂志,2005,85(15):1015
17 李　青,等.第三军医大学学报,2005,27(8):760
18 李光明,等.中华消化杂志,2005,25(6):336
19 马　红,等.中华肝脏病杂志,2005,13(7):528
20 姚希贤,等.中华消化杂志,2004,24(11):659
21 李　娜,等.中华消化杂志,2005,25(4):216
22 李　旭,等.中华消化杂志,2005,25(2):83
23 张其胜,等.中华肝脏病杂志,2005,13(9):664
24 李　烨,等.中华医学杂志,2004,84(24):2096
25 李　旭,等.中华肝脏病杂志,2005,13(8):567
26 杨大明,等.胃肠病学和肝病学杂志,2004,13(5):492
27 申凤俊,等.中华肝脏病杂志,2004,12(10):605
28 陈岳祥,等.中华肝脏病杂志,2005,13(8):571
29 蒋明德,等.第四军医大学学报,2005,26(14):1285
30 周　贤,等.中华肝脏病杂志,2005,13(8):575
31 谭力学,等.中华肝脏病杂志,2004,12(11):692
32 孟维利,等.临床肝胆病杂志,2005,21(3):178
33 孟凡强,等.中华肝胆外科杂志,2005,11(7):489

(三)肝硬化

1. 病因

赵伟等[1]比较基因芯片与免疫组化对病毒检测的效果。结果为 53 例 HBcAg、HBV DNA 阳性的肝硬化肝组织中基因芯片阳性 40 例(76%),单一 HBcAg 阳性 22 例中 6 例基因芯片检测阳性;32 例阴性组织中基因芯片检测均阴性。刘阳等[2]报道 237 例酒精性肝硬化合并肝炎病毒感染 79 例(33.3%),其中乙肝 67 例(28.3%),丙肝 8 例(3.4%),乙肝与丙肝混合感染 4 例(1.7%);感染组的病人血清 AST、ALT 水平及合并出血、肝性脑病、肝癌发生率显著高于非感染组。

2. 病理生理

程元桥等[3]应用 PCR-SSP 技术检测表明 HLA-DQB1*0501 等位基因与肝硬化呈正相关,而 HLA-DQB1*0602 等位基因与肝硬化呈负相关。杨再兴等[4]*报道 TGFβ1 基因-509 C>T 多态性与肝硬化的发生无关,但与肝硬化的进展程度相关;TGFβ1 基因密码子(codon)10 T>C 多态性与肝硬化的发生明显相关,而与肝硬化的进展程度无关。刘国政等[5]研究表明,血浆同型半胱氨酸(Hcy)水平升高是肝硬化的一个危险因素,可能与 N5, N10-亚甲基四氢叶酸还原酶(MTHFR)基因 677 位点碱基 C→T 突变有关。王尊松等[6]用放免法测定肝硬化病人尿液中水通道蛋白-2(AQP-2)含量明显升高,并随肝硬化严重程度加重而升高,与自由水清除率呈负相关,提示 AQP-2 在肝硬化病人水代谢紊乱方面发挥重要作用。梁棋等[7]研究表明,肝硬化伴腹水大鼠腹膜毛细血管及小静脉的内皮细胞上水通道蛋白-1(AQP-1)的表达显著减少,认为 AQP-1 的减少可能与腹水的形成有关。朱金照等[8]通过对肝硬化大鼠胃排空及肠道传输速率研究显示，肝硬化大鼠胃肠动力明显减弱，其机制与胃肠道肌间神经丛胆碱能神经损伤有关。饶正伟等[9]报道肝硬化病人自主神经功能中副交感神经功能明显增强；并且自主神经功能损害与肝功能损害有关。

3. 实验室及其他辅助检测

丛玉隆等[10]检测了43例肝硬化病人凝血、抗凝及纤溶指标，结果表明，肝硬化病人存在明显的凝血、抗凝血以及纤溶机制的异常，且与肝硬化程度密切相关，临床上需兼顾抗凝血及抗纤溶治疗。他们[11]进一步研究表明，肝硬化伴腹水者血浆*D*-二聚体水平显著高于无腹水者，但组织纤溶酶原激活物(t-PA)抗原、组织纤溶酶原激活物抑制剂(PAI)与腹水不相关。李琴等[12]将多种凝血指标、生化指标与Child-Pugh评分进行多元逐步线性回归，结果认为，因子Ⅶ是判断肝硬化病情严重程度的指标之一。陈自平等[13]报道36例乙型肝炎肝硬化血清TNF-α、尿骨胶原交联(crosslaps)水平显著升高，血清骨钙素(BGP)水平明显降低，认为肝硬化病人存在骨形成减弱，骨吸收加强，进而导致肝性骨病发生。焦秀娟等[14]报道肝炎肝硬化病人血清瘦素水平显著升高，其与体质量指数、三头肌皮褶厚度及空腹胰岛素水平显著性正相关，与肌酐身高指数及胰岛素敏感指数呈负相关，提示瘦素与肝硬化的营养不良和胰岛素抵抗有关。郝建宇等[15]报道空腹时肝硬化大鼠肝脏葡萄糖激酶活性显著低于正常对照组；且其mRNA的表达也明显减少；此与肝硬化胰岛素抵抗及糖代谢紊乱相关。熊伍军等[16]根据血清胆红素水平、血清肌酐水平和凝血酶原时间国际标准比值计算终末期肝病模型(MELD)对肝硬化住院病人预后评估。结果为MELD评估效率优于Child-Pugh评分。马慧等[17]*用MELD评分系统评估了110例住院治疗的失代偿期肝硬化病人，结果为MELD模型能准确预测肝硬化失代偿期病人短期的临床预后，而Child-Pugh分级也可准确预测失代偿期肝硬化病人3个月的病死率。叶菲等[18]利用^{13}C-嘧噻西叮呼气试验检测69例肝硬化，结果表明，该试验能够有效地反映肝细胞损伤情况和肝脏储备功能。王尊松等[19]报道肝硬化病人存在明显胃电节律紊乱，并随肝功能损害程度加重而加重；其中白蛋白和血小板计数两项指标与肝硬化病人胃电节律紊乱关系密切，有助于肝硬化病人胃动力障碍情况的判断。杨一林等[20]利用彩色多普勒超声检测实验性肝纤维化肝循环指数(HCI)及骨声波传导速度(SOS)，结果为HCI和SOS随纤维化程度的加重而降低。华兴等[21]研究表明，肝硬化大鼠的造影剂肝静脉显影时间较正常对照组明显缩短，而且随着制作模型时间的增长，显影时间逐渐缩短。孙丽卿等[22]分析60例肝硬化和60例正常人心率变异性时域，结果为肝硬化病情程度越重，心率变异性降低越明显。王莉等[23]报道门脾静脉血栓的三维动态增强MR血管造影(3D DCE-MRA)清晰显示门脾静脉内栓子，同时完整显示门静脉系统及侧支循环，对临床诊断及治疗门脾静脉血栓具有重要价值。

4. 治疗

郭翔飞等[24]报道拉米夫定治疗31例HBV-DNA阳性失代偿期肝硬化病人；结果为83.9%病人HBV-DNA转阴临床症状好转，HBeAg阴转率达41.4%，HBeAg/抗-HBe血清转换率达25.8%。焦建中等[25]采用苦参碱和拉米夫定治疗了随机分组的63例活动性肝硬化；结果为治疗组临床症状改善、血清肝纤维化指标下降、HBV-DNA的阴转率增加。李忍萍等[26]用自体腹水浓缩回输腹腔治疗了20例肝硬化顽固性腹水病人，总有效率达75%。孙厚亮等[27]报道12例肝性脊髓病(HM)均具有典型痉挛性截瘫的临床表现；10例(83.3%)血氨轻中度增高，10例(83.3%)内科治疗无明显效果；作者结合文献认为肝移植可能是治疗HM较理想的治疗手段。

5. 并发症

(1)感染 梁友方[28]报道160例肝硬化病人中检出15例变形菌属感染，且变形菌属阳性组血氨浓度明显高于变形菌属阴性组；阳性组在变形菌属根治后血氨浓度明显下降。曲芬等[29]从4位重症肝硬化病人的血液或腹水中分离获得4株多重耐药的气单胞菌属，进一步检测显示产TEM-1型β-内酰酶耐药基因是气单胞菌属的主要耐药机制，加用酶抑制剂(如克拉维酸)可对抗该酶。刘建强等[30]通过动物模型研究证实，失代偿期肝硬化大鼠肠道存在细菌过度生长和移位，给予结合胆汁酸甘氨胆酸(CG)、非结合胆汁酸熊去氧胆酸(UDCA)后，可抑制肠道细菌过度生长，减少细菌移位的发生率。穆锦江等[31]采用高效液相色谱(HPLC)研究表明，肝硬化并发自发性细菌性腹膜炎(SBP)病人头孢噻肟(CTX)清除速度减慢，认为治疗SBP时CTX最佳给药方案为：CTX 2 g，1/8 h静脉注射，可保证腹水中药物浓度达到并维持足够杀菌效果水平。

(2)肝性脑病 李坤成等[32]报道测量大脑基底节MRI的T1值可用于评价肝硬化及其所致脑组织变性的严重程度。禤建宁等[33]分析101例肝性脑病(HE)的主要诱因为电解质紊乱(54.5%)、医源性因素(包括输血、镇静药、大量利尿及放腹水等)(46.5%)、各种感染(46.5%)、上消化道出血(43.6%)、肾功能不全(35.6%)；多种诱因的叠加和肝功能损害的严重程度与HE的发生发展及预后密切相关。王宇等[34]分析

74例HE最常见诱因为上消化道出血(44.6%)、感染(39.2%)和电解质紊乱(35.1%)。肝硬化合并HE病死率为22.97%,HE预后与诱因、分期、肝功能、肾功能、血Na^+、Child分级及有无并发症密切相关。靖凯等[35]通过荟萃分析表明氟马西尼能有效治疗肝硬化合并急性HE,其临床症状改善和脑电图改善的合并优势比(*OR*值)分别为6.57(4.30～10.04)和6.10(4.06～9.16)。陈明妃等[36]观察左旋门冬氨酸-鸟氨酸(雅博司)治疗随机分组的40例肝硬化合并HE病人,结果为该药可明显降低血氨和改善肝功能,且无明显不良反应。

(3)肝肾综合征 王静艳等[37]报道肝硬化大鼠肾小球血管袢和肾小球前小动脉的Ⅰ型1,4,5-三磷酸肌醇受体(IP_3R)表达显著高于正常对照,IP_3介导的跨膜信息传导机制在肝硬化并肝肾综合征(HRS)发生机制起一定作用。吴锡信等[38]报道56例失代偿性肝硬化并发HRS病人血管紧张素转换酶(ACE)基因插入/缺失(I/D)多态性的表现规律,结果为ACE基因插入/缺失(I/D)多态性与失代偿性肝硬化并发HRS的发生率有关,纯合子插入基因型(Ⅱ型)与失代偿性肝硬化易并发HRS有关。而且Ⅱ基因型个体的肾功能衰竭程度重于杂合子型(ID型)及和纯合子缺失型(DD型)。

(4)肝肺综合征 刘梅等[39]利用大鼠胆总管结扎术模型研究显示肝肺综合征(HPS)大鼠肺组织eNOS表达增强,而iNOS表达与正常对照无差别,提示HPS时内皮细胞eNOS表达增强可能是肺血管NO增多的重要原因。张恩全等[40]应用16排螺旋CT及容积软件对肝硬化病人肺部血管的改变进行定量研究,结果为HPS病人肺内血管明显扩张,其平膈面层面内右下肺后基底段区域血管容积与动脉氧分压呈显著相关性。

(5)其他并发症 朱玉森等[41]报道603例肝硬化病人13例出现临床少见并发症,包括痉挛性截瘫1例,腘静脉血栓形成1例,皮质盲3例,杵状指(趾)2例,阳痿5例,骨髓纤维化1例。主余华等[42]报道了4例肝性皮质盲病人,1例好转,3例因肝昏迷死亡。苏亮等[43]报道了1例以精神症状首发的肝性脑病。

6. *原发性胆汁性肝硬化*

本年度有关原发性胆汁性肝硬化(PBC)的文献较往年明显增多,内容多以临床资料总结为主,尤其强调了重叠综合征病例诊治。阎惠平等[44]检测3 000例肝功能异常病人多种自身抗体,结果为3 000例肝病病人中PBC 52例(1.7%);PBC病人的AMA和AMA-M2抗体均为阳性,其中94.0%呈AMA高滴度(≥1:320)阳性,79.0%病人显示高滴度M2,78.0%ANA阳性。5例为自身免疫性肝病重叠综合征。刘海英等[45]对65例PBC病人和431例健康人进行HLA-DRB1等位基因以及有关基因亚型分析,结果显示,中国人群PBC与HLA-DRB1＊0701基因相关。范列英等[46]通过对细胞因子基因多态性分析显示IL-1受体拮抗剂(IL-1RN)和IL-6-174基因多态性可能与中国人PBC的易感性相关,而IL-1(+3953)及IL-10启动子基因多态性与之不相关。刘海英等[47]研究显示,丙酮酸脱氢酶(PDC-E2)内酯酰区上的KLSEGDLLA(159～167aa)和LLAEIETDKA(165～174aa)是PBC病人体内HLA-A＊0201限制性的$CD8^+$CTL表位,该结果有助于对中国人PBC特异性T细胞表位的认识。张福奎等[48]报道28例老年PBC临床表现和中青年病人相似,但男性比例偏高(21.4%),老年组肝病相关的死亡率明显高于中青年组。提示年龄为影响PBC病人预后的一项重要因素。汪磊等[49]报道了70例PBC病人的临床特征,表明PBC主要累及中年女性,主要表现为皮肤瘙痒、乏力、纳差和不同程度黄疸,血清ALP和GGT水平升高、AMA及AMA-M2亚型抗体阳性、血清IgM、IgG升高。姚定康等[50]报道AMA及其分型检测对PBC的诊断价值,结果为94.9%病人AMA及M2阳性,1例AMA阳性而M2阴性,3例AMA及M2均阴性。而M4和M9的阳性分别为53.3%和13.3%。曾珍等[51]报道129例自身免疫性肝病病人中35例为AIH/PBC重叠综合征病人(27.1%);以中年女性为主,其实验室检查既具有AIH的特点也具有PBC的特点。74.3%的抗核抗体、68.6%的AMA、45.7%的M2抗体阳性;肝穿刺结果有界面坏死、浆细胞浸润及胆管不同程度的损害。吴赤红等[52]报道了10例PBC伴自身免疫性肝炎重叠综合征病人血清抗线粒体抗体(AMA)及AMA-M2均阳性,9例病人抗核抗体(ANA)阳性,1例抗肝肾微粒体抗体(LKM)阳性,肝组织存在小胆管损害,肝细胞炎症及纤维化。沈敏等[53]回顾分析80例PBC病人中8例合并肺动脉高压(PAH),合并者多属中-重度病人,且与门脉高压症相关。张炬等[54]分析4例PBC合并干燥综合征(SS),认为干燥综合征是PBC常见合并症,临床诊治中应加以鉴别。施健等[55]对全世界关于中等剂量[13～15 mg/(kg·d)]熊去氧胆酸与安慰剂对照治疗PBC的随机对照试验进行系统评价,结果为共纳入7项随机对照试验,累计1 038例病人。分析结果认为,熊去氧胆酸能有效改善肝功能,但不能改善症状,无足够证据支持熊去氧胆酸能延长病人的生存期。早期病人及早并长期应用熊去氧胆酸可能延缓肝脏组织学进展。

(姚定康)

7. 门脉高压及其并发症

程元桥等[56,57]采用病例对照和 PCR-限制性片段长度多态性技术，检测 106 例乙肝肝硬化(其中门脉高压症 65 例)病人和 108 例健康对照者的 iNOS 基因启动子-969G→C、内皮型一氧化氮合酶(eNOS)基因第七外显子 894G→C、内皮素(ET)1 基因 Taq Ⅰ、TNF-α 基因启动子-308G→A 多态性，比较等位基因频率及基因型频率，并采用 Logistic 多元回归分析，显示 iNOS-969G→C、eNOS 894 G→C、ET-1、TNF-α 基因多态性与肝硬化门脉高压症相关，是形成门脉高压症新的危险因素。马雪梅等[58]利用 ELISA、RT-PCR 和受体饱和结合试验检测 CCl_4 诱导的肝硬化大鼠血小板活性因子(PAF)水平及其受体表达，发现肝硬化组较正常对照组肝内 PAF、肝脏输出 PAF、血清 PAF 分别增高 44.0%、87.7%和 54.5%，门脉高压大鼠肝内 PAF 受体 mRNA 表达及 PAF 结合高于正常大鼠 2.31 倍($P<0.01$)，认为肝硬化时 PAF 系统上调致肝血流动力学和代谢异常是门脉高压形成的重要因素。

王少峰等[59]采用彩色多普勒超声及术中自由门静脉压力测定检测 47 例肝硬化门脉高压症(22 例合并消化道出血，25 例无消化道出血)病人和 47 例正常对照者的门静脉压力和门静脉血流动力学改变，结果门静脉内径、自由门静脉压力在肝硬化出血组分别为(1.52 ± 0.26) cm 和(39.4 ± 5.4) cmH_2O，肝硬化未出血组分别为(1.35 ± 0.18) cm 和(29.7 ± 4.6) cmH_2O，均显著高于正常组($P<0.05$)；肝硬化病人门静脉频谱波动幅度减小，频窗缩小，当波幅小于 4 cm/s 时提示出血可能。贾树蓉等[60]对 23 例特发性门静脉高压症(IPH)病人进行彩色多普勒超声检查，主要表现为肝内和肝门部门静脉管腔、管壁、结构异常，门静脉系统海绵样变性，门静脉系统血栓，脾脏肿大，认为彩色多普勒对特发性门静脉高压症的诊断具有重要意义。栗华等[61]采用 B 型超声和脾门静脉核素扫描显像联合定量检测并建立 2 个判别式，诊断肝硬化门脉高压症的敏感度分别为 95%和 95%，特异度分别为 96%和 91%，明显优于 B 超或胃镜检查($P<0.05$)。孔德润等[62]研发食管曲张静脉测压数字图像系统对 5 例肝硬化食管静脉曲张(EV)病人进行测压，发现该系统测压值与食管气囊测压值相关性良好($r=0.999$，$P<0.01$)，认为该系统能准确测量食管曲张静脉压力。

刘全达等[63]回顾分析 16 例区域性门脉高压症的临床资料，合并胰腺疾病 16 例，临床表现主要为脾大、腹痛、消化道出血、腹部肿块，肝功能检查均正常，诊断方法主要为超声、CT 和内镜，脾切除对治疗消化道出血疗效确切。

对药物治疗门脉高压症急性出血的研究主要仍集中于生长抑素类药物。奥曲肽全国协作组[64]* 进行多中心随机对照开放试验观察两种剂量奥曲肽治疗食管胃底静脉曲张破裂出血的疗效和安全性，50 μg/h 奥曲肽止血时间、6、12、24、48 和 72 h 止血率、平均输血量、治疗总有效率、再出血率、病死率等各项指标均优于 25 μg/h 治疗组，两组均未出现明显不良反应。认为两种剂量奥曲肽治疗食管胃底静脉曲张均有效，50 μg/h 疗效优于 25 μg/h。该协作组[65]采用多中心随机双盲临床研究比较国产和进口奥曲肽治疗肝硬化食管胃底静脉曲张出血的疗效和安全性，发现两者并无显著差异。张勇[66]将 93 例食管胃底静脉曲张大出血病人分为 3 组，分别给予奥曲肽、血管加压素及二者联合治疗，3 组有效率分别为 71.4%、66.7%和 71.4%，无显著差异，而血管加压素组不良反应较多，建议单用奥曲肽治疗食管胃底静脉曲张出血。

本年度关于药物预防门脉高压症食管胃底静脉曲张出血及再出血的研究较多。刘天舒等[67]对 5-单硝酸异山梨醇酯(ISMN)预防 EV 出血的研究进行荟萃分析，共纳入 7 项研究，结果表明，ISMN 不能有效预防初次出血[*OR*(95%CI)：0.63(0.37，1.08)]，但可预防再次出血[*OR*(95%CI)：0.39(0.24，0.65)]，ISMN 联合 β 受体阻滞剂与单用 β 受体阻滞剂相比，预防初次出血两者疗效相当，但预防再出血疗效前者优于后者[*OR*(95%CI)：0.44(0.23，0.85)]，认为 ISMN 与其他方案联用可有效预防 EV 破裂再出血，与 β 受体阻滞剂联用预防再出血优于单用 β 受体阻滞剂。林向飞等[68]观察到 ISMN 治疗 2 周后肝硬化 EV 病人的食管动力学明显异常，酸反流增加。刘映川等[69]以卡维地洛治疗 30 例早期肝硬化门脉高压症病人，并以不治疗者作为对照，发现卡维地洛可改善门静脉高动力状态并降低门静脉阻力，降低门静脉压力，认为其治疗门脉高压症的疗效和安全性值得进一步研究。胡乃中等[70]研究发现丹参可降低肝硬化门脉高压病人门、脾静脉内径，减少门、脾静脉血流量和食管曲张静脉压力，无明显不良反应。刘晓政等[71]将 72 例肝硬化 EV 出血病人随机分为 3 组，分别给予普萘洛尔＋硝酸异山梨酯、普萘洛尔、一般治疗预防再出血，1 年内 3 组存活率和复发出血率分别为：联合治疗组 92%和 8%；普萘洛尔组 83%和 17%，一般治疗组 63%和 33%，认为硝酸异山梨酯联合普萘洛尔预防食管曲张静脉再出血有效。宋震亚等[72]通过对实验性门脉高压大鼠模型的研究证实替普瑞酮对门脉高压胃黏膜可能具有一定的保护作用。蒋国法等[73]使用普萘洛尔、奥美拉唑和替普瑞酮联合治疗门脉高压性胃病(PHG)取得满意疗效。

门脉高压症的内镜下治疗仍是研究的热点。梅浙川等[74]对126例EV出血病人进行内镜下密集多点结扎(DEVL),平均每例结扎3.2次、28.9点,急诊止血率100%,近期根治率94.4%,总有效率100%,复发出血率3.9%;经平均22.3个月随访,静脉曲张复发率11.9%,复发出血率3.2%,部分多次结扎病人出现一过性PHG加重,认为DEVL能有效急诊止血、根治EV和预防再出血,远期疗效好,治疗不受肝功能状况影响,并发症少。任旭等[75]在内镜下用三明治夹心法注射D-TH胶治疗胃底静脉曲张(GV)59例,其中30例伴出血者急诊止血率100%;30例随访病人中,3个月再出血率6.7%,12个月再出血率16.7%,3年生存率86.5%,认为经内镜注射D-TH胶治疗GV出血安全有效。刘运祥等[76]研究认为,小探头超声检查评价胃底静脉曲张栓塞术有较高的价值。张志镒等[77]采用24 h食管pH监测观察21例肝硬化EV病人采用硬化剂治疗(EVS)后胃食管酸反流情况,发现治疗后肝硬化病人的胃食管酸反流可明显缓解。周友发等[78]将59例肝炎肝硬化伴重度EV病人随机分为2组,分别给予食管曲张静脉结扎(EVL)、EVL+EVS治疗,证实EVL+EVS治疗后静脉曲张复发率、再出血率显著低于单纯EVL组。

本年度有关门脉高压症的微创、介入治疗报道较多。很多学者探讨了内镜和介入、微创手术联合治疗门脉高压症的可行性。李长政等[79]研究发现,光动力效应能有效杀伤培养的血管内皮细胞,并对其生长有持续抑制作用,比硬化剂作用更加温和。刘全达等[80]采用脾脏射频消融(RFA)治疗门脉高压性脾亢,其中9例病人随访时间超过1年,住院期间无操作相关性死亡,主要并发症为胸腔积液、轻微腹痛,每次操作平均损毁30.7%脾脏体积,随访期间白细胞和血小板计数、肝功能以及肝血流量得到显著改善,认为RFA是治疗门脉高压症脾亢安全、有效的微创手段。李常青等[81]采用门静脉穿刺造影改良经颈静脉肝内门体分流术(TIPS)治疗20例肝硬化门脉高压上消化道出血获得成功,认为该法可提高TIPS穿刺准确性和安全性,进一步拓宽了TIPS治疗的适应证。胡元明等[82]和权启镇等[83]运用经皮肝食管胃底静脉曲张栓塞术(PTVE)治疗肝硬化门脉高压食管胃底静脉曲张破裂出血取得满意疗效,发现该法创伤小、止血效果肯定,推荐作为食管胃底静脉曲张破裂出血治疗的常规方法之一。崔屹等[84]和杨正茂等[85]分别采用PTVE和部分脾动脉栓塞术(PSE)治疗肝硬化门脉高压症食管胃底静脉曲张破裂出血,急诊止血成功率高,可延长再出血时间、显著降低大出血病死率,微创、准确、可靠,对病人肝功能要求低,适用范围广,值得推广。柴同海等[86]采用多普勒超声检查43例PTVE+PSE联合介入治疗的肝硬化门脉高压症病人术前、术后门脉血流动力学指标,发现术后门静脉直径、血流量和脾静脉直径、血流速度明显降低($P<0.05$),脾静脉血流量显著降低($P<0.01$),而门静脉血流速度未受明显影响。王秀敏等[87]采用EVL+PSE治疗15例肝硬化门脉高压上消化道大出血病人,疗效满意。刘冈峰等[88]的研究得出相似结果。秦明放等[89]以EVL联合腹腔镜脾切除术治疗15例门脉高压症,每例平均套扎治疗2.2次,套扎后11例EV完全消失,4例EV由重度降至轻度,腹腔镜手术无严重并发症,术后血小板上升,平均随访17.6个月无上消化道出血发生。

刘连新等[90]回顾分析98例因门脉高压症行贲门周围血管离断术加食管横断吻合术病人的临床资料。其中采用食管食管再吻合的32例,围手术期死亡1例,食管胃底瘘2例,无近期再出血;随访的29例病人中,术后半年食管胃底曲张静脉消失23例,显著改善6例。采用食管胃底再吻合的66例,围手术期死亡1例,无食管胃底瘘和近期再出血;随访的63例病人中,术后半年食管胃底曲张静脉消失60例,显著改善3例。认为贲门周围血管离断术加食管横断吻合术治疗肝硬化门脉高压症疗效优良,而在该术式的不同吻合方式中以食管横断、食管胃底吻合术更佳。史留斌等[91]制作胆总管结扎所致的猪胆汁性肝硬化模型,观察原位辅助性部分肝移植(APOLT)对肝硬化门脉高压症的疗效,结果为术后肝硬化模型猪肝功能、门静脉血流动力学指标明显改善。张伟辉等[92]分析227例因肝硬化门脉高压症行脾切除、贲门周围血管离断术病人中25例术后血细胞持续性下降的原因,其中再障2例,粒细胞和巨核细胞系统低下19例,单纯粒细胞系统低下3例,单纯红细胞系统低下1例,认为肝硬化门脉高压术后血细胞下降的原因可能与肝炎病毒对骨髓的抑制作用、肝细胞解毒功能降低、骨髓自身造血微环境改变有关。嵇武等[93]将80例肝硬化门脉高压症合并胆囊结石病人随机分为两组,分别行腹腔镜胆囊切除术(LC组)38例、开腹胆囊切除术(OC组)42例。LC组完成手术36例,发生7例次并发症。OC组发生并发症15例次。两组手术时间无显著差异,但OC组术中出血量、术后并发症发生率较高,术后恢复时间、住院时间长。认为LC可安全用于肝功能代偿期的肝硬化病人。

(曾　欣)

参 考 文 献

1 赵 伟，等.陕西医学杂志，2005，34(3):279
2 刘 阳，等.吉林医学，2005，26(2):158
3 程元桥，等.胃肠病学和肝病学杂志，2005，14(3):235
4* 杨再兴，等.中华医学杂志，2005，85(15):1021
5 刘国政，等.华中科技大学学报(医学版)，2005，34(4):502
6 王尊松，等.胃肠病学和肝病学杂志，2004，13(5):528
7 梁 棋，等.中华医学杂志，2005，85(15):1027
8 朱金照，等.解放军医学杂志，2005，30(5):391
9 饶正伟，等.临床消化病杂志，2005，17(1):28
10 丛玉隆，等.中华肝脏病杂志，2005，13(1):31
11 丛玉隆，等.中华检验医学杂志，2005，28(5):504
12 李 琴，等.中华内科杂志，2005，44(3):188
13 陈自平，等.山东医药，2005，45(10):1
14 焦秀娟，等.中国实用内科杂志，2005，25(3):230
15 郝建宇，等.北京医学，2005，27(6):351
16 熊伍军，等.中国实用内科杂志，2005，25(2):132
17* 马 慧，等.中华肝脏病杂志，2005，13(6):407
18 叶 菲，等.临床内科杂志，2005，22(9):613
19 王尊松，等.临床肝胆病杂志，2005，21(3):171
20 杨一林，等.中华超声影像学杂志，2005，14(7):537
21 华 兴，等.中国临床医学影像杂志，2005，16(4):208
22 孙丽卿，等.心电学杂志，2005，24(1):10
23 王 莉，等.第二军医大学学报，2005，26(7):728
24 郭翔飞，等.江西医药，2005，40(8):474
25 焦建中，等.胃肠病学和肝病学杂志，2005，14(1):95
26 李忍萍，等.内科急危重症杂志，2005，11(1):38
27 孙厚亮，等.北京医学，2005，27(3):138
28 梁友方. 山西医药杂志，2004，33(12):1022
29 曲 芬，等.中华实验和临床病毒学杂志，2005，19(1):43
30 刘建强，等.山东医药，2005，45(17):5
31 穆锦江，等.中华医院感染杂志，2004，14(11):1212
32 李坤成，等.中华放射学杂志，2004，38(12):1290
33 禤建宁，等.广西医学，2004，26(12):1788
34 王 宇，等.临床肝胆病杂志，2005，21(3):166
35 靖 凯，等.华中医学杂志，2004，28(6):395
36 陈明妃，等.第一军医大学学报，2005，25(6):718
37 王静艳，等.中华肝脏病杂志，2004，12(10):609
38 吴锡信，等.中国危重病急救医学，2005，17(2):121
39 刘 梅，等.华中科技大学学报(医学版)，2005，34(1):20
40 张恩全，等.重庆医学，2005，34(3):398
41 朱玉森，等.临床消化病杂志，2004，16(5):218
42 主余华，等.临床肝胆病杂志，2004，20(5):320
43 苏 亮，等.上海精神医学，2005，17(3):167
44 阎惠平，等.中华肝脏病杂志，2005，13(1):12
45 刘海英，等.第二军医大学学报，2004，25(12):1292
46 范列英，等.中国医学科学院学报，2005，26(5):505
47 刘海英，等.中国医学科学院学报，2004，26(5):500
48 张福奎，等.中华老年医学杂志，2005，24(1):18
49 汪 磊，等.中华消化杂志，2005，25(7):391
50 姚定康，等.中华肝脏病杂志，2005，13(1):9
51 曾 珍，等.中华肝脏病杂志，2005，13(1):3
52 吴赤红，等.北京大学学报(医学版)，2004，36(6):609
53 沈 敏，等.中华医学杂志，2005，85(14):946
54 张 烜，等.临床内科杂志，2005，22(1):31
55 施 健，等.中华消化杂志，2005，25(6):355
56 程元桥，等.中华肝脏病杂志，2005，13(5):366
57 程元桥，等.中华肝脏病杂志，2004，12(11):669
58 马雪梅，等.解放军医学杂志，2004，29(12):1062
59 王少峰，等.中华超声影像学杂志，2005，14(9):714
60 贾树蓉，等.第三军医大学学报，2005，27(3):258
61 栗 华，等.中华消化内镜杂志，2005，22(4):236
62 孔德润，等.中华消化杂志，2005，25(7):417
63 刘全达，等.中华消化杂志，2005，25(3):131
64* 奥曲肽全国协作组. 中华消化杂志，2005，25(1):37
65 奥曲肽全国协作组. 中华消化杂志，2005，25(8):492
66 张 勇. 第四军医大学学报，2005，26(9):811
67 刘天舒，等.中华消化杂志，2005，25(4):229
68 林向飞，等.中华肝脏病杂志，2005，13(8):611
69 刘映川，等.四川医学，2005，26(8):868
70 胡乃中，等.中华消化杂志，2004，24(10):625
71 刘晓政，等.第四军医大学学报，2005，26(10):904
72 宋震亚，等.中华消化杂志，2004，24(10):601
73 蒋国法，等.浙江医学，2004，26(10):791
74 梅浙川，等.中华肝脏病杂志，2005，13(4):294
75 任 旭，等.中华消化内镜杂志，2004，21(6):374
76 刘运祥，等.中华消化内镜杂志，2005，22(4):248
77 张志镒，等.中华消化内镜杂志，2004，21(5):342
78 周友发，等.中华消化杂志，2004，24(10):624
79 李长政，等.中华消化内镜杂志，2005，22(1):29
80 刘全达，等.中华医学杂志，2005，85(15):1031
81 李常青，等.中华肝脏病杂志，2005，13(6):403
82 胡元明，等.中华放射学杂志，2005，39(7):736
83 权启镇，等.中华消化杂志，2005，25(2):87
84 崔 屹，等.中华消化杂志，2005，25(8):498
85 杨正茂，等.中华消化杂志，2004，24(11):695
86 柴同海，等.中华内科杂志，2005，44(8):612
87 王秀敏，等.中华消化内镜杂志，2005，22(2):120
88 刘冈峰，等.中华消化内镜杂志，2005，22(3):187
89 秦明放，等.中华消化内镜杂志，2005，22(1):37
90 刘连新，等.中华肝胆外科杂志，2005，11(1):8
91 史留斌，等.中国危重病急救医学，2004，16(12):730

92　张伟辉，等. 中华医学杂志，2005，85(18)：1285
93　嵇　武，等. 中华消化内镜杂志，2004，21(5)：337

(四)原发性肝癌

1. 病因与发病机制

肖刚等[1]回顾分析了586例原发性肝癌(PHC)病人血清乙型肝炎病毒检测情况，发现其中256例有明确的乙型肝炎病史，肝炎后到临床发生PHC时间为6个月至24年。沈其君等[2]应用年龄-时期-队列模型对启东地区肝癌发病检测资料进行统计分析，发现发病危险性有下降趋势。钟晓刚等[3]体外观察成体肝干细胞与相互隔离的肝癌细胞在共培养体系中的生物学行为，发现成体肝干细胞在体外具有追踪趋向肝癌细胞的生物学特性。龙喜带等[4]* 应用PCR技术对广西地区AFB_1高污染区140例PHC病人和536例对照人群的GSTM1基因多态性进行检测，发现GSTM1多态性与PHC易患性相关。王少勇等[5]采用免疫组化技术S-P法检测PTEN蛋白及P16蛋白在43例HCC及其相应癌旁组织中的表达，发现PTEN蛋白表达的阴性率与P16蛋白缺失率呈正相关，考虑PTEN失活部分参与了HCC的发生、发展过程。徐青等[6]应用CD34 S-P免疫组化法对74例人肝癌组织中微血管进行标记并计数，发现微血管密度高的肝癌预后不良或易发生肝内转移。韩恩善等[7]应用免疫组化方法对50例肝癌组织及其癌旁组织nm23进行检测，发现肝癌组织中nm23表达阳性率明显低于癌旁组织。赖祥进等[8]通过转染野生型p53基因作用于肝癌细胞株HuH-7来研究其诱导肿瘤细胞凋亡的作用，发现野生型p53可诱导人肝癌细胞株HuH-7发生凋亡。肖芙蓉等[9]对771例PHC病人及同期794例其他消化道恶性肿瘤病人的血清HBV标记进行回顾分析，发现肝癌组HBVM阳性数显著高于非肝癌组HBVM阳性数。李旭红等[10]采用放射免疫法对福建泉州地区220例原发性肝癌病人、220例良性肝病病人与295例健康人进行血清HBV标志物检测，发现PHC组HBV感染率达94.55%，HBsAg阳性率89.09%。段小娴等[11]利用免疫组织化学SP法对实验组35例树鼩肝癌形成过程中第30周、60周、肝癌组织及13例同期的空白对照组树鼩肝活检组织，进行p53、bcl-2蛋白检测，发现p53、bcl-2基因参与HCC的发生，在树鼩HCC形成过程中，它们的表达均呈递增趋势。蒋建利等[12]应用明胶酶谱分析方法观察HAb18G/CD147分子及其细胞内、外片段高表达对人SMMC-7721肝癌细胞分泌MMP(MMP-2和MMP-9)及其活化的影响，以及细胞内Ca^{2+}信号调控在此过程的作用，发现全长的HAb18G/CD147分子可通过抑制细胞内Ca^{2+}信号调控通路诱导肝癌细胞稳定高表达和活化MMP。刘兰侠等[13]对102例手术切除的肝细胞癌的石蜡包埋标本，连续切片，用免疫组织化学SP法检测HBVM和P53蛋白，发现HBVM表达阳性的肝细胞癌组织中p53表达阳性率高。高景玉等[14]观察同型半胱氨酸对人肝癌细胞株-7721细胞固醇调控元件结合蛋白-1基因mRNA表达的影响，发现Hcy使7721细胞SREBP-1基因mRNA表达上调。郝萍等[15]通过设计含有特定酶切位点的引物，选择性地从人基因组中扩增出人甲胎蛋白启动子序列，分别构建含有AFP启动子序列和增强型绿色荧光蛋白及AFP启动子序列和DTA基因的真核表达载体pAF-EGFP、pAF-DTA；将pAF-EGFP转染HepG2、SMMC-7721及NIH3T3后进行荧光强度检测，发现AFP启动子可以特异性地启动它后面的目的基因在AFP阳性的细胞中高效表达。李兴睿等[16]分别采用免疫组织化学SP法和RT-PCR方法检测42例HCC、10例肝硬化和7例正常肝组织内TN的表达情况，结果提示，TN在HCC组织中的表达上调与HCC的浸润和转移有关。高天慧等[17]通过PCR和酶切方法获取具有黏性末端的TPT1基因的全长开放读码框，将其定向连入真核表达载体pEGFP-N3绿色荧光报告基因的氨基侧，构成pEGFP-N3TPT1的真核报告表达载体，通过酶切和测序鉴定TPT1的正确插入，从而成功构建了TPT1的真核报告载体pEGFP-N3TPT1。李胜保等[18]应用免疫组织化学方法检测COX-2在34例肝癌中的表达，发现其在肝癌组织中的表达率为82.4%，而在癌旁组织中无表达。杨诏旭等[19]采用RT-PCR法从人肝癌细胞系hepG2中扩增Gankyrin cDNA编码区，并将其重组于谷胱甘肽硫转移酶融合蛋白表达质粒pGEX-4T2中，经酶切、序列鉴定分析后，用该重组质粒转化大肠埃希菌DH-5α，经IPTG诱导获得表达，并将Gankyrin蛋白免疫家兔，经过Western印迹杂交检测抗Gankyrin抗体的产生，从而成功表达了Gankyrin蛋白并制备了其特异性抗体。罗朝学等[20]常规培养HepG2细胞，以Iodogen法^{131}I标记抗IGF1R单克隆抗体IH7，SephadexG-50纯化标记反应液，^{131}I-IH7和非标记IH7与HepG2细胞表面的IGF1R竞争结合，Scatchard法分析HepG2细胞上的平均表达量，发现本实验条件下制备的^{131}I-IH7满足作为IGF1R特异性配体的要求。高继君等[21]采用放射免疫方法测定30例原发性肝癌病人和48例健康体检人群的血清表皮因子和甲胎蛋白，发现原发性肝癌病人EGF含量明显低于健康对照组且有显著性差异。汤晴等[22]利用大鼠复制肝癌前病变动物模型，然后分组，并分别给予不同浓度的斛皮素，提示斛皮素对肝癌前病灶转化增生结节的过程有抑制作用。朱海英等[23]从人肝细胞癌中分离肝癌细胞并对其体外诱导分化特性进行分析，试图得到有关导致肝癌发生的"癌干细胞"的相关资料，发现人P2HCC细胞具有强大的增殖能力，体外实验提示，其具有一定的向成熟肝细胞分化的潜能。蔡琼珍等[24]应用免疫组织化学法检测20例肝硬化，78例HCC及癌旁组织HBsAg、HCVAg和P53蛋白的表达。发现不同组有显著差异，HCC的发生与HBC和HCV的感染密切相关，p53基因的突变起重要作用。郭鸣雷等[25]用半定量RT-PCR、Western免疫印迹、FISH、PCR-SSCP等方法进行鉴定，发现过氧化物酶体增殖激活性受体γ在肝癌组织中有差异性表达并且在肝癌标本中未发生突变。邢宝才等[26]应用RT-PCR及免疫组化方法，对28例PHC手术标本的wER和vER进行mRNA分析和ER的蛋白水平检测，发现在原发性肝癌的形成过程中，96.4%的肝癌出现ER的变异，提示ER的变异与原发性肝癌的形成有密切的关系。张锐等[27]取人肝癌组织20例，人正常肝组织10例，癌旁组织10例，分别测定转醛醇酶活性，RT-PCR检测转醛醇酶mRNA表达，Western免疫印迹检测转醛醇酶蛋白表达水平，发现人肝癌组织中转醛醇酶活性较正常肝组织显著升高，表现出其在癌变组织中的特异性。张冬雷等[28]采用实时荧光定量PCR技术分析肝癌组织中增殖诱导配体(APRIL)及其受体mRNA的表达水平，发现A-PRIL在肝癌发生、发展中可能起重要作用。高天慧等[29]运用SMART RACE技术成功克隆扩增了长865 bp肝细胞癌变表达基因片段P02的全长cDNA序列，为进一步研究奠定基础。向志刚等[30]应用ABC免疫组化法对47例PHC手术切除标本常规石蜡包埋切片分别检测MV和TAM并高倍镜下计数，发现TAM与MV计数与PHC的发生、发展关系密切。张丽君等[31]以双电泳，免疫印迹法及基质辅助激光解析电离飞行时间质谱分析，对3种不同转移潜能人肝癌细胞系Hep3B、MHCC97L和MHCC97H进行酪氨酸磷酸化蛋白质组分析，发现细胞内酪氨酸磷酸化蛋白的表达差异与肝癌的侵袭转移有关。王凯峰等[32]建立T淋巴细胞免疫功能重建的模型，肿瘤MHC分子表达改变和机体淋巴细胞Th1/Th 2相关基因的表达降低可能是影响肝癌转移潜能原因。廖谦和[33]报道肝原发性鳞状细胞癌1例。王宏程等[34]用肝细胞癌组织构建cDNA表达文库，通过重组cDNA表达文库血清学分析法，用自体病人和异体病人的血清对文库进行筛选。通过此研究为肝细胞癌的免疫治疗提供了候选基因。王小虎等[35]采用免疫组织化学法探讨34例肝癌组织COX-2的表达与肝癌病理特征的关系，发现COX-2的阳性表达与肝癌细胞生长、分化程度有关。宋海燕等[36]用双向凝胶电泳对有转移的HCC组织和未发生转移的HCC组织总蛋白进行分离，两组间差异蛋白再用质谱和数据库搜索鉴定，并在蛋白质和mRNA水平上进一步检测和验证，发现HCC转移与多种蛋白表达相关。宋丽杰等[37]收集51例外科手术切除肝细胞癌及癌旁正常组织标本，分为高低侵袭性两组，用实时定量PCR(RQ-PCR)法对不同侵袭性HCC之间的DLC-1基因表达进行分析，发现DLC-1基因表达可能与肝癌的侵袭转移的抑制相关。周建波等[38]成功构建了BC047440基因反义真核表达载体pcDNA3.1(+)BC047440AS，为进一步研究该基因功能奠定了基础。游海燕等[39]采用PCR-SSCP方法，设计扩增β-连环蛋白(catenin)基因第三外显子的引物，检测20例肝癌病人及7株人肝癌细胞中有无β-连环蛋白基因突变，并通过DNA测序及限制性内切酶对突变加以验证，提示β-连环蛋白基因突变可能参与了部分肝癌癌变过程。邓辉洲等[40]回顾分析了294例肝癌术后病例，对比术后胆红素＞51.3 mmol/L与术后胆红素＜51.3 mmol/L两组病人在危险因素与近期疗效的差别，发现围手术期胆红素水平在判断肝癌病人近期疗效中具有价值。王顺祥等[41]采用RT-PCR法检测HPa mRNA在肝细胞肝癌、癌旁组织中的表达，同时应用免疫组织化学法检测Ki67在肝细胞肝癌中的表达，发现HPa mRNA在肝癌中呈高表达，并与肝癌的侵袭转移、复发、预后及肿瘤的增殖活性有关。崔晓楠等[42]应用抑制性消减杂交技术，构建高淋巴系统转移能力小鼠肝癌细胞株Hca-F及其同源低转移细胞系Hca-P的cDNA消减杂交文库，筛选阳性克隆进行测序，SSH技术是克隆差异表达基因及发现新基因的有效方法，有助于病因及及其机制的探讨。

(杨秀疆)

2. 诊断

王家祥等[43]* 应用蛋白质指纹图谱分析仪测定106例肝癌、肝硬化和正常血清标本的蛋白质指纹图谱并结合人工神经网络方法进行数据分析，发现该方法对肝癌诊断的准确率、敏感性和特异性分别为91.7%、88.2%和94.6%，明显高于AFP检测结果。王娟等[44]选取定位于肝癌高频缺失区的基因，根据多态位点设计寡核苷酸探针，对10例肝癌进行检测。结果表明，成功制备了肝癌相关基因cSNP基因芯片，为肝癌多态性标记的检测奠定了基础。郑燕华等[45]采用WCX2芯片及SELDI-TOF-MS技术对34例肝癌及34例健康对照组血清进行蛋白质指纹图谱检测分析，筛选出相对分子质量为13 572及11 472标志蛋白并建立起一个肝癌的诊断模型，对肝癌诊断特异性为

97.06%，敏感度为91.18%。黄达仁等[46]采用酶联免疫吸附法，分别测定85例原发性肝癌、19例肝转移癌、35例肝硬化、22例慢性肝炎和50例健康查体者血清组织多肽特异性抗原(TPS)和AFP水平，发现血清TPS对原发性肝癌与肝转移癌、肝硬化及肝炎的鉴别能力较差，AFP对原发性肝癌的诊断价值高于TPS。杨世忠等[47]以RT-nPCR法，在围手术期检测了45例肝细胞癌外周血MAGE-1 mRNA和AFP mRNA，随访显示术后28 d肝细胞癌外周血检出MAGE-1 mRNA/AFP mRNA预示近期复发。任宁等[48]定量检测肝细胞癌(HCC)血浆循环DNA，发现其浓度应用于HCC的临床诊断存在明显的局限性，但对已确诊的HCC术前检测血浆循环DNA浓度可以初步判断肿瘤的侵袭转移潜能及预后。李前伟等[49]应用氯胺-T法标记、Sephadex G-50柱层析分离纯化制备放射性碘标记血管活性肠肽(^{125}I-VIP)，通过饱和结合实验与竞争结合实验，发现^{125}I-VIP在体内、外与鼠H22肝癌细胞的结合由受体介导。梁玉梅等[50]对肝脏20例原发性梭形细胞恶性肿瘤以及26例转移性肿瘤的组织标本进行HE染色，用SP法和EnVision二步法进行免疫组化标记。发现46例肝脏梭形细胞恶性肿瘤无论原发或转移，在形态上都有重叠，原发以血管肉瘤最为常见，转移瘤则以胃肠道间质瘤最多，免疫组织化学标记物成为诊断这类肿瘤不可或缺的手段。高再荣等[51]以S-乙酰基-N-羟基琥珀酰亚胺-巯基乙酰基三甘氨酸(S-acetyl-NHS-MAG3)作为螯合剂对生存素ASON进行^{99m}Tc标记，并对^{99m}Tc-生存素ASON在荷瘤(SMMC-7721)裸鼠模型体内的生物学分布、肿瘤反义基因显像、肿瘤反义基因抑制显像进行了分析，发现^{99m}Tc-生存素ASON可在荷瘤裸鼠模型的肿瘤组织中特异性聚集。高健彪等[52]回顾分析经导管动脉化疗栓塞术(TACE)后1.5～2个月^{18}F-FDG PET显像对肝内肿瘤残留病灶的检出，35例病人共52个病灶，有肿瘤残留病灶31个，^{18}F-FDG PET显像检出28个，碘油CT检出19个；无肿瘤残留病灶21个，^{18}F-FDG PET显像检出20个，碘油CT检出20个。袁友红等[53]分析了15个新西兰大白兔肝VX-2瘤模型MR扩散成像特征，发现VX-2瘤在DWI上呈高信号，边缘清楚，DWI在反映肝VX-2瘤内部水分子运动、发现与追踪病灶进展等方面有重要价值。蔡萍等[54]观察20只新西兰大白兔肝VX_2肿瘤的螺旋CT(SCT)表现及肿瘤的生物和病理学特征，发现CT平扫18例表现为低密度灶，增强扫描动脉期瘤周显著环状强化，其中15例肿瘤可见供瘤动脉，组织病理学显示肿瘤呈浸润性生长，边缘可见丰富的血管，肝窦高度扩张充血，肿瘤中有坏死出血。吴文娟等[55]分别将VX_2瘤组织块悬液超声引导下注入45只新西兰大白兔肝左叶，拔针时压迫针道；拔针前注入0.2 ml加热的琼脂糖封堵针道；经剖腹途径埋植于兔肝左叶。发现3组植瘤成功率分别为20.2%、80.0%和73.3%，肿瘤的异位种植率分别为80.0%、20.0%和15.4%，超声表现等回声居多，周围可见声晕；彩色多普勒和能量多普勒均可检出血流信号。刘政等[56]将10只荷VX_2肝肿瘤的新西兰兔经外周静脉注射声学造影剂“脂氟显”，结果为3.0～5.0 mm的肿瘤结节造影前检出3个，造影后检出8个；1.0～3.0 mm的肿瘤结节造影前检出1个，造影后检出17个。李杰等[57, 58]采用低机械指数灰阶超声造影技术分别观察8只新西兰大白兔荷VX_2瘤前、后团注超声造影剂Sono Vue造影增强效果，结果肿瘤及肝实质内造影剂随时间呈动态增强，但荷瘤前、后变化轻微；肿瘤和周围肝组织对比明显。徐辉雄等[59]采用低机械指数连续实时成像技术对68例HCC病人共72个病灶行超声造影检查，全部病灶均可见强化，97.2%增强早于肝实质及门静脉，主要为均匀或不均匀增强，动脉期高于肝实质。李莹莹等[60]采用多普勒超声观察51例原发性肝癌血管走行及血流形态，检出肝动-静脉瘘(HAVF)15例，超声表现为肝动脉内径增宽，发生瘘的静脉内出现五彩镶嵌血流束，可测得“高速低阻”型反向脉动样血流频谱，肝动脉阻力指数减低。林礼务等[61]采用彩色多普勒超声观察了38例原发性肝细胞癌伴门静脉癌栓(PVTT)，和16例肝硬化门静脉血栓，发现癌栓的周边与内部均以动脉血流为主，而血栓周边仍以门静脉血流为主，癌栓周边动脉血流的最高流速与阻力指数高于血栓。董磊等[62]应用超声定期检查150例乙型肝炎肝硬化肝动脉血流量(V-HA)，发展为亚临床肝癌(SHC)并有完整资料的23例，△V-HA%初检至癌变前无明显变化，出现SHC时，△V-HA%均在35%以上。高上达等[63]分析了30例肝细胞癌与28例胆管细胞癌侵犯门静脉的彩色多普勒超声表现，发现肝细胞癌发生门静脉瘤栓受侵血管壁全部显像清晰，管腔内见瘤栓实体，栓内75.0%测及动静脉血流；胆管细胞癌侵犯门静脉仅6.9%血管壁显像清晰，13.8%测及血流信号。陈敏华等[64]采用超声造影观察分析了经病理确诊肝硬化合并小肝癌(≤3.0 cm)42例48个病灶的造影增强模式，造影后中～低分化肝癌38个病灶呈“快进快出”型；6个高分化小肝癌呈“快进慢出”型。造影前仅27个病灶超声作出正确诊断或诊断恶性倾向，造影后42个病灶被确认恶性。尹珊珊等[65]应用超声造影剂Sono Vue及CnT1实时灰阶造影匹配成像技术对53例被确诊患有恶性肿瘤并经超声检查检出或疑有肝占位者行超声造影检查，超声造影确认51例193个病灶，

22例发现新病灶62个，其中直径<1.0 cm占41.9%。王绮等[66]观察了47例肝癌病灶的超声造影初始强化表现，二维图像"树枝型"多表现为形态不整、边界不清；"环绕型"病灶边界清晰或伴有声晕；CDFI"树枝型"内部血供较丰富，"环绕型"周围血管较丰富。卞爱娜等[67]将靶向脂质体超声造影剂或普通脂质体超声造影剂经尾静脉注入荷瘤裸鼠体内，使用二次谐波显像模式观察造影过程，发现靶向造影剂对肿瘤有延迟增强显像效果，可以增强荷人肝癌裸鼠的肿瘤超声显像效果。文利等[68]对18例经病理及免疫组织化学染色证实的肝细胞癌行CT灌注扫描，发现微血管密度(MVD)、门静脉灌流量(PVP)、肝总灌流量(TLP)等CT灌流指数可以反映肿瘤恶性程度及肿瘤血管生成。涂蓉等[69]采用CT测量保留肝容积率评估原发性肝癌手术59例。发现保留肝容积率≤50%和>50%之间的生存率差异有统计学意义。刘燕等[70]对术前33例HCC行螺旋CT动脉期同层动态扫描，术后标本行常规苏木素-伊红染色(HE)和ASMA免疫组化染色。发现肿瘤均匀强化与肿瘤实质内ASMA染色阳性的B型血管相关，不均匀强化与肿瘤间质内血管部位相关。郭晓娟等[71]通过荟萃分析11篇文献，比较两种螺旋CT动态增强扫描方式(动脉晚期A2+门脉期P+延迟期D，动脉早期A1+动脉晚期A2+门脉期P)对小肝癌的诊断价值，认为在综合考虑灵敏度、特异度的情况下，两种螺旋CT动态增强方式对小肝癌的诊断准确性均高，但A1+A2+P方式灵敏度较高，A2+P+D方式特异度高。赵虹等[72]比较了多层螺旋CT(MDCT)与MRI动态增强扫描在37例慢性肝病及肝硬化中对小肝细胞癌(SHCC)检出的敏感性，结果为MDCT快速注射对比剂后多期扫描对SHCC的诊断效率高于MR动态扫描。汪剑等[73]对192例肝硬化行不定期MRI随访检查，共发现33例病人58个新病灶，其中23例31个为肝硬化结节成瘤，3年累计成瘤率12.0%，肿瘤体积倍增时间平均104 d。许乙凯等[74]制备生物素化抗人肝癌细胞单克隆抗体HAb18，结果为HAb18单克隆抗体经生物素化后，每个抗体分子平均可结合20个分子生物素，其抗原结合活性约为91%，对肿瘤有特异性增强作用和信号放大效应，提高MR分子免疫的敏感性。林江等[75]对40例肝细胞癌行肝动脉系统三维造影剂增强磁共振血管成像(3D CE MRA)成像。结果为3D CE MRA清楚显示肝动脉系统，又可显示肝内肿瘤染色、动静脉瘘形成以及肝动脉受累情况。

(张　嫣　陈伟忠)

3. 治疗

手术切除仍是当今原发性肝癌(以下简称肝癌)治疗的首选方法。曹明溶等[76]回顾1 281例肝癌治疗，885例进行了剖腹探查，作肝段、叶切除术300例，手术切除治疗后1、3和5年存活率分别为58.2%、26.7%和17.2%。直径<5 cm的肝癌切除后1、3和5年存活率分别为87.0%、54.5%和34.3%。术后存活5年以上35例，10年以上11例，20年以上2例。非手术介入治疗396例，术后1、3和5年存活率分别为45.4%、19.2%和1.3%。认为手术治疗效果最佳。

王高雄等[77]回顾了1 400例肝癌病人，手术切除率40%，认为手术的适应证：病人一般情况好，无明显心、肺、肾等重要脏器严重病变，无明显影响功能者；肝功能分级属Ⅰ级或属Ⅱ级但经积极短期护肝治疗有明显改善，肝功能恢复至Ⅰ级或接近Ⅰ级。肝脏储备功能正常。癌瘤无明显浸润第Ⅰ、Ⅱ、Ⅲ肝门；单发肿瘤直径<5 cm或向外生长的大肝癌5～10 cm或巨大肝癌直径>10 cm，表面较光滑，周围界限清楚，受肿瘤破坏的肝组织<30%；多发性肿瘤，肿瘤结节≤3个局限于一段或叶内或多发性3～5个肿瘤结节局限于相邻2、3肝段或半肝内或多发性3～5个肿瘤超过半肝范围，影像学显示无瘤组织明显代偿增大超过全肝50%以上(后两者宜作多处局部切除术)。

对于手术方法选择，姚清深等[78]提出非规则性肝叶切除不需解剖肝门，不用常规行第一肝门血流阻断，较多保留了正常肝组织，术中出血量少，术后肝衰竭发生率低，技术要求低，易推广，尤其适用于合并肝硬化的病人。简志祥等[79]对41例肝癌病人术中运用B超引导肝段门静脉阻断灌注化疗并肝段染色后肝切除，35例应用常规肝切除术，术后定期复查肝功能、AFP、CT及MRI变化，发现B超引导肝段门静脉阻断灌注化疗并肝段染色后肝切除组较常规肝段切除组术中出血少，对肝功能影响小，其术后5年生存率分别为37.8%和24.3%($P=0.040$)；局部复发率分别为31.7%和57.1%($P=0.037$)。认为B超引导肝段门静脉阻断灌注化疗并肝段染色后肝切除术的临床疗效优于常规肝段切除术。周信达等[80]*对84例可切除肝癌，先用液氮(−196℃)冷冻，将癌块冷冻成冰球然后立即作常规根治性肝切除，发现冷冻肝切除安全可行，有可能降低肝癌术后复发率和提高生存率。陈炜等[81]将26例肝癌合并肝硬化行半肝切除的病人分为半肝血流阻断组(HVC，$n=14$)和第一肝门阻断组(Pringle，$n=12$)。两组病人术中出血量和出血时间无显著差异，但HVC组术后3 d和7 d的血清丙氨酸氨基转移酶明显低于Pringle组，且下降速度也较后者明显。Pringle组病人术后并发腹水显著高于HVC组，且有2例死于肝功能衰竭。认为半肝血流阻断法比第Ⅰ肝门阻断更利于术后肝功能恢复，减少手术并发症，降低病死率。王在国等[82]回顾1989～2003年收治的9例肝尾区肿瘤病人,认为剖腹探察是明确其诊断和避免误诊的最佳方法,肝移植、肝尾区切除等现代外科治疗手段结合合理的术中处理及术后综合治疗是肝尾区肿瘤治疗的基本原则及取得成功的主要经验。刘荣等[83]认为,复发性肝癌腹腔镜下再切除具有腹腔镜手术微创的优点,对病人免疫功能影响小,术后恢复快,有利于尽快实施肝癌切除术后的综合治疗。对于合并门静脉癌栓者,程树群等[84]认为肿瘤切除加门静脉癌栓取出术,术后采用以肝动脉化疗栓塞(TACE)为主的综合治疗及胸腺肽有较好疗效。黄长玉等[85]认为对于难以切除的原发性肝癌合并门静脉癌栓者应争取行TACE术,仍有二期手术切除的机会。合并胆管癌栓时,孟珂伟等[86]、费建国等[87]均主张积极手术治疗,费建国等报道如癌栓位于肝内胆管,可切除肝内原发肿瘤后自肝断面上切断的胆管内取出癌栓,如癌栓延伸至胆总管,则宜作胆总管切开清除癌栓;如侵犯至肝门周围的大胆管,可行半肝切除术后加肝外胆管切除肝内胆管空肠R-Y吻合术,如肿瘤本身无法手术,也可行单纯取栓术。

肝癌的并发症较多较重。杨广顺等[88]认为在严格掌握手术适应证的前提下,通过熟练的手术配合和细致的手术操作,以及合理的围手术期处理,对肝癌合并门脉高压、脾功能亢进病人进行肝癌局部根治性切除附加门奇断流、脾切除术是可行的。吕新生等[89]分析21例肝切除治疗肝癌破裂出血病人,认为肝切除是治疗肝癌破裂出血的最好方法,当有可能时应争取施行,可使病人获得长时间生存。

介入治疗是目前治疗肝癌尤其是无法手术的肝癌的重要手段。熊正平等[90]对中晚期肝癌介入治疗的循证研究认为,TACE能显著增加中晚期肝癌病人的1～2年生存率。

关于介入治疗的适应证,侯澎等[91]通过观察58例介入治疗,认为肝癌分期为中期,分型为巨块与结节型、Child-Pugh A、B级,最大瘤体直径<8 cm,以及食管胃底静脉曲张范围C级以下的病人为TACE的适应证。

介入治疗的方法较多,主要体现在所使用介质的不同。王宇岭等[92]将62例不能手术切除的晚期肝癌病人(TNM分期Ⅱ～Ⅳ)随机分成单纯TACE治疗组和卡培他滨联合TACE治疗两组,发现两组中位生存期分别为6个月和14.5个月,一年生存率分别为39.3%和75.0%,二期手术切除率分别为6.7%和25.0%,两组比较有显著差异($P<0.05$)。认为卡培他滨联合TACE治疗晚期原发性肝癌病人的疗效优于单纯TACE。佟小强等[93]将吡柔比星及拓僖两种拓扑酶抑制剂联合应用化疗栓塞治疗302例原发性肝癌,观察后认为疗效肯定、安全可靠,但远期效果尚待进一步观察。曹玮等[94]将60℃的碘油用于栓塞治疗兔VX_2肝癌,发现与37℃碘油组相比,60℃碘油组可降低肿瘤生长率,延长存活期,肝功的损害是可逆的,且抑瘤效果更强。吴文娟等[95]通过二维超声及免疫组化方法观察肝动脉As_2O_3碘油栓塞对兔肝移植瘤生长、微血管密度及血管内皮生长因子表达的影响,发现As_2O_3+碘油栓塞可抑制肿瘤生长,增加肿瘤的坏死率,抑制肿瘤血管新生,降低栓塞后残留的血管内皮生长因子表达。曹喜才等[96]采用经肝动脉超选择性段性挤压式栓塞及半肝栓塞的方法灌注^{32}P-玻璃微球、超液化碘油和吡柔比星混悬液治疗30例肝癌病人,术后行β轫致辐射显像,结合分区模型,估算肿瘤、非瘤肝组织和肺组织的吸收剂量,并与不含^{32}P-玻璃微球的混悬液化疗栓塞治疗26例肝癌病人比较,发现^{32}P-玻璃微球联合化疗栓塞治疗肝癌是一种安全有效的方法。

对于肝癌的一些并发症,介入治疗也有一定疗效。王志学等[97]采用肝动脉和脾动脉双栓塞治疗32例肝癌伴脾亢病人,认为其安全有效,能缓解脾亢症状,为肝癌病人化疗提供条件。汪建成等[98]回顾了18例采用急诊肝动脉栓塞(TAE)治疗肝癌破裂出血病人,认为TAE是治疗肝癌破裂出血的有效方法,可达到立即止血的目的,同时可为肝癌的后续血管内治疗提供途径。

肯定介入治疗疗效的同时,也要注意其相应的并发症。肖恩华等[99]对比了TACE和单纯手术两组病人,发现前者中位生存期,1、2、3年生存率均高于后者,且两者比较有显著差异,认为TACE治疗原发性肝癌安全有效,可改善病人生存率。曹明溶等[100]分析了400例TACE治疗中晚期肝癌的病人,观察到该方法主要的并发症有上消化道出血、肝衰竭、急性肾衰竭、以腹痛为主的并发症(如肝肿瘤缺血疼痛、胆囊动脉栓塞、胰腺炎、胃十二指肠动脉异位栓塞等),以及肺栓塞、截瘫等并发症。

程树群等[101]比较了不同方法治疗肝癌合并门静脉癌栓病例,认为单纯TACE效果差,手术切除+癌栓取出术可清除大部分癌栓,术后TACE可进一步提高病人生存率。

B超引导下的经皮肝穿刺对肿块局部注射无水乙醇(PEI)或醋酸(PAI)治疗也是肝癌较为常用的非手术治疗方法。林学英等[102]观察了213例肝癌复发者,使用PEI治疗后,肿瘤平均直径从3.5 cm降为2.7 cm,1～5年生存率分别为91.1%、81.7%、70.4%、61.9%和51.5%,中位生存期为46.8个月。认为该法具有简便、安全、经济的特点，可反复使用，疗效确切，对肝功能影响小，尤其适用于癌径直径＜3 cm且结节数不多的病人。但无水乙醇的弥散能力有限，对于较大非均质肿瘤往往难以彻底杀灭；另外需要多次注射治疗。孙晓光等[103]比较了瘤内注射相同体积的^{188}Re胶体、无水乙醇、醋酸对鼠移植性肝癌的疗效，发现醋酸治疗造成的局部组织坏死比无水乙醇更广泛，且正常肝脏对坏死的修复更快，局部注射醋酸组的抑瘤率明显好于注射乙醇组，但注射后局部不良反应较乙醇大，主要有局部注射部位的明显溃烂，提示醋酸局部刺激作用较强。局部注射^{188}Re胶体的抑瘤率最高，局部组织反应轻。金诗湘等[104]将PEI联合TACE治疗原发性肝癌与单纯TACE比较，发现联合治疗组优于单纯TACE组，尤其对于多中心起源、侵犯门脉系统或较大的癌瘤治疗有优越性，最常见的并发症为一过性刺激性疼痛，考虑为乙醇溢出或刺激肝包膜所致，经对症处理能好转，严重并发症很少。

近年逐渐得以普及的还有局部射频消融（radiofrequency ablation，RFA）治疗。对于小肝癌[105]，尤其是有严重肝硬化[106]或位于肝门区靠近大血管的肝癌[107]，疗效好，损伤小。

本年度有多篇文献报道了RFA法治疗不同类型肝癌的疗效[108～116]。谢晓燕等[108]探讨了影响RFA疗效的因素，认为除消融温度、时间、操作水平等治疗条件影响外，肿瘤的大小、位置、生长方式是影响局部疗效的重要因素。单个肿瘤直径＜3 cm者治疗效果最好，随着肿瘤直径的增大，消融率降低、局部复发率增高。陈敏华等[109]*对302例共46个肝脏恶性肿瘤进行RFA治疗，其中原发性肝癌181例，肿瘤平均大小4.2 cm，转移性肝癌121例，肿瘤平均大小3.9 cm，治疗后1个月复查，其有效率分别为95.7%和94.8%；并发症2.2%，分别为出血5例、肠穿孔1例，其余7例为邻近脏器结构轻度损伤，无射频治疗相关死亡。认为对早期癌灶可获得与手术治疗相同的疗效。对于肿瘤大小＞3.5 cm及位置不佳者（肝门部、侵及大血管或紧邻横膈、胃肠等），疗效受一定影响。罗葆明等[114]进一步探讨了冷循环射频消融（CRFA）法治疗肝癌的方法、适应证、疗效以及对机体免疫功能的影响。该方法的优点在于能降低射频电极邻近组织温度，减少周围组织的炭化，获得更大的坏死范围。他们运用该方法治疗了168例共217个病灶，发现小肝癌可获得显著疗效，而对于直径＞3 cm的肝癌，应采用包括射频消融在内的综合治疗。射频治疗可在一定程度上改善病人的抗肿瘤免疫状态。

虽然RFA是微创治疗，但随着治疗病例的增多，并发症的报道也增多[117,118]。陈敏华等[117]报道了对343例778个肝恶性肿瘤行582次RFA治疗的并发症主要有出血、肠穿孔、邻近结构损伤、胆汁瘘、皮肤烫伤等。劳学军等[118]观察到合并有肝硬化病人并发症的发生率高于不合并肝硬化病人。

微波消融（MWA）治疗也是近年来兴起的微创疗法之一。金昌男等[119]通过对33例小肝癌的置入式微波热凝固治疗分析，具体介绍了使用的仪器、方法及疗效。吕明德等[120]鉴于其单次能量输出形成的组织凝固范围较小和每个肿瘤所需的治疗次数较多，对其加以改进，将单次输出量增加至（70～80）W×（20～25）min，对直径＞5 cm的结节插入3～4针，每个病灶治疗1次。他们运用该技术在超声引导下经皮消融治疗了66例肝癌病人105个肿瘤结节，发现1次治疗的消融率为92.4%，无与治疗相关的死亡，并发症的发生率15.2%，主要有腹腔出血和一过性血尿，以及门静脉血栓和腹壁脓肿等。认为该方法安全有效，减少了治疗次数和穿刺针数，降低治疗成本。温朝阳等[121]发现与手术相比，微波治疗原发性小肝癌同样可造成癌细胞脱落入血，对外周血细胞免疫功能（7 d内）无明显影响，有其自身特点；治疗前后外周血AFP mRNA均呈阳性表达（7 d内）者，复发/转移的可能性增大。陈永卫等[122]通过动物实验发现微波治疗后残留肿瘤细胞的增殖活性和侵袭能力在短期内有明显降低，残留肿瘤的生长和转移受到一定程度的抑制，肿瘤分化程度较治疗前有一定改善，认为微波治疗即使不能一次灭活肿瘤，但在一定程度上可延长机体的生存时间。

应用氩氦超低温冷冻（AHCS）技术治疗原发性肝癌近年较受关注。郭志等[123]对48例富血供的原发性肝癌（肿瘤直径10～14 cm）行TACE后，应用氩氦冷冻治疗，发现对于巨块型肝癌，TACE与AHCS具有治疗协同和优势互补作用，有利于短期内降低肿瘤负荷，近期疗效满意；TACE是抑制肿瘤血管“热池效应”，提高AHCS治疗效果的关键；AHCS术后能提高细胞免疫功能，有利于改善肝功能，相对提高了病人的生活质量。

高强度聚焦超声（high intensity focsed ultrasound，HIFU）作为体外非侵入性治疗体内深部肿瘤的局部治疗方法，近年来备受人们关注，又称海扶刀。张国喜等[124]利用超声声波波长短、易于穿透组织，在短时间内，焦点区域可以达到70～100℃高温这样的作用原理，将高强度超声波聚集于机体深部，联合TACE治疗中晚期肝癌，取得了较好疗效。主要并发症是皮肤烧伤及邻近脏器的损伤[125]。由于该方法易受肋骨干扰，秦海峰等[126]认为可以在治疗前采用肋骨部分切除、肋膈角闭合术等辅助治疗手段。

随着放疗技术的发展，三维适形放疗应用日益广泛,伽玛刀治疗是立体定向放射治疗的一种特殊形式。李东石等[127]分析了65例采用三维适形放射治疗的肝癌病例,发现对于病灶直径<5 cm者疗效较好,弥漫性转移者疗效较差,认为该方法具有安全、不良反应小且近期疗效确切的优点,特别适用于年老体弱、一般情况较差、肝功能异常、不能耐受手术、化疗、介入栓塞等治疗方法者。孙爱民等[128]使用该方法治疗老年原发性小肝癌30例,观察到不良反应主要有乏力、食欲减弱、以及邻近空腔脏器穿孔。

肝癌行肝移植术目前国内尚无统一的标准。周俭等[129]认为,一般采用国际上广泛应用的意大利Milan标准(单个肿瘤直径不超过5 cm,或肿瘤数目不超过3个,最大直径不超过3 cm;不伴有血管及淋巴结的侵犯)不符合我国国情,因为小肝癌虽然符合上述标准,但手术切除预后良好,为小肝癌者实施肝移植不为国人接受,除非合并严重肝硬化、肝功能失代偿者。他们分析了肝移植治疗肝细胞型肝癌67例,认为肝移植是目前治疗肝细胞型肝癌的有效方法,肿瘤直径>5 cm和门静脉癌栓严重影响病人的无瘤生存率。严律南等[130]认为晚期肝癌尚无门静脉主干癌栓者可作为我国肝移植指征,李磊等[131]认为术前存在门静脉血栓或癌栓的肝癌病人,只要处理得当,采用肝移植治疗可取得较好效果。

有关原发性肝癌治疗的基础研究方面近年来文献颇多,如免疫治疗、基因治疗,包括抗血管生成、反义基因治疗、siRNA技术等。

免疫治疗中有多篇文献[132~137]肯定了树突细胞(DC)介导的肝癌免疫治疗作用。如贾军等[132]报道AFP基因转染$CD34^+$造血干细胞来源的DC可诱导特异性肝癌免疫,杀伤表达AFP的肝癌细胞。李东复等[135]发现,肝癌病人存在DC功能缺陷,致使其介导的淋巴细胞对肝癌的杀伤作用明显减低。杨竹林等[138]研究发现GST_{pi}、HO_1和TPⅡ等3种酶表达特征与肝癌发生有密切关系,检测GST_{pi}和TP酶表达对指导肝癌术后化疗和提高化疗效果可能具有重要的临床应用价值。李东复等[139]研究发现肝癌病人癌组织与外周组血Th1/Th2细胞比值均明显降低,细胞因子表达失衡,肝癌病人存在免疫抑制,在肝癌治疗中有必要打破免疫抑制,纠正Th1/Th2细胞比例失衡。王先松等[140]报道含CpG的寡脱氧核苷酸能激活荷瘤鼠抗肿瘤免疫反应以抑制小鼠移植性肝肿瘤生长并能增强5-Fu化疗鼠的免疫功能。彭宝岗等[141]研制开发了一种肿瘤疫苗,其组成是以固定的肿瘤细胞为抗原、小鼠GM-CSF和hIL-2缓释微球为免疫激活剂、辅以免疫辅助剂的肝癌疫苗皮内接种小鼠,获得明显的抗肿瘤效果。高天慧等[142]发现单用H_{22}抗原不能诱导有关的抗肝癌免疫反应,用脂质体包裹后,其抗肝癌作用可明显增强。

生存素基因仍是近年肝癌基础研究的热点。多篇文献[143~145]报道了在肝癌组织中发现其高表达,而在正常肝组织中无表达,可以此为基点寻找治疗肝癌的新方法。潘金飞等[144]研究发现生存素mRNA表达与肝癌的细胞凋亡并无显著影响,而是通过提高细胞增殖的方式影响肝癌的生物学特性。且生存素对肝癌的多耐药无关。彭绍华等[145]研究发现,在肝癌的发生过程中生存素的表达或许可通过抑制半胱天冬酶3而抑制细胞凋亡,促使细胞增殖,使肝癌呈现无限制的生长及恶性程度不断提高。陈涛等[146]发现生存素基因反义寡核苷酸转染细胞后可诱导细胞周期素B1表达,导致G2~M期阻滞,从而诱导细胞凋亡。王俊萍等[147]通过体外培养的肝癌细胞株研究发现丝裂霉素诱导肝癌细胞生存素表达升高具有时间效应,生存素表达升高可能在肝癌细胞耐药过程中发挥了一定作用。戴德坚等[148]研究发现生存素在HepG2/ADM细胞表达上调与其耐药性密切相关,反义复合物能有效下调生存素表达水平,并且增强耐多柔比星细胞HepG2/ADM对多柔比星的敏感性,可能与激活半胱天冬酶3、诱导细胞凋亡有关。

本年度研究腺病毒介导的基因治疗肝癌报道较多[149~156]。凌昌全等[149]研究发现,经含蜂毒素基因重组腺病毒在体内外对肝癌均有特异性抑制作用。张明满等[151]发现重组腺病毒介导的反义MMP2基因能抑制肝癌生长,对肝癌治疗有潜力。吴东等[152]研究发现腺病毒可诱导THANK基因在SMMC-7721细胞中高表达,且可维持较长时间,为进一步进行体内基因治疗研究提供帮助。高小玲等[153]发现重组腺病毒AdI-κBα能促进人肝癌$HePG_2$细胞的凋亡,可明显抑制人肝癌细胞的生长。王星华等[154]比较了携带小鼠IL-2基因的增殖型病毒和非增殖型腺病毒对IL-2基因的表达以及对肝癌细胞的杀伤能力,发现前者明显优于后者。潘运龙等[155]研究发现,转染腺病毒介导的mIL-12基因的小鼠肝癌H22细胞在裸鼠肝癌组织局部高表达mIL-12,并能抑制裸鼠肝癌的生长。

卢昕等[157]发现siRNA能有效抑制生存素基因在肝癌细胞株HepG2中的表达,为进一步诱导HepG2细胞对化疗敏感性提供实验材料和理论依据。朱青川等[158]发现肝癌细胞周期蛋白E1的表达可被siRNA表达载体介导的RNA干扰成功抑制,进而导致细胞生长受抑并诱导凋亡。李月敏等[159]发现肿瘤选择性增殖腺病毒CNHK300可选择性地在端粒酶阳性的肝癌细胞中复制,并产生溶瘤作用,在正常细胞中复制能力和杀伤能力明显减弱。黄文方等[160]利用siRNA在肝癌细胞内诱导RNA干扰(RNAi),抑制端粒反转录酶(hTERT)基因表达,在体外进行RNAi对肝癌治疗试验研究,发现RNAi在体外明显抑制肝癌细胞中hTERT基因表达和瘤细胞增殖。刘权焰等[161]发现靶向甲硫氨酸腺苷转移酶(MAT)2A基因的siRNA能抑制肝癌细胞生长,诱导肝癌细胞凋亡。

张东等[162]等发现,转染端粒酶反义RNA能抑制肝癌HepG2细胞的恶性表达,促进其凋亡。宋东坡等[163]研究发现,与突变核酶及空质粒相比,带有U6启动子的人端粒酶hTERT锤头状核酶具有明显降低hTERT表达和端粒酶活性,诱导细胞凋亡作用,并且此作用随着细胞分裂而逐渐增强,有望成为肝癌基因治疗的有效手段。

司遂海等[164]研究发现,从前列腺癌中克隆的转移抑制基因KAI1对肝癌MHCC97-H细胞的生长无明显影响,但细胞内KAI1蛋白表达水平变化可能影响肝癌细胞的侵袭能力。张霞等[165]观察发现人肝癌组织中的抑癌基因TIP30抑制肿瘤细胞的转移可能部分是通过抑制VEGF的转录或表达从而抑制肿瘤血管形成来完成的。孙迎春等[166]发现新城疫病毒HN基因在体外转染细胞SMMC7721,能明显诱导细胞SNNC21凋亡,其发生机制可能是由于HN基因的导入引起线粒体跨膜电位下降,进而激活半胱天冬酶-3使细胞凋亡。李亚丽等[167]研究发现,转染磷脂酰乙醇胺*N*-甲基转移酶2(PEMT2)基因对不同亚型蛋白激酶C表达及细胞内转位的影响可能与其抑制细胞增殖、诱导凋亡的机制有关。赖祥进等[168]报道野生型p53基因及双脱水二乙酰卫矛醇(DADAG)均可诱导人肝癌细胞HLE发生凋亡,转染野生型p53基因与DADAG联合作用,有促进肝癌细胞凋亡的作用。唐俐等[169]将趋化因子FK基因转染小鼠肝癌细胞株MM45T. Li,发现能促进机体的抗肝癌主动免疫反应。丁磊等[170]发现缺氧诱导因子-1α蛋白在肝癌和肝硬化组织中普遍表达,且只受缺氧因素影响,与肿瘤分化程度和肝癌转移有关,但与有无门静脉癌栓、HBsAg表达及预后无关。

近年兴起的纳米技术在肝癌治疗研究也有报道。任非等[171]发现丝裂霉素C-聚氨基丙烯酸正丁酯磁性纳米球胶体溶液结合体外磁场可显著提高丝裂霉素C的抗瘤效果,且毒副作用减低。陈汝福等[172]*合成硬脂酸聚乙二醇多柔比星纳米微粒,发现其可有效抑制肝癌细胞生长。陈璟等[173]研究发现,^{131}I标记抗血管内皮生长因子单克隆抗体Sc-7269和葡聚糖磁性纳米颗粒复合物(Sc-7269-DMN)瘤内注射治疗荷人肝癌裸鼠安全、有效,磁场诱导的以DMN为载体的放射免疫治疗具有高靶向性和安全高效的特点。

中医中药在肝癌的治疗中同样有一定作用。多篇文献[174~176]报道了人参皂苷Rg3的抗肝癌作用。封颖路等[177]报道地塞米松加人参皂苷可有效防治TACE栓塞后综合征。马凌娣等[179]报道苦参碱对动物有抗肝癌作用。梁建新等[180]报道苦参碱联合介入化疗栓塞治疗中晚期肝癌能明显提高疗效,改善生活质量、延长生存时间。曹骥等[181]报道茶多酚在动物中有预防肝癌作用。

综合治疗的作用在肝癌的治疗中得到了体现。王颖勃等[183]认为原发性肝癌合并胆道癌栓者,胆道癌栓清除术后,TACE和经T管化疗药物滴注能巩固提高疗效、防止癌复发和改善预后。对于难以手术的肝癌[184]及中晚期肝癌[185],有报道射频消融联合TACE治疗效果较好。张福君等[185]等报道TACE后,CT导向下RFA联合PEI对原发性肝癌的治疗效果明显优于单纯RFA。李忠泰等[186]报道采用经皮微波固化联合PEI治疗原发性肝癌25例,取得满意疗效。陈日新等[187]报道全身伽玛刀联合多烯紫杉醇持续静滴泵注治疗原发性肝癌疗效高,不良反应轻。

(蔡洪培)

4. 预后

葛宁灵等[188]对行TACE治疗的130例术后复发性肝细胞癌病人行回顾分析,计算此类病人治疗后的生存率及生存时间、分析影响其生存的相关因素,发现TACE联合PEI治疗,可显著提高术后复发性肝癌病人的生存率、延长生存期。黄映明等[189]回顾分析28例肝癌术后复发转移再手术治疗的随访资料,发现手术再切除是肝癌术后复发的首选治疗方法,可明显延长病人术后生存时间。刘鹏飞等[190]对433例原发性肝癌病人术后随访,比较术后1~2个月内接受和未接受预防性TACE病人不同时间段肝癌的复发率,发现预防性TACE有助于减少1年内近期复发率。柏斗胜等[191]研究血管形成抑制剂TNP-470联合MMC对小鼠原位移植肝癌术后复发和转移的防治作用,分别给予MMC、TNP-470等治疗,发现联合使用效果更好。刘明放等[192]对38例原发性肝癌术后病人经B超、CT及肝动脉造影检查证实为肝癌复发,行肝动脉化疗,发现术后复发肝癌行TACE治疗能改善病人生存。周学平等[193]回顾分析114例无肉眼癌栓或子灶的肝癌病人120次手术标本常规病理切片629张,前瞻性研究连续76例术前影像学检查未发现癌栓或子灶的肝癌手术标本及石蜡切片645张,采用SPSS10.0和SAS6.12统计软件包分析,发现对无肉眼癌栓或子灶、无肝外转移的肝癌切除99%和100%的微转移灶所需最小切缘为5.5 mm和6 mm。张中华等[194]报道了8例巨块型肝癌化疗栓塞并二期外科手术后长达存活1年的病例。万崇华等[195]随机抽取105例肝癌病人用SF-36量表进行纵向的3次测定,计算量表的信度、效度和反应度。发现该量表用于肝癌病人生命质量测定具有较好的信度、效度和反应度,因而有一定的实用价值。郑树森等[196]应用单因素分析和逐步Logistic回归多因素分析方法,回顾分析自1999年1月至2003年12月89例HCC肝移植病人的生存情况及各项临床病理指标对预后的影响,发现PVTT和组织学分级最为重要。元云飞等[197]随访522例肝癌手术切除后病人,发现术前肝功能Child-Pugh A级、GGT正常、无或伴轻度肝硬化、肿瘤直径≤5 cm、无癌栓以及行根治性切除的肝癌病人可能获得长期生存。戴旭等[198]回顾分析245例接受≥2次栓塞治疗的原发性肝癌病例,根据影像学表现将复发转移分为原位复发、肝内复发、门脉转移及远隔转移4种类型,结合影像学及临床资料进行统计分析,发现肝内复发及门脉转移是原发性肝癌肝动脉化疗栓塞后复发转移的主要形式。陈罡等[199]选取PHC 60例,肝硬化62例,正常肝脏23例,以SP免疫组化法检测外周血NK细胞,认为NK细胞计数可能是反映机体抗肿瘤免疫状态和判断病人预后的重要指标。莫钦国等[200]回顾分析肝癌手术治疗后生存5年以上129例肝癌病人的临床资料,认为早期发现、早期诊断和早期治疗是提高肿瘤疗效的关键。谷化平等[201]应用免疫组织化学方法,检测分析110例PHC组织中CD44V6及PTEN基因蛋白表达,提示检测CD44V6及PTEN蛋白表达可作为判断HCC预后的参考指标。张辉等[202]通过酶联免疫吸附法检测75例HCC病人术前血浆中OPN和ICAM-1的浓度,发现联合应用OPN和ICAM-1可以准确筛选出具有较高和较低复发及预后风险的病人。吕增发等[203]采用免疫组化方法和计算机图像分析系统检测肝癌组织MMP-2和MMP-9的表达,发现肝癌组织中两者的表达明显高于正常肝脏,并与分化和转移有关。黄耿文等[204]回顾分析52例老年肝癌切除术病人,与同期215例非老年肝癌病人进行对比,发现老年组的总存活率高于非老年组,故对老年人肝癌应采取积极手术治疗的态度。谷化平等[205]应用免疫组织化学方法,检测分析110例HCC组织中CD44V6和P16蛋白表达,发现CD44V6和P16表达呈负相关。班克臣等[206]用RT-PCR检测来自广西南部黄曲霉毒素B_1高暴露地区病人手术切除肝癌及其癌旁组织中生存素mRNA的表达情况,发现生存素mRNA在HCC组织中的表达率与临床分期和肿瘤直径相关。欧超等[207]用免疫组化SP法检测55例HCC癌组织及癌旁组织中表皮生长因子受体Ⅲ型突变体(EGFRⅧ),发现EGFRVⅢ在肝癌组织中有较高表达,且与肝癌的发展及术后复发等有关。

(杨秀疆)

参考文献

1 肖　刚,等.陕西医学杂志,2005,34(6):742
2 沈其君,等.中华流行病学杂志,2004,25(10):902
3 钟晓刚,等.中华肝脏病杂志,2005,13(9):644
4* 龙喜带,等.中华肝脏病杂志,2005,13(9):668
5 王少勇,等.肝胆胰外科杂志,2005,17(3):195
6 徐　青,等.肝胆胰外科杂志,2005,17(1):11
7 韩恩善,等.宁夏医学杂志,2005,27(4):222
8 赖祥进,等.广西医学,2005,27(3):323
9 肖芙蓉,等.临床肝胆病杂志,2005,21(1):41
10 李旭红,等.福建医药杂志,2004,26(5):35
11 段小娴,等.中国肿瘤临床,20 4,31(18):1057
12 蒋建利,等.肿瘤,2004,24(6):534
13 刘兰侠,等.华中医学杂志,2005,29(1):33
14 高景玉,等.中国公共卫生,2004,20(12):1452
15 郝　萍,等.第三军医大学学报,2004,26(20):1857
16 李兴睿,等.华中科技大学学报(医学版),2005,34(3):319
17 高天慧,等.胃肠病学和肝病学杂志,2005,14(3):268
18 李胜保,等.胃肠病学和肝病学杂志,2005,14(3):262
19 杨诏旭,等.第四军医大学学报,2005,26(11):965
20 罗朝学,等.第三军医大学学报,2005,27(3):206
21 高继君,等.临床肝胆病杂志,2005,21(1):40
22 汤　晴,等.中国公共卫生,2005,21(9):1107
23 朱海英,等.第二军医大学学报,2005,26(3):247
24 蔡琼珍,等.宁夏医学杂志,2005,27(9):585
25 郭鸣雷,等.肿瘤,2005,25(5):413
26 邢宝才,等.北京大学学报(医学版),2004,36(6):620
27 张　锐,等.第四军医大学学报,2005,26(1):41
28 张冬雷,等.中华检验医学杂志,2005,28(4):433
29 高天慧,等.胃肠病学和肝病学杂志,2005,14(2):141
30 向志钢,等.肝胆胰外科杂志,2005,17(2):111
31 张丽君,等.中华肝脏病杂志,2005,13(6):436
32 王凯峰,等.中华肝脏病杂志,2005,13(6):443
33 廖谦和.中华消化杂志,2005,25(8):494
34 王宏程,等.中华肝脏病杂志,2005,13(5):343
35 王小虎,等.中华肝脏病杂志,2005,13(5):355
36 宋海燕,等.中华肝脏病杂志,2005,13(5):331
37 宋丽杰,等.中华肝脏病杂志,2005,13(6):428
38 周建波,等.第三军医大学学报,2005,27(15):1607
39 游海燕,等.肿瘤,2005,25(5):430
40 邓辉洲,等.肝胆外科杂志,2004,12(5):345
41 王顺祥,等.中国肿瘤临床,2005,32(3):144
42 崔晓楠,等.中华肿瘤杂志,2005,27(3):138
43* 王家祥,等.中华医学杂志,2005,85(3):189

44 王　娟，等. 中华检验医学杂志，2004，27(10)：649
45 郑燕华，等. 中华检验医学杂志，2005，28(6)：628
46 黄达仁，等. 第一军医大学学报，2005，25(1)：89
47 杨世忠，等. 中华医学杂志，2005，85(9)：595
48 任　宁，等. 复旦学报(医学版)，2005，32(2)：134
49 李前伟，等. 第三军医大学学报，2005，27(11)：1113
50 梁玉梅，等. 中华医学杂志，2005，85(2)：96
51 高再荣，等. 中华医学杂志，2005，85(33)：2327
52 高健彪，等. 中华核医学杂志，2004，24(6)：325
53 袁友红，等. 中华放射学杂志，2005，39(4)：352
54 蔡　萍，等. 第三军医大学学报，2004，26(21)：1924
55 吴文娟，等. 中华超声影像学杂志，2005，14(2)：147
56 刘　政，等. 中华超声影像学杂志，2005，14(3)：225
57 李　杰，等. 中华超声影像学杂志，2005，14(2)：144
58 李　杰，等. 中华超声影像学杂志，2005，14(9)：702
59 徐辉雄，等. 中华超声影像学杂志，2005，21(2)：126
60 李莹莹，等. 中国超声医学杂志，2004，20(10)：767
61 林礼务，等. 中华超声影像学杂志，2004，13(11)：821
62 董　磊，等. 中国超声医学杂志，2005，21(5)：373
63 高上达，等. 中华超声影像学杂志，2005，14(2)：124
64 陈敏华，等. 中华超声影像学杂志，2005，14(2)：116
65 尹珊珊，等. 中华超声影像学杂志，2005，14(5)：354
66 王　绮，等. 中国超声医学杂志，2005，21(7)：519
67 卞爱娜，等. 中国超声医学杂志，2005，21(6)：413
68 文　利，等. 中华放射学杂志，2005，39(3)：280
69 涂　蓉，等. 中华放射学杂志，2005，39(7)：710
70 刘　燕，等. 中华放射学杂志，2005，39(6)：646
71 郭晓娟，等. 第四军医大学学报，2005，26(4)：355
72 赵　虹，等. 中华放射学杂志，2005，39(7)：705
73 汪　剑，等. 中华肿瘤杂志，2005，27(4)：222
74 许乙凯，等. 中华放射学杂志，2005，39(4)：357
75 林　江，等. 复旦学报(医学版)，2004，31(6)：640
76 曹明溶，等. 广东医学杂志，2005，26(2)：180
77 王高雄，等. 福建医药杂志，2005，27(4)：42
78 姚清深，等. 肝胆外科杂志，2004，12(5)：361
79 简志祥，等. 中华肝胆外科杂志，2004，10(10)：670
80* 周信达，等. 中华外科杂志，2005，43(7)：439
81 陈　炜，等. 肝胆外科杂志，2005，13(4)：260
82 王在国，等. 中华肝胆外科杂志，2005，11(4)：250
83 刘　荣，等. 肝胆外科杂志，2005，13(4)：320
84 程树群，等. 中华肝胆外科杂志，2004，10(10)：662
85 黄长玉，等. 肝胆外科杂志，2005，13(4)：253
86 孟珂伟，等. 肝胆外科杂志，2005，13(3)：198
87 费建国，等. 肝胆外科杂志，2005，13(3)：200
88 杨广顺，等. 中华肝胆外科杂志，2004，10(10)：656
89 吕新生，等. 中华肝胆外科杂志，2004，10(10)：668
90 熊正平，等. 中华肝胆外科杂志，2005，11(2)：83
91 侯　澎，等. 天津医药，2004，32(11)：698
92 王宇岭，等. 中国癌症杂志，2004，14(6)：543
93 佟小强，等. 中国肿瘤临床，2004，31(24)：1404
94 曹　玮，等. 实用放射学杂志，2005，21(6)：561
95 吴文娟，等. 实用放射学杂志，2005，21(5)：449
96 曹喜才，等. 中华放射学杂志，2005，39(10)：1068
97 王志学，等. 第四军医大学学报，2004，25(23)：2126
98 汪建成，等. 中国癌症杂志，2005，15(3)：285
99 肖恩华，等. 中华肿瘤杂志，2005，27(8)：478
100 曹明溶，等. 新医学，2005，36(4)：204
101 程树群，等. 中华肿瘤杂志，2005，27(3)：183
102 林学英，等. 中国超声医学杂志，2005，21(9)：650
103 孙晓光，等. 中华核医学杂志，2004，24(5)：274
104 金诗湘，等. 肝胆胰外科杂志，2005，17(3)：190
105 陈敏山，等. 中华医学杂志，2005，85(2)：80
106 范瑞芳，等. 中华肝胆外科杂志，2005，11(8)：518
107 钱超文，等. 中华超声影像学杂志，2005，14(9)：659
108 谢晓燕，等. 中华肝胆外科杂志，2004，10(10)：676
109* 陈敏华，等. 中华医学杂志，2005，85(25)：1741
110 方河清，等. 中华肝胆外科杂志，2004，10(10)：673
111 吴洪磊，等. 临床肝胆病杂志，2005，21(1)：47
112 梁惠宏，等. 中华肝脏病杂志，2004，12(12)：756
113 华国平，等. 山西医学杂志，2004，33(12)：1105
114 罗葆明，等. 中华超声影像学杂志，2005，14(3)：208
115 霍　苓，等. 中华超声影像学杂志，2005，14(6)：437
116 杨　薇，等. 中华外科杂志，2005，43(15)：980
117 陈敏华，等. 北京大学学报(医学版)2005，37(3)：292
118 劳学军，等. 广东医学杂志，2005，26(2)：176
119 金昌男，等. 福建医药杂志，2005，27(3)：16
120 吕明德，等. 中国实用外科杂志，2004，24(11)：678
121 温朝阳，等. 中华肝胆外科杂志，2005，11(8)：537
122 陈永卫，等. 中华肝胆外科杂志，2005，11(7)：473
123 郭　志，等. 中华放射学杂志，2005，39(2)：198
124 张国喜，等. 中国超声医学杂志，2005，21(1)：71
125 易　江，等. 四川大学学报(医学版)，2005，36(3)：426
126 秦海峰，等. 中华肿瘤杂志，2005，27(5)：316
127 李东石，等. 第四军医大学学报，2005，26(15)：1421
128 孙爱民，等. 山东医药，2005，45(11)：4
129 周　俭，等. 中华器官移植杂志，2005，26(7)：417
130 严律南，等. 中华肝胆外科杂志，2005，11(8)：521
131 李　磊，等. 中华器官移植杂志，2005，26(3)：136
132 贾　军，等. 第四军医大学学报，2005，26(8)：755
133 谢裕安，等. 广西医学，2005，27(8)：1133
134 张　浩，等. 中华肝脏病杂志，2004，12(11)：648
135 李东复，等. 中华肝胆外科杂志，2005，11(1)：14
136 张志明，等. 中华肝胆外科杂志，2005，11(8)：547
137 高　建，等. 中华肝脏病杂志，2005，13(6)：432
138 杨竹林，等. 中华肝胆外科杂志，2004，10(10)：699
139 李东复，等. 中国免疫学杂志，2004，20(10)：720
140 王先松，等. 中华消化杂志，2005，25(4)：212
141 彭宝岗，等. 中华肝胆外科杂志，2005，11(8)：551

142 高天慧，等.胃肠病学和肝病学杂志，2005，14(4)：366
143 王　举，等.中华肝胆外科杂志，2005，11(9)：647
144 潘金飞，等.中华肝胆外科杂志，2004，10(10)：703
145 彭绍华，等.肿瘤，2005，25(3)：243
146 陈　涛，等.中华肝胆外科杂志，2005，11(5)：341
147 王俊萍，等.临床肝胆病杂志，2005，21(3)：145
148 戴德坚，等.癌症，2005，24(8)：951
149 凌昌全，等.中华肝脏病杂志，2004，12(12)：741
150 李　柏，等.中华肝胆外科杂志，2005，11(1)：54
151 张明满，等.中华肝脏病杂志，2005，13(9)：671
152 吴　东，等.第二军医大学学报，2005，26(6)：622
153 高小玲，等.中华医学杂志，2004，84(24)：2120
154 王星华，等.中华肿瘤杂志，2004，26(10)：581
155 潘运龙，等.广东医学，2005，26(2)：161
156 郭　志，等.中国肿瘤临床，2005，32(4)：204
157 卢　昕，等.华中科技大学学报(医学版)，2004，33(6)：696
158 朱青川，等.肿瘤，2005，25(4)：335
159 李月敏，等.中华医学杂志，2005，85(7)：468
160 黄文方，等.中华检验医学杂志，2005，28(4)：423
161 刘权焰，等.中华肝脏病杂志，2005，13(5)：335
162 张　东，等.中华肝胆外科杂志，2005，11(6)：417
163 宋东坡，等.中华肝脏病杂志，2004，12(10)：616
164 司遂海，等.中华肝脏病杂志，2005，13(8)：615
165 张　霞，等.中国肿瘤临床，2005，32(9)：489
166 孙迎春，等.中华肿瘤杂志，2005，27(5)：279
167 李亚丽，等.中华肝脏病杂志，2005，13(9)：678
168 赖祥进，等.癌症，2004，23(10)：1139
169 唐　俐，等.中华肝脏病杂志，2005，13(9)：675
170 丁　磊，等.中华肝脏病杂志，2004，12(11)：656
171 任　非，等.第四军医大学学报，2005，26(16)：1510
172* 陈汝福，等.中华肝胆外科杂志，2005，11(2)：125
173 陈　璟，等.中华核医学杂志，2004，24(6)：336
174 李　肖，等.四川大学学报(医学版)，2005，36(2)：217
175 刘基巍，等.中国肿瘤临床，2004，31(19)：1120
176 华海清，等.中国癌症杂志，2005，15(4)：326
177 封颖璐，等.中国中西医结合杂志，2005，25(6)：534
178 钱　骏，等.中华放射学杂志，2005，39(3)：310
179 马凌娣，等.中华肿瘤杂志，2005，27(6)：339
180 梁建新，等.广州医药，2005，36(3)：45
181 曹　骥，等.肿瘤，2005，25(2)：118
182 徐旭东，等.武汉大学学报(医学版)，2005，26(5)：643
183 王颖勃，等.肝胆外科杂志，2004，12(6)：407
184 张成平，等.中国肿瘤临床，2004，31(22)：1309
185 张福君，等.中华肿瘤杂志，2005，27(4)：248
186 李忠泰，等.山东医药，2005，45(19)：45
187 陈日新，等.广西医学，2005，27(2)：185
188 葛宁灵，等.中华肿瘤杂志，2005，27(6)：380
189 黄映明，等.重庆医学，2005，34(9)：1385
190 刘鹏飞，等.中华肝胆外科杂志，2005，11(2)：81
191 柏斗胜，等.肝胆外科杂志，2004，12(6)：471
192 刘明放，等.宁夏医学杂志，2004，26(11)：699
193 周学平，等.中华肝胆外科杂志，2005，11(8)：510
194 张中华，等.医学临床研究，2004，21(10)：1200
195 万崇华，等.肿瘤，2005，25(5)：492
196 郑树森，等.中华外科杂志，2005，43(7)：450
197 元云飞，等.中国实用外科杂志，2004，24(10)：608
198 戴　旭，等.中国临床医学影像杂志，2004，15(11)：613
199 陈　罡，等.肝胆胰外科杂志，2005，17(2)：101
200 莫钦国，等.广西医学，2005，27(1)：24
201 谷化平，等.重庆医学，2005，34(1)：85
202 张　辉，等.中华外科杂志，2005，43(15)：985
203 吕增发，等.陕西医学杂志，2005，34(6)：667
204 黄耿文，等.中华老年医学杂志，2005，24(8)：577
205 谷化平，等.临床消化病杂志，2005，17(2)：69
206 班克臣，等.中国肿瘤临床，2005，32(11)：614
207 欧　超，等.癌症，2005，24(2)：166

(五)肝脏其他肿瘤

张毅等[1]用Western免疫印迹验证GnT-V的反义cDNA稳转的细胞株AsGnT-V7721(AsGnT-V SMMC7711)中GnT-V表达，同时用RT-PCR和Wetern免疫印迹检测AsGnT-V7721细胞中未折叠蛋白质反应信号通路关键分子Bip和XBP1的表达变化，发现GnT-V表达受阻能导致细胞产生未折叠蛋白质反应。黄勇等[2]将HAb18G全长cDNA直接转染入小鼠成纤维细胞株NIH/3T3，发现转染后细胞分泌基质金属蛋白酶能力提高，可能诱导肿瘤血管发生。余少鸿等[3]采用聚乳酸-聚乙烯醇(PELA)包被携带反义MRP基因的重组腺病毒制备的微球转染人肝癌耐药细胞株$HepG_2$/ADM，结果表明，包载反义RNA重组腺病毒微球可有效抑制MRP mRNA的表达，增加$HepG_2$/ADM耐药细胞内化疗药物的浓度。李永奇等[4]采用反义脱氧寡核苷酸(ASO)及RT-PCR技术，发现PGE_2增强了c-fos及VEGF mRNA在肝癌细胞系HepG2中的表达，进而促进肝癌新生血管的生成。苏伟等[5]对小鼠肝转移肿瘤模型通过腹腔或脾脏注射IL-12，发现肝脏重量和转移结节数目明显小于对照组，3只小鼠的肝脏肿瘤完全消失。蔡秀军等[6]对肝脏肿块和同时伴胆囊结石(需手术切除)的肝脏血管瘤在不阻断肝脏血流的情况下，应用多功能手术解剖器(PMOD)进行完全腹腔镜下肝切除14例，均获成功。

范瑞芳等[7]对68例共104个肝海绵状血管瘤行射频消融(RFA)治疗，其中经皮RFA 19例，腹腔镜RFA 29例，开腹RFA 20例，随访6～36个月，病灶完全坏死率为99%,无严重并发症。张志伟等[8]回顾分析134例肝血管瘤,发现MRI的诊断准确率最高,手术切除是疗效最为确切的治疗方法,肝血管瘤缝扎术和射频消融治疗疗效肯定,应尽量避免采用肝固有动脉结扎或栓塞术。林川等[9]* 总结了48例肝脏局灶性结节性增生(FNH)的临床资料,发现大多数FNH病人无明显症状,血清学检查正常,25例的CT和MRI检查有一定的特征性表现,29例FNH病灶切面具有典型的星状瘢痕,手术切除是FNH首选的治疗方法。袁湘芝等[10]回顾分析12例肝细胞腺瘤资料,发现利用B超检查发现肝占位,再结合CT或MRI的动态增强扫描有助于肝细胞腺瘤的明确诊断。

戴平丰等[11]回顾分析4例经病理证实的肝脏恶性纤维组织细胞瘤的影像学特点,主要为肿瘤向外浸润明显,边界不清,肿瘤内部坏死显著,实质部分所占比例很小,瘤内出血常见。杨汉丰等[12]回顾分析了行非立磁增强MR扫描并经病理证实的12例16个肝细胞癌(HCC)病灶以及良性病变9例16个病灶,发现良、恶性肝内局灶性病变间库普弗细胞比率差异有统计学意义,T_2WI强化比率与库普弗细胞计数比率呈负相关。郑晓林等[13]对70例肝脏局灶性病变行DWI,计测表观扩散系数(*ADC*)值,同时作多期动态增强MRI。结果表明,DWI可成为有用的定位诊断肝脏局灶性病变的方法。寿毅等[14]回顾分析35例共48个肝脏假性肿瘤病变的CT影像特征,结果表明,肝内假性肿瘤病变的形成与肝内血供有密切的相关性,在特定的部位可形成较特异的CT影像表现。廖锦元等[15]对病理证实的7例肝局灶性结节增生(FNH)及5例肝腺瘤螺旋CT多期扫描资料进行分析,发现多期螺旋CT结合定量分析密度参数可以鉴别肝局灶性结节增生和肝腺瘤。刘岘等[16]回顾分析17例肝脏炎性假瘤CT、MR动态增强扫描表现,发现CT动态增强扫描强化方式多样,MR平扫T_1WI显示病灶为低信号、略低信号或等信号,T_2WI为等信号或高信号,团注Gd-DTPA后,病灶的强化形式与CT动态增强表现相似。曹兵生等[17]分析20例肝脏囊性恶性肿瘤、24例肝脓肿和48例肝脏囊性良性肿瘤(肝囊肿)的灰阶超声及彩色多普勒超声表现,发现肝脏囊性恶性肿瘤囊壁及囊壁结节内检出血流信号、囊内出现分隔、囊壁有结节或乳头的比例显著于肝脓肿和肝囊肿。丁红等[18]使用实时超声造影检查44个肝血管瘤,发现多普勒超声显示内部有血流信号的血管瘤在造影时多呈快速整体增强,而多普勒超声未显示血流者造影时则多呈斑片状增强。戴莹等[19]回顾分析应用造影剂SonoVue及CnTI造影成像技术对39例49灶肝血管瘤的超声造影增强表现,发现49个肝血管瘤造影后增强表现可分为4种模式,造影前仅2个灶被诊断为血管瘤,超声造影后35个灶被确诊为血管瘤。谢晓燕等[20]用对比脉冲序列(CPS)技术对40例肝血管瘤行超声造影,发现40个结节均在动脉期出现增强,在门静脉期和延迟期持续增强。李晓东等[21]将5只荷肝VX_2肿瘤的新西兰大白兔麻醉后,经耳缘静脉注射表面活性剂类超声造影剂,发现肝肿瘤周边及内部能量多普勒血流信号明显增强,且增强时间较长。王翔等[22]以相干对比成像模式(CCI)观察自制声学造影剂注射后肝VX2肿瘤模型肿瘤血管影像的动态增强变化,发现CCI技术可观察到特征性的肿瘤血管增强影像。

(张　嫣　陈伟忠)

参 考 文 献

1 张　毅,等.复旦学报(医学版),2005,32(5):517
2 黄　勇,等.中华外科杂志,2004,42(22):1524
3 余少鸿,等.四川大学学报(医学版),2005,36(4):471
4 李永奇,等.第四军医大学学报,2005,26(12):1105
5 苏　伟,等.中华肝胆外科杂志,2004,10(10):708
6 蔡秀军,等.中华医学杂志,2004,84(20):1698
7 范瑞芳,等.中华医学杂志,2005,85(23):1608
8 张志伟,等.肝胆外科杂志,2004,12(5):341
9* 林　川,等.中华肿瘤杂志,2004,26(9):567
10 袁湘芝,等.肝胆外科杂志,2005,13(3):173
11 戴平丰,等.中华放射学杂志,2005,39(8):855
12 杨汉丰,等.中华放射学杂志,2005,39(2):181
13 郑晓林,等.中华放射学杂志,2005,39(2):173
14 寿　毅,等.第二军医大学学报,2005,26(7):772
15 廖锦元,等.实用放射学杂志,2005,21(8):846
16 刘　岘,等.中国临床医学影像杂志,2005,16(7):390
17 曹兵生,等.中国超声医学杂志,2005,21(1):38
18 丁　红,等.中华超声影像学杂志,2005,14(7):517
19 戴　莹,等.中华超声影像学杂志,2005,14(7):512
20 谢晓燕,等.中华超声影像学杂志,2005,14(5):359
21 李晓东,等.中华超声影像学杂志,2004,13(12):946
22 王　翔,等.第三军医大学学报,2005,27(3):227

(六)肝移植

许泽清等[1]用正电子发射体层摄影术对常规检查未发现肝外恶性肿瘤的16例原发性肝癌和21例肝硬化失代偿期病人行^{18}氟脱氧葡萄糖符合线路显像,并与CT图像进行图像融合,结果为有7例原发性肝癌病人肝外发现转移灶,5例肝硬化失代偿期病人发现肝外有原发肿瘤灶及转移灶。提示该检查可用于肝移植受体的筛选。阮凌翔等[2]对20例肝移植术后病人行三维动态增强磁共振血管造影,结果可较好显示肝动脉、门静脉、肝静脉和下腔静脉,其显示血管吻合口狭窄程度与超声和(或)DSA的检查结果一致。黎萍等[3]用彩色多普勒超声测定发现,肝移植病人门静脉时间平均血流速度在术后早期高于正常人,随后逐渐下降,至术后3个月恢复正常。唐映梅等[4]回顾分析149例肝移植病人术后1周内肝功能动态变化与早期预后有关,术后1个月内生存的病人肝功能呈单峰改变,而1个月内死亡的病人胆红素呈双峰,凝血酶原时间、部分凝血活酶时间高峰前移,各指标恢复慢。

方天翎等[5]用5%淤胆血清+肝细胞生长因子(HGF)体外模拟病理性微环境,发现可诱导小鼠胚胎干细胞定向分化为肝系细胞,分化的细胞有较高水平的糖原、三酰甘油、白蛋白和尿素合成能力。赵运转等[6]从人胎肝中分离获得间充质干细胞,其表面标志为$CD90^+$、$CD44^+$、$CD147^+$、$CD34^-$、$CD45^-$和$HLA\text{-}DR^-$,具有向肝组织分化的潜能,并可向成骨和成脂肪分化。唐力军等[7]报道从成人骨髓分离获得间充质干细胞后用CD45、GlyA免疫微磁珠负分选得到人骨髓来源多能成体祖细胞,该细胞在用HGF+FGF-4诱导下向肝样细胞分化。何念海等[8]也报道从人胎儿骨髓中分离的骨髓间充质干细胞用HGF+FGF-4培养和诱导后可分化为具有肝细胞特有结构和功能的细胞。张刚庆等[9]分离培养大鼠骨髓基质干细胞(MSCs),发现与肝细胞共同培养可被诱导分化为肝细胞。王萍等[10]从喂饲含0.1%乙硫氨酸的胆碱缺乏性饮食4～6周的大鼠肝脏中分离肝卵圆细胞,发现0.75 mmol/L丁酸钠能诱导其向成熟肝细胞分化。王韫芳等[11]*分离培养大鼠肝细胞,发现与肝星状细胞株CFSC/HGF(可稳定表达HGF)共培养可在较长时间内保持高活性、高密度生长,表明CFSC/HGF能有效支持肝细胞生长。周播江等[12]*制备肝大部切除大鼠肝再生模型,用肝再生模型血清或HGF诱导可使大鼠骨髓干细胞分化为肝实质样细胞;将分化细胞经尾静脉输入同系大鼠发现能定向迁移至肝和脾。李文林等[13]构建白蛋白/细胞角蛋白19启动子调控的红绿双色荧光蛋白报告载体,用该载体标记肝干细胞可实时显示不同诱导环境下肝干细胞的分化走向。

蒋黎等[14]成功建立人鼠嵌合肝动物模型。该模型在胎鼠出生前诱导对人胎肝细胞产生免疫耐受,出生后移植入人胎肝细胞,植入的细胞不需免疫抑制剂即能存活,并保持人肝细胞特性。刘玉兰等[15]建立BW(供体)→LEW(受体)大鼠原位肝移植自发免疫耐受模型,用流式细胞仪测定脾脏$CD8^+CD28^-$ T细胞含量显著高于测定正常大鼠和急性排斥组大鼠,$CD8^+CD28^-$ T细胞可显著抑制混合淋巴细胞反应的增殖,认为与自发免疫耐受形成有关。尤鹏等[16]测定BN→LEW大鼠肝移植自发免疫耐受模型外周血及脾脏单个核细胞中T淋巴细胞亚群变化,结果为$CD4^+$下降,$CD8^+$增高,$CD4^+/CD8^+$减小,$CD28^+$增高,$CD152^+$增高,$CD28^+/CD152^+$下降,$CD25^+$无明显改变。高毅等[17]的研究表明,肝移植预输注地塞米松体内诱导供体凋亡的脾细胞能诱导受体大鼠对移植肝的免疫耐受,可改善肝移植后肝功能,延长生存期,减轻病理损伤。李正东等[18]报道高纯度眼镜蛇毒因子预处理可以抑制豚鼠→大鼠异种肝移植术后肝脏血管C3沉积,下调血清TNF-α水平,减轻肠道淤血,抑制超急性排斥反应,延长受体存活时间。李为民等[19]报道非同系大鼠间(Wistar→SD)肝移植术后均出现不同程度排斥反应,肝细胞凋亡发生与移植肝排斥反应密切相关,用环孢素A(CsA)或CsA联用抗ICAM-1单克隆抗体IA29可有效控制排斥反应,抑制肝细胞凋亡,而抗ICAM-1单克隆抗体可减少CsA应用剂量。朱斌等[20]报道同种肝移植大鼠转染人细胞毒T淋巴细胞抗原4免疫球蛋白(CTLA4-Ig)融合基因可以显著延长受体大鼠生存时间,抑制急性排斥反应。陆森等[21]将CTLA4-Ig cDNA克隆到腺相关病毒载体pSNAV中,并获得目的基因在移植肝的表达。宋宁等[22]建立豚鼠→大鼠肝移植模型,供体术前腹腔注射钴原卟啉,发现可诱导血红素氧化酶1mRNA和蛋白过度表达,抑制内皮细胞活化,抑制移植肝排斥反应发生。张璘等[23]报道版纳微型猪近交系(BMI)与健康志愿者血清总蛋白、白蛋白及球蛋白总体水平相当,提示BMI肝脏合成蛋白能力与人基本匹配。徐世国等[24]建立大鼠不同体积肝移植模型,动态观察肺组织内诱导型iNOS及其mRNA的表达,发现肝移植早期iNOS表达增高,其表达高低与移植肝脏体积大小有关。石伟等[25]报道异种肝细胞移植能延长急性肝功能衰竭大鼠存活时间,明显改善其血糖和凝血酶原时间,对大鼠急性肝功能衰竭有防治作用。

向阳等[26]对大鼠供肝取肝前用缺血或热休克方法预处理,发现对供肝缺血损伤有显著保护作用,但两者联合应用其保护作用反而弱于单一方法。孟凡强等[27]的研究表明,苦参素预处理可减轻肝脏缺血再灌注损伤,降低大鼠血清转氨酶水平,抑制肝细胞凋亡,促进肝细胞再生。南菁等[28]报道大鼠肝脏缺血再灌注后,血清一氧化氮(NO)明显降低,而L-精氨酸可显著提高NO水平,减轻肝脏缺血再灌注损伤。林胜璋等[29]报道给缺血再灌注损伤大鼠用尿胰蛋白酶抑制剂乌司他丁预处理能显著降低血清转氨酶、乳酸脱氢酶及肝组织髓过氧化物酶水平,减轻肝细胞损伤。汤黎明等[30]报道奥曲肽能明显降低大鼠部分肝移植早期移植物细胞凋亡率和肝细胞 Bax 蛋白表达率，改善部分肝移植术后缺血再灌注损伤。王科等[31]给老龄大鼠供肝切取前腹腔注射血晶素诱导血红素氧合酶-1后再行肝移植，发现能提高移植肝组织超氧化物歧化酶活性和维生素 E、C 含量，改善肝功能，抑制细胞凋亡，减轻老龄大鼠供肝缺血再灌注损伤。王红梅等[32]报道肝缺血再灌注损伤大鼠的肺组织出现间质结构改变和炎细胞浸润，TNF-α 和 IL-1β 的 mRNA 表达水平在肝组织和肺组织中均明显升高。他们[33]还报道肝缺血再灌注损伤大鼠心肌组织 TNF-α 及 IL-1β mRNA 水平和细胞凋亡指数明显升高，两者呈显著正相关，认为 TNF-α 和 IL-1β 共同参与肝缺血再灌注过程心肌细胞凋亡过程。彭勇等[34]报道肝移植缺血再灌注损伤大鼠库普弗细胞 CD14 和 Toll 样受体 4 的 mRNA 和蛋白表达、核转录因子 NF-κB 活性及 TNF-α 的分泌明显升高，而抗 CD14 抗体能抑制 NF-κB 及 TNF-α 的变化。他们[35]还报道用甘氨酸预处理能下调肝移植缺血再灌注损伤大鼠库普弗细胞 CD14 mRNA 表达，抑制 NF-κB 活性，减少 TNF-α 和 IL-1 的分泌，减轻肝移植后缺血再灌注损伤。王奎荣等[36]报道 Bcl-2 基因修饰的肝细胞移植能抑制肝脏缺血再灌注大鼠血清转氨酶、乳酸脱氢酶水平的升高及肝细胞凋亡，减轻肝损伤。陈雨信等[37]报道大鼠小肠-辅助性肝脏联合移植方法可提高受体的肝脏/体质量比，对肝功能和肝细胞凋亡影响小，认为是治疗短肠综合征合并肝功能衰竭的理想方法。顾健腾等[38]报道肝移植大鼠肾脏组织与丙泊酚代谢相关的尿苷二磷酸葡萄糖醛酸转移酶基因表达在无肝期比无肝期前增多，可能是丙泊酚无肝期肝外代谢增强的机制之一。黄志恒等[39]的研究表明，内皮素 1 单克隆抗体可保护大鼠移植肝缺血再灌注损伤，降低血浆和肝脏内皮素水平，降低肝组织丙二醛含量和血浆 ALT 活性。

陈绪贵等[40]报道 15 例原位肝移植病人肝移植期间发生明显的胃肠黏膜灌注不足和缺血缺氧，随着门静脉开放和新肝功能逐步恢复，胃肠黏膜灌注和缺血缺氧得到明显改善。王小文等[41]回顾分析 71 例肝移植术后 19 例发生抗生素相关性肠炎（AAC），病人均为慢性肝病，且均合并腹腔、肺部或伤口感染，采用不同的免疫抑制方案对 AAC 发病有明显影响。马迎民等[42]报道，程序化脱离呼吸机拔出气管插管方法较非程序化脱离呼吸机拔出气管插管方法可以明显缩短肝移植病人拔管时间，但不增加气管插管复插率。刘振文等[43]回顾分析 137 例原位肝移植病人术后 17 例发生胆道铸型综合征，其中供肝门静脉灌注 UW 液和 HCA＋UW 液者分别为 13 例（20.0%）和 4 例（5.6%），两者差异显著，提示供肝门静脉灌注 HCA＋UW 液能预防术后胆道铸型综合征发生。肖卫东等[44]报道肝移植术后巨细胞病毒（CMV）再感染率为 14.5%(9/62)，采用更昔洛韦针对性和普遍性预防方案对预防 CMV 再感染的临床疗效相当，但针对性方案更为经济。他们[45]还报道 44 例原位肝移植病人中 43 例（97.7%）术前有 CMV 潜伏感染，其中 6 例（14.0%）术后发生 CMV 再感染，其 CMV pp65 抗原均阳性。43 例中有 7 例预防性给以抗 CMV 治疗，结果在生存期内未发生 CMV 再感染。王征等[46]分析 49 例肝移植术后肺部并发症发生率 69.4%(34/49)，其中胸腔积液 53.1%(26/49)、肺部感染 16.3%(8/49)、肺不张（12.3%）、急性呼吸功能衰竭 10.2%(5/49)、肺水肿 4.1%(2/49)。穆红等[47]报道 182 例肝移植术后并发下呼吸道感染病例的病原菌检出率为 75.4%，革兰阴性菌 60.8%，革兰阳性菌 28.9%，真菌 10.3%，主要致病菌依次为大肠埃希菌、肺炎克雷伯菌、金黄色葡萄球菌和铜绿假单胞菌，对多数抗生素耐药。周建党等[48]报道 55 例肝移植术后感染主要为革兰阴性杆菌，且具有高耐药性及多重耐药性，并发现耐万古霉素肠球菌在肝移植术后检出率增高。张杏怡等[49]报道 205 例肝移植病人肺部真菌感染发病率 12.2%，平均发生于术后(24.3 ± 16.2)d，气管插管或切开、广谱抗生素长期使用、营养过度、各种导管及术前肝肾功能衰竭是其发生的危险因素。黎丽芬等[50]报道 102 例原位肝移植术后真菌感染率 21.6%(22/102)，主要为白念珠菌和光滑念珠菌，感染部位以呼吸道为主，病人术后胃肠外营养时间和呼吸机使用时间是易感因素。朱凤雪等[51]报道 92 例肝移植病例术后肾功能衰竭发生率 31.5%(29/92)，多因素分析表明术前高血清肌酐水平和低凝血酶原活动度是术后早期肾功能衰竭的危险因素。袁金忠等[52]对 50 例拟行肝移植的病人术前用分子吸附再循环系统（MARS）支持，发现可显著改善移植术后早期死亡的主要术前危险因素，提高移植成功率，甚至避免行移植手术。刘景汉等[53]分析 19 例原位肝移植病人的围手术期输血情况，结果输血总量、红细胞用量、冰冻血浆用量与术后存活率呈显著负相关。王学锋等[54]动态观察 31 例原位肝移植病人术前、术中血小板、凝血、抗凝及纤溶系统系列指标，结果为肝移植过程中凝血与抗凝功能降低，无肝期与新肝期纤溶功能亢进。曾熔等[55]回顾分析 85 例肝移植术后胆管狭窄资料，所有病例经 T 管进行换管、扩张、支撑引流等介入治疗或胆道镜观察和疏通，其有效率达 76%(65/85)。蔡常洁等[56]的前瞻性观察表明，肝移植术后早期应用重组生长激素能促进生长激素-胰岛素样生长因子 1 轴的恢复，减轻术后肝细胞损伤，降低术后感染率，而不增加急性排斥反应发生率。潘晨等[57]用非生物型人工肝血浆置换方法对9例急需行肝移植的慢性乙型重症肝炎病人行人工肝支持治疗,成功纠正内环境紊乱,使病人顺利度过待肝期。姜楠等[58]报道同种异体肝移植术后成功妊娠分娩1例,产后肝功能良好,新生儿生长发育正常。严佶祺等[59]报道德国汉诺威医学院以左肝外侧叶为供肝进行小儿肝移植11例,其中劈离式肝移植10例,亲属活体供肝部分肝移植1例,术后病人均存活。周俭等[60]报道肝移植术后肝动脉血栓形成(HAT)发生率2.7%(6/22),发生HAT的中位时间在移植后5.5 d,均用经肝动脉内导管持续性尿激酶溶栓治疗后再通。李宁等[61]报道8例肝功能衰竭伴肝肺综合征病人行肝移植术后采用以促进移植肝功能恢复为核心结合保护肾功能、减轻肺水肿、呼吸支持等措施,肺功能改善明显并长期存活。文天夫等[62]回顾分析103例原位肝移植术后胆管并发症的发生率为7.8%(8/103),其中最常见的是胆管吻合口胆漏与狭窄,良好的胆管血供与胆管吻合技术是防止其发生的关键。徐美东等[63]报道33例肝移植术后发生胆管并发症的病人行46例次内镜逆行胰胆管造影术(ERCP),诊断率93.9%(31/33),治疗成功率81.8%(27/33),并发症发生率10.9%(5/33)。易述红等[64]报道206例肝移植术后并发胆道结石11例(5.3%),其中7例用ERCP治疗痊愈,有2例肝内胆道结石合并弥漫性胆道狭窄者行再次肝移植。梁廷波等[65]报道肝移植术后并发脑桥中央髓鞘溶解症3例,头颅磁共振检查可作为首选诊断方法。傅海龙等[66]报道128例次肝移植术后发生脑病21例(16.4%),多发生于术后1周内,术前肝功能差及病情危重者发生率较高,术后急性肾功能衰竭与脑病发生密切相关。朱志军等[67]分析供肝脂肪浸润程度与肝移植预后的关系,结果为轻中度脂肪肝可用于临床肝移植,对预后无影响,而重度脂肪肝移植物原发无功能的发生率较高,不宜应用。孙涛等[68]回顾分析62例肝移植资料,其中发生急性肾功能衰竭23例,术中失血量多和术后感染是独立危险因素。沈柏用等[69]分析50例肝移植术后丙型肝炎复发病例,结果为其肝炎活动度与γ谷氨酰转移酶密切相关,γ谷氨酰转移酶的变化对评价移植术后有无排斥反应也有重要参考价值。刘建等[70]*报道用拉米夫定联合低剂量乙肝免疫球蛋白可有效预防乙型肝炎复发。江春平等[71]报道肝移植1年后的死亡原因依次为恶性肿瘤复发或新生(20.7%)、心血管并发症(11.4%)、各种感染(11.3%)和呼吸系统并发症(9.4%)。赵于军等[72]分析41例肝移植术后1个月内发生高胆红素血症的主要原因为供肝保存或再灌注损伤、胆道并发症、急性排斥反应及感染并发症。周俭等[73]回顾分析203例肝移植资料,术后1年和2年生存率分别为85.0%和82.4%,排斥反应发生率12.3%。肝癌肝移植病人复发率14.1%,1年和2年生存率为80.2%和78.4%,1年和2年无瘤生存率为85.3%和80.3%,多元回归分析显示肿瘤直径和门静脉癌栓是影响无瘤生存率的独立预后因素。

(陈思文　陈岳祥)

参 考 文 献

1　许泽清, 等. 中华器官移植杂志, 2005, 26(3):142
2　阮凌翔, 等. 浙江大学学报(医学版), 2005, 34(3):263
3　黎　萍, 等. 中华超声影像学杂志, 2005, 14(9):664
4　唐映梅, 等. 中华内科杂志, 2005, 44(4):268
5　方天翎, 等. 中华肝脏病杂志, 2004, 12(12):726
6　赵运转, 等. 中华肝脏病杂志, 2004, 12(12):711
7　唐力军, 等. 中华肝脏病杂志, 2005, 13(9):652
8　何念海, 等. 中华传染病杂志, 2004, 22(6):372
9　张刚庆, 等. 中华肝脏病杂志, 2005, 13(9):648
10　王　萍, 等. 中华肝脏病杂志, 2004, 12(12):718
11*　王韫芳, 等. 中华肝脏病杂志, 2005, 13(1):45
12*　周播江, 等. 中华肝脏病杂志, 2004, 12(12):730
13　李文林, 等. 第二军医大学学报, 2005, 26(3):237
14　蒋　黎, 等. 第三军医大学学报, 2005, 27(9):856
15　刘玉兰, 等. 中华肝胆外科杂志, 2005, 11(7):481
16　尤　鹏, 等. 中华肝脏病杂志, 2005, 13(9):698
17　高　毅, 等. 中华肝胆外科杂志, 2005, 11(4):261
18　李正东, 等. 中华医学杂志, 2004, 84(23):2007
19　李为民, 等. 中华肝胆外科杂志, 2005, 11(8):562
20　朱　斌, 等. 中华器官移植杂志, 2005, 26(4):199
21　陆　森, 等. 中华肝脏病杂志, 2005, 13(3):183
22　宋　宁, 等. 中华医学杂志, 2005, 85(24):1674
23　张　璘, 等. 四川大学学报(医学版), 2004, 35(6):781
24　徐世国, 等. 中华肝胆外科杂志, 2005, 11(4):273
25　石　伟, 等. 中华肝胆外科杂志, 2005, 11(4):265
26　向　阳, 等. 上海医学, 2004, 27(11):821
27　孟凡强, 等. 中华医学杂志, 2005, 85(28):1991
28　南　菁, 等. 第四军医大学学报, 2005, 26(11):983
29　林胜璋, 等. 中华急诊医学杂志, 2005, 14(5):388
30　汤黎明, 等. 中华器官移植杂志, 2005, 26(2):100
31　王　科, 等. 中华器官移植杂志, 2005, 26(4):220
32　王红梅, 等. 中华肝脏病杂志, 2005, 13(5):383
33　王红梅, 等. 中华急诊医学杂志, 2005, 14(7):567
34　彭　勇, 等. 中华外科杂志, 2005, 43(5):274
35　彭　勇, 等. 中华肝脏病杂志, 2005, 13(3):179
36　王奎荣, 等. 中华肝胆外科杂志, 2005, 11(4):269
37　陈雨信, 等. 中华器官移植杂志, 2004, 25(6):351
38　顾健腾, 等. 第三军医大学学报, 2005, 27(16):1697
39　黄志恒, 等. 肝胆胰外科杂志, 2005, 17(2):117

40 陈绪贵，等.解放军医学杂志，2005，30(9)：837
41 王小文，等.中华医院感染学杂志，2005，15(1)：67
42 马迎民，等.中华肝胆外科杂志，2005，11(4)：237
43 刘振文，等.中华器官移植杂志，2005，26(4)：240
44 肖卫东，等.中华肝胆外科杂志，2005，11(7)：449
45 肖卫东，等.中华器官移植杂志，2005，26(3)：139
46 王 征，等.复旦学报(医学版)，2005，32(2)：236
47 穆 红，等.天津医药，2005，33(9)：560
48 周建党，等.中华器官移植杂志，2005，26(8)：455
49 张杏怡，等.中华医院感染学杂志，2005，15(3)：277
50 黎丽芬，等.中华医院感染学杂志，2005，15(1)：33
51 朱凤雪，等.中华肝脏病杂志，2005，13(3)：168
52 袁金忠，等.中华肝脏病杂志，2005，13(3)：175
53 刘景汉，等.中国输血杂志，2004，17(6)：408
54 王学锋，等.中华器官移植杂志，2004，25(6)：339
55 曾 熔，等.中华器官移植杂志，2005，26(6)：332
56 蔡常洁，等.中国实用外科杂志，2005，25(5)：293
57 潘 晨，等.中华器官移植杂志，2005，26(7)：423
58 姜 楠，等.中国实用外科杂志，2005，25(7)：443
59 严佶祺，等.中华器官移植杂志，2005，26(7)：420
60 周 俭，等.中华医学杂志，2005，85(24)：1670
61 李 宁，等.中华器官移植杂志，2005，26(2)：105
62 文天夫，等.中华器官移植杂志，2005，26(8)：458
63 徐美东，等.中国实用外科杂志，2005，25(6)：341
64 易述红，等.中华肝胆外科杂志，2005，11(4)：234
65 梁廷波，等.中华器官移植杂志，2005，26(5)：292
66 傅海龙，等.中华器官移植杂志，2005，26(6)：335
67 朱志军，等.中华肝胆外科杂志，2005，11(9)：627
68 孙 涛，等.中华器官移植杂志，2005，26(5)：283
69 沈柏用，等.中华器官移植杂志，2005，26(1)：11
70* 刘 建，等.中华外科杂志，2005，43(15)：976
71 江春平，等.中华肝胆外科杂志，2005，11(4)：244
72 赵于军，等.肝胆胰外科杂志，2005，17(3)：183
73 周 俭，等.中华医学杂志，2005，85(26)：1805

(七)其他

桂嵘等[1]检测 64 例各种急慢性肝损伤病人和 18 名健康人外周血单个核细胞(PBMC)中 IL-10 表达水平，发现肝癌病人 PBMC 中 IL-10 升高，慢性肝炎病人降低，而急性重症肝炎病人 IL-10 与正常人无差异；且肝损伤病人 PBMC 中 IL-10 表达与胆红素浓度、内毒素血症和病人预后密切相关。范秋玲等[2]应用鲨鱼肝刺激物(sHSS)腹腔注射治疗硫代乙酰胺(TAA)所致大鼠急性肝损伤，结果为治疗组大鼠血清中 ALT、AST、丙二醛(MDA)水平明显低于模型组，且大鼠肝脏线粒体 ADP 诱导的 3 态氧耗量、呼吸控制率、氧化磷酸化率明显升高，认为 sHSS 能明显抑制 TAA 造成的急性肝损伤和脂质过氧化，改善因 TAA 而受损的线粒体呼吸功能。陶俊等[3]以红色诺卡菌细胞壁骨架成分 N-CWS 治疗 CCl_4 诱导的大鼠急性肝损伤，并以联苯双酯为对照，发现 N-CWS 可显著降低血清 ALT、AST，15 mg/kg N-CWS 与 100 mg/kg 联苯双酯疗效相当；还可改善大鼠肝组织病理损害，抑制 $TGF\beta_1$、TNF-α 异常增高，刺激 HGF 表达；N-CWS 对急性肝损伤的保护作用呈明显量效关系。杨红等[4]证实 α_1 抗胰蛋白酶通过抑制 NO 和 MMP 的产生保护肝窦内皮细胞冷缺氧-复氧损伤。

(曾 欣)

朱瑾等[5]成功建立大鼠肝窦内皮细胞的分离、培养及鉴定方法，为进一步研究其生物学特性及功能奠定了基础。魏红山等[6]采用荧光显微镜观察 49 例肝病病人肝组织固有荧光分布特征、血清光谱特征，并以 10 例健康人血清为对照，发现在紫外线 330～385 nm 激发下肝组织胶原成分呈蓝绿色荧光，蓝光激发呈绿色荧光，与细胞外间质成分分布一致。与常规 VG 染色结果具有良好相关性；而不同程度肝纤维化病人血清紫外线吸收光谱存在明显差异。

严惟力等[7]以 CCl_4 诱导大鼠肝损伤，并设计小动物呼吸机，建立 L-[1-^{13}C]苯丙氨酸呼气试验模型，发现急性肝损伤大鼠^{13}C 排除速率常数与血清 ALT、ALP、TBA、Tbil 含量呈负相关，而与血清 AST 无相关性，认为所设计的动物呼气试验模型安全、方便、经济适用、可有效定量，可作为各类呼气试验基础研究的重要手段；L-[1-^{13}C]苯丙氨酸呼气试验可有效反应肝功能和肝储备功能。程宝泉等[8]测定 55 例慢性肝炎、74 例肝硬化和 24 例正常对照者的尿 5-吲哚乙酸(5-HIAA)，发现尿 5-HIAA 含量在正常人、慢性肝炎、肝硬化病人中依次升高，在肝硬化病人中尿 5-HIAA 含量随肝损害程度加重而进行性加重，尿 5-HIAA 含量与肝功能指标白蛋白、PT、Tbil 相关。杨旭等[9]测定 77 例肝豆状核变性(WD)、608 例病毒性肝炎、189 例其他肝病、31 例正常人的血清铜蓝蛋白(CP)水平，发现 CP 水平在 WD 病人平均为(93.9 ± 98.1) mg/L，明显低于其他组；急性期肝炎病人明显高于乙肝携带者、慢性肝炎和重型肝炎病人水平。72.7% WD 病人 CP 浓度低于 100 mg/L，但也有 9.1% WD 病人正常；6.8% 非 WD 病人 CP 浓度降低；认为 WD 和非 WD 病人在血清 CP 水平上有一定交叉，单凭 CP 不足以确诊或排除 WD。张龙江等[10]对 100 例病人进行多层螺旋 CT(MSCT)血管成像(CTA)，其中 24 例进行 DSA 检查，比较 CTA 和 DSA 的符合率，并比较不同重建时间和成像方法的成像效果，结果为 CTA 显示肝动脉解剖准确度为 95.8%，50 s 延迟时间、最大密度投影法(MIP)、容积再现法(VR)重建可很好显示门静脉，认为用 MSCT 行肝脏血管重建是可行的。管生等[11]以 MR 检查 DMN 诱导大鼠肝损害模型,发现 MR 功能弥散成像较形态结构影像能更早反映肝脏弥漫性病变,动态肝实质表观系数(ADC)的测定有助于肝脏早期弥漫性病变的诊断和病变进展的监测。杨汉丰等[12]分别采用单排螺旋 CT 扫描、MRI 平扫、非立磁增强 MRI 扫描检查 26 例 61 个肝局灶性病灶,结果为 MRI 平扫+非立磁增强 MRI 诊断恶性病灶敏感性、特异性和准确性分别为 100%、68%和 86%,肝内良、恶性局灶性肝病非立磁增强后信号变化表现不同。

丁运良[13]采用改良穿刺针行肝脏病变穿刺检查 230 例,病理诊断肝细胞癌 212 例、肝内转移癌 8 例、血管瘤 5 例、细菌性肝脓肿 3 例、阿米巴肝脓肿 2 例,认为此法避免了传统细针穿刺抽吸时针管负压大、针孔容易阻塞、吸取物少、穿刺深度不易掌握等缺点,诊断准确率高。程春红等[14]分析肝穿刺活检 4 449 例资料,穿刺总成功率 98.5%,其中一次成功率 96.1%;穿刺术后并发症少,主要为局部剧烈疼痛 14 例,一般镇痛剂处理 1~2 d 内消失,穿刺入胆囊 1 例,穿刺入肾脏 1 例。认为肝穿刺活检术安全有效,值得大力提倡。

马祥波[15]采用 Sysmex Kx-21 自动血液分析仪检测 30 例病人血清标本,认为增加溶血素用量、用法可消除残留红细胞,确保肝病病人白细胞计数准确性。李琴等[16]用 6 种不同凝血活酶国际敏感化指数值的组织凝血活酶检测 16 例慢性重型肝炎、50 例肝硬化失代偿期病人的凝血酶原时间(PT)、凝血酶原时间活动度(PTA)、凝血酶原时间比率(PTR)与国际标准化比率(INR),发现中晚期病人 PTA 作为 PT 表达方式时,相关性最好,认为 PTA 可将中晚期肝病病人 PT 标准化。

王晓峰等[17]回顾 52 例老年肝病病人病例资料,其中发生败血症合并感染性休克 8 例,发生败血症后肝肾功能进一步恶化,34.6%死亡或病情恶化自动出院;认为老年肝病病人并发败血症及感染性休克严重影响预后。刘伟等[18]发现 64 例慢性肝病病人中小肠细菌过度生长(SIBO)占 34.4%,血浆内毒素水平与 PDGF 呈直线正相关($r=0.803, P<0.01$),血浆内毒素、PDGF 水平与肝纤维化程度呈正相关,认为 SIBO 是慢性肝病病人出现高内毒素血症原因之一,其引起的肠源性内毒素血症可能促进肝纤维化发生、发展。谢奇峰等[19]分析 85 例慢性肝病病人消化道真菌定植危险因素,发现真菌定植率 49.0%,感染率 10.2%,Logistic 多元回归分析表明抗生素使用方式和病情严重程度是真菌定植的最主要危险因素。

潘南金临床试验协作组[20](注:潘南金为门冬氨酸钾镁)在一项多中心随机对照试验中证实门冬氨酸可改善慢性肝病病人肝功能异常,安全有效,可作为肝病基础用药。黄运坤等[21]观察到扶正化瘀胶囊可有效纠正慢性肝病病人血清氨基酸谱失衡。翁亚丽等[22]在随机双盲多中心临床研究中采用马洛替酯治疗慢性肝病低蛋白血症取得满意疗效,且乳剂 300 mg/d 与片剂 600 mg/d 疗效相当。

麦峻婷等[23]发现人工肝治疗后,总胆红素反弹率可初步推测病人预后,治疗方法、治疗前病情轻重可影响总胆红素反弹率,血浆置换联合缓慢血液透析滤过治疗慢性乙型重症肝炎安全有效。余宏宇等[24]观察 C57 小鼠单纯 2/3 肝切除术后不同时间肝脏病理形态变化和 CK19、AFP 免疫组化检测情况,提出肝流域假说的初步设想,认为肝内成体干细胞存在于小胆管/终末胆管附近,是肝实质细胞的重要源头;在其向中央静脉方向的流向上产生各级分化程度不同的子代,沿肝板形成该流域干流,而经由血流到达肝脏的过客性干细胞可不同程度地在不同区段作为该流域的支流汇入干流并转分化为肝系细胞。

夏锋等[25]对健康大鼠和急性肝损伤大鼠各 20 只分别进行去交感神经处理,发现去交感神经处理可使家兔肝动脉平均血流速度(MBV)、平均血流量(MBF)升高,血管阻力指数(RI)和动脉搏动指数(PI)降低;而急性肝损伤时,门静脉血流参数也有同样改变。刘荣等[26]采用腹腔镜解剖性肝切除技术切除肝段、肝叶 35 例,手术时间(267.77 ± 122.69) min,出血量(480.00 ± 575.90) ml,术后住院(5.67 ± 2.06)d,未发生胆漏、出血、感染等并发症,认为该技术较好解决了腹腔镜下肝段以上肝切除时出血、气栓等问题,可安全用于左半肝和肝右叶部分肝段的切除。

范列英等[27]采用限制性片段长度多态性 PCR (RFLP-PCR)分析和序列特异性引物 PCR(SSP-PCR)分析 62 例自身免疫性肝炎(AIH)病人及 160 例健康对照外周血单核细胞基因组 DNA IL-1(+3953)、IL-1 受体拮抗剂(IL-1ra)、IL-6 启动子(-174)和 IL-10(-592、-819、-1082)基因多态性,发现所分析的基因多态性位点在两组之间并无差异。屠小卿等[28]采用 SSP-PCR 分析 44 例 AIH、95 例原发性胆汁性肝硬化(PBC)病人及 220 例正常人外周血单核细胞基因组 DNA TGFβ_1 启动子-988、-800、-509 基因多态性,发现 PBC、AIH 与-988 位点、-509 位点多态性相关,且与-908~-800 的基因表型相关。金燕等[29]对临床送检的 83 例肝功能异常而病因不明的病人进行自身免疫性肝病相关抗体及生化、免疫学指标检测,结果为自身免疫抗体阳性 46 例,其中 AIH 阳性 23 例,占 27.7%,AMA-M_2 阳性 17 例,占 20.5%;自身抗体阳性但不能确定自身免疫性肝病者 6 例,AIH 阳性者中,ANA 阳性 15 例,SMA 阳性 4 例,LKM-1 阳性 2 例,LC-1 阳性 2 例,SLA/LP 阳性 2 例;17 例 PBC AMA-M_2 全部阳性。谭友文等[30]分别采用 UDCA(A 组)、UDCA+皮质类固醇激素(B 组)、皮质类固醇激素(C 组)治疗 14 例Ⅰ型 AIH,B 组和 C 组均能较好地改善症状和肝功能,与 A 组比较有显著差异($P<0.05$),B 组与 C 组间疗效也有显著差异($P<0.05$),B 组不良反应明显少于 C 组($P<0.05$),认为 UDCA 与皮质类固醇激素合用疗效较好,且可减少激素用量和不良反应。

欧阳宏等[31]观察到慢性酒精性肝病大鼠肝脏 IL-10 表达增多,茶多酚可刺激肝脏 IL-10 表达,并呈剂量依赖性地改善大鼠的酒精性肝损害。张宇等[32]的研究得出了相似结论。卢中秋等[33]采用抗菌药物(头孢哌酮+左氧氟沙星)联合乌司他丁治疗酒精性肝病大鼠,并以生理盐水和抗菌药物为对照,发现应用足量头孢哌酮联合左氧氟沙星对酒精性肝病大鼠创伤弧菌性脓毒症具有明显疗效,而两者和乌司他丁联用疗效更佳。王林伦等[34]采用硫普罗宁(凯西莱)治疗 32 例酒精性肝病,以还原型谷胱甘肽(GSH)治疗 32 例为对照,硫普罗宁组总有效率 87.5%(显效率 59.4%,有效率 28.1%),GSH 组总有效率 93.5%(显效率 62.5%,有效率 31.0%),两者相比无显著性差异,认为硫普罗宁对改善酒精性肝病临床症状和恢复肝功能安全有效。

王艳梅等[35]回顾分析 31 例药物性肝病病人临床资料,其中急性 26 例,慢性 5 例;引起肝损害的药物中,抗生素类占 22.6%,中药占 19.3%,抗结核药占 12.9%,抗肿瘤药占 9.6%,解热镇痛药占 9.6%,抗甲状腺药物占 6.4%,其他药物占 6.4%,症状主要表现为黄疸和转氨酶升高,经停药和保肝治疗,30 例预后良好,1 例转肝硬化。尚佳等[36]回顾调查 104 例药物性肝病,发现诱发药物性肝病的药物主要包括免疫抑制剂、抗生素(包括抗结核药)、解热镇痛药等;87.5% 呈急性起病;大部分病人临床表现轻微,51.0%病人无任何症状;临床病理类型肝细胞损害型占 60.6%,胆汁淤积型占 27.9%,其余为混合型;大部分病人预后良好。

吕文才等[37]回顾分析 35 例糖尿病合并细菌性肝脓肿病人临床资料,发现此类病人占同期收治细菌性肝脓肿的 50%,高龄糖尿病病人为高发人群,主要表现为右上腹痛、寒战高热、右上腹压痛、肝区叩痛、血像升高,大部分病人采用 B 超引导下经皮肝脓肿穿刺置管引流而治愈。赖忠盟等[38]总结细菌性肝脓肿 64 例,男 41 例,女 23 例,平均年龄(47 ± 2.5)岁,主要表现为发热、纳差、黄疸、肝肿大、肝区痛及叩击痛、15.63%伴胸、腹膜炎;其中 42 例细菌培养阳性,克雷伯菌 24 例,大肠埃希菌 12 例,混合菌 10 例,金黄色葡萄球菌 5 例,厌氧菌 2 例。曹建华等[39]采用 B 超引导下经皮肝穿刺抽吸或置管药物冲洗引流治疗肝脓肿 93 例,其中 34 例单纯穿刺抽脓,59 例穿刺后置管药物冲洗引流,91 例治愈,2 例转手术治疗,认为 B 超引导下经皮肝穿刺可作为临床治疗细菌性肝脓肿的首选方法。

本年度有关 Budd-Chiari 综合征(BCS)的文章共 15 篇,涉及诊断、治疗等各方面。单鸿等[40]* 采用肝脏多层螺旋 CT 动态增强扫描检查 21 例经 DSA 证实的 BCS 病人,横断面和 CTA 显示肝静脉阻塞的正确率分别为 61.9% 和 100%,认为多层螺旋 CT 结合 CTA 对 BCS 治疗有重要价值。王玉林等[41]报道一个 BCS 家系,研究者对同胞兄妹先证者及其家族四代共 24 人进行病因调查、超声检查、血管造影及肝功能检查,结果发现,2 例 BCS 病人,经超声和血管造影证实,进行经皮腔内血管成形术(PTA)治愈;1 例右髂动脉瘤、右髂动脉狭窄伴血栓形成;1 例右肝静脉轻度狭窄;1 例胃下垂;1 例怀疑珠蛋白生成障碍(地中海)贫血;认为家族性 BCS 可能与遗传缺陷有关。何延政等[42]采用肝上下腔静脉与心房吻合的肝移植治疗 1 例肝内静脉广泛节段性闭塞的 BCS。顾玉明等[43]采用第Ⅲ肝门成形术(PTA 及支架置入术)治疗 20 例 BCS 病人,其中单纯 PTA 治疗 12 例,支架置入术 8 例,均获得成功,未出现严重并发症,术后随访 3~54 个月,治愈 10 例,有效 7 例,认为第Ⅲ肝门成形术治疗肝静脉型 BCS 安全有效。

刘欣等[44]报道肝紫斑病 1 例,以肝硬化为主要表现,经病理证实。许培钦等[45]分析 8 例肝小静脉闭塞病(HVOD)临床资料,所有病人均表现为肝大和顽固性腹水,均经肝静脉造影和肝组织活检确诊;5 例行门体分流术的病人中,3 例好转,1 例无效,1 例死亡;3 例采用支持治疗的病人中,2 例好转,1 例死亡。李志敏等[46]报道甲泼尼龙针 40 mg 2/d 结合对症支持治疗成功治疗土三七致肝小静脉闭塞症 1 例。刘玉栋等[47]报道彩色多普勒超声诊断先天性肝动脉门静脉瘘 2 例。

(林 勇)

参 考 文 献

1 桂 嵘,等. 中华检验医学杂志, 2005, 28(1):69
2 范秋玲,等. 第二军医大学学报, 2005, 26(5):531
3 陶 俊,等. 中华肝脏病杂志, 2005, 13(8):618
4 杨 红,等. 中华医学杂志, 2005, 85(2):106
5 朱 瑾,等. 中华肝脏病杂志, 2004, 12(10):633

6　魏红山，等.中华肝脏病杂志，2005，13(1)：63
7　严惟力，等.中华肝脏病杂志，2005，13(6)：469
8　程宝泉，等.中华消化杂志，2005，25(5)：303
9　杨　旭，等.中华内科杂志，2005，44(1)：13
10　张龙江，等.中华放射学杂志，2005，39 (9)：963
11　管　生，等.中华肝脏病杂志，2005，13(7)：524
12　杨汉丰，等.中华肝脏病杂志，2005，13(7)：548
13　丁运良.临床肝胆病杂志，2005，21(4)：222
14　程春红，等.解放军医学杂志，2005，30(4)：319
15　马祥波.广州医药，2005，36(3)：72
16　李　琴，等.中华肝脏病杂志，2005，13(2)：128
17　王晓峰，等.解放军医学杂志，2004，29(11)：1004
18　刘　伟，等.中华消化杂志，2005，25(7)：398
19　谢奇峰，等.中华医院感染学杂志，2004，14(12)：1344
20　潘南金临床试验协作组.医学临床研究，2004，21(11)：1271
21　黄运坤，等.中华肝脏病杂志，2005，13(3)：230
22　翁亚丽，等.江苏医药，2005，31(6)：468
23　麦峻婷，等.广东医学，2005，26(9)：1211
24　余宏宇，等.第二军医大学学报，2005，26(3)：251
25　夏　锋，等.第三军医大学学报，2005，27(1)：43
26　刘　荣，等.肝胆外科杂志，2005，14(2)：96
27　范列英，等.第二军医大学学报，2004，25(12)：1295
28　屠小卿，等.第二军医大学学报，2004，25(12)：1279
29　金　燕，等.中华检验医学杂志，2005，28(7)：742
30　谭友文，等.临床肝胆病杂志，2004，20 (5)：283
31　欧阳宏，等.中华肝脏病杂志，2005，13(7)：551
32　张　宇，等.中华肝脏病杂志，2005，13 (2)：125
33　卢中秋，等.中华急诊医学杂志，2005，14(6)：474
34　王林伦，等.宁夏医学杂志，2004，26(10)：644
35　王艳梅，等.胃肠病学和肝病学杂志，2005，14(1)：98
36　尚　佳，等.中华肝脏病杂志，2004，12(11)：694
37　吕文才，等.肝胆胰外科杂志，2005，17(3)：230
38　赖忠盟，等.肝胆外科杂志，2004，12(5)：371
39　曹建华，等.宁夏医学杂志，2004，26(10)：651
40*　单　鸿，等.中华医学杂志，2005，85(5)：303
41　王玉林，等.临床肝胆病杂志，2005，21(4)：238
42　何延政，等.中华器官移植杂志，2005，26(7)：440
43　顾玉明，等.中华医学杂志，2005，85(4)：240
44　刘　欣，等.中华肝脏病杂志，2004，12(11)：676
45　许培钦，等.中国实用外科杂志，2005，25(7)：409
46　李志敏，等.中华内科杂志，2005，44(2)：144
47　刘玉栋，等.中华超声影像学杂志，2005，14(9)：705

七、胆系疾病

(一)胆囊炎、胆石症

赵雪生等[1]对9例正常志愿者及31例胆囊炎病人行核素显像检查，应用感兴趣区技术(ROI)，得到时间活性曲线(TAC)，计算胆囊排空分数(GBER)及$T_{1/2}$，胆囊排泄率(ER)。结果慢性胆囊炎病人的GBER与正常人无明显差异，ER有显著差异，$T_{1/2}$和胆肠分配比有显著差异，其中GBER正常者的上述差异更为显著。认为核素显像检查可以反映胆囊的生理过程。雷正明等[2]回顾分析“非结石性慢性胆囊炎”1 752例，除外误诊1 569例，确诊慢性胆囊炎183例，确诊后即手术16例，非手术治疗并定期随访1～8年167例。结果为167例失访24例，6例治疗后无症状出现，137例症状反复，其中21例发生胆囊结石或(和)胆囊胆固醇息肉，5例症状发作频繁最终接受手术治疗。认为非结石性慢性胆囊炎误诊误治情况较普遍；约18%的非结石性慢性胆囊炎病人，可能发生胆囊息肉或胆囊结石，或症状频繁需手术治疗。钱贤忠等[3]回顾分析该院2000年1月至2003年12月间收治的137例行腹腔镜手术的急性胆囊炎病例临床资料。依据发病至手术的时间长短分成早期手术组(48 h内手术，$n=43$)和晚期手术组(48 h后手术，$n=94$)，并比较两组间各项临床资料。结果为早期手术组和晚期手术组的中转开腹率分别为2.3%和17.0%($P<0.05$)，早期手术组的手术时间、术后住院天数和总住院时间明显短于晚期手术组($P<0.01$)。王学静等[4]对13例70岁以上、不能进行急性胆囊切除手术的病人行CT引导下经皮胆囊造瘘术。13例病人CT引导下经皮胆囊造瘘术均获成功。12例术后48～72 h临床症状、体征缓解；3例非结石性胆囊炎术后3～4周拔管康复；9例结石性胆囊炎1～2个月行胆囊切除术。甄茂椅等[5]回顾分析了23例临床不典型的急性胆囊炎，发现引起黄疸、黑便、贫血及胃肠造影改变等临床情况的急性胆囊炎均为较为严重的胆囊炎，其中15例胆囊部分坏疽、8例为化脓性炎症，17例胆囊内有结石，除3例行胆囊部分切除，2例行胆囊切开取石＋胆囊造瘘术外其余病人均行胆囊切除术。王欣等[6]回顾分析154例腹腔镜治疗的急性胆囊炎病人，术后常规放置肝肾间隙引流管。结果为10例(6.5%)出现并发症，其中胆道损伤1例(0.7%)，胆瘘9例(5.8%)，无一例死亡。其中72 h以内接受LC的并发症发生率为1.04%，72 h以后接受LC的并发症发生率为15.51%($P<0.01$)。宋世兵等[7]回顾分析5 044例腹腔镜胆囊切除术的临床资料。结果为5 044例腹腔镜胆囊切除术病人中最多的是慢性胆囊炎合并胆囊结石，占84.7%；急性胆囊炎伴胆囊结石186例，占3.7%。中转开腹手术93例，占1.8%。手术并发症中，最严重的为手术中胆管损伤，共9例，发生率0.2%；术后胆漏12例，发生率0.2%；术后出血5例，发生率0.1%。晚期并发症包括胆总管残余结石8例，胆管狭窄6例。

无死亡病例。因此认为，腹腔镜胆囊切除术是胆囊疾病的最佳选择，细致的操作及配合手术中胆道造影可以减少胆管损伤的发生。展鹏远等[8]对27例合并胆总管结石的胆囊结石病人先行ERCP+EST取石，并留置鼻胆管，1～3 d后行LC术，结果为取石成功率为93%，LC成功率为100%，平均住院天数为(8±3)d。李世平等[9]将46例ACST病人分为生存组(A组)和死亡组(B组)，胆石症组25例，健康对照20例。分别测定ACST组和胆石症组病人术前术后2 d、7 d的血小板量和聚集率。结果为ACST组术前血小板量及聚集率明显低于正常组和胆石症组，术后逐渐恢复正常，B组术前明显低于A组。周孝思等[10]将急性化脓性胆管炎病人随机分为头孢曲松组(R组)和头孢哌酮/舒巴坦(舒普深)组(S组)，每组95例。手术前分别静脉滴注头孢曲松2 g或舒普深2 g，术后R组每天1次，S组每天2次。两组均同时用甲硝唑。结果为两组有效率均为98.9%(94/95)，但R组的感染症状累计残存率下降比S组快，(Log-Rank $\chi^2=6.790$，$P<0.01$)。胆汁细菌清除率：术后第3天R组为：72.0%(36/50)，S组为41.3%(19/46，$P<0.01$)；药费：R组为S组的1/2弱。认为头孢曲松和舒普深控制感染的有效率相等，前者消除感染症状和清除胆汁中的细菌比后者快，费用也更省。叶国良等[11]对120例胆总管结石合并胆道感染病人抽取胆汁进行细菌培养和药敏试验，结果阳性率为55.8%，40例血培养阳性率25%。细菌主要为大肠埃希菌属、克雷伯菌属和肠杆菌属，10种抗生素敏感谱中亚胺培南、美洛匹星、阿米卡星、庆大霉素等抗菌效果优于氨苄西林头孢西丁等。杨春波等[12]回顾分析经手术证实的12例胆总管阴性结石的CT征像，其术前检出的正确率为75%，9例为软组织密度结石，正确率为90%，2例低密度结石均漏诊。CT直接表现为靶征和新月征，间接表现为胆管扩张。邱昌洪等[13]回顾分析了1996～2004年该院84例肝内胆管结石的病人，结果为82例均行相应的肝叶切除+胆道镜取石，26例术后有结石残留，这26例病人均行经T管窦道胆道镜取石，取净率为80.8%，总治愈率为93.9%。乔江春等[14]回顾分析1995～2004年间该院收治的12例70～86岁Mirizzi综合征病人的临床资料，术前经B超及ERCP检查诊断者6例，其余均在术中确定，行胆囊切除3例，胆囊切除T管引流7例，胆囊切除及肝总管空肠吻合2例，随访1～10年，平均3.2年，无胆管狭窄情况。杜国平等[15]对52例急性化脓性胆管炎病人行急诊B超引导下内镜治疗，包括鼻胆管引流术、乳头括约肌切开及取石术、掏取肝吸虫和胆管狭窄扩张术。结果为该组52例中病情危重者直接放置鼻胆管20例，行内镜治疗后放置鼻胆管32例。术后1周内所有病人的临床症状、肝功能等指标明显好转。引流后择期手术治疗8例，部分病人选择再次行内镜治疗。术后并发急性胰腺炎4例，保守治疗后痊愈。认为B超引导下内镜治疗急性化脓性胆管炎简便快捷，安全有效。

（牛燕陵　刘　枫）

（二）胆管恶性病变

Yang等[16]*在检测的72例胆管癌中85%的胆管癌至少有一个肿瘤抑制基因的甲基化，约70%(50/72)的胆管癌有≥3个肿瘤抑制基因的甲基化，52%(38/72)有≥4个肿瘤抑制基因的甲基化。多个肿瘤抑制基因的协同甲基化和RASSF1A，p15INK4b，p16INK4a和(或)hMHL1密切相关。RASSF1A的甲基化在肝外胆管癌(83%)较肝内胆管癌更常见(47%，$P=0.003$)，而GSTP更多见于肝内胆管癌(肝内31%，肝外6%，$P=0.012$)。李志花等[17]用凝胶迁移率分析显示肝门部胆管癌细胞QBC939HCV C+细胞系中NF-κB相对信号密度明显升高，活化NF-κB为12.8倍，而QBC939细胞中NF-κB为2.6倍。虽然I-κBα mRNA表达无明显差异，但QBC939HCV C+细胞胞核中的P50、P65蛋白高水平表达，胞质中I-κBα蛋白低水平表达，相反，QBC939细胞胞核中P50、P65蛋白低水平表达，胞质中I-κBα蛋白高水平表达，IκBα蛋白磷酸化水平则相反。陈勇军等[18]检测48例肝外胆管癌组织及12例癌旁正常组织，显示RASSF1A在肝外胆管癌组织中的转录表达缺失高达68.75%，其缺失与肝外胆管癌的淋巴转移($P<0.05$)及TNM分期($P<0.01$)相关。RASSF1B、RASSF1C的表达与肝外胆管癌的组织学类型、分化程度、淋巴转移不相关。余子建等[19]用免疫组化法检测DNA依赖蛋白激酶催化亚基Ku 70蛋白在广泛表达于肿瘤组织中，其中腺癌和部分腺瘤表达最高，但在不同恶性程度和侵袭性的肿瘤组织中的表达差异无显著性。催化亚基DNA-PKcs表达在不同类型肿瘤间存在明显差异，肝细胞癌阳性表达率为92.1%，显著高于胆管腺癌(65.3%)和胆囊腺癌(51.9%)，乳头状腺瘤或胆管腺瘤不表达或弱表达；侵袭性腺瘤(癌)组织表达水平为61.2%，显著高于非侵袭性腺瘤(癌)(30.4%)。王剑明等[20]实验表明蛋白激酶C激动剂PMA可使肝细胞的凋亡明显增加，相反蛋白激酶C拮抗剂白屈菜红碱(chelerythrine)可使肝细胞的凋亡明显减少；果糖可使甘氨鹅脱氧胆酸钠所致的肝细胞凋亡率明显减少，且随果糖浓度的增加肝细胞凋亡率减少。朱爱军等[21]探讨了腺病毒介导的PML基因对胆囊癌细胞(GBC-SD)的生长抑制作用，发现腺病毒滴度为100MOI时被感染的胆囊癌细胞可达100%，Ad-PML感染的GBC-SD

能高效表达 PML mRNA 和 PML 蛋白,表达时间可持续 2 周以上,PML 对 GBC-SD 体外生长具有明显抑制作用,Ad-PML 感染的 GBC-SD 不能在裸鼠体内形成肿瘤。

郑秀海等[22]用免疫组化法检测发现整合素 αVβ3 表达于人胆管癌细胞及胆管癌组织中的新生血管细胞,47 例标本均呈阳性表达,其表达强度与是否伴有肿瘤转移有显著差异($P<0.05$),而与性别、癌组织分化程度无关。蒋进发等[23]采用免疫组化 SP 法检测发现 Smad-7 在胆囊癌组织中的表达阳性率为 67.3%(33/49),显著高于慢性胆囊炎的 15.0%(3/20, $P<0.05$);胆囊癌组织中 TGF-β_1 蛋白的表达阳性率为 38.8%(19/49),低于慢性胆囊炎的 80.0%(16/20, $P<0.05$)。Smad-7 的表达与胆囊癌 Nevin 分期和组织学分化程度有关($P<0.05$),TGF-β_1 蛋白的表达则随胆囊癌 Nevin 分期进展、组织学分化程度的降低而逐渐下降($P<0.05$),Smad-7 和 TGF-β_1 蛋白表达之间呈负相关($P<0.05$)。王耀辉等[24]用原位杂交方法检测 c-myc mRNA 在 30 例胆管癌中的表达率为 53.3%,在正常对照(同期胰头癌切除之胆管)中无表达,差异有显著性($P<0.01$)。c-myc mRNA 阳性率与胆管癌细胞分化程度、原发癌的浸润程度、淋巴结转移有关。程庆保等[25]回顾了 200 例肝门部胆管癌后显示获得手术切除 126 例,切除率为 63%,根治性切除 65 例,姑息切除 61 例,剖腹探查 21 例,姑息性内外引流 53 例。术后生存时间与术前血清总胆红素水平、手术方式及 AJCC TNM 分期 3 个因素显著相关,与年龄、合并胆石与否、Bismuth-Corlette 分型、血管侵犯、肿瘤细胞分级、术后放疗与否和术后化疗与否无显著相关。韩新巍等[26]对 71 例阻塞性黄疸病人行 PTC 下胆道钳夹活检,结果为 70 例成功获得组织块,技术成功率 98.6%(70/71),钳夹活检病理学阳性率 88.7%(63/71),50 例胆管癌钳夹活检敏感率高于 15 例非胆管癌(96.0% 比 60.0%, $P<0.05$)。张炳远等[27]用免疫组织化学 SP 及 SABC 法检测显示胆管癌组织中 TGF β_1 阳性表达 36 例(76.6%),较癌旁正常胆管组织高,而 Smad4 和 TGFβRⅡ表达减低,分别为 14(29.8%)、28(59.6%)例($P<0.05$)。TGF-β_1 表达与胆管癌临床分期及淋巴结转移和肝转移相关(均 $P<0.05$);TGFβRⅡ表达与胆管癌临床分期相关($P<0.05$);Smad4 表达与胆管癌组织学分级、临床分期及是否淋巴结和肝转移相关(均 $P<0.05$)。彭慈军等[28]用免疫组化 SP 法检测发现 42 例原发胆囊癌中 nm23H1 和 CD44V6 的阳性表达率分别为 60% 和 74%,均高于胆囊良性病变组($P<0.01$)。nm23H1 在胆囊癌中的表达与胆囊癌分化程度、转移相关($P<0.05$)。CD44V6 抗原阳性表达率中晚期癌显著高于早期癌,有转移组明显高于无转移组($P<0.05$)。胆囊癌中 MVD 值高于胆囊良性病变($P<0.05$),MVD 与胆囊癌的临床分期、转移有相关性($P<0.05$)。nm23H1,CD44V6 表达与胆囊癌 MVD 之间无相关性。秦兴雷等[29]回顾了 128 例肝外胆管癌,其中 59 例施行了外科切除,69 例施行了内或外引流术和非手术治疗。根治性切除 1、3 和 5 年生存率分别为 72%、45% 和 23%;姑息性切除 1 和 3 年生存率分别为 54% 和 9%,无 5 年存活者。根治性切除组和姑息性切除组生存率相比较,差异显著($P<0.05$)。肿瘤的组织学类型、TNM 分期、淋巴结转移、胰腺浸润、切缘癌残留、手术切除方式对预后有重要影响($P<0.05$)。王健东等[30]对 30 例施行根治性切除术的胆囊癌病人分别按 Nevin、AJCC、JSBS 3 种胆囊癌分期法归类,结果为所有Ⅰ期病人均长期生存;NevinⅡ、Ⅲ期的病例数较少,其 3 年、5 年生存率优于其余两种分期法的Ⅱ、Ⅲ期。Nevin Ⅲ期的术后 5 年生存率显著优于 Nevin Ⅳ期($P<0.05$);NevinⅣ、Ⅴ期的术后 3 年、5 年生存率显著优于 JSBS 及 AJCC Ⅳ期($P<0.05$);JSBS 及 AJCC Ⅳ期病人无长期生存者,术后 5 年生存率为 0;其中 JSBS Ⅳ期的术后 3 年生存率显著低于 JACC Ⅳ期($P<0.01$),JSBSⅢ期与Ⅳ期术后 3 年生存率有显著差异($P<0.05$),AJCC Ⅲ期与Ⅳ期则不明显。张学宏等[31]对上海市区 368 例胆囊癌新发病例以及按性别、年龄频数配对的 895 例人群对照研究,发现女性中与最低四分位数组相比,葱属类蔬菜年摄入次数最高四分位组的调整 *OR* 为 0.55(95%CI:0.31～0.97; $P_{trend}=0.06$);与不吃组比较,大蒜头和洋葱最高摄入组的调整 *OR* 分别为 0.59(95%CI:0.34～0.99; $P_{trend}=0.03$)和 0.52(95%CI:0.30～0.91; $P_{trend}=0.01$)。与最低四分位组比较,腌制品摄入其余各组调整 *OR* 在女性中依次为 1.06、1.88、2.31, $P_{trend}<0.001$;与不吃乳腐组比较,余 3 组的调整 *OR* 依次为 1.19、1.47、1.88, $P_{trend}<0.01$。男性结果与女性类似,腌制品和葱属类蔬菜摄入的各组 *OR* 都有不显著的升高和降低。他们[32]还对上海市区女性胆囊癌 269 例以及按年龄频数配对的 538 名人群对照研究,发现胆囊癌合并胆石症者中,与妊娠次数≤2 次者比较,妊娠次数(3 次,4 次,5 次及≥6 次)的各组调整 *OR* 分别为 1.33(95%CI:0.59～2.99),1.34(95%CI:0.58～3.11),1.39(95%CI:0.57～3.43)和 2.67(95%CI:1.12～6.41),(趋势检验 $P=0.03$)。提示多次妊娠可能通过胆石症影响胆囊癌的发生。

刘小方等[33]回顾分析 8 所医院的 680 例胆管癌病例,结果显示,60～65 岁年龄组胆管癌的人数最多,男性多于女性；上段胆管癌多见，占 41.6%，其次为下段癌，占 28.7%；B超是胆管癌影像学诊断的首选检查占 80.3%，无创性检查(CT、MRCP)应用率高于有创性检查(PTC、ERCP)；上段胆管癌中高分化癌仅占 49.3%，低中分化癌占一半以上；胆管癌多为晚期，手术切除率低，手术切除仅为 21.6%(147/680)。王钢等[34]对 26 例肝门胆管癌行增强扫描注入造影剂后 30s、70s 时分别行动脉期和门脉期扫描，另有 15 例加作 3～4 min 的延迟期扫描，肝门区采用 3～5 mm 的薄层扫描。结果显示，多期相扫描能发现所有病灶，动脉期 16 个病灶有强化，门脉期 26 个病灶均有强化，其中 19 个病灶明显强化，15 个做延迟期扫描的病灶均有持续强化，可切除性评估的准确性为 84.62%。席永昌等[35]对 39 例胆总管癌术前行 MRCP 均获得了具有诊断价值的图像，MRCP 准确地显示手术病理证实的胆总管癌的梗阻部位(39/39，100%)，对胆总管癌的诊断准确率为 97%(38/39)。王中秋等[36]回顾 105 例低位阻塞性黄疸中 33 例为肿瘤性病变，72 例为非肿瘤性病变。肿瘤性病变中，Ⅰ型 16 例，Ⅱ型 10 例，Ⅲ型 4 例，Ⅳ型 1 例，Ⅶ型 2 例。非肿瘤性病变中，Ⅰ型 4 例，Ⅱ型 4 例，Ⅲ型 9 例，Ⅳ型 33 例，Ⅴ型 2 例，Ⅵ型 11 例，Ⅶ型 9 例。Ⅰ、Ⅱ型扩张和Ⅲ～Ⅶ型扩张在肿瘤和非肿瘤病变中差异有统计学意义($\chi^2=47.33$，$P<0.01$)。周俊林等[37]对 38 例胆道梗阻病人先进行 MRCP 检查，后进行快速自旋回波磁共振胰胆管造影(Turbo SE MRCP)，结果显示，MRCP 和 ERCP 对胆道梗阻的定位诊断正确率分别为 100% 和 97%，MRCP 的定性诊断正确率为 85%，ERCP 的定性诊断正确率为 94%。魏铭等[38]对 55 例梗阻性黄疸(胆管结石 30 例、肿瘤 21 例，其他 4 例)研究后发现低场 MRCP 显示胆道梗阻的部位准确性达 100%，确定梗阻病因的准确性为 81.8%。付广等[39]回顾 112 例确诊为恶性阻塞性黄疸病例，结果显示，B 超、CT、MRCP、ERCP 及肿瘤标志物的运用率分别为 100.0%、94.6%、83.0%、33.9%及 40.2%，对病因判断的正确率为 86.6%、91.5%、93.5%、97.3% 和 77.8%，对恶性阻黄的定位正确率为 92.8%、89.7%、97.8%和 94.7%；MRCP、ERCP 对于手术方式的选择最有价值，肿瘤标志物＋B 超检查及 B 超＋CT＋MRCP 检查正确率大于单用一种方法。彭承宏等[40]回顾 47 例肝门部胆管癌病人的术前影像学资料，并按照 T-分期系统的标准进行分期(T1 期 20 例，T2 期 23 例，T3 期 4 例)，各分期的切除率分别为 70%、48% 和 0%，差异显著($P=0.013$)。随着病理分期的增高，切缘阴性率显著下降($P=0.018$)。T1、T2 和 T3 期的 1 年累积生存率分别为 60%、39%和 0%；3 年累积生存率分别为 35%、9%和 0%；各分期的生存率有显著性差异($P=0.010$)。MRCP＋多普勒彩超联合检查的确诊率明显高于 MRCP＋B 超及 CT 或 SCT＋多普勒彩超($P=0.007$)。秦兴雷等[41]回顾 107 例肝外胆管癌影像学检查，US，CT，ERCP 肿块显示率分别为 70.8%，60.2%和 69.0%；US，CT，MRCP，ERCP 和 PTC 定位诊断准确率分别为 72.9%，75.9%，100.0%，71.4% 和 76.9%；US，CT，MRCP，ERCP，PTC 定性诊断准确率分别为 70.8%，73.5%，86.2%，61.9% 和 58.3%。肝外胆管癌组与胆道良性病变组相比较，血清 CA19-9、CEA 浓度明显升高($P<0.01$ 与 $P<0.05$)。血清 CA19-9、CEA 和胆汁 CA19-9，CEA 的敏感性分别为 86%、26%、50%和 32%，其特异性分别为 88%、95%、94%和 61%。尚丹[42]对 60 例梗阻性黄疸病人术前进行多肿瘤标志物蛋白质芯片诊断系统检测，结果为 CA19-9 和 CA242 同时阳性者 31 例，其中胆管癌病人 26 例，其 CA19-9 大于 500 U/ml 者 23 例；胆管良性病变者 5 例。当 CA19-9 和 CA242 同时阳性时，诊断胆管癌敏感性为 81.3%，特异性为 82.1%。王炳生等[43]对上海市区 658 例胆道癌新病例进行流行病学调查，结果显示，老年人好发；胆囊癌男女之比为 1∶2.61；胆管癌和壶腹癌则男性略多于女性。胆囊癌、胆管癌和壶腹癌分别有 68.5%、43.1%和 22.4%的病人合并胆结石。胆囊癌的 B 超诊断准确率为 63.1%，意外胆囊癌占 20%，ⅣA 和ⅣB 期胆囊癌占 43.6%。胆管癌和壶腹癌的误诊率较高，分别为 19.1%和 47.1%，且就诊时大多数病人已出现黄疸。69 例(18.2%)胆囊癌、50 例(25.6%)胆管癌和 54 例(74%)壶腹癌行根治性切除术，术后 1、3、5 年生存率分别为 58.5%、42.8%、40.7%，58%、28.3%、11.1%和 81.5%、39.2%、26.9%。79 例胆管癌行姑息性引流术，大多数病人在术后 1 年内死亡。38 例胆管癌植入金属内支架或塑料内支撑管，平均生存期约 7 个月。刘全达等[44]回顾分析 185 例先天性胆管囊肿病人，其中合并癌变 27 例，癌变率为 14.6%；先天性胆管囊肿癌变与年龄密切相关($P<0.001$)，各年龄段癌变率分别为：0～9 岁为 0%，10～19 岁 5.1%，20～29 岁 9.1%，30～39 岁 16.2%，40～49 岁 26.7%，50～59 岁 33.3%，≥60 岁 50%。6 例有胆肠内引流手术史。术前确诊 20 例，但早期诊断困难。获得根治性切除 9 例(33.3%)。认为儿童期实施完全性囊肿切除是预防胆管囊肿癌变的最有效方法。

窦国睿等[45]用脂质体法将 PTTG 反义 cDNA 转染胆囊癌细胞 GBS-SD；G418 筛选阳性克隆后检测，结果为转染组细胞较未转染组 PTTG 表达明显减少；转染组细胞增殖与凋亡明显增强；转染组 IC50 值(0.605

mmol/L)明显低于未转染组(1.17 mmol/L)和空载体转染组(0.914 mmol/L);转染组细胞的5-Fu凋亡诱导作用(26.24%)明显高于未转染组(2.67%)和空载体转染组(7.62%)。李志伟等[46]* 在脂质体的介导下将含有双自杀基因的反转录病毒载体PwzlneoCDglytk导入包装细胞PA317,经G418筛选后转染HCCC-9810细胞,再次经G418筛选获得稳定表达双自杀基因的HCCC-9810/CD+tk细胞株。给予前体药物5-氟胞嘧啶和(或)阿昔洛韦后,用MTT法测定转基因组及未转基因组HCCC-9810细胞的存活率,结果为联合使用5-FC和GCV对细胞增殖的杀伤作用及旁杀伤效应高于单独使用5-FC或GCV。常新忠等[47]用脂质体法将CD和HSV-tk双自杀基因转染入PA317细胞,用其病毒上清转染胆囊癌细胞GBC-SD,G418筛选出阳性细胞GBC-SD/CD+tk,单独应用5-FC或GCV均能对转染阳性的GBC-SD/CD+tk细胞产生明显的杀伤效应,联合应用可以在较小的剂量下产生更大的杀伤作用;当阳性细胞比例达到20%时即可对半数细胞产生杀伤作用。陈健等[48]以PCR方法获得凋亡素基因,然后运用T4连接酶将凋亡素基因和含荧光蛋白基因的质粒pAdtrack-CMV连接,通过酶切和测序证实成功构建重组质粒,再以DOTAP脂质体介导凋亡素基因转染人胆管癌细胞株QBC939,TUNEL染色显示,凋亡素基因的转染引发人胆管癌细胞株QBC939的凋亡率与对照组相比具有非常显著的差异($P<0.01$)。毛晓光等[49]探讨人重组生长激素(rhGH)减轻梗阻性黄疸时肠源性细菌及内毒素移位的作用及机制。结果显示,rhGH组多项肝功指标较胆总管结扎组(BDL组)明显改善,rhGH组血浆内毒素水平为(0.38±0.03)EU/ml,较BDL组的(0.65±0.04)EU/ml明显降低($P<0.01$)。BDL组肝、肾、肠系膜淋巴结中细菌移位率高于另两组,其中肠系膜淋巴结细菌移位率为64.29%,明显高于假手术组(SO组)及rhGH组($P<0.05$)。电镜显示,BDL组肠黏膜上皮细胞坏死,细胞核固缩,线粒体肿胀变性,内质网明显扩张。rhGH组肠黏膜上皮改变较BDL组明显减轻,接近SO组所见。祝建勇等[50]探讨生长激素(rhGH)在梗阻性黄疸大鼠胆流复通术前、术后应用对手术耐受性、安全性以及术后恢复的影响。将146只Wistar大鼠分为假手术组、胆总管结扎组(CBDL)、胆流复通组(REF)、CBDL-GH组和REF-GH组,测定各时相点血清肝功能指标、前白蛋白、TNF以及尿样DBIL的水平,结果为REF-GH组大鼠术后7 d病死率明显低于REF组($P<0.05$);给予rhGH的大鼠各项指标明显优于未用rhGH者($P<0.05$)。王玉同等[51]检测发现来昔西布对人胆囊癌细胞具有明显的生长抑制和促进凋亡作用($P<0.05$),在一定范围内存在时间依赖关系和剂量依赖关系($P<0.05$)。钱晓军等[52]对233例无法手术切除恶性梗阻性黄疸病人行经皮经肝穿刺胆道造影后,放置外引流管或内外引流管及金属内支架留置,以解除胆管梗阻。治疗后总胆红素明显下降($t=17.90, P<0.001$)。术前合并感染62例,术后控制23例,术后新发胆道感染27例,胸部感染2例,术后存在感染68例。30 d内死亡30例,死亡组与非死亡组比较,术前术后胆红素差异与年龄差异显著,并与血清白蛋白相关,术后与ALT、Cr相关、与HBDH、BUN相关。全组生存中位时间7.3个月,通畅中位时间14.0个月。赵建勋等[53]回顾142例肝门胆管癌,其中手术切除103例(根治性切除组50例、非根治性切除组53例),引流39例。结果为根治性切除组1、2、3和5年生存率分别为90.6%、59.5%、40.2%和24.8%,非根治性切除组1、2、3和5年生存率分别为49.6%、8.8%、4.4%和4.4%;开腹及未开腹引流组1年生存率分别为26.0%和37.3%,无2年生存者。切肝组1、2、3和5年生存率分别为87.4%、51.0%、36.5%和25.5%,非切肝组1、2、3和5年生存率分别为55.8%、22.4%、12.8%和6.4%。肖治宇等[54]回顾52例肝门部胆管癌,其中保守治疗5例、切除术29例、姑息性胆道引流术(包括胆肠吻合术和外引流术)18例。非手术组的平均生存期比手术组短,引流组的平均生存期比切除组短。在姑息性胆道引流术中,单纯内引流(胆肠吻合术)和内+外引流术相对于单独外引流来说,减黄效果较好。在胆道引流术中,胆肠吻合术的术后生活质量较外引流术的高。王作仁等[55]回顾107例手术治疗的肝外胆管癌(EHCC),其中根治性切除47例,姑息性切除12例,内或外引流术45例,探查性手术3例。EHCC总体生存率1、3和5年生存率分别为58.2%、30.0%和13.1%,其中根治性切除1、3和5年生存率分别为72.4%、44.7%和22.7%,姑息性切除1、2和3年生存率分别为54.5%、27.3%和9.1%,无5年存活者。引流组1、2和3年生存率分别为32.1%、17.2%和8.6%,无4年存活者。根治性切除组、姑息性切除组、内或外引流组及非手术组生存率相比较,差异有统计学意义($\chi^2=15.67, P<0.001$)。肿瘤的组织学类型、TNM分期、淋巴结转移、肝脏浸润、胰腺浸润、切缘癌残留、手术切除方式7个因素对预后的影响差异有统计学意义($P<0.05$)。田华等[56]对18例意外胆囊恶性肿瘤(UGC)病人与同期43例手术前确诊的胆囊恶性肿瘤病人(DGC组)进行比较,结果为UGC组中未侵犯浆膜者占55.6%(10/18),DGC组中肿瘤侵犯浆膜伴局部区域淋巴转移者占90.7%(39/43)。UGC组与DGC组根治性手术切除率分别

为 72.2%(13/18)和 39.5%(17/43);根治性手术后累积 5 年生存率分别为 54.6%和 23.5%($\chi_L^2=16.33$,$P<0.01$)。全组 61 例病人根治性手术与姑息性手术后中位生存期分别为 43.3 个月和 10.5 个月($\chi_L^2=31.10$,$P<0.01$)。黄杨见等[57]对 115 例恶性梗阻性病人分别行经皮肝穿胆道引流术,成功率为 100%,86 例病人为一步法置入支架并行内外引流,29 例病人先行外引流,其中 23 例经 1~2 周外引流后,再以二步法置入支架内外引流获成功,另 6 例持续带管行外引流。置入引流后较术前血清总胆红素下降明显,血清丙氨酸氨基转移酶下降具有显著性,并发症发生率为 15.65%。卢再鸣等[58]对肝门部胆管癌病人(梗阻性黄疸 32 例,并发肝脓肿 5 例)首先行经皮经肝胆管引流术,然后行胆道内支架留置术。共置入引流管 63 条,内支架 67 枚,其中 29 例使用 2 枚内支架,3 例使用 3 枚内支架。10 例行 2 枚支架 T 型置入,15 例行 2 枚支架 Y 型置入,4 例行 2 枚支架 X 型置入,2 例行 2 枚支架 Y 型置入后,又选择仍有扩张的一组胆管置入第 3 枚支架,1 例行 3 枚支架置入。5 例脓肿全部消失,全部病人血清胆红素在治疗后好转或恢复到正常水平,随访 6 个月均无黄疸再发。于世平等[59]对 42 例高位恶性梗阻性黄疸病人分别行单侧/双侧穿刺入路,充分胆道内外引流后,置入支架。其中肝总管内置入单枚支架 19 例;双侧肝管穿刺,行左肝和右肝胆管同时置入支架 11 例;采用单侧肝管穿刺入路,于左-右肝管间和肝管-胆总管间均置入支架 12 例。共置入支架 65 枚,其中 3 枚为覆膜支架,其余均为自膨式裸支架。手术成功率达 100%,其中 2 例病人分别于术后 4 个月和 9 个月发生支架内梗阻,行二次介入治疗;1 例病人于胆道支架置入术后 17 个月发生十二指肠梗阻,再行十二指肠支架置入术;1 例病人于围手术期因严重胆系感染而死亡。全部病人随访 3~112 周(平均 49 周),减黄效果满意。范卫君等[60]对 21 例Ⅲ、Ⅳ型肝门区胆管腺癌伴梗阻性黄疸的病例采用内外引流术、多极射频消融术、胆管内支架置入术及动脉化疗灌注术序贯性治疗,结果为所有肿瘤射频消融治疗 1 个月后 CT 值明显下降,13 个病灶缩小约 30%,4 个病灶缩小约 20%,4 个病灶大小未变;6 个月后均有缩小,缩小最显著者约为 60%,21 个病灶平均缩小 37%。有 17 例在射频消融治疗 1 个月后直接胆红素和间接胆红素恢复到正常水平,6 个月后复查全部正常。近期平均生存期 14 个月。邱小蕾等[61]对 83 例行内镜下置管引流,置管成功 76 例,其中留置鼻胆管引流 21 例、塑料内置管引流 26 例和金属支架引流 29 例。结果为引流效果满意 49 例,一般 20 例,无效 7 例,认为内镜下胆管引流术是治疗恶性胆管梗阻的有效方法。黑振宇等[62]报道了 1 例胆囊小细胞神经内分泌瘤。

(徐 岷 刘 枫)

参 考 文 献

1 赵雪生,等.中华肝胆外科杂志,2005,11(6):384
2 雷正明,等.中华肝胆外科杂志,2005,11(6):366
3 钱贤忠,等.中国内镜杂志,2004,10(12):34
4 王学静,等.内蒙古医学杂志,2004,36(11):918
5 甄茂椅,等.安徽医学,2004,25(6):468
6 王 欣,等.云南医药,2005,26(1):20
7 宋世兵,等.中华肝胆外科杂志,2004,10(11):736
8 展鹏远,等.第四军医大学学报,2005,26(16):1493
9 李世平,等.山东医药,2004,44(34):35
10 周孝思,等.中华医学杂志,2004,84(22):1879
11 叶国良,等.中国实用内科杂志,2005,25(9):805
12 杨春波,等.实用放射学杂志,2005,21(8):885
13 邱昌洪,等.广西医学,2005,27(6):849
14 乔春江,等.中华老年医学杂志,2005,24(9):673
15 杜国平,等.中国内镜杂志,2005,11(9):955
16* Yang Bin,等.胃肠病学和肝病学杂志,2005,14(1):59
17 李志花,等.肿瘤,2004,24(6):550
18 陈勇军,等.中华肝胆外科杂志,2005,11(2):107
19 余子建,等.中华肝脏病杂志,2004,12(11):652
20 王剑明,等.中华肝胆外科杂志,2004,10(11):765
21 朱爱军,等.中华肝胆外科杂志,2005,11(7):485
22 郑秀海,等.第三军医大学学报,2005,27(12):1276
23 蒋进发,等.医学临床研究,2004,21(12):1364
24 王耀辉,等.中国医科大学学报,2005,34(3):248
25 程庆保,等.肿瘤,2005,25(2):166
26 韩新巍,等.中华肝胆外科杂志,2004,10(11):762
27 张炳远,等.中华外科杂志,2005,43(13):846
28 彭慈军,等.第四军医大学学报,2005,26(14):1307
29 秦兴雷,等.第四军医大学学报,2005,26(5):434
30 王健东,等.中国癌症杂志,2005,15(1):36
31 张学宏,等.肿瘤,2005,25(4):351
32 张学宏,等.肿瘤,2005,25(2):148
33 刘小方,等.中华肝胆外科杂志,2004,10(11):773
34 王 钢,等.实用放射学杂志,2005,21(4):397
35 席永昌,等.实用放射学杂志,2005,21(8):830
36 王中秋,等.中华放射学杂志,2005,39(8):847
37 周俊林,等.中国临床医学影像杂志,2005,16(7):394
38 魏 铭,等.实用放射学杂志,2005,21(3):275
39 付 广,等.中华肝胆外科杂志,2005,11(9):589
40 彭承宏,等.中华外科杂志,2005,43(1):56
41 秦兴雷,等.第四军医大学学报,2005,26(1):45
42 尚 丹,等.华中科技大学学报(医学版),2005,34(2):220

43　王炳生,等. 中华外科杂志,2005,43(7):455
44　刘全达,等. 中华外科杂志,2005,43(13):839
45　窦国睿,等. 第四军医大学学报,2005,26(7):628
46* 李志伟,等. 中华肝胆外科杂志,2004,10(11):769
47　常新忠,等. 中华肝胆外科杂志,2005,11(1):35
48　陈　健,等. 第三军医大学学报,2005,27(15):1593
49　毛晓光,等. 中华肝胆外科杂志,2005,11(6):407
50　祝建勇,等. 第三军医大学学报,2004,26(19):1735
51　王玉同,等. 第四军医大学学报,2005,26(13):1213
52　钱晓军,等. 中华肝胆外科杂志, 2004,10(11):752
53　赵建勋,等. 中华肝胆外科杂志,2004,10(11):746
54　肖治宇,等. 重庆医学,2005,34(7):1046
55　王作仁,等. 中华肝胆外科杂志,2005,11(9):604
56　田　华,等. 中华外科杂志,2005,43(13):836
57　黄杨见,等. 肝胆胰外科杂志,2004,16(4):260
58　卢再鸣,等. 中国临床医学影像杂志,2005,16(7):383
59　于世平,等. 中华肝胆外科杂志,2005,11(9):612
60　范卫君,等. 中华放射学杂志,2005,39(9):925
61　邱小蕾,等. 第一军医大学学报,2005,25(8):1056
62　黑振宇,等. 肝胆胰外科杂志,2005,17(3):243

(三)胆管良性病变

龚振华等[1]通过醋酸纤维素薄膜电泳、等电聚焦和 SDS-PAGE 二维电泳测定正常人血清和胰胆合流异常病人胆汁和血清中淀粉酶同工酶的相对分子质量和等电点,结果发现,正常人血清淀粉酶的 2 个同工酶分别是等电点(pI)6.4(相对分子质量≈54×10^3)和 pI6.7(相对分子质量≈55×10^3)的两个点,胰胆合流异常病人胆汁和血清中存在 6 个淀粉酶同工酶点,除了上述正常人两个主要点之外,在 pI6.8 和 pI7.2 分别出现相对分子质量≈55×10^3 两个新点,在 pI6.0 和 pI6.2 分别出现相对分子质量≈53×10^3～54×10^3 的两个新点。陈宇锋等[2]研究发现,血清总胆固醇水平与肝细胞受损程度密切相关,肝功能受损越重总胆固醇降低越明显,其中以重型肝炎总胆固醇均值为 0.61 mmol/L;三酰甘油水平与胆石症明显呈正相关;低密度脂蛋白胆固醇水平与肝损伤程度呈负相关;载脂蛋白在重型乙型肝炎、慢性重度乙型肝炎皆明显降低。研究提示,血脂水平对判断急慢性肝损伤具有重要临床意义。关玉盘等[3]通过 ERCP、经皮经肝胆管造影及手术中直接插管 3 种途径行胆管腔内微型超声探头检查,结果为胆总管癌诊断准确率 93.8%;慢性胆总管炎、壶腹癌、肝管癌、胆总管囊肿和胆管癌诊断准确率为 100%。研究提示,胆管腔内超声通过胆管狭窄不同病变声像图的特征可以鉴别胆管良、恶性病变,并可判断胆管癌、乳头癌的浸润程度以指导治疗。王晓燕等[4]回顾分析 6 例肝内胆管囊腺瘤及胆管囊腺癌的 CT 表现,并与病理组织检查结果对照。CT 检查显示胆管囊腺瘤 1 例呈多囊性病灶,囊壁光整、厚薄一致,部分分隔有较均匀的增厚。胆管囊腺瘤恶变 1 例呈单囊性病灶;胆管囊腺癌 4 例中单囊性病灶 3 例、多囊性病变 1 例,CT 均见囊内主要为水样密度,5 例恶性者中可见壁结节和(或)乳头状突起 4 例、囊壁局部增厚 1 例、厚薄不均分隔 3 例、囊壁钙化 2 例、囊内出血 1 例。认为 CT 难于鉴别良性胆管细胞囊腺瘤与恶性胆管细胞囊腺癌,如见病灶有间隔增厚、壁上结节或乳头状突起、囊内出血以及伴粗大钙化者多考虑为恶性的胆管细胞囊腺癌,肝内胆管囊腺瘤与囊腺癌鉴别主要依靠病理。刘于宝等[5]对 18 例行门体分流术的门静脉海绵样变性(CTPV)病人手术前后均行 MR 平扫、增强、门静脉动态对比增强 MRA(DCE-MRA)、MRCP 检查,结果发现,CTPV 门脉胆支改变:门体分流术前 MRI 及 DCE-MRA 显示 Petren 胆囊周围静脉和胆总管外表面的 Saint 网状静脉丛 17 例,表现为行曲扩张或呈结节状;分流术后显示胆囊周围静脉 3 例,Saint 网状静脉丛 2 例。胆系改变:术前胆总管狭窄伴近端扩张 6 例、胆总管壁不规则 5 例、胆总管壁增厚 4 例、胆总管成角移位 3 例、胆囊壁增厚 8 例,分流术后胆系改变部分恢复。研究认为,MRI 能准确检测 CTPV 病人门脉胆支及胆系的改变。郭献日等[6]回顾分析经病理证实的肝外胆管乳头状瘤 MRI 表现 16 例,其中 12 例胆管乳头状瘤呈树枝状或长条状管腔内生长,4 例呈小条状或结节状位于胆总管内;T_1WI 信号略低于或等于脾脏的低信号,T_2WI 稍高于肝脏的信号。MRCP 能满意显示胆道情况,MRI 信号具有提示倾向,诊断准确率高。黄节等[7]研究发现,成人胆总管囊肿术前 B 超检查确诊率 100%。Ⅰ和Ⅳ型病人行胆囊切除、胆总管囊肿切除、肝总管空肠 Roux-en-Y 吻合术,Ⅴ型病人行胆囊切除、胆总管切开取石、胆总管 T 管引流术。术后随访Ⅰ型病人均能恢复一般的体力劳动,未观察到癌变的病例,Ⅳ和Ⅴ型病人术后有不同程度胆管炎发作,Ⅴ型 7 年后死于右肝内胆管癌 1 例。结果显示,B 超应作为先天性胆总管囊肿的首选检查,囊肿切除加肝总管空肠 Roux-Y 吻合术应作为首选术式。阎勇等[8]研究发现,胰胆管合流异常致胆总管扩张症的潜在恶变发生率高达 38.4%;反复发作胆管炎是胰胆管合流异常致胆总管扩张症的主要临床表现;ERCP 检查发现胰胆管合流部压力高,胆汁中淀粉酶 >10 000U/L 可确诊;治疗应彻底切除扩张之胆总管、胆肠吻合术。郭克俭等[9]内镜下乳头括约肌切开术(EST)治疗胆型肝胰壶腹括约肌功能紊乱(SOD) 23 例,其中胆Ⅰ型 10 例,术后疼痛消失 9 例,缓解 1 例;胆Ⅱ型 13 例,术后疼痛消失 7 例,术后疼痛缓解 2 例,无效4例。平均随访35个月,23例病人的血清转氨酶和碱性磷酸酶均恢复正常。张啸等[10]以内镜治疗手术后并发胆漏和继发胆管狭窄22例,其中胆漏病人均先行内镜下十二指肠乳头切开及鼻胆管引流术,继续保留原有胆道、腹腔引流,待证实胆漏愈合后拔管;伴有胆道狭窄者在拔除鼻胆引流管后置入塑料内支架、持续扩张2～3个月。结果为鼻胆管引流3～4周后胆漏均闭合,伴有胆管狭窄置入内支架者13例,支架取出后狭窄解除10例,2例合并肝总管狭窄者经重新置入双支架3个月后效果良好,1例左肝管狭窄伴结石者再置入单支架术后仍有胆道感染症状反复出现。因此认为,内镜治疗可列为手术后胆漏或继发胆管狭窄治疗的首选方法。张正坤等[11]研究发现,胆囊切除术后综合征病人中胆总管下端狭窄发生率为41.9%,经内镜下逆行胰胆管造影(ERCP)诊断及内镜下治疗后,单纯胆总管下端狭窄者、合并急性胰腺炎者或合并结石者上腹痛缓解率及胆总管内径恢复率分别为83.3%、73.8%、80.9%和100%、88.9%、100.0%。张文智等[12]应用金属支架治疗胆道良性狭窄5例,术后反复出现寒战发热,合并支架内结石形成、胆道阻塞,其中4例病人手术取出金属支架,术中见金属支架被胆泥堵塞,胆管壁黏膜破坏,支架取出困难,行胆肠吻合胆管内置管引流,2例病人因置入金属支架后反复胆管炎、胆汁性肝硬化、肝功能衰竭死亡。因此作者认为,金属支架不适合良性胆道狭窄。

(施新岗)

参考文献

1 龚振华,等.复旦学报(医学版),2005,32(1):79
2 陈宇锋,等.河北医药,2005,27(6):411
3 关玉盘,等.中华消化内镜杂志,2005,22(3):167
4 王晓燕,等.中华放射学杂志,2005,39(3):289
5 刘于宝,等.中华肝胆外科杂志,2005,11(2):90
6 郭献日,等.中华肝胆外科杂志,2005,11(9):586
7 黄 节,等.肝胆胰外科杂志,2005,17(1):72
8 阎 勇,等.中华肝胆外科杂志,2005,11(5):302
9 郭克俭,等.中国内镜杂志,2005,11(5):542
10 张 啸,等.中华消化内镜杂志,2005,22(1):13
11 张正坤,等.中国内镜杂志,2005,11(1):95
12 张文智,等.中华肝胆外科杂志,2005,11(9):599

八、胰腺疾病

(一)胰腺炎

1. *急性胰腺炎* 张凤玉等[1]回顾分析了行ERCP检查的胆胰疾病病人136例,其中30例ERCP术后并发高淀粉酶血症,认为应通过精心操作和密切观察减少ERCP术后高淀粉酶血症的发生。李延钧等[2]将胆道镜插入测压管至肝胰壶腹括约肌(SO),研究生长抑素类似物奥曲肽(思他宁)对SO功能的影响,结果表明,奥曲肽可显著降低SO基础压,延长收缩间期且具有剂量依赖性。周湧等[3]对以支链淀粉为底物测定淀粉酶方法进行实验室评价,并与以硝基麦芽七糖为底物的亚乙基封闭法(EPS)相比较,结论认为,干化学试剂重复性好线性范围适中,抗感染因素的能力强。鲜海涛等[4]回顾分析了28例胰性脑病病人的临床资料,探讨急性胰腺炎(AP)并发胰性脑病的临床特征和诊断。张永生等[5]检测了1 031例腹部常见8种疾病的血、尿胰淀粉酶,结果显示,淀粉酶升高不是胰腺疾病诊断的特有依据,而应动态观察,结合具体临床表现进行鉴别诊断。段晓文等[6]报道了该院42例重症急性胰腺炎(SAP)的治疗情况,对SAP的综合治疗和手术指征、时机进行了探讨。高道键等[7]分析了该院收治的60例SAP临床资料,认为年龄、动脉血氧分压和血清白蛋白是SAP死亡独立的危险因素。汪佩文等[8]通过AP的临床观察结合胰腺磁共振灌注成像(MRP),观察AP时胰腺血流变化及其与胰腺炎严重程度的关系,研究表明,MRP是一种比较客观反应胰腺血流情况的无创影像学检查手段,对AP严重度的评判有一定价值。熊光苏等[9]为明确胃肠外营养(TPN)和肠内营养(EN)对AP的治疗作用,对有关比较TPN和EN在AP中作用的文献进行荟萃分析,认为AP病人应首先考虑应用EN作为常规治疗。黎冬暄等[10]在大鼠SAP模型,探讨肝库普弗细胞(KC)在SAP肺损伤中的作用,结果提示,抑制KC的过度激活,可能抑制炎症反应放大的程度,缓解SAP的病情并改善SAP的预后。母德清等[11]回顾分析了因高度怀疑胰腺炎接受胰腺切除术的24例病人的病史资料和检查,最终诊断依据组织学确定,认为CA19-9、CT和ERCP对有慢性胰腺炎(CP)背景的胰腺癌诊断价值有限。吴杰等[12]回顾分析了47例疑为CP的病人,结论提示,超声内镜引导下对胰腺行细针穿刺进行病理学诊断,是目前临床诊断CP的有效方法。李磊等[13]首次应用基因芯片技术分析雨蛙肽诱导的小鼠AP以及正常小鼠血白细胞基因表达谱,得出AP时基因变化的机制模式,预期能有目的地提高保护性基因的表达、抑制破坏性基因的表达。张莹等[14]探讨SAP大鼠肺脏iNOS mRNA表达及丹参的干预效应,认为SAP时肺组织iNOS mRNA高表达导致NO过度生成并与肺脏损伤有关,丹参能抑制肺组织iNOS mRNA的过度表达,从而对肺组织起保护作用。刘学民等[15]探讨SAP大鼠肺组织ICAM-1的基因表达及其与肺损伤的关系,结果表明,SAP大鼠肺组织ICAM-1基因过度表达,且与肺损伤严重程度相关。陈学清等[16]在建立大鼠AP模型的基础上,观察早期生长反应因子-1(Egr-1)和组织因子(TF)在实验性大鼠AP组织中的表达,认为Egr-1作为一种前炎性转录因子在AP的发生中可能起重要作用,可能是通过调节TF的表达而实现的。熊炯炘等[17]研究了不同类型早期肠道营养对SAP大鼠细胞因子的影响,结果表明,早期免疫增强型肠内营养在调节SAP大鼠促抗炎平衡方面优于肠外和传统肠内营养,但过早应用可能不利于炎症控制。吴河水等[18]探讨了SAP病人早期或晚期手术时外周血单核细胞Toll样受体2、4 mRNA的表达差异及意义,结果显示,与晚期手术者比较,早期手术者外周血白细胞TLR4及TLR2 mRNA表达水平增加,可能通过再次炎症反应打击而加重系统性器官损伤。李兆申等[19]在国内12个研究中心,同时开展了奥曲肽预防ERCP术后胰腺炎和高淀粉酶血症的临床疗效和安全性的研究($n=832$),结果表明,奥曲肽对ERCP术后胰腺炎和高淀粉酶血症均有预防作用。傅由池等[20]探讨SAP的手术指征、方法及注意事项,认为无特定指征早期(发病12 h内)不推荐手术,发病后3～4周为最佳手术时机。许永春等[21]检测了大鼠AP模型的胰腺组织中趋化因子(CINC)和单核细胞趋化蛋白(MCP-1/JE)基因和蛋白表达,结论认为,胰腺腺泡细胞为CINC和MCP-1/JE的来源之一,在AP早期发病机制中发挥重要作用。黄中伟等[22]对45例AP伴全身炎症反应综合征(SIRS)的病人随机给予还原型谷胱甘肽静脉治疗,并设正常对照组,结果显示还原型谷胱甘肽对SIRS具有较好的治疗作用。万远太等[23]通过改良酶消化法成功在体外分离培养了胰星状细胞(PSC),为进一步研究PSC活化与抑制信号通路的分子机制提供了体外模型。付林等[24]对大鼠急性胰腺炎模型予IL-10区域动脉灌注(LAI),结果显示,LAI能降低AP大鼠3 h和6 h时的IL-6、TNF-α,但后期则使两者升高,同时能降低AP大鼠淀粉酶,认为IL-10有望成为AP综合治疗的药物之一。乔世峰等[25]回顾分析了SAP病人246例,研究显示APACHEⅡ评分增高、低氧血症和腹腔室隔综合征可能是导致SAP急性肾功能衰竭(ARF)发生的危险因素,防止肾脏低灌注损害、预防低氧血症的发生以及手术引流腹腔减压可能有预防ARF发生的作用。陈垦等[26]研究发现,脂质体介导的p65反义寡核苷酸可明显抑制急性出血坏死性胰腺炎(ANP)大鼠的血清致炎性细胞因子的表达,改善胰腺病理,提示胰腺组织NF-κB在AP的发病机制中起关键性调控作用。周峰等[27]回顾研究19例SAP并发腹腔内大出血经导管出血动脉栓塞术(TAE)的病人,分析认为,SAP并发腹腔内大出血多为腐蚀性/感染性动脉瘤破裂出血,TAE最为有效。刘子君等[28]回顾总结112例AP病人血脂、脂蛋白及载脂蛋白的变化,结果显示,HDL-C和apoA1的起始值和(或)随后明显减少提示病情严重,T-CHO的显著变化与胰腺炎严重程度密切相关。张汝玲等[29]动态观察AngⅡ受体在胰腺纤维化大鼠组织中的表达,认为AngⅡ可能通过AT_1、AT_2介导的途径参与了三硝基苯磺酸诱导的大鼠胰腺组织纤维化形成过程。严际慎等[30]建立AP模型,结果表明,脾脏对AP病情发展有一定影响,脾切除可减轻或阻止AP病情发展,外源性促吞噬肽(tuftsin)可加重AP胰腺病理损伤。林栋栋等[31]制作了大鼠SAP并发肺损伤模型,发现大鼠肺组织内环氧化酶-2(COX-2)参与了胰腺炎肺损伤的过程,抑制肺组织内COX-2的表达可有助于胰腺炎和胰腺炎肺损伤的治疗。赵向前等[32]回顾分析该院收治的20例假肿瘤性胰腺炎病人的临床资料,认为假肿瘤性胰腺炎术前诊断困难,对梗阻性黄疸病人进行胆总管空肠Roux-en-Y吻合是可取的,对术中不能定性、顽固性腹痛者可行胰十二指肠切除术。陈文亮等[33]采用流式细胞术检测AP病人外周血中NF-κB激活,认为应用NF-κB抑制剂有可能控制AP的进展。刘丕等[34]*观察了EN联合肠道去污(SDD)对犬ANP内毒素移位及SIRS的影响,表明联合应用EN和SDD可明显减少犬ANP后期血液中的内毒素、TNF-α、IL-1水平与改善SIRS。李磊等[35]建立小鼠AP模型,认为AP可增强小鼠对脂多糖(LPS)的耐受性,其可能机制与AP削弱LPS诱导的炎症信号转导,进而下调炎性介质的表达有关。林向飞等[36]用液体灌注测压法和内镜检查评价SAP病人的食管动力学和炎症改变,结果提示,SAP病人有显著食管动力学异常,与轻型胰腺炎相比,SAP病人食管蠕动减弱和清除功能下降,从而导致胃食管反流和糜烂。刘殿刚等[37]制作大鼠AP模型并收集腹水,发现胰腺炎症性腹水可引起胃肠动力抑制和胃肠电节律紊乱,此种抑制作用可能部分通过增加肠壁肌间神经丛和黏膜下层非肾上腺非胆碱能神经中nNOS的活性来完成。方力争等[38]采用流式细胞仪检测SAP外周血中性粒细胞凋亡水平,发现中性粒细胞凋亡延缓是SAP发病的重要机制,并与疾病的严重程度相关。生长抑素可通过改善中性粒细胞凋亡而对SAP起治疗作用,并与生长激素有协同作用。尤和谊等[39]观察高脂血症对AP发病率的影响,认为血脂稍高于正常并不能单独诱发AP,但却增加雨蛙素诱发的大鼠AP的发病率,因此高脂血症是AP的高危因素。徐军等[40]报道,大鼠SAP合并急性肺损伤时,肺泡灌洗液中性粒细胞(PMN)凋亡延迟，造成PMN持续处于激活状态及毒性内容物的持续释放，与急性肺损伤密切相关。段佑才等[41]利用Egr-1基因剔除小鼠，采用大剂量雨蛙素诱导实验性胰腺炎模型，观察组织学改变和组织髓过氧化物酶水平，结果表明，Egr-1基因剔除可明显减轻实验性胰腺炎胰腺和肺组织的损伤。段美丽等[42]回顾分析了63例AP病人，结果表明，持续内毒素血症、内毒素增敏系统水平增加、NF-κB活性增高可能参与AP病人MODS的发生。田华等[43]应用硬膜外麻醉导丝经十二指肠乳头逆行胰胆管注射3.5%牛磺脱氧胆酸，有效改进了大鼠SAP模型的制作方法，该法具有创伤小，操作简化，诱导成功率高的特点。张志功等[44]运用APACHEⅡ、Ranson评分系统对94例SAP病人进行回顾分析，研究提示APACHEⅡ对于判断SAP病情及预后有重要指导价值，而Ranson应用价值不稳定；两种评分均不能作为单独的手术指征。路筝等[45]对78例老年SAP病人进行临床分析，结果表明，我国老年SAP病因以胆源性为主，临床症状无特异性，伴发疾病多，并发症发生率相对较高。杨振林等[46]探讨了区域动脉灌注与静脉输注乌司他丁治疗SAP疗效的差异，结果显示，区域动脉灌注乌司他丁有更好疗效。严志汉等[47]回顾分析87例AP病人螺旋CT表现，结果提示，肾旁后间隙受累能一定程度反映AP的严重程度，其判断SAP的特异度高，可作为一种初步排除急性轻症胰腺炎的简单可靠方法。孙备等[48]回顾分析13例SAP并发腹腔室隔综合征(ACS)，结果表明，ACS病死率极高，早期及时的诊断及根据不同ACS类型采取的个体化综合治疗是改善ACS预后的关键。余康敏等[49]研究表明肺中性粒细胞凋亡减低与AP相关性肺损伤(PALI)大鼠模型肺损伤成负相关，是PALI发生的重要原因，地塞米松可减轻PALI。陈洁等[50]观察早期EN对犬ANP全身炎症反应的影响，结果表明，早期EN中，空肠低脂要素营养有助于减少犬ANP内毒素移位，从而减轻全身炎症反应。徐桂芳等[51]对290例AP病人的肝功能进行回顾分析，结果表明，AP合并肝功能损害概率高，其发生机制可能与全身炎症反应有关，肝脏损害与CRP的变化有一定相关性。朱滨等[52]回顾分析57例应用腹膜透析治疗的重SAP病人，结果显示，在SAP初期进行腹膜透析治疗，对阻止胰腺局部病变和全身病情加重有显著作用，具有临床推广价值。熊玉宝等[53]报道，大鼠AP时肺组织巨噬细胞炎症蛋白-2(MIP-2)基因表达上调，以及与TNF-α的相互诱生，可能是导致AP中性粒细胞在肺组织浸润和活化，进而导致肺损伤的重要机制之一。路筝等[54]* 改进了传统的犬SAP造模方法，将犬10 d存活率提高到80%，利于较长时间(1～2周)连续动态观察，适合各种治疗方法进行对比研究。赵世峰等[55]回顾分析84例SAP病人，其中52例合并ARDS，应用呼吸机小潮气量与肺开放策略进行治疗，结果表明，SAP病人应进行呼吸功能检测，早期发现ARDS，及时应用保护性通气策略能够有效的治疗ARDS。诸琦等[56]动物实验结果显示，TNF-α是SAP病程中重要的细胞因子，可通过结合胰腺组织中TNF受体(TNFR-p55/TNFR-p75)参与胰腺组织损伤，同时两者又可能相互作用导致外周血中白细胞活化，从而加重胰腺炎的严重程度。陈友岱等[57]选用Wistar大鼠诱导AP模型，测定胰腺干湿比和垂体腺苷酸环化酶激活多肽(PACAP)含量，结果表明，PACAP受体拮抗剂可诱发轻型AP，加重实验性AP，PACAP可能参与了实验性AP的发生发展。谢华等[58]探讨环氧合酶-2(COX-2)对SAP大鼠模型的作用机制，结果表明，COX-2可减轻SAP炎症，但并不影响血清淀粉酶水平，提示有其他途径作用胰酶分泌，抑制COX-2在预防甚至治疗SAP中可能有益。熊炯炘等[59]探讨分阶段营养支持对SAP的影响，结果显示，分阶段营养支持对SAP病人的营养状态、免疫功能、转归和预后较肠外营养支持优势明显，是理想的营养方式。王艳蕾等[60]对大鼠SAP模型给予背部皮下注射善宁治疗，结果表明一氧化氮、内毒素在SAP的病损中起重要作用，善宁能缓解三者的损伤作用，保护胰腺细胞结构和功能的正常。李明等[61]应用血细胞自动分析仪检测轻症急性胰腺炎(MAP)和SAP病人不同时期血小板参数，结果提示，SAP与MAP病人血小板参数的变化程度明显不同。生长抑素治疗后PLT和PCT升高，血小板的活性降低，提示生长抑素对SAP有一定治疗和预防作用。嵇武等[62]用腹腔镜下置管引流(LPLD)的方法治疗21例SAP病人，结果显示，LPLD是SAP早期治疗中一种安全可行的方法，可达到全面探查、充分灌洗引流治疗的目的。殷保兵等[63]观察生长抑素和生长激素对SAP大鼠脑损伤的保护作用，结果提示，生长抑素和生长激素联合治疗可降低SAP大鼠脑组织TNF-α mRNA、IL-6 mRNA的表达，改善脑组织水肿和血脑屏障的通透性，对SAP大鼠脑损伤有保护作用。李建平等[64]探讨腹膜透析(PD)治疗急性出血坏死性胰腺炎(AHNP)，结果显示，PD治疗AHNP简单有效。朱斌等[65]报道，ANP大鼠模型肺组织ICAM-1、TNF-α表达增加，N-乙酰半胱氨酸(NAC)可通过抑制肺ICAM-1、TNF-α mRNA产生及中性粒细胞的聚集而减轻AP所致的肺损伤，对胰腺本身的损伤可能也有一定保护作用。黄丽彬等[66]回顾分析203例SAP病人，结果表明暴发性胰腺炎(FP)具有全身炎症反应重、胰腺病变程度重、MODS 发生率高的临床特点;与 FP 死亡相关的因素有低氧血症、MODS 和胰腺病变程度。

(刘　岩)

参 考 文 献

1　张凤玉,等.新疆医学,2005,35(3):94
2　李延钧,等.肝胆胰外科杂志,2005,17(2):126
3　周　湧,等.广州医药,2005,36(4):62
4　鲜海涛,等.中国综合临床,2004,20(12):1107
5　张永生,等.云南医药,2005,26(2):138
6　段晓文,等.山西医药杂志,2005,34(2):160
7　高道键,等.中华消化杂志,2005,25 (8):454
8　汪佩文,等.中华消化杂志,2005,25 (8):469
9　熊光苏,等.中华消化杂志,2005,25 (8):488
10　黎冬暄,等.中华外科杂志,2005,43 (3):159
11　母德清,等.中华肝胆外科杂志,2004,10 (12):802
12　吴　杰,等.中华消化杂志,2004,24 (12):724
13　李　磊,等.中华医学杂志,2005,85(2):122
14　张　莹,等.第三军医大学学报,2005,27(15):1569
15　刘学民,等.第四军医大学学报,2004,25(17):1555
16　陈学清,等.第一军医大学学报,2004,24(11):1245
17　熊炯炘,等.临床消化病杂志,2004,16(5):206
18　吴河水,等.中华急诊医学杂志,2004,13(10):682
19　李兆申,等.中华消化内镜杂志,2004,21(5):301
20　傅由池,等.中国实用外科杂志,2004,24(11):675
21　许永春,等.中华消化杂志,2005,25(2):90
22　黄中伟,等.中华急诊医学杂志,2005,14(2):148
23　万远太,等.华中科技大学学报(医学版),2005,34(1):125
24　付　林,等.中华肝胆外科杂志,2005,11(5):338
25　乔世峰,等.中华肝胆外科杂志,2005,11(5):293
26　陈　垦,等.中华急诊医学杂志,2005,14(5):398
27　周　峰,等.中华肝胆外科杂志,2005,11(5):307
28　刘子君,等.中华肝胆外科杂志,2005,11(5):304
29　张汝玲,等.中华肝胆外科杂志,2005,11(5):328
30　严际慎,等.中华肝胆外科杂志,2005,11(5):335
31　林栋栋,等.胃肠病学和肝病学杂志,2005,14(3):258
32　赵向前,等.中华肝胆外科杂志,2005,11(6):387
33　陈文亮,等.中华急诊医学杂志,2005,14(7):579
34*　刘　丕,等.中华消化杂志,2005,25(6):359
35　李　磊,等.中华消化杂志,2005,25(4):195
36　林向飞,等.中华消化杂志,2005,25(4):242
37　刘殿刚,等.首都医科大学学报,2005,26(4):482
38　方力争,等.中华急诊医学杂志,2005,14(4):316
39　尤和谊,等.肝胆胰外科杂志,2005,17(1):26
40　徐　军,等.第四军医大学学报,2005,26(16):1472
41　段佑才,等.第四军医大学学报,2005,26(16):1481
42　段美丽,等.中华急诊医学杂志,2005,14(3):222
43　田　华,等.中华急诊医学杂志,2005,14(3):211
44　张志功,等.肝胆外科杂志,2005,13(1):32
45　路　筝,等.第二军医大学学报,2005,26(8):863
46　杨振林,等.中华肝胆外科杂志,2005,11(2):101
47　严志汉,等.中华放射学杂志,2005,39(4):375
48　孙　备,等.肝胆外科杂志,2005,13(1):14
49　余康敏,等.中华急诊医学杂志,2005,14(9):742
50　陈　洁,等.中华急诊医学杂志,2005,14(9):717
51　徐桂芳,等.中国实用内科杂志,2005,25(9):814
52　朱　滨,等.第二军医大学学报,2005,26(9):1076
53　熊玉宝,等.中国急救医学,2005,25(9):665
54*　路　筝,等.第二军医大学学报,2005,26(8):869
55　赵世峰,等.中国急救医学,2005,25(4):240
56　诸　琦,等.中华消化杂志,2005,25(3):138
57　陈友岱,等.四川大学学报(医学版),2005,36(1):64
58　谢　华,等.中华消化杂志,2004,24(12):749
59　熊炯炘,等.中国实用外科杂志,2005,25(1):44
60　王艳蕾,等.四川大学学报(医学版),2005,36(1):134
61　李　明,等.临床内科杂志,2004,21(12):826
62　嵇　武,等.中华肝胆外科杂志,2004,10(12):805
63　殷保兵,等.中华肝胆外科杂志,2004,10(12):835
64　李建平,等.中华肝胆外科杂志,2004,10(12):848
65　朱　斌,等.中华肝胆外科杂志,2004,10(12):827
66　黄丽彬,等.中华内科杂志,2005,44(1):9

2.慢性胰腺炎

贾一韬[1]等研究了人和大鼠胰星状细胞(PSCs)在培养过程中细胞标志物表达的动态变化,发现人和大鼠 PSCs 细胞标志物表达存在种属差异,但它们活化后均高表达 α-SMA 蛋白和Ⅰ型前胶原基因。鲁临等[2]研究了 AngⅡ的 2 种主要受体亚型 AT1 和 AT2 在大鼠 PSC 的表达情况,发现大鼠 PSC 表达有血管紧张素 AT1 受体,从而证实 PSC 是 Ang 1 作用的重要靶细胞。周旭春等[3]探讨了长期摄入乙醇对胰腺腺泡细胞结构和外分泌功能的影响,发现长期乙醇摄入可导致大鼠胰腺腺泡细胞退行性改变及外分泌功能减低。万远太等[4]采用 CCK 类似物铃蟾肽反复诱致大鼠胰腺炎模型,发现铃蟾肽多次大剂量腹腔注射致反复急性胰腺炎发作可以诱导大鼠产生胰腺纤维化,α_1Ⅰ型胶原 mRNA 表达逐渐上调。何少武等[5]分析了 138 例手术治疗的慢性胰腺炎病人反复的原因,发现手术处理不当、胰腺结石和吻合口狭窄致引流不畅是主要原因。麻树人等[6]回顾分析了内镜治疗的 37 例慢性胰腺炎病人,结果表明,内镜治疗慢性胰腺炎是较安全、有效的,综合治疗明显改善了传统慢性胰腺炎治疗的现状,提高了治疗水平。杨尹默等[7]回顾分析 54 例慢性胰腺炎病人,34 例病人分别采用 9 种不同的手术方式,发现慢性梗阻性胰腺炎临床表现复杂,外科治疗应采用个体化原则。牟一平等[8]* 总结腹腔镜下5例胰腺真性囊肿切除术的经验,结果表明,本组手术均顺利完成,未见复发,胰腺真性囊肿腹腔镜下切除术是可行、创伤轻、恢复快。张太平等[9]回顾分析了114例胰腺假性囊肿的处理方式、效果及并发症,结果表明,CT引导下经皮置管引流创伤小,是传统开腹外引流术的有效替代方式,但仍有不少病人需要外科手术治疗。囊肿胃吻合术后消化道出血的发生率虽高于囊肿空肠Roux-en-Y吻合术,但是是一种简单合理的内引流术式。对于难以排除恶性的假性囊肿,应尽量手术切除。向国安等[10]总结了8例胰管结石行胰管空肠吻合的手术治疗的经验,认为胰管空肠Roux-en-Y吻合术是治疗胰管结石的有效手段,明显缓解病人症状,手术安全,并发症少。

(廖 专)

参 考 文 献

1 贾一韬,等.解放军医学杂志,2005,30(7):607
2 鲁 临,等.中华消化杂志,2005,25(5):307
3 周旭春,等.中华消化杂志,2005,25(5):284
4 万远太,等.中华消化杂志,2005,25(2):113
5 何少武,等.中华肝胆外科杂志,2004,10(12):845
6 麻树人,等.中华消化内镜杂志,2005,22(3):158
7 杨尹默,等.中华外科杂志,2005,43(3):140
8* 牟一平,等.中华医学杂志,2005,85(3):164
9 张太平,等.中华外科杂志,2005,43(3):149
10 向国安,等.肝胆外科杂志,2004,12(6):465

(二) 胰腺肿瘤

戴梦华等[1]将胰腺癌细胞株Cap-1注入BALB/c裸鼠皮下建立胰腺癌裸鼠种植瘤模型后发现,外周血γδT细胞对胰腺癌裸鼠种植瘤具有显著的抑瘤作用。何杨等[2]以k-ras基因为靶点体外诱导胰腺癌被动免疫治疗,结果表明突变多肽能有效地诱导免疫细胞杀伤含k-ras突变基因的胰腺癌细胞。张世能等[3]应用同源重组技术构建含反义MAT1基因的腺病毒载体,结果提示,MAT1基因在胰腺癌BxPC-3细胞周期G1→S转换中发挥重要作用。何利丽等[4]检测胰腺癌中内皮抑素(endostatin)、碱性成纤维细胞生长因子(bFGF)及微血管密度(MVD)的表达情况,结果为认为bFGF与内皮抑素在胰腺癌的生长和转移中起重要作用。周旭春等[5]用EMSA技术检测罗非昔布对胰腺癌细胞AP-1活化的影响,认为罗非昔布可通过抑制胰腺癌细胞ERK、AP-1信号转导通路,抑制胰腺癌细胞增殖。于观贞等[6]检测胰腺癌中p33ING1b表达及p33ING1b基因变化情况,认为染色体改变可能导致p33ING1b功能下降,从而引发肿瘤发生。郭俊超等[7]采用手术方法将致癌剂DMBA植入SD大鼠胰腺,在不同的时间点获取胰腺进行组织学研究,认为胰腺癌前体病变除了由已经存在于小叶内的导管细胞组成外,主要通过腺泡细胞转分化形成。裘正军等[8]检测胰腺癌组织HIF-1α、VEGF表达和微血管密度,结果HIF-1α、VEGF在胰腺癌组织中高表达,明显高于正常胰腺组织。认为HIF-1α可通过上调VEGF的表达促进胰腺癌组织中的微血管形成。杨勇等[9]检测p21WAF1,细胞周期素D1和CDK4在胰腺癌和慢性胰腺炎中的表达,结论认为,p21WAF1的缺失表达和细胞周期素D1、CDK4的过表达在胰腺癌的发生、发展过程中起重要的协同作用。

李宏宇等[10]检测PTEN对胰腺癌细胞系的影响。结果认为,PTEN低表达ASPC-1细胞系经转染PTEN后细胞增殖活性及裸鼠致瘤能力明显降低。邵建国等[11]从人胰腺癌细胞株SW1990抽提总RNA,经RT-PCR扩增出PTCH基因,经纯化、回收目的基因PTCH,将其插入表达载体PET22b,转化*E. coli* BL21,构建重组质粒PTCH/PET22b,为PTCH蛋白表达奠定基础。潘小季等[12]对34例胰腺癌和慢性胰性炎组织进行DPC4/Smad4表达水平研究。结果显示,DPC4/Smad4蛋白在胰腺癌组织中的阳性表达低于慢性胰腺炎组织,差异有显著性。邵丽春等[13]采用原位杂交法和免疫组织化学技术分别对正常胰腺组织及胰腺癌组织中的ME491和KAI1基因及其蛋白表达进行检测。结论为KAI1基因具有明显抗胰腺癌转移作用。潘耀振等[14]将PC-3细胞经不同剂量^{60}Co照射,照射后瘤内注射lipo-ASON组的肿瘤体积明显小于其他各组认为针对IGF-1R的ASON能有效抑制肿瘤生长,当与辐射联合时,可显著提高抗瘤效果。李雷等[15]扩增出血管抑素(vasostatin)的DNA片段,定向插入腺病毒穿梭质粒$_{p}$shuttle-CMV。结论认为含血管抑素基因的重组腺病毒可显著抑制人胰腺癌裸鼠移植瘤的生长。魏海燕等[16]检测HIF-1α在胰腺癌组织和癌旁组织中的表达后发现,HIF-1α的表达水平与胰腺癌血管形成以及胰腺癌细胞的增殖、凋亡和转移等有显著关系。吴巍巍等[17]测定胰腺癌细胞在6MV X线不同剂量照射后的存活分数,结果为胰腺癌细胞株MIAPaCa-2对放射治疗最敏感,而Capan-1最不敏感,结论是不同胰腺癌细胞株的放射敏感性存在差异。季晓昕等[18]将人肝组织块和人胰腺癌细胞株BxPC-3置于旋转细胞培养系统中混合培养,认为使用旋转细胞培养系统模拟微重力环境,构建胰腺癌肝转移体外模型,可用于胰腺癌肝转移过程和机制的研究。刘德纯等[19]利用3种不同剂量硫酸昆布多糖对实验各组进行干预，结论是硫酸昆布多糖对肿瘤生长、转移、血管生成有明显抑制作用。钟英强等[20]检测hTERT的表达，hTERT在胰腺癌组织中表达的阳性率与慢性胰腺炎和正常胰腺组织的差异有显著性。认为hTERT可鉴别胰腺癌和慢性胰腺炎。李卉等[21]分析多层螺旋CT(MSCT)胰腺检查，胰腺癌侵及胰周主要动、静脉的不同CT表现特征。结果显示，MSCT术前检查，8.1%受侵血管误判为未受侵犯(假阴性)。其余受侵的胰周主要动、静脉(57支)具有不同的CT表现特征，认为胰周动、静脉受侵及时，其CT表现具有不同特征。张波等[22]分析经EUS检查并由病理确诊的42例胰腺癌及12例壶腹周围癌，结论认为EUS对胰腺癌及壶腹周围癌均有较高的诊断价值。何杨等[23]注入^{99m}Tc-SZ-102后测定荷瘤小鼠体内组织的放射性分布，结果为注入后1 h，肿瘤清晰显影，随时间延长，瘤体内放射性越来越浓。认为^{99m}Tc-SZ-102具有活体内定位导向能力，显像时间短。

陈哲京等[24]利用计算机图像分析系统测定组织中MVD和总血管面积(TVA)，结论为胰腺癌围手术期采用经介入途径的化疗方案可提高肿瘤局部的血药浓度而提高疗效。李卉等[25]探讨胰腺癌侵犯胰周主要血管的CT诊断标准，结论为动脉受侵的判断标准为动脉被肿瘤包埋，或：①肿瘤包绕动脉大于管周一半，且同时出现；②管壁浸润；③管腔狭窄；而静脉受侵的判断标准为：静脉管腔闭塞，或：①肿瘤包绕静脉大于管周一半；②管壁浸润；③管腔狭窄，具备三者表现之一，即判为静脉受侵。郝强等[26]探讨CT灌注成像在胰腺癌诊断中的作用，结论认为CT灌注在病变的定性诊断方面有一定作用。席永昌等[27]分析21例胰头癌病例的术前胰胆管磁共振水成像表现，结果为21例均有胆总管胰头段及主胰管胰头段因癌瘤侵袭而破坏截断和其残留段扩张的征象。邵成浩等[28]回顾38例意外发现的无症状胰腺肿瘤的临床资料，结论认为，无症状胰腺肿瘤多为良性肿瘤，部分为恶性肿瘤，应积极手术治疗；手术切除率高，预后良好。黄越前等[29]回顾77例胰腺癌病人的诊治情况，认为上腹痛为胰腺癌最常见的首发症状。CA19-9对胰腺癌敏感性较高。对上腹痛病人，应行B超检查排除胰腺癌，临床疑诊者，应常规行CT检查。周璐等[30]评价内镜超声检查术(EUS)诊断胰腺癌的准确性。结论认为，EUS诊断胰腺癌的敏感性高。袁祖荣等[31]探讨螺旋CT判断胰头癌可切除性的方法和标准。结果为18例胰头癌病人术前9例判断可切除，实际8例得到了根治性切除。结论为螺旋CT可以较准确地判断胰头癌的可切除性。高云朝等[32]对胰腺癌诊断中常用的9个血清标志物进行评价，结果显示，在9个肿瘤标志物中，以CA19-9、CA242、CA50最优。联合检测之后不能提高诊断能力。任刚等[33]认为，胰腺癌在CT上多表现为边界不清的含实质成分的肿块并伴有胰管的扩张；肿瘤通常较小，没有钙化；在注射造影剂后，肿块显像的强化程度低于周围正常胰腺实质。这些特点有助于胰腺癌和其他胰腺肿瘤的鉴别诊断。杨爱明等[34]分析256例胰腺癌后认为，病人出现不能解释的上腹痛、黄疸、体重减轻等症状时应怀疑有胰腺癌，并进行B超、CT检查，对高度怀疑而前两者检查阴性者应考虑进一步行EUS、ERCP或MRI等检查。芮宗道等[35]分析63例胰体癌手术病人后认为及早诊断、手术态度积极、娴熟的手术技巧是提高胰体癌手术切除率的重要原因。李红丽等[36]对45例胰腺癌病人进行FI和THI检查后认为，THI可提高胰腺癌诊断准确率。孙钦立等[37]对8例晚期胰腺癌病人于术中瘤体内植入^{32}P，术后2个月行CT检查，显示肿瘤消失4例，明显缩小4例。结论为^{32}P半衰期长，应用方便，治疗效果确切。徐刚等[38]观察塞来昔布与吉西他滨联合作用对裸鼠SW1990胰腺癌细胞移植瘤生长的影响，认为塞来昔布可增强吉西他滨对胰腺癌增殖的抑制作用，其机制可能部分通过调节细胞周期素的表达，诱导细胞周期阻滞和胰腺癌细胞凋亡而实现。李明章等[39]总结不可切除的胰腺癌46例后认为对于不可切除的胰腺癌采用姑息手术，尤其是区域导向化疗加综合治疗，可以明显提高病人的生存期和生存期生活质量。孙彦等[40]对45岁以上的168例胰腺癌病人和279例同时间、同地区无症状体检者进行超声检测胆囊结石发病情况。结论认为，胆囊结石的高龄病人发生胰腺癌的危险性增加。周国雄等[41]收集20例胰腺癌、慢性胰腺炎病人胰液，检测CA19-9和CEA。结论认为联合检测胰液中肿瘤标志物对胰腺癌诊断和鉴别诊断具有较高的价值。韩国宏等[42]探讨左锁骨下动脉植入化疗药盒对不能手术切除胰腺癌的治疗价值，结论认为，经化疗药盒行局部规律性介入化疗治疗胰腺癌可明显改善病人生存质量，提高生存率，是值得选择的较好疗法。王永向等[43]将29例晚期胰腺癌病人随机分成两组。观察临床症状缓解情况，B超、CT监测肿瘤体积变化、生存期及血清CEA水平变化。认为对晚期胰腺癌及肝脏转移病人胰周血管结扎联合动脉灌注区域化疗是一种安全有效的治疗手段。刘家峰等[44]回顾475例壶腹周围癌病人后认为，壶腹周围癌的手术死亡率和并发症发生率均有显著下降，但胰头癌的手术切除率和生存率仍然没有显著变化。唐瑞峰等[45]分析72例手术治疗的胰腺癌病人后认为有无淋巴结转移和远隔脏器转移、肿瘤细胞的分化度是判断胰腺癌术后预后的重要因素，根治性手术和术后适当化疗是延长胰腺癌病人生存时间的有效途径。董瑞等[46]* 分析308例胰腺癌病人的临床资料，认为胰腺癌的早期诊断率低，对高危可疑病人应联合应用影像学，肿瘤标志物，穿刺与剖腹探查等方法才能提高诊断率。李滨等[47]总结79例联合血管重建胰十二指肠切除术的临床资料。结果显示，存活超过3年者37例，超过5年者11例。认为在选择适宜的病例中施行联合切除血管的胰头癌根治术可提高肿瘤切除率，延长病人存活时间。胡先贵等[48]分析联合腹腔干切除的胰体尾癌扩大根治术的11例病人资料。认为该术式比较安全，能够明显提高胰体尾癌的手术切除率，可改善生存质量。王丽等[49]* 对全国城市和农村不同年龄、性别，不同地区人群胰腺癌死亡的分布特征进行研究。认为中国胰腺癌病死率在1991～2000年间呈上升趋势，在未来可能将继续增长。

（柏　愚　张文俊）

参考文献

1 戴梦华，等. 中华外科杂志，2005，43(11)：726
2 何　杨，等. 癌症，2005，24(5)：559
3 张世能，等. 中华医学杂志，2005，85(19)：1348
4 何利丽，等. 中华消化杂志，2005，25(5)：300
5 周旭春，等. 肿瘤，2005，25(3)：239
6 于观贞，等. 肿瘤，2005，25(1)：33
7 郭俊超，等. 中华肝胆外科杂志，2005，11(5)：320
8 裘正军，等. 肿瘤，2005，25(2)：155
9 杨　勇，等. 中国肿瘤临床，2005，32(5)：252
10 李宏宇，等. 中华内科杂志，2005，44(3)：191
11 邵建国，等. 第二军医大学学报，2005，26(1)：101
12 潘小季，等. 医学临床研究，2005，22(3)：308
13 邵丽春，等. 中国实用内科杂志，2005，25(6)：533
14 潘耀振，等. 中华核医学杂志，2005，25(4)：212
15 李　雷，等. 肿瘤，2004，24(6)：538
16 魏海燕，等. 癌症，2005，24(2)：184
17 吴巍巍，等. 中华肝胆外科杂志，2004，10(12)：821
18 季晓昕，等. 中华肝胆外科杂志，2004，10(12)：824
19 刘德纯，等. 中华肝胆外科杂志，2004，10(12)：831
20 钟英强，等. 临床消化病杂志，2005，17(2)：65
21 李　卉，等. 中华放射学杂志，2005，39(3)：293
22 张　波，等. 中国内镜杂志，2005，11(5)：460
23 何　杨，等. 中华核医学杂志，2004，24(5)：276
24 陈哲京，等. 中华肝胆外科杂志，2004，10(12)：851
25 李　卉，等. 中华肝胆外科杂志，2004，10(12)：817
26 郝　强，等. 第二军医大学学报，2005，26(7)：732
27 席永昌，等. 临床肝胆病杂志，2005，21(3)：142
28 邵成浩，等. 第二军医大学学报，2005，26(8)：853
29 黄越前，等. 青海医药杂志，2005，35(1)：4
30 周　璐，等. 中华消化内镜杂志，2005，22(1)：9
31 袁祖荣，等. 中国实用外科杂志，2004，24(11)：663
32 高云朝，等. 上海医学，2005，28(4)：330
33 任　刚，等. 中国癌症杂志，2005，15(4)：395
34 杨爱明，等. 中华消化内镜杂志，2005，22(4)：251
35 芮宗道，等. 江苏医药杂志，2004，30(11)：853
36 李红丽，等. 中国超声医学杂志，2005，21(8)：604
37 孙钦立，等. 山东医药，2005，45(14)：41
38 徐　刚，等. 中华医学杂志，2005，85(14)：986
39 李明章，等. 内蒙古医学杂志，2005，37(6)：520
40 孙　彦，等. 中华肝胆外科杂志，2005，11(6)：397
41 周国雄，等. 临床内科杂志，2005，22(6)：397
42 韩国宏，等. 中华消化杂志，2005，25(6)：348
43 王永向，等. 中华肝胆外科杂志，2005，11(5)：313
44 刘家峰，等. 中华肿瘤杂志，2005，27(4)：251
45 唐瑞峰，等. 肝胆外科杂志，2005，13(1)：21
46* 董　瑞，等. 肝胆外科杂志，2005，13(1)：23
47 李　滨，等. 肝胆胰外科杂志，2005，17(1)：23
48 胡先贵，等. 第二军医大学学报，2005，26(8)：871
49* 王　丽，等. 中华内科杂志，2005，44(7)：509

（三）其他

1. 胰腺其他肿瘤　王亚军等[1]对59例胰腺癌和55例其他壶腹部周围癌病人血清CA19-9、CEA、CA153和CA125进行了联合检测，发现CA19-9、CEA、CA153和CA125低表达病人的生存时间比高表达者延长，4种肿瘤标志物系列联合检测更为显著，说明肿瘤标志物的表达水平可能与预后存在一定的关系。邵永孚等[2]回顾分析了631例壶腹周围癌病人的临床表现、病理行为和术后生存情况，结果表明，不同类型壶腹周围癌的临床表现、病理学行为、手术切除的机会和术后生存各不相同。肿瘤自身的生物学行为特征决定了外科治疗的预后。张惠茅等[3]回顾分析了8例主胰管型和28例分支型的胰管乳头状瘤的临床特点和影像学表现，结果表明，MRCP可以有效地发现和诊断胰管内乳头状瘤，正确的诊断对手术方式的选择极为重要。邵成伟等[4]回顾分析了8例胰管内乳头状黏液肿瘤的CT表现，其中CT检查发现胰头部囊实性混合型肿块6例，胰头颈部低密度肿块1例，胰腺体积增大1例。表明胰管内乳头状黏液肿瘤的CT表现有一定特点，结合ERCP有助于该病的诊断和指导治疗。高上达等[5]探讨了胃十二指肠水窗法在壶腹癌超声诊断中的价值，63例壶腹癌病人分为常规组35例与水窗组(含饮水前与饮水后)28例，将超声检查结果分为Ⅰ、Ⅱ、Ⅲ级诊断，对常规组与水窗组饮水前后的壶腹癌超声准确率及各级诊断率比较。结果表明，胃十二指肠水窗法是提高壶腹癌超声诊断率的有效方法,有重要的临床价值。赵玉沛等[6]总结了12例胰腺实性假乳头状瘤的诊断和治疗经验,2例行胰十二指肠切除术,3例行胰头肿物切除术及胰管空肠吻合术,1例行胰头肿物切除术,1例行胰腺节段切除术及远端胰管空肠吻合术,5例行胰体尾及脾切除术。对10例病人进行随访,平均随访时间14.3个月,均未发现肿瘤复发转移。表明胰腺实性假乳头状瘤是一种罕见的低度恶性胰腺肿瘤,多发于青年女性,切除肿瘤后能获得良好的预后。胡先贵等[7]总结58例壶腹周围肿瘤再次手术探查的经验体会,经术前影像学评估无肿瘤转移和胰周大血管包裹后由胰腺外科专业组医师再次手术,再切除率为91.4%(53/58)。有3例联合肠系膜上静脉切除重建,手术死亡率为3.4%(2/58),术后并发症发生率为12.1%(7/58)。平均手术时间为(5.3±1.9) h;平均术中出血量为(1 140±970) ml。随访表明,17例周围淋巴结转移者术后存活9～18个月,平均(14.4±5.3)个月;无转移病人存活12～42个月,平均(28.2±15.8)个月。13例病人存活8～42个月,至今尚健在。表明术前准确的影像学评估和手术医师的专业化是再探查切除肿瘤的关键,提高手术安全性可使再次手术切除肿瘤获得良好预后。吕纯业等[8]回顾分析了43例胰腺黏液性囊腺瘤和囊腺癌病人的临床资料,结果表明,黏液性囊腺瘤是癌前病变,从黏液性囊腺瘤到囊腺癌是一个逐渐演变过程,进展相对缓慢,临床表现缺乏特异性;术前确诊困难,根治性切除术是最有效的治疗,术后预后较好。

(廖　专)

参 考 文 献

1　王亚军,等.肝胆外科杂志,2004,12(6):453
2　邵永孚,等.中华医学杂志,2005,85(8):510
3　张惠茅,等.中华放射学杂志,2005,39(9):959
4　邵成伟,等.中华放射学杂志,2005,39(9):968
5　高上达,等.中华超声影像学杂志,2005,14(9):667
6　赵玉沛,等.中华外科杂志,2005,43(1):53
7　胡先贵,等.第二军医大学学报,2005,26(8):845
8　吕纯业,等.第二军医大学学报,2005,26(8):856

2. 胰腺移植　原春辉等[1]研究了不同热缺血时间条件下移植物存活率及供胰耐受热缺血的时限,发现移植胰腺经过30～60 min热缺血,UW液保存24 h后移植物生存良好。热缺血时间超过90 min,移植物结构和功能难以恢复,存活率明显降低。王志刚等[2]探讨了小型猪单纯胰腺移植缺血/再灌注损伤早期胰腺泡细胞凋亡的发生及意义,发现细胞凋亡是移植胰腺缺血/再灌注损伤早期的主要表现,抗凋亡治疗在防治移植胰腺缺血/再灌注损伤中应该得到重视。李桂臣等[3]研究了人工合成的生长抑素类似物败类曲肽(思他宁)对膀胱引流式犬胰腺移植后移植物肝胰壶腹括约肌(SO)和外分泌功能的影响,发现生理情况下,奥曲肽可抑制犬SO运动,胰腺移植后,奥曲肽对移植物SO起直接激动作用,奥曲肽还可以降低膀胱引流式犬胰腺移植后尿中的胰蛋白酶原激活肽和尿淀粉酶水平,从而有助于防治移植物胰腺炎。

(廖　专)

参 考 文 献

1　原春辉,等.中华肝胆外科杂志,2005,11(5):331
2　王志刚,等.重庆医学,2004,33(12):1837
3　李桂臣,等.中华肝胆外科杂志,2005,11(1):27

九、胃肠动力障碍性疾病

杨敏等[1]采用类正弦基波叠加一系列双极脉冲方波(10 Hz)进行起搏。82例胃肠动力紊乱性疾病病人分高频起搏组(对照组)32例,低频起搏组50例,结果显示,低频起搏组总有效率92%,高频起搏组总有效率91%。高频起搏组对恶心、呕吐症状的改善较低频起搏组明显,而低频起搏组对早饱、嗳气缓解较高频起搏组更显著。王景杰等[2]用电针刺激经辣椒素干预大鼠足三里穴,采用免疫组织化学方法及电生理的方法,检测原癌基因c-fos中枢延髓的孤束核(NTS)及迷走神经背运动核(DMV)中的表达,中枢延髓的孤束核及迷走神经背运动核中神经元细胞放电频率的变化情况,同时采用浆膜法观察胃电的变化情况。结果显示,辣椒素针刺组胃电的波幅和频率与生理盐水针刺组存在显著性差异。原癌基因c-fos在NTS及DMV的表达和神经元细胞放电频率,两组存在显著性差异。黄裕新等[3]应用电生理学的方法观察延髓与胃运动密切相关的孤束核(NTS)及迷走神经背运动核(DMV)中神经元细胞放电情况。发现在睡眠剥夺的第一周迷走神经复合体放电明显增加,胃电活动却呈现初始增加,逐渐减低状态,但无明显规律;在睡眠剥夺的第二周迷走神经复合体的放电呈抑制状态,胃电活动呈现紊乱状态。赵平等[4]*应用胃十二指肠测压技术对30例健康志愿者研究其消化间期胃十二指肠运动(MMC)特征和胃动素(MTL)、生长抑素(SS)、P物质(SP)及一氧化氮(NO)的相关性。显示MMCⅠ相最长,Ⅱ相次之。MMC多向远端移行,偶见逆向传导。MMC Ⅲ相血浆 MTL 为(921.7±109.8) pg/ml,SP 为(10.9±7.2) pg/ml,明显多于Ⅰ相和Ⅱ相。刘梅等[5]采用中枢立体定位海马微量注射胃动素(0.37 nmol),多道生理记录仪监测对十二指肠 MMC 的影响。结果显示,胃动素使十二指肠 MMC 时相明显变短,峰电振幅增加,峰电频率增快。膈下迷走神经切断术可完全阻断海马胃动素对十二指肠 MMC 的影响;阿托品、酚妥拉明、普萘洛尔不能阻断海马胃动素对十二指肠 MMC 的影响。朱良如等[6]用 RT-PCR 半定量方法分别测定 23 例功能性消化不良(FD)病人(感觉正常组 8 例,感觉过敏组 15 例)和 15 名正常人。显示感觉过敏 FD 病人近端胃黏膜中 5-羟色胺脱羧酶(5-HTPDC)和 5-HT1A 受体 mRNA 表达明显高于感觉正常组和对照组($P<0.05$ 与 $P<0.01$)。5-HT 转运体 mRNA 表达在 3 组无差异。于彬等[7]采用 18～26 周龄胎儿小肠全层铺片和冰冻切片的 NADPH-黄递酶(NADPH-d)组织化学法和 c-kit 免疫细胞化学双重染色。发现胎儿肌间神经丛周围 Cajal 细胞体为梭形或卵圆形,核周胞质较少,常见 2～3 个细长的突起,彼此间形成完整的独立细胞网络。NOS 阳性神经广泛分布于小肠的肌间神经丛和环肌内,构成神经节、节间束及三级神经纤维网的主要神经成分。肌间神经节内 NOS 阳性神经元清晰,成簇密集分布。NADPH-d 和 c-kit 免疫细胞化学双重染色未发现 NOS 阳性神经和 Cajal 细胞有共存现象。毛洪祥[8]采用艾森克个性问卷(EPQ)、多伦多述情障碍量表、生活事件量表(LES)、90 项症状清单(SCL-90)对 56 例功能性消化不良病人进行对照研究。结果表明,FD 病人个性内向,情绪不稳定,神经质明显,掩饰性高,存在感情障碍。病前 1 年内接受负性生活事件频度和生活事件总值均较对照组高。心理健康水平较对照组低。孔建华等[9]采用不透 X 线标志物法(ROMs)和^{13}C-辛酸呼气试验法(OBT)对 32 例胆汁反流性胃炎(BRG)组和 27 例对照组(HC)检测胃固体排空。结果表明,两种检测方法具有很好的相关性,均显示 BRG 组的固体胃排空较 HC 组明显延迟。李百文等[10]将 60 例胃动力障碍性疾病病人随机分为起搏器组(1 次/d,30 min/次)和西沙比利组(5 mg,3 次/d),共治疗 20 d。发现两组治疗前后症状评分比较均有显著性差异,起搏器组在改善嗳气、早饱等症状方面优于西沙比利组($P<0.05$),表明胃肠起搏器明显改善胃动力功能障碍性疾病的症状及胃电参数变化。邵池等[11]观察 60 名健康人(HS)和 40 例 FD 病人的水负荷试验,结合 B 超对近端胃容积进行实时测量,发现 HS 组阈值饮水量(TV)和饱足饮水量(SV)分别为(449.0±15.5) ml 和(1028.0±47.0) ml,阈值近端胃容积(TPSV)和饱足近端胃容积(SPSV)分别为(154.0±8.2) cm^3。FD 组 TV 和 SV 分别为(464±132) ml 和(870±216) ml。FD 早饱组和非早饱组的 SV 和 TV 差异有统计学意义($P<0.01$)。孙友俊等[12]采用胰必清颗粒给小鼠灌胃给药后,发现胰必清颗粒可使小鼠胃残留率明显减少,小肠推进百分比和湿粪计数颗粒明显增加($P<0.05$ 或 $P<0.01$),同时能增强豚鼠离体小肠平滑肌收缩强度($P<0.05$)。邹多武等[13]采用复方阿嗪米特治疗功能消化不良、慢性胆囊炎、胆结石、肝硬化腹胀,治疗 2 周和 4 周腹胀症状积分均明显下降,对腹胀的总有效率为 80%～85%。治疗过程中无不良反应。周先勇等[14] 189 例功能性消化不良(FD)病人采用氟哌噻吨、阿普唑仑、多潘立酮(吗丁啉)联合治疗。治疗组症状改善总有效率达 91.5%,与对照组(62.7%)比较差异有显著性($P<0.05$)。王果等[15]将 102 例 FD 病人 54 例,给予莫沙必利(5 mg,3 次/d)、氟西汀(20 mg,1 次/d);对照组 48 例,给予莫沙必利(5 mg,3 次/d)。疗程均为 4 周,发现观察组与对照组用药 4 周后临床主要症状均明显缓解($P<0.01$ 或 $P<0.05$)。观察组治疗总有效率为 90.7%,对照组为 75.0%($P<0.05$)。

(叶　萍)

参考文献

1　杨　敏,等.第三军医大学学报,2005,27(5):432
2　王景杰,等.胃肠病学和肝病学杂志,2005,14(2):129
3　黄裕新,等.胃肠病学和肝病学杂志,2005,14(2):114
4*　赵　平,等.中华消化杂志,2005,25(2):95
5　刘　梅,等.第一军医大学学报,2005,25(8):955
6　朱良如,等.中华消化杂志.2005,25(3):166
7　于　彬,等.第三军医大学学报,2004,26(18):1618
8　毛洪祥.临床精神医学杂志,2004,14(6):348
9　孔建华,等.临床内科杂志,2005,22(8):525
10　李百文,等.临床内科杂志,2005,22(6):392
11　邵　池,等.中华消化杂志,2005,25(1):23
12　孙友俊,等.武汉大学学报(医学版),2005,26(3):379
13　邹多武,等.中华消化,2005,25(7):421
14　周先勇.医学临床研究,2005,22(4):489
15　王　果,等.中国综合临床,2005,21(1):20

十、腹水及腹膜、肠系膜疾病

(一)腹水及腹膜疾病

叶曼玲等[1]分别检测 18 例经病理证实的恶性腹水和 26 例良性腹水的血清-腹水白蛋白梯度(SAAG)及端粒酶活性,发现以两项中任何一项阳性为诊断标准,诊断恶性腹水的灵敏度为 88.9%,特异度为

65.4%;以两项均为阳性为诊断标准,灵敏度为50%,特异度为100%;认为联合检测SAAG及端粒酶活性可提高恶性腹水检出率。黄中伟等[2]采用放射免疫法检测56例恶性肿瘤和32例良性腹水病人CEA、CA50、CA199、SF,发现4项标志物联合检测对恶性腹水的敏感性达83.9%,特异性达84.3%,诊断准确率为84.1%。认为联合检测上述4项标志物有助于鉴别良恶性腹水。吴建红等[3]分别采用酶联免疫吸附试验(ELISA)和明胶酶谱法检测67例腹水病人的sCD44v6和Ⅳ型胶原酶活性,结果为恶性腹水sCD44v6水平为(89.22 ± 38.20) ng/ml,明显高于肝硬化和结核性腹水($P<0.01$),良性腹水中不能检出MMP-2、-9,而恶性腹水两者检出率分别为87.0%和78.9%,且MMP-2活性高于MMP-9,认为sCD44v6和Ⅳ型胶原酶检测对良恶性腹水鉴别有重要价值。蔡永国等[4]发现肝素酶mRNA在良恶性腹水中均有高表达,认为肝素酶mRNA对良恶性腹水鉴别价值不大。王雁勇等[5]从1例糖尿病病人腹水中分离出维氏气单孢菌温和生物变种。潘静[6]以A群链球菌制剂(沙培林)联合顺铂(DDP)经导管腹腔内注入治疗恶性腹水30例,并以单纯DDP治疗30例为对照,结果为联合治疗组有效率90.0%,临床受益率40.0%,均高于DDP组,不良反应主要为发热、恶心、呕吐,病人可耐受,认为该法有一定临床应用价值。霍红等[7]应用腹水浓缩回收治疗顽固性腹水30例,取得满意疗效。范娟等[8]采用射频热疗加腹腔热灌注化疗联合静脉双途径化疗治疗20例恶性腹水,对腹水有效率为90.0%,对盆、腹腔肿瘤有效率为58.8%,中位生存期10个月,1年生存率75.0%,脂肪硬结发生率20.0%,腹痛发生率25.0%,认为该法疗效高,毒副反应轻。

张忠国等[9]诊治恶性腹膜间皮瘤41例。主要临床表现为持续性腹痛、腹泻;病理类型为上皮样型21例,梭形细胞型11例,混合型9例;手术切除率70.7%,2年生存率36.6%。杜玮等[10]报道胸腹腔联合间皮瘤1例。

刘权等[11]回顾分析15例经病理证实的去分化脂肪肉瘤CT表现,发现去分化成分平扫与肌肉密度相似,其中12例增强扫描显示早期中度到显著不均匀强化,有延迟强化,认为去分化脂肪肉瘤CT表现有一定特点,动态增强扫描可反映肿瘤强化特征。肖文波等[12]回顾分析21例腹膜后原发性脂肪肉瘤影像学表现,其中高分化11例,黏液性4例,原形细胞性3例,多形性2例,去分化脂肪肉瘤1例。发现不同病理组织学亚型的脂肪肉瘤CT、MRI表现有所不同,主要取决于肿瘤所含的主要组织学成分。王立英等[13]报道30例原发性腹膜后肿瘤,其中脂肪肉瘤8例,恶性组织细胞瘤(RMFH)5例,平滑肌肉瘤4例,畸胎瘤3例,纤维肉瘤3例,纤维瘤3例,神经鞘瘤2例,脂肪瘤2例,治愈率与病理类型、发现早晚有关。刘全芳[14]报道腹壁硬纤维瘤14例,所有病例均为单发,病程15 d～68个月,8例有下腹部手术史,1例伴结肠多发性腺瘤样息肉病,13例肿瘤彻底切除,1例行肿瘤大部切除术及放疗、内分泌治疗。全组病例无死亡,随访(40.8 ± 8.8)个月,除1例肿瘤大部切除术者缓慢进展外,均未见复发。李基业等[15]采用腹腔镜下活检术诊断腹膜假性黏液瘤9例。王伟军等[16]回顾分析22例RMFH病人的临床资料,主要临床表现为腹部肿块(10例)、腹痛(6例)、腰痛(4例)、血尿(2例)。B超、CT检查、针刺活检诊断正确率分别为72.7%、90.9%和100.0%。所有病人均开腹手术,10例行广泛局部切除术,术后1年、3年复发率分别为44.4%和66.7%,12例行局部切除术者均在1年内复发。认为广泛局部切除治疗可降低RMFH术后复发率,提高长期生存率。钱永等[17]报道腹膜后副神经节瘤1例。郑世华等[18]报道腹膜后节细胞神经瘤1例。

(二)肠系膜疾病

陈建等[19]采用超声观察258例腹痛、腹水、腹腔肿块原因待查病人腹腔系膜结构。其中最后确诊腹腔系膜疾病者54例,超声诊断正确率90.7%,与CT无明显差异。超声诊断腹腔系膜肿瘤的敏感性、特异性分别为100.0%和85.3%,诊断非肿瘤的敏感性、特异性分别为90.6%和100.0%。认为超声诊断腹腔系膜疾病有一定价值。张福先等[20]将36只家兔分为动脉阻断组、静脉阻断组、动静脉阻断组,监测其血清酶谱水平,认为血清酶谱检查有助于急性肠系膜缺血性疾病的诊断。孙如泉等[21]回顾分析6例经手术证实的急性肠系膜上静脉血栓形成的CT表现,发现6例均出现腹腔积液、肠壁增厚、肠腔狭窄、肠系膜密度增高模糊、肠系膜上静脉内高密度阴影等征象;2例增强扫描可见肠系膜上静脉内低密度血栓影,周围壁环形强化呈“靶征”,认为CT检查对早期诊断肠系膜上静脉血栓形成有一定价值。江浩等[22]对10例急性肠系膜血管梗死病人进行CT检查,发现其直接征象为血管内充盈缺损(8例),间接征象包括肠腔扩张积液、腹腔积液、肠壁增厚、薄纸样肠壁、缆绳征、肠系膜积液、肠壁积气、门静脉积气等,认为CT诊断急性肠系膜血管梗死无创、快速、敏感、可靠。李长政等[23]综合分析112例急性肠系膜血管梗死病人临床资料,发现病人既往史中多有心血管疾病、门静脉血流淤滞或血液高凝状态等,常表现为腹痛、腹胀、恶心呕吐、肠鸣音减弱或消失、白细胞升高,误诊率高达61.5%,病死率达41.9%。孙如泉等[24]采用介入性溶栓治疗5例急性肠系膜静脉血栓形成获得成功。郭伟等[25]报道使用血管内支架成功进行肠系膜上动脉瘤腔内修复术1例。

（曾　欣）

参考文献

1 叶曼玲，等.临床肝胆病杂志，2005，21(4):220
2 黄中伟，等.医学临床研究，2004，21(11):1286
3 吴建红，等.武汉大学学报(医学版)，2005，26(5):646
4 蔡永国，等.中华肝脏病杂志，2005，13(5):390
5 王雁勇，等.中华医院感染学杂志，2005，15(6):715
6 潘　静.中华肿瘤杂志，2005，27(7):442
7 霍　红，等.中华消化杂志，2005，25(5):304
8 范　娟，等.中国癌症杂志，2004，14(6):565
9 张忠国，等.中华肿瘤杂志，2004，26(10):631
10 杜　玮，等.广东医学，2005，26(7):985
11 刘　权，等.中华放射学杂志，2004，38(11):1206
12 肖文波，等.中华肿瘤杂志，2005，27(4):235
13 王立英，等.中国医科大学学报，2005，34(1):83
14 刘全芳.广东医学，2004，25(12):1376
15 李基业，等.中华消化内镜杂志，2005，22(3):205
16 王伟军，等.第二军医大学学报，2005，26(1):103
17 钱　永，等.中国临床医学影像杂志，2004，15(12):719
18 郑世华，等.中华消化杂志，2005，25(6):347
19 陈　建，等.中国超声医学杂志，2005，21(4):290
20 张福先，等.中华外科杂志，2005，43(7):430
21 孙如泉，等.中华放射学杂志，2004，38(12):1321
22 江　浩，等.中华放射学杂志，2005，39(8):852
23 李长政，等.解放军医学杂志，2004，29(10):911
24 孙如泉，等.中华消化杂志，2005，25(6):377
25 郭　伟，等.中华外科杂志，2004，42(22):1408

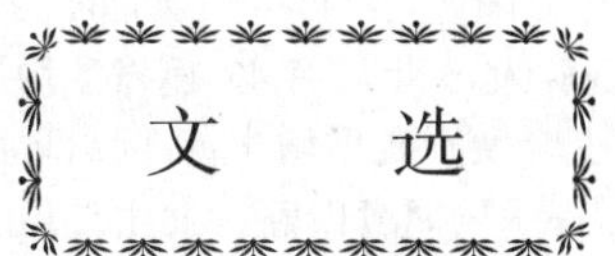

不同饮食模式对胃食管反流病病人一过性下食管括约肌松弛的影响及胃食管酸反流机制［中国医学科学院学报，2004，26(6):628］　北京协和医院孙晓红等探讨了不同饮食模式对GERD病人一过性下食管括约肌松弛(TLESR)的影响，以深入了解胃食管酸反流的机制。研究包括8例GERD病人，男3例，女5例；中位年龄43.5岁。所有病人随机交叉接受标准餐和高脂餐。同步记录餐前30 min和餐后2 h内食管动力和食管pH值的变化。结果为餐后1 h TLESR频率及时限明显高于餐前及餐后2 h($P<0.05$)。标准餐后2 h TLESR的频率及时限与餐前比较，差异无显著性($P>0.05$)；而高脂餐后2 h明显高于餐前和相应时间段的标准餐，与标准餐比较，高脂餐后LES压力(LESP)明显降低($P<0.05$)。高脂餐后酸反流发生的次数和pH<4的时间明显增加($P<0.05$)，37.8%酸反流发生于TIESR和50.2%发生于LESP下降。作者认为，标准餐和高脂餐能明显增加GERD病人餐后TLESR发生的频率，高脂餐后酸反流的程度明显重于标准餐后，高脂餐通过增加餐后TLESR发生率和降低餐后LESP双重途径引起胃食管反流，而标准餐后酸反流发生的机制与餐后TLESR频率的增加有关。

（徐晓蓉）

述评　本研究在接近生理状态下模拟不同饮食习惯对TLESR的影响。结果显示，标准餐和高脂餐对餐后TLESR的影响存在差异，不同试餐导致酸反流的动力学机制迥异，导致高脂餐后胃食管酸反流程度明显高于标准餐后。本研究从TLESR的角度深入探讨了酸反流发生的机制，同时也为GERD病人须以合理膳食作为基础治疗提供了可信的实验依据。

（李兆申）

新候选癌基因STRBP8在人永生化食管上皮细胞癌变过程中差异表达的分析［癌症，2005，24(4):385］　广东医学院熊兴东等通过检测类视成网膜细胞瘤结合蛋白8(STRBP8)在人永生化食管上皮细胞癌变过程中的差异表达，为寻找食管癌特异性标志物和研究食管癌的发病机制提供新线索。作者通过硫酸铵沉淀法提取人胚永生化食管上皮细胞系SHEE和由SHEE转化而来的食管癌细胞系SHEEC的NMPs，利用双向电泳和基质辅助激光解吸电离飞行时间质谱MALDI-TOF-MS技术分离并鉴定出核基质蛋白STRBP8仅在食管癌细胞系SHEEC中表达，RT-PCR分析发现STRBP8 mRNA也只出现在SHEEC细胞中。将STRBP8cDNA序列连接到pGEM-Teasy载体后，经转化和筛选获得含STRBP8的阳信克隆。提示STRBP8作为一种新的候选癌基因可能与食管上皮细胞的癌变有关，它的发现为寻找食管癌特异性标志物和研究食管癌的发病机制奠定了基础。

（朱　峰）

述评　食管癌是我国常见的恶性肿瘤。临床就诊时约有一半以上为进展期，寻找食管癌早期的癌变标志物具有切实的临床意义。本文作者通过双向电泳、MALDI-TOF-MS、RT-PCR、cDNA克隆测序等先进技术手段对核基质蛋白STRBP8进行了研究。发现STRBP8在人永生化食管上皮细胞癌变过程中的差异表达，表明STRBP8与食管癌癌变相关。本研究为下一步探讨STRBP8与食管癌癌变的关系和寻找食管癌特异性标志物奠定了基础。

(李兆申)

经皮内镜下胃肠造口术联合置入金属内支架治疗晚期食管癌的应用研究[中华消化内镜杂志,2005,22(3):161]　南京军区总医院江志伟等对17例晚期食管癌病人(其中食管及食管贲门结合部梗阻12例,癌性食管气管瘘5例)进行经皮内镜下胃肠造口术(PEG/J)联合带膜食管金属内支架置入术,结果为手术成功率100%,操作时间平均(25±10) min,术后无严重并发症发生。术后2~5 d,口服碘油造影显示所有病人梗阻解除、瘘口封闭。术后3~7 d,均可以口服流质或半流质饮食,所有病人均摆脱了肠外营养支持。该研究提示,PEG/J联合食管支架治疗晚期食管癌操作简便、安全、有效,显著改善晚期癌性食管梗阻及食管气管瘘病人的生活质量。

(朱　峰)

述评　晚期食管癌由于多有明显食管梗阻、食管气管瘘等多种并发症而预后差,病死率高,临床治疗以综合对症治疗,改善生活质量为主。作者对17例晚期食管癌性梗阻或食管气管瘘合并严重营养不良病人,采用经皮内镜下胃肠造口术(PEG/J)联合带膜食管金属内支架置入术,解除梗阻和封堵瘘口,同时进行肠内营养,病人创伤小,恢复快,生活质量明显提高,生存时间明显延长,为晚期食管癌病人提供了一种切实可行的治疗方案,值得临床进一步推广。

(李兆申)

内镜下食管腔内冷冻后手术切除治疗食管癌的应用研究[中华消化内镜杂志,2004,21(5):340]　山东省肿瘤防治研究所杨瑞森等进行了内镜引导下的食管腔内冷冻配合手术切除治疗食管癌的临床研究。76例病人随机分成YDZ-6型冷冻治疗组、JT冷冻手术治疗组和对照组。各组无论从病变长度、部位、年龄、性别、分型各方面均无统计学差异。YDZ-6型冷冻治疗组选用液氮为制冷剂,采用YDZ-6型低温治疗机和自行设计制造的食管腔内软管冷冻探头。冷冻后1~9 d行胃癌切除术。JT冷冻手术治疗组采用北京库蓝设备有限公司生产的JT冷冻治疗机,并携带可弯曲的食管腔内软管冷冻探头。全部病人得到随访。前后共随访10年。结果发现,YDZ-6型冷冻治疗加手术切除的1、3、5和10年生存率分别达到了92%、76%、56%和36%,而同期对照组的1、3、5和10年生存率仅分别为80%、40%、28%和12%。YDZ-6型冷冻治疗组低温可达-100℃以下,温度不容易掌握,术后容易造成较多的并发症:如胸腔积液、心包积液、局部疼痛、高热等;而JT冷冻手术治疗作用缓和,深低温可有效控制在-60℃~-75℃之间。该研究结果提示,JT冷冻治疗冷冻效果确切,冷冻术后并发症明显减少。

(王凯旋)

述评　冷冻治疗配合外科手术是治疗食管癌的新方法。但冷冻相关并发症较多。作者通过采用随机对照方法研究了自行设计制造的冷冻探头的疗效,结果发现与传统冷冻技术相比,治疗效果无明显差异,但冷冻相关的并发症明显减少。具有一定的临床使用价值。

(李兆申)

贲门组织体内癌变规律的内镜研究[中华肿瘤杂志,2005,27(2):93]　协和医科大学肿瘤医院赖少清等对食管癌高发现场河北省涉县行内镜普查,建立了一个205例的前瞻性研究队列建立前瞻性研究队列。分别于1998年和2002年对受检者进行内镜检查,详细记录并照相、录像;前后对照,仔细观察贲门脊根部黏膜的变化情况;同时于贲门脊根部取活检组织做病理学检查。1998年,贲门黏膜活检组织的病理诊断为:正常8例,慢性活动性胃炎61例,腺上皮萎缩9例,轻度不典型增生22例,高度不典型增生1例,黏膜内癌5例;2002年的病理诊断为:正常16例,慢性胃炎53例,腺上皮萎缩19例,轻度不典型增生12例,高度不典型增生3例,黏膜内癌2例,浸润癌1例。有3例,1998年诊断为黏膜内癌,2002年退缩为轻度不典型增生。研究发现贲门区幽门螺杆菌感染、慢性活动性炎症和早期贲门癌在发生位点上有相重叠的现象。在贲门脊根部,幽门螺杆菌感染率高,慢性活动性胃炎发生率高,早期贲门癌发生率也高。贲门黏膜有慢性活动性胃炎时,腺上皮萎缩、肠上皮化生、腺上皮不典型增生的发生率增高。在慢性活动性胃炎背景中,细胞增殖活性(Ki267表达)升高。提示早期贲门癌的发生与组织慢性活动性损伤及细胞增殖有关。2002年,对队列人群进行随诊,发现1998年诊断为慢性活动性胃炎的61例病人,4年后有11例发生腺上皮萎缩,4例出现腺上皮轻度不典型增生,2例出现腺上皮高度不典型增生,提示早期贲门癌的发生经历了慢性活动性胃炎2腺上皮萎缩2腺上皮不典型增生的演变过程。本研究表明,贲门组织的癌前病变以及早期贲门癌在体内均存在不断进展、长期无变化和自然修复与消退这3种转归结局,贲门组织癌前病变和早期贲门癌在体内处于动态的、可复性的变化过程中。

(张玉琦)

述评　我国是食管癌、胃癌高发地区,目前常规内镜检查是发现早期食管癌的一个有效方法。内镜活检病理发现贲门部上皮不典型增生、腺上皮萎缩、肠上皮化生均较为常见,一般需要长期随访。食管贲门癌的发生机制中,长期慢性炎症刺激是诱发因素之一。本文作者经过对部分病例进行前后病理组织的对比发现，贲门组织的癌前病变以及早期贲门癌，在体内均存在不断进展、长期无变化和自然修复与消退这3种转归结局，贲门组织癌前病变和早期贲门癌在体内处于动态的、可复性的变化过程中。因此提示积极的抗炎症治疗可使部分不典型增生等病变转为正常。

（李兆申）

北京地区25年来消化性溃疡及胃癌发病情况的演变［中华内科杂志，2005，44(6)：431］ 北京大学第三医院周丽雅等对十二指肠球部溃疡(DU)、胃溃疡、胃癌及幽门螺杆菌(Hp)感染在胃镜检查中发生的变化进行了探讨。将25年来在该医院进行胃镜检查的所有病例中DU、胃溃疡和病理证实的胃癌病例作为研究对象，共计104 987例，其中男性61 778例，女性43 209例，并分为10～<20岁，20～<30岁，30～<40岁，40～<50岁，50～<60岁，60～<70岁，70～<80岁及≥80岁8个年龄组。结果为25年中共检出DU13 684例，胃溃疡4 398例，胃癌1 732例。DU、胃溃疡和胃癌的平均检出率分别为13.0%、4.2%和1.7%。以连续5年低于平均检出率定为检出率下降，则胃溃疡自1996年以后呈下降趋势，DU自1999年以后呈下降趋势，而胃癌的检出率无明显变化。消化性溃疡发作有季节性，秋冬和冬春之交比夏季常见。本研究统计结果为DU检出率以6、7、8月为最低，自9月份起检出率逐渐上升，12月份最高。胃溃疡的检出率以4月份最低，以后呈逐渐上升趋势，至12月份最高。胃癌检出率与季节变化无明显关系。DU、胃溃疡和胃癌的平均发病年龄分别为41.8、50.7和59.4岁，且2004年DU、胃溃疡和胃癌平均发病年龄比1980年分别上升4、8和6岁。DU、胃溃疡和胃癌的男女比例分别为3.08∶1、3.28∶1和2.94∶1，3种疾病男性病人均多于女性。另外，DU发病高峰年龄为30～<40岁，占24.1%；胃溃疡高峰年龄为50～<60岁，占24.8%；胃癌高峰年龄为60～<70岁，占34.0%。胃癌的发生部位和病理类型与年代之间无明显变化规律。作者发现DU的高峰年龄较胃溃疡早20年，推测其原因可能和人口老龄化以及越来越多地应用非甾体抗炎药等有关。此外，在观察的病例中活动性浅表性胃炎者Hp感染率最高，为88.3%，其次分别为DU、胃溃疡和胃癌，其Hp阳性率分别为72.0%、54.0%和38.9%。Hp的平均检出率为43.5%，1995年以后呈下降趋势，推测其原因可能和进行根治Hp治疗后疾病的发病率和复发率减少有关。综上所述，北京地区25年来，DU、胃溃疡、胃癌的检出年龄呈上升趋势，DU、胃溃疡和Hp的检出率近年呈下降趋势，而胃癌的检出率无明显变化。

（张　玲）

述评　该文总结了25年来北京地区消化性溃疡及胃癌发病情况，分别分析了3种疾病随年龄、季节、Hp感染等因素变化的规律。结果发现，消化性溃疡和胃癌的检出年龄呈上升趋势；而消化性溃疡和Hp的检出率近年呈下降趋势，推测可能与进行根治Hp治疗后发病率和复发率减少有关。本研究为今后消化性溃疡和胃癌的防治策略提供了有价值的资料。

（李兆申）

胃癌相关新基因GDDR的研究［中华外科杂志，2005，43(1)：10］　第四军医大学西京医院杜建军等对胃癌相关新基因GDDR的cDNA特性、染色体DNA结构及其功能作用进行了探讨。作者应用地高辛标记行GDDR mRNA的胃黏膜原位杂交定位，并在人胎盘、胎肝、肝、胃、脑、肾上腺、下丘脑、垂体、甲状腺、肾、肺、卵巢和肌肉13种组织中的cDNA文库中扩增GDDR的表达，结果发现，GDDR位于正常胃黏膜上皮细胞内，且仅在胃组织中表达，提示GDDR具有胃组织特异性的组织分布特点。研究发现，GDDR与胃组织特异、胃癌相关基因CA11在染色体DNA位置仅差21 701bp，均位于2p1 3.3，其基因组DNA结构与cDNA结构极为相似，但其调控区序列不同，转录因子及其结合部位区别较大。GDDR总长GDDR的基因组DNA总长7 739bp，共由6个外显子，5个内含子构成；启动子调控区域长约618bp，位于转录起始位点的+96bp和-419bp，有AP-1、CdxA、Pbx-1、NKx-2、Oct-2、HSF-2、Tst-1、C/EBPb、c-Ets、SRY、AML-1a和GATA等转录因子的位点，其中NKx-2、SRY、AML-1a转录因子的结合位点分别在启动子256～262TCAAGTG，548～554TTTGTTT，352～357TGTGGT的预测概率100%。已知BRICHOS是存在于人类的一保守的蛋白功能域家族，其新家族主要由ShM-Ⅰ、SP-C、CA11和BPI组成，均含有跨膜肽，为分泌蛋白，保守功能域数据库的BPS BLAST分析表明GDDR在54～155位氨基酸亦含有BRICHOS蛋白功能域，为BRICHOS家族新成员。另外，作者选用pcDNA3.1/Myc-His(-)A载体建立了GDDR真核表达，然后分别用GDDR及空载体转染胃癌细胞系7901，用G418筛选，生长曲线及四甲基偶氮唑蓝(MTT)试验显示转染GDDR胃癌细胞系7901活细胞*A*值呈显著下降趋势，即较对照组空载转质粒pcDNA3.1/Myc-His(-)A胃癌细胞系7901生长缓慢(72 h，分别为0.341±0.014和0.488±0.015A，$P<0.01$)。形态学观察可见，较对照组空载转染7901细胞，GDDR转染胃癌7901细胞的形态不规则，细胞变大，呈梭形，多角形。以上结果提示，GDDR能明显抑制胃癌细胞的生长，是人类除CA11以外又一与胃癌

相关的新基因,且可使肿瘤的表型发生变化,很可能亦为一抑癌候选基因。

(张　玲)

述评　胃癌相关基因GDDR是BRICHOS家族中一新成员,能明显抑制胃癌细胞的生长。本文作者对该基因的cDNA特性、染色体DNA结构及其功能作用进行了研究。该研究增加了对胃癌发生分子机制的认识,但肿瘤的发生是多基因突变积累的结果,该基因在胃癌发生过程中的具体作用及机制有待于进一步探讨。

(李兆申)

人端粒酶反义寡核苷酸抑制三种不同分化程度胃癌细胞生长及作用机制研究[中华消化杂志,2004,24(11):663]　上海瑞金医院叶静等探讨人端粒酶反义寡核苷酸片段(ASODN)抑制3种分化程度不同的胃癌细胞生长的可能性,进而研究其抑制肿瘤生长的作用效率与肿瘤的分化程度、肿瘤细胞系的生物学特性的关系,探讨端粒酶抑制剂治疗肿瘤的应用前景。在指定的作用时间和浓度等条件下,以ASODN作用于不同分化程度的3种胃癌细胞,用改良端粒酶活性定量检测法测定ASODN作用前后胃癌细胞的端粒酶活性;用锥虫蓝染色法观察细胞活力;用倒置显微镜、电镜、流式细胞仪和原位末端标记(TUNEL)法观察细胞凋亡情况。结果表明ASODN作用后,MKN-45和SGC-7901细胞出现明显的端粒酶活性和细胞生长抑制($P<0.05$),但在同样浓度条件下,MKN-28胃癌细胞只出现端粒酶活性抑制。错义序列对照组则无明显变化。以10 μmol/L的ASODN连续作用3种胃癌细胞96 h后,光镜、电镜和TUNEL法检测均发现MKN-45和SGC-7901细胞表现出特有的凋亡征象,流式细胞仪检测表明MKN-45和SGG790l细胞的平均凋亡率在44.7%和33.6%,错义序列对照组则无明显变化($P<0.05$)。因此,作者认为ASODN能有效抑制胃癌细胞生长,ASODN对中分化胃癌细胞的生长抑制最显著,对低分化胃癌细胞的抑制作用略强于高分化胃癌细胞,其作用机制主要是抑制端粒酶活性和诱导细胞凋亡。

(高　军)

述评　人体细胞中除生殖细胞和造血干细胞等少数细胞外,均检测不到端粒酶活性。癌变后细胞的端粒酶活性重新激活,其阳性率高达80%～100%,表明端粒酶与恶性肿瘤行为间有重要关联。作者以特定的、与人端粒酶RNA组分(human telomerase RNA-component,hTR)互补的端粒酶反义寡核苷酸(ASODN)片段,在指定浓度条件下,作用于不同分化程度的胃癌细胞,研究其抑制肿瘤生长的作用效率与肿瘤的分化程度、肿瘤细胞系的生物学特性的关系,发现ASODN能有效抑制胃癌细胞生长,其作用机制主要是抑制端粒酶活性和诱导细胞凋亡。启示了端粒酶抑制剂治疗肿瘤的应用前景。

(李兆申)

脂质体生存素反义寡核苷酸抑制胃癌裸鼠皮下移植瘤生长的作用[中华外科杂志,2004,42(22):1367]　武汉钢铁公司总医院付广等研究脂质体生存素反义寡核苷酸(ASODN)对人胃癌裸鼠皮下移植瘤生长的抑制作用及机制,将24只人胃癌细胞系HS-746T裸鼠皮下移植瘤模型,用不同的转染液处理后随机分成6组:空白对照组,脂质体组,正义链组,100、200和400 nmol/L反义链组(ASODN组)。于注射相应试剂后2、4、8、12、16和20 d观测裸鼠移植瘤体积,计算抑瘤率和肿瘤缩小率,观察移植瘤细胞形态变化,免疫组化SP法检测生存素的表达,并用RT-PCR和蛋白免疫印迹(Western免疫印迹)法比较治疗后不同时间各组肿瘤组织中生存素mRNA和蛋白表达的变化。结果为注射后20 d空白组、脂质体组和正义链组裸鼠的抑瘤率无明显差异,而ASODN组移植瘤的体积随着时间和浓度的增加而减小,肿瘤缩小率则增大,抑瘤率均大于对照组,400 nmol ASODN组抑瘤率最大为93%。光镜下见ASODN组移植瘤凋亡细胞数增多,生存素表达减弱,6例(6/12)肿瘤组织有坏死液化灶。各ASODN组均能够下调移植瘤细胞生存素mRNA含量,抑制生存素蛋白表达,注射20 d后400 nmol ASODN组蛋白表达为空白对照组的36.8%。因此,作者认为,生存素基因反义寡核苷酸能够通过诱导人胃癌裸鼠皮下移植瘤细胞凋亡,下调生存素mRNA和蛋白的表达,抑制裸鼠皮下移植瘤的生长。

(高　军)

述评　生存蛋白(survivin)是细胞内凋亡抑制蛋白家族的一个新成员,它可以通过有丝分裂促进细胞增殖,抑制细胞凋亡。研究表明,生存素在胃癌等肿瘤细胞中表达较高,应用反义策略阻断生存素表达体外可明显抑制胃癌细胞的生长。作者用24只裸鼠建立人胃癌细胞系HS-746T皮下移植瘤模型研究脂质体生存素反义寡核苷酸(ASODN)对人胃癌裸鼠皮下移植瘤生长的抑制作用及机制,阐释了胃癌基因治疗的新途径。

(李兆申)

淋巴结转移率和数量分级与胃癌预后及病理因素关系研究[中华医学杂志,2005,85(30):2113]　中国医科大学第一临床学院李凯等回顾调查施行根治性手术并具有完整临床病理资料的483例胃癌,探讨胃癌淋巴结转移率(转移淋巴结数占淋巴结检取总数的百分率，rN)分级与其生物学行为及预后的关系，并与5版TNM分期方法相比较。结果①rN分级与预后的关系：434例病人(不包括远处转移23例)中 分级rN (n=93)，rN1(n=183)，rN2(n=92)，rN3(n=66)，4组病例术后生存率差异有统计学意义(χ^2=14.38，P<0.01)；②rN分级和pN分级与预后关系比较：在同一pN分级组中，再按rN分级比较5年生存率差异有统计学意义(χ^2=5.26，P<0.01)；③rN分级和pN分级与主要病理因素对预后的影响：各因素与预后的密切程度依次为：rN分级>pN分级>浸润深度>大体类型>肿瘤大小；④rN分级与胃癌临床参数的关系：rN分级与肿瘤大小、浸润深度与大体类型间差异有统计学意义(P<0.05)；⑤rN和转移站与预后的关系：同一rN分级下，随着转移站数的增加，5年生存率呈下降趋势(P<0.01)；在同一转移站数下，随转移率的增加，5年生存率也呈下降趋势(P<0.05)。本结果表明，rN这一分级方法既显示了与预后的一致性，又较好地反映了胃癌的生物学行为，而且优于作为绝对数的淋巴结转移数量这一指标。因此，分级可更好地指导胃癌的治疗和判断预后。

(李淑德)

述评 淋巴结转移是影响胃癌病人预后最重要的指标之一。本文采用淋巴结转移率(rN)这一分级方法来判断胃癌病人预后，研究结果显示，rN优于以往的淋巴结转移数量这一指标，值得临床进一步推广应用。

(李兆申)

内镜超声检查在胃癌诊断和分期中的临床应用［中华消化内镜杂志，2005，22(2)：90］ 广州市第一人民医院沙卫红等应用内镜超声检查(EUS)对胃癌病人进行临床分期并与腹部螺旋CT、手术和病理进行系统对照，并比较其敏感性和特异性。结果，①EUS引导下细针穿刺活检(FNAB)：5例疑诊胃癌的病人在行EUS检查的同时行EUS引导下FNAB，穿刺次数平均1.8次。全部病人均成功穿刺取得肿瘤组织；②EUS判断肿瘤分期情况：与手术和病理结果比较，EUS对22例胃癌的TNM分期诊断总的敏感性和特异性分别为84.9%，74.2.%；92.1%，77.1%和63.4%，87.5%。EUS不但在肿瘤侵犯深度(T分期)诊断中有较高的敏感性和特异性，可较准确地预测肿瘤的侵犯深度和边界，对诊断是否有局部淋巴结转移也有较高的敏感性和特异性，其中淋巴结转移阳性诊断的特异性高达94.1%。在远处或周围器官转移的诊断(M分期)方面，EUS的敏感性较低(33.3%)，说明EUS虽不能灵敏地发现远处和周围器官的转移，但是一旦发现有转移，则基本可确诊；③追踪随访：22例病人术后3和6个月复查胃镜和EUS，术后均未见复发；10例达到1年随访期病人复查胃镜和EUS，除1例$T_4N_1M_1$病人复发，其余病人未见复发。结论是EUS可较为准确地对胃癌病人进行术前分期诊断并可引导FNAB，为临床治疗方案的选择提供依据，同时也是胃癌病人术后追踪随访的重要手段。

(李淑德)

述评 传统的电子胃镜仅观察到胃腔内的病变，但难以观察到病灶的侵犯深度及其周围淋巴结的情况，彩色多普勒超声内镜不但可观察到胃腔内的病变，还可准确判断病灶的侵犯深度、范围、血供情况，同时可观察病灶与周围结构的关系及局部淋巴结转移情况，为胃癌诊断提供了新的手段。因此，应用前景十分广阔。

(李兆申)

胃肠道肿瘤病人术前肠内免疫营养支持［中华消化杂志，2005，25(1)：19］ 上海中山医院许剑民等对胃肠道肿瘤术前应用免疫肠内营养支持进行探讨。并对其术后并发症和感染的影响，以及术后平均住院天数进行观察。共选取60例行胃肠道肿瘤手术的病人，随机分为2组，实验组(EN组)术前7 d予含精氨酸、RNA和ω-3多不饱和脂肪酸的肠内免疫营养支持，对照组(CONT组)术前常规饮食准备。观察术前和术后营养和免疫指标，以及术后并发症、感染的发生人次和术后平均住院天数。结果发现，EN组术前营养状况和免疫指标与对照组相比差异无统计学意义。CONT组术后第3天血清前白蛋白(PALB)和转铁蛋白(TRF)水平明显低于术前(P<0.01)，术后第7天TRF水平仍明显低于术前。而EN组仅术后第3天PALB明显低于术前，其余与术前比较差异无统计学意义，且术后第7天PALB水平明显高于CONT组(P<0.05)。CONT组术后补体水平明显低于术前。EN组术后补体水平与术前比较差异无统计学意义，明显高于CONT组(P<0.05)；术后IgG水平明显高于CONT组［(13.35±2.06) g/L比(9.59±2.23) g/L，P<0.05］，术后CD4/CD8比值明显高于CONT组(2.10±0.51比1.62±0.52)。EN组术后并发症和感染的发生率明显低于CONT组，平均术后住院天数明显下降。认为胃肠道肿瘤病人术前给予富含精氨酸、RNA和ω-3多不饱和脂肪酸的肠内营养制剂，可明显提高病人营养状况和免疫功能，从而显著减少手术后并发症和感染的发生，减少住院时间，值得推广应用。

(江月萍)

述评 如何改善胃肠道肿瘤病人术后营养状况和免疫功能，减少术后并发症的发生，成为外科医师的重要研究课题。该文探讨了术前使用肠内免疫营养对恶性肿瘤病人的免疫状态和预后的影响，为术后病人营养支持疗法提供了一个较好的治疗方法。

（李兆申）

幽门螺杆菌粪便抗原诊断方法的系统评价［中华医学杂志，2005，85(22)：1564］ 北京海淀医院郭银燕等为了综合评价Hp粪便抗原检测(HpSA)诊断Hp感染的临床价值，采用荟萃分析法，以中国生物医学文献数据库、中国生物医学期刊文献数据库、中国学术期刊全文数据库和中文科技期刊全文数据库为主进行文献检索，检索词为Hp和粪便，逻辑关系为“and”。再根据已发表文献中的参考文献追溯进行手工检索，发表时间截止至2004年3月1日，共检索到32篇文献。按确定的纳入标准筛选文献，运用Cochrane协作网诊断与筛查小组推荐的SROC曲线法，以敏感性、特异性、准确性、阳性预测值、阴性预测值和似然比进行荟萃分析。结果为共有19篇文献、3 123例符合纳入标准，所有研究均与其对应的“金标准”比较。“金标准”分为呼气试验和联合检测两种，其中仅4篇文献注明了采用盲法，综合评价其诊断Hp的敏感度、特异度、阳性预测值和阴性预测值分别为94%、94%、96%和93%。荟萃分析显示不同金标准的结果符合，表明HpSA检测Hp感染具有简便、无创、准确度高的优点，值得进一步推广。

（杜奕奇）

述评 随着循证医学在医学临床研究领域的重要性日益受到重视，使其成为指导临床诊治的重要手段。本研究的特点在于收集国内文献齐全、纳入标准规范、数据分析可靠，因此荟萃分析的手段值得在Hp研究领域进一步推广，得到的结论实用性强。但是本研究没有纳入国外文献是一大遗憾，同时也应在原系统评价的基础上追加后来获得的文献进行更新，同时由于原始文献均没有对经济效益比进行分析，使得二次分析的结果缺少该方面的数据。尽管如此，本文仍是近年来少见的优秀荟萃分析文本。

（李兆申）

根除幽门螺杆菌对胃窦黏膜萎缩的逆转作用［中国内镜杂志，2005，11(7)：686］ 武警总医院刘海峰等为了评价根除Hp感染对胃窦黏膜萎缩的逆转作用并探讨其机制，采用前瞻性队列研究方法，选择110例慢性萎缩性胃窦炎病人作为观察对象，Hp阳性病人根据自愿原则采用根除Hp或对照治疗，全部病例跟踪随访5年，采用TUNEL技术及免疫组化检测胃黏膜上皮细胞凋亡和增殖情况。结果为Hp阳性观察组病人胃黏膜萎缩程度在5年中加重的比例高达43%，显著高于Hp根除组及Hp阴性对照组(13%和20%，$P<0.05$)，Hp根除组胃窦黏膜萎缩程度减轻的比例为29%，显著高于Hp阳性组的9%($P<0.01$)。Hp阳性病人胃黏膜上皮细胞凋亡指数及PCNA指数(12.7%和14.6%)均显著高于Hp阴性病人(2.9%，8.0%，$P<0.01$)，且Hp根除后胃黏膜上皮细胞PCNA指数和凋亡指数(14.3%和12.9%)均显著下降(9.2%和3.6%，$P<0.01$)，而Hp未根除者上述指标无显著性变化。提示Hp感染可能通过刺激胃黏膜上皮细胞凋亡与增殖的调节紊乱，促进胃窦黏膜萎缩的形成与发展，根除Hp治疗可以使胃窦黏膜萎缩程度减轻和逆转。

（杜奕奇）

述评 Hp已经明确为慢性萎缩性胃炎和胃癌的流行病学病因，但是国内尚缺乏前瞻性的研究工作。前瞻性队列研究是流行病学上明确某种病因和临床后果之间关系的最可靠的手段，但是因为通常需要长期随访，研究周期长，分组存在困难等因素限制了开展，可采用病例对照研究代替。本研究的可贵之处在于通过5年的随访，证实了Hp感染可导致胃黏膜凋亡的改变，揭示萎缩形成的机制，为进一步开展相关研究提供了理论依据。

（李兆申）

溃疡性结肠炎相关性大肠癌P53、K-ras及hMSH2蛋白表达的研究［中华消化杂志，2005，25(1)：6］ 中国医科大学二院王赫等为探讨溃疡性结肠炎相关性大肠癌组织中P53、K-ras及hMSH2蛋白的表达，以7例溃疡性结肠炎伴不典型增生(UD)和8例溃疡性结肠炎相关性大肠癌(UCACRC)组织为实验组，25例溃疡性结肠炎(UC)和30例散发性大肠癌(SCRC)组织为对照组，应用免疫组化法检测不同组织中的P53、K-ras及hMSH2蛋白表达状况；PCR-SSCP检测组织中的微卫星不稳定性(MSI)状态(6个位点)。结果显示，P53蛋白过表达的阳性率在UC(1/25)与UD(3/7)组间，UC与UCACRC(4/8)组间差异均有统计学意义($P<0.05$，$P<0.01$)；在UCACRC与SCRC(17/30)组间差异无统计学意义($P>0.05$)。突变型K-ras表达的阳性率在UC(4/25)与UD(4/7)组间，UC与UCACRC(7/8)组间差异均有统计学意义($P<0.05$，$P<0.01$)；在UCACRC与SCRC(24/30)组间差异无统计学意义($P>0.05$)。hMSH2蛋白缺失率在UC(2/25)与UD(0/7)组间，UD与UCACRC(4/8)组间，UCACRC与SCRC(13/30)组间差异均无统计学意义($P>0.05$)。MSI阳性率在UC(0/25)与UD(3/7)组间差异有统计学意义($P<0.01$)；在UD与UCACRC(2/8)组间，UCACRC与SCRC(7/30)组间差异无统计学意义($P>0.05$)。在MSI阳性的UD及

UCACRC组织中均未发现hMSH2蛋白表达的缺失。本研究提示P53、K-ras基因突变及MSI在UCACRC的发生发展过程中可能是一早期事件。UCACRC中MSI与hMSH2蛋白表达的缺失可能无关。

（施　斌）

述评　UC是结肠癌的一种癌前病变，UC病人是结肠癌的高发人群，故阐明UCACRC的发病机制对结肠癌的防治具有重要意义。本研究结果提示P53、K-ras基因突变以及MSI可能是UCACRC发生发展过程中的早期事件，但其具体机制尚不清楚，仍需进一步研究和探索。

（谢渭芬）

尿核苷检测在结直肠癌诊断与手术治疗监测中的应用［中华外科杂志，2005，43(9)：564］　上海瑞金医院冯波等为探讨尿核苷检测对结直肠癌的诊断价值及在手术治疗监测中的应用，采用反相高效液相色谱法(RP-HPLC)检测经结肠镜与活检病理证实的52例结直肠癌病人术前1天与根治术后第8天尿中14种正常与修饰核苷水平，同时以62例健康人为对照组，并与传统肿瘤标志物(CEA、CA199、CA125和AFP)相比较，分析尿核苷与结直肠癌临床病理特征的关系。结果发现，结直肠癌组14种核苷中假尿嘧啶核苷(Pseu)、腺嘌呤核苷(A)、胞嘧啶核苷(C)、1-甲基腺苷(m1A)、1-甲基次黄嘌呤核苷(m1I)、3-甲基尿苷＋5-甲基尿苷(mU)、2，2-甲基鸟苷(m22G)、次黄嘌呤核苷(I)、1-甲基鸟苷(m1G)、N4-乙酰胞苷(ac4C)、6-甲基腺苷(m6A)等11种核苷水平均显著高于正常对照组($P<0.05$)；经主成分分析，76.9%的结直肠癌病人被正确识别，敏感性与传统肿瘤标志物CEA(38.5%)、CA199(40.4%)、CA125(15.4%)和AFP(17.3%)相比差异显著(均$P<0.01$)；Pseu与m1G的受试者操作特征(ROC)曲线下面积分别达到0.896与0.816；对8种核苷(Pseu、m1A、m1I、m22G、I、m1G、ac4C、m6A)行逐步判别分析，发现Pseu、m1G在判别分析中有统计学意义，建立判别函数：$Y_{正常人}=-3.009+0.0272\times Pseu+4.918\times m1G$，$Y_{结直肠癌}=-8.057+0.0667\times Pseu+8.258\times m1G$；40例行根治术的结直肠癌病人Pseu、C、U、m1A、m1I、m1G、ac4C、A、m22G水平在术后第8天显著降低($P<0.05$)。术前Pseu、m1G、m1A、m22G水平与结直肠癌大小呈正相关(r分别为0.317、0.378、0.292和0.371，均$P<0.05$)；术前m1A、m22G、ac4C水平与Dukes分期呈正相关(r分别为0.351、0.275和0.292，均$P<0.05$)。作者认为尿核苷在结直肠癌诊断、手术治疗及随访中有一定的临床实用价值，有望成为结直肠癌的新型标志物。

（施　斌）

力达霉素对小鼠结肠癌生长及其肝转移的抑制作用［癌症，2005，24(6)：641］　中国医学科学院协和医科大学刘秀均等为了观察地美环素(力达霉素，LDM)对小鼠结肠癌26移植瘤及肝转移瘤的抑制作用，分别建立小鼠结肠癌26皮下移植瘤、原位(盲肠壁)移植瘤、肝内移植瘤、脾内移植瘤以及肝转移瘤模型，治疗组予不同浓度的LDM静脉给药1次，阳性对照组静脉注射1 mg/kg丝裂霉素(MMC)1次，阴性对照组静脉注射等体积生理盐水。实验结束时计算LDM对移植瘤及肝转移瘤的抑制率，并应用图像分析系统分析肝转移病理切片。结果显示，0.025、0.05、0.1 mg/kg LDM和1 mg/kg MMC对皮下移植瘤的抑制率分别为64.8%、78.2%、94.2%和41.0%，对盲肠移植瘤的抑制率分别为57.5%、71.5%、93.0%和10.4%，对肝内移植瘤的抑制率分别为74.5%、82.3%、92.8%和68.1%，对脾内移植瘤的抑制率分别为9.2%、25.8%、70.2%和0.0%；对肝转移瘤的总抑制率分别为34.6%、50.7%、76.3%和37.8%，对直径＞2 mm肝转移瘤的抑制率分别为56.6%、56.7%、90.8%和50.3%。用LEICA QWINV3图像分析系统分析肝转移病理切片，以肝脏病理切片中肿瘤转移面积占所检查肝脏病理切片总面积的比例作为评价指标，发现0.1 mg/kg LDM对肝内转移瘤的抑制率为71.2%，而1 mg/kg MMC的抑制率为22.1%。本研究表明，LDM不仅能明显抑制小鼠结肠癌26在皮下、盲肠、肝内和脾内移植瘤的生长，而且对结肠癌肝转移，尤其是直径＞2 mm的较大肝转移灶有显著抑制作用。

（施　斌）

述评　地美环素(力达霉素)是迄今发现的细胞毒作用最强，且在生物体内有明显抗肿瘤活性的肽类抗生素。本研究发现地美环素对小鼠移植性结肠癌(皮下、盲肠、肝内和脾内)生长有明显的抑制作用，而且对结肠癌肝转移亦有显著抑制作用。提示地美环素在大肠癌及其肝转移的临床治疗方面可能有一定应用前景，值得进一步深入研究。

（谢渭芬）

不同年龄组大肠癌预后多因素分析的比较［中华肿瘤杂志，2005，27(8)：483］　浙江大学医学院附属第二医院蔡善荣等为研究不同年龄组大肠癌预后影响因素以便指导临床治疗，将842例大肠癌根治术后病人按发病年龄分成青年组(≤40岁)、中年组(41～64岁)和老年组(≥65岁)，用SPSS软件对3组病人的35个临床病理因素进行单因素生存分析和多因素Cox

比例风险模型回归分析。结果发现,842 例大肠癌病人总的 5、10、15 年生存率分别为 66.3%、54.2%和 48.5%,其中青年组大肠癌的 5、10 年生存率分别是 53.0%和 42.7%,低于其他年龄组。单因素分析显示转移淋巴结数是与 3 组病人预后均相关的因素。多因素分析显示,Dukes 分期和家族肿瘤史是青年和中年组大肠癌病人的共同影响因素;慢性便秘是中年组大肠癌预后的独立影响因素;肠梗阻、手术时间、转移淋巴结数为老年组大肠癌的预后因素。青年组 Dukes A 期病人 5 和 10 年生存率分别为 82.6%和 64.5%,B 期为 73.3%和 67.4%,C 期为 37.3%和 27.0%,青年组 A 期和 B 期病人生存率与中老年组相近,但 C 期和 D 期病人生存率低于中老年组。有家族肿瘤史的青年组病人预后好,其 5 和 10 年生存率分别为 73.1%和 64.5%,显著高于无家族肿瘤史病人的 48.1%和 37.3%。中年组病人的 Dukes 分期和家族肿瘤史意义同青年组大肠癌,有慢性便秘史者的生存率明显低于无便秘史者,5、10 年生存率相差 23.0%～24.0%。老年组中有肠梗阻史、手术时间长、转移淋巴结数多的病人预后差。作者认为,不同年龄组大肠癌的预后影响因素不同,青年组大肠癌的生存率明显低于其他年龄组。在青年组,大肠癌 Dukes 分期晚和无家族肿瘤史的病人预后差,病程不是影响预后的因素,病人预后差与就诊时间晚、延误诊断无关。

(施　斌)

推进式双气囊电子小肠镜对不明原因小肠出血的病因诊断[中华消化内镜杂志, 2004, 21(6):381]　上海瑞金医院张晨莉等于 2003 年 4～11 月,对 34 例疑为小肠出血病人行推进式双气囊电子小肠镜检查,在 34 例病人中 30 例发现病灶,检查总体阳性率为 88.2%。4 例阴性病人中,1 例内镜抵达空肠中段,3 例抵达回肠中下段。30 例阳性病人中,血管病变 7 例(占 20.6%,位于空肠 1 例,空回肠 3 例,回肠 3 例);小肠肿瘤 11 例(占 32.4%,均经手术及病理证实,位于十二指肠 2 例,空肠 5 例,回肠 4 例。肿瘤性质分别为:间质肿瘤 3 例,脂肪瘤 1 例,平滑肌瘤 2 例,血管瘤 2 例,嗜铬细胞瘤 1 例,Kaposi 型血管内皮瘤 1 例,腺癌 1 例);克罗恩病 4 例(占 11.8%,位于空回肠部);其他 8 例。结果提示,小肠血管病变、小肠肿瘤及小肠克罗恩病为不明原因小肠出血最常见的原因;推进式双气囊电子小肠镜是一项安全、直观、可靠、有效的检查手段,对不明原因小肠出血具有较高临床诊断价值。

(王一平)

经内镜皮圈套扎治疗 Dieulafoy 病变出血的临床研究[中华消化杂志,2005,25(3):134]　中南大学湘雅二医院刘德良等将 31 例 Dieulafoy 病变出血病人随机分成 2 组,分别接受硬化剂注射(EIS)或 EBL 治疗。EIS 组($n=15$)使用内镜注射针在病变周围分点注射 5%鱼肝油酸钠或 1%乙氧硬化醇。EBL 组($n=16$)采用多连发静脉曲张套扎器,用套扎帽负压吸引 Dieulafoy 病灶部位后释放皮圈,将 Dieulafoy 病灶及其周围组织结扎。结果发现,EBL 组套扎组织在内镜治疗后 3～7 d 内脱落;EBL 组早期止血率、远期止血率和转外科手术率均与 EIS 组相似(分别为 93.8% *vs* 86.7%, 100.0% *vs* 86.7%, 0 *vs* 13.3%; 均 $P>0.05$),但再出血率显著低于 EIS 组(6.3% *vs* 40.0%, $P<0.05$);EBL 组与 EIS 组并发症发生率相似(6.3% *vs* 6.7%, $P>0.05$),表现为恶心、上腹部阵发性痉挛性疼痛,两组均无一例死亡。

(王洛伟)

述评　内镜下硬化剂注射(EIS)和 EBL 是治疗 Dieulafoy 病变出血的常用方法,本文作者分组研究了 31 例 Dieulafoy 病变出血病人内镜下硬化剂注射(EIS)或 EBL 治疗的疗效。研究发现,EBL 组早期止血率、远期止血率和转外科手术率均与 EIS 组相似,再出血率显著低于 EIS 组,并发症发生率相似。证实 EBL 是内镜治疗 Dieulafoy 病变出血的一种安全和有效的方法。

(李兆申)

经内镜切除消化道黏膜下肿瘤[中华消化内镜杂志,2005,22(1):22]　黑龙江省医院消化病院任旭等探讨内镜切除消化道黏膜下肿瘤(SMT)的疗效、安全性以及切除前内镜超声检查(EUS)的价值。方法:选择内镜诊断的 71 例消化道 SMT 行内镜治疗,其中食管 SMT 36 例(50.7%),位于食管上段 7 例,中下段 29 例;胃 SMT 29 例(40.8%),贲门区 4 例. 胃底部或体部 17 例,胃窦部 8 例;十二指肠和直肠各 3 例(8.5%)。64 例(90.1%)治疗前行 EUS 检查。SMT 大小 6～20 mm,平均 14.2 mm。55 例用双活检管道内镜行黏膜切除术(EMR),用把持钳剥离 SMT 后将其切除;6 例先用圈套器在 SMT 基底部勒紧,再注入生理盐水切除 SMT;10 例≤10 mm 的用透明帽吸引法切除。结果为 71 例中,除病变<0.8 cm 的 6 例未做 EUS 外,65 例治疗前行 EUS。其中 45 例平滑肌瘤中,5 例位于第 2 层,4 例起源于第 4 层;1 例颗粒细胞瘤主体在第 2 层;4 例纤维瘤,3 例异位胰腺、3 例脂肪瘤和 2 例类癌主体均在第 3 层;2 例胃间质瘤位于第 4 层;5 例未做免疫染色的间叶肿瘤起源于第 4 层,主体位于第 3 层。71 例实体 SMT 中,55 例在 EMR 后切除,6 例用圈套器法切除,10 例用透明帽法切除,共行 91 次内镜切除,52 例一次性切除,18 例 EMR 后肿瘤不能完全剥离或渗血,2～3 d 后再次切除,1 例需 3 次

才完全切除,35 例切除后留置 2～3 个钛夹,70 例切除时判定内镜下完全切除。1 例直肠平滑肌瘤(EUS 主体在第 4 层),底部固定,移动性不良,未能切除。并发症:9 例局部少量出血,采用内镜下止血处置;1 例胃间质瘤切除后穿孔,经外科手术痊愈。69 例得到随访,4 周时首次内镜复查,1 例异位胰腺和 1 例胃平滑肌瘤见局部黏膜下有小隆起,考虑为残留;其余 67 例随访时间 10～24 个月,平均 18.7 个月,随访中未见复发。结论为内镜切除 SMT 是一种较安全、有效的方法,并可获得组织学诊断,EUS 对内镜治疗 SMT 选择适应证有重要的价值。

(宋　健)

述评　内镜下切除黏膜下肿瘤是一种创伤小、安全有效的治疗方法,术前应了解黏膜下肿瘤的范围和深度。超声内镜检查对此具有重要的指导意义,对直径>2.0 cm 及位置较深者应掌握内镜切除适应证,否则有引起出血、穿孔的危险。

(孙振兴)

内镜超声引导下细针穿刺活检对上消化道及毗邻脏器疾病的诊断价值[中华超声影像学杂志,2004,13(12):910]　山东大学齐鲁医院李延青等探讨纵轴内镜超声引导下细针穿刺活检(EUS-FNA)在上消化道及其毗邻脏器疾病的诊断价值。共 31 例病人在纵轴 EUS 下行 FNA 检查。术前诊断食管黏膜下病变 9 例,胃黏膜下病变 10 例,胃黏膜肥厚增生性病变 2 例,胰腺占位 6 例,胰腺体尾部囊性病变 1 例,腹膜后占位 3 例。用 PentaxEG30U 型纵轴电子线阵扇扫超声内镜定位后,22G 穿刺针穿刺病变区域。组织条以甲醛固定后病理检查,同时涂片细胞学检查。穿刺 2～3 次。病例最终诊断主要依靠手术或介入方法切除病灶的病理结果。结果为 25 例穿刺成功(19 例成功获得需要的组织及细胞涂片,5 例仅获得细胞学资料,1 例胰腺囊性病变吸引出囊液),取材成功率 80.6%。综合影像学和组织学资料得到初步诊断。黏膜下平滑肌瘤 11 例,黏膜下平滑肌肉瘤 2 例,食管脂肪瘤 1 例,胃肠道恶性淋巴瘤 3 例,胰腺癌 3 例,慢性胰腺炎 2 例,腹膜后淋巴结炎 1 例,胃黏膜慢性炎症 1 例,胰腺囊肿 1 例。以最终组织病理、随访 6 个月结果作为病人最终诊断,评价纵轴 EUS-FNA 初步诊断的准确性。结果为穿刺成功病人 25 例,EUS-FNA 阳性 21 例,最终诊断阳性 21 例;EUS-FNA 阴性 4 例,最终阳性 2 例,阴性 2 例。所有病人 31 例,EUS-FNA 阳性 22 例,最终诊断阳性 22 例;EUS-FNA 阴性 9 例,最终诊断阳性 5 例,阴性 4 例。穿刺成功病人 25 例的敏感度 90.5%,特异度 100%,阳性预测值 100%,阴性预测值 50.0%。所有病人 31 例的敏感度 81.5%,特异度 100%,阳性预测值 100%,阴性预测值 44.4%。所有穿刺病人均未出现严重并发症。结论为 EUS-FNA 对临床影像学诊断困难,常规方法又难以获得病理资料的胃肠道黏膜下、腹膜后和胰腺等部位的疑难病例诊断价值较大,但其诊断假阴性率较高,阴性预测值低,故其不适宜作为排除性诊断滥用。目前影响 EUS-FNA 诊断价值主要有三方面问题:①对小病变的诊断价值有待提高;②穿刺成功率仍偏低;③穿刺的安全性,穿刺部位和穿刺针直径对安全性影响最大。

(陈　洁)

述评　超声内镜引导下的细针穿刺活检技术是近年来超声内镜在消化疾病诊断应用中的重大进展,但目前如何进一步提高其诊断阳性率是一个关键问题,准确掌握穿刺部位熟练操作技术及使用较粗直径穿刺针均值得重视。

(孙振兴)

上海市成人脂肪肝患病率及其危险因素流行病学调查[中华肝脏病杂志,2005,13(2):83]　上海第一人民医院范建高等通过随机多级分层整群抽取上海 2 区各 4 个居委会 16 岁以上居民共 3 175 名成人调查脂肪肝患病率,占上海市总人口 2.26/10 000。其中男性 1 218 名,女性 1 957 名,平均年龄(52.4 ± 15.1)岁,B 超共检出脂肪肝 661 例,占 20.8%,其中酒精性、可疑酒精性、非酒精性脂肪肝分别占 3.5%、4.1%和 92.4%。经年龄和性别调整后,上海市成年人脂肪肝患病率 17.3%,其中酒精性、可疑酒精性、非酒精性脂肪肝分别占 0.8%、1.1%和 15.3%。50 岁前男性患病率高于女性($\chi^2=13.934$,$P<0.01$),50 岁后女性患病率高于男性($\chi^2=4.146$,$P<0.05$),多元回归分析显示男性、文化程度、腰围、BMI、HDL-C、TG、空腹血糖、糖尿病、高血压病等 9 项指标与脂肪肝密切相关。肥胖可增加过量饮酒者脂肪肝患病风险 4.8 倍(95% CI 1.4～16.6,$P=0.0141$),而过量饮酒仅增加肥胖者脂肪肝患病率 1.5 倍(95% CI 0.9～2.6,$P=0.1685$),认为上海市成人脂肪肝患病率高,主要为非酒精性脂肪肝,肥胖及相关多元代谢紊乱较过量饮酒与脂肪肝关系更为密切。

(曾　欣)

述评　随着生活生平提高,脂肪肝发病率呈现逐年上升趋势,已成为威胁城乡人口健康的重要疾病。本研究采用随机多级分层整群抽取方法对上海市居民脂肪肝患病率及其病因进行分析,认为男性、文化程度、腰围、BMI、HDL-C、TG、空腹血糖、糖尿病、高血压病等 9 项指标与脂肪肝密切相关,而其中肥胖及相关多元代谢紊乱与脂肪肝关系更为密切,对防治脂肪肝有一定指导作用。

(谢渭芬)

细胞外信号调节激酶对肝纤维化逆转的影响及其机制［第二军医大学学报，2005，26(9)：988］　第二军医大学长征医院潘勤等以 CCl_4 注射 8 周诱导大鼠肝纤维化，随后停药 6 周建立肝纤维化自发逆转大鼠模型，采用 Northern 印迹杂交、免疫组化染色检测 ERK 在肝纤维化逆转过程中的活化状况、表达时序、在肝组织中的定位，并以 cDNA 微阵列杂交、RT-PCR 检测多种 ERK 底物在 RNA、蛋白水平的表达变化，发现肝纤维化形成过程中，ERK 表达水平升高达正常肝组织的 2.3 倍，自发逆转过程中 ERK 表达水平进一步显著提高，且以 HSC 表达为主转变为以肝细胞胞质表达为主，多定位于小叶内、窦周间隙及纤维条索周围。肝纤维化逆转过程中，核糖体 S6 蛋白激酶、c-fos、磷脂酶 A2、离子通道及水通道、胃肠激素受体等 ERK 下游基因转录也明显上调。认为 ERK 与肝纤维化自发逆转密切相关，可能通过多途径发挥保护肝细胞功能、促进肝细胞增殖、加速 HSC 凋亡等作用。

(林　勇)

述评　MARK/ERK 通路是重要的细胞生存通路。近年来研究发现，MARK/ERK 通路相关蛋白在肝纤维化发生发展过程中表达有明显改变。本研究通过检测肝纤维化自发逆转过程中 ERK 及其多种底物在肝组织中的表达，证实 ERK 与肝纤维化自发逆转密切相关，为肝纤维化治疗提供了新的思路。

(谢渭芬)

超声检查对慢性病毒性肝炎肝纤维化诊断价值的评估［中华肝脏病杂志，2005，13(2)：117］　上海仁济医院沈镭等采用超声二维图像和多普勒血流显像检查 324 例慢性病毒性肝炎病人，并以肝穿刺活检组织学结果为对照，发现在超声定性指标中，肝表面回声、肝实质光点形态和分布异常等指标均与肝纤维化分期和炎症分级有关，但诊断判断变异较大。而在不同纤维化程度分级间，脾长径、脾门静脉内径在各组间有显著性差异。根据脾长径界限值 12.1 cm，诊断早期肝硬化敏感度 60.0%，特异性 75.3%；以脾静脉内径界限值 8 mm，诊断早期肝硬化敏感度 60.0%，特异性 78.1%；以门静脉内径界限值 12 mm，诊断早期肝硬化敏感度 76.7%，特异性 44.6%；以门静脉最大流速 30.5 cm/s 为界定值诊断早期肝硬化敏感度 78.6%，特异性 66.9%。故认为超声是诊断早期肝硬化实用的有效工具，并适用于随访复查。

(林　勇)

述评　早期肝硬化的无创诊断是临床工作的难点之一。不同学者重视采用不同超声参数检查肝纤维化和早期肝硬化。本研究通过检测不同纤维化程度慢性肝病病人超声参数，筛选出脾长径、脾静脉内径、门静脉内径、门静脉最大流速等作为诊断早期肝硬化的指标。单一指标检出肝纤维化的敏感性和特异性不佳，综合几项超声定性和定量指标可提高诊断准确率。

(谢渭芬)

转化生长因子 β_1 基因多态性对乙型肝炎肝硬化的影响［中华医学杂志，2005，85(15)：1021］　上海长征医院杨再兴等应用 PCR-扩增难控性突变系统(PCR-ARMS)和 Lightcycler 结合测序的方法，测定了 92 名健康对照者和 134 例肝硬化病人 TGFβ_1 基因-988、-800、-509、密码子(codon)10、密码子 25 和密码子 263 位点的单核苷酸多态性，并确定了其基因型和等位基因频率的分布；同时用 ARLEQUN Ver2.0 软件分析了-509 位点和密码子 10 位点等位基因之间是否存在连锁不平衡。另外，用 ELISA 的方法检测了血浆中 TGF-β_1 和Ⅳ型胶原的浓度，用放射免疫法检测了血浆中透明质酸和Ⅲ型前胶原 N 端肽。研究结果显示，TGF-β_1 基因-988、-800、密码子 25 和密码子 263 位点不存在基因多态性；TGF-β_1 基因-509 C>T 多态性与肝硬化的发生无关，但与肝硬化的进展程度相关，该多态性影响肝硬化病人血浆中 TGF-β_1 的浓度；密码子 10 T>C 多态性与肝硬化的发生有明显相关性，而与肝硬化的进展程度无关。-509 位点和密码子 10 位点等位基因存在连锁不平衡，其单倍型形式主要是 C-T 和 T-C，其中单倍型 C-T 影响 TGF-β_1 的血浆浓度，并且与肝硬化的发生有关。

(姚定康)

述评　近年来，有关细胞因子基因多态性与肝纤维化及肝硬化的相关性研究是一个热点，此有助于了解中国人肝硬化发生发展的遗传背景。TGF-β_1 是促进肝纤维化形成的最重要的细胞因子之一，与肝硬化密切相关，但是 TGF-β_1 在肝硬化病人的血浆中的浓度与其基因的某些多态性之间是否存在密切关系，迄今研究不多。本研究证实 TGF-β_1 基因的-509 位点和密码子 10 位点的基因多态性，通过增高病人血浆中的 TGF-β_1 的浓度和改变 TGF-β_1 的个别氨基酸形式，共同影响 TGF-β_1 促肝纤维化作用的发挥，进而影响肝硬化的发生和发展。因此，在乙肝人群中了解其 TGF-β_1 基因多态性特点可以在一定程度上预测肝硬化发生发展的危险性。

(谢渭芬)

失代偿期肝硬化病人的终末期肝病模型预后分析［中华肝脏病杂志，2005，13(6)：407］　北京大学人民医院马慧等应用终末期肝病模型(MELD)评分系统及Child-Pugh分级对110例住院治疗的失代偿期肝硬化病人进行评分及分级,同时随访了解其3个月内的病死率。MELD计算公式为MELD分值=3.8×loge[胆红素(mg/dl)]+11.2×loge(INR)+9.6×loge[肌酐(mg/dl)]+6.4×(病因:胆汁性或酒精性为0,其他为1);结果为39例病人在3个月内死亡。MELD 10～19、20～29、≥30分病人3个月的病死率分别为38.2%、64.7%和75.0%,明显高于MELD≤9分病人(11.8%,$P<0.05$)。MELD≥18分病人3个月的病死率明显高于MELD<18分病人(58.1%与26.6%,$\chi^2=9.643$,$P<0.01$)。Child A级病人3个月病死率为14.9%,B级为42.5%,C级为75.0%。MELD模型能准确预测肝硬化失代偿期病人短期的临床预后,而Child-Pugh分级也可准确预测失代偿期肝硬化病人3个月的病死率。

(姚定康)

述评 MELD是2001年Kamath等提出的主要用于终末期肝病肝功能储备及预后的判断,最早用于TIPS术后的病情的预测,以后推广到其他晚期肝病。本研究MELD模型能准确预测肝硬化失代偿期病人短期的临床预后;而Child-Pugh分级常用于肝硬化病人的描述性研究或临床治疗,可以准确预测失代偿期肝硬化病人3个月的病死率,因此这两种评分系统可以互为补充,但是应该在肝硬化失代偿期的临床预后判断中推广应用MELD评分。

(谢渭芬)

两种剂量奥曲肽治疗食管、胃静脉曲张大出血多中心随机对照临床疗效观察[中华消化杂志,2005,25(1):37] 奥曲肽全国协作组进行一项多中心随机对照开放试验比较两种剂量奥曲肽治疗食管胃静脉曲张破裂出血的疗效和安全性。将249例食管胃静脉曲张病人分为2组,其中121例给予50 μg/h奥曲肽治疗,128例给予25 μg/h奥曲肽治疗。两组治疗前基本资料具有可比性。结果为50 μg/h奥曲肽组止血时间(12.1 ± 12.5)h,明显快于25μg/h奥曲肽组[(19.3 ± 19.6)h]($P<0.05$)。50 μg/h奥曲肽治疗食管胃静脉曲张6、12、24、48和72 h止血率分别为53.7%、77.7%、88.4%、90.1%和91.7%,明显高于25 μg/h组的37.5%、53.9%、71.7%、75.8%和78.1%。50 μg/h奥曲肽组平均输血量(296 ± 396) ml,少于25 μg/h奥曲肽组[(413 ± 525) ml]($P<0.05$)。再出血率50 μg/h组为9.9%,明显低于25 μg/h(24%)($P<0.05$)。病死率50 μg/h组为0.83%,25 μg/h组为2.34%,两组差异无统计学意义。两组均未出现明显不良反应。认为两种剂量奥曲肽治疗食管胃静脉曲张均有效,50μg/h疗效优于25 μg/h,且止血时间快、再出血率低,无明显不良反应。

(曾 欣)

述评 奥曲肽目前广泛使用于治疗食管胃静脉曲张破裂出血,其疗效和安全性受到一致认可。本文采用多中心随机对照试验比较50 μg/h和25 μg/h两种剂量奥曲肽治疗食管胃静脉曲张破裂出血的疗效和安全性,发现50 μg/h奥曲肽疗效较好,止血时间较快,再出血率低,无明显不良反应。为临床应用大剂量奥曲肽治疗食管胃静脉曲张破裂出血提供了有力依据。

(谢渭芬)

解毒酶基因谷胱甘肽硫转移酶M1多态性与黄曲霉毒素B_1相关性肝细胞癌易患性研究[中华肝脏病杂志,2005,13(9):668] 广西医科大学龙喜带等应用PCR技术对广西地区黄曲霉毒素(AFB_1)高污染区140例HCC病人和536例对照人群的谷胱甘肽硫转移酶M1(GSTM1)基因多态性进行检测。结果显示,疾病组和对照组AFB_1暴露中位时间分别为48年和38年,疾病组暴露时间(中位时间)大于对照组。AFB_1暴露程度,中低度:对照组与疾病组分别为83.4%(447/536)和49.3%(69/140);高度:对照组与疾病组分别为16.6%(89/536)和50.7%(71/140,$P=0.01$),疾病组暴露水平高于对照组,OR及95%的可信区间为5.82(3.26～10.38),有统计学意义。GSTM1基因型呈现在桂西南地区和其他地区频率分别为50.0%(80/160)和48.5%(250/516),分布符合H-W平衡定律。其缺失频率在桂西南地区和其他地区分别为50.0%(80/160)和51.5%(266/516),差异无统计学意义。GSTM1基因型呈现在疾病组与对照组分别为34.3%(48/140)和52.6%(282/536)。缺失基因型在疾病组和对照组频数分别为65.7%(92/140)和7.4%(254/536,$P<0.01$),提示其为风险基因型。经二分类回归分析后发现以携带GSTM1-present的个体为参照,携带缺失基因型的个体患HCC风险升高1.1(95% CI为1.20～3.57)倍。在AFB_1中低度和高暴露两个层次,中低度:GSTM1缺失型基因型疾病组和对照组分别为71.0%(49/69)和48.5%(217/447,$P=0.001$);高暴露:GSTM1缺失型基因型疾病组和对照组分别为60.6%(43/71)和41.6%(37/89,$P=0.017$),其校正OR(95%CI)分别为1.92(0.92～4.00)和1.80(0.77～4.17),均增加患HCC风险,表明在AFB_1中低度暴露时,其致HCC风险意义略高。研究认为,GSTM1基因缺失与HCC易患性有关;在AFB_1的长期暴露所诱发的HCC发病过程中具有协同作用。因此,GSTM1基因缺失者应加强防范

环境致癌物 AFB_1 暴露的意识,这对减少 HCC 发生、提高健康水平有一定作用。

(杨秀疆)

述评　黄曲霉毒素 B1 致癌能力能否得以实现与个体对其解毒能力密切相关。谷胱甘肽硫转移酶 M1 是一种重要的Ⅱ相解毒酶,参与 AFB_1 等致癌物在体内的解毒代谢过程,同时该酶的编码基因具有多态性,其缺失型能增加患癌风险。本文应用 PCR 技术对黄曲酶毒素高污染区 HCC 病人的谷胱甘肽硫转移酶 M1(GSTM1)基因多态性进行分析,结果提示,GSTM1 基因缺失与 HCC 易患性有关;在 AFB_1 的长期暴露所诱发的 HCC 发病过程中有协同作用。但肝癌为多因素致病,尤其是我国为"乙肝"病毒大国,肝癌发生多与乙肝病毒有关,肝癌时常伴有肝硬化。因此,加入乙肝病毒因素探讨三者的关系可能更具说服力。

(杨秀疆)

基于人工神经网络的血清蛋白质指纹图谱模型在肝癌诊断中的应用［中华医学杂志,2005,85(3):189］　浙江大学二院王家祥等应用蛋白质指纹图谱分析仪测定 106 例肝癌、肝硬化和健康人血清标本的蛋白质指纹图谱并结合人工神经网络方法进行数据的分析。将 106 例标本随即分成训练组 70 例(肝癌 35 例,肝硬化 14 例,健康人 21 例)和盲法测试组 36 例(肝癌 17 例,肝硬化 8 例,健康人 11 例)。利用从训练组得出的基于人工神经网络的血清蛋白质指纹图谱模型,对 36 例未知血清进行检测,并与甲胎蛋白(AFP)检测结果进行比较。结果提示,该方法对肝癌进行诊断的准确率、敏感性和特异性分别为 91.7%(33/16)、88.2%(15/17)和 94.6%(18/19),明显高于 AFP 检测结果。作者指出,我国肝癌病人的病死率在恶性肿瘤中居第 3 位,AFP 一直是肝癌早期诊断的最佳指标,但从病理类型看,高分化和分化很差的肝癌细胞往往不产生 AFP,因此 AFP 对肝癌诊断的阳性率一般为 60%～70%,且肝硬化病人中 AFP 也有一定的阳性率,而任何疾病在出现病理变化前,细胞内的蛋白质会在成分和数量上都会有相应的改变,所以理论上通过对蛋白质的动态观察可以筛选出疾病早期的指标和征兆。本研究发现,利用 SELDI 技术及人工神经网络,可以准确地区分肝癌及肝硬化样本,这说明该方法对肝癌的诊断有重要意义,并可作为临床上观察疗效的指标之一。

(崔媛媛　陈伟忠)

冷冻肝切除对降低肝癌术后复发的初步评价［中华外科杂志,2005,43(7):439］　上海中山医院周信达等采用冷冻肝切除法治疗原发性肝癌 84 例,并观察术后的复发率和生存率。所选病例为:①病理证实为肝细胞癌(HCC);②探察证明肿瘤是可以切除的;③余肝和切缘无残癌、门静脉和胆管无癌栓;④非肝门区肝瘤;⑤瘤体最大直径<8 cm,主要集中在一个肝叶;⑥肝功能处代偿期(总胆红素<正常值 2 倍,凝血酶原时间>正常值 50%,丙氨酸氨基转移酶<正常值 2 倍);⑦冷冻区能包括全部癌块及周围子结节。所选病例Ⅰ期(无肝癌症状及体征者)51 例,Ⅱ期(有肝癌症状和体征但无明显腹水、黄疸或远处转移者)33 例。先用－196℃液氮冷冻(对于位置表浅的肝癌,采用盘形冷冻头接触冷冻,将冷冻头置于癌表面并轻轻按压,使其与癌块紧密接触,然后开始降温。对于位于深部的肝癌,用针形冷冻头插入瘤体内冷冻),后均行根治性切除术,术后恢复均顺利,无手术死亡,无肝破裂、继发出血、胆瘘或腹腔感染等并发症。随访 1、3、5 年生存率为 98.7%、83.9% 和 64.0%,术后复发率为 15.1%、30.1%和 39.0%。冷冻肝切除后生存时间最长者已有 23 年。与该院常规肝切除病例相比,冷冻肝切除组术后复发率较低,术后生存率亦较高。认为冷冻肝切除安全可行,有可能降低肝癌术后复发率和提高生存率,但与常规肝切除的远期疗效比较,尚需进一步观察。

(蔡洪培)

述评　肝癌术后复发已成为影响远期疗效的主要障碍之一,降低肝癌术后的复发率是肝癌研究的热点。既往的研究资料显示,原发性肝癌根治性切除后 5 年复发率为 54.1%～64.5%,小肝癌为 43.5%。液氮冷冻可造成一个肉眼可见的、界限明确的凝固性坏死区,结成冰块的癌细胞发生肝内播散机会小,因而有可能减少切肝手术中医源性癌细胞播散,从而降低术后复发率。但本组病例是高度选择的,这可能与其取得较好预后有关,因此需进一步作随机对照研究。

(蔡洪培)

应用射频消融法对肝肿瘤病人进行规范化治疗［中华医学杂志,2005,85(25):1741］　北京大学临床肿瘤学院陈敏华等对 302 例 476 个肝脏恶性肿瘤进行射频消融(RFA)治疗,应用规范化治疗方案及附加治疗方法,总结疗效。原发性肝癌(HCC)181 例,282 个癌灶,肿瘤大小平均 4.2 cm。肝转移癌(MLC)121 例,194 个癌灶,肿瘤大小平均 3.9 cm。根据肿瘤大小、形态及邻近膈肌、胆囊、胃肠等不同位置,采用相应的规范化方案及个体化方案相结合治疗;重视相邻重要结构区域的消融布针方法及技巧;应用辅助定位、局部注水、加强肿瘤血管消融等附加方法综合治疗。RFA 后 1 个月增强 CT 或超声造影显示肿瘤灭活率 HCC 为 95.7%(270/282),MLC 为 94.8%(184/194);邻近肠管肿瘤为 91.1%(51/56),邻近膈肌肿瘤为 88.5%

(69/78),邻近胆囊肿瘤为94.3%(49/52)。随访3～57个月,局部复发率HCC为10.3%(29/282),MLC为14.4%(28/194)。病人1、2和3年的生存率HCC为87.6%、67.4%和58.6%;其中50例Ⅰ～Ⅱ期肝癌的生存率分别为90.7%、85.9%和73.7%。MLC为87.4%、48.2%和25.3%。并发症占2.2%(13/583);分别为出血5例,采用局部消融、全身用药等处理措施;肠穿孔1例,对邻近肠管肿瘤采用治疗后延长禁食时间等措施进行预防。余7例为邻近脏器结构轻度损伤,无与射频治疗相关死亡。认为采用规范化RFA治疗方案,重视附加方法的应用,有助于提高肝肿瘤灭活率;掌握主要并发症的类型及对应预防措施,是提高疗效及推广RFA治疗的重要环节。

(蔡洪培)

述评 20世纪90年代RFA逐渐发展,作为一种肝肿瘤的局部微创治疗方法,在肝癌治疗中取得了新的突破,然而随着治疗病例的增加,大肿瘤复发率及并发症发生率高已影响其进一步开展。作者根据肿瘤大小、形态、位置、血供状况等,制定RFA治疗方案并合理利用应用各种有效附加方法,提高肿瘤灭活率,减少肿瘤残留复发,值得临床借鉴。

(蔡洪培)

硬脂酸阿霉素纳米粒的制备及在抗肝癌中的应用 [中华肝胆外科杂志, 2005, 11(2):125] 广州中山大学二院陈汝福等采用乳化蒸发-低温固化法,制成硬脂酸多柔比星(阿霉素)纳米粒,并用聚乙二醇包被微粒,提高微粒表面亲水性,合成了硬脂酸聚乙二醇多柔比星纳米微粒(DOX-SLNS-PEG),其纳米粒平均粒径(120 ± 4.84)mm,包封率68.6%,体外释放实验提示,7 d约可释放所载60%的药物;在体外载药制剂抑瘤实验中,纳米组不高于甚至低于裸药组的肿瘤细胞抑制率;在80只昆明小鼠体内抑瘤实验(雌雄各半,每组10只),采用瘤细胞异位(前肢右腋下)接种法接种SMMC7721制备肝癌肿瘤动物模型。接种后次日将动物随机分成8组(雌雄数相等),实验组用纳米包载药物,每1 ml制剂含2.5 mg有效药物;裸药阳性对照组给予未包载药物;阴性对照组给予相应的溶剂生理盐水NS + 0.11%SDS。结果发现,实验组及裸药组肿瘤抑制率优于对照组,量效关系明显。作者分析体外组实验结果纳米组不高于甚至低于裸药组对肿瘤细胞抑制率,是因为体外试验对肿瘤细胞的作用与体内研究的时限为8～10 d不同,仅为6～12 h,所以无法表现出纳米制剂的控释优越性,且裸药组在短暂的观察时间内,同样连续对肿瘤细胞产生影响。体内抑瘤实验也证实,多柔比星纳米粒疗效已优于未包载药物疗效,且良效关系明显,提示DOX-SLNS-PEG纳米粒可有效抑制肝癌细胞的生长。

(蔡洪培)

述评 新近开展起来的纳米技术在医学领域的交叉渗透是今后医学研究的方向。目前,纳米粒载体输送系统存在两个问题:一是现用载体材料多为生物降解性合成高分子,连续使用易产生毒性;二是纳米粒在体内对单核细胞吞噬系统的趋向性使其在网状内皮系统的分布增加且体内循环时间减少因而限制了其应用。该研究合成的DOX-SLNS-PEG,避免了上述问题,且在动物体内抑瘤实验中观察到与对照组相比较好的肿瘤抑制作用,为纳米材料在肝癌的治疗中应用提供新思路。

(蔡洪培)

肝脏局灶性结节性增生48例临床分析 [中华肿瘤杂志, 2004, 26(9):567] 第二军医大学东方肝胆外科医院林川等回顾了48例肝脏局灶性结节性增生(FNH)病人的临床资料,发现大多数FNH病人无明显症状,实验室检查正常,AFP阴性,也无乙肝病史,25例病人的CT和MRI检查均有一定的特征性表现。CT表现为:平扫呈低或等密度,中央见低密度瘢痕;动脉期实质部分明显均匀强化,而在门脉期和延迟期呈等密度;中央瘢痕在动脉期和门脉期均呈低密度,延长期可出现强化。MRI表现为:肿瘤在T_1WI和T_2WI上均为等信号;肿瘤实质部分信号均匀;中央瘢痕在T_2WI上为高信号。本组48例FNH病人大多采用瘤体摘除或局部肝切除,29例FNH病灶切面具有典型的星状瘢痕。作者发现,长期口服避孕药并不是FNH发病的危险因素,48例FNH病人中临床仅发现3位女性有明确的避孕药服用史,国外一些大宗病历研究患有FNH的妇女仍然可以持续服用低剂量口服避孕药。因此,避孕药与该病的关系尚有待进一步研究。作者指出,大多数FNH病人无明显症状,影像学检查是诊断FNH的主要手段,螺旋CT和动态增强扫描MRI诊断FNH具有较高的特异性,中央星状瘢痕是FNH的特征性表现,手术切除是治疗FNH的最佳选择,既可去除病灶,又可明确诊断。TAE、射频消融、微波固化等具有微创特点的新疗法可能也有一定的效果,但尚需积累更多的病例进行研究。

(郁 骏 陈伟忠)

转基因肝星状细胞株对肝细胞生长的支持作用 [中华肝脏病杂志, 2005, 13(1):45] 军事医学科学院王韫芳等将大鼠原代肝细胞与稳定表达肝细胞生长因子(HGF)的肝星状细胞株CFSC/HGF体外共培养,发现共培养7～10 d时肝细胞增殖、白蛋白分泌、尿素合成及吲哚氰绿摄取排泌功能达峰值,以后逐渐下降,至35 d时仍保持一定的存活和功能。共培养的肝细胞寿命、形态以及功能的维持时间明显长于传统胶原上培养的肝细胞，且共培养的肝细胞表面 HGF 受体 c-Met 的 mRNA 表达随培养时间延长而上调。作者认为，转基因肝星状细胞株 CFSC/HGF 与肝细胞共培养能联合发挥细胞因子、肝基质细胞和细胞外基质对肝细胞增殖及活性的支持作用，而 CFSC/HGF 诱导的肝细胞表面 c-Met 表达上调可能参与了该支持作用。

（陈思文）

肝再生大鼠血清诱导骨髓干细胞向肝细胞分化的实验研究［中华肝脏病杂志，2004，12(12)：730］　复旦大学医学院周播江等建立肝大部切除肝再生动物模型，收集术后 24 h 血清，分别应用鼠肝再生血清和肝细胞生长因子（HGF）对大鼠成体骨髓干细胞（ABMSC）进行定向诱导分化培养，发现该分化细胞具有肝实质样细胞的特征，在 mRNA 水平和蛋白质水平均表达白蛋白，并在一定时期内表达甲胎蛋白，且肝再生血清诱导的 ABMSC 白蛋白表达强于 HGF 诱导的 ABMSC。将大鼠肝再生血清诱导分化的 ABMSC 细胞经尾静脉输入同系大鼠 1 周后可发现肝脏和脾脏内有表达白蛋白的肝实质样细胞，为病人应用自身骨髓细胞修复损伤肝脏提供实验依据。

（陈思文）

肝移植术后乙型肝炎复发的预防和治疗［中华外科杂志，2005，43(15)：976］　北京友谊医院刘建等对 11 例因乙肝相关性终末期肝病和（或）合并肝细胞癌行肝移植术并经随访的病例进行回顾分析，手术方式为经典原位肝移植术 10 例和背驮式原位肝移植术 10 例，术后采用 FK506＋麦考酚酸酯（骁悉）＋激素或环孢素＋麦考酚酸酯＋激素三联免疫抑制方案，所有病人均接受拉米夫定联合低剂量乙肝免疫球蛋白（HBIG）预防乙肝复发。结果所有病人 HBsAg、HBeAg、HBV-DNA 均于术后 1～4 d 转阴；术后 1 周对 HBIG 均产生反应，HBsAb 滴度水平逐渐上升，HBsAb 滴度水平与预期治疗水平基本符合；所有病人在观察期内生存情况良好，1 例病人在术后 25 个月乙肝复发，改变治疗方案后，病毒复制得到基本控制。作者认为，拉米夫定联合低剂量 HBIG 预防乙肝复发与国外大剂量应用 HBIG 的效果相当，且可显著降低费用，较适合我国国情；为有效防止术后乙肝复发，术前病毒复制活跃的病人应尽量通过服用拉米夫定使 HBV-DNA 转阴，但术前服用拉米夫定不应超过 6 个月，以防止出现 YMDD 突变。

（陈思文）

多层螺旋 CT 在肝静脉阻塞型布加综合征诊断和治疗中的应用［中华医学杂志，2005，85(5)：303］　上海长征医院单鸿等采用肝脏多层螺旋 CT 动态增强扫描检查 21 例经 DSA 证实的肝静脉阻塞型 Budd-Chiari 综合征病人，并对其相关血管进行重建。其中病程短于 3 个月的 4 例病人 CT 平扫显示肝脏体积弥漫性增大，肝脏密度普遍降低，增强后表现为以肝门区和尾状叶为中心的斑片状强化，并随扫描时间延长强化范围扩大；病程大于 3 个月的 17 例病人 CT 平扫显示肝脏形态异常，肝萎缩或肝外周呈低密度，增强后肝萎缩区及肝外周强化程度低，密度不均，其静脉引流血管闭塞，而静脉引流良好的区域强化均匀，其静脉引流至少有 1 支开通的肝静脉或扩张的副肝静脉。21 例病人共发现 42 条肝静脉阻塞，其中肝左静脉 9 条，肝中静脉 12 条，肝右静脉 16 条，副肝静脉 16 条。横断面和 CT 血管成像显示肝静脉阻塞的正确率分别为 61.9%、100%，认为多层螺旋 CT 动态增强扫描能较准确地反映肝静脉阻塞型 Budd-Chiari 综合征肝内血流动力学变化，结合 CTA 可准确显示肝静脉阻塞部位、性质及肝内外侧支静脉，对 Budd-Chiari 综合征的诊断治疗有重要价值。

（林　勇）

述评　Budd-Chiari 综合征的无创性诊断一直是临床工作的难点，CT 增强肝静脉不显示被认为是 Budd-Chiari 综合征的重要征象，但假阳性率高，临床应用受到较大限制，而多层螺旋 CT 动态增强扫描结合 CTA 能较好地解决这一问题，诊断正确率高，值得临床推广。

（谢渭芬）

肝内和肝外胆管癌肿瘤抑制基因启动子甲基化分析［胃肠病学和肝病学杂志，2005，14(1)：59］　郑州大学消化疾病研究所 Yang 等探讨了胆管癌的表遗传学改变。用甲基化特异 PCR（MSP）法，检测了 12 个候选肿瘤抑制基因（APG E-钙黏蛋白/CDH1，MGMT，RASSF1A，GSTP，RAR-β，p14ARF，p15INK4b，p16INK4a，p73，hMLH1，DAPK）启动子在 72 例胆管癌中的甲基化情况，其中肝内和肝外胆管癌各 36 例，10 例良性胆管上皮作为对照。结果显示，85%的胆管癌至少有一个肿瘤抑制基因的甲基化，在胆管癌中，肿瘤抑制基因的甲基化顺序是：RASSF1A（65%），p15INK4b（50%），p16INK4a（50%），APC（46%），E-钙黏蛋白/CDH1（43%），p14ARF（38%），p73（36%），MGMT（33%），hMHL1（25%），GSTP（14%），RAR-β（14%）和 DAPK（3%）。虽然单个肿瘤抑制基因的甲基化可见于良性胆管上皮，但是多个肿瘤抑制基因的甲基化只见于胆管癌。约 70%（50/72）的胆管癌有≥3 个的肿瘤抑制基因的甲基化，52%（38/72）有≥4 个肿瘤抑制基因的甲基化。多个肿瘤抑制基因的协同甲基化，和 RASSF1A，p15INK4b，p16INK4a 和(或)hMHL1 密切相关。RASSF1A 的甲基化在肝外胆管癌(83%)较肝内胆管癌更常见(47%)($P=0.003$)，而 GSTP 更多见于肝内胆管癌(肝内 31%，肝外 6%，$P=0.012$)，研究结果提示，肿瘤抑制基因启动子 CpG 岛的甲基化在胆管癌中是一个常见的表遗传学改变，从这些基因甲基化情况来看，肝内和肝外胆管癌密切相关，但在肿瘤发生上具有不同生物学特点。作者认为，可利用特异的多基因协同甲基化检测鉴别良恶性的胆管病变。

(徐 岷)

述评 近来研究显示，胆管癌肿瘤抑制基因的功能可被启动子的甲基化沉默，通过启动子甲基化导致的肿瘤抑制基因的表遗传学失活，肝外胆管癌的甲基化改变尚未见报道。作者较全面地检测了胆管癌的 12 个候选抑癌基因启动子的甲基化情况。结果显示，肿瘤抑制基因启动子甲基化在胆管癌中常见。甲基化特异 PCR 法可作为一种新的方法用于胆管癌和良性胆管上皮的鉴别诊断。

(李兆申)

逆转录病毒介导的双自杀基因对肝内胆管癌细胞杀伤作用的实验研究［中华肝胆外科杂志，2004，10(11)：769］ 山东大学齐鲁医院李志伟等观察反转录病毒介导的双自杀基因对肝内胆管癌细胞 HCCC-9810 的杀伤作用，探讨肝内胆管癌的基因治疗方法。方法为在脂质体的介导下将含有双自杀基因的反转录病毒载体 PwzlneoCDglytk 导入包装细胞 PA317，经 G418 筛选后大量培养产病毒的阳性克隆 PA317/CD+tk 细胞株，收集病毒上清，转染 HCCC-9810 细胞，再次经 G418 筛选，获得稳定表达双自杀基因的 HCCC-9810/CD+tk 细胞株。用 RT-PCR 检测双自杀基因的表达。给予前体药物 5-氟胞嘧啶(5-FC)和(或)阿昔洛韦(GCV)后，用 MTT 法测定转基因组及未转基因组 HCCC-9810 细胞的存活率。RT-PCR 扩增产物凝胶电泳结果显示双自杀基因在 HCCC-9810 细胞中可稳定表达，单独使用 GCV 或 5-FC 组，HCCC-9810/CD+tk 细胞的存活率较未转染细胞显著降低($P<0.01$)，但 HCCC-9810/CD+tk 细胞的两组之间比较无明显差别($P>0.05$)；HCCC-9810/CD+ tk 细胞的 GCV+5-FC 组与 GCV 组或 5-FC 组比较，细胞存活率明显降低，差异显著($P<0.01$)。将 HCCC-9810/CD+tk 细胞与未转染 HCCC-9810 细胞 1∶1 混合培养，使用 1 μg/ml GCV 和(或)100 μg/ml 5-FC 后，GCV 组与 5-FC 组细胞存活率分别为(34 ± 6)%、(30 ± 4)%，两组差异无显著性($P>0.05$)。GCV+5-FC 组细胞存活率为(14 ± 3)%，与 GCV 组、5-FC 组比较显著降低，差异显著($P<0.01$)。提示联合使用 5-FC 和 GCV 对细胞增殖的杀伤作用及旁杀伤效应高于单独使用 5-FC 或 GCV。认为反转录病毒介导自杀基因可有效杀死肝内胆管癌细胞，双自杀基因较单一自杀基因具有更强的抗肿瘤作用。

(徐 岷)

述评 胆管癌的基因治疗已成为研究的热点。国内外的文献大多局限在单一自杀基因的研究，双自杀基因的报道较少。作者采用反转录病毒载体将双自杀基因 CD、HSV-tk 导入肝内胆管癌细胞，使其在肿瘤细胞内表达融合基因产物，再给予前体药物治疗，发挥双功能的杀伤作用，减少了前体药物用量，降低了前体药物的毒副作用，为肝内胆管癌治疗提供一种新的治疗思路。

(李兆申)

早期肠内营养联合肠道去污对犬急性坏死性胰腺炎炎症反应的影响［中华消化杂志，2005，25(6)：359］

上海第一人民医院刘丕等对早期肠内营养(EN)联合肠道去污(SDD)对犬急性坏死性胰腺炎(ANP)内毒素移位及全身炎症反应的影响进行了探讨。选取了杂种犬 20 只，麻醉状态下，经腹向胰管内注入 5-牛磺胆酸钠混合液(1 ml/kg)诱导 ANP。造模后，20 条杂种犬分为生理盐水(NS)组($n=5$)、EN 组($n=5$)、SDD 组($n=5$)和早期肠内营养联合肠道去污(ESDD)组($n=5$)。在造模后第 1、2、3、4、5 天测定外周血淀粉酶、乳酸脱氢酶、TNF-α、IL-1β 和内毒素的含量。实验第 7 天处死动物并收集标本。取胰腺组织置于中性甲醛和液氮中保存，行 H-E 染色观察其组织病理学改变并检测中性粒细胞髓过氧化物酶(MPO)活性。结果显示，各组中淀粉酶、乳酸脱氢酶均差异无统计学意义，胰腺病理无明显差异，胰腺组织内的 MPO 虽然在 NS 组高于其他各组，但各组之间差异无统计学意义($P>0.05$)。内毒素在第 2 天后 NS 组明显高于 SDD、EN、ESDD 组($P<0.05$)，TNF-α、IL-1β 在前 3 天各组均无明显差异($P>0.05$)，在第 4、5 天时 NS 组明显高于 SDD、EN、ESDD 组($P<0.05$)，ESDD 组 TNF-α、IL-1β 水平均低于 SDD、EN 组，但 SDD、EN、ESDD 组之间无明显差异($P>0.05$)。结论表明，SDD、EN 或 ESDD 均不能改善犬 ANP 胰腺组织自身的炎症，但 SDD、EN、ESDD 能明显减少犬 ANP 后期血液中的内毒素、TNF-α、IL-1β 水平，改善全身炎症反应综合征，其中 ESDD 治疗效果最佳。

(刘 岩)

述评 该文就早期肠内营养联合肠道去污对犬急性坏死性胰腺炎炎症反应的影响，进行了动物实验研究。结果表明，SDD、EN、ESDD 能减少细菌及内毒素移位，避免对机体的第二次打击，以缓解病情。然而SDD、EN与ESDD之间的内毒素、TNF-α、IL-1β水平无明显差异，提示EN、SDD在维护肠屏障，减少细菌及内毒素移位中可能无相加作用。其机制有待进一步研究。

（李兆申）

老年重症急性胰腺炎78例临床分析[第二军医大学学报，2005，26(8)：869] 上海长海医院路筝等回顾研究了老年重症急性胰腺炎(SAP)的临床诊治特点。对1993年1月至2004年1月该院收治的78例老年SAP病人进行回顾分析，并与同期107例非老年对照组SAP病人资料进行对比研究。老年组年龄55～84岁，平均年龄(65.72±7.32)岁，男女比为0.95；对照组年龄22～54岁，平均年龄(41.72±7.63)岁，男女比为1.33。病人既往史分析表明，老年组病人既往病史复杂，存在高血压37例(47.4%)、冠心病11例(14.1%)、糖尿病9例(11.5%)等其他慢性疾病，各种疾病发生率均明显高于对照组($P<0.05$)。老年组和对照组均以胆源性为第一病因，病因所占比例在两组间无显著差异。老年病人各种临床症状发生率均低于对照组($P<0.05$)，在淀粉酶、白细胞计数和体温恢复正常的时间上，两组无明显差异。所有病人均在发病后72 h内行胰腺增强CT扫描。根据炎症的严重程度将CT表现分级为A～E级，并根据胰腺坏死程度记分。老年组病人平均分值为(4.38±1.11)，非老年组平均为(4.56±1.31)，两组间无显著差异。在预后分析评估的指标上，老年组AP ACHEⅡ(24、48 h)和Ranson评分高于对照组($P<0.05$)；老年病人的局部并发症和多器官功能障碍(衰竭)发生率明显高于对照组($P<0.05$)；病死率和死亡原因与对照组无明显差异。研究结果表明，我国老年SAP病因以胆源性为主，临床症状无特异性，伴发疾病多，并发症发生率相对较高，诊断与治疗难度较大。本研究还显示A-PACHEⅡ、Ranson和CT评分所得到的结论存在矛盾，作者认为可能与老年病人伴发疾病较多，和更多的因素相关，也与经典的多因素评分系统对老年病人可靠性相对较差有关。另一方面，由于人种和地域差异，国际单项指标阈值能否直接应用于国内值得商榷。

（刘　岩）

述评　该文回顾分析了78例老年重症急性胰腺炎(SAP)的临床诊治特点，就病史病因、临床症状体征、实验室指标、影像学表现和预后分析评估等多个方面进行了对照研究。老年急性重症胰腺炎，是一病理过程复杂，病情凶险，治疗棘手的高危急腹症。由于老年病人症状不典型，伴发疾病多，增加了诊断与治疗的复杂性，常早期误诊。该文为今后如何更好的诊治老年SAP提供了参考。

（李兆申）

腹腔镜在胰腺真性囊肿切除术中的应用[中华医学杂志，2005，85(3)：164]　浙江大学医学院附属邵逸夫医院牟一平总结腹腔镜下胰腺真性囊肿切除术的经验。自2001年2月至2004年6月，对5例胰腺真性囊肿病人施行了腹腔镜胰腺囊肿切除术，其中男性1例，女性4例，年龄36～72岁。术前均表现为反复上腹部胀痛并经B型超声及CT诊断为胰腺囊性占位，囊肿直径5～12 cm，术后病理证实为胰腺潴留性囊肿。其中胰头部囊肿1例，行囊肿切除；胰体尾部囊肿4例，3例行囊肿切除，1例行胰体尾＋脾脏切除。结果5例病人均顺利完成于术。手术时间2～3.5 h。术中出血50～150 ml，术后6 h即下床活动。术后第3～4天拔除引流管，第4～6天出院；随访2～42个月。症状完全消失，未见复发。病人恢复良好。作者认为在腹腔镜技术成熟的医院，对有症状的胰腺真性囊肿病人，及时进行腹腔镜检查，争取腹腔镜下切除。

（廖　专）

述评　外科手术引流曾是胰腺假性囊肿的唯一治疗手段。但近几年来，经皮置管引流，腹腔镜、内镜下引流逐步被接受。超声内镜引导下经胃或十二指肠引流已成为重要临床治疗手段，并获得较好疗效，其复发率及病死率均较外科手术为低。目前，各种途径的胰腺假性囊肿引流孰优孰劣尚存在着争论，内镜医师倾向于内镜治疗；而外科医师主张手术治疗较多。本文作者总结了腹腔镜治疗胰腺假性囊肿的经验，认为腹腔镜是治疗胰腺假性囊肿的可方法，创伤轻、恢复快。但是本文例数较少，只有5例，目前也缺乏大规模随机对照临床研究比较腹腔镜、外科、内镜引流等方法的优劣。不同专业的医师在尝试不同的治疗方法，其疗效和安全性还有待进一步证实。

（李兆申）

胰腺癌的早期诊断及外科治疗[肝胆外科杂志，2005，13(1)：23]　第四军医大学唐都医院董瑞等回顾分析了1984年9月至2004年9月间的308例胰腺癌病人的资料，以期探讨如何对胰腺癌病人作出早期诊断及正确的治疗方法。研究中共分析308例病人：男性240例，女性68例。年龄25～78岁，平均51.5岁。其中胰头癌220例，胰体尾癌86例，全胰腺癌2例。全组病例均获影像学检查和(或)手术证实，其中262例经手术证实。术前主要依据腹部B超、CT等影像学检查诊断。B超发现胰腺占位病变260例(84.4%)，234例行CT检查，发现胰腺占位病变208例(88.9%)。行磁共振胰胆管造影(MRCP)35例，发现胰腺占位，胆管扩张，胰管中断、移位等征象30例

(85.7%)。308例病人中有262例病人接受手术探查,其中行根治性手术切除58例,切除率18.8%。其余病人仅行姑息性手术,术后发生胰瘘4例(1.5%),手术死亡4例,其余病人恢复良好出院。作者认为,胰腺癌的早期诊断率低是造成手术切除率低,远期生存率低的主要原因。因此,重视胰腺癌的早期诊断十分重要。应做到,①在临床工作中重视非特异性临床症状:对一些高危人群无明显原因出现上腹部持续性或间歇性胀痛、腰痛部不适、不明原因纳差、乏力、消瘦、低热、黄疸或不明原因糖尿病,经相应治疗不好转反而加重的病人,应怀疑此病,并做进一步检查;②联合应用影像学检查:当怀疑为胰腺癌病人后,需进行影像学检查。联合应用腹部B超、上腹部CT、MRI或者MRCP、ERCP检查以提高胰腺癌的早期诊断率;③检测肿瘤标志物:联合检测CA199、CA242、CA50以及CEA,并与影像学检查结果相结合可以提高诊断的敏感性。胰腺癌诊断明确后应尽快判断能否手术治疗,目前,采用以手术治疗为主的综合治疗措施是提高疗效的重要措施和根本方法。姑息性手术对于改善生活质量方面有一定的价值,但并不能有效延长病人的生存时间。

(柏　愚)

述评　近年来,随着人民群众卫生保健意识的提高和影像学检查技术的进步,早期诊断的胰腺癌病例数在逐渐增多,对于早期胰腺癌最佳的处理是外科手术切除。本研究通过对308例胰腺癌治疗情况的分析,总结了提高胰腺癌治疗效果的临床措施,为今后的胰腺癌外科手术治疗提供了极有参考价值的经验总结。

(李兆申)

1991～2000年中国胰腺癌病死率的变迁[中华内科杂志,2005,44(7):509]　中国协和医科大学王丽等以1989年重建的中国疾病监测点(DSPS)监测收集的1991～2000年人口及死亡资料为基础,对全国地市和农村不同年龄、性别,不同地区人群胰腺癌死亡的分布特征进行描述性分析。结果为10年间死于胰腺癌者1 619人,占肿瘤死亡的1.9%。胰腺癌报告病死率、校正病死率和年龄标化病死率分别由1991年的10万分之1.46、1.75、2.18增长到2000年的10万分之2.38、3.06及3.26,年平均增长速度分别为5.5%、6.4%和4.6%。胰腺癌在肿瘤死因中的位次一直在第7～8位波动。年龄分布方面,胰腺癌主要危及中老年。在1 619例胰腺癌死亡者中,60岁以上者占69.6%,而40岁以前死于胰腺癌者仅占3.9%(64例)。随着年龄的增长胰腺癌病死率迅速增加,65～84岁间病死率为平均水平的5倍以上。同时,在65岁以上的人群中,20世纪90年代后期病死率水平较90年代初增长1倍。性别分布方面,在所报告的因胰腺癌而死亡的人中,男性975例,女性644例,男性病死率高于女性。男、女性胰腺癌报告病死率、校正病死率和标化病死率均呈上升趋势,女性的增长速度明显高于男性。胰腺癌的死亡地区分布方面:不同地区胰腺癌病死率差别明显,东北和华东地区显著高于其他地区,考虑到各地区死亡漏报率的差异,按不同地区漏报率进行校正后,东北和华东地区依然显著高于其他地区。城乡差异也很显著,考虑到城市和农村死亡漏报率的不同,对其进行校正后城市病死率依然高于农村。城市和农村病死率均随着时间推移不断增长。不过与其他常见肿瘤病死率趋势比较,胰腺癌病死率远远低于肝癌、肺癌和胃癌,而与结肠、直肠癌的死亡趋势相似。

(柏　愚)

述评　作为消化系统预后、转归最差的恶性肿瘤之一,胰腺癌目前尚缺乏早期诊断的敏感手段,无论是影像学或者肿瘤标志物检查发现的病例多为中晚期胰腺癌或伴有转移。本文作者对我国1991～2000年间的胰腺癌病死率进行分析后认为,我国胰腺癌病人的男性病死率高于女性,胰腺癌病死率东北和华东地区要高于华北、华中、华南、西北及西南地区,城市高于农村。中国胰腺癌病死率在1991～2000年间呈上升趋势。随着人口老龄化的日趋严重以及城市化进程的加快,预计我国胰腺癌病死率在未来可能会持续增长,因此有必要加强有关胰腺癌的临床流行病学研究,从而最终降低胰腺癌病死率。

(李兆申)

多种胃肠激素在消化间期移行性复合运动中作用的研究[中华消化杂志,2005,25(2):95]　西安交通大学二院等应用胃十二指肠测压技术对30例健康志愿者的消化间期胃十二指肠运动的特征进行研究,并在检测过程中分别于MMCⅠ、Ⅱ和Ⅲ相采集静脉血行胃动素(MTL)、生长抑素(SS)、P物质(SP)及一氧化氮(NO)的血浆浓度检测。结果显示,MMC周期为(112.7±37.2) min,MMCⅠ相最长,Ⅱ相次之、Ⅲ相最短,MMCⅢ相多起源于胃窦,也可起源于十二指肠。MMC多向远端移行,偶见逆向传导。MMCⅢ相血浆MTL为(921.7±109.8) pg/ml,SP为(10.9±7.2) pg/ml,明显多于Ⅰ相(分别为334.7±58.1 pg/ml,11.3±8.8 pg/ml)和Ⅱ相(分别为370.0±69.2 pg/ml,11.0±10.0 pg/ml,$P<0.05$)。血浆SS、NO水平各时相相比无统计学差异。结论为MTL、SP可能与MMCⅢ相的诱发有关。血浆SS、NO水平可能对胃肠MMC无直接作用。

(叶　萍)

述评　应用胃十二指肠测压技术对正常健康志愿者进行消化间期胃十二指肠运动进行研究，检测MMCⅠ、Ⅱ和Ⅲ相采集静脉血行胃动素(MTL)、生长抑素(SS)、P物质(SP)及一氧化氮(NO)的血浆浓度对研究胃肠动力性疾病具有重大的意义，可作为未来临床胃肠动力障碍性疾病的正常值，进行比较研究。

(李兆申)

造血系统疾病

本年度共收集文献 1 803 篇，其中纳入回顾 641 篇（占 35.6%），列入文选 30 篇（占 1.7%）。

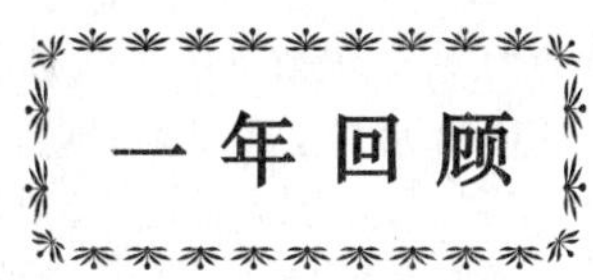

一、红细胞疾病

（一）基础研究和临床分析

吴家明[1]研究显示，阵发性睡眠性血红蛋白尿（PNH）病人红细胞和中性粒细胞 $CD55^-$、$CD59^-$ 百分率＞40%，部分 AA 及 IDA 病人常＞5%，而正常人上述指标均＜5%，该检测可用于诊断 PNH，也可用于疗效评价。同时该方法还是临床贫血病人进行鉴别诊断的重要方法之一。陈朝霞等[2]采用流式细胞仪测定网织红细胞，用未成熟网织红细胞指数（IRF）对各类型贫血进行分析，结果显示，缺铁性贫血 IRF 值常显著增高，而慢性病性贫血 IRF 则多无明显改变。张萍等[3]研究显示，住院病人贫血发病率高达 21.7%（912/4 198），其中以轻、中度贫血为主（96.7%），大部分继发于非血液系统疾病（89.7%），其中又以慢性病贫血常见（53.6%），病因以肿瘤、慢性感染等多见。袁卫群[4]回顾分析 297 例老年贫血病人，其中以中重度贫血为主（79.5%），造血系统疾病是主要病因（74.4%），多合并有一种或以上合并症，以胃肠道疾病多见。陈飞等[5]研究 3 例范可尼贫血病人 FANCA 基因，3 例病人均无功能性 FANCA 蛋白表达，且该基因均有双等位基因病理性突变，结果显示，基因缺失、移码突变和剪切点突变是 FANCA 基因的主要失活方式。徐淑芬等[6]观察 76 例应用免疫抑制剂及细胞因子治疗的再障病例，9 例发生了染色体核型异常，结果表明，长期应用免疫抑制剂及细胞因子治疗可能会引起再障病人出现细胞遗传学异常。黄维真等[7]研究发现在 ABO 血型不合溶血、G-6-PD 缺陷溶血的新生儿中血清总胆汁酸较正常对照组明显增高［(18.98±12.26) μmol/L、(16.41±13.51) μmol/L *vs* (11.85±8.72) μmol/L，$P<0.05$）］，提示这些患儿存在肝脏损害。

路桂云[8]对 207 例全血细胞减少病人的病因进行分析发现，其中造血系统疾病占 72%，以再生障碍性贫血最多见；非造血系统疾病占 28%，以肝硬化最常见。梁月雄[9]回顾分析 143 例非造血系统疾病致全血细胞减少症，结果显示急、慢性肝病比例最高，占 30%，其余依次为感染性疾病、恶性肿瘤、风湿性疾病等。冉丹等[10]对比分析 320 例全血细胞减少病人的骨髓涂片与组织切片的结果，结果显示，骨髓活检对骨髓增生程度的判断优于涂片，两者结合更能反映骨髓细胞造血情况，提高诊断率。

（二）再生障碍性贫血（AAA）

1. 病因和发病机制

汤孝优等[11]回顾分析 39 例有苯接触史的急性再生障碍性贫血（AAA）病例，认为骨髓造血指标积分（综合核分裂指数：增生程度、巨核细胞数、原始早幼粒细胞数、原始红、早幼红细胞数等）大于 4 分，有苯接触史的，属于苯中毒 AAA，治疗效果优于原发性 AAA。邓顼等[12]研究表明，慢性再障（CAA）病人骨髓造血衰竭的机制可能与其体内共刺激分子的高表达，使 T 细胞凋亡延缓，分泌过量造血负调控因子，从而促进了骨髓 CD34 细胞的凋亡。结果表明，共刺激分子 CD28 的表达与血红蛋白浓度呈负相关性，提示 CAA 病人 CD28 的异常表达程度与疾病转归密切相关。付劲蓉等[13]报道通过利用改良抑制消减杂交方法建立再生障碍性贫血 $CD4^+$ T 细胞的差异基因表达文库，认为这些基因可能在再障由 T 细胞和造血细胞等所组成的干扰素应答环路中起作用。何广胜等[14]* 检测重型再障病人免疫抑制治疗前、后骨髓中 DC1 亚群：未成熟 DC1（$CD1a^+$ $CD11c^+$）细胞和激活 DC1（$CD11c^+$ $CD83^+$）细胞的改变情况。结果显示，SAA 病人骨髓中两者均增加，且比例失调，促进 Th0 细胞向 Th1 型极化，使自身免疫耐受被打破、T 细胞功能亢进而导致造血功能衰竭。孙伟正等[15]研究显示，CAA 病人的骨髓基质细胞（BMSC）黏附能力较正常对照下降，且骨髓 CXCR4 水平较正常组下降，而 c-kit 水平较正常上调，提示 CAA 病人 BMSC 存在黏附功能异常。王军等[16]研究结果显示再障患儿血清干细胞因子(SCF)及可溶性 c-kit 水平明显降低，提示患儿 SCF 分泌下降从而 SCF/c-kit 信号转导途径异常，最终导致骨髓衰竭。涂梅峰等[17]回顾分析该院近 5 年诊治的 SAA 病人病例，通过病例对照方法，显示肝炎相关性 AA(HAAA)约占重型 AA(SAA)的 3.3%，大多数可能由非甲、非乙、非丙型肝炎病毒引起，且 HAAA 病人 T 淋巴细胞免疫异常更明显，早期感染率较非 HAAA 病人为高，预后较差。胡琦等[18]研究显示 CAA 病人血清 C3、C4 及 Ig 含量均较健康对照下降，且 C3 含量与外周血 $CD8^+$ 细胞成正相关，与 CD4/CD8 成负相关，提示其降低可能与机体免疫保护机制有关。李爱等[19]应用流式细胞仪检测病人骨髓 $CD34^+$ 细胞占 MNC 的比例及其表面 G-CSFR 的表达率，研究结果显示大部分 SAA 病人及少量 CAA 病人骨髓单个核细胞中 $CD34^+$ 细胞比例<0.01%，提示骨髓 $CD34^+$ 细胞检测有助于判断 AA 病人病情。

2. *治疗*

卢俊等[20]采用抗淋巴细胞球蛋白(ALG)和环孢素 A(CsA)治疗 25 例 SAA 患儿，并早期(6 个月)进行疗效评价，总有效率达 80%，明显高于 CsA 单药治疗组(60%)，提示 ALG 联合 CsA 应作为一线方案应用于儿童的 SAA 治疗。杨朝斌等[21]报道采用大剂量丙种球蛋白和 CsA 联合治疗 8 例 SAA 病人，监测治疗前\后血常规、外周血 T 细胞 CD4、CD8 水平，结果显示，总有效率达 75%，治疗后血像恢复，CD4 上升，CD8 下降，且无明显不良反应，并认为该方法是临床治疗 SAA 有效方法之一。孟秀琴等[22]采用 CsA 联合雄激素治疗 2 例初治 CAA 及 6 例复治 CAA，2 例初治病人治疗后基本缓解，而复治病人治疗无效，8 例病人除 2 例谷丙氨酸氨基转移酶轻度增加外无明显不良反应。吴军等[23]报道采用以树突细胞为主的免疫细胞治疗 3 例 SAA 后，病人外周血细胞数、骨髓活检及 T 细胞亚群 CD4/CD8 比例均恢复正常，同时无明显心、肝、肾功能异常。作者等认为，此法不良反应少，治疗费用低，病人耐受性好。杨云等[24]报道应用叶绿酸铜钠片联合(康力龙)和 CsA 治疗慢性再障，与不应用叶绿酸铜钠片治疗相比，血红蛋白上升 30 g/L 的中位时间明显缩短(156 d *vs* 106 d)，有效率明显提高(63.3% *vs* 75.6%)。苗瞄等[25]采用非清髓异基因造血干细胞移植治疗 5 例 SAA，植入率达 100%，无严重并发症，随访 3～20 个月，无病存活率达 80%。

(三)纯红细胞再生障碍性贫血(PRCA)

徐春丽等[26]回顾分析该院 20 年来收治的 24 例 PRCA 病人，结果显示，PRCA 的发病与多种免疫性疾病有关，大部分病人存在免疫球蛋白异常(11/16)，且 O 型血病人比例高，达 56.5%，应用免疫制剂治疗有效。张莉等[27]回顾分析 23 例儿童 PRCA 病例，结果显示，这些患儿大部分病因不明(8/23)，部分与病毒感染有关(5/23)，经激素及丙种球蛋白等治疗后大部分可获得一定疗效(20/23)。井丽萍等[28]研究显示，免疫功能异常是获得性 PRCA 发病的主要机制，大部分病人经免疫治疗后可缓解甚至治愈，有效率达 78.1%。付蓉等[29]报道 2 例 PRCA 病人经静脉注射大剂量免疫球蛋白与 CsA 联合治疗后，血红蛋白恢复，无明显不良反应。吕润林等[30]报道采用 CsA 联合红细胞生成素治疗 7 例 PRCA 后均达到基本治愈，不良反应主要为牙龈增生和轻度肝功能异常，但经减量或停药后可减轻或恢复。资料提示 CsA 联合 EPO 可作为治疗 PRCA 的一种方案。张学忠等[31]报道应用 CsA 联合泼尼松对 PRCA 病人治疗，取得了一定疗效。

(四)缺铁性贫血(IDA)

中国儿童、孕妇、育龄妇女铁缺乏症流行病学调查协作组[32]调查显示，孕妇 IDA 发病率高于育龄妇女(19.1% *vs* 15.1%)，农村高于城市，且以晚孕者患病率最高。凌历等[33]回顾分析 43 例老年 IDA 病人病因后显示主要病因为上消化道出血(22/43)、结肠癌(5/43)、铁摄入吸收不足(10/43)、慢性 ITP(5/43)和 PNH(1/43)所致。王捷荣等[34]研究血清转铁蛋白受体(sTfR)在儿童缺铁性贫血诊断中的意义，结果显示，以血清转铁蛋白受体浓度 40nmol/L 作为 IDA 的诊断标准时准确性最高，其敏感度和特异性分别为 90%和 85%，提示该浓度是 IDA 的最佳诊断临界点。陈显秋等[35]研究显示，IDA 病人($n=120$)绝大部分存在铁缺乏，其中外铁阴性 106 例，内铁缺如 114 例；Hb 多有不同程度减低(45～95 g/L)，骨髓像红系增多，形态可见核浆发育不平衡。柯有甫等[36]对比生血宁(叶啉类化合物)和葡萄糖酸亚铁治疗 IDA，结果显示生血宁治疗 IDA 可获较好疗效，总有效率达 92%($n=50$)，明显高于葡萄糖、酸亚铁组(32%)，同时还能提高血清铁、铁蛋白并降低 sTfR、转铁蛋白。葛秀清等[37]前瞻性观察 34 例应用口服铁剂治疗的 IDA 病人，结果显示，这些病人的红细胞计数、血红蛋白、红细胞平均体积及红细胞平均血红蛋白等指标在应用铁剂治疗早期即见升高，提示上述 4 项检测指标可用于观察早期疗效。朱林[38]研究显示伴幽门螺杆菌(Hp)感染的 IDA 病人，采用抗 Hp 治疗，意义大于单纯补铁，补铁联合抗 Hp 治疗是治疗 Hp(+)IDA 病人的最佳方案。

(五)巨幼细胞性贫血(MA)

邱发麒等[39]采用中剂量维生素 B_{12}(500 μg 肌注 1/d×2 周+500 μg 肌注 2/周×2 周+500 μg 肌注 1/

月×6个月)联合叶酸(5 mg/次,2次/d)治疗48例中、重度MA,Hb于第5~7天开始明显上升,4周后基本恢复正常,且无明显不良反应。曹国平等[40]研究92例MA病人的临床特点显示MA的主要病因为消化系疾病及膳食异常,中、老年女性好发,以中、重度贫血为主,且半数以上病人外周血可出现三系减低。凌历等[41]分析49例老年MA病人病因后也显示,本病的主要病因为消化道疾病(16/49)和饮食结构异常(33/49)。任新明等[42]分析43例老年MA显示,绝大部分伴有消化道疾病(83.9%),外周全血细胞减少多见(76.7%),经叶酸、维生素B_{12}治疗后疗效显著。

(六)溶血性贫血

1. 自身免疫性溶血性贫血(AIHA)

景虹等[43]采用同期病例对照法显示儿童AIHA和Evans综合征的复发率低于成人(13.5% *vs* 57.7%~84.0%),复发的主要诱因为感染(57.1%),复发组中免疫功能异常率较高。周郁鸿等[44]采用自体纯化$CD34^+$细胞移植治疗1例难治性AIHA病人,移植后29 d血常规恢复正常,3个月体液免疫恢复,6个月细胞免疫恢复,移植后随访32月,病人病情稳定,疗效满意。林卉等[45]采用血浆置换治疗1例年轻女性重型AIHA,治疗后症状改善,肝功能恢复,提示血浆置换可作为本病的一种辅助治疗手段。徐忠华等[46]报道1例重度AIHA病人在未输血的情况下采用血浆置换的方法治疗,取得了良好疗效。

2. 阵发性睡眠性血红蛋白尿(PNH)

曹燕然等[47]* 研究显示,PNH病人骨髓$CD34^+$ $CD59^-$细胞表面G-CSFR和C-KIT表达明显比$CD34^+CD59^+$细胞减低,提示这可能是PNH病人骨髓异常克隆体内、外对G-CSF反应差的主要机制。聂波等[48]报道高三尖杉酯碱联合阿糖胞苷治疗难治性复发性PNH1例,取得明显的近期疗效,血像明显恢复。

3. 酶缺陷所致溶血性贫血

刘鹏等[49]研究发现,5种福建畲族G-6-PD缺乏症的基因突变型,nt1376G→T、nt1388G→A、nt95A→G、nt1024C→及nt392G→T,并以前两种最为常见。黄寿星等[50]研究显示广西恭城县G-6-PD缺乏症瑶族居民发病率低于汉族(男5.7% *vs* 7.1%,女1.9% *vs* 3.6%),但民族间差异比地域间差异相对较小。叶文红等[51]研究发现可采用变性高效液相色谱法对G-6-PD缺乏症进行突变基因的检测,并有望降低成本、提高工作效率。罗建明等[52]研究应用高效液相联合测序以及酶切检测方法发现广西存在两种新的G-6-PD缺乏症变异型,Viangchan和Union,均为国内首次报道。苏珊珊等[53]报道通过总结150例新生儿高胆红素血症病例,结果显示,G-6-PD缺乏症是新生儿高胆红素血症的主要诱因(86/150,57.3%)之一。

4. 地中海贫血

刘敬忠等[54]建立了单管多重PCR(mPCR)技术用于3种缺失型α地贫的快速诊断和产前诊断,并证明其具有准确、快速、灵敏及简便等优点。周玉球等[55]研究也发现mPCR技术可快速、准确地检测-α^{SEA}、-$\alpha^{3.7}$和-$\alpha^{4.2}$这3种常见缺失型α地贫的突变,其诊断准确性可达100%。李泽松等[56]采用mPCR技术检测202例疑似α地贫病人后显示,其检测灵敏度为61.03%~99.44%,特异性为60.6%~69.7%,同样证明了该方法可用于α地贫的筛查和产前诊断。曾毓华等[57]对67例β地贫病人应用PCR结合反向点杂交技术(PDB)检测后,共检出了8种基因突变性和15种基因组合形式,且发现不同基因型的临床表现不同。β^0纯合子以及β^0/β^0双重杂合子临床表现严重,而β^+/β^0双重杂合子发病年龄晚,症状较轻。何洁冰等[58]采用流式细胞术检测β地贫病人的胎儿血红蛋白红细胞(F细胞),显示F细胞高于正常组,提示F细胞与β地贫存在相关性,具有诊断价值。何雅军等[59]通过对148例地贫以及81例非地贫样品进行MCV、红细胞脆性以及Hb电泳测定,结果显示,采用这3项实验的平行联合灵敏度和特异性为100%、65.4%;系列联合的灵敏度和特异性为62.8%、100%。黄科等[60]通过对10例重型β地贫并发AIHA患儿的病例研究,显示对于此类病人,激素是最有效的治疗,大部分病人经激素治疗后Coomb试验转阴,治疗上同时应积极去除诱因,加强抗感染治疗,并慎重输血。许遵鹏等[61]通过检测2例重型β地贫患儿行同胞脐血移植治疗后外周血的T淋巴细胞亚群、B淋巴细胞和NK细胞数量,研究分析移植后的免疫重建情况,结果显示,T淋巴细胞亚群、B淋巴细胞和NK细胞分别在6个月、3个月、3个月以内恢复,病人均发生急性Ⅰ度GVHD,治疗后好转。进而显示同胞脐血移植具有免疫重建快、稳定及急性移植物抗宿主反应轻等优点。张传仓等[62]研究显示,异基因造血干细胞移植后复发的地贫病人可采用供者血输注治疗,4例病人中除1例植入失败死亡外,其余3例分别随访了半年、2年、3年,均病情稳定。首次证明了供者血输注治疗能有效逆转地中海贫血异基因造血干细胞移植后的复发,与供者淋巴细胞输注治疗具有相似效果。张翠梅等[63]报道一例重型β地贫采用亲代供者外周血造血干细胞移植后病情得到有效控制,移植物完全植入,血像恢复,随访5个月,病情稳定,无cGVHD发生。

(七)真性红细胞增多症和高原红细胞增多症

尹变利等[64]报道两例以脑梗死为首要表现的

PV,其中1例还合并出现肺梗死,旨在引起临床医师对真性红细胞增多症的重视。辛沈等[65]进行18例老年真性红细胞增多症的临床分析,结果显示,确诊前的误诊率高达72.2%,采用放血疗法+骨髓抑制疗法,总有效率达72.2%。黄跃等[66]通过研究显示高原红细胞增多症发病率不随移居高原时间延长而增加,而高原病病人的高原红细胞增多症发病率却随移居高原时间延长而降低。

(奚　昊)

参考文献

1　吴家明.临床血液学杂志,2005,18(1):14
2　陈朝霞,等.医学临床研究,2005,22(4):558
3　张　萍,等.中国实用内科杂志,2005,25(5):440
4　袁卫群.医学临床研究,2005,22(7):1013
5　陈　飞,等.中华血液学杂志,2005,26(10):616
6　徐淑芬,等.中国综合临床,2005,21(4):298
7　黄维真.广西医学,2004,26(11):1680
8　路桂云.山东医药,2005,45(16):51
9　梁月雄.新医学,2005,36(8):454
10　冉　丹,等.内科急危重症杂志,2005,11(4):173
11　汤孝优,等.中国实用内科杂志,2005,25(4):366
12　邓颋,等.中华血液学杂志,2004,25(11):685
13　付劲蓉,等.中华血液学杂志,2005,26(7):436
14*　何广胜,等.中华血液学杂志,2004,25(11):649
15　孙伟正,等.中华血液学杂志,2005,26(9):569
16　王　军,等.中华血液学杂志,2005,26(5):303
17　涂梅峰,等.中华血液学杂志,2005,26(4):239
18　胡　琦,等.临床血液学杂志,2005,18(5):307
19　李　爱,等.山东医药,2005,45(16):6
20　卢　俊,等.中国小儿血液,2005,10(3):103
21　杨朝斌,等.临床血液学杂志,2005,18(1):57
22　孟秀琴,等.临床内科杂志,2005,22(4):284
23　吴　军,等.广东医学,2005,26(9):1220
24　杨　云,等.临床血液学杂志,2005,18(5):271
25　苗　瞄,等.江苏医药杂志,2004,30(10):783
26　徐春丽,等.重庆医学,2005,34(9):1331
27　张　莉,等.中国小儿血液,2005,10(3):106
28　井丽萍,等.中国实用内科杂志,2005,25(10):907
29　付　蓉,等.天津医药,2005,33(3):186
30　吕润林,等.陕西医学杂志,2005,34(8):1002
31　张学忠,等.临床血液学杂志,2005,18(4):238
32　中国儿童、孕妇、育龄妇女铁缺乏症流行病学调查协作组.中华血液学杂志,2004,25(11):653
33　凌　历,等.哈尔滨医药,2005,25(2):31
34　王捷荣,等.武汉大学学报(医学版),2005,26(5):632
35　陈显秋,等.吉林医学,2005,26(8):830
36　柯有甫,等.中国中西医结合杂志,2004,24(10):893
37　葛秀清,等.中国实用内科杂志,2005,25(10):930
38　朱　林.青海医药杂志,2004,34(11):17
39　邱发麒,等.四川医学,2005,26(1):81
40　曹国平,等.临床血液学杂志,2005,18(5):299
41　凌　历,等.哈尔滨医药,2005,25(4):121
42　任新明,等.中国综合临床,2005,21(4):305
43　景　虹,等.中国小儿血液,2005,10(3):11
44　周郁鸿,等.浙江医学,2005,27(8):597
45　林　卉,等.临床血液学杂志,2005,18(1):64
46　徐忠华,等.北京医学,2005,27(4):236
47*　曹燕然,等.中华血液学杂志,2005,26(4):235
48　聂　波,等.云南医药,2005,26(3):295
49　刘　鹏,等.中华血液学杂志,2005,26(10):612
50　黄寿星,等.中国小儿血液,2005,10(3):117
51　叶文红,等.中华血液学杂志,2005,26(10):629
52　罗建明,等.中华血液学杂志,2005,26(10):607
53　苏珊珊,等.广西医学,2005,27(8):1214
54　刘敬忠,等.中华血液学杂志,2005,26(2):103
55　周玉球,等.中华医学遗传学杂志,2005,22(2):180
56　李泽松,等.中华检验医学杂志,2005,28(3):247
57　曾毓华,等.中国小儿血液,2005,9(5):201
58　何洁冰,等.广州医药,2005,36(3):66
59　何雅军,等.临床血液学杂志,2005,18(1):30
60　黄　科,等.临床血液学杂志,2005,18(1):3
61　许遵鹏,等.临床血液学杂志,2005,18(2):73
62　张传仓,等.中华血液学杂志,2005,26(2):116
63　张翠梅,等.中国小儿血液,2005,10(2):49
64　尹变利,等.脑与神经疾病杂志,2005,13(5):394
65　辛　沈,等.解放军医学杂志,2005,30(2):166
66　黄　跃,等.中华血液学杂志,2005,26(10):621

二、白细胞疾病

(一)骨髓增生异常综合征

常春康等[1]*对135例骨髓增生异常综合征(MDS)病人的临床和骨髓病理资料进行回顾性分析,结果为11例合并自身免疫性疾病(AID)(8.1%),合并AID的病人与单纯患MDS的病人相比较,两者治疗的有效率、转白率相似,但合并AID者的中位生存期更短。王化泉等[2]*观察MDS病人染色体核型异常细胞负荷及其与病情和细胞免疫的关系,结果为MDS病人骨髓核型异常细胞负荷为(67.4±36.2)%,与骨髓原始细胞比例呈正相关,与血红蛋白浓度呈负相关;伴有染色体异常的MDS病人外周血$CD4^+$、$CD8^+$细胞绝对数显著低于对照组,IL-2水平显著高于对照组。肖冰等[3]对10例常规R显带具有复杂染色体异常的MDS病人应用多重荧光原位杂交(M-

FISH)技术确定复杂染色体的重排及标记染色体的组成，结果共检出37种结构重排，其中34种为不平衡重排；3种为平衡重排，有7种重排文献未见报道。涉及17号染色体的异常及-5/5q-异常最为常见。赖悦云等[4]对41例MDS病人染色体核型进行连续性监测，并追踪随访临床病情进展情况，结果显示初诊时具有异常克隆者24例，占58.5%；随访7～72个月，病情有进展12例，其中6例具有染色体核型异常克隆演变，病情无进展18例，其中只有1例出现核型演变。施均等[5]对MDS、MDS转化的急性髓系白血病（MDS-AML）和原发性AML病人骨髓单个核细胞（BMNMC）进行细胞周期分析，并检测骨髓$CD34^+$细胞中增殖性抗原Ki67的表达，结果显示，MDS病人BMNMC多处于G0/G1期并存在G1期阻滞，$CD34^+$造血干/祖细胞呈高增殖活性。他们[6]还研究MDS细胞周期调控基因的异常表达，结果为MDS组细胞周期素（cyclin）D2、细胞周期素D3、细胞周期素E、细胞周期素Al、CDK2和CDK6、p21、p27、p57基因表达量均明显高于正常对照。邹文蓉等[7]观察MDS病人血管新生的变化及其对疾病的影响，结果为MDS病人血清血管内皮生长因子（S-VEGF）和微血管密度（MVD）较正常对照组增高，两者呈正相关（$P<0.05$）；S-VEGF和MVD与外周血常规、骨髓原始细胞比例密切相关。李晓等[8]研究MDS病人凋亡造血细胞的克隆性来源，结果为10例经ISEL/FISH分析的MDS病人骨髓有核细胞中异常克隆细胞百分比平均为37.1%，凋亡细胞中异常克隆细胞百分比仅为24.0%；9例经FCM/FISH分析者，8例显示凋亡细胞中核型正常百分比高于非凋亡细胞。曹星梅等[9]采用联合应用沙利度胺治疗高危MDS 22例及骨髓纤维化8例，结果为在19例可评价的MDS病例中完全缓解7例（36.8%），部分缓解4例（21.1%），进步3例（15.8%），无效5例（26.3%）；8例骨髓纤维化中4例临床血液完全缓解，4例贫血症状得到改善。龚胜蓝等[10]报道伴有i(20q-)重复异常的MDS 2例。黎纬明等[11]报道髓过氧化物酶染色缺乏的骨髓增生异常综合征1例。徐兵等[12]报道骨髓增生异常综合征伴T细胞非霍奇金淋巴瘤1例。赵庆利等[13]报道骨髓增生异常综合征伴皮肤浸润1例。

（闵碧荷　宋献民）

(二)急性白血病

1. 实验研究

(1)细胞遗传学和分子生物学

王莉红等[14]* 研究结果显示急性白血病（AML）病人中FLT3基因酪氨酸激酶结构域（TKD）点突变的阳性率显著低于FLT3-ITD；TKD点突变累及密码子D835，为错义突变；TKD点突变与病人临床表现无显著关联。邱镜滢等[15]* 分析骨髓增生异常综合征（MDS）病人的临床和细胞遗传学，认为部分病人可更早诊断为白血病，并探讨亚急性髓性白血病（sub-AML）作为一种白血病类型的可能性。伴＋8和-7/7q-的病人均有恶性白血病细胞克隆存在，宜归入sub-AML。潘金兰等[16]分析11例伴t(6;11)(q27;q23) AL的形态学、免疫学、细胞遗传学和临床特点，显示t(6;11) AL有独特的临床特点，预后不良。染色体涂抹和间期双色FISH技术是检测该易位和MLL重排的可靠手段。他们[17]还分析了具有dic(7;9)的急性淋巴细胞白血病（ALL）的临床和实验室特点，认为dic(7;9)在ALL中较少见，具独特的临床和实验室特点。吴建国等[18]报道1例以伴t(8;21)为特征的近四倍体克隆的AML-M2少见病例，认为表达CD2或CD7的继发性四倍体AML病人缓解率低，生存期短。薛永权等[19]报道2例伴t(11;17)(q23;q21) AML，其细胞形态学和基因异常明显不同，1例为AML-M5b检出NILL-AF17融合转录本，另1例为AML-M3检出PLZF-RARα融合转录本而无MLL基因重排，提示MIC分型也存在不足之处，最好同时检测分子水平的异常。陆滢等[20]探讨7号染色体异常在AL中的发生率及预后意义，认为-7/7q-是7号染色体异常中最为常见的核型改变，且多见于AML的M_0、M_1、M_2型；伴7号染色体异常者预后较差。陈玉梅等[21]报道近1/4的儿童AML伴t(8;21)/AML-ETO，主要见于M_2型，男性居多，年长儿多发，易发生髓外浸润；常伴有性染色体丢失和del(9q)；完全缓解率高，远期疗效好。陈苏宁等[22]从1例AML-M5b病人复发时的骨髓标本分离建立了人急性单核细胞白血病（AML-M5b）细胞系SHI-1并研究其生物学特性，证明SHI-1是1个伴t(6;11)(q27;q23)和p53基因异常的裸鼠高致瘤性人单核细胞白血病细胞系，为白血病研究提供了新的有价值的工具。李渊等[23]探讨人类DNA甲基转移酶DNMT3B基因启动子C46359T单核苷酸多态性与AL发病的关系，证明DNMT3B基因启动子-149位CT基因型与AL发病相关；中国汉族人该位点基因型分布与美国白种人有显著不同。赵晋梅等[24]采用PCR-SSCP分析联合测序探讨髓系转录因子CCAAT/增强子结合蛋白α（C/EBPα）基因突变与AML发生的关系，结果显示，C/EBPα基因在少数病人中存在不同类型的突变，其变异可能与AML发病有关。杨琳等[25]检测AML病人谷胱甘肽S转移酶（GSTT1、GSTM1）和NQO1酶基因型，提示，NQO1 C609T C/T和T/T基因型与我国成人AML，特别是t(8;21)(q22;q22)/AML-ETO阳性及t(15;17)(q22;

q11)/PML-RARα 阳性 AML 高度相关。周吉成等[26]探讨 AL 病人骨髓 MNC 视成网膜细胞瘤相关蛋白 46(RbAp46)和基因表达状态,证明 RbAp46 蛋白和 mRNA 表达在肿瘤负荷重的 AL 和难治性白血病病人显著降低,提示 RbAp46 可能是白血病细胞生长的抑制因子。胡绍燕等[27]建立实时定量 RT-PCR 方法,检测 140 例 AL、13 例 CML 慢性期和 7 例 CML 急变期病人以及 32 例非白血病病人骨髓细胞 RbAp46 基因的表达水平,结果显示,RbAp46 在 AL 初诊、复发及 CML 急变期病人骨髓细胞中均高表达,其意义有待进一步研究。顾伟英等[28]证明,WT1 基因在 AL 病人骨髓细胞高表达,可作为白血病疗效评价及监测残留病灶的指标。赵晔等[29]的实验显示,WT1 基因启动子区域 DNA 高甲基化是抑制 WT1 基因表达的机制之一。窦立萍等[30]采用甲基化特异性 PCR(MSP)检测 COS7、K562、HL60 细胞系、9 例正常人及 73 例 AL 病人骨髓 LRP15 基因的甲基化状况,显示 LRP15 甲基化与白血病发生发展关系密切,可能是抑癌基因。周颖等[31]的实验结果显示,红系(K562、HEL)、巨核系(DAMI、MEG-01)、Jurkat 细胞在mRNA、蛋白水平均高表达 EDAG-1,但其编码区结构未发现异常,也未发现 EDAG-1 基因组的扩增和重排。推测 EDAG-1 可能与红系、巨核系白血病的发病有关。朱园园等[32]证明,Pin1(肽酰-脯胺酰顺反式异构酶)的 mRNA 在恶性血液病细胞中呈高表达,其表达水平与细胞周期有关,G_1 期为最高,S 期最低。钱军等[33]应用 cDNA 微阵列技术对 10 例 MDS 病人的表达谱进行研究,9 例病人 C/EBPζ 表达均明显降低。认为 C/EBPζ 表达异常可能与 MDS 和 AML 发病相关。何军等[34]对儿童 AL 进行混合谱系白血病(mixed lineage leukemia,MLL)基因重排的临床和实验研究,证明多重 RT-PCR 和 FISH 联合是检测 MLL 重排最精确和灵敏的方法。检测 MLL 基因重排对儿童 AL 预后判断和治疗方案选择具有重要意义。徐世才等[35]探讨 CBFβ/MYH11 融合基因转录本类型及其编码融合蛋白 CBFβ/SMHHC 致白血病的机制,提示我国病人该基因转录本类型与国外文献报道基本一致;CBFβ/SMHHC 显性负抑制 CBF 对其靶基因的转录调控活性机制之一是与野生型 CBFβ 竞争性结合 AML1。董颖等[36]建立了 hCG/RARα/PLZF 转基因小鼠。结果为转基因小鼠在 9 月龄时出现外周血粒、淋比例倒置,体重减轻,脾脏肿大等异常表现,但不伴有明显的分化阻滞。傅海英等[37]以 p15 基因异常甲基化而失活的 T-ALL 细胞系 Molt4 细胞为对象,研究雷公藤内酯醇(triptolide)对细胞周期调控的影响,结果显示,triptolide 对 Molt4 细胞生长有明显的抑制作用。沈权等[38]研究显示,AL 病人雷公腾内酯醇存在 PTEN 基因的表达缺失。何伟等[39]成功构建了 CD80-IgG 融合基因表达载体,表达并纯化出融合蛋白,初步研明证实该蛋白可增强 CD80 分子的表达。李新刚等[40]的实验证实,去乙酰化酶抑制剂曲古抑菌素 A(trichostatin A,TSA)能明显上调 NB4 细胞组蛋白 H3 的乙酰化水平,促进细胞周期依赖性激酶抑制因子 p21WAF1/CIP1 的表达。刘卫红等[41]的研究显示,反义 Bmi-1 对 T-ALL 细胞株-Jurkat 细胞的体外生长有明显抑制作用,并上调 P16 蛋白表达。谢政军等[42]应用重组腺相关病毒载体(rAAV-2-eGFP)转导骨髓间充质干细胞(BMSCs)。转染率为 0.3%～2%,可长期低水平稳定表达,极低的转染率是其进一步应用的障碍。王晨等[43]研究结果表明,VEGF 可能是白血病细胞的一种自分泌因子,同时作为一种旁分泌因子调控病人骨髓中的血管新生反应,VEGF 及其细胞受体 KDR 可能构成抗血管新生和抗白血病治疗的新靶点。张育等[44]的实验结果提示,初诊白血病病人存在骨髓血管新生及血浆内皮抑素(ES)、VEGF 水平增高,AL 细胞不同程度表达其受体 VEGFR,ES 升高是血管新生的拮抗反应。叶琇锦等[45]研究提示,AML 病人 MNC VEGF mRNA 表达强度和分泌水平高于 ALL 病人,参与 ALL 和 AML 血管新生反应的调控因子可能不同。张金巧等[46]探讨三氧化二砷(As_2O_3)的抗血管新生作用,APL 病人 VEGF 分泌增加,抑制血管新生是 As_2O_3 的抗白血病作用机制之一。陈萍等[47]的研究结果显示,AL 病人中垂体瘤转化基因(PTTG)蛋白的异常表达和 AL 的发生相关,其表达水平可反映病人的预后。潘玉夏等[48]应用 RT-PCR 和明胶酶谱证明 AML 病人的白血病细胞可以产生基质金属蛋白酶家族中的Ⅳ型胶原酶 MMP-2、MMP-9,两者参与白血病髓外浸润。杨英等[49]研究结果提示,MLL 基因异常主要见于与单核细胞相关的白血病,MLL/AF6 重排可能是急性原始单核细胞白血病一种独立亚型的重要标志,该融合基因可能与单核细胞分化有更密切的关系。安莉莉等[50]研究认为,过表达的 EDAG 可以起细胞内自激因子作用。张启国等[51]检测 MDS、AL 和 CML 病人血清Ⅲ型前胶原、Ⅳ型胶原、层连蛋白和透明质酸(HA)的水平,结果显示,MDS、AL、CML 病人均存在细胞外基质成分的异常,动态检测血清 HA 水平可一定程度反映 AL 化疗疗效。李中东等[52]研究结果认为,G-CSF 能上调生存素 mRNA 表达,促进白血病细胞增殖。顾伟英等[53]探讨白血病病人接受异基因骨髓移植(allo-BMT)后骨髓中 WT1 的动态表达水平在监测微小残留病(MRD)中的意义,认为实时定量 RT-PCR 动态检测 WT1 在白血病病人 allo-BMT 后骨髓中表达水平，可作为监测残留病的指标。

(2)免疫学

盛立霞等[54]选择CD14高表达的M_4、M_5病人分离其骨髓MNC，比较在GM-CSF+TNFα或GM-CSF+IL-4+TNFα联合作用下向DC分化的能力，结果为单核系白血病细胞具有很强的向DC分化能力，且在获得DC表型及上调共刺激分子的同时，仍保持其起源白血病的特征性核型异常和异常表达的髓系抗原。葛薇等[55]从AML-CR病人贴壁骨髓MNC诱导DC，继而以自体白血病细胞的总RNA冲击DC，培养成熟后再与T细胞共培养，结果显示，可刺激自体T细胞产生明显的增殖活性。刘军民等[56]研究显示，APL凋亡细胞溶解抗原能被DC交叉递呈，激活$CD8^+$ CTL细胞，其诱导的抗白血病效应强于非凋亡细胞溶解抗原致敏的DC。高霞等[57]收集ALL初治及复发病人骨髓MNC，采用FLT3-L单因子培养、加用TNF-α和IFN-α活化。结果为培养后细胞可见典型DC形态，其CDla、CD83、CD80和CD86表达均显著提高；而培养后细胞的遗传学异常未变。朱芳兵等[58]探讨AML细胞的CD40抗原和抗凋亡基因生存素mRNA表达及其临床意义，认为CD40抗原表达和AML的临床特征存在一定关系（脾大、血小板减少和高白细胞发生率高）；表达抗凋亡基因生存素mRNA是AML病人化疗CR率低的原因之一。杨力建等[59]探讨APL病人TCR Vβ亚家族T细胞的分布及其克隆性，结果提示APL病人外周血Vβ亚家族T细胞具有倾斜性分布特点，并存在克隆性增生的T细胞。胡志芳等[60]的研究结果显示，趋化性细胞因子受体9(CCR9)及其配体TECK可能与促进T-ALL $CD4^+$ T细胞的迁移和浸润有关。钱文斌等[61]研究提示原代AL细胞低表达B7-1和B7-2分子；在体外，IL-7通过诱导白血病细胞B7-1分子表达，显著提高白血病细胞的免疫原性。曾东风等[62]研究结果表明，AL和恶性淋巴瘤病人SDF-1/CXCR4表达均高于对照组水平。有髓外浸润的AL病人其SDF-1/CXCR4的表达水平高于无浸润组。李薇等[63]观察丁酸钠(SB)对AL细胞共刺激分子表达的影响，认为SB可上调AL细胞共刺激分子CD86和CD80，NF-κB为其参与上调CD86分子的重要转录因子。时昊等[64]实验证明，CD117可作为诊断ANLL的指标，对诊断ANLL CD117的灵敏度优于CD13，其特异度优于CD13和CD33。刘英等[65]*分析儿童B-ALL细胞免疫球蛋白重链可变区(IgHV)的基因特征，并确定了IgHV的CTL识别表位。儿童B-ALL的IgHV基因为胚系基因，重链框架区有与HLA-A*0201结合的抗原九肽，这些九肽能诱导特异性$CD8^+$ T细胞的活化和增殖。他们[66]还用免疫球蛋白(Ig)重链框架区九肽体外诱导抗B-ALL的细胞毒T细胞应答，证明特异性$CD8^+$ T细胞可杀伤表达该肽的B-ALL细胞。马小彤等[67]研究表明，IL-23独特的p19亚基广泛表达于各类血细胞。佛波二酯可上调EB病毒阳性细胞系p19以及IL-12的亚基p35和p40的表达。表明IL-23与IL-12相类似，其表达可能与EB病毒感染相关。楼敬伟等[68]探讨淋巴细胞缺乏状态对白血病特异性CTL体内增殖和抗白血病作用的影响，表明诱导受体淋巴细胞缺乏可显著增强外源性CTL输注的疗效。韩卫宁等[69]建立小鼠同种异基因肿瘤排斥模型，并证明T-ALL细胞分泌的抑制因子能有效抑制同种异体抗原诱导的小鼠T细胞增殖和小鼠CTL分化。曾林涓等[70]研究表明，负载有白血病抗原的脐血DCs可诱导同一脐血的淋巴细胞生成白血病特异的CTL，所得CTL可特异性杀伤未经培养的白血病细胞而不严重伤害缓解期的骨髓MNC。陈健君等[71]用干燥的阳离子脂质体包裹白血病可溶性蛋白抗原，然后致敏DC，再诱导出特异性CTL，为治疗AL微小残留病(MDR)提供一种新思路。韩月芹等[72]研究显示，IL-11可以显著减轻大剂量甲氨蝶呤(HD-MTX)诱发的小肠黏膜炎的严重程度，缩短病程，提高实验动物的存活率，IL-11可安全用于儿童ALL的HDMTX化疗后。

(3)耐药与逆转

王婷等[73]*探讨CYP3A5基因与白血病细胞多药耐药的关系。结果是CYP3A5基因的转录直接导致白血病细胞对蒽环类及生物碱类药物耐药，而对表鬼臼毒素仍敏感。范春梅等[74]研究结果显示，多药耐药相关蛋白基因MRP1、MRP2、MRP3表达水平在AML与ALL均无明显差别，而MDR1在成人ALL中的表达水平明显高于AML。MDR1、MRP2在AL复发难治组表达明显高于初治组。龚辉等[75]探讨成人AL病人有丝分裂早期稽查点CHFR基因的表达及其临床意义，结果显示，在AL病人骨髓MNC中CHFR基因高表达是一个耐药标志，是影响病人对化疗敏感性的因素。黎国伟等[76]探讨MUC1与MDR1基因表达及其与非M3型AL病人疗效的关系。结果为非M3型AL MUC1基因阳性者MDR1基因表达率较高，MUC1及MDR1基因均阴性者治疗缓解率高。提示联合检测MUC1和MDR1基因可预测初治非M3型AL疗效。穆会君等[77]研究表明，AL病人细胞周期素B1基因可以作为判断AL病人耐药的指标，B1基因的表达与由mdr1介导的耐药相关。付劲蓉等[78]研究表明髓系白血病-1(Mcl-1)基因可能参与了HL60细胞ATRA耐药的形成；抑制Mcl-1基因可望成为一种新的逆转ATRA耐药的策略。他们[79]还对白血病细胞多药耐药发生的分子机制进行研究，结果表明，HV126可能是与白血病细胞耐药相关的一条新基因，有必要对该基因进行进一步研究。陈莉等[80]采用基因芯片技术，对差异表达基因进行聚类分析，研究裸鼠高成瘤性多药耐药白血病细胞系K562-n/VCR的耐药机制，结果表明，其耐药机制涉及多个基因的表达变化。除已知的耐药相关基因外，部分基因表达改变符合多药耐药细胞的生物学行为。苏丽萍等[81]检测AML细胞内柔红霉素潴留(IDA)与耐药蛋白P-糖蛋白(P-gp)、MRP和肺耐药蛋白(LRP)表达间的关系，结果为IDA主要受P-gp影响，MRP过度表达亦可抑制IDA，而LRP对IDA无影响；P-gp、MRP水平是影响AML病人IDA水平的主要因素。安淑华等[82]证明多药耐药(mdr1)基因转染脐血MNC后移植到荷瘤鼠体内可在化疗中保护骨髓细胞免受抗癌药物的损伤。窦爱霞等[83]以ATRA敏感及耐药的APL细胞株NB4和NB4-R1，探讨APL细胞对ATRA耐药的分子机制。结果表明，腺苷酸环化酶(AC)不能正常激活是APL对ATRA产生耐药的重要原因之一。林秀梅等[84]探讨甲基莲心碱(Nef)及红霉素(EM)逆转白血病细胞MDR的机制。结果表明，Nef、EM是通过降低P-gp/mdrl基因表达逆转K562/A02细胞的MDR，Nef联合EM进一步增强逆转MDR的作用。蔡讯等[85]报道20～40 μmol/L的槲皮素在体外能明显提高DNR对HL-60/ADM耐药株的敏感性，并能下调MRP基因及其膜蛋白产物的表达，有可能成为蒽环类药物治疗白血病的有效且低毒的化疗增敏剂。苏丽萍等[86]研究表明，CsA可拮抗P-gp，并显著提高P-gp+白血病细胞内抗肿瘤药物的浓度，从而改善P-gp+白血病病人的临床疗效，而对P-gp-病人的疗效无影响。高瀛岱等[87]研究显示，抗P-gp/抗CD3双功能抗体在体外及荷瘤动物体内均能介导人T细胞有效杀伤表达P-gp抗原的耐药肿瘤细胞，具有潜在的临床应用前景。吴穗晶等[88]检测细胞周期素在AL中，特别是复发难治性AL中的表达，认为细胞周期素D在反映细胞增殖失控或多药耐药方面更为敏感，可以作为初治病人的预后指标。杨文博等[89]实验提示RNAi阻抑SDF-1表达的骨髓基质细胞使Jurkat细胞黏附减少，对多柔比星的敏感性增加。吴东等[90]在体内外证明，从小檗属植物中提取的钙调素拮抗剂小檗胺具有抗白血病作用，认为有望开发成为一种新型的抗白血病药物。常城等[91]的研究显示，ATRA可以增强骨髓基质细胞的黏附功能，并上调JWA基因表达。

(4)凋亡与分化

杨玲等[92]*的研究提示，白血病抑制因子(LIF)受体α亚基胞内区远膜端参与LIF受体的信号转导，其效应是抑制细胞的增殖，促进细胞分化。许贞书等[93]研究显示与小鼠骨髓基质细胞系Hess-5共培养后，白血病细胞HL-60生长态势明显优于不与基质细胞共培养的对照组，基质和白血病细胞直接接触后，通过上调其抗凋亡蛋白bcl-2和bcl-xL的mRNA表达，发挥抗凋亡作用。张义成等[94]研究唑类抗真菌药物益康唑(Ec)的抗白血病作用及其机制，结果显示Ec可诱导人白血病HL-60细胞内质网的Caspase12被活化，凋亡的发生与蛋白质合成抑制、半胱天冬酶12的活化有关。梁蓉等[95]研究表明，HFCL细胞能诱导HL-60细胞部分向单核细胞分化，并使趋化因子受体CXCR4表达下调。王晓华等[96]研究显示，SeO2对NB4、K562、HL-60等3种白血病细胞均有诱导凋亡作用，在凋亡过程中涉及细胞内凋亡相关基因Bcl-2和p53表达和调控。徐莉等[97]报道提高肿瘤细胞固有的活性氧(ROS)水平，同时配合对NF-κB等促凋亡信号通路进行抑制，可以促使U937细胞对砷剂敏感，而对正常细胞基本无影响。吕秀宁等[98]报道三氧化二砷(As_2O_3)诱导人宫颈癌HeLa细胞凋亡可能与其抑制HPV18 E6致瘤基因的表达有关，细胞内端粒酶活性的抑制可能与这种E6致瘤基因的抑制有关。殷红等[99]探讨组蛋白去乙酰化酶抑制剂三丁酸甘油酯(TB)体外诱导白血病细胞株SHI-1的作用。证明TB能抑制SHI-1细胞的增殖并影响细胞活力；能诱导SHI-1细胞分化和凋亡，其机制与TB引起组蛋白乙酰化水平升高、继而上调$p21^{WAF1}$表达有关。张敏等[100]研究抗Fas的锤头状核酶对小鼠细胞毒T淋巴细胞(CTL)系CTLL-2细胞Fas基因的表达及其介导的细胞凋亡抑制作用，结果显示，该核酶具有切割Fas基因的良好活性，并可抑制Fas介导的CTLL-2细胞凋亡，从而增强对Yac-1细胞的杀伤活性。郝长来等[101]探讨组蛋白去乙酰化酶抑制剂苯丁酸钠(PB)联合DNA甲基化抑制剂5-氮杂脱氧胞苷(5-aza-CdR)阻断AML1-ETO的生物学功能，5-aza-CdR可增强PB抑制Kasumi-1细胞生长、诱导分化和凋亡的作用。王蓉等[102]研究去C端JAK3[JAK3(△C)]基因对白血病细胞株NALM-6增殖和凋亡的影响，认为JAK3(△C)作为一种显性阴性分子，将为从细胞因子信号传导途径入手对白血病进行基因治疗提供一种新途径。沈慧玲等[103]研究认为，增加外源性WT1基因异构体WTA的表达，从而将WT1基因异构体表达由+17AA/+KTS优势型转变为-17AA/-KTS优势型，可部分抑制ATRA对NB4细胞的诱导分化作用，这可能与PML/RARα、p21、c-myc基因表达上调有关。费嘉等[104]探讨VEGF反义寡核苷酸对AML、CML细胞的三尖杉酯碱敏感性的影响，结果显示，VEGF反义寡核苷酸可提高 AML、CML 细胞对三尖杉酯碱的敏感性;表明白血病细胞分泌的内源性 VEGF 蛋白具有抵抗药物杀伤作用。晏伟等[105]克隆了人 APL 细胞 HL-60 中一个新基因 apr-1 并进行生物信息学分析及其亚细胞定位,表明该基因属于 MAGE 家族的一个新分子,可能属于Ⅱ类 MAGE 基因。李忠俊等[106]研究表明,骨髓基质细胞可能通过部分阻滞白血病细胞于 G0/G1 期,抑制柔红霉素诱导的白血病细胞凋亡。邓均等[107]研究结果提示,K562 细胞可抑制正常 BMSCs 生长,促进其凋亡,上调其 MIP-1α 的表达,这可能是造成正常造血抑制和白血病细胞导致造血微环境损伤的主要原因之一。邹耀中等[108]的研究表明,DIFF33H 参与人 T 淋巴细胞白血病细胞 Jurkat 凋亡的调控。

2. 诊断与检验方法

潘金兰等[109]探讨 RT-mnPCR 技术在初诊 AML M_4/M_5 病人 MLL 基因重排检测中的价值。证明该技术是对该类病人进行各种 MLL 重排筛检的有效方法。白波等[110]应用实时荧光定量 RT-PCR 技术探讨 WT1 基因表达用于微小残留病(MRD)检测的可行性。结果显示,初发的 AL 病人外周血 WT1 基因呈高表达,完全缓解后迅速或缓慢下降至少 1 个对数级,复发时再次增高。孙雪梅等[111]报道以荧光原位杂交(FISH)技术检测 PML-RARα 融合基因,方法简便、快速、直观和准确。李承文等[112]研究表明,连续 R 显带和 FISH 方法在复杂变异易位的鉴定方面与传统的核型分析和直接 FISH 检测相比具有明显的优势。对未知异常染色体的检出具有更广泛的应用前景。祝毓琳等[113]的研究结果提示,以多重 RT-PCR 为基础的白血病常见融合基因筛查法可以准确、快速而且可靠地确定白血病的分子类型,提供白血病诊断和治疗的依据。刘艳荣等[114]报道多参数流式细胞术检测 B-ALL 残留细胞具有快速、敏感、定量优势,对白血病复发有更强的预测性。岳剑宁等[115]通过共聚焦激光扫描显微镜对脑脊液淋巴细胞性白血病细胞线粒体进行立体、动态、定量研究。结果显示,该方法对中枢神经系统白血病的诊断、鉴别诊断、细胞分化程度和功能状态判断有一定价值。夏晴等[116]应用纳升电喷雾串联质谱(nano-ESI-MS/MS)技术鉴定 IL-6 诱导小鼠髓系白血病 M1 细胞分化过程中出现的两种表达上调的相关蛋白质,提示应用该方法获得的多肽序列信息在鉴定蛋白质方面具有独特优势。刘琰等[117]观察到巨核细胞(MK)不减少组 AL 病人发病年龄稍大于 MK 减少者,发病时血小板高、出血症状轻、中位生存期短,是预后不良的重要指标之一。万楚成等[118]认为检测 GM-CSF、TGF-β_1 水平变化有助于 AL 病情判断,并可作为疗效观察的辅助指标。钱江潮等[119]的研究证明,MRI 对于显示白血病治疗后的脑内异常改变很敏感,ALL 患儿治疗中和治疗后行头颅 MRI 检查可及时发现病变并指导治疗。

(杨建民　侯　军)

3. 特殊类型、特殊表现

张瑾等[120]报道以急性心包填塞为首发症状的急性淋巴细胞白血病 1 例。窦立萍等[121]报道急性全髓增殖症伴骨髓纤维化 1 例。郑杨华等[122]报道伴有 t(4;12)(q11-12;p13)易位的急性微分化型髓系白血病 1 例,生存期短,预后差。温春光等[123]报道低增生性急性淋巴细胞白血病(ALL)致全血细胞减少 1 例,低增生 ALL 极少见,预后差。黄正霞等[124]报道 B 细胞型大颗粒淋巴细胞白血病 1 例。邹德慧等[125]报道前体 B 细胞淋巴母细胞淋巴瘤/白血病 1 例。张莉等[126]报道髓系/自然杀伤细胞祖细胞急性白血病 1 例。高睿哲等[127]报道 1 例原发性巨球蛋白血症转化为 ALL,是疾病终末期的表现,化疗效果差,获得完全缓解(CR)的机会甚小。颜绵生等[128]报道免疫球蛋白 E 型 M 蛋白的浆细胞白血病 1 例。王艳芳等[129]报道以肾小管酸中毒为首发表现的 ALL 2 例。王墨等[130]报道肾浸润致急性肾功能衰竭为首发表现的儿童 ALL 1 例。贺今等[131]报道苯致急性单核细胞白血病 1 例,骨髓象同时有慢性重度苯中毒所致的再生障碍性贫血、苯中毒白血病和骨髓增生异常综合征(MDS)等表现。

4. 并发症

许洪志等[132]报道 311 例急性白血病(AL)医院感染发生率为 46.3%,有些病人发生多次、多种感染,医院感染例次发病率为 51.4%。有无医院感染病死率分别为 20.8%和 9.6%($P<0.01$)。革兰阴性菌和阳性细菌分别为 46.6%和 32.9%,真菌 20.5%。庞丽萍等[133]报道 123 例 AL 病人医院感染发生率为 94.3%,革兰阴性杆菌和阳性球菌各为 42.4%和 49.2%,真菌 8.4%。感染部位最常见为上呼吸道(73.2%),其次为肺部(32.5%)、皮肤、肛门及生殖器、胃肠道。姚林燕[134]报道 756 例儿童 ALL 医院感染率为 22.1%,例次感染率为 24.2%。革兰阴性杆菌为主要病原菌,其中铜绿假单胞菌最多见,其次为阴沟肠杆菌、大肠埃希菌、肺炎克雷伯菌,革兰阳性菌多为表皮葡萄球菌,真菌以白念珠菌为多见。陆正华等[135]报道化疗前、后 ALL 病人 $CD4^+$ 细胞下降($P<0.01$)、$CD8^+$ 细胞上升($P<0.05$),临床上易感染和多发严重感染。洪少杰等[136]报道老年 AL 医院感染率为 72.5%,明显高于同期非老年病人的 33.9%($P<0.01$),且多部位、重症感染较多,致病菌以革兰阴性杆菌为主。文细毛

等[137]* 对1999年7月～2002年6月全国医院感染监控网医院上报的白血病医院感染进行统计分析，医院感染病原菌培养阳性率为22.59%，革兰阴性菌、革兰阳性菌及真菌分别占46.34%、24.73%和28.24%。较多见为大肠杆菌、铜绿假单胞菌、白念珠菌、金黄色葡萄球菌及表皮葡萄球菌。周振海等[138]报道AL病人医院感染率48.1%，败血症发生率2.7%，占医院感染的5.7%。粒细胞缺乏者败血症发生率、病死率明显为高；败血症感染部位以口腔、肺部及肛门为主，致病菌主要是革兰阴性杆菌，且耐药率高。

冯四洲等[139]报道用伊曲康唑治疗血液病病人真菌感染，85例病人中确诊真菌感染3例，拟诊47例，经验性治疗35例。伊曲康唑200 mg，每12 h一次，用2 d，以后200 mg/d，7～12 d有效后改为口服胶囊200 mg，2次/d，治疗28 d。可疑部位真菌培养阳性率61.2%，以曲霉菌为主(33.3%)。总有效率、痊愈率及真菌总清除率分别为74.5%、45.8%及64.6%。不良反应发生率为20%，有肝功能损害、恶心、呕吐等。毛莉萍等[140]报道用伊曲康唑治疗恶性血液病化疗后深部真菌感染，22例中急性髓细胞白血病(AML)11例，ALL 4例。伊曲康唑200 mg，每12 h一次，用2 d，以后200 mg/d，5～7 d后改为胶囊100 mg/d或口服液20 ml，2次/d。确诊深部真菌感染14例，疑似深部真菌感染8例。治愈57.1%，明显改善19.0%。仅1例出现黄疸经治疗后好转。

杜建伟等[141]报道AL发生颅内出血死亡35例，分析发生颅内出血的原因依次为严重血小板减少(≤15×10^9/L)、DIC和高白细胞血症等。刘晓明等[142]观察到应用G-CSF不影响ALL病人的CR期和生存期，但明显缩短AML病人的CR期和生存期。周晋等[143]报道急性早幼粒细胞白血病(APL)外周血白血病细胞负荷期出现高白细胞者中枢神经系统白血病(CNSL)发生率高，即使同时鞘内化疗，CNSL的发生率仍较高。化疗和用三氧化二砷(As_2O_3)CNSL发生率分别为10.3%和16.5%。林卉等[144]报道62例初诊APL，在诱导缓解期有18.2%的病人合并DIC，在全反式维甲酸(ATRA)、As_2O_3治疗中分别有57.1%、67.6%的病人出现白细胞增多症，As_2O_3治疗中有18.9%病人发生"亚砷酸综合征"。金波等[145]报道1例用亚砷酸(10 mg加入10%葡萄糖500 ml静脉滴注)治疗APL，用药第10天出现骨髓坏死，继续应用并同时给予羟基脲治疗，45 d后骨穿提示APL CR。王怀禄等[146]报道初发ALL病人合并肝脏、脾脏和两肺广泛性弥漫性浸润1例。戴红等[147]报道白血病相关性副癌综合征——白血病相关性关节炎2例。杨镜明等[148]报道大部分恶性血液病病人存在焦虑、抑郁情绪，常规化疗下心理疏导配合盐酸氟西汀、氯硝西泮治疗能改善病人的不良情绪。

5. *治疗及预后*

(1)急性白血病

沈莉菁等[149]用CAG方案治疗初治AML 13例，Ara-C 10 mg/m^{2}每12 h，皮下注射，$d_{1\sim14}$；G-CSF 200 μg/(m^2·d)，$d_{1\sim14}$；阿克拉霉素(Acla)14 mg/(m^2·d)，$d_{1\sim4}$或5～7 mg/(m^2·d)，$d_{1\sim4}$和$d_{9\sim12}$。CR 6例；PR 5例。少数病人有口腔溃疡、肺部感染等。黄梅等[150]用预激方案治疗AML 30例，其中难治复发、DA或MA方案化疗后未CR及初治病人各10例。Ara-C 10 mg/m^{2}每12 h一次，$d_{1\sim14}$；Acla 5～7 mg/(m^2·d)，$d_{1\sim8}$；或高三尖杉酯碱(HHT) 1 mg/(m^2·d)，$d_{1\sim14}$；G-CSF 200 μg/(m^2·d)，$d_{1\sim14}$。1个疗程CR 20例，2个疗程CR 2例。DA、MA方案化疗后未CR者均在1疗程后CR。感染发生率为50.0%。李玉峰等[151]报道用MEA方案与G-CSF 75 μg/d同时使用对AML诱导缓解治疗，21例病人有15例达CR。俞文娟等[152]对21例初治AML用中剂量阿糖胞苷(Ara-C)诱导治疗，Ara-C 1 g/(m^2·d)，每12 h一次，持续3 h，在化疗第5～7天应用，同时联合HHT及DNR或安吖啶(Amsa)。CR 17例，随访15(2～23)个月，17例中有16例仍处于CR，中位CR持续时间为13.5(2.5～22.0)个月。不良反应少且可耐受。石红霞等[153]报道160例AML-M_2病人，有t(8;21)和染色体未见异常者CR率分别为88.5%和82.4%($P>0.05$)。单纯t(8;21)和t(8;21)附加其他染色体异常的CR率分别为100%和75.0%($P<0.01$)。有附加染色体异常者的无病生存(DFS)期和总生存期均短，采用异基因造血干细胞移植和中或高剂量Ara-C缓解后治疗者DFS率明显高($P<0.01$)。古国亚等[154]回顾分析70例伴t(8;21)AML，A组为标准诱导治疗1～2个疗程后CR病人或加用中剂量Ara-C方案治疗后CR病人；B组为经上述治疗未缓解病人，结果为B组病人起病时外周血及骨髓原始细胞明显高($P<0.05$)，而骨髓异常中幼粒细胞较低($P<0.05$)。凌云等[155]报道80例CD34抗原高表达的AML，随机选择MA/MAE、DA/DAE和HA/HAE方案联合化疗1～2个疗程，结果为MA/MAE方案CR率高(80.0%、50.0%和23.1%，$P<0.05$)，骨髓抑制和肾毒性也较重($P<0.05$)。

鲍立等[156]* 报道30例Ph^+ ALL病人占同期ALL病人的32.6%。经常规化疗，单纯Ph^+ ALL与伴附加染色体异常者的缓解率分别为68.8%和28.6%($P>0.05$)；7例未缓解者应用伊马替尼治疗均达CR，Ph^+ ALL总缓解率为73.3%。单纯Ph^+ ALL

与伴附加染色体异常的中位缓解期分别为 9 及 4 个月($P<0.05$);移植病人比持续化疗者中位缓解期及中位生存期均长(均 $P<0.05$)。

(2)急性早幼粒细胞白血病

王冠军等[157]报道联合应用 As_2O_3 和小剂量 ATRA(10 mg 每天 3 次)治疗 108 例 APL(初治 80 例,复发 28 例),初发者联合或单独应用 ATRA、As_2O_3 的 CR 率分别为 92.5%、83.8%和 90.0%($P>0.05$),复发者联合用药的 CR 率(71.4%)高于单药 ATRA(20.0%,$P<0.05$)。不论初治和复发,联合用药达 CR 所需的时间皆短于单用 As_2O_3($P<0.05$);早期病死率低于 ATRA($P<0.05$)。联合用药的毒副作用并未增加。何徐彭等[158]应用 As_2O_3 联合常规化疗方案对 APL 病人诱导缓解,CR 后再用 As_2O_3 与不同联合化疗交替治疗,17 例中 14 例达到 CR,11 例细胞遗传学异常病人 PML/RAR(融合基因检测全部转阴,转阴的中位时间为 107(32～379) d。中位随访时间 35(4～54)个月,完成随访的 14 例均存活。王京华等[159]报道隔日静脉输注 As_2O_3(10 mg)诱导治疗 APL CR 率 88.9%,每日静脉输注 CR 率 80.0%($P>0.05$)。隔日用药不良反应较轻,但达 CR 时间延长。周晋等[160]用 As_2O_3 持续缓慢静脉滴注(治疗总量 0.16 mg/kg 加 5%葡萄糖液 500 ml,8～10 滴/min,18～21 h 完成)及常规速度静脉点滴治疗恶性血液病高白细胞血症[初治 APL 40 例,AML-M_2 11 例,慢性粒细胞白血病 24 例],体外实验及临床观察结果显示,As_2O_3 持续缓慢静脉输注细胞分化率减少,凋亡效率提高,减轻了高白细胞血症。宋星宏[161]采用 As_2O_3 加维生素 C 治疗 APL 36 例,用法为 As_2O_3 用量 0.16 mg/(kg・d),平分为两等份,其中 1/2 加入 5%葡萄糖液 250 ml,另 1/2 加维生素 C 3 g 和 5%葡萄糖液 500 ml 中静滴。对照组 As_2O_3 0.16 mg/(kg・d)加入 5%葡萄糖液 500 ml 中,3 h 左右滴完。两组各 36 例,治疗 30 d 后,治疗组 CR 31 例,对照组 CR 23 例,总有效率 94.4%明显高于对照组 77.8%($P<0.05$)。王峰蓉等[162]进行口服四硫化四砷临床药代动力学研究,结果显示,本药的吸收和排泄在受试者之间的差异显著,临床用药剂量应个体化。

(3)难治及复发性白血病

鲍立等[163]应用氟达拉滨(Flu)为主的方案(Flu 30 mg/m^2・d,3～5 d;Ara C 1～2 g/(m^2・d),5 d;及 Flu 50 mg/d,5 d;Ara C 200 mg/d,5 d;MTZ 4 mg/d,4 d)与替尼泊苷、MTZ 方案(替尼泊苷 100 mg/d,5～7 d;MTZ 10 mg/d,2 d)治疗难治复发性成人 ALL 42 例,两方案 CR 率分别为 45%和 31.8%($P>0.05$)。Flu 组非血液学不良反应明显少。吴德沛等[164]用含有大剂量 Ara-C 的联合化疗方案治疗难治和复发 AL,Ara-C 2 g/m^2 持续静脉点滴 3 h,每 12 h 1 次,共 4 d,随后用蒽环类(DNR、MTZ)化疗药物和其他(VP16、AMSA)药物,共 2 d。32 例病人 CR 率 53.1%。李群华等[165]观察吡柔比星与 MTX 联合化疗治疗成人高危或难治复发 AL 的疗效,研究组用吡柔比星、Ara-C 方案(AML)或吡柔比星、Ara-C、长春新碱、泼尼松方案(ALL 或双表型 AL),对照组用 MTZ 代替吡柔比星,每组各 40 例,两组 CR 率分别为 47.5%和 45.0%($P>0.05$);研究组 CCR 时间长(528 d 和 463 d,$P<0.05$),骨髓抑制较明显、感染发生率高($P<0.05$)。刘艳艳等[166]报道难治性 AML,20 例选择强烈化疗方案,主要方案有 VP16 加 Ara-C(2 g/m^2,每 12 h,1～4 d);MTZ、VP16 加 Ara-C;HHT、Acla 加 Ara-C。20 例选用预激治疗(CAG 或 HAG),其中 4 例是在强烈化疗失败后转为预激治疗。预激治疗组 CR 率显著高于强烈化疗组(90%及 60%,$P<0.05$)。孔凡盛等[167]用小剂量全身照射(剂量 213～291cGy,剂量率 5.6～6.3cGy/min)联合小剂量化疗(Ara-C 12.5～50 mg/d,放疗后 5～10 d 开始,持续 7～20 d)治疗原发耐药的难治性 AL 10 例,CR 1 例,PR 2 例。王子峰等[168]用 5 d MEA(MTZ、VP16、Ara-C)方案为主治疗难治性 AL 16 例,CR 9 例。柳金等[169]报道 48 例 ALL 病人初诊和复发时 sIL-2R 表达水平显著高于正常对照组和缓解组,30 例病人 CR 时 sIL-2R 水平明显下降,而复发时显著上升。袁慧等[170]分析 122 例 15 岁以上 AL 病人发病的可疑危险因素,在多因素分析中解热镇痛类药物服用史、氯霉素服用史、X 线接触史、化学有机溶剂接触史、家居装璜至搬入间隔和染发频率等有统计学意义。

(4)小儿及老年白血病

帖利军等[171]报道 193 例初诊 ALL 患儿 ALL-XH-99 方案诱导治疗第 19 天骨髓原始及幼稚淋巴细胞 ≥0.05 与 <0.05,5 年 EFS 率分别为(42.6±14.3)%和(74.2±6.7)%($P<0.01$)。血液学 CR 时,骨髓有、无原始及幼稚淋巴细胞 5 年 EFS 率分别为(63.5±9.2)%和(76.4±6.1)%($P<0.05$);微量残留白血病细胞 $\geq 10^{-4}$ 与 $<10^{-4}$ 者,EFS 率分别为(23.8±20.3)%和(94.4±5.4)%($P=0.001$)。钟帼钰等[172]用超大剂量 Ara-C 巩固治疗儿童 AML,1 例累计剂量 90 g/m^2,CR 9 个月后复发;另 3 例累计剂量为 108 g/m^2,CCR 分别达 34 个月、21 个月及 10 个月。叶启东等[173]报道 325 例 ALL 患儿中 t(9;22)及 bcr/abl 融合基因阳性 16 例,占 4.9%,经 ALL-XH 99 方案治疗后 4 例持续 CR(CCR),其中 3 例 CCR 时间为 6～7 个月,1 例为 4.0 年,平均 CCR 时间为(1.36～1.38)年,Ph^-

ALL CCR时间显著长于Ph^+及高危ALL($P<0.01$)。徐卫群等[174]观察在儿童应用ALL大剂量甲氨蝶呤(HDMTX)疗法时，MTX排泄延迟的发生率为12.1%，MTX用3 g和5 g以及持续7 h和24 h用药组排泄延迟发生率差异无统计学意义($P>0.05$)。有排泄延迟者排泄延迟时血小板明显减低($P<0.01$)、四氢叶酸钙解救剂量明显增加($P<0.01$)。陈福雄等[175]研究表明，治疗儿童ALL常规用量的左旋门冬酰胺酶(L-asp)(10 000 U/m^2隔日用药，8～10次)血浆药物活性远远大于达到药效所需的血浆活性，并且此活性持续至停药后7 d，适当调整L-asp用量和用药间隔时间，可减少并发症的发生。陈玉梅等[176]分析497例儿童AL髓外浸润的特点表明，ALL初诊时以纵隔浸润最多见，AML初诊时以中枢神经系统、皮肤、眼部、胸膜等常见。ALL髓外复发主要为CNSL，发病率14.5%。陈森敏等[177]报道儿童ALL骨髓复发54例，26例重新诱导治疗14例再次达到CR(CR_2)，占54%，达到CR_2时间为(49.83±9.80)d，比达到CR_1的时间明显延长($P<0.05$)。CR_2比CR_1的CCR时间明显缩短($P<0.05$)。李霞[178]报道121例儿童AL骨骼改变表现为普遍性骨质稀疏、干骺端低密度带、灶性骨质破坏及层状骨膜反应。

秘营昌等[179]分析49例初治原发性老年AML，白血病细胞CD34、CD7、HLA-DR的表达率较高。35例进行了核型分析，预后不良、预后中等及预后较好的染色体改变发生率分别为28.6%、45.7%和17.1%。31例非M_3病人接受标准剂量诱导化疗，CR率64.5%，药物相关病死率12.9%。赵谢兰等[180]报道初诊老年AML IA[去甲氧柔红霉素(IDA)、Ara-C]方案(27例)与DA方案(48例)，CR率分别为66.7%和52.1%($P>0.05$)，IA方案CCR时间为(46.44±31.54)个月，较DA方案[(22.40±14.95)个月]明显延长($P<0.01$)。吴小津[181]用预激方案诱导治疗老年AML 15例，其中难治复发7例，初治8例。Ara-C 10 mg/m^2皮下注射，每12 h一次，$d_{1\sim14}$；Acla 10～14 mg/m^2，$d_{1\sim4}$；G-CSF 200 μg/m^2皮下注射，$d_{1\sim14}$。一疗程CR 7例，二疗程CR 6例。随访1～20个月，7例CCR。

(5)其他

江浩等[182]*报道用抗CD3单克隆抗体、IL-2、IFN-γ等细胞因子体外培养(10 d)自体外周血单个核细胞，扩增细胞因子诱导杀伤细胞(CIK)，将CIK细胞回输AL化疗后完全缓解6个月以上的病人，CIK和单纯化疗病人4年预期CCR率分别为73.4%和27.3%($P<0.005$)。接受≤3个疗程CIK治疗的病人至观察截止时均处于CCR，接受<3个疗程CIK治疗的病人4/9例复发。王书杰等[183]报道12例急性混合细胞白血病(HAL)11例进行免疫表型检测，B-Ly^+/My^+双表型8例、T-Ly^+/My^+双表型2例、B+TLy$^+$/My^+型1例。CR率64%。王迎等[184]报道23例原发性浆细胞白血病，外周血浆细胞比例中位数0.44(0.12±0.88)；浆细胞绝对值中位数6.24(0.7±91.36)×10^9/L。9例检测免疫表型，均表达浆细胞相关抗原CD38。16例接受治疗CR 7例。

(冯曹波，吕书晴)

(三)慢性白血病

王俊祥等[185]报道应用rhGM-CSF联合rhIL-4可诱导人慢性粒细胞白血病(CML)细胞分化为树突细胞(DC)；CML-DC体外激活的细胞毒T淋巴细胞(CTL)对CML细胞具有特异性细胞毒活性。赵智刚等[186]报道慢性粒细胞白血病(CML)病人骨髓间充质干细胞(MSC)在相应的诱导条件下可以向骨、脂肪和神经细胞分化；CML来源的MSC，BCR/ABL融合基因阴性，不具备体内和体外致瘤性。陈波斌等[187]构建抗bcr/abl mRNA的小干扰RNA(siRNA)表达载体，并导入K562细胞，在转染后48、72 h TUNEL法和膜联蛋白Ⅴ/PI染色法均显示可有效诱导K562细胞凋亡，且随转染时间的延长凋亡率增高。马晓霞等[188]观察bcr/abl融合基因的小干扰RNA(siRNA)对CML bcr/abl融合基因表达的抑制作用，结果为siRNA可以抑制bcr/abl融合基因在mRNA和蛋白水平的表达；特异性siRNA转染24 h，细胞增殖抑制率达47%，48 h达56%；24 h组细胞凋亡率为15.1%，48 h组为19.5%。王莎等[189]报道特异性siRNA分子可以显著抑制bcr-abl融合基因的表达，影响K562细胞的基本生物学特性，最终导致K562细胞分化或凋亡。朱旭贞等[190]研究Src癌基因同源的酪氨酸蛋白磷酸酶2(Shp-2)在CML细胞中的表达及在细胞增殖和凋亡抵抗中的作用，结果为磷酸化Shp-2蛋白在92%CML病人白血病细胞样本中呈高表达状态；下调Shp-2蛋白表达后，白血病细胞凋亡率从4.89%上升到38.69%($P<0.01$)，而S期细胞从33.6%下降到10.8%($P<0.01$)；特异性抑制p210bcr/abl融合基因表达蛋白后，白血病细胞中磷酸化Shp-2蛋白明显下降，同时出现明显细胞凋亡与生长抑制现象。耿素霞等[191]观察CML病人外周血初始(naive)T细胞的水平和T细胞受体(TCR)Vβ基因谱系利用特点，结果为外周血T细胞受体重排删除环(TRES)含量明显低于正常人，14例CML病人外周血表达不同数量Vβ亚家族(1～12个)，其中13例CML病人外周血中的一些Vβ亚家族出现克隆性T细胞。江倩等[192]观察Ph阳性CML在伊马替尼治疗后的Ph阴性异常克隆演变(Ph-CE)，结

果为 11 例(11%)病人于治疗后 3～29 个月一过性、间断或连续检出 Ph-CE(5 例为+8,3 例为-Y,余 3 例分别为 $22q^- - 4p^+$、$11p^-$,同期 Ph^-CE 细胞的比例与 Ph^+ 细胞的比例呈负相关($P<0.05$);Ph^-CE 者中,7 例获得主要遗传学缓解,9 例获得完全血液学缓解。王子慧等[193]观察 As_2O_3 在体外对 K562 细胞核基质蛋白的影响,结果为早在 As_2O_3 处理 48 h 时,即能观察到核基质蛋白分布的改变;处理 72 h 后,DNA 电泳已能检测到发生凋亡的 K562 细胞。王小中等[194]观察信号转导和转录活化蛋白 5(STAT5)诱骗寡核苷酸(decoy ODN)可通过阻断 STAT5 对靶基因的转录激活,使靶基因表达下调,进而抑制 K562 细胞生长增殖。蔡颖等[195]观察咔唑生物碱 HY-1 对 K562 细胞的增殖抑制和凋亡诱导作用,结果显示,HY-1 能够以剂量-时间依赖方式,通过线粒体激活途径,诱导 K562 细胞发生凋亡。张广森等[196]报道吲哚美辛(IN)可显著抑制 CML 细胞活力,抑制率为 86%;0～400 μmol/L IN 呈剂量反应性抑制 p-STAT1、p-STAT5 表达,且可抑制 COX-2 蛋白表达。杜金伟等[197]*前瞻性随机对比高、低剂量 IFN-α 2b 治疗 CML 的效果,治疗 3 个月后 3MIU 组和 5MIU 组 bcr-abl 水平平均下降 19%和 24%,两组比较差异无统计学意义($P=0.398$),但 3 MIU 组不良反应相对较小。张国材等[198]报道用含 Ara-c 的标准化疗方案,无效的 16 例 CML 急性髓性变病人用甲磺酸伊马替尼治疗后,6 例(38%)取得完全血液学缓解,获大部分遗传学效应;总的血液学有效率 56%。王真勤[199]报道慢性中性粒细胞白血病 2 例。朱鹭冰等[200]报道慢性粒-单核细胞白血病合并 Sweet 综合征 1 例。秦亚溱等[201]*采用 RQ-PCR 观察甲磺酸伊马替尼治疗 Ph^+ CML 病人骨髓 bcr/abl mRNA 水平的变化,7 例治疗 12 个月内达到完全遗传学缓解(CcyR)的病人 bcr/abl mRNA 水平随治疗时间延长而迅速降低,可供分析的 6 例病人治疗 3 个月时较治疗前下降 65.9%～98.8%;5 例持续遗传学无效、并且维持在慢性期的病人 bcr/abl mRNA 水平均逐步升高。邢文等[202]对 11 例 CML 病人治疗前后 BCR-ABL 转录本水平的变化进行监测,结果为慢性期病人经造血干细胞移植后转录本水平明显下降,甚至检测不到;病人发生急变时,转录本水平升高约 10 倍;急变期病人的转录本水平明显高于慢性期或加速期病人。徐泽锋等[203]观察到骨髓巨核细胞数≤35/片是影响 CML 病人生存期的危险因素。

李倩等[204]应用组合荧光原位杂交(panel FISH)技术对慢性淋巴细胞白血病(CLL)基因组异常进行检测,结果为 22 例 CLL 病人中,常规细胞遗传学检测出 8 例(36.3%)有染色体异常,组合 FISH 检测出 15 例(68.1%)有染色体异常,包括+3 4 例、+12 6 例、+18 1 例、11q- 6 例、13q- 8 例。何春年等[205]报道变异型 Richter 综合征 HL 并发 CLL 1 例。陈少谊等[206]报道 CLL 合并 CML1 例。刘晔等[207]报道 CLL 合并膜性肾炎和肾淀粉样变 1 例。

(四)其他白细胞疾病

张式鸿等[208]分析急性粒细胞缺乏的病因和治疗效果,结果为感染所致 38 例,化疗所致 9 例,药物直接所致 7 例,结缔组织病所致 5 例,癌转移和放射介入治疗所致 2 例;口服升白药和应用 G-CSF 30 例,有效率 83.3%。高峰等[209]分析丙硫氧嘧啶(PTU)致粒细胞减少症 64 例,结果为粒细胞减少多数发生在服药后 2～8 周,与 PTU 剂量有关。逯震芳等[210]报道万古霉素致中性粒细胞减少症 1 例。徐金富等[211]观察抗氧化干预腹腔注射 *N*-乙酰半胱氨酸在粒细胞减少大鼠肺部铜绿假单胞菌感染中的治疗作用,结果为干预组血清和肺组织中丙二醛水平明显低于对照组,2 组细菌负荷无明显差异,肺组织病理显示对照组损伤严重,充血、出血明显,上皮细胞凋亡小体形成。

(闵碧荷　宋献民)

参 考 文 献

1 常春康,等.新医学,2004,35(10):610
2* 王化泉,等.中华血液学杂志,2005,26(8):473
3 肖　冰,等.中华血液学杂志,2005,26(9):513
4 赖悦云,等.中华血液学杂志,2004,25(11):645
5 施　均,等.中华血液学杂志,2004,25(11):641
6 施　均,等.中华血液学杂志,2005,26(1):10
7 邹文蓉,等.四川大学学报(英文版),2005,36(1):69
8 李　晓,等.中华血液学杂志,2005,26(1):39
9 曹星梅,等.临床血液学杂志,2005,18(2):82
10 龚胜蓝,等.中华血液学杂志,2005,26(1):35
11 黎纬明,等.临床血液学杂志,2005,18(5):309
12 徐　兵,等.中华肿瘤杂志,2005,27(5):320
13 赵庆利,等.中华皮肤科杂志,2005,38(9):584
14* 王莉红,等.中华血液学杂志,2005,26(6):335
15* 邱镜滢,等.中华内科杂志,2005,44(6):407
16 潘金兰,等.中华内科杂志,2004,43(12):920
17 潘金兰,等.中华血液学杂志,2005,26(8):485
18 吴建国,等.中华血液学杂志,2005,26(2):115
19 薛永权,等.中华血液学杂志,2005,26(2):118
20 陆　滢,等.中华医学遗传学杂志,2004,21(6):596
21 陈玉梅,等.中国小儿血液,2005,10(3):99
22 陈苏宁,等.中华血液学杂志,2005,26(2):94
23 李　渊,等.中华内科杂志,2005,44(8):588
24 赵晋梅,等.中华血液学杂志,2005,26(5):299

25 杨　琳,等.中华医学杂志,2005,85(33):2312
26 周吉成,等.中华血液学杂志,2005,26(2):86
27 胡绍燕,等.中华血液学杂志,2005,26(7):417
28 顾伟英,等.中华血液学杂志,2004,25(12):728
29 赵　晔,等.中华血液学杂志,2005,26(9):517
30 窦立萍,等.中华内科杂志,2005,44(2):92
31 周　颖,等.癌症,2004,23(11):1238
32 朱园园,等.浙江大学学报(医学版),2004,33(6):500
33 钱　军,等.中华血液学杂志,2005,26(5):316
34 何　军,等.中华血液学杂志,2005,26(8):477
35 徐世才,等.中华血液学杂志,2005,26(6):332
36 董　颖,等.中华血液学杂志,2004,25(12):745
37 傅海英,等.中华内科杂志,2005,44(4):301
38 沈　权,等.中华血液学杂志,2005,26(8):493
39 何　伟,等.华中科技大学学报(医学版),2005,34(4):420
40 李新刚,等.华中科技大学学报(医学版),2005,34(1):41
41 刘卫红,等.中华血液学杂志,2005,26(9):554
42 谢政军,等.第一军医大学学报,2005,25(3):281
43 王　晨,等.中华内科杂志,2004,43(11):845
44 张　育,等.中华血液学杂志,2005,26(3):175
45 叶琇锦,等.中华血液学杂志,2005,26(6):363
46 张金巧,等.临床内科杂志,2005,22(8):538
47 陈　萍,等.临床血液学杂志,2005,18(2):100
48 潘玉夏,等.中华血液学杂志,2005,26(8):505
49 杨　英,等.中华检验医学杂志,2005,28(2):151
50 安莉莉,等.白血病·淋巴瘤,2005,14(4):197
51 张启国,等.江苏医药杂志,2004,30(10):768
52 李中东,等.临床血液学杂志,2005,18(5):290
53 顾伟英,等.中华医学杂志,2005,85(7):444
54 盛立霞,等.中华血液学杂志,2005,26(7):431
55 葛　薇,等.中华血液学杂志,2005,26(8):461
56 刘军民,等.第四军医大学学报,2005,26(14):1282
57 高　霞,等.中华血液学杂志,2004,25(11):691
58 朱芳兵,等.中华内科杂志,2004,43(10):769
59 杨力建,等.白血病·淋巴瘤,2005,14(4):205
60 胡志芳,等.中国免疫学杂志,2004,20(12):825
61 钱文斌,等.中华血液学杂志,2005,26(5):289
62 曾东风,等.中华内科杂志,2005,44(7):522
63 李　薇,等.中华血液学杂志,2005,26(5):265
64 时　昊,等.中华内科杂志,2005,44(5):384
65* 刘　英,等.中华肿瘤杂志,2005,27(2):106
66 刘　英,等.中华血液学杂志,2005,26(5):285
67 马小彤,等.白血病·淋巴瘤,2004,13(5):266
68 楼敬伟,等.中华血液学杂志,2005,26(8):465
69 韩卫宁,等.中国免疫学杂志,2004,20(11):769
70 曾林涓,等.癌症,2005,24(4):419
71 陈健君,等.中华血液学杂志,2005,26(1):56
72 韩月芹,等.中华血液学杂志,2004,25(12):740
73* 王　婷,等.中华肿瘤杂志,2005,27(8):461
74 范春梅,等.中华医学杂志,2005,85(29):2083
75 龚　辉,等.中华医学杂志,2005,85(16):1085
76 黎国伟,等.癌症,2005,24(8):1011
77 穆会君,等.中国癌症杂志,2005,15(2):150
78 付劲蓉,等.中华血液学杂志,2005,26(6):352
79 付劲蓉,等.中华医学遗传学杂志,2005,22(2):158
80 陈　莉,等.中华肿瘤杂志,2005,27(4):196
81 苏丽萍,等.中华血液学杂志,2005,26(8):497
82 安淑华,等.中华血液学杂志,2005,26(2):82
83 窦爱霞,等.中华血液学杂志,2004,25(11):675
84 林秀梅,等.中华血液学杂志,2005,26(5):305
85 蔡　讯,等.中华肿瘤杂志,2005,27(6):326
86 苏丽萍,等.中华内科杂志,2005,44(5):382
87 高瀛岱,等.中华血液学杂志,2005,26(6):342
88 吴穗晶,等.中华血液学杂志,2005,26(7):433
89 杨文博,等.中华血液学杂志,2005,26(8):458
90 吴　东,等.中华血液学杂志,2004,25(12):754
91 常　城,等.重庆医学,2005,34(9):1315
92* 杨　玲,等.中华血液学杂志,2004,25(11):679
93 许贞书,等.中华血液学杂志,2005,26(6):375
94 张义成,等.华中科技大学学报(医学版),2005,34(4):434
95 梁　蓉,等.第四军医大学学报,2005,26(5):389
96 王晓华,等.第一军医大学学报,2004,24(10):1160
97 徐　莉,等.中华血液学杂志,2005,26(5):314
98 吕秀宁,等.中华肿瘤杂志,2005,27(5):265
99 殷　红,等.中华血液学杂志,2004,25(11):662
100 张　敏,等.中华血液学杂志,2004,25(12):705
101 郝长来,等.中华肿瘤杂志,2005,27(3):148
102 王　蓉,等.临床血液学杂志,2005,18(1):24
103 沈慧玲,等.中华血液学杂志,2005,26(9):543
104 费　嘉,等.中华血液学杂志,2005,26(1):27
105 晏　伟,等.癌症,2005,24(2):129
106 李忠俊,等.癌症,2005,24(6):672
107 邓　均,等.第三军医大学学报,2004,26(19):1720
108 邹耀中,等.中国免疫学杂志,2004,20(12):809
109 潘金兰,等.中华医学遗传学杂志,2005,22(4):444
110 白　波,等.中华内科杂志,2005,44(2):133
111 孙雪梅,等.临床血液学杂志,2005,18(3):133
112 李承文,等.中华检验医学杂志,2005,28(3):251
113 祝毓琳,等.北京大学学报(医学版),2005,37(3):236
114 刘艳荣,等.中华血液学杂志,2005,26(6):327
115 岳剑宁,等.北京医学,2005,27(4):211
116 夏　晴,等.中国医学科学院学报,2004,26(5):483
117 刘　琰,等.中华内科杂志,2005,44(7):533
118 万楚成,等.临床内科杂志,2005,22(7):479
119 钱江潮,等.中国小儿血液,2005,10(3):123

120 张 瑾,等.中华医学杂志,2005,85(19):1367
121 窦立萍,等.临床血液学杂志,2005,18(3):179
122 郑杨华,等.白血病·淋巴瘤,2005,14(1):29
123 温春光,等.中华医学杂志,2004,84(22):1928
124 黄正霞,等.上海医学,2004,27(10):716
125 邹德慧,等.白血病·淋巴瘤,2005,14(4):208
126 张 莉,等.白血病·淋巴瘤,2004,13(6):326
127 高睿哲,等.中华内科杂志,2004,43(11):870
128 颜绵生,等.新医学,2004,35(11):697
129 王艳芳,等.中华血液学杂志,2005,26(9):576
130 王 墨,等.重庆医学,2005,34(2):233
131 贺 今,等.中华劳动卫生职业病杂志,2004,22(6):468
132 许洪志,等.中华医院感染学杂志,2005,15(1):37
133 庞丽萍,等.临床血液学杂志,2005,18(2):111
134 姚林燕.中华医院感染学杂志,2005,15(8):899
135 陆正华,等.中国小儿血液,2005,10(1):18
136 洪少杰,等.中华医院感染学杂志,2005,15(1):42
137* 文细毛,等.中华医院感染学杂志,2005,15(1):96
138 周振海,等.中华医院感染学杂志,2004,14(12):1350
139 冯四洲,等.中华血液学杂志,2005,26(9):562
140 毛莉萍,等.中华内科杂志,2005,44(8):618
141 杜建伟,等.医学临床研究,2004,21(12):1445
142 刘晓明,等.中华内科杂志,2005,44(7):518
143 周 晋,等.中华内科杂志,2004,43(10):784
144 林 卉,等.白血病·淋巴瘤,2005,14(3):158
145 金 波,等.中国肿瘤临床,2005,32(12):719
146 王怀禄,等.中国临床医学影像杂志,2005,16(6):360
147 戴 红,等.白血病·淋巴瘤,2004,13(5):283
148 杨镜明,等.临床血液学杂志,2004,17(6):319
149 沈莉菁,等.临床血液学杂志,2004,17(6):355
150 黄 梅,等.临床血液学杂志,2005,18(5):266
151 李玉峰,等.中华血液学杂志,2005,26(1):49
152 俞文娟,等.中华血液学杂志,2005,26(2):109
153 石红霞,等.中华血液学杂志,2005,26(8):481
154 古国亚,等.白血病·淋巴瘤,2005,14(4):222
155 凌 云,等.临床血液学杂志,2005,18(2):84
156* 鲍 立,等.中华血液学杂志,2005,26(1):31
157 王冠军,等.中华医学杂志,2005,85(16):1093
158 何徐彭,等.中华血液学杂志,2004,25(12):759
159 王京华,等.中华血液学杂志,2005,26(8):507
160 周 晋,等.中华内科杂志,2005,44(3):222
161 宋星宏.山东医药,2005,45(16):53
162 王峰蓉,等.中华血液学杂志,2005,26(1):44
163 鲍 立,等.北京大学学报(医学版),2005,37(4):355
164 吴德沛,等.中华血液学杂志,2004,25(11):696
165 李群华,等.中华医学杂志,2005,85(17):1195
166 刘艳艳,等.临床血液学杂志,2005,18(1):19
167 孔凡盛,等.山东医药,2005,45(16):24
168 王子峰,等.白血病·淋巴瘤,2004,13(5):297
169 柳 金,等.北京大学学报(医学版),2005,37(3):249
170 袁 慧,等.中国公共卫生,2004,20(11):1328
171 帖利军,等.中华血液学杂志,2005,26(1):6
172 钟帼钰,等.中国小儿血液,2004,9(5):221
173 叶启东,等.中华血液学杂志,2005,26(2):106
174 徐卫群,等.中华血液学杂志,2005,26(1):15
175 陈福雄,等.中华血液学杂志,2005,26(2):100
176 陈玉梅,等.中国小儿血液,2004,9(6):244
177 陈森敏,等.四川医学,2005,26(9):955
178 李 霞.白血病·淋巴瘤,2004,13(6):365
179 秘营昌,等.中华血液学杂志,2005,26(7):439
180 赵谢兰,等.临床血液学杂志,2005,18(3):142
181 吴小津,等.中华内科杂志,2004,43(12):936
182* 江 浩,等.中华内科杂志,2005,44(3):198
183 王书杰,等.白血病·淋巴瘤,2005,14(4):201
184 王 迎,等.中华血液学杂志,2005,26(1):46
185 王俊祥,等.上海医学,2005,28(1):40
186 赵智刚,等.中华医学杂志,2005,85(29):2054
187 陈波斌,等.中华血液学杂志,2004,25(12):717
188 马晓霞,等.中华血液学杂志,2005,26(6):359
189 王 莎,等.中华医学杂志,2005,85(3):198
190 朱旭贞,等.中华医学杂志,2005,85(27):1903
191 耿素霞,等.中华血液学杂志,2005,26(7):413
192 江 倩,等.中华血液学杂志,2005,26(1):23
193 王子慧,等.北京大学学报(医学版),2005,37(2):163
194 王小中,等.中华血液学杂志,2004,25(12):724
195 蔡 颖,等.中华肿瘤杂志,2005,27(8):457
196 张广森,等.中华血液学杂志,2004,25(12):732
197* 杜金伟,等.中华医学杂志,2005,85(19):1305
198 张国材,等.癌症,2004,23(12):1696
199 王真勤.临床血液学杂志,2005,18(2):127
200 朱鹭冰,等.中华皮肤科杂志,2004,37(11):675
201* 秦亚溱,等.中华血液学杂志,2005,26(1):1
202 邢 文,等.中华医学杂志,2005,85(7):453
203 徐泽锋,等.中华血液学杂志,2005,26(1):53
204 李 倩,等.中华医学遗传学杂志,2005,22(3):324
205 何春年,等.新医学,2005,36(9):519
206 陈少谊,等.第二军医大学学报,2004,25(10):1158
207 刘 晔,等.中华肾脏病杂志,2005,21(6):338
208 张式鸿,等.临床血液学杂志,2005,18(3):183
209 高 峰,等.临床内科杂志,2005,22(8):554
210 逯震芳,等.北京医学,2005,27(2):91
211 徐金富,等.中华内科杂志,2004,43(11):853

三、出血性疾病

(一)过敏性紫癜

杨翠霞等[1]采用 ELISA 法检测 49 例过敏性紫癜(HSP)病人治疗前后与 30 例正常人血清 TGF-β_1 和

IL-12 p40 水平,结果显示,治疗前 TGF-β_1 高于正常人和治疗后($P<0.01$),复发组 IL-12 p40 高于正常组和首发组($P<0.01$)。王忠喜等[2]用双抗体夹心 ELISA 法检测 47 例 HSP 病人血清 TNFα 和 IL-8 治疗前、后变化。结果为急性期两者水平均高于恢复期($P<0.01$)和对照组($P<0.01$)。许美娟等[3]采用放免法检测 48 例尿常规正常 HSP 患儿尿 4 种微量蛋白(α_1-微球蛋白、白蛋白、转铁蛋白、免疫球蛋白)水平,其中 1 项指标异常 40 例(83.3%),前 1 项升高 30 例(62.5%),后 3 项中 1 项异常 26 例(54.2%)。张莉等[4]、张安忠等[5]、张燕等[6]分别回顾 81 例、32 例、86 例成人腹型紫癜的临床及内镜特点,以腹痛、消化道出血及恶心、呕吐较常见,内镜表现为胃肠道黏膜充血、水肿、出血点、糜烂、溃疡等,以十二指肠、小肠病变较重,病理学表现为黏膜及黏膜下层中性粒细胞浸润、小血管壁纤维素性坏死、灶性出血、糜烂和溃疡。王亚萍等[7]回顾分析 288 例儿童 HSP 临床资料,99%患儿有皮肤紫癜,52.8%伴腹痛,13.9%以消化道症状首发,48.6%伴关节痛,并以此首发占 7.6%,肾脏受累 86.8%,以血尿和蛋白尿多见,血清 IgA 升高最常见占 61%,经治疗后大多预后良好。刘文彬等[8]采用复方丹参加西咪替丁治疗 HSP,治疗组($n=30$)有效率 90.0%,对照组($n=30$)有效率 53.3%,紫癜肾发生率也低于对照组,均 $P<0.01$。陆婉秋[9]在常规治疗基础上应用大剂量免疫球蛋白(400 mg/kg/d×5 d)联合低分子肝素钙(100 IU/kg/d×10 d)治疗小儿迁延型 HSP,结果治疗组($n=34$)有效率 100%,对照组(常规治疗,$n=28$)有效率 78.6%($P<0.01$),且不良反应少。

(二)特发性血小板减少性紫癜

熊伟等[10]用人微小病毒($HPVB_{19}$)感染的特发性血小板减少性紫癜(ITP)患儿血清加入巨核祖细胞(CFU-MK)培养体系的研究显示实验组($n=20$)CFU-MK 生长率为(41.3±5.7)%,低于空白对照组(53.6±6.7)%和灭活对照组(53.1±6.2)%,均 $P<0.05$,提示 $HPVB_{19}$ 感染血清有抑制 CFU-MK 生长作用。张春梅等[11]用流式细胞术(FCM)检测 ITP 病人($n=28$)外周血淋巴细胞 $CD28^+$、$CD80^+$、$CD86^+$ 表达,其中 $CD86^+$ 表达率为(17.2±11.7)%,对照组($n=15$)为(8.9±3.1)%($P<0.01$),且与病人巨核细胞数正相关,$CD19^+$ 细胞率、$CD3^+CD4^+$ 细胞率与发病至就诊时间分别呈正、负相关,提示 CD86:CD28 共刺激途径、细胞、体液免疫紊乱均参与发病。杨小猛等[12]用双色 FCM 检测 ITP 患儿外周血 Th 细胞百分率及 Th/Tc 均低于正常对照($P<0.05$),Th1/Th2 及 Tc1/Tc2 明显升高($P<0.05$),提示 ITP 患儿存在细胞免疫功能低下及 T 细胞漂移,呈明显 Th1 细胞优势。曾艳等[13]用 FCM 检测 ITP 病人外周血单个核细胞(PBMC)扩增的树突细胞(DC)的 CD80 和 CD86 阳性表达率分别为(56.3±8.3)%、(60.1±9.7)%,高于正常人的(41.3±5.5)%和(47.0±7.3)%,混合淋巴反应结果提示 ITP 病人的 DC 具有较强的抗原递呈能力,IL-12 的表达高于正常人($P<0.05$),推测 DC 异常参与发病。高清平等[14]采用 FCM 检测到 ITP 病人外周血 B 细胞 Fas 和 FasL 表达与对照组无统计学意义,$CD19^+$ 细胞胞质内 bcl-2 表达率(81.7±14.2)%高于正常人(53.4±9.6)%($P<0.05$),$CD5^+$ B 细胞数量高于正常对照组,提示 B 细胞亚群失衡及凋亡与发病可能有关。刘彦虹等[15]用 FCM 测得 ITP 病人($n=60$)血小板表面 HLA-DR 表达量(0.81±0.22)%,正常人为(0.03±0.02)%($P<0.01$),$CD4^+$ T 细胞激活后 IL-2 表达量 5.1%±1.2%,正常组 0.0%($P<0.01$),提示,ITP 病人在自身 HLA-DR 抗原作用下,T 细胞呈高活性。庞丽萍等[16]回顾分析 160 例 ITP 病人的临床及实验室资料后认为幽门螺杆菌(Hp)感染及自身免疫异常是 ITP 发病的病因,抗 Hp、激素、大剂量丙球是理想的治疗选择。范磊等[17]用直接单克隆抗体固定血小板抗原(MAIPA)技术检测 272 例 ITP 病人血小板膜糖蛋白单克隆抗体(抗 GPⅡb/Ⅲa、抗 GPⅠb/Ⅸ、抗 P-选择素))后认为该法特异性高,有助于诊断和预后判断。赵艳红等[18]采用 RT-PCR 检测不同激素效应 ITP 病人和正常对照 PBMC 内糖皮质激素受体(GR)α、β mRNA,并用免疫细胞化学法检测 GRα、β 蛋白,结果提示 ITP 病人对激素抵抗可能与 GRβ 表达亢进有关。张怡等[19]通过比浊法血小板聚集实验和 MAIPA 技术等研究结果显示部分 ITP 病人血浆及血小板洗脱液对正常人血小板聚集有抑制或增强的作用,并探讨血小板糖蛋白表达与影响聚集的关系。崔旭等[20]回顾脾切除术治疗 60 例难治性 ITP 的效果,近期总有效率为 96.7%,显效率 75%,远期疗效分别为 88.9%和 55.7%,复发率 11.1%,疗效确切,不良反应少。任宝志等[21]比较三维适形脾区放疗与泼尼松治疗 ITP 的效果,总有效率分别为 87.0%和 73.0%($P>0.05$),提示脾区放疗是脾区放射指数增高 ITP 病人的有效手段。李红华等[22]对 ^{14}C 尿素呼气试验检测 Hp 阳性的 14 例慢性 ITP 病人采用标准三联抗 Hp 治疗,11 例转阴,8 例有效。程洪波等[23]采用 Logistic 回归对 74 例经糖皮质激素治疗的慢性 ITP 病人性别、年龄等 8 项因素分析后认为起病至治疗时间、并发肝炎、骨髓巨核细胞数是影响激素疗效的相关因素。洪少杰等[24]应用麦考酚酸酯(MMF)治疗 16 例难治性 ITP,剂量为 1.0～1.5 g/d,分 2 次口服,疗程3个月，有效者减量维持，总有效率68.8%，不良反应少。

(三)血栓性血小板减少性紫癜

邓明扬等[25]动态测定血栓性血小板减少性紫癜(TTP)病人凝血酶调节蛋白(TM)、VEGF、vWF裂解蛋白酶活性等参数，结果3例病人vWF裂解蛋白酶活性降低，破碎红细胞、TM和VEGF在发病时均明显升高。前者有助于肯定性诊断，后三者有助于病情评价。刘芳等[26]采用PCR扩增及直接测序等方法显示1例遗传性TTP vWF裂解蛋白酶(ADAMTS13，vWF-cp)敏感蛋白1基序重复区第21号外显子碱基2708处和25号外显子碱基3283处C→T错义突变，分别导致丝氨酸密码子变为亮氨酸密码子，精氨酸密码子变为色氨酸密码子。

(四)血友病及其他凝血机制障碍性疾病

陈焱等[27]对2型重组腺相关病毒(rAVV-2)介导人凝血因子Ⅸ(hFⅨ)基因在CD34$^+$细胞及其子代细胞表达研究显示rAVV-2/hFⅨ能有效地导入并表达有凝血活性的hFⅨ，体外培养对细胞增生分化无影响。丁培芳等[28]采用LD-PCR技术测得25个重型血友病A(HA)家系FⅧ倒位者8例，对其中4例阳性携带者进行产前诊断，2例确诊HA而中止妊娠，2例正常。杨林花等[29]对两个HA家系成员进行BcⅡ位点和Stl4VNTR多肽位点基因连锁分析后认为联合应用多个遗传多态性标志可以提高HA的诊断率和对携带者分析的正确率。

周静等[30]比较vWF:Ag水平检测、vWF胶原结合分析试验(vWF:CBA)、利托菌素(瑞斯托霉素)辅因子活性测定(vWF:Rcof)及利托菌素诱导的血小板聚集试验(RIPA)4种方法诊断血管性血友病，总符合率依次为85.7%、95.2%、76.2%和80.9%，以vWF:CBA简便、重复性好。

周荣富等[31]对一个遗传性凝血因子Ⅴ(FⅤ)缺陷症家系分析结果显示FⅤ基因2238～2239delAG导致的移码突变和G6410T导致的错义突变是先证者的病因。谢爽等[32]应用PCR及基因测序法对一个遗传性凝血因子Ⅺ(FⅪ)缺陷症家系FⅪ基因的分析结果表明，该基因内含子10 3′端4个碱基缺失(IVS J4delgttg)导致FⅪ mRNA不能正常剪切，引起FⅪ转录本质和量改变。吴淑燕等[33]对1个遗传性无纤维蛋白原血症家系基因分析结果显示一种新的FGA基因(外显子4)Q150X无义突变类型，导致先证者及其父亲发病。徐修才等[34]检测1例遗传性无纤维蛋白原血症病人家系Fg基因，表明FGB基因7972碱基处缺失G，导致β链419位氨基酸之后的移码突变，形成缺少最后27个氨基酸的短截B链是其发病机制。方怡等[35]对1个遗传性无纤维蛋白原血症家系基因分析结果显示，FGG基因第8外显子g.5678 G>A杂合碱基置换导致Arg275His错义突变，该突变来源于母系。周荣富等[36]对一个遗传性抗凝血酶(AT)缺陷症的研究显示，此家系是由AT基因C2757T杂合突变引起的Ⅰ型AT缺陷症。傅启华等[37]研究AT基因C2759T(Leu99Phe)突变引起AT缺陷症的分子机制，显示Leu99Phe突变可能不是影响AT与肝素的结合，而是导致AT分泌障碍和细胞内滞留。

本年度徐方运等[38]、朱文艳等[39]各报道1例凝血因子Ⅻ缺乏症。

(五)弥散性血管内凝血

李卓江等[40]报道检测病人F_{1+2}、TAT和D-二聚体这3种分子标志物，对前弥散性血管内凝血(DIC)有早期诊断价值。胡波等[41]测得DIC病人组(n=18)、DIC疑诊组(n=10)和正常人(n=20)血浆D-二聚体分别为(2 199.12±1 872.90) ng/ml、(89.80±173.58) ng/ml和(182.57±45.76) ng/ml，FDP阳性率分别为94.4%、20.0%和0。认为D-二聚体、FDP是DIC早期诊断和敏感指标。陈玲珍等[42]采用低分子肝素0.3 ml(3 075IU AⅩa)，皮下注射，每12 h 1次，治疗20例确诊DIC的病人，12例痊愈，显效3例，无效5例。陈凤娣等[43]应用微量肝素(1 mg/h)联合凝血酶原复合物1 600 IU、纤维蛋白原2 g治疗20产科DIC病人，肝素总量4～52 mg，平均6.5 mg，治愈19例，死亡1例。于新发等[44]回顾25例孕产妇急性DIC病人治疗经验，认为成分输血宜在原发病去处后输注，血小板输注前使用10 mg肝素比较安全。张新华等[45]报道2例DIC后发生免疫性血小板减少性紫癜，其与肝素治疗的关系有待进一步证实。

(六)其他

李传保等[46]报道采用包被针对血小板GP-Ⅲa单抗检测微球捕获血小板微粒(PMPs)，用CD41 PE结合捕获的PMPs，利用FCM对微球-PMPs-CD41 PE复合物进行检测的流式微球技术可以简便、快捷、准确地检测PMPs。黄细莲等[47]应用ELISA等方法比较正常人及冠心病病人血小板破碎液中组织因子(TF)含量以及静息活化状态促凝活性后认为血小板所含TF，可能并非自身合成，冠心病病人血小板相关TF活性增高机制可能是通过血小板释放TF。蒋孝华等[48]通过对病毒性肝炎并血小板减少(n=48)、不减少(n=36)及正常(n=20)3组分析认为血清TPO下降、PAIg介导自身免疫机制及脾大、慢性肝病骨髓抑制可能是重要因素。刘楠等[49]*应用RT-PCR、基因融合及克隆技术将SCF-TPO融合基因克隆到pGEM-T载体，在大肠杆菌BL21(DE3)plysS中高表达SCF-TPO，该蛋白具有刺激 M07e 细胞生长活性。

黎莉等[50]应用 rhIL-11 治疗 36 例化疗后血小板减少症,25 μg/(kg · d^{-1}),皮下注射,4～16 d,并用 ELISA 检测治疗前 IL-11 水平、RT-PCR 检测 PBMC IL-11 受体 α 链 mRNA 表达,结果为 rhIL-11 治疗安全有效,不良反应有水肿、乏力、头痛等,疗效与用药前 IL-11 水平呈负相关。曹军宁等[51]评价 rhIL-11 在一项多中心、非随机、自身对照试验中治疗 106 例化疗引起的血小板减少症,剂量 50 μg/(kg · d^{-1}),10～14 d,结果类似,不良反应有发热、心悸、感冒样症状等,可以耐受。王兴元等[52]应用 rhIL-11 衍生物,采用自身对照,治疗 100 例(可评价 89 例)化疗引起的血小板减少症,剂量 40 μg/(kg · d),10 d,取得同样疗效,不良反应相似,心脏毒副作用有所增加。

余自强等[53]应用 PCR-RELP 测得我国汉族健康人 GPⅥ基因 13 254 位 T 和 C 等位基因频率分别为 0.9809、0.0191,实际杂合率 0.0319,低于西方人群($P<0.01$),动脉血栓性疾病该位点等位基因频率与健康者比较无统计学差异。冀学斌等[54]报道用 MAIPA 技术和血小板聚集试验筛选出抑制聚集的 GPⅡb/Ⅲa 自身抗体,并用噬菌体表面展示技术成功构建人源化抗血小板 GPⅡb/Ⅲa 单链噬菌体抗体(ScFv)库。袁小瑜等[55]用 PCR 及直接测序等方法对 1 例血小板无力症(GT)病人的研究结果显示该病人 αⅡb 外显子 14 发生 G→C 点突变,导致第 477(446)位氨基酸由丙氨酸变成脯氨酸[αⅡbA477P(H466P)]。付斌等[56]通过构建真核表达载体、转染 CHO 细胞等方法对 1 例 GT 病人的研究证明 αⅡb 基因 A2334C 突变不影响 αⅡb 的合成及其与 β3 的结合,不影响 αⅡbβ3 由内质网向高尔基体转运。韩悦等[57]应用 FCM 比较刺激前、后血小板膜表面 GPⅠbα 及 P-选择素的表达,揭示凝血酶受体活化在血小板信号传递过程中发挥重要作用,导致 GPⅠbα 由膜表面向内转移又返回膜外,这与细胞骨架重组及 ADP 有关。秦平等[58]应用改良 MAIPA 技术测得免疫性血小板减少病人自身抗体(GPⅡb/Ⅲa、GPⅠb 和 GPⅠa/Ⅱa)阳性率 76.4%,高于非免疫性的 3.6%($P<0.05$),诊断敏感性 76.4%,特异性 96.4%,阳性预测值 97.1%。姚荣欣等[59]用 FCM 检测 ITP 36 例、AA 14 例、脾亢 12 例、AL 16 例、MDS 6 例全血网织血小板百分率及绝对值和 P-选择素水平,结果提示,两者联合有助于血小板减少症的鉴别。

宓庆梅等[60]报道 EDTA 依赖性假性血小板减少症 1 例。

(袁振刚)

参 考 文 献

1 杨翠霞,等.临床皮肤科杂志,2005,34(4):218
2 王忠喜,等.临床内科杂志,2005,22(9):633
3 许美娟,等.重庆医学,2005,34(3):424
4 张 莉,等.中华消化内镜杂志,2005,22(1):25
5 张安忠,等.中华消化内镜杂志,2005,22(2):108
6 张 燕,等.临床内科杂志,2005,22(7):458
7 王亚萍,等.中华皮肤科杂志,2005,38(7):453
8 刘文彬,等.四川医学,2004,25(11):1234
9 陆婉秋.贵州医药,2005,29(1):51
10 熊 伟,等.临床血液学杂志,2005,18(4):211
11 张春梅,等.中华血液学杂志,2005,26(3):185
12 杨小猛,等.中国免疫学杂志,2005,21(1):76
13 曾 艳,等.中华血液学杂志,2005,26(3):182
14 高清平,等.中华血液学杂志,2004,25(11):687
15 刘彦虹,等.中华检验医学杂志,2005,28(3):241
16 庞丽萍,等.临床血液学杂志,2005,18(1):11
17 范 磊,等.中华血液学杂志,2005,26(9):568
18 赵艳红,等.中华内科杂志,2005,44(5):363
19 张 怡,等.中华血液学杂志,2005,26(3):179
20 崔 旭,等.四川大学学报(医学版),2005,36(3):447
21 任宝志,等.临床血液学杂志,2005,18(5):279
22 李红华,等.中国实用内科杂志,2005,25(10):909
23 程洪波,等.临床血液学杂志,2005,18(2):87
24 洪少杰,等.中国实用内科杂志,2005,25(6):531
25 邓明扬,等.中华血液学杂志,2005,26(3):163
26 刘 芳,等.中华血液学杂志,2005,26(9):521
27 陈 淼,等.中华血液学杂志,2005,26(9):529
28 丁培芳,等.中华医学遗传学杂志,2004,21(5):505
29 杨林花,等.临床血液学杂志,2005,18(3:168
30 周 静,等.中华检验医学杂志,2005,28(2):184
31 周荣富,等.中华血液学杂志,2005,26(3):129
32 谢 爽,等.中华血液学杂志,2005,26(3):144
33 吴淑燕,等.中华血液学杂志,2005,26(3):133
34 徐修才,等.中华血液学杂志,2005,26(3):137
35 方 怡,等.中华医学遗传学杂志,2005,22(2):201
36 周荣富,等.中华医学杂志,2005,85(23):1640
37 傅启华,等.中华血液学杂志,2005,26(3):148
38 徐方运,等.中华检验医学杂志,2004,27(10):662
39 朱文艳,等.江苏医药,2005,31(2):118
40 李卓江,等.临床血液学杂志,2004,17(6):345
41 胡 波,等.重庆医学,2004,33(11):1666
42 陈玲珍,等.广东医学,2005,26(4):550
43 陈凤娣,等.中华急诊医学杂志,2005,14(9):776
44 于新发,等.中国输血杂志,2005,18(4):293
45 张新华,等.内科急危重症杂志,2004,10(4):239
46 李传保,等.中华医学杂志,2005,85(23):1629

47 黄细莲，等. 中华血液学杂志，2005，26(9)：525
48 蒋孝华，等. 中华肝脏病杂志，2004，12(12)：734
49* 刘 楠，等. 中华血液学杂志，2005，26(1)：19
50 黎 莉，等. 中华肿瘤杂志，2005，27(6)：377
51 曹军宁，等. 中国癌症杂志，2005，15(2)：141
52 王兴元，等. 中华肿瘤杂志，2005，27(6)：373
53 余自强，等. 中华血液学杂志，2005，26(3)：140
54 冀学斌，等. 中华内科杂志，2005，44(4)：293
55 袁小瑜，等. 医学临床研究，2004，21(11)：1238
56 付 斌，等. 中华血液学杂志，2005，26(3)：157
57 韩 悦，等. 中华血液学杂志，2005，26(3)：152
58 秦 平，等. 中华血液学杂志，2005，26(3)：167
59 姚荣欣，等. 浙江医学，2005，27(2)：92
60 宓庆梅，等. 中华检验医学杂志，2004，27(10)：719

四、其他造血系统疾病

(一)淋巴瘤

1. 基础研究

魏中华等[1]检测 53 例 B 细胞淋巴瘤微卫星不稳定性(MSI)及杂合性缺失(LOH)。结果：在位点 D6S275 MSI 的发生率为 7.5%，LOH 总发生率达 66%，21 例弥漫性大 B 细胞淋巴瘤(DLBCL)的 LOH 为 90.5%，13 例滤泡性淋巴瘤(FL)为 61.5%，19 例 B 细胞慢淋/小淋巴细胞淋巴瘤(B-CLL/SLL)为 42.1%。作者认为，位点 D6S275 可能存在一个抑癌基因。丙烯酰胺可诱导 tk 基因突变，袁健等[2]报道丙烯酰胺诱导的小鼠 tk 基因突变谱以功能性等位基因缺失为主要类型，碱基置换次之，移码突变较少。刘红利等[3]研究 hGCN5(human general control of amino acid synthesin protein 5)在 Burkitt 淋巴瘤细胞株 Daudi 中的表达及曲古抑菌素 A(TSA)对细胞增殖凋亡的影响，结果显示，TSA 通过上调组蛋白去乙酰化酶家族成员中的 hGCN5 的表达，实现对 Daudi 细胞的抗增殖作用。田中伟等[4]报道中药蝎素 SVCⅢ对人皮肤 T 细胞 ML 细胞株 Hut-78 有明显抑制作用及诱导凋亡作用。贲松彬等[5]报道凋亡素(apoptin)基因具有诱导人淋巴瘤细胞 U937 凋亡的作用。谷俊侠等[6]报道 15 例恶性淋巴瘤(ML)骨髓红系 $CD71^+$ 细胞和 GPA^+ 细胞凋亡率明显高于正常对照($P<0.001$)，红系增殖率也明显高于正常对照($P<0.05$)，促红素受体(EPOR)表达则低于正常对照，但 $P<0.05$。他们认为，ML 贫血可能与红系细胞凋亡率增高有关，而 EPOR 表达水平降低可能不是一个普遍机制。许晓巍等[7]*研究地塞米松对三氧化二砷(As_2O_3)诱导淋巴瘤细胞凋亡与 NF-κB 活化及相关基因表达的影响。樊华等[8]研究 31 例非霍奇金淋巴瘤(NHL)病人 N-Ras 蛋白及 pERK1/2(extracellular signal regulated kinase 1/2)蛋白的表达，均明显高于正常对照($P<0.01$)。何艳姣等[9]用 PCR-SSCP 和基因测序法检测 20 例鼻型 NK/T 细胞 NHL，8 例 p53 基因发生突变，主要为错义突变，G∶C→A∶T 转换多见，6 例 B-连环蛋白(catenin)基因发生错义突变。龙捷等[10]研究 19 例 B-NHL，其肿瘤浸润 T 细胞(TIL-T)的 IL-2Rα 未发现基因异常，但 TIL-T 表达 CD25 蛋白明显增加，提示 B-T 接触活化异常可能是 B-NHL 形成的重要参与机制。

童允浩等[11]报道 VEGF 反义寡核苷酸(ASODN)可显著下调裸鼠淋巴瘤 Namolwa 细胞的 VEGF 表达，并抑制其血管生成。沈晶等[12]探讨用放射性碘标记的框架区 mRNA 的 ASODN 作为 B-NHL 动物模型的反义显像剂及反义治疗药物，结果显示，放射性碘标记的 ASODN 对淋巴组织有很强的特异性。

刘俊茹等[13]报道 C 端 30 bp 缺失型 EB 病毒(EBV)潜伏膜蛋白-1(LMP-1)在 EBV 感染的 NHL 中广泛存在，且与预后相关。赵莎等[14]报道 LMP-1 基因和蛋白在结外鼻型 NK/T 细胞 NHL 裸鼠移植瘤的传代组织中稳定存在，提示 EBV 可能与该瘤的维持及发展有关。诸勇等[15]观察 64 例鼻、咽部 NHL 组织标本，在 36 例鼻 NK/T-NHL 中，EBV 原位杂交显示 EBER 1/2 检出率为 83%，而 24 例 B-NHL 及 4 例外周 T-NHL EBER 1/2 均为阴性。

卢振霞等[16]采用 DNA 扩增及测序方法回顾分析 44 例原发性结外 DLBCL 的组织中 Bcl-6 基因 5′端非编码区(+61～+152 bp)突变，发生率为 13.64%，但突变不是影响预后的独立因素。杨文秀等[17]报道 62 例黏膜相关淋巴组织(MALT)淋巴瘤中 28 例检出 API2-MALT1 融合基因，均为变异体 A1446-M1123 或 A1446-M814，API2-MALT1 阳性组的肿瘤凋亡水平明显高于阴性组。程纯等[18]通过质粒转染观察细胞周期素 D_3 表达对肿瘤细胞增殖能力的影响，结果显示在增殖旺盛的 Raji 细胞中 Ki-67 与细胞周期素 D_3 共定位于核内，导入外源性细胞周期素 D_3 引起 Ki-67 表达增加，阻断内源性细胞周期素 D_3 基因表达，Ki-67 表达下降。他们[19]又研究 62 例 B-NHL 中细胞周期素 E 与 Rb 蛋白的表达，结果显示，细胞周期素 E 在 B-NHL 组织中高表达，并随肿瘤增殖活性及侵袭程度增加而增加，细胞周期素 E、Rb 及 Ki-67 三者的表达呈正相关。他们[20]还报道细胞周期素 D_3 在 20 例反应性增生淋巴结(不包括生发中心)中的阳性率明显低于 NHL。细胞周期素 D_3 与 Ki-67 表达与 NHL 的细胞增殖活性和恶性程度密切相关。

郭晓玲等[21]*报道应用 IgHV 基因框架区来源的 B 淋巴瘤相关抗原九肽可使特异性 CTL 克隆增殖。

这些克隆以肽特异性和 HLA 限制性的方式识别靶细胞。宗全宝等[22]报道将 SCF 基因和 IL-15 基因共转染 NK-92 细胞后,其杀伤活性有不同程度下降,细胞表面分子 CD16、CD56 无显著变化而 NK 细胞活化相关分子 CD25、CD48、CD54 和 CD95 明显降低。

2. 病理、免疫表型、分类、分型

张小平等[23]采用组织芯片结合免疫组化和原位杂交对 74 例内蒙古地区 ML 进行观察,霍奇金淋巴瘤(HL)占 16%,均为经典型,以混合细胞型为主,且与 EBV 关系密切,NHL 占 84%,B-NHL 多于 T-NHL,B-NHL 中以侵袭性 B 细胞型占多数(74%)。刘恩彬等[24]探讨 NHL 侵犯骨髓的病理形态及免疫表型,65 例中 B-NHL 39 例,T-NHL 26 例,多数 NHL 骨髓侵犯具有明确的形态学及免疫表型特点,可以诊断并分型,少数尚需结合原发部位及其他检查。谢红浪等[25]报道 8 例 NHL 肾损害,6 例肾活检病理改变分别为:毛细血管内增生性病变(2 例),膜增生样病变(3 例)及轻度系膜增生性病变(1 例);2 例小 B 细胞 NHL 伴间质淋巴瘤细胞浸润。

刘国祥等[26]报道 14 例诊断确实的胃 MHLT 淋巴瘤中,12 例幽门螺杆菌(Hp)阳性。杨树东等[27]报道 32 例胃 MALT 淋巴瘤,肿瘤多位于胃体下部和(或)胃窦部(占 90.6%),侵犯全层者占 44.0%,区域淋巴结转移者占 32.0%,78.1%伴有 Hp 感染。

张耀军等[28]报道 4 例肝脏原发 ML,3 例为 NHL。且均为 B-NHL,1 例为 HL。杨继红等[29]报道 1 例原发性肝 MALT 淋巴瘤,正常肝小叶结构破坏,被弥漫分布的肿瘤细胞替代,伴有淋巴上皮病变形成,瘤细胞 CD45、CD20、CD79 阳性,CD3、CD10、ALK、TdT 阴性。

周生余等[30]报道原发型甲状腺淋巴瘤 22 例,均为 B-NHL,其中 72.7% 为 DLBCL,27.3% 为 MALTL。李雷等[31]报道 12 例甲状腺原发 MALTL,中位年龄 63 岁,男女之比为 1∶5,所有病例的瘤细胞均表达 CD20,66.7%病人检出 IgH 基因克隆性重排。

明萌等[32]报道 41 例中线 T 细胞淋巴瘤,CD45-RO 100% 阳性,CD3ε、TIA-1 61.0% 阳性,粒酶(Granzyme-B) 53.7%阳性,CD56 51.2%阳性,CD20 全部阴性。EBV 指标 EBER 1/2 70.7%阳性,LMP-1 41.5%阳性。

潘云等[33]分析 96 例淋巴母细胞淋巴瘤(LBL),原发于淋巴结者 73 例(96%),其中伴纵隔肿块者 31 例(32.2%),骨髓侵犯者 15 例(15.6%),96 例中 T-NHL 78 例(81.2%)、B-NHL 18 例(18.8%),伴纵隔肿块者 T 细胞标记占 93.6%,96 例中 TdT 阳性率为 75%,故 TdT 阴性不能完全排除 LBL。陈辉树等[34]分析 46 例脾淋巴组织肿瘤,81.4%为 B-NHL,其中 74.3%为惰性淋巴瘤(HCL、SLL、SMZL、SLVL、FL),为高恶性淋巴瘤(DLBCL MCL,TR-LBL),18.6%为 T-NHL,仅见于外周 T 淋巴瘤非特指性及肝脾 T 淋巴瘤(HS-TL)。

曹斌等[35]报道 3 例原发性皮肤 $CD30^+$ 间变性大细胞淋巴瘤(ALCL),瘤细胞异型性明显,胞质丰富,核大、核仁明显。CD30 标记阳性,不表达 CD45 RO 及 CD3。张炎林等[36]回顾分析 18 例肺结核合并淋巴瘤,18 例均为浸润性结核,其中 5 例为活动性病灶,8 例中 NL 5 例,NHL 13 例。

3. 临床报道

崔旭等[37]报道 1 例 41 岁男性血管内大 B 细胞淋巴瘤,病人长期高热、全血细胞进行减少伴肺部感染及肝功能严重损害,入院第 2 次骨髓涂片中查见 8%类似组织细胞的异常细胞,第 5 次骨髓活检证明为 DLBCL,第 6 次骨髓活检显示血窦及毛细血管被成团、成簇的肿瘤细胞充填。杨飞飞等[38]报道 1 例 53 岁男性长期高热伴左颈、腹股沟、纵隔、后腹膜等多处淋巴结及肝、脾肿大,病人血清 CA125 高达 1 686 U/ml(正常参考值<35 U/ml),经 CHOP 方案治疗后,随病情好转,CA125 有所下降。李微等[39]报道 1 例原发性皮肤 $CD30^+$ 间变性大细胞淋巴瘤。真皮内大片大细胞浸润,细胞核呈间变性,除 UCHL-1 及 CD30 阳性外、ALK-1 阳性。徐兵等[40]报道 1 例以甲状腺显著肿大为首发表现的皮下脂膜炎样 T 细胞淋巴瘤。江志生等[41]报道 1 例无肿块形成的微小脑膜淋巴瘤。病人 7 岁,有头痛、呕吐及双侧视力下降,CT 示双侧侧脑室及第三脑室扩大,脑脊液中原始淋巴细胞占 70%。CD19、CD45 阳性。金菊英等[42]和黄宝生等[43]各报道 1 例 NHL 原发于双侧肾上腺,前者为 NK/T 细胞型,后者为大 B 细胞型。高红阳等[44]报道 1 例皮肤型成人 T 细胞白血病/淋巴瘤,病人 HTLV-1 抗体阳性,皮肤切片中淋巴样细胞 $CD45^+$,CD45 RO^+ $L26^-$,κ^-,λ^- 淋巴样细胞中 HTLV-1 前病毒 DNA 阳性。周一平等[45]报道 1 例以持续高热为主要表现的直肠 T 细胞性 NHL,浅表、纵隔及腹膜后淋巴结不肿大。

唐久皓等[46]报道 1 例胰体尾部神经内分泌癌合并胃 MALT 淋巴瘤。肖佐环等[47]报道 1 例大腿根部 T 细胞淋巴瘤,LCA,CD45RO,CD30 均强阳性,双肺野有团块状浸润,发病之初临床表现类似"性病性"淋巴肉芽肿。

4. 原发性结外病变

卢红阳等[48]回顾分析 274 例原发性结外淋巴瘤,30~69 岁为发病高峰,以咽淋巴环最多见,胃肠道次之,均为 NHL,咽淋巴环淋巴瘤以 T 或 NK/T 细胞型多见，胃肠道均为B细胞型。罗志国等[49]回顾分析68例原发性胃ML，均为NHL，除1例为T细胞性外，均为B-NHL，胃镜活检诊断率53.2%，1、3和5年生存率分别为90.5%、78.2%和75.7%。Cox多因素分析示手术是独立预后因素。何义富[50]等回顾分析原发胃NHL(PGNHL)59例，76.4%、93.4%为B-NHL，2、5、10年生存率分别为76.4%、63.7%和42.5%，中、高度恶性PGNHL手术联合化疗与单纯化疗的5年生存率相似(52.5% *vs* 57.1%)，认为手术的作用尚需前瞻性随机研究。

何天霖等[51]报道9例原发性胰腺淋巴瘤，均为NHL，肿瘤位于胰头3例，胰体尾6例，术前均误诊为胰腺癌，但血清CA 199均正常。

何小慧等[52]*回顾分析34例原发于纵隔的大B细胞NHL。靳凤艳等[53]报道6例原发于肺的淋巴瘤，临床表现无特异性，影像学表现主要为单发团块或多发结节，支气管镜检查通常无异常表现或仅表现为慢性炎症，不易与肺癌鉴别，确诊依赖病理检查。

艾毅钦等[54]报道12例原发性脑淋巴瘤，均为NHL，除3例T细胞性外均为B-NHL，本病起病快，进展迅速，影像学表现缺乏特异性。王燕霞等[55]报道5例中枢神经原发性NHL，均为B-NHL，CT呈较规则、等密度或高密度肿块影，周围有轻、中度低密度水肿影，增强后病灶均增强明显，境界较清楚，5例肿瘤细胞CD45、CD20、CD45RA均阳性CD3、CD30、CD45RO、EMA、胶质纤维酸性蛋白，神经元特异性烯醇酶均阴性。杨天和等[56]分析12例颅内原发ML的MRI，均为NHL，表现为T_1W_1低或等信号，T_2W_1稍低信号，多数病灶有轻到中度高信号水肿带，病灶边缘尚清楚，56.25%病灶强化后出现缺口或凹陷改变。

杨焕军等[57]分析43例原发性甲状腺NHL，5、10年总生存率分别为78%和71%，病理类型、颈部淋巴结转移、分期、及B症状显著影响病人生存期。

苏煦初等[58]分析原发性涎腺淋巴瘤17例，其中MALT型12例，DLBCL 5例，大多数为Ⅰ、Ⅱ期，2例分别于28及38个月死于淋巴瘤全身播散。

林旭宾等[59]分析21例原发性乳腺NHL(PBNHL)，87%为NHL，外周T细胞性占13%，中枢神经系统受累或复发是PBNHL的重要特征；中、高度恶性PBNHL可采用乳腺局部切除加全身化疗和乳腺放疗，并宜接受中枢神经预防治疗。

刘志军等[60]报道8例原发性鼻腔NHL ^{99m}Tc-MIBI早、晚期显像灵敏度分别为100.0%及87.5%，在定性诊断中有较好的应用前景。李丽等[61]回顾分析14例原发于鼻腔、鼻窦多形T细胞淋巴瘤，认为$Ⅰ_E$期可采用单纯放疗，$Ⅱ_E$～$Ⅳ_E$期应采用化疗加放疗加化疗的综合治疗，CHOP仍为首选的方案。

5. 诊断与鉴别诊断

冯琦等[62]*从血清、血浆中提取肿瘤细胞释放的可溶性DNA，以PCR法检测30例确诊的B-NHL，IgH基因重排阳性率为83.3%，而健康成人及慢性淋巴结炎病变呈阴性。蒋会勇等[63]设计bcl-2/IgH基因重排半nPCR引物，对52例DLBCL石蜡组织进行检测，5例阳性，而一步法检测到的8例中有3例为假阳性。张法霞等[64]以PCR法检测52例NHL病人外周血bcl-2/IgH基因的3种突变类型mbr、mcr和mdr，正常人3种基因异位概率分别为3.8%、1.9%和1.9%，同时发生2种或3种异位的概率为0，NHL化疗前、后同时发生2种异位的概率为7.7%和11.5……；3种异位为5.8%和3.8%。张冬梅等[65]应用组织芯片检测bcl-10、TopoⅡα与ki-67在84例MALT型淋巴瘤中表达，结果显示，TopoⅡα与ki-67的作用相似，而bcl-10胞质表达在低度和高度恶性MALT型NHL中有显著差异，bcl-10核表达与肿瘤细胞浸润有关。

钱文斌等[66]以实时定量RT-PCR检测32例NHL端粒结合因子mRNA表达，结果显示，Burkitt型明显高于FL、MCL及DLBCL($P<0.05$)。陈愉等[67]以CD10、bcl-6、Mum-1蛋白表达对60例DLBCL进行分型，$CD10^+$及(或)$bcl\text{-}6^+$为生发中心B细胞(GCB)型，占53.7%，非GCB型占46.3%。黄晖等[68]以S-P法检测70例肠MALT淋巴瘤中凋亡调控基因p53及bcl-2蛋白表达，bcl-2阳性率62.9%，从低度恶性到高度恶性，阳性率递减，p53和bcl-2表达呈负相关。

杨文秀等[69]以RT-PCR检则32例结外DLBCL的API_2-MALT-1 mRNA，结果32.4%阳性，阳性者平均生存时间及5年生存率显著为高。李海燕等[70]对比双色FISH及免疫组化(S-P法)检测间变性大细胞淋巴瘤(ALCL)ALK基因转位及融合蛋白表达，共20例，两者符合率100%，但免疫组化法简单、快捷、价廉。张东生等[71]以免疫组化法检测110份NHL组织中90 K表达(90 K是一种分泌糖蛋白)，90 K高表达者CHOP方案近期有效率低于低表达者(65.2% *vs* 82.5%，$P<0.039$)，但90 K表达与远期生存无相关性。潘云等[72]报道以RT-PCR及RQ-PCR对5例T-LBL石蜡包埋标本进行HOX11L2 mRNA检测，13.0%(7/54例)阳性，阳性者均为15岁以下儿童，常有纵隔肿块、Ki-67高表达，预后差。

陶丽菊等[73]和陶晓明等[74]分别以ELISA法检测NHL病人血清VEGF水平，均明显高于对照组($P<0.01$)，且Ⅲ、Ⅳ期明显高于Ⅰ、Ⅱ期($P<0.01$)，经治

疗达 CR 者 VEGF 明显下降,而治疗前 VEGF 低者 CR 率高。

金亦等[75]以免疫组织化学 LSAB 法检测 92 例 B-NHL 及 20 例良性淋巴组织标本,结果显示,Fas 及 FasL 的阳性率不能作为鉴别 B 细胞良、恶性的指标,但 Fas 和 FasL 蛋白的表达与 B-NHL 类型及恶性程度有关,呈现 DLBCL>FL>SLL(均 $P<0.05$)。

归薇等[76]以 ELISA 等检测 205 例 NHL 病人血清 CA125,结果较正常对照显著为高($P<0.001$),CD125 高表达与 B 症状、病变部位、有无渗出、血清 LDH 及 β_2-MG 含量相关,而免疫组化显示 2 例 NHL 肿瘤组织 CA125 表达均阴性。李先茂等[77]以免疫组化 SABC 法进行 CD99 染色,8 例 cHL 的 R-S 细胞均阴性。他们认为,CD99 基因表达缺失可作为诊断 cHL 的参考依据。

李劲峰等[78]检测 36 例 NHL(初诊,无感染、无出血、未用过激素、抗凝药和抗血小板药),其血浆组织型纤溶酶原激活物(t-PA)、激活物抑制剂(PAI-1)及 D 二聚体较正常对照显著为高($P=0.001\sim0.0085$)。

应奇新等[79]分析 23 例 Waldeyer 环淋巴瘤的 CT 和 MRI 表现,可见淋巴瘤的密度和信号均匀,呈轻度强化,无坏死和囊变,肿块与相邻结构界限清楚,两者均能清楚显示肿瘤的部位、形态、范围。黄生富等[80]分析 149 例 Waldeyer 环 NHL 影像学表现,认为多部位、多中心起源、大肿块、咽壁弥漫浸润性增厚,颅底及深层结构侵犯少为其特征。丁晓毅等[81]分析 25 例骨原发性 NHL,在 X 线和 CT 上以溶骨性骨质破坏为主,并以皮质中断的长度小而软组织肿块相对较大、骨膜反应少而轻为特征,在 MR 的 T_2WI 上,以中等信号和不均匀信号为主。

6. *治疗*

黄慧强等[82]报道,应用含吡柔比星联合化疗(CTOP 化疗方案占 93.9%)治疗 NHL 的结果,其中 DLBCL 占 56.9%,外周 T-NHL 占 12.5%,在可评估的 385 例中,总有效率 88.5%,CR 率 63.6%,中位随访 24 个月,预计 1、3、5 年生存率为 86.4%、66.5%和 59.2%。孙晓非等[83]报道以高强度、短疗程方案 NHL-BFM-90 治疗 42 例儿童、青少年 NHL,37 例(88%)获 CR,5 例(12%)PR,中位随访 20(4～89)个月,2 年 EFS 为 86.2%),早期病人为 100.0%,侯梅等[84]*报道 ProMACE-CytaBOM 方案与 CHOP 方案治疗 NHL 的随机对照,结果显示,前者疗效较高。周生余等[85]报道 DICE 方案(Dex,IFO,DDP,VP-16)治疗 35 例复发或耐药的中、高度恶性 NHL,有效率 74.3%,CR 率 31.4%,Ⅲ～Ⅳ度粒细胞、血小板减少发生率分别为 71.4%和 8.6%。欧阳学农等[86]以 GMEP(GEM、MIT、VP-16、PDN)方案治疗 30 例难治或复发性 NHL,CR 率 20%,PR 率 60%。近期疗效较好,毒性反应轻。谢颖等[81]以抗生素类抗肿瘤药——新福菌素(gengxinmiycin)联合 CHOP 方案治疗初治 NHL,CR 率 65%,PR 17%,主要毒性作用为骨髓抑制及消化道的应。郭海宜等[88]随机分组对比常规剂量 CTOP(THP 40 mg/m^2)和增强剂量 CTOP(THP 60 mg/m^2)治疗初给 NHL,共 39 例,后者 CR 率有所提高(47.4% *vs* 21.5,但 $P<0.05$)。两组不良反应相仿。

张红雨等[89]回顾分析单药利妥昔单抗(美罗华,rituximab,Rit)及 Rit 联合 CHOP 方案初治侵袭性 B-NHL 的疗效,二者有效率及 CR 率均无显著差异(83.3% *vs* 90.7%及 66.7% *vs* 67.4%)。刘红等[90]报道 Rit 联合 FMO(Flud、Mit、Dex)治疗复发难治性 B-NHL 10 例,CR 4 例,PR 5 例,3 例发生Ⅲ～Ⅳ度粒细胞减少。蔡宇等[91]报道 Rit 联合 CHOP 治疗 NHL 20 例,初治者 18 例,15 例达 CR,3 例达 PR,2 例难治者 1 例 PR。

牛挺等[92]以非洲爪蟾血管内皮生长因子(xVEGF)肿瘤疫苗联合多柔比星治疗 ELA 淋巴瘤模型小鼠,结果显示,有协同增强抗小鼠淋巴瘤作用($P<0.05$)。ELISPOT 检测显示免疫小鼠产生了分泌抗自身 VEGF 抗体的 B 细胞。

王列祥等[93]报道随机分组观察 BACOP 方案加或不加 α-甘露聚糖肽(OK-432,力尔凡)治疗 NHL 112 例,加用组 CR 率明显高于不加组(32% *vs* 21%,$P<0.01$)。

曹卫国等[94]报道 35 例Ⅰ、Ⅱ期 HL,化疗 4 疗程后随机分为常规斗蓬野($n=20$)或累及野放疗($n=15$),结果两组疗效相似(3 年总生存率 95.0% *vs* 93.3%),而后者并发症较少。

张巧花等[95]用超大剂量化疗联合自体外周血造血干细胞移植(APBSCT)治疗 NHL23 例,HL 7 例,移植前 3 例微量残留病(MRD)阴性者移植后持续阴性,27 例阳性者,移植后 150 天内 22 例转阴。朱尊民等[96]以大剂量 LACE(CCNU、Ara-c、VP-16、CTX)加 APBSCT 治疗 27 例难治、复发性 ML(NHL 22 例、HL5 例),2 年无病生存率达 70%,预计 5 年生存率达 55%。刘跃均等[97]报道 MAG 动员/BEAM 预处理加 APBSCT 治疗 ML 14 例(NHL 9 例,HL 5 例),均获造血重建,中位随访 46(4～100)个月,总生存率 85.7%,无病生存率 78.5%。

张俊江等[98]报道全身化疗加全脑、全脊髓放疗治疗 18 例 NHL 中枢神经系统(CNS)侵犯(未作鞘内治疗),发生 CNS 侵犯后,1 年生存率为 45.1%,5 年生存率为 36.7%)。

袁志斌等[99]成功制备^{99m}Tc 抗 CD20 单克隆抗体,性能稳定,长期室温放置免疫结合率大于 80%,注射 1 h 后,荷瘤小鼠瘤内浓聚达高峰。

7. 预后

李丹等[100]分析了 51 例原发结内 DLBCL,认为国际预后指数(IPI)、B 症状、Ki-67 指数可作为预后因素,而 bcl-2 不是预后因素。翁阳等[101]分析了 60 例 DLBCL,结果显示,IPI 可作为预后判断,p53 与预后无关,bcl-6 与预后有一定关联,阳性组好于阴性组。杨渤彦等[102]分析 138 例 DLBCL,显示年龄、临床分期和近期疗效是预后的独立影响因素。姚丽青等[103]从病理角度分析 50 例 DLBCL,显示 Ki-67 指数和 bcl-6 阳性率是评估预后的重要指标。王辉等[104]报道 Ga^{67} 显像在评估纵隔大 B NHL 的治疗反应中明显优于 CT 扫描。

(余润泉)

参 考 文 献

1 魏中华,等. 吉林医学,2005,26(4):349
2 袁 健,等. 中华劳动卫生职业病杂志,2005,23(2):125
3 刘红利,等. 中国肿瘤临床,2005,32(16):901
4 田中伟,等. 第三军医大学学报,2005,27(15):1548
5 贲松彬,等. 中国公共卫生,2005,27(5):1548
6 谷俊侠,等. 临床内科杂志,2005,22(1):25
7* 许晓巍,等. 中华血液学杂志,2005,26(4):227
8 樊 华,等. 第三军医大学学报,2005,27(7):688
9 何艳姣,等. 中国肿瘤临床,2004,31(24):1385
10 龙 捷,等. 中国免疫学杂志,2004,20(11):751
11 童允洁,等. 癌症,2005,24(1):62
12 沈 晶,等. 北京大学学报(医学版),2004,36(6):655
13 刘俊茹,等. 癌症,2005,24(2):145
14 赵 莎,等. 四川大学学报(医学版),2005,36(5):657
15 褚 勇,等. 广东医学,2005,26(6):794
16 卢振霞,等. 中国免疫学杂志,2005,21(1):49
17 杨文秀,等. 中华医学遗传学杂志,2005,22(1):35
18 程 纯,等. 中国免疫学杂志,2005,21(9):666
19 程 纯,等. 中国免疫学杂志,2005,21(6):438
20 程 纯,等. 中国免疫学杂志,2004,20(10:679
21* 郭晓玲,等. 中华医学杂志,2005,85(21):1476
22 宗金宝,等. 中国免疫学杂志,2005,21(9):643
23 张小平,等. 内蒙古医学杂志,2005,37(1):6
24 刘恩彬,等. 中国肿瘤临床,2005,32(16):923
25 谢红浪,等. 肾脏病与透析肾移植杂志,2004,13(6):512
26 刘国祥,等. 中国综合临床,2005,21(4):318
27 杨树东,等. 中国内镜杂志,2005,11(2):127
28 张耀军,等. 癌症,2005,24(3:365
29 杨继红,等. 临床血液学杂志,2004,17(6):311
30 周生余,等. 癌症,2005,241):95
31 李 雷,等. 中国肿瘤临床,2005,3213):738
32 明 萌,等. 武汉大学学报(医学版),2005,26(5):596
33 潘 云,等. 中华血液学杂志,2005,26(4):218
34 陈辉树,等. 中国肿瘤临床,2005,32(12):700
35 曹 斌,等. 临床皮肤科杂志,2005,34(6):369
36 张炎林,等. 中华检验医学杂志,2005,28(8):799
37 崔 旭,等. 临床血液学杂志,2005,18(3):161
38 杨飞飞,等. 中华内科杂志,2005,44(4):284
39 李 薇,等. 临床皮肤科杂志,2005,44(2):143
40 徐 兵,等. 中华内科杂志,2005,4(2):143
41 江志生,等. 江苏医药,2005,31(4):320
42 金菊英,等. 中华内分泌代谢杂志,2005,21(1):82
43 黄宝生,等. 实用放射学杂志,2004,20(11):1053
44 高红阳,等. 中华皮肤科杂志,2005,38(4):205
45 周一平,等. 中华内科杂志,2005,44(9):699
46 唐文皓,等. 肿瘤,2005,25(5):516
47 肖佐环,等. 中华皮肤科杂志,2004,37(12):742
48 卢红阳,等. 白血病·淋巴瘤,2004,13(5):293
49 罗志国,等. 癌症,2004,23(12):1692
50 何意富,等. 癌症,2005,24(4):475
51 何天霖,等. 第二军医大学学报,2005,26(8):875
52* 何小慧,等. 中国肿瘤临床,2004,31(19):1081
53 靳凤艳,等. 中国肿瘤临床,2005,32(8):442
54 艾毅钦,等. 云南医药,2005,26(2):108
55 王燕霞,等. 中华神经科杂志,2005,38(1):54
56 杨天和,等. 实用放射学杂志,2004,2011):(72
57 杨焕军,等. 上海获 学,2005,28(6):490
58 苏煦初,等. 医学临床研究,2005,22(4):476
59 林旭滨,等. 中国肿瘤临床,2005,32(17):984
60 刘志军,等. 中国临床医学影像杂志,2005,16(6):317
61 李 丽,等. 中国肿瘤临床,2005,32(13):770
62* 冯 琦,等. 中华内科杂志,2005,44(6):415
63 蒋会勇,等. 中华血液学杂志,2005,26(10):589
64 张洁霞,等. 白血病·淋巴瘤,2005,14(3):162
65 张冬梅,等. 白血病·淋巴瘤,2005,14(2):92
66 钱文斌,等. 浙江大学学报(医学版),2004,33(5):416
67 陈 愉,等. 中华血液学杂志,2005,26(10):623
68 黄 晖,等. 江西医药,2005,40(7):414
69 杨文秀,等. 贵州医药,2005,29(4):291
70 李海燕,等. 中华医学遗传学杂志,2004,21(5):470
71 张东生,等. 癌症,2005,24(8):1006
72 潘 云,等. 中华血液学杂志,2005,26(10):585
73 陶丽菊,等. 临床内科杂志,2005,22(9):621
74 陶晓明,等. 中华内科杂志,2004,43(11:862
75 金 亦,等. 癌症,2005,24(3):332
76 归 薇,等. 中华血液学杂志,2005,26(4):246
77 李光茂,等. 第四军医大学学报,2004,25(33):2136
78 李劲峰,等. 山西医药杂志,2005,34(2):133

79　庄奇新,等.中华放射学杂志,2005,39(8):822
80　黄生富,等.癌症,2004,23(11):1325
81　丁晓毅,等.中国临床医学影像杂志,2005,16(8):448
82　黄慧强,等.中华血液学杂志,2005,26(10):577
83　孙晓非,等.中华血液学杂志,2005,26(10):581
84*　侯　梅,等.癌症,2005,24(4):461
85　周生余,等.癌症,2005,24(4):461
86　欧阳学农,等.解放军医学杂志,2005,30(8):726
87　谢　颖,等.第三军医大学学报,2004,26(24):2282
88　郭海宜,等.中国肿瘤临床,2005,32(17):988
89　张红雨,等.癌症,2004,2312):1681
90　刘　红,等.重庆医学,2005,34(9):1336
91　蔡　宇,等.白血病·淋巴瘤,2005,14(3):145
92　牛　挺,等.四川大学学报(医学版),2005,36(5):661
93　王列祥,等.中国肿瘤临床,2005,32(7):413
94　曹卫国,等.中国肿瘤临床,2005,32(16):932
95　张巧花,等.中华血液学杂志,2005,26(7):438
96　朱尊民,等.中国肿瘤临床,2005,32(2):89
97　刘跃均,等.江苏医药,2005,31(4):244
98　张俊红,等.武汉大学学报(医学版),2005,26(5):639
99　袁志斌,等.中华核医学杂志,2004,26(4):223
100　李　丹,等.中华血液学杂志,2005,26(4):223
101　翁　阳,等.中华内科杂志,2005,44(9):681
102　杨渤彦,等.中华肿瘤杂志,2005,27(3):174
103　姚丽青,等.中国肿瘤临床,2005,32(14):781
104　王　辉,等.中国临床医学影像杂志,2005,16(5):262

(二)浆细胞病

1.多发性骨髓瘤

(1)基础研究

李娟等[1]报道多发性骨髓瘤(MM)病人骨髓单个核细胞(BMMNC)死亡受体DR4、DR5表达增高($P<0.05$),而干扰凋亡的诱捕受体DcR1、DcR2表达减低($P<0.05$)。MM细胞系KH_3细胞DR4、DR5强表达,未测到DcR1、DcR2,化疗可能通过上调DR5而促使细胞凋亡。何晓燕等[2]报道表皮生长因子受体(EGFR)抑制剂PD153035可通过阻断STAT3分子磷酸化,切断EGFR活化的转导通路而诱导MM细胞XG-1凋亡。高巍然等[3*,4,6]和熊红等[5]研究2-甲氧基雌二醇(2ME2)对MM细胞的作用,结果显示,较大剂量(1～16 μmol/L)可使原代MM细胞凋亡[6],而低剂量(0.1～0.5 μmol/L)可使MM细胞系CZ-1、LP-1、NCI-H929等细胞向成熟阶段分化[3]*,随细胞分化,转录因子X盒结合蛋白-1(XBP-1)表达上调,而XBP-1的上游调控分子Blimp-1则通过抑制Pax-5而上调XBP-1 mRNA的表达[4]。2ME2及As_2O_3均可诱导CZ-1细胞凋亡,但凋亡通路不同,As_2O_3主要诱导一些促凋亡基因表达上调,如半胱天冬酶家族、p53及ATM通路、死亡结构域家族、TNF受体家族及CIDE家族等,而2ME2则主要下调抗凋亡基因表达[5],如bcl-2家族、IAP家族、TRAIT家族、TNF配体家族及CARD家族等。葛繁梅等[7]报道抗坏血酸(AA)可促进As_2O_3诱导MM细胞系RPMI 8226细胞凋亡,AA与As_2O_3联合能明显上调PRMI 8226细胞死亡受体DR4、DR5的表达,增加APO2L/TRAIL与受体结合的概率。傅海英等[8]*报道MM细胞系U266及54.8%的MM病人存在p16基因启动子区CpG岛甲基化,As_2O_3可诱导U266细胞p16基因去甲基化而恢复其抑癌基因作用。李翠联等[9]利用抑制性差减杂交法显示As_2O_3可下调U266细胞的氨基肽酶N、人类肿瘤翻译控制蛋白1、人类ATP合成酶A链、信号识别颗粒A10及线粒体ATP合成酶/ATP酶亚单位6,并上调钙结合蛋白A10、角质素6A、相对分子质量为45×10^3的含MIP重复成分的剪接因子及多聚腺苷酸结合蛋白等基因。王晨等[10]利用En Vision免疫组化显示20例MM病人(包括初发未治、治疗后部分显效及微小显效者)骨髓VEGF蛋白表达及骨髓微血管数均显著高于10例非恶性血液病病人($P<0.01$)。孙春艳等[11]*报道MM细胞系KM3、RPMI 8226细胞表达和分泌脑源性神经营养因子(BDNF),并可能参与MM细胞诱导的血管新生。陈文明等[12]利用VEGF活化的人骨髓内皮细胞系HBME-1细胞显示维生素D_3具有剂量依赖的抗血管新生作用。张雷等[13]建立MM及正常人骨髓基质细胞(BMSC)体系,IL-6、抗IL-6抗体、VEGF及抗VEGF抗体显示MM细胞系U266细胞与BMSC之间的相互作用可调节VEGF和IL-6的分泌,促进MM细胞的生长和血管新生。刘微等[14]报道rIL-2激活的正常骨髓细胞对U266细胞具有杀伤作用,rIL-2激活MM病人骨髓后,骨髓中$CD45^-$、$CD38^+$、$CD138^+$细胞减少而TNF-α、IFN-γ水平明显升高。周振海等[15]对比MM病人伴有或不伴有肾小管功能损害者本周蛋白(BJP)基因可变区特点,损害组($n=7$)可变区的互补决定区(CDRS)的R突变明显高于无损害组($n=8$)($P<0.05$),BTPκ组可变区CDRS的R突变比例明显高于BTPλ组($P<0.05$),损害组中λ亚型的同源型以$V_{3\sim4}$最多。张梅等[16]*报道树突细胞介导的独特型瘤苗的体外抗骨髓瘤作用。实验显示能对自体MM细胞产生免疫应答反应。孙万平等[17]报道鼠抗人多聚体蛋白聚糖(Syndecan-1)单克隆抗体4B3对天然表达Syndecan-1的人MM细胞XG-1和XG-2有明显的生长抑制作用。刘娜等[18]以PCR法检测12例MM及24例健康者骨髓,HHV-6DNA阳性率于MM为33.3%,

健康者为 4.2%($P<0.01$),HHV-8 均为 0。樊华等[19]报道 MM 病人($n=28$)骨髓中 N-Ras 及 pERK 1/2 表达水平均明显高于正常人($n=23$)外周血淋巴细胞($P<0.01$)。

(2)病例报道

薛海等[20]报道 1 例以腹腔积液为首发症状的 IgG-λ 型 MM。腹腔积液中找到骨髓瘤细胞。尚玉琨等[21]报道 2 例 λ 轻链型 MM ^{99m}Tc-亚甲基二磷酸盐骨显像除多处骨髓有异常放射性浓聚灶外,两大腿肌肉组织有骨显像剂摄取,病人血清钙增高(3.2mmol/L)。刘爱军等[22]报道两例 MM 伴不明原因高热,分析认为其发热原因系 MM 本身引起。黄梅等[23]报道 1 例 51 岁女性 IgE-K 型 MM,有 $L_{11、12}$、$L_{1\sim5}$ 椎体压缩性骨折,血清 IgG、IgA、IgM 均明显低于正常,免疫固定电泳显示 M 蛋白与 IgE 和 κ 形成特异性沉淀带。颜绵生等[24]对 25 例免疫固定电泳只有轻链而不出现 IgA、G、M 重链的 MM 标本进行抗游离轻链、抗 IgD 和抗 IgE 单抗分型检测,成功筛出一例 IgE-λ 型 MM。

(3)实验室检查及其他检查

徐玲玲等[25]以免疫固定电泳对 2 007 例 M 蛋白阳性病人进行分析,IgG 型、IgA 型、IgM 型、轻链型、IgD 型分别占 47.1%、23.0%、8.7%、15.9% 及 5.3%。吴冠宇等[26]以多参数流式细胞术(FCM)检测 25 例 MM,经 CD45/SSC 设门,所有标本均有异常细胞群,其基本特点为 CD45 弱表达,SSC 值大于有核红细胞而小于单核细胞、粒细胞,CD38、CD138、CD56、CD19 及 CD20 阳性率分别为 100%、100%、80%、4.0%及 21.4%。杨镇洲等[27]以免疫细胞化学及 Western 印迹杂交检测脱嘌呤/脱嘧啶核酸内切酶(apurinic/apyrimidinic endonuclease, APE1)基因表达,结果显示 APE1 基因表达增强可能是 MM 预后不良指标之一。徐彧等[28]以 FCM 检测 22 例 MM 细胞黏附分子 CD11a、CD49d 表达,结果显示 CD49d 荧光强度越强,溶骨性破坏越严重,进展期 CD11a 阳性细胞百分率及荧光强度明显高于平坦期($P<0.05\sim0.01$)。董丽华等[29,30]以双夹心 ELISA 法分别检测 37 例 MM 及 18 例健康者 IL-6 及 VEGF,结果显示,MM 病人血清 IL-6、VEGF 水平与 MM 严重程度相关($P<0.05$)。黄欣等[31]以石蜡切片及免疫组化 S-P 法检测浆细胞 CD56 表达,5 例反应性浆细胞增生及 3 例原发性髓外浆细胞瘤均无 CD56 表达,22 例浆细胞骨髓瘤中 41% $CD56^+$,$CD56^+$ 者总生存期及无病生存期均长于 $CD56^-$ 者($P<0.05$),CD56 表达与病人年龄、临床分期和组织学分级均无相关性。王春红等[32]以免疫组化检测 13 例 MM 及 10 例正常对照骨髓涂片中骨保护素(OPG)及破骨细胞分化因子(RANKL)的表达,结果显示,OPG 与正常对照组无显著差异而 RANKL 表达明显增高($P<0.01$)。魏华萍等[33]以 S-P 法检查 9 例 MM 病人骨髓中 MUCI 黏蛋白分子表达,结果明显高于对照($n=10$)($P<0.001$)。王惠平[34]报道用放射免疫法检测 36 例 MM 血清 β_2-微球蛋白,结果明显高于 30 例健康对照($P<0.01$),且与病情相关,Ⅲ期明显高于Ⅱ期($P<0.05$),Ⅱ期明显高于Ⅰ期($P<0.05$)。陈文明等[35]用双抗体夹心、ABC 酶联免疫吸附法检测 28 例 MM 病人血清 IL-6、VEGF、b-FGF 和 MMP,结果显示,上述因子血清水平随疾病分期增加而增加,而肾功能不全者均高于肾功能正常者($P<0.01$)。戴艳等[36]以石蜡包埋骨髓组织切片 S-P 法检测 20 例初诊 MM 的 b-FGF-2 表达及微血管密度(MVD),结果显示,MM 的 MVD 高于对照组($n=10$),20 例 MM 中 12 例 b-FGF-2 表达阳性,提示 b-FGF 和 MM 的血管新生密切相关。侯健等[37]报道 11 例初诊 MM 用化疗合并氯膦酸盐治疗后,反映骨胶原分解代谢的血清Ⅰ型胶原羧基末端肽水平较 13 例单纯化疗的初诊 MM 明显为低($P<0.05$),而反映骨胶原合成代谢的血清氨基末端肽水平则明显为高($P<0.01$)。杨波等[38]分析 37 例 MM 病人骨髓浆细胞形态,结果显示,Ⅲ型(原始浆细胞型)病人的生存期明显缩短,提示骨髓形态学对分型及预后判断有意义。刘岱等[39]对 42 例 MM 进行 113 人次 ^{99m}Tc-MIBI 显像,结果显示,图像半定量计分与血清中 M 蛋白含量及骨髓浆细胞数成正相关。何春玲等[40]回顾分析 23 例 MM 骨髓活组织切片,检出骨髓涂片漏诊者 5 例(漏诊率 21.7%),这 5 例中 3 例为结节型 MM,2 例为 MM 合并骨髓纤维化。

(4)治疗

麦玉洁等[41]回顾分析 206 例 MM 治疗,200 例药物治疗者中位生存期为 30.5 个月,3 年和 5 年实际生存率分别为 32.0%和 15.8%。联合化疗组的总有效率(50.3%)明显高于 MP 组(30.4%)($P<0.05$),但中位生存期、3 年和 5 年生存率的差异无统计学意义(均 $P<0.05$),干扰素治疗组的有效率、中位生存期均高于未用干扰素者($P<0.05$ 及 0.01),合并沙利度胺治疗的总有效率为 65.5%,6 例外周血造血干细胞移植(PBSCT)平均生存期为 73.0±12.5 个月。徐岚等[42]分析 26 例初治Ⅲ期 MM 的 VAD 方案疗效,总有效率 92.3%,CR 率 19.3%,PR 率 50%,平均生存期 29.6±17(7~84)个月。周新等[43]以 VMTP(长春新碱、美法仑、吡柔比星、泼尼松)方案治疗 13 例难治性和复发性 MM,2 例获 PR,总有效率 61.5%。梁勇等[44]以 TDAP(VM_{26} 100 mg/d,$D_{1\sim4}$,VD,Dex 30 mg/d,$d_{1\sim5}$,PO,Ara-c,1 000 mg/d,d_5,VD,DHP 20 mg/

$d, d_{1\sim4}$, VD)方案治疗16例复发($n=16$)及难治性MM,8例达显效(M蛋白比治疗前下降>75%或消失),其中5例1疗程,2例2疗程,1例4疗程达显效,用药后所有病人均出现白细胞及血小板减少,5例因粒细胞减低出现感染性发热,其中1例死于感染性休克。张水兰等[45]以单药沙利度胺(Tha)(200～600 mg/d)治疗25例难治性MM,CR 8% VGPR 8%,PR 16%,无效者占40%。王振荣等[46]以随机分组观察化疗(MP或M_2方案加或不加Tha的疗效,加Tha组($n=14$)3个月后有效率(PR+MR)为85.7%,不加组($n=20$)为50%($P<0.05$),1年EFS及2年OS前者均显著高于后者($P<0.05$)。郑翠萍等[47]以Tha联合MP方案治疗23例MM(初治19例、复发或难治4例),Tha中位剂量225 mg(100～400) mg/d,PR率达69.6%,常见不良反应为皮疹、便秘、嗜睡、乏力、头昏、水肿。杜明珠等[48]以Tha联合VAD方案治病MM 14例,6例获PR(42.8%)。周言新等[49]报道2例年龄分别为69及65岁的MM,于服用Tha达600 mg/d时出现窦性心动过缓,心率分别为40及32次/min,减至400 mg/d后心率恢复为76次/min及72次/min。

张旗等[50]以As_2O_3联合化疗(MOD、M_2或VAD方案)治疗21例难治性MM,M蛋白下降>25%以上者占38.1%,其中5例下降>50%。

王蔚等[51]报道龙葵总提取物对MM U266细胞有体外细胞毒作用,其机制部分是诱导细胞凋亡。

黄强等[52]报道VAD方案后用马法兰(200 mg/M^2)和APBSCT治疗24例MM(该院2例,法国里昂中心医院22例),14例初治MM获CR及PR者各7例,10例复发性MM者中CR4例,PR3例,随访10～48个月,无病生存者9例。

王顺清等[53]报道1例42岁MM以非清髓性异基因PBSCT加供者淋巴细胞输注(DLI)治疗,移植后8个月达CR,于移植后180 d(第3次DLI后68 d)发生Ⅱ度GVHD,随访36个月仍处于CR状态。

(5)预后　许晓军等[54]分析48例复发或难治性MM,显示影响生存期的主要因素是年龄>60岁($P<0.01$),应用As_2O_3组的生存期较化疗组及化疗加干扰素组明显延长($P<0.01$)。

2. 原发性巨球蛋白血症(WM)

胡喜梅等[55]以小剂量Tha(75 mg/d)治疗WM 4例,3～24个月后,血清IgM分别下降1.8～21.5 g/L,除1例有轻微嗜睡外,无毒副反应。

3. POEMS综合征

吴华香等[56]报道1例以POEMS综合征为首发症状的骨髓瘤,免疫固定电泳显示IgG-λ单克隆性,第8胸椎旁软组织穿刺证明有大量幼稚浆细胞浸润。王维平等[57]回顾研究POEMS综合征12例,3例肾穿刺活检证明有肾病,病人肾小球肿大,肾小球系膜细胞及基质中、重度增生,部分肾小球纤维化、萎缩,其中2例少数毛细血管壁、个别系膜区见λ轻链蛋白阳性反应。李锡强等[58]报道1例POEMS综合征伴肾损害,肾活检显示系膜区弥漫性中、重度增宽、毛细血管内皮细胞肿胀,轻、中度增生。文英玉等[59]报道1例POEMS综合征突发耳聋、高尿酸血症及肾功能减退。张荣利等[60]报道1例POEMS、综合征合并Castleman病,有双侧颈部、销骨上多处淋巴结增大,淋巴结活检显示为弥漫性浆细胞增生并呈现异型。

(余润泉)

参考文献

1　李　娟,等.中华血液学杂志,2005,26(4):214
2　何晓燕,等.中国医学科学院学报,2004,26(5):492
3*　高巍然,等.中华血液学杂志,2005,26(4):197
4　高巍然,等.中华血液学杂志,2005,26(10):598
5　熊　红,等.中华血液学杂志,2005,26(4):200
6　高巍然,等.中国癌症杂志,2005,15(3):291
7　葛繁梅,等.中华血液学杂志,2005,26(10):625
8*　傅海英,等.中华内科杂志,2005,44(6):411
9　李翠联,等.中华血液学杂志,2005,26(4)209
10　王　晨,等.上海医学,2005,28(1):43
11*　孙春艳,等.中华血液学杂志,2005,26(10):602
12　陈文明,等.中华血液学杂志,2005,26(5):312
13　张　蕾,等.中华内科杂志,2005,44(2):85
14　刘　薇,等.中华血液学杂志,2005,26(4):205
15　周振海,等.中华内科杂志,2005,44(9):677
16*　张　梅,等.中华血液学杂志,2005,26(10):593
17　孙万平,等.江苏医药,2005,31(4):282
18　刘　娜,等.中国肿瘤临床,2004,31(20):1189
19　樊　华,等.中国肿瘤临床,2005,32(14):792
20　薛　海,等.白血病·淋巴瘤,2005,14(4):231
21　尚玉琨,等.中华核医学杂志,2004,24(6):355
22　刘爱军,等.中国癌症杂志,2005,151):92
23　黄　梅,等.中华血液学杂志,2005,26(4):247
24　颜绵生,等.中华检验医学杂志,2004,27(12):830
25　徐玲玲,等.第二军医大学学报,2004,25(12):1343
26　吴冠宇,等.江苏医药杂志,2004,30(10):793
27　杨镇洲,等.第三军医大学 学报,2005,27(6):554
28　徐　彧,等.临床血液学杂志,2005,18(4):198
29　董丽华,等.临床血液学杂志,2005,18(4):218
30　董丽华,等.白血病·淋巴瘤,2005,14(3):155
31　黄　欣,等.白血病·淋巴瘤,2005,14(3):133
32　王春红,等.临床血液学杂志,2005,18(3):181
33　魏华萍,等.白血病·淋巴瘤,2005,14(1):30

34 王惠平.医学临床研究,2004,219):1068
35 陈文明,等.中华血液学杂志,2005,26(4):250
36 戴 艳,等.安徽医学,2005,26(3):165
37 侯 健,等.中华血液学杂志,2005,26(4):244
38 杨 波,等.白血病·淋巴瘤,2005,14(3):167
39 刘 岱,等.中华核医学杂志,2005,25(4):216
40 何春玲,等.陕西医学杂志,2005,34(2):214
41 麦玉洁,等.中华血液学杂志,2005,26(4):193
42 徐 岚,等.中国癌症杂志,2005,15(1):70
43 周 新,等.白血病·淋巴瘤,2005,14(2):107
44 梁 勇,等.天津医药,2004,32(10):647
45 张水兰,等.第四军医大学学报,2005,26(6):550
46 王振荣,等.中国癌症杂志,2005,15(3):288
47 郑翠萍,等.临床血液学杂志,2005,18(5):277
48 杜明珠,等.陕西医药杂志,2005,34(6):727
49 周言新,等.中华老年医学杂志,2005,24(1):60
50 张 旗,等.白血病·淋巴瘤,2005,14(3):168
51 王 蔚,等.北京大学学报(医学版),2005,37(3):240
52 黄 强,等.中华内科杂志,2005,44(9):690
53 王顺清,等.临床血液学杂志,2005,18(2):75
54 许晓军,等.临床血液学杂志,2005,18(4):213
55 胡喜梅,等.白血病·淋巴瘤,2004,13(5):301
56 吴华香,等.中华内科杂志,2005,441):55
57 王维平,等.中国实用内科杂志,2005,25(10):926
58 李锡强,等.第一军医大学学报,2004,24(10):1215
59 文英玉,等.吉林医学,2005,26(4):437
60 张荣莉,等.中华血液学杂志,2005,26(4):231

(三)其他

1. Castteman 病(CD)

井丽萍等[1]报道5例多中心型CD,其中3例为浆细胞型,2例为透明血管型,5例均有多部位浅表淋巴结肿大,且均有不同程度发热、乏力、盗汗,4例有多克隆高γ球蛋白血症,3例有脾肿大。侯军等[2]报道6例CD,其中局灶型2例,多中心型4例,病理分析为透明血管型5例,浆细胞型1例,局灶型经手术或术后放疗均痊愈,多中心型中3例经IFN或化疗联合激素治疗病情稳定,1例复发。苑晓军等[3]报道10例CD,其中2例为浆细胞型,余均为透明血管型。

2. Kikuchi-Fujimoto 病(KFD)

杨芳等[4]回顾分析15例经病理证明的KFD,均有颈淋巴结肿大,约30%尚有锁骨上、颏下、腋下及腹沟淋巴结肿大,淋巴结最大4 cm×3 cm×4 cm,均有触痛或压痛,糖皮质激素治疗有效。随访1年以上,无复发。吴晓萍等[5]报道KFD 11例,以发热、淋巴结肿大、粒细胞减少为特点,淋巴结病理改变主要为副皮质区多处坏死,不同程度的组织细胞,免疫母细胞,浆细胞样单核细胞增生,无中性粒细胞浸润。郭良耀等[6]报道KFD 16例,均经糖皮质激素治疗后痊愈,误诊率56.3%。

3. 白细胞髓过氧化物酶(MPO)缺陷症

王建中等[7]报道在5 761例住院病人中,中性粒细胞MPO轻度缺陷占2.6%,3例典型病例中性粒细胞计数及形态均正常,但中性粒细胞、单核细胞的MPO活性和抗原表达减低。

4. 骨髓纤维化

陆林等[8]回顾分析56例≤45岁原发性骨髓纤维化,多因素Cox模型分析:Hb<100 g/L和有全身症状是生存期短的预后不良因素。

(余润泉)

参 考 文 献

1 井丽萍,等.白血病·淋巴瘤,2004,13(5):269
2 侯 军,等.白血病·淋巴瘤,2004,14(1):10
3 苑晓军,等.吉林医学,2004,25(12):66
4 杨 芳,等.广东医学,2004,25(11):1289
5 吴晓萍,等.宁夏医学杂志,2004,26(12):803
6 郭良耀,等.白血病·淋巴瘤,2004,13(6):356
7 王建中,等.中华检验医学杂志,2005,28(2):158
8 陆 林,等.中华血液学杂志,2005,26(5):281

五、输血与血型

(一)血源质量调查

杨立新等[1]分析1995~2003年献血人群检测结果和HIV感染现状,结果共筛出艾滋病病毒抗体(抗-HIV)阳性者18例。吕繁等[2]对178例确认的通过献血(浆)感染HIV的感染者进行回顾调查,结果显示,HIV感染者的平均潜伏期为8.31年(95%CI:8.04~8.58),感染后HIV总发病率为6.41/100人年,发病后半年平均生存时间为9.90个月。陶传敏等[3]对2002年7月至2003年9月的17 217名病人输血前血液进行乙肝表面抗原(HBsAg)、丙肝病毒抗体(抗-HCV)、人类免疫缺陷病毒抗体(抗-HIV)及梅毒抗体检测,结果显示,HBsAg阳性率11.6%,抗-HCV阳性率1.2%,抗-HIV阳性率0.02%,梅毒抗体阳性率1.4%。叶贤林等[4]建立血液HBV DNA标本汇集、核酸提取、扩增及检测的全自动筛查模式,对阳性标本进行基因分型和血清追踪检测,为血液HBV DNA自动化筛查提供科学依据,结果显示,全自动汇集、全自动核酸提取和扩增及检测HBV DNA95%检出限量为38.9 IU/ml,95%CI为(21~323)。黄呈辉等[5]采用核酸扩增(NAT)对18 621份血清检测合格的血液进行HCV、HBV和HIV-1核酸检测,结果发现5份

HBsAg阴性、HBV DNA 呈阳性的血液，阳性率为0.027%(5/18 621)。经进一步随访6～20个月显示，2名献血者为HBV低水平感染，1例为HBV血清转换窗口期感染。邓巍等[6]* 采用RT-PCR方法检测503份抗-HCV ELISA测定为阴性的献血员血清(浆)标本的HCV RNA，结果有5份HCV RNA阳性，其中2份标本抗HCV ELISA测定S/CO比值小于0.5，重组免疫印迹(RIBA)结果均为阴性；另外3份抗HCV阴性(ELISA检测的S/CO值在0.8～0.9之间)，进一步进行RIBA检测，其中2份为抗核心区(C22)单独阳性，另外1份为抗NS3单独阳性。阳性标本HCV RNA的含量测定约为10^4拷贝/ml。孙爱农等[7]在28 098名常规化验项目均正常的献血者中，RT-PCR检测出HCV-RNA阳性77人，占0.3%，对11名HCV-RNA阳性献血者跟踪，其中9例在随访检查的常规项目中，ALT和(或)抗-HCV均出现不正常，出现的时间距首次HCV-RNA阳性至少4周。卞茂红等[8]对545份(分109个血清汇集池)已经过常规ELISA初、复检全项测定合格无偿献血标本，用PCR-微流芯片检测献血者的微量血清池(5人份×μl)HBV DNA，结果7份HBV DNA阳性(1.3%)。PCR-微流芯片HBV DNA敏感度为4.81×10^2拷贝/ml；HBeAg(+)病人的HBV DNA阳性检出率为100%(37/37)，而HCV DNA(+)、抗- HAV IgM(+)病人的HBV DNA全为阴性。贾嫈[9]观察青海省4 709名献血者巨细胞病毒(CMV)感染情况，结果为CMV抗体阳性率达57.7%；女性CMV阳性率(60.7%)高于男性(53.3%)。陆萍等[10]观察到血制品经亚甲蓝光化学法(MB浓度5 μmol/L，光照1 h，光照强度38 000 lx)病毒灭活处理后，含巨细胞病毒HCMV血浆及红细胞的组织培养半数感染量($TCID_{50}$)下降4～6。王良华等[11]对16 320份二次酶联免疫筛查阴性的合格献血者血样，用核酸扩增检测仪做HBV、HCV和HIV自动扩增检测，结果为8份HBV DNA阳性(漏检率0.49‰)，未发现HCV和HIV-1 RNA阳性。邢文革等[12]探讨献血者血清丙氨酸氨基转移酶(ALT)最佳筛查试验方法，结果显示，对献血者血液ALT筛查应尽快淘汰赖氏法，改进丙酮酸氧化酶法，推广普及速率法。徐恩英等[13]探讨恒温培养箱加温对不同时间储存红细胞悬液的影响，结果显示，在温度可控培养箱(44.5℃)中加温30min，红细胞不会产生明显的溶血反应和其他损害。尹建平等[14]报道由腺嘌呤、肌苷、丙酮酸钠、磷酸氢二钠混合组成的恢复液可使ACD(4±2)℃储存过期3 d的红细胞的生化功能和形态都恢复到正常水平。顾海慧等[15]探讨低浓度DMSO(2%)和第二信使调节剂混合物(thrombosol)低温保存血小板的效果，结果显示与常规6% DMSO低温保存血小板相比，前者保存血小板的效果明显改善。杜磊等[16]报道体外循环(CPB)中使用新型白细胞滤器LD-1能保护CPB后血小板数量，且较少影响血小板聚集功能。徐文皓等[17]观察^{60}Co γ射线辐照全血对T淋巴细胞分泌细胞因子IL-2、IFN-γ及TNF的影响，结果显示，辐照能抑制T细胞内分泌表达细胞因子，且抑制效应与辐照剂量相关，辐照剂量越大，抑制效应越明显。林俊杰等[18]观察混合血小板在保存期中的活化情况，结果显示，在保存期0～3 d内混合血小板计数、pH值、CD62p和CD41表达量无显著差异，并且IL-2和IFN-γ的浓度亦无显著差异。杨江存等[19]观察新鲜冰冻血浆(FFP)融化后24 h内凝血因子的变化，结果显示，无明显改变的有PT、FIB、TT($P>0.05$)；其他指标在不同时间段各有明显的改变，同时显示FⅧ半衰期为12～24 h。李微等[20]研究保存血细胞因子诱导杀伤细胞(CIK)功能状况，结果显示，经不同保存时间诱导培养的CIK细胞激活率、增殖能力及杀伤活均低于保存前，存放10 d后血液中的T细胞不能被激活。雷新莉等[21]采用nPCR方法研究输血传播病毒(TTV)在新疆儿童中的感染情况，结果为160例体检儿童中共检出22例TTV-DNA阳性血清，检出率为13.7%。卓碧敏等[22]对4 609例妇科手术病人术前抽血检测HBsAg、抗-HCV、RPR及TPPA确证检测梅毒螺旋体及抗HIV抗体，结果为阳性率分别为14.0%、0.1%、2.2%、2.9%和0.02%。徐树良等[23]报道输血前检出抗-HIV阳性病人1例。

(二)输血与输血反应

韩军鸽等[24]研究显示，输血量不大于1 200 ml的受者输血后12 h内STRs基因型未受供者血液STRs基因型的影响。吴胜楠等[25]观察单纯大量输注红细胞(红细胞悬液)对受体出-凝血功能的影响，结果显示发生出凝血功能障碍病人输注红细胞总平均量为3 747 ml；凝血因子及血小板被稀释是主要原因。何亚琴等[26]观察配合性血小板输血的临床效果，结果为血小板(10U)输注24 h后血小板上升均值在配合性输注组为$(6.2\pm0.35)\times10^9$ L，对照组为$(0.4\pm0.32)\times10^9$ L。黄启然等[27]分别采用细菌培养、ABO正反型、RhD血型、直抗、游离Hb，对28例受血者[(反应组)(输血后24 h内发热、寒战或轻微血尿)]及127袋献血者(正常组)血液做速发输血反应追踪筛检，结果，反应组及正常组血液细菌培养为“无菌生长”，ABO正反定及RhD血型检定为100%相符，再追检反应直抗试验100%无因输后出现红细胞致敏现象，游离Hb测定出现4例结果≥42～48 mg/L，有24例均≤40 mg/L的正常参考值，28例不正常率为14.3%。李申一等[28]报道严重输血过敏反应 1 例。赵晓华等[29]报道高血钾红细胞悬液致输注部位剧烈疼痛 1 例。章旭等[30]报道 IgG 类抗-Le^{bH}引起溶血性输血反应 1 例。张伟健等[31]报道大量输血引起稀释性凝血因子减少 1 例。卢钺成等[32]报道双胎输血综合征 1 例。王学锋等[33]报道 3 例出血病人在使用 rFⅦa 后表现出很好的止血效果，整个给药过程没有发现特殊的不良反应。郑祥德等[34]随机将 ASA Ⅰ～Ⅱ级骨科脊柱手术 32 例分为实验组（AHH 组）和对照组各 16 例，AHH 组以 6%羟乙基淀粉进行急性高容量血液稀释（AHH），使血容量增加约 25%，结果显示，AHH 组输血量显著少于对照组（$P<0.01$），同时对循环功能和凝血功能影响不大。史计月等[35]比较观察传统输血方案、卫生部输血指南、自行设计“5835”输血方案对输血量的影响，结果 3 组术中出血量相近，差异无显著性（$P<0.05$）；输血量分别为（197±57）ml、（91±35）ml 和（99±42）ml。张印则等[36]报道在体外实验中，甲氧基聚乙二醇苯丙三唑磷酸盐对淋巴细胞表面 HLA-A2 抗原具有良好的化学修饰作用，可以完全阻断其与 HLA-A2 抗体的反应。

（三）血型

向东等[37]用血清学与分子生物试验相结合的方法确定各种 AB 亚型，对检出的 39 例其他 A_2B 和 45 例其他 AB 亚型做 H 抗原检测，并判断其 H 抗原的强度，结果显示，只在 CisAB(100%)，B(A)(100%)，AxB(46.2%)以及 A_2B(43.6%)上发现了大量 H 抗原，而在其他众多的 AB 亚型中，H 抗原与 B 型细胞比较没有明显增强。朱发明等[38]研究红细胞 ABO 血型系统 B_w亚型的分子基础，结果显示，α_1，3 半乳糖基转移基因第 7 外显子 721C>T 突变可能是 B_w亚型分子遗传基础之一。喻琼等[39]研究中国汉族人群 ABO 血型中 B 亚型的分子遗传背景，结果发现，695T>C 变异的新 B 等位基因，该等位基因 nt695 位由 T 转变为 C，232 位氨基酸由亮氨基转变为脯氨酸，可导致糖基转移酶活性的降低。程良红等[40]* 研究中国南北汉族人群中 HLA-A＊02 等位基因的分布并比较其差异性，结果为南、北汉族人两个群体中均检出具有不同基因频率的 6 种 A＊02 等位基因，南方汉族人中 A＊0207(37%)为优势等位基因，北方汉族人则以 A＊020101(48%)为优势等位基因。两个群体中的 A＊02 等位基因总体分布以及 A＊020101、A＊0203 和 A＊0207 的相对频率存在显著性差异。熊文等[41]设计 6 对特异性针对中国人 RHD 等位基因的引物，并引入 1 对内照引物，建立 PCR-序列特异性引物（PCR-SSP）方法，结果为所有样本的 PCR-SSP 检测结果均与血清结果一致（符合率 100%），并可指示目前在中国人中观察到的 RHD 基因阳性、D 抗原阴性等位基因。聂向民等[42]报道罕见 DRB1＊13-DQB1＊05 单倍型家系 1 例。熊文等[43]采用 PCR 等分子生物学技术，分析 1 例 RhD 阴性个体的 RHD 基因，结果显示为 RHD 抗原阴性，RHD 基因阳性的个体，携带新的 RHD-CE(2-10)融合等位基因。叶健忠等[44]研究海南汉族 Rh 阴性献血者的 RHD 基因结构，结果为筛选获得的 106 名 RhD 阴性个体中 31 例(29.3%)为 RhDel，存在完整 RHD 基因；剩下 75 例中，67 例(63.2%)完全缺失 RHD 基因，8 例缺失部分 RHD 基因；缺失部分 RHD 基因的个体均未检测到 RHD 外显子 5。周华友等[45]研究 RHD 基因结构和基因表达机制，结果为 RhD 表型(－)/RHD 基因型(－)个体启动子区全缺失，表型 RhD 阴性基因型为部分缺失或不缺失型个体启动子区都不缺失。邵超鹏等[46]研究 RHD 基因转录后是否存在因替代拼接形成不同形式的 mRNA，结果显示，RHD 基因转录后存在替代剪切机制，且发生在第 7～9 外显子或内含子区域。向东等[47]鉴定确认血型不规则抗体 361 例(不包括冷自身抗体、未确定特异性的同种抗体和 ABO 系统抗体)，其中温自身抗体 98 例，同种特异性抗体 263 例。李廷孝等[48]报道孕妇高效价抗-D 遮断新生儿红细胞上 D 抗原致新生儿 Rh 定型假阴性 1 例。吕毅等[49]报道 IgG/IgM 抗-E 引起输血配血不合 1 例。唐长玖等[50]报道微柱凝胶配血次管检测出现凝集盐水法交叉配血阴性 17 例，因而避免了输血反应的发生。张铭华等[51]对 1 例罕见的类孟买 O^{ABHm}血型进行鉴定，结果归类为 III 类类孟买 O^{ABHm}型，Lewis 血型表现为 $Le^{(a-b-)}$，家系均为正常的 ABO 血型。洪小珍等[52]鉴定出 1 例罕见的类孟买型 AB^{hm}，血清中含有抗-H。苏品璨等[53]报道类孟买型 O^{A}_{Hm} 1 例。肖瑞卿等[54]用 Rh(D)阳性红细胞吸收方法制备抗-D 试剂血清，解决了人源 Rh 试剂血清制备困难，并可节约 Rh 阴性红细胞。李翠莹等[55]报道采用 2-羟基乙醇处理 IgM 型多发性骨髓瘤病人血型鉴定 1 例。朱发明等[56]报道 $\alpha_{1,2}$岩藻糖转移酶基因复合突变引起类孟买型血型 1 例。何吉等[57]* 探讨利用孕妇血浆中游离胎儿 DNA 进行非创伤性产前诊断胎儿 RhCcEe 血型的方法，结果为 30 例样本中，13 例母子表型完全相同，17 例存在区别。当母亲表型为 RhCC、cc、EE、ee 纯合子时，均成功扩增出母亲所缺乏的 c、C、e、E 基因。

（四）新生儿高胆红素血症

白银松[58]对 54 例新生儿高间接胆红素血症进行分析，结果显示为感染是新生儿病理性高间接胆红素血症的第一位因素；溶血组黄疸出现最早，进展最为迅速；围生因素组胆红素峰值最高，但与其余各组比较无显著差异。陈玉娟[59]对新生儿高胆红素血症 60 例进行分析，结果为感染性 20 例，非感染性 40 例；52 例在蓝光照射数小时后黄疸开始消退。李燕晖等[60]评价经皮胆红素测定仪诊断新生儿高胆红素血症的价值，结果为灵敏度为 87.5%，特异度 86.6%，准确度 86.9%，阴性预告值 92.4%，漏诊率 12.5%，误诊率 13.4%，约登指数 0.74。段秀芳等[61]将 175 例新生儿高胆红素血症患儿随机分为治疗组和对照组，观察直肠滴注中药退黄煎剂对该病的临床疗效和可行性，结果为治疗组治疗 7 d 黄疸治愈率、平均每日胆红素下降速度、肝功能改善均高于对照组；光疗后胆红素反跳率治疗组低于对照组。郭向阳等[62]将 379 例新生儿高胆红素血症患儿随机分为治疗组 243 例和对照组 136 例，观察双歧杆菌制剂(金双歧)辅助治疗该病的临床疗效，结果治疗后两组血清总胆红素水平分别为 (58.21±4.36) μmol/L 和(64.16±5.29) μmol/L($P<0.01$)；日平均经皮测胆红素下降值、平均住院时间治疗组均显著优于对照组。杨横等[63]对 40 例符合换血指征的新生儿重度高胆红素血症进行双管同步换血治疗，结果换血前、后总胆红素(TB) 分别为(436.72±137.67) μmol/L 和(189.0±63.29) μmol/L，血清 TB 换出率 56.72%；换血前后血糖升高，血钙、血钾、血镁、血红蛋白降低。张玉兰[64]将 192 例高胆红素血症的新生儿随机分为两组观察毯式黄疸光疗仪对该病的治疗作用，结果为治疗组平均光疗时间显著短于对照组，胆红素下降值较对照组有显著性差异。黄瑞玉等[65]观察孕妇 IgG 抗体效价水平与新生儿 ABO 溶血病(HDN)发生率的相关性，结果为抗体效价越高，新生儿 ABO HAD 的发生率越高。汪俭等[66]观察大剂量静脉滴注丙种球蛋白(IVIG800 mg/kg·d^{-1}×3 d)治疗新生儿 ABO 溶血病的临床效果，结果显示 IVIG 治疗组黄疸消退时间为(4.18±1.03) d，常规治疗组为(5.28±1.50)d。刘宏宝等[67]以人体新鲜冰冻血浆作透析液行血液透析(PHD)，观察其对高胆红素血症的治疗效果，并与高容量血液滤过(HVHF)、血浆置换(PE)和分子吸附再循环系统(MARS)的效果进行比较，结果显示为以血浆作透析液时清除胆红素的效果优于 HVHF，与 PE 和 MARS 无明显差别。

李津婴等[68]常规筛查 506 例贫血、黄疸、脾大病人，其中可确诊病因的溶血性疾病 384 例，病因不明的溶血性贫血 21 例，非溶血性血液病 33 例，非血液疾病 24 例，失访 44 例；在病因明确的 384 例溶血疾病中，遗传性溶血病因 356 例，其他溶血病因 28 例；先天溶贫病因百分比分别为红细胞膜病 42.56%、血红蛋白病 34.62%、红细胞酶病 22.82%。赖福才等[69]报道早产重症 RhD 阴性新生儿溶血病换血 1 例。

(闵碧荷　宋献民)

参 考 文 献

1 杨立新，等. 中国艾滋病性病，2005，11(1)：27
2 吕　繁，等. 中华流行病学杂志，2005，26(5)：311
3 陶传敏，等. 中国输血杂志，2005，18(2)：134
4 叶贤林，等. 中国输血杂志，2005，18(2)：94
5 黄呈辉，等. 中国输血杂志，2005，18(3)：202
6* 邓　魏，等. 中华检验医学杂志，2004，27(10)：663
7 孙爱农，等. 中国输血杂志，2005，18(2)：91
8 卞茂红，等. 中国输血杂志，2005，18(1)：14
9 贾　婴. 中华检验医学杂志，2005，28(6)：617
10 陆　萍，等. 中国输血杂志，2005，18(4)：290
11 王良华，等. 中国输血杂志，2005，18(4)：286
12 邢文革，等. 中国输血杂志，2004，17(5)：330
13 徐恩英，等. 中国输血杂志，2005，18(2)：104
14 尹建平，等. 中国输血杂志，2005，18(2)：106
15 顾海慧，等. 第二军医大学学报，2005，26(4)：439
16 杜　磊，等. 中国输血杂志，2005，18(3)：194
17 徐文皓，等. 临床血液学杂志，2005，18(5)：296
18 林俊杰，等. 中国输血杂志，2004，17(5)：326
19 杨江存，等. 中国输血杂志，2005，18(3)：211
20 李　微，等. 中国输血杂志，2005，18(1)：26
21 雷新莉，等. 地方病通报，2005，20(2)：12
22 卓碧敏，等. 福建医药杂志，2004，26(5)：45
23 徐树良，等. 中国输血杂志，2004，17(6)：455
24 韩军鸽，等. 四川大学学报(医学版)，2005，36(3)：359
25 吴胜楠，等. 中国输血杂志，2005，18(2)：136
26 何亚琴，等. 中国输血杂志，2005，18(3)：228
27 黄启然，等. 广州医药，2005，36(4)：60
28 李申一，等. 广东医学，2005，26(7)：1017
29 赵晓华，等. 青海医药杂志，2004，34(9)：9
30 章　旭，等. 中国输血杂志，2004，17(5)：359
31 张建伟，等. 中国输血杂志，2004，17(5)：366
32 卢钺成. 广州医药，2005，36(1)：80
33 王学锋，等. 中国输血杂志，2005，18(1)：36
34 郑祥德，等. 中国输血杂志，2004，17(6)：411
35 史计月，等. 河北医药，2005，27(8)：575
36 张印则，等. 中国输血杂志，2004，17(5)：320
37 向　东，等. 中国输血杂志，2005，18(3)：189
38 朱发明，等. 中华医学遗传学杂志，2005，22(2)：138
39 喻　琼，等. 中华医学遗传学杂志，2005，22(2)：129
40* 程良红，等. 第一军医大学学报，2005，25(3)：321
41 熊　文，等. 中国输血杂志，2005，18(1)：4
42 聂向民，等. 中国输血杂志，2005，18(1)：62
43 熊　文，等. 中国输血杂志，2005，18(2)：101
44 叶健忠，等. 中国输血杂志，2005，18(2)：97
45 周华友，等. 第四军医大学学报，2004，25(18)：1659
46 邵超鹏，等. 中国输血杂志，2004，17(5)：310

47　向　东,等. 中国输血杂志,2005,18(1):22
48　李延孝,等. 中国输血杂志,2005,18(3):245
49　吕　毅,等. 中国输血杂志,2005,18(2):156
50　唐长玖,等. 中国输血杂志,2005,18(1):61
51　张铭华,等. 中国输血杂志,2004,17(5):348
52　洪小珍,等. 中国输血杂志,2005,18(1):8
53　苏品璨,等. 中华检验医学杂志,2005,28(4):416
54　肖瑞卿,等. 中国输血杂志,2004,17(5):304
55　李翠莹,等. 中国输血杂志,2005,18(1):63
56　朱发明,等. 中华医学杂志,2005,85(2):105
57* 何　吉,等. 中华检验医学杂志,2005,28(6):648
58　白银松. 四川医学,2004,25(10):1127
59　陈玉娟. 四川医学,2005,26(2):206
60　李燕晖,等. 陕西医学杂志,2004,33(10):893
61　段秀芳,等. 中国中西医结合杂志,2005,25(6):508
62　郭向阳,等. 中国综合临床,2005,21(6):560
63　杨　横,等. 四川医学,2004,25(12):1338
64　张玉兰. 陕西医学杂志,2005,34(9):1093
65　黄瑞玉,等. 医学临床研究,2005,22(1):64
66　汪　俭,等. 中国小儿血液,2005,10(2):62
67　刘宏宝,等. 肾脏病与透析移植杂志,2004,13(6):539
68　李津婴,等. 临床血液学杂志,2005,18(4):204
69　赖福才,等. 中国输血杂志,2004,17(5):364

六、造血干细胞移植

(一)临床研究

冯四洲等[1]* 采用自体造血干细胞移植(AHSCT)治疗急性白血病143例,138例获造血重建,其中73例已中位生存93个月。急性白血病CR1期与≥CR2期者5年无病生存率(DFS)分别为51.8%±4.6%与26.3%±10.1%($P=0.024$),累积复发率分别为38%±4.8%与49.2%±12.4%($P=0.397$)。黄宁等[2]报道对117例难治性血液病病人进行AHSCT 58例,同基因骨髓/外周血HSCT 2例,异基因骨髓/外周血HSCT 53例,脐带血HSCT 4例。随访(62±57)个月,存活84例(71.8%),死亡33例(28.2%)。何祎等[3]对51例CML-CP1病人采用TBI+Cy或BuCy预处理,其中allo-PBSCT 28例,allo-BMT 23例。结果为造血重建50例(98.0%),aGVHD 35例(68.6%),其中Ⅱ～Ⅳ度11例(21.6%),cGVHD17例(37.8%),移植相关死亡8例(15.7%),复发5例(9.8%),5年DFS为(79.2±6.4)%。王志东等[4]对52例白血病病人行HLA相合同胞供者allo-PBSCT。结果为所有病人均重建造血,ANC≥0.5×10^9/L和血小板计数≥20×10^9/L的中位时间分别为移植后的第11和17天。发生Ⅱ度以上aGVHD12例(23.0%),cGVHD的发生率为60.9%;多因素分析结果显示,移植前缓解时间和cGVHD对DFS有显著影响($P<0.05$)。许兰平等[5]总结allo-HSCT治疗Ph^+ ALL 32例。结果显示,4年存活率(OS)57.2%,无病存活(LFS)率37.1%,复发率(RI)56.4%。在移植前处于CR1组比非CR1组OS高(74.5% *vs* 22.2%,$P=0.0046$)、LFS高(49.1% *vs* 11.1%,$P=0.0057$)、RI低(44.80% *vs* 84.76%,$P=0.0157$)。白庆咸等[6]采用allo-PBSCT治疗27例白血病,均获得稳定植入,Ⅱ～Ⅲ度aGVHD3例(11%),cGVHD7例,随访2～30个月,存活20例(74%)。吴德沛等[7]报道采用非T细胞去除单倍体造血干细胞移植治疗难治性白血病10例,移植后均顺利获得造血重建,发生aGVHD7例,达Ⅳ度3例,cGVHD 4例。中位随访190 d,存活7例。孙爱宁等[8]对13例恶性血液病病人采用非亲缘allo-BMT,移植后17 d(中位时间)造血重建。aGVHDⅠ～Ⅲ度38%,Ⅲ～Ⅳ度15%。随访2～30个月,12例非复发状况移植,至今存活9例,LFS为75%。周世勇等[9]采用非清髓性造血干细胞移植(NSCT)治疗恶性血液病18例,并与清髓性外周血干细胞移植(PBSCT)24例比较,NST组3年DSF 72.2%±10.6%,PBSCT组则为70.8%±9.3%;移植相关死亡两组相当。刘启发等[10]对18例难治未缓解白血病(AML 6例,ALL 8例,HAL 2例,CML及CLL-BC各1例)用超强预处理方案进行异基因移植,移植后30 d未出现GVHD者采用早期快速递减环孢素A或供体淋巴细胞输注诱导GVL。结果为除1例死于移植中感染外,其余病人均获完全缓解,移植后3年估计DFS为(61.2±12.3)%。陈欢等[11]对12例高龄或不能耐受常规预处理方案的恶性血液病病人,采用BuCy+ATG为主的低强度预处理方案进行allo-HSCT,移植后1个月鉴定11例为供者型,1例为供、受者嵌合状态。aGVHD5例(41.6%),cGVHD为41.5%。1年总生存率为75.0%,无病生存率为48.1%。刘利等[12]对10例CML病人(3例为慢性期,4例为加速期,3例为急变期)非清髓异基因移植前、后给予口服伊马替尼(格列卫,400～1 500 mg/d)治疗。7例存活,3例死亡,Bcr/abl转阴时间为移植后33～130 d,随访期间无一例复发。

刘代红等[13]报道allo-BMT治疗2例移植前分别确诊为系统性红斑狼疮和强直性脊柱炎病人,移植后异基因骨髓长期稳定植入,自身免疫病达完全缓解,已分别随诊126个月和44个月。赵岩等[14]* 对包括系统性红斑狼疮等在内的21例常规治疗不能缓解病情的重症/难治性系统性自身免疫病病人给予大剂量免疫抑制剂并自体外周血$CD34^+$细胞分选移植治疗。

移植后可使大部分病人达到短期或中期缓解,但有一定的复发率,其中2例分别死于巨细胞病毒感染和严重肺部感染。

万鼎铭等[15]报道采用HLA不全相合非血缘脐血移植成功治疗一例无丙种球蛋白血症。

鲍立等[16]对148例ABO血型不合的allo- HSCT受者按不同的移植方式进行分析,并选用同期85例ABO血型相合的受者作比较。结果显示,主要ABO血型不合BMT组红细胞输注量多,红系恢复时间长。ABO血型不合病人aGVHD、CMV发生率及5年DFS与ABO血型相合病人相比差异无统计学意义。

李大启等[17]对9例恶性血液病移植病人间隔短时间抽取外周血样,STR-PCR定量分析T细胞和粒细胞的嵌合体,研究显示,供者T细胞的完全植入迟于粒细胞,动态监测T细胞嵌合体,可能有助于免疫抑制剂的调整。

陈兵等[18]观察网织血小板(RP)在异基因造血干细胞移植后的变化规律,结果显示,移植后RP%随血小板下降而下降,并最早开始回升,较血小板回升提前9 d,再随血小板数的升高,由峰值迅速回落至正常水平。

孙琪云等[19]对11例成功接受allo-HSCT血液病病人的骨髓进行间充质干细胞(MSCs)培养。研究显示,均能成功培养出MSCs,且可连续扩增传代,其表型为MSCs特异性标记高表达(>98%),造血细胞标记低表达(<1%)。STR-PCR法检测示培养的MSCs基因型均为受体型。

王汉平等[20]应用PCR-RFLP法检测12例移植病人细胞色素P-450 3A5(CYP3A5)基因型;同时免疫荧光偏振法监测病人血中CsA浓度。结果为野生型纯合子2例,杂合子10例。野生型纯合子病人外周血CsA谷值浓度较杂合子病人低,相差55.6%～88.2%;服药后2 h峰值浓度亦较杂合子病人低,相差28.6%～73.7%。

寿黎红等[21]将40例allo-HSCT病人随机分为应用谷氨酰胺双肽(DPT)加全肠外营养液组(DPT组)和单用全肠外营养液组(对照组),结果为第28天DPT组血清白蛋白恢复至原水平,而对照组无恢复($P<0.05$);DPT组淋巴细胞恢复较对照组迅速($P<0.05$);移植后DPT组和对照组发生临床感染例数分别为10例和16例($P<0.05$);而两组aGVHD发生率差异无统计学意义。

陈瑶等[22]总结150例病人151次allo-HSCT的临床资料,60例病人发生Ⅰ～Ⅳ度aGVHD,累积发生率40.2%,其中43例发生Ⅰ～Ⅱ度aGVHD,17例发生Ⅲ～Ⅳ度aGVHD。完全缓解率为63.6%。Ⅰ～Ⅱ度aGVHD病人与Ⅲ～Ⅳ度病人早期生存率分别为>90%和46%($P<0.01$)。多因素分析确定HLA配型不合、病人移植前HBsAg阳性是发生aGVHD的主要危险因素。寿黎红等[23]报道3例allo-PBSCT后表现为中毒性表皮松解症的aGVHD,表现为皮肤水疱及表皮松解,合并高热、肠炎或肝损害,经给予有效的免疫抑制剂,联合营养支持及相应护理措施,皮损消退。蓝建平等[24]报道4例非亲缘allo-BMT后并发肠道aGVHD,肠镜和病理活检示肠黏膜充血、水肿或上皮层环死脱落,肠腔正常结构消失,直、结肠多发性溃疡,见较多淋巴细胞和浆细胞浸润。夏荣等[25]采用ELISA双抗夹心法对24例allo-PBSCT病人移植前、后不同时间段血清可溶性人类白细胞抗原-I(sHLA-I)含量进行连续检测。结果显示,发生Ⅱ～Ⅳ度aGVHD的14例病人在发生GVHD前3～7 d,sHIA-I浓度就有统计学意义的升高($P<0.05$),在GVHD期升高程度更明显,具有显著性差异($P<0.005$)。陈纯等[26]在移植前后发生GVHD时采用流式细胞仪检测和比较外周血中CD94的表达。结果显示,CD94主要表达于$CD3^+CD8^+$ T细胞,移植后CD94在$CD4^+$ T细胞和$CD8^+$ T细胞表达均明显增高,aGVHD发生时$CD4^+CD94^+$和$CD8^+CD94^+$ T细胞表达明显升高。蔡正文等[27]的研究显示,cGVHD组的$CD4^+CD25^+$细胞和sIL-2R在移植后180 d时和移植后峰值均明显高于相同时段无GVHD组病人;而$CD4^+CD45RA^+$却明显低于后者。黄晓军等[28]对31例Ⅰ～Ⅱ度(aGVHD、cGVHD)和供者淋巴细胞输注后(post-DLI)GVHD病人予以甲氨蝶呤5～10 mg,静脉点滴,每5～7 d 1次,直至GVHD症状消失/缓解。aGVHD组、cGVHD组和post-DLI GVHD组总有效率分别为94%、75%和100%。皮肤型、肠道型、肝脏型、口腔型和眼型的总有效率分别为100%、60%、71%、75%和100%。寿黎红等[29]报道对8例异基因造血干细胞移植后,并发对糖皮质激素耐药的Ⅳ度aGVHD的病人,采用人源化CD25单克隆抗体治疗,取得较好效果。黄伟等[30]报道布地奈德(budesonide)用于4例异基因造血干细胞移植后肠道aGVHD的治疗,取得良好治疗效果。刘代红等[31]* 总结255例allo-HSCT受者中发生移植后肺炎的资料。66例发生移植后肺炎的病人累计发病72例次,总发病率25.9%;50例病人的移植后肺炎被治愈,占75%。病因分析显示,细菌/真菌感染性移植后肺炎12例次(16.7%),巨细胞病毒性肺炎22例次(30.6%),特发性肺炎综合征36例次(50.0%)。总死亡率为22.7%。

田传军等[32]从allo-HSCT感染CMV的病人体内

分离出 CMV 毒株，从毒株中扩增出约 3728bp 的片段，经鉴定证实为 CMV UL54 基因，其序列保守区域与 GenBank 报道 AD169 基本一致，但在第 519、618、723、910、1188、1641、2070、2278、2279、2442、3140 等 11 个位点发生碱基突变，涉及到编码氨基酸 C304R、T760N、Y1047C、R1054K 等位点发生改变。吴小津等[33]对 HSCT 后 CMV-DNA 阳性的 38 例病人进行了 CMV 糖蛋白(G)B 蛋白的基因分型，结果显示，Ⅰ型 19 例(50.0%)，Ⅱ型 3 例(7.9%)，Ⅲ型 14 例(36.8%)，Ⅰ与Ⅲ混合型 2 例。Ⅰ型感染预后良好，Ⅲ型与致死性间质性肺炎发生有明显的相关性。

江倩等[34]观察并分析 15 例白血病病人在 allo-HSCT 后发生的 17 次急性或亚急性胃肠道出血。出血原因：预处理不良反应 2 例次；GVHD 或伴有肠道 CMV 和真菌感染 12 例次；CMV 肠炎 1 例次；消化性溃疡出血 2 例次；不明原因 1 例次。朱康儿等[35]报道 1 例非血缘脐血移植后同时并发 EB 病毒相关淋巴细胞增殖性疾病和纯红细胞再生障碍，用 CD20 单抗治疗获得成功。肖广芬等[36]报道 3 例急性白血病异基因造血干细胞移植术后供体型复发，复发时嵌合体检查为完全供体型。程辉等[37]报道 1 例异基因造血干细胞移植术后继发脑膜造血。

(章卫平　王健民)

(二)实验研究

黎阳等[38]比较 K562、Raji 肿瘤细胞-DC 融合瘤苗和灭活肿瘤细胞加 DC 对脐血来源的 CIK/NK 细胞杀伤作用的影响，结果表明，使用不同抗原刺激的各组脐血来源 CIK/NK 细胞对特定肿瘤的杀伤有促进作用，但不具有特异性，DC 融合瘤苗与 DC 加不融合的灭活肿瘤细胞刺激，制备的 CIK/NK 细胞毒性差异无统计学意义。贺晓东等[39]应用大鼠造血干细胞移植模型观察移植物中 T 细胞与受体 T 细胞比例对 GVHD 的影响，结果为当移植物内 T 细胞和预处理后受体残存 T 细胞比例为 1∶1 和 2∶1 时，GVHD 程度较轻；4∶1 时，GVHD 明显加重。刘丽辉等[40]采用非清髓预处理建立猕猴单倍体相合 HSCT 模型，研究 MSC 在单倍体相合移植中的作用，结果显示，MSC 可促进植入；相同条件下，HSC 联合 MSC 组更容易形成供受者混合嵌合；GVHD 的发生率低。张伟等[41]研究显示，MSC 通过分泌 TGF-β_1 抑制 PHA 刺激的 T 淋巴细胞的增殖。余永国等[42]在骨髓移植前 2 d 至移植后 7 d 给受体小鼠皮下注射 IL-11，可显著降低 $CD4^+$ T 细胞亚群，同时增加 $CD8^+$ T 细胞亚群的数量；病理观察表明 GVHD 发生的时间推迟，且程度较轻，明显提高 ALL 小鼠的生存时间。林茂芳等[43]报道抗 CD47 可溶性单抗 B6H12 可以影响树突细胞向成熟分化，并显著下调树突细胞 IL-12 mRNA 及 IL-12 P70 表达水平。杜冰等[44]观察到在移植前用氢化可的松和环孢素 A 处理异基因骨髓和脾细胞后，可减轻 GVHD，小鼠生存时间明显延长。郑以州等[45]比较脐血(UCB)、动员后的外周血(mPB)及骨髓(BM)来源的造血干/祖细胞表面归巢相关分子(HRM)表达谱，显示三者的 $CD34^+$ 细胞均高度表达黏附分子 CIM4、CD11a、CD18、CD62L、CD31 及 CD49d；但 UCB 来源的 $CD34^+$ 细胞及 $CD34^+CD38^-$ 细胞黏附分子 CD49e、CIM9f、CD54 及趋化因子受体 CXCR-4 的表达水平显著低于 mPB 及 BM 来源者。杨志刚等[46*,47]报道在小鼠 allo-BMT 时输入同种异基因反应性 NK 细胞可促进造血及免疫重建、抑制 GVHD 效应，提高移植受鼠的生存率、延长存活时间。张开明等[48]应用 SCID 小鼠异种骨髓移植模型研究表明，腹腔注射骨髓细胞与尾静脉注射相似，造血细胞可顺利归巢到骨髓造血组织，重建造血功能，并可减少 GVHD 的发生率和强度。陈永乐等[49]研究表明，CsA、吲哚亚甲基异烟腙(Tju103)或细胞毒性 T 淋巴细胞相关性抗原 4 免疫球蛋白(CTLA4-Ig)单独处理供者 T 淋巴细胞均可明显延长小鼠移植后生存期，降低 GVHD 发生率和程度；CTLA4-Ig 尚有抗感染和 GVL 作用，CTLA4-Ig 和 Tju103 联合处理延长受者生存期和降低 GVHD 的作用更明显。温宏升等[50]研究表明，异基因骨髓移植后第 4 天、第 8 天供体 T 细胞主要分布于肝、肠、皮肤、肺，未见于肾、心、脑等组织中；同时期同基因骨髓移植模型各组织中均未见供体 T 细胞。申淑景等[51]观察表明，+3 d、+7 d allo-BMT 供体骨髓细胞在受体脾脏中分布最多，分别为(1.1±0.02)%和(76.6±1.8)%；骨髓中分别为(0.4±0.1)%和(39.7±5.4)%。+21 d 受体骨髓、脾脏、淋巴结、胸腺及外周血中供体细胞达 60%～90%。张学军等[52]报道雷公藤甲素(TWH)具有抑制 aGVHD 保留移植物抗肿瘤(GVT)的作用，可与 CsA 协同作用预防异基因 HSCT 中 aGVHD。郝思国等[53]报道全反式维甲酸(ATRA)能明显促进人脐血 $CD133^+$ 细胞在体外扩增体系中的早期增殖，并上调部分黏附分子(特别是 CD49d、CD54)的表达。冯凯等[54]研究表明，T 淋巴细胞与 MSC 共孵育后，对 MSC 同源的肿瘤细胞仍有杀伤作用，但与未共孵育者相比，杀伤活性减弱。夏云金等[55]报道在 allo-BMT 0～7 d 注射肝细胞生长因子(HGF)，ALL 小鼠 GVHD 明显减轻，同时保留了 GVT 作用。齐春梅等[56]报道基因重组人造血增效因子具有动员恒河猴外周血干/祖细胞和中性粒细胞的作用，与 G-CSF 有明显协同作用。黄海雯等[57]研究显示可溶性 CD40L 能显著增强干细胞因子、IL-3、促红细胞生成素、GM-CSF 对脐血 $CD34^+$ 细胞的扩增作用。王丽娟等[58]研究表明，脐血 MSC 具有类似成体骨髓 MSC 的特征，对造血干细胞增殖有明显的支持作用。李莉等[59]的研究显示 p27 基因干扰能够促进造血祖细胞增殖并提高其造血能力。田虹等[60]将 $CD34^+$ $CD38^-$ 脐血细胞在含 IL-3、IL-6、GM-CSF、EPO、SCF 和胰岛素样生长因子的干细胞培养基中培养 6 个月，细胞仍表达造血干/祖细胞表面分子标记($CD34^+CD38^-$)，细胞染色体数目、结构未见异常。

孙爱红等[61]报道，经骨髓腔输注人脐血单个核细胞，可以重建小鼠造血，植入率高于经尾静脉注射。刘耀等[62]研究显示，人脐血基质细胞和骨髓基质细胞一样，均可分泌 TPO、GM-CSF 和 SCF 等造血生长因子；但其分泌 SCF 和 GM-CSF 的量低于骨髓基质细胞，而 TPO 的分泌高于同期培养的骨髓基质细胞。姜尔烈等[63]报道 MSC 可为脐血 $CD34^+$ 细胞体外扩增提供适宜的微环境，有助于抑制 HSC 分化并保持其造血重建潜能和归巢能力。

(倪　雄　王健民)

参　考　文　献

1* 冯四洲，等. 内科急危重症杂志，2005，11(3)：112
2 黄　宁，等. 山东医药，2005，45(16)：1
3 何　祎，等. 中华血液学杂志，2005，26(7)：389
4 王志东，等. 临床血液学杂志，2005，18(5)：268
5 许兰平，等. 北京大学学报(医学版)，2005，37(3)：231
6 白庆咸，等. 第四军医大学学报，2004，25(24)：2300
7 吴德沛，等. 江苏医药杂志，2004，30(10)：757
8 孙爱宁，等. 江苏医药杂志，2004，30(10)：755
9 周世勇，等. 临床血液学杂志，2005，18(3)：147
10 刘启发，等. 第一军医大学学报，2004，24(10)：1117
11 陈　欢，等. 中华血液学杂志，2005，26(5)：273
12 刘　利，等. 中华医学杂志，2005，85(16)：1102
13 刘代红，等. 临床血液学杂志，2005，18(3)：136
14* 赵　岩，等. 中华医学杂志，2004，84(24)：2077
15 万鼎铭. 等. 中华血液学杂志，2005，26(7)：401
16 鲍　立，等. 北京大学学报(医学版)，2005，37(2)：126
17 李大启，等. 临床血液学杂志，2005，18(2)：67
18 陈　兵，等. 临床血液学杂志，2005，18(1)：50
19 孙琪云，等. 第二军医大学学报，2005，26(4)：366
20 王汉平，等. 中华器官移植杂志，2005，26(4)：207
21 寿黎红，等. 临床血液学杂志，2005，18(3)：151
22 陈　瑶，等. 中华血液学杂志，2005，26(2)：74
23 寿黎红，等. 中国皮肤性病学杂志，2005，19(7)：409
24 蓝建平，等. 中华急诊医学杂志，2005，14(4)：310
25 夏　荣，等. 第一军医大学学报，2005，25(6)：687
26 陈　纯，等. 中国免疫学杂志，2005，21(3)：195
27 蔡正文，等. 中华内科杂志，2005，44(8)：617
28 黄晓军，等. 中华医学杂志，2005，85(16)：1097
29 寿黎红，等. 浙江医学，2005，27(4)：269
30 黄　伟，等. 中华器官移植杂志，2005，26(3)：182
31* 刘代红，等. 北京大学学报(医学版)，2005，37(2)：130
32 田传军，等. 临床内科杂志，2005，22(4)：248
33 吴小津，等. 中华内科杂志，2005，44(4)：290
34 江　倩，等. 中华血液学杂志，2005，26(5)：277
35 朱康儿，等. 中华血液学杂志，2005，26(2)：108
36 肖广芬，等. 临床血液学杂志，2005，18(1)：48
37 程　辉，等. 内科急危重症杂志，2005，11(4)：168
38 黎　阳，等. 中华血液学杂志，2005，26(5)：269
39 贺晓东，等. 癌症. 2005，24(1)：58
40 刘丽辉，等. 中华血液学杂志，2005，26(7)：385
41 张　伟，等. 中国免疫学杂志，2005，21(3)：168
42 余永国，等. 中华器官移植杂志，2005，26(2)：84
43 林茂芳，等. 中华血液学杂志，2004，25(12)：709
44 杜　冰，等. 中华检验医学杂志，2005，28(6)：632
45 郑以州，等. 中华血液学杂志，2004，25(12)：736
46* 杨志刚，等. 中华血液学杂志，2004，25(12)：713
47 杨志刚，等. 第二军医大学学报，2005，26(3)：267
48 张开明，等. 中国免疫学杂志，2005，21(2)：118
49 陈永乐，等. 中华器官移植杂志，2004，25(6)：364
50 温宏升，等. 第二军医大学学报，2005，26(7)：779
51 申淑景，等. 中华血液学杂志，2005，26(7)：393
52 张学军，等. 中国免疫学杂志，2005，21(8)：612
53 郝思国，等. 中华血液学杂志，2004，25(11)：689
54 冯　凯，等. 白血病·淋巴瘤，2005，14(2)：65
55 夏云金，等. 中华血液学杂志，2005，26(7)：404
56 齐春梅，等. 中华血液学杂志，2004，25(11)：666
57 黄海雯，等. 中华器官移植杂志，2005，26(6)：360
58 王丽娟，等. 中华血液学杂志，2005，26(2)：65
59 李　莉，等. 中华血液学杂志，2005，26(2)：90
60 田　虹，等. 中华血液学杂志，2005，26(5)：257
61 孙爱红，等. 中华血液学杂志，2005，26(5)：261
62 刘　耀，等. 第三军医大学学报，2005，27(7)：643
63 姜尔烈，等. 中华血液学杂志，2005，26(7)：397

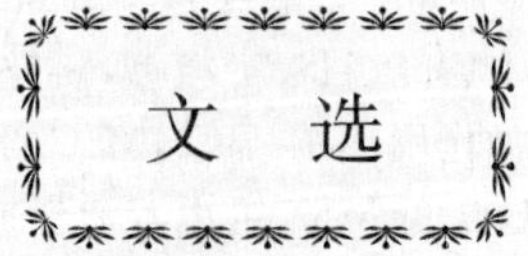

重型再生障碍性贫血病人骨髓Ⅰ型树突细胞亚群的变化［中华血液学杂志，2004，25(11)：649］　江苏省血研所何广胜等应用单克隆抗体和流式细胞仪检测发病期(24 例)和恢复期(16 例)重型再生障碍性贫血(SAA)病人骨髓中的 Th1 细胞、$CD3^+$ $CD8^+$ 细胞、$CD11c^+$ $CD1a^+$ 细胞、$CD11c^+$ $CD83^+$ 细胞百分率及 $CD11c^+CD83^+$ 细胞/$CD11c^+CD1a^+$ 细胞比值情况，并

与正常人(16 例)进行对照,从而评估 $CD11c^{+}$ $CD83^{+}$ 细胞与 Th1 细胞、$CD3^{+}$ $CD8^{+}$ 细胞以及网织红细胞绝对值、中性粒细胞绝对值(ANC)的相关性,并进一步研究了骨髓Ⅰ型树突细胞(DC1)亚群(未成熟的 DC1——$CD11c^{+}$ $CD1a^{+}$ 细胞、激活的 DC1——$CD11c^{+}$ $CD83^{+}$ 细胞)在 SAA 发病机制中的作用。结果显示,SAA 病人发病期骨髓中 Th1 细胞、$CD11c^{+}$ $CD1a^{+}$ 细胞、$CD11c^{+}$ $CD83^{+}$ 细胞百分率及 $CD11c^{+}$ $CD83^{+}$ 细胞/$CD11c^{+}$ $CD1a^{+}$ 细胞比值分别为(4.9±0.5)%、(1.7±0.2)%、(3.4±0.6)%、2.21±0.32;恢复期分别为(0.5±0.2)%、(0.6±0.2)%、(0.7±0.2)%、1.37±0.25。发病期 SAA 病人的上述数值均显著高于正常对照组($P<0.01$),恢复期较发病期显著下降($P<0.01$),与正常对照组无显著差异($P>0.05$)。进一步研究显示,Th1 细胞与其下游效应细胞 $CD3^{+}$ $CD8^{+}$ 细胞呈正相关($r=0.628$, $P<0.01$),而 $CD3^{+}$ $CD8^{+}$ 细胞与网织红细胞绝对值、ANC 呈负相关(r 分别为 -0.614、-0.561,均 $P<0.01$)。$CD11c^{+}$ $CD83^{+}$ 细胞百分率与 Th1 细胞、$CD3^{+}$ $CD8^{+}$ 细胞对造血功能影响的变化趋势保持一致。作者等认为,SAA 病人骨髓中未成熟的 DC1 和激活的 DC1 均增加,且激活的 DC1 与未成熟的 DC1 的比例失衡,促进 Th0 细胞向 Th1 型极化,使自身免疫耐受被打破、T 细胞功能亢进而导致造血功能衰竭。

(奚 昊)

述评 目前认为,SAA 的发病主要与 T 淋巴细胞异常激活以及功能亢进有关,进而有研究显示 SAA 病人存在 Th 细胞平衡向 Th1 偏移,使 Th1 细胞增加、功能亢进。Ⅰ型树突细胞(DC1)亚群具有促进 Th1 极化的作用,因而本文通过对发病期和恢复期 SAA 病人骨髓中 DC1 亚群的检测,并与正常人进行对照,证明 SAA 病人骨髓中 DC1 的增加促进了 Th1 极化,使得 T 细胞功能亢进,引起造血功能障碍。通过对 DC1 在 SAA 发病机制中作用的研究,为 SAA 提供了新的诊断指标和治疗靶点。

(侯 健)

阵发性睡眠性血红蛋白尿症病人骨髓造血细胞对粒细胞集落刺激因子反应的研究[中华血液学杂志,2005,26(4):235] 中国医科院曹燕然等用半固体培养基体外培养 17 例(PNH)病人和 12 名正常人骨髓单个核细胞(BMMNC),观察加与不加 G-CSF 两组 CFU-GM 和集簇(cFU-GM)的形成情况。同时进一步用流式细胞仪检测 20 例初发阵发性睡眠性血血红蛋白尿症(PNH)病人和 12 名对照 $CD34^{+}$ 细胞表面 GPI 锚定蛋白 CD59 以及 CD117 的表达情况,研究其机制。结果显示,PNH 组加 G-CSF 后,cFU-GM 增加率为(20.3±6.8)%($P<0.05$),CFU-GM 增加率为(16.5±3.3)%($P>0.05$),而正常对照两者增加率分别为(56.1±37.6)%和(40.0±13.6)%(均 $P<0.05$),PNH 组增加率均低于对照组($P<0.05$)。PNH 病人的 $CD34^{+}$ $CD59^{-}$ 细胞表面 CD117 表达率为(36.0±7.7)%,明显低于其 $CD34^{+}$ $CD59^{+}$ 细胞的(76.9±22.1)%和正常对照的 $CD34^{+}$ $CD59^{+}$ 细胞的(80.3±13.4)%(均 $P=0.01$)。结论认为,PNH 病人 BMMNC 在体外半固体培养基中的生长能力明显弱于正常对照,G-CSF 能明显增加正常人 BMMNC 的 CFU-GM 和 cFU-GM,而 PNH 病人 BMMNC 对 G-CSF 的反应较差。其主要机制可能是 PNH 病人骨髓 $CD34^{+}$ $CD59^{-}$ 细胞表面 C-Kit、G-CSFR 表达明显比 $CD34^{+}$ $CD59^{+}$ 细胞减低所致。

(奚 昊)

述评 PNH 本身是一种克隆增殖性疾病,病人骨髓中异常克隆($CD59^{-}$ 细胞)与正常克隆($CD59^{+}$ 细胞)共存。有研究显示在治疗过程中应用 G-CSF 能够增加外周血正常表型的中性粒细胞,不会促进 PNH 病人骨髓异常克隆的扩增。本研究显示在体外试验中 PNH 病人骨髓异常克隆对于 G-CSF 反应差,从而进一步证明了上述结论。同时这也可作为临床治疗过程中应用化疗减杀 PNH 异常克隆以及 G-CSF 促进正常克隆生长的依据,对于临床治疗工作具有一定指导意义。

(侯 健)

骨髓增生异常综合征病人染色体核型异常细胞负荷及其意义的研究[中华血液学杂志,2005,26(8):473] 军医科院血研所王化泉等选取 26 例伴有非随机染色体异常的骨髓增生异常综合征(MDS)病人,以骨髓异常染色体核型细胞数量占总分裂相细胞的百分比作为 MDS 病人核型异常细胞负荷,探讨 MDS 病人染色体核型异常细胞负荷及其与病情和细胞免疫的关系。结果为 MDS 病人骨髓核型异常细胞负荷为(67.4±36.2)%。骨髓核型异常细胞负荷与骨髓原始细胞比例呈正相关($r=0.483$, $P<0.05$);与血红蛋白浓度呈负相关($r=-0.445$, $P<0.05$)。高负荷组和低负荷组骨髓原始细胞分别为 0.0778±0.0551 和 0.0345±0.0334,红细胞计数分别为(1.82±0.48)$\times10^{12}$/L 和(2.32±0.66)$\times10^{12}$/L,血红蛋白浓度分别为(56.06±14.28)g/L 和(76.40±24.44)g/L,差异均有统计学意义($P<0.05$)。伴有染色体异常的 MDS 病人外周血 $CD4^{+}$ 细胞绝对数为(274.18±71.85)$\times10^{6}$/L,正常对照组为(454.82±205.88)$\times10^{6}$/L($P<0.05$);两组 $CD8^{+}$ 绝对数分别为(240.45±150.01)$\times10^{6}$/L 和(305.27±145.14)$\times10^{6}$/L($P<0.05$)。伴有

染色体异常的 MDS 病人外周血 IL-2 水平为(6.29±3.58) μg/L,正常对照组为(3.11±1.40) μg/L($P<0.01$);两组 TNF 水平分别为(2.42±1.79) μg/L 和(1.68±0.69) μg/L($P>0.05$)。高负荷组 $CD4^+/CD8^+$ 细胞比值为 1.90±0.52,低负荷组为 0.97±0.44($P<0.05$)。结果显示,骨髓染色体核型异常细胞负荷是影响 MDS 病人病情的重要指标,且与 T 细胞免疫功能相对不足有关,对于疾病的进展有重要意义。

(宋献民)

述评　MDS 是一组恶性造血干/祖细胞克隆性分化异常的疾病,体内既存在异常克隆,也存在正常克隆,恶性克隆的数量对于疾病的进展具有重要作用,但目前尚缺乏有效的评价 MDS 病人体内异常克隆数量的方法。本文研究显示,骨髓染色体核型异常细胞负荷是影响 MDS 病人病情的重要指标,该指标有益于判断 MDS 的预后和指导治疗。若进一步扩大样本量将更具有临床价值。

(闵碧荷)

白血病病人 FLT3 基因第二酪氨酸激酶结构域点突变分析[中华血液学杂志,2005,26(6):335]　军医科院王莉红等采用 PCR 结合限制性内切酶酶切及序列测定,检测 143 例 AML、25 例 ALL、2 例急性杂合细胞白血病(AHL)、17 例 MDS 和 7 例慢性粒细胞白血病-急变期(CML-BC)病人骨髓单个核细胞中 FLT3 基因外显子 20 中的酪氨酸激酶结构域(TKD)点突变,并分析其与白血病发病及病人各项临床特征间的相关性。结果显示,143 例 AML 病人中 9 例(6.3%)存在 FLT3-TKD 点突变(FLT3-TKD^+),阳性率显著低于 FLT3 基因内部串联重复(ITD)突变(25.9%,$P<0.01$)。FLT3-TKD^+ 存在于 AML-M2(3/53)、M3(3/40)、M5(2/23)、M6(1/2)亚型中。2 例 FLT3-TKD^+ 病人同时存在 FLT3-ITD 突变,其中 M2、M3 各 1 例。在 25 例 ALL、2 例 AHL、17 例 MDS 和 7 例 CML-BC 病人中未检测到 FLT3-TKD 点突变。对 1 例 FLT3-TKD^+ 病人测序分析显示 TKD 点突变累及密码子 D835,未改变 FLT3 的开放阅读框架,为错义突变。D835 的第 1 个核苷酸 G 被 T 替换,即 D835Y。104 例进行了染色体核型检测的 AML 病人中,36 例为正常核型,其中 FLT3-TKD^+ 者 3 例(8.3%),其阳性率与其他核型异常组相比,无显著性差异。FLT3-TKD^+ 组和 FLT3-TKD^- 组在性别、年龄组成、白细胞计数、骨髓原始细胞比例及化疗缓解率方面差异无统计学意义。

(侯　军)

述评　FLT3 受体与其他Ⅲ型受体酪氨酸激酶所介导的细胞内信号转导在造血细胞的增殖分化调控中发挥重要作用。FLT3 基因突变导致的受体酪氨酸激酶非配体依赖性磷酸化在 AML 的发病过程中起着十分重要作用。本文作者在既往对 FLT3-ITD 突变与白血病的相关性进行研究后,探讨了 FLT3-TKD 点突变与白血病发病及临床特征间的关系。证明 FLT3-TKD 点突变与白血病病人的临床表现及疗效无关,染色体核型正常病人 FLT3-TKD 点突变发生率与核型异常组相比无显著性差异。本研究为今后开展以 FLT3 为靶点的靶向性治疗提供了有用的实验资料。

(杨建民)

骨髓增生异常综合征中的亚急性髓性白血病临床与细胞遗传学研究[中华内科杂志,2005,44(6):407]　北大二院邱镜滢等应用骨髓细胞短期培养法和染色体 G 显带技术,部分病例联合应用荧光原位杂交技术(FISH),对 42 例细胞遗传学检查存在+8 异常克隆,16 例存在-7/7q-异常克隆,以及 55 例虽经常规细胞遗传学检查未检出异常克隆,但骨髓涂片原始细胞≥0.10,按照 FAB 或 WHO 标准既往诊断为 MDS 的病例进行了临床及血液形态学和细胞遗传学的系列研究。结果为在同期 173 例有异常克隆的病人中,伴+8 异常克隆者 74 例(42.8%),伴-7/7q-者 26 例(15.0%)。42 例伴+8 异常克隆的中位原始细胞计数 0.08,在 18 个月的中位随访期内,12/42(28.6%)例进展为白血病,总中位生存时间为 20 个月;16 例-7/7q-的中位原始细胞计数 0.135,在 20 个月的中位随访期内,7/16 例(43.7%)进展为白血病,总中位生存时间仅 10 个月;55 例核型正常而原始细胞≥0.10 的病人,中位原始细胞计数 0.148,16/55 例(29.1%)进展为白血病,总中位生存时间为 34 个月。作者等认为,伴+8、-7/7q-异常克隆及核型虽正常而骨髓原始细胞≥0.10 的病人,在随访期内有较高的比例转化为白血病,据此探讨新列亚急性髓性白血病(sub-AML)作为该类病人的诊断的可行性。

(侯　军)

述评　关于白血病的分类分型,自早先的 FAB 到后来的 MICM,直至新近的 WHO 分型,总的趋势是由单纯的依据形态学分类逐步过渡到将白血病细胞免疫学、细胞遗传学和分子生物学研究的成果融合到白血病分类分型中;也逐步由早先特别强调白血病细胞的数量到目前更重视白血病细胞的性质。因此将部分经细胞遗传学检查确认存在恶性克隆性增生的 MDS 病人归入白血病符合这一趋势,但新的 WHO 分型的另一特点是将具有特征性细胞遗传学或分子生物学标志的白血病单列,因而将伴+8、-7/7q-异常克隆及核型正常而原始细胞≥0.10 的病人全部归入亚急性白血病又不甚妥当。今后宜加强对 MDS 的细胞生物学和分子生物学等基础研究，为临床分类、分型和治疗提供更可靠的依据。

（杨建民）

急性B淋巴细胞白血病免疫球蛋白重链可变区的细胞毒T淋巴细胞识别表位［中华肿瘤杂志，2005，27(2)：106］ 解放军总院刘英等应用PCR方法扩增37例儿童B-ALL的7个IgHV基因家族，PCR产物直接测序，利用生物信息资源分析所得序列的特征，并预测B-ALL细胞IgHV上与HLA-A＊0201分子结合的九肽。合成预测九肽QLNQSGAEV，进行T-B杂交瘤细胞系（T2）结合实验，用荷肽抗原递呈细胞，反复刺激HLA-A＊0201阳性的正常人外周血淋巴细胞，使其中肽特异性$CD8^+$ T细胞得以扩增。结果为37例B-ALL均检测到IgHV基因，经PCR产物测序，得到40份IgHV基因序列，它们优先利用基因片段V_H4-34(12.5%)和V_H4-59(10.0%)。B-ALL细胞的IgHV基因利用D7-27片段的频率(15.4%)和在DJH结合区缺乏非编码核苷酸的频率(20.0%)，均明显高于正常成人外周血淋巴细胞的IgHV基因。17.5%的序列含有不到2%的替代突变。从40份B-ALL细胞的IgHV序列，预测出12条与HLA-A＊0201分子有高亲和力的九肽，10条(83.0%)位于框架1和3区。合成的九肽QLNQSGAEV可使T2细胞表面HLA-A＊0201分子的表达强度提高1.6倍。在荷肽抗原递呈细胞的重复刺激下，HLA-A＊0201阳性正常人外周血中的QLVQSGAEV特异性$CD8^+$ T细胞，由2轮刺激后的1.6%增至3轮刺激后的82.6%。为淋巴细胞性白血病的细胞免疫治疗提供了实验资料。

（侯 军）

述评 近年，随着人源化单克隆抗体在恶性淋巴瘤和急性白血病的成功应用，体液免疫治疗在恶性血液病治疗中的地位得以确认。细胞免疫治疗由于抗原递呈及免疫效应的产生过程中都受HLA的限制，使其研究和临床应用均受到一定程度的影响。本研究选择了人群中发生频率最高的HLA-A＊0201阳性个体作为研究对象，经PCR产物测序和分析后，合成了一框架区九肽，应用该 九肽反复刺激正常人外周血，可使特异性$CD8^+$ T细胞上升到80%以上，为今后进一步开展恶性淋巴细胞性疾病的细胞免疫治疗提供了新的策略。

（杨建民）

CYP3A5基因转染HL-60细胞介导耐药表型的研究［中华肿瘤杂志，2005，27(8)：461］ 上海仁济医院王婷等克隆了细胞色素P450酶系3A亚家族的代谢酶CYP3A5基因全长cDNA，构建CYP3A5基因真核表达重组质粒，并将其稳定转染HL-60白血病细胞系。然后采用四氮唑蓝法（MTT）测定化疗药的半数抑制量IC_{50}值，采用流式细胞术分析细胞周期及凋亡细胞百分比，以探讨CYP3A5代谢酶在白血病耐药中的作用。结果显示，空载质粒pcDNA3、重组质粒pcDNA3-CYP3A5稳定转染HL-60细胞，免疫细胞化学证明在转染并筛选后的HL-60/CYP3A5细胞中有CYP3A5表达。经柔红霉素诱导后，未转基因的HL-60细胞和转空载质粒pcDNA3的HL-60/pc细胞出现明显的凋亡峰，凋亡细胞比例分别为7.3%和6.3%；而转染pcDNA3-CYP3A5的HL-60/CYP3A5细胞则无明显凋亡峰，凋亡细胞比例仅为1.2%。HL-60/CYP3A5细胞与HL-60、HL60/pc细胞相比，显著耐受柔红霉素、阿克拉霉素、长春新碱和三尖杉酯碱，耐药倍数分别为2.89，2.01，4.05和2.79倍($P<0.05$)；而对替尼泊苷（鬼臼噻吩苷）则无明显耐受，耐药倍数为1.04倍。因此认为，CYP3A5基因的转录直接导致白血病细胞对蒽环类抗生素及植物碱类化疗药物耐药，而对表鬼臼毒素类药物仍然敏感。

（侯 军）

述评 白血病耐药一直是近20年来研究的热点，但既往的研究多侧重于白血病细胞膜上与药物转运相关的蛋白家族，如Pgp、MRP、LRP、BCRP等，而耐药逆转剂也多是细胞膜泵抑制剂。但临床应用泵抑制剂的结果表明其在耐药性白血病治疗中的作用十分有限，说明白血病耐药除存在膜药物转运蛋白的异常表达以外还另有机制。本研究作者运用基因转染的方法，观察了细胞色素P450酶系3A亚家族的代谢酶CYP3A5在白血病耐药中的作用。证明HL-60细胞转染CYP3A5后对柔红霉素、阿克拉霉素、长春新碱和三尖杉酯碱显著耐受，而对表鬼臼毒素类药物仍然敏感，其耐药谱与细胞膜药物转运相关蛋白介导的耐药类似。为今后开展耐药逆转治疗研究增添了新的方向。

（杨建民）

白血病抑制因子受体α亚基胞内区远膜端对HL-60细胞增殖分化的影响［中华血液学杂志，2004，25(11)：679］ 二军大杨玲等为探讨白血病抑制因子(LIF)受体α亚基胞内区远膜端对HL-60细胞增殖分化的影响，构建了LIF受体α亚基胞内区远膜端(gp190CT3)真核表达载体，利用脂质体转染技术将gp90CT3转入HL-60细胞，经G418筛选获得阳性细胞株后用于研究。结果为转染有gp190CT3的HL-60细胞体积增大；与野生型HL-60细胞相比，转染有gp190CT3的HL-60细胞增殖速度减慢。免疫细胞化学染色表明转染空载体和gp190CT3以及野生型的HL-60细胞胞质中均可检测到LIFα的表达，而转染

gp190CT3 的 HL-60 细胞中的阳性强度明显强于另外两种细胞。Western 印迹杂志 blot 及流式细胞仪检测表明转染有 gp190CT3 的 HL-60 细胞 PCNA 的表达水平也明显降低，而 CD15 水平明显升高(转染有 gp190CT3 的 HL-60 细胞中 CD15 阳性细胞百分率为 89.98%，野生型 HL-60 对照组中 CD15 阳性细胞百分率为 40.79%)。因此认为，LIF 受体 α 亚基胞内区远膜端参与 LIF 受体的信号转导，其效应是抑制细胞的增殖，促进细胞分化。

(侯　军)

述评　白血病抑制因子(LIF)是一种作用广泛的多功能细胞因子。因其对白血病细胞增殖具抑制作用，因此，一直受到研究者的关注。LIF 与靶细胞膜上的 LIF 受体结合后经受体的 gp190 和 gp130 启动细胞内的信号转导，但各亚基在信号转导过程中的确切机制不甚明了。本研究通过重组 DNA 技术，将 LIF 受体 α 亚基胞内区远膜端(gp190CT3)构建入真核表达载体，并利用脂质体转染技术将其转入 HL-60 细胞系，显示转染后 gp190CT3 在 HL-60 细胞中高表达，表达 gp190CT3 的 HL-60 细胞增殖速度明显减慢，从而证明 LIF 受体 α 亚基胞内区远膜端参与了 LIF 受体的信号转导，并可发挥抑制细胞增殖、促进细胞分化的作用。今后有必要对该亚单位在正常造血细胞中的作用作进一步探讨。

(杨建民)

白血病病人医院感染 1 310 株病原菌分布及耐药性分析[中华医院感染学杂志，2005，15(1)：96]　长沙湘雅医院文细毛等为了解白血病病人医院感染病原菌分布及耐药情况，对 1999 年 7 月至 2002 年 6 月全国医院感染监控网医院上报的白血病医院感染病原菌进行统计分析显示，5 799 例次医院感染中，病原菌培养阳性率为 22.6%，其中革兰阴性菌占 46.4%，革兰阳性菌占 24.7%，真菌占 28.2%。排在前 5 位的病原菌分别是大肠埃希菌(10.4%)、铜绿假单胞菌(9.6%)、白念珠菌(9.2%)、金黄色葡萄球菌(4.4%)、表皮葡萄球菌(4.2%)。革兰阴性菌对亚胺培南的敏感率>90%，其次为头孢哌酮/舒巴坦，除鲍氏不动杆菌外，其余革兰阴性菌敏感率均>85%。革兰阳性菌对万古霉素敏感率>99%，对临床常用的抗菌药物耐药率均>50%，以上结果表明白血病病人医院感染病原菌以革兰阴性菌为主，经验性抗菌治疗可选用亚胺培南、头孢哌酮/舒巴坦或万古霉素。

(冯曹波)

述评　文细毛等对 1999 年 7 月至 2002 年 6 月全国医院感染监控网上的白血病医院感染病原菌进行统计分析，显示 5 799 例次医院感染中，病原菌培养阳性率为 22.6%。病原菌仍以革兰阴性菌为主，占 46.3%，而革兰阳性菌占 24.7%，真菌占 28.2%。最常见的病原菌分别是大肠埃希菌、铜绿假单胞菌、白念珠菌、金黄色葡萄球菌、表皮葡萄球菌。并进一步研究了病原菌对抗生素的敏感性，为白血病病人医院感染经验性治疗抗生素选择提供了一定的帮助。

(王健民)

Ph 阳性急性淋巴细胞白血病的临床研究[中华血液学杂志，2005，26(1)：31]　北大人民医院鲍立等研究 Ph 阳性(Ph^+)急性淋巴细胞白血病(ALL)的生物学特点与临床治疗转归。30 例成人 ALL 经 MIC 检查确诊为 Ph^+ B 细胞 ALL。经环磷酰胺、长春新碱、柔红霉素、泼尼松加或不加左旋天冬酰胺酶(CODP±L)方案诱导化疗，化疗不缓解者给予伊马替尼治疗，400 mg～600 mg/d，持续服用至完全缓解(CR)。14 例缓解后行异基因造血干细胞移植(allo-HSCT)，16 例进行巩固强化治疗。结果为 30 例 Ph^+ ALL 病人占同期 92 例 ALL 病人的 32.6%。中位年龄 25.5(14～60)岁。单纯 t(9；22)16 例，有附加染色体异常 14 例，P190 蛋白和 P210 蛋白阳性率分别为 68.4% 和 31.6%，细胞免疫学标记均为 B 细胞表达，其中 $CD34^+$ 细胞 76.6%，髓系抗原表达(CD13 或 CD33)阳性率 43.3%。30 例病人中 WBC>30×10^9/L 22 例，其中 9 例 WBC>100×10^9/L。经常规化疗，单纯 Ph^+ ALL 缓解率为 68.8%，伴附加染色体异常者为 28.6%($P>0.05$)；7 例未缓解者应用伊马替尼治疗均达 CR，Ph^+ ALL 总缓解率为 73.3%。单纯 Ph^+ ALL 与伴附加染色体异常的中位缓解期分别为 9 及 4 个月($P<0.05$)；中位生存期分别为 9 个月及 7 个月($P>0.05$)。移植病人与持续化疗者中位缓解期分别为 8 个月及 4.5 个月($P<0.05$)；中位生存期为 12.5 及 6 个月($P<0.05$)。

(冯曹波)

述评　Ph^+ ALL 是高危急性白血病，预后不良。鲍立等报道了 Ph^+ ALL 的生物学特点、化疗方案的选择、伊马替尼的疗效及 allo-HSCT 病人的生存期等，结果提示有附加染色体异常对 Ph^+ ALL 病人的预后和疗效有一定的负性影响，伊马替尼对 Ph^+ ALL 诱导治疗有效，可为其提供移植机会，行 allo-HSCT 病人的生存期明显长于单纯化疗病人，为 Ph^+ ALL 诊断治疗及预后判断提供了临床资料。

(王健民)

化疗联合自体细胞因子诱导杀伤细胞治疗急性白血病的临床观察[中华内科杂志，2005，44(3)：198]　北大人民医院江浩等评价化疗联合自体细胞因子诱导的杀伤细胞(CIK)治疗急性白血病的疗效，作者选择经化疗达完全缓解6个月以上的急性白血病41例,19例接受化疗联合自体CIK细胞治疗,其中B-ALL 14例,AML 5例。同期22例接受单纯化疗作为对照组。采用血细胞分离机,大量采集外周血单个核细胞,用抗CD3单克隆抗体、IL-2、IFN-γ等细胞因子体外培养(10 d),扩增出CIK细胞。停化疗的第1天回输CIK细胞,回输次日给予IL-2 1×10^6 IU/d,皮下注射,10 d。19例病人共接受52疗程CIK细胞治疗,每例病人平均接受2～3个疗程,每疗程回输CIK细胞总数为$(2.2\sim30.0)\times10^9$/L,平均$(14.2\sim8.5)\times10^9$/L。CIK细胞治疗每4～6个月1次,并同时化疗,化疗间隔时间同化疗组。结果显示,CIK治疗的病人4年持续CR(CCR)率73.4%,单纯化疗组4年预期CCR率27.3%,两者差异有统计学意义($P<0.005$)。接受≥3个疗程CIK治疗的10例病人至观察截止时均处于CCR,中位CCR期43个月(23～52个月);接受<3个疗程CIK治疗的病人4/9例复发。回输CIK不良反应主要是畏寒、寒战、发热、食欲下降、疲乏无力,其中畏寒、发热的发生率为94.7%,体温在37.5～40.0℃之间,一般持续4～7 h。注射IL-2后不良反应为畏寒、发热及注射局部红肿,畏寒、发热的发生率为79%。回输CIK对肝、肾功能无明显影响。以上临床观察表明化疗联合自体CIK细胞治疗急性白血病的CCR率明显优于单纯化疗;疗效与疗程有关,疗程≥3的病人疗效优于<3的病人。

(冯曹波)

述评 如何使急性白血病病人长期生存仍是临床研究热点课题。江浩等提供了化疗和免疫治疗相结合的治疗急性白血病的方法,有望延长病人长期生存期。江浩等对经化疗达完全缓解6个月以上的急性白血病病人化疗联合自体细胞因子诱导的杀伤细胞(CIK)治疗,取得了较好的疗效,4年持续CR(CCR)率达73.4%,比单纯化疗组(4年预期CCR率27.3%)明显延长($P<0.005$),接受≥3个疗程CIK治疗者中位CCR期43个月(23～52个月),不良反应较少,病人可以耐受。由于病人数有限,有待于扩大样本,积累经验。

(王健民)

干扰素α-2b治疗慢性粒细胞白血病的前瞻性随机对照研究[中华医学杂志,2005,85(19):1305] 北大医院杜金伟等建立检测融合基因bcr-abl的荧光实时定量RQ-PCR,观察治疗后融合基因表达水平的变化,用于前瞻性随机对比高、低剂量IFNα-2b治疗慢性粒细胞白血病(CML)的效果。30例临床初诊的CML病人随机分为两组,先服用羟基脲控制外周血白血细胞达20×10^9/L以下,然后分别给予IFNα-2b 300万国际单位隔日(3MIU组)和500万国际单位每周6次(5MIU组)皮下注射,治疗3～6个月,每月抽取骨髓标本,检测融合基因bcr-abl的表达情况。结果为低剂量和高剂量组CML初诊病人bcr-abl/GAPDH水平平均下降19%和24%,两组比较差异无统计学意义($P=0.398$),但3MIU组不良反应相对较小。结果显示RQ-PCR监测融合基因bcr-abl表达可以有效观察CML病人使用IFN的治疗效果;不同CML病人白血病细胞的bcr-abl表达水平有较大差异;隔日3MIU IFN皮下注射治疗即可有效抑制CML白血病细胞的增殖,且副作用较小。

(宋献民)

述评 IFNα-2b目前仍然是治疗CML的常用药物,但应用的剂量有较大差异。欧美国家多采用高剂量干扰素,而国内常采用低剂量的治疗方案,国内对两种治疗方案存在争议。作者采用前瞻性随机对照研究观察两种剂量干扰素治疗CML的效果。结果提示,低剂量干扰素与高剂量疗效相当,但不良反应较少。本文研究结果对于指导应用干扰素治疗CML具有一定的意义,但应延长随访时间进一步观察远期疗效。

(闵碧荷)

实时定量RT-PCR监测慢性粒细胞白血病病人伊马替尼治疗过程中bcr/abl mRNA水平[中华血液学杂志,2005,26(1):1] 北大二院秦亚溱等观察甲磺酸伊马替尼(简称伊马替尼)治疗Ph^+慢性粒细胞白血病(CML)病人骨髓bcr/abl mRNA水平的变化。作者采用实时定量(real-time quantitative)RT-PCR(RQ-PCR)技术连续监测34例IFN-α治疗无效CML Ph^+病人在伊马替尼治疗前、后不同时间120份骨髓标本bcr/abl mRNA水平。治疗前骨髓Ph^+细胞百分率均≥95%。结果为RQ-PCR的敏感度为10pg RNA,标准品日间差及日内差均<5%。10例伊马替尼治疗前标本的中位bcr/abl mRNA水平为5.79%,各例之间差异甚大(0.2%～60.9%)。72份Ph^+细胞百分率为0%～94%,治疗后标本bcr/abl mRNA水平与Ph^+细胞百分率显著相关($r=0.082$, $P<0.001$)。7例治疗12个月内达到完全遗传学缓解(CcyR)的病人bcr/abl mRNA水平随治疗时间延长而迅速降低,可供分析的6例病人治疗3个月时较治疗前下降65.9%～98.8%。达到CcyR后,bcr/abl mRNA水平随治疗时间延长继续下降,直至为0。4例治疗12个月后获得显著遗传学缓解病人(Ph^+细胞百分率均<35%)bcr/abl mRNA水平下降缓慢,可供分析的3例病人治疗3个月时的bcr/abl mRNA水平分别比治疗前下降2.5%、18.5%及61.6%。5例持续遗传学无效,并且维持在慢性期的病人bcr/abl mRNA水平均逐步升

高。结果显示,对于伊马替尼治疗病人,连续定量观察 bcr/abl mRNA 水平比单一的结果更有价值,伊马替尼治疗后获 CcyR 者 bcr/abl mRNA 水平下降迅速。

(宋献民)

述评 伊马替尼是治疗 CML 的一种分子靶向药物,在初治和干扰素耐药的 CML 病人治疗中均有良好的疗效,但该药价格昂贵。本文采用实时定量 RT-PCR 方法连续检测 bcr/abl 融合基因表达水平变化,用于观察伊马替尼治疗 CML 的疗效。该研究结果提示应用伊马替尼治疗 CML 时,应尽可能采用该方法检测融合基因表达,以便准确判断治疗效果。

(闵碧荷)

重组人干细胞因子——血小板生成素融合蛋白的表达及活性初步研究[中华血液学杂志,2005,26(1):19] 军医科院国家生物医学分析中心刘楠等研究重组人干细胞因子——血小板生成素(SCF-TPO)融合蛋白表达的最佳条件及生物学活性。作者设计引物,应用 RT-PCR 从胎肝细胞中扩增到 SCF 和 TPO 氨基酸功能区片段,采用基因融合及克隆技术将 SCF-TPO 融合基因克隆到 pGEM-T 载体,pET32a/SCF-TPO 融合基因原核表达载体,在宿主菌 *E. coli* BL21(DE3) plysS 中经异丙基-β-D-硫代半乳糖诱导其高表达 SCF-TPO,目的蛋白经包涵体变形等方法用细胞因子依赖细胞系 M07e 进行细胞增殖试验。结果获得 SCF-TPO 融合基因高表达,Western 印迹杂交鉴定表达正确,MTT 法证明该融合蛋白具有刺激 M07e 细胞生长活性。

(袁振刚)

述评 目前,由于恶性血液病或化/放疗引起的严重血小板减少症仍是医学上一个难题,SCF 和 rhTpo 是治疗血小板减少症有前途的治疗方法。本文作者设想构建 SCF-TPO 融合蛋白以获取最大临床治疗效果,是一个有新意及有可能实现的想法,为此作了基础的实验工作。初步结果令人满意,为开发和研究 SCF-TPO 融合蛋白这一具有潜在应用价值的基因工程药物奠定了基础。但真正能用于临床治疗还有很多工作要做。

(侯 健)

地塞米松对三氧化二砷诱导淋巴瘤细胞凋亡与 NF-κB 活化及相关基因表达的影响[中华血液学杂志,2005,26(4):227] 二军医大长海医院许晓巍等研究三氧化二砷(As_2O_3)诱导淋巴瘤细胞凋亡与核因子-κB(NF-κB)活化以及血管内皮生长因子(VEGF)、基质金属蛋白酶-9(MMP-9)表达的关系,并观察地塞米松(Dex)抑制 NF-κB 活化对 As_2O_3 诱导淋巴瘤细胞凋亡及 VEGF、MMP-9 表达的影响。作者等以 B 细胞淋巴瘤细胞系 Raji 细胞为研究对象,采用流式细胞仪 Annexin V FIC 法检测细胞凋亡,采用免疫组化半定量法分析 Raji 细胞 NF-κB、VEGF、MMP-9 表达的动态变化。结果显示,As_2O_3 同时具有诱导 Raji 细胞凋亡[凋亡率为(39.2±1.3)%]和活化 NF-κB 的作用;1.0 μmol/L Dex 能显著增加 1.0 μmol/L As_2O_3 诱导的 Raji 细胞凋亡(增加率为 77.5%,$P<0.05$)并抑制 As_2O_3 诱导 Raji 细胞 NF-κB 活化(抑制率为 28.0%,$P<0.05$),VEGF、MMP-9 的表达也相应下降。

述评 应用 As_2O_3 治疗血细胞恶性肿瘤是我国的首创,并已在多种疾病取得良好疗效。上文以及细胞淋巴瘤 Raji 细胞为靶细胞,显示 As_2O_3 与地塞米松合用,可显著增加 Raji 细胞凋亡率并使 NF-κB 的活化受到抑制,VEGF、MMP-9 的表达也相应下降,为今后探索 As_2O_3 与地塞米松伍用以提高临床疗效提供了有用的实验依据。

(余润泉)

淋巴瘤相关抗原肽刺激所获细胞毒性 T 细胞克隆的特征[中华医学杂志,2005,85(21):1476] 北大一院郭晓玲等利用体外细胞毒 T 淋巴细胞(CTL)刺激扩增体系,应用免疫球蛋白重链可变区(IgHV)框架区上 B 淋巴瘤相关抗原九肽($IgHV_1$-QLVQSGAEV 和 $IgHV_3$-SIYLQMNSL)负荷的抗原递呈细胞(APC)、刺激正常 HLA-A* 0201 供者外周血单个核细胞(PBMC),每周 1 次,共 4 次,用流式细胞仪检测体外培养细胞的免疫表型变化,并用肽/主要组织相容性基因复合体(MHC)-四聚体方法检测肽特异性的 CTL 增殖情况,同时用 ELISA 法检测 CTL 与不同的靶细胞共同孵育时释放干扰素 γ(IFN-γ)的能力。结果显示,B 淋巴瘤相关抗原肽 4 次刺激体外培养的 PBMC 后,$CD8^+$ CTL 大量增殖,CD4/CD8 明显下降(0.10 *vs* 1.43,$P<0.05$)。$IgHV_1$-QLVQSGAEV/HLA-A * 0201 四聚体和 CD8 双阳性的肽特异性 CTL 数比刺激前明显上升(49.4% *vs* 0.04%)。ELISA 检测 IFN-γ 的分泌结果表明,其识别靶细胞是肽特异性和 HLA 限制性的。TCR 基因指纹谱型图显示抗原肽反复刺激获得的 CTL 的 TCR 表达集中于个别基因家族,呈克隆性增殖。

(余润泉)

原发纵隔的弥漫大 B 细胞非霍奇金淋巴瘤 34 例临床分析[中国肿瘤临床,2004,31(19):1081] 中国医科院肿瘤医院何小慧等回顾分析 34 例原发纵隔的弥漫大 B 细胞非霍奇金淋巴瘤的临床特点和不同治疗方案对病人生存期的影响,结果显示,34 例中Ⅰ、Ⅱ期占 79.4%,50%的病人起病时出现上腔静脉压迫综合征,47.1%有邻近器官侵犯。采用化、放疗联合治疗者 29 例(85.3%),单纯化疗 5 例(14.7%),自体造血干细胞移植 9 例(26.4%)。根据寿命表法分析,全组 5 和 10 年无瘤生存率(DFS)为 47.8%和 41.0%,5 年和 10 年总生存率(OS)均为 54.4%。自体造血干细胞移植组较常规化、放疗组 5 年 DFS 和 OS 均有所提高,但统计学处理后无显著差异($P>0.05$)。不良预后因素分析显示,具有巨大肿块及治疗后未能获得完全缓解者预后差($P<0.05$)。

述评 自 1994 年 Real 分类起即将原发纵隔的大 B 细胞淋巴瘤列为弥漫性大 B 细胞淋巴瘤的一个亚型,2000 的 WHO 分类,肯定了这一亚型,并增加了另外 2 个亚型,即原发性渗出性淋巴瘤及血管内大 B 细胞淋巴瘤,可见这些亚型确有某些独特的临床表现和病理特征,上文分析的 34 例是国内有关原发纵隔的弥漫大 B 细胞淋巴瘤例数较多、资料较完整的一宗报道。分析显示该亚型虽然来势凶险,临床表现突出,但大多数能被早期诊断(Ⅰ、Ⅱ期占 79.4%),经过合理治疗 5 年和 10 年无瘤生存可达 47.8%和 41.0%,预后相对较好,但最佳治疗方案正如作者等所述,尚需进一步探索。

(余润泉)

血清及血浆标本 IgH 基因重排对 B 细胞淋巴瘤患者的诊断[中华内科杂志,2005,44(6):415] 西安西京医院冯琦等收集病理活检确诊的 B-NHL 病人的血清、血浆,提取肿瘤细胞释放的可溶性 DNA。针对 IgH 基因第三互引决定簇(CDR-Ⅲ)序列,设计引物扩增 FR3 和 JH 区,以 PCR 检测 IgH 基因重排。结果显示,30 例确诊的 B-NHL 病人中 25 例阳性,阳性率 83.3%(以 B-NHL 细胞系 Raji 细胞作阳性对照),而 10 例健康成人及 10 例慢性淋巴结炎病人均为阴性。IgH 基因重排的检出率与病人临床表现、临床分期及肿瘤负荷不具有明显的相关性,血清与血浆标本无区别。作者等认为,以血清、血浆为标本取材方便,不受淋巴结肿大部位的限制,对 B-NHL 的早期诊断具有一定的价值。

述评 IgH 基因的克隆性重排是 B 淋巴细胞恶性增殖的重要标志之一。它不仅有利于 B-NHL 的诊断,对 B-NHL 的分期也有参考意义。上文以 B-NHL 病人血清、血浆标本检测,阳性率高达 83.3%,而 10 例健康成人及 10 例慢性淋巴结炎症病人均阴性,颇有价值。惜上文未作外周血有形成分与血清、血浆的对照,否则将可初步提示血清(浆)中的可溶性肿瘤 DNA 究竟来自外周血中存在的肿瘤前体细胞的释放?还是来自肿瘤主体的释放。

(余润泉)

ProMACE-CytaBOM 方案与 CHOP 方案治疗非霍奇金淋巴瘤的随机对照研究[癌症,2005,24(4):461] 华西大学华西医院侯梅等选择经病理组织学证明的中、高度恶性 NHL 病人 146 例,随机分为 ProMACE-CytaBOM 及 CHOP 两组,分别采用上述两种方案治疗,两组均以 21 d 为一个周期。结果为 ProMACE-CytaBOM 组 29 例获 CR(39.7%),28 例获 PR(38.4%),CR+PR=78.1%,CHOP 组 23 例获 CR(31.4%),21 例获 PR(28.8%),CR+PR=60.3%,两组比较有显著性差异($P<0.05$)。ProMACE、CytaBOM 组 1、3 和 5 年生存率分别为 89.3%、76.2%和 45.7%CHOP 组分别为 82.1%、51.4%和 32.2%,两组相比有显著性差异($P<0.05$)。两组出现的主要不良反应是白细胞下降、血小板减少及恶心等,两组比较无显著性差异($P>0.05$)。两组各有 1 例治疗相关死亡病例。作者认为,与 CHOP 方案相比,ProMACE-CytaBOM 方案疗效较好,不良反应可以耐受,可作为治疗中、高度恶性 NHL 的首选方案之一。

述评 随机对照研究的结果是循证医学中高质量的数据。上文通过随机对照提出 ProMACE-CytoBOM 优于 CHOP 方案(对中、高度恶性 NHL)颇有参考价值。国内尚不多见。但上述研究未对病人年龄、疾病分期、血清 LDH 水平、病人行为状态等进行分层,如能就国际预后指数(IPI)分层,随后作随机对比,所获信息将更有说明力。

(余润泉)

2-甲氧基雌二醇诱导骨髓瘤细胞系 CZ-1 细胞分化作用初探[中华血液学杂志,2005,26(4):197] 二军医大长征医院高巍然等通过细胞形态观察、细胞表面标志分析和细胞分泌轻链蛋白水平的测定观察 2-甲氧基雌二醇(2ME2)对骨髓瘤细胞系 CZ-1 细胞分泌 λ 轻链的作用。结果显示,经 0.1～0.5 μmol/L 2ME2 作用 48 h 后,CZ-1 细胞形态向成熟阶段发展(表现为胞核缩小、胞质丰富、核质比例下降,核染色质变粗、变密、核仁减少或消失),细胞表面标志 CD49e 阳性表达率由(12.2±1.6)%增加至(24.8±1.3)%($P<0.05$),CZ-1 细胞分泌轻链蛋白由(36.0±2.6) μg/ml 升高至(79.7±1.9) μg/ml($P<0.05$),提示 2ME2 可诱导骨髓瘤细胞系 CZ-1 细胞向成熟阶段分化。

述评 2ME2 为雌二醇在体内的生理代谢产物,实验显示 2ME2 是一种内源性抗血管增生及抗增殖物质。2002 年 Chauhan 等报道 2ME2 在体外可克服 MM 细胞的耐药性[Blood, 2002,100(6):2187]。高巍然等曾报道 1～16 μmol/L 2ME2 在体外可诱导原代骨髓瘤细胞凋亡,并呈剂量相关,而对骨髓中正常造血组织作用较轻($P<0.05$)[中国癌症杂志,2005,15(3):291]。本文进一步显示低浓度(0.1～0.5) μmol/L) 2ME2 可诱导该院自行建立的骨髓瘤细胞 CZ-1 细

胞向成熟阶段分化，提示 2ME2 可能成为有潜在临床应用价值的分化诱导剂，值得关注。

（余润泉）

多发性骨髓瘤患者 p16 基因甲基化及砷剂诱导去甲基化的研究[中华内科杂志，2005，44(6)：411] 福建医大附院傅海英等采用巢式甲基特异性 PCR 法检测 31 例初治 MM 病人[平均年龄 58.3(45～72)，其中Ⅱ期 11 例，Ⅲ期 20 例] p16 基因启动子区 CpG 岛甲基化状态，并分别用 RT-PCR、MTT 法、流式细胞术观察人 MM 细胞系 U266 细胞在应用 As_2O_3(0.5～2.0 μmol/L)前、后，p16 基因 mRNA 的表达变化、U266 细胞生长曲线、增殖抑制及 DNA 含量。结果显示，MM 病人 p16 基因的甲基化比例为 54.8%。U266 细胞由于存在 p16 基因甲基化，p16 基因不表达，As_2O_3 对 U266 细胞生长有明显抑制作用并使 G0-G1 期细胞增加($P<0.05$)。经 0.5～2.0 μmol/L As_2O_3 作用后，U266 细胞 p16 基因甲基化程度明显减弱，甚至消失，与未处理组相比，差异明显($P<0.01$)，提示 As_2O_3 可诱导 p16 基因去甲基化，从而恢复 p16 基因活性。

述评 近年来认为，由细胞周期蛋白、细胞周期依赖性激酶及细胞周期依赖性激酶抑制物构成的细胞周期调节网络与肿瘤细胞的发生、发展密切相关，而 p16 基因表达的 P16 蛋白是细胞周期依赖性激酶抑制物的重要成员。有资料表明，大多数 MM 病人存在 p16 基因失活，而失活的主要形式为启动子区 CpG 岛的高度甲基化。上文的实验结果显示，As_2O_3 可诱导 MM 细胞系 U266 细胞 p16 基因去甲基化而恢复其活性，为临床应用 As_2O_3 治疗难治性 MM 提供了部分实验依据。

（余润泉）

多发性骨髓瘤细胞脑源性神经营养因子对血管新生作用的研究[中华血液学杂志，2005，26(10)：602] 华中科技大学协和医院孙春艳等采用 RT-PCR 法、Western 免疫印迹法及 LEISA 法检测 MM 细胞系 KH_3、RPMI 8226 细胞脑源性神经营养因子(BDNF)的表达及分泌，并分别采用 MTT 法、改良的 Boyden 小室法及体外小管形成实验观察 MM 细胞培养上清液对脐静脉内皮细胞(HUVEC)的增殖、迁移、分化的影响。结果显示，KM_3、RPMI 8226 细胞不仅表达 BDNF mRNA，也表达和分泌 BDNF 蛋白。KH_3、RPMI 8226 细胞培养上清液均可明显促进 HUVEC 增殖。含 50% KH_3 细胞培养上清液组和完全 KH_3 细胞培养上清液组 KUVEC 数分别为对照组的(1.85±0.23)倍和(2.16±0.29)倍($P<0.0$)，抗人 BDNF 中和抗体可部分抑制其促增殖活性(抑制率 32%～34%)，经 KH_3 细胞培养上清液处理的 HUVEC 迁移指数上升($P<0.05$)，并可明显促进二维基质胶中网状毛细血管形成($P<0.01$)，抗 BDNF 中和抗体可明显抑制其作用(抑制率 48%)。作者认为 MM 细胞表达和分泌 BDNF，BDNF 可能参与 MM 细胞诱导的血管新生。

述评 在多发性骨髓瘤的发生、发展中，血管新生是重要的病理生理环节。但其机制至今尚未完全清楚，现知涉及 IL-6、VEGF、b-FGF、血管生成素(angiopoitin)-1、HGF(肝细胞生长因子)及 MMPS(基质金属蛋白酶)等。这些细胞因子或来自局部微环境的基质细胞(旁分泌)，或来自肿瘤细胞本身(自分泌)，或二者兼而有之。上文的研究显示，脑源性神经营养因子亦参与肿瘤组织血管新生的调控网络，从而为进一步研究抗血管新生治疗提供了一个作用靶点。

（余润泉）

树突细胞介导的独特型瘤苗的体外抗骨髓瘤作用[中华血液学杂志，2005，26(10)：593] 西安交大一院张梅等从多发性骨髓瘤(MM)病人外周血中分离、获取树突细胞(DC)前体细胞，使用 GM-CSF、IL-4 与 TNF-α 诱导其分化成熟，加入 MM 病人 M 蛋白的 Fab 片段(独特型片段)，观察 DC 介导的独特型瘤苗诱导骨髓瘤抗原特异性细胞毒 T 细胞(CTL)的抗肿瘤免疫反应。结果显示，GM-CSF、IL-4 和 TNF-α 配伍可有效地从 MM 病人外周血单个核细胞中诱导出大量成熟的功能性 DC。MM 病人自体血清独特型片段(Id)冲击致敏的成熟 DC 能显著提高 T 细胞的增殖能力并使幼稚 T 淋巴细胞活化成肿瘤独特型 CTL 而发挥抑制性杀伤反应。在体外，当效应细胞与靶细胞比例为 30∶1 时对自体 MM 的肿瘤杀伤率明显高于未经 Id 负载的成熟 DC 组(67.3±6.9% *vs* 28.8±6.2%，$P<0.05$)。

述评 骨髓瘤细胞表达并分泌的单克隆性免疫球蛋白或其片段，属“个体独特型”，是真正的肿瘤特异性抗原，它为构建抗肿瘤疫苗提供了极好的基础。但“独特型”是一种自身抗原，免疫原性很弱，且抗肿瘤效应要求激发特异的细胞免疫，故利用 DC 递呈抗原的功能以诱发 T 细胞应答是目前研究热点之一。上文成功地从外周血分离 DC 前体细胞，通过细胞因子促使其分化、成熟，并以 Id 冲击，诱导出具有杀伤功能的特异性 CTL。体外实验显示对自体 MM 的杀伤率明显提高，值得关注。

（余润泉）

丙型肝炎病毒抗体酶联免疫吸附试验阳性判断值在献血员血液筛查中的意义[中华检验医学杂志，2004，27(10)：663] 北京医院邓巍等探讨丙型肝炎病毒(HCV)抗体 ELISA 测定阳性判断值(cut-off)“灰区”在献血员血液筛检中的应用价值。采用 RT-PCR

方法检测了503份抗-HCV ELISA测定为阴性的献血员血清(浆)标本的HCV RNA;若检测为阳性,则使用重组免疫印迹(RIBA)方法进一步检测抗HCV。结果显示有5份HCV RNA阳性,其中2份标本抗HCV ELISA测定S/CO比值小于0.5,RIBA结果均为阴性;另外3份抗HCV阴性(ELISA检测的S/CO值在0.8~0.9之间)但HCV RNA为阳性的献血员血标本,进一步进行RIBA检测,显示其中2份为抗核心区(C22)单独阳性,另外1份为抗NS3单独阳性。阳性标本HCV RNA的含量测定均约为10^4拷贝/ml。研究结果表明,为尽可能减少输血后HCV感染的发生,有必要将抗-HCV ELISA测定的cut-off值下移20%,因为S/CO比值接近cut-off值的血液有很大可能为HCV感染者。

(宋献民)

述评 丙型肝炎病毒(HCV)在我国是输血后肝炎病毒感染最主要的病原体之一。ELISA方法检测献血员血清(浆)中抗-HCV用于筛选血液已成为我国血站的常规工作,但由于部分HCV感染者因所处感染期的不同或使用的检测方法的局限性,可能存在假阴性的情况,尤其是其S/CO值接近阳性判断值的血液。本文检测了503份抗-HCV ELISA测定为阴性的献血员血清(浆)标本的HCV RNA,结果显示有5份HCV RNA阳性,阳性标本HCV RNA的含量测定均约为10^4拷贝/ml。因此建议将抗-HCV ELISA测定的cut-off值下移20%,即0.8,对减少HCV经输血传播具有重要意义。

(闵碧荷)

中国南北汉族人群HLA-A∗02等位基因的分布差异[第一军医大学学报,2005,25(3):321] 深圳市血液中心程良红等采用PCR-SBT方法对随机抽取的经PCR-SSP方法确认为HLA-A∗02阳性的208例南方和129例北方汉族骨髓志愿供者进行序列分型,研究中国南北汉族人群中HLA-A∗02等位基因的分布并比较其差异性。结果为南、北汉族人两个群体中均检出具有不基因频率的6种A∗02等位基因(A∗020101、A∗0203、A∗0206、A∗0207和A∗0210),南方汉族人中A∗0207(37%)为优势等位基因,A∗020101(31%)、A∗0203(16%)和A∗0206(14%)比较常见;而北方汉族人则以A∗020101(48%)为优势等位基因,A∗0206(21%)和A∗0207(23%)比较常见。两个群体中的A∗02等位基因总体分布以及A∗020101、A∗0203和A∗0207的相对频率存在显著性差异。在高、低分辨两个水平上,南方和北方汉族A∗02杂合度分别高于90%和80%,并且低分辨率A∗02纯合子在高分辨水平上表现高度多样性并呈现一定的分布规律。结果显示,HLA-A∗02等位基因在中国南、北汉族人群中的分布呈现高度杂合和遗传多样性并具有显著性差异,HLA- A∗020101、A∗0203和A∗0207可作为人类学研究中区分中国南北汉族人群的遗传标志。

(宋献民)

述评 HLA-A∗02是人群中分布最广的HLA Ⅰ类分子和最大的HLA-A基因座(locus)等位基因家族,被认为是人类学研究中的一个“人口特定”标志;同时其在HLA结构与功能、等位基因差异与移植预后关系以及与疾病的相关性等研究中具有重要应用价值。本文研究显示根据南北汉族人群HLA-A∗02等位基因的分布特征,并结合这种高分辨率水平上的规律性分布,对于A∗02等位基因配合的造血干细胞移植供者的寻找和选择具有重要的指导价值。

(闵碧荷)

从孕妇血浆中提取胎儿DNA鉴定胎儿RhCcEe血型[中华检验医学杂志,2005,28(6):648] 浙江省血液中心何吉等探讨利用孕妇血浆中游离胎儿DNA进行非创伤性产前诊断胎儿RhCcEe血型的方法。作者采用QIAamp DNA Kit抽提孕妇血浆DNA,利用SRY基因确认胎儿DNA的存在,通过PCR方法扩增30例孕妇血浆中胎儿DNA以检测胎儿RhCcEe基因,并对产前孕妇外周血和产后婴儿外周血进行RhCcEe血清学表型分析,回顾性地评价胎儿基因分型结果的准确性。结果为30例样本中,13例母子表型完全相同,17例存在区别。当母亲表型为RhCC、cc、EE、ee纯合子时,均成功扩增出母亲所缺少的c、C、e、E基因。结果显示,本研究建立的非创伤性产前诊断胎儿RhCcEe基因型的方法是可行的,当母亲为纯合子时,血浆中胎儿RhCcEe基因分型具有临床意义,可用于新生儿溶血病的预防和诊断。

(宋献民)

述评 新生儿溶血病(HDN)常由母子间ABO或Rh血型不合引起,可导致胎儿宫内死亡和出生后黄疸、智力障碍等,因此如何早期产前诊断和治疗由于血型不合引起的HDN在优生优育方面具有重要的意义。本文证明孕妇血浆中存在胎儿DNA,且可利用从孕妇血浆中提取的DNA进行RhCcEe血型基因型的鉴定,提示产前无创伤性诊断胎儿血型具有可行性。本研究的结果尚需临床大样本的进一步观察和验证。

(闵碧荷)

自体造血干细胞移植治疗急性白血病病人143例疗效分析[内科急危重症杂志,2005,11(3):112] 天津血研所冯四洲等评价自体造血干细胞移植(AHSCT)治疗急性白血病的疗效。自1986年10月至

2005年3月,采用AHSCT治疗急性白血病病人143例(男83,女60),中位年龄26(9～52)岁。其中急性非淋巴细胞白血病(ANLL)76例(CR1 67例,CR2,CR3及复发者9例),急性淋巴细胞白血病(ALL)64例(CR1 54例,CR2及复发者10例),急性杂合性白血病CR1 3例。预处理方案主要包括环磷酰胺(Cy)120 mg/kg＋单次全身放疗(TBI)9～10Gy或白消安(马利兰,Bu)16 mg/kg或美法仑(马尔法兰,Mel)160～180 mg/m^2＋Ara-C 4 g/m^2。结果为除5例病人因移植早期发生移植相关死亡而未重建造血外,其余138例病人均重建造血。移植相关死亡22例(15.4%),AHSCT后73例生存者已中位随访93(1～203)个月。急性白血病病人CR1期与≥CR2期ABMT者5年无病生存率(DFS)分别为(51.8±4.6)%与(26.3±10.1)%(P＝0.024),累积复发率分别为(38.0±4.8)%与(49.2±12.4)%(P＝0.397)。研究显示,为降低急性白血病复发率和提高病人无病生存率,无HLA匹配同胞供者的CR1期急性白血病病人适合进行AHSCT治疗。

(章卫平)

述评 关于大剂量化疗、自体造血干细胞移植和异基因造血干细胞移植对急性白血病的疗效,一直是学界探索的重要问题。自体造血干细胞移植(AHSCT)具有不受供髓者来源限制及移植后生活质量较高等优点,是异基因造血干细胞移植(allo-HSCT)的一种有效替代手段。本文作者采用AHSCT治疗各类急性白血病143例,结果表明,急性白血病AHSCT后虽原发病复发率较高,但移植相关病死率较低,急性白血病CR1期AHSCT后5年DFS高达(51.8±4.6)%,提示AHSCT病人的长期疗效接近allo-HSCT,因此急性白血病病人在寻找HLA匹配供体困难情况下,自体移植仍然是一个不错的治疗选择。

(王健民)

自体外周血干细胞移植治疗系统性自身免疫病[中华医学杂志,2004,84(24):2077] 北京协和医院赵岩等报道大剂量化疗和免疫抑制剂加自体外周血干细胞移植治疗重症/难治性系统性自身免疫病21例,包括系统性红斑狼疮(SLE)、类风湿性关节炎(RA)、原发性干燥综合征(pSS)、系统性硬化症(SSc)和混合性结缔组织病(MCTD),均为常规治疗不能缓解病情的重症/难治性系统性自身免疫病病人。采用环磷酰胺(CTX)3～4 g/m^2及粒细胞集落刺激因子(G-CSF)行干细胞动员,并行$CD34^+$细胞分选。预处理方案采用环磷酰胺200 mg/kg＋抗胸腺细胞免疫球蛋白(ATG)90 mg/kg或环磷酰胺200 mg/kg＋全身照射4～6Gy,之后输注分选的$CD34^+$细胞。结果为21例病人中2例死于移植相关并发症,分别为巨细胞病毒感染和粒细胞缺乏时的严重肺部感染。1例于干细胞动员后等待移植前死于原发病。2例SLE病人分别于移植后26、37个月复发,1例RA病人于移植后15个月复发。其余SLE病人随访超过6个月者,其疾病活动评分(SLE-DAI)平均由移植前17分降至移植后2分,尿蛋白由6.7 g降至2.3 g;RA病人的简明疾病活动评分(DAS28)下降;pSS病人的症状改善,唾液流率等客观检查恢复正常。研究表明,对于常规治疗无效的重症、难治性自身免疫病,自体外周血干细胞移植是一种可供选择的治疗方案,可使病情达到短期和中期缓解,具有可行性和一定的安全性。但移植后有一定的复发率,长期效果有待进一步观察。

(章卫平)

述评 造血干细胞移植传统上应用于恶性血液病的治疗,但近年来随着实验室和临床研究的迅速发展及安全性的提高,这一技术的应用已扩展到自身免疫性疾病领域,并得到快速发展。自身免疫性疾病主要采用大剂量免疫抑制剂和自体造血干细胞移植,北京协和医院自开展此项工作4年多来已完成自体造血干细胞移植21例。结果初步表明,对于常规治疗无效的重症/难治性自身免疫性疾病,自体造血干细胞移植是可供选择的治疗方案,可使病情达到短期和中期缓解,为今后开展此类移植的临床研究提供了宝贵经验。此项工作应积极稳妥的推进,重点在于明确移植的适应证、较优的预处理方案和远期疗效。

(王健民)

异基因造血干细胞移植后肺炎的病因分析[北京大学学报(医学版),2005,37(02):130] 北大二院刘代红等分析异基因造血干细胞移植后肺炎的临床特点和病因谱。总结北京大学血液病研究所1998～2001连续4年中255例异基因造血干细胞移植受者中发生移植后肺炎的资料。结果显示,66例发生移植后肺炎的病人累计发病72例次,总发病率25.9%;50例病人的移植后肺炎被治愈,占75%。病因分析显示,细菌/真菌感染12例次(16.7%),巨细胞病毒肺炎22例次(30.6%),特发性肺炎综合征(IPS)36例次(50.0%),其中13例次(18.1%)病原学检查持续阴性,经验性抗感染治疗无效,单用免疫抑制剂有效,归为IPS-A组;23例次(31.9%)虽有呼吸道病原学检查细菌真菌阳性发现,但经足够疗程抗感染治疗无显著改善,小剂量免疫抑制剂可获显著而持续的改善,归为IPS-B组。该组总病死率为22.7%(15/66例)。发生特发性肺炎综合征的病人多伴发慢性移植物抗宿主病(GVHD),免疫抑制剂治疗有效。研究表明,异基因造血干细胞移植后肺炎是移植后常见的合并症,其病因学包括感染和非感染因素，针对病因的治疗可以改善预后。

（章卫平）

述评 肺部并发症是异基因造血干细胞移植相关性死亡的重要原因之一，其中以移植后肺炎多见。一旦发病，病情常迅速进展，出现严重低氧血症，如救治不及时或不恰当，病死率极高。北京大学血研所这一大系列病例中，15.3%（11/72 例次）在发病 3 d～1 周内出现呼吸衰竭，65.3%（47/72 例次）出现严重低氧血症，总病死率高达 22.7%（15/66 例），也说明认识和及时有效处理肺部并发症的重要性。移植后肺炎的病因学包括感染性和非感染性两大类因素，如何及时准确的进行诊断和鉴别诊断，需要临床医师不断总结经验，本文提供了很好的借鉴。值得注意的是，该系列报道的“特发性肺炎综合征”高达 50%，其诊断主要是基于抗感染无效而免疫抑制剂有效，可能会有一些争议，对其确切病因、发生率、治疗措施及转归，仍需学界同仁予以重视，积累经验，加以明确。

（王健民）

NK 细胞对小鼠异基因骨髓移植造血及免疫重建的影响[中华血液学杂志，2004，25(12)：713] 暨南大学杨志刚等为研究自然杀伤细胞在小鼠异基因骨髓移植中对造血及免疫重建的影响，使用近交系小鼠 C57BL/6($H\text{-}2^b$)为供鼠、BALB/c($H\text{-}2^d$)小鼠为受鼠，在 allo-BMT 同时输入供鼠外周 T 细胞和(或)NK 细胞，比较各组受鼠移植后不同时间的白细胞数；用流式细胞仪检测骨髓 $CD34^+$ 细胞和外周淋巴细胞中 $CD3^+$ 和 $CD19^+$ 细胞及表达供鼠基因的 $H\text{-}2K^{b+}$ 细胞百分率，比较不同移植组存活率、植入水平、造血及免疫重建等。结果显示，输入供鼠外周 NK 细胞移植组与不输入 NK 细胞组比较，存活率显著增高(60 d 存活率为 70% vs 0%)；白细胞计数、$CD19^+$ 细胞及骨髓 $CD34^+$ 细胞计数恢复快；$H\text{-}2K^{b+}$ 细胞表达水平高(86.68±4.45 *vs* 4.68±0.32)。移植后第 28 天输入 NK 细胞组 $CD3^+$ 细胞水平[(33.69±3.36)%]低于未输入 NK 细胞组[(50.40±5.06)%]($P<0.01$)，在+60 d 两组比较差异无显著性($P>0.05$)。作者认为，在小鼠 allo-BMT 中，同种异基因反应性 NK 细胞可以提高造血干细胞的植入水平、促进造血及免疫重建、增高移植受鼠的生存率。

（倪　雄）

述评 NK 细胞是机体抗御感染和防止细胞恶性转化的重要免疫调节细胞，它与造血干细胞移植的关系日益受到国内外学者的关注。国外研究表明，NK 细胞可以降低 GVHD 以及增强 GVL 效应。本文作者研究了 NK 细胞在小鼠异基因骨髓移植中对造血及免疫重建的影响，对 NK 细胞的作用机制进行了初步探讨，为进一步深入研究及临床应用提供了一定的实验资料。

（王健民）

泌尿系统疾病

本年度共收集文献 1 049 篇，其中纳入回 360 篇(占 34.3%)，列入文选 14 篇(占 1.3%)。

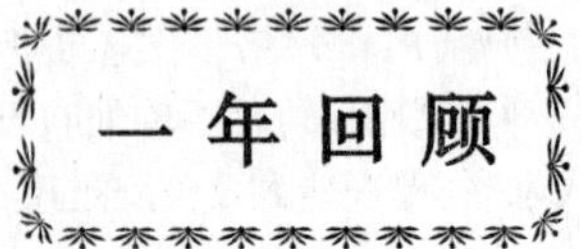

一年回顾

一、原发性肾小球疾病

(一)肾小球肾炎

宋屿娜等[1]报道电镜下肾小球内有微管样结构的纤维物质沉积的触须样免疫性肾小球病一例。毛志国等[2]报道1例老年女性病人，先天性淋巴管异常导致蛋白尿，伴腹主动脉与下腔静脉易位，合并系膜增生性肾炎。姜宗培等[3]研究表明转化生长因子 β_1(TGF-β_1)可诱导系膜细胞(MsC)产生反应性氧自由基(ROS)，生成的ROS介导由TGF-β_1 诱导的肾脏 MsC PAI-1 mRNA和蛋白质表达上调和活性增强，PAI-1进一步通过抑制 uPA 的表达和活性而抑制纤溶酶的活性。刘国元等[4]以人 TGF-β_1 转染大鼠系膜细胞致酸性核糖体蛋白 P0 基因 mRNA 表达增强；在大鼠抗 Thy1 系膜增生性肾炎模型的肾组织中，P0 基因 mRNA 和 TGF-β_1 基因 mRNA 表达均上调，趋势一致。蒋涛等[5]以外源性 TGF-β_1 处理大鼠 MsC，致醛糖还原酶(AR)mRNA 与蛋白水平升高，多种肾炎病人肾组织 AR 和 TGF-β_1 表达显著增强，两者之间呈显著相关性。他们[6]还构建 AR 真核表达质粒转染 MsC，致纤连蛋白(FN)和Ⅳ型胶原(Col Ⅳ)蛋白表达上调；而以 TGF-β_1 刺激后，AR 转基因 MsC 两者表达进一步升高，该效应可能与 JNK-MARK 和 p38-MAPK 信号通路的活化有关。李慧等[7]研究表明抗 Thy1 系膜增生性肾炎大鼠 MsC 中碱性调宁蛋白(calponin)h1 表达在肾小球病变早期增强，后期减弱；而 TGF-β_1 表达则在肾小球病变中晚期显著增强。提示调宁蛋白 h1 可能具负反馈调节 TGF-β_1 作用。冯秀艳等[8]以饰胶蛋白聚糖(DCN)基因转染大鼠 MsC 致其高表达，可明显降低 TGF-βⅠ和Ⅱ受体 mRNA 和蛋白表达。史伟等[9]发现增生、硬化病理类型的肾小球肾炎中，病变肾小球 TGF-β_1 及信号转导分子 Smad 2、Smad 3 mRNA 和蛋白表达显著增强；外源性 TGF-β_1 刺激可致体外 MsC Smad 3 mRNA 和蛋白表达显著增强，而 Smad 2 表达无明显改变。赖凌云等[10]报道醛固酮通过与其经典核受体结合，导致 Smad 2 蛋白表达增强，再激活 Smad 2 依赖的 TGF-β_1 通路而诱导大鼠 MsC 合成 FN。许涛等[11]研究表明，IL-4 能显著抑制 IL-1β 诱导的 MsC 增殖，下调环氧化酶 2 (COX-2) mRNA 和蛋白的表达，减少前列腺素 E_2(PGE_2)的产生。周文祥等[12]以单核细胞趋化蛋白(MCP-1)刺激 MsC 增殖和 FN 的合成，p38MAPK 阻断剂则抑制上述效应，提示 p38MAPK 信号转导途径的调控作用。孙晶等[13]构建过氧化物酶增殖物激活受体 γ1 (PPARγ1)全长表达基因质粒，PPARγ1 过表达能显著减少高糖所致的 MsC 对 TGF-β_1、纤溶酶原激活物抑制物 (PAI)-1 mRNA 和 FN 蛋白水平的高表达。吴升华等[14]研究表明脂氧素 A4 (LXA4)可抑制 IL-1β 诱导的 MsC 分泌 IL-6 蛋白与 NF-κB 的活化。其机制涉及蛋白酪氨酸磷酸酶 2 的磷酸化/ NF-κB 信号转导。他们[15]还报道 LXA4 可抑制结缔组织生长因子诱导的 MsC 产生 fractalkine，其机制依赖于抑制 p42/p44 MAPK、磷脂酰肌醇 3-激酶、蛋白激酶 B 的磷酸化与 NF-κB 活化。董一飞等[16]报道高压诱导大鼠 MsC 细胞外基质积聚，阿托伐他汀的干预机制在于其能显著降低由 TGF-β_1 介导发挥作用的血管紧张素Ⅱ水平。刘森炎等[17]在局灶节段性肾小球硬化(FSGS)动物模型中观察到肾小球硬化部位组织型转谷胺酰胺酶(tTG)蛋白表达增加，与 FN 蛋白水平呈显著正相关。邢昌赢等[18]体外培养出原代人肾小球足细胞，可以表达两种分子量的 nephrin，在细胞内分布有一定的规律。黄海长等[19]* 以 TGF-β_1 刺激小鼠肾小球足细胞，致转录因子 Ets-1 蛋白和 MMP-9 活性和 mRNA 表达增强；而以 ERK1/2 活化阻断剂预处理细胞，可阻断上述效应。吴滢等[20]研究表明，多柔比星(阿霉素)诱导大鼠肾小球足细胞的细胞骨架的重排和破坏，致上皮通透性增高，而表皮生长因子可能通过其受体-磷脂酶 Cγ 的信号转导途径阻止多柔比星对足细胞的影响。李月红等[21]动态监测FSGS大鼠尿蛋白和尿足细胞的变化，发现足细胞的脱落出现在尿蛋白之前，在FSGS形成过程中持续存在，可能是启动FSGS发生发展的重要因素之一。纪泽泉等[22]研究证明，大黄酸可通过影响NF-κB、半胱天冬酶-3活性减轻肾小球硬化大鼠细胞凋亡，改善肾脏病理。半胱天冬酶-3表达下调为其分子机制之一。席春生等[23]在大鼠肾小球纤维蛋白沉积模型中观察到纤维蛋白沉积能够促进肾脏炎症反应，该作用与其调节单核细胞趋化蛋白-1（MCP-1）以及血管内皮钙黏蛋白表达有关。陈惠萍等[24]报道8例中国人脂蛋白肾病的临床特征和肾脏病理学改变。潘晓霞等[25]观察到11例Alport综合征病人肾小球基膜上层连蛋白α2链异位表达，对于Alport综合征可能具有重要的诊断价值。王素霞等[26]应用透射电镜观察发现肾组织内有类似冷球蛋白沉积形成的特殊有形结构16例，后确诊为冷球蛋白血症肾损害，提示透射电镜检查在该病诊断中具有重要意义。

（傅　鹏）

（二）肾病综合征

刘丽华等[27]给予6周龄雄性Wistar大鼠一次性颈静脉注射嘌呤霉素氨基核苷（PAN）2～9 mg/100 g，均可引起不同程度的蛋白尿，在10～14 d达到高峰，并伴有血清胆固醇及三酰甘油（甘油三酯）的升高。余自华等[28]分析了23例散发性激素耐药型肾病综合征（NS）中国儿童，发现存在NPHS2基因突变，发生率为4.3%，且1 080 T>C为新发现的突变，IVS3-46 C>T和IVS3-21 C>T为新发现的多态性。周伟等[29]检测了19例散发性难治性NS病人，发现1例NPHS2基因431C>A杂合突变，引起144位氨基酸由脯氨酸转变为组氨酸，且肾组织中podocin蛋白表达明显减弱。陈伟英等[30]观察到表现为NS的微小病变型（MCD）及膜性肾病（MN）病人尿IgG可上调人近端小管上皮细胞表达巨噬细胞移动抑制因子，且MN病人尿IgG的作用强于MCD病人。任胜利等[31]回顾分析了36例原发性NS(PNS)并发急性肾功能衰竭（ARF）的病人，肾活检病理提示MCD 23例(63.9%)，以肾小球轻微病变多见，部分病例有轻度系膜增生与肾小管损害及间质病变。傅睿等[32]发现肾脏组织能够通过自分泌方式产生载脂蛋白H（ApoH），PNS患儿中不同病理类型、不同激素效应及不同程度小管间质损伤时ApoH表达水平有差异，ApoH表达与尿视黄醇结合蛋白（RBP）、24 h尿蛋白定量呈负相关。丁国印等[33]分析了187例肾病综合征病人临床特征与医院感染的关系，筛选出了血清白蛋白降低、血清尿素氮水平升高、血清IgG水平降低和住院天数等4个危险因素。邓燕[34]发现39例PNS合并尿路感染病人中35例中段尿培养出革兰阴性杆菌，且多重耐药普遍，4株产超广谱β-内酰胺酶细菌，药敏以亚胺培南敏感性最好，青霉素类敏感性均不高。胡美春[35]报道138例PNS病人医院感染率为34.1%，部位构成依次为呼吸道、泌尿道、消化道，分离菌株以革兰阴性杆菌和真菌为主，血清IgG含量、住院时间、激素及免疫抑制剂与医院感染显著相关。龚红蕾等[36]报道小儿PNS血胆固醇与血浆清蛋白呈负相关，血纤维蛋白原较健康对照明显升高，使用低分子肝素（LMWH）治疗组尿蛋白转阴时间明显短于未使用LMWH治疗组。李丽慧等[37]将LMWH应用于NS病人，发现每12 h皮下注射5 000 U组较每24 h皮下注射5 000 U组、每24 h皮下注射10 000 U组病人组织纤溶酶原激活物（t-PA）和*D*-二聚体(D-D)升高更为显著，而每24 h静滴1 000 U组升高不显著。许静等[38]回顾分析了31例应用甲泼尼龙（用量≥0.5 g/d，疗程≥3 d）冲击治疗的PNS病人，发现1周内完全缓解率48.4%，部分缓解率41.9%，总缓解率90.3%，相关不良反应出现率25.8%。赵红洋等[39]观察了116例应用泼尼松长程疗法治疗的PNS患儿，生长落后组在泼尼松总剂量、疗程及最终年龄均明显高于生长正常组，常复发与激素依赖患儿亦显著多于生长正常组。张碧丽等[40]发现PNS患儿服用卡托普利后3个月，Hb、RBC、MCV、MCHC及Hct均比基础值明显下降，且在服药的6个月内持续在这一低水平，停药后3个月上述指标基本可以恢复正常。余荣杰等[41]对15例激素治疗的重度顽固性水肿的NS病人行间断性血液透析（IHD）超滤，经1～3次IHD后，尿量渐增，肾功能渐好转。超滤后8周，24 h尿蛋白定量显著降低。胡文博[42]对49例NS合并重度水肿的病人在激素、免疫抑制剂治疗的同时行短期缓慢低效每日透析4～7 d，结果较治疗前以及不行透析的对照组尿蛋白显著减少，血清尿素氮、肌酐明显下降，水肿明显消退。岳玉桃等[43]报道NS并发急性脑梗死的危险因素依次为短暂性缺血发作（TIA）、高血脂、老年人、严重的低蛋白血症，应用LMWH加三七总苷（血塞通）治疗组较低分子右旋糖酐加丹参治疗组总有效率显著升高。胡顺金等[44]在给予NS病人常规激素治疗的同时加用六味地黄丸，疗效显著优于未加用六味地黄丸治疗组，且复发率明显降低。

（吴　灏）

（三）IgA肾病

周同等[45]发现黏附分子P-选择素和CD1a^{+} CD80^{+} DC在正常肾组织基本不表达，在IgA肾病（IgAN）肾组织中P-选择素以肾小管上皮细胞为主，广泛高表达，CD1a^{+} CD80^{+} DC以肾小管间质为主分布明显增多,两者在肾小管间质的表达随病变程度加重而明显增强。朱国贞等[46]报道IgAN病人肾小管间质中,$CD4^+$、$CD8^+$细胞数与间质纤维化呈正相关,$CD8^+$细胞与肾小球硬化相关。间质$CD4^+$、$CD8^+$和MAC387+细胞数均与肾活检前血肌酐呈正相关。ESRD病人27E10+细胞数明显多于非ESRD病人。李贵森等[47]认为在健康人群中存在MUC20基因VNTR多态性,R_3和R_4等位基因最多见,基因型以R_3R_4最多见;MUC20基因VNTR多态性与IgAN发病及临床表型无关,SL/LL基因型可能是IgAN进展的危险因子。薛超等[48]发现中国汉族人群中转化生长因子β_1($TGF\beta_1$)基因-509C/T多态性可能与较重的肾损害、肾小球硬化、尿蛋白转归相关,但和IgAN的遗传易感性不相关。姜傥等[49]*报道原发性IgAN中39.2%发生微血管损害及新月体形成(V/C),V/C损害受累肾小球占肾小球总数的14.1%,37.9%伴V/C损害的IgAN病人血肌酐升高;IgAN组球性硬化发生率、球性硬化数与肾小球总数的比例均显著高于狼疮(LN)对照组。杨念生等[50]分析了103例表现为孤立性血尿的IgAN病人的病理特征,发现Lee病理分级分布以Ⅱ～Ⅲ级为主,经过(49.5±35.4)个月的随访,肌酐无显著差异,3、5和10年肾无事件存活率为100.0%、100.0%和85.7%。他们[51]还分析了723例表现为IgAN,7.1%表现为NS,NS组高血压和肾功能不全发生率、肾小球指数和新月体指数均显著高于非NS组,而存活率显著低于后者。他们[52]还应用Cox比例风险模型多因素分析了724例IgAN病人,结果显示蛋白尿、肾功能不全、肾小球硬化、新月体形成和肾间质纤维化是影响IgAN预后的独立危险因素。吕继成等[53]回顾了248例单纯血尿和(或)伴有轻度蛋白尿的IgAN病人,发现35.5%病理损伤偏重,蛋白尿是其危险因子,随着蛋白尿程度的增加,其病理损伤的危险性也明显增加。许静等[54]应用麦考酚酸酯(MMF)治疗难治性IgAN,结果为6个月后,尿蛋白定量、血清白蛋白、胆固醇、血清肌酐较治疗前明显下降。娄探奇等[55]应用来氟米特治疗IgAN,病人尿蛋白定量显著减少、血清白蛋白显著升高,完全缓解率为61%,总有效率71%,与福辛普利治疗组无显著性差异。

(吴　灏)

(四)其他

侯菲等[56]应用间接免疫荧光和间接免疫组化方法检测MN组和MCD组病人肾活检标本,肾小球毛细血管壁及其他部位均未检出Hp抗原,部分病人肾小管、管型和肾小动脉壁可发现阳性反应;Hp感染率在两组间无明显差异。彭洪泉等[57]回顾分析了6例抗肾小球基底膜(GBM)抗体阳性的病人,5例有细胞新月体形成,5例免疫荧光表现为IgG或IgA和补体(C3)沿肾小球毛细血管基底膜呈颗粒沉积。崔昭等[58]对比分析了69例抗肾小球基底膜(GBM)抗体阳性的病人,发现确诊时血肌酐>600 μmol/L者、出现少尿或无尿者、肾小球中新月体所占比例>85%者和以肾脏受累为首发表现者预后差,给予血浆置换治疗能够改善预后。任红旗等[59]报道先兆子痫肾病病人临床主要表现为高血压、蛋白尿,部分出现镜下血尿,血肌酐升高,肾病病例特征性表现为以内皮细胞病变为主,其他表现包括系膜细胞增多、系膜基质增加、周边襻双轨、FSGS。病例表现为FSGS和血管病变较重者预后相对较差。蒋雄京等[60]对27例严重动脉粥样硬化性肾动脉狭窄伴有肾功能不全病人进行了肾动脉支架置入术,病人术后血肌酐在随访至12～36个月有显著下降,7例术后并发急性肾功能不全,4例为可逆性。

(吴　灏)

参　考　文　献

1　宋屿娜,等.中华肾脏病杂志,2004,20(6):453
2　毛志国,等.中华肾脏病杂志,2004,20(6):449
3　姜宗培,等.中华肾脏病杂志,2004,20(5):334
4　刘国元,等.复旦学报(医学版),2005,32(5):509
5　蒋　涛,等.复旦学报(医学版),2004,31(6):565
6　蒋　涛,等.中华医学杂志,2005,85(26):1820
7　李　慧,等.中华肾脏病杂志,2005,21(4):213
8　冯秀艳,等.中华肾脏病杂志,2005,21(5):265
9　史　伟,等.中华肾脏病杂志,2005,21(5):270
10　赖凌云,等.中华肾脏病杂志,2005,21(3):153
11　许　涛,等.解放军医学杂志,2005,30(5):378
12　周文祥,等.中华肾脏病杂志,2005,21(8):473
13　孙　晶,等.中华医学杂志,2005,85(33):2338
14　吴升华,等.中华肾脏病杂志,2005,21(7):413
15　吴升华,等.肾脏病与透析肾移植杂志,2005,14(4):323
16　董一飞,等.中华肾脏病杂志,2005,21(5):274
17　刘森炎,等.中华肾脏病杂志,2005,21(5):260
18　邢昌赢,等.肾脏病与透析肾移植杂志,2005,14(2):122
19*　黄海长,等.中华医学杂志,2005,85(5):328
20　吴　滢,等.中华肾脏病杂志,2005,21(7):399
21　李月红,等.中华肾脏病杂志,2005,21(2):98
22　纪泽泉,等.中华医学杂志,2005,85(26):1836
23　席春生,等.中华肾脏病杂志,2005,21(8):464
24　陈惠萍,等.Chin Med J,2004,117(10):1513
25　潘晓霞,等.中华肾脏病杂志,2005,21(7):380
26　王素霞,等.中华肾脏病杂志,2005,21(6):328
27　刘丽华,等.复旦学报(医学版),2005,32(4):488

28　余自华,等.中华肾脏病杂志,2004,20(6):413
29　周　伟,等.肾脏病与透析肾移植杂志,2005,14(2):126
30　陈伟英,等.中华肾脏病杂志,2005,21(7):384
31　任胜利,等.中国综合临床,2005,21(3):235
32　傅　睿,等.中华肾脏病杂志,2005,21(1):26
33　丁国印,等.中华医院感染学杂志,2004,14(12):1347
34　邓　燕.　中国抗生素杂志,2004,29(9):576
35　胡美春.　中华医院感染学杂志,2005,15(6):629
36　龚红蕾,等.第二军医大学学报,2004,25(12):1370
37　李丽慧,等.中华肾脏病杂志,2005,21(2):64
38　许　静,等.第二军医大学学报,2004,25(12):1391
39　赵红洋,等.中华肾脏病杂志,2005,21(5):299
40　张碧丽,等.中华肾脏病杂志,2005,21(6):332
41　余荣杰,等.中国实用内科杂志,2005,25(9):827
42　胡文博.　第四军医大学学报,2005,26(15):1440
43　岳玉桃,等.中国急救医学,2005,25(8):553
44　胡顺金,等.中国中西医结合杂志,2005,25(2):107
45　周　同,等.肾脏病与透析肾移植杂志,2004,13(6):530
46　朱国贞,等.中华肾脏病杂志,2005,21(5):256
47　李贵森,等.中华医学杂志,2005,85(19):1333
48　薛　超,等.中山大学学报(医学科学版),2005,26(3):258
49*　姜　傥,等.中华肾脏病杂志,2006,21(6):324
50　杨念生,等.中华肾脏病杂志,2005,21(1):22
51　杨念生,等.中国实用内科杂志,2005,25(8):722
52　杨念生,等.中华内科杂志,2005,44(8):597
53　吕继成,等.中华肾脏病杂志,2004,20(6):418
54　许　静,等.第二军医大学学报,2005,26(7):829
55　娄探奇,等.中山大学学报(医学科学版),2005,26(5):570
56　侯　菲,等.中华肾脏病杂志,2005,21(1):53
57　彭洪泉,等.新医学,2005,36(5):283
58　崔　昭,等.临床内科杂志,2004,21(10):677
59　任红旗,等.肾脏病与透析肾移植杂志,2005,14(2):131
60　蒋雄京,等.中华医学杂志,2005,85(29):2046

二、继发性肾小球疾病

(一)糖尿病肾病

邓晓初[1]以ACR法对2型糖尿病病人(DM)进行早期2型糖尿病肾病的诊断和治疗。发现对DM采用ACR法作为常规筛选和监测微量蛋白尿简便易行,有利于对2型糖尿病肾病病人肾脏和血管并发症的防治。张明科等[2]报道在临床中应用复方丹参注射液辅助治疗糖尿病肾病(DN)36例,发现复方丹参对早期DN的治疗效果是可靠的,而且价格低廉,是比较理想的治疗DN的药物,是否有改善胰岛素抵抗的作用有待进一步研究。张敏等[3]对昆明汉族人2型糖尿病病人334例和正常对照者166例研究显示,内皮细胞NO合酶4a/b基因多态性并不与DN的发生相关。张萍[4]报道低分子肝素联合氯沙坦对DN有明显疗效,并且具有出血危险性小的优点。阮雪玲等[5]通过观察血清蛋白(a)[Lp(a)]质量浓度变化与DN进展之间的关系以及降低血清蛋白[Lp(a)]对防止DN进展的关系,发现血清Lp(a)质量浓度提高与DN进展有关,降低血清Lp(a)质量能有效减轻早期DN病人的蛋白尿、改善肾功能,但对临床DN病人无效。周建辉等[6]分析DN不同程度的临床病理特征及随访资料发现,DN的蛋白尿与诸多临床指标及病理改变相关,能较好地反映肾小球和肾小管间质病变的程度,并提示肾脏的预后。宋海翔等[7]对67例DN病人分组,采用雷公藤多苷结合贝那普利对照单用贝那普利发现,雷公藤多苷可使尿中单核细胞趋化蛋白-1的排出减少,抑制炎症反应改善肾功能。曾健英等[8]发现采用川芎嗪治疗糖尿病肾病,可降低血脂、血纤维蛋白原和血内皮素水平,降低血黏度,减轻肾内高灌注,改善肾内血流动力学,改善糖尿病血淤证,保护肾功能。赵毅等[9]发现通心络胶囊对降低糖尿病肾病病人血浆中的血浆内皮素及尿白蛋白排出率效果明显,并对肾小管-间质损伤的修复有一定促进作用;能够有效地延缓DN进程,改善肾功能,并有一定的辅助降血糖作用。于德民等[10]采用PCR-RFLP技术在209例2型DN病人和84例对照人群中筛选醛糖还原酶基因(AR)-12位点G等位基因及基因型的频率,比较在无肾病组中频率的差异,提出AR-12位点G等位基因及GG基因型是2型DN发生的独立危险信号。张胜兰等[11]对170例伴有微量白蛋白尿或临床蛋白尿的2型DN病人进行活检穿刺,观察肾活检组织病理与各临床参数之间的关系,提倡对临床不能确诊的2型DN病人进行肾活检。张政等[12]提出诱导型一氧化氮合酶(iNOS)基因(CCTTT)14等位基因频率在DN组(0.044)显著低于糖尿病无肾脏病组(0.170,$P<0.01$)和对照组(0.143,$P<0.05$),提示iNOS基因微卫星多态性与中国汉族2型糖尿病肾病无关。邢广群等[13]对2003年6月至2004年6月的该院15例DN终末期病人(其中血液透析12例,腹膜透析3例)对照同期年龄匹配的慢性肾小球肾炎血液透析病人19例,研究发现血清胰岛素样生长因子的下降在DN蛋白质-热量营养不良中起了重要的作用。韦叶生等[14]采用序列特异性引物PCR和PCR-RFLP,分析了183例2型糖尿病病人及105名正常对照组转化生长因子β_1(TGF-β_1)的基因多态性。发现TGF-β_1+869T/C(Leu10Pro)多态性与DN的发病具有相关性,其中C等位基因可能是DN发病的遗传易感基因;携带C等位基因的个体可

能通过 TGF-β_1 的高度表达进而增加了 DN 的发病风险。杜宏等[15]对 1985～2004 年在该院肾脏病研究所住院并肾活检，病理符合弥漫硬化型和结节型糖尿病肾病病人的临床表现进行了分析随访糖尿病肾病病人 124 例，并比较糖尿病病程、高血压病程等指标，发现弥漫硬化型和结节型 DN 病人的临床特征与预后明显不同，结节型病人糖尿病病程较长，肾脏损伤明显，更易出现糖尿病视网膜病变，预后差；提示弥漫硬化型可能是结节型更早期的病理类型。卢国元等[16]检测了 68 例 DN 病人和 20 名正常对照组血浆 6-酮-前列腺素 F1α、8-表氧-前列腺素 F2α 和 11-去氧-血栓烷 B_2(DH-TXB_2)浓度，分析其与尿白蛋白排泌率的关系。发现血管内皮损伤、血小板活化和脂质过氧化是 DN 发生、发展的重要机制。朴春丽等[17]用中医学毒损肾络病机理论探讨 DN 炎症发病机制，提出解毒通络保肾法可作为抑制 DN 炎症发病的有效方法之一。雷洁等[18]采用放射检测法测定 100 例糖尿病肾病病人和 40 名正常对照者。尿中白蛋白(Alb)，微球蛋白(β_2-MG)；酶免疫标记法测定尿胱蛋白酶抑制剂 C(Cys C)。发现在糖尿病肾病早期尿 Cys C，Alb 和 β_2MG 的排除量均升高，但 Csy C 更显著。尿 Csy C 可以作为诊断 DN 早期肾损伤的灵敏指标。曲世平等[19]提出醛糖还原酶启动子区 C(-106)T 的 CC 基因型是中国北方汉人发生糖尿病肾病的危险因子。李永忠等[20]对 151 例 2 型 DN 根据空腹血糖、糖化白蛋白等参数结合其他临床参数进行分组，两组间比较采用 t 检验和卡方检验，危险因素逐步判别分析。提出糖尿病肾病高危因素前五位排序是糖化血红蛋白、SBP、血尿酸、低密度脂蛋白胆固醇和病程。临床医生及早进行尿白蛋白检测，早期控制血糖、血脂、血压、缩短病程，是预防 DN 发生、发展的关键。吴志贤等[21]对 85 例 2 型糖尿病病人采用改进后的 Wikto-sarsat 方法检测血清 AOPP，黄嘌呤氧化酶法测定 SOD，DTNB 显色法测定 GPx，发现糖尿病肾病病人的血清蛋白氧化较无糖尿病肾病病人显著增强。王银娜等[22]采用 ELISA 法测定 216 例 2 型糖尿病病人和 98 例正常对照组血清血管内皮生长因子(VEGF)。发现血清 VEGF 与 2 型 DN 密切相关，其浓度的检测对监测 2 型 DN 的发生、发展有重要的临床意义。任路平等[23]提出 VEGF 作为糖尿病肾病微血管内皮功能紊乱的一个重要介导因子，可能在糖尿病肾病的发生发展中发挥一定的作用。血管紧张素受体拮抗剂类药物(ARBs)可降低 VEGF 水平，可能是其保护肾脏、延缓糖尿病肾病发展的另一机制。李会芳等[24]对昆明地区 163 例 2 型糖尿病汉族病人与 60 例健康对照者的 CC 类趋化因子受体 5(CCR5)基因启动子区 59029G/A 多态性进行检测。发现在昆明地区汉族人中，CCR5 基因启动子区 59029G/A 阳性基因可能是糖尿病肾病发生的危险因素；病程＞5 年可能是糖尿病肾病进展的危险因素。蔡景英等[25]将 110 例 2 型糖尿病病人分组检测其血脂及脂蛋白(a)水平，并与对照组比较。提出脂蛋白(a)水平升高可能继发于糖尿病肾病的肾脏损伤，随肾脏损害的加重而逐步升高；高脂血症促进糖尿病肾病的发生和发展，糖尿病则加重血脂紊乱，形成恶性循环。邢倩等[26]检测了 266 例大连地区 2 型糖尿病病人内皮型一氧化氮合酶(eNOS)基因 4b/4a 的多态性。发现携带 4a 等位基因的 2 型糖尿病病人比携带 4b 型等位基因更容易患肾病，4a 等位基因可能是 2 型糖尿病肾病的一个独立危险因素。朱斌等[27]随机分组研究辛伐他丁对糖尿病肾病大鼠氧化应激的影响。发现血浆中过氧化脂质增多及抗氧化酶水平的下降为糖尿病肾病发生发展的促进因素，辛伐他丁有不依赖于其降脂效果的抗氧化作用，进而起到保护肾脏延缓糖尿病肾病发生发展的作用。涂晓文等[28]报道 DM 鼠经维生素 E 治疗后，24 h 尿蛋白定量、肌酐清除率、肾脏肥大指数、二酰基甘油含量及胞膜蛋白激酶(PKC)活性均低于糖尿病未治疗组。治疗组的病理改变较未治疗组亦有所改善。史永红等[29]对大鼠分组观察，用 SP 法检测 STAT1、STAT3、磷酸化 P-STAT1 和 P-STAT3 在肾小球的表达。提出 STAT1 的激活可以抑制体外培养的肾小球系膜细胞增殖。但肾脏在糖尿病状态下 JAK/STAT 信号转导机制及调节尚待进一步深入研究。贾凤玉等[30]提出在体外模拟糖尿病环境下，终末糖基化产物(AGEs)刺激肾系膜细胞内 AGE 受体(RAGE)高表达。金雀黄素(Gen)可以下调 AGEs 刺激后系膜细胞 RAGE 的异常表达，其可能的机制是阻断了氧化应激介导的 AGEs-RAGE 之间的正反馈途径，表现为细胞内 MDA 含量减低。程虹等[31]* 对 Wistar 大鼠摘除右肾后，静脉注射链脲佐菌素制成糖尿病模型鼠，分组注射依那普利(Ena)和非选择性内皮素-1 受体拮抗剂波生坦(Bos)。发现无论 Bos 还是 Ena，对糖尿病肾病均具有肯定疗效；两药可能通过下调肾组织中 TGF-β_1、纤溶酶原激活剂抑制物-1 及金属蛋白酶组织抑制物-1 表达，而使Ⅰ型胶原及Ⅳ型胶原生成减少而发挥疗效。杨蓉等[32]提出人 TGFβ 诱导基因-克隆 3(Big-h3))在糖尿病肾病发生发展过程中可能起重要作用；血管紧张素受体拮抗剂氯沙坦和中药黄芪可能通过下调肾组织 βig-h3 mRNA 和蛋白的表达对糖尿病肾病发挥抗纤维化作用。唐万欣等[33]提出正常系膜细胞有葡萄糖转运蛋白 4(GluT4) mRNA 表达；高糖可抑制 GluT4 mRNA 表达及促进 F-肌动蛋白解聚；胰岛素有一定拮抗作用，且呈剂量依赖性；GluT4 mRNA 表达与 F-肌动蛋白荧光强度呈正关系；GluT4、F-肌动蛋白是糖尿病肾病发生发展过程中的重要因子。王全胜等[34]提出血清和糖皮质激素诱导的蛋白酶(SGK)在 DN 肾脏中有较高表达，伴随有肾小球细胞外基质(ECM)积聚，与Ⅰ型胶原蛋白 α2、纤连蛋白、TGF-β_1 mRNA 表达有显著正相关，它可能在 DN 早期病变中起到重要作用。

(孙莉静)

(二)狼疮性肾炎

赵志权等[35]采用激素加环孢素 A (CsA)，治疗 76 例狼疮性肾炎(LN)病人并测定血清及尿 IL-6，发现 CsA 治疗使 LN 活动性下降，IL-6 水平随之下降，停用后 LN 活动性 增加，IL-6 水平随之上升，CsA 可能抑制 IL-6 的产生。同时，尿 IL-6 较血清 IL-6 更能反应 LN 的变化程度。沈淑琼等[36]对 20 例肾功能正常的弥漫增生性狼疮肾炎(DPLN)病人给予他克莫司(普乐可复，FK506)联合激素治疗。发现 FK506 联合激素能有效、迅速诱导 DPLN 缓解。激素用量、初治/复治、疾病活动程度及 FK506 血药浓度影响 FK506 疗效。张益民等[37]对 47 例各种 LN 病人的肾活检组织与 11 例正常肾组织对照，使用防御素 α1～3 单克隆抗体进行免疫组织化学染色，定量分析防御素 α1～3 在各个病理类型 LN 肾组织及正常肾组织中的表达及分布，并分别与相应的增殖细胞核抗原等进行相关性的分析。认为防御素 α1～3 可能参与了Ⅳ型 LN 的发病。梁栋等[38]指出，B 细胞因子相关锌指蛋白(QAZ)基因的变异可能在 LN 的发病中发挥作用。杜勇等[39]对 729 例 LN 病人完整临床病理资料进行回顾分析。提出高血压是 LN 常见并发症，其发生与家族史、性别、病史长短、蛋白尿程度等因素有关，应及时有效地控制血压水平。周燕斌等[40]采用流式细胞仪检测活动期和非活动期 LN 病人外周血单个核细胞(PBMC)，在加入 CD3 单抗、IL-2 刺激前、后的不同时段 CD134 细胞数的动态变化。发现无论是活动期或非活动期 LN 病人，当 T 细胞受刺激活化后，主要是 $CD4^+$ T 细胞表面的 CD134 分子处于高表达状态和持续时间延长，$CD8^+$ T 细胞只少量且呈一过性地表达；LN 病人，特别是活动期病人的 T 细胞处于异常活化状态。张奉春等[41]提出 LN 病人血清补体 Clq 及自身抗体 ClqAb 的异常可能参与了 LN 的发病，其可能的机制是促进补体 Clq 介导的免疫复合物；凋亡细胞及凋亡小体在肾脏组织中沉积。崔太根等[42]* 提出来氟米特联合激素用于活动性增殖型 LN 的诱导缓解治疗有较明显的疗效，耐受性尚好。其在维持缓解的长期疗效及安全性有待更长期的观察。崔惠敏等[43]对 38 例环磷酰胺冲击治疗无效、复发或因毒副反应停药的难治性 LN 病人采用麦考酚酸脂治疗，发现麦考酚酸酯对难治性 LN 有显著疗效且毒副作用小，其疗效变化可能与剂量有关。董光富等[44]对 372 例狼疮肾炎病人进行了 5.95 年的随访，发现激素、环磷酰胺和中药联合方案治疗 LN，效益/风险比最佳。梁科等[45]提出 LN 病人免疫紊乱状态似乎不能简单地按 Th1 优势/Th2 优势进行二分法分类，其免疫紊乱状态远较此复杂，不同活动状态，不同部位及不同病理类型 LN 的免疫紊乱状态是不同的。

(孙莉静)

(三)其他

王文荣等[46]回顾分析 145 例过敏紫癜性肾炎病人肾脏损害发生时间不同与临床病理及预后的联系，结果与肾损害早发组相比较，反复紫癜/肾损害迟发、肾损害首发的病人肾损害严重，对治疗反映差，预后不良，是独特的临床亚型，临床应该区别对待。刘冬妍等[47]提出蛋白尿能间接反应紫癜性肾炎肾脏病变的轻重，随着蛋白尿程度的加重；肾脏的各项病理改变加重、肾小球损害与肾小管间质、血管的病变程度平行。蔡玉梅等[48]对泉州 39 例乙肝相关性肾炎的临床病理、免疫组化特点分析后发现，乙肝相关性肾炎的病理类型主要以膜性肾病和非 IgA 系膜增生性肾小球肾炎多见，乙肝相关性肾炎免疫组化标记是诊断的重要指标。李锋等[49]采用非洛地平、血管紧张素转换酶抑制剂(ACEI)联合用药对高血压肾病病人进行早期干预性治疗观察，均能降低蛋白尿和血肌酐，改善肾功能，延缓慢性肾功能恶化，防止和逆转肾小球病变。陈姗等[50]对 5 例正常对照和 17 例脂蛋白肾病病人载脂蛋白 E 基因全长经 PCR 扩增后进行测序分析，未发现脂蛋白肾病病人存在 apoE 基因突变；apoE 基因非编码区在不同种族间存在差异。房艳辉等[51]对 26 例临床和肾活检确诊为肥胖相关性肾病(ORG)病人比较临床一般情况、血脂和血尿酸水平、糖代谢指标的差异后进行分组，分析内皮细胞病变程度和肌酐清除率(Ccr)高低之间的关系。发现 ORG 病人 Ccr 升高组伴双肾体积增大，提示该部分病人确实存在肾小球高滤过和高灌注；ORG 病人 Ccr 升高与 BMI 异常增高的程度无关联，Ccr 升高组，Ccr 正常组和降低组之间 BMI 无显著差异；未发现高胰岛素血症，胰岛素抵抗，高尿酸血症和高血脂血症和 Cer 之间存在相关关系；Ccr 下降组胰岛素抵抗状态尤为突出，同时内皮细胞病变重，提示胰岛素抵抗与 ORG 病人肾功能恶化有关，而内皮细胞病变轻重有助于预后判断。

(孙莉静)

参 考 文 献

1 邓晓初. 重庆医学,2005,34(1):46
2 张明科,等. 山西医药杂志,2005,34(8):665
3 张 敏,等. 中华糖尿病杂志,2005,13(4):284
4 张 萍. 贵州医药,2005,29(5):412
5 阮雪玲,等. 中国实用内科杂志,2005,25(5):431
6 周建辉,等. 中华肾脏病杂志,2005,21(5):251
7 宋海翔,等. 中国中西医结合杂志,2005,25(5):416
8 曾健英,等. 广东医学,2005,26(7):1004
9 赵 毅,等. 中国中西医结合杂志,2005,25(2):131
10 于德民,等. 天津医药,2005,33(6):329
11 张胜兰,等. 中华糖尿病杂志,2005,13(1):46
12 张 政,等. 中华内分泌代谢杂志,2004,20(6):527
13 邢广群,等. 中华肾脏病杂志,2005,21(8):490
14 韦叶生,等. 中华检验医学杂志,2005,28(2):173
15 杜 宏,等. 肾脏病与透析肾移植杂志,2005,14(1):42
16 卢国元,等. 江苏医药,2005,31(4):261
17 朴春丽,等. 中国中西医结合杂志,2005,25(4):365
18 雷 洁,等. 第四军医大学学报,2004,25(18):1695
19 曲世平,等. 中华糖尿病杂志,2005,13(4):281
20 李永忠,等. 临床内科杂志,2005,22(9):623
21 吴志贤,等. 第二军医大学学报,2005,26(9):1037
22 王银娜. 等. 中国综合临床,2005,21(7):594
23 任路平,等. 中华糖尿病杂志,2005,13(3):228
24 李会芳,等. 中华糖尿杂志,2005,13(3):206
25 蔡景英,等. 临床内科杂志,2005,22(6):403
26 邢 倩,等. 中华内分泌代谢杂志,2004,20(5):435
27 朱 斌,等. 浙江医学,2005,27(8):576
28 涂晓文,等. 中华糖尿病杂志,2005,13(1):67
29 史永红,等. 中华肾脏病杂志,2005,21(4):230
30 贾凤玉,等. 中华肾脏病杂志,2004,20(6):438
31* 程 虹,等. 中华糖尿病杂志,2004,12(6):437
32 杨 蓉,等. 中华肾脏病杂志,2004,20(5):347
33 唐万欣,等. 中华肾脏病杂志,2004,20(5):351
34 王全胜,等. 中华肾脏病杂志,2004,20(6):442
35 赵志权,等. 中华肾脏病杂志,2004,20(6):452
36 沈淑琼,等. 肾脏病与透析肾移植杂志,2005,14(3):201
37 张益民,等. 中华风湿病学杂志,2005,9(4):197
38 梁 栋,等. 中华医学杂志,2005,85(14):949
39 杜 勇,等. 中华风湿病学杂志,2005,9(3):169
40 周燕斌,等. 中华医学杂志,2005,9(9):544
41 张奉春,等. 中华医学杂志,2005,85(14):955
42* 崔太根,等. 中华内科杂志,2005,44(9):672
43 崔惠敏,等. 中华风湿病学杂志,2005,9(2):102
44 董光富,等. 中华风湿病学杂志,2004,8(10):604
45 梁 科,等. 中华风湿病学杂志,2004,8(11):672
46 王文荣,等. 肾脏病与透析肾移植杂志,2004,13(5):426
47 刘冬妍,等. 中国医学科学院学报,2005,27(2):237
48 蔡玉梅,等. 福建医药杂志,2005,27(4):32
49 李 锋,等. 山东医药,2005,45(22):25
50 陈 姗,等. 肾脏病与透析肾移植杂志,2005,14(3):218
51 房艳辉,等. 肾脏病与透析肾移植杂志,2005,14(3):213

三、肾小管-间质疾病与尿路感染

(一)间质性肾炎

谭昭等[1]对11例急性间质性肾炎(AIN)和16例慢性间质性肾炎(CIN)肾穿刺标本进行研究,观察到肥大细胞(MCs)可能参与AIN和CIN细胞外基质蓄积,其机制可能是通过活化蛋白酶活化受体-2(PAR-2),增加TGF-β_1表达,促进ColⅠ合成。林沁等[2]观察到罗格列酮(RSG)能抑制单侧输尿管梗阻大鼠(UUO)肾间质炎症和纤维化,减少肾间质巨噬细胞浸润和肾皮质炎症细胞因子表达。

(二)急、慢性肾盂肾炎

田少江等[3]*研究发现,急性肾盂肾炎模型肾组织中感染引起的肾间质炎症越重,表面活性蛋白A(SP-A)的表达越明显,提示SP-A可能在肾盂肾炎的天然免疫及炎症调节中发挥重要作用。郑铃等[4]研究获得了致肾盂肾炎大肠埃希菌P(UPEC P)菌毛黏附素PapG重组蛋白纯化产物,证实其具有良好的免疫原性,可用于UPEC抗黏附候选疫苗的筛选和进一步的免疫学研究。

(三)尿路感染

汤力等[5]对头孢托仑匹酯与阿莫西林/克拉维酸钾的前瞻性对照研究表明两种抗生素对泌尿系感染的疗效都较满意,而两组之间在药效及安全性方面无显著差异。卢月梅等[6]研究表明,泌尿系感染产超广谱β-内酰氨酶(ESBLs)菌株对亚胺培南的敏感性最高,接近半数菌株同时携带≥2个基因,产ESBLs菌株的主要基因型为CTX-M。张振纲等[7]对湖北省15所三甲医院2002年老年尿路感染病人的研究表明,老年病人尿路感染以革兰阴性菌为优势菌株,对亚胺培南、阿米卡星、头孢他啶最为敏感,革兰阳性菌宜以万古霉素为首选。余进等[8]报道了2例以尿道菌栓为特征的泌尿系统真菌感染,建议对于存在一定基础疾病的病人尿道排出膜状物,应考虑存在真菌感染的可能。白琳[9]观察阴道使用雌三醇栓治疗绝经后妇女反复泌尿系感染的临床效果,认为阴道使用小剂量雌激素能有效减少绝经后妇女泌尿系感染反复发作次数,安全性较好。陶宏平等[10]观察表明,可冲洗尿道的导尿管预防留置导尿所致逆行尿路感染效果良好。高红宇等[11]采用随机双盲对照研究比较莫西沙星与左氧氟沙星治疗泌尿系感染,结果表明,莫西沙星治疗泌尿系感染服用方便,疗效确切,安全性好。纪泽泉等[12]对小儿泌尿道感染常见病原菌变化及抗菌药的研究表明,病原菌以革兰阴性杆菌为多,革兰阳性球菌感染比例有上升趋势,头孢哌酮/舒巴坦、阿米卡星、万古霉素、亚胺培南是目前最敏感抗菌药物。李湘燕等[13]对社区获得性泌尿系感染的致病菌及耐药分析表明,社区泌尿系感染的主要致病菌无显著变化,目前临床常用于治疗泌尿系感染的喹诺酮类抗生素对大肠埃希菌和葡萄球菌属两种主要致病菌的耐药率较高。许长宝等[14]研究表明,前列腺汽化电切术(TUVP)后留置导尿管致尿路感染以大肠埃希菌、表皮葡萄球菌最常见,TUVP术后并发症与尿路感染具有高度相关性。

(四)其他

周国保等[15]对21例非典型性肾结核诊治进行分析,近年来肾结核呈现非典型化,应强调对非典型性肾结核的诊断和鉴别诊断,实验室检查结合X线影像学检查可使大部分非典型病例获得确诊,晚期肾结核治疗上仍以肾切除为主。李鑫等[16]应用瑞氏染色在普通光镜下对1 858例患儿血尿标本进行红细胞形态观察。结果表明,普通光染法检查尿红细胞形态操作简便,准确性高且便于基层医院推广,具有较大的临床实际意义。沈沛成等[17]对51例体检发现蛋白尿和(或)血尿病人随访分析表明,糖皮质激素、降压治疗能显著改善蛋白尿和肾功能;血尿、起病时肾功能、肾小球病变与肾功能恶化无相关性,而高血压、蛋白尿、肾小管间质病变与肾功能恶化呈显著相关性。赵玉德等[18]分析尿沉渣定量板镜检和流式细胞仪检测结果差异的原因主要是仪器的误认、镜深不足和离心不同。叶炯贤等[19]用特异性免疫测定法测定了72例老年女性无症状性菌尿病人血、尿内皮素(ET)含量,结果表明,抗菌治疗前血、尿ET含量均显著高于正常老年女性,抗菌治疗后血、尿ET含量显著低于治疗前。李玉芹等[20]对UF-100全自动尿沉渣分析仪与尿沉渣镜检的对比测定表明对UF-100提示项目结晶、类酵母菌、病理管型阳性、细菌计数过高的标本以及肾病病人标本,应使用显微镜检查法加以分析鉴别。辛岗等[21]对点时间尿蛋白与尿肌酐比值(P/C)检测的研究表明,监测尿蛋白排出情况时,Ccr>10 ml/min的病人点时间尿P/C可以替代24 h尿蛋白定量,门诊病人以晨尿P/C为最佳。马骥等[22]研究证实了在亚急性、慢性肾脏病合并蛋白尿的病人中,氯沙坦具有显著的降血压、减轻蛋白尿的作用,应用至16周时比8周时具有更好的降蛋白尿的效果,同时对尿酸代谢和肾功能指标亦有显著改善。谢立平等[23]回顾分析表明左肾静脉压迫综合征临床表现多为非肾小球性血尿或直立性蛋白尿,多普勒超声、MRA及膀胱镜检查结合临床症状并除外其他疾病可作出诊断,一般行保守治疗随访观察,对有肾功能损害或有并发症者行外科手术或介入治疗。沈周俊等[24]采用左侧肾静脉移位术治疗胡桃夹综合征,认为该术式具有创伤小、并发症少、效果好等优点。符伟军等[25]研究表明,采用多层螺旋CT血管成像诊断左侧肾静脉压迫综合征较左肾静脉造影及血管多普勒超声等其他检查方法相比具有明显优越性,可作为首选非侵入性筛查方法。

(边　琪)

参 考 文 献

1 谭　昭,等. 中华肾脏病杂志,2005,21(5):242
2 林　沁,等. 肾脏病与透析肾移植杂志,2005,14(3):224
3* 田少江,等. 中华肾脏病杂志,2005,21(8):469
4 郑　铃,等. 中国人兽共患病杂志,2004,20(10):851
5 汤　力,等. 北京医学,2005,27(6):339
6 卢月梅,等. 中华医院感染学杂志,2005,15(8):950
7 张振纲,等. 内科急危重症杂志,2004,10(4):205
8 余　进,等. 中华医学杂志,2004,84(24):2146
9 白　琳. 中国综合临床,2004,20(12):1139
10 陶宏平,等. 中华泌尿外科杂志,2005,26(9):629
11 高红宇,等. 临床内科杂志,2005,22(1):37
12 纪泽泉,等. 中华医院感染学杂志,2005,15(4):445
13 李湘燕,等. 中国抗生素杂志,2005,30(3):159
14 许长宝,等. 中华医院感染学杂志,2005,15(7):767
15 周国保,等. 安徽医学,2005,26(5):413
16 李　鑫,等. 华中医学杂志,2005,29(3):197
17 沈沛成,等. 复旦学报(医学版),2004,31(6):649
18 赵玉德,等. 中华检验医学杂志,2005,28(7):753
19 叶炯贤,等. 北京大学学报(医学版),2005,37(2):222
20 李玉芹,等. 四川医学,2005,26(9):1016
21 辛　岗,等. 中华肾脏病杂志,2005,21(5):247
22 马　骥,等. 中华内科杂志,2003,43(12):932
23 谢立平,等. 中华泌尿外科杂志,2004,25(12):828
24 沈周俊,等. 中华外科杂志,2004,42(18):1151
25 符伟军,等. 中华外科杂志,2005,43(14):953

四、急性肾功能衰竭

张岩等[1]比较了急性肾功能衰竭(ARF)专用及ICU通用病情评分法对重症ARF病人死亡的判别力,结果显示,对ARF病人ICU通用评分法较ARF专用评分法院内死亡判别力更高,APACHEⅡ能力较优。沈延春等[2]研究表明,褪黑素对ARF大鼠肾脏有保护作用,能够增加肝细胞生长因子(HGF)及其受体C-met蛋白的表达,促进损伤的肾小管恢复。连耀国等[3]对18例心脏术后ARF病人行连续性血液净化

(CBP)治疗，结果表明，CBP能改善心脏术后重症ARF的病情，但必须强调应尽早识别SIRS并行CBP治疗，从而减少并发症，降低病死率。夏昕晖等[4]研究认为输尿管结石并急性肾功能衰竭病人尽早手术解除梗阻，肾功能常能恢复，疗效好且治愈成功率高；输尿管镜碎石术是一种安全有效的方法。熊旭明等[5]观察IL-10对内毒素诱导ARF大鼠炎症介质的影响及保护作用，结果表明，IL-10通过抑制炎症介质mRNA的表达，降低其血浆中浓度和减轻肾组织损害。柴艳芬等[6]对867例危重肾前性急性肾衰竭(PARF)病例进行回顾性分析表明，循环血容量减少、心力衰竭是引起进行PARF的最常见病因，及时治疗肾功能多可恢复，并有良好预后；脓毒症/脓毒症休克所致的PARF多进展为急性肾小管坏死(ATN)，预后不良。王悦等[7]对近年来住院病人中的ARF临床资料分析表明，ARF在住院病人中所占构成比呈逐年增加趋势，医院获得性ARF发生率增加是其主要原因，药物、感染和手术是其主要病因。马迎民等[8]观察30例病人腹腔压力升高对肾功能的影响，结果表明，病人腹腔压力的上升与少尿、血清肌酐上升密切相关，腹腔压力降低后，上述临床表现得到改善。郭虎等[9]对33例术后早期出现急性肾衰竭的病人行腹膜透析治疗，结果表明，对肾功能不良者积极行腹膜透析治疗效果较好。赵自刚等[10]观察ARF家兔肝、肺、心、肾匀浆氧自由基、一氧化氮(NO)及一氧化氮合酶(NOS)的变化，结果表明，ARF可致心肌损伤，诱发MODS的发生，其机制与氧自由基损伤及NO升高有关；NO在ARF发病过程中发挥保护及损伤的双重作用。

(边　琪)

参 考 文 献

1　张　岩，等．解放军医学杂志，2005，30(5)：375
2　沈延春，等．华中科技大学学报(医学版)，2005，34(4)：444
3　连耀国，等．陕西医学杂志，2005，34(7)：777
4　夏昕晖，等．中国综合临床，2005，21(3)：267
5　熊旭明，等．中华肾脏病杂志，2005，21(2)：113
6　柴艳芬，等．中国急救医学，2005，25(2)：79
7　王　悦，等．中国危重病急救医学，2005，17(2)：117
8　马迎民，等．中华医学杂志，2005，85(31)：2218
9　郭　虎，等．中华外科杂志，2004，42(22)：1401
10　赵自刚，等．中国危重病急救医学，2004，16(12)：756

五、慢性肾功能衰竭与透析

(一) 慢性肾功能衰竭

张道友等[1]观察慢性肾衰竭(CRF)病人血清瘦素(leptin)水平与TNF及内皮素(ET)的关系，发现病人血清TNF及ET水平异常升高与高瘦素血症明显相关。娄探奇等[2]研究应用重组人促红细胞生成素(rh-EPO)对终末期肾衰竭(ESRD)维持性血透病人血清瘦素的影响，结果显示，rh-EPO治疗可降低血透病人血清高瘦素水平，并可使病人血清瘦素与体质量指数的正相关关系消失。王小兵等[3]探讨司维拉姆(sevelamer，Renagel)对高磷饲料喂养的CRF大鼠高磷血症、甲状旁腺细胞增生的干预作用，发现司维拉姆能快速降低早期CRF大鼠高血磷和高甲状旁腺素(PTH)水平，并减少甲状旁腺核增殖抗原阳性率。刘阳等[4]研究晚期糖基化终产物(AGE)诱导单核细胞产生IL-1β和TNF-α的细胞内信号传导机制，认为AGE通过晚期糖基化终产物受体(RAGE)介导途径刺激单核细胞生成IL-1β、TNFα和活性氧，NADPH氧化酶途径可能是RAGE细胞内信号途径的上游，而AGE诱导的细胞因子生成依赖于p38磷酸化。侯凡凡等[5]探讨非糖尿病CRF病人外周血单个核细胞(PMC)表面RAGE的表达及其在PMC介导的炎症反应中的作用，结果显示，CRF病人PMC表面RAGE表达增加，可能通过促发炎症正反馈环导致PMC持续活化，参与CRF由PMC介导的全身微炎症反应。钱庆文等[6]研究CRF病人血清芳香酯酶(ArE/PON1)活性改变与脂代谢紊乱的特点及临床意义，发现ArE/PON1活性与病人脂代谢紊乱和肾功能损害存在相关性，认为其活性测定有助于判断脂代谢紊乱和肾功能损害。吕永曼等[7]通过动物和临床试验观察微循环保护药羟苯磺酸钙对CRF的治疗作用，发现用药后大鼠和病人肾功能均明显改善，并且大鼠肾小球硬化和间质纤维化程度明显减轻。曾锐等[8]研究血红素加氧酶-1(HO-1)对CRF高血压大鼠血压的影响，结果显示，诱导CRF大鼠HO-1表达可以升高血浆内源性一氧化碳水平，减少血浆和肾组织丙二醛，并且明显降低血压、改善肾功能。蒋建平等[9]观察使用促红细胞生成素治疗贫血对透析前血肌酐＜400 μmol/L的CRF病人心血管病变的影响，发现早期纠正贫血能逆转部分病人左心室肥厚(LVH)，不加重高血压，并且有助于延缓肾衰竭进展。裴文燕等[10]分析了237例CRF病人资料，发现17.72%的病人为单独或合并其他疾病的粥样硬化性肾动脉狭窄，彩色多普勒诊断正确率为95.8%，有助于筛选。林海英等[11]观察螺内酯对单侧输尿管梗阻(UUO)大鼠肾皮质金属蛋白酶-1组织抑制剂(TIMP-1)介导的肾间质纤维化的影响，结果显示螺内酯治疗的UUO大鼠TIMP-1 mRNA和蛋白表达水平显著高于假手术组，但显著低于未治疗的UUO大鼠，肾间质病理改变也明显轻于未治疗组，认为螺内酯可通过下调 TIMP-1 减轻 UUO 肾间质纤维化。王开等[12]检测 ESRD 病人透析前及透析 1 年后血清胎球蛋白 A 浓度改变，发现病人低胎球蛋白 A 水平与营养不良、炎症、动脉粥样硬化及病死率相关，透析治疗后仍持续下降，可能是 ESRD 预后的独立危险因素。吴红赤等[13]研究抗炎 IL-10 基因启动子-1082A/G 多态性与 ESRD 病人微炎症状态及动脉粥样硬化（AS）的关系，认为 IL-10 A/A 基因为 ESRD 病人微炎症状态及 AS 疾病高发的预测因子；IL-10 G/G 基因可通过调控血清 IL-10 的过量产生而下调炎症反应，防止微炎症状态及 AS 的发生。孙鲁英等[14]回顾分析 100 例 ESRD 非透析病人的钙磷代谢情况、全段甲状旁腺素（iPTH）水平及临床特征，发现 81%的病人存在高磷血症，近 50%的病人伴发继发性甲状旁腺功能亢进，血钙水平除受含钙的磷结合剂和（或）活性维生素 D 的应用影响外，还与酸中毒有关。付文成等[15]探讨 ESRD 病人外周动脉病变（PAD）的超声学特征，分析外周动脉内膜增厚和内膜斑块形成的相关危险因素，发现 ESRD 病人 PAD 的发生率高达 52.1%，老年、炎症、甲状旁腺功能亢进、钙磷代谢紊乱和营养不良可能是其重要危险因素。左力等[16]参照 K/DOQI 临床实践指南设计了统一的问卷《调查表》，对来自全国各地的 205 名肾科医生进行问卷调查，以了解我国 CKD 诊治领域工作概况，结果表明，大多数被调查者对 CKD 监测和治疗手段比较熟悉，但达到治疗目标的病人比例以及及时开始肾脏替代治疗的病人比例均较低，透析液未很好个体化，因此需要加强肾科医生的继续教育和对 CKD 病人的卫生宣教。侯凡凡等[17]* 对中国五省（市、自治区）1 239 例 CKD 病人心血管疾病的患病率进行调查，结果显示，CKD 病人是心血管疾病的高发人群，轻度 CKD 病人心血管疾病的危险性已明显增加，其中透析病人冠状动脉疾病的发生率低于欧美，发病规律也与一般人群有别。李德谦等[18]探讨尿毒症心血管疾病（CVD）病人血清可溶性 FasL（sFasL）水平与相关因子和颈总动脉血管内膜-中层厚度（IMT）的相关性，认为血清 sFasL 水平及血管壁 Fas、FasL 高表达可能与动脉粥样硬化相关。曾鸣等[19]研究膦甲酸钠（PFA）对尿毒症大鼠 iPTH 及肾脏Ⅱa 型钠-磷协同转运体（NaPi-2）mRNA 表达的影响，结果显示，高磷血症是促进尿毒症大鼠 iPTH 升高、不受钙和 1,25-$(OH)_2D_3$影响的独立危险因素；PFA 抑制 NaPi-2 转运体，增加尿磷酸盐排泄，降低 iPTH。潘学谊等[20]检测尿毒症血透病人透析前后蛋白质 Z(PZ)和凝血因子Ⅹ（FⅩ）变化，发现病人 PZ 明显降低，FⅩ活性和 FⅩ抗原明显升高，PZ 与二者存在明显负相关，提示 PZ 缺乏可能是尿毒症病人易患血栓性疾病的一个危险因素。张萍等[21]研究尿毒症病人血管中骨特异性蛋白的表达和钙盐沉积的关系，发现尿毒症病人腹壁下动脉的钙化骨特异性蛋白的表达有关，并且可能是血管壁钙化的早期表现，细胞介导的主动脉钙化过程参与了尿毒症病人血管中膜的钙化。毛慧娟等[22]观察人肾近曲小管细胞构建的生物人工肾小管辅助装置（RAD）对急性尿毒症伴重度腹腔感染致多器官障碍综合征（MODS）/多器官衰竭（MOF）猪的疗效，发现能显著改善低血压，降低血 TNFα，延长生存时间。李宓等[23]探讨 rh-EPO 对尿毒症病人体液免疫、细胞免疫及单核细胞免疫递呈功能的影响，结果显示 rh-EPO 治疗后上述功能得以提高，感染率下降。关静等[24]研究四川省女性 CRF 病人性功能障碍的发病情况、主要表现形式和影响因素，发现性功能障碍的发生与年龄、心理状态和医疗用药等多因素有关，主要表现为性欲减退、性高潮缺乏和性快感缺乏，认为尿毒症病人行肾移植可减少或减轻性功能障碍表现。

（二）血液透析

张颖秋等[25]评价葡萄糖注射试验在血液透析（HD）中测定血管通路再循环率中的应用，认为该方法与尿素法具有一定的相关性，与彩超检查符合率高，比尿素法更准确，价廉、简单、方便。董捷等[26]研究低钙离子浓度 1.25 mmol/L 透析液（DCa1.25）及盐酸米多君对 HD 病人血压的影响，发现使用 DCa1.25 的病人中约 50%出现低血压，盐酸米多君可提升单用 DCa1.25 透析时的血容量，从而维持血压。杨亦彬等[27]观察 HD 对肾衰竭病人血管内皮细胞的影响，认为 ESRD 存在血管内皮层异常，HD 可能加重血管内皮功能细胞损害。文煜冰等[28]探讨重组人生长激素（rhGH）对大鼠肝细胞所表达的部分营养指标的影响，发现 rhGH 明显增加肝细胞的分泌性白蛋白、转铁蛋白、胰岛素样生长因子-1 的合成和（或）分泌，明显抑制肝细胞对胰岛素样生长因子结合蛋白-1 的合成，显著上调胰岛素样生长因子结合蛋白-3 的表达。陈育青等[29]研究应用含钙离子 1.25 mmol/L 透析液进行 HD 3 个月对病人 iPTH 及钙磷水平的影响，发现 3 个月后病人钙负荷减轻，血 iPTH 升高。李洪等[30]比较单次持续缓慢低效血液透析（SLED）和连续性静脉静脉血液滤过（CVVH）对重症急、慢性肾衰竭病人的疗效及血流动力学变化，结果显示，SLED 血流动力学稳定，对低分子毒素的清除较 CVVH 组高，认为 SLED 是治疗重症 ARF、CRF 的一种有效措施。马组等[31]评估我国广东省南部 HD 和腹透（PD）病人生存质量，发现其总体水平仍低于西方国家和香港特别行政区，CRF 一体化治疗的前 2 年可首选 PD，PD 不仅适合老年病人，更适合年轻病人和女性病人，透析方式、透析时间、性别和年龄影响透析病人的生存质量,但影响程度和领域各不相同。毛志国等[32]应用多层螺旋CT血管成像(MSCTA)三维重建技术检查维持性血液透析(MHD)病人血管通路狭窄情况,认为该技术评估MHD内瘘情况全面、准确,可为进一步治疗提供指导。王凌航等[33]应用生物电阻抗频谱分析法(BIS)评估HD病人干体重,发现该方法与临床评估间有良好的相关性。姜敏敏等[34]测评HD病人生活质量,分析其影响因素,认为HD病人生活质量显著低下。左力等[35]利用尿素动力学模型(UKM)评价HD病人总体水量(TBW),并与BIS分析法进行比较,发现两种方法无显著差异,且具有极好的相关性。余晨等[36]* 探讨CBP对细胞因子的清除作用以及对血浆细胞因子水平影响的机制,认为CVVHVHF具有较好的清除能力,CBP从产生和清除两方面对血浆细胞因子水平发挥影响。戎殳等[37]观察尿毒症血液透析病人心脏瓣膜钙化(VC)情况并分析其危险因素,结果显示,VC发生不仅与年龄、肾衰竭病程、高血压持续时间、吸烟年支数、钙磷代谢紊乱及继发性甲状旁腺功能亢进有密切联系,而且与炎症和营养不良显著相关。顾勇等[38]评价阿法骨化醇(阿法迪三)每日或冲击治疗HD病人继发性甲旁亢的有效性和安全性,发现两种方法均能控制继发性甲旁亢,安全性良好,并且早期冲击疗法对中度继发性甲旁亢疗效更显著,起效更快。卢建新等[39]分析上海市5所三级医院透析用水及透析液微生物污染状况,发现均存在不同程度的微生物污染,内毒素检测较细菌培养更能准确反映透析用水的水质;如严格操作,联机HDF产生的置换液在微生物学上是安全的。张涤华等[40]* 比较高纯度透析浓缩液和普通透析浓缩液对长期透析病人血清促炎症因子IL-6、TNF-α和血清白蛋白的影响,发现提高透析浓缩液洁净度可以降低低通量透析病人IL-6、TNF-α水平,提高血清白蛋白,改善部分临床营养学指标。李惠民等[41]探讨CO_2血管造影在HD血管通路评价中的应用技术及其价值,认为该方法有效、安全、快速、经济。叶朝阳等[42]将30%高浓度枸橼酸钠用于含钙透析液对高危出血肾衰竭病人行常规HD,结果显示该抗凝方法安全有效,与肝素抗凝方法无显著差异。桂保松等[43]研究枸橼酸盐抗凝透析液在高危出血肾衰竭病人HD中的溶质清除效果,结果显示清除效果良好。严玉澄等[44]对比症状性低血压(SH)和难治性高血压(RH)病人HD中相对血容量(RBV)的变化,研究表明二者RBV的变化存在差异,RBV变化对上述两类病人的容量控制有积极意义。鲁维维等[45]探讨静脉补铁对MHD微炎症及氧化应激状态的影响,发现静脉补铁在有效改善贫血及缺铁的同时,也加剧了炎症及氧化应激状态,炎症与氧化应激具有相关性。谢红浪等[46]总结1 254例MHD病人的临床资料,结果显示,病人以中青年男性为主,IgA肾病是导致ESRD最常见的原发性肾炎,中青年和老年人原发病因分布明显不同,MHD病人生存率有显著升高,老龄、原发病为糖尿病和高血压、透析不充分是死亡危险因素。黄昕等[47]调查HD透析液和透析用水细菌污染情况,分析认为该情况与浓缩B液配制过程污染和透析用水管道细菌污染及反渗透装置未及时更换有关。王剑青等[48]研究MHD病人在HD中微炎症相关因子的变化,发现MHD病人存在微炎症状态,HD中CRP、TNF-α、IL-1β浓度有升高趋势,LDL及ALB变化可能与此有关。王凌航等[49]应用生物电阻抗频谱法分析HD病人体液分布异常及其对血压的影响,结果表明HD病人ECV%增加和ICV%减少,明显不同于正常人,HD通过脱水和水分向细胞内转移部分纠正该异常。卞维静等[50]应用冠状动脉电子束CT扫描探讨HD病人冠状动脉钙化的相关因素,结果显示,HD病人普遍存在冠状动脉钙化,与高血磷、高钙磷乘积等有关,透析龄、HDL-C是冠状动脉钙化的独立影响因素。李忠心等[51]探讨HD病人血浆同型半胱氨酸浓度与动脉粥样硬化的关系,认为高同型半胱氨酸血症可能是此类病人发生动脉粥样硬化的的独立危险因素。陈江华等[52]观察高危尿毒症病人应用每日短时透析的疗效,结果表明,病人耐受性良好,血压平稳,透析充分,更好地预防透析骨病,改善营养状况,减少及治疗心血管并发症,提高生活质量。孙秀英等[53]动态检测HD过程中病人动脉血溶细胞比容(Hct),并以此计算血容量(BV),认为使BV下降率控制在15%以内可减少透析低血压的发生。郭云珊等[54]探讨iPTH对CRF HD病人残余肾功能(RRF)的影响及机制,发现iPTH通过影响钙磷、脂质代谢、血压等加剧RRF下降。陈恩静等[55]研究HD对CRF病人血浆ox-LDL水平的影响及其意义,结果显示,此类病人ox-LDL水平显著升高,导致冠心病发生率增加,HD不能降低ox-LDL水平。肖海清等[56]统计318例CRF HD病人开始首次透析时血清ALB水平,发现低白蛋白血症在CRF病人中普遍存在,主要是透析较迟所致;糖尿病病人ALB水平更低;ALB水平只在GFR<7.0 ml/min时与GFR相关。王成等[57]比较不同血液净化技术对MHD病人血清PTH的清除效果,结果表明,血液吸附联合HD、HDF能有效清除PTH,缓解皮肤瘙痒。

(三)腹膜透析

高秀林[58]探讨腹膜转运特性对腹膜透析(PD)病人营养状态的影响,结果发现高转运病人营养状态较低转运者差，单纯提高透析充分性不能明显改善营养状态。庞慧华等[59]评估PD中腹膜炎发病率的统计方法，认为综合队列特异性腹膜炎发生率、负二项分布模型、腹膜炎发病率的中位数、无腹膜炎生存率等方法能更真实地描述腹膜炎发病情况。郑智华等[60]评估CAPD病人生存质量影响因素，认为腹膜转运功能、残存尿量、MQSGA、IL-6是影响PD病人生存质量的独立因素。洪富源等[61]观察葡萄糖降解产物甲基乙二醛(MGO)对人腹膜间皮细胞(HPMC)分泌血管内皮生长因子(VEGF)的影响，总结认为，MGO可能部分通过诱导细胞内活性氧，促进HPMG表达VEGF，引起腹膜新生血管的增加。田俊萍等[62]了解CAPD治疗ESRD病人透析开始时的心血管状态及超声特点，结果表明，此类病人开始透析时心血管合并症和UCG异常的发生率很高，UCG异常与老年、高血压、贫血、低蛋白血症等有关。

(戎　殳)

参考文献

1 张道友,等.中国危重病急救医学,2004,16(12):750
2 娄探奇,等.中山大学学报(医学科学版),2005,26(4):449
3 王小兵,等.江苏医药杂志,2004,30(10):751
4 刘　阳,等.解放军医学杂志,2004,29(11):947
5 侯凡凡,等.中华医学杂志,2004,84(19):1614
6 钱庆文,等.天津医药,2004,32(10):596
7 吕永曼,等.华中科技大学学报(医学版),2005,34(5):554
8 曾　锐,等.高血压杂志,2005,13(5):287
9 蒋建平,等.中华内科杂志,2005,44(1):25
10 裴文燕,等.临床内科杂志,2005,22(8):531
11 林海英,等.中华肾脏病杂志,2005,21(5):278
12 王　开,等.中华肾脏病杂志,2005,21(2):72
13 吴红赤,等.中华医学杂志,2005,85(29):2076
14 孙鲁英,等.北京大学学报(医学版),2005,37(2):147
15 付文成,等.解放军医学杂志,2005,30(5):371
16 左　力,等.中华肾脏病杂志,2005,21(3):127
17* 侯凡凡,等.中华医学杂志,2005,85(7):458
18 李德谦,等.解放军医学杂志,2005,30(7):628
19 曾　鸣,等.江苏医药,2005,31(5):348
20 潘学谊,等.中山大学学报(医学科学版),2005,26(2):200
21 张　萍,等.中华肾脏病杂志,2005,21(2):69
22 毛慧娟,等.上海医学,2005,28(8):660
23 李　宓,等.中国免疫学杂志,2005,21(8):624
24 关　静,等.四川大学学报(医学版),2005,36(4):555
25 张颖秋,等.第二军医大学学报,2005,26(7):812
26 董　捷,等.中华肾脏病杂志,2005,21(2):81
27 杨亦彬,等.中国实用内科杂志,2005,25(8):727
28 文煜冰,等.首都医科大学学报,2005,26(4):467
29 陈育青,等.肾脏病与透析肾移植杂志,2005,14(1):34
30 李　洪,等.中华肾脏病杂志,2005,21(6):364
31 马　组,等.中华肾脏病杂志,2004,20(6):400
32 毛志国,等.肾脏病与透析肾移植杂志,2005,14(3):240
33 王凌航,等.肾脏病与透析肾移植杂志,2005,14(3):245
34 姜敏敏,等.浙江大学学报(医学版),2004,33(6):546
35 左　力,等.北京大学学报(医学版),2004,36(5):533
36* 余　晨,等.肾脏病与透析肾移植杂志,2004,13(5):401
37 戎　殳,等.中华肾脏病杂志,2004,20(5):364
38 顾　勇,等.中华肾脏病杂志,2004,20(5):315
39 卢建新,等.上海医学,2004,27(10):732
40* 张涤华,等.中华肾脏病杂志,2005,21(2):76
41 李惠民,等.中华放射学杂志,2005,39(4):370
42 叶朝阳,等.中国实用内科杂志,2005,25(4):362
43 桂保松,等.中国实用内科杂志,2005,25(4):328
44 严玉澄,等.中华肾脏病杂志,2005,21(7):417
45 鲁维维,等.中华肾脏病杂志,2005,21(5):295
46 谢红浪,等.肾脏病与透析肾移植杂志,2005,14(2):136
47 黄　昕,等.中华医院感染学杂志,2005,15(8):882
48 王剑青,等.临床内科杂志,2005,22(7):451
49 王凌航,等.中华肾脏病杂志,2005,21(2):85
50 卞维静,等.中华肾脏病杂志,2005,21(2):65
51 李忠心,等.中国实用内科,2005,25(10):902
52 陈江华,等.中华肾脏病杂志,2005,21(5):286
53 孙秀英,等.山东医药,2005,45(20):18
54 郭云珊,等.第二军医大学学报,2004,25(12):1371
55 陈恩静,等.临床内科杂志,2005,22(6):400
56 肖海清,等.医学临床研究,2004,21(11):1267
57 王　成,等.中国危重病急救医学,2004,16(12):753
58 高秀林.中华肾脏病杂志,2004,20(6):410
59 庞慧华,等.中华肾脏病杂志,2004,20(6):406
60 郑智华,等.中华肾脏病杂志,2005,21(5):290
61 洪富源,等.肾脏病与透析肾移植杂志,2005,14(4):329
62 田俊萍,等.临床内科杂志,2005,22(9):607

六、肾肿瘤

杨培谦等[1]对48例手术治疗经病理证实的肾脏小肿瘤(直径≤3 cm)进行回顾分析，其中肾母细胞瘤(RCC)36例，肾血管平滑肌脂肪瘤(RAML)7例，嗜酸细胞腺瘤4例，后肾腺瘤1例，认为B超及常规CT鉴别其良恶性有一定难度，螺旋CT薄层扫描及冰冻切片检查有助于正确诊断。巴建明等[2]通过采用RT-PCR及表达丰度定量法检测肾细胞癌组织和正常对照组中TGF-$\beta_{1\sim3}$、TGF-βRⅠ～Ⅲ的mRNA表达，结果发现RCC组织中TGF-β的表达较正常肾组织高，而 TGF-βRⅡ的表达则明显低于正常肾组织，由此降低癌细胞对 TGF-β 的敏感性，减弱 TGF-β 抑制肾癌细胞增殖的发生，表明对 TGF-β、TGF-βRⅡ表达水平的检测有助于 RCC 的诊断和预后判断，而 TGF-βRⅠ、Ⅲ的表达水平可能于 RCC 无明显关系。刘丽娜等[3]对 33 例直径＞1.0 cm、乳头结构占 50％的乳头状肾细胞癌(PRCC)的形态特点进行观察，并对其诊断和鉴别诊断要点、预后及组织发生进行探讨，结果发现乳头状肾细胞癌为独立类型的恶性肿瘤，具有独特的病理形态特点，其临床预后较嫌色细胞癌差。唐伟等[4]对 MMP-2、基质金属蛋白酶组织抑制剂-2(TIMP-2)在肾透明细胞癌中的表达及意义进行了研究，结果发现 RCCC 中 MMP-2 表达与 RCCC 病理分期、分级呈正相关，提示 MMP-2 免疫活动增高与不良预后有关系，可以作为判断 RCCC 预后的分子指标，而 TIMP2 的反常表达以及作用值得进一步深入研究。刘宁等[5]对 79 例散发性肾癌中抑癌基因 VHL 内部的两个单核苷酸多态位点并分析杂合性缺失发生情况，VHL 基因 LOH 与肾癌临床病理特征的关系进行了探讨，结果发现在散发性肾癌中，VHL 基因 LOH 是肿瘤发生的重要机理，其发生率达 41.4％，而 VHL 基因 LOH 与肾癌分期、分级则无关。龚侃等[6]对散发性肾透明细胞癌(CCRCC)组织中希佩尔-林道(VHL)基因突变、缺氧诱导因子 1α(HIF-1α)和 HIF-2α 的表达及其关系，对肿瘤分期、分级的影响进行了探讨，发现在散发性 CCRCC 病人中 VHL 基因突变较广泛，在突变组织中 HIF-1α 和 2α 高表达，但 VHL 基因突变、HIF-1α 和 2α 的表达与病人病理分级、分期不相关。张磊等[7]对 13 例乳头状肾细胞癌在显微镜下观察组织学改变并对细胞核进行 Fuhrman 分级，同时对肿瘤组织做免疫组化染色，并分析细胞核分级与病人预后的关系，结果认为，乳头状肾细胞癌与其他肾细胞癌类型不同，具有独特的组织学特点并且预后较好，细胞核分级是肿瘤预后的重要指标。

吴松等[8]对 Ki-67 基因反义肽核酸(AS-PNAs)在体内对小鼠人肾癌移植瘤 Ki-67 表达和肿瘤生长的影响进行了探讨，结果发现 AS-PNAs 处理组肿瘤生长受抑(513.2 ± 64.2) mm^2，Ki-67 表达下降(23.0 ± 2.4)％、(59.7 ± 2.3)％，细胞凋亡增加(31.1 ± 2.0)％，表明反义 Ki-67 肽核酸能抑制小鼠人肾癌移植瘤 Ki-67 基因的表达，诱导肿瘤细胞凋亡，抑制肿瘤生长、且优于反义寡核苷酸。张杰等[9]应用蛋白质组学技术探讨人肾肿瘤组织和正常肾组织的差异表达，发现人肾肿瘤组织中特异性蛋白质的存在，表明其对进一步研究肿瘤发生机制及其临床特异性生物标志物的检测等具有重要意义。郑涛等[10]结合临床资料采用 SP 免疫组织化学法对 60 例肾细胞癌中生存素(survivin)和半胱天冬酶 3 表达的情况，并用原位末端标记法标记凋亡细胞进行了分析，发现生存素的表达与肾细胞癌的分化程度和临床病理分期密切相关，而半胱天冬酶 3 蛋白的表达情况与肾细胞癌关系不密切。生存素能显著抑制癌细胞的凋亡，但不能抑制半胱天冬酶 3 的表达。张宁等[11]应用 PCR、PCR 产物直接测序和免疫组化等分析方法对 77 例散发性肾透明细胞癌中 VHL 基因突变、VEGF 和微血管密度(MVD)的情况进行了探讨，结果认为，在我国散发性肾透明细胞癌中 VHL 基因突变率较高，且突变会使 VEGF 表达和 MVD 升高，VHL 基因突变失活后除通过 VEGF，还可能通过其他机制促进肿瘤微血管的形成，并因此可能增加了 CCRCC 的恶性能力。邵志强等[12]用免疫组织化学 SABC 法检测 42 例肾细胞癌组织中 HIF-1α 及 VEGF 蛋白的表达，探讨了缺氧诱导因子-1α(HIF-1α)和 VEGF 在肾细胞癌中的表达及其相互关系，结果发现，HIF-1α 在肾细胞癌组织中呈高表达，其与 VEGF 有相关性，是 VEGF 表达的调控因子之一，且有望成为判断肾细胞癌转移和预后等生物学行为的重要参考指标。陈海蛟等[13]采用 RT-PCR 方法检测 7 例正常肾组织和 33 例 RCC 组织中 G250 mRNA 的表达，其中 33 例 RCC 中透明细胞癌 28 例，非透明细胞癌 5 例，证实 G250 mRNA 的表达与 RCC 恶性程度有相关性，有望成为 RCC 诊断及预后判断的指标。

高萍萍等[14]运用彩色多普勒超声对 56 例肾脏肿瘤病人及 30 例正常人的肾脏血流信号进行研究，证实肾脏肿瘤中彩色多普勒血流成像技术对肾肿瘤病人肾动脉血流参数的检测，有助于其定性诊断。王秀云等[15]用灰阶超声特征及能量多普勒超声血供模式评价对 42 例肾实体肿瘤的诊断及鉴别诊断，其中 RCC33 例，肾血管平滑肌脂肪瘤(AML)9 例，结果发现，在灰阶超声发现的基础上，能量多普勒超声血管分布为 RCC 及 AML 的鉴别诊断提供了重要的依据。王霄英等[16]对 89 例肾脏占位性病变病人均行 MRI 检查进行了回顾分析，其中 75 例经手术并病理证实，13 例经随访证实，结果发现，MRI 对肾脏恶性占位性病变的定性诊断准确率为 83.1％，MRI 对肾脏良性占位性病变的定性诊断准确率为 69.2％，MRI 对肾脏占位性病变总的定性准确率为 83.1％，而病变体积较小、病变信号和边界特征不典型则是 MRI 误诊的主要原因。杨培谦等[17]总结了 19 例肾嫌色细胞癌病人的临床及病理资料，对肾嫌色细胞癌的临床及病理学特点进行了回顾分析，结果表明，肾嫌色细胞癌具有独特的形态学特点，B 超、CT 检查缺乏特异性，多数病例瘤体较大，但 TNM 分期多为早期，预后良好。朱捷等[18]对 36 例双期增强 CT 扫描的 RAML 病人，46 例 RCC 病人，运用 χ^2 检验确定有显著性差异的 CT 观察指标进行判别分析，得到各指标在鉴别诊断中的权重后，分析指出病灶突出比、与皮质的交角、皮质掀起征及肿瘤内血管影特征对两者鉴别诊断起重要作用。赵炳辉等[19]采用高场强 MRI 与螺旋 CT 平扫与动态增强检查对 47 例肾内实性占位病变进行了回顾分析，其中肾细胞癌 34 例，少或无脂肪血管平滑肌瘤 4 例，复杂囊肿 4 例，肾嗜酸性细胞瘤 1 例，结果发现，在 CT 检查不能明确诊断时，高场强 MRI 平扫与螺旋动态增强扫描对肾癌及肾内不典型占位性病变的诊断价值较高。

张旭等[20]采用后腹腔镜技术使用超声刀对 13 例肾良性肿瘤及 5 例肾恶性肿瘤病人分别行肿瘤剜除术和肾楔形切除术，发现 18 例均获成功，平均出血量 55 ml，平均术后住院时间 5.8 d，表明后腹腔镜肾部分切除术安全可行，切除肿瘤精确彻底，创伤小，恢复快，值得临床有选择地推广使用。梁月有等[21]回顾分析 5 例多房性囊性肾瘤(MLCN)病人的临床资料并结合文献探讨了该病的诊断及治疗水平，结果发现影像学检查是 MLCN 的重要检查手段，保留肾单位的肿瘤切除术是该病的首选治疗方法。凡杰等[22]回顾分析了 64 例肾癌合并肾囊肿病例的临床特点，比较 B 超、CT、MRI 在诊断该疾病中的特点和作用，并与同期收治的 106 例没有合并肾囊肿肾癌的临床资料进行比较，结果发现，合并肾囊肿的肾癌具有易发于年轻男性病人、以有症状的非小肾癌居多的特点。B 超、CT、MRI 检查在诊断肾癌的同时，诊断发现肾囊肿的准确性不高，肾癌可能掩盖了对肾囊肿的诊断，联合病理检查可增加对肾囊肿的诊断；合并有肾囊肿的肾癌有其自身特点，这为肾癌的诊断、治疗、预防以及为探索肾癌发病机制提供了线索。张宁等[23]回顾分析了 482 例肾癌病人中 22 例多房囊性肾细胞癌病人的资料，分析其手术治疗的预后特点，其中行肾癌根治术 18 例，行肾部分切除术 4 例，结果发现，多房囊性肾癌是肾癌的一种特殊类型，多为肾偶发癌，病理分期分级低，预后与肿瘤大小无关，手术治疗效果满意，预后佳。田惠忠等[24]回顾分析了 182 例肾细胞癌病人的临床资料，其中全部病例术前均行 B 超及 CT 检查，38 例行 MRI 检查；根治性肾切除术 108 例，单纯肾切除术 37 例，肾部分切除术或肿瘤剜除术 12 例，腹腔镜下肾切除术 5 例，腹腔镜下肾部分切除术 2 例，术中探查肿瘤无法切除 7 例，各种原因未手术者 11 例，结果发现，影像学检查对于早期发现肾细胞癌具有重要意义，早期发现、早期行肾癌根治术是提高肾细胞癌生存率的关键。杨江根等[25]对 26 例直径＜8.0 cm 肿瘤采用经腹腹腔镜肾癌根治术和 6 例直径＞8.0 cm 肿瘤采用手辅式腹腔镜肾癌根治术，结果发现，31 例腹腔镜肾癌根治手术成功，手术平均时间为 178 min，平均出血为 130 ml，术后 24 h 可下床活动，48 h 后开始进食，术后 7 d 出院，证明腹腔镜肾癌根治术具有术中创伤小，术后恢复快，疼痛小的特点，对于 $T_1 \sim T_2 N_0 M_0$ 期肾肿瘤效果优于开放手术；是一种安全、有效的治疗方法。王林辉等[26]对 89 例大肾癌根治术的手术入路及并发症发生情况进行总结，其中出现并发症 24 例次，术中死亡 2 例，脾脏损伤 3 例，胰腺损伤 2 例，十二指肠损伤 1 例，肝脏损伤 3 例，误扎肠系膜上动脉 2 例，大出血 11 例，结果发现大肾癌根治术手术风险高，术前三维磁共振血管成像检查有助于手术计划的制订，选择胸腹联合和 L 形经腹入路及细致的术中操作有助于减少并发症的发生。

刘宁等[27]在 41 例肾细胞癌病人中提取肿瘤和正常组织 DNA，采用单链 PCR 和测序法检测肿瘤组织中的 VHL 基因的突变情况，结果发现，肾细胞癌中存在由 VHL 基因突变和 LOH 导致的 VHL 双等位基因失活现象。VHL 双等位基因失活发生率为 37%。陈海蛟等[28]采用免疫组织化学 ABC 法检测 30 例正常肾组织和 30 例肾透明细胞癌石蜡标本整合蛋白 α5、β1 亚基的表达水平，结果发现，在正常肾组织中整合蛋白 α5、β1 亚基的表达比肾透明细胞癌组织中高，其表达水平与肾透明细胞癌的病理分级呈正相关关系，与临床分期呈负相关关系，而整合蛋白 α5、β1 亚基的表达可能与肾透明细胞癌的分化、转移密切相关。施继敏等[29]应用经倍比稀释的 TRF133～277 纯化蛋白作为定量标准，建立了以抗 TRF133～277 单抗作定量 Western 免疫印迹的方法，定量分析肾组织中 TRF1 蛋白的表达水平，结果发现 TRF1 蛋白在肾脏恶性肿瘤中的表达水平明显减低，并与肿瘤恶性程度呈负相关。

宋希双等[30]对 52 例中、晚期肾癌病人于手术治疗前行肾动脉造影后区域化疗、肾动脉主干栓塞、手术切除肿瘤、术后自体癌苗注射的联合方法，与采用单纯手术治疗的 50 例对比，结果得出联合治疗可提高中、晚期肾癌的手术切除率，减少出血，降低手术风险并能提高术后生存率。刘奔等[31]回顾分析了 5 例肾细胞癌并发尿路移行细胞癌病人的临床资料，5 例均行根治性手术，B 超、IVU 及 CT 提示肾肿瘤并发尿路肿瘤 4 例，肾癌不除外合并肾盂占位 1 例，病理肾癌并发膀胱癌 3 例，并发同侧输尿管 1 例，并发同侧肾盂癌 1 例，1 例术后 10 个月膀胱肿瘤局部复发，结果得出肾细胞癌并发尿路移行细胞癌临床少见，对肾癌病人行泌尿系超声、IVU和术中肾脏剖开检查有助于正确诊断,根治性手术宜同时切除肾癌侧输尿管,以避免残余输尿管发生肿瘤。刘淑萍等[32]对98例手术病理证实的住院肾癌病人进行回顾分析,资料分两组:A组为63例无症状肾癌(在健康体检或其他疾患就诊超声首先发现),B组为35例症状性肾癌(有血尿、腰部不适、腰痛等症状)首先由门诊超声检查发现,CT、MRI、尿路造影等检查均在超声检查之后进行,借此评价超声体检在早期发现无症状性肾癌(RCC)和小肾癌(SRCC)的价值,结果认为,超声体检是筛查早期无症状肾癌和小肾癌的有效方法。麻继红等[33]应用三维彩色血管能量成像技术(3D-CPA)术前检查50例肾癌病人,计测三维彩色血管定量指标血管指数(VI),术后对肿瘤组织标本HE染色,进行病理组织学分级,用抗CD105单克隆抗体及抗CD34单克隆抗体行免疫组织化学染色,计算微血管密度(MVD)值,探讨肾癌VⅠ与术后病理组织学分级、MVD的相关性,结果认为,肾癌3D-CPA定量指标VⅠ与肿瘤病理MVD相关密切,VⅠ能在术前客观显示肾癌不同病理组织学分级的血管分布情况,可作为判断肾癌预后的定量指标。他们[34]还对50例肾癌病人术前行超声检查,计算彩色血流平均密度(MCVD)值,术后对肿瘤组织标本进行病理组织学分级,用抗CD105单克隆抗体行免疫组织化学染色,计算微血管密度(MVD)值,探讨肾癌术前超声检测MCVD与术后病理组织学分级、MVD的相关性,结果为随肾癌病理组织学分级的增高,MVD值增加,MCVD值也增加,MCVD能客观显示不同病理组织学分级肾癌的血管分布情况,可作为术前判断肾癌预后的指标。

韩希年等[35]回顾分析了100例经手术、病理证实的肾细胞癌(RCC),总结了RCC的典型CT、MRI表现,统计不典型CT、MRI表现的RCC病例,并与手术、病理结果对照,结果为17例RCC在CT、MRI上呈不典型表现,认为需正确认识少血供及囊性RCC的CT、MRI表现,而采用适当的扫描方法及仔细阅片有助于提高对RCC的诊断正确率。他们[36]还对96例肾细胞癌病人的肾脏行CT和(或)MRI肾皮髓期增强扫描,评价CT、MRI肾皮髓期增强扫描对肾细胞癌亚型的鉴别诊断价值,结果为肉瘤样RCC、混合细胞癌、97.4%(76/78)的透明细胞癌和75.0%(3/4)的乳头状癌呈不均匀强化,而颗粒细胞癌强化较均匀,51.3%(40/78)的透明细胞癌及37.5%(3/8)的混合细胞癌强化程度强于邻近肾皮质,肉瘤样RCC、44.9%(35/78)的透明细胞癌和50.0%(4/8)的混合细胞癌强化程度与邻近肾皮质相仿,3.8%(3/78)的透明细胞癌、12.5%(1/8)的混合细胞癌及所有乳头状癌和颗粒细胞癌强化程度明显弱于邻近肾皮质,证明各型RCC在CT/MRI肾皮髓期增强扫描上有不同的表现,有助于鉴别诊断。陈学军等[37]对34例行螺旋CT(SCT)检查并经手术证实的肾细胞癌(RCC),采用免疫组织化学抗生物素-生物素-过氧化物酶复合法(SABC法),检测肿瘤中微血管密度(MVD)及血管内皮生长因子(VEGF)的表达,结果得出SCT双期检查增强扫描是RCC可靠的检查方法,能准确反应其病理学基础,RCC的部分SCT征像与MVD、VEGF的表达有关,可用于预测RCC的侵袭和转移。陈殿森等[38]回顾分析了54例经手术病理证实的肾细胞癌的CT图像,通过测量病灶大小、观察病变侵犯范围及区域淋巴结转移情况,按照AJCC2002版TNM系统进行分期,并与手术病理进行对照,得出肾细胞癌的CT表现具有特征性,用CT诊断快捷、准确并可同时进行TNM分期。

(徐成刚)

参 考 文 献

1 杨培谦,等.中华泌尿外科杂志,2004,25(12):822
2 巴建明,等.上海医学,2005,28(7):598
3 刘丽娜,等.中华肿瘤杂志,2005,27(2):102
4 唐 伟,等.中华泌尿外科杂志,2005,26(3):184
5 刘 宁,等.中华医学遗传学杂志,2005,22(1):82
6 龚 侃,等.中华外科杂志,2005,43(6):390
7 张 磊,等.解放军医学杂志,2005,30(4):303
8 吴 松,等.中国肿瘤临床,2005,32(4):231
9 张 杰,等.中华泌尿外科杂志,2005,26(9):585
10 郑 涛,等.华中科技大学学报(医学版),2005,34(1):57
11 张 宁,等.中华医学杂志,2004,84(19):1620
12 邵志强,等.第一军医大学学报,2005,25(8):1034
13 陈海蛟,等.中华泌尿外科杂志,2005,26(7):440
14 高萍萍,等.武汉大学学报(医学版),2005,26(4):533
15 王秀云,等.中国超声医学杂志,2005,21(1):41
16 王霄英,等.实用放射学杂志,2005,21(1):75
17 杨培谦,等.中华泌尿外科杂志,2005,26(6):399
18 朱 捷,等.四川大学学报(医学版),2005,36(2):257
19 赵炳辉,等.实用放射学杂志,2004,20(12):1114
20 张 旭,等.中华泌尿外科杂志,2005,26(3):160
21 梁月有,等.中华泌尿外科杂志,2005,26(7):443
22 凡 杰,等.中国癌症杂志,2005,15(3):265
23 张 宁,等.中华泌尿外科杂志,2005,26(4):253
24 田惠忠,等.北京医学,2005,27(2):95
25 杨江根,等.广东医学,2005,26(1):10
26 王林辉,等.中华泌尿外科杂志,2005,26(2):85
27 刘 宁,等.中华外科学杂志,2005,43(2):115
28 陈海蛟,等.复旦学报(医学版),2005,32(5):551
29 施继敏,等.浙江大学学报(医学版),2004,33(6):496

30 宋希双,等.中华外科杂志,2004,42(23):1450
31 刘 奔,等.中华泌尿外科杂志,2005,26(7):446
32 刘淑萍,等.中国超声医学杂志,2005,21(6):448
33 麻继红,等.中国超声医学杂志,2005,21(9):687
34 麻继红,等.中华超声影像学杂志,2005,14(9):682
35 韩希年,等.中华泌尿外科杂志,2005,26(1):38
36 韩希年,等.实用放射学杂志,2005,21(2):174
37 陈学军,等.中华放射学杂志,2005,39(4):394
38 陈殿森,等.中国临床医学影像杂志,2005,16(8):436

七、肾囊肿与遗传性肾病

刘伟[1]对748例在B超引导下穿刺注入无水乙醇进行硬化治疗的肾囊肿进行疗效分析,其中肾盂旁囊肿25例,结果均获得穿刺成功,表明在B超引导下经皮穿刺注射无水乙醇硬化治疗肾囊肿简单易行,并发症少,疗效确切,可作为肾囊肿的首选治疗方法。周林玉等[2]采用后腹腔镜下囊肿去顶术治疗肾囊肿病人30例,其中肾盂旁囊肿3例,结果均获成功,术后1～6个月复查B超有2例复发,手术后住院3～5 d,表明后腹腔镜下囊肿去顶术具有创伤小、术后恢复快和复发率低的优点,应作为肾囊肿治疗的首选术式。何斌[3]采用腹腔镜经腹腔入路和腹膜后入路行肾囊肿切除25例,其中经腹腔入路8例,平均需时80 min,术后1例不全肠梗阻,腹膜后入路17例,平均需时110 min,术后皮下气肿2例,平均住院时间均为4 d,结果比较得出两种入路腹腔镜肾囊肿切除术在住院时间、体力恢复无明显差别,后腹腔入路术后疼痛发生率、肠功能恢复方面明显优于腹腔入路。胡卫列等[4]对比了肾囊肿经后腹腔镜去顶术和开放性去顶术各32例病人的临床资料,两者在手术时间、术中失血量和术后住院天数无明显差异,但经后腹腔镜肾囊肿去顶术优于开放性手术,具有创伤小、出血少和康复快等优点。胡志前等[5]通过观察手术前后肾功能指标、血压、降压药服用情况及腰腹疼痛程度的变化,对32例行腹腔镜肾囊肿去顶减压术(LRCD)治疗常染色体显性多囊肾病(ADPKD)的安全性及临床疗效进行随访,结果表明,LRCD治疗ADPKD是安全的,在术后1年内能明显改善腰腹疼痛,改善高血压分级。戎殳等[6]* 回顾分析了271例ADPKD病人的临床资料,根据MDRD公式计算GFR,根据公式[单侧肾脏体积(mm^3)=(4π/3)×(宽/4+厚/4)^2×(长/2)]计算肾体积,作肾脏体积与肾功能、血压、血尿及蛋白尿之间的相关分析。结果为ADPKD临床表现复杂多样,存在性别、年龄差异,肉眼血尿治疗中卧床休息十分重要,多数病人联合使用2种以上降压药物可控制血压在目标值,蛋白尿程度与血压高低有关,降血压同时可降低蛋白尿,肾脏体积大小可反映肾功能损害程度,经积极抗感染治疗泌尿系感染可获痊愈。

沈学飞等[7]利用RT-PCR扩增Cyr61全长基因,构建pcDNA3.1+Cyr61重组颗粒,转染人肾小管上皮细胞(HKC),探讨Cyr61基因过度表达对HKC表达细胞外基质成分的影响。结果为过表达Cyr61的HKC表达细胞外基质成分明显增强,尤以Ⅳ型胶原为著,过表达的Cyr61可能通过调节细胞外基质成分,促进细胞外基质重构,参与了ADPKD囊肿的形成和发展。王文靖等[8]采用ELISA法测定ADPKD病人血浆、尿液、囊肿液及正常人血浆、尿液中富含半胱氨酸的酸性分泌糖蛋白(SPARC)浓度,采用Western免疫印迹方法比较检测人肾小管上皮细胞(HKC)和囊肿衬里上皮细胞培养液中的SPARC蛋白水平,研究SPARC在ADPKD病人体液中的浓度及分泌来源。结果为ADPKD病人囊液和尿液中增多的SPARC可能来自囊肿衬里上皮细胞及扩张的小管和集合系统。王文靖等[9]在体外条件下用不同浓度富含半胱氨酸的酸性分泌糖蛋白(SPARC)处理囊肿衬里上皮细胞(CLECs),5-溴-2脱氧尿苷酶联免疫吸附测定法(BrdU ELISA)测定CLECs增殖,流式细胞术检测细胞周期,实时荧光定量RT-PCR方法检测CLECs细胞周期调控基因CInD1、P21^{Walf1}表达水平的变化。结果为SPARC能够有效抑制CLECs细胞周期的进展,其机制可能通过抑制CInD1、促进P21^{Walf1}的表达,抑制细胞通过G1-S期限制点,从而对其增殖产生显著的抑制作用。李林等[10]选取雄性2周龄Han:SPRD纯合大鼠(cy/cy)和3月龄杂合大鼠(cy/+),取其肾组织进行H-E染色、PAS染色、Masson染色、以及透射电镜观察,观察ADPKD的Han:SPRD大鼠模型的肾脏病理变化,得出Han:SPRD大鼠肾脏组织学和超微结构的改变可解释多囊肾的部分临床表现,并观察到Han:SPRD大鼠肾小管上皮细胞微绒毛异常,从而为揭示疾病的发病机理提供了线索。

沈学飞等[11]利用RT-PCR扩增Cyr61基因全长,构建pcDNA3.1+Cyr61重组颗粒,转染并筛选获得稳定转染pcDNA3.1+Cyr61的人肾小管上皮细胞(HKC),观察Cyr61基因过表达对HKC凋亡的影响,结果为过表达Cyr61的HKC对去血清诱导的凋亡特征与囊肿衬里上皮细胞相似,过表达Cyr61可能通过自分泌途径,促进Akt和Bad磷酸化,抑制细胞凋亡,从而参与了ADPKD囊肿形成和发展。他们[12]* 还采用免疫组化及Western免疫印迹方法分析ADPKD病人肾囊肿组织中Cyr61的细胞定位及其在体液和细胞中的表达含量。结果发现,Cyr61在ADPKD病人囊肿组织过度表达，其可能通过促进细胞外基质成分改变参与ADPKD囊肿和发展。张岩等[13]制备ADPKD病人(PKD1突变)及正常成人尿液蛋白组样品，搜索ADPKD病人与正常成人尿液蛋白质组中有丰度差异的蛋白质成分，结果为包括多囊蛋白1在内的多种蛋白质成分在ADPKD病人尿液中丰度发生改变，差异蛋白包括生长因子、凋亡调节蛋白、细胞外基质成分、受体、参与胞质运输的蛋白质、酶类、细胞信号蛋白、转录因子及转录调节因子等，从而为寻找与ADPKD发病相关的蛋白提供部分试验依据。

周伟等[14]通过发根DNA提取分析Alport综合征(AS)一家系中COL4A5基因突变，结果成功地从发根部提取DNA，进行了PCR和直接测序，证明W1648C为引起该家系临床病变的突变位点，说明通过毛发收集、DNA提取，可使家系收集工作更为简便易行，可帮助未开展基因检测的地区进行基因检测。王剑青等[15]通过应用PCR扩增COL4A5基因附近的微卫星遗传标记，分析其形成的单倍体图，排除性定位一个Alport综合征家系的致病性相关基因，排除该Alport综合征家系致病基因是通过X染色体连锁方式遗传，而可能是常染色体上基因突变所致。王云峰等[16]以确诊其COL4A5为缺失突变的女性为研究对象，探讨编码基因COL4A5 mRNA的表达与X连锁Alport综合征(XLAS)女性临床表型之间的关系。结果为突变COL4A5基因mRNA表达量的差异可能是影响XLAS女性临床表型的因素之一，突变等位基因mRNA的表达量居多的XLAS女性临床症状相对较重。

(徐成刚)

参 考 文 献

1 刘 伟. 中国超声医学杂志，2005，21(1)：45
2 周林玉，等. 中国内镜杂志，2004，10(10)：21
3 何 斌. 中国内镜杂志，2004，10(10)：35
4 胡卫列，等. 中国内镜杂志，2005，11(5)：495
5 胡志前，等. 第二军医大学学报，2005，26(1)：107
6* 戎 殳，等. 中华肾脏病杂志，2005，21(3)：133
7 沈学飞，等. 解放军医学杂志，2005，30(4)：280
8 王文靖，等. 解放军医学杂志，2005，30(4)：277
9 王文靖，等. 中华肾脏病杂志，2005，21(2)：108
10 李 林，等. 第二军医大学学报，2005，26(1)：83
11 沈学飞，等. 肾脏病与透析肾移植杂志，2005，14(1)：37
12* 沈学飞，等. 中华肾脏病杂志，2004，20(6)：421
13 张 岩，等. 中华肾脏病杂志，2005，21(6)：345
14 周 伟，等. 肾脏病与透析肾移植杂志，2005，14(4)：313
15 王剑青，等. 中华肾脏病杂志，2005，21(4)：177
16 王云峰，等. 中华肾脏病杂志，2005，21(1)：13

八、肾移植

武玉东等[1]在供肾移植前用1 ml含重组腺病毒AdV-FasL的HC-A肾脏冷保存液(0～4℃)经肾动脉灌注，应用RT-PCR及免疫组织化学方法检测外源FasL基因的表达；透射电镜观察移植肾超微结构的变化；并对肾移植后大鼠的存活率及血肌酐水平进行观察。结果实验组移植肾转基因后FasL mRNA及蛋白均呈阳性表达，FasL蛋白的表达主要分布于小动脉、肾小球及近曲小管。实验组移植肾免疫排斥反应及超微结构变化均较对照组减轻。姚友生等[2]以Fisher大鼠作为供体，Lewis大鼠为受体。模拟活体供肾肾移植中供受体同步手术的顺序，采用显微外科技术，进行不阻断腹主动脉和下腔静脉的大鼠原位肾移植650例，结果为此模型并发症少，移植肾术后成活率达98.2%。术后10～12周，开始出现蛋白尿，血肌酐升高的典型慢性排斥反应。此模型适合于研究肾移植慢性排斥反应。朱同玉等[3]发现低剂量CsA对大鼠肾脏缺血再灌注损伤，可以明显减轻肾小管细胞凋亡，增强PCNA阳性表达。CsA对肾脏应激活化蛋白激酶(SAPK)活性无影响，对肾缺血再灌注损伤具有一定的保护作用。傅耀文等[4]应用Fura 2/AM荧光指示剂测定缺血再灌注大鼠肾细胞$[Ca^{2+}]_i$水平，流式细胞术检测肾细胞凋亡率，发现缺血再灌注肾细胞呈现Ca^{2+}超载，与肾细胞凋亡率呈正相关趋势，提示肾细胞钙超载可能是再灌注损伤肾功能的重要原因。蒋晓峰等[5]发现急性肾缺血再灌注过程中熏黄芪可能通过减轻NO含量过低或过高的变化及减少氧自由基积聚造成的损伤而具有肾保护作用。王共先等[6]发现移植的外源性骨髓间充质干细胞(MSCs)能够迁移、定居于缺血再灌注损伤后的肾组织中并分化为肾小管上皮细胞；MSCs移植可促进损伤肾组织的细胞再生，对缺血再灌注损伤具有一定的保护作用。周江桥等[7]用含CsA(30 mg/L)的高渗枸橼酸盐嘌呤溶液(HCA液)原位灌洗日本大耳兔左肾，结果为实验组HSP70的表达水平明显高于对照组，NF-κB的表达水平及细胞凋亡率明显低于对照组，以CsA预处理肾脏，对肾脏的缺血再灌注损伤具有保护作用。陈海等[8]应用含有4 096条人类基因的cDNA表达谱芯片，对免疫高敏，即群体反应性抗体(PRA)≥50%的尿毒症病人和PRA阴性的尿毒症病人外周血淋巴细胞的基因表达谱进行分析。结果为免疫高敏病人外周血淋巴细胞中差异表达的基因有17个，其中下调基因9个，上调基因8个。王国勤等[9]报道与单纯切肾的F344大鼠比较，CAN

大鼠的血清肌酐水平明显升高($P<0.05$),每100g体重肌酐清除率明显降低($P<0.01$);CAN大鼠肾组织的Banf评分明显高于单纯切肾的F344大鼠和Lewis大鼠($P<0.01$);CAN大鼠肾组织中MCP-1和RANTES的表达明显高于单纯切肾的F344大鼠($P<0.05$,$P<0.01$);CAN大鼠移植肾组织学改变与肾组织中MCP-1和RANTES的表达呈正相关关系($r=0.5543$,$P<0.05$;$r=0.6259$,$P<0.05$)。徐剑等[10]*提出,①胚胎后肾可以在使用环孢素的同种成年大鼠网膜内形成器官并发挥功能;②排斥反应仍是同种胚胎后肾移植发育的主要障碍之一。张卫星等[11]在成功制备含肾上腺种植体供肾的基础上,再行同种异体肾移植。结果为肾上腺种植术后7周,肾上腺种植体成活良好并恢复内分泌功能;右肾切除术后7 d,肾上腺种植体逐渐出现萎缩、变性和点状坏死,证实肾上腺种植体在移植术后早期对移植肾具有保护作用。吴渊文等[12]成功研制了改良的高渗枸橼酸盐嘌呤溶液(HC-A液):在HC-A液中加入组氨酸和盐酸组氨酸,两者比例为10∶1,并加入还原型谷胱甘肽、腺苷及川芎嗪等;钾离子浓度调整为105 mmol/L,钠离子浓度为45 mmol/L,硫酸镁5 mmol/L;pH值7.40±0.05,渗透量浓度(350±10)mmol/L。实验表明,改良的HC-A液的保存效果基本类同于UW液。赵鸿等[13]报道术前供体来源未成熟树突细胞输注联合骨髓移植,可成功诱导受体大鼠产生免疫耐受,其机制可能与特异性CTL无能及Th1/Th2/Th3细胞因子网络的免疫偏离有关。平季根等[14]提出肾小管上皮细胞凋亡在大鼠移植肾急性排斥反应所致的移植肾损伤中起重要作用,Fas/FasL及Bcl-2/Bax系统可能参与移植肾急性排斥反应,是造成肾小管上皮细胞凋亡的重要因素。

马潞林等[15]报道后腹腔镜途径取活体供肾6例,均取左肾。取侧卧位,用3个穿刺点,经后腹腔游离肾脏,用直线切割器分别切断动脉和静脉,在两个穿刺点之间切6~7 cm的切口将肾取出,剪除动静脉上的钉子,灌注液灌注。供肾植于受体右髂窝。朱晓峰等[16]回顾分析13例肝、肾联合移植病人。结果为肝、肾联合移植术后,4例肝硬化、肝功能衰竭合并肾功能衰竭病人,3例存活1年以上,1例于术后1年半死于乙型病毒性肝炎复发及肝功能衰竭,1例围手术期死于多器官功能衰竭;4例多囊肝、多囊肾合并肝、肾功能损害病人,全部存活1年以上,其中最长存活者已达4年,1例存活1年半后死于肝功能衰竭(慢性功能丧失);5例乙型病毒性肝炎(重型)合并肝肾综合征病人,2例存活1年以上,3例围手术期死于多器官功能衰竭及严重感染。徐涛等[17]提出应用叶酸、维生素B_6及维生素B_{12}能够有效治疗肾移植受者的高同型半胱氨酸血症,并使内皮功能获得明显改善。廖爱华等[18]建立一种新的检测人类HLA-Ⅰ类抗体方法——酶联免疫斑点法(ELISpot),当B细胞溶胞体作为HLA抗原且浓度为0.25 mg/ml、包被抗体浓度为1.8 mg/ml且稀释度为1∶125、B细胞孵育时间为24 h时,该ELISpot方法能特异地、敏感地、可信地检测人HLA-Ⅰ类抗体。张志梅等[19]对487例拟肾移植的透析病人采用PCR-SSP方法进行HLA分型,28.34%(138例/487例)ⅢA分型位点不明确,存在部分特异性带模糊不清或假阴性带。对HLA分型位点不明确的血标本用生理盐水洗涤1次后再进行HLA分型,得出满意结果。结论可能是肝素影响了Taq DNA聚合酶的活性,导致扩增带弱或出现假阴性带。蔡明等[20]提出CT三维重建技术可以全方位动态观察供肾形态及其与周围组织的关系,是术前评估供肾血管状况和形态特征的可靠方法,可作为活体供肾摘取手术前的一项常规检查。曹兵生等[21]报道三维超声体元模型法体积测量能够较敏感地反映移值肾体积的变化.动态观察移值肾体积的变化有助于排异反应的诊断和抗排异疗效判定。

傅耀文等[22]将292例肾移植病人随机分为达昔单抗治疗组(94例)与对照组(198例),结果为术后1、6及12个月时达昔单抗组移植肾功能优于对照组,术后12个月时2组SCr浓度分别为(133.2±46.8)和(165.7±55.2) μmol/L($P<0.05$)。术后6个月时达昔单抗组急性排斥反应发生率为23.4%,对照组为38.4%($P<0.05$);术后2组$CD3^+$与$CD4^+$表达均下降($P>0.05$)。达昔单抗可以降低急性排斥反应发生率,改善移植肾功能,对T细胞亚群无明显影响。张清等[23]对18例应用CsA后出现急性排斥反应的肾移植病人,给予甲泼尼龙冲击治疗和单克隆抗体或抗胸腺细胞球蛋白,治疗无效后改用他克莫司(FK506)治疗,浓度维持在8~12 μg/L,免疫及生化指标逐渐好转为治疗有效。结果为16例在9~18 d急性排斥得到逆转,肾功能恢复正常。随访60~350 d,16例病人肾功能保持持续稳定,3例出现高血糖。樊有龙等[24]证实血浆可溶性血栓调节蛋白(sTM)、可溶性血管内皮细胞蛋白C受体(sEPCR)、血管性血友病因子(vWF)均可作为肾移植病人血管内皮的免疫损伤标志物,联合动态监测sTM、sEPCR、vWF的含量在观察肾移植手术创伤程度、排斥反应的早期诊断和治疗效果的监测等方面均有重要的临床应用价值。黄洪锋等[25]为了评估双滤过法血浆分离(DFPP)联合达昔单抗对肾移植致敏受者的治疗效果及安全性,采用ELISA方法监测肾移植受者体内群体反应性抗体

(PRA)水平。证实DFPP可以选择性地去除受者体内的致敏抗体，与Dac联用时，可进一步降低致敏受者术后AR的发生率。陈光耀等[26]比较高危肾移植病人术后应用环孢素A(CsA)和FK506的疗效和安全性。结果为FK506组和CsA组的人/肾存活率分别为100.0%/100.0%和93.3%/86.7%；急性排斥反应发生率分别为14.3%和16.7%；抗排斥治疗的逆转率分别为100%和60%。发现FK506组药物毒副作用也较CsA组小。丁生珍等[27]通过彩色多普勒血流显像及多普勒能量图检查发现，16例急、慢性排斥反应的病人移植肾动脉搏动指数及阻力指数均高于移植肾正常组；急性排斥组肾脏长径及肾皮质厚度明显大于移植肾正常组；慢性排斥反应时肾皮质厚度、肾脏长径、宽径均小于移植肾正常组。黄赤兵等[28]报道与对照组相比，国产西罗莫司(雷帕霉素，RPM)组、CsA组、RPM+CsA组移植肾存活时间均显著延长($P<0.01$)，其中RPM+小剂量CsA组移植肾存活时间最长(69.2±10.3) d，术后15、30 d组血肌酐浓度最低，未见明显的肾小管空泡变性。孙启全等[29]*证实在术后早期，传统上的AR高危人群发生率高，晚期也可发生，但预后较差；组织学上多伴PTC部位中性粒细胞浸润和(或)肾小球肾炎，对激素疗效差。FK506联合MMF能够有效地逆转或控制大部分中国人C4d阳性AR，CBP在治疗中可能起了一定的作用。杨建林等[30]采用sCD30 ELISA试剂盒(双抗体JJo，C法)对58例首次肾移植病人进行sCD30检测，肾移植术前1 d sCD30水平与急性排斥反应的相关性为：$\chi^2=4.843, P<0.05$；肾移植术后第7天sCD30水平与急性排斥反应的相关性为：$\chi^2=7.201, P<0.01$。肾移植术后第28天sCD30水平与急性排斥反应的相关性为：$\chi^2=2.095, P>0.05$。肖亚等[31]报道134例肾移植受者术后1年时尿TGFβ_1浓度为(135.6～442.3) pg/mg·Cr，其中尿TGF-β_1浓度高的病人，在3年观察期内Ccr减损量明显大于尿TGF-β_1浓度低的病人($P<0.01$)；慢性移植肾肾病(CAN)病人在肾移植1年时，尿TGF-β_1浓度为(398±33.5)pg/(mg·Cr)，明显高于非CAN病人(182.7±40.2) pg/(mg·Cr) ($P<0.01$)；非CAN与CAN病人，血TGF-β_1浓度分别为(32.1±4.7)和(31.9±4.8) ng/ml，两者比较差异不显著($P>0.05$)。陈江华等[32]发现肾移植组术前血清可溶性CD30(sCD30)水平明显高于健康对照。血管性、细胞性排斥及临界改变的发生率随着sCD30水平的升高而升高(均$P<0.05$)，但低、中、高sCD30 3组急性排斥逆转率却分别为100%、90.6%和78.6%。多因素Logistic回归分析显示，高sCD30、群体反应性抗体(PRA)阳性和巨细胞病毒(CMV)抗原阳性均为急性排斥的危险因素，优势比分别为2.683、2.384和2.065。赵彦宗等[33]报道骨化三醇和氨基胍(AG)联合应用使肾移植大鼠模型生存期延长，肾功能及血清IFN-1表达水平明显改善或降低。同种异体原位肾移植后联合应用骨化三醇和氨基胍治疗可有效预防急性排斥反应，二者有明显的协同作用。陈国栋等[34]应用Logistic回归分析表明，可能导致急性排斥的独立危险因素有低龄(50岁以下)、移植肾功能恢复延迟、感染、低免疫抑制药血药浓度(环孢素剂量<150 μg/L或他克莫司剂量<5 μg/L)，其优势比分别为3.0、4.3、2.3和8.1($P<0.05$～$P<0.01$)；使用环孢素和他克莫司病人的急性排斥发生率分别为34.7%和18.6%($P<0.01$)。丁涵露等[35]报道急性肾移植排斥肾组织表达共刺激分子PD-LI与其受体PD-1较正常组增多、增强；其小管PD-L1阳性强度与肾间质PD-1阳性细胞数呈正相关，与小管、间质病理损害程度呈负相关。韩聪祥等[36]慢性移植肾病(CAN)病人移植肾组织中TGF-β_1和Ⅳ型胶原的表达比正常肾组织明显增加($P<0.001$)，并随CAN病理分级呈逐渐递增的趋势；与正常肾组织相比TGF-β_1和Ⅳ型胶原在CAN病人肾小球和肾小管间质中的表达呈正相关($r=0.943, P<0.001$及$r=0.910, P<0.001$)。Ⅳ型胶原的异常沉积是CAN病人移植肾纤维化的重要表现，TGF-β_1可能通过调控Ⅳ型胶原等成分的变化在CAN移植肾的纤维化进程中起重要作用。孙雯等[37]*采用酶联免疫斑点试验(ELISPOT)方法，证实移植术前测定受者体内供者特异性的、分泌INF-γ的细胞频数可以作为评估受者针对供者的特异性免疫反应能力的方法之一，并为术后急性排斥反应的防治提供参考。康宁等[38]报道干扰NK细胞表达CD158b的因素较少，在临床上做出排斥反应诊断前，病人外周血中NK细胞的CD158b表达即呈下降趋势，因此术后监测NK细胞的CD158b表达可为评价病人的免疫状况提供依据。张伟杰等[39]对7例病人肾移植术后均采用以CsA为基础的免疫抑制方案，发生肝功能损害后，除采取常规护肝治疗外，根据肝功能的受损程度，以西罗莫司替代CsA，或加用西罗莫司，同时CsA减量。6例肝功能恢复正常，1例死亡。迄今随访3～13个月，肝功能未再出现异常。6例病人在治疗及随访期间肾功能均正常，未发生急性排斥反应。马艳等[40]报道超谐波声学造影(UHCI)是评价移植肾急性排斥(AR)反应时皮质血流灌注的有效方法，结合声学密度定量(AD)分析所获得的血流灌注参数可提供有关AR存在及严重性的有价值信息，对肾移植术后AR的诊断有着广泛的应用前景。李颖嘉等[41]对15例临床疑诊移植肾动脉狭窄病人进行脉冲反向谐波声学造影，并经DSA血管造

影证实。结果为注射造影剂 22～32 s 后移植肾动脉显影并呈带状增强，确诊移植肾动脉狭窄 12 例，移植肾动脉内均见造影剂局部充盈缺损。薛武军等[42]报道应用 CsA 的肾移植病人合用地尔硫䓬，能明显提高血 CsA 浓度，从而减少 CsA 用量，同时能促进移植肾功能的恢复，改善移植效果。黄先恩等[43]报道 PRA 水平、氨基酸残基相配程度、术后 PRA 水平升高、TNF-α 高产量基因型和 IL-10 高产量基因型对移植肾的急性排斥发生率均有显著性影响。术前综合评估这些因素，有利于制订合理的免疫抑制方案。傅耀文等[44]提出肾移植受者尿中供者细胞 DNA 的检测可以作为诊断急性排斥反应的一种方法，其基因表达强度变化为定量评价排斥反应提供了可能性。傅耀文等[45]提出肾骨髓联合移植可诱导嵌合体发生并增加受者对供体器官的免疫耐受，降低急性排斥反应发生率，嵌合现象与免疫耐受具有相关性。陈江华等[46]回顾分析 416 例肾移植受者的术前巨细胞病毒感染，发现术前巨细胞病毒感染组的急性排斥率显著高于非感染组(29.9%比 19.5%，$P=0.014$)，术前感染受者发生急性排斥的风险增高将近 1 倍。预防性抗病毒治疗能降低术后 CMV 疾病的发生率但对急性排斥无影响。陈成水等[47]总结 24 例肾移植受者并发卡氏肺囊虫肺炎(PCP)的影像学表现，就诊时胸部 X 线片 10 例呈弥漫性改变，其中 3 例磨玻璃样改变，2 例磨玻璃样改变中见网格样改变，4 例伴有片状渗出或融合实变。就诊时 24 例胸部 CT 均可见磨玻璃样改变，其中 9 例可见细网格状改变，12 例可见边缘模糊的片状渗出影及肺内实变影。随着病情加重，胸部 X 线片、CT 出现肺内渗出和实变增多，明显时可见支气管空气影。王平贤等[48]将 178 例肾移植病人分为非活动性、低活动性、短期高活动性和长期高活动性 CMV 感染 4 组，3 年后共有 89 例病人完成了全程随访。结果为长期高活动性 CMV 感染的病人，在术后 3 年内 Ccr 减少了(15.8±8.3) ml/min、有 52.4%(11/21)的病人肾功能不全，二者均明显高于其他 3 组($P<0.01$)。肾功能不全者病理证实为慢性移植肾肾病。羊继平等[49]报道肾移植术后发生急性排斥反应是感染发生的危险因素，受者的 IL-1α-889C/C、IL-1β-511C/C、TGF-β_1(密10-密25)高表达型(含 CG/TG)与肾移植后感染的发生明显相关。王平贤等[50]报道肾移植受者术前 CMV 感染发生率明显高于健康人群，至少有 7.1%存在着活动性 CMV 感染；肾移植病人术后 6 个月内，活动性 CMV 感染发生率高达 87.0%；术后第 6～8 周是活动性 CMV 感染最严重时期。王旭洲等[51]报道 56 例肾移植病人术前人类巨细胞病毒(HCMV)基因异常表达 21 例(37.5%)，男 17 例，女 4 例，检测值(3.84±2.72)×10^4 基因拷贝数/ml；移植术后异常表达增至 25 例(44.6%)，检测值(5.32±4.72)×10^4 基因拷贝数/ml。徐涛等[52]报道 172 例肾移植病人的肺炎发生率为 9.9%(17/172)，重症肺炎 11 例占 65%、1 例(9%)死亡。发热为最常见初发症状(82%，9/11)，45%(5/11)同时存在发热、咳嗽和呼吸困难的典型重症肺炎三联征。肺泡灌洗液(BAL)培养和血液培养获得病原诊断的阳性率分别为 100%和 46%。李大庆等[53]回顾 84 例肾移植术后肺部感染病人的临床资料，统计 PRA、免疫抑制方案、抗感染治疗方案等 15 项相关因素，应用 Cox 比例风险模型检验各因素与肺部感染病人生存时间的关系。发现合并急性呼吸窘迫综合征(ARDS)、术后预防性应用更昔洛韦、应用 OKT3 及抗感染治疗方案是影响肾移植术后肺部感染病人预后的 4 个主要因素。各种口服免疫抑制剂方案对预后的影响无显著性差异。卢大乔等[54]报道 94 例肺部真菌感染病人经抗真菌治疗后，72 例治愈，22 例死亡。94 例病人中并发多器官功能障碍综合征(MODs)31 例(占 33.0%)，其中 22 例死亡(占 71.0%)。非白念珠菌感染者 MODS 的发生率较高(占 25.7%)，其次为光滑念珠菌(占 72.7%)、热带念珠菌(占 55.5%)。刘京等[55]回顾分析 13 例肾移植术后并发结核感染病人，其中肺结核 12 例，淋巴结结核 1 例。有 4 人合并其他病原体感染。经过正规抗结核治疗后治愈 11 人，死亡 2 人。不良反应主要是肝、肾功能损害，通过调整免疫抑制剂方案，肝、肾功能可恢复正常。秦燕等[56]选取移植肾功能正常的受者 140 例，发现移植前病人钙、磷代谢异常明显，移植后血钙、磷、甲状旁腺激素、骨钙素、活性维生素 D 等均有明显改善，但尿钙/肌酐和尿吡啶啉/肌酐有增高趋势，股骨骨密度明显下降。平均每日激素用量为移植后尿钙/肌酐的主要预测因素。每日环孢素用量、体重指数与移植受者各部位骨密度明显正相关。累计激素用量是肾移植绝经女性病人腰椎和股骨颈骨密度的不良预测因素。陈江华等[57]回顾分析平均年龄(15.4±1.0)岁的 23 例儿童肾移植病人，手术过程顺利，均未出现外科并发症。1 例治疗非顺应致移植肾失去功能，22 例术后平均 5.5 d 恢复肾功能。术后 6 个月内科并发症包括高血压 13 例(57%)、肺部感染 4 例(17%)、骨髓抑制与药物性肝损害各 3 例(13%)。术后 1 年内急性排斥反应 4 例(17%)。术后第 1 年体重平均增加 2.3kg，身高平均增高 1.0 cm。1 年、3 年人/肾生存率分别为 100%/96%、90%/80%。范连慧等[58]回顾分析 1 400 例同种肾移植受者资料，共死亡 187 例，死亡率为 13.4%。死亡原因依次为感染(38.0%)、心脑血管疾病(31.6%)和肝功能衰竭(5.0%)。死亡受者中，移植

肾有功能的87例(46.5%)。王平贤等[59]检测138例肾功能正常的肾移植病人尿TGF-β_1浓度,将浓度最高的38例病人随机分为两组,治疗组连续服用氯沙坦3年以上。结果为对照组肾功能进行性减退、尿TGF-β_1进行性升高、在3年内肾功能的损失量和肾功不良者的病例数显著大于治疗组。他们[60]还对病理诊断为CANⅠ级的23例病人(A组)于肾功能不全2个月内开始服用依那普利(10 mg/d),持续1年以上,与同期内未服用ACEI的25例CANⅠ级病人(B组)进行对比。治疗1年后,A组15例(65.2%)病人移植肾功能好转或稳定,B组中4例(16.0%)移植肾功能稳定,两组相比差异显著($P<0105$)。观察终点时,A组肌酐清除率(Ccr)减损量[(6.6±5.6) *vs* (16.3±9.3) ml/min,$P<0.01$]、尿TGF-β_1浓度(268.2±82.2 *vs* 458.9±78.8 pg/(mg·Cr),$P<0.01$)均明显低于B组;两组病人血TGF-β_1浓度无明显差异。A组治疗后移植肾TGF-β_1 mRNA表达量由1.58±0.33降至0.96±0.28($P<0.01$)。王玉新等[61]报道伴高脂血症的肾移植受者辛伐他汀降脂治疗1.5个月,血脂水平及外周血单个核细胞中碱性成纤维细胞生长因子(bFGF)及其受体FGFR2 mRNA显著高于血脂正常组及对照组,辛伐他汀治疗1.5个月后血脂水平及bFGF、FGFR2 mRNA表达水平显著下降,治疗3个月时进一步下降。李旭东等[62]荟萃分析6个随机对照实验纳入研究,包括1 654例同种异体尸体肾移植病人。结果显示,肾移植术后应用他克莫司(Tac)与环孢素A(CsA),其受者人/肾存活率的差距不具有统计学意义。徐达等[63]报道人、肾1年存活率,青年组分别为92.7%和87.5%,中老年组分别为94.9%和92.3%($P>0.05$);1年内的急性排斥反应的发生率,青年组为22.9%,中老年组为17.9%($P>0.05$);CsA的肝、肾毒性发生率,青年组为26.0%,中老年组为23.1%($P>0.05$);肺部感染发生率,青年组为25.0%,中老年组为28.2%($P>0.05$)。后各个时期中老年组的CsA用量及c_2均低于青年组($P<0.05$)。黄瑨等[64]使用SF-36量表与肾脏病相关的生存质量(KDTA)组合起来的一般/特殊性量表KDQOL-SF™评价尿毒症病人肾移植前及肾移植后6个月的生存质量。肾移植术后6个月,病人的SF-36量表的8个维度(包括体能、体力所致工作和生活受限、疼痛、总体健康状况、精力状况、社会功能、情感问题对工作生活的影响及情感状况)和KDTA的8个方面(包括症状与不适、肾病对日常生活的影响、肾病给生活带来的负担、工作状况、性功能、睡眠、社会支持及病人满意度)的评分较移植前有明显提高,经济水平、合并症、住院事件、年龄、肌酐水平是肾移植病人生存质量的独立影响因素。于立新等[65]对87例移植供肾缺血时间、活检组织的光镜表现结合移植后发生急、慢性排斥反应的情况进行Logistic分析,结果显示冷缺血时间、肾小管损伤是急性排斥反应的危险因素;冷缺血时间、肾小球硬化是慢性排斥反应的危险因素,与慢性移植病的发生可能相关。周梅生等[66]提出血液透析不能明显改善尿毒症病人的性相关激素、微量元素和生育能力的异常,而肾移植多能改善,尤其是在恢复月经周期和生育能力方面有显著的效果。许龙根等[67]报道患尿毒症时,病人的精液主要参数(精子的活动力、存活率)均明显下降,扫描电镜下,精子顶体缺失,核内空泡明显,顶体后环和核后环缺失,中段线粒体鞘缺失;肾功能恢复正常后,精液的主要参数得到明显改善($P<0.01$),扫描电镜下,多数精子的顶体、顶体后环和核后环、中段线粒体鞘趋向正常。

王长希等[68]对2 160例肾移植病人进行回顾分析,结果为其中33例术后发生肿瘤,以消化系统肿瘤为主(33.3%)。10例行根治性手术治疗(RS组)的病人中位生存时间为41.5个月;23例未行RS治疗者中位生存时间为6.0个月。两组20个月生存率分别为70.0%和13.0%。结论为肾移植病人比普通人群更易发生肿瘤,肿瘤类型与普通人群所患不同,以肝癌、皮肤癌、淋巴瘤、甲状腺癌等为主。彭明强等[69]分析我国1977年至2003年6月的肾移植病例共13 969例,肾移植后发生恶性肿瘤210例,肿瘤发生率为5.6‰~42.0‰,总体发生率为15.0‰;在210例恶性肿瘤中,泌尿系统肿瘤64例(30.5%),肝癌28例(13.3%),皮肤癌16例(7.6%),淋巴瘤12例(5.7%),Kaposi肉瘤10例(4.8%),其他类型肿瘤有80例,占38.1%;河南省以北的病人泌尿系统肿瘤的发生率明显高于南方(江苏省以南),而肝癌、皮肤癌、淋巴瘤和Kaposi肉瘤的发生率低于南方。结论为我国肾移植病人恶性肿瘤的发生率低于欧美国家;泌尿系统肿瘤和肝癌多发;南北方肿瘤发生的类型有明显差异。王长希等[70]对8例肾移植术后发生肿瘤而无法手术切除的病人在调整免疫抑制方案的同时加用西罗莫司(RPM),治疗期间未见急性排斥反应,其中位存活时间为14.5月,随访至今,仍有7例存活;1例Kaposi肉瘤病人减少RPM用量而发生急性排斥反应,最终因移植肾功能衰竭和肺部感染死亡。非RPM组病人的中位存活时间为3.0个月,随访期内全部死亡。RPM组12个月、20个月的存活率分别为75.0%和37.5%,非RPM组12个月、20个月的存活率分别为7.1%和0($P<0.05$)。

(吴　俊)

参 考 文 献

1 武玉东,等.中华器官移植杂志,2005,26(8):487
2 姚友生,等.中山大学学报(医学科学版),2004,25(6):521
3 朱同玉,等.上海医学,2005,28(5):359
4 傅耀文,等.中华泌尿外科杂志,2004,25(12):834
5 蒋晓峰,等.浙江医学,2004,26(12):900
6 王共先,等.中华泌尿外科杂志,2005,26(8):535
7 周江桥,等.中华器官移植杂志,2005,26(1):44
8 陈 海,等.第二军医大学学报,2005,26(1):75
9 王国勤,等.中华器官移植杂志,2005,26(3):157
10* 徐 剑,等.中华医学杂志,2005,85(18):1238
11 张卫星,等.中华医学杂志,2005,85(23):1625
12 吴渊文,等.中华器官移植杂志,2005,26(6):380
13 赵 鸿,等.复旦学报(医学版),2005,32(1):63
14 平季根,等.江苏医药,2005,31(2):127
15 马潞林,等.中华泌尿外科杂志,2005,26(3):169
16 朱晓峰,等.中华器官移植杂志,2005,26(7):415
17 徐 涛,等.中华外科杂志,2005,43(14):940
18 廖爱华,等.中国免疫学杂志,2005,21(1):52
19 张志梅,等.广东医学,2OO5,26(1):91
20 蔡 明,等.解放军医学杂志,2004,29(12):1065
21 曹兵生,等.中国临床医学影像杂志,2004,15(12):699
22 傅耀文,等.中华泌尿外科杂志,2005,26(2):101
23 张 清,等.广东医学,2005,26(2):182
24 樊有龙,等.中国免疫学杂志,2004 20(12):855
25 黄洪锋,等.中华泌尿外科杂志,2005,26(2):97
26 陈光耀,等.中华器官移植杂志,2005,26(2):111
27 丁生珍,等.中华器官移植杂志,2005,26(8):464
28 黄赤兵,等.重庆医学,2005,34(2):234
29* 孙启全,等.肾脏病与透析肾移植杂志,2005,14(1):12
30 杨建林,等.中华医学杂志,2005,85(10):651
31 肖 亚,等.第三军医大学学报,2005,27(11):1175
32 陈江华,等.中华医学杂志,2005,85(22):1560
33 赵彦宗,等.中华器官移植杂志,2005,26(8):494
34 陈国栋,等.新医学,2005,36(5):264
35 丁涵露,等.第三军医大学学报,2005,27(9):892
36 韩聪祥,等.第一军医大学学报,2005,255):567
37* 孙 雯,等.中华器官移植杂志,2005,26(5):265
38 康 宁,等.中华器官移植杂志,2005,26(5):262
39 张伟杰,等.中华器官移植杂志,2005,26(7):435
40 马 艳,等.中国超声医学杂志,2005,21(7):490
41 李颖嘉,等.中国临床医学影像杂志,2005,16(6):326
42 薛武军,等.中华器官移植杂志,2005,26(1):17
43 黄先恩,等.第一军医大学学报,2004,24(10):1188
44 傅耀文,等.中国免疫学杂志,2004,20(10):711
45 傅耀文,等.中华医学杂志,2004,84(23):1983
46 陈江华,等.中华肾脏病杂志,2005,21(4):223
47 陈成水,等.中华放射学杂志,2005,39(2):213
48 王平贤,等.第三军医大学学报,2005,27(6):550
49 羊继平,等.中华器官移植杂志,2005,26(2):97
50 王平贤,等.第三军医大学学报,2005,27(5):425
51 王旭洲,等.中华泌尿外科杂志,2005,26(8):523
52 徐 涛,等.中华外科杂志,2005,43(10):672
53 李大庆,等.第四军医大学学报,2005,26(13):1203
54 卢大乔,等.中国危重病急救医学,2005,17(6):377
55 刘 京,等.第三军医大学学报,2005,27(11):1134
56 秦 燕,等.临床内科杂志,2005,22(2):85
57 陈江华,等.中华外科杂志,2004,42(18):1100
58 范连慧,等.中华器官移植杂志,2005,26(8):461
59 王平贤,等.重庆医学,2005,34(2):238
60 王平贤,等.肾脏病与透析肾移植杂志,2005,14(1):18
61 王玉新,等.临床内科杂志,2005,22(5):322
62 李旭东,等.四川医学,2005,26(5):514
63 徐 达,等.中华器官移植杂志,2005,26(5):275
64 黄 瑨,等.中华器官移植杂志,2005,26(5):272
65 于立新,等.第一军医大学学报,2005,25(6):700
66 周梅生,等.中华器官移植杂志,2005,26(1):25
67 许龙根,等.中华器官移植杂志,2005,26(1):22
68 王长希,等.癌症,2005,24(2):222
69 彭明强,等.中华器官移植杂志,2005,26(5):269
70 王长希,等.中华器官移植杂志,2005,26(5):278

九、其他

刘刚等[1]分析了北京大学第一医院肾内科成人肾活检肾脏病的构成比例和10年的变化特点,认为肾脏病构成的演变可能与诊断水平的提高和实际发病率的改变有关。王绮等[2]比较了两种呼吸状态对超声引导肾活检的影响,发现平静吸气后屏气较深吸气末屏气穿刺成功率高。陶于洪等[3]回顾分析了B超引导下80例儿童肾活检的临床资料和并发症,认为掌握进针深度和角度是提高儿童肾活检成功率和减少并发症的关键。阿迪拉等[4]分析了168例新疆维吾尔族肾活检病人资料,发现肾脏病理类型分布 存在一定地区特点,非IgA MsPGN为主要的原发性肾小球疾病。

谢晋国等[5]对10条杂种犬注射全氟显声学造影剂进行对比超声检查,观察肾脏循环灌注,认为其比现有的测量肾血流灌注的方法更具优点。侯凡凡等[6]调查了我国五省市、自治区慢性肾脏病(CKD)心血管疾病的危险因素,认为加强控制微炎症、营养不良、贫血、高血压和钙磷代谢紊乱是改善CKD病人心血管疾病预后的关键。杨小兵等[7]观察109例CKD病人循环中晚期氧化蛋白产物(AOPP)水平,发现CKD病人血清AOPP水平明显高于健康对照者($P<0.01$),AOPP

与动脉粥样硬化密切相关。张国华等[8]* 观察在CKD病人中应用贝那普利的有效性和安全性,认为ACEI对Scr在266-442 μmol/L的CKD病人仍有肾脏保护作用,且不良反应的发生率无明显升高。陈崴等[9]采用前瞻、多中心、自身对照的方法,增大剂量福辛普利治疗慢性肾脏病轻中度蛋白尿,发现福辛普利显著减少慢性肾脏病病人蛋白尿,并呈剂量依赖性。马迎春等[10]通过与双血浆法^{99m}Tc-DTPA测算的GFR比较,发现MDRD7方程、简化MDRD方程、Cockcroft-Gault方程应用于我国CKD病人时有必要进行适当的修正。张春丽等[11]用肾动态显像法测定GFR,并与双血浆法比较,发现肾动态显像法测得的GFR能可靠反映肾功能变化,但对体型特殊的病人可能偏差较大。

吴杰等[12]分析26例急、慢性马兜铃酸性肾病病人临床与病理资料,认为急、慢性马兜铃酸性肾病病人临床与病理特点不同,PAI-1、TIMP-1在慢性化进展中可能起重要作用。高艳丽等[13]观察大鼠慢性马兜铃酸性肾病模型,发现慢性马兜铃酸肾病大鼠肾间质纤维化的发病可能与促纤维化因子及抑制细胞外基质降解因子的过度表达有关。杨莉等[14]研究了关木通致急性肾小管坏死病人肾活检标本,发现微血管病变可能是肾小管中毒损伤后修复不良及病变慢性进展的原因之一。

刘英莉等[15]用单侧肾动脉注射+原位电穿孔方法将血管紧张素Ⅰ型受体反义寡核苷酸导入Wistar大鼠一侧肾脏,抑制了同侧肾小球AT1受体的表达,提供了研究肾脏局部RAS短期作用机制的动物模型。罗洋等[16]利用体外细胞培养及共培养技术,发现外源性和内源性醛固酮能使人近端肾小管上皮细胞系(HKC)合成TGF-β_1。活化的HKC能促进人肾间质成纤维细胞合成Ⅰ型胶原。周剑锋等[17]观察骨成形蛋白-7(BMP-7)在单侧输尿管梗阻(UUO)大鼠肾小管间质中的表达和动态变化,认为BMP-7表达下调可能参与介导肾小管间质损害的发生发展。陈楠等[18]观察BMP-7对体外培养的人肾小管上皮细胞转分化的影响,发现BMP-7可以阻断TGF-β_1对肾小管上皮细胞转分化的促进作用。

何娅妮等[19]探讨白蛋白刺激肾小管上皮细胞表达细胞趋化因子的分子机制,发现肾小管上皮细胞对白蛋白的重吸收增加可能与其趋化因子表达上调有密切关系,而Cubilin可能在其中有重要作用。薛痕等[20]研究肝细胞生长因子(HGF)对UUO大鼠肾间质纤维化的保护作用,发现HGF能减轻肾间质纤维化,负性调控肾小管上皮细胞-肌成纤维细胞转分化。邢广群等[21]用内源性肾上腺髓质素(AM)作用于肾上腺髓质基因敲除杂合子小鼠(AMKO),发现AM对早期肾间质纤维化有保护作用。朱忠华等[22]观察蛋白酶激活受体2(PAR-2)在UUO小鼠肾小管间质中的表达情况及与肾间质纤维化的关系,认为PAR-2可能参与了肾间质纤维化发生发展过程。黄云剑等[23]将Smad6和Smad7基因转染UUO大鼠,发现Smad7基因转移能有效缓解单侧输尿管梗阻肾间质纤维化。吴升华等[24]观察脂氧素A4(LXA4)对体外培养大鼠肾间质成纤维细胞的作用,发现LXA4能上调Smac表达,引起大鼠肾间质成纤维细胞凋亡。周秋根等[25]通过体外实验,发现在TGF-β_1诱导人肾小管上皮细胞(HK-2)转分化过程中血管生长因子(VEGF)受体表达增强,而VEGF表达呈双相变化。陈楠等[26]探讨TGF-β_1对HK-2细胞结缔组织生长因子(CTGF)的影响,发现TGF-β_1以时间和剂量依赖方式上调HK-2中CTGF基因启动子活性。

Gao等[27]联合应用缬沙坦和氟伐他汀治疗单肾毁损的糖尿病大鼠,发现可以通过下调NF-κB和MCP-1表达来预防小管间质的损害。Zhang等[28]回顾分析了15例脂蛋白肾病(LPG)病人的临床和病理资料,发现中国LPG病人主要是apoEε3/ε4基因型,此基因型的病人血apoE水平更高。

(毛志国)

参 考 文 献

1　刘　刚,等.临床内科杂志,2004,21(12):834
2　王　绮,等.中国超声医学杂志,2004,20(12):927
3　陶于洪,等.四川医学,2005,26(7):746
4　阿迪拉,等.中华肾脏病杂志,2005,21(1):51
5　谢国晋,等.第一军医大学学报,2005,25(8):1040
6　侯凡凡,等.中华医学杂志,2005,85(11):753
7　杨小兵,等.中华内科杂志,2005,44(5):342
8*　张国华,等.中华内科杂志,2005,44(8):592
9　陈　崴,等.中华肾脏病杂志,2005,21(1):9
10　马迎春,等.中华内科杂志,2005,44(4):285
11　张春丽,等.北京大学学报(医学版),2004,36(6):612
12　吴　杰,等.中华检验医学杂志,2005,28(6):587
13　高艳丽,等.中华肾脏病杂志,2005,21(1):31
14　杨　莉,等.中华内科杂志,2005,44(7):525
15　刘英莉,等.中华肾脏病杂志,2005,21(4):199
16　罗　洋,等.中华医学杂志,2005,85(29):2070
17　周剑锋,等.中华肾脏病杂志,2005,21(1):43
18　陈　楠,等.中华肾脏病杂志,2004,20(5):343
19　何娅妮,等.中华医学杂志,2004,84(21):1804
20　薛　痕,等.中华肾脏病杂志,2005,21(8):458
21　邢广群,等.中华肾脏病杂志,2004,20(5):374
22　朱忠华,等.中华肾脏病杂志,2004,20(6):434

23 黄云剑,等.中华肾脏病杂志,2004,20(5):358
24 吴升华,等.中华肾脏病杂志,2004,20(5):339
25 周秋根,等.中国医学科学院学报,2005,27(3):325
26 陈 楠,等.中华肾脏病杂志,2005,21(8):453
27 Gao P, *et al*. Chin Med J,2005,118(7):598
28 Zhang B, *et al*. Chin Med J,2005,118(7): 555

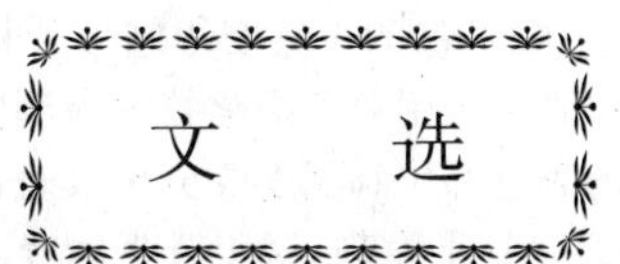

转化生长因子-β₁ 通过活化 ERK 途径和上调 Ets-1 蛋白刺激基质金属蛋白酶-9 产生[中华医学杂志,2005,85(5):328] 北大一院黄海长等在多种肾小球疾病动物模型和人类肾小球肾炎中均发现肾小球内 MMP-9 蛋白表达及活性增加,而 TGF-β_1 是其上游正性促进因子。为探讨 TGF-β_1 调节 MMP-9 生成的分子机制,选用小鼠肾小球足突细胞系,以细胞因子 TGF-β_1 为刺激物,建立炎细胞模型,分别应用明胶酶谱法和 RT-PCR 法观察 TGF-β_1 刺激细胞后培养上清 MMP-9 活性及细胞 MMP-9 mRNA 变化;应用 Western 免疫印迹法检测 TGF-β_1 调节 MMP-9 中对 ERK 信号途径和转录因子 Ets-1 蛋白的影响。结果显示,对照组细胞上清有微弱 MMP-9 活性,TGF-β_1 刺激 24 h 后培养上清 MMP-9 活性较对照组明显升高($P<0.01$),并呈 TGF-β_1 刺激剂量依赖趋势;TGF-β_1 刺激 6 h 细胞 MMP-9 mRNA 较对照组明显增加($P<0.01$),并且维持高水平至 24 h;TGF-β_1 刺激细胞 4 h 转录因子 Ets-1 蛋白增加($P<0.01$),持续高水平至 24 h。TGF-β_1 可以刺激细胞 ERK1/2 活化;以 ERK1/2 活化阻断剂 PD98059 预处理细胞,可以阻断 TGF-β_1 刺激引起的 Ets-1 蛋白、MMP-9 活性和 MMP-9 mRNA 增加的效应。以上结果提示,TGF-β_1 是通过活化细胞内 ERK 信号途径和上调转录因子 Ets-1 蛋白刺激足突细胞 MMP-9 mRNA,继而蛋白活性增强。

(傅 鹏)

述评 近年来研究证实,肾小球足突细胞从肾小球基膜脱落是启动肾小球硬化的关键,有关足突细胞脱落的原因及其机制是近年来的研究热点。本文为国内目前该领域较深入的一个研究课题,阐明了刺激进肾小球硬化的炎症因子 TGF-β_1 刺激足突细胞 MMP-9 活性增加,是通过活化足突细胞内 ERK 信号途径和上调转录因子 Ets-1 蛋白从基因转录水平调节 MMP-9 mRNA 而实现的。本研究为开展防治肾小球疾病慢性进展的药物治疗靶标提供了可能途径。

(袁伟杰)

原发性 IgA 肾病中的微血管损害[中华肾脏病杂志,2005,21(6):324] 中山大学附属第一医院肾内科姜傥等为了解原发性 IgAN 中微血管损害及新月体形成(V/C)的临床、病理特点,比较分析了行肾穿刺活检证实的 87 例伴 V/C 损害的原发性 IgAN 与同期 135 例不伴 V/C 损害的原发性 IgAN,以及伴有 V/C 的狼疮性肾炎(LN)病人的临床、病理资料。结果发现,原发性 IgAN 中较常发生 V/C 损害,发生率为 39.19%;而 V/C 损害受累小球数占肾小球总数的(14.1+12.8)%。37.9%伴 V/C 损害的 IgAN 病人血清肌酐升高。血压、尿蛋白等临床指标在有与无 V/C 损害的两组 IgAN 间均无显著性差异。原发性 IgA 肾病病人的球性硬化发生率(64.9%)、球性硬化数与肾小球总数的比率[(27.0±24.7)%]均显著高于 LN 组[40.0%,(16.2±18.8)%]。作者认为,原发性 IgAN 中 V/C 损害发生率较高,常缺乏明显临床表现,并可能导致肾单位的缓慢、持续性、"非显性"丢失,最终进展至终末期肾衰竭。

(吴 灏)

述评 我国肾脏病病人中肾小球疾病占很大的比例,而原发性 IgA 肾病约占肾小球疾病的 30%~40%,其中大约 1/3 的病人将会进展到终末期肾病,所以肾脏病学者尤其关注 IgAN 病理、治疗和预后。本文从 IgAN 微血管损害及新月体形成(V/C)的临床、病理特点着手,基本上阐明了基础病理和临床的关系,对肾脏科临床医师的临床治疗和预后判断提供了很好的依据。

(袁伟杰)

依那普利及波生坦对糖尿病肾病大鼠干预作用的初步研究[中华糖尿病杂志,2005,12(4):437] 北京中日友好医院肾脏病中心程虹等为了观察依那普利及波生坦对糖尿病肾病的治疗作用,采用 Wistar 大鼠摘除右肾后,静脉注射链脲佐菌素致成糖尿病模型鼠,分组注射依那普利、波生坦、依那普利加波生坦和缓冲液,20 周时测量体重、血压、血糖及 24 h 尿蛋白定量,处死大鼠后,取左肾称重,用 RT-PCR 及免疫组化法测量肾组织中Ⅰ型胶原(CⅠ)、Ⅳ型胶原(CⅣ)、TGF-β_1、纤溶酶原激活抑制物-1(PAI-1)及金属蛋白酶抑制物-1 的(TIMP-1)mRNA 及蛋白表达。结果发现,与静脉注射缓冲液的对照组相比,糖尿病模型组大鼠平均脉压、血糖、尿蛋白定量及肾重/体重比例均显著上升,肾组织的 CⅠ、CⅣ、TGF-β_1、PAI-1 及 TIMP-1 的 mRNA 及蛋白质表达均显著上调,依那普利、波生坦及两药联合使用后,上述上调指标除血糖外均显著抑制,这三组间抑制率差异无显著意义。作者认为,无论非选择性内皮素-1 受体拮抗剂波生坦或血管紧张素转换酶抑制剂依那普利,对糖尿病肾病均有肯定疗效;两药可能通过下调肾组织中 TGF-β_1、PAI-1 及 TIMP-1 表达,而使 CⅠ和 CⅣ生成减少而发挥疗效。在试验中未显示依那普利和波生坦联合使用疗效优于单药。

(孙莉静)

述评　目前关于糖尿病肾病大鼠模型的研究较多,而该文作者通过非选择性内皮素-1 受体拮抗剂波生坦和血管紧张素转换酶抑制剂依那普利对糖尿病肾病的大鼠模型进行研究,发现两者均有肯定疗效;可能机制是通过下调肾组织中 TGF-β_1、PAI-1 及 TIMP-1 表达,使 CⅠ和 CⅣ生成减少而发挥作用,为糖尿病肾病的治疗提供了进一步的实验依据。

(袁伟杰)

来氟米特联合糖皮质激素治疗增殖型狼疮性肾炎(LN)的多中心对照临床试验研究[中华内科杂志,2005,44(9):672]　北京大学第一医院肾内科崔太根等为了观察来氟米特治疗增殖型狼疮性肾炎的疗效及安全性,选用了 51 例经病理证实的增殖型 LN 病人,对既往从未接受过免疫抑制剂治疗者,在应用激素的基础上分别口服来氟米特(A 组)或静点环磷酰胺(B 组);对三个月前接受过免疫抑制剂和激素治疗后复发者也给于来氟米特(C 组)治疗。用药期间检测血压、血尿常规、24 h 尿蛋白定量、肝肾功能、抗核抗体给抗双链 DNA 抗体滴度、血沉和补体 C3 等。在第 3、6 个月时行狼疮疾病活动指数评价。记录所有的不良表现。6 个月后行疗效和安全性的评价。共有 47 例完成了试验。A 组来氟米特治疗总有效率 80%,完全缓解率为 40%;B 组环磷酰胺治疗总有效率为 75%,完全缓解率为 25%,治疗 6 个月后,A、B 组病人各项指标均有明显改善,C 组来氟米特治疗总有效率达 60%,完全缓解率为 7.5%,A 组不良反应主要是感染和脱发,感染以带状疱疹多见,有 1 例病人发生严重肺部感染。作者认为,来氟米特联合激素用于活动性增殖型 LN 的诱导缓解治疗有较明显的疗效,耐受性尚好。其在维持缓解期的长期疗效及安全性有待更长期的观测。

(孙莉静)

述评　来氟米特作为一种新型免疫抑制剂在临床上已用于治疗 LN,但其远期疗效及安全性还有待于进一步观测。该文作者通过多中心对照临床试验研究认为来氟米特联合激素用于活动性增殖型 LN 的诱导缓解治疗有较明显的疗效,耐受性尚好,为来氟米特在 LN 中的广泛应用提供了临床依据。

(袁伟杰)

表面活性蛋白 A 在大鼠急性肾盂肾炎动物模型中的表达[中华肾脏病杂志,2005,21(8):469]　武汉大学人民医院田少江等探讨了表面活性蛋白 A(SP-A)在肾组织中的表达部位及其表达变化与肾组织感染、肾间质炎症间的关系。将 21 只大鼠随机分为 3 组:正常对照组、假手术组和肾盂肾炎组。利用膀胱内注射菌液的方法制作肾盂肾炎模型。用 HE 染色评价各组肾组织炎症程度。用 RT-PCR 检测各组 SP-A mRNA 表达。用 Western 免疫印迹法分析各组肾组织 SP-A 蛋白表达。用免疫组化技术检测各组肾组织中的 SP-A 的表达部位和强度并分析其表达强度与炎症程度的关系。结果发现,肾盂肾炎组肾组织炎症程度显著高于正常对照组和假手术组(54.3±11.5 比 6.4±1.4、8.6±1.9,$P<0.05$);SP-A mRNA 和蛋白表达均显著增加(各组 mRNA 水平:2.20±0.58、0.90±0.25、1.10±0.30,蛋白水平:0.45±0.09、0.24±0.05、0.26±0.05)。正常对照组和假手术组中,SP-A 的表达主要见于外髓部的肾小管上皮细胞,集合管也有一定程度的表达。肾盂肾炎模型中,SP-A 在内外髓的表达均明显增加。肾脏组织炎症程度与 SP-A 表达强度呈正相关($r=0.67$,$P<0.01$)。结论为急性肾盂肾炎模型肾组织中的 SP-A 表达显著增加。感染引起的肾间质炎症越重,SP-A 的表达越明显。提示 SP-A 可能在肾盂肾炎的天然免疫及炎症调节中发挥重要作用。

(边　琪)

述评　表面活性蛋白 A(SP-A)是一种胶原凝集素,因其参与肺部的天然免疫、炎症调节和获得性免疫反应而受到广泛重视。目前尚无有关 SP-A 在肾组织中的表达部位、表达的细胞类型以及 SP-A 表达与炎症和感染的关系的研究报道。本文利用大鼠肾盂肾炎模型,在研究中首次明确 SP-A 在大鼠肾组织中的表达特点并在一定程度上探讨了其表达程度与感染和间质炎症的关系,为进一步探讨 SP-A 在尿路感染和间质炎症性肾病中的作用提供了实验依据,为更广泛地探讨 SP-A 在肾脏疾病中的生物学作用奠定了基础。

(袁伟杰)

中国五省市自治区慢性肾脏病病人心血管疾病的患病率调查[中华医学杂志,2005,85(7):458]　广州南方医科大学南方医院侯凡凡等为了解中国慢性肾脏病(CKD)病人心血管疾病(CVD)的发病规律和发病因素,对我国华南、华东、西南、西北和东北 5 个省市、自治区 7 家三级甲等医院 2002～2003 年收治的 1239 例慢性肾脏病病人进行流行病学调查。总结认为:①慢性肾脏病病人冠状动脉疾病(CAD)的患病率为 16.5%,左心室肥厚(LVH)为 58.5%,充血性心力衰竭(CHF)为 27.7%,脑卒中(CVA)为 5.6%,大血管动脉粥样硬化性病变为 31.5%。②第 2～3 期轻度慢性肾脏病病人的 CAD(5.9%)和 CVA(1.0%)患病率已明显高于同地区一般人群;高达 41.2%的轻度肾功能减退病人合并 LVH,13.8%有充血性心力衰竭的临床证据;CAD、LVH 和 CHF 的患病率随肾功能恶化而增高。③本组透析病人 CAD 的患病率(20.0%)低于欧美国家,而脑卒中患病率(5.4%)显著高于国外报道;不同年龄组、不同地区和糖尿病与非糖尿病慢性肾脏病之间 CAD 的患病率存在差异;但男、女两性之间无明显差异,女性 LVH 的患病率甚至高于男性。作者认为慢性肾脏病病人是心血管疾病的高发人群,轻度慢性肾脏病病人心血管疾病的危险性已明显增加。本组透析病人 CAD 的患病率低于欧美国家,发病规律也与一般人群有别,故有必要深入研究慢性肾脏病患病人群心血管疾病的发病机理和危险因素。

(戎 殳)

述评 慢性肾脏病在普通人群中的发病率在美国和欧洲等发达国家为 6.5%～10%,其中 20 岁以上人群慢性肾脏病的患病率达到 11%,北京地区有资料报道慢性肾脏病患病率达 18.7%,而心血管并发症是慢性肾衰竭死亡的主要原因。本文对我国较大范围肾脏病病人的心血管并发症患病率详细调查,丰富了我国肾脏病和心血管疾病的流行病学资料,对不同心血管并发症发病率的分析与原发病相关性的探讨,有利于研究和防治慢性肾脏病的心血管问题。

(叶朝阳)

连续性血液净化对血浆细胞因子水平的影响及其清除机制[肾脏病与透析肾移植杂志,2004,13(5):401] 南京大学医学院余晨等为探讨连续性血液净化(CBP)对细胞因子的清除作用以及对血浆细胞因子水平影响的机制,对 12 例重症急性胰腺炎(SAP)病人(SIRS6 例,脓毒症 6 例),行连续性静脉-静脉高容量血液滤过(CVVHVHF),置换量 4 000 ml/h,均以前稀释方式输入,血流量 250～300 ml/min,连续进行 72 h,滤器为 AN69 膜,面积为 1.6m^2,每 24 h 更换一次滤器及血路。在治疗初始(0 h)及治疗后第 2、6、12、24、48、72 h 时,取滤器前、滤器后抗凝血,同时留取滤液。分离血标本中的单核细胞,用脂多糖 5 μg/ml 刺激 12 h,留取上清液。再应用 EIISA 法测定上清液、血浆及超滤液中细胞因子水平(TNFα、IL-6、IL-10)。结果显示:①在超滤液中仅能测及 IL-6,滤过系数(SC)为 0.088 1±0.071 1,滤液中 IL-6 水平与血浆中水平呈正比(r=0.463 7,P<0.001)。②三种细胞因子均能被滤器吸附,吸附量与血浆中水平成正比(IL-6 的 r=0.984,P<0.001;TNF-α 的 r=0.939 4,P<0.001;IL-10 的 r=0.939 8,P<0.001),滤器使用 12 h 后,吸附能力明显下降。清除总量约占同期血浆细胞因子水平的 16%～23%。③治疗前,SIRS 组病人血浆细胞因子水平明显升高,单核细胞分泌量明显增加,呈过度分泌状态。CBP 治疗后,不论是血浆细胞因子或单核细胞分泌的细胞因子均明显降低,二者呈相同变化趋势。④治疗前,脓毒症组血浆细胞因子明显增加,但单核细胞分泌功能明显受抑制,所分泌的细胞因子减少。治疗后,单核细胞功能略有改善,血浆细胞因子水平无明显变化。该研究提示,①CVVHVHF 具有较好的清除能力,吸附是主要清除方式,少数细胞因子可通过滤过方式加以清除。②细胞因子的“产量”对血浆细胞因子水平也具有重要影响,产生与清除的平衡决定了血浆细胞因子水平的高低。CBP 从清除和生成两方面对血浆细胞因子水平发挥影响。

(戎 殳)

述评 连续性血液净化目前是治疗多脏器衰竭和全身炎症反应综合征的重要手段,使用不同滤器和不同时间、采用不同的置换量对血浆细胞因子的清除有显著差别。该研究提示,CVVHVHF 具有较好的清除能力,吸附是主要清除方式,少数细胞因子可通过滤过方式加以清除。细胞因子的“产量”对血浆细胞因子水平也具有重要影响,产生与清除的平衡决定了血浆细胞因子水平的高低,提示在 CRRT 治疗过程,原发病的控制是关键。

(叶朝阳)

高纯度透析浓缩液对血液透析病人血清白细胞介素 6、肿瘤坏死因子 α 和白蛋白水平的影响[中华肾脏病杂志,2005,21(2):76] 广州中山大学一院张涤华等为比较高纯度透析浓缩液和普通透析浓缩液对长期透析病人血清促炎症因子 IL-6、TNFα 和血清白蛋白的影响,采用前瞻性临床对照研究,将 85 例维持性血液透析病人随机分为两组,分别采用普通透析浓缩液(常规组,42 例)和高纯度透析浓缩液(高纯度组,43 例)进行常规低通量血液透析治疗并随访 12 个月。比较常规组与高纯度组病人在血清 IL-6、TNFα、血清白蛋白、干体重、体质量指数(BMI)、上臂中肌肉周径(MAC)、血红蛋白、血细胞比容、白细胞计数、中性粒细胞计数以及红细胞生成素应用剂量上的差异。研究结果显示,高纯度组和常规组两组病人间年龄、性别比例、透析龄、BMI、Kt/V 值和血清 IL-6、TNF-α 水平差异无统计学意义。与基础水平比较,随访结束时高纯度组病人血清 IL-6[(6.91±5.13) pg/ml 比(3.06+2.42) pg/ml]和 TNFα 水平[(14.78±4.61) pg/ml 比(13.60±4.24) pg/ml]显著下降;血清白蛋白[(35.9+3.7) g/L 比(37.6±3.4) g/L]、血红蛋白[(82.4±24.7) g/L 比(88.2±22.9) g/L]及血细胞比容(0.25±0.07 比 0.28+0.05)均显著上升。与常规组比较,随访结束时高纯度组血清 IL-6[(3.06±2.42) pg/ml比(4.22±3.99) pg/ml]和 TNF-α 水平[(13.60±4.24) pg/ml 比(15.79±6.38) pg/ml]均显著下降。该研究表明提高透析浓缩液的洁净度,减少透析浓缩液中的细菌和内毒素污染,可以降低常规低通量血液透析病人血清促炎症因子(IL-6 和 TNFα)水平,提高血清白蛋白水平,改善透析病人部分临床营养学指标,对血液透析病人的长期存活和生活质量产生有益的影响。

(戎 殳)

述评 长期血液透析病人的微炎症状态与病人的营养不良、心血管并发症、病死率高等有密切关系,而影响血液透析微炎症的重要因素是透析液的污染问题,改变透析液的污染或者提高透析液的纯度取决于两方面,一是反渗水纯度,二是浓缩透析液纯度。目前大多数强调了超纯透析用水,使用二级反渗,但是如果浓缩透析液污染,血透过程仍然会出现内毒素等对机体损害,包括产生 IL-6 和 TNF-α 等炎症因子,从而使机体持续产生微炎症反应。本文使用高纯度浓缩液研究观察 12 个月,证明效果良好,值得推广。

(叶朝阳)

常染色体显性遗传性多囊肾病病人临床特点、治疗情况及疗效的临床分析[中华肾脏病杂志,2005,21(3):133] 上海长征医院戎殳等为了解常染色体显性遗传性多囊肾病病人临床特点、治疗情况及疗效,选择 1994 年 1 月 1 日至 2003 年 12 月 31 日于长征医院住院符合 ADPKD 诊断标准的病人共 271 例进行了回顾分析,其中男性 149 例,女性 122 例,根据 MDRD 公式计算 GFR,根据公式[单侧肾脏体积(mm^3)=(4π/3)×(宽/4+厚/4)^2×(长/2)]计算肾体积,作肾脏体积与肾功能、血压、血尿及蛋白尿之间的相关分析,其中 193 例病人(71.2%)出现血尿,血尿发生与肾脏体积关系密切,发生血尿的病人,181 例(93.8%)肾脏体积超过 650 cm^3,发生肉眼血尿的病人中,45 例(91.8%)肾脏体积超过 700 cm^3,而在因肉眼血尿住院的两种不同治疗方法的两组病人,单纯卧床休息组病人中 28 例(82.4%)血尿消失,卧床休息+止血药物中 17 例次(81.0%)血尿消失,两者无显著差异。174 例(64.2%)出现高血压其中 61.5%的病人需联合使用 2 种以上的降压药物,治疗后收缩压(135.7±16.5)mmHg,舒张压(84.7±11.2)mmHg 与治疗前相比均有显著性差异。105 例(38.7%)病人有蛋白尿,定量(1.48±0.80)g/24 h,降压治疗后尿蛋白显著减少。肾脏体积与尿蛋白、血压呈正相关,与 GFR 呈负相关,76 例(28.0%)出现一次或多次泌尿系感染,结果表明,ADPKD 临床表现复杂多样,存在性别、年龄差异,肉眼血尿治疗中卧床休息十分重要,多数病人联合使用 2 种以上降压药物可控制血压在目标值,蛋白尿程度与血压高低有关,降血压同时可降低蛋白尿,肾脏体积大小可反映肾功能损害程度,经积极抗感染治疗泌尿系感染可获痊愈。

(徐成刚)

述评 作者回顾统计了 271 例 ADPKD 病人的临床资料,计算多囊肾的体积大小,分析肾脏肿大与临床并发症发生率、肾功能进展情况,得出初步结论说明多囊肾肿大越明显肾功能恶化越快,而且并发症可能越多,提示控制多囊肾的肿大对延缓肾功能进展有利,可能对于临床上积极治疗多囊肾囊肿(穿刺或去顶)是有益的启示。

(叶朝阳)

Cyr61 在常染色体显性多囊肾病病人肾组织中的表达及其意义[中华肾脏病杂志,2004,20(6):421] 上海长征医院沈学飞等为观察富含半胱氨酸 61 蛋白(Cyr61)在正常人和常染色体显性多囊肾病(ADPKD)病人肾组织中的不同表达,采用免疫组化及 Western 免疫印迹方法分析 ADPKD 病人肾囊肿组织中 Cyr61 的细胞定位及其在体液和细胞中的表达含量,应用荧光定量 PCR 技术检测 Cyr61、Ⅰ型、Ⅳ型胶原(ColⅠ、Ⅳ)和层连蛋白(LN)的基因表达,结果发现,Cyr61 在正常肾小管上皮细胞中有微弱表达,而在 ADPKD 病人肾组织含量明显增高,主要在囊肿衬里上皮细胞和残存的正常肾小管上皮细胞中表达。1 型、2 型多囊肾病与正常肾组织平均吸光度值(A)分别为 1.42±0.07、1.51±0.04、0.56±0.05,t 检验显示多囊肾与正常肾组织差异显著($P<0.01$),Western 免疫印迹显示,Cyr61 在囊肿衬里上皮细胞提取液中的含量约为正常肾小管上皮细胞中的 3 倍($P<0.05$),多囊肾组织中 Cyr61 与 ColⅠ、Ⅳ、LN 的 mRNA 表达明显增高($P<0.05$),ColⅣ明显高于 ColⅠ($P<0.01$),而蛋白质印迹分析,正常人尿液未检出 Cyr61,ADPKD 尿液中 Cyr61 浓度显著增高,而 ADPKD 血清中 Cyr61 水平约为自身尿液的 2 倍($P<0.05$)。研究表明,小管上皮细胞增殖和 ECM 重构是 ADPKD 囊肿形成和发展的重要条件,而 Cyr61 是一种能促进 ECM 合成和细胞增殖的细胞因子,从而可能通过促进 ECM 成分改变参与 ADPKD 囊肿形成和发展。

(徐成刚)

述评 常染色体显性多囊肾病的发病机制研究可能是今后控制遗传性肾脏病的突破点,许多多肽生长因子、细胞因子、组织蛋白酶等可能参与多囊肾囊肿的发生发展过程,Cyr61 只是一种能促进 ECM 合成和细胞增殖的细胞因子,只能作为一项研究观察指标,其特异性和价值仍然有待于深入研究和临床验证。

（叶朝阳）

环孢素对大鼠同种胚胎后肾移植的影响中华医学杂志，2005，85（18）：1238］ 浙医大一附院徐剑等为探讨环孢素 A（CsA）对胚胎后肾在同种异体成年大鼠体内生长发育及功能发挥的影响，将实验组 60 只行单侧肾脏切除的成年 SD 大鼠按照使用 CsA 与否以及移植不同时期（孕后第 15、16、17 天，El5、El6、El7）的胚胎后肾随机分为 6 组（E15CsASD、E16CsASD、E-17CsASD E15SD、E16SD、E17SD），每组 10 只，对照组 30 只 SD 大鼠同法分组，每组 5 只，宿主肾脏不切除。Lewis 大鼠 El5 后肾移植到行单侧肾脏切除的成年 BN 大鼠大网膜（E15CsABN 和 E15BN），按照使用 CsA 与否分为 2 组，每组 15 只。术后首日起，使用 CsA 组受体大鼠以 CsA 8 mg·kg^{-1}·d^{-1}皮下注射；不使用 CsA 组以等量的生理盐水皮下注射。移植后 2～4 周开腹观察器官形成情况，并进行组织病理学和后肾功能检查。结果为①移植后 28 d，E16SD、E17SD 组出现不同程度的排斥反应。E16CsASD、E17CsASD 组后肾发育良好、无排斥反应；停用 CsA 后，原先发育良好的 E16CsASD、E17CsASD 后肾出现排斥反应。②移植后 28 d，EI5SD 后肾发育良好，无排斥反应，到 100 d 检查时，发生排斥反应；移植后 2 周，E15BN 组后肾即被完全排斥，而 E15CsABN 组后肾发育完好。E15CsABN 组停用 CsA 后，原先发育完好的后肾被排斥。③移植时宿主肾脏不切除而植入后肾，其后肾不发育。④E15CsASD 组移植后肾湿重、体积均小于 E15SD 组（分别为 $t=-3.74, P<0.01$；$t=-3.15, P<0.05$），但是内生肌酐清除率却高于 E15SD 组（$t=-3.57, P<0.01$）。E16CsASD 组与 E15CsASD 组移植后肾湿重、体积及内生肌酐清除率比较差异无统计学意义。结论：①胚胎后肾可以在使用环孢素的同种成年大鼠网膜内形成器官并发挥功能。②排斥反应仍是同种胚胎后肾移植发育的主要障碍之一。

（吴　俊）

述评　本研究试图在胚胎后肾移植的成活情况以及环孢素 A 对胚胎后肾移植成活保护作用进行深入研究。结果显示，即使早期的同种胚胎后肾移植，仍然出现排斥；使用环孢素 A 组胚胎后肾移植形态和功能发育良好。由此说明，早期胚肾移植仍然需要抗排斥药物，可形成器官的胚胎干细胞移植仍然需要漫长的研究。

（叶朝阳）

移植肾组织 C4d 阳性急性排斥 21 例临床观察［肾脏病与透析肾移植杂志，2005，14（1）：12］ 解放军肾脏病研究所孙启全等为观察中国肾移植受者移植肾组织肾小管周围毛细血管（PTC）C4d 阳性的急性排斥反应（AR）病人的临床过程及其转归，为此类病人的救治提供借鉴，作者收集了 1999 年 4 月至 2004 年 6 月间发生 AR 的肾移植受者，利用间接免疫荧光法检测移植肾组织 C4d 的沉积，对阳性者观察临床、病理特点、治疗反应以及临床转归。结果为 21 例 C4d 阳性 AR 病人，主要发生在年轻男性（33.5±7.2 岁）与中年女性（40.9±6.7 岁）中；7 例术前群体反应性抗体（PRA）高，66.7% AR 发生在术后 2 周内（14/21），6 个月后仍然有 3 例发生，其中 2 例与免疫抑制剂的撤换有关；62%病人需透析治疗，仅 4 例对冲击治疗有反应，4 例接受免疫吸附联合 FK506＋麦考酚酸酯（MMF）治疗有 3 例完全逆转，1 例移植肾丢失，1 例受者主要因消化道反应未能成功切换 FK506 而单独应用 IA，最终未能逆转；12 例单纯应用 FK506＋MMF 治疗者（1 例加用抗胸腺球蛋白）有 6 例完全逆转，4 例部分缓解。所有需要透析的病人均接受连续性血液净化（CBP）治疗，1 例单独应用长时间 CBP 治疗的受者也成功逆转。病人性别和发生 AR 的时间与移植肾转归有关，后期发生的 AR 以及女性受者预后较差。作者得出结论，C4d 阳性的 AR 多发生在术后早期；传统上的 AR 高危人群发生率高，晚期也可发生，但预后较差；组织学上多伴 PTC 部位中性粒细胞浸润和（或）肾小球炎，对激素的疗效差。FK506 联合 MMF 能够有效地逆转或控制大部分中国人 C4d 阳性 AR，CBP 在治疗中可能起了一定的作用。

（吴　俊）

述评　作者以往研究表明，C4d 阳性沉积的 AR 病人预后不佳，C4d 阳性多见于血管性排斥。本研究进一步观察了 C4d 阳性的 AR 多发生在术后早期，FK506 联合 MMF 能够有效的逆转或控制大部分中国人 C4d 阳性 AR，CBP 在治疗中可能起了一定的作用，为临床治疗难治性肾移植排斥反应提供良好借鉴。

（叶朝阳）

术前受者外周血中抗原特异性单个效应细胞频数对急性排斥反应的影响［中华器官移植杂志，2005，26（5）：265］ 北京友谊医院孙雯等为探讨术前受者外周血抗原特异性单个效应细胞频数与肾移植后急性排斥反应的关系。采用酶联免疫斑点实验（ELISPOT）法，检测 8 名健康志愿者及 25 例肾移植受者术前外周血淋巴细胞经同种异体抗原刺激后分泌特异性细胞因子（IFN-γ、IL-2、IL-4 和 IL-5）的单个效应细胞频数，并对 25 例受者肾移植后的情况进行随访，时间至少为半年。结果为 8 名健康志愿者外周血中分泌 INF-γ 的细胞频数最高，为 15/500 000～120/500 000，其频数在连续 4 个月内相对稳定，而分泌 IL-2 及 IL-5 的细胞频数较低。受者术前体内存在的供者特异性的分泌 INF-γ 细胞频数与供、受者间 HLA 配合情况无关;25 例肾移植受者中,21 例移植术后均未发生急性排斥反应,其术前供者特异性的分泌 INF-γ 的细胞频数除 2 例外,均低于 40/500 000;4 例术后发生急性排斥反应,术前供者特异性的分泌 INF-γ 细胞频数分别为 86/500 000、104/500 000、128/500 000 及 264/500 000。结论为,移植术前测定受者体内供者特异性的分泌 INF-γ 的细胞频数可以作为评估受者针对供者的特异性免疫反应能力的方法之一,并为术后急性排斥反应的防治提供参考。

(吴　俊)

述评　群体反应抗体(PRA)是检测肾移植受者是否可能发生超急排斥反应的最佳检测指标,HLA 分型通常是预测慢性排斥的主要手段,肾移植后是否发生急性排斥反应临床上很难采用生化指标预测,本研究探讨术前受者外周血抗原特异性的分泌 INF-γ 的细胞频数与肾移植后急性排斥反应呈正相关关系,可能是一项有价值的尝试。

(叶朝阳)

血管紧张素转换酶抑制剂用于血清肌酐大于 266 μmol/L 的慢性肾脏病患者的研究[中华内科杂志,2005,44(8):592]　南方医科大学南方医院肾内科张国华等将 147 例 CKD 病人按血肌酐(Scr)水平分为 133～265 μmol/L 组(A 组)和 266～442 μmol/L 组(Ⅰ组),给予贝那普利 10～20 mg/d,并设置对照组(Ⅱ)组。各组血压的靶目标≤125/75 mmHg。随访 2 年,以 Scr 水平较基线值升高 1 倍,或需要进入透析治疗为主要研究终点。结果显示,三组 CKD 病人平均动脉压的降幅无统计学差异;用药组(A 组和Ⅰ组)尿蛋白平均降幅明显高于对照组(Ⅱ组);A 组、Ⅰ组和Ⅱ组 2 年后到达主要终点事件的发生率分别为 19.2%、40.9%和 51.3%,左心室质量指数、左心室肥厚发生率均较基线值明显下降,三组心血管事件发生率没有显著性差异;Ⅰ组病人治疗 2 个月内 Scr 增加超过 30%的人数及咳嗽、高血钾等不良反应的发生率与 A 组、Ⅱ组相比无明显增加。作者由此得出结论,ACEI 对 Scr 在 266～442 μmol/L 的 CKD 病人仍有明显的肾脏保护作用,这类病人应用 ACEI 后不良反应的发生率无明显升高。

(毛志国)

述评　ACEI 治疗 CKD 蛋白尿以及延缓慢性肾脏病的进展在国际上有许多循证医学证据,但多数研究对象是 Scr 在 266 μmol/L 以下,对于血肌酐比较高的病人,缺乏随机对照的长期治疗和随访结果,本研究观察 ACEI 治疗 Scr 在 266～442 μmol/L 的 CKD 病人的 2 年结果令人满意,进一步确定使用 ACEI 的安全性有效性。

(叶朝阳)

内分泌及代谢疾病

本年度共收集文献 1 845 篇，其中纳入回顾 483 篇(占 26.2%)，列入文选 7 篇(占 0.4%)。

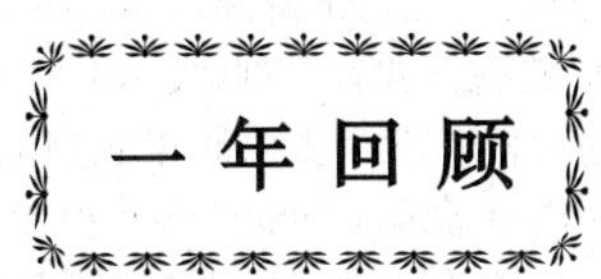

一年回顾

一、下丘脑、垂体疾病

(一)垂体瘤

申培红等[1]检测生存素(survivin)、bcl-2 蛋白在正常垂体组织及垂体腺瘤中的表达。结果表明，生存素蛋白的表达阳性率与垂体腺瘤组织中的 bcl-2 蛋白表达密切相关，生存素蛋白表达异常引起的细胞凋亡抑制在垂体腺瘤的发生中起一定的作用。王嵘等[2]研究人垂体腺瘤中的细胞凋亡和凋亡相关基因(p53、bcl-2、bax)表达情况，发现在 14 例垂体腺瘤中 12 例检测到细胞凋亡，和垂体腺瘤临床特征无明显相关性。凋亡相关基因中 bax 阳性率高，表达强度高，bax 表达和细胞增殖活性相关显著。认为人垂体腺瘤中存在细胞凋亡，垂体腺瘤中 bax 高表达，bcl-2/bax 比值<1.0，这一细胞内微环境有利于细胞凋亡的存在。垂体腺瘤的凋亡活性和其临床特征(如增殖活性，侵袭性等)无明显相关性。胡吉等[3]应用 cDNA 微阵列杂交技术筛选 3 例垂体瘤组织差异表达基因，结果显示，差异表达基因主要与信号转导相关和发育、分化相关。PP4R2，GHRHR 和 clusterin 在泌乳素瘤、生长激素瘤、无激素瘤中明显高表达，并经 RT-PCR，实时定量 PCR 等证实，提示 PP4R2，GHRHR 和 clusterin 可能分别在泌乳素瘤，生长激素瘤，无激素瘤的发生发展中发挥了重要作用。蔡瑜等[4]探讨垂体大腺瘤中垂体瘤转化基因(PTTG)和成纤维细胞生长因子-2(FGF-2)的表达与大腺瘤生物学行为的关系及临床意义。结果为发现 40 例垂体大腺瘤中均存在 PTTG 和 FGF-2 的表达增高，且均高于其在垂体微腺瘤中的表达。PTTG 和 FGF-2 在垂体大腺瘤中的表达水平显著相关，PTTG 的表达与大腺瘤侵袭性生长的程度显著相关。认为 PTTG 上调 FGF-2 的表达机制在促进垂体大腺瘤的生长过程中发挥了重要的作用，并有可能为临床预后的评估提供可靠的依据。高建国等[5]观察 56 例垂体肿瘤，5 例正常垂体组织中抑癌基因 PTEN 和细胞周期素(cyclin)D1 蛋白的表达情况，发现 5 例正常垂体组织和 22 例非侵袭垂体瘤中 PTEN 表达阳性率和强阳性率比 34 例侵袭性垂体瘤中 PTEN 的强阳性率强度明显增加，有显著性差异，并且在 PTEN 蛋白表达显著减少的病例中伴随细胞周期素 D1 蛋白表达增加，经过相关性分析发现两者呈显著性相关关系。结论为抑癌基因 PTEN 和细胞周期素 D1 蛋白表达增加与垂体瘤的侵袭性有一定的相关性。王洪等[6]测定 16 例侵袭性垂体泌乳素腺瘤和 16 例非侵袭性垂体泌乳素腺瘤中的半乳凝素-3(Gal-3)的表达水平。结果发现在侵袭性垂体泌乳素腺瘤中 Gal-3 的表达水平明显高于非侵袭性垂体泌乳素腺瘤，考虑 Gal-3 增高可能与垂体泌乳素腺瘤的侵袭性有关。常英娟等[7]探讨动态对比增强磁共振成像(DCE-MRI)动态扫描时间的选择对诊断直径<5 mm 垂体微腺瘤的影响。对 36 例经手术病理及临床治疗证实的垂体微腺瘤的 MRI 进行分析。结果 36 例均呈阳性结果，直径<5 mm 的垂体微腺瘤由于瘤体微小平扫有时难以发现病灶，平扫 19 例未发现信号学改变，7 例未发现形态学改变，而动态增强扫描均能发现病灶明确诊断。结论是 DCE-MRI 对直径<5 mm 垂体微腺瘤的诊断极有价值，尤其是动态早期，在 33.5s 之前表现最为敏感，它是目前 MR 诊断垂体微腺瘤的最佳扫描方法。储成凤等[8]也证实了 MRI 动态增强扫描对垂体微腺瘤的诊断价值。对 36 例临床疑诊为垂体微腺瘤病人，行 MRI 平扫与同层动态增强扫描(Gd-DTPA)，分析垂体微腺瘤动态增强前后 MRI 表现，并绘出时间-信号强度曲线图。结果为同层动态增强后，33 例垂体微腺瘤的 MRI 表现为：圆形或椭圆形的低或稍低信号，似“充盈缺损”，另 3 例垂体微腺瘤，由于其病灶于 T_1WI 已呈高信号，与正常垂体间分界不清。结论是 MRI 动态增强扫描对垂体微腺瘤的诊断价值较高。田国强[9]也回顾分析了 38 例垂体微腺瘤病人动态增强扫描的 MRI 特征，

比较平扫、动态增强扫描和延迟期增强扫描探察垂体微腺瘤的敏感性。结果发现,动态增强扫描序列检出率为93.7%、延迟期增强扫描序列检出率为75%、平扫的病灶检出率为21.8%。结论是T1加权图像未能发现病变,而临床高度怀疑时,Gd-DTPA动态增强扫描可以增加发现垂体微腺瘤的敏感性。李家亮等[10]分析经手术治疗的130例亚临床垂体腺瘤病人的临床资料。发现亚临床垂体腺瘤卒中发生率较高,亚临床垂体腺瘤卒中内分泌激素替代治疗率低,预后较好,术后放疗仅适用于肿瘤残留或复发者。章翔等[11]采用经单鼻孔-蝶窦入路、神经内镜辅助下摘除78例垂体肿瘤,结果为71例病人肿瘤获全摘除,5例达次全切除,余2例纤维性肿瘤仅获部分切除,术后无死亡。结论是经单鼻孔-蝶窦入路在神经内镜下切除垂体肿瘤是一种有效的微侵袭手术方法,术中将内镜变换角度有助于安全而彻底地切除肿瘤。胡卫星等[12]比较单鼻腔经蝶内镜辅助垂体瘤手术和经口鼻蝶窦垂体瘤手术的临床疗效及特点,发现单鼻腔直接经蝶垂体瘤手术就手术入路比较而言具有损伤小、出血少、并发症少及恢复快的优点。内镜辅助垂体瘤手术可提高全切除率和治愈率,并可减少鞍内组织损伤、减少并发症。沙林等[13]评价神经导航系统在经鼻腔蝶窦入路垂体腺瘤切除术中的应用,结论是在经鼻蝶显微手术中应用神经导航系统操作,手术顺利准确,肿瘤切除彻底,手术创伤小,并发症更少。徐翔等[14]研究选择向鞍旁扩张的手术入路治疗垂体腺瘤,结果发现经蝶手术适用于Knosp 0～3级的垂体腺瘤病人;对于Knosp 4级以上的垂体腺瘤病人仍需经颅手术切除。苏长保等[15]观察302例大型和巨大型垂体腺瘤临床资料和经蝶手术切除的疗效,认为绝大部分肿瘤均可首选经蝶手术切除,术后定期随诊。如残余肿瘤明显或再生长、复发,根据具体情况经颅或再次经蝶手术和(或)辅以放疗和溴隐亭等药物治疗。袁志诚等[16]则研究巨大型垂体肿瘤经眉弓锁孔切除的手术疗效。沿右侧眉弓作手术切口,额弓骨铣成3 cm×2.5 cm大小的骨孔形成锁孔,在显微条件下分块切除肿瘤。表明此手术方法创伤小、恢复快,疗效满意,值得推广。潘绵顺等[17]评价106例接受伽玛刀治疗的分泌型垂体腺瘤病人的疗效。结果为随着时间的延长,垂体腺瘤瘤体得到有效的控制、激素水平逐步下降、临床症状得到改善和并发症少。表明伽玛刀治疗垂体腺瘤对控制肿瘤生长和改善内分泌异常的作用均是安全和有效的,且并发症少。陈海峰等[18]总结302例垂体瘤手术后水钠紊乱的临床特点及治疗方法。认为垂体瘤手术后水钠紊乱表现复杂多样,治疗应根据不同的原因并及时调整。术后尿崩症大多数为暂时性,可在手术后早期恢复。手术入路的选择与技巧对防止术后水钠紊乱有重要意义。初明等[19]观察选择性雌激素受体调节剂白藜芦醇对垂体腺瘤GH3细胞中电压依赖性K^+电流和细胞增殖的影响后,认为白藜芦醇抑制GH3细胞增殖可能是通过阻断电压依赖性K^+通道起作用,提示可应用选择性抗雌激素药物治疗垂体腺瘤。吴哲褒等[20]观察溴隐亭治疗侵袭性巨大泌乳素腺瘤的长期随访结果,20例病人临床症状均得到不同程度改善。在平均随访的37.3个月内肿瘤体积平均缩小93.3%,11例肿瘤在MRI上消失。视力下降除1例外其余均获得改善。PRL水平控制正常者8例,大于200 ng/ml 7例。结论是溴隐亭为侵袭性巨大泌乳素腺瘤的首选治疗,能在较短时间内有效缩小肿瘤体积和控制PRL水平。部分病人服药后肿瘤消失,另一部分病人肿瘤局限后给以立体定向放射外科治疗,从而避免手术风险和手术费用。马驰原等[21]构建GE7基因导入系统介导的生长激素启动子调控的基因治疗系统并实验评价转染与转录双重靶向性基因治疗系统对垂体腺瘤的治疗作用。结果为裸鼠皮下种植肿瘤经基因治疗后,治疗组肿瘤体积明显缩小,各对照组肿瘤体积均有不同程度的增大,治疗组裸鼠的生存期也较对照组明显延长。提示GE7转染的生长激素启动子调控的基因治疗有望成为垂体腺瘤的靶向性治疗策略。

(郑骄阳　刘志民)

(二)中枢性性早熟

陈锐敏等[22]选取56例符合诊断标准的中枢性性早熟(ICPP)病人,分为肥胖组(18例)和非肥胖组(38例),年龄匹配的青春期前儿童分为非肥胖未发育组(25例)和肥胖未发育组(18例),测定空腹血清瘦素、FSH、LH和雌二醇(E_2),探讨瘦素对青春期启动的影响及其在肥胖女孩ICPP发生中的作用。结果发现,与非肥胖未发育组比较,肥胖ICPP组的瘦素(14.7±7.5) μg/L、非肥胖ICPP组瘦素(8.8±5.1) μg/L)和肥胖未发育组(8.0±5.3 μg/L),均明显升高($P<0.01$或$P<0.05$),肥胖的ICPP组明显高于非肥胖的ICPP组和肥胖未发育组,但肥胖未发育组与非肥胖ICPP组间无明显差异。作者认为,瘦素参与青春期发育的启动,肥胖女孩存在瘦素抵抗,肥胖女孩的高瘦素血症并非是引起其青春期发动提前的主要诱发因素。马华梅等[23]比较30例促性腺激素翻译激素类似物(GnRHa)治疗并已达接近成年身高(FAH)的ICPP女孩治疗开始和结束时的预测成年身高(PAH_1和PAH_2)、遗传靶身高(TH_t)和FAH,判断GnRHa治疗ICPP在改善FAH方面的疗效。结果显示,PAH_2(155.2±5.7) cm显著高于PAH_1(150.7±5.4) cm,$P<0.01$,PAH_2、THt(155.5±4.0) cm和FAH

(155.7±4.9) cm 的差异无统计学意义，治疗开始的年龄和按 THt 的 PAH 标准差分值以及 GnRHa 疗程是影响疗效的 3 个因素。蒋优君等[24]将 129 例性早熟女童分为 ICPP 和单纯乳房发育(PT)，以 6～9 岁青春前期的健康女孩为对照组，采用 ELISA 法测定血清抑制素 A 和抑制素 B 的水平，评价抑制素在 ICPP 诊断和治疗监测中的作用。结果如下：①ICPP 组的血清抑制素 B 为 52.73 ng/L，PT 组为 32.00 ng/L，对照组为 8.95 ng/L，3 组比较差异有统计学意义($P<0.05$)，而血清抑制素 A 在 3 组间差异无统计学意义；②ICPP 组，TannerⅢ期的抑制素 A 和抑制素 B 明显高于 TannerⅡ期，有统计学意义，TannerⅡ期的抑制素 B 与 LH 峰值、骨龄存在正相关，r_s分别为 0.39，0.38，均 $P<0.05$。③ICPP 女童经 GnRHa 治疗 6 个月后，血清抑制素 A 和 B 均有明显下降，并有统计学意义。因而作者认为血清抑制素尤其是抑制素 B 可作为 ICPP 诊断的辅助指标，同时可以作为 GnRHa 治疗 ICPP 疗效监测的指标。他们[25]还对乳房提前发育的 292 例女孩行戈那瑞林激发试验，根据结果分为 ICPP 组(151 例)、单纯乳房发育组(PT，119 例)和周围性性早熟组(PPP，22 例)，并对试验结果进行分析和比较。显示 3 个时相血清 LH、FSH 浓度，PPP 组差异无显著性，PT 组差异显著，其中 LH 以 30 min 最高，FSH 以 60 min 最高，ICPP 差异也有显著性，LH、FSH 均以 30 min 最高。以基础 LH/FSH>0.2 作为诊断 ICPP 标准，其敏感性为 48.3%，特异性为 69.7%；以 15、30 和 60 min 的 LH/FSH>0.9 作为 ICPP 诊断标准，其敏感性分别为 80.1%、68.9%和 38.4%，特异性分别为 90.8%、96.6%和 69.7%。作者建议戈那瑞林激发试验后 15 min LH/FSH>0.9 作为鉴别 ICPP 与 PT 的裁定值，可以省略注射后 60 min 血清 LH 和 FSH 的测定。

(*石勇全*)

(三)尿崩症

赵艺蕾等[26]对 82 例中枢性尿崩症病人进行了脑部 MRI 检查，结果为 58 例显示垂体后叶高信号消失，16 例显示垂体后叶高信号仍存在，8 例鞍区有肿瘤。提示 MRI 是目前显示垂体结构最佳的影像学方法，对中枢性尿崩症的诊断有重要价值。卢惠珍等[27]总结 43 例小儿多饮多尿临床资料和实验室检查，发现小儿多饮多尿的病因以中枢性尿崩症居多，尚有精神性多饮多尿、肾小管性酸中毒和肾性尿崩症。认为多饮多尿的患儿应尽快明确病因治疗，如中枢性尿崩症中垂体柄增粗应定期复查头颅 MRI。

(四)生长激素缺乏症

董治亚等[28]根据矮小症患儿(GHD)诊断标准，评估生长激素激发试验、胰岛素样生长因子(IGF-1)及 IGF 结合蛋白 3(IGFBP-3)对 GHD 的诊断价值。发现 GH 激发试验如选取一个好的截定值(本研究为 GH 峰值 7.65 μg/L)，则该试验对 GHD 具有较高的诊断价值，单个 IGF-I 检测则逊于 GH 激发试验，IGFBP-3 单独诊断 GHD 价值不大。三者联合使用诊断率及准确率皆很高，最具诊断价值。潘慧等[29]探讨重组人生长激素(rhGH)对骨龄 13～17 岁的特发性生长激素缺乏性(IGHD)矮小症病人的促身高增长疗效。将 21 例骨龄 13～17 岁的 IGHD 病人分为两组，每晚睡前皮下注射 rhGH 0.1 IU/kg 共 6 个月。结果两组 IGHD 病人的身高明显增加，两组患儿治疗 1～3 个月时的生长速度明显增加。在骨龄 15～17 岁的 IGHD 病人中血清 IGF-1 和骨钙素水平明显升高。结论为 rhGH 治疗对骨龄 13～17 岁的 IGHD 患儿身高的增长有促进作用。

(五)其他

梁丽等[30]分析 11 例肢端肥大症病人临床资料，结果发现肢端肥大症并发症发生率分别为：糖尿病 72.7%，脂代谢紊乱 45.5%，心血管疾病 45.5%，甲状腺疾病 18.2%。认为有效地控制肢端肥大症原发病可减少其并发症的发生或延缓其并发症的发展。谢延风等[31]研究垂体肉芽肿的临床特点与治疗。发现垂体肉芽肿非常罕见，临床诊断困难，常需经病理确诊。术后激素治疗预后良好。吕朝晖等[32]分析 3 例淋巴细胞性垂体炎的临床和病理特点。结果发现淋巴细胞性垂体炎可发生在非妊娠或产后期间的年轻女性，大剂量甲泼尼龙冲击治疗能有效缩小病变和改善垂体功能。

(*郑骄阳　刘志明*)

参 考 文 献

1 申培红，等.中华内分泌代谢杂志，2005，21(2)：144

2 王　嵘，等.中华神经外科杂志，2005，21(3)：146

3 胡　吉，等.复旦学报(医学版)，2005，32(5)：565

4 蔡　瑜，等.中国临床神经科学，2005，13(2)：148

5 高建国，等.中国肿瘤临床，2005，32(11)：601

6 王　洪，等.中国医学科学院学报，2005，27(3)：380

7 常英娟，等.实用放射学杂志，2004，20(12)：1057

8 储成凤，等.中国临床医学影像杂志，2005，16(3)：125

9 田国强.广东医学，2005，26(3)：372

10 李家亮，等.中华外科杂志，2005，43(13)：879

11 章　翔，等.中华医学杂志，2005，85(22)：1535

12 胡卫星，等.中国神经精神疾病杂志，2005，31(4)：282

13 沙　林，等.立体定向和功能性神经外科杂志，2005，18(1)：7

14 徐　翔，等.中国综合临床，2005，21(3)：247

15　苏长保,等. 中华神经外科杂志,2005,21(3):138
16　袁志诚,等. 中国综合临床,2004,20(11):1022
17　潘绵顺,等. 立体定向和功能性神经外科杂志,2005,18(2):90
18　陈海峰,等. 江苏医药杂志,2004,30(11):835
19　初　明,等. 中华神经外科杂志,2005,21(2):105
20　吴哲褒,等. 中华神经外科杂志,2005,21(3):131
21　马驰原,等. 中华医学杂志,2005,85(4):262
22　陈锐敏,等. 中华内分泌代谢杂志,2005,21(3):254
23　马华梅,等. 中华内分泌代谢杂志,2005,21(3):240
24　蒋优君,等. 中华内分泌代谢杂志,2005,21(4):344
25　蒋优君,等. 浙江大学学报(医学版),2004,33(5):452
26　赵艺蕾,等. 第二军医大学学报,2005,26(8):942
27　卢惠珍,等. 广州医药,2005,36(2):16
28　董治亚,等. 中华内分泌代谢杂志,2005,21(4):341
29　潘　慧,等. 中华内分泌代谢杂志,2005,21(2):132
30　梁　丽,等. 中国实用内科杂志,2005,25(10):928
31　谢延风,等. 重庆医学,2005,34(9):1357
32　吕朝晖,等. 中华内科杂志,2005,44(6):446

二、甲状腺疾病

(一)地方性甲状腺肿

王艳等[1]通过对连续繁殖三代碘硒缺乏的SD大鼠各种反映空间学习记忆能力的参数的检测,发现单纯的膳食性低碘、低硒对仔三代大鼠空间学习记忆能力没有明显影响,但碘硒水平同时降低却可明显降低空间学习记忆能力。李颖等[2]用中国联合型瑞文检测按省份、年龄、性别、行政区划单位、经济收入分组测定儿童智商(IQ)。结果为全民食盐加碘7年后,9个省、市调查儿童的IQ均值为97.5±16.7,IQ≤69者占5.2%。实施食盐加碘措施较好的省、市,儿童智力水平较高。不同年龄、性别的儿童IQ值差异无统计学意义。不同行政区划单位、经济收入水平的儿童智力存在明显差异。陈祖培等[3]通过对碘缺乏和碘过量大鼠动物模型的复制及其碘代谢的对比观察,发现碘缺乏组表现为以体格发育迟滞、尿碘及甲状腺碘显著降低为主要特征的碘缺乏状态;碘过量的各组尿碘排泄量则明显增加,增加的幅度分别与碘摄入水平相一致,但甲状腺含碘虽然均比对照组增高,但增高的幅度远不及尿碘水平,而且不与碘摄入水平相一致,仅为对照组甲状腺含碘量的2倍左右。林来祥等[4]观察不同浓度碘剂对大鼠甲状腺细胞凋亡及凋亡相关基因表达的影响,60只Wistar大鼠随机分为6组,低碘组(LI)、正常碘组(NI)、5倍碘组(5HI)、10倍碘组(10 HI)、50倍碘组(50 HI)、100倍碘组(100 HI),检测甲状腺细胞凋亡相关基因bax、bcl-2mRNA表达水平,结果表明,LI组细胞凋亡明显,而NI组与其他组均未见凋亡细胞。在LI组大鼠甲状腺bax、bcl-2mRNA表达水平均明显增加($P<0.05$);在其他组,bcl-2mRNA表达水平随给碘量增加而增加,而bax无明显变化。但bax/bcl-2比值随摄入碘量增加而呈降低趋势。李阳等[5]对湖北省1995～2002年碘缺乏病监测结果分析,通过对8～10岁儿童甲状腺肿大率、尿碘水平和盐碘等指标的流行病学调查,结果表明,湖北省8～10岁儿童甲状腺肿大率1995、1997、1999和2002年分别为6.2%、5.1%、7.4%和6.5%;儿童尿碘中位数分别为233.4、390.8、331.2和197.0 μg/L;居民户碘盐合格率分别为47.8%、86.4%、90.2%和93.5%;学生健康教育平均分1997、1999和2000年分别为70.0、63.5和53.6。苏晓辉等[6]对2002年全国各省儿童进行抽样调查,甲状腺肿大率(甲肿率)检查采用触诊和B超方法,同时收集相关因素信息。结果发现儿童甲肿率与年龄、体重和身高因素呈正相关;随着人均收入的增加,儿童甲肿率呈现递减的趋势,二者之间呈负相关关系。投服碘油组的甲肿率高于未服组,可能与甲肿率的下降尚需要一定时间有关。行政区划单位级别与甲肿率的关系没有规律性,但省城级与地市级学校的病情比较低。提示对儿童甲肿率的评价,应综合考虑各地区儿童体质健康发育水平、性别、投服碘油的时间、地区经济状况等,使甲肿率判定结果更具有客观性和可比性。王玲芳等[7]采用分层整体抽样法,对山东省1 200名8～10岁学龄儿童进行甲状腺容积、身高、体质量等指标测定,并对儿童性别、年龄、身高、体质量与甲状腺容积的关系进行分析。结果显示不同性别儿童甲状腺容积比较差异无统计学意义($P>0.05$);不同年龄、身高、体质量与儿童甲状腺容积比较明显不同,儿童甲状腺容积随年龄、身高、体质量的增长而增大,呈正相关关系($P<0.001$)。甲状腺容积与年龄、身高、体质量两两之间均有明显相关性($P<0.001$)。体质量对甲状腺容积的影响强度大于身高。因此,建议对儿童甲状腺容积的评价应综合考虑儿童体格发育指标即年龄、身高和体质量等相关因素。何平等[8]于2001年4月采用点面结合的"典型调查"方法调查贵州省儿童的甲状腺肿情况,于2003年10月采用群体追踪调查的方法,对2001年调查的同一人群开展甲肿消长情况的流行病学现况追踪调查。结果表明,2003年共有效追踪调查了1 702名学生,其中在240例原检出Ⅰ度甲肿的学生中,139例转变为正常,转变率57.9%。15例转变Ⅱ度,转变率为6.3%。86例未改变,占35.8%。在28例原检出Ⅱ度甲肿的学生中,7例转为正常,2例转为Ⅰ度,总体转变率42.9%。在追踪调查的1 434名正常学生中,新发甲肿率为6.7%。调查提示贵州

省 8～10 岁儿童甲肿率逐年下降，但降幅非常缓慢，儿童甲肿多数会随时间推移自行减轻或恢复正常，只有少数会加重。崇巍等[9]给予 4 周龄 Wistar 大鼠低碘饲料和去离子水喂养 3 个月，全面观察甲状腺各项相关指标的变化。结果发现尿碘中位数、甲状腺组织碘和激素含量及血清总甲状腺素水平显著降低，甲状腺相对重量、吸碘率、蛋白水解酶活性和血清甲状腺刺激激素水平显著增加。甲状腺在光镜下呈增生性甲状腺肿的表现。

阎玉芹等[10]通过比较修订后的尿碘测定标准新方法，即尿中碘的过硫酸铵消化法，表明新方法的砷铈反应除了在水浴控温条件下进行，还可以直接在 20～35℃之间某一稳定的室温条件下进行测定，方法更简便易操作，并提高了测定的精密度和准确度。李颖等[11]采用 2×3 析因设计，观察酪氨酸对高碘性小鼠甲状腺形态结构的影响。结果表明，高碘组小鼠甲状腺相对质量比适碘组明显增加，而高碘酪氨酸组小鼠甲状腺相对质量与适碘组无明显区别；光镜下甲状腺随着碘剂量增高，出现胶质潴留；电镜下甲状腺滤泡上皮细胞器减少。但随着酪氨酸剂量增高，甲状腺滤泡中胶质潴留量明显减少，甲肿程度明显降低，甲状腺滤泡上皮细胞表现为功能活跃现象。表明高碘可以引起小鼠甲状腺胶质潴留性肿大，并引起甲状腺滤泡上皮细胞损伤，而酪氨酸对滤泡上皮细胞具有一定的保护作用，可以部分拮抗高碘引起的甲肿。秦良谊等[12]通过对连云港市 2000～2003 年 19 502 例新生儿足跟血 TSH 水平，配对采集孕妇尿样及其新生儿足跟血血样，分别测定尿碘和 TSH，结果显示随着该市人群碘营养状况的改善，新生儿 TSH 的总水平逐年下降（$P<0.01$）。2003 年 TSH 第 97 百分位数（P97）为 7.68 mU/L，≥5 mU/L 的比例为 16.16%；碘营养正常孕妇出生的新生儿 TSH≥5 mU/L 比例为 7.21%，表明孕妇碘营养状况是影响新生儿 TSH 水平的重要因素；采用检测新生儿足跟血 TSH 水平以评价人群碘营养状态，切点值以 TSH≥10 mU/L 的比例<3%较合适。聂秀玲等[13]观察不同水平的碘摄入对大鼠甲状腺功能的影响，将断乳 1 月龄的 Wistar 大鼠 90 只随机分为 6 组，即低碘组（LI）、正常碘组（NI）、5 倍碘组（5HI）、10 倍碘组（10 HI）、50 倍碘组（50 HI）和 100 倍碘组（100 HI），分别饮用含碘量不同的水，饲养 6 个月后处死，摘取甲状腺，检测甲状腺过氧化物酶（TPO）、甲状腺球蛋白（Tg）mRNA 的表达和血清甲状腺激素水平。结果表明长期碘过量可导致甲状腺功能低下（甲低），与碘缺乏的后果相近，但甲低的程度不如碘缺乏性甲低严重；大鼠对高碘的摄入有很强的耐受性，在长期摄入高剂量的碘后，较严重碘过量时才发生明显的甲低；无论是碘缺乏还是碘过量所造成的甲低，都会引起代偿性的 TPO mRNA 的高表达，以促进甲状腺激素的合成来拮抗碘致性甲低。孙云等[14]观察不同浓度 TSH 和高碘对 FRTL（大鼠甲状腺细胞系）细胞钠/碘转运体（NIS）mRNA、TPO 和 Tg 基因表达的影响，采用 FRTL 细胞系，用不含有 TSH 的培养基培养 7 d 后，用不同水平 TSH（0.1、0.5、1、10、50、100 U/L）刺激。培养 24 h 后，检测 3 种基因 NIS、TPO、Tg 的 mRNA 水平。高碘组按照 10^{-7}、10^{-6}、10^{-5}、10^{-4}、10^{-3} mol/L 的碘离子浓度加入培养基，在第 24 和 48 小时，收集细胞，检测 3 种基因 NIS、TPO、Tg 的 mRNA 水平。结果为 TSH 刺激 24 h 后，FRTL 细胞内 NIS、TPO、Tg 基因表达都伴随 TSH 水平的升高而上升。高碘组对细胞这 3 种基因的表达没有刺激作用。

罗玉玉等[15]成功复制缺碘性甲肿动物模型后，分别补给适量（1 倍、0.26 mg/L），5 倍（1.30 mg/L）和 50 倍（13.00 mg/L）碘的碘酸钾和碘化钾 3 月。结果表明补碘对甲肿回缩均有一定效果，但适量碘组效果最佳；5 倍补碘组甲肿消退虽稍差于适量补碘组，但差别无统计学意义，提示 5 倍于适量碘仍然是比较安全的；50 倍于适量碘组甲肿消退明显减慢，提示过高剂量补碘不利于甲肿回缩；相同的补碘水平上，碘酸钾和碘化钾对甲肿回缩的效果是一致的，证明碘酸钾补碘效果可靠。耿建等[16]对 119 例非毒性甲肿病人随机分为 2 个组。A 组（^{131}I 治疗组）58 例进行^{131}I 治疗、如出现甲低配合甲状腺片替代治疗；B 组（对照组）61 例进行泼尼松治疗后配合甲状腺片替代治疗。2 个组分别于 3、6、12 和 24 个月随访观察。结果表明^{131}I 治疗组疗效明显优于对照治疗组，差异有统计学意义（$P<0.01$）。提示^{131}I 治疗非毒性甲肿具有安全、简便、费用低、远期疗效好、不良反应小等特点，为治疗非毒性甲肿的有效方法。

（二）甲状腺功能亢进症

施亚雄等[17]应用多普勒超声心动仪检测亚临床甲亢（SH）病人心脏结构和功能；Holter 心率变异（HRV）时域指标评估心脏自主神经调节；双能 X 线吸收仪测定第 2～4 腰椎（$L_{2\sim4}$）、股骨近端骨密度（BMD）。将 43 例内源性 SH 病人按 TSH 水平分为 A 组（21 例，TSH 轻度降低，0.03～0.60 mIU/L）和 B 组（22 例，TSH 显著降低，<0.03 mIU/L）。对临床甲亢病人和正常对照者进行同样的检测，并随访观察 SH 转归。结果表明 SH 两组左心室后壁厚度（LVPW）、左心室舒张末内径（LVDd）、左心室射血分数（LVEF）的差异均无统计学意义，但 SH 病人早期心脏迷走神经受损。绝经后女性 SH 病人的 B 组 BMD 下降（$P<0.05$），有明显骨量丢失。随访中 B 组房颤、临床甲亢

发生率高(与A组比较,均 $P<0.01$),提示对TSH显著降低的SH病人,有必要早期干预治疗。康东红等[18]采用PCR-RFLP方法检测102名天津地区汉族正常人、120例Graves病(GD)病人的维生素D受体(VDR)-Bsml、VDR-Apal基因型、发现正常人与GD病人VDR-Bsml、VDR-Apal基因型、等位基因的频率差异无统计学意义。结果表明,VDR-Bsml、VDR-Apal基因型不能作为预测中国汉族人发生GD的危险性遗传标志。王兴臣等[19]对26例内外科治疗未控制的Graves病病人行甲状腺动脉栓塞治疗,并对其中22例病人进行了24~60个月的远期随访观察,结果显示其远期治愈率达81.4%(18/22)。周仁等[20]检测20例GD甲亢和19例非GD甲亢病人的甲状腺 ^{131}I吸收率并用彩色多普勒血流显像(CDFI)测定甲状腺上动脉的收缩期最高血流速度(V_{max})和动脉舒张期内径宽度(ф)。GD组 V_{max} 和ф明显高于非GD组。CDFI对GD的鉴别诊断有帮助。邬宏恂[21]应用二维及彩色多普勒超声分别检测30例甲状腺相关眼病(TAO)病人眼内、外直肌厚度,眼动脉收缩期最高流速(V_{max})、阻力指数(RI),并与正常对照组进行比较分析。TAO组各项参数与临床活动度评分(clinical activity score, CAS)进行相关分析。结果表明,TAO组眼内、外直肌厚度,眼动脉收缩期血流最高流速与正常组比较差异有显著性($P<0.01$),RI无明显差异。TAO组眼动脉收缩期最高流速与CAS呈正相关(左眼 $r=0.71, P<0.01$;右眼 $r=0.67, P<0.01$),眼内、外直肌厚度、RI与CAS相关性无统计学意义。提示彩色多普勒超声眼直肌测定能作为TAO临床诊断的辅助手段,眼动脉收缩期最高流速与TAO活动性相关性较好,能较准确地反映TAO临床活动性。林少达等[22]应用磁运动诱发电位(MEP)和肌电图(EMG)对46例GD病人行MEP和EMG检查,并与正常对照。结果表明,GD病人MEP异常敏感性高于临床症状,与肌电图改变综合分析有统计学意义,CD病人肌病的MEP特异性为89.5%。岑贤友等[23]应用平阳霉素碘油乳剂(PLE)栓塞18条犬甲状腺动脉,结果提示,PLE栓塞甲状腺效果良好,反应较轻,并发症较少,表明平阳霉素碘油乳剂是一种可供选择的甲亢栓塞剂。李玲等[24]对Graves眼病病人39例,静脉注射925 MBq ^{99m}Tc-奥曲肽(octreotide)后3 h进行SPECT眼眶显像,利用感兴趣区技术,计算双侧眼眶(O)/枕叶(OC)放射性比值。然后所有病人接受甲泼尼龙冲击治疗,计算治疗前和治疗1个月时的眼病指数(GOI)和临床活动度评分(CAS)。结果为有效组34例,O/OC比值为 1.76 ± 0.17;无效组5例,O/OC比值为 1.26 ± 0.19($P<0.001$)。表明O/OC比值可反映Graves眼病病人眼病活动度和预测其免疫抑制疗效。康东红等[25]应用Sunlight-O minisense超声骨强度仪,检测118例甲亢病人桡骨、胫骨超声波传导速度(SOS),双能X线骨密度仪测定其腰椎、股骨近端骨密度。用放射免疫方法测定血清总甲状腺素(TT_4),总三碘甲状腺原氨酸(TT_3),游离甲状腺素(FT_4),游离三碘甲状腺原氨酸(FT_3)和促甲状腺激素(TSH)的水平。结果与正常对照比较,甲亢病人胫骨和桡骨SOS降低,各年龄组均有统计学差异($P<0.05$);SOS与骨密度呈显著性正相关($P<0.05$);甲亢胫骨和桡骨SOS异常的发生率高于腰椎和股骨近端骨密度,差异显著。陈威等[26]测定三个不同碘摄入量地区115例亚临床甲亢病人的血清甲状腺刺激性抗体(TSAb)、促甲状腺激素结合抑制免疫球蛋白(TBⅡ)、甲状腺过氧化物酶抗体(TPOAb)和甲状腺球蛋白抗体(TgAb),2年后随访。TSAb采用转染了重组人促甲状腺素受体的中国仓鼠卵巢(rhTSHR-CHO)细胞生物法测定。结果表明,亚临床甲亢病人TSAb活性($157.34\pm121.61\%$)及TSAb阳性率(22.6%),均显著高于对照组(均 $P<0.001$)。亚临床甲亢病人TSAb与TSH负相关、与甲状腺球蛋白(Tg)正相关。碘过量地区亚临床甲亢病人TSAb活性和阳性率显著高于碘充足和碘缺乏地区($P<0.05$)。TSAb转阴或降低($OR=0.36, P=0.045$)、初访甲状腺无肿大($OR=0.33, P=0.027$)为亚临床甲亢缓解的有利因素。甲状腺功能(简称甲功)恢复者与未恢复者比较,尿碘浓度无差异。李梦涛等[27]对北京协和医院自2000年以来9例因应用丙硫氧嘧啶(PTU)导致的抗中性粒细胞胞质抗体(ANCA)阳性病例临床资料进行相关文献复习。结果表明,9例病人发病年龄16~51岁(平均33.1岁),服用PTU时间3~84个月(平均32.4个月);其中6例进行了ANCA靶抗原谱的测定,除抗髓过氧化物酶(MPO)外,均同时存在识别其他抗原的抗体,包括:抗蛋白酶3(PR3)、抗人白细胞弹力蛋白酶(HLE)、抗杀菌/通透性增高蛋白(BPI)和抗乳铁蛋白(LF);6例核周型ANCA(pANCA)高滴度阳性(≥1∶1 280)的病例临床确诊为ANCA阳性血管炎(APV)(均有肾脏受累,其中5例为肾穿刺病理证实),另外3例pANCA低滴度阳性(≤1∶320)的病例无明确血管炎表现;8例病人被发现ANCA阳性后停用PTU,其中1例APV仅停用PTU后病情缓解,另外4例APV同时予糖皮质激素和免疫抑制剂后病情逐渐缓解,而1例继续服用PTU随诊18个月pANCA滴度未升高。分析表明PTU可引起ANCA阳性,而高滴度pANCA阳性提示APV,其病情与抗体滴度相关;及时停用PTU,根据肾穿刺病理的病变程度确定治疗方案,对改善预后意义

重大。蒋绿芝等[28]选择1998～2001年232例Graves病病人，检测血钾、糖化血红蛋白和口服葡萄糖耐量试验(OGTT)、血浆Ins、C肽释放试验，并与43名健康成人比较。结果表明，甲亢伴低钾周期性麻痹的病人全部为男性。甲亢病人有葡萄糖耐量受损和高胰岛素血症，表现为OGTT中2 h血糖不能达到正常水平，有低钾周期性麻痹病人最为明显，为(10±3) mmol/L。甲亢伴低钾周期性麻痹病人胰岛素和C肽释放均明显高于健康成人和无低钾周期性麻痹的甲亢病人。农肖尧等[29]回顾分析了以呕吐为首发症状的淡漠型甲亢的临床资料，结果表明以中年女性多见，突出表现为呕吐；伴纳差、腹痛、腹胀、消瘦、心慌、胸闷；肝脏损害及电解质紊乱；甲状腺功能检查符合甲亢；抗甲亢治疗效果显著。刘彤等[30]对15例原发性甲亢病人于术前经CT对甲状腺进行体积测量，于双侧甲状腺次全切除术后，再用增强CT对上述病人残留甲状腺进行体积测量，并与术中测得残留量比较。结果术中测得残留量2.8～13.0 g，术后CT测量为3.4～16.6 g，二者之间有一定误差($P=0.067$)，产生原因主要为术者对残留甲状腺背面气管旁沟处的不规则腺体测量不准确。结果提示CT测量更接近实际残留量，重复性强，可比性强。体积残留率比腺体残留重量、手术切除率更具有个性化参考意义。张会娟等[31]用抗S-100蛋白抗体SP免疫组化法对34例GD和5例正常对照甲状腺内的树突细胞(DC)进行定位和半定量研究。用表达重组促甲状腺激素(TSH)受体的人胚肾细胞检测术前血清中的甲状腺刺激性抗体(TSAb)。对甲状腺内DC的浸润密度与血清TSAb值进行相关分析。结果表明，正常甲状腺内未见DC，在所有被检GD病人的甲状腺内均可见到DC异常增多，且大多数DC与其周围甲状腺上皮细胞或间质浸润淋巴细胞密切接触。GD病人甲状腺内DC的浸润密度与血清TSAb值密切正相关($r=0.446\ 1$，$P<0.01$)。戴为信等[32]测定一个家族性异常白蛋白高甲状腺素血症家系4个成员(先证者、母亲、女儿和弟弟)血清甲状腺激素和促甲状腺激素，荧光标记甲状腺素(thyroxine，T_4)和血清温育后进行蛋白电泳，白蛋白基因点突变检测。结果表明，先证者、母亲和女儿的血清总甲状腺素升高，游离甲状腺素、总三碘甲腺原氨酸、游离三碘甲腺原氨酸和促甲状腺激素正常，蛋白电泳显示T_4-白蛋白峰明显升高增宽，白蛋白基因DNA编码区653G→A。弟弟的甲状腺激素正常，T_4结合蛋白电泳未见异常，白蛋白基因未见突变。陶炜等[33]对30例甲状腺功能亢进(甲亢)病人，采用彩色直方图测量并自动计算取样区内彩色血流面积与取样区总面积的比率(black and white color ratio，BCR)，并与30例正常人对比。结果表明，甲状腺动脉的血流动力学参数中，加速度(Acc)、加速度时间(Act)、最大流速(V_{max})和BCR明显高于正常对照组($P<0.001$)。而甲亢组BCR与V_{max}以及BCR与血清T_3之间，并无明显线性关系($P>0.05$)。高继兵等[34]分别检测58例甲亢病人治疗前、治疗后3及6个月血清TT_3、TT_4、sTSH、骨钙素(BGP)、甲状旁腺素(PTH)和降钙素(CT)浓度，测定血清碱性磷酸酶(ALP)、血清钙(Ca)和无机磷(P)的含量，治疗前后均采用双能X线检测其前臂、腰椎($L_{2\sim4}$)及股骨上段的骨密度(BMD)值。结果表明，甲亢^{131}I治疗后6个月(除无效组外)与治疗前及治疗后各组与无效组的各部位平均BMD值比较差异有显著性($P<0.05$)；甲亢^{131}I治疗后6个月BGP、CT、CT/PTH比值、ALP和Ca与治疗前及治疗后各组与无效组比较差异有显著性($P<0.01$或$P<0.05$)；治疗前血清TT_3水平与血清BGP呈正相关；血清Ca与TT_3水平及CT/PTH比值呈正相关。栗夏莲等[35]测定肌注L-T_4及L-T_4加普萘洛尔所致甲状腺功能亢进兔和对照组的心肌肌质网钙、镁-三磷酸腺苷酶活性。结果表明L-T_4组及L-T_4加普萘洛尔组心肌肌质网钙、镁-三磷酸腺苷酶活性明显高于对照组，而且酶活性与血TT_3浓度呈显著性正相关，L-T_4加普萘洛尔组与L-T_4组的心肌肌质网钙、镁-三磷酸腺苷酶活性无明显差别。韩晓梅等[36]采用离心法自制角膜胶原膜，在妥布霉素(托百士)眼液内浸泡用于治疗甲状腺相关眼病性角膜上皮缺损，疗程10 d，观察其疗效，并与美国产的Bio-Cor胶原膜进行比较。结果表明，两组角膜胶原膜疗效相仿，有效率分别为91.3%和95.7%，差异无统计学意义($\chi^2=6.703$，$P>0.05$)。王莉菲等[37]选用TAO病人眼眶中的脂肪颗粒，共8例(8只眼)，采用组织块培养法培养细胞，观察细胞形态；细胞免疫组织化学方法检测前脂肪细胞因子-1的表达，初步验证前脂肪细胞的存在；诱导细胞向成熟脂肪细胞分化，油红O染色观察细胞形态及细胞内脂滴形成情况；RT-PCR检测分化过程中转录因子过氧化物酶体增殖体激活受体γ(PPARγ)表达的改变。结果表明，原代培养细胞为梭形，增殖旺盛；免疫组化显示前脂肪细胞因子-1表达阳性；细胞可分化为成熟脂肪细胞，并伴有PPARγ基因表达的增强。王森等[38]对18例甲状腺肿大型Graves病病人进行甲状腺介入栓塞治疗后，随访2年，观察临床症状、体征和并发症，复查血清FT_3、FT_4和甲状腺彩色多普勒(CDI)。结果表明，术后1个月病人临床症状明显缓解，体征减轻，FT_3、FT_4恢复正常，CDI各参数显示栓塞效果满意；术后2年病人病情稳定，复查FT_3、FT_4均正常，且无严重并发症发生。何国荣等[39]

选择曾食含碘食物的 Graves 病病人 20 例，在禁食含碘食物前后分两次进行摄^{131}I试验与甲状腺^{99m}Tc显像。前者测定 3、24 h 摄^{131}I率，后者计算摄锝指数(TI)及估算甲状腺质量(TW)。采用 Wilcoxon 符号秩和检验对数据进行对比分析。结果表明，20 例病人禁止含碘食物前后的摄^{131}I率显著不同，所有病人禁食含碘食物后 3 和 24 h 摄^{131}I率均显著增高。TI 2 例未变、2 例增高、16 例降低；TW18 例减小、2 例增大。较未禁食含碘食物的首次检测，两者均有显著性变化。刘春玲等[40]收集 37 例因甲状腺相关眼病(TAO)行眼眶眼压术或复视矫正术病人的眼外肌和眼眶脂肪结缔组织，进行常规 HE 染色，部分行 Masson 三色染色或 UCHL1 及 L26 免疫组化染色，分析 TAO 的组织病理学特点。结果表明活动期 TAO 眼眶脂肪和眼外肌以葡胺聚糖聚积、免疫细胞和炎性细胞浸润为主。静止期以眶组织退变、纤维化为主。何清华等[41]对 103 例甲亢合并白细胞减少病例进行回顾分析，结果发现，103 例病人中初诊甲亢 41 例，非初诊病人 62 例。其中 29 例与抗甲状腺药物的使用有关，9 例病人合并感冒。所有病人均使用升白细胞药物治疗，这些药物包括一般升白细胞药物，糖皮质激素，G-CSF 等。提示甲亢合并白细胞减少的发生与甲亢本身、抗甲状腺药物、感染等有关。黄瑞玉等[42]采用时间分辨免疫荧光技术检测 53 例病人和 39 例健康对照组血清 TT_3、TT_4、FT_3 和 FT_4，以及用生化仪检测三酰甘油(TG)、胆固醇(TCH)、高密度脂蛋白胆固醇(HDL-C)和载脂蛋白 B(APoB)的含量。结果表明，甲亢病人血脂的含量明显低于健康对照组($P<0.01$)，其变化与 TT_3、TT_4、FT_3、FT_4 浓度呈反比关系，载脂蛋白 B 含量也明显低于健康对照组($P<0.01$)，其变化与 TT_3、TT_4、FT_3、FT_4 浓度有关。黄晓玲等[43]选出与甲亢相关的临床表现作为观察指标，对甲亢组和对照组共 738 例进行调查及分类计算它们各自所占的积分，统计出甲亢组和对照组各自总分值范围，创建简易表。结果，两组各自总分构成对比分析显示，总分在 9 分以下可排除甲亢，总分在 10～16 分为可疑，17 分以上可诊断为甲亢。诊断符合率达 95%。提示与甲亢诊断指数表(Crooks 表)相比，简易表具有调查项目少，可操作性强，且诊断符合率更高等优点。王志兴等[44]将 60 例 Graves 病人随机分为曲安西龙(丙酮缩去炎舒松)局部注射组(每次 40 mg，每月注射 1 次，3 次为一疗程)和对照组，均给予抗甲状腺药物治疗。结果一疗程结束后观察到注射组有明显的消甲状腺肿效果，与治疗前比较有显著性差异($P<0.005$)，较对照组疗效为优($P<0.01$)，且同时观察到本疗法有助于下调甲状腺球蛋白抗体(TGA)、甲状腺微粒体抗体(MCA)。提示局部注射长效糖皮质激素曲安西龙，对于 Graves 病病人的甲状腺肿大具有显著的消退作用，且可能对 Graves 病的总体疗效有促进作用。潘明志[45]将确诊的 219 例甲亢病人分为未服抗甲状腺药物(ATD)组、服 ATD 停药>1 月组和服 ATD 停药<1 月组。所有病人均行^{131}Ⅰ治疗，采用个性化方案。治疗后 3 个月、6 个月复查并评价治疗效果。结果表明，3 组病人间甲状腺摄^{131}Ⅰ率无显著性差异($P>0.05$)；但高峰前移发生率在停药<1 个月组明显高于其他两组($P<0.05$)。总的^{131}Ⅰ一次治愈率达 75.3%，但治疗效果在停药<1 个月组明显低于其他两组($P<0.05$)。徐健等[46]将 40 只雄性 Wistar 大鼠随机分为 4 组。动物模型的诱导为甲低组：每只甲巯咪唑(他巴唑)10 mg/d 灌胃，轻、重度甲亢组：每只左甲状腺素灌胃剂量分别为 100 和 200 μg/d，对照组：每只生理盐水 2 ml/d 灌胃。共 28 d。采用放射免疫法检测大鼠空腹血浆胰岛素及 T_3、T_4 浓度，葡萄糖氧化酶法检测大鼠空腹血浆血糖，免疫印迹技术测定大鼠肝脏细胞膜上葡萄糖转动子 2(GLUT2)的浓度。结果，轻、重度甲亢组血糖(BG)、胰岛素(INS)、肝细胞质膜的 GLUT2 浓度均较对照组显著升高，胰岛素敏感指数(IAI)显著下降，重度甲亢组 INS、GLUT2 较轻度甲亢组显著升高，IAI 显著下降，BG 亦有升高趋势；甲减组与对照组比较 BG、INS 有上升趋势，但差异无统计学意义；IAI 无显著变化，甲减组 GLUT2 较对照组显著性下降。BG、INS、-IAI 与 GLUT2 均有显著性线性正相关关系。李健榕等[47]选择 40 例 Graves 病病人，测定蛋白激酶 A(PKA)、蛋白激酶 C(PKC)活性及 T_3 水平，与正常人对照，结果表明，TSAb 刺激甲状腺细胞 T_3 分泌主要通过 cAMP-PKA 途径，PKC 途径可影响 cAMP-PKA 途径而抑制 TSAb 刺激的 T_3 分泌。

(三)甲状腺功能减退症

毛姗姗等[48]对 40 例甲状腺功能减退症(CH，简称甲低)新生儿分别以左甲状腺素(L-T_4)为起始量 4～8 $\mu g \cdot kg^{-1} \cdot d^{-1}$治疗 1 个月，治疗前后与 30 例对照组均进行超声心动图检查，同时用化学发光法测定血 TT_3、TT_4、TSH，并对血甲状腺激素水平和心功能指标行相关性分析。结果提示先天性甲低新生儿常伴有左心功能下降，收缩功能和舒张功能均累及，早期进行 L-T_4 替代治疗可尽早改善受损的左心功能。向光大等[49]选择初诊的女性临床甲低病人 33 例、亚临床甲低病人 25 例及正常健康女性 25 名。采用高分辨血管外超声法检测肱动脉血流介导的内皮依赖性血管舒张功能和硝酸甘油(GNT)介导的非内皮依赖性血管舒张功能。结果发现与对照组比较，临床甲低组和亚临床甲低组治疗前血流介导的血管舒张功能降低(均

$P<0.05$)。与治疗前比较,血流介导的血管舒张功能明显升高(均 $P<0.05$)。临床甲低组和亚临床甲低组治疗前后 TSH、Lp(a)、LDL-C 的变化与血流介导的血管舒张功能呈负相关(均 $P<0.05$)。满娜等[50]检测三个不同碘摄入量地区 39 例临床甲减病人的血清甲状腺刺激阻断性抗体(TSBAb)、甲状腺刺激性抗体(TSAb)、甲状腺过氧化物酶抗体(TPOAb)和甲状腺球蛋白抗体(TgAb),两年后随访。TSBAb 和 TSAb 采用重组人促甲状腺素受体(rhTSHR)-中国仓鼠卵巢细胞生物法测定。结果提示 TSBAb 是自身免疫甲减的特异性标志物。临床甲低病人 TSBAb 活性与碘摄入量有关。在预测临床甲低转归中 TPOAb 具有重要意义。当 TPOAb 未达强阳性时,病人甲状腺功能恢复与 TSBAb 降低有关。徐华等[51]对原发性甲低病人 58 例,在诊断初和经左甲状腺素治疗 2 个月时分别测定空腹血清 FT_3、FT_4、sTSH、总胆固醇(TC)、三酰甘油(TG)、天冬氨酸氨基转移酶(AST)、肌酸激酶(CK)及其同工酶 CKMB、乳酸脱氢酶(LDH)及其同工酶 HBDH,同时测定体重(W)、体质量指数(BMI)、脂肪含量百分比(FAT%)、基础代谢率(BMR)、脂肪含量(FM)、非脂肪量(FFM)以及全身水量(TBW)。结果提示,原发性甲低病人以左甲状腺素治疗可显著降低心肌诸酶与胆固醇水平,而对三酰甘油无明显影响。左甲状腺素造成的体重下降主要以脂肪含量减少为主,可能是通过增加 BMR/FM 比值达到减轻体重效应。何静媛等[52]以 42 例甲低性心脏病的超声心动图改变与正常人对比。结果发现 42 例甲低性心脏病病人中有心包积液 28 例,发生率 67%;心脏扩大 18 例,占 43%;左室壁轻度增厚 22 例;左室射血分数减低 20 例,占 53%。42 例病人心动周期时相中左室射血前期时间(PEP)延长,左室射血前期时间/射血时间(PEP/ET)之比上升,与正常对照组相比有显著性差异。马绍刚等[53]用 TKM 法提取 18 例天津市区先天性甲低病人、35 例随机正常对照者外周血 DNA,分别 PCR 扩增 NIS 基因第 1～15 外显子,单链构象多态性分析(SSCP)筛查 NIS 基因 15 个外显子突变,突变经直接测序证实。结果发现,所有研究对象 NIS 基因 15 个外显子均可以 PCR 扩增,经 SSCP 分析无异常电泳条带,表明 18 例先天性甲低无 NIS 基因突变。方邦江等[54]采用丙硫氧嘧啶(PTU)腹腔注射诱发甲低动物模型,运用 RT-PCR 检测技术测定实验性甲低大鼠脑海马组织 $T_3NR\alpha_1$ mRNA、$T_3NR\beta_1$ mRNA 的表达水平。结果发现,甲低大鼠海马组织 $T_3NR\alpha_1$ mRNA、$T_3NR\beta_1$ mRNA 的表达水平明显下调,与正常对照组比较差异显著。胡建阳等[55]对 68 323 例新生儿进行疾病筛查,经确诊的先天性甲低(CH)44 例(3 个月内确诊)及在此期间门诊儿科确诊的 CH5 例(3 个月后确诊),确诊后立即给予左甲状腺素治疗。结果发现 3 个月内治疗者体格及智力均达到同龄儿童正常水平。提示早期诊断治疗甲低能明显改善预后,使其正常发育,降低智力低下的发生。李雅丹[56]对厦门、漳州、龙岩三市 79 238 例新生儿进行先天性甲低(CH)的筛查,结果发现新生儿 CH 发病率 0.6‰(1/1 553),男∶女为 1∶0.7。提示 CH 的筛查是目前新生儿疾病筛查的重要项目之一。陈学强等[57]对 8 例确诊甲低致垂体增生治疗前后的 MRI 资料进行回顾分析。结果提示原发性甲低致垂体增生的 MRI 表现具有一定特点,应提高对其垂体增生 MRI 表现的认识,以避免进行不必要的手术治疗。项莹等[58]检测 32 名甲低病人在治疗前、后 FT_3、FT_4、TSH、TC、TG、LDL-C 及血流变指标,并与正常人对照。结果发现,甲低病人治疗前 TC、TG、LDL-C 升高明显,血液黏度明显增加,经治疗恢复正常水平,与对照组比较,差异无统计学意义。季钗等[59]对雌大鼠从孕 15 d 起每日以丙硫氧嘧啶(PTU)溶液灌胃(50 mg/d)至断奶,造成大鼠围生期甲低模型,部分甲低仔鼠每日腹腔注射左甲状腺素(L-T_4)2 μg/100 g 体重。用竞争性 RT-PCR 法测定正常、甲低及 T_4-替代仔鼠的大脑皮质及海马组织 AR mRNA水平。结果发现,甲低组大脑皮质及海马 AR mRNA水平比正常时照组明显降低。T_4-替代组 AR mRNA 水平增加,提示围生期甲低会引起发育期大鼠大脑皮质和海马的 AR mRNA 表达下降,及时替代治疗能恢复大脑皮质 AR mRNA 的正常表达,但海马的 AR mRNA 表达则未能达到正常水平。

(四)甲状腺炎

李晨阳等[60]收入 610 例辽宁省沈阳市产妇,488 例(80%)随访 6 个月以上。进入队列的产妇均在分娩前、产后 3 个月和 6 个月时留取空腹血清,测定血清 TSH、甲状腺过氧化物酶抗体(TPOAb)、甲状腺球蛋白抗体(TgAb)、游离 T_4(FT_4)、游离 T_3(FT_3)和甲状腺球蛋白(Tg)、TSH 受体抗体(TRAb)。同时进行体格检查和甲状腺 B 超检查。产后 6 个月内血清 TSH 异常的产妇继续接受产后 9 个月和 12 个月的随访。结果提示,国内产妇临床产后甲状腺炎(PPT)的患病率为 7.2%,亚临床 PPT 的患病率为 4.7%,约 1/10 的 PPT 病人在产后 1 年仍有甲状腺功能异常。甲状腺自身抗体 TPOAb 阳性是 PPT 发生的重要危险因素和预测指标,其滴度水平与疾病严重程度相关。他们[61]还在上列研究基础上,在每次采血的同时留取空腹尿,以多次尿碘的均值作为判定该孕产妇个体碘营养水平的依据。结果提示,孕产妇尿碘>300 μg/L 可能导致 PPT 发病率增加。产后 6 个月时 TPOAb 阳性者尿碘水平高于TPOAb阴性者。文智等[62]回顾分析36例甲状腺炎的CT资料,36例均经手术或活检病理证实。扫描层厚及层距均为5 mm,均平扫加增强扫描。结果提示CT对甲状腺炎的诊断及鉴别诊断有重要作用。黄新余等[63]回顾分析桥本甲状腺炎与甲状腺癌并存病例,表明两者并存发生率较高,近年来且有增高趋势,因此在诊治桥本甲状腺炎时应警惕并存甲状腺癌。赵文娟等[64]采用PCR-SSP技术,扩增DQA1 * 0501、DQA1 * 0201的目的基因片段,选取山东沿海地区自身免疫性甲状腺疾病(AITD)156例AITD病人和74例健康对照,分析比较两对等位基因在两组人群中分布频率的差异。结果发现,Graves病(GD)和桥本甲状腺炎(HT)病人HLA-DQA1 * 0501的频率均显著高于对照组($P<0.05$);而HLA-DQA1 * 0201在GD和HT两组病人中分布频率明显低于正常对照组($P<0.01$,$P<0.05$)。按性别分层分析后,仅发现DQA1 * 0201的频率在两组女性病人中显著降低。提示HLA-DQA1 * 0501与山东沿海地区GD和HT的发病易感性相关,而DQA1 * 0201与该地区GD和HT,尤其女性病人的保护性相关。蒋玲等[65]对中国山东地区汉族人群IL-1α、IL-4、IL-6、TNF_3-α基因多态性与桥本甲状腺炎(HT)的关联性进行研究。结果显示,HT组IL-4启动子区(-590)位置t等位基因频率明显低于对照组(0.060 *vs* 0.155,$P<0.05$),HT组IL-4(-590) c/t杂合基因型频率显著低于对照组(0.100 *vs* 0.250,$P<0.05$),HT组IL-1α、IL-6、TNF_3-α基因多态性与对照组比较差异无显著性。王胜军等[66]用磁性细胞分离器(MACS)分离$CD4^+CD25^+$ T细胞,通过体外细胞增殖试验和IFN-γ的测定研究$CD4^+CD25^+$ T细胞对$CD4^+CD25^+$ T细胞的免疫抑制作用,同时通过过继转移试验研究$CD4^+CD25^+$ T细胞抑制小鼠自身免疫性甲状腺炎(EAT)的发生。结果提示$CD4^+CD25^+$ Treg细胞在体内外具有明显抑制效应性T细胞的功能。段薇等[67]以甲状腺腺瘤旁正常甲状腺组织为对照(C组,20例),采用免疫组织化学Elivision™二步染色法检测凋亡相关蛋白bcl-2、mcl-1、bcl-X_2,和bax在桥本甲状腺炎(HT组,33例)和Graves病(GD组,28例)病人甲状腺组织中的表达与分布。结果表明,抗凋亡bcl-2和mcl-1蛋白在HT中表达的减弱以及在GD中表达的增强对于HT甲状腺滤泡细胞凋亡的增加和GD甲状腺滤泡细胞的增殖可能起一定作用;bax蛋白在HT中表达增强所起的促凋亡的作用对疾病的发生发展起一定作用;bcl-2与bax表达强度的比值对于凋亡的调控起重要作用;bcl-2家族蛋白bcl-2、mcl-1、bcl-X_2,和bax彼此之间可能以二聚体形式相互影响,共同参与甲状腺组织的细胞凋亡。张艳姣等[68]取成人桥本甲状腺炎病人手术切除的甲状腺组织及甲状腺腺瘤旁1.0 cm外正常甲状腺组织,抽提总RNA,合成mt_1、MT_2受体引物,用RT-PCR半定量分析褪黑素受体亚型mRNA表达的改变。结果表明,桥本甲状腺炎发病可能与mt_1亚型受体抑制有关。褪黑素免疫调节作用可能通过mt_1受体介导。

(五)甲状腺肿瘤

程维刚等[69]用免疫组织化学SP法研究不同甲状腺组织中雌激素受体(ER)和细胞周期素(cyclin D1)的表达。分化型甲状腺癌(DTC)43例(乳头状癌39例,滤泡状癌4例),甲状腺良性腺瘤30例,腺瘤旁正常组织16例。结果发现,DTC组织中ER和细胞周期素D1蛋白阳性率分别为53.5%(23/43)和65.1%(28/43);甲状腺良性瘤中ER和细胞周期素D1蛋白阳性率分别为26.7%(8/30)和36.7%(11/30);正常甲状腺组织中ER阳性率为12.5%(2/16),而细胞周期素D1则不表达。DTC中ER的表达明显高于甲状腺良性腺瘤和正常甲状腺组织($P<0.05$);DTC中细胞周期素D1的表达明显高于甲状腺良性腺瘤($P<0.05$);且DTC中细胞周期素D1和ER表达存在正相关关系($P<0.05$)。实验提示,雌激素在DTC的发生、发展中有促进细胞增殖的作用;DTC可能为雌激素依赖性肿瘤。

于华众等[70]对温州医学院附属二院1999～2003年经病理确诊、行甲状腺癌改良根治术的甲状腺乳头状癌病人74例,用明胶酶谱法测定病人血浆MMP-2和MMP-9活性。结果发现,淋巴结转移组的血浆活化MMP-2和MMP-9水平(71.9±11.7、15.5±6.1)明显高于无淋巴结转移组(35.2±6.6、7.3±2.3)($P<0.001$);包膜及包膜外浸润组的血浆活化MMP-2和MMP-9水平(70.5±13.0、14.7±6.1)明显高于包膜内浸润组(35.4±7.9、8.0±4.2)($P<0.001$);而肿瘤直径≥1 cm组和<1 cm组血浆活化MMP-2和MMP-9水平(55.4±20.4 *vs* 59.3±20.8,10.8±5.7 *vs* 13.7±6.8)无显著性差异($P>0.05$),各组之间血浆总MMP-2和MMP-9水平无显著性差异($P>0.05$)。调查提示,明胶酶的活化形式MMP-2和MMP-9的血浆水平与甲状腺乳头状癌的转移、侵袭有关,与肿瘤的大小无关。陈福进等[71]采用回顾分析1985年1月1日至1997年12月31日在中山大学肿瘤防治中心治疗的分化型甲状腺癌581例,研究分化型甲状腺癌的治疗方式和效果,分析影响其复发的因素。结果提示,单侧腺叶加峡部切除术加或不加颈淋巴结清扫应作为原发灶局限于一侧腺叶的分化型甲状腺癌的首次手术治疗方式。但仅首次手术方式明显影响分化型甲状腺癌的复发。张延美等[72]采用免疫化学染色SP法观察72例手术切除的甲状腺肿瘤标本半乳糖凝集素3的表达。结果表明，半乳糖凝集素3在恶性肿瘤的细针抽吸(FNA)细胞涂片与组织切片中均高水平表达，在良性肿瘤中不表达或低表达。良性与恶性甲状腺肿瘤在FNA细胞涂片或组织切片中半乳糖凝集素3的表达差异有统计学意义。相同性质的甲状腺肿瘤FNA细胞涂片与组织切片的半乳糖凝集素3表达一致，两者之间差异无统计学意义。提示半乳糖凝集素3在良恶性甲状腺肿瘤中表达不同，恶性肿瘤中表达显著增高，是鉴别良恶性甲状腺肿瘤可靠的分子标志物。郑荣秀等[73]检测27例甲状腺乳头状癌(PTC)，另有其他组织类型甲状腺癌10例、良性甲状腺病变33例及病变旁正常甲状腺组织30例(对照)甲状腺组织标本。以多重-PCR筛查重排突变基因(ret/PTC)的存在，并鉴定-PCR(ID-PCR)确定ret重排突变类型(ret/PTC1，2，3)，最后通过自动测序证实。结果提示，ret重排突变特异性发生可能与PTC的发病密切相关。阮晔等[74]分别用Cy5和Cy3两种不同的荧光染料通过逆转录反应将PTC组和对照组甲状腺组织的mRNA分别标记成探针，并与载有一组靶基因的基因表达谱芯片进行杂交。通过扫描荧光强度，计算机软件分析，寻找两组差异表达基因，并用RT-PCR、免疫组化对其中两条基因进行验证。结果共有65条差异表达基因，其中表达增加的有48条(2.0倍以上)，表达降低的有17条(0.5倍以下)。RT-PCR、免疫组化结果与芯片扫描结果一致。结论为基因芯片是筛选PTC与正常成人甲状腺组织差异表达基因的有效方法。通过筛选所得差异基因提示，PTC的发病涉及细胞外基质、细胞因子、受体信号转导等多个方面。王红卫等[75]应用抑制性消减杂交技术构建人甲状腺乳头状癌cDNA消减文库，并从中克隆了3个cDNA片段，通过测序，同源性分析，表明这些片段与来自恶性肿瘤相关基因片段具有同源性，提示他们可能在甲状腺癌的发生发展中起到某种重要作用。张一帆等[76]构建杆状病毒载体质粒(pFBNIS)并制备重组NIS杆状病毒(BacNIS)，体外感染甲状腺癌细胞，通过免疫荧光检测NIS蛋白的表达，通过动态摄碘及Na-ClO_4摄碘抑制实验观察表达蛋白的功能和特性；进行^{131}I杀伤细胞的克隆形成实验。结果提示，BacNIS是介导肿瘤细胞摄碘的有效方法，为杆状病毒介导NIS基因治疗失分化甲状腺癌转移灶提供依据。他们[77]还构建腺相关病毒载体质粒pGA-NIS，并采用磷酸钙沉淀法制备重组NIS基因的腺相关病毒rAAV-NIS，体外感染甲状腺癌细胞系FTC-133、8505C后，通过免疫荧光检测被感染细胞的NIS蛋白表达，并通过摄碘实验及$NaClO_4$摄碘抑制实验验证其表达的NIS蛋白功能和特性。结果提示，rAAV-NIS能介导甲状腺癌细胞的碘摄取，为甲状腺癌NIS基因介导的基因治疗提供了实验依据。包建东等[78]以不同浓度全反式维A酸(ATRA)作用于3株甲状腺癌细胞(FTC-133、K1、8505C)，利用半定量RT-PCR检测NIS mRNA表达，并测定细胞摄碘水平。结果提示，ATRA可上调FTC-133、K1细胞NIS基因表达，提高其摄碘能力，这为ATRA用于分化型甲状腺癌的^{131}I治疗提供了实验依据。张一帆等[79]通过ATRA诱导甲状腺癌细胞系滤泡状甲状腺癌细胞株(FTC-133)、乳头状甲状腺癌细胞株(W3)及未分化甲状腺癌细胞株(8505C)后，RT-PCR及Western免疫印迹检测甲状腺癌细胞系的NIS mRNA及其蛋白质表达，并测定甲状腺癌细胞系诱导后的摄碘变化。结果发现，ATRA诱导甲状腺癌细胞系48 h后，FTC-133和W3的NIS mRNA及蛋白质表达增高，8505C未见变化；ATRA诱导甲状腺癌细胞系2周后，FTC-133和W3的摄碘增高。提示ATRA能诱导分化型甲状腺癌细胞摄碘增高，为ATRA诱导分化治疗甲状腺癌提供了依据。张海燕等[80]设计合成靶向VEGF的ASODN转染人髓状甲状腺癌细胞系(TT)细胞，并制备相应条件培养基作用内皮细胞ECV304，设正义寡核苷酸(SODN)和空白对照组进行比较。观察细胞生长状态，RT-PCR、免疫细胞化学法检测TT细胞VEGF mRNA和蛋白表达，四氮唑蓝法检测TT和ECV304细胞生长抑制率(IR)，流式细胞仪、吖啶橙/溴化乙锭染色法检测ECV304细胞凋亡状态。结果提示，ASODN可通过特异性封闭甲状腺癌细胞VEGF表达，抑制内皮细胞生长，干扰肿瘤血管生成。孙霞等[81]应用三维彩色血管能量成像技术(3D-CPA)，术前检测38例甲状腺肿瘤血流信号(恶性22例，良性16例)计算3D-CPA血管指数(VI)，术后对手术标本行抗CD34因子免疫组化染色，计数肿瘤微血管密度(MVD)，行统计学对比分析。结果提示，3D-CPA能立体、直观显示甲状腺肿瘤血供，血管三维定量测值与肿瘤微血管密度相关性较好，血管三维能为良、恶性甲状腺肿瘤鉴别提供有效血流信息。徐先发等[82]采用回顾分析1976～1996年间86例DTC侵犯喉气管病人的资料。根据肿瘤侵犯喉气管的范围和程度不同分别行肿瘤削除术39例、根治性切除21例(气管窗式切除11例、气管袖状切除8例和全喉切除2例)和姑息性切除26例。部分病人术后补充放疗。生存率比较采用Kaplan-Meier法。结果提示，DTC喉气管受侵尚未侵及腔内黏膜层者可采用肿瘤削除术得以根治。穿透喉气管腔内黏膜层者应行肿瘤根治性切除以避免窒息等并发症的发生，延长病人的生存。术后放疗对于肉眼根治者疗效并不肯定,但可明显提高姑息性切除病人的生存。王佩国等[83]分析甲状腺转移癌9例。原发食管癌3例,肺癌3例,肾透明细胞癌、恶性黑素瘤、喉癌各1例。针吸穿刺确诊5例,手术切除确诊4例,其中1例肾透明细胞癌行部分切除及术后放疗,单纯放疗2例,化疗3例。由原发癌至转移间隔1个月~4年。中位时间8个月。病人均以颈前肿物就诊,1例伴声音嘶哑。结果提示,甲状腺转移癌罕见。但有恶性肿瘤既往史伴有甲状腺肿块的病人应考虑转移癌的可能,诊断依靠B超、针吸活检、免疫组化染色。甲状腺转移预后不良,但肾透明细胞癌甲状腺转移积极治疗仍有望长期生存。刘阁玲等[84]采用免疫组化SP法检测50例甲状腺癌病人癌组织标本及20例甲状腺癌病人癌旁正常甲状腺组织中血管内皮生长因子(VEGF)、MMP-9及E-钙黏蛋白的表达情况,观察其与病人临床病理及预后的关系。结果提示,甲状腺癌组织VEGF、MMP-9及E-钙黏蛋白的表达与甲状腺癌的侵袭及转移有关,可作为甲状腺癌病人的预后指标。王文勇等[85]采用免疫组织化学染色方法(EnVision)检测68例人甲状腺癌组织CD34和VEGF的表达,并对CD34表达阳性血管进行MVD计数,对VEGF表达阳性血管进行半定量计数,结合甲状腺癌的病理特征进行分析。结果发现,在68例甲状腺癌组织中,有50例VEGF表达,阳性率为74%,甲状腺癌组织VEGF阳性组的MVD明显高于阴性组,差异显著($P<0.05$)。提示VEGF阳性和MVD在甲状腺癌中明显增高,VEGF阳性表达对甲状腺癌的发生、发展及预后判断有重要意义。高树熹等[86]采用回顾分析经所在医院超声检查并经手术及病理证实的甲状腺肿块87例,观察甲状腺被膜与颈前肌回声,并与手术及病理对照。结果表明,甲状腺肿块与颈前肌粘连较轻者超声仅表现为结节局部甲状腺被膜亮线连续性中断,若结节侵入肌层内并可见该处肌组织回声模糊。47例甲状腺癌中,术中发现有28例(59.6%)肿块与颈前肌粘连,超声检出24例,其中符合22例,符合率为78.6%(22/28);10例甲状腺炎病例,术中及超声均发现3例结节与颈前肌粘连;20例结节性甲状腺肿病人,2例以前有甲状腺手术史的病人术中及超声均发现有粘连,其余18例病人均未发现粘连;10例甲状腺腺瘤病人手术及超声均未发现粘连。本组病例中,超声对甲状腺结节与颈前肌粘连的显示符合率为81.8%(27/33)。提示高频超声能较准确显示甲状腺结节是否与颈前肌粘连,是甲状腺癌诊断的一个较为有用的指标。杨敬春[87]采用回顾分析87例颈部淋巴结异常的病人,所有病人均曾行灰阶及彩色多普勒检查、超声引导细针穿刺活检和(或)术后组织病理学检查。结果表明,所有病人超声显示淋巴结异常,在69.0%甲状腺乳头状癌病人的转移淋巴结中可见囊性变。而在非甲状腺乳头状癌病人的转移淋巴结中仅有2例可见此现象。颈部淋巴结内部出现囊性变作为甲状腺乳头状癌转移的超声特征性改变,其敏感度为69.0%,特异度为96.6%,阳性预测值为90.9%,阴性预测值为83.6%,准确度为87.4%。提示颈部淋巴结内出现囊性变高度提示甲状腺乳头状癌转移。金文昊等[88]选择分化型甲状腺癌骨转移病例,回顾分析骨转移年龄、术后间隔时间、转移部位及频度、组织类型以及死亡原因等。结果表明,骨转移年龄较大,发生在40~82岁,初诊到骨转移多在10年以内;脊椎转移最多,乳头状癌以胸、颈椎转移为主,滤泡状癌转移全身骨骼,临床症状和死因多与脊椎病变有关提示分化型甲状腺癌骨转移中脊椎转移为影响其生存质量和预后的关键部位。

(六)其他

蔡金来等[89]对甲状腺腺瘤组71例、单纯性甲状腺肿组24例、Grave病组200例、慢性淋巴细胞性甲状腺炎(HT)甲亢组21例和HT甲低组29例,另设对照组95例,进行相关性分析。测定血清促甲状腺素(TSH)和甲状腺激素含量;静脉注射显像剂前、后测定注射器的放射性计数,注射30 min后作甲状腺显像并计算甲状腺摄$^{99m}TcO_4^-$率。根据受检者临床表现及血清TSH、FT_3、FT_4、TGAb、TPOAb含量及部分病理结果分析。结果提示,甲状腺摄$^{99m}TcO_4^-$率显像能反映甲状腺的位置、大小、形态、甲状腺及其包块的摄取情况,结合甲状腺血清学指标,其在甲状腺疾病的诊断、鉴别诊断、治疗及随访中均具有重要的临床价值。张富昌等[90]分析1996~1999年,对秦巴山区3个缺碘地区的可疑亚克汀为儿童与正常儿童的血清T_3、T_4、TSH进行测定。结果表明,当该地区处于补碘不稳定时期(1996),在缺碘时期出生的可疑亚克汀病儿童T_3、T_4均值与正常儿童差异无统计学意义,TSH高值率却显著高于正常儿童($P<0.05$);当该地区补碘正常时期(1999),可疑亚克汀病儿童与正常儿童的T_3、T_4均值以及TSH高值率差异无统计学意义($P>0.05$)。分析提示激素性甲状腺功能低下与近期摄碘量不足有关,在儿童机体碘营养状况已趋于正常状况下,不宜用其作辅助诊断亚克汀病患儿。刘东方等[91]常规分离甲状腺细胞,并用含有10%胎牛血清(FBS)、谷氨酰胺、牛胰岛素、10 mU/L TSH和氢化可的松的MEM培养,细胞铺成单层后换用4%FBC的培养基培养,分别在不同时间观察甲状腺细胞吸碘率、细胞生长情况,免疫组化观察甲状腺特异抗原甲状腺球蛋白(Tg)表达水平,RT-PCR测定钠碘转运子(NIS)基因表达水平。结果提示，应用该研究所建立的培养条件可以使甲状腺细胞生存 40 d 以上，该实验条件下培养 3、7、14、28 d 的原代甲状腺滤泡上皮细胞以培养 7 d 的细胞 NIS mRNA、Tg 表达、摄碘功能最接近基线水平。连小兰等[92]采用化学发光免疫分析(CLIA)法测定 389 例患有各种甲状腺疾病及其相关疾病(包括经病理证实的桥本甲状腺炎、Graves 病、结节性或毒性结节性甲状腺肿、甲状腺滤泡上皮细胞良、恶性肿瘤；临床诊断的亚急性甲状腺炎、其他内分泌疾病和甲状腺功能正常的其他自身免疫性疾病)病人和 45 例健康对照者的抗-TgAb 和抗-TPOAb 水平，并计算其阳性率。结果提示，血清抗-TgAb 和抗-TPOAb 水平测定对自身免疫性甲状腺疾病具有临床鉴别诊断意义。彭李青等[93]收集 2002～2004 年经病理证实的甲状腺病变 45 例，全部进行平扫及增强后 SCT 扫描，三维重建成像，仿真喉镜成像，并将 SCT 征象与病理，喉镜结果进行比较。结果表明，三维重建图像显示病变与甲状腺组织，周围器官的立体关系，仿真喉镜显示气管受压，移位，与喉镜所见相符，还显示 1 例甲状腺癌侵入气管声门下段并侵犯声带，喉镜漏诊。提示 SCT 三维重建有助于外科医生准确定位病灶，判断病变侵犯范围，仿真喉镜能显示气管腔内的情况，对喉镜是个重要补充。方国恩等[94]回顾分析了 1992～2003 年间第二军医大学长海医院收治的 3 091 例甲状腺手术病人的临床资料。结果发现通过手术的甲状腺疾病病人以结节性甲状腺肿、甲状腺癌为主；手术方式应根据病变性质、部位、大小及淋巴结转移情况而采取个体化方案；专业化培训、细致操作以及全身麻醉等措施可有效减少并发症的发生；规范、系统的替代治疗可降低术后复发率。余海英等[95]对甲亢组 28 例，男女各 14 例。甲低组 14 例，均为女性，正常对照组 30 例，男女各 15 例，测血脂、糖代谢指标及脂联素、促酰化刺激蛋白及补体 C3 水平。结果发现，与正常对照组比较，甲亢组的脂联素水平明显升高，促酰化刺激蛋白无明显差异，补体 C3 明显降低，血脂水平明显降低，游离脂肪酸明显升高，空腹血糖及胰岛素也明显升高；甲减组的体重指数增加，血脂增加，而其他指标均无明显变化。相关分析显示，脂联素与甲状腺激素 FT_3、FT_4 成正相关，其他指标间均无明显的相关性。提示甲状腺激素及甲亢状态可能促进脂联素的产生，而甲亢状态下脂联素的产生机制尚有待进一步的研究。

(张　燕)

参考文献

1 王　艳，等. 中国地方病学杂志，2005，24(4)：368
2 李　颖，等. 中国地方病学杂志，2004，23(6)：566
3 陈祖培，等. 中国地方病学杂志，2005，24(3)：242
4 林来祥，等. 中国地方病学杂志，2005，24(3)：245
5 李　阳，等. 中国地方病学杂志，2004，23(6)：571
6 苏晓辉，等. 中国地方病学杂志，2004，23(5)：468
7 王玲芳，等. 中国地方病学杂志，2005，24(3)：308
8 何　平，等. 中国地方病学杂志，2004，23(6)：569
9 崇　巍，等. 中国医科大学学报，2005，34(2)：111
10 阎玉芹，等. 中国地方病学杂志，2004，23(6)：582
11 李　颖，等. 中国地方病学杂志，2005，24(3)：248
12 秦良谊，等. 中国地方病学杂志，2005，24(3)：326
13 聂秀玲，等. 中国地方病学杂志，2005，24(3)：258
14 孙　云，等. 中国地方病学杂志，2005，24(3)：255
15 罗玉玉，等. 中国地方病学杂志，2004，23(5)：435
16 耿　建，等. 中国地方病学杂志，2005，24(3)：329
17 施亚雄，等. 中华内分泌代谢杂志，2005，21(2)：176
18 康东红，等. 中华内分泌代谢杂志，2005，21(2)：128
19 王兴臣，等. 中华内分泌代谢杂志，2005，21(1)：81
20 周　仁，等. 中华内分泌代谢杂志，2005，21(2)：130
21 邬宏恂，等. 中国超声医学杂志，2005，21(7)：497
22 林少达，等. 中华内分泌代谢杂志，2005，21(4)：364
23 岑贤友，等. 中华内分泌代谢杂志，2005，21(2)：169
24 李　玲，等. 中华核医学杂志，2005，25(3)：166
25 康东红，等. 中华医学杂志，2005，85(12)：831
26 陈　威，等. 中国免疫学杂志，2005，21(9)：674
27 李梦涛，等. 中华医学杂志，2004，84(24)：2082
28 蒋绿芝，等. 中华糖尿病杂志，2004，12(6)：420
29 农肖尧，等. 广西医学，2004，26(12)：1789
30 刘　彤，等. 中国实用外科杂志，2004，24(11)：672
31 张会娟，等. 中华内科杂志，2005，44(2)：122
32 戴为信，等. 中华医学遗传学杂志，2005，22(1)：40
33 陶　炜，等. 中国超声医学杂志，2005，21(8)：581
34 高继兵，等. 中华核医学杂志，2005，25(4)：237
35 栗夏莲，等. 内科急危重症杂志，2005，11(4)：164
36 韩晓梅，等. 中国地方病学杂志，2005，24(3)：334
37 王莉菲，等. 中山大学学报(医学科学版)，2005，26(3)：351
38 王　森，等. 第二军医大学学报，2005，26(3)：341
39 何国荣，等. 第一军医大学学报，2004，24(11)：1292
40 刘春玲，等. 四川大学学报(医学版)，2005，36(3)：436
41 何清华，等. 四川医学，2005，26(6)：634
42 黄瑞玉，等. 广州医药，2005，36(2)：68
43 黄晓玲，等. 临床内科杂志，2004，21(11)：769
44 王志兴，等. 北京医学，2005，27(5)：279
45 潘明志. 四川大学学报(医学版)，2005，36(3)：443
46 徐　健，等. 中国公共卫生，2005，21(4)：442
47 李健榕，等. 中国实用内科杂志，2005，25(9)：818
48 毛姗姗，等. 中华医学杂志，2005，85(8)：538
49 向光大，等. 中华内分泌代谢杂志，2005，21(2)：118

50 满　娜,等.中华内分泌代谢杂志,2005,21(2):114
51 徐　华,等.中华内分泌代谢杂志,2005,21(2):110
52 何静媛,等.宁夏医学杂志,2005,27(6):394
53 马绍刚,等.中华核医学杂志,2005,25(3):164
54 方邦江,等.中国地方病学杂志,2005,24(3):262
55 胡建阳,等.医学临床研究,2005,22(3):373
56 李雅丹.福建医药杂志,2004,26(6):140
57 陈学强,等.中国临床医学影像杂志,2005,16(8):425
58 项　莹,等.中国地方病学杂志,2005,24(4):434
59 季　钗,等.浙江大学学报(医学版),2005,34(4):293
60 李晨阳,等.中华内分泌代谢杂志,2005,21(2):99
61 李晨阳,等.中华内分泌代谢杂志,2005,21(2):103
62 文　智,等.实用放射学杂志,2004,20(10):883
63 黄新余,等.肿瘤,2004,24(6):592
64 赵文娟,等.临床内科杂志,2005,22(1):48
65 蒋　玲,等.中华内分泌代谢杂志,2004,20(6):528
66 王胜军,等.中国免疫学杂志,2005,21(2):102
67 段　薇,等.中国地方病学杂志,2005,24(3):271
68 张艳姣,等.临床内科杂志,2004,22(5):333
69 程维刚,等.中国癌症杂志,2005,15(2):123
70 于华众,等.癌症,2005,24(6):740
71 陈福进,等.癌症,2004,23(11):1311
72 张延美,等.中华内分泌代谢杂志,2005,21(2):121
73 郑荣秀,等.中华内分泌代谢杂志,2005,21(2):106
74 阮　晔,等.中华内分泌代谢杂志,2004,20(6):541
75 王红卫,等.中华内分泌代谢杂志,2004,20(5):464
76 张一帆,等.中华核医学杂志,2004,24(5):264
77 张一帆,等.中华核医学杂志,2005,25(4):209
78 包建东,等.中华核医学杂志,2004,24(5):268
79 张一帆,等.中华核医学杂志,2005,25(2):90
80 张海燕,等.中华内科杂志,2005,44(4):280
81 孙　霞,等.中国超声医学杂志,2004,20(12):891
82 徐先发,等.中华医学杂志,2004,84(22):1888
83 王佩国,等.中国肿瘤临床,2005,32(13):775
84 刘阁玲,等.中国综合临床,2005,21(5):454
85 王文勇,等.第四军医大学学报,2005,26(15):1408
86 高树熹,等.中国临床医学影像杂志,2005,16(4):187
87 杨敬春.中国临床医学影像杂志,2005,16(4):184
88 金文昊,等.中国肿瘤临床,2004,31(24):1389
89 蔡金来,等.上海医学,2005,28(6):495
90 张富昌,等.中国地方病学杂志,2004,23(6):604
91 刘东方,等.中华内分泌代谢杂志,2005,21(2):181
92 连小兰,等.中国医学科学院学报,2004,26(6):677
93 彭李青,等.中国临床医学影像杂志,2005,16(3):132
94 方国恩,等.中国实用外科杂志,2004,24(10):596
95 余海英,等.华中科技大学学报(医学版),2005,34(2):199

三、甲状旁腺疾病

王深明等[1]将30只SD大鼠分为3组,A组为正常组,肌内注射生理盐水。B组、C组制作甲状旁腺功能减退症模型,分别肌内注射pcDNA3.1(+)空质粒和pCKM-mPTH质粒。用放免法测定不同时间的血清甲状旁腺激素(PTH)浓度。动物模型在注射pCKM-mPTH质粒后,血清PTH浓度在近1个月内显著高于注射前及空质粒对照组,未观察到有甲低的表现。作者认为,应用重组pCKM-mPTH质粒治疗SD大鼠的甲状旁腺功能减退是有效的,对未来的临床应用有一定的指导意义。朱易凡等[2]采用PCR定点突变技术,自组织基因组基因中扩增前甲状旁腺激素原的cDNA,并将野生型甲状旁腺激素编码第28位的密码子GTT突变为AGA,使N端28～31氨基酸变为Arg-Lys-Lys-Arg,成为弗林蛋白酶(furin)酶的酶切位点,将获得的突变表达载体pcDNA3.1/mPTH通过脂质体转染体外培养的293细胞,用放射免疫法测定表达水平。转染成功后,每日培养液中甲状旁腺激素含量达28.34～52.64pg/2.0(10^6细胞,远高于空载体转染的细胞培养液。许多荣等[3]体外直接用PTH诱导C3 h小鼠全骨髓分化出破骨细胞(OCs),用牙片小坑法观察OCs对骨的重吸收能力,并采用多重RT-PCR方法检测在不同PTH作用浓度和不同作用时间的条件下,成骨细胞(OBs)中NF-κB受体激活剂受体配体(RANKL)基因和OPG基因表达情况,研究PTH在体外直接对OCs分化及骨吸收能力的影响以及其与OBs中RANKL基因和OPG基因表达的关系。结果认为,PTH在体外可通过诱导RANKL基因和OPG基因表达直接影响OCs的分化和骨重吸收功能。周毅等[4]将以pcDNA3.1-PTH为模板扩增出的PTH基因插入到逆转录病毒载体MSCV中,得到含PTH基因的重组质粒,并转染PA317包装细胞,以抗生素遗传霉素(geneticin)筛选阳性克隆,获得重组有PTH基因的浓缩病毒悬液,以其感染人脐血造血干细胞,然后注入甲状旁腺功能低下症模型小鼠血中,术后观察小鼠症状的改善情况、血PTH及血钙浓度变化。实验组接受干细胞后症状改善,血PTH及血钙浓度逐渐上升,并维持于接近正常水平;仅接受病毒悬液的小鼠,短期内血PTH及血钙浓度明显升高,以后则呈缓慢下降趋势,并逐渐出现甲状旁腺功能减退症的表现。作者认为,甲状旁腺功能减退症小鼠接受整合有PTH基因的造血干细胞可获得长期的治疗效果。王刚等[5]回顾分析1998年1月至2004年6月因尿路结石就诊、临床诊断原发性甲旁亢12例临床资料。9例病理证实为甲状旁腺腺瘤,男4例,女5例,年龄(45.7±

11.8)(26～57)岁，结石病史(8.3±6.4)(0.5～22)年。血钙和PTH明显升高，66%病人血磷降低。B超、CT和^{99m}Tc-MIBI显像的阳性率和准确率分别为67%、100%、100%和67%、75%、100%。切除腺瘤后，病人血钙和PTH恢复正常。作者认为，尿路结石病因为原发性甲旁亢者，血钙＞2.96 mmol/L，PTH超过正常3.9倍。^{99m}Tc-MIBI显像是最佳定位检查，手术治疗是有效方法。

(石勇铨)

参　考　文　献

1　王深明，等. 中华医学杂志，2004，84(24)：2107
2　朱易凡，等. 中华外科杂志，2005，43(5)：304
3　许多荣，等. 中华肾脏病杂志，2005，21(4)：186
4　周　毅，等. 中华器官移植杂志，2005，26(3)：167
5　王　刚，等. 中华医学杂志，2005，85(9)：618

四、肾上腺疾病

(一)皮质醇增多症

茅江峰等[1]通过检测133例已确诊皮质醇增多症病人的皮质醇水平，结果发现，不同病因引起的皮质醇增多的水平和变化幅度差异有统计学意义；高皮质醇病人的精神异常主要表现为忧郁、兴奋和其他精神异常，其中79.7%的病人有抑郁表现；异位ACTH肿瘤组自杀倾向发生率58.3，较其他两组(肾上腺病变组和垂体腺瘤组)显著增多($P<0.01$)。提示精神异常不仅和皮质醇浓度有关，还和其波动幅度关系密切；在临床诊断和治疗中应重视皮质醇增多和精神异常之间的关系。

(二)阿狄森病

王晓明等[2]通过对20例原发性肾上腺皮质功能减退症(阿狄森)病人的临床资料进行回顾分析表明，20例病人中13例为结核性，5例为特发性，2例为肾上腺切除术后；临床表现中以皮肤色素沉着较特异；非特异性症状出现早，且较常见。确诊有赖于皮质醇测定及快速促肾上腺皮质激素兴奋试验，其他激素及生化指标也有改变。结核性病人肾上腺CT以增生、钙化为主要表现。提示对于确诊的阿狄森病应给予泼尼松替代治疗，应激状态下应加大剂量，避免发生危象。苏桂梅等[3]报道对1例原发性慢性肾上腺皮质功能减退症及肾上腺危象的患儿，指出在临床工作中以血压降低为首先症状的患儿应考虑该病。

(三)急性肾上腺皮质功能不全

李伟等[4]将肾上腺细胞接种于聚β-羟基丁酸酯(PHB)进行培养，结果发现，肾上腺细胞可以在PHB上生长传代，PHB对肾上腺细胞增殖和分泌功能的影响不显著；肾上腺细胞移植后早期，受鼠的血皮质酮和醛固酮均明显下降($P<0.05$)，至术后8周时血皮质酮和醛固酮均明显升高，但仍低于术前正常值，随着术后时间的延长，移植物周围浸润的炎症细胞逐渐减少，包绕移植物的纤维结缔组织逐渐消散，PHB逐步降解，血管长入。提示PHB具有良好的生物相容性，将其作为载体行肾上腺细胞移植是可行的。

(四)先天性肾上腺皮质增生症

张波等[5]对8例中国人非经典型21-羟化酶(21-OHD)缺乏症基因型进行研究发现最常见的突变是P30L，其次为V281L，不同于白种人；对高雄激素血症病人要注意非经典型21-OHD的诊断和筛查。孙首悦等[6]对一个17α-羟化酶缺陷症家系采用PCR和亚克隆测序方法检测17α-羟化酶基因(CYP17A1)序列，分析发现：第6号外显子329位密码子发生了TAC329AA突变，引起Tyr329Lys错义突变和以后的移码突变。病人为纯合突变，病人的父母均为携带该突变基因的杂合子。这个家系CYP17A1基因突变是17α-羟化酶缺陷症的致病基因；CYP17A1第6号外显子329位密码子TAC被AA替代为一个新的纯合突变类型。张雷等[7]对14例确诊先天性肾上腺皮质增生症的患儿行影像学检查发现：所有患儿均见肾上腺带样增粗增大、密度均匀，2例见结节样改变，CT增强可见明显强化；MR信号与肝、脾信号区别明显而易于辨别。陶红等[8]研究发现82例汉族女性雄激素过多症中21-OHD携带者发生率为4.9%(4/82)，ACTH兴奋试验不能用以发现携带者，应进行基因检测确定。

(五)肾上腺皮质肿瘤、囊肿

王元利等[9]对52例肾上腺偶发瘤行手术治疗，经病理证实皮质腺瘤27例，转移瘤7例，嗜铬细胞瘤5例，囊肿4例，原发性醛固酮瘤3例，神经鞘瘤2例，皮质癌1例，腹膜后神经母细胞瘤1例，腹膜后原发性淋巴瘤1例，神经节纤维瘤1例。影像学及实验室检查术前获正确诊断者14例(27%)。10例恶性肿瘤者中，5例肾上腺转移瘤者术后行化疗，6～10个月内死亡，余5例失访。42例良性病变者随访6个月～9年未见肿瘤复发。提示肾上腺偶发瘤术前定性诊断困难，应积极手术治疗。胡卫列等[10]回顾总结了该院1990年1月至2003年10月收治的6例肾上腺偶发囊肿病人的临床资料：6例均为体格检查发现，其中4例B超、2例CT检查诊断为肾上腺偶发囊肿，4例行开放手术，2例行后腹腔镜手术治疗，随访5例囊肿无复发。提示肾上腺偶发囊肿临床少见，诊断主要靠B超和CT。但需注意：与周围器官的占位性病变鉴别；区别囊肿的良恶性;鉴别囊肿有无内分泌功能。手术是肾上腺囊肿治疗的主要方法,腹腔镜下手术值得推荐。杨春明等[11]回顾总结了40例肾上腺囊性病变资料,经影像学检查、手术及病理证实非肿瘤源性囊性病变31例(其中单纯性囊肿5例,囊肿内出血感染或自发性出血所致高密度囊肿26例,均无激素活性症状,超声检查肿物内无血管,CT、MRI增强扫描无强化,内分泌检查正常),肿瘤源性囊性病变9例(其中嗜铬细胞瘤6例,皮质腺癌1例,节细胞神经瘤1例,皮质腺瘤1例,CT、MRI增强囊壁可强化,4例有激素活性症状,内分泌检查部分有相应激素水平升高)。手术治疗38例,仅1例术后20个月因肿瘤转移而死亡,37例效果满意。提示:B超、CT、MRI可帮助诊断肾上腺囊性病变。单纯性或单侧自发出血性囊肿,无症状较小者,可定期观察,余者应手术治疗。谢立平等[12]回顾总结了42例肾上腺髓质脂肪瘤病例中,病人术后病理检查均证实为髓质脂肪瘤,其中伴腺瘤2例,伴肉芽肿性炎症1例,37例获随访,随访时间3个月~10.5年,未见肿瘤复发,4例因高血压误诊为嗜铬细胞瘤,术后血压均恢复正常。提示:部分肾上腺髓质脂肪瘤伴有内分泌功能,影像学检查是肾上腺髓质脂肪瘤术前诊断的主要手段,开放或腹腔镜下单纯切除肿瘤为主要治疗方法,对肿瘤直径<3.5 cm的偶发性肾上腺髓质脂肪瘤也可积极手术。刘铁等[13]回顾分析了21例经手术、病理证实的肾上腺骨髓脂肪瘤的影像表现和病理学表现。结果显示,该肿瘤组织学上表现为脂肪与骨髓组织混杂存在,无明确的分界边缘,骨髓血供丰富,病灶与正常肾上腺组织紧邻,CT、MRI表现为含脂肪夹杂不规则斑块、条状骨髓组织,无明显肿瘤包膜,少见有不规则局限性"包膜"则为被挤压的瘤外肾上腺组织。增强扫描可见骨髓组织强化,造成骨髓斑块扩大,边缘模糊,脂肪组织内"雾状"强化现象。超声显示肾上腺含脂肪的高回波团块;静脉尿路造影仅见肿瘤同侧肾脏移位,肾轴改变。提示CT平扫是肾上腺骨髓脂肪瘤最准确的定性方法;MRI的冠状及矢状面扫描使定位更加准确;超声是该肿瘤检出的重要手段,而静脉尿路造影及腹部平片不能作为定性的标准。李兵等[14]对18例肾上腺转移癌病人的病理、临床表现、治疗及预后进行回顾研究,原发肿瘤中肺癌7例、肝癌4例、乳癌3例、肾癌2例,胃癌和胆管癌各1例。临床表现为腰背部胀痛5例,乏力、消瘦3例。完整切除肾上腺转移癌的8例病人术后平均生存期(28个月)比非手术组(9.5个月)长($P<0.05$)。提示肾上腺转移癌病人大多无特异性临床症状,B超和CT在肾上腺转移癌的诊断中具有重要作用,外科手术可延长病人生存期。陈杰翔等[15]通过与腹腔镜下肾上腺肿瘤切除术相比较,评价微创内镜技术治疗肾上腺肿瘤的临床价值。结果显示,微创内镜组在手术时间、住院费用以及术后止痛剂用量方面均优于腹腔镜组,其差异显著;而两组在术中出血量、术后住院时间和切除肿瘤重量方面无明显差异($P>0.05$)。提示微创内镜技术治疗肾上腺肿瘤具有手术时间短、视野清晰、入路简捷、安全有效、术后并发症少、恢复快等优点。冯超等[16]对69例肾上腺肿瘤和4例正常肾上腺组织运用免疫组化方法进行组织染色,研究嗜铬素A(CgA)和突触素(Syn)的表达。结果显示,在正常肾上腺组织CgA和Syn主要表达于髓质;CgA在全部25例嗜铬细胞瘤中均呈阳性表达,而在肾上腺皮质肿瘤中极少表达;Syn在肾上腺皮质腺瘤、皮质癌、嗜铬细胞瘤及肾上腺转移癌的阳性表达率分别为96.4%(27/28)、87.5%(7/8)、96.0%(24/25)和75.0%(6/8)。说明CgA在肾上腺皮质和髓质肿瘤间、嗜铬细胞瘤与恶性嗜铬细胞瘤间的表达率差异有统计学意义。CgA和Syn可作为标记物对各型肾上腺肿瘤进行鉴别诊断。胡卫列等[17]对肾上腺皮质癌8例诊治体会如下:该病是临床较罕见而预后极差的恶性肿瘤,手术切除后存活不超过28个月,一旦发现此病应尽早手术,应充分估计到手术的难度,以经腹部途径手术为佳,术前应行肠道准备、肾功能评价、切肾准备等。放疗和化疗对本病疗效不理想,早期诊断和手术治疗仍是治疗本病的最佳方法。欧阳金芝等[18]采用免疫组化SP法和图像分析技术对8例正常肾上腺组织、20例肾上腺腺瘤(ACA)、19例肾上腺皮质癌中进行Ki-67、P21检测。结果显示,Ki-67和P21的表达在肾上腺腺瘤与肾上腺皮质癌间差异均有统计学意义($P<0.01$,$P<0.05$)。Ki-67的表达与肾上腺皮质癌分期、浸润或转移、2年生存情况相关,与肿瘤大小无关。P21的表达与肾上腺皮质癌的大小、分期、浸润或转移、2年生存情况均无显著相关。提示Ki-67和P21的表达对肾上腺皮质良恶性肿瘤具有重要的鉴别诊断作用,Ki-67可作为判断肾上腺皮质癌预后不良的指标。祝宇等[19]回顾分析了瑞金医院收治的5例原发性色素性结节状肾上腺皮质病(PPNAD)的临床资料。其中男2例、女3例,5例均有库欣综合征的临床表现;血皮质醇624~850 mmol/L且失去昼夜节律,血促肾上腺皮质激素正常,地塞米松抑制试验不受抑制;CT示3例肾上腺结节样增生改变,2例左侧肾上腺占位病变。临床诊断主要根据内分泌、B超、CT、MRI检查结果。病人均行单侧肾上腺全切除术,术后病理学检查均为PPNAD。术后根据病人临床症状的改善情况和内分泌检查结果确定疗效。结果显示,随访4个月至3年,所有病人在术后6个月内库欣综合征的临床症状均缓解,内分泌检查结果1例

正常,另4例较术前有明显改善但仍高于正常范围。1例失访,仍在随访的4例临床上无复发迹象。提示PPNAD是库欣综合征的一种少见类型,诊断有赖于内分泌检查结果和病理学诊断,手术是治愈该病的有效方法。顾燕云等[20]对1例PPNAD所致的库欣综合征病人进行家系调查及分子生物学研究,发现病人及其父亲的PRKAR1A基因有一个新的杂合突变-S147N。先证者及其父因分别患有PPNAD及心房黏液瘤并共同携带PRKAR1A的基因突变,最终共同确诊为家族性Carney综合征。

(六)原发性醛固酮增多症

张炜等[21]分析了对1995~2000年瑞金医院104例原发性醛固酮增多症(PA)病人的临床资料。结果表明:①血醛固酮升高为筛选PA阳性率最高的检测指标;②醛固酮腺瘤病人生化异常较显著;③与手术病理比较,B超检查在醛固酮腺瘤和双侧肾上腺增生中的诊断符合率分别为95.8%及73.3%;CT分别为98.5%及31.0%;体位激发试验以升幅30%为标准时在醛固酮腺瘤和双侧肾上腺增生中的符合率分别为61.1%及57.1%,以50%为标准时分别为72.2%及42.9%;肾上腺静脉插管的符合率分别为83.3%及100%。提示:PA的诊断中典型病人经血钾、血尿醛固酮及血浆肾素活性等筛查可明确诊断,但部分病人上述生化改变并不典型;体位激发试验结果在醛固酮腺瘤及双侧肾上腺增生中有部分重叠;影像学未能发现明显占位灶者可行肾上腺静脉插管检查。杨曙晖等[22]回顾分析了56例PA的临床资料,结果显示,PA的临床表现复杂多样,高血压为最早、最常见的症状;就诊时伴低血钾仅37例(66%),尿钾增多者占53例(95%);体位试验诊断符合率达88%(29/33%);B超和CT诊断准确率分别为79%和91%。29例醛固酮腺瘤病人经手术全部治愈;未行手术者予螺内酯治疗,特发性醛固酮增多症病人经药物治疗后病情控制良好。综合多种检查结果相互印证有利于PA的定性、分型诊断,各种检查需要充分排除其影响因素;手术切除肿瘤是醛固酮腺瘤的根治方法,特发性醛固酮增多症病人首选药物治疗。鲁瑾等[23]报道1例中年女性血压正常的醛固酮瘤病人进行无水乙醇注射术治疗。该病人表现为顽固性低血钾、血醛固酮水平升高、肾素水平受抑,CT提示右肾上腺腺瘤,经CT引导下右肾上腺腺瘤无水乙醇注射术后血醛固酮水平明显下降,顽固性低钾得到控制。但该病人6年病程中始终无高血压发生,实属罕见,其具体机制目前尚不清楚。

(七)嗜铬细胞瘤

潘东亮等[24]对手术治疗172例嗜铬细胞瘤病例进行分析。根据嗜铬细胞瘤功能可采取不同的术前准备,功能0级无须扩容;功能1级可口服酚苄明5~10 mg/d持续1周;功能2级必须应用酚苄明30~240 mg/d充分扩容4周;功能3级必须心肺脑复苏加充分扩容,心肺脑功能基本正常后方可手术。血压正常和微循环图像显示微动脉充分扩张是判断扩容充足与否的标准。他们[25]还对38例确诊嗜铬细胞瘤病人给予口服酚苄明30~240 mg/d共3周后停药,当血压恢复至应用酚苄明前水平时口服甲磺酸多沙唑嗪8~16 mg/d共3周。以血压降至120/80 mmHg以下和正常指端微循环图像作为完全有效的标准。卡方检验比较两药的扩容效果和不良反应。结果发现,38例应用酚苄明均完全有效,23例出现心动过速,13例发生体位性低血压。38例病人中18例口服甲磺酸多沙唑嗪完全有效(47.4%),20例部分有效,2例发生体位性低血压。两者比较总有效率差异无统计学意义,完全有效率差异有统计学意义($P<0.01$),甲磺酸多沙唑嗪不良反应发生率低于酚苄明($P<0.01$)。提示在嗜铬细胞瘤术前扩容准备中,甲磺酸多沙唑嗪的完全有效率低于酚苄明,但是不良反应发生率低。陈羽等[26]采用腹腔镜技术治疗肾上腺嗜铬细胞瘤20例(A组),同期20例开放手术者作为对照组(B组),两组手术均获成功。术中出现血压、心率剧烈波动者A组3例(15.0%),B组12例(60.0%)。A、B两组的手术时间分别为(70±15) min和(130±35) min,$P<0.001$;出血量分别为(35±15)ml和(210±80)ml,$P<0.001$;A组术中无输血,B组15例输血;术后下床活动时间分别为(2.4±0.5)d和(5.0±0.5)d,$P<0.001$;术后住院时间分别为(6.0±1.5)d和(9.0±2.5)d,$P<0.001$;两组随诊2~36个月未见复发。提示有腹腔镜肾上腺瘤手术操作经验者,选择直径<3.5 cm的肾上腺嗜铬细胞瘤开展腹腔镜手术具有相当高的安全性。刘国强等[27]采用RT-PCR检测嗜铬细胞瘤组织中尾加压素Ⅱ(UⅡ)和G蛋白偶联受体14(GPR14)mRNA的表达显著低于正常肾上腺皮质和髓质($P<0.05$);肾上腺嗜铬细胞瘤组织中GPR14 mRNA的表达显著低于肾上腺外嗜铬细胞瘤组织($P<0.05$)。U和GPR14 mRNA在正常肾上腺和嗜铬细胞瘤组织中表达水平不同,提示其在嗜铬细胞瘤的发病机制和血压调节中可能起一定作用。刘冬梅等[28]采用RT-PCR检测嗜铬细胞瘤组织中肾上腺髓质素(ADM)及其特异性受体-受体活性调节蛋白2/降钙素受体样受体(RAMP2/CRLR)mRNA的表达,结果表明,嗜铬细胞瘤组织中ADM及其特异性受体RAMP2/CRLR mRNA的表达显著高于正常肾上腺髓质($P<0.05$)。提示ADM可能通过自分泌或旁分泌方式作用于肾上腺局部,在嗜铬细胞瘤的发生发展中起一定作用。钱

立新等[29]分析了38例病理证实肾上腺外嗜铬细胞瘤病人，临床表现：高血压34例、血尿4例，体格检查发现肿瘤2例。33例检测尿VMA及血、尿儿茶酚胺，尿VMA及血、尿儿茶酚胺升高分别为30例(91%)和28例(85%)。B超检查38例(阳性率92%)，CT扫描34例(阳性率100%)。肿瘤部位：膀胱壁6例、肾门区域7例、肾上极区9例、肾下极区4例、肾上腺前外上方10例、多发2例。切除肿瘤32例，包膜下去除肿瘤6例。手术切除瘤体直径2～9 cm。随访13个月～10年，34例高血压病人术后血压正常26例，肿瘤复发、转移9例，恶性嗜铬细胞瘤10例，死亡5例。提示VMA及血、尿儿茶酚胺是定性诊断异位嗜铬细胞瘤的主要依据，CT诊断定位准确、^{131}碘～间位碘代苄胍定位准确、敏感性高，且可作为治疗措施。术前降压、扩容、纠正心律失常是手术成功的关键，经腹径路手术暴露良好，肿瘤外侵时可作囊内切除，术后应密切随访。李国杰等[30]对11例特殊类型肾上腺嗜铬细胞瘤的临床特点及超声资料进行回顾分析，并将声像图表现与病理结果对照。结果表明，4例为家族性(其中2例为双侧)；1例伴有对侧肾上腺皮质腺瘤；4例为功能静止型；1例伴有顽固性低血钾；1例为双侧肾上腺区域多发性肿瘤(其中左侧子瘤3个，右侧子瘤2个)。超声诊断符合率86.7%(13/15)，超声对其定位符合率100.0%，超声对肿瘤个数检出率83.3%(15/18)。提示：超声显像对特殊类型肾上腺嗜铬细胞瘤的诊断具有重要的临床价值，但应指出并发症与肿瘤个数检出的准确性尚应进一步提高。李平等[31]对1例女性持续高热伴严重肝功能损害的双侧嗜铬细胞瘤病人进行报道，该例在具有阵发性高血压、代谢性紊乱综合征等嗜铬细胞瘤典型表现的同时，还表现为不明原因的高热及严重肝功能损害。嗜铬细胞瘤因释放大量儿茶酚胺，使机体基础代谢水平升高，可有低热，而长期高热则在国内外文献报道少见。也有最新研究表明，肿瘤组织可释放大量IL-6，是致发热的原因之一。儿茶酚胺同样可使胆囊收缩力减弱，胆道括约肌张力增强，胆汁淤积，致轻度肝功能损害，并同时有胆红素升高。国内外尚无该病引起严重肝功能损害的报道，其产生机制尚不清楚，可能与血中高浓度儿茶酚胺使肝脏小血管收缩、肝细胞缺血损伤引起。

(八)其他

程瑞新[32]对9例临床及影像学资料完整的肾上腺结核进行回顾分析，着重探讨CT表现特征及临床诊断价值。病灶形态为肾上腺增粗、肿大，可形成类圆形或不规则肿块。病灶密度呈软组织密度或稍低密度，有时病灶内可见单发或多发小低密度坏死区。病灶内可见散在颗粒状、斑块状、边缘弧状或整个病灶钙化。钙化的出现和形态与病程长短有关，钙化灶可作为肾上腺结核CT表现的主要特征之一。结合临床症状、实验室检查可以明确诊断。CT能够清楚反映肾上腺结核的病理改变情况，可作为治疗依据和随访观察，为临床治疗提供有价值的信息。但CT影像学表现需与肾上腺结核鉴别的主要有肾上腺转移瘤、结节性肾上腺增生、肾上腺嗜铬细胞瘤、肾上腺腺瘤及肾上腺出血等。刘伟等[33]研究新发现一个人类甾体生成因子1(SF-1)变异体：SF-1-P(G146A，GGG GCG)。与野生型相比SF-1-P的转录激活活性下降25%，无显性负效应，蛋白稳定性如常，与转录协同因子的相互作用及活细胞亚核分布也无明显异常。等位基因C的分布频率在肾上腺皮质疾患人群明显上升。程帆等[34]以明胶为改性材料对聚β-羟基丁酸酯(PHB)进行改性，并将材料与肾上腺细胞共同培养，通过观察PHB与明胶对肾上腺细胞的形态学、增殖与分泌功能的影响，来评价明胶改性的PHB与鼠肾上腺细胞的生物相容性。结果显示，5%浓度的明胶改性效果较好；明胶改性的PHB内可见细胞呈团簇状聚集生长，未改性的PHB无细胞生长；PHB及改性材料明胶对体外培养的肾上腺细胞增殖活性以及分泌功能均无影响。提示：明胶可增加PHB的亲水性能；PHB及明胶对肾上腺细胞的生长、增殖、分泌功能无影响；以PHB为载体的肾上腺细胞移植治疗肾上腺皮质功能不全具有临床可行性。

(陈向芳)

参考文献

1 茅江峰，等．中华内分泌代谢杂志，2005，21(3)：248
2 王晓明，等．中国综合临床，2005，21(3)：228
3 苏桂梅，等．内蒙古医学杂志，2005，37(5)：423
4 李　伟，等．中华器官移植杂志，2005，26(1)：55
5 张　波，等．中华内分泌代谢杂志，2005，21(1)：43
6 孙首悦，等．中华内分泌代谢杂志，2004，20(6)：568
7 张　雷，等．中国临床医学影像杂志，2005，16(2)：89
8 陶　红等．中华医学遗传学杂志，2005，22(2)：195
9 王元利，等．中华泌尿外科杂志，2005，26(7)：437
10 胡卫列，等．中国内镜杂志，2005，11(4)：342
11 杨春明，等．中华泌尿外科杂志，2005，26(2)：82
12 谢立平，等．中华泌尿外科杂志，2005，26(6)：396
13 刘　铁，等．实用放射学杂志，2004，20(12)：1093
14 李　兵，等．华中科技大学学报(医学版)，2005，34(4)：498
15 陈杰翔，等．广州医药，2005，36(2)：46
16 冯　超，等．中华肿瘤杂志，2005，27(8)：486
17 胡卫列，等．广东医学，2005，26(4)：448

18 欧阳金芝,等.临床内科杂志,2004,21(12):849
19 祝 宇,等.中华外科杂志,2005,43(14):944
20 顾燕云,等.中华内科杂志,2004,43(10):764
21 张 炜,等.中国实用内科杂志,2005,25(6):504
22 杨曙晖,等.新医学,2004,35(12):732
23 鲁 瑾,等.中华内分泌代谢杂志,2005,21(2):179
24 潘东亮,等.中华外科杂志,2004,42(18):1089
25 潘东亮,等.中华医学杂志,2005,85(20):1403
26 陈 羽,等.中华泌尿外科杂志,2005,26(3):154
27 刘国强,等.中国医学科学院学报,2005,27(4):457
28 刘冬梅,等.中国医学科学院学报,2005,27(4):452
29 钱立新,等.中华泌尿外科杂志,2005,26(2):79
30 李国杰,等.中国超声医学杂志,2004,20(11):843
31 李 平,等.中华内分泌代谢杂志,2004,20(5):419
32 程瑞新.实用放射学杂志,2005,20(6):666
33 刘 伟,等.中华内分泌代谢杂志,2005,21(3):261
34 程 帆,等.武汉大学学报(医学版),2004,25(6):660

五、糖尿病

(一) 流行病学

青岛市糖尿病流行病学调查组[1]用分层随机整群抽样方法,横断面调查2001年5月至2002年6月期间青岛地区2县5区20～74岁居民14 606名,结果发现,糖尿病(DM)标化的患病率为5.5%,其中64.5%为新诊断的DM;市南区居民DM、糖耐量受损(IGT)、空腹血糖受损(IFG)和糖调节受损(IGR)的标化患病率分别为9.1%、6.6%、4.5%和11.1%。乡村居民DM的患病率低于城镇居民(5.0%比6.1%,$P<0.001$),提示与1994年及1996年相比,青岛地区DM的患病率明显升高,且随着城市化和人口的老龄化程度进一步增加,DM患病率将有更大幅度的升高。曹爱华等[2]对2002～2003年5 000名云南大理白族农民中空腹指尖全血血糖≥5.6 mmol/L的597人施以口服葡萄糖耐量试验(OGTT),结果为DM、IGT和IFG的标化患病率分别为2.8%、5.7%和2.1%,且随增龄而明显上升;患病率在体质指数(BMI)≥25 kg/m^{2}者明显高于BMI<25 kg/m^{2}人群,血压≥140/90 mnHg者明显高于血压<140/90 mmHg人群,提示云南大理白族地区DM患病率低于其他省少数民族,但略高于贵州省苗族,年龄、BMI、高血压为2型DM的危险因素。李琳琳等[3]发现新疆哈萨克族正常糖耐量人群食物中富含饱和脂肪酸和胆固醇,与多食蔬菜水果的维吾尔族相应人群比较,其三酰甘油(TG)水平较低,胆固醇水平正常;与维吾尔族人群比较,哈萨克族人群的2型糖尿病检出率低,且年龄偏高,有较多的异常代谢指标。韩学尧等[4]调查888例既往无IGT病史的2型DM病人的一级亲属,OGTT曲线下面积高分位1/3组$HOMA_{IR}$高于低分位1/3组,而HOMA-β、空腹和30 min胰岛素血糖差值的比值(ΔI30/ΔG30)、处置指数(DI,ΔI30/ΔG30/$HOMA_{IR}$)低于低分位1/3组,提示2型DM一级亲属胰岛素抵抗和β细胞功能下降是2型DM发生发展中重要的病理生理改变,在诊断DM和糖调节受损前即已出现并伴有明显的脂代谢异常。武阳丰等[5]对1998年14组35～59岁人群进行整群抽样调查,发现DM知晓率、治疗率和控制率平均分别为33.3%、27.2%和9.7%;在DM知晓者中治疗率平均为81.6%,在治疗者中控制率平均为35.6%,提示中国DM知晓率、治疗率和控制率总体处于较低水平,解决DM人群防治的关键是改善检出机会和提高治疗效果两个环节。姜素英等[6]调查101例上海曹杨社区医院就诊的2型DM病人,发现空腹血糖(FPG)、餐后2 h血糖(2 hPG)和HbA_1c控制良好以上者分别占23.8%、40.2%和37.6%;血压控制良好以上者占86.7%;胆固醇(TC)、TG、高密度脂蛋白胆固醇(HDL-C)和低密度脂蛋白胆固醇(LDL-C)控制良好以上者分别占73.3%、72.1%、98.8%和67.4%,提示曹杨社区卫生服务中心的糖尿病控制不理想,血糖的控制率低于血压、血脂的控制率。潘长玉等[7]入选中国市级中心医院2 248例DM病人中,25.9%血糖控制理想($HbA_1c<6.5\%$);41.7%在家中进行血糖自我或尿糖监测;平时作饮食控制和体育锻炼的病人分别为72.7%和58.6%;发生率最高的并发症为神经病变(36.2%),其次为白内障(32.2%)和背景性视网膜病变(23.2%)。提示市级中心医院的DM治疗和管理水平有必要进一步提高,包括大力宣传健康的生活方式和血糖自我监测的重要性,推广强化治疗,以期预防晚期并发症发生。张眉花等[8]对照研究妊娠期糖代谢异常者,发现DM家族史是高危因素,其相对危险度为2.9,DM亲属越多以及与孕妇亲缘关系越近,越容易增加孕妇糖代谢异常的危险性,且具有母系遗传大于父系遗传的倾向性;高龄使有DM家族史的孕妇易发生糖代谢异常,应用胰岛素治疗比率增加,孕期不合理膳食是无家族史孕妇发生糖代谢异常的重要原因之一,大部分经过饮食调理即可控制血糖。毕艳等[9]应用高分辨B超测定2型DM颈动脉内膜中层厚度(C-IMT),结果为病程≥10年组较初发组C-IMT明显增厚,C-IMT随肌酐清除率降低而增加。多元逐步回归分析表明CRP进入回归方程(β=0.809,$P<0.001$),提示2型DM者C-IMT随病程、肌酐清除率降低而增厚,CRP在2型DM大血管病变中具致病作用。贾伟平等[10]*对上海华阳社区40岁以上代谢综合征人群在2002～2004年进行随访,发现随访FPG

5.6～6.0 mmol/L、6.1～6.9 mmol/L 而 2 h PG＜7.8 mmol/L 的人群发生 DM 的风险分别增加 3.71 及 28.12 倍(P＜0.001)；在 FPG＜5.6 mmol/L 且 2 h PG7.8～11.1 mmol/L 人群中，发生 DM 及心脑血管事件的相对风险分别显著增加 4.31 及 3.40 倍(P＜0.001)，提示 FPG 5.6～6.0 mmol/L 的人群发生糖尿病的风险显著增加，将空腹血糖受损的下限调整至 5.6 mmol/L 更有利于糖尿病的防治。高伟等[11]监测 400 例 2 型 DM 病人，发现脂肪肝的患病率为 46%，该组的体质指数(BMI)、舒张压、TG、1 h 与 2 h C 肽、瘦素水平显著高于无脂肪肝；Logistic 逐步回归分析显示 1 hC 肽、瘦素、TG 水平升高与脂肪肝的发生呈正相关。侯旭宏等[12]回顾分析了按年龄、性别、种族、居住地匹配的两组 2 型 DM 病人(n=106)，其中一组为非蛋白尿组(尿蛋白＜300 mg/24 h)，另一组为蛋白尿组(尿蛋白≥500 mg/24 h)，发现职业、DM 病程、血糖控制情况、高血压史、高血压病程、患 DM 后蔬菜摄入量均分别与蛋白尿的发生有统计学关联；拟合多变量 Logistic 回归模型，应变量为发生蛋白尿，自变量包括 DM 病程、血糖控制情况和高血压史，提示对于 2 型 DM 病人，体力劳动者发生蛋白尿的危险性较脑力劳动者大；DM 病程长，血糖控制差，有高血压史均可独立增加其发生蛋白尿的危险性；而患 DM 后，日蔬菜摄人量多则可减少发生蛋白尿的危险性。陈明卫等[13]分析 2 型 DM 病人一级亲属 430 例，结果为完全代谢综合征(MS)患病率为 24.9%，高尿酸(UA)患病率占 24.4%；男女人群 MS 组 UA 高于各指标均正常组，完全 MS 组伴有高 UA 者均明显高于其他组；多元逐步回归分析显示，在男女人群中腰围、TG、高血压和完全 MS 是影响 MS 中高 UA 独立的危险因素，提示 2 型 DM 一级亲属中血 UA 是 MS 的关联因素。徐世全等[14]分析 1 637 例 2 型 DM 病人，577 例有明确的心电图异常(35.2%)，心电图异常率在年龄＜47 岁组、47～55 岁组、55～64 岁组和年龄＞64 岁组分别为 28.0%、31.2%、40.1%和 43.0%；在腰围＜84 cm 组、84～93 cm 组和腰围＞93 cm 组分别为 16.7%、24.4%和 26.7%；高收缩压和高舒张压组分别是低收缩压组、低舒张压组的 1.717 倍和 1.357 倍，合并 1 项、2 项、3 项和 4 项以上的 MS 和单纯 DM 者的异常率分别为 18.0%、23.0%、26.7%、33.3%和 14.5%，提示 1/3 以上的 2 型 DM 病人合并明确的心电图异常，且随年龄增长、腰围增加、血压升高和代谢综合征条件数目的增加而增加。黄丹丹等[15]对 101 例 2 型 DM 病人的资料进行回顾分析，发现有、无周围血管病变两组间年龄、诊断年龄、病程、吸烟史、入院时收缩压、TG、脂蛋白(a)[Lp(a)]、微量白蛋白尿(MAU)等发生率有显著性差异，多元 Logistic 回归分析显示诊断年龄、病程、吸烟、高 TG 及 MAU 是 2 型 DM 周围血管病变的独立危险因素。马学毅等[16]对 81 例糖尿病足(DF)病人按 Texas 足病 4 级分类法将他们分为 A、B、C、D 4 组进行 13 年随访，发现 4 组血糖均控制不良，糖化血红蛋白(HbA_1c)＞8.3%，血压、血脂不达标者均在 50%以上，其中 HDL 不达标者最多(72%)；在感染、缺血最重的 D 组，13 年累积病死率达 58.8%，显著高于无感染无缺血的 A 组(7.1%)，且 95%的病人死于心脑血管终点事件；C、D 两组累积截肢率分别为 22.2%与 47.1%，提示纠正代谢紊乱是预防 DF 的根本措施，预防足的创伤与感染可有效地避免 DF 发生，减少临床终点事件。杨琳等[17]发现随访 6 年谷氨酸脱羧酶抗体(GAD-Ab)阳性的成人隐匿性自身免疫性糖尿病(LADA)病人空腹 C 肽(FC-P) 较入组时下降 50%以上，而 GAD-Ab 阴性的 2 型 DM 病人的 FC-P 在随访期间则无显著变化；LADA 病人平均每年 FC-P 下降 15.8%，而 2 型 DM 者平均为 5.2%；LADA 病人的 FC-P 与 GAD-Ab 滴度呈负相关；FC-P 平均每年下降百分数的相关因素为 GAD-Ab 滴度、BMI 和发病年龄，提示 LADA 病人胰岛 β 细胞功能减退的速率是 2 型 DM 的 3 倍，但其个体间异质性较大；GAD-Ab 滴度是其重要预测因子，且发病年龄和 BMI 亦有一定预测作用。

(二)遗传与基因

周琴等[18]对 19 个家系 117 例线粒体基因突变 DM 病人分析相关基因突变点与该病的关系，家系内关联分析发现核苷酸 3434A-G 的突变有统计学意义；多水平模型未发现有统计学意义的突变点；广义估计方程分析发现核苷酸 3434A-G 和核苷酸 3205A-C 的突变都有统计学意义，且两突变分属两个不同的家系，提示核苷酸 3434A-G 有可能为线粒体基因突变 DM 的基因诊断提供有意义的突变点，核苷酸 3205A-C 也不容忽视；线粒体基因突变 DM 存在遗传异质性。于德民等[19]随机选取天津地区无亲缘关系、发病年龄≤45 岁的 DM 病人 348 例和对照组 207 名，检测线粒体 DNA $tRNA^{Leu(UUR)}$ 3243A→G 突变，结果为 DM 组发现 2 例 3243A→G 突变，检出率为 0.6%，有家族史的 DM 病人中发生率为 1.2%，对照组未发现此突变；3243A→G 突变先证者呈典型的线粒体 DM 表现，其家庭成员的临床表型和基因突变异质性不一致，提示 $tRNA^{Leu(UUR)}$ 3243A→G 突变在天津地区发病年龄≤45 岁的 DM 病人中检出率低，在合并其他线粒体病的病人中发生率较高，该突变异质性比例在有丝分裂组织中可能随年龄增加而减小。唐璟[20]检测 225 例中国云南 2 型 DM 病人和 195 名无 DM 家族史的健康对照者有无线粒体 DNA tRNA$^{Leu(UUR)}$ 3243A→G3243 突变和 NADH 脱氢酶亚单位 1 基因(ND1)基因 3316G/A 突变,发现 2 型 DM 病人中 3316G/A 突变者 5 例(2.22%),195 例对照者中突变者 2 例(1.03%),两组突变发生率无差异;两组中无线粒体 3243A/G 突变,提示线粒体 DNA tRNA$^{Leu(UUR)}$ 3243A→G3243 突变在中国云南 2 型 DM 人群中发生频率低,可能不是云南人群中 2 型 DM 的常见病因,线粒体 ND1 基因 3316G/A 突变可能仅为人群中线粒体基因组的正常多态。刘松梅等[21]对湖北地区 184 例 2 型 DM 病人和 210 名健康对照进行线粒体 DNA tRNA Leu (UUR)基因和 ND1 基因点突变筛选,DM 组检出 3316(G→A)突变 6 例(3.3%),3394(T→C)突变 5 例(2.7%),3593(T→C)突变 1 例(0.5%),并发现 3 个尚未见报道的新突变位点:3606(A→G)、3618(T→C)和 3688(G→C),未检出 3243(A→G)突变;对照组只检出 3316(G→A)突变 1 例(0.5%),两组间仅 3394(T→C)突变率有统计学差异($P<0.05$);3316(G→A)突变(丙氨酸→苏氨酸),3394(T→C)突变(酪氨酸→组氨酸),3593(T→C)突变(缬氨酸→丙氨酸),3688(G→C)突变(丙氨酸→脯氨酸),均引起 ND1 基因 DNA 和蛋白质二级结构的改变,其中 3394(T→C)突变型变化最显著,提示线粒体 DNA ND1 基因 3394(T→C)突变以及 3688(G→C)突变伴随 3316(G→A)突变,可能与 2 型 DM 的发生发展有关。王艳波等[22]选择过氧化物酶增殖激活受体-(共激活子-1α(PGC-1α)基因 4 个常见单核苷酸多态性(SNP)位点:Thr394Thr(ACG→ACA)、Gly482Ser(GGT→AGT)、Thr612Met(ACG→ATG)、IVS2+52C→A,对 69 个 2 型 DM 家系(310 例)进行分析,未发现单个 PGC-1α 基因 SNPs 位点在 2 型 DM 患病子代中优势传递;用同样方法在无家族史的 156 例 2 型 DM 病人和 111 名糖耐量正常者中进行病例-对照关联分析,发现 Gly482Ser 位点多态性在两组人群的分布有统计学差异,携带 GA 基因型患 2 型 DM 的危险性可增加 1.85 倍,提示 PGC-1α 基因 Gly482Ser 多态性可能与 2 型 DM 的易感性相关。李艳等[23]发现 E 选择素基因型 AA、AC 频率在 2 型 DM 组和对照组分别为 0.864、0.136 和 0.948、0.052;等位基因 A、C 频率在 2 型 DM 组和对照组分别为 0.932、0.068 和 0.974、0.026,相比有统计学差异(均 $P<0.05$);AC 基因型患 2 型 DM 的风险是 AA 基因型 2.868 倍(95%CI:1.070~7.688);E 选择素基因型在中国汉族人群中的分布与国外报道的资料差异有统计学意义(均 $P<0.05$),提示 E 选择素 A561C 基因多态性与 2 型 DM 的发病有相关性,C 等位基因可能是 2 型 DM 的易感基因。汝颖等[24]在中国安徽地区汉族人 2 型 DM 病人中未发现脂联素基因 I164T 突变,但在糖耐量异常组中,发现该基因的 H142P 新突变,提示 I164T 突变可能不是本组 2 型 DM 的重要遗传因素,且该基因位点突变具有种族异质性。王长江等[25]在 204 例老年 2 型 DM 病人中发现脂联素基因 H241P 突变 8 例(3.9%),对照组中仅发现 1 例(0.6%);9 例突变携带者均为肥胖症病人,均正在服用调脂药,8 例服用降压药,4 例与遗传有关,提示脂联素基因 H241P 突变与安徽省汉族老年人 2 型 DM 发病有关。柳亢宗等[26]检测武汉地区汉族人群抵抗素基因外显子 4 第 1308 位点的 G/A 变异,发现 2 型 DM 组和肥胖组的 GG、AA 基因型及 G/A 等位基因频率与正常组比较,均有显著差异;GG 基因型携带者使个体患肥胖和 DM 的危险性分别增加 1.33 倍和 2.22 倍,将 G 等位基因视为暴露因素,其使个体患肥胖和 DM 的危险性分别增加 1.12 倍和 1.80 倍,提示该多态性与 2 型 DM 和肥胖的易感性相关,等位基因 G 可能是由肥胖致 2 型 DM 的一个重要的相关因素。鲁红云等[27]检测 106 例 2 型 DM 病人和 102 例正常糖耐量者,发现瘦素受体(Lepr)基因外显子 20 第 2 927 位核苷酸的等位基因均为 A,而 3 057 位核苷酸 G→A 变异频率为 75.0%,DM 组 3057 位基因变异频率高于正常耐量组($P<0.05$);且变异后的 2 型 DM 病人 AA 型具有更高的 TG 和 LDL-C 水平($P<0.05$),和更低的 HDL-C 水平($P<0.01$),提示 Lepr 第 3057 位核苷酸基因多态性可能通过调节机体脂质代谢、影响机体局部体脂分布等途径参与 2 型 DM 的发生。李会芳等[28]在昆明地区汉族人中进行 CC 类趋化因子受体 5(CCR5)基因启动子区 59029GA 多态性检测,发现微量蛋白尿(DN_1)组+临床蛋白尿(DN_2)组的 GA、AA 基因型频率和 A 等位基因频率高于正常蛋白尿(DN_0)组($P<0.01$);Logistic 回归分析表明,该多态性、病程与糖尿病肾病(DN)显著相关,GA 和 AA 基因型相对于 GG 基因型是 DN 发生的危险因素,DN 中病程>5 年是 DN_2 发生的危险因素。董砚虎等[29]检测染色体 7q35 区的醛糖还原酶(AR) 基因启动子区 C(-106)T 点突变和内皮细胞型一氧化氮合酶(eN0S)基因第 7 外显子 G894T 点突变及第 4 内含子 27bp 的插入/缺失(4a/4b)多态,发现 AR 基因的 C 等位基因、C/C 基因型和 eNOS 基因的 T、4a 等位基因及 T/G、4a/4b 基因型频率在 DN+组显著高于 DN 一组($P<0.05$);随着携带以上基因型数目的增加,发生 DN 的相对危险度(OR)也明显增加($\chi^2=8.43$, $P<0.05$),提示 eN0S 基因的 T/G、4a/4b 基因型和 AR 基因的 C/C 基因型可能均为 DN 的易感基因型,发生 DN 的相对危险度与携带易感基因型数量有关,三者同时存在时,发生 DN 的

OR 值最高。韦叶生等[30]发现 DN 组血清 TGF-β_1 水平显著高于糖尿病不伴肾病组和对照组(均 $P<0.01$),TGF-β_1 +869T/C(Leu10Pro)基因多态性在 DN 组和正常人群中分布有差异($P<0.05$);C 等位基因携带者患 DN 的风险是 T 等位基因的 1.618 倍,携带 C 等位基因的 DN 病人血清 TGF-β_1 水平显著高于不携带者,提示 TGF-β_1 基因+869T/C(Leu10Pro)多态性与 DN 的发病具有相关性,其中 C 等位基因可能是 DN 发病的遗传易感基因,携带 C 等位基因的个体可能通过促进 TGF-β_1 的高度表达进而增加了 DN 的发病风险。李荣芬等[31]检测血管内皮生长因子(VEGF)-634G/C 基因多态性,发现 CC 基因型者血清 VEGF 水平高于 CG 及 GG 型者,DN 组 CC 基因型和 C 等位基因频率显著高于 DM 组和正常对照组,与 GG 型和 CG 型组相比,CC 型组 DN 的发生率明显上升,Logistic 回归分析显示 VEGF、VEGF 基因多态性、收缩压(SBP)、HbA_1c、LDL-C、BMI 是 DN 的危险因素,提示 VEGF-634G/C 多态性与 2 型 DM 伴发肾病的发生有关,C 等位基因可能是 DN 的易感基因。孙磊等[32]检测发现高同型半胱氨酸(Hcy)及低叶酸、维生素 B_{12} 水平与 2 型 DM 伴发周围神经病变相关,而 Hcy 代谢关键酶亚甲基四氢叶酸还原酶(MTHFR)的基因多态性只与 DM 有关而与 DM 周围神经病变无相关性。孙蓓等[33]对 300 例 2 型 DM 病人的微粒体三酰甘油转移蛋白(MTP)-493 位点基因型进行测定,结果 MTP-493T/T 基因型病人的 TC、TG、LDL-C 和 VLDL-C 水平显著升高,MTP-493 基因多态性与 DM 双下肢动脉闭塞症相关,提示 MTP-493T/T 基因多态性与血脂异常密切相关,而且携带 MTP-493 基因型的 2 型 DM 病人更易患双下肢动脉闭塞症。刘德敏等[34]观察表明,2 型 DM 有心血管并发症(DC)组亚甲基四氢叶酸还原酶(MTHFR)677 TT 基因型分布及 T 等位基因频率均高于健康人(NC)或 2 型 DM 无心血管并发症(NDC)组,且叶酸水平较低($P<0.001$);各组间 MTHFR1298A→C 基因型分布及等位基因频率差异无统计学意义;MTHFR 基因型、年龄是 DC 的危险因子,提示 MTHFR677C→T 突变与 DC 的发生有关。李利平等[35]发现 2 型 DM 合并冠心病(CHD)组较 2 型 DM 和正常对照组,过氧化物酶增殖物激活受体 γ(PPARγ) CC 基因型频率显著升高(78.7%,62.5%,63.6%,$P<0.05$),CT 基因型频率显著降低(17.3%,34.9%,33.9%,$P<0.05$);CT 基因型 FPG、TC、TG、LDL-C 水平低于 CC、TT 基因型($P<0.05$);多因素 Logistic 回归分析示 CC 基因型为 2 型 DM 合并 CHD 的独立危险因素(*OR*=2.257),提示 PPARγ C161T 点突变与 2 型 DM 合并 CHD 相关,降低 2 型 DM 合并 CHD 的患病风险。钱庆文等[36]发现 DM 和 DM 合并 CHD 病人白细胞中脂蛋白脂酶(LPL)基因 PvuⅡ多态性中的 P+/P+基因型病人的 TG、TC 和 LDL-C 水平高于非 P+/P+病人和对照组,HDL-C 水平低于非 P+/P+病人和对照组,提示 LPL 基因 PvuⅡ突变位点与 DM 合并 CHD 病人体内脂质代谢紊乱有关,可通过了解 LPL 基因多态性以了解 DM 和 DM 合并 CHD 脂质代谢紊乱的状况。彭南俊等[37]检测 2 型 DM 高血压有左室肥厚(LVH)者组血管紧张素转换酶(ACE)基因的 DD 基因型及 D 等位基因频率分别为 40.0%和 61.3%,分别明显高于对照组(14%和 38%)及 2 型 DM 无心脑血管病变组(12.5%和 37.5%)($P<0.05$),提示 ACE D 等位基因可能是 2 型 DM 高血压合并 LVH 发病的重要危险因素。向光大等[38]发现不论在女性 2 型 DM 病人还是在对照组,载脂蛋白 e(Apo e)的 e4/3、e4/4 基因型携带者内皮依赖性血管舒张功能[分别为(3.2±0.3)%和(3.8±0.4)%],均低于此 2 组的 e2/2、e3/2 携带者[分别为(4.0±0.3)%和(4.7±0.4)%,$P<0.05$];多元逐步回归分析示,在女性 2 型 DM 病人中,年龄、血管内径、LDL-C、脂蛋白(a)[Lp(a)]、Apo e4、FPG、餐后 2 h 血糖、HbA_1c、病程及阳性心血管病家族史与血流介导的内皮依赖性血管舒张功能均呈负相关(均 $P<0.01$);在对照组中,血流介导的内皮依赖性血管舒张功能与年龄、血管内径、LDL-C、Lp(a)、Apo e4、呈负相关(均 $P<0.05$),提示在无血管并发症女性 2 型 DM 病人和健康女性中,Apo e4 等位基因与血流介导的内皮依赖性血管舒张功能下降有关。陈莉莉等[39]检测苗族 1 型 DM(T1DM)组与汉族 T1DM 组病人 HLA-DR_1-10 基因频率,除苗族 T1DM 组及 NC 组 DR_5 基因频率分别明显高于汉族 T1DM 组及 NC 组外,其余差异无统计学意义;苗族和汉族人群中,T1DM 组病人的 DR_2 基因频率分别明显低于苗族和汉族 NC 组,其相对危险度 $RR<1$,$P<0.05$,DR_3、DR9 基因频率分别高于 NC 组,其相对危险度 $RR>1$,$P<0.05$,提示 DR_3、*DR*9 与 T1DM 呈正相关,DR_2 与 T1DM 呈负相关。薛付忠等[40]* 发现 HLA-DQ 基因中等位基因 DQA1 *0301、DQA1 *0501、DQB1 *0201、DQB1 *0303、DQB1 *0401 和 DQB1 *0604 是中国人群 1 型 DM 的危险基因,合并 *OR* 值分别为 2.83、2.90、4.17、1.65、2.00 和 3.00;基因型 DQA1 *0301/DQB1 *0201、DQA1 *0301/DQB1 *0302、DQA1 *0501/DQB1 *0201、DQA1 *0301/DQB1 *0201/DRB1 *0301 和 DQB1 *0302/DRB1 *0405 是中国人群 1 型 DM 的危险基因型,合并 *OR* 值分别为 8.95、3.09、6.01、6.57 和 14.85;而等位基因 DQA1 *0101、DQA1 *0102、

DQA1＊0103、DQA1＊0104、DQA1＊0201、DQA1＊0401、DQA1＊0601、DQB1＊0301、DQB1＊0501、DQB1＊0503、DQB1＊0601和DQB1＊0602是中国人群1型DM的保护等位基因，合并*OR*值分别为0.47、0.38、0.21、0.07、0.44、0.39、0.44、0.19、0.33、0.32、0.42和0.28，基因型DQA1＊0102/DQB1＊0602是中国人群1型DM的保护基因型，合并*OR*值为0.10，提示中国人群1型DM与HLA-DQ的某些等位基因（基因型）具有关联性，且存在区别于其他非中国人群的特殊性。李义等[41]利用单核苷酸多态性（SNP）标记，在中国北方汉族2型DM相关基因定位区域（1p36.33-p36.23、1q24.3-25.1及1q42.12-42.13）内寻找易感基因，发现有4个SNP位点的分布频率在病例组和正常对照组存在显著差异，分别为sAC基因中的rs203849（$P=0.005$，$OR=1.60$）和rs203826（$P=0.016$，$OR=1.60$），PANK4基因中的rs7535528（$P=0.028$，$OR=1.45$）和CASP9基因中的rs884363（$P=0.043$，$OR=1.37$），且有2种组合型的频率分布在病例组和对照组之间有显著差异，提示sAC、PANK4和CASP9基因为中国北方汉族人群2型DM候选易感基因，这3个基因可能在2型DM易感性上有协同作用。姜涛等[42]对108例2型DM病人检测胆固醇酯转运蛋白（CETP）-TaqIB基因型分型，发现2型DM中，HDL-C、载脂蛋白A_1（$ApoA_1$）和胰岛素敏感性指数（ISI）B2B2型显著高于B1B1型，空腹胰岛素（FIns）和HOMA模型胰岛素抵抗指数（HOMA-IR）B2B2型显著低于B1B1型；多元回归分析示ISI和HOMA-IR与BMI、收缩压、TC、HDL及基因型分型相关，提示CETP-TaqIB基因多态性与2型DM脂代谢及胰岛素抵抗密切关联，可能是胰岛素抵抗的重要遗传因素。刘煜等[43]利用基因工程技术构建重组pEGFP/IA-2真核表达系统，并且转染、筛选稳定高表达IA-2的RIN5F胰岛细胞株，双酶切结果表明构建成功，免疫印迹法证实可在RIN5F细胞内高表达IA-2，并且该表达的IA-2可显著促进NOD小鼠淋巴细胞增殖反应，成功构建的IA-2真核表达系统对于T1DM基因疫苗预防策略和对于IA-2生理功能的研究都具有重要的意义。兰丽珍等[44]采用PCR体外定点突变技术，设计4对引物，引入5个弗林蛋白酶（furin）识别的突变位点，通过重叠延伸法PCR扩增，使人胰岛素原编码基因B10密码子由CAC突变为GAC，C3密码子由GAA突变为AAA，C4密码子由GCT突变为CGT，C32密码子由CTT突变为CGT，将扩增片段克隆入T载体并测序，结果表明，在预期位点突变符合要求。提示应用PCR诱导突变技术，在体外能准确、简便有效的诱导胰岛素原基因突变，使体外应用非内分泌细胞构建高效分泌成熟胰岛素的细胞克隆成为可能。段宇等[45]以基因治疗的方法，将胰岛素样生长因子Ⅰ（IGF-Ⅰ）基因导入实验性DM大鼠体内，使ICF-Ⅰ在动物模型体内得到高效表达，DM大鼠血糖显著降低，血IGF-Ⅰ升高。提示IGF-Ⅰ基因治疗为治疗DM提供了一种新手段。陈蔚等[46]应用基因芯片技术比较黄芪多糖（APS）处理组和生理盐水对照组NOD小鼠胰岛的基因表达谱差异，结果为APS组中5.47%的检测基因（63/1152）表达明显差异，上调基因28条，下调基因35条，17条基因在功能上与免疫有关，提示黄芪多糖能预防或延缓NOD小鼠1型DM的发生，可能与其纠正Th1/Th2型细胞/细胞因子的免疫失衡状态有关。

（三）实验室检查

杨兆军等[47]分析1994年资料库中中国成人（年龄≥25岁）15 564例，结果为单纯空腹血糖受损（i-IFG）、单纯糖耐量异常（i-IGT）、同时IFG和IGT（IFG/IGT）的患病率以旧标准（FPG>6.1 mmol/L）诊断分别为8.7%、12.1%和5.9%，以新标准（FPG>5.6 mmol/L）诊断分别为21.3%、6.9%和11.1%；ROC（受试者工作特征）曲线分析诊断IGR的FPG最佳切点为5.6 mmol/L，敏感性和特异性分别为61.9%和63.9%，提示FPG标准从6.1 mmol/L下调至5.6 mmol/L使本组人群IFG患病率增加1.2倍，从尽量缩小IFG和IGT诊断分歧的角度，IFG的下限切点为5.6 mmol/L可能是合适的。张波等[48]对468名非糖尿病病人群随访复查OGTT、空腹及餐后2 h血糖，结果为109例6年后发生DM，COX成比例风险模型分析发现FPG与2型DM发病显著相关（$P=0.000\,1$）；ROC曲线分析FPG预测DM发病的最佳阈值是5.6 mmol/L，其灵敏度、特异度、阳性预测值分别为45.0%，92.8%和65.3%；*ROC*曲线显示，FPG预测糖耐量恶化而进展为DM或IGR的最佳阈值为5.3 mmol/L，显示IFG诊断下限值从6.1 mmol/L下调至5.6 mmol/L是合理的，对FPG达到5.3 mmol/L应警惕糖耐量恶化可能。周翔海等[49]以北京地区1 118名研究对象，按照1999年WHO的DM诊断标准，采用*ROC*曲线判断，与以OGTT诊断的DM状态相关的FPG临界点为6.2 mmol/L，敏感性和特异性分别为85.0%和90.4%，与以OGTT诊断的DM状态相关的HbA_1c临界点为6.2%，敏感性和特异性分别为86.6%和77.5%；与IGT状态相关的FPG临界点为5.1 mmol/L，敏感性和特异性分别为65.2%和68.3%，与IGT状态相关的HbA_1c临界点为5.7%，敏感性和特异性分别为63.3%和56.5%，提示6.2 mmol/L<FPG<7.0 mmol/L或HbA_1c>6.2%时应进一步行OGTT了解2 h血糖，以明确有无DM，FPG和HbA_1c不适用于筛查IGT人群。喻明等[50]采用动态血糖监测系统(CGMS)对43例糖耐量正常(NGT)者进行大约连续72 h血糖监测，发现血糖水平呈波动性变化，夜间及3餐前是血糖较低的时间段，日内血糖高峰多于餐后1～2 h显现，尤以晚餐后为甚；本组NGT的平均血糖值(5.3±0.5) mmol/L，日内血糖的峰、谷值分别为(7.8±1.4) mmol/L、(3.9±0.7) mmol/L，日内血糖漂移最大幅度(3.9±1.6) mmol/L；43例受试者中血糖漂移>7.8 mmol/L者占63%(27例)，血糖漂移<2.8 mmol/L者占21%(9例)，血糖漂移于3.3～7.0 mmol/L所占的日内时间百分比为95(74%～100)%，血糖漂移于2.8～7.8 mmol/L的百分比达99(87%～100)%。王建平等[51]检测114例1型DM病人的蛋白酪氨酸磷酸酶抗体(IA-2A)与谷氨酸脱羧酶抗体(GADA)，发现GADA、IA-2A检出率分别为49.1%(56/114)和24.6%(28/114)，高于正常对照1.1%与0.6%，IA-2A和GADA联合检测检出率为58.8%，可提高自身免疫性1型DM诊断的敏感性；15岁以下、病程≤0.5年的1型DM病人GADA、IA-2A检出率分别为66.7%(8/12)和58.3%(7/12)，与欧美白种人接近；IA-2A阳性率受发病年龄及病程影响较大，而GADA受其影响小；1型DM中GADA和IA-2A阳性病人较阴性病人FCP水平较低，预示胰岛β细胞功能更差；单纯GADA阳性病人甲状腺自身抗体检出率为38.5%(15/39)，高于单纯IA-2A阳性病人的0%(0/9)，提示IA-2A是一个比GADA更特异的胰岛自身免疫指标。杨琳等[52]*检测临床2型DM病人的GADA阳性率9.0%(117/1 296)，高于羧基肽酶H抗体(CPH-Ab)的4.8%(62/1 296，$P<0.01$)，二者均高于健康对照，IA-2A和胰岛素自身抗体(IAA)频率分别为1.3%(7/545)和0%(0/98)，低于CPH-Ab($P<0.01$)；在2型DM病人中IA-2A与GADAb的重叠率为57.1%(4/7)，高于CPH-Ab的8.1%(5/62，$P<0.01$)；GADA和CPH-Ab联合检测阳性率达15.0%(82/545)，与三抗体联合(GADA+CPH-Ab+IA-2A)检测的15.6%(82/545)无统计学差异，而显著高于GADA联合IA-2A或CPH-Ab联合IA-2A检测阳性率，提示单一抗体诊断LADA的敏感性为GADA>CPH-Ab>IA-2A>IAA，临床筛查LADA以联合检测GAD-Ab和CPH-Ab的效率最佳，采用IA-2A和IAA诊断LADA的效率低，临床可考虑不予常规检测。陈燕燕等[53]对同一批200份血清标本，在北京、上海两地三个三甲医院内分泌实验室分别采用免疫组织化学技术POPA法、ABC法及酶联免疫吸附(ELISA)法检测胰岛细胞抗体(ICA)，结果为免疫组织化学POPA法与ABC法检测ICA的阳性率和阴性率基本一致，而用ELISA法检测的阳性率低，假阳性率、假阴性率高，提示与ELISA法相比，用免疫组织化学法测定胰岛细胞抗体(ICA)的准确性高，重复性好，宜推广应用于临床。李莉蓉等[54]将328例隐匿起病DM病人分为自身免疫(GADA和(或)CPH-Ab阳性，130例)和非自身免疫(GADA和CPH-Ab均阴性，198例)两个亚组，结果发现，隐匿起病组、自身免疫与非自身免疫两亚组中S0X13-Ab阳性率均显著高于正常对照组(10.4%，13.1%，8.6% *vs* 2.5%；均$P<0.05$)；34例SOX13-Ab阳性病人中，CPH-Ab(+)/SOX13-Ab(+)双阳性者13例，GADA(+)/SOX13-Ab(+)双阳性者2例，有统计学差异；SOX13-Ab分布峰值处于病程16～20年；SOXI3-Ab阳性病人临床特征及C肽水平与抗体阴性病人间差异无统计学意义，提示SOX13-Ab检测可以提高诊断LADA的敏感性，SOX13-Ab阳性病人具有病程长、临床表现多样等特点。杨琳等[55]观察正常人那格列奈(NG)-OGTT中胰岛素释放速率(IRR)最高点为糖负荷后30 min，其ΔI30/ΔG30与精氨酸刺激试验的急性期胰岛素释放(AIR)呈正相关，而各时点胰岛素曲线下面积和胰岛素释放倍增值均高于普通OGTT；LADA一级亲属(FDR)在NG-OGTT中ΔI30/ΔG30和30 min处IRR均低于正常，而HOMA-IR指数高于正常；LADA和2型DM病人的HOMA-IR指数均高于正常(2型DM>LADA>正常)，而在NG-OGTT中ΔI30/ΔG30、IRR和释放倍增值均低于正常，但两组间无显著差异，提示NG-OGTT可在一定程度上反映AIR，较OGTT能更好地反映胰岛β细胞的储备功能，LADA病人FDR存在AIR减少并伴轻度胰岛素抵抗，LADA病人早期相胰岛素释放能力和胰岛素抵抗进一步加剧，并有最大胰岛储备功能的受损。蒋兴亮等[56]检测96例2型DM病人血清残粒样微粒胆固醇(RLP-C)较正常对照(NC)显著升高[(0.281(0.162) mmol/L *vs* (0.193(0.125) mmol/L，$P<0.01$]，且2型DM病人随尿白蛋白排泄率(UAER)增加，RLP-C浓度依次显著增加；RLP-C与血清NO呈高度负相关($r=-0.75$，$P<0.01$)，与UAER和α-颗粒膜蛋白(GMP140)呈高度正相关($r=0.78$和0.81，均$P<0.01$)，NO与GMP140浓度呈高度负相关($r=-0.78$，$P<0.01$)，提示RLP-C在DM肾病的发生发展中具有致病作用，其机制可能是通过损伤血管内皮和活化血小板所致。

(四)慢性并发症

1. 糖尿病性大血管病变

高燕明等[57]选择年龄、性别、腰围、BMI相匹配的

T2DM病人33例、糖调节受损(IGR)14例正常糖耐量者(NC)11例行口服葡萄糖耐量试验,同步取血测定血浆生长激肽释放肽(ghrelin)及胰岛素。以HOMA共式评价胰岛素分泌及抵抗情况,结果提示伴有血管并发症的T2DM病人血浆生长激肽释放肽明显低于NC组,且其HOMA-IR明显高于后者,提示IR对ghrelin可能存在影响,HbA_1c与120 min ghrelin水平呈独立正相关。李益清等[58]检测23例妊娠期糖尿病(GDM)病人PLT、MPV、血小板最大聚集率和血小板a-颗粒膜蛋白的改变,结果提示,GDM血小板的明显活化是综合因素所致,与妊娠本身和糖尿病均有关。牟忠卿等[59]应用高效液相色谱分析方法测定T2DM脑梗死组(DS组)、T2DM无并发症组(DNS组)病人和正常对照组血高同型半胱氨酸(Hcy)浓度,放免方法测定各组的叶酸和维生素B_{12}水平,以研究高同型半胱氨酸血症(HHcy)与T2DM脑梗死之间的关系及影响因素,结果提示,HHcy是T2DM脑梗死的一个危险因素。T2DM病人Hcy水平受维生素B_{12}、叶酸、肾功能以及代谢紊乱程度的影响。卜瑞芳等[60]研究95例T2DM病人并分为无合并症组53例、合并脑梗死组42例,选择同期健康个体44例为正常对照组,分析临床特征和生化指标以及tHcy水平与糖尿病合并脑梗死关系,结果显示,血浆tHcy水平升高是T2DM合并脑梗死的独立危险因素,血清叶酸、维生素B_{12}和血肌酐均为tHcy影响因素。齐颖等[61]用^{99m}Tc对老年T2DM病人77例,正常匹配对照39例及年轻对照23例进行了脑单光子计算机断层扫描,对其中的T2DM病人12例和匹配对照组进行了脑^{18}F-FDG显像。结果显示,在老年T2DM病人,尽管尚未出现脑血管病变,但已有脑血流灌注减少,脑细胞糖代谢水平下降,脑血流和代谢的早期检查对这类病人有警示作用。瞿迎九等[62]将除外糖尿病、瓣膜病和心肌病的行冠状动脉造影410例病人分为FPG≤5.5、5.6~6.0、6.1~6.9 mmol/L 3组,经统计分析结果提示,在冠心病高危人群中,FPG与冠状动脉病变密切相关,在空腹血糖受损阶段,甚至FPG在5.6~6.0 mmol/L阶段,冠状动脉发生病变的风险已明显升高。肖彧君等[63]*以构建含NF-κB抑制物IκBα突变体的重组腺病毒感染ECV-304细胞,用Western免疫印迹、凝胶电泳迁移率实验(EMSA)、四甲基偶氮唑盐等方法研究NF-κB在高糖、TNF-α、IL-1β介导血管内皮细胞损害中的作用,结果提示,高糖、TNF-α、IL-1β可致血管内皮细胞活力降低,IκBα能有效抑制上述有害因素导致的ECV-304细胞的NF-κB过度活化,抵抗内皮细胞的损害。抑制NF-κB活性可能有助于保护血管内皮细胞功能。邸玉玮等[64]用含不同饱和度的游离脂肪酸(FFA)的培养基孵育人脐静脉内皮细胞,经倒置显微镜观察细胞形态学特征,因子Ⅷ相关抗原免疫荧光检测鉴定发现,油酸、亚油酸抑制内皮细胞合成一氧化氮,同时抑制内皮素合成,硬脂酸促进内皮细胞合成内皮素,以上结果提示FFA对内皮细胞的作用与其饱和度有关。严孙杰等[65]为探讨糖尿病不同时期血管内皮依赖性舒张功能变化,采用高分辨率血管外彩超,检测33例对照组和96例糖代谢异常者肱动脉内皮依赖性血流介导的血管舒张功能(EDF),结果提示,在早期糖代谢紊乱即糖耐量减低和无血管病变临床证据的糖尿病病人,利用EDF检测,可早期发现血管内皮受损,这种损害随糖代谢紊乱加重而进一步恶化。冯波等[66]为探讨糖尿病病人血管舒张功能和内皮组织纤溶酶原激活物(tPA)、NO储备释放功能与糖尿病性血管病变的关系,对15名正常人和23例T2DM病人,采用高频超声方法测定血流介导和硝酸甘油介导的血管舒张功能和颈总动脉内膜厚度,以及采用静脉闭塞试验测定tPA、NO储备释放,结果提示,糖尿病病人存在明显的内皮tPA、NO储备释放功能和内皮依赖性舒张功能障碍,此与糖尿病性血管病变密切相关。孟东等[67]在成功建立人脐静脉内皮细胞体外培养的基础上,对C肽在对高糖诱导的内皮细胞(HUVEC)凋亡中的影响进行研究,并对凋亡与内皮型一氧化氮合酶(eNOS)表达的相关性进行分析,结果显示,高糖可导致HUVEC凋亡增加,高浓度或者生理浓度的C肽可抑制高糖引起的HUVEC凋亡;HUVEC凋亡与eNOS表达呈负相关。畅坚等[68]观察T2DM病人43例、非糖尿病动脉硬化症病人(NDM组)39例,将造影动脉所见分为腹主、髂总、髂内、髂外、股深、股浅、腘、胫前、胫后和腓动脉共10段,用分段积分法进行动脉管腔狭窄程度比较,结果显示,NDM组较T2DM组血管病变更常累及腹主动脉及腹部内脏动脉,T2DM组较NDM组更常累及股深动脉和胫前动脉,且病变程度严重。向光大等[69]为探讨早期T1DM病人内皮功能的变化,选择22例无血管并发症的T1DM病人和20名年龄、性别匹配的健康个体,采用高分辨血管外超声法检测肱动脉血流介导的内皮依赖性血管舒张功能和硝酸甘油介导的内皮非依赖性血管舒张功能,结果显示,早期T1DM病人就有内皮依赖性血管舒张功能降低。王尚农等[70]分析84例老年T2DM病人资料显示,尿白蛋白排泄率与左心室内径和左心室厚度正相关,与左心室射血分数负相关。袁晓晨等[71]对26例老年急性心肌梗死伴T2DM病人和52例不伴有T2DM病人的研究显示,并发糖尿病者无胸痛、多支和远端冠状动脉血管病变的概率明显高于不伴糖尿病者,经皮介入治疗老年心肌梗死伴糖尿病者仍然安全有效。朱麟钱等[72]研究T2DM病人90例,其中合并大血管病变者50例、无大血管病变者40例,正常对照组共30名;结果为合并大血管病变者血清C反应蛋白水平明显高于T2DM无大血管病变组及正常对照组,T2DM无大血管病变组高于正常对照组,提示C反应蛋白可能是T2DM和T2DM大血管病变的危险因子,炎症可能参与了T2DM及其大血管病变的发生和发展。樊勇等[73]为探讨糖尿病大鼠冠状动脉内皮细胞凋亡的机制,以及凋亡与Fas基因、bcl-2基因表达之间的关系,将实验大鼠分为未治疗组、胰岛素治疗组和正常对照组,每组8只,分别于第0周和第16周时处死检测一般指标,并观测内皮细胞的凋亡百分数、Fas基因、bcl-2基因的表达、内皮细胞超微结构的改变,结果提示,高血糖是实验大鼠内皮细胞凋亡强烈相关因素,凋亡的发生与Fas基因表达上调、bcl-2基因降低相关。詹晓蓉等[74]为探讨FFA,包括软脂酸(PA)、硬脂酸(SA)、油酸(OA)、亚油酸(LA)和花生四烯酸(AA)对HUVEC存活率的影响,应用MTT比色法测定上述5种不同浓度的FFA和其他试剂对HUVEC存活率的影响,用绿色荧光蛋白标记的膜联蛋白V/碘化丙啶双染色法检测细胞凋亡和死亡,结果为饱和脂肪酸PA和SA以及单不饱和脂肪酸OA对血管内皮细胞有较强的毒性作用,而多不饱和脂肪酸中的AA则能部分阻断PA诱导的血管内皮细胞死亡,研究提示,不仅饱和脂肪酸的浓度,而且饱和脂肪酸和AA的浓度比例对血管内皮细胞的存活率均有重要意义。常宝成等[75]分析208例T2DM合并糖尿病足(DF)病人的临床特点,总结表明,这些病人中截肢率为17.3%,右下肢多于左下肢,50岁以上者多于较年轻者。张瑞菊等[76]回顾研究了有糖尿病史的缺血性脑血管病(ICVD)人群中的318例首次ICVD发生的时间间隔,采用多元线性回归模型分析影响糖尿病病程长短的因素,结果提示不同病人确诊糖尿病致首次ICVD发生的时间间隔差异较大,半数病人在确诊糖尿病后5年内发生首次ICVD,糖尿病与高血压、吸烟和高血脂在导致ICVD的过程中具有累积效应。王玉祥等[77]对58例T2DM合并脑梗死(DCI)病人及36例非糖尿病不合并脑梗死病人进行颈动脉超声检测,观察颈动脉粥样硬化斑块的部位、数目、性质和颈动脉内径,并作血糖、血脂、血浆纤维蛋白原(Fg)含量测定,结果提示,DCI病人大多有颈动脉粥样硬化及血糖、血脂、Fg水平异常,对糖尿病病人颈动脉粥样硬化斑块和血脂、血糖等异常进行早期干预,对预防脑梗死的发生有重要临床意义。林少达等[78]应用磷光-荧光分光光度法测定59例T2DM病人、57例糖尿病伴高血压病人和35名正常对照组的血小板5-羟色胺(5-HT)和血浆5-羟吲哚类物质水平,结果提示,糖尿病伴高血压病人血小板5-HT的释放使血压升高并加重心血管危险因素。

2. *糖尿病肾病*

吴文等[79]为研究抑制NF-κB活性对糖尿病大鼠肾组织膜3型基质金属蛋白酶(MT_3-MMP)mRNA表达的影响将纯种雄性Wistar大鼠分为3组:A组为正常对照组(11只),B组为糖尿病大鼠未干预组(11只),C组吡咯烷二硫基甲酸酯(PDTC,NF-κB活性抑制剂)干预组(9只),以链脲佐菌素制备糖尿病模型,发现糖尿病肾病大鼠肾组织NF-κB活性及MT_3-MMP mRNA表达增加,抑制NF-κB活性可使肾组织MT_3-MMP mRNA表达降低。闻杰等[80]将296例T2DM病人分为正常白蛋白尿(NAU)和微量白蛋白尿(MAU)组,分别测定尿白蛋白排泄率(UAER),分析其临床和生化特征,随访4.1年后复查上述指标,结果提示,MAU并不是一个很好的预测和诊断早期糖尿病肾病(DN)的指标。吴志贤等[81]将85例T2DM分为无DN组、早期DN组、临床DN组、终末期DN组,用改进后的Wikto-Sarsat方法分别测定各组的血清晚期蛋白氧化产物,黄嘌呤氧化酶法测定超氧化物歧化酶,结果提示,DN病人的血清蛋白氧化物较无DN病人显著增强。程苏琴等[82]为探讨糖尿病肾病早期检测手段,引用速率散射比浊法,对101例2型糖尿病病人和60例健康体检者的尿微量白蛋白(MA)进行了分析,发现2型糖尿病病人中,尿MA总阳性率为50.5%,健康体检组则为0.00%;其病程越长,年龄越大,MA的阳性率就越高,肾损伤就越重。王全胜等[83]为探讨血清和糖皮质激素诱导的蛋白激酶(SGK)在DN早期病变中的表达及意义,采用STZ单次腹腔注射诱导小鼠DN模型,设DN组和正常对照组。在DN模型4周时,检测肾小球细胞外基质(ECM)、肾重指数、24 h尿蛋白量和Ccr;RT-PCR检测DN病变早期肾皮质SGK1、SGK2、SGK3及Ⅰ型胶原(Col Ⅰα_2)、纤连蛋白(FN)和TGF-β_1 mRNA表达;Western免疫印迹检测SGK1蛋白的表达,发现SGK在DN肾脏中有较高表达,伴随有ECM积聚,与Col Ⅰα_2,FN,TGF-β_1 mRNA表达有显著正相关,它可能在DN早期病变中起重要作用。唐万欣等[84]为探讨高糖和胰岛素对肾小球系膜细胞(GMC)葡萄糖转运蛋白4($GluT_4$)mRNA表达及细胞骨架纤维状肌动蛋白(F-actin)的影响,进一步研究DN发生发展中$GluT_4$及其下游分子F-肌动蛋白的重要作用。将培养的鼠1097系膜细胞分为8组:正常对照组,生理浓度胰岛素组(10^{-9} mol/L),低浓度胰岛素组(10^{-8} mol/

L)，高浓度胰岛素组(10^{-6} mol/L)，高糖组(30 mol/L)，甘露醇组，高糖加高浓度胰岛素组，高糖加生理浓度胰岛素。采用RT-PCR法检测$GluT_4$ mRNA含量，罗丹明-鬼单环肽(rhoda mine-phalloidin)染色，激光共聚焦显微镜观察F-肌动蛋白形态并测定荧光浓度，结果显示：高糖可抑制$GluT_4$ mRNA表达及促进F-肌动蛋白解聚；胰岛素有一定拮抗作用；$GluT_4$ mRNA表达与F-肌动蛋白荧光强度成正相关；$GluT_4$、F-肌动蛋白是DN发生发展过程中的重要因子。阮雪玲等[85]为探讨血清脂蛋白(a)[Lp(a)]质量浓度变化与DN进展之间的关系以及降低血清Lp(a)质量浓度在防治DN进展中的意义。将270例糖尿病病人分为单纯糖尿病(SDM)组、早期糖尿病肾病(EDN)组和临床糖尿病肾病(CDN)组各90例，比较其与正常对照组的血清Lp(a)水平；两组DN病人在常规治疗基础上每晚服用氟伐他汀40 mg。分析后提示，血清Lp(a)质量浓度升高与DN进度有关，降低血清Lp(a)质量浓度能有效减轻EDN病人的蛋白尿、改善肾功能，但对CDN病人无效。

郭清华等[86]* 观察Kkay糖尿病小鼠(KA)组和非糖尿病小鼠(KB)组各8只，以PAS染色、免疫组化和RT-PCR观察肾脏病变和肾脏MMP-9的表达水平。经糖基化终末产物(AGEs)作用于脐静脉内皮细胞(HUVECs)后，分别以RT-PCR和流式细胞技术检测MMP-9表达；以凝胶阻滞电泳(EMSA)检测NF-κB激活情况。结果提示，Kkay小鼠DN伴有MMP-9表达增高，推测MMP-9在DN发生发展中起一定作用；AGEs可能是通过激活NF-κB使内皮MMP-9表达增强的。

周建辉等[87]在肾活检前临床诊断为DN病人共110例，经肾活检后，按病理诊断分为两组：DN组60例，非糖尿病性肾脏疾病50例，对两组资料进行统计分析，结果提示，2型糖尿病伴肾脏损害并不一定是DN，相当部分是非糖尿病性肾脏疾病，回归方程的建立可为临床鉴别诊断提供帮助。王银娜等[88]采用ELISA法测定2型糖尿病伴或不伴肾病病人和正常对照者血清中的血管内皮生长因子(VEGF)，并分析其与2型糖尿病并发肾病的关系。结果提示，血清VEGF与2型DN密切相关，其浓度的检测对监测2型糖尿病肾病的发生、发展有重要的临床意义。周建辉等[89]对经肾活检诊断为DN的病人60例，按蛋白尿程度分为4组：A组10例，蛋白尿<1.0 g/24 h；B组16例，蛋白尿≥1.0 g/24 h且<3.5 g/24 h；C组20例，蛋白尿≥3.5 g/24 h且<6 g/24 h；D组14例，蛋白尿>6 g/24 h。对相关因素进行统计分析并记录随访情况后结果提示，DN的蛋白尿与诸多临床指标及病理改变相关，能较好地反映肾小球和肾小管间质病变程度，并提示肾脏的预后。郑凤鸣等[90]将早期DN48例和临床DN 54例，随机分为常规治疗组和阿魏酸钠治疗组测定尿白蛋白排泄率(UAER)、血浆内皮素(ET)、血尿素氮(BUN)、血清肌苷(SCr)和空腹血糖(FBG)，比较两组效果，发现阿魏酸钠能降低DN病人UAER和BUN，其机制可能与其减少ET的生成或拮抗ET与其受体结合有关。张冬梅等[91]将大鼠分为正常对照组和糖尿病(DM)组，糖尿病成模后4周，再将DM组分成培哚普利治疗组、氯沙坦治疗组和糖尿病对照组，共治疗12周后以放免法测定血浆ATⅡ及肾组织ATⅡ，RT-PCR检测肾组织ATⅡ和AT_1R表达，发现DN存在ATⅡ及AT_1R表达的异常，培哚普利和氯沙坦对DN的保护作用可能与肾脏局部ATⅡ下降及AT_1R表达的下调有关。张晓丽等[92]将人近端肾小管上皮细胞(HKC)和系膜细胞(HMC)分别分为正常对照组、高糖组和渗透浓度对照组，血清和糖皮质激素诱导蛋白激酶1(SGK1) mRNA水平及蛋白水平的检测分别采用RT-PCR和Western免疫印迹方法。结果提示，高糖能促进HKC和HMC SGK1的表达，并可能通过SGK1介导的信号转导途径在DN ECM积聚中发挥重要作用。赵林双等[93]以M_2受体和β_1受体多肽片段为抗原，引用酶联免疫吸附测定法检测198例病人血清抗G蛋白耦联型M_2受体和β_1受体自身抗体，其中糖尿病心肌病变(DC)组48例、T2DM组52厘、高血压无靶器官受损组(HT)58例、正常对照组40例，结果提示，DC组抗M_2受体和β_1受体阳性率分别为54.2%和60.4%，明显高于T2DM组、HT组和正常对照组，认为免疫学机制可能参与DC病理生理过程。王艳荣等[94]用Microalbustix试纸测定95例T2DM病人尿微量蛋白，其敏感性、准确性和特异性，分别为89%、96%和100%，与化学发光法测定结果无明显差异。杜勇等[95]回顾分析了42例T2DM病人临床与病理资料，比较合并非糖尿病肾损害(NDRD)与DN病人发病年龄、病程、视网膜改变、急性肾功能衰竭(ARF)、尿检等临床表现的异同，结果提示，DM常伴有NDRD，对于病程短、血尿明显、伴有ARF或不伴有糖尿病视网膜病变者，应重视NDRD诊断。周翔海等[96]为进一步探讨T2DM家系中遗传模式和遗传度，对149个T2DM家系的534名成员的尿白蛋白(UAlb)/肌苷(Cr)比值进行遗传度的计算和分离分析，结果提示，其遗传模式呈多因素作用下至少有一个主基因效应。谢璇等[97]对69例T2DM病人和12例正常对照的研究显示，a-颗粒膜蛋白的测定有利于早期诊断和治疗T2DM肾病。张胜兰等[98]对170例伴有微量白蛋白尿(MAU)或临床蛋白尿(CAU)的

T2DM病人进行肾穿刺活检，观察肾活检组织病理与各临床参数之间的关系，发现119例DN(70.0%)中早期系膜增生者22例，典型DN表现者97例；在典型DN表现者中，结节性肾小球硬化47例(39.5%)，弥漫性肾小球硬化50例(42.0%)，DN或DM合并其他肾脏病变51例(30.0%)，其中DN合并IgA肾病13例(25.5%)、间质性肾炎8例(15.7%)、膜增生性肾炎2例(3.9%)，DM合并IgA肾病10例(19.6%)、系膜增生性肾小球肾炎4例(7.8%)、微小病变肾炎4例(7.8%)、间质性肾炎6例(11.8%)、膜性肾病2例(3.9%)、新月体性肾炎2例(3.9%)，提倡对临床不能确诊的T2DM蛋白尿病人应做肾活检。张爱华等[99]将68例T2DM病人分为正常白蛋白尿(NAU)组、微量白蛋白尿(MAU)组，临床白蛋白尿(CAU)组。30例健康人做对照(NC)组，检测各组对象的血浆血栓调节蛋白(TM)水平、血小板平均计数(PC)、血小板容积(MPV)、血小板分布宽度(PDW)。结果提示，T2DM病人UAER与TM水平呈正相关，两者对DN早期诊断及血管内皮细胞损伤程度的评价有重要意义，T2DM病人的PC、MPV、PDW均高于NC组，且随着UAER的升高而增加。王全胜等[100]为研究SGK_1在高糖诱导人肾小球系膜细胞(HMC)产生纤连蛋白(FN)中的作用，探讨SGK_1在DN肾小球硬化中的作用机制，将带有SGK_1显性激活型突变体质粒瞬时转染HMC，同时设空质粒转染组和未转染组为对照，分别用正常糖和高糖刺激8 h，采用PT-PCR方法和Western免疫印迹方法来观察SGK_1和FN的mRNA及蛋白的表达。结果提示，在DN中，高糖可以通过SGK_1介导的信号通路来诱导HMC增加合成FN，这种新发现的信号通路，表明SGK_1可能参与DN肾小球纤维化的发生。李海霞等[101]以^{99m}Tc-DTPA清除率测得肾小球滤过率(GFR)作为诊断评价的金指标，比较血清半胱氨酸蛋白酶抑制剂C(cystatin C)、SCr、Ccr与GFR的相关性，用受试者工作特征曲线评价上述指标检测肾小球滤过功能的准确性，结果提示，cystatin C是一较理想的反映GFR血清标志物，建议在常规检测SCr、Ccr的基础上，联合应用cystatin C可更早地发现T2DM病人GFR的改变。于琳华等[102]在65例T2DM病人肾活检发现，46.2%有NDRD，与DN相比，NDRD男性多见、病程短，浮肿、蛋白尿明显，系膜细胞增生及免疫球蛋白沉积显著，病理组织学类型多样，多见的是IgA肾病。隋春华等[103]以半定量RT-PCR法测定了糖尿病及对照Wistar大鼠肾皮质血小板衍化生长因子B(PDGF-B) mRNA水平，发现糖尿病大鼠为对照组2.5倍，提示PDGF-B在DN中起一定作用。

3. *糖尿病性视网膜病变*

贾秀杰等[104]将62例糖尿病病人按是否伴有视网膜病变分为两组：糖尿病不伴视网膜病变组和糖尿病伴视网膜病变组，测定其血糖、血脂、胰岛素、胰岛素样生长因子(IGF-1)、血管内皮生长因子(VEGF)含量，结果认为，糖尿病伴视网膜病变(DR)时，血IGF-1及VEGF水平均升高，且两者正相关，它们可能参与了DR的发生和发展。吴波等[105]以ELISA测定127例T2DM病人及36例健康人血清中的IGF-1、TNF-α结果提示，TNF-α的过度表达和IGF-1降低在DM的发病机制中起重要作用，而糖尿病合并视网膜病变时，血中IGF-1、TNF-α水平升高，它们可能参与了DR的发生和发展。祝敏燕等[106]通过检测增殖型糖尿病性视网膜病变(PDR)病人血浆、房水、玻璃体中VEGF含量，发现PDR病人血浆中VEGF含量明显低于房水和玻璃体中VEGF的含量，分别为房水1/5和玻璃体1/14的，且与玻璃体无相关关系，提示玻璃体内的VEGF在PDR发展、恶化过程中起了关键性的作用。何志明等[107]对103例T2DM病人中合并DR29例进行研究提示，DR的发病率随DM病程的增加而增加；其发生与血压成正相关，特别是与收缩压有显著相关性；DM病人蛋白尿的出现可预示DR的发生；UAER增高者DR发病率明显增高。所以，对于T2DM病人应定期检查眼底、检测UAER。牛小燕等[108]选取86例DM病人分为三组：DM不伴DR组30例，非增殖型DR(NPDR)组30例，PDR组26例，健康对照组30例；应用ELISA法测定血浆可溶性E-选择素及VEGF水平，并收集HbA_1c等代谢及临床指标后统计分析，结果提示，血浆可溶性E-选择素水平反映DR的严重程度，是DR形成的环节之一。朱秀贞等[109]通过观察46例DM病人，其中糖尿病无视网膜病变组24例病人的血浆纤维蛋白原(Fg)及α-颗粒膜蛋白(GMP-140)质量浓度的变化，结果提示，联合测定血浆Fg和GMP-140质量浓度的变化，有助于了解DR病人体内血小板活化程度，内皮受损及血栓形成的倾向。周一军等[110]测定56例老年T2DM合并DR组、60例NDR组和58例健康老年人股骨颈、大转子、Ward三角区及前后位腰椎骨密度(BMD)，并检测血清骨钙素、血钙、血磷、甲状旁腺激素及Ⅰ型胶原降解产物/尿肌酐水平。结果提示，老年T2DM合并DR者的股骨近端BMD显著低于NDR和健康人群，而腰椎各部位BMD水平则与之相反。赵琴等[111]对103例T2DM病人进行DR检查和糖化血清蛋白(GSP)检测，统计分析结果提示，GSP增高病人已发生DR，且GSP的增高与DR的严重程度相关。李晓玲等[112]为探讨MMP-9及其抑制物(TIMP-1)与DR的关系，采用酶联免疫吸附法对 T2DM 组及正常对照组血清 MMP-9、TIMP-1、Ⅳ型胶原水平进行检测，并按眼底结果分为三组：NDR 组 25 例，单纯型视网膜病变组 32 例，增殖型视网膜病变(PDR)组 18 例进行组间比较，结果提示，MMP-9、TIMP-1 参与 DR 发生发展，检测其血清水平可反映 DR 严重程度。

4. 糖尿病性神经病变

李红星等[113]用链脲佐菌素腹腔注射诱发 DM 模型，并皮下注射 APP17 肽对 DM 大鼠进行治疗，12 周后，6 只大鼠取脑组织行神经生长因子、Ⅰ抗磷脂酰肌醇-3 激酶、丝裂原活化蛋白激酶和凋亡诱导因子、细胞色素 C 抗体的免疫组化染色，6 只取新鲜海马组织匀浆，以免疫沉淀并 Western 印迹方法检测Ⅰ抗磷脂酰肌醇-3 激酶及磷酸化有丝分裂元活化蛋白激酶抗体的表达，结果提示，DM 大鼠海马神经细胞存在功能异常，神经存活和凋亡蛋白的异常改变可能参与 DM 脑病的发生发展，APP17 肽具有改善这一病理过程的作用。赵庆荣、李红玲等[114]应用神经电检诊仪，对 DM 组 95 例病人行尺神经、正中神经、胫神经和腓神经运动传导速度及尺神经、正中神经、腓肠神经感觉传导速度检测与 30 例健康人组对照，结果提示，周围神经传导速度检测不但可以早期诊断糖尿病病人的糖尿病性周围神经病变，而且此方法可靠、简便、无创。伊力多斯 · 艾合塔莫夫等[115]为探讨新疆维吾尔族 T2DM 病人自主神经病变与心率变异及其他脏器受损的关系，选择确诊 T2DM150 例维吾尔族人病人，其中单纯糖尿病 72 例，合并心血管疾病的糖尿病 78 例，病程小于 5 年组 54 例，5～10 年组 51 例，大于 10 年组 45 例，正常对照组 60 例，结果提示，心率变异是早期判断维吾尔族 T2DM 病人自主神经病变最准确而又最敏感的方法，可能对是否合并心脏缺血性病变有提示作用。邱阳等[116]将 SD 雄性大鼠制成糖尿病模型，采用 Western 印迹及免疫组化方法观察中期因子在坐骨神经中的表达，结果提示，中期因子可能为治疗糖尿病周围神经病变提供新的手段。冯烈等[117]测定 77 例 T2DM 病人的心率变异性，据此 41 例病人被诊断为糖尿病自主神经病变、36 例为无自主神经病变糖尿病，两组病人均接受经颅多普勒超声检查，结果提示，糖尿病自主神经病变可能是促进糖尿病脑血管病变的危险因素之一。王春利等[118]为探讨定量感觉检查(QST)对糖尿病周围神经病的早期诊断价值，对 46 例糖尿病病人神经传导速度(NCV)和 QST 进行检测，并将其结果进行对比研究，结果提示，QST 较 NCV 对糖尿病周围神经病变的诊断敏感性高，糖尿病病人温度觉异常率显著高于振动觉和 NCV，提示其小神经纤维受损比大神经纤维受损更常见。

5. 其他

徐勇等[119]选健康雄性 4 月 Wistar 大鼠 20 只，体重约 200 g，喂养 1 周后 10 只按 60 mg/kg 体重腹腔内注射 STZ，48 h 后血糖达 16.7 mmol/L 以上为 DM 模型成功作为 DM 组，另 10 只注射等量缓冲液为对照组，DM 组大鼠每天接受长效胰岛素 1～2 U，以避免发生酮症酸中毒，每天监测血糖在 15～30 mmol/L，4 周后处死大鼠，迅速取各组大鼠股四头肌进行观察，结果为 DM 组和对照组相比出现骨骼肌线粒体数目增加，线粒体变性、肿胀和排列紊乱。蒙碧辉等[120]为探讨 T1DM 树鼩骨骼肌病变的发病机制，取正常对照组 8 只，STZ 糖尿病成模组 9 只，糖尿病未成模组 5 只，在光镜和透射电镜下观察股二头肌形态学变化，以免疫组化法检测肌组织中细胞凋亡相关分子的表达，结果为骨骼肌纤维普遍性萎缩、灶性肌丝溶解、肌质膜异常突起和线粒体损伤是 T1DM 树鼩骨骼肌病变的主要特征，提示骨骼肌组织中细胞凋亡通路激活可能是糖尿病肌病的重要原因。丁少芳等[121]报道 5 例 T2DM 合并肺血栓栓塞(PTE)，发现 PTE 的症状和体征无特异性，误诊率高，故对于糖尿病病人，如遇到不能解释的呼吸困难或晕厥应想到 PTE 并作相应检查。王翠玲等[122]随机抽取 201 例 2 型糖尿病慢性并发症病人，对可能导致糖尿病慢性并发症的危险因素进行随访调查，建立 Cox 回归模型，计算个体预后指数(*PI*)，并比较 *PI* 值分组后的生存曲线，结果提示，根据不同病人的预后指数 *PI*，临床医师可以有针对性地对糖尿病病人进行治疗，以减少并发症的发生，更好地提高糖尿病病人的生存质量。马志敏等[123]为探讨脂多糖(LPS)活化的巨噬细胞对胰岛细胞的损伤作用和 15-脱氧前列腺素 J_2(15 d-PGJ_2)的保护作用，应用 ELISA 法测定细胞培养上清中 IL-1β 水平，应用放射免疫分析法、硝酸还原酶法分别测定培养上清中胰岛素、NO 的浓度，bcl-2/bax 在胰岛细胞中的表达应用免疫组化技术和定量分析检测，结果提示，15 d-PGJ_2 能拮抗 LPS 活化的巨噬细胞对胰岛细胞的损伤，其机制可能与抑制巨噬细胞细胞因子的产生，抑制 bax/bcl-2 的异常表达有关。权金星等[124]将分离培养的人胰岛细胞分为对照组、高糖组和高糖＋氨基胍组，37℃，5% CO_2 培养 72 h，测定培养液上清液中胰岛素、NO、还原谷胱甘肽(GSH)水平，原位末端核苷酸标记法(TUNEL)和胰岛素免疫组化双染色法及 ELISA 法检测胰岛 β 细胞凋亡，PT-PCR 检测胰岛细胞 p53、bcl-2 和胰岛素基因启动转录因子 1(PDX-1)mRNA 表达水平。结果提示，高浓度葡萄糖可通过诱导人胰岛 β 细胞凋亡及 PDX-1 表达降低使胰岛素分泌减少，其机制与高糖状态下胰岛 β 细胞抗氧化能力降低引起 NO 介导的p53高表达和PDX-1低表达有关。田利民等[125]体外分离培养Wistar大鼠胰岛细胞，并在低糖(2.8 mmol/L)和高糖(16.7 mmol/L)条件下与低密度脂蛋白(LDL)(从8 mg/L开始)培养48 h，应用放射免疫法测定葡萄糖刺激的大鼠胰岛细胞胰岛素分泌量发现，胰岛细胞摄入LDL后发生氧化反应，损伤胰岛细胞功能，这一过程可被抗氧化剂抑制。郝一文等[126]应用[γ-^{32}P]ATP参入外援性底物的方法测定人脐静脉内皮细胞(HUVECs)蛋白激酶C(PKC)活性，用^{51}Cr标记的静止血小板与HUVECs保温，测定内皮细胞的黏附性，用HUVECs对白蛋白的体外通透性试验测定内皮细胞的通透性，发现高浓度葡萄糖(20 mmol/L)可活化血管内皮细胞的PKC，进而增加其通透性及黏附性，而PKC抑制剂能对其明显阻抑。虞文魁等[127]根据静脉OGTT试验把40例感染病人分为：对照组20例和IGT组20例，外源性给予葡萄糖使血糖快速升高，钳夹血糖于15 mmol/L左右3 h后，用放免法测定血中胰岛素、胰高血糖素和皮质醇的浓度，用ELISA法测定血中IL-6和TNFα的浓度后发现，感染病人急性血糖升高能使机体血中胰岛素和炎性细胞因子急剧增加，并且这一作用在IGT病人被放大。谢挺等[128]为探讨精氨酸对糖尿病皮肤"隐性损害"发生的影响，将SPF级8周龄雄性SD大鼠18只，体重200～250 g随机分为糖尿病精氨酸喂养组(6只)、单纯糖尿病组(6只)和正常大鼠空白对照组(6只)，精氨酸采用200 mg·kg^{-1}·d^{-1}的剂量灌胃，自模型诱导次日起直至处死取样，结果提示，增加精氨酸摄入可有效减轻糖尿病皮肤的"隐性损害"的发生。大庆糖尿病病人口腔病调查组[129]调查432例DM病人的龋齿、牙髓病、根周病、牙龈炎、牙周炎、牙齿缺失、牙颌关系，结果提示，口腔疾病患病率为87.0%。赵长华等[130]分析年龄在61～76岁T2DM并发金黄色葡萄球菌感染12例，结果提示，DM继发感染率高，老年者病情更重。李万根等[131]为调查T2DM病人的骨密度(BDM)，将肾功能正常的T2DM病人615例，与同一地区的1 116名正常人的BMD相比较，结果提示，肾功能正常的T2DM病人的BMD不比正常人低。史洪涛等[132]将Wistar大鼠70只，随机分为对照组30例和糖尿病模型组40例，造模2个月后行大鼠胃排空和肠道传输速度测定，应用激光共聚焦显微镜检测小肠平滑肌线粒体膜电位，脱氧核糖核苷酸末端转移酶介导的缺口末端标记技术和流式细胞仪检测细胞凋亡指数，结果提示，糖尿病大鼠的胃肠道动力改变和线粒体功能改变与细胞凋亡有关。

6. *糖尿病慢性并发症相关基因*

张政等[133]研究发现诱导性一氧化氮合酶(iNOS)基因(CCTTT)$_{14}$等位基因频率在糖尿病肾病组显著低于糖尿病无肾病组和对照组，提示iNOS基因(CCTTT)$_n$。微卫星多态性与中国汉族2型糖尿病肾病有关。吴义超等[134]研究DN病人肾小球基因表达谱与正常人之间的差异，及其在DN病程进展中的变化。选择分别处于微蛋白尿期，临床蛋白尿期及伴有肾功能损害期的3例DN病人，并以性别、年龄与病人匹配的2例正常供肾组织作为对照。首次应用显微微分离法获取肾活检标本中的肾小球，进行肾小球细胞数目扩增，利用Affymetrix U133A基因芯片技术检测其基因表达谱的变化，以生物信息学工具做聚类分析认为，与正常人相比，DN病人肾小球基因表达谱的变化突出表现在某些与细胞内异常糖和脂质代谢、细胞增值、细胞外基质合成和细胞因子相关基因上。此外，还发现了某些表达水平与DN病情进展程度具有一定相关性的基因。吴静等[135]以RT-PCR方法检测胰岛素抵抗(IR)大鼠及T2DM大鼠肝细胞核因子(HNF)-4α及HNF-1α mRNA表达水平，结果显示，肝脏HNF-4α及HNF-1α mRNA表达量在IR大鼠显著低于正常对照大鼠，在DM大鼠则进一步降低。两基因表达改变可能与IR及T2DM有关。史洪涛等[136]为研究DM大鼠胃组织线粒体DNA细胞色素氧化酶Ⅱ(COXⅡ)基因及蛋白表达的变化，以探索DM胃肠道动力紊乱的发生机制，将雄性Wistar大鼠70只，随机分为实验组和正常对照组，检测浆膜下胃电图，Western免疫印迹法检测胃COXⅡ蛋白的表达变化，RT-PCR法检测胃平滑肌COXⅡ mRNA表达变化，紫外分光光度法测定胃组织细胞色素氧化酶活性，结果为实验组大鼠胃节律紊乱是胃细胞色素C氧化酶活性下降以及线粒体COXⅡ基因和蛋白表达降低，可能为DM胃肠功能紊乱发生的分子生物学基础。张萍等[137]为探讨过氧化物酶体增殖物激活受体α(PPARα)5号外显子基因L162V变异与血脂异常的关系，研究T2DM病人154例，结果为PPARαL162V变异率为0.013，正常组124人，未见PPARαL162V基因变异，提示其变异在中国汉族人可能不是常见变异。张敏等[138]*采用PCR技术探讨内皮型一氧化氮合酶(eNOS)基因第4内含子多态性与2型糖尿病视网膜病变的相关性。发现T2DM非增殖型视网膜病变eNOS 4b/b基因型频率及eNOS 4b等位基因频率显著增高。eNOS基因第4内含子的多态性可能影响DR的发生。潘时中等[139]为探讨血管紧张素Ⅰ转换酶(ACE)和纤溶酶原激活物抑制物(PAI-1)基因多态性对T2DM病人血浆PAI-1的影响，检测204例病人和60例正常健康者，结果提示，ACE基因、PAI-1基因多态性可能影响T2DM病人PAI-1水平。刘丽梅等[140]采用基因扫描方法，检测 T2DM DR 和无该并发症的病人 MMP-9 基因二核苷酸重复序列多态标志(AC)n 的基因型，结果两组相比，DR 组基因型及等位基因频率显著减少，提示 MMP-9 基因的 AC21 等位基因可能与中国人 T2DM DR 相关。郭立新等[141]将病人分为对照组、DM 颈动脉内中膜厚度(IMT)正常组、糖尿病 IMT 增厚组。应用酶联免疫法测定 Hcy 水平，采用 PCR-RFLP 检测甲烯四氢叶酸还原酶(MTHFR)基因 C677T 基因型，用高分辨彩色多普勒检查 IMT。结果提示，糖尿病 IMT 增厚组 T 等位基因频率增高，MTHFR 基因 C677T 点突变组血浆 Hcy 水平升高，颈动脉 IMT 增厚，推测 MTHFR 基因 C677T 点突变可能是 DM 合并大血管病变发病的重要遗传因素。李宏义等[142]采用 PCR-RFLP 技术检测了 114 例 T2DM 合并冠心病病人、127 例 T2DM 病人和 106 名健康对照组汉族人肝脂酶(HL)基因启动子-514C/T 多态性基因型，探讨其对血脂、脂蛋白和载脂蛋白水平的影响，结果提示在 T2DM 及其冠心病合并症中，HL 基因启动子-514C/T 基因多态性对血脂水平有一定影响。CT 和 TT 基因型分布频率低可能与 T2DM 大血管病变的发生相关联。张云云等[143]在体外培养大鼠施万细胞，用 MTT 法比较正常葡萄糖(30 mmol · L^{-1})和高糖(50 mmol · L^{-1})培养 24 h 施万细胞的存活力，用半定量 RT-PCR 方法测定细胞半乳糖神经酰胺转移梅(CGT)mRNA 表达，用免疫细胞化学方法测定细胞半乳糖神经酰胺(GalC)的表达，结果为高糖培养 24 h，施万细胞存活力较正常葡萄糖培养时明显下降，高糖培养施万细胞 CGT mRNA 表达上调，GalC 阳性颗粒较正常葡萄糖培养时明显增多。李学刚等[144]为探讨 TNF 相关的凋亡诱导配体(TRAIL)基因在糖尿病大鼠肾脏细胞凋亡中的表达及其作用，应用链尿佐菌素建立糖尿病大鼠模型，用原位末端标记法和流式细胞术检测 4 组(对照组、糖尿病 4 周组、8 周组和 12 周组)大鼠肾脏细胞凋亡情况；免疫组化和流式细胞术检测肾脏 TRAIL 基因及其死亡受体 DR_4、DR_5 的蛋白表达，结果提示，在高糖环境诱导下，TRAIL 基因及其死亡受体出现的高表达，可能部分参与了糖尿病大鼠肾脏细胞凋亡。张架林等[145]对合并早期肾脏病变的糖尿病大鼠肾脏进行 cDNA RDA 获得的新 EST 序列进行全长 cDNA 克隆即新基因 Dmrs91，并对该基因进行生物信息学分析，发现该基因全长 1 434 bp，其转录可能受到一些因子，如糖皮质激素、核转录因子等的调节。分析为进一步对该基因的功能实验研究提供了思路。钟文亮等[146]对小剂量 STZ 腹腔注射加高脂饲料喂养建立糖尿病心肌病变大鼠模型的研究显示，模型组大鼠心肌组织中 TNF-α 和 TNF-α 转化酶 mRNA 表达量均比正常组显著增高。

7. 糖尿病慢性并发症治疗

李旭升等[147]将 30 只雄性 SD 大鼠随机分为正常对照组、糖尿病组以及银杏叶提取物(EGb)治疗组，后 2 组大鼠在禁食 12 h 后按照 50 mg/kg 腹腔注射链脲佐菌素，注射后 72 h 随机血糖≥13.8 mmol/L 为模型成功，此后，EGb 治疗组按 8 mg · kg^{-1} · d^{-1} 剂量腹腔注射 EGb，每日一次，连续 5 周后，检测大鼠肺泡巨噬细胞及腹腔巨噬细胞内 SOD、NOS 活性及丙二醛、NO 含量，结果提示，Egb 能通过抑制巨噬细胞 iNOS 基因表达和活性、降低 NO 生成从而改善糖尿病时巨噬细胞的功能。张琳等[148]用链脲佐菌素制备糖尿病大鼠模型，饲养 12 周后分离心肌成纤维细胞进行原代培养。分别将一定浓度的 ATⅡ(10^{-9}～10^{-7} mmol/L)和 ATⅡ 10^{-7} mmol/L 加上不同浓度 ATⅡ受体阻滞剂氯沙坦加入细胞培养液中刺激 48 h，分别采用 RT-PCR 及 Western 免疫印迹方法检测大鼠心肌成纤维细胞 α_1 前胶原 α_1(I)的 mRNA 及蛋白表达，结果为 ATⅡ可促进糖尿病大鼠心肌成纤维细胞的胶原合成，可能在糖尿病大鼠心肌纤维化倾向中起重要作用，该作用可能主要通过 ATⅡ 1 型受体介导完成。胡菊萍等[149]将 DN 病人 60 例分为两组，在控制血糖的基础上，分别给予培哚普利片、胰激肽原酶联用培哚普利片，观察 6 个月后发现，胰激肽原酶联用培哚普利治疗临床 DN 能有效减少尿白蛋白的排泄，并有效地保护肾脏。王亦薇等[150]将 50 例 DN(Ⅲ期)病人随机分为治疗组和对照组。对照组给与常规治疗；治疗组在常规治疗的基础上服用罗格列酮，4 mg/d。比较两组治疗前及治疗 4、8、12 周 UAER(尿白蛋白排泄率)、内生肌苷清除率和 C 反应蛋白等水平变化。结果提示，罗格列酮可能因降低 C-反应蛋白的炎症反应而减轻微量白蛋白尿、改善肾功能。阮昱等[151]将 54 只 SD 大鼠分为正常对照组、糖尿病组、吡格列酮治疗组，检测各组第 2、4、8 周的 UAER 及肾脏肥大指数，并观察肾皮质内 TGF-β_1 和 C_{IV} 表达水平，发现 DM 大鼠肾脏中 TGF-β_1 和 C_{IV} 表达增加，吡格列酮可能通过下调 TGF-β_1，减少 C_{IV} 细胞外基质合成增加，从而发挥一定的肾脏保护作用。杨蓉等[152]为探讨人类转化生长因子 β 诱导基因-克隆 3(βig-h3)在糖尿病大鼠肾组织中的表达意义，以及血管紧张素受体拮抗剂氯沙坦和中药黄芪对糖尿病大鼠肾组织 βig-h3 表达的影响，采用链脲佐菌素(STZ)糖尿病大鼠模型，将 SD 大鼠分成 5 组：正常对照组、糖尿病组、氯沙坦治疗组、黄芪治疗组和氯沙坦黄芪联合治疗组，治疗 8 周后取肾组织，观察肾脏病理改变；半定量 RT-PCT 法检测各组肾组织中 βig-h3 的表达，并检测其 βig-h3 蛋白质的表达水平，发

现 βig-h3 在糖尿病肾病发生发展过程中可能起重要作用,氯沙坦和黄芪可能部分通过下调肾组织 βig-h3mRNA 和蛋白的表达对糖尿病肾病发挥抗纤维化作用。窦连军,吴岩等观[153]察了氯沙坦和贝那普利单独和联合治疗合并高血压的糖尿病肾病 59 例,观察 8 周后发现联合治疗优于单一用药,且不良反应少。曹翠平等[154]测定了 76 例 DN 病人和 23 名健康人的血浆降钙素基因相关肽(CGRP)、内皮素(ET)水平及血管紧张素Ⅱ受体拮抗剂(ARBS)干预治疗后 CGRP、ET 水平的变化。结果提示,ARBS 干预治疗后 CGRP 水平升高、ET 下降,可延缓 DN 的发生发展。徐英影等[155]]观察 60 例 DN(微量蛋白尿期)病人分为 2 组分别静脉滴注黄芪注射液 60 ml+0.9%生理盐水 500 ml 和复方丹参注射液 20 ml+0.9%生理盐水 500 ml ,均为 1 次/d,共 14 d。结果显示,黄芪注射液能明显降低 DN(微量蛋白尿期)的尿微量蛋白的排出。涂晓文等[156]研究发现 DM 鼠经维生素 E 治疗后,24 h 尿白蛋白定量,肌酐清除率、肾脏肥大指数、二酰基甘油含量及细胞膜蛋白激酶 C(PKC)活性均低于糖尿病未治组,治疗组的病理改变较未治组已有所改善。王守俊等[157]将血压正常的糖尿病早期肾病病人 22 例和临床糖尿病肾病病人 24 例分别随机分为缬沙坦治疗组和葛根素联合缬沙坦治疗组,疗程均为 18 个月。结果提示,葛根素联合缬沙坦治疗 DN 疗效肯定。程虹等[158]将 Wistar 大鼠摘除右肾后,静脉注射链脲佐菌素致成糖尿病模型鼠,分为 4 组:糖尿病模型组、波生坦干预(Bos)组($100\ mg \cdot kg^{-1} \cdot d^{-1}$)、依那普利干预(Ena)组($10\ mg \cdot kg^{-1} \cdot d^{-1}$)、Bos+Ena 组(两药剂量同上),20 周时处死大鼠,取左肾称重,并检测肾组织中Ⅰ型胶原($C_Ⅰ$)、$C_Ⅳ$、$TGFβ_1$、纤溶酶原激活剂抑制物-1(PAI-1)及金属蛋白酶组织抑制物-1(TIMP-1)的 mRNA及蛋白质表达,结果提示,无论非选择性内皮素-1 受体拮抗剂 Bos 或血管紧张素转换酶抑制剂 Ena 对 DN 均有肯定疗效;两药可能通过下调肾组织中 $TGFβ_1$、PAI-1、TIMP-1 表达,而使 $C_Ⅰ$、$C_Ⅳ$ 生成减少而发挥疗效。刘颖等[159]为研究罗格列酮对胰岛素抵抗(IR)大鼠肾皮质内皮素(ET-1)、eNOS 表达的影响,采用高糖饲养 SD 大鼠 6 周,复制 IR 大鼠模型,成模后用药组(RSG 组)予罗格列酮 $10\ \mu mol \cdot kg^{-1} \cdot d^{-1}$ 灌胃,用药 6 周,用免疫组化、RT-PCR 方法检测肾皮质 ET-1 及 eNOS 的蛋白和 mRNA 表达的改变,结果为在 IR 早期罗格列酮治疗可以明显减轻 IR 大鼠肾皮质 ET-1 与 eNOS 平衡的异常,保护肾血管内皮功能。孙淑江等[160]为观察甲氧氯普胺(胃复安)、针灸加艾灸治疗 T2DM 合并尿潴留病人 60 例,结果提示在控制血糖及泌尿系感染、插导尿管等常规治疗的基础上,联合应用甲氧氯普胺、针灸加艾灸治疗 T2DM 合并尿潴留效果显著。

(五)胰岛素抵抗及急性并发症

陆菊明等[161]对北京首钢糖代谢异常人群代谢综合征(MS)调查,发现中国的 MS 定义与 WHO 的 MS 诊断标准的一致率为 82.1%,但中国建议的定义诊断 MS 的患病率(28.4%)高于 WHO 的 MS 诊断标准 20.2%。杨文英等[162]报道在临床实践中,联合测量腰臀比值(或腰围)和血压可作为一项快速评估 MS 的简易指标。周北凡等[163]认为男性腰围≥85 cm,女性腰围≥80 cm,收缩压≥130 mmHg 和(或)舒张压≥85 mmHg,三酰甘油(TG)≥1.69 mmol/L,高密度脂蛋白胆固醇(HDL-C)<1.03 mmol/L,空腹血糖≥6.1 mmol/L,5 项中具备 3 项及以上可作为中国成人 MS 的临床检出标准。刘静等[164]报道游离脂肪酸与 MS 5 个组分中的腹型肥胖、高血糖、高三酰甘油、高血压密切相关,提示游离脂肪酸是 MS 的发病基础。张翼飞等[165]报道初发的糖耐量减低(IGT)病人颈动脉内中膜厚度已有升高,提示 IGT 是早期动脉粥样硬化的独立危险因素。陈宇红等[166]报道在上海非糖尿病人群中,葡萄糖耐量试验中的 120 min 血糖和低密度脂蛋白胆固醇值为早期的动脉粥样硬化的独立危险因素,而空腹血糖与此无关。付方明等[167]报道糖调节受损(IGR)人群存在胰岛素抵抗(IR),其中空腹血糖受损基础状态下胰岛 β 细胞功能轻度受损,而 IGT 人群的早期胰岛素分泌反应减弱。邵新宇等[168]报道正常糖调节人群中腹内脂肪积聚者存在明显 IR、代偿性高胰岛素血症及高游离脂肪酸,这些代谢的异常变化是腹型肥胖者易患糖尿病的病理生理基础。庞璨等[169]报道 1 例 A 型 IR 综合征的主要原因是胰岛素受体第 20 号外显子 R1174W 杂合子突变引起。庄向华等[170]报道 2 型糖尿病(DM)病人一级亲属 IR 程度显著高于无家族史者,脂联素与瘦素可能联合影响 2 型 DM 病人一级亲属 IR 程度。韩学尧等[171]报道糖耐量异常在 2 型 DM 一级亲属中非常常见,IR 和 β 细胞功能下降与糖代谢受损相关,在 IFG、IGT 和 DM 前就已存在。宋怀方等[172]报道秃顶人群存在者 IR,DM 危险因素及在单一个体中高度聚集且与秃顶密切相关共存。“秃顶”是 IR、DM 的危险因素。项坤三等[173]报道上海地区中国汉族人群中腹腔内脂肪增加而股部皮下脂肪减少不仅是 DM 病人,也是 MS 人群的体脂分布特征。林凌[174]报道随着血压、体重指数、腰臀比值、血糖、胰岛素及尿酸升高,血脂紊乱和 IR 加剧,非酒精性脂肪肝的患病率逐渐上升,并且非酒精性脂肪肝与上述指标呈正相关。陈璐璐等[175]认为与中年发病的 DM 病人比较,老年 DM 病人存在明显的 IR 及胰岛素分泌缺

陷，其 IR 的主要表现为中心型肥胖、高血压、微量白蛋白尿。甘宇等[176]报道 2 型 DM 病人空腹血清真胰岛素(TI)水平与脂代谢异常相关，血清 TI 水平的升高和(或)IR 的加重均会引起三酰甘油升高和高密度脂蛋白胆固醇降低。IR 与脂代谢异常及高血压的关系较高 TI 血症更密切。杨亚超等[177]报道 2 型糖尿病 MS 病人，其脂肪组织抵抗素 mRNA 表达与 MS 无关。傅君芬报等[178]报道儿童假性黑棘皮病与肥胖、高胰岛素血症、IR 密切相关，是发生 2 型糖尿病的高危人群。陈天娇等[179]报道儿童青少年人群中稳态模型 IR 指数和胰岛 β 细胞功能指数受遗传和环境因素共同作用，环境因素的影响似乎更大；体重指数是影响机体胰岛素敏感性的重要因素；年龄和性别对遗传度的影响可能不大。于健等[180]报道妊娠糖尿病病人的瘦素、空腹胰岛素、三酰甘油和 IR 指数比正常对照组明显升高；瘦素和孕前 BMI 是妊娠糖尿病病人 IR 的独立危险因素。胡承等[181]研究发现过氧化物酶体增殖物激活受体 δ 基因 PPARD-87 位点多态性与中国人 DM 和 MS 相关。阎振成等[182]报道 MS 病人 PPARδ+294T/C 基因多态性与肥胖和脂质紊乱关系密切，C 等位基因携带者较 TT 基因型病人左室重构明显。万静等[183]报道在老年 MS 中，PPARγ 基因的不同基因型参与了脂代谢的调控，T 等位基因与较低的三酰甘油水平相关联。苏本利等[184]研究发现细胞核框架蛋白核纤层蛋白(la min)基因 1908C/T 多态性与 IR 及 DM 发病可能有关；无论在 DM 还是 NDM 个体 1908C/T 多态性与血脂紊乱均密切相关。杜鹏飞等[185]研究发现脂联素基因 2 号外显子 SNP45 T/G 变异与肥胖度、IR 及胰岛 β 细胞急性反应能力相关；2 号内含子 SNP276 G/T 多态性与血清脂联素水平相关。赵世华[186]报道血浆纤溶酶原激活物抑制物 1(PAI-1)活性升高是 MS 病人的特征之一，4G 等位基因、血糖、TG 与 PAI-1 活性升高有关。谢云等[187]对 Bergman 最小模型进行研究，建立了一个模型 MMM，并将其简化为利用 OGTT 试验模型-线性最小模型(LMM)，并证实 LMM 是一个相对较好的反映胰岛素敏感性和胰岛素分泌功能的新数学模型。他们[188]还借助 LMM 分析了 660 例病人的胰岛素敏感性和胰岛素分泌功能。刘浩宇等[189]应用 Fra mingham 和缺血性心血管病心血管事件预测模型评估 MS、2 型 DM 病人的心血管事件危险性，结果发现两模型对 MS 组心血管危险性的预测值均高于 2 型 DM 组，Fra mingham 模型对 MS 病人冠心病有更好的预测效果。陈蕾等[190]报道血清脂联素水平降低与总体脂增加，尤其是腹腔内体脂增加关系最为密切；血清脂联素水平是独立于体脂因素之外的影响胰岛素敏感性的因素之一。李茜等[191]对经生活方式、药物干预的 246 例 MS 病人进行 9 个月随访，发现血压、血糖显著下降，TG、HDL-C 治疗达标率明显提高，而 TC、LDL-C、腹围和 BMI 无明显改变。朱岭等[192]报道腹部手术后早期 IR 是机体应激反应的表现，术前糖预处理治疗可减低围手术期 IR 程度，缩短 IR 时间，有助于病人早期康复。上海第九医院叶林[193]报道 MS 是心血管疾病的主要风险因子，并与其各组分异常呈正相关。药物干预有不同的疗效，但加用二甲双胍可显示较好的效果。边琪等[194]报道 MS 及其组成因子是包括轻度肾损害在内的慢性肾脏病的重要危险因素；随着 MS 因子的增多，慢性肾脏病的危险也随之增加；除高血糖和高血压，BMI 增加也是重要的影响因子。倪银星等[195]报道 MS 病人早期肾功能损害较单纯高血压、DM 更显著，严格控制血压和血糖，积极调脂治疗，能起到保护 MS 病人肾功能的作用。曹廷兵等[196]采用高脂高盐饮食喂养大鼠，可诱导出类似人类 MS 的基本临床特征大鼠模型。刘幼硕等[197]报道慢性应激和增龄可使老年 DM 大鼠的胰岛素敏感性减低，主要原因可能是通过使胰岛素受体结合后自身磷酸化减弱的途径。刘颖等[198]报道在 IR 早期应用褪黑素治疗可改善 IR 大鼠心肌血管内皮功能异常。席守民等[199]报道脂蛋白脂酶活化剂 NO-1886 能改善高脂高蔗糖饲料引起的小猪的糖代谢紊乱，可能与抑制脂肪蓄积、降低血浆游离脂肪酸和 TNF-α 有关。马向红等[200]发现 IR 大鼠血清一氧化氮生物利用度下降，血清血管紧张素Ⅱ和超氧阴离子水平升高；L-精氨酸可以增加一氧化氮的生成，引起血压下降；卡托普利(开博通)可阻断血管紧张素Ⅱ的生成，增加一氧化氮的生物利用度，使血压下降。万学东等[201]报道用含软脂酸的 DMEM 培养基培养 HepG2 细胞 24 h，细胞能产生 IR 并且胰岛素信号转导途径存在障碍，可能蛋白激酶 B 及下游分子缺陷参与了肝 IR 的形成。李伶等[202]报道游离脂肪酸能诱导大鼠体内产生一个急性 IR 并没有影响血浆生长激素释放肽(ghrelin)水平。柳红芳等[203]报道 n-3 多不饱和脂肪酸能改善饱和脂肪酸诱导的大鼠 IR，可能与增加 IR 大鼠肝脏胰岛素受体和肌肉葡萄糖转运子-4(GluT-4)蛋白表达有关。毕会民等[204]报道高脂饮食喂养的 SD 大鼠骨骼肌产生明显的 IR，骨骼肌中胰岛素诱导的蛋白激酶 B(PKB)表达降低，胰岛素刺激的 GluT-4 膜转位减少；饮食治疗、葛根素及罗格列酮干预能增加骨骼肌的 PKB 表达和 GluT-4 膜转位。王咏波等[205]观察 2 型 DM 大鼠胰岛素治疗纠正血糖的同时增加了肝脏细胞内脂质的含量，但是对 IR 的影响不明显。罗梅等[206]观察到 2 型 DM 大鼠胰岛 α 细胞对 IR 与 α 细胞上胰岛素受体的减少无明显相关，而 1 型 DM 大鼠 α

细胞上胰岛素受体的减少可能与使用大剂量链脲佐菌素有关。王昕等[207]报道高脂饲养SD大鼠能引起IR，同时伴有α细胞增生和胰升糖素异常高分泌，罗格列酮可部分逆转这种变化。张弛等[208]报道中国人存在爆发型1型DM，血清胰酶增高并非该病所特有，而主要由酮症酸中毒等代谢紊乱所致。丁奇龙等[209]报道4例肢端肥大症继发糖尿病酮症酸中毒(DKA)。张永红等[210]报道DKA并发肝损害主要与酸中毒、脱水、高血糖有关，且1型DKA肝损害发生率高于2型DKA病人。林凯等[211]报道DKA病人在急性期和恢复期，血中IL-6和TNF-α较对照组明显升高，急性期较恢复期更为明显。杨晨等[212]采用小剂量胰岛素联合抗病毒药物抢救儿童DKA，能减轻病毒对胰岛细胞的损害和其引发的免疫反应对胰岛细胞损害。任建功[213]报道采用胰岛素泵治疗DKA优于常规小剂量静脉持续注射胰岛素的方法。栾晓军等[214]报道采用皮下连续输注速效胰岛素类似物Aspart治疗DKA是安全有效的。王文建等[215]采用双通道补液法抢救糖尿病高渗综合征，疗效优于单纯静脉补液法。刘传玉[216]报道青霉素诱发2型DM低血糖症2例。陈家红等[217]报道17例DM并低血糖致急性脑梗死17例。

(六)诊断与治疗

李莉蓉等[218]对162例急性起病糖尿病病人根据谷氨酸脱羧酶抗体(GAD-Ab)和蛋白酪氨酸磷酸酶抗体(IA-2Ab)阳性与否分为经典[GAD-Ab和(或)IA-2Ab阳性]和非经典1型糖尿病(GAD-Ab和IA-2Ab均阴性)两个亚组，正常对照120名，分析SOX13抗体(SOX13-Ab)分布规律，结果为急性起病组和经典1型DM亚组SOX13-Ab阳性率均高于正常对照组，SOX13-Ab分布峰值处于发病年龄61～70岁，认为SOX13-Ab检测可提高诊断急性起病自身免疫糖尿病的敏感性。范义湘等[219]对45例糖尿病足病人和36例对照者进行^{99m}Tc-亚甲基二膦酸盐(^{99m}Tc-MDP)三相骨显像。计算各部位摄取速率(V)，显像剂在病人足部的摄取速率明显降低、摄取水平降低。两组间差异显著。V值诊断DF的灵敏度为82.6%，特异性为83.8%，准确率为83.3%。祝开思等[220]将29例2型糖尿病病人按所用胰岛素制剂随机分为诺和锐组和单组分人胰岛素(诺和灵R)组，用外置的胰岛素泵持续皮下输注，12周治疗后两组交换用药。结果为接受诺和锐治疗组的病人HbA_1c指标好于诺和灵R组。8个时点血糖检测显示诺和锐组三餐后及睡前血糖水平低于诺和灵R组。郭瑞金等[221]对42例行诺和灵R，46例行诺和锐治疗5 d，发现2组在血糖控制上差异无统计学意义，但诺和锐用量明显少于诺和灵R组。宁光等[222]将上海地区4家医院95例糖尿病神经病变病人随机分为神经妥乐平治疗组(49例)和甲钴胺(弥可保)组(46例)。神经妥乐平组每天1次静脉推注神经妥乐平针剂，每次2支，2周后口服神经妥乐平片，每次2片，每日2次，共2周。结果为2组的痛觉VAS评分皆有明显降低，神经妥乐平组治疗1周时的有效率67.3%，显著改善率为10.2%，均明显高于甲钴胺组(34.8%，2.2%)。邹俊杰等[223]将150例糖尿病痛性神经病变病人随机分为5组：A组予尼莫地平，B组予前列地尔，C组予前列腺素E_1脂微球制剂，D组予胰激肽原酶注射液，E组予甲钴胺治疗。结果为有效率分别为76.7%、66.7%、70.0%、80.0%和70.0%。张传仓等[224]用环磷酰胺及G-CSF动员骨髓干细胞到外周血中，修复损伤的胰腺β细胞，结果为胰岛素需要量减少64%，空腹C-肽水平恢复正常。梁自文等[225]对1例糖尿病足病人，在硬膜外麻醉下进行骨髓采集(300 ml)，分离出干细胞，配成干细胞悬液，在小腿肌肉注射进行左侧下肢移植。结果为病人肢冷感、麻木、疼痛、间歇性跛行明显好转，移植1个月后踝肱压指数明显上升，未出现不良反应和并发症。郭连瑞等[226]*应用自体骨髓干细胞移植治疗13例糖尿病足病人，平均年龄70岁，小腿疼痛缓解率为100%、足部疼痛改善率84.6%、保肢率80%。刘丽等[227]对66例糖尿病足病人行下肢动脉造影，确定动脉闭塞的部位，采用经皮股动脉穿刺法或显露切开法插入超声消融导管，在血管造影监视下进行血管内超声消融。经2周治疗61例获得成功，5例失败。35例静息痛病人中29例缓解，29例足趾坏死中21例好转，长期随访10例发生股浅动脉再闭塞，远期有效率达83.3%。陆骆等[228]观察193例2型糖尿病病人抑郁心理与治疗方案、血糖控制、生活质量三者间的相互关系。结果显示，46.6%2型糖尿病病人存在不同程度的抑郁，年龄、病程与抑郁程度具有相关性，应用胰岛素的糖尿病病人抑郁程度比其他病人的更高，抑郁程度较低的病人血糖控制较好，生活质量满意率与抑郁程度有关。周晶等[229]应用抑郁自评量表、糖尿病生活质量测评量表对120例糖尿病病人评定，其中治疗组60例，给予音乐治疗、心理干预及糖尿病综合治疗，对照组60例，常规治疗。结果为治疗1个月、3个月后空腹血糖、餐后2 h血糖、糖化血红蛋白、血压，治疗组比对照组明显下降，且血糖波动小。陈璐璐等[230]选取94例新诊断青年2型糖尿病病人(20～44岁)，分别接受阿卡波糖、二甲双胍、格列吡嗪治疗36周，结果为3组有相似的降糖效果，但阿卡波糖可减低餐后胰岛素分泌，安全性及依从性更好，适合初诊断的青年2型糖尿病人服用。史轶蘩等[231]在中国12个中心的249例体重指数25～40 kg/m^{2}的2型糖尿病病人，在轻度低热卡饮食的同时按1∶1的比例随机双盲地给予奥利司他(n=125)或安慰剂(n=124),治疗24周后,奥利司他组的体重下降(−5.16±3.37) kg,而对照组下降(−2.13±3.15) kg,有显著意义。与安慰组比较,能显著使病人的腰围缩小、空腹血糖水平下降、餐后2 h血糖下降、HbA_1c水平下降、总胆固醇水平下降、低密度脂蛋白胆固醇水平下降。李霞等[232]将病程≤5年、空腹C肽(FCP)≥0.3 nmol/L且GAD-Ab滴度介于0.05~0.30之间的34例成人隐匿性自身免疫糖尿病(LADA)病人随机分为磺酰脲类组(SUR组,16例)和罗格列酮组(RSG组,18例),每6个月随访一次,随访至12个月时,SUR组病人的β细胞功能(HOMA-IS)水平较基线继续呈显著性下降,而RSG组病人的HOMA-IS水平无显著性变化。中国2型糖尿病勃起功能障碍多中心调查协作组[233]收集2型糖尿病男性病人6 193例,入选6 178例,根据国际勃起功能指数表病人进行自我评分。3个月内服用3剂西地那非(万艾可)的病人除要求填写治疗前的评分外,还要求填写治疗后的总体疗效问题回答表。结果为国内42家医院内分泌门诊2型糖尿病病人中ED的患病率为75.2%,其中重度、中度和轻度ED分别为9.1%、17.2%和48.9%。该人群中ED知晓率85.0%,治疗率9.4%。多因素回归分析显示,病人年龄、糖尿病病程、血糖控制不佳与糖尿病病人ED的发生独立相关。共389例病人服用西地那非治疗,治疗后评分显著高于治疗前。治疗后勃起功能改善率达86.4%。董宝军等[234]采用离子交联法制备海藻酸钠胰岛素纳米粒,分别用透射电镜和纳米粒度分析仪测定纳米粒形态和粒径。建立Wistar大鼠糖尿病模型,观察海藻酸钠胰岛素纳米粒灌胃给药后的降血糖作用。结果为制备得到的纳米粒形态为球形或近球形,粒径为236.4±19.3 nm,胰岛素包封率为78.5%±6.1%,载药量为22.6%±4.4%。降血糖试验表明,海藻酸钠胰岛素纳米粒灌胃(26 U/kg)后7 h,血糖含量开始下降,这种降血糖作用可维持12 h,其中血糖维持在正常水平的时间可达6 h。董宝军等[235]以壳聚糖为包被材料,用离子交联法制备壳聚糖胰岛素纳米粒,结果为制备得到的纳米粒多呈球形,粒径为(220.6±15.9)nm,胰岛素包封率为(75.4±3.2)%,载药量为(19.5±2.6)%。降血糖试验表明,健康大鼠在灌胃(25 U/kg)后6~12 h,血糖浓度显著降低;糖尿病大鼠在灌胃(25 U/kg)后6 h血糖开始下降,这种降血糖作用可维持9 h以上,其中血糖维持在正常水平的时间可达7 h。

(鲁 瑾 赵 琳 高从容 王奇全)

参 考 文 献

1 青岛市糖尿病流行病学调查组.中华糖尿病杂志,2004,12(5):344
2 曹爱华,等.中国慢性病预防与控制,2005,13(4):161
3 李琳琳,等.中华内分泌代谢杂志,2005,21(2):141
4 韩学尧,等.北京大学学报(医学版),2005,37(2):159
5 武阳丰,等.中华流行病学杂志,2005,26(8):564
6 姜素英,等.上海医学,2005,28(1):30
7 潘长玉,等.中华内分泌代谢杂志,2004,20(5):420
8 张眉花,等.中华糖尿病杂志,2005,13(3):163
9 毕 艳,等.中国实用内科杂志,2005,25(7):623
10* 贾伟平,等.中华内分泌代谢杂志,2004,20(5):392
11 高 伟,等.中华糖尿病杂志,2005,13(2):105
12 侯旭宏,等.中华流行病学杂志,2005,26(1):39
13 陈明卫,等.临床内科杂志,2004,21(12):806
14 徐世全,等.中国慢性病预防与控制,2005,13(1):20
15 黄丹丹,等.临床内科杂志,2005,22(5):348
16 马学毅,等.中华糖尿病杂志,2004,12(5):310
17 杨 琳,等.中华糖尿病杂志,2004,12(5):335
18 周 琴,等.中华医学遗传学杂志,2004,21(5):524
19 于德民,等.中华糖尿病杂志,2005,13(2):98
20 唐 璟,等.中华医学遗传学杂志,2005,22(2):198
21 刘松梅,等.中华检验医学杂志,2005,28(8):821
22 王艳波,等.中华医学遗传学杂志,2005,22(4):453
23 李 艳,等.中华内分泌代谢杂志,2005,21(1):51
24 汝 颖,等.中华内分泌代谢杂志,2005,21(4):322
25 王长江,等.中华老年医学杂志,2005,24(5):348
26 柳亢宗,等.临床内科杂志,2005,22(9):619
27 鲁红云,等.第四军医大学学报,2005,26(1):60
28 李会芳,等.中华糖尿病杂志,2005,13(3):206
29 董砚虎,等.中华内分泌代谢杂志,2005,21(1):47
30 韦叶生,等.中华检验医学杂志,2005,28(2):173
31 李荣芬,等.中华肾脏病杂志,2005,21(1):18
32 孙 磊,等.中华内分泌代谢杂志,2004,20(6):536
33 孙 蓓,等.天津医药,2005,33(2):87
34 刘德敏,等.中华糖尿病杂志,2005,13(3):219
35 李利平,等.中华糖尿病杂志,2005,13(3):213
36 钱庆文,等.临床内科杂志,2005,22(2):101
37 彭南俊,等.临床内科杂志,2005,22(4):274
38 向光大,等.中华内分泌代谢杂志,2005,21(1):9
39 陈莉莉,等.中华糖尿病杂志,2005,13(1):31
40* 薛付忠,等.中华内分泌代谢杂志,2005,21(1):39
41 李 义,等.中国医学科学院学报,2005,27(3):274
42 姜 涛,等.中华医学遗传学杂志,2005,22(3):298
43 刘 煜,等.中华糖尿病杂志,2005,13(3):230
44 兰丽珍,等.第三军医大学学报,2004,26(19):1714
45 段 宇,等.中华内分泌代谢杂志,2004,20(5):468

46 陈 蔚,等.中华内分泌代谢杂志,2004,20(6):545
47 杨兆军,等.中华医学杂志,2004,84(21):1773
48 张 波,等.中华内分泌代谢杂志,2004,20(5):396
49 周翔海,等.中华糖尿病杂志,2005,13(3):203
50 喻 明,等.中华医学杂志,2004,84(21):1788
51 王建平,等.中华内分泌代谢杂志,2004,20(6):494
52* 杨 琳,等.中华内分泌代谢杂志,2005,21(4):327
53 陈燕燕,等.中华糖尿病杂志,2004,12(6):399
54 李莉蓉,等.中华医学杂志,2005,85(4):235
55 杨 琳,等.中华内分泌代谢杂志,2004,20(5):408
56 蒋兴亮,等.中华内分泌代谢杂志,2005,21(1):32
57 高燕明,等.中华糖尿病杂志,2004,12(5):352
58 李益清,等.中华糖尿病杂志,2004,12(5):368
59 牟忠卿,等.临床神经病学杂志,2005,18(2):91
60 卜瑞芳,等.中华内分泌代谢杂志,2004,20(5):444
61 齐 颖,等.中华糖尿病杂志,2005,13(4):272
62 瞿迎九,等.中华内分泌杂志,2005,44(5):379
63* 肖彧君,等.中华内分泌代谢杂志,2005,21(4):310
64 邸玉玮,等.中华内分泌代谢杂志,2005,21(1):27
65 严孙杰,等.高血压杂志,2005,13(3):142
66 冯 波,等.中华内分泌代谢杂志,2004,20(5):432
67 孟 东,等.中华糖尿病杂志,2005,13(4):293
68 畅 坚,等.中华糖尿病杂志,2004,12(5):324
69 向光大,等.中华内分泌代谢杂志,2005,21(1):18
70 王尚农,等.中华糖尿病杂志,2005,13(4):277
71 袁晓晨,等.中华糖尿病杂志,2005,13(4):288
72 朱麟钱,等.中华内分泌代谢杂志,2005,21(4):320
73 樊 勇,等.中华糖尿病杂志,2005,13(1):57
74 詹晓蓉,等.中华内分泌代谢杂志,2004,20(5):453
75 常宝成,等.中华糖尿病杂志,2005,13(2):129
76 张瑞菊,等.脑与神经疾病杂志,2005,13(5):392
77 王玉祥,等.临床神经病学杂志,2005,18(4):263
78 林少达,等.高血压杂志,2005,5,13(5):281
79 吴 文,等.中山大学学报(医学科学版),2005,26(3):273
80 闻 杰,等.复旦学报(医学版),2005,32(5):561
81 吴志贤,等.第二军医大学学报,2005,26(9):1037
82 程苏琴,等.中华检验医学杂志,2005,28(7):740
83 王全胜,等.中华肾脏病杂志,2004,20(6):442
84 唐万欣,等.中华肾脏病杂志,2004,20(5):351
85 阮雪玲,等.中国实用内科杂志,2005,25(5):431
86* 郭清华,等.中华糖尿病杂志,2005,13(2):137
87 周建辉,等.中华肾脏病杂志 2005,21(4):182
88 王银娜,等.中国综合临床 2005,21(7):594
89 周建辉,等.中华肾脏病杂志,2005,21(5):251
90 郑凤鸣,等.中国中西医结合杂志,2005,25(5):419
91 张冬梅,等.中华糖尿病杂志,2005,13(2):131
92 张晓丽,等.中华肾脏病杂志,2004,20(5):330
93 赵林双,等.中华糖尿病杂志,2005,13(2):111
94 王艳荣,等.中华糖尿病杂志,2005,13(2):125
95 杜 勇,等.中华糖尿病杂志,2004,12(6):409
96 周翔海,等.中华糖尿病杂志,2004,12(6):454
97 谢 璇,等.中华糖尿病杂志,2005,13(4):286
98 张胜兰,等.中华糖尿病杂志,2005,13(1):46
99 张爱华,等.中华糖尿病杂志,2005,13(2):108
100 王全胜,等.中华医学杂志,2005,85(23):1591
101 李海霞,等.中华检验医学杂志,2005,28(6):602
102 于琳华,等.中华内分泌代谢杂志,2005,21(1):61
103 隋春华,等.中华内分泌代谢杂志,2005,21(4):374
104 贾秀杰,等.临床内科杂志,2005,22(6):415
105 吴 波,等.中国免疫学杂志,2005,21(6):472
106 祝敏燕,等.第二军医大学学报,2004,25(11):1250
107 何志明,等.中国慢性疾病预防与控制,2004,12(6):272
108 牛小燕,等.中华内分泌代谢杂志,2004,20(6):538
109 朱秀贞,等.中国实用内科杂志,2004,24(12):754
110 周一军,等.中华老年医学杂志,2005,24(6):428
111 赵 琴,等.第二军医大学学报,2004,25(10):1148
112 李晓玲,等.临床内科杂志,2005,22(9):592
113 李红星,等.中华糖尿病杂志,2004,12(5):369
114 赵庆荣,等.脑与神经疾病杂志,2005,13(3):213
115 伊力多斯·艾合塔莫夫,等.中华糖尿病杂志,2005,13(1):55
116 邱 阳,等.中国医科大学学报,2005,34(3):199
117 冯 烈,等.中华内分泌代谢杂志,2004,20(6):520
118 王春利,等.临床神经病学杂志,2005,18(1):25
119 徐 勇,等.中华糖尿病杂志,2005,13(1):65
120 蒙碧辉,等.中华糖尿病杂志,2005,13(4):290
121 丁少芳,等.中华糖尿病杂志,2005,13(2):127
122 王翠玲,等.中国公共卫生,2005,21(2):142
123 马志敏,等.中华糖尿病杂志,2004,12(6):446
124 权金星,等.中华老年医学杂志,2004,23(11):780
125 田利民,等.第四军医大学学报,2005,26(13):1171
126 郝一文,等.中华核医学杂志,2005,25(2):113
127 虞文魁,等.中华急诊医学杂志,2005,14(2):132
128 谢 挺,等.中华医学杂志,2005,85(21):1501
129 大庆糖尿病病人口腔病调查组,中华糖尿病杂志,2004,12(5):363
130 赵长华,等.中华糖尿病杂志,2004,12(6):462
131 李万根,等.中华糖尿病杂志,2005,13(1):52
132 史洪涛,等.等.解放军医学杂志,2004,29(10):865
133 张 政,等.中华内分泌代谢杂志,2004,20(6):527
134 吴义超,刘志红等,肾脏病与透析肾移植杂志,2004,13(6):503
135 吴 静,等.中华内分泌代谢杂志,2005,21(4):325
136 史洪涛,等.解放军医学杂志,2004,29(10):867
137 张 萍,等.中华内分泌代谢杂志,2005,21(2):148
138* 张 敏,等.中华内分泌代谢杂志,2005,21(2):146
139 潘时中,等.中华内分泌代谢杂志,2004,20(5):451

140 刘丽梅,等.中华内分泌代谢杂志,2004,20(5):446
141 郭立新,等.临床内科杂志,2005,22(7):468
142 李宏义,等.中华检验医学杂志,2005,28(4):373
143 张云云,等.中国临床神经科学,2005,13(1):20
144 李学刚,等.中华肾脏病杂志,2005,21(1):36
145 张架林,等.中华内分泌代谢杂志,2005,21(3):271
146 钟文亮,等.中华糖尿病杂志,2005,13(4):306
147 李旭升,等.中华内分泌代谢杂志,2005,21(1):79
148 张 琳,等.中华糖尿病杂志,2005,13(2):131
149 胡菊萍,等.临床内科杂志,2005,22(6):429
150 王亦薇,等.中国综合临床,2005,21(8):711
151 阮 昱,等.中华糖尿病杂志,2004,12(5):373
152 杨 蓉,等.中华肾脏病杂志,2004,20(5):347
153 窦连军,等.中华肾脏病杂志,2004,20(5):324
154 曹翠平,等.中华内分泌代谢杂志,2004,20(6):530
155 徐英影,等.医学临床研究 2005,22(1):118
156 涂晓文,等.中华糖尿病杂志,2005,13(1):67
157 王守俊,等.中国综合临床,2005,21(7):606
158 程 虹,等.中华糖尿病杂志,2004,12(6):437
159 刘 颖,等.中华肾脏病杂志,2005,21(3):157
160 孙淑江,等.中国实用内科杂志,2005,25(4):364
161 陆菊明,等.中华糖尿病杂志,2004,12(5):340
162 杨文英,等.中华内分泌代谢杂志,2005,21(3):227
163 周北凡,等.中华心血管病杂志,2005,33(1):81
164 刘 静,等.中华心血管病杂志,2005,33(7):653
165 张翼飞,等.中华糖尿病杂志,2005,13(1):23
166 陈宇红,等.中华内分泌代谢杂志,2005,21(4):353
167 付方明,等.中华糖尿病杂志,2005,13(2):90
168 邵新宇,等.上海医学,2004,27(12):906
169 庞 璨,等.中华内分泌代谢杂志,2005,21(3):237
170 庄向华,等.中华糖尿病杂志,2005,13(1):8
171 韩学尧,等.中华医学杂志,2004,84(21):1777
172 宋怀方,等.临床内科杂志,2005,22(2):104
173 项坤三,等.中华医学杂志,2004,84(21):1768
174 林 凌,等.中国综合临床,2005,21(1):3
175 陈璐璐,等.中华糖尿病杂志,2005,13(1):4
176 甘 宇,等.中华糖尿病杂志,2004,12(6):402
177 杨亚超,等.中华内分泌代谢杂志,2005,21(3):257
178 傅君芬,等.中华皮肤科杂志,2005,38(7):427
179 陈天娇,等.北京大学学报(医学版),2005,37(1):90
180 于 健,等.中华糖尿病杂志,2005,13(3):172
181 胡 承,等.中华内分泌代谢杂志,2005,21(4):380
182 阎振成,等.中华心血管病杂志,2005,33(6):529
183 万 静,等.中华老年医学杂志,2005,24(9),648
184 苏本利,等.中华糖尿病杂志,2005,13(1):27
185 杜鹏飞,等.中华糖尿病杂志,2004,12(6):393
186 赵世华,等.中华内分泌代谢杂志,2005,21(4):318
187 谢 云,等.中华糖尿病杂志,2005,13(4):250
188 谢 云,等.中华糖尿病杂志,2005,13(4):252
189 刘浩宇,等.解放军医学杂志,2005,30(8):696
190 陈 蕾,等.中华医学杂志,2005,85(21):1456
191 李 茜,等.中华医学杂志,2005,85(21):1499
192 朱 岭,等.中国实用外科杂志,2005,25(6):359
193 叶 林,等.上海医学,2005,28(7):565
194 边 琪,等.中华肾脏病杂志,2005,21(7):389
195 倪银星,等.解放军医学杂志,2005,30(8):699
196 曹廷兵,等.解放军医学杂志,2005,30(8):702
197 刘幼硕,等中华老年医学杂志,2005,24(4),292
198 刘 颖,等.第二军医大学学报,2005,26(4):406
199 席守民,等.中华内分泌代谢杂志,2004,20(6):551
200 马向红,等.中国慢性病预防与控制,2005,13(1):9
201 万学东,等.中国慢性病预防与控制,2005,13(1):4
202 李 伶,等.中华医学杂志,2004,84(19):1645
203 柳红芳,等.中华糖尿病杂志,2005,13(3):192
204 毕会民,等.中华糖尿病杂志,2005,13(4):262
205 王咏波,等.中华肝脏病杂志,2005,13(6):451
206 罗 梅,等.中华糖尿病杂志,2005,13(3):196
207 王 昕,等.中华内科杂志,2005,44(8):601
208 张 弛,等.中华医学杂志,2005,85(14):967
209 丁奇龙,等.内科急危重症杂志,2005,11(4):180
210 张永红,等.中国综合临床,2005,21(1):26
211 林 凯,等.中华急诊医学杂志,2005,14(4):331
212 杨 晨,等.中国危重急病救医学,2005,17(5):288
213 任建功.中华糖尿病杂志,2004,12(5):366
214 栾晓军,等.内科急危重症杂志,2005,11(4):161
215 王文建,等.青海医药杂志,2004,34(10):20
216 刘传玉,等.华中科技大学学报(攻大兴安岭版),2005,34(3):384
217 陈家红,等.中风与神经疾病杂志,2005,22(1):83
218 李莉蓉,等.中华内分泌代谢杂志,2005,21(4):357
219 范义湘,等.中华糖尿病杂志,2004,12(5):321
220 祝开思,等.中华糖尿病杂志,2004,12(6):417
221 郭瑞金,等.中华内分泌代谢杂志,2005,21(3):278
222 宁 光,等.中华医学杂志,2004,84(21):1785
223 邹俊杰,等.上海医学,2005,28(1):20
224 张传仓,等.广东医学,2004,25(12):1398
225 梁自文,等.重庆医学,2005,34(1):49
226* 郭连瑞,等.中华糖尿病杂志,2004,12(5):313
227 刘 丽,等.中华糖尿病杂志,2004,12(5):332
228 陆 骆,等.中华内分泌代谢杂志,2005,21(1):63
229 周 晶,等.中国慢性病预防与控制,2005,13(3):117
230 陈璐璐,等.中华内分泌代谢杂志,2004,20(5):449
231 史轶蘩,等.中华内分泌代谢杂志,2004,20(5):403
232 李 霞,等.中华内分泌代谢杂志,2004,20(6):564
233 中国2型糖尿病勃起功能障碍多中心调查协调组.中华内分泌代谢杂志,2005,21(4):348
234 董宝军,等.解放军医学杂志,2005,30(7):590
235 董宝军,等.解放军医学杂志,2005,30(3):208

六、其他

(一)肥胖症

罗飞宏等[1]采用整群系统抽样的方法抽取上海市区两个区，普查所有中小学学生共 70 431 名的身高体重，分析体质指数(BMI)的年龄性别分布特点，并与美国 CDC 2000 年儿童青少年 BMI 的标准进行比较。结果发现：①研究人群中男性 BMI 显著高于女性($P<0.01$)。②研究对象的各百分位数呈现男高女低的特点，BMI 的增幅在 7～16 岁间较为明显，16 岁后 BMI 增幅减小。③在 18 岁时，男性 BMI 的 P_{85} 为 25.0 kg/m^2，P_{95} 为 28.2 kg/m^2；女性 BMI 的 P_{85} 为 23.3 kg/m^2，P_{95} 为 25.7 kg/m^2。④上海男性儿童青少年 BMI 的分布曲线与美国 CDC 标准基本接近，P_{85}、P_{95} 在 16 岁前要高于美国标准，随后低于美国标准；女性 BMI 在 10 岁前与美国标准基本接近，但在 10 岁后美国儿童即开始超过上海儿童。作者认为，上海儿童青少年的 BMI 分布特征与国外有较大的不同，特别是 16 岁后的 BMI 增长情况差异更大，因此制订适合我国民族特征的 BMI 是我国未来儿童青少年肥胖防治工作的重要一环。马文军等[2]运用多阶段随机整群抽样方法了解广东省成年人超重肥胖的流行特征，确定预防控制的重点人群和地区。共调查年龄≥18 岁成年人 15 130 人，体质指数(BMI)均值为 22.03±3.38，男性为 22.06±3.37 与女性为 21.98±3.40 比较差异无统计学意义，城市人口为 23.06±3.53 与农村人口 21.08±2.94，差异有统计学意义。超重、肥胖的粗患病率分别为 16.8%和 1.8%，年龄标化患病率分别为 15.0%和 1.7%。超重粗患病率城市为 24.8%，高于农村 9.4%，男性为 17.5%，高于女性 16.2%；肥胖粗患病率城市为 3.1%，明显高于农村 0.7%，男性为 1.8%与女性 1.7%之间差异无统计学意义。超重、肥胖的影响因素主要为体力活动、家庭收入、性别、年龄、吸烟与城乡。作者分析认为，广东省超过 1/6 的成年居民超重和肥胖，已经成为一个重要的公共卫生问题，必须采取平衡膳食、增加体力活动与健康教育等措施进行综合防治。吴华等[3]用 PCR-RFLP 观察瘦素基因变异[codn25(CAA/CAG)、G-2548A]与中国人肥胖及其临床表型的关系。结果认为：①瘦素基因 codn25(CAA/CAG)基因型与女性Ⅱ度肥胖者密切相关，提示该基因变异对肥胖易感性的影响存在着肥胖度及性别的差异；②瘦素基因 G-2548A 的变异则与肥胖人群的腹部脂肪分布相关；③两个瘦素基因变异之间对肥胖的临床影响没有明显的协同作用。李群娜等[4]检测 88 对异卵双生子 β_3 AR Trp64Arg 基因多态性，探讨 β_3 肾上腺素能受体(β_3 AR)Trp64Arg 基因多态性与胰岛素敏感性的关系。结果显示：Trp64Trp、Trp64Arg 和 Arg64Arg 的基因型频率分别为 71.5%，26.7%和 1.7%；有 β_3 AR Trp64Arg 基因多态性的双生子胰岛素敏感性有降低的趋势，但统计学差异无显著性($P=0.145$)。BMI 与 lgHOMA 呈弱正相关($r=0.188$，$P=0.002$)，β_3 AR Trp64Arg 基因多态性的 BMI 的关联统计学差异无显著性($P=0.554$)。结论认为，有 β_3 AR Trp64Arg 基因多态性的双生子可能更容易导致胰岛素抵抗，但还需扩大样本进一步研究。邵新宇等[5]研究了黑皮素 4 受体(MC4R)基因的新突变 F261S 是否造成了 MC4R 蛋白功能改变。检测 α-MSH 浓度在 $1\times10^{-9}\sim1\times10^{-8}$ mmol/L 时野生型胞内双荧光强度比值显著高于突变型细胞($P<0.05$)，在 $1\times10^{-7}\sim1\times10^{-5}$ mmol/L 时差异更为显著($P<0.01$)。结果认为，F261S 突变使 MC4R 介导的信号转导能力下降，此突变与中国人早发性肥胖有关。孔令芳等[6]选取辽宁汉族肥胖者 225 例，其中 2 型糖尿病(T2DM)组 112 例，健康对照组 113 例，用 PCR-RELP 方法检测 IRS-2 G1057D 多态性。结论认为，肥胖尤其是中心型肥胖的 DD 基因型携带者 T2DM 患病风险增大。胡国平等[7]选取 28 例非超重[体质指数(BMI)<25 kg/m^2]和 19 例超重病人(BMI≥25 kg/m^2)，采用 RT-PCR 方法检测大网膜与腹部皮下脂肪组织过氧化物酶体增殖物激活受体 γ_2($PPAR\gamma_2$)mRNA 的表达水平，并测量体重、腰臀围、血压，空腹胰岛素(FIns)、血糖、血脂和胰岛素抵抗指数(IRI)。结果显示，①超重组血浆三酰甘油、极低密度脂蛋白胆固醇、FIns、IRI、收缩压、舒张压均高于非超重组($P<0.05$ 或 $P<0.01$)。②超重组网膜和皮下脂肪组织的 $PPAR\gamma_2$ mRNA 的表达水平均高于非超重组($P<0.01$)；超重组及非超重组，其网膜和皮下脂肪组织 $PPAR\gamma_2$ mRNA 的表达水平比较，差异无统计学意义($P>0.05$)。③超重组、非超重组及两组合并再分析显示，网膜和皮下脂肪组织的 $PPAR\gamma_2$ mRNA 的表达水平与其他测量及计算指标均无显著相关性($P>0.05$)。唐晓君等[8]采用 PC-RFLP 方法，检测重庆地区 134 例血标本瘦素受体(LR)基因第 20 外显子＋3 057 位核苷酸基因多态性，分析其与 2 型糖尿病及肥胖的关系。作者认为，重庆地区存在 LR 基因第 20 外显子＋3 057 位核苷酸基因变异，它可能是该地区人群 2 型糖尿病的遗传易感标记，A 等位基因与 2 型糖尿病及高血压、高血脂发病有一定的关系。周一俭等[9]应用 PCR-RFLP 在 277 例哈萨克族正常体重者，121 例超重者及 102 例肥胖者中检测了鸟苷酸结合蛋白基因 β_3 亚单位(G-proteinβ_3 subunit，GNB3)基因第 10 外显子 C825T 多态性。结果认为，GNB3 基因 825T 等位基因可能不是中国哈萨克族肥胖的主要遗传易感因子，但 TT 基因型可能在超重的高血压中有一定作用，此基因在中国其他人群肥胖合并高血压中的作用有必要进行深入研究。孙琦等[10]选取 2 型糖尿病病人 84 例，健康对照 84 例，分别测定血清肿瘤坏死因子(TNF-α)、瘦素、血脂、空腹及餐后血糖、血清免疫反应性胰岛素(IRI)水平，并测量血压、身高、体重、腰臀围比(WHR)。发现肥胖者的血清 TNF-α 及瘦素水平与胰岛素抵抗密切相关，高水平的 TNF-α 可能直接作用于脂肪组织调节瘦素的释放，而 TNF-α 和瘦素协同作用诱导胰岛素的分泌，从而导致胰岛素抵抗。李春霖等[11]在急性处死 Wistar 大鼠后，迅速分离心肌、骨骼肌、肝脏、肾脏、睾丸和脂肪组织，分别提取等量组织的总 RNA 后进行 RT-PCR 检测，半定量分析脂联素受体 1 和受体 2 在各组织的分布和表达。结果为在大鼠的心、肝、肾、骨骼肌、睾丸和脂肪组织中均检测到了脂联素受体 1 的表达，其中以脂肪和睾丸组织的表达量最高，与其他组织相比差异显著($P<0.01$)；脂联素受体 2 主要表达于肝脏，在肾脏和骨骼肌组织中也有少量表达($P<0.01$)。安雅莉等[12]选取大庆地区 400 名儿童进行 5 年随访，入选时和第 5 年分别测定身高、体重，检测 β_3 肾上腺素能受体(β_3AR)基因多态性，以多因素分析探讨各基因型与儿童体重增长的关系及此基因与环境因素(看电视)对儿童体重增长的共同作用。作者发现，①β_3AR TA/AA 基因型与儿童体重增长密切相关。②环境因素(看电视时间)可加强 β_3AR TA/AA 基因型对体重增加的作用。王重建等[13]把 36 只雌性 SD 大鼠按体重随机分为高脂实验组和基础实验组，分别给予高脂饲料和基础饲料 13 周。实验结束时，根据体重将高脂实验组分为饮食诱导肥胖(DIO)和饮食诱导肥胖抵抗(DIO-R)大鼠，比较各组相关指标的差异。结果，①含热量 19.33kJ/g 的高脂饲料对雌性 SD 大鼠有致肥胖作用。②同种系、同性别大鼠对高脂饮食诱导的肥胖易感性存在明显的个体差异，这种差异与热能摄入量和能量利用率等因素密切相关。王遂军等[14] 14 对 390 名居住上海地区中国人应用 MRI 测定局部体脂，放射免疫分析法测定血清脂联素水平。结果：①女性血清脂联素水平显著高于男性($P<0.01$)。②超重/肥胖者血清脂联素水平较正常体重者显著下降($P<0.05$)。③多元逐步回归表明，无论性别，腰臀比、腹部脂肪面积/股部脂肪面积(VA+SA/FA)、低密度脂蛋白胆固醇、HOMA-IR 是血清脂联素水平的独立相关因素，表现为两者之间的负性影响。作者认为，血清脂联素水平存在性别差异；腹内型肥胖者伴有显著的低脂联素血症；血清脂联素与腹内型肥胖、胰岛素抵抗指数显著负相关。卢慧玲等[15]采用 ELISA 方法检测 121 名儿童血浆脂联素的水平，年龄 2～6 岁，男 62 名，女 59 名，其中肥胖儿童 62 名，正常对照儿童 59 名。发现在儿童肥胖症中，脂源性激素脂联素和促酰化蛋白(ASP)在血脂异常之前即有显著性变化。作者认为，测定血浆脂联素和 ASP 水平为儿童肥胖症的防治提供新的检测指标。吴辉等[16]通过观察饮食诱导大鼠肥胖后血清 TNF-α、血清 C 反应蛋白(CRP)水平的变化，探讨各因子之间及其与胰岛素抵抗(IR)的相关性。结果为 12 周末，高脂组大鼠血清高密度脂蛋白和胰岛素敏感指数(ISI)降低；肥胖大鼠血清 TNF-α 和 CRP 水平均增加，均与 ISI 呈负相关，可能 TNF-α 和 CRP 在肥胖相关 IR 发生中具有重要作用。史娅萍等[17]分别测量了 72 例围绝经期妇女(研究组)血清瘦素、胰岛素(INS)、低密度脂蛋白胆固醇(LDL-C)、三酰甘油(TG)、高密度脂蛋白胆固醇(HDL-C)、载脂蛋白 A_1(apoA_1)、载脂蛋白 B(apoB)、垂体促性腺激素(LH、FSH)、雌二醇(E_2)、睾酮(T)、孕酮(P)、垂体泌乳激素(PRL)值及体重、身高，与 50 名正常育龄妇女(正常对照组)进行对照分析。分析认为，围绝经期妇女瘦素水平与脂类代谢异常相关，肥胖、瘦素增高的围绝经期妇女更应重视脂类代谢异常。包玉倩等[18]根据糖耐量情况将上海地区 64 例受试者分为正常糖耐量(NGT)组、糖耐量异常(IGT)组及糖尿病(DM)组；再以体重指数 25 kg/m^2 为切割点，把不同糖耐量的受试者分成 6 组：正常体重(NW) NGT(NW-NGT)组、NW-IGT 组、NW-DM 组、超重/肥胖(OW/OB)-NGT 组、OW/OB-IGT 组及 OW/OB-DM 组。应用高葡萄糖钳夹技术研究 IGT 及 DM 个体各时相胰岛素分泌指数。结果表明：①NW-IGT 及 NW-DM 个体第一、第二时相胰岛素分泌指数及最大胰岛素分泌量均显著减少；②OW/OB-IGT 者，糖刺激的胰岛素呈高分泌状态，一旦出现 IGT 或 DM，第一时相胰岛素分泌则明显降低。朱旅云等[19]分别测定了正常体重(NW)组(81 例)、单纯肥胖(Ob)组(140 例)和肥胖伴高血糖(Ob+HG)组(97 例)的体质指数(BMI)、腰臀围比(WHR)、血压、血脂、空腹血糖和胰岛素(FBG 和 FIns)及餐后血糖和胰岛素(2 hBG 和 2 hIns)。采用稳态模式法评价胰岛素抵抗(HOMA-IR)和 β 细胞功能(HOMA-β)。用高分辨率血管外超声测定肱动脉对血流介导的内皮依赖性血管扩张(EDD)及硝酸甘油的扩张反应。结果提示，内皮依赖性舒张功能障碍可能是导致肥胖者 β 细胞功能衰退，引发 2 型糖尿病(T2DM)的重要危险因素。洪洁等[20]研究了 99 名受试者(包括正常对照组 32 名)，肥胖糖耐量受损 44 例，非肥胖糖耐量受损 23 例，均接受了口服 75 g 葡萄糖耐量试验(OGTT)和胰岛素改良的减少样本数(采血样 12 次)的 Bergman

微小模型技术结合静脉葡萄糖耐量试验(FSIGTT)。胰岛素抵抗由 FSIGTT 中胰岛素敏感性指数(SI)加以评估,而 OGTT 中糖负荷后 30 min 胰岛素增值之比值 $[\Delta I_{30}/\Delta G_{30} = (I_{30\,min} - I_{0\,min})/(G_{30\,min} - G_{0\,min})]$ 和 FSIGTT 中急性胰岛素分泌反应(AIRg)则用以评价胰岛 β 细胞分泌功能。处理指数(DI=AIRg×SI)用以评价 AIRg 是否代偿机体的胰岛素抵抗。结果认为,IGT 病人存在胰岛素抵抗和 β 细胞功能异常。与非肥胖 IGT 病人相比,肥胖 IGT 病人胰岛素抵抗程度更为严重,但胰岛 β 细胞胰岛素 1 相分泌相对充分。邬云红等[21]对高脂饮食诱导肥胖大鼠胰岛细胞胰岛素抵抗机制进行探讨。结果发现,①肥胖组胰岛素敏感指数(ISI)明显低于对照组,肥胖组血胰高糖素水平和胰岛内的胰高糖素水平均显著高于对照组(P<0.05);②肥胖组葡萄糖刺激的胰岛素分泌(GSIS)受损,16.7 mmol/L 葡萄糖可显著抑制对照组胰岛 α 细胞胰高糖素的分泌,而在肥胖组这种抑制作用消失;③胰岛存在胰岛素受体(IRc)、胰岛素受体底物 1,2(IRS-1 和 IRS-2)的表达。肥胖组胰岛 IRc、IRS-2 的表达较对照组胰岛分别低 28%和 22%(均 P<0.01)。因此作者认为,高脂饮食诱导的肥胖大鼠胰岛细胞的胰岛素信号转导通路受损,即在外周 IR 的同时也具有胰岛内的 IR,这可能是肥胖状态下胰岛细胞功能障碍的内在机制之一。胡明根等[22]比较了病态肥胖症(MO)病人行腹腔镜可调节捆扎带胃减容术(LAGB)手术前后的免疫功能。结果显示,MO 组与对照组相比,术前 $CD4^+$、$CD4^+/CD8^+$ 显著降低(P<0.01),血浆 IL-2、IL-6 浓度显著升高(P<0.01)。LAGB 术后 6 月体重、BMI 腰围及臀围均明显下降(P<0.01)。与术前相比,MO 组术后 6 个月 $CD4^+$、$CD4^+/CD8^+$ 明显升高(P<0.05),但仍低于对照组(P<0.01);血浆 IL-2、IL-6 浓度明显降低(P<0.01,P<0.05)。作者认为,MO 病人合并免疫功能异常,LAGB 术后体重减轻后,免疫功能可部分改善。赵娜等[23]在高脂饲料建立的营养性肥胖大鼠模型的膳食中添加不同剂量的氧羧和醇化壳聚糖,结果为 2 种壳聚糖衍生物均能够明显降低大鼠体重、体脂含量、肝重肝脏脂肪含量及胆固醇含量,不同程度的降低血脂及血糖,增加粪便中脂肪的排出量。病理结果显示,修饰后的壳聚糖能够显著改善肥胖所引发的肝脂肪变。陶弢等[24]对服用减肥药西布曲明(sibutra mine)国产制剂停药 1 年后超重和单纯性肥胖病人体质量变化进行评价。作者将 75 例参加西布曲明Ⅱ期临床药物试验的超重及单纯性肥胖病人分为西布曲明组(43 例)和安慰剂组(32 例),分别在停止试验后 12、24、48 周进行体质量、体脂含量、腰围、血胆固醇、三酰甘油、血糖、血压、不良反应等的随访观察。结果显示,通过 48 周的随访,停药 48 周的西布曲明组体质量、体质指数、体脂含量、腰围比与安慰剂组相比无明显差异,与治疗前相比也无明显差异(P>0.05),与治疗刚结束时比较有显著差异(P<0.05),认为 1 年的观察表明西布曲明对减肥的体质量无明显维持效果,提示停药反跳。

(*石勇铨*)

参 考 文 献

1 罗飞宏,等.中华内分泌代谢杂志,2004,20(6):506
2 马文军,等.中华流行病学杂志,2004,25(12):1035
3 吴 华,等.中山大学学报(医学科学版),2005,26(3):300
4 李群娜,等.北京大学学报(医学版),2004,36(5):505
5 邵新宇,等.中华医学杂志,2005,85(6):366
6 孔令芳,等.中华糖尿病杂志,2005,13(4):269
7 胡国平,等.中华糖尿病杂志,2005,13(4):255
8 唐晓君,等.第三军医大学学报,2005,27(15):1596
9 周一俭,等.复旦学报(医学版),2005,32(4):427
10 孙 琦,等.中华内科杂志,2005,44(7):514
11 李春霖,等.解放军医学杂志,2005,30(8):718
12 安雅莉,等.中华内分泌代谢杂志,2005,21(2):138
13 王重建,等.华中科技大学学报(医学版),2005,34(1):65
14 王遂军,等.中华内分泌代谢杂志,2005,21(1):36
15 卢慧玲,等.中华内分泌代谢杂志,2004,20(6):499
16 吴 辉,等.中国公共卫生,2005,21(3):268
17 史娅萍,等.中华检验医学杂志,2004,27(11):777
18 包玉倩,等.中华医学杂志,2004,84(21):1781
19 朱旅云,等.中华糖尿病杂志,2004,12(5):348
20 洪 洁,等.中华内分泌代谢杂志,2005,21(3):219
21 邬云红,等.中华医学杂志,2005,85(27):1907
22 胡明根,等.中华外科杂志,2005,43(5):309
23 赵 娜,等.中国公共卫生,2005,21(9):1072
24 陶 弢,等.第二军医大学学报,2005,26(9):1050

(二)骨质疏松症

段春波等[1]对中华医学会系列杂志 1999～2003 年的 69 种期刊进行检索,检出以骨质疏松研究为主的文献共计 161 篇,分布于 23 种杂志。以动物实验研究最多(42 篇,26.1%),其次骨质疏松的临床治疗(40 篇,24.8%),流行病学文献最少(10 篇,6.2%),与动物实验和临床治疗研究比较差异有统计学意义(P<0.05)。作者指出,中华医学会系列杂志是广大医务工作者获取骨质疏松文献的重要来源,但文献的刊载量略显不足,研究内容的信息分布还有待于进一步加强。刘幼硕等[2]通过对长沙地区老年病专科医生关于老年骨质疏松症(SOP)的相关问题的问卷调查。在对 120

份有效问卷分析后认为，相当部分老年病专科医生对SOP的成因、诊断方法、诊断、药物的选择、治疗时机和疗程等均与权威学术组织制定的临床指南存在差距，有待提高SOP的诊疗水平，有关学术组织应该对老年病科医生进行关于骨质疏松的继续教育。赵红燕等[3]采用PCR和直接测序法确定205名绝经后妇女护骨素(OPG)基因的单核苷酸多态性(SNP)及基因型，应用双能X线骨密度仪测定腰椎和股骨颈骨密度(BMD)。结果为在OPG基因第一外显子中发现一个G1181C的SNP，该SNP的基因型频率分布依次为GG型占0.566、GC型0.346、CC型0.088，多元回归分析提示，OPG基因型与绝经后妇女腰椎、股骨颈BMD相关($P<0.01$)。Logistic回归分析显示OPG基因是绝经后妇女发生骨量减少和骨质疏松的独立危险因子，GG型发生骨量减少和骨质疏松的危险是CC型的2.83倍($P<0.05$)。作者认为，OPG基因的G1181C多态性与绝经后妇女BMD存在一定的关联，CC型对绝经后妇女腰椎BMD具有保护作用。郭丽娟等[4]用酶联免疫吸附试验测定297名48～80岁女性志愿者的血清MMP-1，MMP-2、组织金属蛋白酶抑制因子-1(TIMP-1)、血清骨碱性磷酸酶(BAP)、血清骨钙素和血清Ⅰ型胶原氨基末端肽(NTX)，用双能量X射线吸收测定术测定腰椎正位、$L_{1\sim4}$总体、股骨颈、Ward区、总髋部的骨密度。结果提示，①绝经后妇女MMP-1、TIMP-1水平与骨密度、骨转换生化指标无明显相关性。②血清MMP-2水平与骨密度呈较弱的负相关，校正年龄与体重指数后，与股骨颈、髋部骨密度的相关性消失。③血清MMP-2水平与BAP、骨钙素、NTX正相关(相关系数分别为0.193、0.231和0.294，均$P<0.01$)。④绝经后骨质疏松病人血清MMP-2水平(1 446±313 μg/L)高于年龄匹配的正常对照组(1 222±243 μg/L)、低骨量组(1 282±220 μg/L)($P<0.01$)。单鹏飞等[5]采用酶联免疫吸附法测定了895例女性血清骨钙素、血清Ⅰ型胶原氨基末端肽(NTx)和尿脱氧吡啶啉(DPD)；用Hitachi7170A全自动生化分析仪测定尿肌酐；采用双能X线骨密度仪测定$L_{1\sim4}$后前位和左侧髋部股骨颈BMD。结果表明，血清骨钙素、NTx和尿DPD与年龄相关；骨钙素、NTx和尿DPD在30～39岁降低至最低水平，40～59岁显著升高，随后维持在较高水平；骨钙素、NTx和尿DPD 3个指标呈显著性相关($r=0.118\sim0.346$，$P=0.000$)；骨钙素、NTx和尿DPD与腰椎和股骨颈BMD呈负相关($r=-0.120\sim-0.347$，$P=0.001\sim0.000$)，高骨转换型绝经后妇女腰椎和股骨颈原发性骨质疏松症的患病风险为1.6～3.6。颜兴伟等[6]对经双能X线骨密度测量仪测定并经临床医师确诊为骨质疏松症的348例病人和210例对照进行病例-对照研究，分别用单变量和多变量统计方法分析。单因素Logistic回归显示年龄、饮食史、婚姻状况、吸烟、饮酒、睡眠时间、工作类型、疾病史、骨折史有统计学意义($P<0.05$)。多因素分析结果显示年龄、工作类型、婚姻状况、文化程度、饮食饱食程度、动物蛋白与骨质疏松症相关联。居住地、骨折及孕次与女性骨质疏松症有关联。作者认为，骨质疏松症受多种因素的影响，避免高蛋白饮食及女性年轻时控制孕次可能减少骨质疏松症的发生，经常户外活动可能对骨质疏松症有保护作用。刘红等[7]用ELISA测定血清骨特异性碱性磷酸酶(sBAP)、血清骨钙素(sOC)和尿Ⅰ型胶原氨基末端肽(uNTX)，用DXA仪测定$L_{1\sim4}$前后位(AP)、股骨颈(FN)的BMD。结果认为，sBAP、sOC和uNTX是反映女性随年龄及绝经变化的骨转换的敏感和较特异的指标，能较好地预测BMD，妇女BMD降低与骨的代谢转换率升高有关。张秀珍等[8]分析不同体质指数(BMI)的老年女性骨密度与性激素水平、骨代谢指标及细胞因子的相关性。结果认为BMI≥25 kg/m^{2}和BMI≤20 kg/m^{2}组不同部位的骨密度均随增龄而下降，且各年龄段BMI≥25 kg/m^{2}骨密度均高于BMI≤20 kg/m^2($P<0.05$)；血清雌二醇(E_2)、碱性磷酸酶(ALP)、骨钙素(BGP)水平随增龄而下降，而Ⅰ型胶原N末端肽(NTx)、卵泡刺激素(FSH)水平随增龄而升高。IL-6、TNF-α、IGF-1随增龄改变无明显规律；BMI≥25 kg/m^{2}组血清E_2、ALP、BGP、IGF-1水平高于BMI≤20 kg/m^{2}组($P<0.05$)，NTx、FSH、促黄体生成素(LH)、IL-6、TNF-α水平BMI≥25 kg/m^{2}组低于BMI≤20 kg/m^{2}组($P<0.05$)；两组各部位的骨密度均与E_2、ALP、BGP呈正相关，与NTx、FSH、LH呈负相关($P<0.05$)；BMI≤20 kg/m^{2}组各部位的骨密度均与IL-6、TNF-α呈负相关($P<0.05$)，与IGF-1正相关($P<0.05$)，BMI≥25 kg/m^{2}组各部位的骨密度均与IL-6、TNF-α、IGF-1无相关性($P>0.05$)。方团育等[9]用ELISA测定672名20～80岁女性志愿者的血清护骨素(sOPG)、血清骨钙素(sBGP)、尿脱氧吡啶啉/肌酐(uDPD/Cr)，用双能X线吸收法(DXA)测定腰椎正位总体和股骨颈的BMD，根据年龄段、是否绝经分组。作者分析认为，sOPG、sBGP和uDPD/Cr能敏感地反映妇女随年龄及绝经变化的骨转换状况；且生化指标的变化先于骨密度的变化，可用于预测骨丢失。邱贵兴等[10]选择50岁以上髋部、肩部、腕部骨折的男女病人共300名，对照组选择50岁以上腰部疾患男女病人共150名，以双能X线骨密度仪测定骨密度(BMD)，进行统计学处理。结果显示BMD与年龄呈负相关；研究组与对照组相比，BMD值差异有统计学意义(P

<0.01)；男性Ward三角的BMD诊断界定值为0.732 g/cm²,此时敏感度为91.0%,特异度为56.1%,漏诊率为9%,误诊率为43.9%；女性Ward三角的BMD诊断界定值为0.577 g/cm²,此时敏感度为72.6%,特异度为64.5%,漏诊率为27.4%,误诊率为35.5%。作者认为以Ward三角处的BMD测定作为男、女骨质疏松性骨折危险阈值更科学。李梅等[11]将70只6月龄Wistar大鼠随机分为7组：①基线组,余6组去卵巢(OVX)或假手术(sham)；② OVX 6周处死组；③假手术对照组；④OVX 14周处死组；⑤人甲状旁腺素氨基端1～34片段(hPTH1-34,简称PTH)组：OVX后再给予40 $\mu g \cdot kg^{-1} \cdot d^{-1}$；⑥阿仑膦酸钠(Alen)组：OVX后再给予100 $\mu g \cdot kg^{-1} \cdot d^{-1}$；⑦A+P组：OVX后再给予PTH40 $\mu g \cdot kg^{-1} \cdot d^{-1}$和Alen 100 $\mu g \cdot kg^{-1} \cdot d^{-1}$,③～⑦组均于OVX6周后开始皮下注射不同药物,5 d/周,疗程8周。采用双能X线骨密度仪测量腰椎和股骨BMD,测量血碱性磷酸酶(ALP)、钙、磷、肌酐水平,采用酶联免疫吸附法测量尿脱氧吡啶啉/肌酐比值(UDpd/Cr)。结论认为,PTH和Alen均对骨质疏松大鼠有效,联合组增加骨密度更为明显。李冬菊等[12]选用3月龄健康SD雌性大鼠行双测卵巢切除术,观察去卵巢骨质疏松大鼠骨髓间充质干细胞(MSCs)成骨分化的特点。实验分为正常大鼠骨髓间充质干细胞组(MSCs control group)、骨质疏松大鼠骨髓间充质干细胞组(MSCs ovx group)、正常骨髓间充质干细胞成骨诱导组(OSI control group)、骨质疏松骨髓间充质干细胞成骨诱导组(OSI ovx group)。结果提示,去卵巢骨质疏松大鼠的MSCs增值和成骨分化能力都降低。陈航等[13]将应用糖皮质激素治疗的原发性肾小球疾病病人89例随机分为3组,治疗1组予阿法骨化醇1.0μg/d和碳酸钙750 mg每日3次；治疗2组予阿法骨化醇0.5μg/d和碳酸钙750 mg每日3次；对照组予碳酸钙750 mg每日3次。治疗前及治疗3、6、12周时检测病人腰椎($L_{2\sim4}$)及股骨颈骨密度,同时测定血骨钙素及血钙、24 h尿蛋白定量、血清白蛋白等常规生化指标,以观察不同剂量阿法骨化醇预防原发性肾小球疾病糖皮质激素性骨质疏松的有效性和安全性。结果认为,原发性肾小球疾病应用糖皮质激素的同时予以阿法骨化醇0.5μg/d加钙剂可预防原发性肾小球疾病病人的骨丢失。李寒等[14]采用随机、对照研究,将153名类固醇性骨质疏松症病人随机分为对照组(C组,49例)、伊班膦酸钠治疗组(Ⅰ组,52例)和阿法骨化醇治疗组(R组,52例)。3组病人均每天补充碳酸钙600 mg/d。Ⅰ组：伊班膦酸钠注射液静脉点滴,3个月1次,每次2 mg。R组：骨化三醇(罗钙全)0.25μg/d,口服。疗程6个月。观察伊班膦酸钠治疗后病人腰椎骨密度、股骨颈密度、全段甲状旁腺激素(iPTH)、血钙、血磷、血清碱性磷酸酶(AKP)等骨代谢指标的变化及不良反应的发生情况。结果认为,伊班膦酸钠是一种治疗类固醇性骨质疏松症的有效而安全的药物,其升高骨密度的作用比阿法骨化醇明显,而静脉应用病人依从性好。

(*石勇铨*)

参　考　文　献

1　段春波,等.中华老年医学杂志,2005,24(5):378
2　刘幼硕,等.中华老年医学杂志,2005,24(3):225
3　赵红燕,等.中华内分泌代谢杂志,2005,21(1):55
4　郭丽娟,等.中华医学杂志,2005,85(11):734
5　单鹏飞,等.中华老年医学杂志,2005,24(6):431
6　颜兴伟,等.中国慢性病预防与控制,2005,13(2):69
7　刘　红,等.中华内科杂志,2004,43(11):805
8　张秀珍,等.中华老年医学杂志,2004,23(10):701
9　方团育,等.中华医学杂志,2004,84(19):1607
10　邱贵兴,等.中华医学杂志,2005,85(16):1113
11　李　梅,等.中华医学杂志,2005,85(5):335
12　李冬菊,等.四川大学学报(医学版),2005,36(3):318
13　陈　航,等.中华医学杂志,2005,85(31):2207
14　李　寒,等.中华肾脏病杂志,2005,21(3):146

(三)多发性内分泌腺瘤

谢炎炎等[1]回顾分析了1980～2002年诊治的8例2型多发性内分泌腺瘤病人,其中7例有阵发性高血压,5例最高血压超过200 mmHg,3例查体发现肿瘤。经B超、CT及24 h尿儿茶酚胺检查确定诊断,2A型6例,2B型2例；表现为甲状腺髓样癌合并嗜铬细胞瘤伴或不伴甲状旁腺腺瘤或增生(6例),1例伴多发黏膜神经瘤,1例为嗜铬细胞瘤伴有马凡综合征；双侧肾上腺肿瘤7例。作者认为,2型多发性内分泌腺瘤诊断主要依赖相应的内分泌检查及B超和CT检查,手术是主要的治疗手段,当嗜铬细胞瘤与其他肿瘤同时存在时,宜首先切除嗜铬细胞瘤。

(*石勇铨*)

参　考　文　献

1　谢炎炎,等.中华外科杂志,2004,42(18):1096

(四)肝豆状核变性

沈瑜等[1]回顾分析40例肝豆状核变性(WD)临床资料,对合并肝硬化、脾功能亢进和门静脉高压症的情况进行分析和比较。他们发现肝硬化、脾功能亢进和门静脉高压症是本病最常见的合并症，脾切除手术能改善肝功能，提高肝豆状核变性的疗效。孙艳玲等[2]探讨Wilson病的临床病理学特征及其肝纤维化机制。采用光镜观察、电镜观察、罗丹明/红氨酸(rhodanine/rubeanic acid)铜染色及网状纤维和胶原纤维染色探讨Wilson病的病理学特点；应用免疫组织化学方法观察肝组织内金属蛋白酶组织抑制因子TIMP-1、TIMP-2的表达，并以原位末端标记与α-SMA免疫组织化学双标记法观测肝星状细胞(HSC)的活化与凋亡状况。结论认为儿童Wilson病的临床及肝脏病理改变呈多样性并相对隐匿，肝纤维化发生早且为进行性过程；推测铜颗粒沉积诱导的肝损伤刺激HSC的过度活化和增殖，以及基质降解酶活性的减弱可能是Wilson病肝纤维化启动与进展的重要机制之一。陈曦等[3]研究不同月龄TX小鼠的铜代谢情况、肝脏功能和病理学损害特点，为以TX鼠为模型的研究在选择不同月龄动物方面提供适合的时间点。结论认为，理想的Wilson病模型和肝损害动物模型症状前治疗的探索可选用1月龄的TX小鼠，出现临床症状后治疗的探索应选用2月龄小鼠，病情高峰时期的实验可考虑选用4、5月龄的动物。楼海燕等[4]通过MR扩散加权成像(diffusion-weighted imaging，DWI)和MR波谱(MR spectroscopy，MRS)分析肝豆状核变性的表观扩散值(apparent diffusion coefficient，ADC)和不同代谢物的变化，探讨病变不同时期铜沉积过程出现的病理改变与MR功能成像改变之间的关系。他们认为，ADC值增高反映出铜沉积后局部结构疏松，海绵状变性和坏死伴随的髓鞘脱失引起的水分子扩散加快，MRS同时反映出该区神经细胞消失(N-乙酰天门冬氨酸的降低)和星形胶质细胞广泛增生(胆碱复合物的升高)。二者的结合应用反映了肝豆状核变性过程中的微观结构变化和局部代谢的异常。汤其强等[5]研究Wilson病野生型基因ATP7B cDNA真核表达载体pcDNA3.1(+)/ATP7B对TX小鼠成纤维细胞铜代谢的影响。结果发现，Wilson病真核表达载体pcDNA3.1(+)/ATP7B在TX小鼠成纤维细胞水平上确有排铜作用。吕达平等[6]研究肝豆状核变性(HLD)病人肝细胞中P型ATP7B酶水平及功能。他们采用细胞培养技术，将9例HLD病人和5例非HLD脾破裂或胆囊疾病病人(对照组)的肝细胞行体外培养。采用SDS-PAGE电泳及Western免疫印迹技术，测定两组肝细胞中P型ATP7B酶水平并进行比较。结果发现，HLD病人肝细胞内存在ATP7B基因各种形式的变异，程度不等的P型ATP7B酶量和(或)质的异常是导致铜代谢障碍的原因。郭予雄等[7]对近13年广东省人民医院初次住院确诊的18例儿童肝豆状核变性病例进行回顾性分析。结论认为，本病临床少见，病症表现复杂多样，主要以肝病，溶血性贫血、神经症状居多，容易被长期误诊或诊断不明，对可疑病例或具有误诊疾病症状的患儿常规行角膜K-F环，铜代谢检查(血清铜，血清铜蓝蛋白，24 h尿铜定量)，头颅CT或MRI，有条件者行肝穿刺组织检查等，有利于早期诊断，早期治疗，减少误诊。丰岩清[8]等应用CCC2基因缺陷型酵母研究中国人Wilson病突变热点Arg778Leu的致病性，在蛋白水平上探讨中国人Wilson病的发病机制。采用RT-PCR和TOPO TA克隆技术分段克隆ATP7B的全长cDNA，USE定点诱变技术制备突变体，应用酵母功能互补分析的方法研究Arg778Leu的致病性。结果表明，Arg778Leu只能部分代偿CCC2蛋白的运铜功能。他们认为，CCC2基因缺陷型酵母是研究人ATP7B的一种良好的细胞模型，证明了中国人Wilson病的常见突变Arg778Leu是一种致病性的突变。

(邹俊杰　刘志民)

参 考 文 献

1 沈　瑜，等. 肝胆胰外科杂志，2004，16(4)：266
2 孙艳玲，等. 解放军医学杂志，2005，30(4)：300
3 陈　曦，等. 中山大学学报(医学科学版)，2005，26(3)：253
4 楼海燕，等. 中华放射学杂志，2005，39(2)：136
5 汤其强，等. 中山大学学报(医学科学版)，2005，26(4)：388
6 吕达平，等. 临床神经病学杂志，2005，18(3)：173
7 郭予雄，等. 广东医学，2005，26(9)：1233
8 丰岩清，等. 中山大学学报(医学科学版)，2005，26(5)：541

(五)大骨节病

平智广等[1]应用临床诊断搜集大骨节病(KBD)核心家庭，根据父母患KBD情况将4 938个核心家庭分为4种类型，结合病患地区患病率，分析轻、中、重病区内不同核心家庭子代患病率及其家庭聚集性。结论认为，KBD病区人群的患病除了与轻、中、重病区的类型有关，还可能与核心家庭双亲患KBD的情况有关。李强等[2]对青海省贵德病区6～12岁儿童进行流行病学、临床、X线拍片检查检出X线病人，比较不同投硒方法对早期儿童KBD的防治效果。他们认为，在无特效药防治KBD的前提下，硒盐加维生素E是防治KBD的有效措施。徐刚要等[3]对陕西省病区7～12岁儿童进行临床、X线检查；设点进行硒盐质量监测；了解其他防治措施落实情况。结论认为，通过多年综合防治，KBD病情有了较大幅度下降，但防治措施的运作仍存在许多问题,今后应加强病区群众健康教育,把成人KBD的研究、治疗列为重点。吴红英等[4]采用现场流行病学调查和访问,分析1984～2003年青海省班玛县病情普查及监测资料。结果发现,从1984～2003年班玛县KBD逐渐自然消退,当地居民生活水平的提高,食用自产粮的减少,是班玛县KBD消退的主要原因。冯杰等[5]从黑龙江省64个县中按方位选出生产、生活水平有代表性的13个县,从每个县的粮食市场采集大米、玉米和面粉各10份样品,用ELISA法检验T-2毒素。结果发现,黑龙江省市售粮食中面粉受T-2毒素污染较为严重,作者认为有出现散发KBD病例的可能。孙健等[6]研究KBD有关病因因素对靶组织细胞的损伤和保护作用;探索引起软骨细胞变性坏死的机制。采用细胞培养法于体外再建软骨组织模型,并加入KBD可疑致病因子雪腐镰刀菌烯醇(NIV)和保护因子硒,检测软骨细胞膜上透明质酸受体CD44和细胞培养液中可溶性CD44(SoCD44)。结果发现NIV能干扰软骨细胞表面黏附分子CD44表达,进而引起软骨细胞外基质代谢紊乱;补硒能够拮抗NIV对软骨细胞的损伤,但作用有限。宣昭鹏等[7]对近5年来收治的25例KBD致踝管综合征病人的诊断和治疗进行分析。25例均行踝管切开减压、滑膜及纤维束带切除、骨刺凿除,2例合并第三跖头痛者同时行离断第三跖头旁相应压痛部位的趾骨间横韧带、切除跖骨头及受累神经。结论认为,KBD所致踝管综合征,胫神经及其分支松解手术是该病最佳治疗方法,若手术时机得当,预后较好。鲁格芝等[8]检测40例KBD患儿和30例健康儿童体内7种血清微量元素、血浆谷胱甘肽过氧化物酶(GSH-Px)活力,丙二醛(MDA)水平及相关临床指标。KBD组患儿服用亚硒酸钠治疗,疗程6个月。结论认为,用亚硒酸钠治疗该地区KBD患儿有明显的疗效,该地区小儿KBD可能与缺硒有关,提示临床可适量使用亚硒酸钠。许鹏等[9]观察透明质酸钠(SH)关节腔内注射治疗中晚期KBD的疗效。90例膝关节症状明显的中晚期KBD病人随机分为两组,Ⅰ组口服维生素C治疗,Ⅱ组SH膝关节内注射治疗,对治疗前后膝关节整体情况参照Lequesne的骨关节炎严重性和活动性指数评估方法评分比较。结论认为,SH关节腔内注射是改善中晚期KBD负重关节功能和缓解其症状的一种安全有效的治疗方法。曹小刚等[10]选择成人KBD病人117例,随机分为3组,分别给予口服小活络丸、抗骨增生片和布洛芬缓释胶囊,观察3种药物治疗成人KBD病人的临床疗效。结论认为,小活络丸、抗骨增生片和布络芬缓释胶囊治疗成人KBD对改善病人自觉症状、减轻疼痛、恢复关节功能具有肯定疗效。3种药物比较可选用价格低廉、效果肯定的抗骨增生片在病区推广应用。荀黎红等[11]以随机抽样的方式对内蒙古乌审旗纳林河乡中心小学7～12周岁200名儿童进行临床检查及X线右手拍片,登记其X线检出率,干骺端改变阳性率及骨端改变阳性率。结论认为,与2003年相比,监测结果病情有所好转。但就干骺端改变说明当地KBD致病因子尚未完全阻断。总体情况表明X线检出率比2003年有一定程度的下降,说明与粮食为主的生活内容发生变化有着密切的关系。王世捷等[12]收集15例KBD儿童和15例正常对照儿童关节软骨。采用脱氧核糖核酸末端转移酶介导的脱氧核糖核酸缺口标记(TUNEL)技术和BCl-2、bax、Fas及iNos蛋白免疫组化抗生物素蛋白-生物素-碱性磷酸酶(B-SA)法染色,观察KBD儿童和正常对照儿童关节软骨的凋亡细胞和bcl-2、bax、Fas及iNos蛋白阳性表达细胞的密度与分布。结果发现KBD病人关节软骨细胞凋亡及相关调控因子bcl-2、bax、Fas、iNos表达较正常人显著增多。

(邹俊杰 刘志民)

参考文献

1 平智广,等.中华流行病学杂志,2004,25(10):848
2 李 强,等.地方病通报,2004,19(4):62
3 徐刚要,等.中国地方病学杂志,2004,23(6):556
4 吴红英,等.中国地方病学杂志,2004,23(6):558
5 冯 杰,等.中国地方病学杂志,2004,23(6):560
6 孙 健,等.中国地方病学杂志,2004,23(6):530
7 宣昭鹏,等.中国地方病学杂志,2004,23(6):593
8 鲁格兰,等.中国地方病学杂志,2004,23(6):596
9 许 鹏,等.中国地方病学杂志,2004,23(6):588
10 曹小刚,等.中国地方病学杂志,2004,23(6):591
11 荀黎红,等.内蒙古医学杂志,2004,36(11):936
12 王世捷,等.第一军医大学学报,2005,25(6):643

(六)痛风及高尿酸血症

颜延立[1]随访75例原发性高尿酸血症病人5年,观察血清镁离子、血糖、血脂、血肌酐、血尿酸、血压变化及并发症发生情况。结论认为,原发性高尿酸血症有治疗的必要性,且伴有血清镁升高,分析可能与软组织损害有关。张红梅等[2]将359例体检人群按血尿酸水平分为高尿酸血症组和正常尿酸组,比较两组的各项临床指标差异,然后按各变量之间相互作用行主成分分析,结果发现高尿酸血症患病率存在男女性别差异,多伴肥胖、高血压、高血脂等特征;体质指数、腰臀比是血尿酸水平升高的独立危险因素。孙海鸥等[3]以体外培养的大鼠血管平滑肌细胞为实验对象,观察尿酸对动脉粥样硬化关键环节-血管平滑肌细胞增殖的影响。结论认为，尿酸能够促进血管平滑肌细胞增殖，存在剂量及时间依赖效应；该作用可能部分通过血管紧张素Ⅱ的受体介导。洪权等[4]从人肾小管上皮细胞株(HK-2)中提取总RNA，根据Genbank中编码人尿酸转运蛋白(human uric acid transporter，hUAT)基因序列设计特异性引物，然后通过RT-PCR法扩增目的片段。所得目的片段酶切后与载体pEGFP-C1连接，经酶切及序列分析鉴定。结果成功克隆出hUAT基因，序列分析完全正确，为对该基因进一步研究奠定了基础。丁丽丽等[5]探讨不同年龄阶段男性高尿酸血症的危险因素，将200例男性高尿酸血症病人和286例尿酸正常的男性对照按年龄分组，调查饮食和疾病史，检测生化指标，测量一般身体指标。结果发现49岁以下男性血尿酸升高的危险因素主要为不良的饮食结构和多种代谢紊乱，而49岁以上男性尿酸水平受到不良饮食结构的影响较少(啤酒除外)，血糖、尿素氮、血肌酐异常升高与尿酸升高紧密关联。周英[6]研究高尿酸血症与高血压的关系，测量319名在职干部血压、并采用酶比色测定法测定其空腹血尿酸浓度，结论认为，高血压病常并存高尿酸血症，对高血压病人应常规作血尿酸检测，对伴高尿酸血症的高血压病人采取降低血尿酸的抗高血压药物等综合治疗，以改善其不良预后。余俊文等[7]对1 320名健康体检的老年人血尿酸、胆固醇、三酰甘油、血糖和血压的测定结果与6 107名中青年健康体检者测定结果进行对比分析。结论认为高尿酸血症是老年人的高发病。老年人的高尿酸血症与高血脂、高血糖和高血压关系密切，应引起高度重视。刘湘源等[8]以2003年在解放军总医院进行查体的1 500名老年人为研究对象，采用酶法在BekmanCx-9全自动生化分析仪上测定血尿酸，以血尿酸440 mol/L为界限，比较分析高尿酸血症组与尿酸正常组的临床指标。对影响高尿酸水平的诸多因素进行Logistic多因素回归分析。结果发现，老年高尿酸血症与多种心血管或代谢性疾病相关，腰/臀比、体重指数、血清胆固醇和肌酐水平是影响老年人血尿酸升高的重要相关因素。黄火高等[9]通过尿酸钠(MSU)晶体诱导的炎症动物模型，探讨炎性细胞中过氧化物酶体增殖物激活受体((PPARγ)表达的规律及其激动剂吡格列酮防治痛风的可行性及机制，结果认为PPARγ参与了MSU诱导的痛风相关炎症过程。吡格列酮可减轻MSU诱导的动物体内炎症反应，该作用在MSU诱导的大鼠腹膜炎早期即可出现，而在小鼠皮下气腔模型诱导后48 h才表现出来。吡格列酮的上述抗炎作用可能主要通过巨噬细胞实现。陈雪梅等[10]回顾分析31例原发性痛风合并肾损害病人的临床特点、治疗及其预后资料。结论认为，应加强对原发性痛风的早期认识。一旦明确诊断，积极降低血尿酸水平；防治痛风反复发作，配合血液透析改善肾功能，纠正贫血等，可明显改善预后。

(邹俊杰　刘志民)

参　考　文　献

1　颜延立　临床内科杂志，2004，21(10)：661

2　张红梅，等. 临床心血管病杂志，2005，21(4)：241

3　孙海鸥，等. 心脏杂志，2005，17(3)：218

4　洪　权，等. 第一军医大学学报，2005，25(6)：623

5　丁丽丽，等. 临床内科杂志，2005，22(7)：474

6　周　英，等. 广西医学，2005，27(3)：353

7　余俊文，等. 中华流行病学杂志，2005，26(6)：455

8　刘湘源，等. 中华风湿病学杂志，2005，9(5)：280

9　黄火高，等. 中华风湿病学杂志，2005，9(8)：463

10　陈雪梅，等. 中国综合临床，2005，21(4)：328

(七)苯丙酮尿症

宋力等[1]应用分子生物学方法对可疑苯丙酮尿症(PKU)/HPA杂合子进行PAH突变基因分析，以验证生化筛查PKU/HPA杂合子方法的可行性。方法是利用PCR、SSCP和DNA测序等方法对152例已知PKU/HPA杂合子(阳性组)和29例可疑PKU/HPA杂合子(可疑组)的PAH基因部分外显子进行分析，并与健康体检者对照组进行比较。结论发现生化方法与分子生物学方法有一定相关性，提示生化筛查法用作PKU杂合子的初筛是可行的。赵正言等[2]通过对苯丙酮尿症(PKU)疾病的筛查，了解浙江省遗传性代谢病苯丙酮尿症疾病的发病情况。取出生72 h后并喂足高蛋白奶6次以上的726 998例新生儿足跟末梢血，应用荧光定量法测定血苯丙氨酸(Phe)水平。结果发现，浙江省苯丙酮尿症检出率为1/22 718。张军力等[3]应用聚合酶链反应，单链构象多态分析和DNA直接测序等技术，对内蒙古地区32个PKU家系苯丙氨酸羟化酶(phenylalanine hydroxylase，PAH)基因第3～12外显子进行鉴定分析。结果发现，内蒙古人群苯丙氨酸羟化酶基因存在突变的多样性，R243Q、Y356X、Y204C是PAH基因的突变热点。韩连书等[4]选择52例PKU患儿，152例PKU杂合子成人，160名正常成人，观察苯丙酮尿症(PKU)、PKU杂合子和正常对照组血Phe、Tyr浓度及其比值(Phe/Tyr)变化。采用干血滤纸片法，血滤纸片经含已知浓度Phe和Tyr内标的甲醇萃取，盐酸正丁醇衍生后，用串联质谱仪分析。他们发现串联质谱技术能够准确测定干血滤纸片中 Phe 和 Tyr 浓度。PKU 杂合子 Phe 浓度和 Phe/Tyr 值高于正常成人,但与正常人有明显的重叠。张惠文等[5]探讨苯丙酮尿症病人脑损伤的病理生理机制,用钙成像技术检测氨基酸及其衍生物对胚鼠皮质未成熟神经元胞质游离钙浓度的影响。结论认为,苯丙氨酸可能激活浆膜 Ca^{2+}-ATPase,促进神经元胞质内钙外排,进而导致神经元胞质内钙浓度降低。

(邹俊杰　刘志民)

参 考 文 献

1 宋　力,等.天津医药,2005,33(1):1
2 赵正言,等.浙江大学学报(医学版),2005,34(2):185
3 张军力,等.中华医学遗传学杂志,2005,22(2):134
4 韩连书,等.中华内分泌代谢杂志,2005,21(4):377
5 张惠文,等.第四军医大学学报,2004,25(20):1838

(八)其他

张知新等[1]应用磁共振成像技术观察四氢生物蝶呤(BH4)缺乏症患儿脑白质的改变,以了解 BH4 缺乏对脑髓鞘发育的影响,为判断治疗效果提供影像学根据。他们发现所有 BH4 缺乏症病人都存在脑白质病变,推测这种损害不仅可能与高苯丙氨酸血症有关,且与神经递质的合成障碍有关。肖文慧等[2]用酶制剂 Cerezyme 治疗高雪病 15 例,初剂量 60 U/kg,每 2 周 1 次静滴,2 年症状好转改为 30 U/kg,疗程 4 年以上,对相关临床资料进行总结,结论认为,在基因治疗尚未广泛应用之前,酶替代疗法仍是唯一改善症状的有效措施。邱文娟等[3]研究中国人葡萄糖-6-磷酸酶(G6Pase)基因突变谱和突变热点,并分析糖原累积病Ⅰa型(GSDⅠa)基因型和临床表型的相关性。采用 PCR、DNA 序列分析、家系分析和限制性内切酶图谱分析等方法对 21 例 GSDⅠa 病人 G6Pase 基因进行分析。结论认为,通过分子生物学方法进行 727G→T 和 R83H 突变的筛查可发现近 90%的 G6Pase 基因突变,根据 GSDⅠa 典型的临床表型及生化指标结合突变检测,此筛查可取代有创性肝穿刺酶活性检测的确诊方法。另外他们[4]还通过限制性内切酶图谱分析了葡萄糖 6 磷酸酶基因 727G→T 和 R83H 的突变,并结合 1 176 位点单核苷酸多态性连锁分析,对 3 个Ⅰa 型糖原累积病家系进行了基因诊断和产前诊断。结论认为,通过限制性内切酶酶切法筛查 727G→T 和 R83H 突变结合 1 176 位点单核苷酸多态性连锁分析可简便、快速、准确地诊断和产前诊断Ⅰa 型糖原累积病。陈静璐等[5]对 3 例病理确诊为原发性支气管肺淀粉样变病人的临床表现、实验室检查及治疗进行分析总结。结果发现,淀粉样变常累及呼吸系统,但临床少见,诊断依靠病理活检,目前尚无特异性治疗。赵新颜等[6]回顾分析北京友谊医院 23 年来 30 例诊断为淀粉样变性病人的临床资料、实验室检查结果以及治疗情况。结果发现,淀粉样变性可累及多器官系统,临床表现多种多样,误诊率高,确诊需靠病理检查、刚果红染色。临床医师提高对本病警惕性是避免误诊的主要途径。胡章学等[7]对四川大学华西医院近年经皮肾活检病理确诊的 7 例肾淀粉样变病人,均行 HE、PAS、PASM、Masson、免疫荧光和刚果红染色,部分病人行轻链染色、高锰酸钾刚果红染色以及电镜检查,研究肾脏淀粉样变病理特点。结果发现肾淀粉样变可累及肾小球、血管、间质,以系膜病变最常见,可伴动脉和间质沉积。肾小球缺血可能与动脉淀粉样变有关。夏鹄等[8]对 2 例出血素质的病人进行了病史采集、体格检查、物理检查、凝血因子检查和组织活检,并结合文献就其发病机制和治疗方法进行讨论。结论认为,原发性系统性淀粉样变性并发凝血因子Ⅹ缺乏的机制是淀粉样纤维与因子Ⅹ特异性结合沉积在组织中形成的。本病无特殊有效治疗,预后差。

(邹俊杰　刘志民)

参 考 文 献

1 张知新,等.中华放射学杂志,2005,39(4):399
2 肖文慧,等.中国小儿血液,2004,9(5):197
3 邱文娟,等.中华内分泌代谢杂志,2004,20(6):502
4 邱文娟,等.中华医学遗传学杂志,2005,22(1):44
5 陈静璐,等.临床内科杂志,2005,22(6):406
6 赵新颜,等.中华肝脏病杂志,2005,13(1):42
7 胡章学,等.四川大学学报(医学版),2005,36(2):295
8 夏　鹄,等.临床血液学杂志,2005,18(3):140

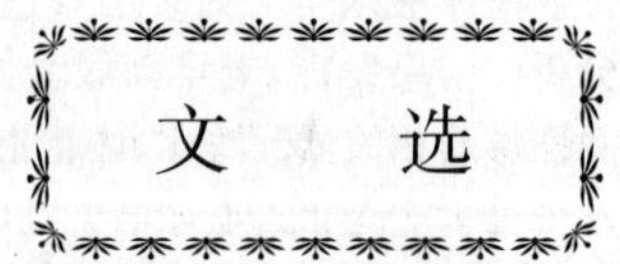

空腹血糖受损切点变化与糖尿病及心脑血管事件风险的关系-上海华阳地区 40 岁以上人群的随访研究

[中华内分泌代谢杂志,2004,20(5):392]　上海市糖尿病研究所贾伟平等对 1999 年上海华阳社区 40 岁以上代谢综合征及其相关疾病的横断面调查人群在 2002～2004 年进行随访,随访对象接受了 75 g 葡萄糖耐量试验,并检测了血糖、血脂、胰岛素、血压、体质量指数、腰围与腰/臀比。结果为基线资料中无糖尿病人群共 1 704 例,完成随访 1 292 例,3 年糖尿病累积发

生率 4.6%，年发病率 1.5%，正常糖调节及糖调节受损人群的糖尿病年发病率分别为 1.0%及 7.0%；随访空腹血糖 5.6～6.0 mmol/L、6.1～6.9 mmol/L 而餐后 2 h 血糖<7.8 mmol/L 的人群发生糖尿病的风险分别增加 3.71 及 28.12 倍（P<0.001）；在空腹血糖<5.6 mmol/L，且餐后 2 h 血糖 7.8～11.1 mmol/L 人群中，发生糖尿病及心脑血管事件的相对风险分别显著增加 4.31 及 3.40 倍（P<0.001），提示空腹血糖 5.6～6.0 mmol/L 的人群发生糖尿病的风险显著增加，将空腹血糖受损的下限调整至 5.6 mmol/L 更有利于糖尿病的防治。

（鲁 瑾）

述评 美国糖尿病协会于 2003 年提出，将空腹血糖受损的切点从 6.1 mmol/L 下降至 5.6 mmol/L。新标准的提出，对人群中正常血糖和糖代谢异常的分布，以及对糖尿病的防治策略将产生影响。该研究指出空腹血糖 5.6～6.0 mmol/L 而餐后 2 h 血糖<7.8 mmol/L 的人群发生糖尿病的风险增加 3.71 倍，因而提示空腹血糖受损切点下调至 5.6 mmol/L 是合理的，既加强了对空腹高血糖人群的关注，有利于糖尿病的防治，又提高了空腹血糖与以餐后 2 h 血糖升高为表现的糖尿病的符合率，有利于心脑血管疾病的防治。

（邹大进）

中国人群 1 型糖尿病 HLA-DQ 基因多态性的 Meta 分析［中华内分泌代谢杂志，2005，21(1)：39］ 山东大学薛付忠等以 1 型 DM 组和健康对照组的各 HLA-DQ 等位基因频数分布的 *OR* 值为统计量，应用荟萃（Meta）分析软件包 REVMAN4.2，在基因分型水平上，对各研究的结果进行一致性检验和数据合并，并评估发表偏倚。结果等位基因 DQA1 * 0301、DQA1 * 0501、DQB1 * 0201、DQB1 * 0303、DQB1 * 0401 和 DQB1 * 0604 是中国人群 1 型 DM 的危险基因，合并 *OR* 值分别为 2.83、2.90、4.17、1.65、2.00 和 3.00；基因型 DQA1 * 0301/DQB1 * 0201、DQA1 * 0301/DQB1 * 0302、DQA1 * 0501/DQB1 * 0201、DQA1 * 0301/DQB10201/DRB1 * 0301 和 DQB1 * 0302/DRB1 * 0405 是中国人群 1 型 DM 的危险基因型，合并 *OR* 值分别为 8.95、3.09、6.01、6.57 和 14.85；而等位基因 DQA1 * 0101、DQA1 * 0102、DQA1 * 0103、DQA1 * 0104、DQA1 * 0201、DQA1 * 0401、DQA1 * 0601、DQB1 * 0301、DQB1 * 0501、DQB1 * 0503、DQB1 * 0601 和 DQB1 * 0602 是中国人群 1 型 DM 的保护等位基因，合并 *OR* 值分别为 0.47、0.38、0.21、0.07、0.44、0.39、0.44、0.19、0.33、0.32、0.42 和 0.28，基因型 DQA1 * 0102/DQB1 * 0602 是中国人群 1 型 DM 的保护基因型，合并 *OR* 值为 0.10，提示中国人群 1 型 DM 与 HLA-DQ 的某些等位基因（基因型）具有关联性，且存在区别于其他非中国人群的特殊性。

（鲁 瑾）

述评 1 型 DM 是一种多基因遗传病，其遗传因素主要与 HLA 基因有关。但是，由于 HLA 基因在人群中呈高度多态性，不同种族、民族、地区的 HLA 基因频率的分布差异很大。该研究从基因分型水平上，系统评价了中国人群 HLA-DQ 与 1 型 DM 的关联性，为中国人群 1 型 DM 遗传易感性提供了循证医学证据。

（邹大进）

四种胰岛自身抗体诊断成人隐匿性自身免疫性糖尿病的临床意义［中华内分泌代谢杂志，2005，21(4)：327］ 长沙湘雅医院杨琳等选择临床 2 型糖尿病（DM）病人 1 296 例，1 型 DM 病人 110 例，健康对照 205 名，采用放射配体法检测谷氨酸脱羧酶抗体（GADA）、羧基肽酶 H 抗体（CPH-Ab）、蛋白酪氨酸磷酸酶抗体（IA-2A）、胰岛素自身抗体（IAA）等 4 种胰岛素自身抗体，结果为临床 2 型 DM 病人的 GADA 阳性率 9.0%（117/1 296），高于 CPH-Ab 的 4.8%（62/1 296，P<0.01），二者均高于健康对照，IA-2A 和 IAA 频率分别为 1.3%（7/545）和 0%（0/98），低于 CPH-Ab（P<0.01）；在 2 型 DM 病人中 IA-2A 与 GADA 的重叠率为 57.1%（4/7），高于 CPH-Ab 的 8.1%（5/62，P<0.01）；GADA 和 CPH-Ab 联合检测阳性率达 15.0%（82/545），与三抗体联合（GADA＋CPH-Ab＋IA-2A）检测的 15.6%（85/545）无统计学差异，而显著高于 GADA 联合 IA-2A 或 CPH-Ab 联合 IA-2A 检测阳性率，提示单一抗体诊断成人隐匿性自身免疫性糖尿病（LADA）的敏感性为 GADA>CPH-Ab>IA-2A>IAA，临床筛查 LADA 以联合检测 GADA 和 CPH-Ab 的效率最佳，采用 IA-2A 和 IAA 诊断 LADA 的效率低，临床可不予常规检测。

（鲁 瑾）

述评 LADA 早期临床表现貌似 2 型 DM，但其血清中可以检测出胰岛自身抗体，但如何选择胰岛自身抗体等检测项目从而更经济、有效地提高该病的诊断率，目前仍处于探索中。该研究对 4 种胰岛自身抗体进行联合与序贯检测，提出临床筛查诊断 LADA 的合理实验室指标，为诊断 LADA 提供了策略性的建议和指导。

（邹大进）

NF-κB 在高浓度葡萄糖、TNF-α、IL-1β 介导的血管内皮细胞损害中的作用［中华内分泌代谢杂志，2005，21(4)：310］ 中国人民解放军总医院肖彧君等以构建含 NF-κB 抑制物 IκBa 突变体的重组腺病毒感染细胞，用 Western 印迹、EMSA、四甲基偶氮唑盐等方法研究 NF-κB 在高糖、TNF-α、IL-1β 介岛血管内皮细胞损害中的作用，结果提示，高糖、TNF-α、IL-1β 可致血管内皮细胞活性降低，IκBa 能有效抑制上述有害因素导致的 ECV-304 细胞的 NF-κB 过度活化，抵抗内皮细胞的损害。抑制 NF-κB 活性可能有助于保护血管内皮细胞的功能。

(赵 琳)

述评 目前研究认为，糖尿病血管病变的起始环节是血管内皮损伤，炎症学说认为血管内皮细胞诱发致炎因子的分泌及释放，可导致白细胞特别是单核细胞与 T 淋巴细胞内膜下聚集，进而产生一系列免疫、炎症反应，是糖尿病血管内皮细胞损伤的第一步。这些炎症因子和其他细胞因子可以有效的激活 NF-κb，从而更加介导高糖和细胞因子导致的血管内皮损伤。本研究重组腺病毒转染 293 细胞后，进一步发现抑制 NF-κB 活性可能有助于保护的血管内皮细胞功能。NF-κb 可能参与了高血糖及细胞因子等对血管内皮的损伤，干预多种损害因素所介导的 NF-κb 激活有可能减轻血管内皮的损害，这可能是防治糖尿病大血管病变的一个新的策略，也是目前和将来的研究新的方向。

(邹大进)

糖尿病肾病小鼠肾组织基质金属蛋白酶 9 的表达及其细胞内信号转导机制的探讨[中华糖尿病杂志，2005,13(2):137] 解放军总医院郭清华等观察 Kkay 糖尿病小鼠(KA)组和非糖尿病小鼠(KB)组各 8 只，以 PAS 染色、免疫组化和 RT-PCR 观察肾脏病变和肾脏 MMP-9 的表达水平。经糖基化终末产物(AGEs)作用于脐静脉内皮细胞(HUVECs)后，分别以 RT-PCR 和流式细胞技术检测 MMP-9 表达；以凝胶阻滞电泳(EMSA)检测核转录因子 κB(NF-κB)激活情况。结果提示，，Kkay 小鼠 DN 伴有 MMP-9 表达增高，推测 MMP-9 在 DN 发生发展中起一定作用；AGEs 可能是通过激活 NF-κB 使内皮 MMP-9 表达增强的。

(赵 琳)

述评 内皮细胞在受到高糖、AGEs、活性氧类物质等刺激后可分泌某些因子，造成内皮细胞本身或者周围组织损害。内皮细胞 MMP-9 是一种重要基质金属蛋白酶，是 ECM 的主要降解酶系。它与糖尿病肾病的关系十分密切，但目前的各种研究结果提示其活性变化不定。本研究提示，Kkay 小鼠 DN 伴有 MMP-9 表达增高，推测 MMP-9 在 DN 发生发展中起一定作用，但其中的发生机制仍不清楚，有待进一步研究。NF-κb 是涉及免疫和炎症反应的转录因子，本研究结果提示，AGEs 可能是通过激活 NF-κB 使内皮 MMP-9 表达增强的，更能说明 NF-κB 在糖尿病血管并发症中起到比较重要的作用。

(邹大进)

2 型糖尿病病人 eNOS 基因第 4 内含子多态性与 2 型糖尿病视网膜病变的相关性[中华内分泌代谢杂志，2005,21(2):146] 昆明医学院第一附属医院张敏、刘华等报道，eNOS 基因第 4 内含子的多态性可能影响 DR 的发生。他们选取 488 例无亲缘关系的中国云南昆明地区汉族人，其中 T2DM 病人 322 例，包括 203 例无视网膜病变者、105 例糖尿病性非增殖性视网膜病变、14 例糖尿病性增殖性视网膜病变。采用 PCR 技术检测内皮型一氧化氮合酶(eNOS)基因第 4 内含子的 27 重复核苷酸序列多态标记。结果发现，T2DM 非增殖型视网膜病变 eNOS 4b/b 基因型频率及 eNOS 4b 等位基因频率显著增高。eNOS 基因第 4 内含子的多态性可能影响 DR 的发生。

(赵 琳)

述评 糖尿病视网膜病变的确切发生机制与微循环障碍、山梨醇代谢通路异常、氧化应激、凝血纤溶平衡失调、蛋白糖基化等因素相关。NOS 活性增高所致的 NO 量的增多对糖尿病视网膜的微循环舒张功能及血管的通透性改变起十分重要作用。本研究结果提示，T2DM 非增殖型视网膜病变 eNOS 4b/b 基因型频率及 eNOS 4b 等位基因频率显著增高。eNOS 基因第 4 内含子的多态性可能影响 DR 的发生。但 NO 在糖尿病及其并发症发病机制上的意义甚为复杂，需要进行深入的研究。

(邹大进)

自体骨髓干细胞移植治疗糖尿病足 13 例[中华糖尿病杂志，2004,12(5):313] 首都医科大学郭连瑞等于 2003 年 3～12 月，应用自体骨髓干细胞移植治疗 13 例糖尿病足病人。男 7 例，女 6 例，平均年龄 70 岁；患肢共 15 条，左 7 条和右 8 条。手术首先抽取自体骨髓 350 ml，从中分离出单个核细胞悬浊液约 40 ml，行下肢缺血肌肉内局部注射。结果为小腿疼痛缓解率为 100%，足部疼痛改善率 84.6%。保肢率 80%。冷、凉感觉改善率为 100%。1 例间歇性跛行病人的行走距离由术前的 50 m 延长到 120 m。7 例病人的 8 条下肢的动脉造影，显示均有新生侧支血管形成。踝部经皮氧分压测定，10 例病人 12 条下肢均高于目前临床上截肢的最低临界值 20 mmHg。所以，对由于下肢远端动脉流出道差或年老体弱或伴发其他疾病等不能接受搭桥术的病人，自体骨髓干细胞移植治疗糖尿病足是一种有效的方法。

(王奇金)

述评 采用干细胞移植的方法来促使新生血管的形成是一种新的治疗方法，国内外已有报道。我国目前开展这项技术来治疗闭塞性下肢动脉病变的医院还不多，所观察的病例不多而且随访时间也不长，对于远期效果以及治疗并发症的观察也很有限。因此，在开展这项新技术时，一是要严格掌握好手术指征；二是需要建立科学的客观的判断疗效标准；三是需要对手术后的病人进行长时间的随访；四是开展这类新技术的单位应该具备所需的硬件和软件的条件。同时，还需要基础研究的支持。

（邹大进）

风湿性疾病

本年度共收集文献463篇,其中纳入回顾151篇(占32.6%),列入文选5篇(占1.1%)。

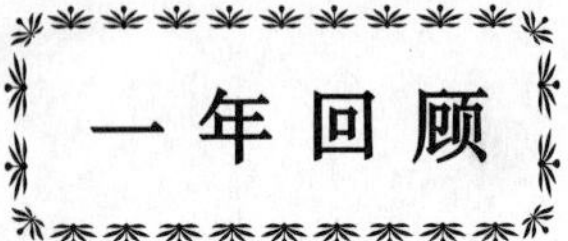

一、类风湿关节炎

吴振彪等[1]采用COPCORD表对部队人员类风湿关节炎(RA)的情况作了调查,总体患病率为0.097%,在高原寒冷地区及潮湿环境地区患病率高于平原地区及干旱地区,海军中的患病率高于陆军和空军。安媛等[2]*采用双向电泳比较了RA病人与正常对照血清中蛋白质表达的差异,经质谱鉴定RA病人血清中髓系相关蛋白(MRP)14、MRP8、泛素、载脂蛋白A-Ⅰ、血清淀粉样蛋白A1和A2、转甲状腺蛋白高于正常人。陈仁涉等[3]报道不同种属Ⅱ型胶原分子结构有很高的保守性,RA病人血中抗不同种属Ⅱ型胶原的抗体阳性率无统计学差异。周强等[4]观察到Wistar大鼠RT1携带RA易患共同表位RRRAA的阳性率为68%,且胶原诱导关节炎的发生率和严重度与Wistar大鼠RT1携带的RA易患共同表位RRRAA相关。苏茵等[5]采用PCR-RFLP技术分析RA病人的雌激素受体基因,发现X和P的基因频率明显增高,XX、PP及XXPP基因型可能与女性RA的易感性相关。张炯等[6]研究了FcγRⅢA的基因多态性,结果发现RA病人中FcγRⅢA-158V/V纯合子基因型显著增高,FcγRⅢA-158V/V纯合子病人的发病较158F/F纯合子基因型早。冯国璋等[7]报道,RA病人滑膜浸润T细胞呈寡克隆扩增,带BV14和BV16的自身反应性T细胞分别取用不同VDJ片段组合,自身反应性T细胞CDR3长度有15、21、24 bp 3种形式。李霞等[8]比较了流感病毒血凝素(HA)308-317原型肽和变构肽对RA病人外周血T淋巴细胞的刺激作用,认为替换HA308-317多肽中T细胞受体的接触残基产生了弱或非T细胞刺激肽,它们可能有效抑制RA的T细胞免疫反应。杨娉婷等[9]采用流式细胞仪测定了活动期RA病人$CD4^+$ T细胞表面CCR4的表达,发现其表达水平明显高于健康对照组,且$CCR4^+$的$CD4^+$ T细胞数与血清IL-10水平、Lunsbury关节指数、红细胞沉降率(血沉)、CRP呈正相关。周强等[10]采用RA病人PBMC与CⅡ 263～272共孵育后研究了T细胞增殖反应,并测定了病人血清中Ⅱ型胶原(CⅡ)抗体,未发现HLA-DR4与CⅡ特异性T细胞增殖反应、CⅡ抗体阳性有显著相关性。冷建杭等[11]采用流式细胞仪检测了RA病人外周血和关节滑膜液淋巴细胞CD25、HLA-DR的表达,发现它们均增高。陈捷等[12]采用流式细胞仪分析了RA病人外周血T细胞表面共刺激分子的表达,发现$CD4^+$ T细胞上CD28的表达降低、$CD4^+$ T和$CD8^+$ T细胞上CD152的表达均增高。贾园等[13]报道,HA306～318变构肽与HLA-DR1分子结合,但无T细胞激活能力,并可抑制HA306-318原型肽以及CⅡ263-272多肽对T细胞的活化。鲍春德等[14]采用ELISA检测,发现RA病人血清葡萄糖-6-磷酸异构酶升高,且与病人的关节肿痛呈正相关。郭韵等[15]采用ELISA测定了RA病人血清IGF-1和TNF-α水平,血小板增高伴肺间质改变组血清IGF-1分别较血小板正常组或正常对照组增高。吴华香等[16]报道,活动期RA病人的血清IL-8、γ干扰素诱生蛋白-10和RANTES水平升高,血清RANTES水平与ESR、CRP、血小板数和关节肿胀数正相关,与血红蛋白呈负相关。孙铁铮等[17]报道IL-1β和TNF-α可以瞬时引起RA成纤维样滑膜细胞内蛋白质酪氨酸磷酸化程度增加,伴ICAM-1和VCAM-1的表达增高,酪氨酸激酶抑制剂染料木黄酮(genistein)可显著抑制VCAM-1表达的增加,但仅轻度抑制ICAM-1表达的增加。李芳等[18]采用ELISA测定了RA病人血清MMP-9的水平后认为,RA活动期血清MMP-9水平高于缓解期,且与病情活动程度呈正相关。吴振彪等[19]把RA滑膜成纤维样细胞与高表达EMMPRIN/CD147的THP-1细胞共培养后,滑膜成纤维样细胞表达MMP-2、MMP-9显著增加,且可被CD147拮抗肽AP-9所抑制。表明CD147对滑膜成纤维样细胞表达

MMP-2、MMP-9有刺激作用。沈敏等[20]发现,人类软骨糖蛋白-39在RA病人PBMC和滑膜的表达明显高于其他炎症性关节病。许少华等[21]证实白三烯B4可以增高RA滑膜细胞TNF-α、IL-1β mRNA的表达。曾润铭等[22]证实滑膜CD68+细胞在体外核因子κB受体激活剂配体(RANKL)诱导下可以分化为成熟破骨细胞。他们[23]还报道了甲氨蝶呤可以抑制滑膜成纤维样细胞产生RANKL。陈光星等[24]在用CIA诱导关节炎模型后予以青藤碱治疗,发现青藤碱可以抑制滑膜细胞增殖、抑制浆细胞的浸润、促进滑膜细胞凋亡、下调突变型p53的表达,因此认为青藤碱可通过下调突变型p53的表达来抑制滑膜细胞增生和诱导细胞凋亡。涂胜豪等[25]发现IL-1β基因-511C-T多态性与PBMC分泌的IL-1β量相关,雷公藤甲素对不同基因型的IL-1β抑制作用有差异。周静等[26]观察到胶原性关节炎(CIA)和佐剂性关节炎两种模型在黏膜免疫反应方面及雷公藤多苷对这两种模型的影响存在异同。刘锋等[27]报道雷公藤多苷可以诱导RA滑膜细胞凋亡。许卫华等[28]调查了雷公藤治疗RA随机对照试验的方法学,发现89%的文献属于低质量的研究,表明随机对照试验在方法质量方面存在许多不足之处。赵洪普等[29]发现双膦酸盐英卡膦酸(incadronate)可抑制佐剂性关节炎大鼠的关节炎症、肿胀,减轻关节软骨及骨质的破坏。陈冬志等[30]观察到中药加味木防己汤对佐剂性关节炎的抑制作用。刘艳等[31]用降植烷免疫大鼠后成功建立了关节炎模型,X线及病理显示关节滑膜增生、软骨组织及骨组织呈典型的关节炎病变。曹金等[32]观察到抗聚角蛋白微丝蛋白抗体对早期RA的敏感性为72%和特异性为94%。杨雅琼等[33]观察了瓜氨酸合成蛋白抗体(EDRA/CPA)对RA诊断的敏感性为65%,特异性为98%,对早期RA的敏感性高于晚期病人。宋淑菊等[34]回顾总结了RA病人伴肺间质病变的特点,认为其危险因素包括男性、年龄大、病程长、病情重、RF滴度高。穆荣等[35]回顾分析了小剂量糖皮质激素治疗RA的不良反应,认为对血压、血糖的影响不显著,但可能增加高脂血症的发生。

(戴生明 韩星海)

二、强直性脊柱炎

蔡青等[36]采用基因芯片分析了110例强直性脊柱炎(AS)病人的HLA-B和HLA-DRB1基因型,发现AS组HLA-B27纯合子显著高于正常组;HLA-B27阴性的AS病人中HLA-B13、B51、B58和HLA-DR4基因频率高于HLA-B27阴性的正常人,可能增加AS发病的易感性。刘斌等[37]采用Cowling法和Bath AS病情活动指标(BASDAI)评价126例AS病人的病情活动性,发现红细胞沉降率(血沉)、CRP与AS病情活动性之间无联系。杨春花等[38]发现AS病人关节液中MMP-3水平显著高于血清浓度,且血清MMP-3水平与AS疾病活动指数相关。用英利昔单抗(infliximab)治疗AS 14周后,血清MMP-3水平和病情活动指数下降。王晓非等[39]发现可溶性CD40配体(sCD40L)在AS病人活动期增高,可溶性血管细胞黏附分子-1(sVCAM-1)仅在伴关节外表现的AS病人组升高,sCD40L与免疫球蛋白的增高呈正相关、与补体C3的下降呈负相关。赵伟等[40]采用免疫组化法分析了滑膜组织护骨素的表达水平,发现AS组护骨素的表达量高于健康对照组,而RA、骨关节炎病人滑膜组织中未见护骨素表达。刘斌等[41]研究了AS病人的睡眠状态,结果发现74%的女性病人和46%的男性病人有睡眠障碍,其诱因主要是疼痛,且与病情活动指数相关。李天旺等[42]观察了超声在脊柱关节病的膝关节炎或跟腱肌腱端炎治疗前后的高频声像和血流情况,认为该检查能敏感地发现关节滑膜和肌腱端病变的变化情况,可用于病情随访和临床疗效的评价。韩星海等[43]观察了局部X线放疗对AS髋关节病变的临床疗效,认为放疗联合药物治疗较单纯药物组更好地减轻髋关节疼痛,对关节功能的改善优于单纯药物治疗组。局部放疗的不良反应较轻。高梁斌等[44]通过临床总结,认为先行髋关节置换手术,再多节段椎弓椎体截骨矫正驼背,是AS驼背并髋关节骨性屈曲强直的较佳手术方案。张莉芸等[45]报道了用可溶性CD40配体治疗AS的皮肤不良反应,发生率约为11%,临床表现多样,多为轻中度,偶至严重反应。

(戴生明 韩星海)

三、系统性红斑狼疮

(一)遗传基因

苏湛等[46]实验显示,系统性红斑狼疮(SLE)病人bcl-2基因rs1800477位点的GG基因型频率高于正常人群,rs1564483位点GG基因型频率则低于正常人群,rs1801018位点则无统计学意义。bcl-x和bax的所选位点均没有表现出多态性。蓝艳等[47]检测E选择素第4外显子基因型AA、AC、CC频率,在SLE组和对照组分别为81.7%、15.9%、2.4%和92.6%、7.4%、0.0%,其基因型频率和等位基因频率在SLE组和对照组比较均有显著差异;相对风险分析,AC+CC基因型患SLE的风险是AA基因型2.81倍。周广宇等[48]通过狼疮鼠的T细胞受体vβ基因测序分析,发现MRL/lpr和(NZBx NZW)F1两种成年发病狼疮鼠的不同个体之间,广泛浸润于多脏器的T细胞克隆 TCR Vβ6 基因的互补决定区 3 中出现相同的氨基酸基序,表明该克隆针对特定的自身抗原。黄丽群等[49]观察到转录因子 GATA3 mRNA 在 SLE 活动期病人的表达显著高于稳定期病人和正常人,SLE 活动期、稳定期和正常人 T-bet 表达无显著差异,提示调控 Th2 细胞的转录因子 GATA3 升高可能与 SLE 活动有关,而调控 Th1 细胞的转录因子 T-bet 与 SLE 活动无关。姜波等[50]通过与正常人比较,发现 SLE 病人 PBMC P53 蛋白表达水平显著升高,但 p53 mRNA 表达量与阳性率无增加,P53 蛋白水平与 SLEDAI 评分无关。许绍斌等[51]共发现 l9 种 HLA-A 等位基因,SLE 病人中 18 种,其中 A＊11 等位基因与 SLE 呈强正相关,A＊01 和 A＊24 等位基因的 Pc 值均>0.05,结论认为,A＊11 可能是云南汉族 SLE 的易感等位基因。汤建平等[52]在 SLE 病人外周血中发现 4 种 IFN-α、β、ω和 γ mRNA 定量表达水平均显著低于正常对照组,但 IFN-α mRNA 表达水平显著高于非 SLE 对照组,提示 4 种 IFN mRNA 表达水平对 SLE 诊断有一定特异性,其中以 IFN-α 意义最大。徐晓龚等[53]研究发现,SLE 组与对照组相比,S-腺苷蛋氨酸(SAM)明显降低,S-腺苷同型半胱氨酸(SAH)明显升高,MTHFR 基因 677 位 C-T 的突变导致 Hcy 水平升高,提示 SLE 病人普遍有基因组 DNA 甲基化水平降低,可能与 MTHFR 基因的突变和高 Hey 血症有关。姚煦等[54,55]研究 IFN-γ 的氨基酸位点 Val14Met 和 Gln64Arg 多态性与 SLE 的相关性发现,Arg64/Arg64 基因型和 Val14/Val14 与 Arg64/Arg64 基因型的组合,在健康对照组中的分布频数高于 SLE 组。而 IL-4R 氨基酸位点多态性的研究显示,ile50/ile50 基因型以及 ile50/ile50 与 gln576/arg576 基因型的组合,均与 SLE 的发病易感性显著相关。吴玮等[56]在我国 SLE 人群中暂未发现 DNase Ⅰ 基因突变,SLE 病人 DNase Ⅰ 活性降低可能与该基因突变无关。叶冬青等[57]应用非条件 Logistic 模型分析发现,在 SLE 发病中好食刺激性食物与-2518MCP-1G/G 基因型存在交互作用,环境与环境之间无交互作用。施小明等[58]采用 PCR-RFLP 方法可鉴别 4 种 HLA-G 等位基因及 6 种基因型,其中基因型 HLA-G* Ⅱ/Ⅳ与 SLE 发病年龄显著关联。叶冬青等[59]对基质衍生因子 1-3’A(SDF1-3’A)、趋化性细胞因子受体 2-64I(CCR2-64I)190 位点、单核趋化蛋白 1(-2518MCP-1)的基因间交互作用分析发现,当 SDF1-3’A、-2518MCP-1、CCR2-64 Ⅰ 基因型分别为 G/G、A/G 和 G/G 时,对 SLE 发病可能具有保护作用。汤建平等[60]实验显示,SLE 病人 PBMC 的总体寡腺苷酸合成酶(OAS)1 mRNA 定量表达水平显著高于非 SLE 和正常对照组,SLE 活动组的 OAS1 和 OASL mRNA 定量表达水平均显著高于非活动组,并与 SLEDAI 积分呈正相关性。冯学兵等[61]对 244 个 SLE 家系 OLF1/EBF 相关锌脂蛋白(OAZ)基因单倍型分析,发现由 Rs933564-D16s517 构成的单倍型 G-271 bp、Rs2080353-rs933564-D16s517 构成的单倍型 A-G-271 bp、Rs2080353-rs933564 -D16s517-rsl345431 构成的单倍型 A-G-271 bp-G 优势传递给病人。徐安平等[62]发现,与正常对照组比较,SLE 病人细胞毒 T 淋巴细胞相关抗原 4(CTLA-4)基因-1722 位点 TC 基因型频率明显升高,CC 基因型频率明显降低,提示 CTLA-4 基因-1722 位点多态性与 SLE 明显相关,CTLA-4 基因可能是 SLE 的易感基因。叶冬青等[63]研究发现,RANTES 两个 SNPs 存在着连锁不平衡,RATNES 二位点 SNP 及 CCR5 基因之间存在交互作用,同时携带 RANTES-403G/G,-28C/C,CCR5/CCR5 基因型的个体易患 SLE,RANTES-403 位点可能与 SLE 肾损害有关。

(二)免疫调节

徐亮等[64]研究 SLE 血小板减少病人的血清对正常人骨髓巨核细胞倍体形成的影响,20%血小板减少病人的血清几乎能完全抑制 8 倍体和 4 倍体细胞的形成,推测 SLE 血小板减少病人的血清中存在某种抑制物,这种抑制作用是非补体依赖的,并与剂量相关。李智铭等[65]以人工合成的含有 CpG 序列的寡核苷酸为生物佐剂,用天然的小牛胸腺 DNA 模拟自身抗原免疫 BALB/c 小鼠,发现 CpG 序列能促进小鼠产生具有交叉反应特性的抗 dsDNA 抗体。王红兵等[66]用超抗原链球菌致热外毒素(SPE)刺激 SLE 病人外周血 T 淋巴细胞,以 $CD4^+$ T 淋巴细胞为主增殖,并产生大量 IL-2,再次 SPE 刺激,则可诱导 T 淋巴细胞凋亡。梁科等[67]检测狼疮肾炎(LN)病人 Thl/Th2 细胞因子发现,与正常对照组比较,血浆 IL-18 和 IL-13 在Ⅳ型 LN 病人显著增高,在Ⅴ型有降低趋势,而Ⅱ型无变化;血浆 IL-18/IL-13 比率与 LN 活动指数呈正相关,肾组织 IL-18/IL-13 比率与 LN 活动指数则无关。游弋等[68,69]采用免疫磁珠法检测到 SLE 病人 T 淋巴细胞 $CD4^+$ 及 $CD8^+$ 亚群异常,其中以 $CD4^+$ T 细胞减少更为显著。该作者进一步研究发现,$CD8^+$ T 细胞半胱天冬酶-3 和 TRAIL-R2 的表达增加显著高于正常人,提示 TRAIL-R2 介导的通路可能在 TRAIL 诱导 SLE 病人 T 淋巴细胞凋亡中起重要作用。杨佳荟等[70]* 采用二色流式细胞术检测 SLE 外周血 $CD8^+CD28^-$ 细胞群,与正常人比较,SLE 活动期略有升高,而稳定期显著升高,复发病人则明显高于初发病人和正常人,提示 SLE 病人外周血 $CD8^+CD28^-$ 细胞群的比例异常与疾病的病程和临床表现相关联。陈朗等[71]发现活动期

SLE病人外周血 $CCR7^+CD8^+CD45RO^+$ 记忆性T细胞可诱导 $CD4^+$ T细胞表达Th2细胞因子IL-4,1型调节性T细胞因子IL-10和TGFβ表达减低;活动期和非活动期SLE病人IFN-γ表达显著低于正常人。提示活动期SLE病人外周血 $CCR7^+$ 中央型记忆性T细胞可与树突细胞相互作用,诱导同系 $CD4^+$ T细胞向Th2分化。徐娟等[72]研究SLE病人PBMCs中淋巴细胞亚群的凋亡发现,SLE病人体内T细胞凋亡增多,以 $CD4^+$ T细胞凋亡增加为主,从而导致CD4/CD8比值下降;SLE血清中高水平的IL-10可能通过诱导Fas、Fas L表达增高而促进T细胞凋亡的发生。李富荣等[73]通过流式细胞仪检测T淋巴细胞上表达Fas受体分子数(Fas/T),发现Fas/T与SLE的活动性呈正相关,可作为一种评价SLE疾病活动性的指标。齐晖等[74]荧光染色标记SLE病人外周血中树突细胞(DC),流式细胞仪检测DC亚型(MDC和PDC)绝对数,结果表明外周血MDC和PDC与SLEDAI、抗dsDNA抗体呈负相关,与补体C3、C4呈正相关,提示DC与SLE发病和疾病活动性有关。马莉等[75]采用流式细胞仪检测Va24-Vβ11NKT细胞数量以及体外活化前后表达CD69和IL-4、Ⅱ型IFN-γ的水平,结论认为,SLE发病可能与NKT细胞数量减少及功能严重失调相关。周渭珩等[76]实验发现,SLE病人血清可溶性血管细胞黏附分子-1(sVCAM-1)和可溶性细胞间黏附分子-1(sICAM-1)水平均显著高于正常对照组,且与SLEDAI、肾损害、抗dsDNA抗体阳性呈正相关,与血清补体C3水平呈负相关。史建强等[77]研究发现,活动期SLE患儿单个核细胞(MNCs)凋亡率明显高于健康对照组和缓解期患儿,活动期患儿外周血中IL-8、IL-6、TNFα、NO、P-sel、ICAM-1水平均高于对照组和缓解组,且MNCs凋亡和病情均呈正相关。刘中娟等[78]实验表明,血清IFN-γ诱导的蛋白10(IP-10)水平在SLE活动组较非活动组和对照组显著升高,并与SLEDAI总评分和SLEDAI肾评分密切相关。刘海娜等[79]在SLE病人血浆中发现,巨噬细胞衍生趋化因子(MDC)的水平与SLEDAI呈正相关,LN病人血浆中MDC含量Ⅱ和Ⅲ型LN组高于Ⅳ型组。李遇梅等[80]研究显示,SLE病人PBMC趋化因子受体(CCR)2及CCR3 mRNA表达水平与SLEDAI均呈正相关,CCR2和CCR3 mRNA表达减低还分别与血小板减少和肌肉损害有关。姚煦等[81~83]对PBMC中IL-6R、IL-4R、IL-10R mRNA表达水平进行了一系列研究,在活动期SLE病人、非活动期SLE病人及健康对照者PBMC IL-6R、IL-4R、IL-10R表达阳性率均为100%。活动期SLE病人与非活动期SLE病人比较,活动期SLE病人与正常对照者比较均有显著性;非活动期SLE病人和正常对照者比较差异无显著性;血清中IL-6、IL-4和IL-10水平在活动期SLE显著高于非活动期SLE病人和正常对照组,非活动期SLE病人显著高于正常对照组,活动期和非活动期SIE病人血清IL-6、IL-4和IL-10水平分别与PBMC IL-6R、IL-4R和IL-10R表达水平呈正相关,提示IL-6、IL-4、IL-10及其相应受体的异常表达可能在评估SLE疾病活动和进展过程中起重要作用。沈小雁等[84]发现活动期SLE病人PBMC To11样受体4(TLR)4 mRNA较正常人和稳定期SLE病人表达水平显著升高,其中复发的、经糖皮质激素治疗的活动期SLE病人较初发病人TLR4 mRNA升高更明显,而SLE活动期和稳定期病人TLR2 mRNA较正常对照者显著降低。李遇梅等[85]探讨了CCR4及CCR5在SLE病人PBMC中的表达及与疾病的相关性。实验发现,CCR4 mRNA水平与SLEDAI呈正相关,CCR5 mRNA表达在病人组比对照组显著性增高,但与SLEDAI不相关。张奉春等[86]实验显示,LN病人血清C1q水平的降低及C1qAb水平升高,与肾脏中补体C1q、IgG及C3的沉积、肾脏组织中凋亡细胞及凋亡小体沉积均呈显著正相关。齐晖等[87]联合应用GM-CSF、IL-4和TNF-α诱导分化SLE病人的DC分泌IL-12和IFN-α水平增加,第7天和第9天IL-12与CDla、CD1lc⁺、CD40保持良好的相关性,与CD80、CD83、CD123相关性不明显。第7天和第9天的IFN-γ与CDla、CDl1c⁺、CD40、CD123存在明显相关性,而与CD80、CD83无相关性。梁东等[88]在活动性LN病人血浆中发现IL-12、IL-18及IFN-γ水平均显著高于正常人,3种细胞因子之间呈密切正相关,并均与SLEDAI相关。刘华锋等[89]研究认为,狼疮模型BXSB小鼠血清IFN-γ水平以及脾、肾组织IFN-γmRNA表达量均显著高于正常对照C57BL/6小鼠,l6周龄以后肾组织IFN-γ mRNA表达量开始显著增高,他克莫司(FK506)能显著降低BXSB小鼠IFN-γmRNA表达与分泌。张涤华等[90]实验表明,LN病人PBMC中丝裂原活化蛋白A激酶-细胞外调节激酶1/2($MAPK^{ERK1/2}$)信号通路呈高度活化状态,体外培养可自发表达高水平IL-6 mRNA,应用特异性抑制剂PD98059可阻断LN病人PBMC $MAPK^{ERK1/2}$ 信号通路活化从而抑制IL-6 mRNA表达。柴华旗等[91]发现TNF受体相关因子(TRAF1/TRAF2)mRNA在SLE病人PBMC的表达较正常人为高,但与SLEDAI无相关性,TRAF2与正常人比较无差异。郑舜华等[92]观察到SLE病人血清B淋巴细胞刺激因子(BLys)水平显著高于正常对照组,SLE病人血清BLys水平与SLEDAI、IgG呈正相关,与C4、血小板计数呈负相关,提示,BLys可能参与SLE的发病过程。陈志平等[93]研究结果显示,可诱导其刺激分子(ICOS)在活动期SLE病人T淋巴细胞表达水平明显高于正常人和非活动期SLE,活动期与非活动期SLE病人T淋巴细胞ICOS表达水平均与SLEDAI呈显著正相关,提示ICOS可能与SLE的发病机制有关。杨佳荟等[94]实验表明,与正常人相比,活动期及稳定期SLE病人外周血$CD4^+$ T细胞、$CD8^+$ T细胞表达ICOS的水平显著升高,并且与疾病的活动程度、病程及血清抗dsDNA抗体和免疫球蛋白含量存在一定程度相关,故ICOS可能参与了SLE的免疫病理过程。

(三)临床研究

苏茵等[95]研究发现,抗核小体抗体(AnuA)、抗cmDNA抗体、抗DNP抗体、抗dsDNA抗体和ANA在SLE病人中的阳性率均显著高于疾病对照组。ANA与AnuA的敏感性显著高于其他3种抗体;AnuA在抗DNP抗体、抗dsDNA抗体阴性的SLE中的阳性率明显高于其他抗体,提示自身抗体的联合检测可提高SLE诊断的敏感性,其中AnuA的敏感性最高。他们[96]还检测到SLE病人血清核小体减低者发热、皮疹、补体C4降低、红细胞沉降率(血沉)增快、IgA增高、尿蛋白阳性的发生率明显增多,血清核小体与AnuA呈负相关,提示核小体减低与SLE活动性有关。陈海英等[97]在抗dsDNA抗体、抗Sm抗体、快速狼疮因子(DNP)、抗组蛋白抗体(AHA)、AnuA阴性的SLE病人中抗mDNA抗体的阳性率分别是73.8%、62.7%、65.3%、57.8%和51.6%。许珂等[98]发现,SLE血清中AnuA显著增高,与肝脏损害和疾病活动呈线性相关,提示AnuA是一种诊断敏感性高、特异性强的SLE血清学指标之一。余莲等[99]检测神经精神狼疮(NPLE)病人脑脊液中层连蛋白、透明质酸含量明显高于正常对照组、非NPLE-SLE组和非SLE所致的脑血管病组,提示层连蛋白、透明质酸测定对临床诊断及预测NPLE有帮助。张永青等[100]*通过对1 433例SLE的临床特征、实验室检查与疾病的预后进行回归分析,认为SLE临床变化多端,心动过速、舒张压升高、补体C3降低、抗dsDNA抗体阳性、SLE复发和并发器质性脑综合征对SLE的治疗效果有一定的不利影响。刘阳等[101]实验显示,SLE病人血清MMP-9水平明显低于正常对照组,MMP-9减低与SLEDAI和蛋白尿呈负相关,提示血清MMP-9可作为反映SLE活动程度和肾损害的指标。赵雪梅等[102]对28例SLE脑病(NPSLE)的影像分析显示,CT和MRI扫描阳性率分别为85.7%和90.5%,主要表现为脑内灰白质弥漫性及局灶性低密度、脑萎缩、脑内小灶性出血和基底节钙化。结论认为,NPSLE影像表现特异性不强,对NPSLE诊断需结合临床资料。扶琼等[103]对49例NPSLE病人进行多因素Logistic回归分析显示,发热、抗Sm抗体阳性与NPSLE发病呈正相关;而起病年龄、病程及合理使用激素与NPSLE发病呈负相关。刘爱华等[104]发现,与非迟发性SLE比较,迟发性SLE起病隐匿,病情发展慢,脏器损害轻,而关节炎、继发性干燥综合征发生率高,抗SSA及抗SSB抗体阳性率高。李志军等[105]进一步分析,老年SLE应用激素疗效较好,需加用免疫抑制剂者较少。华冰珠等[106]临床观察发现,与中青年SLE病人比较,老年SLE的蝶形红斑、盘状红斑、光过敏皮肤表现及神经系统损害明显少见,肾损害、肺损害、肌痛和肌无力明显增加,而抗dsDNA抗体、抗Sm抗体及补体C3下降的比例明显减低。吴杰等[107]共观察到29例SLE病人的31次复发,综合预测能力最高的复发指标是抗dsDNA抗体,其次为补体C3、sIL-2R、红细胞沉降率(血沉)、血常规、尿常规、疲乏、黏膜溃疡、新发皮疹和脱发等可预测SLE复发。董光富等[108]前瞻性地研究了泼尼松、泼尼松+环磷酰胺(CTX)和泼尼松+CTX+中药3种方案治疗372例LN病人,平均随访5.95年,根据3组病人的5年、10年存活率和生存曲线推论,采用激素、CTX和中药联用方案治疗LN,效益/风险比最佳。张传仓等[109]采用自体外周血造血干细胞移植(APBSCT)治疗8例难治性SLE病人均获得成功植入,随访2个月~2.5年,移植后SLE临床症状均消失,尿蛋白转阴,自身抗体大部分转阴。移植相关并发症中,均出现血清病样预处理反应,低血压2例、出血性膀胱炎4例、败血症2例、真菌感染4例和间质性肺炎2例。李晓林等[110]采用自体骨髓干细胞移植(ABMSCT)治疗3例SLE,其临床症状明显缓解,异常免疫学指标恢复正常,抗体全部转阴。沈凌汛等[111]调查SLE 474例中并发无菌性骨坏死(ON)患病率为5.9%,病程最初3年是SLE病人发生ON的危险时期,有雷诺现象和甲泼尼龙冲击治疗的病人是发生ON的危险人群。董光富等[112]*前瞻性队列随访研究371例SLE门诊、住院病人,随访观察1年,211例病人(56.8%)发生341次感染,致病菌主要为细菌感染,LN严重程度和免疫抑制剂治疗是引起SLE病人感染的独立危险因素。黄远航等[113]观察432例LN住院病人发现,医院呼吸道感染率为43.7%,以革兰阴性杆菌感染为主,细菌耐药率较高,抗菌药物滥用、激素及免疫抑制剂冲击治疗和狼疮活动为主要易感因素。潘解萍等[114]应用nPCR检测129例SLE病人的血清及眼、咽、尿道分泌物发现,支原体感染阳性79例,其中63.2%伴尿路感染,提示支原体感染是SLE尿路感染的主要病原体,亦可能是SLE活动的一个诱因。他们[115]还另外报道,426例

SLE并发结核感染的临床特点,结核患病率为4.2%,临床表现不典型,PPD试验阳性率仅为12.5%,83% SLE病人在应用免疫抑制剂6~36个月内患结核。杨程德等[116]进一步研究发现,SLE病人发生肺外结核感染的机会较大,且日平均激素的剂量和细胞毒药物是SLE并发结核感染的危险因素。安媛等[117]观察到SLE合并感染时CRP为(26±25) mg/L,明显高于非感染组(6±12) mg/L,SLE活动时CRP大多正常或略高,合并浆膜炎者少数CRP升高。

(管剑龙)

四、皮肌炎和多发性肌炎

张清安等[118]分析73例皮肌炎与多发性肌炎的临床和实验室资料,表明发病年龄大,并发肿瘤或肺纤维化者预后差,早期给予激素和免疫抑制剂治疗是改善预后的关键。连莉等[119]对150例多发性肌炎及皮肌炎(PM/DM)病例进行回顾性分析并在合并肿瘤与否间进行比较,显示发病年龄、性别、心脏受累及癌胚抗原阳性在两组比较有显著性差异,提示PM/DM易合并恶性肿瘤,年龄大、男性、心脏受累与癌胚抗原阳性为合并恶性肿瘤的主要临床相关因素。刘继峰等[120]采用PCR-RFLP方法分析正常对照人群与PM/DM病人的TNF-α 308和TNF-β 252基因的等位基因多态性进行了检测,显示病人中的TNF-α 308的等位基因TNF2的频率与正常相比显著升高,其TNF-β 252基因的两个等位TNF-β*1与TNF-β*2的频率与正常人群相比无显著性差异,提示TNF-α 308的等位基因多态性与中国汉族PM/DM的易感性相关,TNF-β 252的等位基因多态性与中国汉族PM/DM的易感性无关。刘芳等[121]对41例PM合并心脏损害病人临床表现进行分析,心脏损害者占全部病人38.3%,其发病年龄较无心脏损害者低,发热、合并间质性肺病的比率高于无心脏损害组。刘明等[122]对58例PM及DM病人进行随访,发现PM及DM病人长期预后较好,存活者中大部分病人可基本痊愈,伴有恶性肿瘤、间质性肺炎、吞咽困难病人病死率高。抗Jo-1抗体阳性病人易伴间质性肺炎及吞咽困难。周亚欧等[123]对80例DM/PM病人进行回顾性分析,对伴或无肺间质病变(ILD)病人进行比较,其合并ILD的发生率为48.8%,发热、关节炎发生率较高,血清CK、LDH、HBDH、AST、ESR水平升高,抗Jo-1抗体阳性率显著高于无ILD组。高鹏等[124]对57例DM资料进行回顾性分析,显示DM以女性多见,多以皮损为首发症状,部分合并其他系统损害,少数合并恶性肿瘤、重叠综合征、丙型肝炎病毒感染。肌酶活性早期多升高,病情好转后下降。该组肌电图检出率80%,肌肉活检的检出率100%,皮肤活检的检出率80%。激素治疗的有效率94.74%。提示DM以皮肤损害和肌无力为主要表现,诊断应结合临床资料、肌酶、肌电图、抗Jo-1抗体等,皮肤肌肉活检可以确诊。治疗以激素为主。

(许 臻)

五、干燥综合征

郑国等[125]对36例干燥综合征(SS)病人的腮腺造影进行了回顾性分析,显示末梢导管呈点状、球状扩张及腔洞样扩张。主导管可无异常改变,病变主导管表现为走行僵硬,管腔多种形式的扩张。分支导管扩张,走行僵硬。病变腮腺于后前位观察表现为平坦、萎缩,部分腺体内可见充盈缺损。30例排空像中无一例完全排空。根据病变腮腺及排空时间的诊断缺乏客观量化。王焱等[126]对26例以发热为首发症状的原发性干燥综合征病人进行分析,并与无发热表现的病人进行对照,显示发热组中合并有全身乏力不适、皮疹、淋巴结肿大、病毒感染或淋巴瘤等表现与对照组相比有显著性差异。龚宝琪等[127]对60例原发干燥综合征病人的外周血及骨髓象进行回顾性分析,提示该病可以合并多种血液学异常,如贫血、白细胞减少、血小板减少等,其中贫血最为常见,占48%。经糖皮质激素治疗后,外周血有不同程度改善。王群等[128]报道11例以远端肾小管酸中毒为主要表现的干燥综合征,提示对原因不明的肾小管酸中毒病人应注意排除本病,需进行相关自身抗体和其他血清学检查,必要时行腮腺造影、唇腺活检、Schirmer实验进一步确诊。苏厚恒等[129]分析106例老年PSS病人腺外表现的临床特点及实验室检查结果,并与120例非老年PSS病人进行比较,提示老年组出现低钾性心律失常、末梢神经炎、低钾性肌麻痹、继发性糖尿病、病理性骨折、三叉神经痛、面神经麻痹者明显多于非老年组,而非侵蚀性关节炎和关节痛者低于非老年组。因此对因腺外表现就诊的老年病人应加以鉴别,以免漏诊或误诊。曹秉振等[130]对8例SS合并神经系统损伤的病人进行临床病理分析,提示SS导致的神经损伤呈多样性,且常先于SS诊断之前出现,因此追述有无眼干、口干症状对诊断有重要价值。血管炎及非血管炎性免疫介导的炎细胞浸润可能是SS神经损伤的重要机制。李菁等[131]收集50例SS和20例对照组的唇腺活检标本,用RT-PCR及免疫组化染色方法处理,进行分析,显示SS病人唇腺中水分子通道蛋白-5(AQP5)在mRNA水平的表达,较对照组明显升高,并与病程呈正相关。SS病人唇腺腺泡腔面AQP5蛋白的表达,较对照组明显降低,并与唇腺淋巴细胞浸润灶评分呈负相关。表明SS病人唇腺AQP5的表达异常,提示在SS发病机制中,

AQP5 的转录、转运过程中某些环节可能发生了改变。任红等[132]对 147 例 SS 肾脏损害病人进行常规免疫学、肾小管功能及部分肾活检检查，提示 SS 肾损害常见，以肾小管性酸中毒和肾小球肾炎为主要表现，必要的激素、免疫抑制剂治疗可明显改善肾功能。

（许　臻）

六、贝赫切特综合征

汪运山等[133]针对贝赫切特综合征(BD)易感基因 HLA- B51 的检测设计了基因分型芯片。采用夹心杂交技术建立的 HLA- B51 基因分型芯片仅用 1 对引物，1 次 PCR 扩增、1 次杂交就能区分每人的 9 个等位基因亚型，且可对多个样品进行测定。赵虹等[134]收集 9 例以神经系统损害为主要表现的 BD 病人资料并进行分析，提示多数病人有 BD 主征，单独以神经症状首发者易误诊，需结合皮肤试验等确诊。杨宝钟等[135]报道了 6 例血管型 BD，其中 2 例保守治疗，4 例采用外科治疗，术后恢复良好，出院后小剂量口服糖皮质激素，随访未见复发。林红英等[136]报道了 4 例肺 BD 病人，其中 3 例男性均表现为咯血，其余有咳嗽、咯痰、气短、发热等不同表现，2 例有肺动脉瘤的证据。经皮质激素治疗后好转。刘成霞等[137]报道了 9 例胃肠型贝赫切特综合征，均表现为突出的消化道症状。首发症状为腹痛者 8 例，有腹泻、胸骨后烧灼痛、脓血便等不同表现。有 8 例被误诊，其中误诊为阑尾炎者 4 例，误诊为溃疡性结肠炎者 4 例。9 例确诊后均给予激素治疗，其中 4 例联用免疫抑制剂，均好转后出院。谢春明等[138]报道了 7 例 BD 的造影表现及介入治疗。显示 BD 引起的大静脉阻塞是一种少见的损害，主要表现为上下腔静脉系统的狭窄、阻塞及继发性血栓形成，经溶拴、激素治疗，结合血管成形及内支架置入，可获得满意的疗效。李文政等[139]* 对 38 例 BD 病人的临床资料进行回顾性分析，提示反复口腔溃疡、针刺反应是 BD 的主要诊断依据，ANCA 检查可能会提高 BD 的临床诊断水平。

（许　臻）

七、其他

徐晓龚等[140]发现 SLE、RA、AS、未分化脊柱关节病(uSpA)的血浆同型半胱氨酸水平较正常对照组升高，且与维生素 B_{12}、叶酸相关，与亚甲基四氢叶酸还原酶(MTHFR)基因 677 位的 TT 型相关。郭惠芳等[141]分析了 21 例缓解性血清阴性的对称性滑膜炎伴可凹陷性水肿(RS3PE)的临床特点后认为，该综合征是异质性综合征，与风湿性、肿瘤性、感染性疾病密切相关，小剂量泼尼松和慢作用药物治疗有效。沈友轩等[142]通过临床观察发现，白芍总苷对未分化结缔组织病病人的血 IgG、IgA 有降低作用。

（戴生明　韩星海）

赵凯等[143]采用免疫组化方法检测 7 例硬皮病小鼠模型的皮损中 TGF-β_1 蛋白及Ⅰ，Ⅲ型胶原蛋白含量，TGF-β_1 及Ⅰ，Ⅲ型胶原在硬皮病小鼠的含量高于对照组，Ⅰ型胶原的含量与 TGF-β_1 的含量呈正相关，表明在硬皮病小鼠中有较多的 TGF-β_1，且硬化皮肤中的 TGF-β_1 与Ⅰ型胶原的含量有显著相关性，提示其在小鼠皮肤硬化过程中起一定作用，可能与硬皮病的病理纤维化有关。潘解萍[144]报道了 1 例系统性硬化病(SSc)伴克罗恩病。病人因 SSc 的典型表现收治，经皮质激素、*D*-青霉胺等治疗 3 d，原发症状减轻后出现暗红色血便，结肠镜确诊克罗恩病，并显示不是 SSc 的本身病变，经对症治疗好转。巫斌等[145]报道了对 3 例难治性成人 Still 病病人进行大剂量环磷酰胺(CTX)治疗。总量 3.6～6g，分 3～4 周给药。病人各临床指标均缓解，且无严重不良反应，提示大剂量 CTX 治疗安全可行，但如何选择病例及能否使病情长期缓解有待进一步观察。连帆等[146]采用诊断试验的方法，观察血清铁蛋白的诊断价值。分析 124 例横断面资料，其中 38 例为成人 Still 病。显示，成人 Still 病组血清铁蛋白水平显著高于非成人 Still 病组，对该病诊断有重要意义。血清铁蛋白值为 1 250μ g/L 能最大程度兼顾敏感性和特异性，结合 Yamaguchi 诊断标准，联合特异性达 99.2%，可显著提高诊断准确性。故认为对不明发热病人，检测血清铁蛋白对诊断成人 Still 病有重要的意义。陈绍斌等[147]分析了 15 例成人 Still 病病人，相关临床参数有发热、皮疹、关节和肌肉症状、咽痛、肝脾淋巴结肿大，部分伴有胸闷、心悸、腹痛、头痛等并发症，实验室检查有白细胞增高，血沉快，CRP 增高，铁蛋白增高(程度与病情活动一致)，贫血，肝损害，自身抗体 RF、ANA、抗 O 增高，血小板、球蛋白增高等。谢希等[148]报道了 11 例成人 Still 病，相关临床参数为发热、皮疹、关节痛、淋巴结肿大、肌痛、咽痛、脾大，实验室检查有白细胞升高，轻中度贫血，血小板升高，肝功损害，球蛋白升高，血沉、CRP、铁蛋白升高，骨髓增生稍低，中毒颗粒及补体升高少见。应用糖皮质激素及加用 MTX 治疗效果好，部分关节病变进行性发展的病人给予甲氨蝶呤＋羟氯喹＋柳氮磺吡啶＋泼尼松或甲氨蝶呤＋来氟米特＋环磷酰胺联合治疗后缓解。郎勇等[149]报道了 1 例银屑病伴局限性硬皮病的女性病人，有 30 年的寻常型银屑病史，出现左下肢内、外侧皮肤呈带状硬化，病理活检提示银屑病伴局限性硬皮病，且存在两病相伴复发或加重的特征，提示二者在发病机制上有某些共同点。贾曲梅等[150]对 112 例系统性硬皮病病人的 Rodnan 修定皮肤评分、Furst 内脏评分、首发症状、加重因素、病程、免疫学指标进行回顾性分析，结果为 83 例(74.1%)以雷诺现象为首发症状，加重因素为感染，弥漫性脏器损害发生率明显高于局限型，且更易发生肾损害。弥漫型 Rodnan 修定皮肤评分、Furst 内脏评分均较高与局限性相比差异显著。提示系统性硬皮病最常见的首发症状是雷诺现象，其最常见加重因素为感染。弥漫型硬皮病皮肤及内脏评分均较高，且二者呈正相关，提示广泛皮肤损害的病人常有较重的内脏损害。杨西群等[151]采用放免法测定 28 例 SSc 病人和 20 名健康人的血浆 ADM(肾上腺髓质素)和 ET-1(内皮素)水平，显示病人 ADM 及 ET-1 均显著升高，且伴肺动脉高压者显著高于不伴肺动脉高压者，血浆二者水平呈正相关，提示二者与 SSc 关系密切，可能在 SSc 发病和防治中有重要的生理及病理学意义。

(许　臻)

参 考 文 献

1 吴振彪，等.第四军医大学学报，2004，25(23)：2190
2* 安　媛，等.中华医学杂志，2005，85(18)：1261
3 陈仁涉，等.中华免疫学杂志，2005，21(7)：497
4 周　强，等.中华风湿病学杂志，2004，8(11)：654
5 苏　茵，等.中华风湿病学杂志，2005，9(3)：154
6 张　炯，等.中华风湿病学杂志，2005，9(2)：77
7 冯国璋，等.中华风湿病学杂志，2005，9(9)：513
8 李　霞，等.中华医学杂志，2005，85(24)：1679
9 杨娉婷，等.中华风湿病学杂志，2005，9(7)：401
10 周　强，等.中华医学杂志，2005，85(6)：370
11 冷建杭，等.浙江医学，2005，27(2)：90
12 陈　捷，等.中华风湿病学杂志，2004，8(11)：674
13 贾　园，等.中华风湿病学杂志，2004，8(10)：596
14 鲍春德，等.中华风湿病学杂志，2005，9(5)：277
15 郭　韵，等.中华风湿病学杂志，2004，8(11)：677
16 吴华香，等.中华医学杂志，2005，85(8)：534
17 孙铁铮，等.中华风湿病学杂志，2005，9(3)：133
18 李　芳，等.中华风湿病学杂志，2005，9(9)：554
19 吴振彪，等.中华风湿病学杂志，2005，9(9)：537
20 沈　敏，等.中华内科杂志，2004，43(12)：928
21 许少华，等.中华风湿病学杂志，2005，9(9)：522
22 曾润铭，等.中华风湿病学杂志，2005，9(3)：149
23 曾润铭，等.中华风湿病学杂志，2005，9(9)：530
24 陈光星，等.中华风湿病学杂志，2005，9(5)：284
25 涂胜豪，等.中华风湿病学杂志，2005，9(9)：518
26 周　静，等.中国中西医结合杂志，2005，25(8)：723
27 刘　锋，等.吉林医学，2005，26(4)：356
28 许卫华，等.中华风湿病学杂志，2004，8(12)：740
29 赵洪普，等.中华风湿病学杂志，2004，8(12)：719
30 陈冬志，等.中国中西医结合杂志，2005，25(8)：727
31 刘　艳，等.中华风湿病学杂志，2005，9(2)：92
32 曹　金，等.中华风湿病学杂志，2005，9(5)：294
33 杨雅琼，等.天津医药，2005，33(7)：422
34 宋淑菊，等.中华风湿病学杂志，2005，9(2)：81
35 穆　荣，等.中华风湿病学杂志，2005，9(5)：303
36 蔡　青，等.中华医学杂志，2005，85(14)：992
37 刘　斌，等.中华内科杂志，2005，44(8)：566
38 杨春花，等.中华风湿病学杂志，2004，8(10)：577
39 王晓非，等.中国医科大学学报，2005，34(1)：57
40 赵　伟，等.中华风湿病学杂志，2005，9(6)：329
41 刘　斌，等.中华风湿病学杂志，2004，8(12)：747
42 李天旺，等.中国超声医学杂志，2005，21(4)：310
43 韩星海，等.中华风湿病学杂志，2005，9(1)：8
44 高梁斌，等.中山大学学报(医学科学版)，2005，26(5)：559
45 张莉芸，等.中华风湿病学杂志，2005，9(3)：166
46 苏　湛，等.中华风湿病学杂志，2005，9(5)：265
47 蓝　艳，等.中华皮肤科杂志，2005，38(1)：11
48 周广宇，等.中华风湿病学杂志，2005，9(8)：458
49 黄丽群，等.中华皮肤科杂志，2004，37(12)：724
50 姜　波，等.江苏医药，2005，31(4)：265
51 许绍斌，等.中华皮肤科杂志，2005，38(1)：3
52 汤建平，等.中华内科杂志，2005，44(2)：106
53 徐晓龚，等.中华风湿病学杂志，2005，9(2)：94
54 姚　煦，等.中华医学遗传学杂志，2005，22(3)：320
55 姚　煦，等.中华风湿病学杂志，2005，9(7)：385
56 吴　玮，等.中华皮肤科杂志，2005，38(1)：26
57 叶冬青，等.中华流行病学杂志，2004，25(11)：949
58 施小明，等.中华医学杂志，2003，83(17)：1533
59 叶冬青，等.临床内科杂志，2004，21(12)：819
60 汤建平，等.中华风湿病学杂志，2004，8(12)：707
61 冯学兵，等.中华医学遗传学杂志，2005，21(5)：430
62 徐安平，等.第一军医大学学报，2004，24(10)：1107
63 叶冬青，等.中华皮肤科杂志，2004，37(1)：18
64 徐　亮，等.中华风湿病学杂志，2004，8(12)：727
65 李智铭，等.中华皮肤科科杂志，2004，37(12)：687
66 王红兵，等.中国皮肤性病学杂志，2005，19(7)：395
67 梁　科，等.中华风湿病学杂志，2004，8(11)：672
68 游　弋，等.第三军医大学学报，2005，27(7)：649
69 游　弋，等.中华风湿病学杂志，2005，9(8)：449
70* 杨佳荟，等.中华风湿病学杂志，2004，8(1)：669
71 陈　朗，等.中华皮肤科杂志，2005，38(6)：374
72 徐娟，等.中国免疫学杂志，2OO4，20(12)：862
73 李富荣，等.中华风湿病学杂志，2005，9(9)：541
74 齐　晖，等.中国免疫学杂志，2005，21(7)：546
75 马　莉，等.中华检验医学杂志，2005，28(2)181
76 周渭珩，等.中华皮肤科杂志，2005，38(1)：17

77 史建强,等.中华风湿病学杂志,2005,9(9):549
78 刘中娟,等.中华检验医学杂志,2005,28(1):46
79 刘海娜,等.中华风湿病学杂志,2005,9(3):142
80 李遇梅,等.临床皮肤科杂志,2005,34(6):343
81 姚 煦,等.中华皮肤科杂志,2005,38(1):20
82 姚 煦,等.临床皮肤科杂志,2005,34(2):69
83 姚 煦,等.中华风湿病学杂志,2005,9(1):4
84 沈小雁,等.中华皮肤科杂志,2004,37(10):572
85 李遇梅,等.中华风湿病学杂志,2004,8(12):737
86 张奉春,等.中华医学杂志,2005,85(14):955
87 齐 晖,等.中华风湿病学杂志,2004,8(12):737
88 梁 东,等.中华检验医学杂志,2004,27(6):352
89 刘华锋,等.中华风湿病学杂志,2005,9(4):202
90 张涤华,等.中华风湿病学杂志,2005,9(6):334
91 柴华旗,等.江苏医药,2005,31(4):298
92 郑舜华,等.中华风湿病学杂志,2004,8(12):716
93 陈志平,等.中华皮肤科杂志,2005,38(1):8
94 杨佳芸,等.中华医学杂志,2005,85(5):318
95 苏 茵,等.中华风湿病学杂志,2005,9(1):16
96 苏 茵,等.中华风湿病学杂志,2004,8(10):607
97 陈海英,等.中华风湿病学杂志,2005,9(4):229
98 许 珂,等.中华风湿病学杂志,2005,9(2):72
99 余 莲,等.中华风湿病学杂志,2005,9(4):242
100* 张永青,等.中华流行病学杂志,2005,26(2):128
101 刘 阳,等.中华检验医学杂志,2004,27(12):833
102 赵雪梅,等.中国临床医学影像杂志,2005,16(5):241
103 扶 琼,等.中华风湿病学杂志,2005,9(1):24
104 刘爱华,等.中华老年医学杂志,2005,24(7):492
105 李志军,等.中华老年医学杂志,2004,23(12):852
106 华冰珠,等.江苏医药,2005,31(4):296
107 吴 杰,等.中华皮肤科杂志,2005,38(1):14
108 董光富,等.中华风湿病学杂志,2004,8(10):604
109 张传仓,等.中华风湿病学杂志,2005,9(1):28
110 李晓林,等.临床血液学杂志,2004,17(6):329
111 沈凌汛,等.中华风湿病学杂志,2005,9(1):20
112* 董光富,等.中华医院感染学杂志,2004,14(7):755
113 黄远航,等.中华医院感染学杂志,2005,15(5):510
114 潘解萍,等.中华风湿病学杂志,2004,8(12):743
115 潘解萍.中华风湿病学杂志,2005,9(2):100
116 杨程德,等.中华风湿病学杂志,2005,9(8):476
117 安 媛,等.中华风湿病学杂志,2005,9(5):299
118 张清安,等.中国实用内科杂志,2005,25(4):354
119 连 莉,等.临床内科杂志,2005,22(1):16
120 刘继峰,等.中华风湿病学杂志,2005,9(7):397
121 刘 芳,等.中国神经免疫学和神经病学杂志,2005,12(1):54
122 刘 明,等.中国神经免疫学和神经病学杂志,2005,12(3):143
123 周亚欧,等.中华风湿病学杂志,2005,9(5):318
124 高 鹏,等.中风与神经疾病杂志,2005,22(4):359
125 郑 国,等.中国临床医学影像杂志,2005,16(3):128
126 王 焱,等.山东医药,2005,45(8):55
127 龚宝琪,等.广东医学,2005,26(5):667
128 王 群,等.山东医药,2004,44(35):33
129 苏厚恒,等.中华老年医学杂志,2004,23(10):708
130 曹秉振,等.中华神经科杂志,2005,38(7):434
131 李 菁,等.中华风湿病学杂志,2005,9(8):453
132 任 红,等.中华风湿病学杂志,2005,9(6):351
133 汪运山,等.中华检验医学杂志,2005,28(9):938
134 赵 红,等.山西医药杂志,2005,34(1):43
135 杨宝钟,等.中华外科杂志,2005,43(13):875
136 林红英,等.天津医药,2005,33(2):119
137 刘成霞,等.新医学,2005,36(3):168
138 谢春明,等.中华风湿病学杂志,2004,8(12):745
139* 李文政,等.中国皮肤性病学杂志,2004,18(10):602
140 徐晓龚,等.中华内科杂志,2005,44(2):111
141 郭惠芳,等.中华老年医学杂志,2005,24(5):345
142 沈友轩,等.中华风湿病学杂志,2005,9(1):39
143 赵 凯,等.中国皮肤性病学杂志,2005,19(2):71
144 潘解萍.中华风湿病学杂志,2005,9(7):445
145 巫 斌,等.福建医药杂志,2005,27(1):3
146 连 帆,等.中华风湿病学杂志,2005,9(6):338
147 陈绍斌,等.青海医药杂志,2005,35(7):35
148 谢 希,等.临床内科杂志,2004,21(10):720
149 郎 勇,等.中国皮肤性病学杂志,2004,18(12):745
150 贾曲梅,等.中国皮肤性病学杂志,2004,18(12):726
151 杨西群,等.临床皮肤科杂志,2005,34(9):580

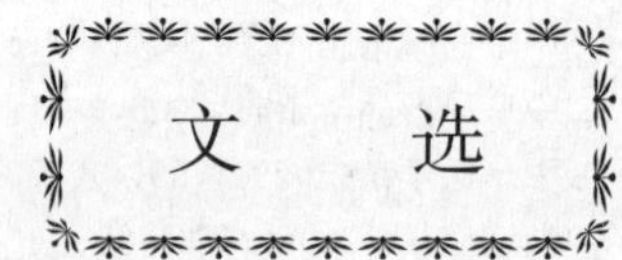

早期类风湿关节炎病人和正常人血清蛋白质组学分析比较[中华医学杂志,2005,85(18):1261] 北大二院安媛等为了寻找RA早期诊断、发病机制的新线索,应用以双向电泳和生物质谱技术为核心的蛋白质组学比较了早期RA病人血清蛋白质与正常人的差异。结果发现RA病人中存在多个表达异常蛋白质点,经质谱鉴定,RA血清中髓系相关蛋白(MRP)14阳性比例为10/10,正常对照均阴性;RA中MRP8阳性比例为10/10,正常对照为5/10;RA中泛素阳性比例为9/10,正常对照为1/10。RA中载脂蛋白A-I、血清淀粉样蛋白A1和A2、转甲状腺蛋白含量高于正常人。因此,作者推测MRP14/MRP8、SAA1/SAA2和泛素可能在RA致病过程中发挥作用。

(戴生明)

述评 基于基因芯片的基因组学,以及基于双向电泳和生物质谱技术的蛋白质组学，在探索疾病的病理生理机制方面起着事半功倍的作用，尤其是有可能发现在疾病的发病机制中起重要作用的新基因或新蛋白。在用基因芯片或双向电泳比较病人标本和正常机体标本时，往往可以得到几十个或几百个表达水平增高或降低的基因或蛋白，但它们在疾病的发生/发展中不一定都有意义。国内有许多研究仅停留在这个层面，其科学意义并不大。如何从这些繁多的基因或蛋白中筛选出哪些是属于继发性或伴随性改变，哪些与疾病发生有关，进而研究其病理意义，将有可能取得冲击世界前沿的成果。如本研究发现 MRP14、MRP10、泛素、载脂蛋白A-I、血清淀粉样蛋白 A1 和 A2、转甲状腺蛋白等在早期 RA 血清中增加，如果能进一步阐明它们的变化在 RA 的发生发展是否有意义，是促进还是抑制 RA 进展，以及作用机制如何，将大大促进人们对 RA 发病机制的认识，甚至有可能为研发治疗 RA 的药物提供新思路。

（戴生明　韩星海）

系统性红斑狼疮病人外周血 $CD8^+CD28^-$ 细胞群的检测及意义［中华风湿病学杂志，2004，8(11)：669］　二军大长海医院杨佳荟等采用二色流式细胞术检测活动期 SLE 病人 25 例，稳定期 26 例及正常人 30 名的外周血 $CD8^+CD28^-$ 细胞群的比例，分析了 SLE 病人外周血 $CD8^+CD28^-$ 细胞群比例与疾病活动程度和临床表现的关系。结果发现，SLE 活动期外周血 $CD8^+CD28^-$ 细胞群的比例较正常人略有升高，而稳定期较正常人显著升高；同一活动期 SLE 病人经过治疗病情缓解后较活动期升高，复发病人明显高于初发病例和正常人。血清免疫球蛋白 IgG、IgA 和 IgM 含量正常的病人外周血 $CD8^+CD28^-$ 细胞群的比例明显高于正常人。综上提示，SLE 病人外周血 $CD8^+CD28^-$ 细胞群比例的异常与 SLE 病程和临床表现相关，可能参与 SLE 的致病机制。

（管剑龙）

述评　在一些自身免疫性疾病中存在一群功能独特的 $CD8^+$ 细胞，该群细胞并不表达 CD28 分子，即被称为 $CD8^+CD28^-$ 细胞，却具有调节性 T 细胞的功能。本研究通过检测 SLE 病人外周血 $CD8^+CD28^-$ 细胞的比例，并结合其临床发现，SLE 活动期 $CD8^+CD28^-$ 细胞群的比例较正常人有上升趋势，稳定期则更为明显；在免疫球蛋白含量正常的病人中，$CD8^+CD28^-$ 细胞的比例亦较正常人明显升高。以上试验表明，SLE 病人体内存在数量异常增高的 $CD8^+CD28^-$ 细胞，该类细胞功能值得进一步研究。

（管剑龙　韩星海）

1 433 例系统性红斑狼疮病人治疗转归的预后因素分析［中华流行病学杂志，2005，26(2)：128］　安徽医科大学公共卫生学院张永青等采用描述性预后研究，分析了 1 433 例 SLE 病人的临床特征、实验室检查与预后。单因素分析显示，发热、心动过速、呼吸加快、收缩压和舒张压升高、抗核抗体、抗 dsDNA 抗体、补体 C3 降低和 CRP 阳性、SLE 复发、起病急、胸膜炎、神经系统异常和并发器质性脑综合征与 SLE 预后在统计学上差异有显著性。多因素 Logistic 回归分析，与 SLE 病人的治疗结局有关的指标包括心动过速、舒张压升高、补体 C3 降低、抗 dsDNA 抗体、SLE 复发、并发器质性脑综合征，其 *OR* 值分别为 2.28、2.34、2.42、2.47、1.98 和 5.56。本研究提示，SLE 病人的临床表现及实验室检查结果变化多端，对 SLE 预后的判断需综合考虑。

（管剑龙）

述评　影响 SLE 预后的有关指标尚不明确。本研究单因素分析显示 SLE 病人的起病急、复发与否、某些并发症等因素也会对 SLE 的治疗结局产生影响，进一步多因素分析，心动过速、舒张压升高和器质性脑综合征为预后不良的指标，其治疗结局多不理想。SLE 发病的重要基础就是自身免疫紊乱，病人机体内产生多种自身抗体，本实验分析显示，仅抗 dsDNA 抗体与其治疗结局有明显关联。

（管剑龙　韩星海）

系统性红斑狼疮并发感染的流行病学研究［中华医院感染学杂志，2004，14(7)：755］　广东省人民医院董光富等采用前瞻性队列研究随访门诊及住院 SLE 病人。结果显示，371 例 SLE 病人随访观察 1 年，211 例病人(56.8%)发生 341 次感染，其中医院感染 105 次，99 例病人感染≥2 次，79 例病人(37.4%)发生混合感染；其中细菌感染 191 次(56.0%)，难治性条件致病菌明显增多，病毒感染 102 次(29.9%)，真菌感染 42 次(12.3%)，寄生虫感染 6 次(1.8%)；呼吸道及皮肤黏膜是 SLE 病人最常见感染部位；感染组较非感染组平均住院日、SLEDAI、白细胞/淋巴细胞减少、尿蛋白水平、补体 C3 水平和 1 年病死率差异显著；单因素回归分析显示，SLEDAI＞9、尿蛋白定量＞2.0 g/24 h、MP 冲击累积量＞1.5 g/疗程、CTX 冲击量＞1.5 g/月和平均激素日剂量＞0.5 mg/kg 与 SLE 病人并发感染呈显著相关性；多因素 Logistic 逐步回归分析显示，上述危险因素的后 4 项为 SLE 病人并发感染的独立危险因素。

（管剑龙）

述评　SLE 病人并发感染一直是引起 SLE 病人死亡的首位原因。目前，对 SLE 病人并发感染的流行病学研究结果均很不一致。本研究发现，细菌仍是

SLE病人感染的主要病原体,其中大部分是难治性条件致病菌,如MRSA、克雷伯菌属、产ESBLs大肠埃希菌、铜绿假单胞菌和非典型分支杆菌等。SLE病人多次感染和混合感染常见,治疗中应充分考虑致病菌的耐药性和难治性,在病原体明确之前合理使用抗生素。SLE病人并发感染的易感因素报道不一。本研究显示,SLE病人本身疾病的活动性、激素及免疫抑制剂使用均是SLE感染的危险因素。

(管剑龙　韩星海)

贝赫切特综合征38例临床分析[中国皮肤性病学杂志,2004,18(10):602]　李文政等探讨贝赫切特综合征病人的临床表现、实验室检查和治疗的特点,从而提高贝赫切特综合征的诊断水平,减少贝赫切特综合征的漏诊、误诊。对38例贝赫切特综合征病人进行回顾性分析,结果显示该组病例主要表现为复发性口腔溃疡及外生殖器溃疡、皮肤病变及眼炎。其中以口腔溃疡为首发症状者17例(44.7%),在整个病程中,口腔溃疡的发生率为97.4%。针刺反应阳性率71.1%。行ANCA检查的5例病人,有4例阳性。根据病人病情的轻重分别给予皮质类固醇激素,免疫抑制剂、沙利度胺(反应停)、氨苯砜等,单用或联用。3例完全缓解,其余均部分缓解。结论为反复口腔溃疡、针刺反应阳性是诊断贝赫切特综合征的主要依据,ANCA检查可能会提高贝赫切特综合征的临床诊断水平。

(许　臻)

评述　口腔溃疡、外生殖器溃疡、皮肤病变、眼炎为贝赫切特综合征的常见症状,针刺反应是贝赫切特综合征的特有表现。文献表明大多数贝赫切特综合征临床表现以不完全型为主,加之无特异性的实验室诊断指标,故易造成漏诊、误诊。针刺反应是贝赫切特综合征较为特异的检查方法,是诊断该病的重要指标之一。ANCA指标与该病密切相关,可否作为诊断该病的辅助条件之一有待进一步研究。

(许　臻　徐沪济)

化学、物理因素所致疾病

本年度共收集文献 1 020 篇，其中纳入回顾 420 篇(占 41.2%)，列入文选 12 篇(占 1.2%)。

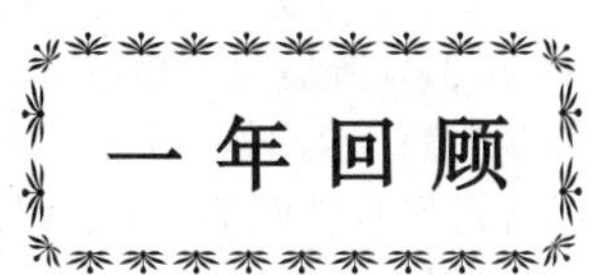

一、金属中毒

(一)铅中毒

张天彪等[1]观察了慢性染铅对小鼠子代血铅、脑铅含量及海马超微结构的变化，发现随着铅暴露水平的增加，小鼠子代血铅、脑铅含量增加，海马超微结构发生神经元空泡变性→胶质细胞固缩、粗面内质网扩张→髓鞘板层脱离、脱髓鞘等变化，表明铅可由母体传递给子代。陈玲玲等[2]采用含 546 mg Pb^{2+}/L 醋酸铅溶液染毒大鼠，随后给予低、中、高剂量水苏糖，20 d 后测定血铅浓度，发现低、中、高剂量水苏糖均有排铅作用。徐健等[3]将大鼠海马神经元体外培养，3 d 后加入不同浓度氯化铅，发现 1×10^{-8} mol/L Pb^{2+} 暴露即能抑制海马细胞腺苷酸环化酶活性(cAMP)，浓度越高，cAMP 降低越明显，鉴于 cAMP 途径是神经元重要的信号传递通路，故认为 cAMP 水平下降可能是铅影响学习记忆的机制之一。金春华等[4]调查了 4 385 例 1 月～18 岁儿童血铅情况，发现男童铅中毒检出率大于女童，儿童铅水平和铅中毒检出率随年龄增长而增加，但铅中毒程度与年龄呈负相关。夏秋季血铅水平高于冬春季。卢建中等[5]观察了排铅咀嚼片对血铅含量>100 μg/L 以上儿童排铅功效，发现服药后第 20、30 d 尿铅排出明显增加，且对服药者健康无损害。薛承斌等[6]给铅中毒大鼠用牛磺酸 400 mg/kg 灌胃，1 次/d 共 30 d，发现铅中毒大鼠红细胞免疫功能有明显损伤，应用牛磺酸后红细胞免疫功能明显好转。文涛等[7]发现，铅中毒小鼠跳台学习成绩显著低于对照组，而具有把短时程作用的细胞外信号和细胞功能的长时程改变耦联起来效应的 c-jun mRNA 水平明显降低，说明 c-jun 基因表达水平的下降可能是铅致小鼠学习记忆功能损害的分子机制之一。路小婷等[8]应用基准剂量法对 135 名铅作业工人及 143 名非铅接触者进行 WHO 神经行为核心测试组合测试后认为情感状态问卷可作为评价铅接触引起神经行为功能损害的敏感指标。铅接触不引起神经行为功能损害的血铅接触限值为 1.17 μmol/L。王强等[9]发现，生长发育期铅接触可使血脑屏障通透性增加，脑毛细血管内皮细胞紧密连接蛋白闭锁蛋白(occludin)的表达降低可能是血脑屏障通透性改变的主要分子机制之一，补铁可保护由慢性铅接触所造成的血脑屏障紧密连接的损伤。杨光照等[10]采用丹参注射液联合依地酸钠钙治疗铅中毒 185 例，发现驱铅效果优于单纯应用依地酸钠钙治疗组，并能缩短疗程。尹洁等[11]观察了孕鼠铅暴露对子代记忆功能及生长因子的影响，发现孕鼠铅暴露对子代学习记忆能力有明显影响，子代神经生长因子 mRNA 表达明显低于对照组，表明子代学习记忆能力与神经生长因子表达的改变有关。赵聚琪等[12]报道了长期染发导致中枢神经系统铅中毒 5 例及其 MRI 变化，均为亚急性起病，主要表现为反应迟钝、记忆力下降，头颅 MRI 表现为双侧基底节区对称性等 T1 长 T1、等 T2 长 T2 异常信号灶，经驱铅治疗后症状及 MRI 异常表现均消失。任铁石等[13]* 分析了 98 例铅中毒误诊原因，建议临床医生应加强讯问职业史，对有腹痛、食欲减退、乏力、贫血、周围神经病等症状者要想到铅中毒可能，作血、尿铅测定。赖纯米等[14]报道了职业性铅中毒致肝损伤 5 例，均为同一炼铁厂工人，无饮酒及肝炎病史，故对铅中毒者应及时检测肝功能。顾彩兰等[15]报道榴霰弹引起铅中毒 1 例，病人因枪走火致 63 粒榴霰弹打入体内，1 个月后出现腹痛、食欲差、失眠等症状，后诊断为铅中毒，此种情况应引起临床医生重视。

(二)汞中毒

胡晓磐等[16]发现，汞中毒后小鼠淋巴细胞 DNA 有明显损伤，给予不同剂量亚硒酸钠可以拮抗 DNA 损伤，这一拮抗作用与汞染毒剂量及染毒顺序有关。徐兆发等[17]发现，急性汞中毒后大鼠肝脏、肾皮质和尿汞含量增加，且随染汞剂量增加而增加，反映肾脏氧化损伤的指标如还原型谷胱甘肽(GSH)、丙二醛亦增加,2-氨基 4-(S-丁基磺酰亚胺)丁酸预处理可增强汞致肾脏氧化损伤作用,GSH、维生素 C、二巯丙磺钠预处理对汞致肾脏氧化损伤具有一定拮抗作用。于佳明等[18]发现,急性汞中毒时肾脏肾小管上皮细胞凋亡增加,GSH 可以抵抗汞所致的肾细胞凋亡,机制是凋亡相关基因 blc-2 蛋白表达上调,Bax 蛋白表达下调。曹秉振等[19]给大鼠服用甲基汞(MMC)造成亚急性汞中毒,在不同时间点观察小脑病理变化,发现小脑变性的病理机制为细胞凋亡,其变化符合人类汞中毒表现。他们[20]还给大鼠服用甲基汞(MMC)造成亚急性汞中毒后,在不同时间点观察周围神经损伤的病理变化,发现与小脑变化不同,周围神经可出现选择性感觉神经损伤,A 型神经元的变性为神经元毒性所致,而 B 神经元的则符合逆行性变性过程。杨义晨等[21]发现,大鼠暴露于浓度为 0.05 mg/(kg · d)60 min 和 0.5 mg/(kg · d) 20 min MMC 即能显著诱导大鼠脑 c-fos mRNA表达,c-fos 表达增加将诱发“自杀性”蛋白合成及诱导对细胞存活至关重要的胞内看家基因的丢失,诱导神经元凋亡。宋晓密等[22]报道了慢性汞中毒致周围神经系统损害 1 例,病人有长期使用焗油膏史(1 次/月,共 5 年),主要表现为双下肢麻木、无力、套样痛觉减退,查尿汞增高确诊为汞中毒,经用驱汞、营养神经等治疗好转。

(三)镉中毒

金龙金等[23]给大鼠腹腔注射不同浓度氯化镉 1 次/d,共 5 d,于第 6 天检测睾丸生精细胞 DNA 损伤率,发现随浓度增加,DNA 损伤率逐步增加,与对照组比较相差显著,抗凋亡基因 Blc-2 活性降低,凋亡基因 bax 活性在氯化镉浓度 5 μmol/kg 组增强,睾丸生精细胞超微结构发生病理性改变。黄悦等[24]给小鼠皮下注射氯化镉造成慢性镉中毒,发现镉可引起小鼠附睾管上皮细胞形态损害、促进细胞凋亡、而维生素 E 对上述损害均有明显的保护作用。曹萌等[25]发现,急、慢性镉暴露小鼠脾脏自然杀伤细胞(NK)活性下降,且呈明显的剂量-时间-反应关系,富硒乳酸菌能调节和改善 NK 细胞活性,对镉造成的机体损伤有保护作用。杨杏芬等[26]介绍了应用流式细胞术测定外周血微核网织红细胞率的方法,发现该方法可以替代传统显微镜检查骨髓微核网织红细胞率法,由于采用外周血,故比较方便,同时发现氯化镉未有明显的诱导小鼠外周血微核网织红细胞形成的作用。雷毅雄等[27]发现,镉应答癌基因蛋白(TEF-1δ)的超额表达可调高细胞原癌基因 c-fos 和细胞周期调控基因细胞周期素 D1 的表达,而 c-fos 和细胞周期素 D1 均与细胞恶性转化有关,被认为这可能是 TEF-1δ 的分子致癌机制。雷立健等[28]研究了镉对大鼠胰脏的毒作用,发现镉可以在胰脏组织蓄积,引起组织中必需元素锌水平的改变,导致基因和蛋白表达的改变,进一步引起胰脏内、外分泌功能的的改变,如胰岛素水平下降、胰淀粉酶基因表达增加。王雨等[29]腹腔注射氯化镉造成大鼠急性镉中毒,发现肝功能明显损害,中毒前 2 h 腹腔注射 *N*-乙酰半胱氨酸和亚硒酸钠对肝损伤有保护作用,机制为改变体内 GSH 含量或 GSH-Px 活性。

(四)镍中毒

王学习等[30]采用雌性大鼠腹腔注射不同剂量硫酸镍 1 次/d,共 21 d,发现染毒动物血清孕酮、雌二醇水平下降;碱性磷酸酶活性升高。骨钙、骨磷和骨密度下降,说明硫酸镍可导致骨质量异常、骨代谢紊乱,其机制是硫酸镍直接损伤和其造成的卵巢功能损害。他们[31]还采用腹腔注射不同剂量硫酸镍 1 次/d,共 21 d,发现染毒动物肝内 Ca^{2+}、Ni^{2+}、Na^{+}、H^{+} 增加,Mg^{2+} 和线粒体含量下降,从而导致肝细胞损伤。吴根容等[32]* 发现,结晶型硫化镍在诱发人支气管上皮细胞恶变过程中,存在明显的蛋白质翻译启动因子 TIF3 异常表达,且其表达水平与细胞的恶变程度密切相关,被认为是结晶型硫化镍诱发人细胞肿瘤的重要分子致癌机制。刘小军等[33]将大鼠大脑皮质神经元体外培养,在培养液中加入不同浓度硫酸镍,发现低剂量(0.100 μmol/L)硫酸镍可诱导细胞凋亡,随剂量增加,细胞活力明显下降,甚至死亡,表明镍可抑制神经元的生长和存活。

(五)锰中毒

张淑华等[34]采用体外实验的方法研究了不同剂量二价锰对不同月龄大鼠线粒体膜电位的影响,发现随锰染毒剂量及月龄的增加,膜电位值逐渐降低,提示锰中毒所致的帕金森病样症状的病理机制可能与线粒体结构与功能有关。吴萍等[35]采用染毒人神经母细胞瘤细胞的方法探讨锰中毒机制,发现染毒组抗氧化酶活力和抗氧化剂含量降低,并与染锰浓度呈正相关,认为锰中毒机制是锰使细胞处于氧化应激状态和细胞损伤。余青云等[36]分析了 7 例慢性锰中毒病人肌电图表现,均为电焊工,肌电图提示节律性群发放电,周围神经感觉、运动传导速度减慢。

(六)其他金属中毒

胡浩等[37]采用饮用含铝水的方法使小鼠亚慢性染铝,发现小鼠脑海马部位神经细胞损伤,表现为自主活动行为减少、抓力降低、囤积食物行为增强,而平衡协调能力未见影响。刘涛等[38]用大鼠作为模型动物观察了纳米水镁石纤维的细胞毒性与致纤维化作用,发现纳米水镁石纤维具有明显的细胞毒性,其作用强于普通水镁石纤维,弱于石英粉尘;致纤维化作用与普通水镁石纤维无明显差异，但明显弱于石英粉尘。巩菊芳等[39]发现，稀土元素铈对大鼠具有较强的毒害作用，表现为肝浊肿胀，肺部出现肉芽肿，但存在性别差异，并使肝、肾抗氧化能力降低。郭丰等[40]报道有机锡中毒76例，其中72例经呼吸道吸入中毒，4例伴皮肤接触，4例单纯皮肤接触，主要表现为神经系统症状及肝损害，治疗主要以对症为主，重症者应用糖皮质激素。朱启上等[41]报道急性铊中毒4例，主要表现为消化道症状、下肢肌肉剧痛、束状脱发，其中束状脱发为特异性症状，若有上述表现，警惕铊中毒可能，宜检测尿铊。Chebrolu等[42]报道急性锂中毒病人1例，经长期常规血液透析出现低磷酸盐血症，经在常规透析液中加入含磷溶液后血磷恢复正常，提示对急性锂中毒行透析时宜用含磷透析液以防出现低磷酸盐血症。

(康舟军　霍正禄)

参 考 文 献

1 张天彪，等. 中国医科大学学报，2005，34(3)：195
2 陈玲玲，等. 工业卫生与职业病，2005，31(5)：310
3 徐　健，等. 中国公共卫生，2005，21(3)：277
4 金春华，等. 北京医学，2005，27(3)：155
5 卢建中，等. 中国中西医结合杂志，2005，25(2)：105
6 薛承斌，等. 中国职业医学，2005，32(1)：29
7 文　涛，等. 中国公共卫生，2005，21(2)：183
8 路小婷，等. 中国职业医学，2005，32(1)：31
9 王　强，等. 第四军医大学学报，2005，26(10)：934
10 杨光照，等. 中国职业医学，2005，32(3)：48
11 尹　洁，等. 中国公共卫生，2004，20(10)：1176
12 赵聚琪，等. 医学临床研究，2005，22(3)：346
13* 任铁石，等. 中国职业医学，2005，32(1)：44
14 赖纯米，等. 中国工业医学杂志，2005，18(3)：162
15 顾彩兰，等. 中华劳动卫生职业病杂志，2005，23(4)：266
16 胡晓磐，等. 中国职业医学，2005，32(1)：18
17 徐兆发，等. 中国职业医学，2005，32(3)：5
18 于佳明，等. 工业卫生与职业病，2005，31(5)：294
19 曹秉振，等. 第二军医大学学报，2005，26(7)：775
20 曹秉振，等. 第二军医大学学报，2004，25(11)：1190
21 杨义晨，等. 中国公共卫生，2005，21(9)：1074
22 宋晓密，等. 中风与神经疾病杂志，2004，21(6)：559
23 金龙金，等. 中华劳动卫生职业病杂志，2005，23(4)：271
24 黄　悦，等. 中国地方病学杂志，2005，24(4)：386
25 曹　萌，等. 中国公共卫生，2005，21(6)：681
26 杨杏芬，等. 中国公共卫生，2005，21(3)：279
27 雷毅雄，等. 中国公共卫生，2004，20(12)：1416
28 雷立健，等. 中华劳动卫生职业病杂志，2005，23(1)：45
29 王　雨，等. 中国公共卫生，2005，21(4)：411
30 王学习，等. 中国工业医学杂志，2004；17(5)：313
31 王学习，等. 中国公共卫生，2005，21(3)：284
32* 吴根容，等. 中国公共卫生，2004，20(11)：1283
33 刘小军，等. 中华劳动卫生职业病杂志，2005，23(3)：218
34 张淑华，等. 首都医科大学学报，2004，25(4)：422
35 吴　萍，等. 中国公共卫生，2005，21(7)：800
36 余青云，等. 临床神经电生理学杂志，2005，14(2)：105
37 胡　浩，等. 中华劳动卫生职业病杂志，2005，23(2)：132
38 刘　涛，等. 工业卫生与职业病，2005，31(3)：134
39 巩菊芳，等. 工业卫生与职业病，2005，31(2)：76
40 郭　丰，等. 中华急诊医学杂志，2005，14(2)：163
41 朱启上，等. 中国工业医学杂志，2005，18(2)：90
42 Chebrolu S B, *et al*. Chin Med J，2005，118(16)：1405

二、气体及化学品中毒

(一)气体中毒

1. 一氧化碳中毒

阮海林等[1]* 测定了45例急性一氧化碳中毒(ACOP)病人血液C反应蛋白(CRP)、白细胞(WBC)和中性粒细胞(N)的变化。结果发现，病人入院后第1、3天，中、重度中毒组血液CRP、WBC、N水平均显著高于健康对照组($P<0.05$)；重度中毒组第5天CRP、WBC、N水平与健康对照组相比差异显著($P<0.01$)。作者提出，ACOP病人血液CRP、WBC、N水平的升高与中毒的程度及组织损伤的病理过程相一致，可作为ACOP病人诊疗的参考指标。李自力等[2]的研究发现，静脉给予急性重度CO中毒病人地塞米松(0.5 mg/kg，每24 h一次)，可明显降低病人入院后至72 h血清IL-8水平($P<0.01$)。王伯良等[3]的研究发现，大鼠急性CO中毒后大、小脑组织中NO和NOS活性较正常对照组明显增高($P<0.01$)；应用纳洛酮治疗后脑组织中NO和NOS活性较中毒组明显降低($P<0.01$)。作者提出，NO、NOS活性改变可能参与了急性CO中毒脑损伤的病理生理过程，纳洛酮治疗可降低大鼠急性CO中毒脑组织中NO、NOS活性。占宏伟等[4]的研究发现，SPECT脑血流灌注显像早期检测CO中毒脑损伤的阳性率为82%，主要反映大脑皮质、小脑的损害。作者认为，脑血流灌注SPECT显像可以灵敏地反映病情改善情况，并可预测临床症状的类型。田锁臣等[5]报道，急性重度CO中毒Wistar大鼠1、12、24和36 h血中TNF-α、IL-1β和IL-6含量均较正常对照组明显升高(均$P<0.05$)，以12 h组最高；提示机体存在炎症反应过程。王绪华等[6]的研究发现，急性CO中毒病人血清心肌酶谱水平与病情严重程度有一定关系，中度组与对照组比较、重度组与中度组和对照组比较，血清天冬氨酸氨基转氨酶(AST)、肌酸磷酸激酶同工酶(CK-MB)以及乳酸脱氢酶同工酶1

(LDH-1)的差异均有显著性（$P<0.01$），AST、LDH-1以及CK-MB阳性率分别为69.6%、79.4及87.3%，与对照组均差异显著($P<0.01$)。结果提示，血清酶升高幅度可作为急性CO中毒所致心肌损害的敏感指标，也是判断中毒程度、指导治疗以及判断预后的参考指标。王建英等[7]对9名急性重度CO中毒病人进行了红细胞置换疗法，结果发现，6名病人在红细胞置换后立即清醒，3名病人在置换后6 h内清醒，呼吸、血压、脉搏均在置换后恢复正常，在红细胞置换后3～4周脑电图检查全部恢复正常。作者提出，红细胞置换是抢救急性重度CO中毒的有效措施。毛亚琴等[8]对31例急性CO中毒迟发性脑病病人的脑电图(EEG)与头部MRI进行了回顾性分析。结果发现，迟发性脑病的轻度异常EEG表现为以低-中幅α波为主，MRI可见脑白质边界不清楚或脑萎缩；中度异常EEG表现为20～180 μV的θ节律，MRI表现为双侧脑室周围白质和半卵圆中心对称性点状、斑片状病灶，T_1WI低信号、T_2WI高信号；重度异常者EEG表现为广泛性波幅平坦，MRI表现为苍白球变性坏死伴脑白质广泛性脱髓鞘。朱学贤等[9]探讨了烟酸、胞二磷胆碱治疗急性CO中毒后迟发性脑病(DEACMP)疗效分析。结果发现，综合治疗组(在高压氧治疗的基础上加用烟酸和胞二磷胆碱)有效率较单纯高压氧治疗组显著增高(87.5% *vs* 66.7%，$P<0.05$)。作者认为，应用烟酸、胞二磷胆碱、高压氧等综合治疗DEACMP，较单纯应用高压氧疗效好。黄爱莉等[10]回顾分析了12例急性CO中毒病人的周围神经损害。结果发现，急性CO中毒病人周围神经损害多表现为单神经病变。主要表现为受损神经支配区麻木、疼痛、感觉异常、色素减退、水肿，甚至瘫痪，所有病人肌电图检查均提示神经元性损害。梁诗颂等[11]观察了丁咯地尔(赛莱乐)治疗DEACMP病人的疗效，结果发现使用赛莱乐后疗效指数(治疗后认知能筛选实验和功能活力调查积分总和减去治疗前)明显高于治疗前($P<0.01$)。作者提出，早期使用赛莱乐对DEACMP有明显疗效。冯萍等[12]报道了1例CO中毒并发恶性心律失常(室扑，VF)病人。经紧急非同步直流电复律，心电图转为窦性心律，但最后病人因多器官能衰竭，VF反复发作，抢救无效而死亡。作者提出，急性CO中毒应积极高压氧治疗，出现VF应立即予以非同步直流电复律治疗。

2.其他气体中毒

陶宁等[13]研究了接触不同内外暴露水平二硫化碳(CS_2)5年以上的367名工人神经系统的影响。结果发现，高浓度接触组双侧下肢温度觉障碍发生的相对危险度增加(左侧：$OR=5.04$；右侧$OR=3.82$)；低浓度组的运动神经近、远端动作电位波幅降低(近侧：$r_1=-0.83$；远侧：$r_2=-1.38$)，高浓度组较低浓度组的F波最短潜伏期延长($r=1.87$)。吴磊等[14]以浓度0，200，400，800 mg·m^{-3}·d^{-1}的二硫化碳蒸气给小鼠静式吸入染毒5周，用单细胞凝胶电泳实验和流式细胞仪术检测二硫化碳对精子细胞的损伤。结果发现，亚慢性吸入二硫化碳可对小鼠精子细胞DNA产生损伤。陈锋等[15]通过对561例病人的发病时间、临床症状和胸部X线的改变进行综合临床分析后发现，群体性急性光气中毒的临床特点为：接触当时刺激反应轻微，发病前潜伏期较长，肺水肿为迟发性。作者提出了综合判断临床急性光气中毒轻重程度作出六级或六度的危险分层以供临床参考。王玲等[16]研究了高氧液对新西兰大白兔急性光气中毒肺损伤的保护作用，结果发现，高氧液组中毒后3、8 h PaO_2、红细胞SOD活力明显高于阳性对照组($P<0.05$或$P<0.01$)，而高氧液组血浆MDA、肺组织GSSG明显低于阳性对照组($P<0.01$)。作者认为，急性光气中毒时静脉输注高氧液治疗有一定的抗氧化作用，可减轻机体缺氧损伤。欧军荣等[17]检索了1996～2004年间78篇82起关于H_2S中毒的文章，对中毒原因及防治对策进行了分析总结。作者认为，主要中毒原因为缺乏安全教育、违章操作、现场救护不力等，防治措施除了采取一般职业中毒防护措施外，关键是要加强对广大劳动者的职业卫生和安全教育。沈孝兵等[18]分析了46名男性饭店厨师外周血淋巴细胞姊妹染色单体交换(SCE)和微核(MN)的变化。结果发现，接触组工人SCE明显较对照组高($P=0.0001$)，并随接触年限的延长而升高；接触组工人微核检出阳性率和微核细胞率均明显增高($P<0.01$)。刘晓霞等[19]探讨了沥青烟对小鼠肺组织细胞周期的影响和沥青致癌致突变作用的机制。结果发现，随着染毒时间和剂量的增加，小鼠肺组织G1期细胞数下降，S期阻滞，进入G2/M期的细胞减少，细胞增殖指数(*PI*)增加，异倍体指数(*DI*)升高。陈文昌等[20]对冷藏厂氨气管道爆炸引起的10例急性氨气中毒病人的胸部X线表现进行了分析。结果发现，肺纹理增多、粗乱、模糊、延伸至外带，部分呈网格者2例；肺门增大增浓者2例；肺气肿表现者4例；肺水肿表现者3例，肺不张者2例。张遵真等[21]采用MTT法检测受试物对A549细胞的毒性作用，比较汽油燃烧汽车尾气和甲醇燃烧汽车尾气的遗传毒性。结果发现，汽油尾气可以诱导染色体和DNA损伤，具有明显的遗传毒性，甲醇尾气在上述实验中未检测出潜在的遗传毒性。方绍峰等[22]采用顶空-气相色谱法(HS-GC)对2例磷化氢中毒死亡病人血液及肺组织中的磷化氢进行了检测。结果发现，送检样品(死者1的全血、肺组织，死者2的全血)中均检测出磷化氢，

含量分别为0.80、0.78、0.27 μg/g。作者认为，HS-GC方法简单、快速、无干扰，是生物样品中磷化氢测定的理想方法。陈红旗等[23]采用大鼠胚胎脊髓神经元体外培养技术，研究不同浓度的四氯化碳（CCl_4，0.01～100 mg/L）对细胞分化和增殖的影响。结果发现，10～100 mg/L CCl_4组随浓度的增加细胞数和集落数形成率明显下降，细胞内MDA含量增加，蛋白质相对含量降低，并显示出剂量效应关系。作者认为，CCl_4对体外培养的大鼠胚胎脊髓神经元分化和增殖的抑制作用，可能与其诱导蛋白质合成和脂质过氧化有关。李春芳等[24]探讨了三氯化二磷气体吸入致肺部损害的X线表现及变化规律。结果发现，X线表现主要有急性肺水肿、中毒性支气管炎和支气管肺炎、阻塞性肺不张和肺气肿，治疗后随时间发展而逐渐吸收，少数病例形成机化性肺炎和间质纤维化。作者提出，X线能准确反映三氯化磷中毒的病情发展及预后，对指导临床治疗有重要作用。赵建等[25]的研究发现，染毒前20 min和染毒后60 min小鼠腹腔注射盐酸四环素（TET，40 mg/kg）能显著提高全氟异丁烯（PFIB）吸入中毒小鼠的存活率；明显减轻各项肺系数，显著减少支气管肺灌洗液中蛋白含量；TET预防和治疗均可减轻PFIB染毒小鼠肺泡腔内液体渗出，减轻肺间质淤血水肿的程度。刘松等[26]观察了N-乙酰半胱氨酸（NAC）对偏二甲基肼（UDMH）和四氧化二氮（N_2O_4）吸入性肺损伤（ALI）的保护性作用。作者提出，NAC对大剂量UDMH和N_2O_4吸入性ALI有保护治疗作用，其机制可能与其抗氧化和防治脂质过氧化损伤有关。马桂梅等[27]的研究发现，急性氯气中毒病人的肺功能参数均有不同程度的下降，肺活量（VC）、一秒钟用力呼气容积（FEV_1）、用力肺活量（FVC）及用力呼气流量峰值（PEF），最大通气量（MVV）均值均低于未中毒组。姜荣兴等[28]探讨了65例急性氯气中毒病人的X线表现和临床症状的关系。结果发现，胸片表现正常者27.7%；两肺纹理增多、增粗、模糊者53.9%；局限性小片状阴影者13.9%；两肺弥漫性分布大片阴影者6.15%。作者提出，急性氯气中毒的X线表现与临床症状基本相符，是诊断和分级的重要参考手段，但有时存在X线表现较临床症状为轻的情况，二者应相互参照。

（梅　冰）

参 考 文 献

1* 阮海林，等. 中华急诊医学杂志，2005,14(4):286
2 李自力，等. 中国危重病急救医学，2004,16(12):718
3 王伯良，等. 中国急救医学，2004,24(12):889
4 占宏伟，等. 中华劳动卫生职业病杂志，2005,23(3):222
5 田锁臣，等. 中国危重病急救医学，2004,16(12):760
6 王绪华，等. 中华劳动卫生职业病杂志，2004,22(6):469
7 王建英，等. 中国输血杂志，2005,18(3):224
8 毛亚琴，等. 山东医药，2005,45(19):30
9 朱学贤，等. 宁夏医学杂志，2004,26(12):798
10 黄爱莉，等. 中国工业医学杂志，2005,18(2):114
11 梁诗颂，等 广西医学，2004,26(11):1646
12 冯　萍，等 新疆医学，2004,34(6):156
13 陶　宁，等. 华中医学杂志，2005,29(2):108
14 吴　磊，等. 武汉大学学报(医学版)，2005,26(4):481
15 陈　锋，等. 中华急诊医学杂志，2005,14(8):667
16 王　玲，等. 中华劳动卫生职业病杂志，2005,23(1):20
17 欧军荣，等. 广西医学，2005,27(7):1095
18 沈孝兵，等. 中国职业医学，2005,32(2):18
19 刘晓霞，等. 中国公共卫生，2005,21(3):324
20 陈文昌，等. 实用放射学杂志，2005,21(2):209
21 张遵真，等. 四川大学学报(医学版)，2005,36(2):249
22 方绍峰，等. 中华劳动卫生职业病杂志，2005,23(2):82
23 陈红旗，等. 中国职业医学，2005,32(4):20
24 李春芳，等. 中华劳动卫生职业病杂志，2005,23(4):308
25 赵　建，等. 中国职业医学，2005,32(1):14
26 刘　松，等. 中国危重病急救医学，2004,16(10):611
27 马桂梅，等. 宁夏医学杂志，2004,26(12):810
28 姜荣兴，等. 宁夏医学杂志，2004,26(10):631

（二）化学品中毒

1. 地方性砷中毒

刘佳等[1]用As_2O_3染毒昆明种雌性小鼠，证明砷对小鼠免疫功能具有毒性作用，其最小毒作用剂量为0.74～1.00 mg/kg，在亚慢性免疫毒性试验中，当As_2O_3剂量达到1.00 mg/kg时，小鼠的体液免疫功能、单核巨噬细胞系统均有不同程度的损伤。潘泽民等[2]用SMART方法构建cDNA文库，杂交筛选并克隆基因，生物信息学对克隆基因进行结构和功能的分析，成功克隆了一条人类砷相关新cDNA基因，该基因编码蛋白质与Alu亚家族SB序列同源性高达85%，染砷细胞基因芯片杂交发现克隆基因表达增高。杨磊等[3]用基因芯片分析人正常肝细胞（L-02细胞），证明其短期染砷毒后应激和解毒功能有关的蛋白表达上调，长期染砷毒后与肿瘤有关的基因表达上调，急慢性砷刺激下细胞以不同的方式抵抗砷毒。吴顺华等[4]应用抑制性消减杂交技术（SSH）和基因克隆技术，构建了三氧化二砷诱导的人Jurkat T淋巴细胞的差异表达基因的正向消减cDNA文库。经测序分析，结果显示铁蛋白重链在正向消减cDNA文库中有2个阳性克隆。张爱华等[5]应用原位杂交技术检测61例砷中毒病人的皮肤组织中MGMT、XRCC1、hMSH2mRNA

的表达变化,证明随着砷中毒病人皮肤病变的发展,MGMT、XRCC1、hMSH2mRNA 的表达逐渐降低,癌变组织 MGMT、XRCC1 mRNA 的阳性表达与一般病变组织比较差异有显著性。蒋玲等[6]选取 D9S287、D9S180 两个微卫星多态性标记,采用 PCR 扩增-变性聚丙烯酰胺凝胶电泳-银染法检测不同病理类型的燃煤型砷中毒病人的微卫星改变,表明 34 例病人皮损组织中 PTCH 基因微卫星不稳定性的发生率为 29.4%,杂合性丢失的发生率达 14.7%。吴昌学等[7]研究证明燃煤型砷中毒病人血细胞中 MMP-3 mRNA 表达降低,基质金属蛋白酶抑制因子-3(TIMP-3) mRNA 表达升高。何云等[8]* 应用银杏叶治疗燃煤型砷中毒所致的慢性肝损害,治疗组临床显效率和总有效率分别为 44.8%和 77.7%,与对照组比较差异显著;血清血小板活化因子(PAF)、TNF-α 显著下降;肝功能指标和肝纤维化指标显著改善;SOD 和 GSH-Px 显著提高。蔡琦等[9]报道了因长期服用含砷剂的中药而致慢性砷中毒病例 2 例。

2. 地方性氟中毒

郭晓英等[10]研究证明,慢性染氟组大鼠肝组织中丙二醛含量增高;超氧化物歧化酶(SOD)及谷胱甘肽过氧化物酶(GSH-Px)活性降低。透射电镜下肝细胞染色质边集于核膜下,线粒体肿胀、嵴断裂或消失,内质网扩张,胞质内多见脂滴。徐辉等[11]研究证明染氟大鼠肾小管上皮细胞在 24 h 时增殖活性升高,72 h 时增殖活性明显降低;其 MDA 水平、SOD 活性在 48 h 内升高,过氧化氢酶(CAT)活性在 24 h 升高,随着氟暴露时间的延长其活性降低;bcl-2 表达在 48 h 明显降低。陈培忠等[12]采用小鼠胸腺上皮细胞原代体外培养及与胸腺细胞混合培养技术,证明染氟小鼠胸腺上皮细胞胞体变圆,折光性增强,胞质内有空泡形成,其合成 DNA 和蛋白质的能力降低,IL-1 分泌量减少;混合培养的胸腺细胞摄取^{3}H-Tdr 和^{3}H-Leu 的能力降低,活细胞数目减少。崔留欣等[13]研究证明,染氟 28 d 时,低剂量组和高剂量组大鼠睾丸氟较对照组升高;染毒 38 d 时睾丸氟也较对照组增高;各染毒组生精细胞凋亡指数均升高,且与睾丸含氟量呈正相关。邵红等[14]对氟中毒病人外周血淋巴细胞差异表达基因进行筛选,结果提示,高氟可以对人体基因表达水平产生一定影响,尤其是与信号传导有关的 Ras 蛋白和跨膜蛋白基因过度表达在氟中毒发生发展过程中可能起着重要的作用,可从分子水平进一步探讨氟对人体损伤的作用机制。章子贵等[15]报道高碘高氟组大鼠红细胞膜磷脂含量下降;高氟组大鼠红细胞膜的不饱和脂肪酸下降,饱和脂肪酸含量上升,中等浓度的碘起毒性协同作用。高彦辉等[16]研究证明染氟大鼠同对照组相比长骨干骺端骨小梁密度增加,甲状旁腺素(PTH)维持在高水平,骨钙素(BGP)水平从第 2 个月开始明显高于对照组,但两组的总体趋势均呈明显下降趋势,两组间降钙素(CT)水平未见明显差异。边建朝等[17]采用现场与实验相结合的方法证实山东省存在低硒高氟并存地区;硒对氟中毒病人具有排高氟作用;硒拮抗高氟损伤的重要机制为促进尿氟排泄,保护骨骼系统,调整自由基代谢,及对肝、肾、心脏的作用。贺凌飞等[18]报道氟中毒能诱导大鼠口腔黏膜细胞和肝细胞的 DNA 损伤,总损伤细胞百分率分别为 50.2%和 44.8%,硒对氟造成的损伤具有明显的拮抗作用,总损伤细胞百分率分别为 14.6%和 12.6%。谢春等[19]以 SD 大鼠为实验模型,中毒严重程度随染氟剂量的增加而增加,氟剂量相当时,营养好的中毒程度轻;两批各染毒组大鼠血清骨保护素(OPG)增高,且随氟剂量增高而增高。作者认为,血清 OPG 是反映燃煤型氟中毒骨病变的一个早期指标。刘学慧等[20]报道呼伦贝尔市牧区 4 个旗均为饮茶型氟中毒地区,其 8~12 岁儿童氟斑牙检出率为 29.3%,成人氟骨症 X 线检出率为 46.7%,儿童尿氟 0.18~10.60 mg/L,成人尿氟 0.11~10.40 mg/L,砖茶氟平均为(569.45±65.50) mg/kg,奶茶氟平均为 2.5 mg/L。刘晓莉等[21]报道陕西省 20 个调查县中,儿童氟斑牙患病率平均为 38.6%,重病区高达 75.6%;临床氟骨症患病率平均为 11.8%,重病区高达 31.7%;氟骨症 X 线阳性率达 63.6%;饮水氟超标率达 63.0%;与 1980 年相比,85%的调查县儿童氟斑牙患病率出现不同程度下降,其中 5 个县由原来的病区县降为非病区县;20 个县氟斑牙患病率平均下降幅度达 46.1%。虞江萍等[22]* 报道用钙基固氟剂包裹石块煤或与石煤粉制成蜂窝煤均可明显减少高氟石煤中氟的释放。在燃煤氟释放率方面,包裹固氟剂石块煤组和加固氟剂蜂窝煤组分别比普通石块煤平均降低了 44.7%和 68.0%;加固氟剂蜂窝煤组比普通蜂窝煤组下降了 65.8%;在室内空气方面,包裹固氟剂石块煤组比普通石块煤组下降了 85.7%;加固氟剂蜂窝煤组比普通蜂窝煤组下降了 53.4%,比普通石块煤组下降了 73.6%;对玉米、辣椒等食物的氟污染水平下降 25~60%。李晶等[23]报道孕妇生活环境的高氟摄入致孕妇尿氟水平明显增高,高氟组与对照组新生儿行为神经发育总评分,主动肌张力、行为能力项中的非生物视定向反应、生物视听定向反应评分上差异显著。曹进等[24]考察西藏那曲县长期摄入砖茶的 132 名 8~13 儿童中的 110 名氟斑牙患儿,在无任何明显的骨关节主观症状或客观体征,96 名患儿有明确的骨发育异常 X 线征象,X 线征象检出率为 87%,X 线主要表现为手部诸骨的骨纹理粗疏

(95%)，干骺端出现间歇性生长障碍线(65%)。黄长青等[25]对轻、中、重地方性氟中毒病区及非病区 8～12 岁儿童作氟斑牙检查，高氟区氟斑牙检出率 55.7%，低氟区为 16.5%，高氟区儿童各度氟斑牙检出率均较高，低氟区以轻度为主，中、重度氟斑牙仅见于长期居住在高氟区者。夏英鹏等[26]对 49 例氟骨症导致颈椎管狭窄病人采用后路全椎板切除减压术治疗，术后神经功能明显改善，优良率 85.7%，无严重并发症出现。陈百炼等[27]报道地方性氟中毒病人红细胞的形态发生明显的改变，多数红细胞有异常突起，棘状红细胞增多，甚至有碎片出现，细胞聚集现象严重。对照区、轻病区和重病区变形率依次增高(7.9%，21.3%和 50.3%)，改水区病人红细胞变形率(22.2%)与重病区相比明显下降，但仍高于对照区。

3. 急性亚硝酸盐中毒

郑欣[28]报道了成功救治 18 例急性亚硝酸盐中毒病人的体会，以亚甲蓝 60 mg 用葡萄糖溶液稀释后缓慢静脉滴注，同时予以大剂量维生素 C 静脉滴注，18 例病人均于 3 h 内脱离危险。李华[29]报道急性亚硝酸盐中毒 61 例救治体会，总结出“洗胃-催吐-导泻-吸氧-血疗-亚克西急救法”；亚克西疗法；亚-即亚甲蓝疗法，重症病人用 2 mg/kg；克-即抗休克治疗，扩溶和血管活性药物的治疗等；西-即维生素 C(西)疗法，轻者 5 g，重者 8～10 g 加入葡萄糖溶液中静脉滴注，取得了很好的临床疗效。姚璐等[30]报道了 2 例急性亚硝酸盐中毒病人的脑电图改变，但缺乏特异性。

4. 三氯乙烯中毒

戴宇飞等[31]采用豚鼠最大值法建立三氯乙烯(TCE)致敏的豚鼠模型，测定 TCE 及其活性代谢产物对体外培养的致敏及非致敏豚鼠淋巴细胞的细胞毒性和促增殖活性。阴性对照组动物脾淋巴细胞与 TCE(+S9)共孵育 3 d 后，细胞存活率(63.4%±8.4%)明显低于 TCE(-S9)处理组(77.0%±7.2%)，TCE 致敏组动物淋巴细胞与 TCE(+S9)共孵育后细胞生存率(83.0%±3.4%)明显高于 TCE(-S9)组(75.9%±7.9%)。郜昌松等[32]研究证明三氯乙烯(TCE)染毒小鼠肝、肾组织中 GSH-Px、SOD、CAT 活力降低，MDA 含量增加；牛黄和胆红素染毒与 TCE 处理组比较，肝、肾组织 GSH-Px、SOD、CAT 活力显著增强，MDA 含量减少。黄海燕等[33]用低剂量三氯乙烯处理人 L-02 肝细胞，显示低剂量组 TCE 处理后 L-02 肝细胞蛋白表达发生改变，初步鉴定出 7 个差异蛋白，上调的蛋白有核糖体样蛋白和 SET 蛋白；下调的蛋白有异柠檬酸脱氢酶和腺苷二磷酸-核糖基化因子鸟苷酸因子 6；微管-肌动蛋白交叉连接因子 1 特异表达；肽基脯氨酰顺-反异构酶 PPI 缺失。刘慧芳等[34]总结了 55 例三氯乙烯药疹样皮炎病人的临床特点，其中 53 例有肝损害，B 超显示有肝、脾肿大 23 例，病毒性肝炎标志物检测 4 例 HBsAg 阳性。治疗中随着激素的使用，皮疹逐渐消退，肝功能也明显好转，一般一周后好转，平均 40～49 d 痊愈。孟军等[35]报道了职业性慢性氯丙烯中毒致多发性周围神经损害的病人 3 例，临床表现除有乏力、肢体酸痛及不同程度的肢体远端浅感觉减退外，跟腱反射减弱或消失，神经-肌电图有明显的神经源性损害，病变可持续数年。

5. 苯中毒

杨丹凤等[36]研究证明，气态苯吸入染毒大鼠与对照组比较肺组织 SOD 活力及肝组织 GSH-PX 水平降低，肝及脑组织 MDA 的含量增高，外周血 GSH、GSH-PX 和 MDA 及 T-SOD 水平有增加趋势。陈艳等[37]研究证明，携带 NQO1 C609T T/T 基因型的个体发生苯中毒的危险性是具有 C/T 和 C/C 基因型个体的 2.82 倍，是具有 C/C 基因型个体的 2.94 倍，携带 GSTT1 缺失基因型的个体发生苯中毒的危险性是具有非缺失基因型个体的 1.91 倍，未发现 GSTM1 基因型与苯中毒的关系。同时携带 NQO1 C609T T/T 基因型、GSTT1 缺失和 GSTM1 缺失个体接苯时发生苯中毒的危险性最高。夏颖等[38]运用含有 2 780 个 cDNA 克隆的微阵列肿瘤相关基因芯片研究发现苯暴露病人特异性差异表达基因 44 个，其中 GRO1、TGFBR3、LYN 等 16 个基因表达上调，FOSB、DJ-1、MCT-1 等 28 个基因表达下调。杨爱初等[39]研究证明，苯中毒病人和对照组的外周血淋巴细胞微核率分别为 0‰～6‰和 0‰～3‰，姊妹染色单体互换(SCE)率分别为(6.31±1.26)次/细胞和(5.59±0.18)次/细胞，差异有显著性；两组 PARP 假基因多态分布一致。顾寿永等[40]研究证明，携带 CYP2D6 g.4268 C/C 基因型的个体比携带 CYP2D6 g.4268 G/C 或 G/G 基因型的个体发生苯中毒的危险性高 1.72 倍；在不吸烟人群中，携带 CYP2D6 g.4268 C/C 基因型的个体比携带 CYP2D6 g.4268 G/C 或 G/G 基因型的个体发生苯中毒的危险性高 1.75 倍；在不饮酒的人群中，携带 CYP2D6 g.4268 C/C 基因型的个体比携带 CYP2D6 g.4268 G/C 或 G/G 基因型的个体发生苯中毒的危险性高 1.82 倍；UGT1A6 t.181 的各基因型在病例组和对照组的分布频率差异无显著性。张丽等[41]报道了苯中毒再生障碍性贫血和再障病人骨髓单个核细胞 Fas 表达率增高，CD34 阳性率降低，$CD3^{+}CD8^{+}$ T 淋巴细胞升高，$CD4^{+}/CD8^{+}$ 比值降低，治疗缓解后 Fas、CD34 阳性率、$CD3^{+}CD8^{+}$ T 淋巴细胞和 $CD4^{+}/CD8^{+}$ 比值趋于正常，但在无苯接触史的再障组，Fas、CD34 阳性率、和 $CD4^{+}/CD8^{+}$ 比值较正常对照组差异仍有显著性。吕玲等[42]研究证明苯接触健康组 TNF-α238G/G 基因型为 95%、A/G 基因型为 5%、A/A 基因型为 0;苯中毒组TNF-α 238G/G 基因型为 92%、A/G 基因型为 6%、A/A 基因型为 2,两组无统计学差异;苯中毒组TNF-α 308G/G 基因型为 76%、A/G 基因型为 24%、A/A 基因型为 0;苯中毒组 TNF-α308A/G 基因型比例明显高于对照组,差异有显著性;多因素分析显示 TNF-α 308A/G 基因型是苯中毒发生的独立危险因素。梁伟辉等[43]对 46 例重度苯中毒病人的骨髓进行研究,其中 23 例符合再障的典型表现,11 例为可疑再障,粒红比值、巨核细胞数量随骨髓增生程度降低而降低。张峻[44]对 19 例苯中毒致造血功能障碍病人的骨髓象及血象变化进行分析,认为雄激素治疗效果良好,早期治疗有望改善骨髓造血功能。

6. 酰胺

李闪霞等[45]研究证明,丙烯酰胺亚慢性染毒可引起大鼠体重减轻,但与对照组无显著差异,热觉传导异常,压痛阈值变小,后肢展开距离加宽,在转棒上停留的时间缩短,与对照组相比均有显著性差异。张幸等[46]报道高水平二甲基甲酰胺接触作业工人血清中睾酮浓度高于低水平接触组和对照组,卵泡刺激素低于低水平接触组和对照组;血清睾酮浓度、异常率与二甲基甲酰胺接触水平有明显的剂量反应关系;高、低水平接触组睾酮/黄体生成素比值明显低于对照组。郑步云等[47]报道了职业性慢性重度二甲基甲酰胺中毒性肝病 1 例。

7. 丙烯腈

端礼荣等[48,49]研究证明,丙烯腈能抑制体外培养的大鼠胚胎中脑神经细胞和脊髓神经细胞的增殖和分化,集落形成率明显减少,细胞体积小,其半数分化抑制剂量为 29 μg/ml,半数存活抑制剂量为 42 μg/ml;细胞内 MDA 含量增加,蛋白质相对含量降低,并显示浓度效应关系。肖卫等[50]研究证明,丙烯腈影响小鼠次级精母细胞、精子细胞和精子的形成,主要作用于生精上皮细胞的有丝分裂期;能诱导生精细胞凋亡,随着染毒剂量的增加和时间的延长,凋亡发生率增高,第 21 天的各染毒组细胞凋亡最明显。冯三畏等[51]对 56 例急性丙烯腈中毒病人的临床诊治进行了总结,病人入院后立即给予吸氧,并使用解毒剂:3%的亚硝酸钠 20 ml 静脉滴注,静脉滴注硫代硫酸钠首次使用量为 10～20 g,以后每天 2～3 g,连续使用 2～7 d,其他治疗包括短暂使用糖皮质激素、保肝和能量合剂等治疗;4 例合并脑水肿病人经治疗后 3～6 d 意识清醒,其余 25 例重症病人经治疗后 2 h 内清醒者 17 例,3 h 内清醒者 8 例。56 例病人全部治愈。

8. 正己烷

黄建勋等[52]给予大鼠正己烷灌胃染毒 8 周后,2 700 mg/kg 组红细胞膜蛋白浓度为(5.88±0.89)g/L,经 SDS-PAGE 后硝酸银染色见相对分子质量 460×10^3 异常蛋白条带,Western 免疫印迹证实为红细胞血影蛋白共价交联产物,带形为连续“拖尾”状。刘强等[53]对 12 例正己烷中毒病人血清内源性神经生长因子(NGF)进行测定,其 NGF 水平均低于检出限(30 pg/ml);对照组(61 例)有 9 例低于检出限,其余检测者血清 NGF 水平为(350.59±159.86)pg/ml;对照组人群中血清 NGF 检出率(85%)明显高于正己烷中毒组。黄汉林等[54]报道应用神经生长因子治疗慢性正己烷中毒周围神经病 8 周,与治疗前相比,治疗组和对照组两组病人生活能力均有明显改善,但神经生长因子治疗组病人神经系统症状、体征明显改善,但对照组改善不明显;用药组改善程度明显高于对照组。钱传忠等[55]对 5 例重症二氯乙烷中毒的临床特点进行了总结分析,经用脱水剂、糖皮质激素和对症治疗,2 例痊愈,1 例显著进步,2 例死亡。

9. 其他

吴顺华等[56]克隆了一条新的三氧化二砷反式激活靶基因 AsTP2,基因编码区为 1 119 核苷酸,编码产物为 372 氨基酸,经核苷酸序列数据库和蛋白质一级结构序列数据库同源序列的搜寻,发现未知功能的同源蛋白,说明克隆的 AsTP2 基因属于未知功能的新基因,GenBank 注册号为 AY744366,该基因在三氧化二砷诱导的 HepG2 细胞中表达上调。柯磊等[57]研究证明,A549 细胞株接受不同浓度苯并(a)芘(BaP)染毒 24、48 h 后,随着染毒剂量的逐步增加,热休克蛋白 70 家族中的 HSP72 亚型的表达水平呈现逐步下降的趋势,而 HSP73 亚型的表达水平在不同浓度 BaP 染毒作用下无明显变化。余日安等[58]研究证明,采用 125、250、500 mg/kg 的 Bap 灌胃可引起小鼠肺细胞 DNA 损伤,总损伤细胞百分率分别为 43.5%、84.0%和 95.6%,较对照组(9.75%)明显增高,而腹腔注射 0.75 和 1.50、3.00 mg/kg 的亚硒酸钠对 250 mg/kg 的 Bap 诱导的小鼠肺细胞 DNA 损伤具有明显的拮抗作用,1.50 mg/kg 剂量的作用优于 0.75、3.00 mg/kg,差异有显著性。吴强等[59]研究证明,梭曼中毒和缺氧致伤组织细胞存活率明显下降,细胞凋亡率明显升高;复合致伤组细胞存活率和凋亡率变化更为明显,且与梭曼中毒组相比具有显著性差异;梭曼中毒和缺氧致伤后 IL-1β 和 IL-6 活性均明显升高,复合致伤后 IL-1β 和 IL-6 活性升高更明显,表明两者水平升高在毒性效应中具有重要作用。周建华等[60]采用^{3}H-胸腺嘧啶(^{3}H-TdR)、^{14}C-尿嘧啶(^{14}C-UR)掺入技术研究证明,75～600 μmol/L 的甲醛能影响中国仓鼠肺细胞(CHL)

DNA 和 RNA 的合成，^{3}H-TdR 和 ^{14}C-UR 掺入计数(dpm)值显著低于对照组，并有明显的剂量-反应关系；CHL 细胞暴露在甲醛中 4 h，各浓度组 ^{3}H-TdR、^{14}C-UR 掺入 dpm 值显著低于暴露于 1 h 和 2 h 的各浓度组。宋铁山等[61]选择 Wistar 大鼠 40 只，随机分为甲醛低剂量(2.5 mg/m^{3})、中剂量(5 mg/m^{3})、高剂量(10 mg/m^{3})和对照组。除对照组外，其余 3 组每日吸入甲醛 1 次，每次 4 h，连续 9 周，研究证明，甲醛可引起大鼠肺组织中一氧化氮含量及一氧化氮合酶活性降低。岳茂兴等[62]研究证明，大鼠偏二甲基肼中毒后 3～72 h 主要的病理表现为神经细胞变性、坏死，神经轴突脱髓鞘、崩解，脑组织水肿，毛细血管扩张、充血，同时肝、肾、肺、心、脾、胃肠、胸腺、血液及骨髓等组织器官均有不同程度损伤；中毒 1 年后仍有大脑皮质神经元缺血性改变，丘脑及延髓传导束有出血及液化灶，传导纤维有解离、断裂、粗细不等、纡曲。张颖花等[63]研究证明全氟辛烷磺酸喂养大鼠能引起其血清中的 T_3、T_4 水平下降，有统计学意义，但未见剂量效应关系；促甲状腺素水平与对照组无明显差异。王薛君等[64]研究证明，小鼠经口较长时间混合染毒双酚 A(BPA)、壬基酚(NP)，BPA 24 mg/kg＋NP 12 mg/kg 组其生育指数、妊娠率、活胎率随染毒剂量增加而下降，而着床前死亡率、吸收胎率、死胎率随剂量增加而升高；从 BPA 60 mg/kg＋NP 30 mg/kg 组始精子计数、活精率随染毒剂量的增加而下降，精子畸形率随剂量增加而升高，而交配指数、平均胎长、平均胎重仅在 BPA 120 mg/kg＋NP 60 mg/kg 组显著低于对照组。戴晓蓉等[65]通过对 31 例急性甲醇中毒病人进行早期视觉电生理检查，对病人视觉诱发电位早期改变的特点进行了总结分析。江朝强等[66]对因饮用甲醇超标假酒引起中毒的 42 例病人的临床救治进行了综合分析，假酒中甲醇含量 16%～46%，病人饮用假酒平均 50～2 000 ml，病人血中平均甲醇含量 1.61 mmol/L，临床诊断为观察病例 17 例、轻度甲醇中毒 9 例、重度甲醇中毒 16 例；经 8 项措施救治后，其中 35 例痊愈，2 例失明，4 例伴有神经精神症状后遗症，死亡 1 例。王桂荣等[67]对不同工种、工龄接触三硝基甲苯(TNT)作业和不接触 TNT 作业的 370 人进行了眼科检查。结果显示，接触工龄越长，眼晶体和视功能的改变越多且越重，脱离接触后眼晶体和视功能仍有改变并在继续进展。周元陵等[68]对 125 名氰化物作业工人进行横断面调查(主观症状、B 超、心电图等)和尿硫氰酸盐(USCN)浓度测定，结果显示 USCN 为正偏态分布，中位数为 3.0 mg/L，吸烟者是不吸烟者 2 倍；白细胞随 USCN 浓度升高而增加，血小板随 USCN 浓度升高而下降，对吸烟者采用分层分析未显示 USCN 浓度与症状、体征及其他检查指标有统计学联系。赵莉[69]报道了 1 例急性邻甲苯胺中毒并发急性肾衰的病人，经亚甲蓝静脉滴注、高压氧及血液透析加灌流治疗，痊愈出院。李春芳等[70]总结了 10 例慢性磷中毒骨损害的主要 X 线表现：骨质增生、骨质硬化、骨萎缩和骨坏死等。受累骨骼及部位主要为四肢长骨干骺端、骨骺及下颌骨。袁莉[71]报道了急性苯酚中毒 18 例，经血液灌流联合血液透析及对症处理均治愈出院。张正华等[72]报道了 7 例因浸漆作业致慢性氯丙烯中毒的病人，主要表现为以运动和感觉功能障碍为主的多发性神经病，予营养神经药物、高压氧、功能锻炼及对症治疗，周围神经炎症状消失，6 例肌电图恢复正常，1 例好转。冯琳等[73]报道了高碘酸钠中毒 1 例。

10. *复合中毒的救治*

甄胜西等[74]通过 N-乙酰半胱氨酸(NAC)治疗急性中毒，包括镇静催眠药中毒 25 例，解热镇痛药中毒 27 例，乙醇中毒 20 例，有机磷中毒 11 例，亚硝酸盐中毒 12 例，环磷酰胺化疗所致出血性膀胱炎 8 例等 145 急性中毒病人；NAC 组 74 例，对照组 71 例，对照临床试验表明第 1、4 及第 7 天治疗组 ALT、AST、BUN、CR、IL-18 水平低于对照组，两者差异有统计学意义。陈安宝等[75]总结分析了 32 例急性重度中毒血液灌流治疗的经验，32 例病人中 28 例经治疗后病情好转，3 例因并发多器官功能衰竭而死亡，1 例自动出院；49 人次血液灌流治疗过程中，13 人次出现并发症。郑小平等[76]对 38 例急性中毒呼吸衰竭病人抢救采用综合措施，紧急气道开放使用机械通气等方法，结果表明，病人带机时间 3 h 至 10 d，抢救成功率为 84.2%，其主要并发症为呼吸机相关性肺炎，发生率为 39.5%。熊光耀等[77]对 198 例危重型经口急性中毒病人的救治进行了总结分析，认为必须采取综合治疗，在彻底清除毒物、解毒治疗的同时，注意生命体征的维持。付忠等[78]报道在急性中毒救治中采用内镜直视下洗胃可取得良好的疗效。

(陈德昌)

参 考 文 献

1 刘 佳，等. 中国地方病学杂志，2005，24(2)：146
2 潘泽民，等. 中国地方病学杂志，2004，23(5)：417
3 杨 磊，等. 中国公共卫生，2005，21(1)：33
4 吴顺华，等. 中国公共卫生，2005，21(6)：673
5 张爱华，等. 中国地方病学杂志，2005，24(2)：121
6 蒋 玲，等. 中国地方病学杂志，2005，24(2)：124
7 吴昌学，等. 中国地方病学杂志，2005，24(2)：130
8* 何 云，等. 中国地方病学杂志，2005，24(2)：210

9 蔡　琦,等.中华皮肤科杂志,2005,38(9):574
10 郭晓英,等.中国医科大学学报,2005,34(4):321
11 徐　辉,等.中国地方病学杂志,2005,24(1):17
12 陈培忠,等.中国地方病学杂志,2005,24(1):21
13 崔留欣,等.中国地方病学杂志,2005,24(1):25
14 邵　红,等.地方病通报,2005,20(2):1
15 章子贵,等.中国公共卫生,2005,21(2):157
16 高彦辉,等.中国地方病学杂志,2005,24(3):288
17 边建朝,等.地方病通报,2004,19(4):39
18 贺凌飞,等.武汉大学学报(医学版),2004,25(6):675
19 谢　春,等.中国地方病学杂志,2005,24(4):378
20 刘学慧,等.中国地方病学杂志,2005,24(1):47
21 刘晓莉,等.中国地方病学杂志,2005,24(1):56
22* 虞江萍,等.中国地方病学杂志,2005,24(1):53
23 李　晶,等.中国地方病学杂志,2004,23(5):463
24 曹　进,等.中国地方病学杂志,2005,24(1):44
25 黄长青,等.中国地方病学杂志,2005,24(1):64
26 夏英鹏,等.中国地方病学杂志,2005,24(1):85
27 陈百炼,等.中国地方病学杂志,2004,23(5):430
28 郑　欣.中华劳动卫生职业病杂志,2005,23(1):55
29 李　华.中华急诊医学杂志,2004,13(10):711
30 姚　璐,等.临床神经电生理学杂志,2005,14(2):126
31 戴宇飞,等.中华劳动卫生职业病杂志,2005,23(2):129
32 郜昌松,等.中国职业医学,2005,32(2):43
33 黄海燕,等.中山大学学报(医学科学版),2005,26(5):488
34 刘慧芳,等.中国工业医学杂志,2004,17(6):342
35 孟　军,等.中华劳动卫生职业病杂志,2005,23(3):226
36 杨丹凤,等.中国公共卫生,2005,21(7):795
37 陈　艳,等.中华劳动卫生职业病杂志,2005,23(1):1
38 夏　颖,等.中华劳动卫生职业病杂志,2005,23(4):256
39 杨爱初,等.中国职业医学,2005,32(4):15
40 顾寿永,等.工业卫生与职业病,2005,31(3):129
41 张　丽,等.中国工业医学杂志,2005,18(2):82
42 吕　玲,等.中华劳动卫生职业病杂志,2005,23(3):195
43 梁伟辉,等.中国职业医学,2004,31(5):44
44 张　峻.中国工业医学杂志,2005,18(1):30
45 李闪霞,等.中国公共卫生,2004,20(12):1458
46 张　幸,等.中国职业医学,2005,32(2):10
47 郑步云,等.中华劳动卫生职业病杂志,2005,23(1):77
48 端礼荣,等.中国工业医学杂志,2005,18(3):137
49 端礼荣,等.中国职业医学,2005,32(2):5
50 肖　卫,等.工业卫生与职业病,2005,31(4):241
51 冯三畏,等.中华劳动卫生职业病杂志,2005,23(1):78
52 黄建勋,等.中国职业医学,2004,31(6):4
53 刘　强,等.中华劳动卫生职业病杂志,2005,23(3):220
54 黄汉林,等.中国职业医学,2004,31(5):11
55 钱传忠,等.临床神经病学杂志,2004,17(5):381
56 吴顺华,等.解放军医学杂志,2005,30(3):213
57 柯　磊,等.中华劳动卫生职业病杂志,2004,22(5):375
58 余日安,等.中华劳动卫生职业病杂志,2004,22(6):445
59 吴　强,等.第三军医大学学报,2005,27(7):584
60 周建华,等.工业卫生与职业病,2004,30(6):356
61 宋铁山,等.中国工业医学杂志,2005,18(3):177
62 岳茂兴,等.中国危重病急救医学,2004,16(12):740
63 张颖花,等.中国公共卫生,2005,21(6):707
64 王薛君,等.中国工业医学杂志,2005,18(3):147
65 戴晓蓉,等.临床神经电生理学杂志,2005,14(3):161
66 江朝强,等.中华劳动卫生职业病杂志,2005,23(3):206
67 王桂荣,等.中国职业医学,2005,32(4):69
68 周元陵,等.工业卫生与职业病,2004,30(6):325
69 赵　莉.中国危重病急救医学,2005,17(3):149
70 李春芳,等.中华劳动卫生职业病杂志,2005,23(4):307
71 袁　莉.中国危重病急救医学,2005,17(6):381
72 张正华,等.中国工业医学杂志,2004,17(5):306
73 冯　琳,等.中华急诊医学杂志,2004,13(12):815
74 甄胜西,等.中华急诊医学杂志,2004,13(12):852
75 陈安宝,等.中华急诊医学杂志,2005,14(8):692
76 郑小平,等.江西医药,2005,40(5):255
77 熊光耀,等.中国危重病急救医学,2004,16(12):759
78 付　忠,等.贵州医药,2005,29(3):222

三、农药中毒

(一)有机磷农药中毒

朱秋鸿等[1]实验发现,腺苷受体激动剂 N^6-环戊基腺苷对急性敌敌畏(DDV)中毒有治疗作用,且主要通过减少乙酰胆碱(ACh)的量来实现。赵秀兰等[2]研究发现,甲胺磷可导致母鸡坐骨神经 α-微管蛋白、β-微管蛋白和微丝中 β-肌动蛋白改变,可能与甲胺磷诱发迟发性神经病(OPIDN)的机制有关。赖雁等[3]研究发现,有机磷杀虫剂毒死蜱(CHP)可以使正常大鼠的体温快速降低,而雄性大鼠和雌性大鼠对 CHP 敏感性的差异主要取决于睾丸的功能。李长喻等[4]报道,急性有机磷农药中毒(AOPP)后大鼠骨骼肌组织 Na^+,K^+-ATP 酶、Ca^{2+}-ATP 酶活性均明显受抑。硫酸镁预处理能减轻其受抑程度,对 Ca^+-ATP 酶作用尤为明显。他们[5]还发现,AOPP 大鼠心肌组织 Na^+,K^+-ATP 酶、Mg^{2+}-ATP 酶和 Ca^+-ATP 酶活性均明显受抑。硫酸镁预处理能减轻 ATP 酶活性的受抑程度,对 Na^+,K^+-ATP 酶和 Mg^{2+}-ATP 酶作用尤为明显。田英平等[6]报道急性甲胺磷中毒的大鼠膈肌细胞发生明显凋亡,且有一定时间趋势,与临床上呼吸肌麻痹出现和恢复时间接近,用氯解磷定治疗较单用阿托品治疗更能减轻细胞凋亡。王维展等[7]评价了现场系统救治重度 AOPP 的可行性、安全性和有效性,认为可明显缩短中毒症状消失时间、阿托品化时间、胆碱酯酶(ChE)恢复时间及住院时间,减少阿托品和氯磷定用量,降低并发症的发生率。郑捷等[8]确定了75例长期接触有机磷农药工人的丁酰胆碱酯酶(BChE)和对氧磷酶(PonE)的基因型,指出BChE和PonE多态性与有机磷农药接触者的易感性有关。蔡平平等[9]通过对AOPP病人乙酰胆碱酯酶(AChE)与BChE水平的同步监测,指出血清BChE测定敏感性高,精确性高,检验快捷,治疗后回升幅度明显,可作为AOPP的实验室指标。并指出在治疗中当BChE达2 000 U/L时可停复能剂观察。夏成云等[10]通过测定83例不同程度AOPP病人的血清清蛋白(PAB)和透明质酸(HA)变化,指出血清PAB和HA含量的变化可作为反映AOPP病人肝功能损害的敏感指标,并可反映病人病情的严重程度。他们[11]还对AOPP病人尿视黄醇结合蛋白(uRBP)和尿微量白蛋白(umAlb)水平的变化进行动态观察,认为其有助于肾脏损害的早期诊断。张国林等[12]对71例AOPP病人uRBP检测后发现,中毒后数天uRBP含量均高于正常对照,且中毒越重,uRBP增高越明显,故认为uRBP对肾损害的早期诊断有重要意义。刘海英[13]观察了30例AOPP病人的血液流变学指标,指出AOPP病人血液流变学指标的改变与中毒程度有关,动态观察这些指标对判定中毒程度和指导治疗有重要意义。郑捷等[14]通过比较有机磷接触工人与正常人的3种酯酶活力,指出有机磷能抑制BChE和羧酸酯酶(CarbE)活力,而对对氧磷酶活力无抑制作用。刘怀军等[15]建立有机磷农药皮下注射染毒致猫急性脑水肿模型,指出中毒后脑水肿为混合性水肿,MRI出现异常表现稍晚于病理改变。刘兰等[16]经临床研究证实,简化急性生理学评分系统(SAPSⅡ)能准确判断AOPP病人病情并预测死亡率,且血浆P-选择素的升高与SAPSⅡ评分及预期死亡率(PDR)呈明显正相关,是SAPSⅡ评分的独立预测因子。许树耘等[17]应用急性生理学及慢性健康状况评分(APACHEⅡ)评价AOPP病人的病情危重程度并判断其预后。阳世宇等[18]评价了留置胃管间断洗胃对重度AOPP病人救治的意义。结果提示,间断洗胃4次/d共5 d其阿托品中毒发生率、反跳率及病死率均明显低于单次洗胃者。陈江等[19]通过对56例重度AOPP病人的随机对照研究,指出思密达对口服AOPP病人有保护胃肠功能、阻止毒物吸收以及促进胃肠功能恢复的作用。张舟等[20]观察不同剂量、用法的解磷定对重度AOPP呼吸衰竭病人的影响,指出小剂量反复持续应用肟类复能剂可以明显促进血ChE活性恢复、促进重度AOPP病人呼吸衰竭的缓解、减少呼吸机的带机时间及气管切开率。王汉斌等[21]研究发现,正常人红细胞AChE受有机磷毒物抑制后,肟类化合物HI-6复能效果最好,其次为双复磷和氯解磷定。于笑霞等[22]利用犬AOPP模型,应用炭肾对该模型进行血液灌流(HP)2 h,发现HP可显著降低血中有机磷浓度,并使ChE活性明显上升。苑鑫等[23]*经研究后指出,虽然体外试验时活性炭HP对人血中DDV的吸附率较低,但可明显提高血清ChE活力及血中阿托品和DDV的浓度比,从而更易达到阿托品化。王永健等[24]对重度氧化乐果中毒病人在常规治疗的基础上再行1～2次血浆置换,可使阿托品总用量减少,ChE恢复快,抢救成功率明显提高。马炬等[25]对32例重度AOPP病人在常规治疗的基础上予活性炭HP 2 h,酌情行1或多次,与常规治疗组相比其清醒时间、阿托品化时间、ChE活力恢复时间及住院时间均明显缩短,痊愈率明显提高。翁云龙等[26]报道在常规内科治疗的同时辅助以HA330型树脂灌流器行HP治疗重度AOPP,可提高病人抢救的成功率。史忠等[27]采用一次性树脂灌流器行HP治疗重度AOPP病人后指出,HP能迅速清除体内毒物,明显缩短病程,减少并发症,提高重度AOPP的生存率。胡智星等[28]利用纤支镜行急诊床边冲洗、吸痰治疗AOPP伴急性肺不张,疗效确切、快速,但需有效防治循环、呼吸系统的并发症。蒋国平等[29]利用纤支镜急诊床边治疗重症AOPP伴发急性肺不张病人18例,认为在充分考虑风险并做好详尽的预防并发症的准备工作后,对上述病人应尽早在急诊床边采用纤支镜检查治疗,大多能取得立竿见影的治疗效果。史继学等[30]应用氨茶碱微量泵输注治疗AOPP并发呼吸肌麻痹疗效肯定,能明显缩短机械通气时间和住院时间,加快自主呼吸的恢复,降低病死率。蔺际垄等[31]应用丙种球蛋白辅助治疗AOPP致外周呼吸肌麻痹病人116例,认为其有助于呼吸麻痹病人呼吸肌功能的恢复以及降低呼吸机相关肺炎等严重感染并发症的发生。李景荣等[32]报道,采用BiPAP无创呼吸机能够改善AOPP致中间期肌无力病人的通气功能,并能使常规机械通气顺利脱机,减少重新插管率。

(何　建)

(二)杀鼠剂中毒

张宏顺等[33]利用家兔研究发现口服活性炭可以明显减少毒鼠强在家兔体内的吸收,加快毒鼠强从家兔体内排出,从而减轻中毒症状。他们[34]还用日本大耳白兔进行实验研究发现,二巯丙磺钠不能降低毒鼠强中毒动物血液中毒鼠强浓度,不能增加中毒动物24 h尿中毒鼠强含量。马沛滨等[35]对确诊为毒鼠强中毒的30例病人观察发现,中毒当天抽搐积分平均值最高,第3天明显下降,1周后缓慢下降,第16～20天基本正常;精神症状则在中毒当天积分均值低,主要存在于第3～16天,第16天后基本恢复正常;意识状态的变化与抽搐相似。他们[36]还对确诊为毒鼠强中毒的30例病人观察发现,血氨与幻觉、兴奋状态积分均值均呈高度正相关。葛宪民等[37]对96例急性毒鼠强中毒病人研究发现,全身抽搐者血毒鼠强含量高于无抽搐者和局部抽搐者,重度意识障碍者血毒鼠强浓度高于无障碍和轻度障碍者。刘秋慧等[38]报道32例急性毒鼠强中毒病人血清心肌酶增高,病情越重,增高越明显,特别是肌酸磷酸激酶增高最为显著。李星虹[39]报道了毒鼠强中毒致间歇性预激综合征(B型)1例,经洗胃、催吐,大量补液、利尿及抗惊厥、营养心肌等治疗后痊愈。高文妹等[40]报道毒鼠强中毒致广泛出血1例,临床表现除神经、消化、循环和泌尿系统症状外,还出现广泛出血和血小板减少、凝血酶原时间延长以及肝功能受损。张秀芳等[41]对64例重度毒鼠强中毒的病人行血液灌流与二巯丙磺钠联合治疗,治愈63例(治愈率98.4%),死亡1例(因救治太晚,死于呼吸衰竭)。陈芝等[42]*对毒鼠强中毒的8例病人进行血液灌流治疗,发现当血毒鼠强浓度分别在平均117.40 μg/L和115.00 μg/L时,HA-330和HA-230两种灌流器一次灌流平均分别吸附2.03 mg和1.51 mg毒鼠强,相比无显著性差异,但均高于活性炭吸附剂的吸附量。张在其等[43]对48例毒鼠强中毒病人研究发现,血清β-内啡呔、内皮素、一氧化氮和TNF与毒鼠强中毒程度及病情转归相关,治疗后稳定下降提示预后良好,而其持续升高提示预后不良。姚树志[44]对12例有机氟类鼠药中毒病人进行分析,全部有神经系统受损,6例心脏受损,3例肝脏受损,3例肾脏受损,其中神经系统和心脏受损出现最早、最重,肝肾受损表现出现稍晚、较轻。治疗后,肝肾恢复较快,神经系统恢复最慢。金力平[45]对16例急性氟已酰胺中毒的病人进行脑电图分析,发现异常改变主要为出现弥漫性θ、δ活动,脑电图异常程度与中毒程度基本一致。

(三)其他农药中毒

李涛等[46]用大鼠进行实验研究发现溴氰菊酯可影响脑海马和皮质神经细胞凋亡率、半胱天冬酶-3活力及蛋白表达;半胱天冬酶-3活力及蛋白表达升高在神经细胞凋亡率升高之前。刘恭平等[47]用大鼠进行实验研究发现溴氰菊酯可能抑制酪氨酸羟化酶合成多巴胺,使其在纹状体内的含量下降。李煌元等[48]用大鼠进行实验研究发现,溴氰菊酯对超氧化物歧化酶、γ-谷氨酰半胱氨酸合成酶和谷胱甘肽还原酶活力及谷胱甘肽含量产生影响,是其对神经组织产生氧化应激的原因。邱阳等[49]对经口染毒甲萘威的雌性SD大鼠进行实验发现,甲萘威可致雌性大鼠动情周期紊乱及雌激素水平改变,对大鼠的抗氧化系统产生一定影响。王铭维等[50]采用细胞培养法发现,银杏叶提取物对鱼藤酮和1-甲基-4-苯基吡啶离子体外诱导PC12细胞的损伤具有明显的保护作用。陈曙旸等[51]对25家综合性医院的急诊科进行调查,1年间共收治农药中毒病人2 261例,居同期各类中毒总例数的第三位,其中有意接触者占68.3%,中毒对象依次为农民、家务劳动者、学生和学龄前儿童。吉俊敏等[52]对某农药厂工龄半年以上的扑虱灵生产工人研究发现,暴露组空气中扑虱灵的浓度显著高于对照组,并且肱二头肌神经反射异常率也高于对照组。刘霞等[53]通过对接触灭蚁药的作业人员血清中血清促滤泡成熟素、促黄体生成素和睾酮水平的测定发现,职业性接触灭蚁药物能使体内男性激素水平明显抑制。李燕南等[54]对某农药厂甲萘威生产67名女工研究发现,其自然流产的发生率显著增高。任今鹏等[55]用口服百草枯建立小鼠帕金森病模型,发现百草枯对黑质部多巴胺能神经元的损害具有相对选择性。苏建玲等[56]利用小鼠实验研究发现,银杏叶提取物对百草枯中毒大鼠肺线粒体脂质过氧化有抑制作用,且存在一定的量-效和时-效关系。杜芸兰等[57]实验研究发现腹腔注射百草枯小鼠黑质区α-突触核蛋白(α-Syn)mRNA表达量升高,α-Syn阳性细胞数相对增加,可能与帕金森病发病有关。刘颖等[58]对13例百草枯中毒病人的临床资料进行回顾性分析,11例死于院内,2例出院后死亡;4例接受血液净化治疗的病人未发生循环衰竭,未接受血液净化治疗者循环衰竭及肾功能衰竭的发生率为55.6%。韩新飞等[59]分析了12例急性百草枯中毒的病人,11例于服药后28 h～19 d死于呼吸衰竭,其中6例合并肾衰,2例合并心衰,1例合并肝功能衰竭和DIC,只有1例存活。陈月云等[60]应用放射免疫法测定24例百草枯中毒后MODS病人与19名健康人血浆内皮素(ET)水平,结果显示,病例组ET水平明显增高,且死亡者ET水平高于非死亡者。

(王美堂)

参 考 文 献

1 朱秋鸿,等.中华劳动卫生职业病杂志,2005,23(2):94
2 赵秀兰,等.中华劳动卫生职业病杂志,2005,23(2):102
3 赖 雁,等.中国急救医学,2005,25(8):569
4 李长喻,等.中华急诊医学杂志,2005,14(4):276
5 李长喻,等.中国医科大学学报,2004,33(6):502
6 田英平,等.中华内科杂志,2004,43(11):865
7 王维展,等.中国危重病急救医学,2004,16(12):743
8 郑 捷,等.中华劳动卫生职业病杂志,2005,23(2):83

9 蔡平平,等.河北医药,2004,26(10):779
10 夏成云,等.中华急诊医学杂志,2005,14(6):491
11 夏成云,等.中华劳动卫生职业病杂志,2005,23(4):294
12 张国林,等.中华急诊医学杂志,2005,14(9):757
13 刘海英.中国急救医学,2005,25(2):82
14 郑 捷,等.工业卫生与职业病,2005,31(2):68
15 刘怀军,等.中华放射学杂志,2005,39(6):599
16 刘 兰,等.中国急救医学,2005,25(7):489
17 许树耘,等.中华急诊医学杂志,2005,14(9):753
18 阳世宇,等.中华急诊医学杂志,2005,14(6):512
19 陈 江,等.中国急救医学,2004,24(10):732
20 张 舟,等.中国急救医学,2005,25(6):461
21 王汉斌,等.中华内科杂志,2005,44(6):454
22 于笑霞,等.中华急诊医学杂志,2005,14(4):282
23* 苑 鑫,等.中华急诊医学杂志,2005,14(4):279
24 王永健,等.中华内科杂志,2004,43(11):863
25 马 炬,等.第三军医大学学报,2005,27(4):371
26 翁云龙,等.安徽医学,2005,26(4):322
27 史 忠,等.中国急救医学,2005,25(8):611
28 胡智星,等.中华急诊医学杂志,2005,14(2):151
29 蒋国平,等.中华内科杂志,2005,44(3):220
30 史继学,等.中国急救医学,2005,25(5):370
31 蔺际龚,等.新医学,2004,35(12):725
32 李景荣,等.中国急救医学,2005,25(7):492
33 张宏顺,等.中华急诊医学杂志,2005,14(3):204
34 张宏顺,等.中国工业医学杂志,2004,17(5):277
35 马沛滨,等.中国急救医学,2005,25(7):528
36 马沛滨,等.中华急诊医学杂志,2005,14(9):760
37 葛宪民,等.中国工业医学杂志,2005,18(4):211
38 刘秋慧,等.第三军医大学,2005,27(14):1518
39 李星虹.中国急救医学,2005,25(4):303
40 高文姝,等.中国急救医学,2005,24(11):786
41 张秀芳,等.中华内科杂志,2004,43(11):864
42* 陈 芝,等.中华内科杂志,2005,44(4):303
43 张在其,等.中华急诊医学杂志,2004,13(11):774
44 姚树志.中国实用内科杂志,2005,25(2):156
45 金力平.中国工业医学杂志,2004,17(5):303
46 李 涛,等.中华劳动卫生职业病杂志,2004,22(5):371
47 刘恭平,等.中华劳动卫生职业病杂志,2004,22(5):368
48 李煌元,等.中华劳动卫生职业病杂志,2005,23(2):97
49 邱 阳,等.中华劳动卫生职业病杂志,2005,23(4):290
50 王铭维,等.第二军医大学,2005,26(2):155
51 陈曙旸,等.中华劳动卫生职业病杂志,2004,22(5):364
52 吉俊敏,等.中国公共卫生,2005,21(9):1076
53 刘 霞,等.中国工业医学杂志,2004,17(6):378
54 李燕南,等.中国工业医学杂志,2005,18(3):163
55 任今鹏,等.中国临床神经科学,2005,13(3):230
56 苏建玲,等.中华急诊医学杂志,2004,13(12):830
57 杜芸兰,等.中国神经免疫学和神经病学杂志,2005,12(1):14
58 刘 颖,等.中国急救医学,2005,25(9):679
59 韩新飞,等.中国实用内科杂志,2005,25(7):652
60 陈月云,等.中国急救医学,2005,25(4):297

四、药物中毒及不良反应

(一) 抗生素类药物过敏及中毒

1. 青霉素类

李小标[1]回顾性分析了氨苄西林致儿童药疹145例,全部病例未见内脏系统不良表现。庞捷等[2]对青霉素钠引起的罕见不良反应进行分析,提出过敏反应为最常见最严重的不良反应,主要表现为药物热、皮疹、荨麻疹、血管神经性水肿、哮喘以及严重的过敏性休克,发生率在5%(10%;大剂量用药时可出现肌肉痉挛、抽搐、昏迷等神经毒性反应,主要与脑脊液中青霉素浓度过高有关;大剂量用药还可致肾毒性反应及过敏性口腔炎。罗冀平等[3]报道2例连续大剂量滴注苯唑西林钠(4 g+生理溶液250 ml,滴速60滴/min),在第2日及第3日出现过敏性休克。郭金云等[4]报道1例皮试阴性青霉素滴注第4天出现过敏性休克,考虑由于联合用药造成皮试假阴性可能。杨芳等[5]报道1例氨苄西林致血栓性静脉炎。曹燕平[6]报道1例阿莫西林致重症多形红斑型药疹。

2. 头孢菌素类

何书霞等[7]回顾分析了头孢拉定治疗小儿呼吸道感染致血尿26例,其中男16例,女10例。巫毅等[8]报道2例头孢菌素类药物引起全身潮红、头晕、恶心、血压低、呼吸困难等症状(双硫仑样反应),认为头孢菌素类、甲硝唑、替硝唑及呋喃唑酮等药物治疗期间饮酒可抑制乙醇代谢,尤其是老年人和心血管疾病病人。王波等[9]报道静滴头孢哌酮钠病人饮酒后出现过敏性休克1例。李亮等[10]、林彩芬[11]分别报道静脉滴注头孢曲松钠致过敏性休克1例。丁平华[12]报道头孢拉定、利巴韦林(病毒唑)致过敏性休克1例。张小红等[13]报道静滴头孢拉定致过敏性腹型紫癜1例,以剧烈腹绞痛、大量鲜血便为主要临床表现。胡登发等[14]报道静滴头孢噻肟钠致过敏性休克1例。

3. 氨基糖苷类

孙登云[15]报道一家系3例肌注卡那霉素致耳聋,分别为母亲、长子及次子,提示此类药物存在家族性和交叉易感性,为常染色体显性遗传,若有母系家族药物耳聋史者应禁用此类抗生素。牛英兰[16]、李海波等[17]分别报道硫酸阿米卡星(丁胺卡那霉素)皮下注射引起皮下组织坏死1例、静脉滴注引起胸闷、憋气,全身瘙痒、皮疹等过敏反应1例。另有大剂量庆大霉素(400

mg+5%GS 500 ml)致低钾性软瘫的个案报道[18]，考虑由于大剂量庆大霉素致肾小管酸中毒，使钾大量从尿中排出所致。

4.喹诺酮类

邢英路[19]前瞻性地调查分析了2 520例医院急诊病人使用喹诺酮类药物的情况，抗菌药物应用2 496例占99%，急诊病人应用率为90.5%，其中血常规检查正常者888例占38.9%，各类中毒888例占38.9%，未做血常规检查744例占32.6%，提示医院急诊病人喹诺酮类药物应用率高，不合理使用现象严重。孙志良[20]、刘孝霞等[21]分别报道氟罗沙星致低血钙1例、严重光毒反应1例。刘永祥[22]报道司帕沙星致药疹2例，考虑为迟发型光变态反应性药疹。陈延斌等[23]报道甲磺酸培氟沙星致过敏性休克1例。何伟珍等[24]报道口服环丙沙星出现皮肤充血、发痒、红肿、胸闷、憋气、呼吸困难、烦躁不安等症状(全身性过敏反应综合征)1例。孙吉湘等[25]报道喹诺酮类药物引起药疹及过敏性肺炎1例。另有左氧氟沙星致嗜睡反应的个案报道[26]。

5.大环内酯类

于小兵[27]回顾分析了阿奇霉素药疹9例，其中猩红热样疹1例，多形红斑药疹1例，荨麻疹或血管性水肿7例。王玉兰等[28]、孙铭晓等[29]分别报道阿奇霉素致过敏性休克1例。孙铭晓等[30]另报道阿奇霉素致血尿1例。

6.林可霉素类

罗琴兰等[31]报道林可霉素致皮肤瘙痒、皮疹等过敏反应3例。张恩源[32]报道克林霉素致过敏性休克死亡1例。吴瑾[33]报道林可霉素(洁霉素)致药疹1例。

7.抗厌氧菌类

刘凤莲[34]、王建华[35]分别报道替硝唑致过敏性休克4例及1例。郭红[36]报道替硝唑致大疱性表皮坏死性药疹1例。孟桂荣[37]、常渝[38]分别报道甲硝唑致精神异常4例、致过敏性休克1例。

8.抗结核病类

刘前桂[39]报道力克肺疾(有效成分为异烟肼和对氨基水杨酸的化学合成物)致剥脱性皮炎2例，强调发生严重过敏及剥脱性皮炎时，在积极抗过敏的同时，及时纠正由于大量蛋白和体液丢失所致的低蛋白血症、水、电解质酸碱平衡失调，保护重要脏器功能。陈素丽等[40]报道利福平致腹绞痛1例。杨琼生等[41]报道吡嗪酰胺致过敏反应1例。吴文忠[42]报道异烟肼致精神障碍1例，考虑可能为异烟肼进入机体后与吡哆醛结合，使吡哆醛失去催化谷氨酰胺形成γ-氨基丁酸的作用，因γ-氨基丁酸缺乏致大脑抑制过程减弱，应激性增高。

9.抗病毒类

王仲明[43]报道静脉滴注阿昔洛韦致头晕头痛、恶心呕吐、腹痛及蛋白尿等不良反应3例。舒英等[44]报道阿昔洛韦致急性肾衰竭2例。焦克德等[45]报道干扰素致胆汁淤积1例。高凤琴等[46]报道拉米夫定致头晕1例。

10.其他

钱海秋等[47]、张家香等[48]分别报道磷霉素致过敏性休克1例。沈桢巍等[49]报道静滴磷霉素过敏性休克致死1例。张正华等[50]报道一起莫能星(莫能菌素)中毒5例，均以乏力、四肢麻木为主诉，其中有确定肝损害4例，仅神经损害1例，肝和神经系统均损害1例。李光勤等[51]报道过量克感敏(内含氨基比林/氯柔那酸/非那西丁/咖啡因)致蛛网膜下隙出血、贫血及心肌炎1例。

(二)神经系统药物中毒

王俊红[52]报道异丙嗪静脉注射致小儿呃逆16例，考虑原因可能为静脉注射速度快，短时间药物吸收量偏大，对药物敏感的个体易导致中枢神经系统受抑制，令骨骼肌的神经传递受影响引起膈肌痉挛。李学文等[53]报道异丙嗪致迟发性烦躁等精神症状，提示为预防椎体外系反应，异丙嗪最好与其他中枢镇静(镇痛)药物配伍使用，且剂量宜控制在每次0.5 mg/kg。白文君等[54]报道三唑仑致精神意识障碍6例。唐朝辉[55]报道大剂量氯丙嗪致嗜睡、面色苍白、四肢冰冷、呼之不应等中毒症状1例。钱文浩等[56]报道1例碳酸锂致严重心律失常(窦性心动过缓、窦性停搏、高度房室传导阻滞、4位相阻滞、阵发性心房颤动等)。阎景新[57]报道帕罗西汀致消化道出血1例。梁芝国等[58]报道喹硫平致低血钾麻痹1例。兰建平等[59]报道卡马西平致Stevens-Johnson综合征(多形红斑重症型)1例。费成林等[60]报道多塞平(多虑平)中毒误诊为脑干出血1例，分析多塞平的不良反应常见有：①H_1受体阻滞作用；②H_2受体阻滞作用；③抗胆碱作用；④过敏反应；⑤其他，如男性乳房发育、阳痿及骨髓抑制等。于红梅等[61]报道硫利达嗪(甲硫达嗪)合并氯氮平致猝死1例。蒙海工等[62]报道抗精神病药物致高热、紧张性木僵、意识障碍及自主神经功能紊乱等恶性综合征1例。另有异丙嗪致休克的个案报道[63]。

(三)呼吸系统药物中毒

杨莉萍等[64]回顾分析了老年病人茶碱中毒3例，提出，①长期服用茶碱制剂应监测茶碱血浓度；②长期常规用药发生中毒应考虑高龄、充血性心力衰竭及肾功能不全等因素；③茶碱半衰期个体差异很大，即使长期用药的同一病人，其血药浓度仍可波动。汪峰等[65]

报道复方氨酚烷胺(商品名快克,内含对乙酰氨基酚/全刚烷胺/氯苯那敏/咖啡因/人工牛黄)中毒脑电图异常1例。

(四)心血管系统药物中毒

任自文[66]* 回顾分析了胺碘酮的肺毒性6例,其中男5例,女1例,典型表现为肺间质纤维化,早期表现为肺间质增厚,激素治疗有效。认为胺碘酮的肺毒性作用与使用剂量和持续时间有关,且多见于高龄病人。定期检查X线胸片并对可疑病例行CT检查有利于早期诊断。王翔凌等[67]报道静脉滴注胺碘酮致过敏反应1例。吴逢玲[68]回顾分析了胺碘酮(乙胺碘呋酮)致晕厥5例,强调应合理治疗心律失常。赵心定[69]报道卡托普利致高热皮疹2例。刘鲁伟等[70]报道静脉滴注果糖二磷酸钠致过敏反应2例。王大英等[71]报道顿服负荷量普罗帕酮(450 mg)致窦性静止1例。周平等[72]报道吲达帕胺(寿比山)致中毒性表皮坏死松解型药疹1例,并提出联合使用大剂量免疫球蛋白(IVIG)和大剂量糖皮质激素冲击疗法治疗中毒性表皮坏死松解型药疹能快速控制急性炎症,减少并发感染,改善预后。程俐[73]报道缬沙坦致皮疹、水肿等过敏反应1例。另有硝苯地平控释片过量致不完全肠梗阻的个案报道。

(五)消化系统药物中毒

叶志华[75]回顾分析了小儿甲氧氯普胺(胃复安)中毒致锥体外系症状9例,其中男6例,女3例,提出小儿锥体系统功能不健全,应严格控制用药剂量。刘伟等[76]、聂圣兵[77]分别报道致精神障碍1例,致斜颈、发音困难1例。张春萍等[78]报道甲氧氯普胺注射液致过敏性休克1例。包汉英[79]、欧桂琴[80]分别报道甲氧氯普胺致呼吸困难、口唇发绀、水肿及皮疹等过敏反应1例、致过敏性休克1例。袁银会[81]报道甘草酸二铵(甘利欣)致低钾性麻痹1例。王凤英[82]报道多潘立酮片(吗丁啉)致头痛、头晕、腹泻、皮疹等过敏反应1例。姜浩等[83]报道西咪替丁注射液(甲氰咪胍)致精神障碍1例,考虑由于阻断脑内的组胺 H_2 受体,使组胺在脑内不能发挥正常作用所致。岑朝等[84]报道口服维U颠茄铝胶囊Ⅱ致过敏性休克1例。

(六)血液系统药物中毒

黄文清等[85]报道华法林过量致严重腹腔内出血1例,强调华法林的剂量反应关系及个体差异很大,且受多种因素影响,必须密切监测国际标准化比值来调整华法林用量,做到个体化。黄辉赋[86]报道肌注右旋醣酐铁第3周出现头晕、气促、急性喉头水肿、急性泌尿系统受损的全身表现等迟发型过敏反应1例。张力等[87]报道重组人粒细胞巨噬细胞集落刺激因子(rh-GM-CSF)皮下注射致发热、胸闷、气短、四肢麻木、呕吐等过敏反应1例。

(七)内分泌及代谢系统药物中毒

陈慧等[88]报道丙基硫氧嘧啶(PTU)致严重肝损害2例,并分析PTU相关性显著肝损害的特点:①多见于女性服药者(男∶女=3∶25);②可发生于任何年龄(6~64岁);③发病与服药剂量(100~1 200 mg/d)、服药时间长短(1 d至14个月)无关,多见于服药后3个月;④发病与甲亢类型和甲状腺肿大程度无关;⑤发病与治疗前有无肝功能异常无关。王亮等[89]报道甲巯咪唑(他巴唑)致严重粒细胞缺乏并败血症、甲状腺功能亢进症危象1例,提出甲亢病人粒细胞缺乏时,除立即停用甲巯咪唑外,应及早行血培养及药敏试验,选用敏感抗生素,并采用降阶梯疗法,以缩短病程及防止并发症的发生。郝清顺等[90]报道大剂量二甲双胍致乳酸酸中毒并急性肾损害1例。赵玉屏[91]报道格列吡嗪致皮肤过敏1例。宋执敬等[92]报道辛伐他汀致重度黄疸1例。胡华等[93]报道减肥药物致精神运动性兴奋1例。黄慧等[94]报道肾上腺腺瘤口服别嘌醇致药物性皮疹1例。

(单 怡 赵 良)

(八)其他药物中毒

1. 抗肿瘤药物

李荔霞等[95]报道吉西他滨引起继发性血小板增多症1例。病人第一次、第三次化疗前血象正常,化疗后血小板显著增多,随后自行下降恢复正常。刘泽洪等[96]报道氟他胺致溶血性贫血1例。钱江潮等[97]报道大剂量甲氨蝶呤致神经系统毒性反应死亡两例。两例(甲氨蝶呤 3 g/m^2)治疗后24~36 h内出现发热、尿潴留,随后出现吞咽困难、四肢肌力进行性下降,约10 d后死亡。另有王彤[98]报道甲氨蝶呤过量致肝损伤1例。本例病人治疗过程中自行将甲氨蝶呤每周用量改为每日用量近3个后导致药物中毒性重型肝炎。顾伟仪等[99]报道蒽环类药物致儿童扩张型心肌病1例。本例病人12岁,体重44kg,病程中共用柔红霉素(DNR)840 mg、MTZ65 mg,按体重计算已超过最大累积用量,且既往无心脏病史,本次发病前无病毒感染史。

2. 解热镇痛药

曹敏英等[100]报道双氯芬酸(双氯灭痛)致高原血小板减少性紫癜1例。代红源等[101]报道罗非昔布致发热病人体温过低两例。1例在用药第三天出现体温低于正常,1例仅用药一次就出现体温过低。两例体温均在停药后上升。杨平等[102]报道洛索洛芬引起急性肾功能衰竭1例,给予对症支持治疗半月后全套肾功能检测指标恢复正常。张迎锋等[103]报道一中年女性常年服用阿咖酚散(平均每日两包)所致精神障碍1

例。

3. 中药中毒

张宽民等[104]回顾分析附子中毒38例，主要临床表现为舌、口、面及全身麻木，唇、肢体颤动，心律失常，呼吸、循环衰竭，作者建议早期用高锰酸钾溶液和活性炭溶液反复洗胃，并建议加强中药饮片管理。张瑞英等[105]报道乌头碱中毒致恶性心率失常及心源性休克1例。病人用白酒浸泡乌头碱自制药酒服用后出现双下肢麻木、胸闷、心悸、大汗、全身无力、头痛、烦躁以及呼吸困难、四肢瘫软、意识障碍，救治过程中出现频发多源性室早、室扑以及尖端扭转性室速。吴霞[106]报道柴胡致过敏性休克1例。另范梦云[107]报道复方氨基比林与柴胡针剂混合注射致过敏性休克1例。孙鲁英等[108]报道雷公藤多苷致重度贫血1例。陈晓英[109]报道刺五加注射液致过敏性休克一例。陈卫星等[110]报道土三七致肝小静脉闭塞病2例。两例病人有长时间(3～4个月)服用土三七史，以腹水为主要症状就诊，均通过肝穿刺活检病理确诊，1例通过肝移植存活，1例因经济原因自动出院。李万根等[111]报道口服含葛根的中药方剂诱发溶血性贫血1例，该病人入院时G6PD检测0 IU/gHb，建议服用葛根前最好检测G6PD活性。卢丹萍等[112]报道马兜铃酸肾病19例，临床表现为急性非少尿性肾功能衰竭3例，慢性肾功能衰竭10例，慢性间质性肾炎3例，肾小管功能障碍3例，无一例达到临床完全缓解。朱荷莲等[113]报道口服苏合香丸后服用红酒致过敏性休克1例。张凤梧[114]报道静滴黄芪注射液致过敏1例。孙博平等[115]报道牛黄解毒片致药物性肝病1例。王利敏[116]报道长期服用牛黄宁宫片致慢性砷中毒2例。吕福云等[117]报道双黄连注射剂致过敏性休克2例。

4. 免疫增强及免疫抑制药

陈莲凤等[118]报道(BP)素和胸腺肽致过敏反应1例，给予抗过敏治疗后好转，作者建议应用此类药物前询问病史，过敏体质应做过敏试验。蒋宁[119]报道注射百白破疫苗致过敏反应1例，患儿2岁行疫苗加强注射时出现强过敏反应，高热持续25 d，注射局部(15cm×12cm)红肿疼痛20 d。邵廷国等[120]报道破伤风抗毒素脱敏注射致过敏性休克1例。

5. 激素与酶类

王召昆等[121]报道氢化可的松(醇剂)致全身过敏反应1例。病人治愈后行斑贴试验证实为乙醇过敏。马丽等[122]报道疑似甲泼尼龙导致过敏反应2例，第一例病人应用甲泼尼龙第2天出现颜面、颈部水肿和高热，第二例多次再给予甲泼尼龙后数小时出现高热、皮疹加重。在改用地塞米松后，过敏症状快速消退。李美芳等[123]地塞米松诱发低钾性周期性瘫痪一例。吴莹雯等[124]在诊治一因肺结核而咯血的病人过程中应用脑垂体后叶素致低钠性脑病、癫痫。宋婵[125]报道口服米索前列醇致过敏性休克1例。俞永康等[126]报道抑肽酶致过敏性休克1例。张翠贞[127]报道小量尿激酶致出血2例，为脑梗死后在超时间窗给予小剂量尿激酶(10万单位)溶栓，均因脑出血死亡。

6. 其他药物

费涛等[128]报道氯雷他定致过敏性休克1例。另有杨闰平等[129]报道氯雷他定致急性荨麻疹型药疹1例。李大珍等[130]报道全麻过程中维库溴铵致支气管痉挛1例。班显明[131]报道应用利多卡因静注治疗频发室性期前收缩导致死亡1例，作者建议应在心电监护下使用利多卡因，并根据病人状况调整具体用量。另有龙恒等[132]应用盐酸利多卡因局麻致过敏性休克1例报道。孟瑞仙等[133]报道佳乐施(内含琥珀明胶/氯化钠/氢氧化钠)致严重过敏反应1例。另有原丽欣等[134]、曾雪玲[135]、艾丽丽[136]低分子右旋糖酐致过敏性休克共4例。魏楠等[137]报道青光眼病人应用甘露醇后并发脑梗死3例。另有庞新娜[138]报道静滴甘露醇致严重过敏反应1例。徐毅等[139]报道复方氯唑沙宗片致较严重不良反应1例，病人服药后出现心悸、无力、气紧、烦躁、出汗、上腹部持续性疼痛，心电图示：不完全性右束支传导阻滞，给予抗过敏、对症支持治疗后好转。周菊明等[140]报道三磷酸腺苷严重过敏反应2例。龙晓君[141]报道因长期服用浓缩鱼肝油导致维生素A摄入过量出现脑改变1例。李文宏[142]报道10%葡萄糖酸钙致过敏引起全身皮肤潮红、胸闷、瘙痒，烦躁不安等症状1例。张绍公等[143]报道应用泛影葡胺行PTCA致急性肾功能衰竭1例。王晓红[144]报道1例静滴山莨菪碱(654-2，10 mg)治疗梅尼埃综合征引起过敏性休克。郭新美等[145]报道应用乙酰唑胺减少结核性脑膜炎脑脊液分泌过多致耳鸣、耳背、听力下降乃至完全丧失2例，停用药物后症状逐渐好转。

(九)药物中毒的诊断

1. 临床诊断

刘硕然等[146]回顾分析了右旋糖酐致过敏性休克130例，其中男95例，女34例，性别不详1例。年龄5～79岁，其中5岁1例，20～39岁26例，40～59岁53例，≥60岁50例。采用低分子右旋糖酐115例，其中静滴113例，腹腔注入及原液皮试各1例；右旋糖酐铁15例，均为肌注。在用药至休克出现的时间中，≤5 min 89例，6～30 min 23例，31 min至24 h 7例，2～10 d 11例。130例原发病中以心脑血管疾病、高脂血症为主。归纳右旋糖酐致过敏性休克特点为发病迅速，病势险恶，消退亦快，可因抢救不及时死亡。作者建议在应用右旋糖酐时应注意以下几点：①重视过敏史及既往用药史，过敏体质尽量禁用。②将过敏试验纳入常规，方法为原液用生理盐水稀释50倍，取0.1 ml前臂内侧皮内注射。③重视监护，无论采用何种给药途经。④严格掌握适应证。⑤过敏性休克一旦发生首选肾上腺素静注，并可重复给药，如无静脉通路，可皮下或气管内注入，杜绝肌注。同时要坚持超长心肺复苏。另有林素梅[147]的15例低分子右旋糖酐不良反应分析，亦表明重度多见，发生时间短，联合用药可诱发严重的不良反应。孙红霞等[148]、沈慕群[149]、肖玉全等[150]分别回顾甘露醇致肾损伤23例、22例、22例，分析结果均表明甘露醇剂量过大、应用时间长、老年病人、合用其他肾损害药物为导致急性肾功能损伤的易发因素，一旦出现肾功能损伤，应及时停药，给予改善肾脏血液循环药物、其他利尿药物、保护肾功能药物以及血液透析治疗等。梅军等[151]报道过氧乙酸致食管和胃损害2例，并结合既往文献报道，认为在排除胃、食管穿孔的前提下，损伤后24 h内行胃镜检查对指导治疗有重要意义。

2. 试验诊断

张莹雯等[152]通过对庆大霉素性肾损害大鼠尿液进行内皮素、尿糖、尿钠以及24 h尿蛋白定量等指标的检测，发现尿内皮素参与了肾毒性肾损伤的发生与发展，尿内皮素含量进行性升高显示肾损伤程度加重。王裕环等[153]将24只兔随机分成4组，一组为空白对照，其余3组分别给予不同剂量的博来霉素，且分别在给药前后多次行^{99m}Tc-六甲基丙二胺肟肺显像，并取肺组织做光、电镜检查，发现^{99m}Tc-六甲基丙二胺肟肺显像能早期显示博来霉素所致的肺损伤，肺毛细血管内皮细胞可能是^{99m}Tc-六甲基丙二胺肟异常聚集的主要部位。刘洪智等[154]通过RTP-PCR、Western免疫印迹方法对多柔比星(阿霉素)性心肌病大鼠心肌组织分析检测MMP-2、MMP-9以及TIMP-1的表达，发现多柔比星心肌病大鼠左室心肌MMPs表达上调，MMPs可能参与多柔比星心肌病大鼠左室重构和心力衰竭的发生发展。崔忠敏等[155]予SD大鼠以不同剂量吲哚美辛(消炎痛)灌胃3 h处死，另设对照组。采用TUNEL标记技术检测黏膜细胞凋亡，分别采用原位分子杂交和RT-PCR检测半胱天冬酶-3基因表达的变化，应用免疫组化方法同步检测半胱天冬酶-3和-8蛋白表达的变化。发现吲哚美辛可在转录和翻译水平上调半胱天冬酶-3表达，使其前体水平增加，促使其活化，与此同时使启动子半胱天冬酶-8前体蛋白表达上调并使之活化，进而启动了细胞内的凋亡信号传导通路，导致胃黏膜细胞凋亡。

(十)药物中毒的治疗

高丽萍等[156]* 将106例重症中毒的病人分为床旁血液灌流术组(HP组)和对照组(非HP组)。所有选择病人治疗前均处于昏迷状态，且两组病例性别、年龄、临床症状、中毒药物种类及中毒剂量均无明显差异，具有可比性。对两组均给予常规治疗，HP组另加用床旁血液灌流术。结果显示，HP组昏迷时间、住院时间明显缩短，死亡率明显下降，统计学分析具有显著性差异，说明床旁血液灌流在抢救重症中毒病人中具有明显的疗效。刘亚维等[157]采用纳洛酮救治急性地西泮中毒119例。本组病人中位年龄25岁，地西泮服用量为20～400片(每片0.5 mg)，就诊时间为服药后0.5～24 h，其中轻度中毒71例，中毒32例，中毒16例。在给予常规治疗基础上加用纳洛酮后，本组病人均治愈，清醒时间为10 min至4 h。作者认为在抢救地西泮中毒过程中应及时彻底洗胃，及时使用纳洛酮并配合其他治疗与本组病人完全治愈关系密切。袁星海等[158]将猩红热样及麻疹样药疹病人分为两组：治疗组53例，采用复方甘草酸苷联合西替利嗪治疗；对照组35例，采用葡萄糖酸钙联合西替利嗪治疗。结果显示，治疗组治愈率(90.6%)明显高于对照组(60.0%)，作者认为，复方甘草酸苷联合西替利嗪治疗猩红热样及麻疹样药疹安全有效。李红莉等[159]将60只雄性Wistar大鼠随机分为：ADR(多柔比星)组、ADR＋PDTC(吡咯烷二硫代氨基甲酸盐)组和对照组。实验第30天通过测定发现，与ADR组相比较，ADR＋PDTC组心肌组织总抗氧化能力、超氧化物歧化酶和谷胱苷肽过氧化物酶活性显著增加；超氧阴离子及脂质过氧化物水平显著降低；bcl-2mRNA表达显著增加，bax、p53 mRNA表达显著降低。作者认为，PDTC对ADR致大鼠心肌损伤有保护作用，机制可能与增加抗氧化酶的活性，减少活性氧产生，进而调节凋亡相关基因有关。

(刘雪峰　单红卫)

参 考 文 献

1 李小标. 华中医学杂志，2005，29(3)：164
2 庞　捷，等. 青海医药杂志，2004，34(12)：55
3 罗冀平，等. 新医学，2005，36(5)：296
4 郭金云，等. 广东医学，2004，25(11)：1354
5 杨　芳，等. 宁夏医学杂志，2005，37(3)：181
6 曹燕平. 皮肤病与性病，2004，26(4)：44
7 何书霞，等. 河北医药，2005，27(9)：718
8 巫　毅，等. 中华皮肤科杂志，2005，38(4)：201
9 王　波，等. 吉林医学，2005，26(4)：351
10 李　亮，等. 中国综合临床，2004，20(11)：1005
11 林彩芬. 新医学，2005，36(6)：336

12　丁平华.江西医药,2004,39(6):457
13　张小红,等.陕西医学杂志,2004,33(11):1062
14　胡登发,等.云南医药,2005,26(4):395
15　孙登云.新医学,2005,36(6):342
16　牛英兰.青海医药杂志,2005,35(8):61
17　李海波,等.哈尔滨医药,2004,24(5):53
18　黄君杏.广西医学,2005,27(1):134
19　邢英路.河北医药,2005,27(2):144
20　孙志良.新医学,2005,36(6):367
21　刘孝霞,等.河北医药,2005,27(2):109
22　刘永祥.中国皮肤性病学杂志,2004,18(12):713
23　陈延斌,等.新医学,2005,36(3):181
24　何伟珍,等.中国急救医学,2005,25(2):142
25　孙吉湘,等.中国防痨杂志,2005,27(2):81
26　江　莉,等.山东医药,2005,45(1):34
27　于小兵.皮肤病与性病,2004,26(4):42
28　王玉兰,等.山东医药,2004,44(35):65
29　孙铭晓,等.四川医学,2004,25(12):1294
30　孙铭晓,等.宁夏医学杂志,2005,27(2):130
31　罗琴兰,等.新疆医学,2005,35(4):152
32　张恩源.青海医药杂志,2005,35(5):59
33　吴　瑾.重庆医学,2004,33(10):1445
34　刘凤莲.陕西医学杂志,2004,33(10):951
35　王建华.山西医药杂志,2004,33(10):835
36　郭　红.皮肤病与性病,2005,27(3):54
37　孟桂荣.山东医药,2005,45(2):76
38　常　渝.新医学,2004,35(11):671
39　刘前桂.中国防痨杂志,2004,26(5):318
40　陈素丽,等.河北医药,2004,26(10):792
41　杨琼生,等.中国防痨杂志,2005,27(3):147
42　吴文忠.中国防痨杂志,2005,27(3):153
43　王仲明.皮肤病与性病,2005,27(1):58
44　舒　英,等.四川医学,2005,26(9):1054
45　焦克德,等.临床肝胆病杂志,2005,21(2):82
46　高凤琴,等.陕西医学杂志,2004,33(12):1165
47　钱海秋,等.中国综合临床,2005,21(2):189
48　张家香,等.山东医药,2004,44(35):76
49　沈桢巍,等.临床内科杂志,2005,22(3):185
50　张正华,等.中华劳动卫生职业病杂志,2005,23(4):285
51　李光勤,等.医学临床研究,2005,22(1):144
52　王俊红.新医学,2005,36(9):514
53　李学文,等.青海医药杂志,2004,34(9):61
54　白文君,等.临床精神医学杂志.2004,14(1):11
55　唐朝辉.四川医学,2005,26(3):265
56　钱文浩,等.临床心血管病杂志,2005,21(4):244
57　阎景新.中华精神科杂志,2005,38(3):180
58　梁芝国,等.中华神经精神疾病杂志,2004,30(6):410
59　兰建平,等.皮肤病与性病,2005,27(3):55
60　费成林,等.河北医药,2004,26(10):839
61　于红梅,等.青海医药杂志,2004,34(11):39
62　蒙海工,等.广西医学,2004,26(10):1529
63　赵振寰,等.山东医药,2005,45(1):46
64　杨莉萍,等.中华老年医学杂志,2004,23(10):748
65　汪　峰,等.北京医学,2004,26(6):407
66*　任自文.中华心血管病杂志,2005,33(1):66
67　王翔凌,等.中华老年医学杂志,2005,24(5):354
68　吴逢玲.四川医学,2005,26(2):160
69　赵心定.新医学,2005,36(7):378
70　刘鲁伟,等.心脏杂志,2005,17(3):243
71　王大英,等.上海医学,2005,28(7):579
72　周　平,等.临床皮肤科杂志,2005,34(5):320
73　程　俐.新医学,2004,35(12):767
74　郭燕妮,等.新医学,2004,35(10):591
75　叶志华.中国工业医学杂志,　2004,17(5):308
76　刘　伟,等.临床精神医学杂志,2004,14(6):339
77　聂圣兵.四川医学,2004,25(10):1094
78　张春萍,等.山东医药,2005,45(7):3
79　包汉英.青海医药杂志,2005,35(5):43
80　欧桂琴.吉林医学,2004,25(12):91
81　袁银会.临床肝胆病杂志,2005,21(4):212
82　王凤英.河北医药,2004,26(12):968
83　姜　浩,等.宁夏医学杂志,2005,27(6):393
84　岑　朝,等.临床消化病杂志,2005,17(1):7
85　黄文清,等.中华内科杂志,2004,43(12):954
86　黄辉赋.浙江医学,2005,27(6):474
87　张　力,等.河北医药,2005,27(2):139
88　陈　慧,等.中国实用内科杂志,2004,24(12):764
89　王　亮,等.山西医药杂志,2005,34(7):614
90　郝清顺,等.中华糖尿病杂志,2005,13(2):144
91　赵玉屏.青海医药杂志,2004,34(11):33
92　宋执敬,等.中华心血管病杂志,2005,33(4):390
93　胡　华,等.重庆医学,2004,33(12):1916
94　黄　慧,等.中国皮肤性病学杂志,2005,19(6):345
95　李荔霞,等.中国癌症杂志,2004,14(6):596
96　刘泽洪,等.中华内科杂志,2005,44(1):76
97　钱江潮,等.福建医药杂志,2005,27(3):208
98　王　彤.临床肝胆病杂志,2005,21(4):235
99　顾伟仪,等.白血病．淋巴瘤,2004,13(6):383
100　曹敏英,等.青海医药杂志,2004,34(10):37
101　代红源,等.中华医学杂志,2005,85(1):40
102　杨　平,等.中华医学杂志,2005,85(31):2229
103　张迎锋,等.临床精神医学杂志,2005,15(2):72
104　张宽民,等.内科急危重症杂志,2005,11(4):187
105　张瑞英,等.中国实用内科杂志,2005,25(2):192
106　吴　霞.新疆医学,2004,34(6):155
107　范梦云.哈尔滨医药,2005,25(3):61
108　孙鲁英,等.临床内科杂志,2005,22(2):84
109　陈晓英.广西医学,2005,27(7):1091

110 陈卫星,等.中华肝脏病杂志,2005,13(5):394
111 李万根,等.中华内科杂志,2004,43(12):959
112 卢丹萍,等.中国实用内科杂志,2005,25(10):942
113 朱荷莲,等.广东医学,2005,26(9):1213
114 张凤梧.宁夏医学杂志,2005,27(9):592
115 孙博平,等.山东医药,2005,45(20):79
116 王利敏.中国中西医结合杂志,2005,25(3):213
117 吕福云,等.天津医药,2005,33(3):163
118 陈莲凤,等.山东医药,2004,44(26):77
119 蒋 宁.山东医药,2005,45(19):87
120 邵廷国,等.新医学,2005,36(2):78
121 王召昆,等.皮肤病与性病,2005,27(1):61
122 马 丽,等.中华风湿病学杂志,2005,9(6):382
123 李美芳,等.皮肤病与性病,2005,27(1):57
124 吴莹雯,等.临床内科杂志,2005,22(8):573
125 宋 婵.内蒙古医学杂志,2005,37(3):284
126 俞永康,等.四川医学,2005,26(6):677
127 张翠贞.脑与神经疾病杂志,2004,12(6):428
128 费 涛,等.中国皮肤性病学杂志,2005,19(8):473
129 杨闰平,等.中国皮肤性病学杂志,2005,19(5):297
130 李大珍,等.四川医学,2005,26(2):176
131 班显明.广西医学,2005,27(2):275
132 龙 恒,等.皮肤病与性病,2005,27(2):56
133 孟瑞仙,等.内蒙古医学杂志,2004,36(9):717
134 原丽欣,等.中国工业医学杂志,2005,18(1):33
135 曾雪玲.广东医学,2005,26(3):312
136 艾丽丽.青海医药杂志,2004,34(10):33
137 魏 楠,等.天津医药,2004,32(12):772
138 庞新娜.山西医药杂志,2005,34(3):181
139 徐 毅,等.四川医学,2004,25(10):1064
140 周菊明,等.广东医学,2005,26(7):909
141 龙晓君.四川医学,2004,25(12):1378
142 李文宏.皮肤病与性病,2005,27(1):59
143 张绍公,等.宁夏医学杂志,2005,27(6):431
144 王晓红.青海医药杂志,2004,34(9):43
145 郭新美,等.中华结核和呼吸杂志,2005,28(7):483
146 刘硕然,等.中华急诊医学杂志,2004,13(10):709
147 林素梅.广西医学,2004,26(9):1367
148 孙红霞,等.云南医药,2005,26(3):227
149 沈慕群.广州医药,2005,36(1):27
150 肖玉全,等.四川医学,2005,26(4):417
151 梅 军,等.中华消化内科杂志,2005,22(3):206
152 张莹雯,等.武汉大学学报(医学版),2004,25(6):714
153 王裕环,等.中国急救医学,2005,25(8):574
154 刘洪智,等.临床心血管病杂志,2005,21(1):26
155 崔忠敏,等.解放军医学杂志,2005,30(6):504
156* 高丽萍,等.中国急救医学,2005,25(7):542
157 刘亚维,等.新医学,2005,36(5):305
158 袁星海,等.中国皮肤性病学杂志,2005,19(6):381
159 李红莉,等.中国地方病学杂志,2005,24(1):41

五、乙醇及动、植物毒素中毒

(一)乙醇中毒

石同幸等[1]以慢性乙醇中毒的的大鼠为模型,研究乙醇组、乙醇+硒组、乙醇+锗-132组和乙醇+硒+锗-132组中大鼠组织和血清中MDA、GSH的含量及SOD活性变化,结果提示,硒、锗-132可通过增加GSH的含量和增强SOD的活性来抑制过量乙醇对机体的损伤。王国祥等[2]通过对慢性乙醇中毒的大鼠研究发现,长期摄入乙醇后肝乙醇脱氢酶(ADH)活性进行性增加,胃(ADH)活性进行性下降。提出乙醇的首过代谢发生在胃,诱导胃ADH的活性可降低乙醇对机体的毒性作用。张春等[3]在大鼠乙醇肝损伤切片中发现,阿魏酸钠可通过有效阻断乙醇对细胞色素P4502E1的诱导作用来保护肝功能,同时也可使存在于组织中的乙醇脱氢酶活性恢复。解丽君等[4]报道乙醇可直接作用于大鼠睾丸,引起生精细胞的损伤和睾丸类固醇合成抑制,还可使下丘脑-垂体轴生殖内分泌功能受损。脂质过氧化是导致睾丸损伤的可能机制之一。韩萍等[5]报道葛根素粗提物和葛根素标准品通过降低乙醇所致的超氧化物歧化酶mRNA表达量的升高,从而对乙醇引起的胎鼠海马细胞氧化损伤产生保护作用。刘利兵等[6]发现每日用相同浓度不同剂量的乙醇给大鼠灌胃,2个月后进行心脏病理检查,结果提示,心脏病变的程度与乙醇摄入的剂量有关。沈锦友等[7]*通过研究发现,姜黄素能抑制慢性乙醇中毒大鼠肝组织中NF-κB依赖的基因表达和抑制脂质过氧化,来防止乙醇诱导的肝损伤。聂建堂等[8]发现将饮用乙醇注入家兔腹腔,30 min后红细胞发生聚集、皱缩等改变,提示乙醇中毒可能导致红细胞变形。冯均明等[9]对急性重度乙醇中毒病人在洗胃、吸氧等常规治疗的基础上,将纳洛酮与乙酰谷酰胺联合应用后可缩短病程,进一步提高疗效。赵敏等[10]研究发现,选择50%的乙醇灌胃,不同的时间可模拟乙醇性肝损伤的不同阶段,30 d可出现乙醇性脂肪肝模型,60 d可出现肝脏纤维化改变。曲巍等[11]分别以蒸馏水、10%乙醇、30%乙醇及50%乙醇喂养Wistar大鼠,13周末将大鼠处死,并检测血糖、胰岛素和胰腺组织中的细胞因子水平。结果提示,在长期高剂量乙醇作用下,胰腺组织中的IL-1β、TNF-α、IL-6的产生均升高,它们可能对胰岛β-细胞的功能产生影响,导致胰岛素的分泌减少。骆旭东等[12]在以兔为模型的动物实验中发现,乙醇性股骨头缺血性坏死中骨细胞存在明显凋亡现象,且受p53基因上调与bcl-2基因下调影响,共同调节骨细胞凋亡。周碧燕等[13]研究发现,急性乙醇中毒病人的血清胰淀粉酶显著高于正常对照,胰淀粉酶的量与乙醇量不存在浓度依赖关系。

(二)动、植物毒素中毒

阚培林等[14]报道了22例误食桐油发生中毒的病人,桐油的有毒成分是桐酸和异桐酸,因其一般性状与食用植物油相似,易引起食物中毒。主要临床表现为恶心、呕吐、腹痛、腹泻等,强行催吐及洗胃是治疗的关键。赵改英[15]对1例误服大剂量土豆根导致中毒的病人进行了报道,土豆根的外形与黄芪极其相似,容易被人误服,中毒后主要以神经系统的表现为主,治疗目前尚无特效解毒药,及时、彻底地洗胃、导泻及其他对症的的解毒治疗可获得较好的疗效。羊浩[16]报道了14例急性水仙花茎叶中毒的病人,主要的临床表现为胃肠道兴奋症状,中毒的原因为水仙花茎叶中的生物碱——拉可丁毒素,予以催吐、洗胃及山莨菪碱解痉等对症处理可获得满意疗效。孙明亮等[17]通过对17例误食猪甲状腺中毒的病人进行了总结,其临床表现主要为高代谢综合征,正常人食入1.8～3.0 g新鲜甲状腺组织即可中毒,治疗主要是口服甲巯咪唑(他巴唑)、普萘洛尔(心得安),同时进行输液、利尿和营养支持治疗。姚琳芳[18]总结了37例织纹螺中毒的病人,轻度中毒主要表现为消化系统症状,重度可致昏迷,中毒原因主要是织纹螺从有毒藻类中摄取的石房蛤毒素,治疗上目前无特殊方法。胡威等[19]对32例大红虾中毒病人进行了报道,提出目前中毒原因不明,诊断主要依据有食用大红虾史及排除其他原因所致的肝肾功能损害。廖清高等[20]总结了59例雪卡毒素中毒的病人,该毒素主要存在于热带、亚热带珊瑚礁鱼中,是鱼类通过食物链获得的。临床诊断主要是根据病人有鱼类进食史,并出现胃肠道症状,尤其是特征性的温度感觉倒错。治疗无特殊方法,20%甘露醇在早期使用可缓解神经系统症状。刘定华等[21]观察了34例急性河豚(TTX)毒素病人,发现TTX重度中毒病人,入院后24 h动脉-颈内静脉血氧含量差、脑氧摄取明显低于对照组。提示可将脑氧供需平衡变化作为判断TTX中毒预后的指标。

(霍正禄　马艳梅)

参 考 文 献

1 石同幸,等.中国公共卫生,2005,21(9):1052
2 王国祥,等.胃肠病学和肝病学杂志(医学版),2005,14(3):275
3 张　春,等.武汉大学学报(医学版),2005,26(4):477
4 解丽君,等.中国工业医学杂志,2005,18(3):172
5 韩　萍,等.中华实验和临床病毒学杂志,2005,19(3):244
6 刘利兵,等。心脏杂志,2004,16(5):435
7* 沈锦友,等.胃肠病学和肝病学杂志,2005,14(3):253
8 聂建堂,等。脑与神经疾病杂志,2005,13(2):89
9 冯均明,等.广州医药,2005,36(3):33
10 赵　敏,等.中国公共卫生,2005,21(19):1101
11 曲　巍,等.中国公共卫生,2004,20(10):1174
12 骆旭东,等.中国公共卫生,2004,20(10):1209
13 周碧燕,等.广西医学,2005,27(2):225
14 阚培林 ,等.新疆医学,2005,35(4):103
15 赵改英 中华劳动卫生和职业病杂志,2005,23(4):259
16 羊　浩.新医学,2005,36(1):17
17 孙明亮,等.中华急诊医学杂志,2005,14(6):521
18 姚琳芳,等.宁夏医学杂志,2005,27(1):47
19 胡　威,等.中国急救医学,2005,25(5):381
20 廖清高,等.中华急诊医学杂志,2005,14(8):663
21 刘定华,等.中华急诊医学杂志,2004,13(11):766

六、放射及其他物理因素所致疾病

(一)放射损伤

钱普东等[1]探讨胸部放疗的同时应用药物干预下调TGF-β_1,结果表明在放疗的同时应用罗红霉素、还原性谷胱甘肽、N-乙酰半胱氨酸可有效下调TGF-β_1,并可期望减少放射性肺损伤。冯文峰等[2]研究报道X射线能诱导鼠脑神经元的凋亡,不同剂量组间以及同剂量组在照射后不同时间点间均有显著差异,结果提示,低、中剂量X射线可诱导鼠脑神经元凋亡,凋亡率有剂量依赖性并具有时间规律性。蒋晓红等[3]研究表明长期受小剂量、低剂量率照射的职业性射线接触者会引起外周血淋巴细胞DNA损伤持续改变;且DNA受损细胞率随放射工龄、年龄、平均年当量剂量的增加呈递增趋势。单细胞微量凝胶电泳可用于低剂量电离辐射引起的DNA损伤动态研究与评价。沈海林等[4]*用质子磁共振波谱(^{1}H-MRS)监测大鼠全脑照射后脑组织内的氮乙酰门冬氨酸、胆碱和肌酸的浓度变化,在形态学发生改变之前就可检测出脑组织的代谢异常,并能反映大鼠全脑照射后早期脑组织内超微结构的改变。蒋震等[5]报道MRI菲力磁增强扫描T_2WI不仅能早期发现(照射后第3天)、明确诊断超急性期放射性肝损伤,还可通过测量肝组织菲力磁增强程度对损伤程度进行估测。余祖胤等[6]观察rhIL-11对照射小鼠小肠上皮细胞凋亡及相关基因表达的影响,结果表明rhIL-11可能通过影响bcl-2和Bax的表达而抑制辐射引起的小肠上皮细胞凋亡,从而产生防护作用。王欣茹等[7]报道rhIL-11与rhG-CSF联合给药可以升高 2.0 Gy 裂变中子照射犬的外周血白细胞、血小板数的最低值，缩短白细胞最低值持续的时间，加速骨髓造血功能的恢复，对 2.0 Gy 中子照射狗有明显的治疗作用。崔凤梅等[8]用克隆法研究放射性核素内照射诱发大鼠脾淋巴细胞 HPRT 基因突变的可行性，结果表明此方法敏感，且脾淋巴细胞 HPRT 基因突变对辐射敏感。黄文才等[9]应用^{99m}Tc-植酸盐(PHY)显像研究肝脏放射性损伤的早期效应，半肝照射前^{99m}Tc-PHY 肝脏显像示肝脏对核素的摄取较均匀，半肝照射后^{99m}Tc-PHY 显像示照射区核素摄取能力明显降低，延迟显像有核素滞留现象。^{99m}Tc-PHY 显像对早期检测肝脏放射性损伤效应有较重要的价值。余东升等[10]报道利用人工寡核苷酸片段合成放射诱导启动子，以绿色荧光蛋白作为报告基因转染 Tca8113 细胞，经流式细胞仪鉴定其辐射诱导特性，成功合成放射诱导启动子并构建由其调控双自杀基因的真核表达质粒 pcDNA3.1(+)/E-CDglyTK，为进一步研究肿瘤放射-基因治疗奠定了基础。高瑛等[11]研究表明，血小板第 4 因子对放射损伤的骨髓基质细胞有保护作用，可能与抑制细胞 $p27^{kipl}$ 表达有关。

(二)微波及其他辐射损伤

姚成灿等[12]探讨 900 MHz 射频电磁波和环境温度对红细胞膜力学性质的协同作用，结果显示环境温度变化和一定功率密度的射频电磁波照射对红细胞膜力学特性的影响具有相互协同增强作用。钟敏等[13]报道微波暴露可影响睾丸间质细胞类固醇合成急性调节蛋白、细胞色素 P450 胆固醇侧链裂解酶 mRNA 表达而降低睾酮的合成，进而对雄性大鼠性行为造成影响。王保红等[14]*研究表明，1.8 GHz(比吸收率为 3 W/kg)微波暴露 2 h 并不诱发人淋巴细胞 DNA 损伤，但能增强丝裂霉素 C(MMC)、4-硝基喹啉氧化物(4NQO)的 DNA 损伤效应。潘敏鸿等[15]报道一定功率密度的高功率微波辐射可造成大鼠心脏组织结构的损伤、左心室心内膜下及肌层心肌细胞 β_1 肾上腺素能受体和 M_2 胆碱能受体表达增强，此两受体参与了高功率微波辐射所致心脏损伤的病理生理过程。王丽峰等[16]研究显示 S 波段高功率微波辐射可引起大鼠大脑皮质神经元尼氏体、突触结构和髓鞘等损伤及氨基酸类神经递质代谢紊乱。李丽荣等[17]和罗二平等[18]分别研究低强度脉冲电磁场生物学效应，显示其可促进成骨细胞增殖、分化、加速了体外骨形成；对心血管疾病有明显的预防和治疗作用。杨学森等[19]报道电磁辐射可激活丝裂原活化蛋白激酶(MAPK)信号转导系统，该系统可能参与了电磁辐射诱导的 PC12 细胞凋亡，存在的 3 条 MAPK 信号通路的差别激活导致 PC12 细胞出现特有的凋亡变化形式。宋秀祖等[20]研究表明芦荟苷可通过抑制中波紫外线辐射诱导的 NF-κB P65 激活，下调 iNOS mRNA 表达，减少 NO 合成分泌，发挥防护紫外线辐射损伤的作用，在炎症性皮肤病防治中可能发挥重要作用。刘海珍等[21]报道葡多酚可抑制^{60}Co-γ 射线诱发的小鼠胰腺细胞凋亡及相关基因的异常表达，对辐射损伤有一定的防护作用。汤庆等[22]研究显示，诊断级超声辐照具有增加人脐血管内皮培养细胞膜通透性的作用，声学造影剂可使这种作用显著增强。刘长安[23]观察 γ 射线诱发培养淋巴细胞 T 细胞受体基因突变的量效关系，表明 T 细胞受体基因突变可作为一种有潜力的生物剂量计用于近期辐射照射生物剂量的估算。

(三)噪声损伤

姚惠琳等[24]测定噪声作业工人血浆热应激蛋白(HSP)70 抗体水平，并分析与心电图异常的关系，结果显示，心电图异常组 HSP70 抗体阳性率明显高于正常组，表明血浆 HSP70 抗体可能是噪声作业工人心脏功能异常的危险因素之一。杨秋玲等[25]研究结果表明 HSP70 抗体可能是噪声作业工人高血压患病的危险因素之一，可作为噪声环境应激导致高血压的血清学标志物，并可能参与高血压发病的形成过程。童身以[26]报道噪声的累积接触剂量必须控制在 60.953 万 dB·h 以下，可使 95%的作业工人不发生语言听力损伤。相当于在 120 dB 脉冲噪声环境下，每天工作 4 h 的工人，工作年限不应超过 4.41 年。章岚等[27]报道腺苷可使噪声暴露后耳蜗外淋巴中谷氨酸浓度明显降低，复合动作电位阈移值减小，提示腺苷对急性声损伤耳蜗有保护作用。马智华等[28]实验利用基因芯片技术初步筛选出与心肌电损伤过程相关的多个差异表达基因，为揭示心脏电击伤的分子机制提供了依据。高习文等[29]研究表明，海水淹溺后肺泡表面活性物质有效成分减少，外源性表面活性物质替代治疗可能对海水淹溺肺水肿有效。

(四)热射病及其他

周爱军等[30]报道适量的 *L*-精氨酸能抑制热应激引起的血清皮质醇含量的显著升高及减小胸腺和脾脏指数，对热应激大鼠胸腺具有明显的保护作用，可增强机体的免疫力。陈光忠等[31]报道丹曲林钠在高温诱导的海马神经细胞凋亡中具有重要的保护作用，在预防热致脑损伤疾病中具有一定的应用价值。周舫等[32]探讨低温作业对人可能的危害与机制，结果显示，在冷作业工人中存在着血浆中 HSP70 抗体水平的升高及脂质过氧化程度加重。

(林兆奋)

参 考 文 献

1 钱普东,等.江苏医药杂志,2005,31(1):48
2 冯文峰,等.第一军医大学学报,2004,24(11):1289
3 蒋晓红,等.中国工业医学杂志,2004,17(6):347
4* 沈海林,等.江苏医药杂志,2004,30(11):827
5 蒋 震,等.实用放射学杂志,2005,21(1):40
6 余祖胤,等.解放军医学杂志,2005,30(3):194
7 王欣茹,等.解放军医学杂志,2005,30(3):204
8 崔凤梅,等.工业卫生与职业病,2005,31(3):140
9 黄文才,等.中华核医学杂志,2005,25(3):168
10 余东升,等.中山大学学报(医学科学版),2005,26(5):502
11 高 瑛,等.第四军医大学学报,2005,26(16):1457
12 姚成灿,等.中国职业医学,2005,32(3):11
13 钟 敏,等.中国公共卫生,2005,21(5):545
14* 王保红,等.中华劳动卫生职业病杂志,2005,23(3):163
15 潘敏鸿,等.中华劳动卫生职业病杂志,2005,23(3):172
16 王丽峰,等.中国公共卫生,2005,21(9):1059
17 李丽荣,等.第四军医大学学报,2005,26(6):571
18 罗二平,等.第四军医大学学报,2005,26(6):557
19 杨学森,等.中华劳动卫生职业病杂志,2005,23(3):167
20 宋秀祖,等.中国皮肤科杂志,2005,38(9):565
21 刘海珍,等.中华劳动卫生职业病杂志,2004,22(6):448
22 汤 庆,等.中国超声医学杂志,2005,21(1):11
23 刘长安.中国工业医学杂志,2005,18(1):23
24 姚惠琳,等.中国工业医学杂志,2004,17(5):283
25 杨秋玲,等.中国职业医学,2005,32(1):10
26 童身以.中国职业医学,2004,31(5):26
27 章 岚,等.第二军医大学学报,2005,26(2):164
28 马智华,等.第三军医大学学报,2005,27(15):1561
29 高习文,等.第二军医大学学报,2005,26(8):903
30 周爱军,等.中国公共卫生,2005,21(5):594
31 陈光忠,等.中华劳动卫生职业病杂志,2005,23(3):185
32 周 舫,等.中国工业医学杂志,2005,18(2):70

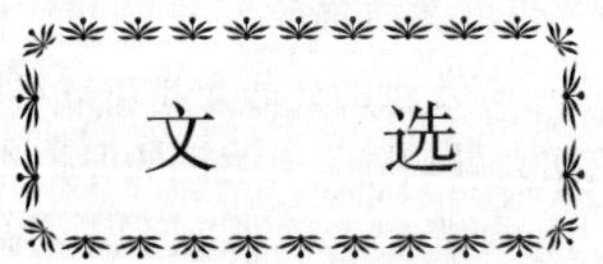

98例铅中毒误诊分析[中国职业医学,2005,32(1):44] 洛阳市职业病防治所任铁石等分析了98例铅中毒误诊原因,分析116例从外院转至该所治疗的铅中毒病人,发现有98例病人在其他医院出现首诊误诊。其中乡级医院接诊82例,首诊误诊67例。县级医院接诊24例,首诊误诊21例。市级医院接诊10例,首诊误诊10例。分别被误诊为胃病38例、阑尾炎25例、胆囊炎12例、肠梗阻10例、其他疾病(包括肾结石、肝炎、毒瘾发作、单纯胃肠痉挛等)13例。误诊不但给病人造成肉体痛苦,而且加重了病人的经济负担。

述评 由于环境污染及劳动防护工作的不到位,职业性铅中毒是最为常见的职业病之一。其主要临床表现轻度中毒者主要为腹部隐痛、腹胀、食欲减退、乏力、便秘等。中度中毒除上述表现外,尚有腹绞痛、贫血及周围神经病。这些症状与某些急腹症甚为相似,加上医务人员对铅中毒普遍缺乏认识,造成铅中毒误诊率高就不足为奇了。通过本文希望广大医务人员对铅中毒有一个深刻的认识,认真询问职业接触史,必要时检查血、尿铅浓度,以减少误诊的发生。

(康舟军 霍正禄)

硫化镍转化人细胞翻译启动因子的异常表达[中国公共卫生,2004,20(11):1283] 广州医学院预防医学教研室吴根容等探讨了结晶型硫化镍在诱发人支气管上皮细胞(16HBE)恶变过程中蛋白质翻译启动因子(TIF3)的异常表达。以RP-PCR及荧光定量聚合酶链反应方法,对异常表达的蛋白质TIF3进行检测。发现相对于非转化细胞,镍转化细胞与成瘤细胞的TIF3基因表达水平显著升高,平均分别为对照细胞的2和4倍,表明TIF3的异常表达水平与硫化镍诱发人支气管上皮细胞的恶变程度有关。

述评 镍及其化合物早就被国际癌症研究机构确认为第一类致癌物,但是其分子致癌机制仍未明了。本文通过RT-PCR及敏感的荧光定量聚合酶链反应方法检测了TIF3,TIF3是最大的翻译起始因子,翻译起始因子异常表达经常导致细胞转化。该实验结果为寻找镍致癌作用的特异性基因提供了一定的理论依据,并在肿瘤的早期诊断、监测及防治方面有广阔的应用前景。

(康舟军 霍正禄)

急性一氧化碳中毒病人血液C反应蛋白和白细胞水平的变化及临床意义[中华急诊医学杂志,2005,14(4):286] 广西医科大学第四附属医院阮海林等测定了45例急性一氧化碳中毒(ACOP)病人血液C反应蛋白(CRP)、白细胞(WBC)和中性粒细胞(N)的变化,并探讨其临床意义。结果发现病人入院后第1、3天,中、重度中毒组血液CRP、WBC、N水平均显著高于健康对照组($P<0.05$);重度中毒组第5天CRP、WBC、N水平显著高于健康对照组($P<0.01$);重度中毒组第1、3、5天CRP、WBC、N水平较中度中毒组相对应天数显著升高($P<0.05$)。作者提出,ACOP病人血液CRP、WBC、N水平的升高与中毒的程度及组织损伤的病理过程相一致,可作为ACOP病人诊疗的

参考指标。

(梅　冰)

述评　CO中毒是急性中毒中最常见的一种，有文献报道占中毒死因的首位。CO中毒可导致全身组织的严重缺氧及能量代谢障碍，目前在临床实践中，用来判断中毒程度以及疗效的观察指标主要是病人的临床表现和血液碳氧血红蛋白浓度，但临床表现可受诸多因素干扰，而碳氧血红蛋白在一些单位不能测定。本文作者研究了急性CO中毒病人血液中C反应蛋白、白细胞和中性粒细胞的变化，并探讨了其临床意义。结果发现，急性一氧化碳中毒病人血液CRP、WBC、N水平的升高与中毒的程度及组织损伤的病理过程相一致。该研究通过综合分析血液中CRP、WBC、N水平，为临床判断中毒程度，观察病情、指导治疗和了解预后提供了理论指导，但上述指标在急性一氧化碳中毒中的作用机制以及如何将该成果转化为临床应用等值得进一步探讨。

(梅　冰　霍正禄)

银杏叶片治疗燃煤型砷中毒慢性肝损害的作用及其机制研究[中国地方病学杂志，2005，24(2)：210]　解放军第44医院何云等应用银杏叶片治疗燃煤型砷中毒慢性肝损害，探讨其疗效及其作用机制。将65例病人随机分为治疗组和对照组，另选健康30人为正常组。治疗组(34例)口服银杏叶片3个月，对照组(31例)口服安慰剂片3个月。观察两组治疗前后症状和体征、肝功能(ALT、ALB)、血小板活化因子(PAF)、TNF-α、血清肝纤维化指标(HA、C-Ⅳ、LN、PCⅢ)、血清抗氧化指标(MDA、SOD、GSH-Px)，其中33例在治疗前后均进行肝穿刺病理光镜和电镜检查。结果显示，治疗组治疗后临床显效率和总有效率(44.8%、77.7%)，与对照组(16.8%、42.7%)比较差异显著。治疗组治疗后血清PAF、TNF-α显著下降；肝功能指标和肝纤维化指标显著改善；血中SOD和GSH-Px显著提高，而MDA明显降低；治疗组治疗后其病理炎症和肝纤维化程度计分显著下降。对照组治疗前后各项指标无显著变化。研究表明，银杏叶片能有效改善燃煤型砷中毒慢性肝损害，其机制与其具有强有力的PAF拮抗作用有关，一方面阻断细胞因子间的连锁反应，另一方面拮抗脂质过氧化，减少氧自由基对肝细胞的损害作用。

(陈德昌)

述评　砷中毒是一种全身性疾病，肝脏是砷作用的主要靶器官之一，燃煤型砷中毒所致的肝损较饮水型砷中毒所致的肝损害要严重，对肝形成慢性损害，逐渐形成肝纤维化。目前，对上述病理过程的治疗方法相当有限，本研究显示银杏叶治疗组治疗后临床显效率和总有效率(44.8%、77.7%)，与对照组(16.8%、42.7%)比较差异有显著性。治疗组治疗后血清PAF、TNF-α显著下降；肝功能指标和肝纤维化指标显著改善；血中SOD和GSH-Px显著提高，而MDA明显降低；治疗组治疗后其病理炎症和肝纤维化程度计分显著下降。银杏叶片为砷致肝损害防治提供了一个较好的药物。

(杨兴易)

钙基固氟剂降低农村燃高氟石煤室内氟污染效果观察[中国地方病学杂志，2005，24(1)：53]　中国科学院地理科学与资源研究所虞江萍等应用钙基固氟剂降低高氟石煤室内氟污染，用钙基固氟剂包裹石块煤和与石煤粉制成蜂窝煤2种处理，观察农村燃用高氟石煤后造成的室内污染的治理效果。结果表明，在燃煤氟释放率方面，包裹固氟剂石块煤组和加固氟剂蜂窝煤组分别比普通石块煤平均降低了44.7%和68.0%；加固氟剂蜂窝煤组比普通蜂窝煤组下降了65.8%；在室内空气方面，包裹固氟剂石块煤组比普通石块煤组下降了85.7%；加固氟剂蜂窝煤组比普通蜂窝煤组下降了53.4%，比普通石块煤组下降了73.6%；在氟污染最重的玉米、辣椒样品中，两组固氟处理的氟水平比两组对照分别下降了25%～60%。提示用钙基固氟剂包裹古石块煤或与石煤粉制成蜂窝煤均可明显减少高氟石煤中氟的释放，改善室内空气氟污染状况，同时也减轻了对玉米、辣椒等食物的氟污染。

(陈德昌)

述评　燃煤污染型氟中毒是我国流行严重的一种地方性氟中毒，自20世纪80年代开始，科研工作者陆续开展了针对民用高氟煤氟污染的防治研究，提出的方法和技术主要有改灶、改炉，利用固氟剂固氟、除氟等。但对石块煤的固氟相当困难，氟污染十分严重。在我国陕西南部、湖北西部及重庆等地存在大量使用高氟石煤而导致氟中毒的情况。本研究中用钙基固氟剂包裹石块煤和与石煤粉制成蜂窝煤2种处理，包裹固氟剂石块煤组比普通石块煤组氟释放下降了85.7%；加固氟剂蜂窝煤组比普通蜂窝煤组下降了53.4%，比普通石块煤组下降了73.6%；在氟污染最重的玉米、辣椒样品中，两组固氟处理的氟水平比两组对照分别下降了25%～60%。该方法值得大范围内推广应用。

(杨兴易)

活性炭血液灌流对有机磷农药敌敌畏和解毒药阿托品的作用[中华急诊医学杂志，2005，14(4)：279]　军事医学科学院附属医院苑鑫等为了评估活性炭血液灌流对有机磷农药敌敌畏和解毒药阿托品的作用，在正常人血样中加入敌敌畏和阿托品后，分成空白对照组和血液灌流组，观察灌流前后血中敌敌畏浓度和阿托品浓度以及血清中胆碱酯酶活力的变化。结果显示，活性炭血液灌流中敌敌畏和阿托品的吸附率分别为(1.0±0.1)%和(0.7±0.01)%，在混合吸附试验中，吸附后的阿托品和敌敌畏之比较吸附前浓度之比增加；同时，吸附后假性胆碱酯酶活力比吸附前增长了近3倍。故认为虽然活性炭血液灌流对体外人血中敌敌畏的吸附率较低，但大大提高了血清中胆碱酯酶活力，同时提高了血中阿托品和敌敌畏的浓度之比，从而更易到达阿托品化。

(何　建)

述评　血液净化方法具有快速从体内清除毒物的特点，常用的方法为血液透析和血液灌流。其中血液灌流的灌流器采用活性炭或树脂等吸附剂为填充物，对大、中、小分子毒物均有很强的吸附能力，故对毒物的清除作用优于血液透析。该实验中活性炭对敌敌畏的吸附虽较对照组无显著差异，但却引起显著意义的胆碱酯酶活力的升高，说明敌敌畏中毒后及时行血液灌流能促进酶活力的恢复，以缓解和改善临床症状。另外，混合吸附后的阿托品与敌敌畏浓度之比较吸附前增加，说明灌流过程中比较容易达到阿托品化；灌流过程中或灌流后也可根据病情补充被吸附的阿托品，增加抗胆碱作用。

(霍正禄)

两种血液灌流器对四亚甲基二砜四胺中毒病人吸附性的研究[中华内科杂志，2005，44(4)：303]　军事医学科学院陈芝等测定了8例病人每次灌流后灌流罐中毒鼠强的吸附量，以了解血液灌流(HP)清除人体内毒鼠强的效果，探讨HP开始时血中毒鼠强浓度与灌流器吸附量的关系。结果发现，对HA型一次性使用树脂灌流器的测定发现其对毒鼠强的吸附量高达4.385 mg，当血毒鼠强浓度分别在平均117.40 μg/L和115.00 μg/L水平时，HA-330及HA-230两种规格的血液灌流器一次灌流平均分别吸附2.03 mg和1.51 mg毒鼠强，高于文献报道的使用Y-150型人工炭肾一次血液灌流所能清除毒鼠强的量。灌流器一次灌流吸附毒鼠强的量与开始灌流时血中毒鼠强的浓度呈线性正相关，在血液毒物浓度100 μg/L左右时，HA-330与HA-230两种规格的树脂灌流器吸附毒鼠强的量差异无统计学意义，进一步证实了在较高血药浓度情况下，HP治疗能够更有效地清除体内毒鼠强。而且从经济、实惠的角度看，在血毒鼠强浓度100 μg/L以内时采用HA-230灌流器多次治疗对改善临床症状、减少并发症、缩短住院时间可能具有积极意义。

(王美堂)

述评　四亚甲基二砜四胺(毒鼠强，TETS)属神经毒性灭鼠剂，对成人的LD_{50}为0.1 mg/kg，其中毒机制可能通过阻断γ氨基丁酸受体而导致惊厥发作。毒鼠强中毒至今尚无特效解毒药。既往研究表明，毒鼠强中毒病人经一次血液灌流(HP)治疗后，体内毒物浓度可降低30%～50%。该研究为了进一步证实HP对毒鼠强的清除作用，测定了8例病人每次灌流后灌流罐中TETS的吸附量，结果表明，HP对清除人体内毒鼠强有较好效果，并且HP开始时血中TETS浓度与灌流器吸附量呈线性正相关。对今后此类中毒的救治工作提供了依据。

(霍正禄)

胺碘酮的肺毒性6例报告[中华心血管病杂志，2005，33(1)：66]　北大一院任自文总结胺碘酮肺毒性的临床特点、诊断与处理方法、预后及早期发现措施。回顾性分析6例胺碘酮引起肺毒性作用病人的临床经过、X线、CT表现及治疗转归，其中男性5例，女性1例，5例因阵发性心房颤动，1例因室性心律失常服用胺碘酮，从服药开始至发现肺毒性的时间为0.5～4(2.1±1.3)年，通过X线胸片、CT及呼吸功能检查确诊肺间质纤维化，停药后使用激素及阿奇霉素等治疗后好转。分析胺碘酮的肺毒性作用与服药剂量、持续时间及病人本身年龄相关，毒性表现主要为肺间质病变，预后与发现早晚关系密切。

(单　怡)

述评　胺碘酮在我国应用普遍，主要用于治疗室性心律失常和心房颤动，其较为严重的不良反应是对甲状腺和肺的毒性。作者通过对6例临床病例发生胺碘酮肺毒性的回顾性总结，分析了临床上对于胺碘酮毒性作用的诊断、治疗及转归，归纳了发生肺毒性反应的相关因素，提出早期发现其肺毒性的简便方法是定期的肺部X线检查，典型者为双下肺网格样改变，高分辨率CT可发现早期肺间质增厚。治疗方面提出了轻症病人可试用阿奇霉素间断口服的非特异消炎作用，对于临床上及时发现及处理胺碘酮的肺毒性作用有一定的指导和借鉴意义。

(赵　良)

床旁血液灌流抢救重症药物中毒的临床研究[中国急救医学，2005，25(7)：542]　哈尔滨医科大学第一临床医学院高丽萍等应用床旁血液灌流抢救重症药物中毒。收集2004年6月至2005年3月106例重症中毒病人，年龄15～72岁，中毒至就诊时间分布于0.5～48 h，主要中毒药物为有机磷农药、氟乙酰胺、抗精神病药物。所选择病人治疗前均处于昏迷状态，符合陈灏珠第11版《内科学》中重度中毒的诊断标准。分为床旁血液灌流术组(HP组)50例和对照组(非HP组)56例，两组病例性别、年龄、临床症状、中毒药物种类以及中毒剂量无显著差异。两组均给予常规治疗，HP组加用床旁血液灌流术治疗。用SPSS10.0统计程序软件进行数据处理，组间均数用t检验，率的比较用χ^2检验。经过治疗HP组昏迷时间为(8.56±1.82) h，住院时间为(10.37±2.5) d，病死率6.6%，治愈率93.4%；非HP组4项分别为(12.48±3.64) h、(21.28±3.6) d、25.4%、64.6%。两组相比较有显著性差异；在两组中有机磷中毒病人治疗中，与非HP组相比较，HP组阿托品用量明显减少，胆碱酯酶恢复正常时间明显缩短，统计学分析两组有显著性差异。

（刘雪峰）

述评 随着经济发展和医疗技术的提高，血液净化技术已逐渐被广泛应用于治疗急性化学物质中毒，特别是在基层医院，已取得了较好效果，虽然目前尚无大规模、多中心合作研究资料，但从上述等一些医院临床研究结果分析，抢救有效率确可显著提高。但在临床推广应用中也存在一些需要解决的问题，例如，需了解具体毒物或药物在体内的分布特点和脂溶性强弱，选择不同的血液净化方式；在血液透析或血液灌流治疗中，随着毒物的清除，治疗药物(如有机磷中毒时应用的阿托品)亦可能被排出，同时体内储存池的毒物会大量释放入血，对于重度中毒病人其症状可能会出现短时间加重等。故如何选择血液净化时机以及持续治疗时间，如何在血液净化过程中控制中毒表现“反跳”，这些问题都需要进一步观察和研究。

（单红卫）

姜黄素防止慢性酒精中毒导致的肝损伤［胃肠病学和肝病学杂志，2005，14(3)：253］ 华中科技大学同济医学院沈锦友等为了研究姜黄素对乙醇性肝损伤的预防作用，选取了健康雄Sprague-Dawley大鼠32只，随机分为4组，每组8只，分为乙醇喂养组，乙醇和姜黄素喂养组，蔗糖和姜黄素喂养组，蔗糖喂养组，12周后将大鼠分别处死取材，测定血清中ALT、AST浓度及其肝组织中MDA含量，同时用RT-PCR测定肝组织中单核细胞趋化蛋白-1(MCP-1)，巨噬细胞炎症蛋白-2(MIP-2) mRNA的表达，用免疫组化方法测定肝组织中NF-κB，MCP-1的表达，并在光学显微镜下观察肝脏的形态学改变。结果提示，乙醇喂养组中大鼠血清ALT、AST浓度明显高于乙醇加姜黄素组；乙醇喂养组中MDA含量也明显高于乙醇加姜黄素组；免疫组化结果显示，乙醇喂养组中有NF-κB，MCP-1表达，而其他三组大鼠肝组织中无或有弱表达；乙醇喂养组中大鼠肝组织有MCP-1，MIP-2mRNA表达，其肝组织发生显著的病理变化，主要表现为脂肪变性、炎性细胞浸润及少数肝细胞坏死，其余三组大鼠肝组织中无表达，病理改变不明显。因此本实验结果提示姜黄素能抑制慢性乙醇中毒大鼠肝组织中NF-κB依赖的基因表达和抑制脂质过氧化，来防止酒精诱导的肝损伤。

述评 目前，慢性酒精中毒导致的肝损伤在临床上越来越多见，但酒精性肝病目前尚无特效治疗方法，如何有效的预防和治疗酒精性肝病是许多工作者所关注的问题。在酒精性肝损伤的机制中内毒素与氧化应激起着非常重要的作用。姜黄素是脂质过氧化的强抑制剂，可抑制活性氧的产生和清除氧化过程中产生的氧自由基，还可以通过直接修饰NF-κB使其不与DNA结合或抑制IkB降解防止NF-κB活化。本实验结果显示，乙醇喂养组中大鼠血清ALT、AST浓度明显高于乙醇加姜黄素组，MDA含量也明显高于乙醇加姜黄素组。而且乙醇喂养组中有NF-κB、MCP-1表达，大鼠肝组织有MCP-1，MIP-2mRNA表达并且发生显著的病理变化，而姜黄素组大鼠肝组织中无或有弱表达，病理改变也不明显。以上研究结果表明，姜黄素对慢性乙醇中毒的肝损伤具有保护作用，可以减轻脂质过氧化程度，使脂质过氧化产物MDA含量减少。同时使肝组织中依赖NF-κB的基因MCP-1，MIP-2等表达减少，使肝脏炎症反应减轻。因此，对于慢性酒精中毒的肝损伤病人，姜黄素可能有重要的治疗意义。

（霍正禄 马艳梅）

大鼠全脑照射后早期^{1}H-MRS与病理变化［江苏医药杂志，2004，30(11)：827］ 苏州大学附一医院沈梅林等从病理学角度分析放射性脑损伤早期的质子磁共振波谱(^{1}H-MRS)变化，将大鼠随机分为对照组、10 Gy、20 Gy、30 Gy单次照射和30 Gy分次照射，各组于照射后1个月行MRI及^{1}H-MRS检查，分析氮乙酰门冬氨酸(NAA)、胆碱(Cho)和肌酸(Cr)等信号强度改变。所有被检查大鼠大脑MRI均未见异常表现，各照射组大鼠大脑的NAA/Cr、Cho/Cr和NAA/Cho值与对照组相比均有明显差异。表明用^{1}H-MRS监测大鼠全脑照射后脑组织内的NAA、Cho和Cr的浓度变化，在形态学发生改变之前就可检测出脑组织的代谢异常，并能反映大鼠全脑照射后早期脑组织内超微结构的改变。

（林兆奋）

述评 放射性脑损伤的潜伏期较长，目前诊断主要依靠临床症状、CT及MRI，而此时放射性脑损伤已出现形态学改变。本研究利用^{1}H-MRS分析大鼠全脑照射后早期大脑组织内化合物浓度变化，探讨^{1}H-MRS对放射性脑损伤的早期诊断价值。显示^{1}H-MRS能及时监测脑内代谢物浓度的改变，并找出其规律，使脑损伤在发生不可逆转的病理形态学改变之前就可对放射性脑损伤作出早期诊断，且为完全无创方法。为临床早期给予有效、及时的治疗提供了可靠的保证。

(杨兴易)

1.8 GHz微波对四种化学诱变剂致DNA的损伤作用[中华劳动卫生职业病杂志,2005,23(3):163]　浙江大学医学院劳动卫生与环境卫生研究所王保红等观察1.8 GHz微波(MW)对4种化学诱变剂丝裂霉素C(MMC)、博来霉素(BLM)、4-硝基喹啉氧化物(4NQO)、甲基甲烷磺酸酯(MMS)诱发的人外周淋巴细胞DNA损伤的影响。结果显示,微波组所诱发的DNA损伤与对照组无差异;微波分别与MMC和4NQO的联合暴露组所诱发的DNA损伤明显高于相应浓度的MMC组和4NQO组;但微波对BLM和MMS所诱发DNA损伤的增强效应不明显。表明1.8 GHz微波暴露2 h并不诱发人淋巴细胞DNA损伤,但能增强MMC、4NQO的DNA损伤效应。

(林兆奋)

述评　随着环境中微波辐射源的增加,其与环境中其他理化物质的联合作用已成为人们关注的焦点。微波与化学致突变剂的联合作用文献报道结果目前尚不一致,可能与实验选取的不同的生物系统对不同波段微波的敏感性不同有关。本实验结果显示,MW与MMC、4NQO均有协同作用,但这种协同作用是否由于MW扰乱了核苷酸切除修复-DNA损伤不完全修复导致单链断裂积累所造成值得进一步研究。

(杨兴易)

神经系统疾病

本年度共收集文献 2 824 篇，其中纳入回顾 871 篇(占 30.8%)，列入文选 18 篇(占 0.6%)。

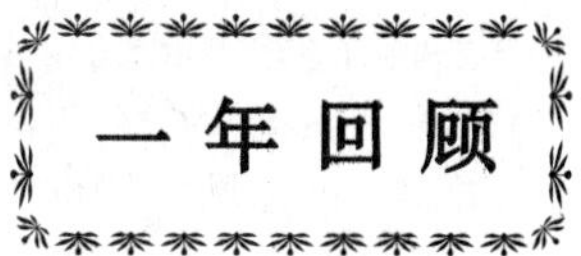

一、脑血管疾病

(一)缺血性卒中

1. 临床研究

田成林等[1]回顾总结了 199 例青年型缺血性脑血管病(ICVD)，与 46 岁以上病人对照后，指出男性更容易在青年期罹患 ICVD，吸烟、酗酒等不良生活习惯在青年型 ICVD 的发病中具有重要作用。青年型脑梗死更易发生出血性梗死。短期预后优于 46 岁以上病人。缪心军等[2]回顾分析 152 例急性脑梗死(ACI)，其中 54 例为进展性卒中。作者认为，入院时的 C 反应蛋白、白细胞、载脂蛋白 B、血糖、乳酸脱氢酶、肌酸激酶同工酶 MB、α-羟丁酸脱氢酶升高和舒张压下降是 ACI 进展的预测指标。张林峰等[3]就中国男性饮酒与缺血性卒中发病的关系进行了随机抽样调查。指出大量饮酒增加缺血性卒中的危险性。诸葛军[4]观察 120 例 ACI，认为脑梗死面积与血清镁含量密切相关。低镁使脑梗死范围增大。及时补充 ACI 的血清镁浓度，能防止病情恶化。崔淑美等[5]报道 115 例青年分水岭 CI。陈军[6]回顾分析了 525 例缺血性脑卒中，其中发生 CI≥2 次的为 110 例，发生 CI 1 次的为 415 例。指出高血压、糖尿病、高脂血症、冠心病、吸烟和饮酒为卒中复发的危险因素，充分认识和积极干预上述危险因素，能有效地预防卒中复发。刘斌等[7]应用 HDI-5000 彩色多普勒超声仪对 266 例 CI 病人的颈动脉颅外段进行检测。认为 CI 病人颈动脉颅外段狭窄的危险因素有年龄、性别、糖尿病、高血压病、高 TG、高 APOB 和高 Fib，保护因素有高 HDL-C。李雪梅等[8]对照分析 126 例 ICVD，其中 82 例病人有不同程度的颈动脉斑块形成，与对照组差异显著。指出磁共振血管造影检查能早期发现颈动脉粥样硬化，颈动脉粥样硬化与 ICVD 有关。王红霞等[9]对照研究 78 例青中年 CI 和 69 例对照者，提出不稳定的颈动脉斑块是青中年 CI 的危险因素之一。韦再华等[10]回顾分析 97 例 CI，认为感染是 CI 的一个危险因素。循环免疫复合物 CIC、CRP、C3、C4、C1q 参与 CI 发病，循环免疫复合物既与感染相关，又参与了 CI 的免疫损伤过程。蒋漫红等[11]回顾调查发现，城市居民平衡合理地摄入复含各类维生素的食物有助于减少 ICVD 的发生及严重程度。

刘俊艳等[12]观察 84 例症状性大脑中动脉粥样硬化性狭窄或闭塞(MCAOD)病人。指出 MCAOD 病人可表现为各种梗死类型，以交界性 CI 最常见(占 56.0%)，多发性 CI 为 MCAOD 病人最常见的表现类型，主要累及皮质下白质等部位，病灶以链型或弧线性分布为特点，动脉-动脉栓塞为其发病机制之一。深部小 CI 多为孤立病灶，与 MCA 主干粥样硬化继发的血栓堵塞豆纹动脉入口有关。李瑶宣等[13]观察 503 例 ICVD，认为 ICVD 颅内血管狭窄的危险因素有高血压、糖尿病、卒中史、低密度脂蛋白胆固醇增高等，保护因素有高密度脂蛋白胆固醇。鱼博浪等[14]总结 17 例基底节 CI 的 CT 和 MRI 表现，指出基底节 CI 的影像学表现特征明显，其中氢离子波谱出现明显的 Lac 波可与其他原因引起的基底节病变相鉴别。朱良付等[15]连续观察发病 6 h 内收治的首发 CI 118 例，结合 OCSP 分型、NIHSS 评分、超早期头颅 CT 和 72 h 内的头颅 MR，共筛选出貌似大脑半球病变的脑干 CI 12 例。病灶多在脑桥的三叉神经根平面、脑桥旁正中动脉的血供分布区。认为对有糖尿病病史、起病有头晕、临床呈单纯运动性轻偏瘫或单纯性偏瘫的腔隙梗死(LACI)，要注意其病灶可能在脑干。路玉江等[16]报道 37 例脑桥 LACI。石广滨等[17]总结 62 例脑桥 CI。病人最常见且最主要的临床症状为眩晕，MRI 检查有助于确定临床与解剖之间的关系。原铁铮等[18]报道 16 例小脑前下动脉梗死综合征。江汉秋等[19]回顾分析 52 例小脑 CI，认为中老年持续出现眩晕、共济失调应注意小脑 CI 的可能，首选头颅 MRI 检查。王素红等[20]、王娟等[21]和孟强等[22]总结 92 例脑静脉窦血栓形成(CVST)。指出急性和慢性 CVST 病人 MRI 表现为静脉窦内 T1 低信号、T2 高信号，亚急性期主要是 T1、T2 高信号。MRI 是诊断 CVST 的高敏感性和特异性的检查手段。MRV 可以快速、无创地诊断 CVST。对皮质静脉和深静脉血栓形成病人应尽早行 DSA 检查。张忠玲等[23]认为经颅多普勒超声(TCD)对临床可疑 CVST 病人是一种有效的筛选检测手段，TCD 动态监测 CVST 病人的动脉和静脉血流的同步变化可以评估颅内压增高的程度和脑部灌注情况，为临床治疗提供帮助。岳连贵等[24]、刘向远等[25]和黄新民等[26]总结 49 例基底动脉尖综合征(TOBS)，病人表现为眩晕、视物模糊、意识障碍、眼球运动障碍、瞳孔异常、运动和感觉异常等。头颅 MRI 表现为位于基底动脉供血区的多发性 CI，双侧丘脑"蝶形"CI 灶为特征性改变。发病第 3～5 天复查头颅 CT 并薄层扫描对基层医院诊断 TOBS 是简单有效的方法。郭仕峰等[27]指出 TOBS 的主要发病机制为脑栓塞和脑血栓形成，其次为血液流变学异常，如合并后交通动脉畸形，则更易发生 TOBS。李新等[28]报道岛叶 CI 1 例。薛银峰等[29]报道胼胝体 CI 1 例。刘江萍等[30]报道 7 例 ACI 并发空蝶鞍综合征。薛彦忠等[31]报道以肢体抖动为主要临床表现的短暂性脑缺血发作(TIA)1 例。尹继君等[32]观察 42 例颈动脉系统 TIA 病人，其中 12 例颈动脉 MRA 异常，32 例脑 MRA 异常，30 例 TCD 异常，16 例颈动脉超声异常。作者认为，MRA、TCD 和颈动脉超声 3 种方法联合应用，能有效地明确颈动脉系统 TIA 的病因和诊断。黄如训[33]回顾分析了 5 例延脑 CI 继发主要肺泡换气不足(Ondine's curse)综合征。其主要临床特点是安静地渐进性加重的中枢性呼吸衰竭及意识障碍，基本救治措施是气管内机械通气，须逐渐延长间歇停机时间，才能达到脱机正常呼吸。周双健[34]、林芳等[35]和和姬苓等[36]报道 209 例椎基底动脉供血不足(VBI)。指出 TCD 检查对 VBI 诊断的敏感性高，MRA 的特异性高。TCD、MRI 和 MRA 联合检查对 VBI 的病因、病变部位、病理改变有诊断价值。张东君等[37]临床分析 105 例老年人脑白质疏松症(LA)与 Binswanger 病(BD)。指出 LA 的危险因素多样化，无明显神经局灶体征；而 BD 的危险因素主要为高血压，以神经局灶体征，明显的认知功能障碍和卒中样发作为临床特征。房淑欣等[38]报道 50 例 CI 并发下肢深静脉血栓形成(LDVT)，认为高龄、卧床及血液的高凝状态是 LDVT 的主要原因。秦洁[39]回顾分析了 812 例 CI，其中伴发低钠血症的发生率为 14.2%，顽固性低钠血症 12 例，占所有低钠血症的 10.4%。及早发现，早期纠正入量不足等能减少低钠血症的发生。王松等[40]观察 68 例 ACI，认为 ACI 后出现全身炎症反应综合征(SIRS)可导致多器官功能障碍综合征(MODS)的发生。病人血清 TNF-α、IL-1(水平异常变化可作为判断 ACI 致 SIRS、MODS 病情进展、预后及转归的一项指标。吕一欣等[41]回顾分析了 1 394 例脑卒中住院病人，其院内获得性肺炎感染率为 7.03%。住院天数、气管切开、气管插管、鼻饲胃管、糖尿病、应用 H_2-受体阻滞剂和预防应用抗生素是脑卒中病人医院内获得性肺炎的危险因素。阎乐京等[42]报道 320 例老年人近期感染伴发 ACI。指出近期感染可作为 CI 发病的危险因素。

马欣等[43]采用多普勒超声观察 51 例脑静脉系统血栓(CVT)病人的脑基底静脉(BVR)及其属支大脑中深静脉(DMCV)的最大平均血流速度。发现 BVR 或 DMCV 血流速度代偿性增高是 CVT 特征性表现，不受颅内压增高及脑静脉窦结构变异的影响，二者可作为 CVT 的早期诊断、病情检测和疗效观察的可靠指标。周玉珍等[44]观察 92 例 CI 的临床资料、TCD、颈动脉彩色超声多普勒、血液流变学及脑动脉系统微栓子(MES)。认为 CI 病人脑动脉系统中监测到活动的 MES，其产生的主要原因为颅内血管狭窄或闭塞。CI 面积大、病程短、MES 易检出。何光彬等[45]对照观察 30 例 CI，指出 CI 病人股动脉内-中膜厚度(IMT)增厚，粥样硬化斑块发生率增加。认为股动脉舒张早期多普勒频谱血流积分，动脉波传递时间/时间可作为评价外周动脉硬化的新指标。王红霞等[46]对照观察 78 例青中年 CI 和 30 例健康人的颈动脉超声检查。CI 组的颈动脉内膜-中层厚度增厚、动脉硬化斑块检出率、不稳定斑块的检出率等均明显高于对照组。颈动脉粥样硬化与青中年 CI 关系密切。陆相东等[47]应用 SPECT 局部脑血流显像检查 30 例临床确诊为单侧皮质下 CI 的右利手病人。指出皮质下 CI 所致半侧空间忽略多累及皮质功能区。多部位联合损伤易出现忽略且程度更严重。刘银红等[48]认为 CT 灌注成像对超早期半球缺血有诊断价值，能发现缺血半暗带。最终的神经功能缺损与 DWI 异常面积和最后 CI 面积有关。张永海等[49]认为 CT 全脑灌注成像(CTP)加同步 CT 血管造影是诊断早期 CI 的有效方法。该方法能明确低灌注区的存在及大小、位置和相应的供血动脉的情况，为临床早期溶栓治疗提供半定量的形态学依据。王新等[50]回顾调查了 226 例 CI，认为 CI 急性期的 DWI 检查可帮助确定病因。钟进等[51]和谭湘萍等[52]对 109 例不同时间窗的 CI 病人行常规 MRI、扩散加权成像(DWI)和 MR 扩散张量成像(DTI)检查。指出 CI 灶的各项指标具有特征性演变规律，超急性期、急性期病灶边缘区可能为缺血半暗带组织，其治疗时间窗可扩展到 24 h。张春玲等[53]认为对 TIA 和椎基底动脉供血不足的病人，联合检查头部 CT、CTA 和 CTP 能提供有价值的临床资料，并指导治疗。焦力群等[54]观察 41 例单侧大脑中动脉狭窄或闭塞病人，指出灌注磁共振技术可准确评价病人的血流动力学状况，此时的血流动力学障碍与形态学特点密切相关。袁云等[55]*报道 4 例伴皮质下 CI 和白质脑病的常染色体显性遗传性脑动脉病(CADASIL)病人的外周血管变化规律，认为 CADASIL 是一种小动脉中层平滑肌病。

（王文昭）

2. 实验室研究

郭洪志等[56]采用大脑中动脉线栓法成功制作局灶性脑缺血再灌注致多器官功能障碍综合征(MODS)模型，并发现全身炎症反应综合征是急性脑血管病致 MODS 的重要发病机制。蒋海山等[57]对线栓法大鼠缺血/再灌注脑损伤模型进行了改良，使得造膜的成功率接近 70%，并且模型制作不需具备显微手术技巧。温仲民等[58]发现用多聚-L-赖氨酸包被的尼龙线能使大鼠大脑中动脉阻塞模型更可靠、梗死体积和部位变异性小。关云谦等[59]认为在制作大鼠线栓法脑缺血模型时需要同时平衡尼龙线直径和硬度这两个因素。

刘宝松等[60]报道缺血损伤神经元突触后膜谷氨酸受体 2 含量降低，进而介导 Ca^{2+} 的快速内流，引起神经元迟发性死亡。方传勤等[61]认为在脑缺血再灌注中，DNA 蛋白 X 线修复互补组 1 早期降低是 DNA 单链断裂无法修复的机制之一。朱波等[62]发现纳洛酮通过减少缺氧神经元的谷氨酸释放，对神经元缺氧损伤有保护作用。潘凤华等[63]的研究认为经静脉移植人胚神经干细胞(hNSCs)能有效改善脑梗死动物的神经功能，还发现 hNSCs 体内外均具有多向分化潜能，受缺血部位微环境信号的影响分化成 3 种主要类型的神经细胞。胡豫等[64]*发现聚乳酸纳米粒能将 NF-κB 诱饵(decoy)寡核苷酸片段递送至细胞内，认为该方法为脑血栓病基因治疗提供了依据。马岳峰等[65]报道碱性成纤维细胞生长因子通过减少兔脑再灌注过程中炎症因子的生成及减轻它们介导的炎症损伤，发挥脑保护作用。王细林等[66]报道兴奋性氨基酸拮抗剂 MK-801 在脑缺血后，能促进大鼠海马区神经干细胞的增殖和分化。刘革修等[67]的研究发现低氧可诱导碱性成纤维生长因子在小鼠胎肝间质细胞中的表达，提示小鼠胎肝间质细胞在脑缺血中的治疗作用。沈庆煜等[68]证实腺病毒介导的血管内皮生长因子(VEGF)165 基因成功表达 VEGF，外源性 VEGF 对 C17.2 神经干细胞具有抗凋亡作用，能提高 C17.2 神经干细胞对缺氧的耐受性。黄河清等[69]检测了神经元缺氧后膜性蛋白激酶 A 和蛋白激酶 C 活性变化，以及它们的特异性抑制剂对神经元凋亡率的影响。张祥建等[70]发现大鼠脑梗死后脑水肿在 24～72 h 最明显，高峰时间在梗死后 48 h，7 d 基本恢复正常，脑梗死后脑水肿规律与神经功能缺损的严重程度一致。何扬东等[71]报道脑梗死能激活内源性神经干细胞增殖及迁移，脑梗死后内源性神经干细胞活化与 EphB2 表达下降有关。余剑等[72]对脑梗死大鼠脑室内注入外源性表皮生长因子对脑室管膜下区内神经干细胞增殖、迁徙和分化的作用进行了研究。何国厚等[73]对小鼠局灶性脑梗死后半暗带的动态变化进行了观察。鲁宏等[74]对水通道蛋白-4 在影像半暗带组织中的表达进行了观察。刘军等[75]报道缺血预处理可减少大鼠脑缺血再灌注后细胞间黏附分子-1(ICAM-1)的表达，ICAM-1 表达的下调和多形核白细胞浸润减少参与缺血预处理的保护作用。邓志锋等[76]认为缺血预处理无法提供真正的长时间神经元保护作用，其有限的保护作用可能是通过延缓 Fas 蛋白的表达而减缓了神经元凋亡的进程。尚爱加等[77]发现脑红蛋白血清学的动态变化可以反映神经细胞损伤和修复的情况，提示脑红蛋白的血清学变化有可能成为评价脑神经损伤的一种新的、可量化的指标。严莉等[78]的研究证实大鼠再灌流可迅速增加缺血脑区半胱天冬酶-3 表达和活化，后者通过切割灭活多(ADP-核糖)聚合酶(PARP)启动受损神经元凋亡，再灌注早期 PARP 表达适量增加可部分抵消上述过程，保护受损神经元。戚基萍等[79]认为人脑局灶性缺血后病灶同侧的海马神经元发生的一系列形态学变化，其演变规律与凋亡促进因子半胱天冬酶-3 有密切关系。王洪新等[80]报道超负荷血糖诱发的尿激酶型纤溶酶原激活物(uPA)、尿激酶型纤溶酶原激活物受体的表达升高是超负荷血糖加重脑缺血再灌注损伤的机制之一。李玲等[81]发现 uPA、纤溶酶原激活物抑制物-1 参与了脑缺血再灌注后期病灶周围脑微血管的重建。王军等[82]报道亚低温可抑制脑缺血再灌注后促凋亡基因如 bax 基因的表达，从而抑制脑缺血后神经元凋亡的发生，亚低温的脑复苏作用与其抑制脑缺血后神经元凋亡的发生有关。李雪梅等[83]认为缺血可以诱发神经元中非受体酪氨酸激酶 PYK2 活化，继而通过 p38MAPK 信号转导通路介导神经元对缺血的应急反应。栾天竹等[84]报道人脑缺血后淀粉样 β 蛋白$_{1\sim40}$表达增加，并与淀粉样 β 蛋白前体协同加重脑缺血性损伤。张艳桥等[85]的研究提示环加氧酶-2 诱导的缺氧性神经细胞死亡的分子发病机制，是通过细胞周期蛋白 D1 的表达增加使成熟神经细胞重新进入细胞周期而实现的。章军建等[86]采用^{1}H 和^{31}P 活体核磁共振波谱检测大鼠在慢性脑缺血状态下脑组织的生化改变，发现神经元损伤不明显,细胞膜性结构增加。任丽等[87]报道内皮素受体拮抗剂对缺血脑组织有保护作用。孙永海等[88]的结果表明,丙泊酚(异丙酚)和咪达唑仑(咪唑安定)预处理对脑缺血再灌注损伤有保护作用,其机制与减少缺血期间谷氨酸递质的释放有关。周仁兰等[89]观察大鼠脑缺血后脑内组织水分子表观弥散系数及乳酸和N-乙酰基天门冬氨酸的改变,认为胞二磷胆碱可改善脑缺血后代谢物的变化并减轻脑水肿的形成。赵振伟等[90]发现不同剂量的甘露醇、尼莫地平(尼莫通)及两药合用均可通过下调缺血再灌注后脑组织一氧化氮含量和减少神经细胞凋亡而发挥保护作用,其中两药合用效果最佳。李艳红等[91]认为蝙蝠葛碱对大鼠局灶性脑缺血及线粒体氧化损伤有保护作用。贾建平等[92]*认为改善缺血中心边缘区脑血流可能是急性期升压疗法治疗局灶性脑缺血损伤的主要机制之一。王宇卉等[93]对半胱天冬酶-3抑制剂Ⅲ Ac-DEVD-CMK干预治疗对大鼠短暂性脑缺血模型的神经保护作用进行了研究,认为半胱天冬酶-3抑制剂干预治疗短暂局灶性脑缺血具有潜在的临床价值。孙永海等[94]评价了异氟烷3种干预方式的脑保护效能,发现异氟烷麻醉下的脑保护效应要好于预处理及复苏组,异氟烷预处理与复苏的脑保护效应相同。陈立杰等[95]发现局灶性脑缺血再灌注能使NF-κB p65活化,N-乙酰半胱氨酸可抑制p65表达,具有脑保护作用。张其梅等[96]报道亚低温可降低大鼠局灶性脑缺血ICAM-1和TNF-α的表达。郝玉曼等[97]认为短暂的、局灶性脑缺血预处理可使再次缺血时NF-κB激活受到抑制,MMP-9表达降低,脑水肿减轻。何志义等[98]报道脑室注射pLXSN-bcl-2对局灶性脑缺血大鼠脑梗死体积、bcl-2/bax蛋白表达及神经元凋亡有影响。张小燕等[99]发现栀子苷对局灶性脑缺血大鼠脑组织基因表达具有调控作用,从分子水平解释了中药清开灵注射液成分栀子苷的药理作用机制。陈松林等[100]发现G-CSF能促进脑梗死后神经功能恢复和神经细胞再生,吴喜萍等[101]对钾通道拮抗剂IBTX对大鼠全脑缺血-再灌注后的保护作用进行了研究。冯春生等[102]报道丙泊酚能抑制大鼠局灶性脑缺血再灌注时NF-κB的活化,进而抑制炎症反应,这是其脑保护作用的部分机制。郭馨等[103]发现脑缺血后侧脑室注射脂质体包裹的血管内皮因子蛋白表达质粒对缺血损伤脑具有保护效应。赵玉武等[104]发现Mg^{2+}通过改善能量、减少乳酸堆积以及降低谷氨酸浓度来实现对脑缺血及再灌注损害的保护作用。印卫兵等[105]、邵延坤等[106]报道巴曲酶具有抗脑缺血后的细胞凋亡和神经保护作用,巴曲酶8 BU/kg为脑缺血沙土鼠脑保护作用的最佳剂量,巴曲酶与尿激酶联合应用对局灶性脑缺血再灌注损伤有保护作用。赵合庆等[107]报道经颅磁刺激可使脑缺血大鼠皮质脑源性神经营养因子的表达上调,脑梗死体积缩小。陶陶等[108]*的研究证实,腺病毒介导的低氧诱导因子-1α能缩小大鼠缺血再灌注的脑梗死体积。李云涛等[109]发现胶质细胞源性神经生长因子可增强局灶性脑缺血脑室下区和海马齿状回颗粒下带细胞增殖能力。石向群等[110]的研究提示改变脑内水通道蛋白4水平或活性可望成为新的防治脑卒中后脑损伤的新策略。罗祖明等[111]报道奥扎格雷钠可增强缺血预处理所诱导的脑缺血耐受作用。

彭华等等[112]、张微微等[113]报道血清C反应蛋白(CRP)在急性脑梗死的发生、发展中起作用,并与急性脑梗死并发的多器官功能衰竭相关,其水平随卒中类型的不同而变化,是判断预后的一个有效指标。王爱民等[114]、高天理等[115]探讨了超敏CRP与脑梗死的关系。曹红等[116]认为,他汀类药物能降低脑梗死病人血清CRP水平,阿托伐他汀20 mg/d与辛伐他汀40 mg/d降低血清CRP的作用相似。陈葆国等[117]的研究提示,血小板活化随颈动脉粥样硬化局部形成的斑块而增强,血小板活化程度还与粥样斑块的性质有关。蒋兴亮等[118]发现脑梗死病人血浆胆红素浓度降低、氧化低密度脂蛋白水平升高,认为血浆胆红素通过降低抗氧化能力参与了脑梗死的病理生理过程。方晶等[119]的研究证明,脑梗死的不同病程阶段血清TNF-α水平明显升高,但对病程的及时判断帮助不大。俞芃等[120]认为TNF-α、IL-6和白介素-10等细胞因子可作为预测急性脑血管病重症病人并发多脏器功能障碍综合征的早期指标。杨巧莲等[121]报道脑梗死病人血清转化生长因子β_1(TGF-β_1)水平在病程第1、3、7天降低,TGF-β_1的水平与临床神经功能受损程度无关。李春盛等[122]报道急性脑梗死病人循环内皮细胞、一氧化氮和乳酸升高,循环内皮细胞数量与一氧化氮值、乳酸值分别呈正相关。孙宏侠等[123]的研究发现亚低温可使脑梗死病人血神经元特异性烯醇化酶浓度降低、超氧化物歧化酶活力升高、一氧化氮含量降低,NIHSS评分降低。邓兵梅等[124]报道轻-中度血浆同型半胱氨酸(Hcy)是脑梗死的独立危险因素,维生素B_{12}、B_6和叶酸治疗能降低血浆Hcy水平。许启伍等[125]认为脑卒中后应激性血糖越高,预后越差。邢志伟等[126]证实高脂蛋白(a)、低高密度脂蛋白胆固醇水平与急性缺血性卒中和短暂性缺血发作有关。田西菊等[127]发现急性脑梗死的早期血浆溶血磷脂酸(LPA)明显增高,梗死面积越大或病情不稳定,血浆LPA水平越高。刘珍君等[128]发现脑梗死病人血浆促酰化蛋白水平增高,并且血浆促酰化蛋白与游离脂肪酸呈正相关。崔英华等[129]报道经多元逐步回归校正三酰甘油等因素后，小而密低密度脂蛋白与脑卒中的发病有关。夏斌等[130]在一项为期5年的前瞻性研究中，发现可溶性细胞间黏附分子1是脑梗死复发的独立危险因素。刘竞丽等[131]的研究证实氧自由基及DNA损伤修复在缺血性脑卒中的发生、发展及病程转归中起重要作用。王丹等[132]认为阿司匹林通过降低急性脑梗死病人血浆一氧化氮和血小板α颗粒膜蛋白，起到脑保护作用。吴士文等[133]的研究发现脑梗死病人有夜高昼低的褪黑素分泌节律，伴有日间过度倦睡者下降更显著。潘学谊等[134]的研究发现，急性缺血性脑卒中病人血中蛋白质Z水平下降，认为蛋白质Z缺乏是心脑动脉血栓性疾病存在的一个危险因素。甘结友等[135]报道急性脑血管病病人心肌酶谱发生变化，其程度与病变范围及意识障碍程度相一致。苑杰等[136]探讨了脑钠素N端前体肽在急性脑血管病病人的水平及临床意义，认为脑钠素N端前体肽参与了急性脑血管病的病理生理过程，并与病情呈正相关。陆怡等[137]报道急性脑梗死时血糖升高在非糖尿病病人和应激有关，其血糖升高程度与病变严重性相关。王新等[138]发现脑梗死后血清MMP-9水平升高，并与病灶大小成正比，与病变部位关系不大。张勇等[139]报道脑梗死病人血小板活化水平增高，银杏提取物能降低血小板膜糖蛋白的表达。郝咏刚等[140]的研究发现，女性肥胖急性脑梗死病人的血清瘦素水平升高，且瘦素水平与性别、胰岛素抵抗密切相关。王义刚等[141]对发现脑梗死急性期外周血$CD34^+CD38^-$细胞水平升高，脑梗死早期$CD34^+CD38^-$细胞水平与Fugl-Meyer量表评分呈负相关，认为外周血造血干细胞在参与脑梗死急性期神经的修复过程中起重要作用。刘爱华等[142]通过多元逐步回归方法，得出血小板膜糖蛋白Ⅰb_A HPA-2基因多态性是缺血性脑血管病独立的危险因素之一的结论，而高旭光等[143]认为血小板膜糖蛋白Ⅰb_A HPA-2基因杂合突变并非脑梗死的危险因素。管立学等[144]的研究提示，纤溶酶原激活剂抑制物-1基因4G/5G多态性是山东潍坊地区汉族人单纯性高血压的遗传因素之一，年龄≥60岁高血压病人4G/4G基因个体具有较高脑梗死易患倾向。潘旭东等[145]、傅毅等[146]、陈旭等[147]研究了β-纤维蛋白原基因多态性与脑梗死的关系，认为血浆纤维蛋白原与脑梗死的发生相关，连锁不平衡关系存在着种族、地域或环境的差异，T等位基因通过增高血浆纤维蛋白原水平成为青年脑梗死的易感因素，-148位点的多态性与血浆胆固醇水平无关系。周晓红等[148]报道凝血酶原基因3′-端非翻译区G20210A突变不足以构成脑动脉血栓性疾病的独立危险因素和发病原因。刘运海等[149]报道对氧磷酶155 M基因多态性与中国湖南汉族人群动脉粥样硬化性脑梗死发病无关。刘怀翔等[150]发现胱硫醚β合酶基因T833C突变是血浆同型半胱氨酸(Hcy)水平异常升高的遗传原因，并间接导致青年脑梗死发生的重要遗传危险因素。叶辉等[151]报道血浆Hcy水平升高在中国人脑卒中的发生中起着重要作用，但Hcy代谢过程中的关键酶N^5N^{10}亚甲基四氢叶酸还原酶(MTHFR)基因的C677T与血浆Hcy水平无明显关系。而张哲成等[152]则认为MTHFR C677T和胱硫醚β合酶T833C基因突变可能皆是引起高Hcy血症，是间接导致脑梗死的重要遗传因素。傅毅等[153]进一步确定了MTHFR基因C677T、胱硫醚β合酶基因844ins68、T27796C和甲硫氨酸合成酶基因A2756G这4种基因突变在脑卒中发病中的意义。张雄等[154]报道血浆型血小板活化因子乙酰水解酶基因994(G→T)T点突变与中国人脑梗死的发生相关，其相关性主要来源于动脉粥样硬化性脑梗死，与腔隙性脑梗死可能无明显关联。李昕等[155]的研究认为，血管转化酶基因具有I/D多态性，脑卒中与DD基因型和D等位基因有一定相关性，是引起脑卒中的危险遗传因素。肖志杰等[156]认为血小板微颗粒作为血小板体内活化的特异性指标对脑血栓形成的诊断具有重要价值。韦叶生等[157]报道细胞间黏附分子-1(ICAM-1)基因K469E多态性与缺血性脑卒中的发病有相关性，携带E等位基因的个体通过促进ICAM-1的高度表达而增加缺血性脑卒中的发病风险。刘晓宁等[158]*认为血小板反应蛋白-1基因G1678A多态性的AA基因型与汉族脑血栓的易感性有关，是影响脑卒中发病的遗传因素之一。

（夏　斌）

3. 临床治疗

尚志红[159]调查显示，急性脑梗死病人于3 h内到达医院就诊接受治疗的仅占18.2%，远远达不到国际规定的溶栓界定时间。雷秀梅[160]指出，社区医生在老年急性脑血管病病人的院前诊断、院外救治和转诊方面起了较大作用，可在病人呼救的第一时间到达现场，并同时实施急救和转诊工作。《脑卒中综合规范临床(内科)诊治研究方案》协作组[161]收集全国30家医院2002～2003年间首次发病7 d内的脑卒中病人，按照卒中规范治疗，并与常规治疗组对比，其并发症和病死率明显降低。张伯礼等[162]在内科治疗基础上，运用中药注射剂、口服汤药、针灸、康复等对脑卒中病人进行综合治疗，以辨证论治为核心，强调根据中风病证候的动态演变规律，据证立法，依法选方，方证相应，明显改善脑梗死病人神经功能缺损程度。高爱鲜等[163]用卒中单元疗法治疗脑梗死，病人临床症状改善快，并发症少，战胜疾病的信心提高。李云辉[164]分析急性颅脑外伤继发大面积创伤性脑梗死,主要原因为脑血管痉挛(CVS),认为充分引流蛛网膜下隙积血是防止CVS的关键,应早期扩容,不要使用抗纤溶药物。王克英等[165]、任传成等[166]对发病6 h内的脑梗死病人进行组织型纤溶酶原激活剂(艾通立)溶栓治疗,神经功能明显改善,病死率与对照组相当,出血并发症同尿激酶溶栓相似。全国降纤酶临床再评价研究协作组[167]再次探讨增加降纤酶首剂量,延长治疗时限,缩短治疗时间窗的疗效,认为在发病6 h内应用效果优于12 h,增加剂量有效,但可增加颅内外出血事件,其发生与纤维蛋白原水平相关。廖松洁等[168]发现,溶栓治疗时脑血管较心血管更易受损而发生脑出血,可能是脑微血管内皮细胞表达纤溶酶原激活物降低。黄健等[169]、代瑞廷等[170]的溶栓与抗凝联合治疗,吴振东等[171]、王天鹏[172]、黎宝玲等[173]、董亚贤等[174]报道的降纤酶与抗凝联合治疗中,小剂量的尿激酶联合低分子肝素以及巴曲酶和低分子肝素联合治疗脑梗死更有效,且出血并发症并无增加,治疗时间窗相应延长。周联生等[175]个体化调整巴曲酶的用量,10～50 BU不等,时间3～10 d,显效率72.3%,较常规剂量组显效率(54.1%)明显增高。沃㓽等[176]、于旭等[177]报道抗血小板聚集剂奥扎格雷治疗进展性脑卒中可阻断病情进展时间,使病情高峰前移。张卫萍等[178]、张秀莲等[179]奥扎格雷治疗急性脑梗死,与丹参或脉络宁等比较神经功能缺损平分显著下降。高社荣[180]用奥扎格雷与低分子肝素联合治疗、练新飞等[181]小剂量尿激酶与奥扎格雷联合应用治疗进展性脑梗死,安全有效,出血并发症小。赵晖等[182]、赖小彪等[183]超早期动静脉联合溶栓治疗急性脑梗死,前者尿激酶,动脉应用后静脉维持10 d,后者r-tPA先静脉内持续滴注,然后动脉间断灌注至再通或达最大量(50 mg),再通率提高,且无1例复发。张新中等[184]选择性动脉溶栓治疗急性脑梗死,尿激酶20万～80万U,每注射10万～20万U行造影复查,颈内动脉系统闭塞者6 h以内溶栓效果好,出血率低;椎-基底动脉闭塞者溶栓时间可放宽。

在急性脑梗死治疗中,王志安[185]采用静脉注射过氧化碳酰胺治疗,通过加大血液携氧能力,为机体提供充足的氧,改善缺血后的神经功能恢复。秦绍森等[186]用氢化麦角碱治疗,0.6 mg/d和1.5 mg/d,斯堪得那维亚脑卒中量表分别提高了7.80分和9.00分。丁军等[187]、曹伟等[188]用银杏制剂银杏黄酮苷(商品名 舒血宁和金钠多)治疗急性脑梗死,可有效改变血液流变学指标,为卒中的二级预防提供保证。崔丽英等[189]观察国家一类新药dl-3-正丁基苯酞胶囊治疗急性脑梗死,总有效率70.3%,治疗后的神经功能缺损量表和生活能力状态量表评分明显优于对照组,肝功能异常等主要不良反应是可逆的。张荣军等[190]提出,复方丹参可改善外伤性脑梗死病人的凝血功能。李竞等[191]用依达拉奉治疗急性脑梗死,可改善病人神经缺损功能,并有减轻脑水肿作用。秦延昆等[192]经依达拉奉联合降纤酶治疗,效果明显优于丹参组和降纤酶组。巫顺秀等[193]报道尼莫地平长程给药治疗和预防脑梗死,1年内的复发率6.78%,明显低于对照组。庄伟端等[194]、谢明等[195]、吴秀书等[196]、杨明等[197]用纳洛酮治疗急性脑梗死,对昏迷病人有催醒和拮抗β-内啡肽作用,可抑制梗死病灶扩大,防止病情进展,建议最佳剂量为3.6～5.2 mg,试验阳性者(0.4～0.8 mg快速静注后20 min,神经功能缺损评分减少8分以上)溶栓疗效好。李剑鹏等[198]体感诱发电位的结果显示纳洛酮治疗后60 min内N_{20}波幅明显升高,提示有即刻疗效。

在脑保护剂应用中,于德华等[199]对不适宜溶栓者早期行白蛋白治疗,总有效率92%。马丽杰等[200]在传统脑梗死急性期治疗基础上加用氟桂利嗪,病人血脂、血流变学和椎基底动脉平均血流速度等均有显著变化。卢生芳等[201]、丁素菊等[202]神经节苷脂治疗急性脑梗死均显示出明显疗效,前组病人死亡率明显降低,两组应用时间均非超早期。杨建中等[203]果糖二磷酸钠治疗急性脑梗死,30 d后的神经功能改善率较对照组明显提高。

吉训明等[204]对难治性颅内静脉窦血栓形成行包括静脉接触性溶栓、机械性破栓、经颈动脉溶栓和静脉窦内支架置入等多途径联合血管内治疗,效果好,并发症少,平均随访23个月无一例复发。陈永汉等[205]大脑半球切除治疗半球梗死,能迅速解除脑疝,促进对侧脑功能恢复,没有颅骨缺损弊病。薛嘉等[206]口服对乙酰氨基酚降温治疗急性脑梗死,650 mg,每4 h1次,93.3%病人体温<37℃,脑卒中评分明显改善。李新立等[207]*、赵瑞波等[208]、孙洁等[209]、王晓玲等[210]*头部亚低温治疗急性脑梗死,认为起病10 h内治疗效最佳,可能延长治疗时间窗,可降低血促胃液素(胃泌素),从而减少急性胃黏膜病变发生率。其脑保护作用可能是通过减少乳酸堆积和高血糖损害机制。吕胜青等[211]、陈玲珍等[212]、赵立明等[213]、徐海莲等[214]、黄怀等[215]报道高压氧(HBO)治疗对颅脑外伤性脑疝后大脑后动脉梗死病人有效,治疗时间窗越早效果越好,它能抑制梗死病人血小板膜糖蛋白CD62p和PAC-1表达,影响血小板活化反应,但HBO治疗也可诱发脑梗死的发生,尤其是存在多危险因子病人。于强等[216]提出,将脑梗死后应激性高血糖调治在7.00～7.50 mmol/L,糖尿病高血糖在MBGC+1.50～2.00 mmol/

L,可获得更好的临床疗效。庞国防等[217]的屏气试验显示,持续较低的降压治疗并不影响病人的脑循环灌注储备力,但需注意个体化原则。靳铁敏等[218]提出,脉压增加(>60 mmHg)与脑梗死的发生有关,与神经功能缺损程度无关。矫黎东等[219]试验研究显示,缺血 6 h 内适度升高血压可以降低丙二醛含量,增加超氧化物歧化酶活性;明显恢复降低的脑血流,不加重脑水肿。张仁义[220]四肢分筋术加针刺治疗脑梗死,通过分拨四肢筋脉,产生神经活动和大量传入刺激,诱发大脑可塑性产生,促进神经功能恢复。潘翠环等[221]给脑梗死病人早期行吞咽功能训练,包括口腔黏膜、舌和咀嚼肌按摩,训练病人发音,配合摄食-吞咽环节,建立病人的主动吞咽康复训练。张通等[222]康复治疗的前瞻性多中心随机对照研究显示,在全国建立三级康复网进行三级康复治疗,其运动改善优势在卒中后 2 个月末明显显现,抑郁症发病率降低,6 个月康复组基本达到日常生活自理。

杨小岗等[223]、张小明等[224]对颈动脉狭窄超过 70%的 106 例病人实施颈动脉内膜剥脱术,预防脑梗死,随访 1～53 个月,除 1 例局部再狭窄 20%左右,均无复发。吴敌等[225]* 的调查显示,412 例缺血性卒中病人抗栓药物的依从比例为 35.1%,阿司匹林低剂量病人的比例在上升,与国外相比,药物预防的依从性和剂量均未达到指南要求。王桂清等[226]的流行病学调查显示,接受"脑安胶囊"干预者脑卒中发病率显著低于一般干预组。刘力生等[227]、安风萍等[228]的研究显示,降血压药物联合治疗(培哚普利+吲哒帕胺)使脑卒中再发危险降低 43%,而单一治疗仅降低 5%;还能减少心血管性死亡和总血管事件,减少痴呆和残疾的发生。农文军等[229]、崔友涛[230]、吴振东等[231]、杨栓锁等[232]、储旭华等[233]报道抗血小板药物(ADP)预防脑卒中效果,阿司匹林最佳剂量是每日 50～100 mg。相对噻氯匹定(抵克力得)而言,小剂量华法林(0.75～2.25 mg/d)的疗效好,依从性佳,不良反应小,价格便宜,尤其针对有高血压、糖尿病等基础病的心房颤动病人。而 4.5%的脑梗死发病与 ADP 中断有关,提出迟发性促血栓效应,中断的原因主要是手术;现已推荐,皮肤科和眼科手术前可继续用 ADP,认为是相对安全的。

(赵　瑛)

参考文献

1 田成林,等. 中风与神经疾病杂志,2004,21(5):448
2 缪心军,等. 中国实用内科杂志,2005,25(10):895
3 张林峰,等. 中华流行病学杂志,2004,25(11):954
4 诸葛军. 临床神经病学杂志,2005,18(1):56
5 崔淑美,等. 中风与神经疾病杂志,2005,22(4):331
6 陈　军. 中风与神经疾病杂志,2004,21(6):531
7 刘　斌,等. 脑与神经疾病杂志,2004,12(6):404
8 李雪梅,等. 解放军医学杂志,2005,30(3):258
9 王红霞,等. 中风与神经疾病杂志,2005,22(2):163
10 韦再华,等. 心肺血管病杂志,2005,24(3):146
11 蒋漫红,等. 脑与神经疾病杂志,2005,13(3):207
12 刘俊艳,等. 中风与神经疾病杂志,2005,22(3):246
13 李瑶宣,等. 中国急救医学,2005,25(8):561
14 鱼博浪,等. 实用放射学杂志,2005,21(4):347
15 朱良付,等. 中国神经精神疾病杂志,2005,31(1):24
16 路玉江,等. 临床神经病学杂志,2005,18(3):184
17 石广滨,等. 中风与神经疾病杂志,2004,21(6):536
18 原铁铮,等. 中风与神经疾病杂志,2005,22(1):12
19 江汉秋,等. 中风与神经疾病杂志,2005,22(1):64
20 王素红,等. 上海医学,2005,28(8):709
21 王　娟,等. 中国临床医学影像杂志,2005,16(1):1
22 孟　强,等. 中国临床医学影像杂志,2005,16(5):245
23 张忠玲,等. 中风与神经疾病杂志,2005,22(4):353
24 岳连贵,等. 中国临床神经科学,2005,13(3):312
25 刘向远,等. 临床神经病学杂志,2004,17(6):459
26 黄新民,等. 中华老年医学杂志,2005,24(3):182
27 郭仕峰,等. 脑与神经疾病杂志,2005,13(1):50
28 李　新,等. 中国神经精神疾病杂志,2005,31(1):19
29 薛银峰,等. 中风与神经疾病杂志,2004,21(6):540
30 刘江萍,等. 中国实用内科杂志,2004,24(11):695
31 薛彦忠,等. 中华神经科杂志,2004,37(6):583
32 尹继君,等. 临床神经病学杂志,2005,18(4):302
33 黄如训. 中国神经精神疾病杂志,2004,30(6):419
34 周双健. 第四军医大学学报,2005,26(15):1397
35 林　芳,等. 临床神经电生理学杂志,2005,14(1):40
36 和姬苓,等. 临床神经病学杂志,2005,18(2):144
37 张东君,等. 中华老年医学杂志,2005,24(7):485
38 房淑欣,等. 中风与神经疾病杂志,2005,22(4):369
39 秦　洁. 脑与神经疾病杂志,2005,13(3):221
40 王　松,等. 临床神经病学杂志,2004,17(6):411
41 吕一欣,等. 中华神经科杂志,2005,38(4):258
42 阎乐京,等. 中华神经科杂志,2004,37(5):462
43 马　欣,等. 中华神经科杂志,2005,38(2):101
44 周玉珍,等. 临床神经病学杂志,2005,18(3):214
45 何光彬,等. 中国超声医学杂志,2005,21(4):284
46 王红霞,等. 临床神经病学杂志,2005,18(4):257
47 陆相东,等. 中华核医学杂志,2004,24(6):353
48 刘银红,等. 中华神经科杂志,2005,38(7):418
49 张永海,等. 中华放射学杂志,2005,39(7):681
50 王　新,等. 中华神经科杂志,2005,38(5):301
51 钟　进,等. 中华放射学杂志,2005,39(7):677
52 谭湘萍,等. 中国神经精神疾病杂志,2005,31(3):176

53 张春玲,等.中风与神经疾病杂志,2005,22(2):125
54 焦力群,等.实用放射学杂志,2005,21(2):117
55* 袁　云,等.中华神经科杂志,2005,38(1):7
56 郭洪志,等.中风与神经疾病杂志,2005,22(1):41
57 蒋海山,等.第一军医大学学报,2004,24(10):1156
58 温仲民,等.中国临床神经科学,2005,13(3):304
59 关云谦,等.中国医学科学院学报,2004,26(5):600
60 刘宝松,等.第三军医大学学报,2004,26(22):2051
61 方传勤,等.第三军医大学学报,2004,26(18):1664
62 朱　波,等.中国医学科学院学报,2005,27(2):223
63 潘凤华,等.临床神经病学杂志,2005,18(2):84
64* 胡　豫,等.中华血液学杂志,2005,26(9):534
65 马岳峰,等.中华神经科杂志,2004,37(5):449
66 王细林,等.武汉大学学报(医学版),2005,26(3):313
67 刘革修,等.第二军医大学学报,2005,26(9):1012
68 沈庆煜,等.中山大学学报(医学科学版),2005,26(3):293
69 黄河清,等.第三军医大学学报,2004,26(23):2129
70 张祥建,等.脑与神经疾病杂志,2005,13(1):26
71 何扬东,等.中华神经科杂志,2005,38(8):498
72 余　剑,等.中华医学杂志,2004,84(23):1965
73 何国厚,等.中华神经科杂志,2004,37(5):427
74 鲁　宏,等.中华医学杂志,2004,84(23):2011
75 刘　军,等.中风与神经疾病杂志,2004,21(6):510
76 邓志锋,等.中华神经外科杂志,2004,20(6):471
77 尚爱加,等.中华医学杂志,2005,85(28):2003
78 严　莉,等.中华神经科杂志,2005,38(1):25
79 戚基萍,等.中华神经科杂志,2005,38(2):112
80 王洪新,等.中风与神经疾病杂志,2005,22(2):145
81 李　玲,等.中华老年医学杂志,2005,24(6):453
82 王　军,等.第四军医大学学报,2005,26(3):214
83 李雪梅,等.解放军医学杂志,2005,30(6):526
84 栾天竹,等.中华医学杂志,2005,85(25):1770
85 张艳桥,等.中风与神经疾病杂志,2005,22(4):335
86 章军建,等.中华老年医学杂志,2005,24(2):137
87 任　丽,等.天津医药,2005,33(4):232
88 孙永海,等.中风与神经疾病杂志,2005,22(4):344
89 周仁兰,等.第三军医大学学报,2005,27(11):1100
90 赵振伟,等.临床神经病学杂志,2005,18(3):204
91 李艳红,等.华中科技大学学报(医学版),2005,34(3):270
92* 贾建平,等.中华医学杂志,2005,85(26):1813
93 王宇卉,等.第二军医大学学报,2005,26(3):334
94 孙永海,等.解放军医学杂志,2005,30(4):335
95 陈立杰,等.中华神经科杂志,2005,38(3):179
96 张其梅,等.脑与神经疾病杂志,2005,13(2):100
97 郝玉曼,等.中华老年医学杂志,2005,24(3):217
98 何志义,等.中华神经科杂志,2005,38(4):269
99 张小燕,等.中国中西医结合杂志,2005,25(1):42
100 陈松林,等.第一军医大学学报,2005,25(5):503
101 吴喜萍,等.脑与神经疾病杂志,2004,12(6):410
102 冯春生,等.中华医学杂志,2004,84(24):2110
103 郭　馨,等.中国神经科学杂志,2004,20(6):416
104 赵玉武,等.第二军医大学学报,2004,25(10):1108
105 印卫兵,等.临床神经病学杂志,2005,18(2):124
106 邵延坤,等.中风与神经疾病杂志,2005,22(1):31
107 赵合庆,等.中华神经科杂志,2005,38(5):330
108* 陶　陶,等.复旦学报(医学版),2005,32(5):594
109 李云涛,等.中风与神经疾病杂志,2005,22(2):111
110 石向群,等.中华老年医学杂志,2005,24(3):201
111 罗祖明,等.中华老年医学杂志,2005,24(2):134
112 彭　华,等.临床神经病学杂志,2004,17(5):330
113 张微微,等.中华检验医学杂志,2004,27(11):781
114 王爱民,等.临床神经病学杂志,2005,18(2):153
115 高天理,等.北京医学,2005,27(4):195
116 曹　红,等.中华神经科杂志,2005,38(5):329
117 陈葆国,等.中华老年医学杂志,2005,24(6):448
118 蒋兴亮,等.中华急诊医学杂志,2005,14(2):157
119 方　晶,等.中华老年医学杂志,2005,24(1):43
120 俞　芃,等.中华内科杂志,2005,44(8):616
121 杨巧莲,等.中风与神经疾病杂志,2005,22(2):184
122 李春盛,等.中国急救医学,2005,25(5):313
123 孙宏侠,等.中风与神经疾病杂志,2005,22(2):166
124 邓兵梅,等.中国慢性病预防与控制,2004,12(6):248
125 许启伍,等.脑与神经疾病杂志,2005,13(4):310
126 邢志伟,等.中国慢性病预防与控制,2005,13(5):223
127 田西菊,等.中华神经科杂志,2004,37(5):445
128 刘珍君,等.中华神经科杂志,2004,37(6):549
129 崔英华,等.中华神经科杂志,2004,37(6):552
130 夏　斌,等.中华医学杂志,2005,85(18):1279
131 刘竞丽,等.中华医学杂志,2004,84(23):1963
132 王　丹,等.中国实用内科杂志,2004,24(12):747
133 吴士文,等.中风与神经疾病杂志,2004,21(6):538
134 潘学谊,等.中华血液学杂志,2004,25(11):671
135 甘结友,等.脑与神经疾病杂志,2005,13(2):132
136 苑　杰,等.中国医科大学学报,2005,34(1):49
137 陆　怡,等.中国临床神经科学,2004,12(4):385
138 王　新,等.中国神经精神疾病杂志,2005,31(1):20
139 张　勇,等.浙江医学,2005,27(2):99
140 郝咏刚,等.北京医学,2005,27(4):208
141 王义刚,等.第四军医大学学报,2005,26(11):1002
142 刘爱华,等.首都医科大学学报,2005,26(4):418
143 高旭光,等.脑与神经疾病杂志,2005,13(3):186
144 管立学,等.中华老年医学杂志,2004,23(11):765
145 潘旭东,等.临床神经病学杂志,2005,18(1):40
146 傅　毅,等.中国临床神经科学,2005,13(3):225
147 陈　旭,等.中华神经科杂志,2005,38(4):267
148 周晓红,等.中风与神经疾病杂志,2004,21(6):513

149 刘运海,等. 临床神经病学杂志,2005,18(4):244
150 刘怀翔,等. 中国神经精神疾病杂志,2005,31(2):115
151 叶 辉,等. 中华流行病学杂志,2004,25(11):958
152 张哲成,等. 中国临床神经科学,2005,13(2):123
153 傅 毅,等. 中华老年医学杂志,2005,24(6):413
154 张 雄,等. 中华医学遗传学杂志,2005,22(4):450
155 李 昕,等. 中华检验医学杂志,2005,28(8):825
156 肖志杰,等. 中华神经科杂志,2004,37(6):516
157 韦叶生,等. 中华医学遗传学杂志,2005,22(3):305
158* 刘晓宁,等. 中华医学杂志,2004,84(23):1959
159 尚志红. 安徽医学,2005,26(4):285
160 雷秀梅. 广西医学,2005,27(8):1212
161 《脑卒中综合规范临床(内科)诊治研究方案》协作组. 中华神经科杂志,2005,38(1):17
162 张伯礼,等. 中国危重病急救医学,2005,17(5):259
163 高爱鲜,等. 河北医药 2005,27(8):617
164 李云辉. 中华急诊医学杂志,2004,13(11):763
165 王克英,等. 中国急救医学,2004,24(10):734
166 任传成,等. 中华医学杂志,2005,85(17):1214
167 全国降纤酶临床再评价研究协作组. 中华神经科杂志,2005,38(1):11
168 廖松洁,等. 中国神经精神疾病杂志,2005,31(2):141
169 黄 健,等. 河北医药,2005,27(6):432
170 代瑞廷,等 广东医学,2005,26(4):547
171 吴振东,等. 中国实用内科杂志,2005,25(2):150
172 王天鹏. 山东医药,2005,45(22):60
173 黎宝玲,等. 中国实用内科杂志,2005,25(8):715
174 董亚贤,等. 中国综合临床,2005,21(5):406
175 周联生,等. 临床神经病学杂志,2005,18(2):146
176 沃 剡,等. 吉林医学,2005,26(8):850
177 于 旭,等. 吉林医学,2005,26(4):376
178 张卫萍,等. 陕西医学杂志,2005,34(8):1000
179 张秀莲,等. 陕西医学杂志,2005,34(8):1034
180 高社荣. 临床神经病学杂志,2005,18(1):65
181 练新飞,等. 广东医学,2005,26(7):993
182 赵 晖,等. 山东医药,2004,44(30):30
183 赖小彪,等. 浙江医学,2005,27(8):605
184 张新中,等. 中风与神经疾病杂志,2005,22(3):270
185 王志安. 华中医学杂志,2005,29(3):203
186 秦绍森,等. 中国神经免疫学和神经病学,2005,12(1):49
187 丁 军,等. 医学临床研究,2005,22(2):202
188 曹 伟,等. 医学临床研究,2005,22(3):360
189 崔丽英,等. 中华神经科杂志,2005,38(4):251
190 张荣军,等. 中国中西医结合杂志,2004,24(10):882
191 李 竞,等. 第三军医大学学报,2005,27(7):663
192 秦延昆,等. 临床神经病学杂志,2005,18(3):218
193 巫顺秀,等. 医学临床研究,2005,22(3):322
194 庄伟端,等. 中国综合临床,2005,21(10):881
195 谢 明,等. 中国危重病急救医学,2004,16(11):689
196 吴秀书,等. 医学临床研究,2004,21(9):1015
197 杨 明,等. 四川医学,2004,25(11):1201
198 李剑鹏,等. 福建医药杂志,2005,27(3):22
199 于德华,等. 山西医药杂志,2005,34(5):398
200 马丽杰,等. 中国综合临床,2005,21(8):694
201 卢生芳,等. 脑与神经疾病杂志,2005,13(4):299
202 丁素菊,等. 中国临床神经科学,2005,13(3):292
203 杨建中,等. 重庆医学,2005,34(8):1211
204 吉训明,等. 中华放射学杂志,2005,39(1):87
205 陈永汉,等. 脑与神经疾病杂志,2004,12(6):457
206 薛 嘉,等. 中国综合临床,2005,21(4):296
207* 李新立,等. 中国危重病急救医学,2005,17(3):180
208 赵瑞波,等. 中华神经科杂志,2005,38(6):377
209 孙 洁,等. 中国实用内科杂志,2005,25(4):351
210* 王晓玲,等. 中华神经科杂志,2005,38(4):255
211 吕胜青,等. 重庆医学,2005,34(5):647
212 陈玲珍,等. 重庆医学,2005,34(5):654
213 赵立明,等. 北京医学,2005,27(1):7
214 徐海莲,等. 广东医学,2005,26(2):279
215 黄 怀,等. 重庆医学,2005,34(5):656
216 于 强,等. 脑与神经疾病杂志,2005,13(1):39
217 庞国防,等. 中国超声医学杂志,2004,20(11):817
218 靳轶敏,等. 中风与神经疾病杂志,2005,22(3):254
219 矫黎东,等. 中华神经科杂志,2005,38(4):271
220 张仁义. 中国中西医结合杂志,2005,25(6):496
221 潘翠环,等. 华中科技大学学报(医学版),2005,34(4):510
222 张 通,等. 中华医学杂志,2004,84(23):1948
223 杨小岗,等. 陕西医学杂志,2005,34(9):1053
224 张小明,等. 中国实用外科杂志,2005,25(8):493
225* 吴 敌,等. 中华内科杂志,2005,44(7):506
226 王桂清,等. 中华流行病学杂志,2005,26(5):335
227 刘力生,等. 中华心血管病杂志,2005,33(7):613
228 安风萍,等. 高血压杂志,2005,13(6):337
229 农文军,等. 广西医学,2005,27(5):654
230 崔友涛. 安徽医学,2005,26(2):96
231 吴振东,等. 中国实用内科杂志,2005,25(5):412
232 杨栓锁,等. 中华老年医学杂志,2005,24(4):284
233 储旭华,等. 脑与神经疾病杂志,2005,13(5):354

(二)出血性卒中

1. 临床研究

周金东等[1]统计 520 例脑出血(CH)中男 352 例,女 168 例,年龄为 32～93 岁,平均 62.7 岁,均有高血压病史。沙瑞娟等[2]报道 146 例青年人 CH 的病因以脑动静脉畸形和动脉粥样硬化最常见,主要危险因素有:高血压、吸烟、过量饮酒、高脂血症和家族史。刘新峰等[3]对比研究急性缺血性与出血性卒中的危险因素，得出易患CH的唯一显著相关的危险因素是高血压。巫顺秀等[4]等发现出血性脑梗死的发生与年龄、血糖水平、心房纤颤病史及梗死指数有关，与使用降纤、抗凝药物无关。黎雪芳等[5]报道纯收缩期高血压CH病人以60岁以上居多，脉压差越大发病率越高，出血时间具有一定的生物钟关系。杨怀芹[6]报道249例CH病人中有65例发生医院感染，占30.5%。王运良等[7]分析认为，CH病人癫痫发生率明显高于脑梗死，以皮质出血发生癫痫最常见。邹桂玉等[8]认为，CH后多器官功能衰竭的发生与出血量、出血部位、是否破入脑室、全身炎症反应综合征、基础疾病显著相关。窦伟等[9]研究认为，中枢性高热、继发感染和器官功能障碍是影响高血压CH预后的危险因素。江红等[10]认为年龄、GCS评分、中线移位、出血量和感染可作为原发性CH 30 d转归不良的独立预测因素，出血量和初次GCS评分是预测早期病死率的主要因素。樊霞等[11]报道CH后早期血糖升高病人神经功能缺损评分明显高于正常血糖者，其昏迷发生率及病死率也高于正常血糖组。金海山等[12]报道CH病人血糖、尿素、肌酐和白细胞水平与健康对照组相差显著，且与病情正相关。吴智平等[13]报道发病早期意识清楚的CH病人总体预后良好，但仍有较低病死率。死亡原因多为脑疝和中枢性呼吸衰竭，具有独立相关危险因素。练凤江等[14]报道CH急性期血肿扩大的发生率为31.5%，影响血肿扩大的因素依次为入院时收缩压>250 mmHg、肝病病史、长期酗酒、血肿形态不规则和出血部位为丘脑。穆建敏等[15]分析显示高血压病程与再发CH正相关，首次发病年龄与再发CH负相关。赖文军等[16]认为老年人再发CH原因除高血压外，还与血管畸形、血管淀粉样变性和凝血机制障碍密切相关。詹仁雅等[17]研究显示颅内血管淀粉样变其出血主要位于脑叶的表面，呈分叶状或不规则状，易产生蛛网膜下隙出血和脑室出血，具有多发性和容易复发的特点。成祥林等[18]报道双侧内囊内侧型、右侧额颞叶、脑干和脑室出血较其他部位出血Q-T离散度明显延长，T波电交替发生率增加。蔡小婕等[19]认为高血压伴CH病人Q-T离散度延长，并可能与预后有关，且可能受出血部位影响。杨杰等[20]研究幕上CH病人的CT特征与预后的关系，认为血肿体积可预测CH的死亡风险，而血肿体积和继发性脑室出血可预测CH死亡/残疾的风险。王宝军等[21]应用MRI梯度回波T2成像技术检查急性CH，认为该技术可以早期准确地诊断CH，可以全面了解病人颅内损害情况。张劲松等[22]应用MRI扩散加权成像技术动态观察CH，发现CH急性期表现为高低混杂信号，亚急性早期为中央低边缘高信号的"晕征"，亚急性晚期表现多样，慢性期为低信号。王苇等[23]认为，CH超早期MRI所见血肿周围病变，其实质是血肿内血液凝固、血块收缩、血清析出和外渗的结果，而非真正的脑水肿。

李国辉等[24]分析160例蛛网膜下隙出血(SAH)，有发病诱因131例(占81.9%)，安静时起病29例(占18.1%)。韦龙祥[25]报道老年人SAH头痛、呕吐发生率低，颈强直、布氏征、克氏征不明显，而意识障碍及精神症状多见，病死率高。李莎等[26]探讨SAH的死亡因素发现发病后病情急剧恶化、意识障碍进行性加重、血压增高、脑血管痉挛及有瘫痪、抽搐者预后差。简志宏等[27]报道中脑周围非动脉瘤性SAH病人起病时多无意识障碍，病程良性，无再出血，出血局限在中脑周围池。陈一平[28]报道46例SAH致迟发性脑血管痉挛，占同期SAH病人的28.9%。姚长义等[29]报道46例SAH后血管痉挛，临床表现为最初发病后，再次出现症状加重及意识障碍，DSA示脑血管痉挛。冷崇健等[30]发现303例SAH病人中有43例出现癫痫样发作，占14.2%。许冬梅等[31]在96例SAH病人中发现有83例出现心电图异常，其发生与出血量的大小有关。张奇山等[32]认为女性、低血钾及高血糖是SAH病人QT间期综合征延长的独立危险因素。王运良等[33]研究发现伴有急性炎症反应综合征的SAH病人脑组织广泛损害、临床症状重、预后差。李强等[34]对428例SAH病人进行DSA检查共发现异常321例，其中颅内动脉瘤185例，动静脉畸形58例，其余为大脑凸面血管畸形。李祥等[35]采用三维CT血管造影在29例SAH病人中共检出动脉瘤31个，该方法具有敏感性高、快速、无创等特点，可作为首选的影像学诊断方法。马荣等[36]比较多层螺旋CT血管造影与DSA对SAH病人的病因学诊断，认为前者可替代后者。

2. 实验室研究

李莹等[37]研究发现，TC/HDL-C比值与CH未见明显关联趋势，但可作为缺血性卒中的独立预测。卢红艳等[38]研究认为，CH病人血脂水平不受Apo E基因调控，Apo E ε4与CH发病不相关。肖志杰等[39]认为Apo E基因多态性与脑出血量之间不存在相关关系，但ε2等位基因可能是脑叶出血再发的危险因素。尚蔚等[40]研究发现，血管紧张素转换酶基因I/D多态性和CH不存在关联关系，该基因多态性可能不是中国人CH的遗传因素。陆士奇等[41]研究发现，CH急性期脑组织损伤后释放组织凝血酶，使血中凝血活性升高，抗凝血酶消耗性降低，纤溶活性代偿性升高。张一凡等[42]研究发现，急性CH早期血液中C反应蛋白浓度的增高显示病情重、预后差，早期测定该值有助于判断预后。许志强等[43]检测急性CH病人血浆神经肽Y的含量，发现CH组明显高于对照组，并与病情的严重程度相关。杨巧莲等[44]发现CH后第1、3、7天血清IL-6水平明显增高，而TGF-β_1明显降低，提示二者与CH的病理过程密切相关。廖群纷等[45]报道急性CH血清S100b蛋白水平显著高于对照组，测定该蛋白含量有助于评价血肿体积、神经功能缺损及预后。陈红芳等[46]认为，CH病人存在体液免疫功能被激活的现象，出血量越多，疾病越严重，体液免疫功能被激活的程度越明显。张育华等[47]报道CH后血清可溶性细胞间黏附分子-1的浓度明显高于对照，提示该分子参与了CH的发生与发展过程。杨水泉等[48]报道CH病人血清谷氨酸浓度可影响脑组织的损伤程度，并影响病人的脑功能恢复。王文昭等[49]研究人CH后海马神经元发生的一系列形态学变化，发现其演变规律与凋亡促进因子半胱天冬酶3密切相关。朱凤清等[50]在大鼠CH模型中观察到半胱天冬酶3表达时相变化与血肿周围神经细胞凋亡相一致。李中秋等[51]在电镜下观察CH后血肿周围血-脑屏障的超微结构，发现其存在明显破坏，提出CH早期预防血-脑屏障的损害是治疗CH的重要方面。董钊等[52]观察CH后脑组织细小动脉的病理变化，发现中性粒细胞浸润细小动脉是CH急性期最重要的病理改变之一。李丽等[53]认为，CH并发全身炎症反应综合征是导致多器官功能障碍的主要机制，而一氧化氮、一氧化氮合酶参与了该过程。张秀洲等[54]报道颅脑局部亚低温可显著降低CH后病人血清细胞间黏附分子-1和IL-1β的浓度。陈睿等[55]认为局部亚低温能抑制血管活性物质内皮素、精氨酸升压素、丙二醛的过高分泌，调节一氧化氮分泌的减少，从而减轻病人的脑水肿。刘雪平等[56]发现局部亚低温可改善CH病人下丘脑-垂体-甲状腺及肾上腺轴的功能紊乱。关景霞等[57]发现大鼠CH 6 h后血肿周围细胞间黏附分子-1 mRNA表达开始增高，说明血肿周围存在明显的炎症反应。刘韶华等[58]发现大鼠CH后血肿周围和同侧大脑皮质转铁蛋白阳性细胞表达增高，推测转铁蛋白参与了CH后神经元的保护并减轻迟发性脑水肿。李中秋等[59]在大鼠CH模型中观察到在出血早期，血肿周围血脑屏障葡萄糖转运蛋白1表达增多，该增多有助于脑的能量代谢。陈健等[60]报道兔CH后血肿周围组织在24 h才发生明显的能量衰竭，滞后于脑水肿的发生，其机制可能与相关酶的活性减低有关。李改丽等[61]发现大鼠CH后血肿周围星形胶质细胞内糖原含量增高，说明局部存在明显的糖代谢障碍。张艳玲等[62]发现大鼠CH后血肿周围存在细胞凋亡，而bcl-2的表达降低是CH后发生细胞凋亡的重要步骤。杨德刚等[63]报道抑肽酶能明显减轻大鼠CH后的细胞凋亡，可能与该药抑制半胱天冬酶3的表达有关。田力等[64]报道大鼠CH后基质金属蛋白酶9与脑组织含水量的变化相一致，提示该蛋白酶可能参与急性脑水肿的形成。

崔元孝等[65]动态观察SAH病人血中纤溶活性的变化，结果显示，SAH后血中不存在纤溶亢进，再出血高峰期血中纤溶活性变化均显著低于急性期，再出血与血中纤溶活性无关。冀勇等[66]观察到SAH后1～3 d、5～7 d血中细胞间黏附分子-1、内皮素-1高于对照组，二者在1～3 d时的变化与真核细胞转录因子-κB的变化呈负相关。这些变化与病情演变、脑血管痉挛程度有关。冯亚波等[67]报道SAH后1～4 d心房钠尿肽迅速增高，而脑钠素在7～10 d增高最明显，该变化与脑血管痉挛时间相一致。许炎武等[68]测定外伤性SAH病人血浆及脑脊液中内皮素-1和一氧化氮的含量变化，指出SAH后脑血管痉挛可能与前者增高和后者下降有关。王樑等[69]在兔SAH中观察到TNF相关凋亡诱导配体及其受体DR4、DR5在内皮细胞中大量表达，该表达与SAH后痉挛血管内皮细胞的凋亡有关。秦怀洲等[70]在兔SAH后脑血管痉挛模型发现海马组织p38 MAPK蛋白表达增高，该信号通路的激活可能与SAH后脑血管痉挛所致神经元损伤密切相关。

3. *治疗研究*

王波等[71]对CH病人用不同疗程甘露醇治疗，发现适当延长甘露醇治疗时间能提高治疗有效率，但同时增加病人肾脏功能的损害。马英文等[72]报道小剂量甘露醇治疗高血压CH可取得与常规量相同、甚至更好的疗效。谢思明等[73]发现中小量高血压CH病人发病24 h内不适当应用甘露醇可增加早期血肿发生率，使病情加重，半常规量安全、可靠。耿直等[74]对CH病人加用依达拉奉治疗，其显效率和有效率均显著高于对照组。陈志华[75]报道纳洛酮在CH的辅助治疗中，可有效地降低脑组织水肿的产生率，尤其是在大剂量使用时，疗效更佳。李霖等[76]早期联用尼莫地平和小剂量复方丹参治疗CH病人，其神经功能缺损评分、血肿量、水肿面积之差均优于对照组。张国华等[77]对CH病人给予麝香注射液治疗，两周后病人水肿体积、卒中量表评分及日常生活活动能力评分的改善显著优于常规治疗组。沈其猷等[78]报道生长激素加早期肠内营养不仅改善高血压CH术后的营养状况，还可减少并发症，提高临床疗效。刘雪平等[79]报道局部亚低温治疗可降低CH病人应激激素分泌，促进病人神经功能恢复，明显改善预后。唐洲平等[80]对比发现神经干细胞和嗅鞘细胞联合移植治疗大鼠

CH,疗效优于单纯神经干细胞移植。

李共现等[81]徒手锥颅抽吸引流治疗576例CH病人,术后存活率为82.3%,疗效满意。申玉兰等[82]微创治疗124例高血压CH病人,死亡11例,取得显著疗效。刘绪宏等[83]对重症CH病人经CT引导立体定向血肿抽吸引流治疗,结果为在病人清醒时间、神经功能缺损评分和死亡率方面均优于对照组。李勇等[84]采用双针微创穿刺术治疗中重度高血压CH病人,发现该方法比单针法治疗时间短,血肿清除率高,可降低致残率和病死率。刘凤强等[85]在CH微创穿刺中应用双线式体表定位引导法,发现该方法定位准确,定位误差仅5 mm。徐育林等[86]对高血压CH微创穿刺清除术中应用盐水置换法,可降低病人的再出血和病死率。魏增华等[87]采用小骨窗或颅骨钻孔加尿激酶局部注射治疗高血压CH,结果比内科保守疗法疗效显著且安全可靠。刘丽军等[88]认为对有微创手术适应证,确定出血已停止的CH病人,应尽可能超早期实行微创血肿抽吸引流手术治疗。赵继宗等[89]多中心单盲研究2464例高血压CH外科治疗,显示微骨窗入路及CT引导吸引术组的手术病死率与致残率以及预后的改善情况,优于传统开颅组。蒋鸣坤等[90]研究发现高血压CH发病后7～24 h是较佳的微创手术时机。范智慧[91]发现重症高血压CH病人超早期手术后存活率明显提高,建议手术时间应尽量提前。

王永贵等[92]采用盐酸氟桂利嗪治疗SAH病人,其脑血管痉挛发生率、病死率低于对照组。张泽兰等[93]对SAH病人给予七叶皂苷钠治疗,治疗后病情、CT分级、脑脊液压力降低情况和血浆SOD总活力升高均优于非治疗组。杨树宏等[94]腰穿置管持续稳压引流治疗SAH,病人头痛减轻程度优于对照组,脑血管痉挛、脑积水发生率低于对照组,未增加再出血、脑疝发生率及病死率。顾金圣等[95]应用大剂量生理盐水置换SAH病人的脑脊液加小剂量尿激酶椎管内注射,快速缓解了病人的急性症状,预防脑血管痉挛的发生。蒋红焱等[96]应用腰穿脑脊液置换术并注入地塞米松治疗12例SAH病人,疗效优于传统方法。赵建华等[97]报道腰大池持续引流联合高压氧治疗外伤性SAH,治疗效果优于对照组。杨水泉等[98]认为,脑脊液置换治疗SAH的疗效与出血量和部位有关,对于出血量大、出血聚集在脑干周围、脑室及脑沟表面形成血块者,应慎行脑脊液置换。刘福兴等[99]采用血管内弹簧圈栓塞颅内动脉瘤结合低分子肝素治疗35例SAH病人,取得良好的临床效果。聂志余等[100]分析202例急性动脉瘤性SAH接受血管内弹簧圈介入治疗,总的术中穿破率为3%,病死率为0.5%,发生穿破后应尽可能快的用弹簧圈封堵动脉瘤的破裂部位。

赵英志等[101]微创治疗13例重症脑室出血,术后存活9例,无手术并发症。胡小松等[102]采用侧脑室穿刺引流加尿激酶灌注并加用腰穿脑脊液置换术的方法治疗重型脑室出血,总有效率达88.5%,病死率仅为11.5%,明显优于对照组。邹助国等[103]则采用双侧脑室引流加腰穿脑脊液置换治疗脑室出血,总有效率增高,病人的神经功能恢复快,且并发症少。何明利等[104]采用尿激酶脑室灌注引流治疗脑室出血,显著降低病人30 d内的病死率。李力等[105]在脑室持续引流及尿激酶灌注的基础上,向腰蛛网膜下隙注入尿激酶,能降低延期脑水肿的发生率。金莎[106]分析比较几种原发性脑室出血的治疗方法,认为对脑室出血CT分型为Ⅱ型和Ⅲ型,特别是伴有意识障碍病人,应采用侧脑室引流加腰穿脑脊液置换术,有条件可采用侧脑室外引流加腰大池置管引流术,可明显提高治愈率,降低病死率。

(庄建华)

参 考 文 献

1 周金东,等.福建医药杂志,2004,26(5):107
2 沙瑞娟,等.临床神经病学杂志,2004,17(5):371
3 刘新峰,等.中华神经科杂志,2005,38(7):421
4 巫顺秀,等.河北医药,2005,27(5):358
5 黎雪芳,等.中国综合临床,2005,21(8):682
6 杨怀芹.山东医药,2005,45(13):57
7 王运良,等.中国急救医学,2005,25(1):20
8 邹桂玉,等.广州医药,2005,36(3):28
9 窦 伟,等.临床神经病学杂志,2004,17(6):448
10 江 红,等.内科急危重症杂志,2004,10(4):209
11 樊 霞,等.贵州医药,2005,29(8):737
12 金海山,等.医学临床研究,2004,21(11):1334
13 吴智平,等.临床神经病学杂志,2005,18(1):31
14 练凤江,等.贵州医药,2005,29(3):258
15 穆建敏,等.陕西医学杂志,2005,34(8):961
16 赖文军,等.中华老年医学杂志,2005,24(2):123
17 詹仁雅,等.中华神经外科杂志,2005,21(4):236
18 成祥林,等.吉林医学,2005,26(6):578
19 蔡小婕,等.江西医药,2005,40(3):136
20 杨 杰,等.临床神经病学杂志,2005,18(3):182
21 王宝军,等.中华神经科杂志,2005,38(7):415
22 张劲松,等.实用放射学杂志,2005,21(5):468
23 王 苇,等.第三军医大学学报,2005,27(5):422
24 李国辉,等.广西医学,2004,26(10):1468
25 韦龙祥.吉林医学,2004,25(12):53
26 李 莎,等.山东医药,2005,45(4):59
27 简志宏,等.中风与神经疾病杂志,2005,22(4):329
28 陈一平.浙江医学,2004,26(12):922

29 姚长义,等.中国医科大学学报,2005,34(3):276
30 冷崇健,等.重庆医学,2005,34(4):588
31 许冬梅,等.医学临床研究,2005,22(1):131
32 张奇山,等.脑与神经疾病杂志,2005,13(5):344
33 王运良,等.山东医药,2005,45(3):9
34 李 强,等.第三军医大学学报,2004,26(21):1953
35 李 祥,等.中华急诊医学杂志,2004,13(10):688
36 马 荣,等.宁夏医学杂志,2004,26(12):778
37 李 莹,等.中华神经科杂志,2005,38(5):305
38 卢红艳,等.天津医药,2004,32(12):734
39 肖志杰,等.中国神经科学杂志,2004,20(5):376
40 尚 蔚,等.中风与神经疾病杂志,2004,21(5):388
41 陆士奇,等.中国急救医学,2005,25(1):15
42 张一凡,等.临床神经病学杂志,2005,18(4):304
43 许志强,等.中国危重病急救医学,2005,17(5):272
44 杨巧莲,等.临床神经病学杂志,2004,17(5):333
45 廖群纷,等.第三军医大学学报,2005,27(14):1494
46 陈红芳,等.中国危重病急救医学,2005,17(3):177
47 张育华,等.临床神经病学杂志,2004,17(5):364
48 杨水泉,等.中国综合临床,2005,21(2):120
49 王文昭,等.中风与神经疾病杂志,2005,22(2):107
50 朱凤清,等.立体定向和功能性神经外科杂志,2004,17(5):287
51 李中秋,等.临床神经病学杂志,2005,18(4):297
52 董 钊,等.临床神经病学杂志,2005,18(4):247
53 李 丽,等.临床神经病学杂志,2005,18(2):117
54 张秀洲,等.中国综合临床,2005,21(10):886
55 陈 睿,等.中国急救医学,2005,25(1):9
56 刘雪平,等.中华老年医学杂志,2005,24(2):93
57 关景霞,等.临床神经病学杂志,2004,17(6):432
58 刘韶华,等.临床神经病学杂志,2004,17(6):438
59 李中秋,等.第一军医大学学报,2005,25(3):339
60 陈 健,等.中华神经科杂志,2004,37(5):420
61 李改丽,等.第四军医大学学报,2005,26(4):330
62 张艳玲,等.第三军医大学学报,2004,26(18):1635
63 杨德刚,等.脑与神经疾病杂志,2005,13(3):179
64 田 力,等.中国医科大学学报,2005,34(3):216
65 崔元孝,等.山东医药,2005,45(1):5
66 冀 勇,等.中国急救医学,2005,25(1):17
67 冯亚波,等.中华神经科杂志,2005,38(5):327
68 许炎武,等.青海医药杂志,2005,35(4):1
69 王 樑,等.第四军医大学学报,2005,26(2):125
70 秦怀洲,等,第四军医大学学报,2005,26(2):119
71 王 波,等.宁夏医学杂志,2004,26(11):713
72 马英文,等.中国综合临床,2004,20(11):995
73 谢思明,等.中国急救医学,2005,25(1):52
74 耿 直,等.上海医学,2004,27(12):917
75 陈志华.广州医药,2005,36(4):36
76 李 霖,等.中国急救医学,2005,25(1):72
77 张国华,等.脑与神经疾病杂志,2005,13(1):4
78 沈其猷,等.江西医药,2005,40(7):378
79 刘雪平,等.临床神经疾病杂志,2005,18(3):179
80 唐洲平,等.中华神经科杂志,2005,38(8):503
81 李共现,等.中风与神经疾病杂志,2004,21(5):456
82 申玉兰,等.山东医药,2005,45(10):44
83 刘绪宏,等.中风与神经疾病杂志,2005,22(1):76
84 李 勇,等.中风与神经疾病杂志,2004,21(5):458
85 刘凤强,等.立体定向和功能性神经外科杂志,2005,18(1):50
86 徐育林,等.重庆医学,2004,33(10):1465
87 魏增华,等.山东医药,2004,44(33):16
88 刘丽军,等.中国综合临床,2005,21(3):212
89 赵继宗,等.中华医学杂志,2005,85(32):2238
90 蒋鸣坤,等,立体定向和功能性神经外科杂志,2005,18(4):249
91 范智慧.内蒙古医学杂志,2005,37(4):331
92 王永贵,等.中国急救医学,2004,24(10):775
93 张泽兰,等.中国临床神经科学,2004,12(4):397
94 杨树宏,等.云南医药,2005,26(4):315
95 顾金圣,等.中国综合临床,2005,21(8):728
96 蒋红焱,等.广西医学,2005,27(2):255
97 赵建华,等.云南医药,2005,26(2):94
98 杨水泉,等.中国综合临床,2005,21(1):39
99 刘福兴,等.脑与神经疾病杂志,2005,13(3):226
100 聂志余,等.中风与神经疾病杂志,2005,22(3):227
101 赵英志,等.吉林医学,2005,26(8):806
102 胡小松,等.贵州医药,2005,29(9):817
103 邹助国,等.广州医药,2004,35(6):34
104 何明利,等.中华急诊医学杂志,2004,13(12):841
105 李 力,等.中国综合临床,2004,20(12):1123
106 金 莎.河北医药,2005,27(8):592

二、癫痫

(一)临床研究

张桁忠等[1]采用随机整群抽样方式对扬州市头桥8个自然村11 118人进行了癫痫流行病学调查,确诊癫痫87例,患病率为7.8‰,年发病率为53.4/10万,高于国内其他农村地区。癫痫的发作类型以全身强直-阵挛为主(78.2%),76例(85.1%)未发现明确病因,54.5%的病人从未进行过治疗。邓远飞等[2]对36例癫痫病人进行了应对方式和生命质量的相关性研究,结果显示,癫痫病人生命质量综合评定量表的4个维度中以躯体功能得分最低,物质功能得分最高;应对方式以自责和幻想为特点,而且自责与生命质量综合评定量表总分呈负相关,应对方式中解决问题维度与生命质量综合评定量表总分呈正相关。表明癫痫病人的生命质量受其自身的心理特征影响。

温晓妮等[3]对110例临床已获控制并停药的癫痫病人进行回顾分析,结果显示,病人的发病年龄、病程、发作类型、发作频率、影像学检查正常与否影响总的治疗时间,且发作类型与停药后的复发密切相关,达控时间是影响癫痫复发最为重要的因素。周波等[4]*采用随机对照、单药治疗的方法观察了新诊断部分性癫痫额叶相关认知功能改变及抗癫痫药物对其早期的影响。48例入组病人被随机分入托吡酯、卡马西平或丙戊酸组进行单药治疗,1个月后复查神经心理学指标。统计学分析显示,癫痫病人在用药之前已经存在额叶相关认知功能的改变,主要表现为知觉运动速度、注意力与注意转换、干扰控制、决策、启动和组织行为等方面的障碍。上述3种抗癫痫药物对认知功能的早期损害存在差异,其中以托吡酯较为广泛。金丽日等[5]回顾分析了524例儿童良性癫痫伴中央-颞棘波发放(BECCT)病人的临床及录像脑电图资料,发现BECCT病人在病程某一时期可以出现弥漫性棘慢波综合(GSWD)及失神发作(AS),而且BECCT和AS可以发生在同一例病人中,提示这两种常见综合征之间可能存在某些类似的发病机制。

任连坤等[6]收集了中国北方4个家系的全面性癫痫伴热性惊厥附加症(GEFS+)的临床和脑电图资料。在60名成员中,受累者20例,表现为热性惊厥(FS)的5例,FS+的7例,FS+与失神发作2例,FS+与肌阵挛1例,FS+与失神和肌阵挛1例,1例表现为FS+和部分性发作,结合脑电图诊断符合良性罗兰多区癫痫,另外3例无法分类。表明GEFS+的正确诊断需注重个体,立足于家系进行,可能还包括部分性发作的新表现型。黄希顺等[7]采用全基因组扫描的连锁分析法对另外4个GEFS+家系研究结果显示致病基因定位在5q34。李海燕等[8]对3个中国良性家族性新生儿惊厥(BFNS)致病基因的连锁分析显示KCNQ2基因存在突变,但不排除另外的基因突变。

王学峰等[9]对7例癫痫病人不明原因突然死亡(SUDE)的临床和病理资料进行分析。病理切片显示全部病人存在脑水肿和肺水肿,但无特异性,并不是导致死亡的直接原因;部分病人有神经细胞数量减少和胶质细胞增生,无占位改变,也没有发现明显的脑损伤。SUDE多发生在睡眠中,而且与情绪激动、全身强直-阵挛发作未有效控制有关。

肖争等[10]观察了难治性癫痫病人术后脑组织中P-糖蛋白(Pgp)、多药耐药相关蛋白(MRP)、肺耐药相关蛋白(LRP)等5种耐药基因产物的表达,发现在病程早期,耐药机制以Pgp为主,后期LRP和MRP的作用进一步增强。

孙素真等[11]分析了儿童特发性癫痫睡眠结构的改变。对18例特发性局灶性癫痫(IPE)、13例特发性全面性癫痫(IGE)和16例对照的多导睡眠图检查发现IPE组总记录时间增加;IGE组非快速眼动睡眠4期睡眠减少,而且整个睡眠期的效率降低,全部睡眠时间减少。陈广迪对[12]对5例脑神经胶质细胞增生导致癫痫发作的患儿行手术治疗并结合术后病理分析发现头颅MRI能较准确的显示病变区域,而且早期手术效果满意。杨春祥等[13]回顾分析了22例诊断为枕叶癫痫患儿临床表现和脑电图特点,发现儿童枕叶癫痫发作形式可以是视觉症状、运动症状和复杂部分性发作伴自动症。脑电图以一侧或双侧枕叶或枕叶及周围脑叶出现痫性放电为主。唐铁钰等[14]报道了26例痴笑发作(GS)的临床及脑电图特点。GS是一种特殊类型的癫痫,归属于局灶性发作中。临床表现为反复发作性、无欢欣、不自然发笑,如憨笑,声音勉强、表情古怪。脑电图可以表现为各种异常的痫性放电。苏惠琳等[15]报道了9例麻将性癫痫的特点及预后。发作均由于玩麻将或观看玩麻将引起,可以是全身-强直阵挛发作,也可以由部分性发作继发全身发作,影像学及脑电图多数正常。麻将癫痫容易控制,除用抗癫痫药物外,避免玩麻将可以预防发作。郭小明等[16]报道了2例硬皮病合并癫痫发作的病例,并对临床表现及伴随的其他系统病变进行了分析。得出系统性硬皮病的神经系统损害多是由于伴发的系统性疾病继发所致,局限性硬皮病可能是中枢神经系统慢性炎症或血管发育不良导致。吴革菲等[17]对原发性癫痫患儿的血清IL和TNF的检测发现癫痫患儿存在着免疫失衡。

(二)治疗研究

朱国行等[18]*首次报道了国内加巴喷丁多中心、随机、双盲、安慰剂对照的疗效及安全性临床试验结果。进入疗效分析的138例病人中,治疗组66例,安慰剂组72例。在用药后第8、12、20周,癫痫发作次数减少在两组间有统计学差异;在第12、20周有效率有统计学差异。主要不良反应有嗜睡、头晕、乏力和恶心呕吐等,但与对照组相比无统计学意义,说明加巴喷丁是一种有效、安全的抗癫痫药物。

杨少青等[19]通过对58例单药或转换使用拉莫三嗪治疗的癫痫病人疗效分析,发现原有发作者原有发作者单药治疗的有效率为80.5%,其中失神发作有效率为100%;其他抗癫痫药物已控制发作者已控制发作者转换拉莫三嗪治疗的有效率为74.4%。不良反应发生率为13.8%,主要为皮疹和偏头痛。徐建洋等[20]报道了31例抗癫痫药高度敏感综合征(AHS)病人的临床表现、治疗和预后。AHS是一组与芳香族抗癫痫药物有关的药物不良反应综合征,主要表现为发热、皮疹和内脏损害三联征。31例病人中，服用卡马西平者27例，服用苯妥英钠者3例，服用苯巴比妥者1例，无服用丙戊酸者。治疗以停药、激素治疗为主，抗癫痫药物可以更换为丙戊酸。彭绍忠[21]对60例服用苯巴比妥的癫痫病人疗效和安全性观察发现每晚顿服全日量治疗与分3次服用的疗效基本一致，且不良反应少，顺从性好，生活质量提高。汪银洲等[22]将维生素E作为添加治疗儿童难治性癫痫，结果显示添加治疗组发作频率显著下降，具有统计学差异，其机制可能与自由基参与癫痫发病过程有关。黄远桂等[23]*对239例使用托吡酯治疗癫痫过程中泌汗障碍的发生率、临床特征、管理方法和预后进行了研究分析。结果提示泌汗障碍的发生率为15.1%，12岁以下组和12岁以上组的发生率分别为23.1%和2.2%。特点为少汗，皮肤干燥，运动不能耐受、发热，夏季症状突出；多在加量期后期出现；多为暂时性，无须停药；缓慢加量、改善周围环境、避免剧烈运动可缓解。郭卓平等[24]通过对服用托吡酯儿童血气电解质分析发现托吡酯可以导致癫痫患儿轻度代谢性酸中毒，其机制可能与碳酸酐酶抑制有关，一般不必补充碱性药物。但在酮食疗法、使用氯硝西泮（氯硝安定）或合并感染时需监测血气和电解质变化。李昌英等[25]将文拉法辛用于癫痫性抑郁症的治疗，结果显示病人服用文拉法辛后癫痫发作无加重，抑郁症状明显改善，与卡马西平和丙戊酸合用时未见严重不良反应。

杨非等[26]评价了维库溴铵（万可松）联合呼吸机辅助呼吸治疗顽固性癫痫持续状态的疗效和安全性。维库溴铵负荷剂量为0.1 mg/kg，维持剂量0.04～0.06 mg/(kg·h)，微量泵维持。6例病人癫痫发作均得到明显控制，药物起效时间3～6 h，停药后自动转复时间30～60 min。朱育昌等[27]比较了不同药物治疗难治性全面性癫痫持续状态（RSE）的疗效，得出控制RSE首选硫贲妥钠，次选丙泊酚，再选利多卡因，丙戊酸钠（德巴金）疗效尚需临床深入探讨。

灰质异位导致的癫痫使用药物多难控制，李云林等[28]报道8例外科手术治疗的疗效。其中6例发作完全缓解，2例发作减轻；2例出现手术并发症。因此外科手术是治疗灰质异位癫痫的最有效手段之一，但术前功能评估非常重要。

梁树立等[29]对颞叶癫痫的临床分型和手术方式的选择做了总结和归纳，将颞叶癫痫分为内侧型、外侧型、后部型和复合型四类，前两者主要指前颞叶癫痫，后两者分别指病变累及颞枕叶交界和起源于额叶，扩展到颞叶的复合癫痫。这种分型为手术入路和病灶切除的范围提供了很大便利。其他外科手术治疗癫痫所采用的方式和适应证的选择，包括病灶的具体定位与往年变化不大。

（三）辅助诊断

李燕等[30]对34例临床病人的研究发现单脉冲低频经颅磁刺激能有效反映中枢运动皮质的功能状态，用于症状性运动部位相关癫痫病人发作间期运动皮质兴奋性研究具有一定意义。袁冠前等[31]观察了磁共振波谱分析（MRS）与液体衰减反转恢复（FLAIR）序列成像在海马硬化诊断中的作用与意义，发现MRS可在MRI出现改变之前发现海马硬化，其诊断海马硬化灵敏且特异性高，FLAIR序列优于T2加权相，MRS与FLAIR序列是海马硬化术前诊断的一个可靠方法。朱丹等[32]选择12例拟行手术治疗的癫痫病人，术前运用脑磁图定位癫痫灶及确定中央后回感觉皮质区范围，结合神经外科导航系统用于术中。结果表明，脑磁图与术中皮质脑电图定位符合率高，手术效果好。这种无创性的痫灶定位手段可以使手术精确性更高，侵袭更小。陈新等[33]对100例拟诊癫痫患儿行动态脑电图检查。与以往癫痫放电易出现在睡眠的NREM期的观点不同，痫性波的检出率在REM期和NREM期无显著差异，REM期癫痫放电出现最多部位为颞区、颞中央区。遇涛等[34]通过对40例额叶癫痫发作病人术前定位的临床资料分析，发现应用非侵袭性检查可以为45.0%的额叶癫痫病人进行痫灶定位；结合颅内脑电图长程记录，癫痫灶定位率可达90%；当影像学阴性时，78.9%的病人可以定位癫痫灶。丁成云等[35]对26例难治性癫痫的临床和病理分析发现儿童特别是1岁以内发病、癫痫发作频繁、复杂部分性发作和（或）同时具有多种癫痫发作类型等是难治性癫痫的主要临床特征，退行性神经元损害和反应性胶质细胞增生是其共同的病理特征。许虹等[36]对托吡酯单药治疗临床疗效和动态脑电图（AEEG）相关性进行了研究，发现治疗后AEEG痫性放电率显著降低，慢波活动增多。居胜红等[37]应用MR氢质子波谱成像的方法，对照研究了颞叶癫痫病人脑内各代谢产物的比值，结果表明，单体素波谱可以帮助颞叶癫痫致痫灶定侧。张磊等[38]对4例顽固性癫痫病人于术前分别进行了运动、语言及视觉的磁共振功能成像扫描，成功显示了运动、语言和视觉功能活动的范围和程度，为外科完整切除病灶和减少功能缺损提供了极大帮助。王桂松等[39]对12例颞叶癫痫，无创检查无法定位或定侧者，在立体定向指引下颅骨钻孔行海马区深部电极植入，脑电监测。结果表明，可以显著提高痫灶定位的准确性，而且安全可靠，无出血及感染等并发症。何慧瑾等[40]利用MRI体积分割分析的方法研究海马萎缩的不同形式，发现海马不同部位的萎缩与发作和手术预后相关。郭庆辉等[41]评价了同步录像脑电图（VEEG）

对新生儿惊厥诊断的价值。64 例惊厥发作的患儿 VEEG 同步监测到痫性放电的仅 18 例,其余 46 例均属于非癫痫样发作。张长军等[42]对 65 例睡行症患儿 24 h 动态脑电图观察显示,脑电图正常 48 例,轻度异常 6 例,痫性放电 11 例。表明大多数患儿为功能性,但少数发作与癫痫有关,而且脑电图异常易出现在睡眠期。

(四)发病机制研究

王开颜等[43]利用戊四氮(PTZ)点燃猫癫痫模型,用单光子发射计算机断层显像(^{99m}Tc-ECD-SPECT)和正电子发射断层显像(^{18}F-DG-PET)观察癫痫形成过程中不同时期局部脑血流量和葡萄糖代谢的动态变化。结果显示,PTZ 点燃过程中大脑高血流量灌注和高葡萄糖代谢区可能为癫痫形成相关脑区。利用 PTZ 点燃模型研究癫痫病理机制及损害的文献较多。黄亚玲等[44]观察到新生鼠致痫后海马神经元无明显丢失,脑内 NF-κB 表达增加可能起保护作用,是未成熟脑对惊厥性脑损伤具有耐受性的一种重要神经神经生物学基础。王珍等[45]的实验发现大鼠癫痫发作时胶质细胞增殖并合成分泌 IL 和 TNF,从而促进癫痫的发生和发展。曹长姝等[46]发现雌激素使得海马门区 GABA 含量减少,降低 GABA 对癫痫的抑制作用,增强癫痫发作敏感性,并可使海马内神经元可塑性发生变化。利用毛果芸香碱(匹罗卡品)致痫动物模型的许多实验研究也对癫痫发作后的神经元可塑性进行了深入研究。林华等[47]利用电镜对海马出芽苔藓纤维突触的超微结构进行了定量及分类,发现轴棘型非对称性突触是颞叶癫痫海马出芽苔藓纤维突触的主要类型,对新兴奋性环路的形成有重要意义。蔡晓唐等[48]对癫痫持续状态导致神经元凋亡的年龄特征进行了分析,发现未成熟脑呈现一个主动抑制细胞凋亡的进程,表现出对惊厥损伤的保护作用。张映琦等[49]观察了褪黑素能明显降低毛果芸香碱致痫大鼠癫痫发作的频率和程度,可能与褪黑素对海马神经元损伤的保护及对苔藓纤维轴突出芽的抑制作用有关。刘利等[50]通过海人酸癫痫模型,将分离培养的大鼠海马干细胞移植到 CA3 区,发现胚胎干细胞对神经元有一定程度的修复作用。姚源蓉等[51]*将氯化铁注入大鼠单侧杏仁核造成癫痫模型,并设立对照组观察 7β-羟基胆固醇(一种星形胶质细胞增生抑制剂)对癫痫发作的影响程度。结果发现,在铁离子诱发的创伤性癫痫与胶质细胞的增生和谷氨酸转运体功能下调有关;抑制胶质细胞增生有利于延缓和降低癫痫的发生。李雪梅等[52]观察了癫痫大鼠海马内神经元和小胶质细胞中非受体型酪氨酸激酶 PYK2 表达的变化和意义。结果显示,癫痫发作 24 h 后海马中小胶质细胞明显活化,可能是癫痫病理状态下促进神经元变性坏死的因素之一。陈功等[53]在大鼠海马 CA1 区间断注射突触前膜胞内蛋白(Munc18)抗体,发现可以慢性点燃致痫大鼠,其机制可能与其诱导整个海马区神经元细胞凋亡和丢失有关。癫痫的电点燃模型是一种较理想的癫痫动物模型。张东君等[54]比较了海马单侧、双侧及双侧交替点燃癫痫模型的特征和可能机制。得出双侧点燃的成功率高;单侧点燃出现点燃的延迟现象;双侧交替点燃出现点燃的拮抗作用。马爱梅等[55]利用微透析技术,观察 P-糖蛋白(PGP)拮抗剂维拉帕米对卡马西平和苯妥英钠透过大鼠血脑屏障的影响,发现 PGP 限制卡马西平和苯妥英钠顺利通过血脑屏障,降低脑皮质细胞外液抗癫痫药物浓度,难治性癫痫时 PGP 表达增加可能是引起病人对抗癫痫药物产生多药耐药的原因。王本国等[56]利用癫痫持续状态动物模型分别研究地西泮(安定)、丙戊酸钠和拉莫三嗪用于癫痫持续状态的疗效。发现三种药物对癫痫持续状态都有不同程度的控制,地西泮起效最迅速,但对意识有影响。因此地西泮仍是癫痫持续状态的首选,早期可以联合长效抗癫痫药物。吴志国等[57]利用 cDNA 表达阵列构建遗传性癫痫大鼠海马基因表达谱,发现遗传性癫痫易感性 P77PCM 大鼠与正常 Wistar 大鼠海马中存在多个差异表达基因,这些差异表达的基因可能在癫痫的发生中具有重要作用。蔡正旭等[58]的研究发现神经元上由 CX32 组成的缝隙连接与癫痫的始动和发生有一定关系,但在长期慢性过程中对癫痫的发生和发展作用是逐渐减弱的。

(田国红　赵忠新)

参 考 文 献

1 张桁忠,等.临床神经病学杂志,2005,18(1):57
2 邓远飞,等.临床神经电生理学杂志,2005,14(2):87
3 温晓妮,等.中国临床神经科学,2005,13(1):76
4* 周　波,等.中华神经科杂志,2005,38(6):398
5 金丽日,等.中华神经科杂志,2004,37(6):487
6 任连坤,等.中华神经科杂志,2005,38(5):293
7 黄希顺,等.中华神经科杂志,2005,38(4):239
8 李海燕,等.中华神经科杂志,2004,37(6):491
9 王学峰,等.中华神经科杂志,2004,37(6):495
10 肖　争,等.中华神经科杂志,2004,37(6):500
11 孙素真,等.第一军医大学学报,2005,25(3):354
12 陈广迪.立体定向和功能性神经外科杂志,2004,17(6):373
13 杨春祥,等.北京医学,2004,26(6):389
14 唐铁钰,等.中华神经科杂志,2005,38(7):459
15 苏惠琳,等.中国临床神经科学,2005,13(1):58

16 郭小明,等.中风与神经疾病杂志,2004,21(6):528
17 吴革菲,等.华中医学杂志,2004,28(6):387
18* 朱国行,等.中华医学杂志,2005,85(2):92
19 杨少青,等.临床神经电生理学杂志,2005,14(2):81
20 徐建洋,等.中华神经科杂志,2004,37(6):543
21 彭绍忠.临床神经病学杂志,2005,18(3):225
22 汪银洲,等.脑与神经疾病杂志,2005,13(4):282
23* 黄远桂,等.中国神经精神疾病杂志,2004,30(5):360
24 郭卓平,等.脑与神经疾病杂志,2005,13(1):42
25 李昌英,等.中国神经精神疾病杂志,2004,30(5):331
26 杨 非,等.中华急诊医学杂志,2005,14(7):585
27 朱育昌,等.吉林医学,2005,26(8):837
28 李云林,等.中华神经外科杂志,2005,21(8):472
29 梁树立,等.中华神经外科杂志,2005,21(8):470
30 李 燕,等.临床神经电生理学杂志,2005,14(2):71
31 袁冠前,等.立体定向和功能性神经外科杂志,2005,18(3):151
32 朱 丹,等.立体定向和功能性神经外科杂志,2005,18(3):155
33 陈 新,等.临床神经病学杂志,2005,18(2):139
34 遇 涛,等.中华神经科杂志,2004,37(6):484
35 丁成云,等.首都医科大学学报,2004,25(4):469
36 许 虹,等.脑与神经疾病杂志,2005,13(4):279
37 居胜红,等.中华放射学杂志,2004,38(11):1180
38 张 磊,等.立体定向和功能性神经外科杂志,2004,17(5):257
39 王桂松,等.立体定向和功能性神经外科杂志,2004,17(5):271
40 何慧瑾,等.中华放射学杂志,2004,38(12):1285
41 郭庆辉,等.临床神经电生理学杂志,2005,14(3):132
42 张长军,等.中国神经精神疾病杂志,2004,30(6):437
43 王开颜,等.中华神经科杂志,2005,38(8):513
44 黄亚玲,等.华中科技大学学报(医学版),2005,34(3):274
45 王 珍,等.华中科技大学学报(医学版),2005,34(2):129
46 曹长姝,等.广东医学,2005,26(8):1053
47 林 华,等.脑与神经疾病杂志,2005,13(1):22
48 蔡晓唐,等.四川大学学报(医学版),2005,36(4):541
49 张映琦,等.第三军医大学学报,2005,27(6):521
50 刘 利,等.中华神经外科杂志,2005,21(8):475
51* 姚源蓉,等.中华神经科杂志,2005,38(3):191
52 李雪梅,等.解放军医学杂志,2005,30(5):416
53 陈 功,等.中华神经科杂志,2005,38(6):373
54 张东君,等.中国神经科学杂志,2004,20(6):446
55 马爱梅,等.中华神经科杂志,2005,38(7):438
56 王本国,等.临床神经电生理学杂志,2005,14(3):146
57 吴志国,等.中华医学遗传学杂志,2004,21(6):619
58 蔡正旭,等.中风与神经疾病杂志,2005,22(4):323

三、感染

张增强等[1]用豚鼠全脊髓生理盐水匀浆加完全弗氏佐剂制成免疫抗原,主动免疫 Wistar 大鼠,14 d 后再用豚鼠全脊髓生理盐水匀浆加不完全弗氏佐剂免疫大鼠,结果为首次免疫后所有大鼠食量、活动明显减少,第二次免疫后部分大鼠出现肢体无力、瘫痪、脑组织切片 HE 染色可见炎细胞浸润和白质丰富区广泛肿胀变性,说明二次免疫后 EAE 病情严重、发病率高,病理变化更接近人类多发性硬化症。刘颖等[2]用免疫诱导方法制成的 Wistar 大鼠模型,其巨噬细胞趋化因子的表达明显增强,认为该方法制成的 EAE 模型稳定可靠。秦新月等[3]建立 EAE 模型,用 TUNEL 法原位检测豚鼠脑白质凋亡细胞数,结果为用已酮可可碱和培高利特(pergolide)干预的治疗组较一般 EAE 组凋亡细胞数明显减少,说明已酮可可碱和培高利特在 EAE 的实验性治疗中有神经保护作用。李勇等[4]观察到 EAE 的恢复期,Wistar 大鼠的星形胶质细胞的活化程度达到高峰,且这种星形细胞未表达主要的组织相容性抗原,从而认为活化的星形细胞与 EAE 的恢复可能有关。杨咏波等[5]报道 4 例经手术和病理证实的脊髓内结核瘤,特点为青壮年多发、亚急性发病的脊髓压迫症,感觉症状自受累平面向下发展,可出现括约肌障碍,脑脊液蛋白含量增高、白细胞数增多、以单核细胞为主,脊髓外结核的存在是诊断的重要线索。王谨等[6]用质子磁共振波谱检查 7 例脑脓肿病人,结果为 6 例显示多种氨基酸共振峰,5 例出现丙氨酸共振峰,2 例出现乙酸共振峰,1 例出现琥珀酸共振峰;上述共振峰未见于 19 例囊性坏死性肿瘤病人。王文德等[7]报道 6 例垂体脓肿,术前诊断 2 例,4 例为手术后证实,6 例均有头痛史,1 例有发热史,视力障碍和内分泌紊乱为主要表现。肖政辉等[8]分析 27 例小儿不典型颅内感染,有 19 例为不典型化脓性脑膜炎,5 例结核性脑膜炎,3 例病毒性脑膜炎。作者认为对发热、皮肤有瘀斑而血小板正常者均应警惕化脓性脑膜炎,精神症状明显者要警惕病毒性脑炎,脑脊液检查对确诊结脑很有价值。冯大勤等[9]报道 1 例鞍区曲霉菌性肉芽肿,首发症状为右眶周持续性胀痛伴有眼视力下降,右眼球轻度外突,无发热等感染迹象,经手术治疗后眶周疼痛消失,但视力未恢复。李丽[10]报道 56 例肺炎支原体感染病人出现神经系统损害的症状和体征,主要表现为头痛、呕吐、嗜睡、抽搐、烦躁以及脑膜刺激征和病理征等,脑脊液有白细胞增多等表现,所以对急性支原体性肺炎病人应警惕颅内感染的可能。赤克美等[11]分析 13 例葡萄膜大脑炎病人的临床表现,11 例有头痛,10 例脑脊液异常,5 例寡克隆带阳性,免疫学和病毒学检查是主要的诊断依据。肖颖秀等[12]用单细胞电泳检测热带痉挛性截瘫（人类嗜T淋巴细胞病毒相关性脊髓病）病人外周血淋巴细胞的凋亡情况，检测8例病人血清和脑脊液中sFas和sFasL水平，结果为病人外周血淋巴细胞凋亡率显著高于健康对照组，病人血清和脑脊液sFas和sFasL表达显著高于健康组和其他神经系统疾病病人组，说明淋巴细胞凋亡和凋亡相关因子sFas和sFasL等在发病中有重要作用。曹代荣等[13]报道12例肥厚性硬脑膜炎，其中10例行脑脊液检查，病原体检测阴性，2例未查脑脊液，因此无法与低颅压头痛区别。黄晓芸等[14]以及李德炯等[15]分别报道1例肥厚性硬脑膜炎，临床资料可疑，难以令人信服。而且肥厚性硬脑膜炎也不是一疾病实体，临床工作中还是应该尽量查找病因。汤毅珊等[16]在感染性脑水肿大鼠上观察到安宫牛黄散和除去朱砂、雄黄的安宫牛黄散均可抑制被过度激活的乳酸脱氢酶（LDH），但复方中的朱砂、雄黄对LDH同工酶水平有影响可能与其药理作用有关。刘怀军等[17]报道空肠弯曲菌Penner 4型感染兔后可制成中枢神经系统病变的动物模型。

（张社卿）

参 考 文 献

1 张增强，等. 广东医学，2005，26(8)：1056
2 刘　颖，等. 山西医药杂志，2005，34(3)：189
3 秦新月，等. 重庆医学，2005，34(6)：857
4 李　勇，等. 中风与神经疾病杂志，2005，22(3)：233
5 杨咏波，等. 中华外科杂志，2004，42(19)：1215
6 王　谨，等. 中华神经科杂志，2005，38(6)：389
7 王文德，等. 山东医药，2005，45(21)：13
8 肖政辉，等. 医学临床研究，2004，21(11)：1342
9 冯大勤，等. 广西医学，2005，27(5)：754
10 李　丽. 脑与神经疾病杂志，2005，13(4)：306
11 赤克美，等. 北京医学，2005，27(1)：22
12 肖颖秀，等. 中华神经科杂志，2005，38(4)：235
13 曹代荣，等. 中华神经科杂志，2005，38(3)：171
14 黄晓芸，等. 中国神经精神疾病杂志，2005，31(1)：70
15 李德炯，等. 贵州医药，2004，28(11)：1048
16 汤毅珊，等. 中国中西医结合杂志，2005，25(5)：436
17 刘怀军，等. 脑与神经病杂志，2005，13(1)：12

四、肿瘤

（一）颅内肿瘤

刘猛等[1]报道了24例边缘系统胶质瘤，临床以癫痫起病，CT为低密度或混杂密度，MRI T1低信号，T2高信号，多无强化。通过显微手术切除肿瘤，取得了良好效果。吕国士等[2]回顾分析了26例经手术病理证实的视交叉-下丘脑胶质瘤，临床上主要表现为视力减弱、视野缩小、头痛、头晕、内分泌异常和中枢性尿崩，MRI上表现为：视神经或视交叉结节样增粗，或者为实性或实性为主的肿块，囊变程度低，T_1WI为等、低或等低混杂信号，T_2WI为高或者等高混杂信号。楚胜华等[3]分析了星形细胞瘤的生存因素，肿瘤部位、术前KPS评分、病理级别、手术方式、术后放疗、肿瘤大小，具有统计学意义。陈建文等[4]对恶性脑胶质瘤标本采用MTT法进行7种化疗药物体外药敏试验，以指导临床化疗方案的制定。体外药敏的总成功率58%。试验结果与临床治疗效果的总符合率为82.8%。预示的敏感性为90.9%，特异性为77.8%。曹勇等[5]在手术中进行荧光波谱诊断及其指导下的肿瘤切除，提高了胶质瘤的切除程度并减少了手术损伤。黄其林等[6]分析了7例X刀治疗胶质瘤后放射性坏死貌似肿瘤复发的临床表现和影像学特点，认为X刀治疗半年内出现的颅内压增高症状或原有症状加重可能为延迟性放射损伤，可以先保守治疗，无效时方可手术。黄飚等[7]发现星形细胞瘤的CT灌注参数（脑血流量、脑血容量和表面通透性）与肿瘤微血管密度呈正相关，有助于术前的分级。武洪林等[8]对30例脑胶质瘤术前进行MRI积分法和灌注成像，在肿瘤术前分级诊断中，常规MRI和灌注成像均有重要价值，可以互相补充，提高诊断准确率。张劲松等[9]比较了高分化胶质瘤和转移瘤的扩散加权成像，转移瘤可形成瘤周“致密带”，产生相应的压迫效应，从而导致瘤周表观扩散系数值较高，这可成为两者的鉴别特点。刘建等[10]用SELDI-TOF-MS技术与生物信息分析法建立了3个血清蛋白指纹图诊断模型，对脑胶质瘤的诊断准确率、敏感性和特异性为86.4%、88.9%和84.6%。朱海青等[11]总结了中枢神经神经节细胞胶质瘤/神经节细胞瘤的病理特点，肿瘤呈弥漫分布，排列紊乱、疏密不均，部分区域成团分布；细胞形态相似，呈多形性，核大、不规则，可见双核，核仁清楚，胞浆丰富，突起不明显；胶质纤维酸性蛋白（－）、S-100蛋白（＋）、突触素（＋）；瘤细胞胞质中电镜上可见溶酶体、核糖体及粗面内质网，线粒体丰富，并有神经内分泌颗粒。

目前胶质瘤的分子生物学是研究的热点。陈剑鸿等[12]在大鼠胶质瘤细胞系C6中检测到趋化因子受体CXCR4和甲酰肽受体FPR高表达，同时胶质纤维酸性蛋白（GFAP）和波形蛋白（vimentin）强表达。而杨世昕等[13]在胶质瘤血管内皮细胞和血管内皮样细胞系ECV304上均检测到趋化因子受体CXCR 4 mRNA和蛋白的表达，其配体SDF-1能诱导血管内皮样细胞发生明显的迁移。在胶质瘤中生存素[14]、HLA-G基因[15]、肝细胞生长因子及其受体基因[16]、DNA拓扑异构酶Ⅱα[17]、环氧化酶-2基因和蛋白[18]、内皮型一氧化氮合成酶(eNOS)[19]、着丝粒蛋白F[20]、促血管生成素2基因及蛋白[21]、整合素αVβ3[22]等基因和蛋白的表达随着病理分级的增加而增强。而黄其林等[23]发现胶原纤维酸性蛋白-IR染色强度与星形细胞瘤的恶性程度相反。袁俊峰等[24]发现胰岛素样生长因子Ⅰ的表达随脑胶质瘤恶性程度的增高而升高,与连接蛋白43的表达呈负相关。林英等[25]发现DNA修复酶MGMT与肿瘤的恶性程度呈负相关,而Ki-67呈正相关。郭春宝等[26]发现NF-κB的DNA结合活性随脑星形细胞瘤的恶性程度增加而增强。高丽等[27]发现脑胶质瘤细胞存在DNA聚合酶β基因突变,突变率为27.3%,恶性程度越高突变越明显。赵泽林等[28]发现在脑胶质瘤中P14ARF蛋白的缺失率随着肿瘤恶性程度增高呈上升趋势。肖华亮等[29]用激光共聚焦显微术检测星形细胞瘤中EphrinB2及EphB4蛋白的表达,其高表达与肿瘤细胞分化不良密切相关。高云霞等[30]用SYBR Green Ⅰ实时定量PCR检测了脑胶质瘤中RASSF1A mRNA的表达,低于正常脑组织,各级别之间无显著差异。李燕华等[31]在低渗状态下,星形细胞的AQP4 mRNA的表达上调,细胞内Ca^{2+}超载。邓艳春等[32]用基于PCR的消减杂交法克隆脑胶质瘤肿瘤的相关基因和抑癌基因,在肿瘤相关候选基因组克隆到富含的磷酸蛋白PEA15和酸性纤维蛋白生长因子同源物等基因,在抑癌候选基因组克隆到干扰素诱导蛋白17和ndr2。

高利民等[33]发现髓母细胞瘤中尿激酶型纤溶酶原激活剂受体呈中、强表达。买买提力等[34]在髓母细胞瘤中检测到表皮生长因子受体、N-myc和PCNA蛋白高表达,P16蛋白有明显的缺失。赵忠伟等[35]发现胶质母细胞瘤中普遍存在死亡受体(DR)的高表达和诱骗受体(DcR)的低表达。

江玉泉等[36]证实,组胺通过增加人胶质瘤原代培养细胞内游离钙离子浓度诱导细胞凋亡的发生。崔俐等[37]发现抑胶素对C6鼠胶质瘤细胞的生长有明显的抑制作用,且肿瘤内的神经细胞黏附分子增加。徐英辉等[38]检测到榄香烯可明显下调Bcl-2/Bcl-x/1基因及蛋白质表达,且该作用呈浓度、时间依赖性,而对bax基因及蛋白质无明显影响。陈飞兰等[39]发现诺帝对鼠C6细胞的原位移植瘤具有诱导分化治疗作用,可以抑制STAT3表达及其酪氨酸磷酸化活性从而上调GFAP表达。宫菘峰等[40]把紫杉醇结合于质膜微囊,可以先结合于胶质瘤细胞的表面,被细胞内吞,在细胞内重新分布,起到杀伤细胞的作用。而徐新女等[41]发现卡莫司汀(卡氮芥)-聚乳酸缓释膜能延长C6胶质瘤细胞大鼠的生存期,MRI显示肿瘤体积增大延缓。王红艳等[42]认为尿多酸肽对于人胶质瘤细胞SWO-38有较好的抗瘤作用,且呈剂量依赖性。宋萍等[43]证实含鲜壁虎血清在体外可诱导C6胶质瘤细胞凋亡,细胞内bcl-2基因表达无明显变化,而bax基因表达升高。魏社鹏等[44]联合新霉素和苯丁酸对胶质瘤的效果更明显,标本中的C-myc和细胞周期素D1蛋白染色计数显著减少。武俏丽等[45]对三氧化二砷对于人胶质瘤细胞U251研究证实,明显抑制细胞增殖,在G1期细胞前均出现亚二倍体峰,且G0/G1期细胞减少,诱导细胞凋亡。李卫国等[46]证实肿瘤坏死因子相关凋亡诱导配体(TRAIL)联合顺铂能显著增强对U251胶质瘤细胞凋亡的诱导,随着顺铂剂量的增高,DR5的表达量逐渐增加。康春生等[47]将反义AKT2 cDNA构建体转染鼠胶质瘤细系C6,体内外证明了反义AKT2 cDNA可以抑制细胞增殖。叶飞等[48]发现转染p3XFLAG-CMV9-LRIG1的H4细胞中的LRIG mRNA和蛋白的表达升高,EGFR mRNA和蛋白的表达降低。冯珂珂等[49]用携带pcDNA3.1-VEGFR2的重组沙门菌免疫治疗胶质瘤荷瘤小鼠,能明显抑制肿瘤的生长,平均微血管密度降低,凋亡细胞数增加。赵雯等[50]把反义GFAP逆病毒感染人胶质瘤细胞系CHG-5后,细胞的GFAP mRNA及其蛋白表达显著减弱甚至缺失,瘤细胞异型性增加,增值速度加快,体外成瘤能力增强,S期、G2/M期细胞比例升高。李维方等[51]实验证实,血小板源生长因子(PDGF)B链基因(PDGF-B)的三链形成寡核苷酸(TFO)C6胶质瘤细胞PDGF-B、VEGF、PCNA表达有明显的抑制作用。孟庆海等[52]比较发现负载胶质瘤抗原的树突细胞(DCs)活化的特异性细胞毒T淋巴细胞(CTLs)对胶质瘤的杀伤作用显著高于对K562细胞的杀伤作用,也显著高于未经胶质瘤抗原致敏的DCs刺激的CTLs对于胶质瘤的杀伤作用。焦保华等[53]通过IL-18和大鼠脑胶质瘤细胞C6裂解物修饰大鼠DCs,制成疫苗,有明显的治疗作用。王凡等[54]证实经金葡菌肠毒素C型活化的淋巴细胞在体外对于8株胶质瘤细胞均有杀伤作用。周晓平等[55]用携带TIMP-2基因的重组腺病毒载体AdTIMP-2,体外转染人胶质瘤细胞系U87,MMP-2和MMP-9明显下降,体外侵袭力受到抑制。刘晓谦等[56]用脂质体包裹半胱天冬酶-3转染人胶质瘤细胞系U251后,细胞对VM26的化疗敏感性显著增加。于如同等[57]在c-myc反义寡核苷酸治疗的大鼠脑胶质瘤中,见到较多的凋亡细胞,肿瘤细胞较多处于G0/G1期。郑宇等[58]在人脑胶质母细胞瘤细胞系TJ905的瘤内注射脂质体介导FasL基因,肿瘤体积明显缩小,细胞内FasL基因表达增加,凋亡细胞数增多,细胞增殖率降低。黄强等[59]通过体内和体外实验证实wt-p53基因联合HSV-TK/GCV对于C6鼠胶质瘤有明显的杀伤作用。李文玲等[60]应用逆转录病毒载体,将IL-24基因导入C6细胞,在体外和体内可部分抑制胶质瘤细胞的增殖。马国诏等[61]发现IL-1β可引起U251细胞内蛋白聚集体形成,线粒体膜电位增高,ROS含量增加。林伟等[62]把IFN-β干扰素基因脂质体pSV2IFN-β转染人胶质瘤细胞系SHG44,对于肿瘤有明显的增殖抑制作用,有明显的凋亡诱导作用。姜晓兵等[63]从人脑胶质瘤中成功分离出脑胶质瘤肿瘤干细胞。孔建新等[64]用反义寡聚脱氧核苷酸处理后,胶质瘤细胞的多药耐药基因(MDR1)mRNA表达下降,P糖蛋白阳性表达率也降低。

2.脑膜瘤

刘凤军等[65]回顾分析了45例蝶骨嵴脑膜瘤,39例出现眼部症状,大部分以首发症状出现,主要表现为头痛伴有单侧视力减退及视神经萎缩、单侧眼球突出合并眼睑水肿、单侧视野缺损、多条眼外肌麻痹等。田作军等[66]分析了经手术治疗的鞍区脑膜瘤视力预后的因素,术前的视力、视乳头的病变程度、视神经的受累程度及肿瘤的切除程度有影响。李荣富等[67]对36例脑膜瘤术前行DSA造影,其中22例用PVA栓塞,有利于术中减少出血和肿瘤的完整切除。罗斌等[68]分析了伽玛刀治疗的189例颅底脑膜瘤,肿瘤的控制率为96.8%,临床表现满意度(好转和稳定)96.3%,并发症少且轻微。梁宗辉等[69]发现脑室脑膜瘤以纤维型多见,主要位于侧脑室三角区,CT和MRI上多数表现为实质性肿块,边界清楚,明显强化。可见钙化,出血及囊变少见。而他们[70]又发现在CT和MRI上,囊性脑膜瘤主要位于大脑凸面,以广基与硬脑膜相连,多数表现为实质性肿块伴大小不等的囊样区,实质部分明显强化。施裕新等[71]对脑膜瘤进行CT灌注成像扫描,计算出局部脑血流量(rCBF)、局部脑血容量(rCBV)和对比剂平均通过时间(MTT),能定量脑膜瘤的血供状态,显示特征性动态曲线,估计病理类型,检出瘤周水肿低灌注区和术后复发灶。吴仁华等[72]比较了梯度回波序列法与平面回波序列法重建脑膜瘤相对血流量,都能有效应用于相对血流量的测定。赵继泉等[73]发现在氢质子磁共振波谱上,脑膜瘤的Cho峰升高,Pcr峰降低,Cho/Pcr值升高,未见NAA峰。刘建等[74]用表面增强激光解吸离子化飞行时间质谱和生物信息学分析技术寻找脑脊液中能鉴别脑膜瘤和其他脑良性肿瘤及外伤诊断的新标志物。范蓉等[75]在脑膜瘤中检测到癌-睾丸抗原基因NY-SAR-35的表达,与病人的性别、年龄、肿瘤性质和病理分级无关。顾云彪等[76]在脑膜瘤中检测到p53阳性率为32%,而nm23阳性率为68%,复发者p53均为阳性,nm23 80%阳性。袁军等[77]发现脑膜瘤细胞雌激素受体表达与肿瘤中心供血动脉起源无明显相关性,而孕激素受体和雄激素受体则有相关性。夏祥国等[78]在脑膜瘤中检测到NF-κB p65表达,与EGF的表达具有相关性,与EGFR的表达无相关性。与脑膜瘤坏死、钙化、瘤周水肿无相关性。曾义等[79]在脑膜瘤中检测发现,随着脑膜瘤的分级增高,整合素β1的表达上调,而α3表达下调。两者的表达与Ki-67标记指数均有相关性。张恒柱等[80]用米非司酮治疗裸鼠人脑膜瘤模型,有明显的生长抑制作用。

3.神经鞘膜瘤

贾桂军等[81]分析了35例巨大岩骨尖三叉神经鞘瘤,MRI上肿瘤呈不均匀信号,部分可有出血性或多囊性改变,大部分能手术切除。刘东等[82]随访了78例伽玛刀治疗的听神经瘤,平均随访22～96个月,63例(80.8%)肿瘤缩小,12例(15.4%)无变化,3例(3.8%)增大;47例听力保留。卞留贯等[83]观察到小听神经瘤影像学表现为MRI信号均匀,组织学以Antoni A结构占优,而大听神经瘤为不均匀和囊性变,组织学以混合型结构为主。含铁血黄素沉淀、黄色瘤样细胞以及不均匀听神经瘤的纤维样变主要见于不均匀和囊性的听神经瘤。李洛等[84]观察到10例听神经瘤标本中,应用bFGF有9例测得活细胞和^{3}H-TdR摄取率增加,TPK抑制剂染料木黄酮(genistein)4例中对瘤细胞增殖和DNA合成明显抑制。

4.颅咽管瘤

谷艳英等[85]回顾分析了4例不典型的颅咽管瘤,MRI表现均为囊性,肿瘤可向邻近部位延伸,也可破裂播散至蛛网膜下腔内,囊性颅咽管瘤的信号特点与囊液的成分有关。袁同方等[86]用^{32}P内放射治疗囊性颅咽管瘤,囊腔缩小＞50% 5例,囊腔＜50% 2例,2例囊腔复发,无手术死亡及严重并发症。漆松涛等[87]分析了51例颅咽管瘤术后的钠代谢紊乱,低钠血症29例,高钠血症13例,分别在术后2.3 d和4.8 d出现,死亡2例。9例交替出现高钠及低钠血症。

5.血管性肿瘤

杨非等[88]回顾分析了63例颅内血管外皮细胞瘤,CT呈高密度,增强后明显强化,MRI多为T_1等信号,T_2高信号,可见瘤内血管流空现象,增强后多为明显增强。大部分手术全切,术后辅以放射治疗以延缓复发。孙时斌等[89]用伽玛刀治疗了5例术后复发的脑膜血管外皮细胞瘤,共7个瘤灶,随访19.8个月后发现1个瘤灶消失,4个明显缩小,2个增大。

于兰冰等[90]分析了43例的海绵窦海绵状血管瘤的病理学、流行病学、影像学特点，手术仍是比较有效的治疗方法。谢嵘等[91]检测到1例颅内海绵状血管瘤病人8号外显子在相当于CCM1基因第704、705位碱基G和A之间插入碱基T，产生移码效应，使得编码的KRIT1蛋白氨基酸序列在第246位出现终止密码子TAA，肽链合成提前终止。

丁兴华等[92]回顾总结分析了312例中枢神经系统血管母细胞瘤，诊断主要依靠MRI，手术治疗可靠有效，实质性、家族性、多发性的肿瘤特别位于脑干、脊髓时治疗较困难。任鸿萍等[93]的经手术证实的颅内血管母细胞瘤在MRI上，主要位于小脑半球及蚓部，绝大多数单发，多数囊腔型。

6. 转移瘤

苗英等[94]用对比增强磁化传递MRI技术，检查肺癌脑内小转移灶，比常规T_1WI对比增强图像显示更多的转移病灶。杨艳梅等[95]的斜坡转移瘤在MRI上表现为T_1WI低信号，T_2WI等或略高信号，有明显强化，病变范围为局限于斜坡、斜坡和颅底受累，合并脑转移、颈椎转移等。谢晟等[96]对20例脑转移瘤病人进行MRI灌注成像，共显示转移瘤55个，19个为不均匀灌注强化，36个为与皮质一致的均匀灌注强度。蔡葵等[97]用药代动力学MRI影像技术评估放射治疗脑内转移瘤，为治疗提供准确的定量依据。董海波等[98]运用功能MRI成像指导脑转移瘤伽玛刀剂量计划时保护手运动区。刘原照等[99]分析了60例X线立体定向放射治疗老年脑转移瘤，体积及剂量是影响疗效和并发症的最重要因素。袁树斌等[100]临床随访分析了182例伽玛刀治疗脑转移瘤，完全缓解110例(60.4%)，部分缓解62例(34.1%)，无变化7例(3.8%)，进展3例(1.7%)，生存期3～28个月，存活12个月以上76例(41.8%)，存活24个月以上82例(45.1%)。而姚晖等[101]则是伽玛刀联合全脑放射治疗脑转移瘤30例，肿瘤体积明显缩小29例(96.7%)，临床症状明显改善26例(86.7%)。徐英辉等[102]经颈动脉持续灌注榄香烯联合VM26治疗82例老年脑转移瘤，肿瘤体积平均缩小48.33%，平均生存期为16.4个月。

唐铁钰等[103]回顾分析了44例脑膜癌病，头痛背痛31例，脑膜刺激征25例，头颅MRI示软脑膜弥漫增强3例，脑脊液压力增高32例，细胞数增多41例，全部发现肿瘤细胞(腺癌33例，恶性淋巴瘤3例，小细胞未分化癌2例，鳞癌1例)。庄建华等[104]用上皮膜抗原免疫细胞化学检查脑膜癌病，从常规细胞学发现肿瘤细胞的阳性率39.1%，提高到81.0%。任军等[105]分析了39例脑脊膜转移瘤，MRI显示为软脑膜受累、硬膜受累、脊膜受累及脑水肿，16例腰穿查见癌细胞，受累区的放射治疗和鞘内化疗是主要的治疗措施。

7. 其他

李春德等[106]报道了2例表现为癫痫的胚胎发育不良性神经上皮肿瘤，MRI显示额叶长T1长T2信号，无强化，无占位效应，局部颅骨受压变薄，手术切除，术后不需要放疗和化疗。周定标等[107]把颅底脊索瘤分为鞍区型、颅中窝型、颅后窝型、鼻(口)咽型和混合型。临床主要表现为颅神经功能损害、运动障碍、鼻咽部症状，治疗首选手术。王默等[108]分析了11例颅内肠源性囊肿，多见于成年女性，多位于脑干周围，影像学无特征性，手术是唯一有效的治疗方法。江波等[109]总结出颅底胆脂瘤的MRI特征是：T_1WI信号多样性，T_2WI显著高信号，肿瘤实质不强化以及与MRI分型相关的颅底骨质侵犯。张明等[110]报道了11例侧脑室非胶样神经上皮囊肿，囊肿呈类圆形，壁菲薄，无附壁结节，囊液于T_1W及T2W与脑脊液信号相似，增强扫描囊壁囊液均未见强化。鲍虹等[111]发现在平衡式快速梯度回波图像上桥小脑角区表皮样囊肿以等到略高信号为主混杂信号，与桥小脑角池内表现为极高信号的脑脊液形成鲜明对比。刘平等[112]用MRI扩散成像显示颅内表皮样囊肿，呈明亮的高信号，与周围脑组织和脑脊液形成鲜明的对比。李新钢等[113]对22例蛛网膜囊肿行CT蛛网膜下腔脑池造影，选择有神经系统体征的非交通型囊肿，行神经内镜下非交通性蛛网膜囊肿-脑池交通术。疗效满意。

张菊等[114]回顾了3例中枢神经细胞瘤，好发于脑室，肿瘤由密集和均匀一致的少突胶质细胞样小圆细胞及成片的无核纤细原纤维岛间质组成，未见异型增生及坏死。Syn和GFAP检查有助于鉴别诊断，外科手术和术后放疗是常规的治疗手段。

杨柳松等[115]回顾了10例嗅神经母细胞瘤，平均年龄35.5岁，平均病程10个月，首发症状以鼻出血、鼻塞为主，CT、MRI显示肿瘤大多位于前颅底，有骨质破坏及颅内外沟通。术后随访2个月～4年，存活3例，死亡5例。而杨智云等[116]总结了嗅神经母细胞瘤的CT和MRI表现，表现为膨胀性生长，易向鼻窦、眼眶和颅内侵犯。肿瘤密度或信号不均，但强化明显。

陈静等[117]对11例神经母细胞瘤进行了自身干细胞移植治疗，平均随访26.7月，4例患儿移植后5～27个月复发，7例尚生存良好，没有移植相关并发症死亡。宋兰云等[118]发现25例神经母细胞瘤中bcl-2蛋白阳性检出率为72%，bax蛋白的阳性检出率为48%。预后良好型与预后差型比较：bcl-2蛋白表达有差异，而bax蛋白表达没有差别。程瑜等[119]检测了神经母细胞瘤中的 MMP-2、MMP-9 及 TIMP-2、TIMP-1 的表达，比较了无转移、局部转移及远处转移的程度，MMP-2、MMP-9 的表达与肿瘤的侵袭转移有关。李爱敏等[120]用全反式维 A 酸诱导 TrκB 表达，脑源性神经生长因子激活 Trκ-B 受体，Trk-B 受体激活后可通过抑制细胞凋亡而阻断顺铂对 SY5Y 的杀伤作用。

(二)脊髓肿瘤

秦怀洲等[121]分析了 22 例脊髓血管母细胞瘤，MRI 表现为边界清楚的实性占位、增强后明显均匀强化。DSA 表现为边界清楚，圆形或椭圆形高密度影，有明确供血动脉及引流静脉。彭双初[122]发现在高场强的 MRI 上椎管内神经鞘瘤呈圆形、卵圆形或不规则形，肿瘤边界清楚，等、稍长或长 T1 与长 T2 信号，部分有明显长 T1、T2 信号囊变区，明显强化。谷艳英等[123]总结了 6 例椎管内畸胎瘤，MRI 示病变信号混杂，T_1WI、T_2WI 均见脂肪组织的高信号，脂肪抑制序列高信号被抑制而呈低信号，有钙化，合并其他先天畸形。胡春洪等[124]回顾了 7 例椎管内硬膜外血管脂肪瘤，MRI 信号由脂肪和血管 2 部分构成，血管成分在 T_1WI 呈低信号，T_2WI 为高信号，可明显强化，未见血管流空影，并进行 MR 分型。徐晓婷等[125]对原发脊髓胶质瘤术后进行放射治疗，病理分级与预后显著相关，而年龄、性别、部位、手术和放疗的间隔时间、手术方式均与预后无关。

(黄　坚)

参 考 文 献

1 刘　猛，等. 中华外科杂志，2005，43(13)：882
2 吕国士，等. 中国临床医学影像杂志，2004，15(12)：664
3 楚胜华，等. 第四军医大学学报，2004，25(17)：1598
4 陈建文，等. 广东医学，2005，26(9)：1183
5 曹　勇，等. 中华外科杂志，2005，43(5)：334
6 黄其林，等. 立体定向和功能神经外科杂志，2005，18(2)：99
7 黄　飚，等. 实用放射学杂志，2005，21(5)：463
8 武洪林，等. 中华放射学杂志，2005，39(2)：151
9 张劲松，等. 中华放射学杂志，2005，39(10)：1013
10 刘　建，等. 中华检验医学杂志，2005，28(1)：30
11 朱海青，等. 临床神经病学杂志，2005，18(3)：188
12 陈剑鸿，等. 第三军医大学学报，2005，27(17)：1722
13 杨世昕，等. 第三军医大学学报，2004，26(22)：2020
14 甄海宁，等. 中华外科杂志，2005，43(13)：885
15 曾而明，等. 肿瘤，2005，25(4)：373
16 楚胜华，等. 中华医学杂志，2005，85(12)：835
17 赵红宇，等. 中国神经精神疾病杂志，2005，31(3)：161
18 吴　涛，等. 武汉大学学报(医学版)，2005，26(1)：14
19 张仲林，等. 第四军医大学学报(医学版)，2004，25(24)：2280
20 程宝春，等. 中国肿瘤临床，2005，32(14)：805
21 罗望池，等. 福建医药杂志，2005，27(2)：4
22 孟国路，等. 首都医科大学学报，2005，26(4)：389
23 黄其林，等. 第三军医大学学报，2005，27(11)：1130
24 袁俊峰，等. 华中医学杂志，2005，29(1)：46
25 林　英，等. 广东医学，2005，26(8)：1063
26 郭春宝，等. 癌症，2004，23(10)：1207
27 高　丽，等. 山东医药，2005，45(13)：12
28 赵泽林，等. 山西医药杂志，2005，34(6)：459
29 肖华亮，等. 癌症，2004，23(10)：1161
30 高云霞，等. 复旦学报(医学版)，2004，31(6)：575
31 李燕华，等. 中风与神经疾病杂志，2005，22(4)：292
32 邓艳春，等. 癌症，2005，24(6)：680
33 高利民，等. 四川医学，2005，26(6)：628
34 买买提力，等. 中华神经外科杂志，2005，21(5)：286
35 赵忠伟，等. 中国肿瘤临床，2005，32(7)：375
36 江玉泉，等. 中华神经外杂志，2005，21(5)：265
37 崔　俐，等. 中风与神经疾病杂志，2005，22(2)：128
38 徐英辉，等. 中华医学杂志，2005，85(24)：1700
39 陈飞兰，等. 中华神经外科杂志，2005，21(6)：359
40 宫菘峰，等. 中华神经外科杂志，2005，21(8)：500
41 徐新女，等. 立体定向和功能性神经外科杂志，2004，17(5)：280
42 王红艳，等. 中国肿瘤临床，2005，32(3)：139
43 宋　萍，等. 中国中西医结合杂志，2004，24(10)：919
44 魏社鹏，等. 中国临床神经科学，2005，13(1)：31
45 武俏丽，等. 河北医药，2005，27(7)：483
46 李卫国，等. 中华神经外科杂志，2005，21(5)：274
47 康春生，等. 中华神经外科杂志，2005，21(5)：260
48 叶　飞，等. 癌症，2004，23(10)：1149
49 冯珂珂，等. 癌症，2005，24(5)：548
50 赵　雯，等. 第三军医大学学报，2004，26(18)：1622
51 李维方，等. 临床神经病学杂志，2005，18(4)：292
52 孟庆海，等，中华神经外科杂志，2005，21(7)：427
53 焦保华，等. 中国神经精神疾病杂志，2005，31(1)：61
54 王　凡，等. 安徽医学，2005，26(3)：175
55 周晓平，等. 中华神经外科杂志，2005，21(1)：48
56 刘晓谦，等. 中华神经外科杂志，2005，21(3)：178
57 于如同，等. 江苏医药杂志，2004，30(11)：801
58 郑　宇，等. 中国临床神经科学，2004，12(4)：345
59 黄　强，等. 中华神经外科杂志，2005，21(5)：269
60 李文玲，等. 中华肿瘤杂志，2005，27(3)：141
61 马国诏，等. 中华神经科杂志，2004，37(5)：396
62 林　伟，等. 第四军医大学学报，2005，26(1)：53
63 姜晓兵，等. 中风与神经疾病杂志，2005，22(4)：306
64 孔建新，等. 中国医学科学院学报，2005，27(2)：211
65 刘凤军，等. 首都医科大学学报，2004，25(4)：531

66 田作军,等.中国神经精神疾病杂志,2005,31(2):122
67 李荣富,等.实用放射学杂志,2005,21(9):949
68 罗 斌,等.中华神经外科杂志,2005,21(5):297
69 梁宗辉,等.实用放射学杂志,2005,21(3):235
70 梁宗辉,等.中华放射学杂志,2005,39(5):459
71 施裕新,等.中华放射学杂志,2004,38(12):1269
72 吴仁华,等.中华放射学杂志,2005,39(6):661
73 赵继泉,等.四川大学学报(医学版),2005,36(2):253
74 刘 建,等.中华检验医学杂志,2004,27(10):638
75 范 蓉,等.中华神经外科杂志,2005,21(2):109
76 顾云彪,等.重庆医学,2005,34(7):1074
77 袁 军,等.临床神经病学杂志,2005,18(3):191
78 夏祥国,等.中国临床神经科学,2005,13(2):156
79 曾 义,等.中国神经精神疾病杂志,2005,31(2):127
80 张恒柱,等.中华神经外科杂志,2005,21(1):51
81 贾桂军,等.首都医科大学学报,2005,26(4):400
82 刘 东,等.立体定向和功能性神经外科杂志,2005,18(4):225
83 卞留贯,等.中华神经外科杂志,2005,21(6):327
84 李 洛,等.山东医药,2004,44(30):4
85 谷艳英,等.中风与神经疾病杂志,2005,22(3):260
86 袁同方,等.立体定向和功能性神经外科杂志,2005,18(2):111
87 漆松涛,等.中国神经精神疾病杂志,2004,30(5):384
88 杨 非,等.中华医学杂志,2005,85(32):2247
89 孙时斌,等.中华神经外科杂志,2004,20(6):451
90 于兰冰,等.中华医学杂志,2004,84(24):2086
91 谢 嵘,等.复旦学报(医学版),2005,32(3):280
92 丁兴华,等.中华神经外科杂志,2005,21(2):83
93 任鸿萍,等。四川医学,2005,26(9):1025
94 苗 英,等.中华放射学杂志,2004,38(12):1252
95 杨艳梅,等.中国临床医学影像杂志,2005,16(7):361
96 谢 晟,等.实用放射学杂志,2004,20(10):875
97 蔡 葵,等.第四军医大学学报,2005,26(13):1221
98 董海波,等.中华放射学杂志,2005,39(10):1018
99 刘原照,等.中华老年医学杂志,2005,24(1):24
100 袁树斌,等.立体定向和功能性神经外科杂志,2005,18(1):31
101 姚 晖,等.上海医学,2005,28(8):697
102 徐英辉,等.中国肿瘤临床,2004,31(24):1423
103 唐铁钰,等.临床神经病学杂志,2005,18(2):111
104 庄建华,等.临床神经病学杂志,2005,18(1):54
105 任 军,等.中国肿瘤临床,2005,32(2):83
106 李春德,等.中华神经外科杂志,2004,20(6):455
107 周定标,等.中华神经外科杂志,2005,21(3):156
108 王 默,等.中国综合临床,2005,21(7):619
109 江 波,等.中华放射学杂志,2004,38(12):1294
110 张 明,等.实用放射学杂志,2005,21(1):17
111 鲍 虹,等.中华放射学杂志,2004,38(11):1185
112 刘 平,等.中华放射学杂志,2004,38(12):1298
113 李新钢,等.中华神经外科杂志,2005,21(2):91
114 张 菊,等.重庆医学,2005,34(1):83
115 杨柳松,等.中国临床神经科学,2004,12(4):373
116 杨智云,等.中华放射学杂志,2005,39(3):244
117 陈 静,等.中国小儿血液,2004,9(5):212
118 宋兰云,等.天津医药,2005,33(1):20
119 程 瑜,等.中华肿瘤杂志,2005,27(3):164
120 李爱敏,等.中国肿瘤临床,2005,32(10):551
121 秦怀洲,等.实用放射学杂志,2005,21(7):677
122 彭双初.医学临床研究,2005,22(6):724
123 谷艳英,等.中风与精神疾病杂志,2005,22(1):57
124 胡春洪,等.中华放射学杂志,2004,38(11):1176
125 徐晓婷,等.肿瘤,2005,25(3):257

五、脱髓鞘、变性疾病

(一)脱髓鞘疾病

郭丽华等[1]回顾分析了29例多发性硬化症(MS)的临床及肌电图(EMG),伴周围神经损害和(或)EMG异常的周围神经损害症状随病情好转而恢复,EMG可帮助判断周围神经损害的部位和程度。倪秀石等[2]报道16例进展型多发性硬化(PMS)接受外周血造血干细胞移植(APBSCT)治疗,平均随访2年,无进展生存率和无事件生存率明显提高,APBSCT可明显阻止PMS病情进展,但长期疗效和安全性仍需进一步随访观察。冀冰心等[3]报道13例PMS病人接受APBSCT治疗,单独使用粒细胞集落刺激因子(G-CSF)动员造血干细胞,7例进行了采集物的$CD34^+$细胞纯化,平均随访22个月,经扩充神经功能残疾量表、年平均发病次数评估疗效肯定。朱骏等[4]采用酶联免疫斑点技术观察MS病人外周血中自发性和经髓鞘碱性蛋白(MBP)刺激后分泌IFN-γ和IL-10的细胞数明显多于其他神经疾病病人和健康对照组,其中分泌IFN-γ多于分泌IL-10,与MS活动密切相关。胡学强等[5]检测32例MS病人的瞬目反射(BR)和脑干听觉诱发电位(BAEP),发现BR可检出脑干、三叉神经及面神经的亚临床病灶,与BAEP联合更易于发现脑干亚临床病灶,有助于MS的早期诊断。刘明生等[6]用常规节段和位移技术对健康对照组、脱髓鞘疾病和肌萎缩侧索硬化症(ALS)病人进行运动神经部分传导阻滞(CB)测定及分析,发现位移技术可提高CB诊断的准确率,有利于鉴别这两种疾病。初曙光等[7]分析41例临床确诊MS病人的脑部MRI,发现“核心+晕环”、典型边缘环形或弓形强化斑块、慢性病灶的明显收缩感等征象有明显特异性,为诊断MS提供客观依据。卢伟等[8]回顾证明他汀药具免疫调节功能和抗炎作用的动物和人体免疫细胞体外实验,证实他汀药治疗 MS 有效、方便、安全,但药物的使用剂量、时间窗和联合用药等尚处于研究中。王捷等[9]将 48 例急性期 MS 病人分为鞘内注入地塞米松(DXM)组、甲泼尼松(甲基强的松)冲击组和常规使用激素组,以 Kurtzke 扩充致残量表评定疗效,发现鞘内注入 DXM 疗效更显著,建议用于急性期主要以脊髓受累的 MS。聂永庚[10]分析了 4 例经病理组织学检查确诊的脑内瘤样脱髓鞘病,指出因临床表现、头颅 MRI 不典型和辅助检查不全面易误诊,需加强 MRI 复查、脑脊液检查等。刘君等[11]分析海洛因性海绵状白质脑病(HSLE)的发病与经鼻烫吸海洛因及戒毒密切相关,临床表现记忆力减退、反应迟钝等,病变累及与运动、记忆、智能等相关部位,建议应用神经保护剂。张津等[12]分析 4 例胼胝体变性(MBD)病人得出急性期 MBD 意识障碍突出,进展快:慢性以痴呆、精神症状和锥体束损害为主,头 CT 与 MRI 可见胼胝体膝部和压部对称性病灶。钟春玖等[13]分析 6 例非乙醇中毒性韦尼克脑病(WE)病人头部 MRI,见丘脑、侧脑室等处出现异常高信号,随临床表现好转异常信号消失,说明头颅 MRI 对非乙醇中毒性 WE 有诊断价值。冯善伟等[14]报道一进行性四肢无力、肌萎缩 11 年少女,肌电图示神经源性损害,腓肠肌神经活检示严重节段性脱髓鞘,诊断为进行性肥大性神经病(Dejerine-Sottas)病,该病属遗传性运动感觉性神经病。

(二)帕金森病

严新翔等[15]对 15 个常染色体隐性遗传早发性帕金森综合征(AREP)家系进行 parkin、PINK1 及 DJ-1 基因突变的分析,发现 parkin 基因 3 个杂合突变,2 个新的 PINK1 基因突变,可见 parkin、PINK1 基因突变是 AREP 常见病因。谢安木等[16]利用动物模型研究 Synphilin-1、Synphilin-1 反义寡核苷酸与帕金森病(PD)的关系,发现 Synphilin-1 的异常聚集可能导致 PD,Synphilin-1 反义寡核苷酸可能治疗 PD。王进等[17]用 PCR、斑点杂交、放射显影定性方法检测早发性帕金森病(PPD)及对照组突变点,证明线粒体 DNA 突变与 PPD 发病相关,其中 A10398G 突变可能是 PPD 发病的重要原因。张玉虎等[18]应用 PCR、DNA 直接测序和限制性内切酶切等对 11 个 AREP 家系先证者行 PINK1 基因突变分析,检测出两个新突变点,和一个同义突变,说明 PINK1 基因突变是 AREP 的常见病因。申亚魏等[19]回顾了一中国常染色体隐性遗传青少年型帕金森综合征(AR-JP)家系 2 例病人资料,应用 PCR-单链构象多态性技术(PCR-SSCP)结合 DNA 序列分析法对其 parkin 基因突变进行分析,有 12 个外显子扩出,与中老年帕金森病相似。傅毅等[20]测定了 PD 组及对照组的血浆高同型半胱氨酸(Hcy)、血叶酸、维生素 B_{12} 浓度及多种基因表型,发现 PD 组血 Hcy 明显高于其他组,与维生素 B_{12} 呈负相关,亚甲基四氢叶酸还原酶 C677T 纯合突变型 Hcy 明显增高。杨卉等[21]应用蛋白酶体抑制剂(lactacystin)处理大鼠嗜铬细胞瘤 PC12 细胞株,观察细胞活力、形态和半胱氨酸蛋白水解酶活化等变化,认为蛋白酶体抑制剂 lactacystin 可诱导多巴胺能细胞 PC12 凋亡,蛋白酶体功能缺陷对 PD 发病起重要作用。杜芸兰等[22]对 C57BL 小鼠每周腹腔注射甲基-苯基四氢吡啶(MPTP)20 mg/kg 一次,连续 3 周,可诱导行为改变,应用 RT-PCR、Western 免疫印迹法、免疫组化染色检测发现 α-突触核蛋白表达升高和该蛋白的聚集。申延琴等[23,24]对 C57BL/6J 小鼠腹腔注射 MPTP 25 mg/kg,连续 5 d,最后一次 MPTP 注射后第 1 天、第 3 天、第 14 天断头取鼠海马和下丘脑,用 ELISA 检测海马和下丘脑内细胞因子 IL-6 及海马 IL-1β 发生变化,提示下丘脑和海马参与 MPTP 诱导的脑内炎症反应。该作者还发现人脑皮质内细胞因子 IL-1β 在注射后 3 d 降低,IL-6 无明显改变。徐岩等[25]对 PD 大鼠间断性应用左旋多巴后出现与人类左旋多巴诱导异动症(LID)相似的明显不自主运动,伴损毁侧纹状体区 FosB 阳性神经元增多,MK801 治疗后不自主运动减少。杜望春等[26]用酶消化法原代培养牛视网膜色素上皮(RPE)细胞,观察生长曲线,制备成藻酸钠-多聚赖氨酸-藻酸钠(APA)微囊化细胞,检测牛 RPE 细胞能持续分泌多巴胺且不受多次传代及微囊包裹影响,是有前景的 PD 细胞移植供体。杨卉等[27]应用蛋白酶体抑制剂 lactacystin 处理 PC12 细胞后细胞活力显著下降,呈剂量依赖性,细胞内泛素化蛋白质积聚,促进胞质内泛素阳性包含体生成,可能参与了 PD 黑质多巴胺能神经元变性死亡和 Lewy 小体形成。赵黔鲁等[28]应用流式细胞仪检测在一定浓度内鱼藤酮呈剂量依赖诱发体外 PC12 细胞产生 ROS 作用,同时引发内质网(ER)超微结构改变,钙库释放,提示 ER 应激是鱼藤酮神经毒性重要途径。王勇等[29]记录 6-OHDA 损伤大鼠脚桥核神经细胞(PPN)电生理发现 PPN 代谢率较正常细胞明显增加,用标准显微单电极测定活体中不规则代谢细胞也明显高于对照组,该病理变化可能与 PD 发病有关。朱青等[30]逐日肌注 MPTP 法制造 PD 病猴模型,用火焰原子吸收光谱法检测红细胞内钙镁离子浓度,均在亚临床期就显现出明显改变,随病情发展呈规律性改变。叶钦勇等[31]向大鼠黑质注射 LPS 后随时间增加,旋转行为增多,小胶质细胞(Mic)激活数增加,酪氨酸羟化酶神经元表达减少,说明 Mic 的激活是构成 PD 炎症损伤重要环节。刘军等[32]向大鼠单侧注射 LPS 后腹腔注射阿扑吗啡出现旋转行为，损伤侧纹状体和黑质 DA 及代谢物降低，酪氨酸羟化酶阳性细胞减少，发现小胶质细胞活化伴 iNO 合成增加，提示与 PD 发病相关。侯中煜等[33]将 PD 大鼠捣毁侧额叶，用 BIOSPEC47/30 磁共振波谱仪检测额叶皮质，对该区突触素(SYN)与神经丝蛋白行定量分析发现神经元和突触减少，电子显微镜观察突触结构异常。张允建等[34]用猕猴以 MPTP 制备慢性 PD 模型，跟踪造模前后质子磁共振波谱(^{1}H-MRS)变化，发现 NAA/Cr 逐渐下降，Cho/Cr 逐升高，PD 症状稳定后 NAA/Cr、Cho/Cr 亦稳定，说明^{1}H-MRS 可用于 PD 早期诊断。谢安木等[35]在立体定向注入 6-OH-DA 前后用灵芝孢子灌胃共 4 周后处死快速制作冰冻切片检测酪氨酸羟化酶(TH)和 TH mRNA 阳性细胞数，检测 DA 水平，比对照组均显著提高，推测灵芝孢子对 PD 有脑保护作用。周瑞祥等[36]将已处理的多能成体祖细胞(MAPCs)注入 PD 大鼠体内，用各种方法评定，MAPCs 在中脑微环境中能自主分化成多巴胺能神经细胞并有效修复 6-羟多巴诱导的缺损，可能是最佳候选干细胞之一。胡国华等[37]用海藻酸钠-壳聚糖-海藻酸钠(ACA)微囊包裹 PC12 细胞，分别将微囊化 PC12 细胞、裸 PC12 细胞、空微囊植入 PD 大鼠损伤侧纹状体内，对比发现微囊化 PC12 细胞移植能改善 PD 行为且作用时间长，ACA 有效免疫隔离和抑制肿瘤形成。石葛明等[38]* 以免疫放射自显影显示多巴胺转运体(DAT)在 PD 病人壳核、尾状核显著降低，为临床应用 DAT 诊断 PD 提供形态学依据。孙伯民等[39]将中晚期 PD 病人和健康人对照，静脉注射^{18}F-脱氧葡萄糖(FDG)后行脑断层显像，获得局部葡萄糖代谢率，发现 PD 病人丘脑、豆状核代谢增加，运动区代谢减低。丁正同等[40]对 62 例早期 PD 和 10 名正常人行 DAT 显像，发现 PD 病人基底节、病变肢体对侧纹状体摄取率显著减低，DAT 显像可用于临床早期 PD 诊断。张丽燕等[41]应用"五味嗅觉测试液"检测 PD 病人嗅觉，PD 病人嗅觉察觉阈值和识别阈值都显著高于正常人，嗅觉功能明显减低，全面客观嗅觉检测可用于筛查和早期诊断 PD。李宁等[42]用仿制和修订的 Smith 工作记忆检查软件检查 PD 病人，发现早期 PD 病人存在工作记忆损害，语义性语言工作记忆相对保留，提示两者不同的神经环路。苏闻等[43]对药物治疗疗效不佳的 PD 病人分别予司来吉兰(丙炔苯丙胺，selegiline，L-Deprenyl)和(或)维生素 E，治疗前后统一用各种量表评分，发现司来吉兰对震颤、少动、强直及伴随的抑郁症状有明显效果，有轻微失眠、头晕等不良反应。杨莉芹等[44]将 72 例早期 PD 病人分 4 组，分别予苯海索、左旋多巴/苄丝明(美多巴)、L-depreny、多巴胺受体激动剂，对不同时间进行临床评分，最长随访 14 个月时只有多巴胺受体激动剂基底节区 DAT 值较高，说明它可能有神经保护作用。王乔树等[45,46]对接受丘脑底核脑深部电刺激(STNDBS)PD 病人术前和术后 12 个月分别行帕金森评定量表(UPDRS)、Hoehn 和 Yahr 分期、日常活动量表、生活质量问卷(PDQ-39)等评估，研究表明 STNDBS 明显改善 PD 病人生活质量。作者还对 41 例接受 STNDBS 治疗病人术前 1 周和术后 12 个月行 UPDS、PDS-39、HADS 评分，统计学分析提示术后各项评分显著改善，显示日常生活、抑郁、身体不适等均明显改善，STNDBS 能明显改善 PD 病人生活质量。毛善英等[47]报道一有 PD 病史 8 年未经治疗的病人出现肌阵挛，脑电图显示每次肢体肌阵挛发作时对侧大脑皮质发放三相波，左旋多巴/苄丝明阵挛和三相波均消失，推断 PD 的肌阵挛可能为皮质肌阵挛。

(三) 其他

汤其强等[48]拟构建 ATP7B cDNA 真核表达载体质粒，并植入 TX 小鼠，发现该组质粒确有排铜作用，为肝豆状核变性(HLD)的基因治疗打下基础。陈曦等[49]选 1～6 月龄 TX 小鼠，测定各脏器铜含量和铜蓝蛋白及谷草转氨酶等，总结出 TX 鼠第 2 个月开始出现铜沉积，从肝脏、脑到肾，建议不同实验选用不同时期 TX 鼠。吕达平等[50]处理 HLD 病人肝组织，测定铜及实际蛋白含量，与正常肝细胞对比发现细胞质、溶酶体中铜较多等结果，表明线粒体膜不存在依赖 ATP 铜转运酶，而细胞质膜有，可应用长春新碱和 ATP 排铜。楼海燕等[51]对 HLD 病人行 MR 常规扫描、MR 扩散加权成像(DWI)和波谱(MRS)分析，观察表观扩散值(ADC)、NAA/Cr 等，将 DWI 和 MRS 结合可反应铜代谢过程微观改变和代谢异常。赵建华等[52]回顾 32 例 HLD 病人，认为 HLD 是遗传性铜代谢障碍疾病，主要发生在基底节、脑干等，多以锥体外系损害首发，具体症状与脑损害相关，经治疗病灶可消失。

江利敏等[53]分析了 64 例发作性运动诱发性运动障碍(PKD)病例，认为 PKD 可能为常显遗传，以突然运动诱发肌张力障碍、舞蹈等运动增多为特征，辅助检查常无异常，小剂量抗癫痫药物治疗有效。周旭峰等[54]通过 30 例橄榄-脑桥-小脑萎缩(OPCA)病人进行低磁场共振，17 例进行高磁场共振扫描，MR 图像 T_2WI 见桥脑有纵行线样高信号且高低场无显著性差异，提示"纵线"征是 OPCA 的一种特征性异常信号，其病理基础尚有待进一步证实。薛永全等[55]发现 1 例伴有深感觉障碍的 OPCA 是病变累计脊髓后索所致，与常见的 OPCA 不同，需与亚急性联合变性相鉴别。陈信康等[56]将痉挛性斜颈(ST)的痉挛肌分为原动肌、协同肌、随从肌,分别予不同处理,并长期随访选择性神经切断和肌切断术治疗的ST病人,总优良率86.4%,提示该手术法有效。袁云等[57]报道2例中枢、周围神经系统均受累的新生儿型神经轴索营养不良(INAD),大脑病理检查发现神经末稍椭圆体样巨大轴索,轴索内成分超微结构不同,为INAD的诊断提供了依据。刘影等[58]分析50例神经元移行异常的MRI表现,因MRI极好的组织分辨率及多维成像,能特征性地显示多脑回畸形、小灶灰质异位等,MRI在诊断脑神经元移行异常上很有优势。李春岩等[59]* 取乳鼠腰段脊髓做器官型培养,培养液用含高浓度谷氨酸(Glu)的ALS病人血清,在培养4周时较对照组前角α运动神经元明显减少,说明Glu兴奋毒、自由基损伤对ALS发病起重要作用。宋红松等[60]使用自动递增刺激法记录ALS大小鱼际肌运动单位估数(MUNE),结果表明,病人的MUNE显著降低,尚未出现症状的也明显降低,是有效无创的检验方法。俞海泓等[61]报道伴PD痴呆等症状的肌萎缩侧索硬化症(ALS)一例,双侧大脑皮质萎缩,脊髓、脑干、前脑均发现tau蛋白,ALS临床表现与散发ALS相同,但痴呆严重。周瑞玲等[62]对60例诊断ALS病人行脑干、脊髓颈、胸、腰骶段肌电图检查,发现颈、腰骶起病组肢体远端肌肉异常率高,而延髓起病组相反,检查时首选胸锁乳突肌。胡珏等[63]总结了27例成人型近端脊髓性肌萎缩(ASMA)病人主要表现近端肌肉无力、肌肉萎缩、震颤,肌肉活检光镜下见神经源性肌萎缩,对ASMA诊断及鉴别有重要价值。陈万金等[64]用DHPLC技术检测25例儿童脊髓性肌萎缩病人(SMA)病人的运动神经元(SMN),与正常对照相比,SMA病人的SMN1同源双链峰严重缺损,甚至无SMN2峰,DHPLC可用于SMA的诊断。赖福生等[65]将运动神经元病(MND)病人的自体骨髓有核细胞处理后移植入蛛网膜下隙,在一定时间内可有效改善MND症状,提示骨髓产生的某些神经营养因子未能通过血-脑屏障。万新华等[66]回顾分析了15例确诊多巴反应性肌张力障碍(DRD)病人,发现症状多样性如步态、姿势异常及震颤,首选小剂量左旋多巴试验性治疗。周珏倩等[67]总结发作性肌张力障碍疾病多发于青少年,表现为舞蹈样手足徐动,躯体扭转及扮鬼脸等,无意识丧失,各项辅助检查无异常,是一独立疾病。杨德本等[68]回顾分析了10例发作性运动障碍病例,其中9例由运动诱发,症状表现反复性、发作性、短暂性、抗癫痫药治疗有效等类癫痫特点,但脑电图正常,发作时意识清楚,是一独立疾病。谭春英等[69]采用多导睡眠图(PSG)和多次睡眠潜伏期实验(MSLT)监测35例发作性睡病(NC)和30例嗜睡症(IH)病人,发现NC组比IH组睡眠潜伏期(SL)和REM潜伏期显著缩短,REM次数多,为诊断提供依据。王夏红等[70]总结36例NC特征,并描记5个白天MSLT和整夜多导睡眠图,显示SL和REM潜伏期明显缩短,总睡眠时间显著增多,REM睡眠提前,对NC的诊断与鉴别有重要价值。李玲等[71]报道1例NC合并马凡综合征病例,表现为不可抗拒的睡眠和猝倒、进行性视力下降,X片提示骨皮质薄、骨小梁稀疏,二、三尖瓣反流,诊断明确,尚不了解NC和结构蛋白缺陷的关系。陶庆玲等[72]报道一视物模糊、言语活动减少、记忆力下降病人经病理明确诊断海绵空泡样脑病(CJD),指出动态观察脑电图和头颅MRI是与其他疾病鉴别的关键。张宝荣等[73]报道12例经手术或脊髓DSA确诊的脊髓血管畸形(SVA),其中髓内动静脉畸形(AVM)5例、髓周AVM4例、硬脊膜动静脉瘘3例,指出早期行脊髓DSA明确诊断是关键。

(张　萍　邓本强)

参考文献

1 郭丽华,等.临床神经病学杂志,2005,18(1):22
2 倪秀石,等.中国神经精神疾病杂志,2005,31(3):192
3 冀冰心,等.中国实用内科杂志,2005,25(10):884
4 朱　骏,等.中国临床神经科学,2005,13(3):254
5 胡学强,等.中华神经科杂志,2004,37(5):417
6 刘明生,等.中华神经科杂志,2005,38(5):283
7 初曙光,等.中华神经科杂志,2005,38(3):167
8 卢　伟,等.中国临床神经科学,2005,13(3):322
9 王　捷,等.中风与神经疾病杂志,2004,21(5):443
10 聂永庚.医学临床研究,2005,22(6):845
11 刘　君,等.首都医科大学学报,2005,26(4):500
12 张　津,等.中国神经精神疾病杂志,2005,31(1):14
13 钟春玖,等.临床神经病学杂志,2005,18(2):100
14 冯善伟,等.中华医学遗传学杂志,2005,22(1):21
15 严新翔,等.中华神经科杂志,2005,38(6):351
16 谢安木,等.中山大学学报(医学科学版),2004,25(6):528
17 王　进,等.中华神经科杂志,2004,37(5):409
18 张玉虎,等.中华医学杂志,2005,85(22):1538
19 申亚魏,等.中华内科杂志,2005,44(5):360
20 傅　毅,等.中国神经科学杂志,2004,20(6):450
21 杨　卉,等.中华医学杂志,2005,85(29):2058
22 杜芸兰,等.中华神经科杂志,2005,38(6):359
23 申延琴,等.中国神经科杂志,2004,20(6):456
24 申延琴,等.第四军医大学学报,2005,26(13):1160
25 徐　岩,等.中华老年医学杂志,2005,24(1):45
26 杜望春,等.中华老年医学杂志,2005,24(8):623
27 杨　卉,等.中华神经科杂志,2005,38(7):430
28 赵黔鲁,等.中华神经科杂志,2005,38(6):363

29 王　勇,等.神经科学通报,2005,21(2):146
30 朱　青,等.脑与神经疾病杂志,2005,13(5):356
31 叶钦勇,等.中华老年医学杂志,2005,24(7):537
32 刘　军,等.中国神经免疫学和神经病学杂志,2005,12(1):6
33 侯中煜,等.中华放射学杂志,2005,39(2):131
34 张允建,等.中华老年医学杂志,2005,24(6):457
35 谢安木,等.中华神经科杂志,2005,38(6):355
36 周瑞祥,等.中风与神经疾病杂志,2005,22(3):200
37 胡国华,等.中风与神经疾病杂志,2005,22(1):4
38* 石葛明,等.中华神经科杂志,2005,38(8):495
39 孙伯民,等.中华神经科杂志,2005,38(3):175
40 丁正同,等.中国临床神经科学,2005,13(1):1
41 张丽燕,等.中华神经科杂志,2004,37(6):529
42 李　宁,等.中华神经科杂志,2005,38(8):480
43 苏　闻,等.中华神经科杂志,2004,37(5):413
44 杨莉芹,等.中国临床神经科学,2005,13(2):113
45 王乔树,等.中华神经科杂志,2005,38(7):462
46 王乔树,等.临床神经病学杂志,2005,18(3):170
47 毛善英,等.中华神经科杂志,2005,38(8):535
48 汤其强,等.中山大学学报(医学科学版),2005,26(4):387
49 陈　曦,等.中山大学学报(医学科学版),2005,26(3):253
50 吕达平,等.中华神经科杂志,2005,38(7):464
51 楼海燕,等.中华放射学杂志,2005,39(2):136
52 赵建华,等.中国实用内科杂志,2005,25(8):737
53 江利敏,等.中华医学遗传杂志,2005,22(4):478
54 周旭峰,等.中国临床医学影像杂志,2004,15(10):549
55 薛永全,等.中风与神经疾病杂志,2005,22(2):186
56 陈信康,等.中华神经外科杂志,2005,21(1):30
57 袁　云,等.中华神经科杂志,2005,38(4):232
58 刘　影,等.实用放射学杂志,2005,21(5):471
59* 李春岩,等.中华神经科杂志,2005,38(4):243
60 宋红松,等.中华神经科杂志,2004,37(6):526
61 俞海泓,等.中国临床神经科学,2005,13(3):318
62 周瑞玲,等.临床神经电生理学杂志,2005,14(1):18
63 胡　珏,等.中国神经免疫学和神经病学杂志,2005,12(3):157
64 陈万金,等.中华医学遗传学杂志,2005,22(3):291
65 赖福生,等.临床神经病学杂志,2005,18(1):10
66 万新华,等.临床神经病学杂志,2005,18(1):51
67 周珏倩,等.中国神经精神疾病杂志,2005,31(4):253
68 杨德本,等.中国临床神经科学,2005,13(3):289
69 谭春英,等.山东医药,2005,45(17):40
70 王夏红,等.中国临床神经科学,2005,13(2):174
71 李　玲,等.临床神经病学杂志,2005,18(3):219
72 陶庆玲,等.中华老年医学杂志,2005,24(2):144
73 张宝荣,等.中华神经科杂志,2005,38(7):453

六、周围神经病与脊髓病

(一)周围神经病

田新英等[1]运用双向电泳方法,分析吉兰-巴雷综合征(GBS)相关空肠弯曲菌(Cj)与非GBS相关Cj的蛋白质谱特征,发现20个差异蛋白,质谱分析鉴定出其中17个,并认为wlaX蛋白可能与致GBS相关脂多糖的独特结构合成或细菌的毒力有关,wlaX蛋白和鞭毛蛋白有可能为GBS相关Cj的特征蛋白。王雪婷等[2]采用PCR-SSP方法,对64例GBS和69例健康对照者的FCGR2A(编码Fcγ受体Ⅱa基因)-131和FCGR3A(编码Fcγ受体Ⅲa基因)-158基因多态性进行检测,发现它们与GBS易感性无关。吴梅等[3]采用ELISA方法检测12例急性运动轴索神经病和9例急性炎症性脱髓鞘多发性神经病,及16例健康对照者的血清及外周血单个核细胞上清液IL-2、IL-6、TNF-α和IgG水平。发现这两类GBS病人都存在着T细胞功能紊乱和B细胞多克隆活化等细胞和体液免疫功能异常。急性运动轴索神经病病人TNF-α水平显著升高可能是导致周围神经发生轴索变性的重要因素。董继宏等[4]用ELISA方法测定43例GBS和21例慢性炎性脱髓鞘性周围神经病病人血清的抗硫脂抗体和7种节苷脂抗体的阳性率。发现这两组病人的抗硫脂抗体、抗GM1、GA1和GD1b抗体的阳性率显著高于非自身免疫性周围神经病组。刘英等[5]对20例GBS和20例健康对照进行磁刺激运动诱发电位(MEP)检测,发现GBS组的中枢及周围神经传导时间延长,异常率为85%。孟令伟等[6]报道1例以呼吸肌麻痹为首发首状的GBS,呼吸肌麻痹症状出现4d后才出现四肢对称性弛缓性瘫痪。刘昌义等[7]报道3例低血钾型GBS,均确诊为GBS,同时伴有低血钾,治疗效果较好。郝伟等[8]报道10例以深感觉障碍为突出表现的周围神经病,其中8例为慢性脱髓鞘性多发性神经根神经病,2例为POEMS病。杨春俊等[9]报道1例患红斑型天疱疮5年后伴发GBS。刘生荣等[10]对83例脱髓鞘疾病病人在常规治疗的基础上加用鞘内注射地塞米松、维生素B_{12}和胞二磷胆碱,每周2～3次,7～10次为一疗程,治疗后神经功能缺损评分在治疗组和对照组之间有显著性差异。

(二)脊髓病

杨国锋等[11]以25%白陶土(kaolin)经皮枕大池穿刺注射制作实验性兔脊髓空洞病模型,同时分别静脉滴注银杏提取物和生理盐水(每组12只),术后不同时间处死动物,取脊髓行HE、TUNEL、Bcl-2及Bax检测,发现银杏提取物组的脊髓组织水肿、神经元变性、神经元凋亡及Bax反应阳性细胞率均较对照组轻。朱士广等[12]以中央部分椎板切除行脊髓空洞-腹腔分流术治疗16例脊髓空洞症，疗效较好，且对脊柱稳定性的改变无不良后果。郭晓玲等[13]分析38例脊髓亚急性联合变性，发现25例血清维生素B_{12}低于正常，7例叶酸含量低于正常，6例同型半胱氨酸高于正常，4例周围神经有不同程度脱髓鞘和轴索变性。张付峰等[14]对113个确诊的腓骨肌萎缩症家系的PMP22、MPZ、CX32、RGR2、GDAP1、NEPL、HSP22、HSP27等8个致病基因进行突变检测，发现36个家系为PMP22重复突变，7个家系为CX32基因突变，MPZ、GDAP1、HSP22、HSP27基因突变各为1个家系。未发现PMP22、RGR2、NEFL基因点突变。李文磊等[15]采用错配PCR-RFLP方法，分析34例脊髓性肌萎缩症的运动神经元存活基因(SMN)7号外显子，发现31例为SMNt7号外显子缺失，并对其中一例进行测序，长度正常，但出现一个(T→C)颠换。刘小民等[16]分析由Hsp27突变所致腓骨肌萎缩症的4个家系，共7例病人的临床、电生理和病理特点，其感觉障碍较轻，与文献报道有所不同。王毅等[17]报道2例表现为慢性炎性脱髓鞘周围神经病(CIDP)的腓骨肌萎缩症，临床及神经活检均符合CIDP，而且经免疫治疗后均有好转，但均有类似家族史，分子生物学检查证实为17p 12重复突变。杨晓苏等[18]在体外用碱性成纤维细胞生长因子预诱导人骨髓间质干细胞(hMSC)，再用二甲基亚砜和丁化羟基苯甲醚诱导hMSC分化为神经元样细胞，而且这些神经元既能高表达运动神经元生存(SMN)基因的mRNA，也表达SMN蛋白。周盛年等[19]报道一例脊髓延髓性肌萎缩症，极少见。王继明等[20]报道10例急性发展的成人型脊肌萎缩症，除四肢无力外，均很快累及呼吸肌，平均病程仅6.9个月。

(蒋建明)

参 考 文 献

1 田新英，等. 中华流行病学杂志，2004，25(3)：240
2 王雪婷，等. 中风与神经疾病杂志，2005，22(3)：216
3 吴　梅，等. 四川医学，2005，26(9)：1018
4 董继宏，等. 中国临床神经科学，2004，12(4)：362
5 刘　英，等. 临床神经电生理学杂志，2005，14(1)：22
6 孟令伟，等. 中华神经科杂志，2005，38(3)：201
7 刘昌义，等. 中国急救医学，2005，25(2)：149
8 郝　伟，等. 脑与神经疾病杂志，2005，13(1)：62
9 杨春俊，等. 中国皮肤性病学杂志，2005，19(6)：368
10 刘生荣，等. 临床神经病学杂志，2004，17(5)：373
11 杨国锋，等. 第一军医大学学报，2005，25(1)：83
12 朱士广，等. 中华神经外科杂志，2005，21(6)：350
13 郭晓玲，等. 第三军医大学学报，2004，26(22)：2057
14 张付峰，等. 中华医学杂志，2005，85(26)：1809
15 李文磊，等. 中华神经科杂志，2005，38(7)：426
16 刘小民，等. 中华神经科杂志，2005，38(5)：286
17 王　毅，等. 中华神经科杂志，2005，38(7)：448
18 杨晓苏，等. 中华医学杂志，2005，85(16)：1125
19 周盛年，等. 中华神经科杂志，2004，37(6)：582
20 王继明，等. 临床神经病学杂志，2004，17(6)：475

七、遗传性疾病

刘威等[1]应用聚合酶链反应-单链构象多态性技术和DNA序列分析方法对我国常染色体隐性遗传性(AR)多巴反应性肌张力障碍(DRD)病人酪氨酸羟化酶(TH)的基因进行研究，未发现异常，提示我国AR-DRD病人可能存在新的致病基因。麻宏伟等[2]用PCR-DNA直接测序分析1例婴儿型亚历山大病病人胶质细胞原纤维酸性蛋白(GFAP)基因进行突变分析，发现该基因第一外显子发生249C>T(R79C)突变，为新生和致病性突变，提示该结果可用于此病的遗传咨询和产前基因诊断。张毅等[3]收集一个肾上腺脑白质营养不良(ALD)病人家系资料及其相关血标本，用PCR研究其基因序列变化发现病人母亲在同一位点有杂合子错义点突变，提示母亲先发突变，提示突变将成为产前诊断的分子基础。刘悦等[4]结合文献复习，将一表现为进行性痉挛性瘫痪、球麻痹、共济失调及痴呆，头颅MRI显示多灶长T1长T2信号，脑组织病理见胶质细胞充满颗粒沉积物，电镜示沉积物为膜性包裹嗜锇性颗粒病人诊断为显性遗传性色素颗粒型正染性脑白质营养不良。肖江喜等[5]对3例儿童型肾上腺脑白质营养不良(ALD)患儿行氢质子磁共振波谱成像(^{1}HMRSI)、扩散张量成像(DTI)和常规MRI检查，比较NAA/Cho比值与DTI改变一致，但^{1}HMRSI反映组织代谢改变更敏感，两者与常规MRI结合利于ALD早期发现和分析。楼海燕等[6]比较6例血浆极长链脂肪酸增高证实的ALD的病变不同位置和时间的表观扩散系数(ADC)和磁共振波谱NAA、Cho和Lac的代谢变化，分析MR功能成像能够动态观察ALD的脑白质的空间-时间演变顺序。李轶等[7]报道Nasu-Hakola病1例，以多发骨囊肿、进行性痴呆，伴MRT2像壳核、苍白球、尾状核、丘脑低信号，脑室周围白质高信号为特点，是一常染色体隐性遗传疾病。裴丽君等[8]采用RFLP-PCR方法对神经管畸形(NTDs)和还原叶酸载体基因(RFC1)A80G多态性进行关联研究，发现RFC1基因G等位基因可能是NTDs发生的易感基因。胡俊等[9]对PCR-SSCP检测阴性的ALS家系的SODI基因突变位点外显子应用DHPLC

检测，发现家系成员Ⅲ$_1$ SOD1 基因的第 4 外显子有突变峰，DNA 直接测序证实确有错义突变，说明 DHPLC 技术较 PCR-SSCP 更敏感。张付峰等[10]应用 DNA 序列分析法检测 15 个远端型遗传性运动神经病(dHMN)的 HSP22、HSP27 基因突变，未发现明显突变，说明中国 dHMN 病人由以上两基因突变导致少见。吕鹤等[11]收集 4 个病理和基因检查确诊为常染色体显性遗传性脑动脉病伴皮质下梗死和白质脑病(CADASIL)家族临床资料，发现早期主要表现脑卒中、痴呆和脑外器官受损，偏头痛不常见。张巍等[12]分析了 8 例确诊 CADASIL 病人的磁共振(MRI)表现，总结出基底节、丘脑和脑室旁白质是 CADASIL 腔隙性梗死的好发部位，外囊和胼胝体梗死及双侧颞极长 T2 信号有诊断价值等，可把 MRI 检查作为筛查和随访的手段。金得辛等[13]研究一个 CADASIL 家系，主要表现为反复发作脑卒中、认知功能减退、痴呆等，MRI 呈多发腔梗、白质稀疏，皮肤血管活检见嗜锇颗粒沉积，基因测序示 Notch-3 第 4 外显子突变，符合诊断标准。谢秋幼等[14]收集诊断脊髓小脑共济失调(SCA)病人和正常对照标本，采用 PCR 对三核苷酸重复(TNR)片段扩增，推算等位基因 TNR 重复次数，为 SCA 准确诊断提供条件。他们[15]还对 81 例 SCA 病人采用 PCR 对 SCA6 基因 CAG 扩增、测序、计算重复次数，发现致病基因内 CAG TNR 异常扩增是 SCA6 的确诊依据，而临床表现无明显差异。江泓等[16]总结了 2 例共济失调毛细血管扩张症(AT)病人的临床表现并对病人及父母 ATM 基因全编码进行突变检测，发现 3 种新的 ATM 基因突变，为 AT 基因诊断奠定了基础。他们[17]还应用 PCR、RT-PCR、聚丙烯酰胺凝胶电泳结合 DNA 序列分析方法筛选与检测 2 例 AT 病人 ATM 基因，发现第 11 外显子 1346 的错义突变、第 6 外显子 610 无义突变和第 47 外显子 6679 错义突变。汤洪伟等[18]用 PCR 扩增 ATM 基因、单链构象多态性技术筛选、经全自动 DNA 测序，在 ATM 基因第 39、61、63 外显子和第 61、62、63 内含子发现了 11 个新的突变型等位基因，与白种人差异大。罗加林等[19]用^{60}Coγ 射线照射 AT 细胞和正常对照成纤维细胞 GM0639(GM 细胞)并行曲线拟合，发现 AT 细胞微核率及微核细胞率明显高于 GM 细胞，即 AT 细胞具高辐射敏感性。曹丽华等[20]报道 1 例 42 岁起病，以四肢无力伴自发疼痛、大便失禁和心血管症状为主要表现，肌肉病理诊断遗传性淀粉样变性神经病病人，经激素和参芪治疗部分有效。唐北沙等[21]分析一常染色体显性遗传的遗传性痉挛性截瘫(SPG)家系的临床检查，采用 PCR-SSCP 结合 DNA 序列分析，证实异常 SSCP 电泳带为 Leu378Gln 突变，该突变导致 SPG 典型临床表现。

（吴　帅　邓本强）

参 考 文 献

1 刘　威，等. 中华医学遗传学杂志，2004，21(5)：452
2 麻宏伟，等. 中华医学遗传学杂志，2005，22(1)：79
3 张　毅，等. 中华内分泌代谢杂志，2005，21(3)：251
4 刘　悦，等. 北京医学，2005，27(4)：201
5 肖江喜，等. 实用放射学杂志，2005，21(5)：454
6 楼海燕，等. 中华放射学杂志，2005，39(6)：637
7 李　轶，等. 中华神经科杂志，2004，37(5)：458
8 裴丽君，等. 中华流行病学杂志，2005，26(9)：665
9 胡　俊，等. 第三军医大学学报，2005，27(13)：1374
10 张付峰，等. 中华神经科杂志，2005，38(7)：465
11 吕　鹤，等. 北京大学学报(医学版)，2004，36(5)：496
12 张　巍，等. 中风与神经疾病杂志，2005，22(2)：135
13 金得辛，等. 中华内科杂志，2004，43(12)：924
14 谢秋幼，等. 中华医学遗传学杂志，2005，22(1)：71
15 谢秋幼，等. 临床神经病学杂志，2004，17(5)：321
16 江　泓，等. 中华医学杂志，2005，85(16)：1117
17 江　泓，等. 中华医学遗传学杂志，2005，22(2)：121
18 汤洪伟，等. 中华医学遗传学杂志，2004，21(6)：579
19 罗加林，等. 中国职业医学，2004，31(5)：2
20 曹丽华，等. 中华神经科杂志，2005，38(2)：77
21 唐北沙，等. 中华神经科杂志，2005，38(1)：38

八、肌病

(一)重症肌无力

王淑辉等[1]对家族性、散发性重症肌无力(MG)病人的临床特点和 HLA-DQA1 基因多态性进行分型，发现家族性 MG 发病年龄较早、病情较轻，预后较好。DQA1＊0301 是家族性尤其是眼肌型 MG 的易患基因，提示家族性 MG 与散发性 MG 可能有着不同的免疫遗传机制。唐冰杉等[2]研究了重症肌无力病人循环 T 细胞受体(TCR)β 链 3 号互补决定区(CDR3)基因片段的长度谱型特征，发现 TCR Vβ6、8、12、15 亚家族在 MG 病人中呈优势表达、优先表达或倾斜性分布，并出现 T 细胞的克隆性扩增，提示这些亚家族参与 MG 的致病。莫雪安等[3]用抗 CD40 配体单克隆抗体(CD40LmcAb)干预 MG 病人外周血单个核细胞(PBMC)，发现 CD40LmcAb 在体外能有效干预 MG 病人 PBMC 诱生 AchRab、PsmRab、IFN-γ 和 IL-4 的水平。毛海婷等[4]发现 MG 病人细胞毒 T 淋巴细胞相关抗原-4(CTLA-4)启动区-1772，-1661 位点和第一外显子＋49 位点的多态性与 MG，尤其伴胸腺瘤 MG

密切相关，－1772 和－1661 位点的多态性可改变转录因子 NF-1 和 c/EBPβ 结合位点，影响 CTLA-4 的转录调节，影响 MG 的遗传易感性，T→C-1772 的突变能影响 CTLA-4 基因的剪接，从而干扰蛋白的表达和功能。刘睿等[5]用乙酰胆碱受体单抗 mAb35 建立 SD 大鼠获得性自身免疫性重症肌无力模型，光镜检查膈肌运动终板数量没有明显差异，电镜观察膈肌运动终板突触后膜变平坦，突触皱褶分级减少短缩，突触间隙增宽。王晓芳等[6]测定 FcγRⅢB 基因多态性的表达，发现Ⅰ型 MG 病人 NA1 纯合子的分布频率增高，且与激素疗效较好相关。杨丽等[7]应用纤维素作载体、色氨酸为配基的吸附剂 IM-MG 对实验性自身免疫性 MG 模型兔进行全血灌流吸附治疗，能有效清除 MG 动物体内的致病抗体，并相应改善肌无力症状，提高神经肌肉电传导功能。何锦照等[8]报道 6 例合并手足血管舒缩功能和皮肤营养障碍伴阳痿和瞳孔不等 MG 病人，经免疫抑制剂和胆碱酯酶抑制剂等药物治疗后，自主神经症状随肌无力症状改善而好转，提示可能与乙酰胆碱受体抗体侵犯平滑肌和交感神经有关。张永杰等[9]报道 MG 病人中 68.2% 存在视觉诱发电位（VEP）异常，36.4%脑干诱发电位（BAEP）异常，和体感诱发电位（SEP）均异常，提示 MG 病人可能伴有 CNS 损害。景筠等[10]发现 11 例 MG 病人胸腺均有乙酰胆碱受体各亚单位基因，而正常成人仅 1 例中有 AChRr mRNA 表达。刘银红等[11]研究了 MG 病人临床绝对评分和电生理检查结果的相关性，发现临床绝对评分与桡、腋、副和面神经低频 RNS 的波幅递减程度之间呈正相关，能够比较准确、客观地反映 MG 病情的严重程度。张勇等[12]发现树突细胞（DC）主要分布在胸腺皮质、皮髓交界处，在胸腺瘤伴 MG 胸腺髓质也有分布。胸腺瘤伴 MG 组胸腺组织中 DC 数明显高于正常胸腺组，而不伴 MG 胸腺瘤病人与正常胸腺组无差异，提示 DC 参与 MG 发病。沈钢等[13]研究凋亡基因 bcl-2、fas 在 MG 病人胸腺组织中的表达，发现胸腺瘤和胸腺增生 bcl-2 的高表达可能参与 MG 发生。杨春晓等[14]选取 NKT 细胞刺激物 α-GalCer 激活 NKT 细胞，发现 α-GalCer 提前免疫激活 NKT 细胞能够保护 C57BL/6 小鼠发生 EAMG，提示 NKT 细胞对 EAMG 具有免疫调节作用。陈丽等[15]回顾研究了 176 例 MG 危象病人的临床资料，感染是诱发危象的主要因素，危象病死率为 18.7%，缓解期 AchRab 滴度较危象期明显降低，肌无力危象占 96.1%，胆碱能危象占 2.3%，反拗危象占 1.6%。刘会平等[16]报道 107 例单纯 MG 病人行电视胸腔镜胸腺完整切除术及前纵隔脂肪组织廓清术治疗，随访发现效果良好，安全，创伤较小。刘朝普等[17]对 216 例单纯 MG 病人临床资料、随访结果进行回顾分析，显示单纯 MG 病人手术后的有效率和缓解率随着时间的延长而提高，性别、年龄、术前 Osserman 分型、病理变化对手术疗效无明显影响，表明胸腺切除术治疗单纯 MG 远期疗效较好。管宇宙等[18]发现 TNF-α 等位基因 α-308 等位基因频率与 MG 发病相关，尤其是发病年龄大的病人。张栩等[19]研究了 MG 与胸腺外恶性肿瘤的相关性，发现 MG 病人 2%发生胸腺外恶性肿瘤，最常见为肺癌。邓敏等[20]研究了氨基糖苷类抗菌药物对 MG 治疗的安全性及其引起肌无力加重反应的机制，可能与促进 AchR 的免疫原性，提高 AChRab 滴度，阻滞乙酰胆碱与受体的结合、加重肌肉神经接头处 AChR 的丢失或破坏运动终板突触前、后膜结构有关。王云甫等[21]研究了 EAMG 大鼠外周血单个核细胞（PBMC）CD28/CTLA-4:B7 的表达水平，发现 EAMG 大鼠存在 PBMC CD28/CTLA-4:B7 协同刺激分子的 mRNA 转录和蛋白表达明显增高，在 MG 的发生过程中发挥重要作用。

（二）肌营养不良及其他肌病

董艳红等[22]研究发现 Duchenne/Becker 型肌营养不良（DMD/BMD）致病基因缺失累及中央缺失热区（16 例/42 例），临床病情与外显子的缺失类型有关，并受到个体差异的影响。冯慧宇等[23]报道一个女性假肥大型肌营养不良症（DMD）家系病人，发现该家系中的 39 岁女性具有具有类似良性假肥大型肌营养不良的临床表现，病理检查及图像分析提示肌营养不良蛋白（dystrophin）为正常的 1/3，此例病人的核型分析正常，故倾斜的 X 染色体模式为其可能的机制。吴进等[24]应用 Tei 指数检测经超声心动图诊断心脏正常的 19 例年龄相对较小的 DMD 病人，发现 53%左室异常，提示左室整体功能下降。Tei 指数是敏感的早期测量心功能异常的方法。刘晓蓉等[25]研究骨髓移植治疗 Duchenne 型肌营养不良症模型鼠的早期骨髓细胞在体内的分布规律，发现骨髓移植后骨髓细胞有回巢现象和对病损骨骼肌有特异性趋化现象，有利于靶器官的组织修复。张成等[26]* 应用脐血干细胞移植治疗 1 例 DMD 患儿，外周血基因分析显示 19 号缺失的外显子得到完全纠正，转变为正常基因型。肌活检可见新生肌管形成，抗肌萎缩蛋白阳性，供者基因 DNA 上升，血 CK 下降，患儿运动有所改善，提示造血干细胞移植将有益于 DMD 的治疗。王志强等[27]发现 17 例面肩肱型肌营养不良病人均存在 1 条 4q35EcoRI 致病片段；家族型和散发型病人中均存在 4q-10q 型易位等复杂现象，并证实 PFGE 技术对 FSHD 病人进行基因诊断具有准确性。王敏等[28]发现多发性肌炎细胞间黏附分子-1（ICAM-1）、IL-1α 表达增高，病人肌组织微血管面密度明显减少，提示血管因素可能参与多发性肌炎的发病。崔丽英等[29]发现炎性肌病病人伸指总肌单纤维肌电图(SFEMG)均异常，主要表现为纤维密度增高，在常规EMG和CK正常及病理未见特征性改变但临床疑诊炎性肌病者，SFEMG的检查为其诊断提供了客观依据。陈琳等[30]报道53例炎性肌病中37.7%肌纤维内脂滴明显增多，主要与肌纤维坏变程度和临床肌力下降程度有关，提示当肌炎合并脂质累积时可能会加重病情。刘芳等[31]发现心脏损害是多发性肌炎最常见的并发症，占38.2%，大多数病人无自觉症状，心电图异常主要表现为窦性心动过速，窦性心律不齐，超声心动图异常以心包积液居多，严重的心脏损害是导致病人死亡的重要因素，及时发现心脏损害并采取有效治疗对于改善病人的预后有重要意义。他们[32]还分析17例多发性肌炎合并间质性肺病病人，有半数以间质性肺病为首发症状，发热、咳嗽、咯痰及关节痛出现率高，红细胞沉降率(血沉)明显增快，血抗核抗体(ANA)及抗Jo-1抗体的检出率高，肺部有特殊影像学改变，激素及免疫抑制剂有效。赵文娟等[33]对37例多发性肌炎和皮肌炎病人血清心肌特异性肌钙蛋白T(cTnT)进行测定，67.6%血清cTnT升高，对预测合并心肌损害的严重程度以及判断预后有一定价值。沈定国等[34]研究71例远端型肌病的临床表现及肌肉病理特点，Miyoshi型38例，多以腓肠肌力弱为首发症状，肌肉变性坏死严重，镶边空泡(RV)少见；Nonaka型26例，多以胫前肌无力为首发症状，肌肉坏死较轻，RV多见，可见管状细丝包涵体；TMD型2例，病变主要局限于胫前肌，病情进展较慢，有肌肉变性坏死，可见RV；Welander型4例，呈散发或常染色体显性遗传，以手指、腕部无力为首发症状，可波及下肢远端，轻度肌肉变性坏死，偶可见RV；OPDM型1例，表现为下肢远端肌无力伴眼外肌、面部肌肉、咽肌无力，肌肉坏死不显著，可见RV。各型临床表现及病理改变与国外报道基本一致。赵亚明等[35]对脂肪累积性肌肉病(LSM)的肌肉标本进行线粒体形态计量分析，提示LSM是一病理诊断，其可由多种原因导致发病，无破碎红纤维组线粒体结构形态基本正常，可能为原发脂肪代谢异常所致；而有破碎红纤维组线粒体明显增多，可见巨大线粒体及类结晶样包涵体可能为继发于线粒体功能异常的脂肪代谢障碍，为线粒体肌病的一型。笪宇威等[36]报道1例线粒体脑肌病合并脂质沉积性肌病，肌活检光镜下是典型的脂质沉积性肌病的表现，电镜下除见大量的脂滴外，还发现线粒体数量增多、结构异常和嗜锇小体形成，病人在疾病早期无其他脂肪沉积病的表现，故最初病变可能在线粒体。江文宇等[37]分析6例MERRF和6例MELAS型线粒体脑肌病的临床表现及辅助检查特点，发现MERRF均有肌阵挛性癫痫发作，5例有小脑症状，CT或MRI见全脑或小脑、脑干萎缩。MELAS均有卒中样发作，头痛4例，头颅CT或MRI显示颞、顶、枕叶新旧不一的多发性梗死样改变，且不按血管区域分布。两型均有肌病伴RRF，血乳酸丙酮酸偏高及不同比例的智能损害。COX染色为本病的鉴别提供重要依据。张小爱等[38]报道3例线粒体肌病病人线粒体DNA的突变情况，发现1例tRNA-Val发生A1627G纯合突变，1例tRNA-Val发生A1627G/A杂合突变，1例tRNA-Trp发生T5554C突变、tRNA-Arg发生A10412C/A杂合突变，提示基因突变是线粒体肌病的重要病因之一。邢海芳等[39]报道线粒体脑肌病病人临床与影像学特点，幕上多发病灶，呈对称性，位于额颞顶枕叶及丘脑、基底节等处，伴脑室扩大和脑萎缩，MRI表现为长、等T1，长T2信号影，MRA无明显异常。杨艳玲等[40]报道7例青少年发病的戊二酸尿症Ⅱ型迟发型的临床特征、诊断与治疗方法，发现青少年起病的戊二酸尿症Ⅱ型迟发型病人常以脂肪沉积性肌肉病为主要表现，进行性疲劳、无力、肌肉酸痛，以近端为重，运动后加重，血CK、CK-MB、LDH、羟丁酸脱氢酶明显增高，肌肉活检可见明显脂肪沉积，不饱和脂肪酸癸烯酸-1及十四烯酸-1、中链及长链酯酰肉碱明显增高。核黄素、左旋肉碱疗效显著，早期诊断、合理治疗是改善预后的关键。严莉等[41]总结了30例脂质沉积性肌病(LSM)的临床特点，90%病人有发作性近端无力，不耐受疲劳；73.3%眼肌、颈肌受累；46.7%有消化道症状。93.1%病人有脂质沉积，泼尼松或能量支持治疗有效率为95.2%。许二赫等[42]报道1例伴有明显胃肠道症状的LSM，反复四肢无力，胃痛、食欲减退、恶心、呕吐，胃镜检查未见异常，确诊还需病理检查。王卫庆等[43]检测低钾性周期性麻痹(HOKPP)遗传学病因，发现在一中国人HOKPP家系的编码钠通道的基因SCN4A12号外显子上发现了新的突变点(C2014T)，它只在HOKPP病人中存在，家系中各病人的表现各不相同，提示了R672C突变型可能具有不完全外显的特性。郭秀海等[44]研究了2例散发正常血钾型周期性麻痹(normoKPP)病人电压门控钠通道Ⅳ型α亚单位(SCN4A)基因的突变，发现中国人normoKPP病人存在V781I突变，是导致normoKPP的突变之一。

(王水平　吴　涛)

参 考 文 献

1　王淑辉，等. 中华神经科杂志，2005，38(2)：91

2 唐冰杉,等.中华神经科杂志,2005,38(2):95
3 莫雪安,等.中化神经科杂志,2005,38(2):98
4 毛海婷,等.中华医学遗传学杂志,2004,21(6):574
5 刘 睿,等.第四军医大学学报,2005,26(2):112
6 王晓芳,等.中国神经免疫学和神经病学杂志,2005,12(2):63
7 杨 丽,等.中华急诊医学杂志,2004,13(10):670
8 何锦照,等.中国神经精神疾病杂志,2004,30(5):368
9 张永杰,等.临床神经电生理学杂志,2005,14(1):11
10 景 筠,等.中华神经科杂志,2005,38(5):322
11 刘银红,等.中国神经免疫学和神经病学杂志,2005,12(2):67
12 张 勇,等.中国神经免疫学和神经病学杂志,2005,12(2):70
13 沈 钢,等.浙江医学,2005,27(6):415
14 杨春晓,等.中风与神经病杂志,2005,22(3):238
15 陈 丽,等.内科急危重症杂志,2005,11(3):136
16 刘会平,等.中华外科杂志,2005,43(10):625
17 刘朝普,等.第三军医大学学报,2005,27(10):1033
18 管宇宙,等.中华神经科杂志,2005,38(7):442
19 张 栩,等.中风与神经疾病杂志,2005,22(3):263
20 邓 敏,等.中华医院感染学杂志,2004,14(12):1341
21 王云甫,等.中国神经免疫学和神经病学杂志,2005,12(2):86
22 董艳红,等.脑与神经疾病杂志,2005,13(3):216
23 冯慧宇,等.中华医学遗传学杂志,2005,22(1):65
24 吴 进,等.中华超声影像学杂志,2005,14(5):392
25 刘晓蓉,等.中风与神经疾病杂志,2005,22(2):131
26* 张 成,等.中华医学遗传学杂志,2005,22(4):399
27 王志强,等.中华神经科杂志,2004,37(6):521
28 王 敏,等.中华内科杂志,2005,44(2):115
29 崔丽英,等.中华神经科杂志,2005,38(5):290
30 陈 琳,等.中华神经科杂志,2005,38(4):224
31 刘 芳,等.临床神经病学杂志,2005,18(2):97
32 刘 芳,等.脑与神经疾病杂志,2005,13(2):111
33 赵文娟,等.天津医药,2004,32(11):709
34 沈定国,等.中华神经科杂志,2005,38(4):220
35 赵亚明,等.脑与神经疾病杂志,2005,13(4):270
36 笪宇威,等.中华神经科杂志,2005,38(5):344
37 江文宇,等.脑与神经疾病杂志,2005,13(5):376
38 张小爱,等.中华医学遗传学杂志,2005,22(1):18
39 邢海芳,等.中华射学杂志,2005,39(6):630
40 杨艳玲,等.中华神经科杂志,2004,37(5):438
41 严 莉,等.中华神经科杂志,2005,38(8):507
42 许二赫,等.脑与神经疾病杂志,2005,13(1):57
43 王卫庆,等.中华内分泌代谢杂志,2004,20(6):523
44 郭秀海,等.中华医学遗传学杂志,2004,21(6):566

九、诊疗技术与基础研究

(一)脑电图

李建川等[1]* 应用药物定量脑电图结合非线性分析法对12例癫痫病人和16名健康人单次口服托吡酯前后脑电图复杂度进行动态观察,结果为健康人复杂度降低,病人升高。认为托吡酯对人类的脑电复杂性有影响。王晓梅等[2]对40例急性脑血管疾病病人和25例心跳呼吸骤停复苏后缺氧性脑病病人进行脑电图检测,并采用3种不同分级标准进行分析。结果为脑电图级别越高,预后越差。刘英志等[3]观察低温体外循环期间丙泊酚加深麻醉对颈内静脉球血氧饱和度、脑氧摄取率、脑动-颈内静脉血氧含量差及数量化脑电图参数的影响。发现丙泊酚可以减轻低温体外循环复温期颈内静脉球血氧饱和度下降及脑氧摄取率、脑动-颈内静脉血氧含量差的升高,减轻脑氧供需失衡,有利于改善复温期脑氧合。梁少辉等[4]分析67例聋哑儿童的脑电图,正常19例,异常48例。异常表现为,①双侧或单侧额区或颞区出现150～280 μV尖波或尖慢波12例;②正常α波仅偶见或消失(或睡眠纺锤波消失),代之以中、高波幅δ,θ活动和β活动36例。赵卫明等[5]报道控制呼出二氧化碳浓度在过度换气脑电图中的应用,使用改进型呼吸测定仪,只要鼻孔呼出气CO_2浓度设置合适,总阳性率可达86%,与病人自行过度呼吸时的阳性率30%和用换气节拍器时病人的阳性率52%相比,可提高癫痫病人异常波的检出率。

(二)肌电图

宋红松等[6]应用半自动递增刺激法运动单位数目估测(MUNE)对67名健康成人进行双侧大、小鱼际肌测定;对其中13名个体相隔1周进行重复检测,分析MUNE数值与年龄、性别和侧别的关系。结果为67名健康成人平均大鱼际肌MUNE值为(245.5±79.4)个,小鱼际肌MUNE值为(247.3±70.7)个,大、小鱼际肌的平均MUNE数值与年龄、性别及侧别均无显著相关性。13名个体经2次重复检测所获得的平均MUNE值差异无显著意义。周瑞玲等[7]观察不同起病部位的肌萎缩侧索硬化(ALS)病人下运动神经元支配区域异常肌电图(EMG)的分布,评价其EMG检测在早期诊断中的意义。结果发现延髓起病组腰骶段异常率最低,下肢起病组延髓节段异常率最低;颈段和腰骶段中肢体远端肌肉异常率明显高于肢体近端肌肉。

(三)诱发电位

潘华等[8]比较高血压病2、3级及脑干梗死病人的听觉诱发电位。结果发现脑干梗死组、高血压病3级组、高血压病2级组BAEP重度异常率分别为52%、

30%和3%；轻度异常率分别为40%、57%和53%；正常率为8%、13%和43%；三组之间具有显著性差异。认为BAEP可及早发现高血压病人临床下脑干病变。陈立荣等[9]研究弱智儿童脑电图与脑干听觉诱发电位，发现弱智儿童EEG、BAEP异常率较高，分别为85.0%和81.3%；EEG基本节律变慢及慢活动增多，痫性放电和波幅过低以及睡眠EEG中缺少睡眠波；BAEP主要为Ⅴ波潜伏期、Ⅲ～Ⅴ波间潜伏期延长。张艳等[10]应用脑干听觉诱发电位动态评价重症脑功能损伤，发现随着病情好转，BAEP有所改善，表现为PL或IPL缩短、原有波形分化及重复性改善、原已消失的波形重新出现。随病情恶化，BAEP的异常表现愈加明显，表现为PL延长、原有波形分化不良或消失，并且BAEP改变可先于临床表现。周书芹[11]对25例语言发育障碍患儿进行脑干听觉诱发电位检测。15例BAEP异常，其中11例伴有听阈值升高。王德泉等[12]利用经颅磁刺激运动诱发电位对一右侧大脑半球萎缩病人的两侧大脑半球功能进行评定。刺激左侧皮质时，在双侧小指展肌均记录到了肌肉复合动作电位。左侧小指展肌所记录到的肌肉复合动作电位较右侧潜伏期长，波幅降低。刺激右侧皮质，仅在左侧小指展肌记录到肌肉复合动作电位。

（四）经颅多普勒超声

吴钢等[13]通过对量纲指数的收缩期血流速度(Vs)、舒张期血流速度(Vd)和平均血流速度(Vm)、无量纲指数的脉动指数(PI)、脉动传动指数(PTI)、Lindegaard指数(LDGI)、盗血相关指数(SRI)、盗血指数(SI)、狭窄指数(STI)以及半量纲指数的弹力系数(EM)的分析推导，阐述量纲与无量纲指数的系统特异性。将无量纲指数分为一级一类无量纲指数、一级二类无量纲指数、二级无量纲指数；介于量纲和无量纲指数之间的指数定为半量纲指数。结果为，量纲指数(Vs、Vd、Vm)易受超声受声角度和年龄影响；一级一类无量纲指数(PI)，易受年龄因素的影响；一级二类无量纲指数(LDGI、SRI)和二级无量纲指数(PTI、SI、STI)，不受超声受声角度和年龄因素影响，只受Willis环某种病理状态的影响；介于量纲和一级一类无量纲指数之间的半量纲指数EM，具有量纲和一级一类无量纲指数的系统特异性。吴钢等[14]根据脑血流动力学原理，推导出狭义狭窄指数公式和通用狭窄指数公式，并进行数量逻辑推导；并与Lindegaard指数进行比较；阐述弹力系数的范围和意义以及弹力系数的选择注意点。结果血管狭窄时血流速度(Vm_1)与狭窄血流的搏动指数(PI_1)呈负相关；Vm_1与狭窄指数呈正相关；狭窄指数与Lindegaard指数呈正相关；从不同组弹力系数值的变化趋势，探讨狭窄指数通用公式弹力系数的选择，并推测弹力系数值的大小可能与动脉的弹性和管径大小有关。李轶等[15]选择经血管造影(DSA)确诊的单侧大脑中动脉(MCA)狭窄或闭塞病人，计算TCD测得的病侧大脑前动脉(Daca)与健侧大脑中动脉(nMCA)的峰值流速(Vp)比值及双侧大脑后动脉流速比值，与正常对照组比较，研究脑血流速度变化与大脑中动脉病变后侧支循环之间的关系。曲延顺等[16]对107例高血压病人和189例正常人进行TCD检测，并对两组检测结果进行比较，发现峰值流速无统计学意义，平均流速及舒张末期流速减低，PI、RI增高。认为PI值可作为判断脑动脉硬化的客观指标。毕可秀等[17]应用TCD对96例就诊者进行交通动脉检测，其中9例病理情况下开放，余前交通动脉均通过压颈试验诱发开放。结果为96支前交通动脉均存在。认为TCD对交通动脉的检测具有很高的准确性，可以判断颅内血管侧支循环情况。

（五）放射性核素

左传涛等[18]通过非线性空间变换将PET图像经图像配准和图像形变2个步骤，归一化到Talairach坐标系，根据图谱中脑功能区的坐标，在三维图像中提取相应的基底节区，计算经大脑归一化后尾状核和壳核的半定量值。结果为基于Talairach图谱可自动勾画尾状核和壳核，左侧尾状核头、体、尾部的正常值分别为1.02±0.04、0.92±0.07和0.71±0.03，右侧分别为0.98±0.03、0.89±0.04和0.71±0.01，左、右侧壳核的正常值分别为1.2±0.06和1.2±0.04，左、右侧半定量值差异无显著性。

（六）影像学检查

于群等[19]采用二维飞行时间MR血管造影(2D-TOF-MRA)、二维相位对比血管造影(2D-PCA)和三维对比增强MR血管造影(3D-CE-MRA)3种血管成像技术分别对20例健康志愿者和20例临床或MRI疑有静脉系疾病的病人行MRV成像，并采用最大强度投影(MIP)、多平面或曲面重建(MPR)及数字减影MRA(DSMRA)技术对图象进行后处理，观察脑静脉系在MRV中的显示情况及静脉系疾病在MRV中表现形式，制定脑静脉系成像的最佳方案。结果为，3D-CE-MRA静脉系成像诊断13例颅内静脉窦血栓形成(CVST)及7例颅内肿瘤累及静脉系的阳性率为100%；2D-PCA及2D-TOF-MRA对细小引流静脉显示欠佳，且2D-TOF-MRA对复杂区域内静脉血管显示欠佳。杨贵昌等[20]通过对18例非出血性胼胝体损伤病人的临床及MRI资料进行回顾分析发现，18例非出血性胼胝体损伤灶中，位于压部者9例，位于体部者4例，位于体-压部者5例。CT扫描胼胝体区均未见异常密度灶。MRI上表现为T_1WI呈等或略低信号，T_2WI 呈高信号。病灶呈点状、斑点状、卵圆形及条带状。钱银锋等[21]对 3 例经手术和病理证实的中枢神经细胞瘤(CNC)病人，以 4 例室管膜瘤作对照，行常规 MRI 和灌注成像(PWI)检查。CNC 在 T_1WI 上呈等信号，T_2WI 呈高信号，轻度强化。室管膜瘤在 T_1WI 上为低或等信号，T_2WI 为高或稍高信号，轻度强化。PWI 上 CNC 为明显高灌注，rrCBV 平均 11.2；而室管膜瘤的 rrCBV 平均为 2.1；2 组间有显著性差异。白雪原等[22]应用磁共振弥散加权成像技术对 17 例经手术病理证实的表皮样囊肿和 6 例蛛网膜囊肿行常规 MRI 扫描和弥散加权成像。表皮样囊肿在弥散加权为高信号，蛛网膜囊肿为低信号。认为弥散加权成像对鉴别表皮样囊肿有较高的应用价值。李又成等[23]回顾研究了 93 例脑内环形强化病变的 MR 扩散加权成像(DWI)表现。其中胶质瘤 21 例、转移瘤 26 例、化脓性脑脓肿 13 例、脑囊虫 18 例、亚急性脑血肿 15 例。以对侧正常脑实质为参考标准，分别计算各组病变其环内、环壁及灶周水肿在 DWI 指数扩散系数像上的信号强度比率；分别测量各组病变环内、环壁、灶周水肿、对侧正常脑组织及脑脊液的表观扩散系数(ADC)值。在 DWI 上，化脓性脑脓肿及亚急性脑血肿的环内为显著高信号，其 ADC 值降低；胶质瘤、转移瘤及脑囊虫的环内为明显低信号，ADC 值增加，前 2 组与后 3 组病变间的 ADC 值差异有统计学意义；各组病变环壁及灶周水肿的扩散加权信号及 ADC 值差异无统计学意义。所有病灶在指数扩散系数像上的信号强度比率要比扩散加权像减低。梁长虎等[24]应用 3D-CISS 序列，结合 3D-TOF 序列，对 40 位受试者(80 条滑车神经)及 1 位上斜肌痉挛(SOM)病人进行 MR 成像分析，研究滑车神经的解剖走行特点及与神经血管关系。结果为 80 条滑车神经在横切位、矢状位、冠状位分别以 74 条(93%)、66 条(82%)和 63 条(79%)的概率显示。滑车神经在脑池内的起点到中脑正中矢状面的垂直距离范围是 1～23 mm。在 10 条(12.5%)滑车神经起点区域 1.2 mm 的范围内分别观察到神经血管接触点；在 31 条(38.8%)滑车神经远侧距离起点平均约 3.4 mm 处观察到神经血管接触点。在伴有上斜肌纤维痉挛病人的滑车神经起点处观察到神经血管接触点。闻红斌等[25]运用血氧水平依赖(BOLD)法功能磁共振成像(fMRI)对轻度认知障碍(MCI)与正常对照组在记忆的激活区域范围及强度方面进行比较，MCI 病人在颞叶激活范围比正常对照组小，时间-信号强度变化曲线亦有差异，右侧颞叶激活的范围和强度均高于左侧。郝晶等[26]采用事件相关功能 MRI(ER-fMRI)方法确认前后注意网络的神经基础以及两者的相互关系。并对 8 例右利手的健康志愿者进行了视觉定向中返回抑制效应与 Stroop 色词干扰任务相结合的实验测试，通过采集脑部 fMRI 数据，通过功能神经成像分析(AFNI)软件进行统计分析得到脑功能活动的图像。8 例中 6 例的资料符合研究条件而被采用分析，发现标识前注意网络(AAN)的 Stroop 色词任务和标识后注意网络(PAN)的返回抑制(IOR)任务的相关脑组织激活区与有关实验结果类似；提示位置相关脑组织激活区见于左侧顶下小叶(BA 40)、MT/V5 区、右侧背外侧前额叶(BA9)和左侧前扣带回(ACC)；非提示位置相关脑组织激活区见于右侧顶上小叶(BA7)和双侧 MT/V5 区。张礼鹃等[27]对 21 例临床诊断脑弥散性轴索损伤(DAI)的病人行常规自旋回波(SE)T_1WI、快速自旋回波(TSE)T_2WI、流动衰减反转恢复序列(FLAIR)、扩散加权成像(DWI)和小角度激发快速梯度回波序列(FLASH)扫描，比较各序列脑内病灶的显示率，分析其信号特征。发现 FLASH 为显示 DAI 病灶最敏感的序列，能显示常规序列所不能显示的 DAI 针尖样大小的出血灶。徐一峰等[28]利用功能磁共振成像(fMRI)技术探讨倒背数字作业认知功能的脑功能定位。以 18 名健康志愿者完成以倒背数字作业(BDST)作为刺激模式、采用组块设计(block)的 fMRI 检查，经工作站处理后获功能图像。结果为健康志愿者的左侧额上回、额中回、额下回、中央前回、顶上小叶、缘上回、颞下回、枕颞外侧回及右侧额中回等脑区均有明显激活。方继良等[29]用盲法随机分别针刺 13 例正常人左侧太冲、丘墟和假穴，手法采用捻针和不捻针，行全脑功能成像。发现只在真捻针针刺时有更强的激活效应，有显著性意义的 Brodmann 激活区域为：针刺太冲穴激活了左右顶叶 BA40 区，右额叶 BA47 和 10 区，右丘脑，左小脑；针刺丘墟穴激活了左右顶叶 BA40 区，右顶叶 BA2 区，左额叶 BA9、10、44 区，左岛叶 BA13 区，左颞叶 BA22 区，右颞叶 BA42 区，右壳核，左小脑。两真穴激活部位部分相同，部分不同。在假穴捻针对不捻针的研究中，未见到有显著性意义的激活区。赵静霞等[30]对 27 例临床诊断为急性脑梗死的病人，比较分析多层螺旋 CT 灌注成像(MSCTPI)、彩色脑电地形图(CBA)、视觉诱发电位及其地形图(VEP-M)在急性脑梗死诊断中的价值。结果为 MSCTPI 表现为与临床症状相对应的灌注缺损区；CBA 表现为在 Scale 为 32 时，病变区 δ、θ 频带出现局限性高功率阴影；VEP-M 表现为在曲线图中 P100 的潜伏期延长、病变侧波幅降低，其地形图功率值分布表现为病变部功率值较对应部位明显降低，分布不对称。杜彬等[31]回顾分析了行脑动脉狭窄支架成形术后即刻头颅 CT 检查的病人 87 例。总结脑动脉狭窄支架成形术后即刻头颅 CT 的影像学特点，对不同表现加以分类，指导术后抗凝、抗血小板治疗，将术后即刻头颅CT扫描的表现分为3型，Ⅰ型为未见异常表现，Ⅱ型为梗死灶内强化，Ⅲ型为颅内出血。结果为Ⅰ型74例；Ⅱ型8例；Ⅲ型5例。认为具有Ⅰ型表现者可继续抗凝、抗血小板治疗；具有Ⅱ型表现者可待高密度影吸收后继续抗凝、抗血小板治疗；Ⅲ型表现者则要立即中和肝素，给予止血治疗。陈康宁等[32]、余翔等[33]回顾分析了数字减影全脑血管造影结果。发现在脑梗死，81%的病人有颅内或颅外的血管病变，其中以颈内动脉病变为主，而其他部位血管的较少，提示颈内动脉的病变在脑梗死的发生中起重要作用。对基底动脉供血不足的造影结果显示，62%的病人没有血管病变，临床上诊断为椎基底动脉供血不足的病人很少是由于后循环的血管的器质性病变所致。而短暂性脑缺血发作，60%的病人有血管的病变，以颈内动脉血管病变为主。

(七)脑脊液检查

方明等[34]研究了脑脊液寡克隆区带(CSF-OCB)在神经系统疾病中的临床意义，并对多发性硬化(MS)病人CSF-OCB阳性和阴性结果进行比较研究。结果为CSF-OCB阳性率在MS、神经系统炎性疾病及神经系统非炎性疾病中分别为35.3%、39.6%及4.5%。MS病人CSF-OCB阳性率与临床类型、MS活动性、病程和应用激素等免疫抑制剂治疗有关。认为，CSF-OCB的检查对于MS和神经系统炎性疾病有一定的诊断价值。MS病人CSF-OCB阳性率较低与国内视神经脊髓炎所占比率较高有关；CSF-OCB的出现受到MS活动性的影响；也和MS病程演变阶段性相关；激素等免疫抑制剂的作用可能参与其中。郭燕军等[35]通过对127份CSF14-3-3蛋白的检测，发现CSF14-3-3蛋白在选择性病例中对克雅病(CJD)的诊断特异性并不高。CSF中14-3-3蛋白阳性结果一定要结合临床及其他辅助诊断。陶洪群等[36]研究PCR-SSCP)快速检测病原菌的可行性。设计通用引物对不同细菌进行PCR-SSCP，同时利用该法直接检测脑脊液中的病原菌，并与细菌培养比较。发现不同细菌的SSCP图谱呈多态性可相互区别；标准菌株和临床菌株的SSCP图谱完全一致；6份化脓性脑膜炎的脑脊液，PCR-SSCP检出5份有细菌，而细菌培养只检出1份有细菌；7份病毒性脑膜炎两种方法均未检出细菌。张伟忠等[37]报道采用ELISA法测定颅内感染患儿54例和对照组20例正常儿脑脊液中TNF-α、与IL-6水平，研究脑脊液中TNF-α、IL-6的含量与颅内感染的性质及病情的关系。结果为颅内感染患儿脑脊液中TNF-α、IL-6水平明显高于对照组，尤以化脓性脑膜炎中含量增高更为明显；脑脊液中TNF-α、IL-6水平与其白细胞计数、蛋白质含量之间相关性分析未见显著性差异。李莉等[38]研究了脑脊液细胞学检查对神经科常见疾病的诊断、治疗及预后判断的价值。发现150例化脓性脑膜炎急性期均以中性粒细胞为主。80例结核性脑膜炎急性期以混合性细胞为主。50例病毒性脑膜炎以淋巴细胞为主。5例新型隐球菌脑膜炎在脑脊液中找到了隐球菌。30例脑囊虫病，在急性期嗜酸性粒细胞占10%～90%，慢性期有大量的浆细胞。33例脑膜白血病在脑脊液中找到了白血病细胞。3例淋巴瘤在脑脊液中找到了淋巴瘤细胞。毛元英等[39]对16例结核性脑膜炎、20例化脓性脑膜炎和28例病毒性脑膜炎患儿同时测定脑脊液中腺苷脱氨酶和C反应蛋白并对照分析。结果为结核性脑膜炎与化脓性脑膜炎患儿脑脊液中腺苷脱氨酶和C反应蛋白均有明显升高。病毒性脑膜炎患儿脑脊液中腺苷脱氨酶和C反应蛋白升高不明显或不升高。

(八)基础研究

郑梅等[40]研究大鼠脑片的器官型培养及其中神经元的发育规律。取培养1～14 d内每天的及培养第3周、4周和8周时的脑片，固定、脱水、切片后行Nissl和抗神经丝重链(NFH)免疫组化染色。同时用正常生长大鼠的脑片作对照，观察与培养脑片染色结果的异同。Nissl染色结果显示，培养脑片中的锥体细胞体积逐渐增大、染色变浅，1～4周内皮质分层清晰。抗NFH免疫组化染色显示，培养至第10天时，位于第Ⅴ层的锥体细胞着色，第12天以后Ⅲ层和Ⅴ层均着色。对照组第5天时Ⅴ层着色，3周以后Ⅲ层和Ⅴ层都着色。对位于M1区的第Ⅴ层锥体细胞进行计数，从培养第12天开始至2个月时，神经元数目保持恒定。张文华等[41]将人的酪氨酸羟化酶(hTH)和胶质细胞源性神经营养因子(hGDNF)基因共同转染SH-SY5Y细胞，筛选可同时高效稳定表达TH和GDNF的工程细胞，研究其在帕金森病(PD)基因治疗中的作用。研究结果提示：①双转基因工程细胞可防止多巴胺能神经元退变死亡，与对照组比较，神经元数目最多提高了2.8倍；②工程细胞可抵抗N-甲基-苯基吡啶(MPP^+)对多巴胺能神经元的毒性损伤作用，与对照组比较，细胞数目增加了83.6%。孙林光等[42]采用荧光差异显示聚合酶链反应(FDD CR)从低钾诱导的大鼠CGN凋亡模型中筛选出差异表达序列标签(EST)，反向Northern杂交进一步验证后，用cDNA 5′末端快速扩增技术(5′RACE)克隆差异表达EST的目标基因，用RT-PCR及Western免疫印迹进一步验证目标基因mRNA及蛋白质水平的表达差异。研究凋亡与非凋亡大鼠小脑颗粒神经元(CGN)细胞中基因表达的差异，克隆出与大鼠CGN凋亡相关的基因。认为

ARNT2 在低钾诱导的大鼠凋亡 CGN 中表达上调，提示 ARNT2 与 CGN 凋亡相关并在该过程中发挥重要作用。许勇峰等[43]研究不同间隔时间多次化学性缺氧对大鼠海马 CA_1 区神经元凋亡及 bcl-2 蛋白表达的影响。认为连续多次应用小剂量 3-硝基丙酸(3-NPA)可使大鼠海马 CA_1 区神经元凋亡明显增加，间隔多次应用小剂量 3-NPA 对神经元有保护作用。徐运等[44]应用原代小鼠大脑皮质神经元培养系统，不同剂量血小板活化因子(PAF)处理神经元 24 h 或 PAF 受体拮抗剂 BN 52021、*N*-甲基-*D*-天门冬氨酸(NMDA)受体拮抗剂(MK-801)和一氧化氮合酶抑制剂(L-NAME)预处理 30 min；碘化物(PI)/calcein(钙黄绿素)染色，荧光显微镜摄像，计算细胞死亡率，研究 PAF 诱导的神经元凋亡是否涉及 NMDA 信号传导通路。结果：①不同剂量(0.01、0.1、0.3、0.6 μmol/L)PAF 处理神经元 24 h，均可致神经元死亡，0.3 和 0.6 μmol/L 组与对照组相比，差异均有显著性。②PAF 神经毒性作用不仅被 BN 52021 所拮抗，MK-801、L-NAME 也可减轻其作用。③PAF 增加神经元的 nNOS 蛋白的表达，同时也增加其活性。沙云菲等[45]报道反相高效液相色谱法测定猪脑提取物中神经生长因子的含量。在该色谱条件下，测得神经生长因子的线性良好；平均回收率 100.9%～102.4%；日内精密度 RSD1.4%～1.8%，日间精密度 RSD1.9%～2.4%；最低检测浓度 0.25 mg/L；3 批样品中神经生长因子含量分别为 0.326%、0.321%和 0.332% (mg/100 g)。曹林等[46]研究 LY294002 对预热处理抗低钾诱导的大鼠小脑颗粒神经元(CGN)凋亡的影响。结果为预热处理(44℃，1 h)可以保护低钾诱导的 CGN 的凋亡，使神经元存活率由(33.2±4.1)%上升至(76.1±5.6)%，核染色出现的核固缩和凋亡小体减少，DNA 凝胶电泳 DAN 梯状条带明显减弱。LY294002(20 μmol/L)可以明显抑制热预处理的保护作用，使神经元的存活率降至(37.4±3.5)%，核染色出现的核固缩和凋亡小体，DNA 凝胶电泳出现梯状条带。热预处理可使 HSP70、磷酸化 AKT 增高。LY294002 可以抑制磷酸化 AKT(p-AKP)的增加，而对 HSP70 则无明显影响。尹晓娟等[47]采用包含碱性成纤维细胞生长因子(bFGF)和表皮细胞生长因子(EGF)的无血清培养和单细胞克隆技术，从 30 周自愿水囊引产人胎脑皮质中分离出神经干细胞，并进行培养、传代、分化观察，应用免疫组织化学染色对培养的细胞及其分化的细胞进行鉴定。从 30 周人胎脑皮质中成功分离出具有自我更新和多分化潜能的神经干细胞，在无血清培养时细胞呈悬浮状态生长，形成神经球，该细胞具有连续克隆能力，可传代培养，表达神经巢蛋白(nestin)抗原；在含血清培养时诱导神经干细胞分化，可分化后的细胞表达神经元细胞和胶质细胞的特异性抗原。高庆春等[48]探讨二氧化碳反应过程中脑血流自动调节功能的变化规律，及建立自动调节下限临床测定的新方法。姚晓黎等[49]研究体外诱导成人骨髓间质干细胞(hMSC)向神经元样细胞分化过程中分化与凋亡的关系，为研究延长神经元样细胞存活时间提供基础。季凤清等[50]研究人脐带血细胞分化为神经样细胞的可行性，结果显示，脐血单个核细胞能在体外培养中增生分化和表达干细胞特异性抗原神经巢蛋白，并最终分化为神经元样和神经胶质样细胞。程希平等[51]应用免疫组织化学方法和免疫荧光双标记法，研究 Nogo-A 在成年大鼠脊髓和背根节的分布。结果显示，正常成年大鼠的脊髓灰质分布有大量 Nogo-A 免疫阳性的寡突胶质细胞、运动神经元和中间神经元，免疫阳性反应产物主要分布于细胞的胞体和部分突起中。Nogo-A 广泛分布于穿行于脊髓白质的纤维包裹的髓鞘和轴突上。在脊髓前根、后根和坐骨神经的运动和感觉的有髓和无髓纤维也可观察到 Nogo-A 的表达。而背根神经节的神经元也大量表达 Nogo-A，其强度由弱至强不等，广泛分布于大、中、小各类感觉神经元的胞质及突起中。段俊杰等[52]研究新生大鼠延髓脑片上呼气神经元的类别及相应的分布情况。结果为在延髓腹外侧区共记录到呼气神经元 81 个，根据它们的放电特征可分为双相呼气神经元、全呼气和晚呼气神经元 3 种亚型；它们在面神经核尾端和侧网状核之间沿疑核呈混杂分布，各亚型之间无明显的分布优势。张玉虎等[53]对 5 例髓鞘脱失状态综合征(Hallervorden-Spatz 综合征)的临床、磁共振(MRI)特征与泛酸激酶 2(PANK2)基因的突变进行检测。认为中国人 Hallervorden-Spatz 综合征病人存在 PANK2 基因突变，具有 PANK2 基因突变的病人头部 MRI 表现有"虎眼征"。李春岩等[54]研究急性运动轴索型神经病(AMAN)病人血清对体外培养的正常胚胎大鼠背根神经节神经元和脊髓前角运动神经元的影响。结果为 AMAN 病人血清对培养的感觉神经元无影响；但可引起培养的运动神经元的突起变性和神经元胞体继发性改变，最终导致细胞死亡。洪小平等[55]研究慢性复合应激对成年雄性大鼠学习记忆功能和海马内蛋白激酶 A($PKA\text{-}C_\beta$)表达的影响。认为慢性复合应激可增强大鼠海马依赖的学习记忆能力，PKA 可能参与了其增强机制。胡治平等[56]研究巨细胞动脉炎(GCA)颞动脉活检跳跃区域的超微结构特征及其意义。结果 GCA 颞动脉跳跃区域内有明显的病理改变，尤其是内膜。蒋平等[57]报道了小胶质细胞蛋白质组三维分离方法的建立。将小胶质细胞裂解后制备全细胞蛋白，在传统的一维 HPCF、二维

HPRP分离后，增加了三维SDS-PAGE电泳，对小胶质细胞实现了三维分离。经过优化后的三维分离，小胶质细胞蛋白按照pH值由高到低的顺序分为34个组分，其中pH8.5～4.0的部分包含16个组分，每一个组分又包含若干种蛋白质。王蓉等[58]观察*D*-半乳糖老化小鼠海马神经元神经生长因子(NGF)信号转导通路的改变以及APP63-73的作用。结果为*D*-半乳糖老化小鼠海马Cal区信号转导通路中相关蛋白表达水平明显减少，与对照组比较差异有显著性，APP63-73组上述各种蛋白的表达结果与对照组相近。周海燕等[59]对2个多巴反应性肌张力障碍(DRD)家系的5例病人和6例散发病人及其18名亲属和20例健康对照者的三磷酸鸟苷环化水解酶Ⅰ(GCH1)基因编码区进行PCR-SSCP分析。检测DRD GCH1基因编码区的突变。结果为在一个呈常染色体显性遗传DRD家系中发现一个新的杂合型点突变(A224G)。此突变位于1号外显子，由酪氨酸错义突变为半胱氨酸(Tyr75Cys)，20名健康对照者等位基因无此突变。另一家系和其他散发病人在GCH1基因编码区未发现基因突变。序列分析提示与2号外显子邻近的1号内含子部分和3号外显子邻近的3号内含子部分存在基因多态性。曹学兵等[60]观察3-硝基丙酸(3-NP)预处理对黑质腺苷酸含量的影响，研究能量代谢及腺苷含量改变在3-NP预处理保护多巴胺(DA)神经元中的作用。结果显示，3-NP组2 h，帕金森病(PD)组3、5 d及3-NP预处理组各时间点较对照组ATP含量明显降低，腺苷酸ADP、AMP等增高，3-NP预处理组3、5 d较PD组同时间点相比ATP水平增高；3-NP预处理组各时间点腺苷酸持续在较高水平，与PD组同时间点相比显著增高。宋书娟等[61]应用核磁共振成像技术，对一个由PAX6c1080C→T突变引起无虹膜的家系中18名病人和6名正常人进行脑结构扫描，研究PAX6基因突变与脑结构异常的关系。结果为该家系大部分PAX6基因突变病人表现出不同程度的脑质退化变性、胼胝体变薄萎缩和嗅球萎缩等脑结构异常，其中1例表现出Chiari畸形的影像学特征。段广军等[62]研究重复经颅电刺激(TES)对实验动物的安全性影响。结果为TES的大鼠在不同的刺激电压及不同的连续刺激次数下，各组大鼠均未出现异常活动，无肢体强直、阵挛，无继发性脑出血及癫痫等发生，脑组织形态学包括大体观察，普通光镜及透射电镜检查等与正常对照组比较差异无显著意义，血清神经元特异性烯醇化酶含量与正常对照组差异无显著意义。

(周　晖)

参考文献

1* 李建川，等. 中华神经科杂志，2005，38(5)：297
2 王晓梅，等. 中华神经科杂志，2005，38(2)：104
3 刘英志，等. 广东医学，2005，26(6)：740
4 梁少辉，等. 临床神经电生理学杂志，2004，13(4)：234
5 赵卫明，等. 临床神经电生理学杂志，2004，13(4)：228
6 宋红松，等. 临床神经电生理学杂志，2005，14(2)：67
7 周瑞玲，等. 临床神经电生理学杂志，2005，14(1)：18
8 潘　华，等. 北京医学，2005，27(8)：474
9 陈立荣，等. 山东医药，2005，45(8)：24
10 张　艳，等. 中华神经科杂志，2004，37(5)：452
11 周书芹. 临床神经电生理学杂志，2005，14(1)：42
12 王德泉，等. 临床神经电生理学杂志，2005，14(2)：99
13 吴　钢，等. 中国超声医学杂志，2005，21(6)：420
14 吴　钢，等. 中华神经科杂志，2005，38(6)：381
15 李　轶，等. 首都医科大学学报，2005，26(3)：330
16 曲延顺，等. 新疆医学，2005，35(3)：16
17 毕可秀，等. 内蒙古医学杂志，2005，37(8)：721
18 左传涛，等. 中华核医学杂志，2005，25(4)：242
19 于　群，等. 中华放射学杂志，2004，38(12)：1243
20 杨贵昌，等. 中国临床医学影像杂志，2004，15(10)：552
21 钱银锋，等. 实用放射学杂志，2005，21(4)：361
22 白雪原，等. 内蒙古医学杂志，2005，37(6)：505
23 李又成，等. 中华放射学杂志，2005，39(7)：687
24 梁长虎，等. 实用放射学杂志，2005，21(3)：228
25 闻红斌，等. 中国临床神经科学，2004，12(4)：337
26 郝　晶，等. 中华放射学杂志，2005，39(6)：619
27 张礼鹏，等. 中华放射学杂志，2005，39(9)：952
28 徐一峰，等. 中国神经精神疾病杂志，2005，31(2)：133
29 方继良，等. 中华放射学杂志，2004，38(12)：1281
30 赵静霞，等. 中国实用内科杂志，2005，25(2)：161
31 杜　彬，等. 中华放射学杂志，2005，39(1)：39
32 陈康宁，等. 第三军医大学学报，2004，26(21)：1981
33 余　翔，等. 医学临床研究，2005，22(8)：1178
34 方　明，等. 中国临床神经科学，2004，12(4)：365
35 郭燕军，等. 中华神经科杂志，2005，38(4)：250
36 陶洪群，等. 中华医院感染学杂志，2005，15(7)：735
37 张伟忠，等. 河北医药，2005，27(6)：407
38 李　莉，等. 宁夏医学杂志，2005，27(8)：530
39 毛元英，等. 四川医学，2005，26(7)：765
40 郑　梅，等. 北京大学学报(医学版)，2005，37(4)：406
41 张文华，等. 中华老年医学杂志，2005，24(3)：209
42 孙林光，等. 中山大学学报(医学科学版)，2005，26(2)：129
43 许勇峰，等. 临床神经病学杂志，2005，18(3)：196
44 徐　运，等. 临床神经病学杂志，2004，17(5)：339
45 沙云菲，等. 复旦学报(医学版)，2005，32(1)：108

46 曹　林,等.中山大学学报(医学科学版),2005,26(1):4
47 尹晓娟,等.中华检验医学杂志,2004,27(11):789
48 高庆春,等.中华医学杂志,2005,85(22):1542
49 姚晓黎,等.中山大学学报(医学科学版),2004,25(6):516
50 季凤清,等.首都医科大学学报,2005,26(1):55
51 程希平,等.神经科学通报,2005,21(1):77
52 段俊杰,等.第四军医大学学报,2005,26(10):869
53 张玉虎,等.中华神经科杂志,2005,38(1):34
54 李春岩,等.中华神经科杂志,2004,37(5):431
55 洪小平,等.华中科技大学学报(医学版),2005,34(3):257
56 胡治平,等.临床神经病学杂志,2004,17(2):95
57 蒋　平,等.第二军医大学学报,2005,26(6):687
58 王　蓉,等.中国神经免疫学和神经病学杂志,2005,12(1):26
59 周海燕,等.中华神经科杂志,2005,38(1):42
60 曹学兵,等.中国神经免疫学和神经病学杂志,2005,12(1):21
61 宋书娟,等.北京大学学报(医学版),2005,37(1):48
62 段广军,等.临床神经电生理学杂志,2005,14(3):153

十、症状、体征、综合征

郭俊唐等[1]应用大鼠上矢状窦旁硬脑膜刺激模型、免疫组化染色及双标染色观察中脑导水管周围灰质(PAG)内 c-Fos 表达及其与 5-羟色胺(5-HT)的共存。发现 PAG 神经元在偏头痛模型中兴奋,PAG 内 5-HT 阳性细胞部分兴奋,可能还存在其他类型神经元的兴奋。李海荣等[2]采用单链构象多态性(SSCP)方法对 2 个家族性偏瘫型偏头痛(FHM)家族 10 名病人、12 名无症状亲属和 53 名无 FHM 家族史的有先兆偏头痛病人及 10 名健康者的外周血标本进行检测,结果为在 FHM 家族中未发现有钙离子通道基因 CACNAIA 的 T666M、R583Q、D715E 位点突变。罗盛等[3]将内镜活检幽门螺杆菌(*H. pylori*)阳性偏头痛病人分为三联(奥美拉唑、阿莫西林和甲硝唑)疗法组和对照组(不使用任何药物),随访 1 年,前者头痛再次复发时间(128.67±10.56)d,对照组为(69.00±8.23)d,两组具有显著差异。方燕南等[4]将 101 例偏头痛病人随机分为氟桂利嗪合用托吡酯组、氟桂利嗪组、托吡酯组,疗程 2 个月,发现氟桂利嗪、氟桂利嗪合用托吡酯对偏头痛发作的程度、频率及持续时间均有较好的治疗作用,单用托吡酯不能减少偏头痛发作持续时间。黄志等[5]、陈秋月[6]分别应用托吡酯治疗和预防成人及儿童偏头痛,取得较好疗效,且托吡酯的治疗效果优于尼莫地平。颜祖良[7]应用尼莫地平联合氟西汀治疗偏头痛 78 例,总有效率 94.9%,优于单用尼莫地平组。杨谦等[8]应用双氢麦角碱/咖啡因(洛斯宝,Vasobral)治疗偏头痛 56 例,发现能有效减轻偏头痛的临床症状,其疗效随服药时间的延长而明显增强。杨继群[9]应用多塞平(多虑平)合并布洛芬(芬必得)治疗偏头痛 38 例,病人在发作频度、头痛指数及发作持续时间等方面明显优于单用布洛芬组。杨晓苏等[10]在 186 例慢性非器质性头痛病人中发现抑郁障碍、焦虑障碍的发生率分别为 58.6%和 63.4%,还发现年龄与焦虑障碍发生率呈负相关,与抑郁障碍发生率无关。张文华等[11]报道伴偏头痛的短暂性全面遗忘症(TGA)1 例。古联[12]报道 TGA 2 例。金增强等[13]应用免疫组化法观察 6 例原发性三叉神经痛(TN)病人,发现 hNav1.8 通道蛋白在 TN 病人痛支神经有髓纤维脱髓鞘处的异常表达可能与 TN 的发病有关。周琪等[14]采用慢性压迫损伤大鼠眶下神经建立三叉神经痛动物模型,手术组动物在行为学、病理学、电镜下超微结构等方面改变较对照组有显著差异。孙文阁等[15]应用三维飞行时间扰相梯度回波(3D TOF-SPGR)和三维快速高级自旋回波(3D FASE)两种序列扫描 40 例面肌痉挛及三叉神经痛病人的脑池段面神经和三叉神经,发现 3D TOF-SPGR 显示神经与邻近血管毗邻关系优于 3D FASE。董克辛等[16]采用改良 Mullan 方法治疗 6 例原发性三叉神经痛病人,总有效率 83.3%。李彩英等[17]采用 CT 引导经皮穿刺卵圆孔注射多柔比星阻滞治疗三叉神经痛 63 例,疼痛即刻完全缓解率 96.8%,6、12 个月有效率为 84.1%和 79.4%。付廷刚等[18]对 71 例三叉神经痛并神经源性高血压病人经乙状窦后入路显微镜下探查三叉神经根部及腹外侧延髓(VLM)的Ⅸ、Ⅹ颅神经入脑干区(REZ),同时进行微血管减压(MVD)、神经血管梳理、肿瘤切除、三叉神经感觉根部分切除等,结果发现主要病因为责任血管压迫神经根和左侧 VLM 和 REZ,疼痛长期刺激和情绪紧张为其另一病因,MVD 是治疗原发性三叉神经痛并神经源性高血压的有效方法。张荣明等[19]对 28 只家兔切除右侧面神经制作面瘫模型,3 个月后行腓肠神经移植合并应用碱性成纤维细胞生长因子(bFGF)和腓肠肌、腓肠神经联合移植合并应用 bFGF。结果显示,两组神经、肌肉恢复无差异。赵燕玲等[20]采用王正敏 House-Backmann(H-B)改良面瘫主观评价体系对 40 例周围性面瘫病人进行主观评价,结果为王正敏改良 H-B 法信度系数为 0.92,从统计学角度认为测量标准甚佳。王冰等[21]对偏侧面肌痉挛病人进行脑干三维飞行时间 MR 血管成像(3D-TOF MRA)检查,采用 Hosoya 及改良 Hosoya 评分对轴面、冠状面原始图像中面神经根部的血管压迫进行量化评分,结果提示 Hosoya 评分适用于评价面肌痉挛病人面神经出脑干处椎动脉和基底动脉压迫脑干情况，对小血管压迫有一定局限性，改良 Hosoya 评分较适用于小脑前下动脉、小脑后动脉等对面神经根部的骑跨压迫。张宏兵等[22]采用 MRI 立体定向选择性热凝毁损苍白球、杏仁核、扣带回、内囊前肢治疗抽动-秽语综合征(TS)，取得较好疗效。张晓华等[23]在应用单侧苍白球切开术(PVP)治疗 TS 病人过程中，术中采用微电极技术记录 TS 病人 GPi 电信号。崔永华等[24]* 报道了 31 例难治性 TS 病因、病理、治疗的临床特征。王维平等[25]在 12 例 POEMS 病中发现相关性肾病发生率为 25%，主要为蛋白尿、血尿、肾功能损害，病理呈现早期为膜增生性肾小球肾炎样病变，微血管病变和系膜溶解性病变；晚期病变发生单侧或双侧肾脏缩小及非炎性纤维化动脉炎。文英玉等[26]报道 1 例伴发突发性耳聋、高尿酸血症的 POEMS 病病人，认为 M 蛋白、血管内皮生长因子(VEGF)与耳神经的脱髓鞘作用有关。方玲等[27]采用 PCR-SSCP 技术对来源于 21 个家系的 23 例结节性硬化(TSC)病人、22 名病人父母及 60 名健康者进行 TSC1 基因编码外显子全长基因突变和多态性检测，共检出 10 种异常的 SSCP 带型，DNA 测序证实为 4 种突变和 6 种多态，未发现基因突变热区，且 TSC1 基因突变多见于散发型病人，提示中西方 TSC1 基因突变存在差异。孙新芬等[28]回顾分析了 67 例 TSC 病人，发现常受累的器官为皮肤、脑及肾脏，神经系统损害多见，头颅 CT 阳性率为 94.3%，最早和最常见皮肤损害是色素减退斑，其次是面部血管纤维瘤和鲨革样皮疹。谢永标等[29]对 85 例原发性失眠和 54 名非失眠对照者提取外周血基因组 DNA，进行 PCR 扩增，分析相应的基因型，并比较焦虑和抑郁评分有无差异，以探讨原发性失眠与 5-羟色胺转运体(5-HTT)基因遗传多态性的关系。结果为两组 5-HTT 基因的两个功能位点——5-HTTLPR 和 5-HTTVNTR 的基因型、等位基因频率及不同基因型频率的两两比较均无显著性差异。两种基因遗传多态性与原发性失眠的关系尚需进一步探讨。蒋晓江等[30]采用脑电超慢涨落技术检测内因性失眠病人中枢抑制源 GABA 震荡脑电涨落变化，发现内因性失眠症病人 GABA 降低，Glu 明显升高。钟旭等[31]通过前后采集心电图及桡动脉连续血压波形，研究整夜完全睡眠剥夺对人心血管自主神经活动的影响，发现整夜完全睡眠剥夺可导致健康青年男性心血管交感神经调制增加及副交感神经调制降低。冯国双等[32]对某医学院学生的睡眠质量状况进行调查并对其影响因素进行分析，19.2%的医学生睡眠质量较差，男女间差异无统计学意义，年级间差异有统计学意义，睡眠质量与焦虑、抑郁的相关性均具有统计学意义，睡眠质量的影响因素主要有：担心睡眠、作息不规律、考试因素、应激性事件、同学关系、自评健康状况、宿舍环境、睡觉迟等。李志彬[33]在 159 例长期失眠(睡眠障碍持续超过 1 个月)的老人中发现长期失眠主要继发于躯体障碍者占 47.8%，主要因精神疾病导致者占 23.9%，与酒类或药物使用、滥用有关者占 10.1%，持续性心因性睡眠障碍占 8.8%，环境改变导致者 5.7%，其他因素影响者占 3.8%，大多数为两种或两种以上因素共同影响导致。刘华等[34]予无器质性病变中老年失眠症病人服用酸枣仁合剂后发现，夜间睡眠Ⅰ、Ⅱ期减少，Ⅲ、Ⅳ期增加，慢波睡眠的连续性好、周期性显著。罗本燕等[35]对 95 例深昏迷病人进行短潜伏期体感诱发电位(SLSEP)检测，发现脑皮质电位 N20-P25 均消失(100%)，脑皮质下电位 N18 消失者占 86.4%，提示在脑功能判断中，N18 特异性较高，N20-P25 敏感性较高，二者均消失高度提示脑功能预后不良。盛慧球等[36]对 22 例临床可疑的脑死亡病人进行呼吸暂停试验，发现呼吸暂停试验为判定脑死亡的关键步骤之一，停机后 MAP、HR 尽管逐渐下降，但不发生低氧血症，从而排除了有可能因人工过度通气使 $PaCO_2<40$ mmHg，而致原本尚存的微弱自主呼吸被抑制而完全停止的假象。于兰等[37]在 420 名离退休老人中发现轻度认知功能损害(MCI)发生率为 8.6%，随年龄增长有升高趋势。张钰聪等[38]* 对基线认知功能正常的老人为纵向研究对象，进行大样本流行病学研究，发现随着收缩压及舒张压的水平增高，认知得分下降幅度增大，4 年后得分明显下降的比例增高。其中女性、高龄、居住农村地区、文盲的老年人认知功能下降的比例增大。杜志宏等[39]报道闭眼失用症 1 例，病人，女，40 岁，农民，表现为左侧肢体不能活动伴言语不清，令其作闭眼动作时，仅能闭合右眼，但自发闭眼好，睡眠时能闭双眼，无 Bell 现象，住院 27 d 单纯闭左眼动作仍不能完成。陆雪松等[40]报道脑卒中后偏侧忽视并视觉整体及面孔失认 1 例，病人女，49 岁，因脑出血术后左侧肢体无力 2 个月入院，神经心理学检查：忽视症检查、视觉整体与局部认知功能检查、面容和物体失认检查存在偏侧忽视与视觉整体及面孔失认，整体面孔识别与性别和表情的加工分离。孟超等[41]用画钟测验(CDT)检测认知功能损害病人 71 例，采用三分制法、Watson 法、Sunderland 法和 CDIS 法，发现 CDT 具有很好的重测信度和诊断效度，可用于痴呆的临床和流行病学调查，而对于 MCI 和正常人群的识别能力有限。吕首旭[42]报道 1 例表现为第二种方言丧失的汉语失语症病人，男，67 岁，22 岁前在广东生活，后到东北工作至发病，到东北后学习使用东北方言，突发右侧大面积脑梗死后出现对北方方言不理

解且不会使用，只能理解并使用粤方言，随访1年无改善。贺燕等[43]采用简易智能量表(MMSE)和临床记忆量表(CMS)检查 Binswanger 症(BD)、脑白质疏松症(LA)及 LA 合并脑梗死的病人，发现 LA 大多有轻度认知功能障碍，而 BD 和 LA 合并脑梗死多为中度认知功能障碍和痴呆。张玉梅等[44]在 325 例脑梗死病人中，应用西部失语成套测验进行失语症分类、波士顿诊断性失语严重程度分级标准进行失语症严重程度分级，并进行 CT、MRI 检查，发现多数以汉语为母语的失语症类型与病变部位之间的关系符合经典的失语症模式，非语言中枢病变也可引起失语，病变部位位于语言中枢的失语症病人失语程度严重。林燕等[45]报道 10 例偏侧空间忽视症，病人均为大脑右半球病变，偏侧空间忽视症均发生在左侧视野；左半球病变病人未发现有偏侧空间忽视症，主要表现为字词的朗读障碍明显和构图障碍。刘海波等[46]对左侧基底节区梗死病人应用 SPECT 显像观察局部脑血流量(rCBF)变化，发现伴有失语者左侧基底节区低灌注区范围比头颅 CT 所见大，语言中枢外侧裂周围额下回、颞上回尚存在低灌注区，不伴失语者只有左侧基底节区低灌注，额、颞区无明显改变。丁玲等[47]报道 9 例 Isaacs 综合征，主要表现为自发性连续性肌肉颤搐，睡眠时不消失，肌电图发现持续的自发运动电位发放。卡马西平或苯妥英钠控制症状较好。吴喜娟等[48]报道辛伐他汀致不宁腿综合征 1 例。巫冰[49]报道男性家族性痴呆伴不宁腿综合征 2 例，符合常染色体显性遗传特征。张玉虎等[50]对 5 例 Hallervorden-Spatz 综合征(HSS)病人、3 名家系成员及 51 名正常人应用 PCR、DNA 直接测序、PCR 产物限制性内切酶酶切和 PCR-SSCP 技术，检测出泛酸激酶 2(PANK2)基因一个新的复合杂和突变，同时检测出 3 个单核苷酸多态，其中，38t>a，IVS1+42c>a 为首次报道。姚键等[51]分析 35 例延髓背外侧综合征病人临床与影像学改变主要表现为眩晕或头晕、软腭麻痹、咽反射消失、恶心、呕吐、交叉性感觉障碍等，且有锥体束受累体征。张智斌等[52]报道误诊为格林-巴利综合征的 Churg-Strauss 综合征 1 例，病人男，63 岁，双下肢麻木 1 个月，发热 20 d，病情进展迅速，按格林-巴利综合征、周围神经炎治疗无好转，脑脊液常规、生化、病原学检查正常；神经活检示轴索性神经病、小血管炎；肌肉活检示轻度神经源性改变，伴间质性改变。赵志鸿等[53]报道双侧眶尖综合征 1 例，表现为视力下降、复视 6 d，有慢性鼻窦炎病史，MRI 示额窦、各组筛窦、蝶窦及双侧上颌窦内见大量稍长 T1 长 T2 信号灶，双侧上颌窦腔尤其明显。行双上颌窦穿刺冲洗引流，地塞米松减轻水肿，抗感染治疗后好转。蒯凡等[54]报道 3 例 Satoyoshi 综合征，主要表现有：痛性肌痉挛、全身脱毛、腹泻或频繁排便、内分泌紊乱、骨骼改变和生长迟缓继发于肌痉挛。张为西等[55]报道 1 例继发于维生素 B_1 缺乏的亚急性坏死性脑脊髓综合征(Leigh 综合征)。

(侯晓军)

参 考 文 献

1 郭俊唐，等. 中华神经科杂志，2004，37(6)：504
2 李海荣，等. 脑与神经疾病杂志，2005，13(4)：250
3 罗 盛，等. 中国神经精神疾病杂志，2004，30(5)：397
4 方燕南，等. 中国神经精神疾病杂志，2005，31(4)：292
5 黄 志，等. 重庆医学，2005，34(5)：706
6 陈秋月. 浙江医学，2004，26(12)：935
7 颜祖良. 浙江医学，2005，27(8)：624
8 杨 谦，等. 第四军医大学学报，2005，26(14)：1300
9 杨继群. 云南医药，2005，26(2)：123
10 杨晓苏，等. 中华内科杂志，2004，43(12)：939
11 张文华，等. 新医学，2005，36(6)：322
12 古 联. 广西医学，2004，26(9)：1376
13 金增强，等. 第二军医大学学报，2005，26(4)：429
14 周 瑛，等. 山东医药，2005，45(3)：21
15 孙文阁，等. 中华放射学杂志，2004，38(12)：1248
16 董克辛，等. 立体定向和功能性神经外科杂志，2004，17(6)：369
17 李彩英，等. 中华放射学杂志，2005，39(3)：298
18 付廷刚，等. 山东医药，2005，45(15)：26
19 张荣明，等. 中国医科大学学报，34(3)：214
20 赵燕玲，等. 北京医学，2005，27(1)：61
21 王 冰，等. 中华放射学杂志，2005，39(10)：1037
22 张宏兵，等. 中国临床神经科学，2005，13(3)：300
23 张晓华，等. 中华外科杂志，2005，43(9)：608
24* 崔永华，等. 上海精神医学，2005，17(1)：13
25 王维平，等. 中国实用内科杂志，2005，25(10)：926
26 文英玉，等. 吉林医学，2005，26(4)：437
27 方 玲，等. 中华神经科杂志，2005，38(2)：108
28 孙新芬，等. 临床皮肤科杂志，2005，34(2)：78
29 谢永标，等. 中国神经精神疾病杂志，2005，31(2)：96
30 蒋晓江，等. 中国临床神经科学，2005，13(3)：236
31 钟 旭，等. 中华内科杂志，2005，44(8)：577
32 冯国双，等. 中华流行病学杂志，2005，26(5)：328
33 李志彬. 广西医学. 2004，26(10)：1518
34 刘 华，等. 宁夏医学杂志，2004，26(11)：703
35 罗本燕，等. 中华神经科杂志，2005，38(8)：488
36 盛慧球，等. 中国急救医学，2005，25(6)：402
37 于 兰，等. 临床精神医学杂志，2004，14(6)：338
38* 张钰聪，等. 中华流行病学杂志，2004，25(10)：833
39 杜志宏，等. 广东医学，2005，26(7)：888
40 陆雪松，等. 中华医学杂志，2005，85(21)：1509

41 孟 超,等.中国神经精神疾病杂志,2004,30(6):452
42 吕首旭.中风与神经疾病杂志,2005,22(4):372
43 贺 燕,等.临床神经病学杂志,2004,17(5):324
44 张玉梅,等.首都医科大学学报,2005,26(4):422
45 林 燕,等.中华神经科杂志,2005,38(8):519
46 刘海波,等.中华核医学杂志,2004,24(5):290
47 丁 玲,等.脑与神经疾病杂志,2005,13(3):175
48 吴喜娟,等.临床神经病学杂志,2004,17(5):361
49 巫 冰.中国临床神经科学,2005,13(1):16
50 张玉虎,等.中华医学遗传学杂志,2005,22(2):189
51 姚 键,等.新医学,2005,36(5):274
52 张智斌,等.中风与神经疾病杂志,2004,21(5):465
53 赵志鸿,等.中华神经科杂志,2005,38(8):502
54 蓢 凡,等.中华神经科杂志,2004,37(6):581
55 张为西,等.临床神经病学杂志,2005,18(3):232

十一、其他

陈安强等[1]回顾分析了12例脑血管造影证实的双例大脑中动脉闭塞的临床资料。认为双侧闭塞病变大脑中动脉血管数无差异,血管闭塞性病变程度右侧重于左侧,而临床表现左侧半球明显。孙欣等[2]回顾分析了43例中青年脑血管病的危险因素,结果提示,中青年脑血管疾病发病病因及危险因素比老年人更广泛和复杂。除脑血管畸形、高血压、高血脂外,还与中青年人工作紧张、不良生活习惯、忽视亚健康状况有关。彭新贤等[3]分析了影响脑卒中就诊时间的相关因素,6 h以内就诊的病人占52.3%,脑出血病人就诊要早于脑梗死者,就诊延迟主要与不重视、对卒中知识不了解以及症状轻重、就诊方式有关。刘崎等[4]评价了三维增强磁共振血管造影(3D CE-MRA)对脑血管病的诊断价值。结果:①脑动脉狭窄或闭塞中与DSA的一致性为82.5%,17.5%的3D CE-MRA所示的动脉狭窄较DSA程度重。②对颅内动脉瘤的敏感性为96.1%,特异性为76.7%,准确性为91.7%。③在脑动静脉畸形上,3D CE-MRA结合MRI对异常血管团的定位及立体显示优于DSA,而在显示某些细节上不如DSA。刘俊艳等[5]比较了DWI与FLAIR对大脑中动脉梗死灶的显示情况。238例症状性大脑中动脉狭窄(MCAOD)病人的FLAIR结果为单发脑梗死57.6%,多发性脑梗死42.4%,内交界区梗死52.9%,半卵圆中心梗死22.7%,皮质小梗死13%,而84例MCAOD病人的DWI为多发性梗死73.8%,交界区梗死56%,半卵圆中心梗死22.7%,皮质小梗死22.6%,提示DWI对微小梗死明显优于FLAIR。姜卫剑等[6]对155例症状性颅内动脉狭窄病人(170处病变)进行了支架成形术,支架成功率92.4%,操作相关并发症发生率11.8%,30 d的卒中和病死率6.5%,30 d后的卒中和病死率为2%。造影随访44例,49条支架血管,再狭窄率16%。李轶等[7]用TCD随访了接受支架成形术的MCA狭窄病人22例,平均随访时间4.6个月,结果为术前TCD病变侧大脑中动脉(MCA)血流速度明显增高,频谱异常,其中ACA 14例、PCA 6例。术后当天及3～14个月后TCD显示病侧MCA流速均出现不同程度下降。李娜等[8]采用荧光偏振免疫法测定血浆同型半胱氨酸(Hcy)和PCR-RFLP技术进行基因分型,检查了脑动脉狭窄80例。结果为血浆Hcy与血管狭窄数目无关,677TT突变可引起血浆Hcy水平显著升高,与脑动脉狭窄密切相关。A1298C突变对血浆Hcy水平及脑动脉狭窄无显著影响。周莉华等[9]指出SPECT脑血流显像能灵敏反映局部脑血流量的变化,有助于早期诊断脑梗死,并评价疗效和估计预后。沈凤英等[10]探讨了不同血压水平对脑血管血流动力学指标(CVHI)的影响。回顾分析了2 987例卒中病人,结果提示收缩压和舒张压对CVHI均有显著影响,随着血压水平的增高,CVHI异常程度亦增加。提出理想的血压水平不应超过130/90 mmHg。王晓梅等[11]对40例急性脑血管疾病病人EEG检测,并根据3种不同分级标准(Lavizzri,Synek,Young标准)进行EEG分级分析。结果为3种不同标准的EEG分级与预后均有显著相关性,EEG级别越高,预后越差。其中Synek标准的分级能更好地反映急性脑血管疾病后脑功能损伤程度以及准确预测预后。王琳等[12]用Zung抑郁自评量表评定了144例脑卒中病人的抑郁状态,结果卒中后抑郁(PSD)的发生率高达40.3%,其中女性、50～59岁和年龄＞80岁的卒中病人是PSD易患人群,社会经济状态对PSD的发生无影响。张晓玲等[13]分析了522例脑卒中病人的失眠状况,结果为有失眠者302例,其中新发失眠134例。在卒中后新发失眠中18例(13.4%)为卒中后抑郁或焦虑所致,由卒中所致47例(35.1%),其他不明原因者69例(51.5%)。童晓欣等[14]利用多导睡眠图(PSG)对86例急性脑血管病病人进行分析,结果为研究组睡眠结构紊乱,表现为睡眠效率低、深睡期和快速眼动睡眠时间减少、浅睡时间延长,与正常对照比较,均有显著性差异。研究组中有58例(67.44%)诊断为阻塞性睡眠呼吸暂停综合征。睡眠呼吸障碍,尤其是阻塞性睡眠呼吸暂停与急性脑血管病的关系密切,既是其发病的独立危险因素,又是其结果。邓兵梅等[15]分析了532例急性脑卒中病人的内科并发症对急性卒中预后的影响,有并发症者出院时功能评分低于无并发症者,同时出院时和出院后6个月的日常生活能力差于无并发症者,残疾指数和病死率也高于无并发症者。农肖尧等[16]研究了420例急性脑中风病人早期(中风发生后2 d内)血糖水平对预后的影响,结果为血糖升高124例,其中脑出血59例、脑梗死55例、SAH10例。血糖偏低15例,其中脑出血2例、脑梗死7例、SAH 6例。而随着血糖水平的升高急性脑中风病人的预后差。温汉春等[17]回顾分析脑卒中合并获得性肺炎118例病人的临床资料和危险因素,经多因素分析提示发生获得性肺炎*OR*的大小依次是慢性阻塞性肺病、意识障碍、年龄＞60岁、卧床超过1周、吸烟、住院前存在肺炎、吞咽障碍和心衰,主要病原菌是以杆菌为主的条件致病菌,合并和不合并获得性肺炎的脑卒中病人死亡率分别为26.3%和9.2%。宋建良等[18]分析了年龄＞60岁的老年脑卒中病人601例,其中合并医院下呼吸道感染病人83例的临床及病原学特点,老年脑卒中医院下呼吸道感染的病死率比不合并院内下呼吸道感染的老年脑卒中组明显增加,金黄色葡萄球菌是最重要的致病菌,其次是肺炎克雷伯菌,医院下呼吸道感染与病情严重程度、住院时间、意识状态、吞咽障碍、吸引术、使用肾上腺皮质激素、预防性应用抗生素、合并糖尿病、出血破入脑室系统有密切关系。曲方等[19]分析了82例脑卒中病人临床及尸检资料,其中80例伴急、慢性肺部病理改变(97.6%),12例因肺部并发症死亡(14.6%)。脑卒中急性期并发的肺部病理改变主要是肺炎、肺水肿、肺出血和肺栓塞,其发生率与脑卒中的种类无关。在上述同一资料中[20]胃肠道出血24例(29.3%),其中2例伴有大量柏油样便,1例死于失血性休克。引起胃肠道出血的主要病理学基础是胃和近端小肠黏膜的糜烂和出血,其他出血原因还有胃溃疡、胃癌和食管-胃底静脉曲张,指出消化道出血不构成急性脑血管病的主要死因。他们[21]还同时还研究了胰腺的病理改变,结果为胰腺小动脉硬化12例,胰岛数目减少4例,胰腺炎性改变5例,间质小灶性出血2例。李伯成等[22]分析了脑卒中合并真菌性肺炎32例,提出高龄(年龄＞65岁),营养状况差,合并2种以上基础疾病者,昏迷、球麻痹或气管切开者,易并发真菌性肺炎。吴芳玲等[23]分析了急性脑卒中病人391例,合并院内肺部感染83例(21.23%)指出高龄、病情重、原有糖尿病、心脏病、肿瘤、免疫系统疾病及中风病史者,其肺部感染率明显升高,并发肺部感染的脑卒中病人病死率明显升高。苏雅茹等[24]分析了急性脑卒中发病1周和随访3个月的排尿情况及高危因素,结果为发病1周失禁病人占42.4%,排尿困难占7.6%.单因素分析表明高龄、血肿大、伴失语、额叶和丘脑病变、及病情严重的病人易发生尿失禁。多元回归分析表明失语、额叶和基底节病变是尿失禁发生的危险因素。3个月存活病人中尿失禁占25.6%,高龄、入院时病情严重,额叶病变病人尿失禁不易恢复。刘春岭等[25]回顾分析了3 059例脑卒中病人卒中发作的诱因,有明确诱因的为826例(27.0%),其中出血性卒中542例,缺血性脑卒中284例。诱因的频数依次为过度劳累、用力大小便、情绪紧张、饮酒过多、洗澡时间过长、饮食失调、过远行走、做家务过多、玩牌、心脏病等。脑卒中在冬季寒冷时较其他季节多发。吴升平等[26]随访干预了脑卒中人群2 244人,对照人群2 064人。对照队列易诱发脑卒中相关疾病:心脏病、脑缺血发作明显高于干预组。干预和对照组死亡人数分别为298人和359人,累积病死率为11.1%和13.0%,对照组高于干预组。李卫等[27]分析了脑血管病与气象因素间的关系,脑出血冬季高发,平均数在1月份,多发于低气温、高气压的气象条件。脑梗死及蛛网膜下隙出血均于秋季高发,平均角在10月份,多发于高温、高气压、低湿度的气象条件。刘方等[28]报道了低温是诱发北京市脑卒中发病的主要气象因素,当周平均温度低于8.5℃时,脑卒中的发病率开始高于基线发病率,并随着温度的降低而升高。低温对既往无脑卒中发病史的女性或年龄≥65岁者的影响更大,而高温对既往有脑卒中发病史的女性或年龄＜65岁者的影响更大。低温对不同类型脑卒中发病均有影响,高温仅对缺血性脑卒中发病有影响。陆应昶等[29]报道了江苏省脑卒中的地理分布特征为:脑卒中主要分布于南京、徐州和赣榆,呈现从西北向东南逐渐减低的趋势;而出血性脑卒中主要分布于苏南的南京、苏州、无锡、镇江和徐州等城区,以南京地区最为严重,呈现为南高北低的趋势。饮酒率和冠心病患病率为出血性卒中的危险因素,吸烟率、1998年人均GDP、超重率、肥胖率、糖尿病患病率是缺血性脑卒中的危险因素。李海欣等[30]随访研究脑卒中病人7年,随访189例中共死亡82例,其中因脑卒中(包括首发与复发)死亡58例,因心脏病死亡8例。病人1年生存率为79.9%,3年生存率为65.5%,7年生存率为57.5%。既往有高血压和脑卒中史,发病时脑损伤程度严重对于脑卒中病人的生存影响较大,发病前坚持锻炼,出院后坚持康复与治疗者预后好。郭广松等[31]经枕大池给大鼠注入自体动脉血诱发迟发性脑血管痉挛,8 d后行颈外动脉逆行插管造影,利用放大的DSA图像来衡量左侧大脑中动脉(MCA)的直径,并观察形态学的变化,结果提示血管内皮细胞萎缩、脱落及凋亡和平滑肌细胞空泡变性及纤维化引起的血管重塑是迟发性脑血管痉挛的重要特征。赵振伟等[32,33]在枕大池双注血蛛网膜下隙出血(SAH)后脑血管痉挛(CVS)模型上应用免疫组化法探讨ET-1在引起CVS中的作用。结果为SAH后CVS可引起血管内膜和中层超微结构发生明显的变性,而内皮素转化酶抑制剂-[D-Val[22]]大 ET-1(16-38)可明显抑制动脉壁内膜和中层超微结构的损伤,无论脑池还是静脉给药均能达到有效地预防和治疗 SAH 后 CVS。洪涛等[34]应用上述模型证明无论是脑血管痉挛后还是预先枕大池注入缝隙连接抑制剂庚醇(heptanol)均能有效抑制兔蛛网膜下隙出血后急性和慢性脑血管痉挛。任传成等[35]报道了预先静脉给予神经节苷脂以及脑血管痉挛后给予神经节苷脂均对脑血管痉挛有预防和治疗作用,局部脑血流回升至注血前水平,微血管数目、面积和平均面积给药组明显增多,以预防组作用更明显,同时与尼莫的平对比 GM1 的治疗作用比尼莫的平还强。赵江明等[36]动态观察了 30 例 SAH 病人发病后 3、6、9、12 d 4 个时段的血浆脑利钠肽(BNP)和血钠的水平。结果 SAH 病人血浆 BNP 水平明显高于对照组,无 CVS 组及无症状 CVS 病人血浆水平在 SAH 后 4 个时段中逐渐下降,而有症状 CVS 病人第 3 时段血浆 BNP 水平明显高于第 1 时段,第 2～4 时段血钠与血 BNP 水平呈显著负相关。提示 BNP 可能参与了 CVS 及低钠血症的发病机制。刘玉梅等[37]用 ELISA 法测定髓鞘碱性蛋白(MBP)含量,用放免法测定神经元特异性烯醇化酶(NSE)水平,检测新生儿缺氧缺血性脑病(HIE)患儿 32 例。与对照组比较,HIE 患儿急性期各组血清中 NSE 水平明显增高,恢复期各组水平明显下降。重度组急性期 MBP 水平明显增高,恢复期其水平明显下降。徐运军等[38]报道了 20 例足月的 HIE 患儿常规 MRI 的表现,结果与对照组的平均弥散度在各个感兴趣区均无显著性差异,而分数各向异性(FA)和相对各向异性值(RA)各感兴趣区则有明显下降,提示 FA 和 RA 是 HIE 患儿白质损伤或功能障碍的敏感指标。王晓明等[39]分析了 36 例 HIE 患儿的头颅 MRI-DWI 表现,结果为缺血缺氧所致的脑损害在 DWI 表现为弥漫性损害:区域性皮质及皮质下、深部白质较广泛的高信号 19.4%。局灶性损害:沿侧脑室壁和三角部白质的高信号 27.8%,额叶深部白质点状高信号 5.6%。但出血性改变在 T_1WI 上为高信号,而 DWI 上则表现为无信号。陈旭艳等[40]评价了 50 例 HIE 患儿 EEG 与临床后遗症的关系,结果为 EEG 总异常率为 62%,轻度者其临床后遗症发生率为 4%,EEG 中、重度异常者其发生率则为 38%。提示 EEG 异常率与 HIE 临床病情轻重程度呈正相关。庞英等[41]应用多模式诱发电位评估了 44 例心肺复苏后昏迷病人的脑功能损伤程度和预测预后的作用。结果为显示单模式和多模式各分级标准与预后均有显著相关性,级别越高,预后越差。体感诱发电位准确性(Judson 标准为 84.1%)高于脑干听觉诱发电位(Hall 标准为 79.5%),多模式诱发电位预测准确性(Cant 标准为 88.4%)高于单模式诱发电位。冼珊等[42]检测了 HIE 患儿的脑干听觉诱发电位(BAEP)46 例,结果为异常 38 例,随访 6 个月,除 2 例自动出院、1 例死亡外,经综合治疗后复查,还有 8 例异常。因此,BAEP 是监测 HIE 脑干功能的敏感指标。唐红平等[43]用放免法动态监测了 26 例 HIE 患儿血浆内皮素(ET)和降钙素基因相关肽(CGRP)的水平。结果为 ET、CGRP 水平出生第 1 天显著高于对照组,治疗后 7 d 明显下降,病情越重,血浆 ET、CGRP 越高。王晓明等[44]在新生猪的缺氧缺血性脑损伤模型上评价了氢质子波谱的应用价值,结果为海马区的 Lac/Cr 在 72 h 内呈持续高值,基底节区的 Lac/Cr 在 48 h 内呈持续高值。提示缺氧缺血早期神经细胞存在一个急性能量消耗过程,Lac/Cr 反映病变的程度比较准确。邵国等[45]检测了小鼠海马组织中 HIF-1α 在急性重复缺氧条件下的变化,结果为 HIF-1α 蛋白质含量及 HIF-1 DNA 结合活性在小鼠缺氧 0 次、1 次、4 次中依次增加。提示 HIF-1α 可能参与缺氧预适应小鼠脑保护。冯雪等[46]报道了新生鼠缺氧缺血性脑损伤(HIBD)后 6 h 大脑皮质、海马区脑组织中单核细胞趋化蛋白 1(MCP-1)表达至高峰,显著高于对照组,12 h 仍高于对照组,24～72 h 降至接近对照组水平。张涛等[47]同时报道了 HIBD 后 6 h 巨噬细胞炎性蛋白 1-α(MIP-1α)mRNA 表达至高峰,为对照组的 10 倍,12 和 24 h 仍有增高,72 h 降至对照水平。推测 MCP-1 和 MIP-1α 参与了缺氧缺血性脑损伤的过程。张艳桥等[48]在原代培养胎鼠皮质神经细胞和线栓法建立大鼠局灶性短暂性脑缺血再灌注损伤模型上观察了过氧化物酶体增殖物激活受体 γ(PPAR-γ)的变化,缺氧后 PPAR-γ 的结合活性明显增加,而 PPAR-γ 拮抗剂 GW9662 能明显增加缺氧后神经细胞的生存率,提示 PPAR-γ 参与了缺氧缺血后神经细胞死亡的病理过程。贺影忠等[49]观察了未成熟大鼠慢性缺氧缺血性脑损伤胶质细胞凋亡及髓鞘相关蛋白(MBP 和 PLP)的变化,结果为损伤后 1 周内深部白质凋亡细胞显著增加,且以少突胶质细胞为主。髓鞘相关蛋白 mRNA 的表达在损伤后较对照组减少。提示缺氧缺血性脑损伤可能以脑白质少突胶质细胞损伤为主。程英等[50]在新生猪的缺氧缺血性脑病(HIE)模型上观察了 HSP70 的表达,结果为缺氧缺血后 3 h 出现 HSP70 阳性细胞,6 h 达高峰。而且 HIE 病灶中心区和周边区 HSP70 阳性细胞表达有差异,提示 HIE 早期病灶周边有可逆性脑组织存在。温恩懿等[51]采用免疫组化法研究新生大鼠缺氧缺血性脑损伤(HIBD)时环氧合酶 2(COX-2)的表达变化,结果 HIBD 后 2 h COX-2 即明显增高,6～24 h 达高峰,并维持表达至 7 d,新生鼠

HIBD脑皮层的COX-2表达增加,可能参与HIBD后的神经毒性损伤。李禄全等[52]在新生鼠缺氧缺血性脑病模型上脑内给予鼠骨髓间充质干细胞(MSCs),4周后进行免疫组化检测发现MSCs颅内移植后主要分布在患侧大脑,并且移植后28 d可分化为神经干细胞、成熟神经元和星型胶质细胞。董伟等[53]在兔脑缺血模型上观察了脑组织微血管P-选择素表达的变化,结果为缺血后1 h P-选择开始表达,1 h、3 h及6 h逐渐升高,并持续到24 h。初桂兰等[54]报道了新生鼠HIBD后24 h脑病变侧皮质的半胱氨酸天冬氨酸酶-1(caspase-1)mRNA表达水平开始增加,6 d达高峰,14 d表达下降,但仍高于对照组。其变化规律与光镜观察到的脑损伤进展时间完全吻合。李玉红等[55]观察了不同途径给予胰岛素样生长因子(IGF-1)对新生大鼠HIBD的影响,结果为静脉注射和鼻腔滴入IGF-1均能降低HIBD脑组织中的半胱天相得益彰,酶3表达、神经细胞总数增加,变性坏死神经细胞数减少。提示IGF-1可能对HIBD有保护作用。穆志红等[56]应用夹闭妊娠大鼠子宫血管制成围产期急性缺氧缺血性脑损伤模型上,给予托吡酯(妥泰)口服治疗,结果为托吡酯治疗组急性HIBD的新生鼠运动能力、学习记忆能力明显好于对照组,且随着给药次数的增多呈现好转趋势,提示托吡酯可能具有改善围产期HIBD大鼠生后的神经功能。李玉梅等[57]在上述HIBD模型上,比较了银杏叶(XGD)、神经生长因子(NGF)、高压氧(HBO)对新生大鼠HIBD的保护作用,结果为治疗组中除NGF不能减轻脑水肿外,其他均能明显降低一氧化氮的含量,减少神经细胞凋亡、减轻脑水肿等,对HIBD有治疗作用。

(陶　沂)

参 考 文 献

1 陈安强,等.中国神经精神疾病杂志,2005,31(4):293
2 孙　欣,等.广东医学,2005,26(8):1162
3 彭新贤,等.中风与神经疾病杂志,2004,21(5):421
4 刘　崎,等.第二军医大学学报,2005,26(7):724
5 刘俊艳,等.脑与神经疾病杂志,2004,12(6):401
6 姜卫剑,等.中华神经外科杂志,2005,21(2):75
7 李　轶,等.中国临床医学影像杂志,2005,16(6):305
8 李　娜,等.中风与神经疾病杂志,2005,22(3):209
9 周莉华,等.中国临床神经科学,2005,13(3):333
10 沈凤英,等.中国慢性病预防与控制,2005,13(4):174
11 王晓梅,等.中国危重病急救医学,2005,17(5):282
12 王　琳,等.重庆医学,2005,34(2):246
13 张晓玲,等.中华神经科学杂志,2005,38(5):324
14 童晓欣,等.中国综合临床,2005,21(6):497
15 邓兵梅,等.中风与神经疾病杂志,2005,22(1):59
16 农肖尧,等.广西医学,2005,27(3):349
17 温汉春,等.中风与神经疾病杂志,2004,21(5):437
18 宋建良,等.中华医院感染学杂志,2004,14(10):1105
19 曲　方,等.中国神经精神疾病杂志,2004,30(5):391
20 曲　方,等.中国综合临床,2004,20(11):990
21 曲　方,等.中国实用内科杂志,2005,25(10):936
22 李柏成,等.中国实用内科杂志,2005,25(6):551
23 吴芳玲,等.中国实用内科杂志,2005,25(7):619
24 苏雅茹,等.中风与神经疾病杂志,2004,21(6):518
25 刘春岭,等.中国神经精神疾病杂志,2005,31(1):4
26 吴升平,等.中国慢性病预防与控制,2004,12(6):253
27 李　卫,等.临床神经病学杂志,2005,18(4):254
28 刘　方,等.中华流行病学杂志,2004,25(11):962
29 陆应昶,等.中国慢性病预防与控制,2005,13(3):103
30 李海欣,等.中华流行病学杂志,2005,26(9):716
31 郭广松,等.武汉大学学报(医学版),2005,26(1):89
32 赵振伟,等.第四军医大学学报,2004,25(24):2273
33 赵振伟,等.第四军医大学学报,2005,26(2):129
34 洪　涛,等.中华神经外科杂志,2005,21(4):244
35 任传成,等.临床神经病学杂志,2004,17(6):435
36 赵江明,等.临床神经病学杂志,2005,18(2):109
37 刘玉梅,等.第四军医大学学报,2004,25(24):2284
38 徐运军,等.立体定向和功能性神经外科杂志,2005,18(3):158
39 王晓明,等.中华放射学杂志,2005,39(1):76
40 陈旭艳.临床神经电生理学杂志,2004,13(4):216
41 庞　英,等.中华神经科杂志,2005,38(8):491
42 冼　珊,等.临床神经电生理学杂志,2004,13(4):227
43 唐红平,等.医学临床研究,2004,21(10):1156
44 王晓明,等.中华放射学杂志,2005,39(5):544
45 邵　国,等.神经科学通报,2005,21(4):278
46 冯　雪,等.四川医学,2005,26(4):388
47 张　涛,等.四川大学学报(医学版),2005,36(2):240
48 张艳桥,等.中华医学杂志,2005,85(10):684
49 贺影忠,等.复旦学报(医学版),2005,32(5):536
50 程　英,等.广东医学,2004,25(10):1148
51 温恩懿,等.第三军医大学学报,2004,26(21):1947
52 李禄全,等.第三军医大学学报,2005,27(4):327
53 董　伟,等.中国临床医学影像杂志,2005,16(2):67
54 初桂兰,等.中国危重病急救医学,2005,17(3):183
55 李玉红,等.临床神经病学杂志,2005,18(4)285
56 穆志红,等.中风与神经疾病杂志,2005,22(1):67
57 李玉梅,等.中风与神经疾病杂志,2005,22(3):219

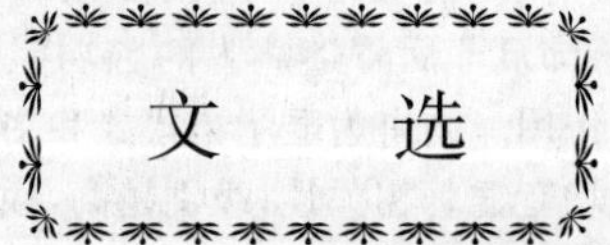

伴皮层下梗死和白质脑病的常染色体显性遗传性

脑动脉病的外周血管改变规律[中华神经科杂志，2005,38(1):7] 北京大学第一医院袁云等报道4例伴皮质下梗死和白质脑病的常染色体显性遗传性脑动脉病(CADASIL)病人的外周血管病理改变规律。4例病人来自不同的CADASIL家族，临床均表现为发作性头晕、轻度偏瘫和痴呆等。其中2例的外周小动脉血管大致正常，1例表现为血管中层萎缩，小动脉壁平滑肌细胞萎缩和脱失伴随血管内膜肥厚，个别血管周围少量炎细胞浸润，毛细血管基膜及小直径微小动脉外膜出现肥厚。另1例表现为血管中层增生性改变。不同直径小动脉中层平滑肌细胞肥大变圆和细胞数增多，伴大直径微小动脉的内膜增厚以及小直径微小动脉外膜增厚。静脉结构正常。电镜下颗粒嗜锇性物质主要出现在小动脉平滑肌细胞表面。偶尔累及毛细血管周细胞和小静脉平滑肌。作者认为，CADASIL主要累及小动脉壁中层平滑肌细胞，提示该病为小动脉肌病。不同病人外周微小动脉的病理改变存在不同的差别，其病理改变、临床表现和Notch 3基因突变之间的关系有待扩大样本后的进一步研究。

(王文昭)

聚乳酸纳米粒介导decoy片段调控大鼠脑微血管内皮细胞组织因子表达的体外研究[中华血液学杂志，2005,26(9):534] 武汉协和医院血液病研究所胡豫等对聚乳酸纳米粒包裹的核因子(NF)-κB诱骗(decoy)寡核苷酸片段对体外培养的大鼠脑微血管内皮细胞组织因子表达活性的调控功能进行了研究。以聚乳酸为材料，纳米沉积法制备载荧光标记NF-κB诱骗纳米粒混悬液，检测其物理表征、包封率和体外释放情况。共聚显微镜和流式细胞术观察和检测培养的脑微血管内皮细胞摄取诱骗纳米的效率和细胞内分布，运用RT-PCR及Western免疫印迹技术分别比较摄取纳米粒在脂多糖刺激下组织因子mRNA和P65表达的变化。共聚显微镜下观察到制备的载核苷酸纳米粒成球性好，形态规整，有较好的分散性，未出现粘连现象，制备的诱骗纳米粒平均粒径为162.1 nm，未分散指数为0.118，体外释放实验显示经28 d其总释放率达92.3%，流式细胞术检测到细胞对诱骗纳米粒摄取随浓度和作用时间的增加而增加，被摄取的decoy纳米位于细胞胞质内，逆转录-聚合酶链反应结果提示经纳米粒包裁的NF-κB诱骗具有生物活性，可以显著抑制脂多糖作用下脑微血管内皮细胞组织因子表达水平，Western blot结果显示核提取物中P65的表达显著降低。作者认为，聚乳酸纳米能将NF-κB诱骗寡核苷酸片段递送至细胞内，且能保持生物活性，该方法为脑血栓基因治疗提过了依据。

(夏 斌)

急性期升高血压对大鼠局灶性脑缺血损伤的影响[中华医学杂志，2005,85(26):1813] 北京宣武医院贾建平等探讨了急性期升高血压治疗对大鼠脑梗死体积和脑血流的影响。将健康成年雄性SD大鼠随即分为单纯缺血3、4、6 h组及缺血2、3、5 h升高血压1 h组，共6组。Kozuimi改良方法制备大鼠大脑中动脉梗死模型，血压升高采用微量泵泵入苯肾上腺素提高系统血压30%，用激光多普勒血流仪测量大鼠局灶性脑缺血各时相皮质缺血中心边缘区局部脑血流(rCBF)，并于各时间点取大鼠脑切片，红四氮唑染色后，计算机图像分析系统测量脑梗死体积。结果发现，单纯缺血组与升压治疗组梗死前各组间平均动脉压无显著差异，大脑中动脉梗死后血压波动不明显。缺血2、3、5 h升压组大鼠rCBF分别恢复至基础rCBF的(81.8±3.1)%、(56.0±2.1)%和(38.8±2.0)%，但随着缺血时间的延长，升压对rCBF恢复作用逐渐减弱。单纯缺血3、4 h组大鼠梗死体积分别为(67±17) mm^3、(117±26) mm^3，升压3 h、4 h组大鼠梗死体积分别为(14±7) mm^3、(90±24) mm^3，与相应的单纯缺血组比较，脑梗死体积显著缩小($P<0.05$)。缺血6 h与升压6 h组比较，脑梗死体积的差异无统计学意义。作者认为改善缺血中心边缘区脑血流可能是急性期升压疗法治疗局灶性脑缺血损伤的主要机制之一。

(夏 斌)

腺病毒介导的低氧诱导因子-1α基因对大鼠缺血再灌注后脑梗死体积影响的初步观察[复旦学报(医学版)，2005,32(5):594] 重庆医大二院陶陶等探讨了腺病毒介导的低氧诱导因子-1α(HIF-1α)基因对大鼠缺血再灌注后脑梗死体积的影响。用美国John Hopkins癌病研究中心研制的腺病毒表达系统AdEasy System腺病毒载体的方法构建HIF-1α基因的重组腺病毒(Adv-HIF-1α)，略作改进的Longa线拴法建立大鼠大脑中动脉阻塞性脑缺血(MCAO)模型，将携带绿色荧光蛋白基因的重组腺病毒于MCAO后注射入缺血侧脑室，观察其在脑内的表达部位和持续时间。动物随机分为4组：假手术组、缺血再灌注组、Adv-HIF-1α组、腺病毒组，除假手术组外，其他3组均于MCAO后立即在缺血侧脑室分别注射磷酸盐缓冲液、Adv-HIF-1α基因和腺病毒，治疗72 h，取大脑，平均切成6片，用2,3,5-三苯基氯化四氮唑染色，观察Adv-HIF-1α对大鼠脑梗死体积的影响。结果发现，注射重组腺病毒后，绿色荧光蛋白在大鼠双侧侧脑室壁和脑室内的脉络丛及室管膜上皮细胞表达，其他部位未见明显荧光，动物于给药后24 h即可在脑室内观察到荧光，3 d达高峰，14 d仍可见较强表达，以后减弱，持续时间2周左右，21 d时未见到荧光。Adv-HIF-1α能明显缩小脑梗死体积，与缺血再灌注组和腺病毒组相比有显著性差异。作者认为，Adv-HIF-1α能显著缩小大鼠缺血再灌注的脑梗死体积，提示其具有治疗缺血性卒中的作用。

（夏　斌）

血小板反应蛋白-1基因多态性与脑卒中的相关性研究［中华医学杂志，2004，84(23)：1950］　中国医学科学院心血管病研究所刘晓宁等探讨了血小板反应蛋白-1(THBS-1)基因G1678A(Ala523Thr)多态性与中国汉族人群脑卒中易感性的关系。采用PCR和限制性片段内切酶的方法检测了来自于全国6个临床中心病例-对照的THBS-1基因G1678A多态性。疾病组为1 634例经头颅CT或磁共振检查证实的脑卒中病人(其中脑血栓731例，腔隙性脑梗死477例，脑出血426例)，对照组为1 171例经严格检查排除脑卒中且性别、年龄匹配的病人。结果发现，THBS-1基因G1678A多态性在对照组和脑血栓组人群中的分布差异有显著意义，脑血栓组的AA基因型频率(0.503)显著高于对照组(0.441，$P=0.008$)，G等位基因频率(0.299)显著低于对照组(0.339，$P=0.009$)。在腔隙性脑梗死组和脑出血组THBS-1基因G1678A多态性与对照组比较差异均无显著性意义($P>0.05$)。多元Logistic回归分析结果显示：在调整了其他危险因素后，具有AA基因型者脑血栓的相对危险度增加［相对危险度(OR)=1.4；95%可信区间(CI)1.083～1.693；$P=0.008$］。作者认为，THBS-1基因G1678A(Ala523Thr)多态性的AA基因型与汉族脑血栓的易感性有关，是影响脑卒中发病的遗传因素之一。

（夏　斌）

头部低温启始时间对大面积脑梗死预后的影响［中国危重病急救医学，2005，17(3)：180］　解放军第一五九医院李新立等观察和评价大面积脑梗死(LCI)病人头部低温启始时间对预后的影响。LCI病人92例，男7例，女25例，年龄44～66岁。大脑中动脉梗死48例，颈内动脉梗死32例，脑干梗死12例，梗死面积20～63cm^2，CT梗死体积30.0～157.5cm^2。共分为3组，A组31例为梗死后≤6 h头部低温者，B组31例是≤10 h头部低温者，C组30例是11～14 h治疗者。应用颅脑降温治疗仪，头盔内温度控制在(0±2)℃，治疗时间为5～7 d。结果为A、B两组生存者梗死灶体积明显缩小，C组缩小不明显；3组之间病死率以C组最高(26.7%)，A、B两组无差异(3.2%，6.5%)；A组治疗前高热者10例，全部生存；B组9例，死亡1例；C组8例，死亡6例。头部低温治疗的不同启始时间对LCI生存者的预后影响至关重要。提示头部低温治疗的不同启始时间对LCI生存者的预后影响至关重要。比较看，发病10 h内进行头部低温治疗均可达到满意效果。

（赵　瑛）

亚低温治疗大面积脑梗死的临床研究［中华神经科杂志，2005，38(4)：255］　天津环湖医院王晓玲等用32～34℃的亚低温治疗急性大面积脑梗死。降温方法是持续静脉滴注冬眠合剂(生理盐水500ml＋氯丙嗪100 mg＋异丙嗪100 mg)，采用水循环式控温毯，使直肠温度在4～12 h内降至35℃以下，并维持在32～34℃达20～49 h。复温采用每4～6 h复温1℃的方法，经过17～36 h恢复至常温。同时，对亚低温治疗病人行侧脑室穿刺置管，监测心电、血压、及颅内压，并分别于入院时、第2天和第4天测定血气、血糖、血乳酸及电解质。结果为亚低温组的神经功能缺损评分值和颅内压明显低于对照组，并发症两组间无差异。亚低温能纠正高血糖、高乳酸血症而起到脑保护作用。复温期的颅内压反跳是治疗中相对棘手的问题，建议复温不要过快。

述评　以上2篇论文结合其他作者的结果进一步证实了亚低温的脑保护作用，尤其针对于大面积脑梗死安全有效；同时提示，脑保护治疗同样存在治疗时间窗。

（赵　瑛）

缺血性卒中二级预防的药物依从性调查［中华内科杂志，2005，44(7)：506］　北京天坛医院吴敌等回顾调查了2002年10月至2003年4月间缺血性卒中病人412例使用抗血栓药物的依从性、变更原因及影响因素。其中3.7%的病人未给予抗血栓药，仅3例是因为药物不良反应；抗栓药物的依从性比例是35.1%，明显低于国外的调查(70.2%和84.0%)，其中医保或公费可促进病人对药物的依从性；抗血栓药物的变更原因包括病情好转停药、不了解服药时间和剂量、药物无效、未再购药、不愿意服药和不良反应；而卒中危险因素药物变更原因是由于指标正常、药物无效、经济原因、不愿服药、未再购药和不良反应。调查发现，阿司匹林低剂量(25～40 mg/d)者的比例在增加。此外，高血压和高脂血症病人未用药的比例较高。提出卒中二级预防中药物依从性差主要是停药和剂量减小。

（赵　瑛）

新诊断部分性癫痫额叶相关认知功能改变及抗癫痫药物对其早期影响的研究［中华神经科杂志，2005，38(6)：398］　四川大学华西医院周波等对利用各种神经心理学指标评价目前常用抗癫痫药物对认知功能的早期影响。符合入组标准的48例癫痫病人，被随机分入托吡酯(TPM)、卡马西平(CBZ)或丙戊酸钠(VPA)

单药治疗组,1个月后复查各项神经心理学指标。结果发现癫痫病人用药前后6个指标出现统计学差异,包括B型连线试验时间延长,错误数增加,Stroop字色干扰试验的读字错误增加,读色时间延长以及汉罗塔测验的平均执行时间延长和总分降低。CBZ、VPA和TPM治疗后有统计学差异的指标为:数字广度的顺背数,词语流畅测验的词汇总数,Stroop字色干扰试验的读字时间,读字错误数,读色纠正数以及汉罗塔测验的平均计划时间。3种抗癫痫药物组间两两比较得出:TPM对顺背数、词汇总数、Stroop读字时间影响较大;CBZ对Stroop读字错误数和汉罗塔平均计划时间影响较大;VPA对Srtoop读色纠正数影响较大。本研究结果提示,上述三种不同的抗癫痫药物对认知功能早期损害存在差异,其中以TPM较为广泛。

(田国红　赵忠新)

述评　癫痫病人普遍存在认知功能障碍,认知功能障碍是影响癫痫病人工作和生活质量的重要因素之一,对其产生原因及其防治的研究已成为本领域的重要方向。抗癫痫药物本身引起认知功能障碍的现象已经引起重视,本文对此进行了细致的观察,具有较大的参考价值。需要对于认知功能障碍与药物品种、剂量、疗程、协同作用和干预方法等,进行更加全面与深入的对比研究,以提高用药安全性。

(赵忠新)

加巴喷丁对难治性癫痫的治疗作用[中华医学杂志,2005,85(2):92]　上海华山医院朱国行等采用多中心随机双盲研究,用加巴喷丁添加治疗难治性癫痫,观察疗效和安全性。随机入组的140例病人,进入疗效分析的138例,治疗组66例,安慰剂组72例。结果显示,服用加巴喷丁的病人每4周随访时的癫痫发作次数均减少,且在用药后第8、12、20周与对照组的差异有统计学意义。治疗有效率在用药后第12周、第20周与对照组的差异有统计学意义,且在全身强直阵挛发作者和部分性发作继发全身发作者中更明显。安全性两组差异无统计学意义。由此得出加巴喷丁添加治疗难治性癫痫较安慰剂组能减少癫痫发作次数,提高治疗有效率,而且加巴喷丁是一个安全性较好的药物。

(田国红　赵忠新)

托吡酯治疗癫痫时出现的泌汗障碍的临床分析[中国神经精神疾病杂志,2004,30(5):360]　第四军医大学西京医院黄远桂等对239例托吡酯(TPM)治疗癫痫过程中出现泌汗障碍的发生率、临床特点以及预后进行了分析研究。结果显示泌汗障碍的发生率为15.1%,12岁以下年龄组发生率为23.1%,12岁以上组为2.2%。泌汗障碍表现为少汗、皮肤干燥、运动不耐受、发热,夏季症状突出。泌汗障碍多在加量期后期出现,而且症状较轻,一般为暂时性,无须停药,但宜减缓加量速度或减少药物用量,改善周围温度,避免剧烈运动。解热类药物无助于发汗,停药后泌汗障碍可消失。由此看出与TPM相关的泌汗障碍均为全身性,年龄为泌汗障碍发生的相关因素。

(田国红　赵忠新)

述评　托吡酯正式上市以来,我国学者在国际上首先发现并报道了泌汗障碍这一不良反应。本文观察的病例数量较多,并对于相关问题进行了全面分析,这些观点对于提高用药水平和安全性具有重要参考价值。有必要对这一不良反应的发生机制进行深入探讨。

(赵忠新)

抑制胶质细胞增生对创伤性癫痫大鼠神经胶质细胞谷氨酸转运体的影响[中华神经科杂志,2005,38(3):191]　武汉协和医院姚源蓉等利用氯化铁注入大鼠单侧杏仁核造成创伤性癫痫模型,结合脑电图和动物行为观察,研究了胶质细胞的增生和胶质细胞谷氨酸转运体的变化,并运用星形胶质细胞增生抑制剂7β-羟基胆固醇干预治疗。结果发现,创伤性癫痫组大鼠海马胶质纤维酸性蛋白(GFAP)表达明显增高,谷氨酸天门冬氨酸转运体(GLAST)mRNA表达显著降低,而兴奋性氨基酸载体(EAAC1)mRNA表达增高。干预组GFAP表达较癫痫组低50%～60%,表明胶质细胞的增生和谷氨酸转运体的下调可能参与了铁离子诱发创伤性癫痫的发生发展;抑制胶质细胞的增生有利于调节兴奋性氨基酸的转运,一定程度上延缓和降低癫痫的发生。

(田国红　赵忠新)

帕金森病病人脑标本黑质、纹状体内多巴胺转运体蛋白的表达[中华神经科杂志,2005,38(8):495]　河北医大石葛明等以免疫放射自显影方法显示了4例帕金森病(PD)病人和4例正常对照组脑标本中多巴胺转运体在黑质、纹状体的分布。结果发现,PD脑标本与正常对照组相比分布壳核的DAT几乎均消失,尾状核降低以背外侧为主,黑质DAT标记减少轻于尾状核、壳核,以黑质腹侧区和外侧区为主,并进行了相应的定量分析。上述结果为临床应用DAT配基显影技术诊断提供了直接的形态学依据。

述评　帕金森病是一种常见于中老年的渐进性加重的神经系统变性疾病。研究表明,DAT与PD密切相关,且DAT配基显影技术已开始用于PD的早期诊断,但国内外有关DAT在PD病人脑内黑质纹状体表达改变的报道较少。本文作者以免疫放射自显影方法显示PD病人和正常对照组脑标本中DAT在黑质、纹状体的分布进行了研究与讨论。以往人脑标本多采用免疫印迹或配基结合方法，前者破坏了结构完整，而后者使用的配基除结合 DAT 外还可结合另外两种单胺能转运体，其所得结果不能反映 DAT 真实水平。作者采用了 DAT 特异性抗体识别抗原的的免疫放射自显影方法可真实反映脑内 DAT 含量改变，既可定性也可定量。本文从蛋白水平分析了黑质、纹状体 DAT 改变，证实了 DAT 在 PD 病人纹状体降低明显，为 DAT 显影技术诊断 PD 提供了直接的形态学依据。但仍需扩大样本量加以证实，具有进一步深入研究和应用的意义。

（吴　帅）

肌萎缩侧索硬化病人血清对器官型培养脊髓片的影响[中华神经科杂志，2005，38(4)：243]　河北医大二院李春岩等取生后 8 d 的乳鼠腰段脊髓切片做器官型培养，培养液分别用含高浓度谷氨酸(Glu)的 ALS 病人和健康对照血清，在培养 4 周时比较前角 α 运动神经元和后角中间神经元数目，并 SDH 染色观察线粒体酶活性改变，测定培养液中乳酸脱氢酶（LDH）、Glu、超氧化物歧化酶（SOD）、丙二醛（MDA）含量，发现干预组前角 α 运动神经元明显减少，SDH 染色明显减弱，培养液中 LDH、MDA 含量升高，而 SOD 降低，说明 Glu 兴奋毒性、自由基损伤在 ALS 发病中起重要作用，该培养技术为 ALS 损伤机制的探讨提供了有效手段。

述评　研究表明，谷氨酸(Glu)的兴奋毒作用是肌萎缩侧索硬化(ALS)选择性运动神经元损伤的重要机制。以往研究多直接应用 Glu 或含有高浓度的 Glu 的 ALS 病人血清从单细胞水平进行研究，国内尚无从器官水平进行的相关研究。本文作者观察了以含高浓度谷氨酸(Glu)的 ALS 病人和健康对照血清为培养液加入乳鼠腰段脊髓切片做器官型培养的影响。其发现在器官水平上培养后脊髓前角细胞较对照组明显减少，而后角中间神经元变化不明显，说明 Glu 主要诱发运动神经元损伤，其发生的是迟发性损伤，而这与国外学者在单细胞水平中所观察到的急性损伤不同，具有进一步深入研究的意义。本文所采用的脊髓器官型培养技术对 Glu 兴奋毒机制的探讨获得了肯定的结果，同时为此项技术推广及今后神经保护剂的筛选、抗损伤机制研究提供了重要手段。

（吴　帅）

脐血干细胞移植治疗假肥大型肌营养不良症[中华医学遗传学杂志，2005，22(4)：399]　广州中山大学一院张成等对 1 例经基因分析和肌肉活检及抗肌萎缩蛋白检测确诊的、已丧失行走能力的 DMD 患儿，经 HLA 配型，在脐血库中寻找到一个全相合的脐血供体。采用白消安＋环磷酰胺＋兔抗胸腺淋巴细胞球蛋白预处理后进行异基因脐血干细胞移植；术后采用环孢素 A 和麦考酚酸酯（骁悉）方案预防移植物抗宿主反应(graft *versus* host reaction，GVHD)。同时定期检测原发病的生化指标如血清肌酸激酶（creatine kinase，CK）、造血重建的植入证据（血型转变、肌肉和血液系统的 PCR-短串联重复序列分析）、缺陷基因是否纠正、新生肌肉是否出现、肌肉中抗肌萎缩蛋白是否表达和运动功能是否改善．术后 18、30、43、55、74 和 233 d 病人外周血 DNA 和术后 140、183 和 235 d 骨髓细胞 DNA 经 PCR-STR 检测为供者独立植入；术后 60 d 取外周血做基因分析，显示 19 号缺失的外显子得到完全纠正，患儿转变为正常基因型；移植后 75 d 的肌肉活检可见新生肌管形成，抗肌萎缩蛋白免疫组化呈弱阳性，少数为强阳性反应，DNA 分析：供者基因 DNA 占 1%～13%；移植后 126 d 抗肌萎缩蛋白免疫组化检测显示阳性的肌纤维明显增多，供者基因 DNA 上升至 2.5%～25%；血清 CK 从移植治疗前的 5 735 U/L 降至 274 U/L。提示异基因脐血干细胞移植治疗 DMD，可在移植后短期内重建造血功能、血清 CK 显著下降、肌肉抗肌萎缩蛋白表达，患儿运动有所改善，造血干细胞移植将有益于 DMD 的治疗。

（王水平　吴　涛）

述评　本研究应用异基因脐血干细胞移植治疗假肥大型肌营养不良症患儿，外周血转为正常基因型，肌活检显示抗肌萎缩蛋白表达，复查肌活检抗肌萎缩蛋白阳性肌纤维明显增多，提示造血干细胞移植能够转化为肌纤维，患儿血清 CK 下降，运动功能改善，有一定短期疗效。但长期疗效及移植干细胞在肌肉中转化正常肌纤维的存活和比例有待于进一步随访观察。

（吴　涛）

托吡酯药物定量脑电图研究的非线性分析[中华神经科杂志，2005，38(5)：297]　北京大学第一医院李建川等应用药物定量脑电图的方法，用非线性分析方法对 12 例癫痫病人和 16 名健康人单次口服托吡酯前后脑电图的复杂度、近似熵、李氏指数、分形维数变化进行动态观察和研究。结果为健康志愿者未服药时脑电图李氏指数右枕第 8 小时较首次记录升高，余各时间点，各部位，各指标变化均无统计学差异。服药后表现：①李氏指数：双侧导联基本一致，呈先升高，再降低，再升高趋势。②近似熵：总体呈下降趋势，前头部明显，服药后 4～8 h 最低，右额极服药后 2、4、6、8、12 h，左额服药后 6 h，左前颞服药后 6、8 h 右前颞服药后 4 h，右中颞服药后 1、2、4、6、8、12 h 差异有统计学意义。③复杂度：双侧基本对称，服药后 0.5～2 h 下降，之后呈 M 形曲线，M 中心最低点为服药后 4～6 h，服药后 2 h 右顶复杂度显著降低。④分形维数：除左前颞、双中颞、双枕、右后颞外，各导联下降为主，双侧基本一致，左额服药后 8 h，左顶服药后 4 h，左后颞服药后 6 h 差异有统计学意义。病人脑电图特征：①李氏指数：前头部服药后先降低，再升高，再降低，再升高；后头部变化趋势与健康志愿者相同，差异有统计学意义。②近似熵：前头部在服药后 0.5 h 升高之后下降，右额极服药后 4 h；左前颞服药后 12 h 显著降低。③复杂度：后头部服药后 0.5 h 升高，之后降低，之后升高，最高点在服药后 6 h。④分形维数：未见一致性改变，仅右中央服药后 24 h 显著降低。认为托吡酯对人类的脑电复杂性有影响。

述　评　药物脑电图评价各种药物对中枢神经系统的影响是目前国内外关注研究的方向。国外于 20 世纪 90 年代开始研究应用，国内现已开始重视研究。该项研究作者，采用非线性分析方法研究托吡酯对脑电图信号的影响，为药物脑电图的研究应用提供了新的信息，提高了对药物脑电图复杂信号分析的可靠性。

（周　晖）

难治性抽动秽语综合征的临床特点［上海精神医学，2005，17(1)：13］　北京安定医院崔永华等对 32 例难治性 Tourette 综合征（TS）病人和随机抽取的 31 例普通 TS 病人分别进行测试和对照分析，探讨难治性 TS 的临床特点。主要表现为：发病年龄较小，病前有社会心理学诱因，病程较长，合并秽语者比例较高，抽动严重程度较重，母孕期异常、围生期异常、非母乳喂养、有脑外伤、昏迷史，有较多发育问题，家庭教育方式不良，社会功能中度以上损害。入组标准：符合国际疾病分类比标准（ICD-10）中 TS 的诊断标准，排除风湿性舞蹈病、肝豆状核变性、习惯性痉挛和癫□；YGTSS ≥4 分；经氟哌啶醇或（和）硫必利（泰必利）足量治疗 1 年以上无效。对照组为同期门诊随机抽取的 31 例普通 TS 病人。两组均无严重躯体疾病合并。均采用利培酮治疗，观察期 24 周。采用自制 TS 一般情况调查表、YGTSS（耶鲁综合抽动严重程度量表）、CBCL（Achenbach 儿童行为量表）、WISC-CR（韦氏儿童智力量表中国修订版）对两组病人分别进行测试，YGTSS ＜24 分或减分率≥80％为临床痊愈，减分率 60％～79％为显效，30％～59％为好转，＜30％为无效，以 CBCL 评定病人伴发的行为问题，以 WISC-CR 评估病人的智能情况。结果：①难治性 TS 病人在发病年龄、病前诱因、病程等方面与普通 TS 病人之间存在显著差异。②难治性组 CBCL 总分显著高于普通组，难治性组 19 例 6～11 岁男性与普通组 21 例 6～11 岁男性 CBCL 测验比较，前者交往不良、强迫行为等 6 个行为问题因子得分显著高于后者，其 CBCL 总分也显著高于后者。③在智力测验中，难治性组不仅其 VIQ、PIQ、FIQ 均显著低于普通组，而且在 10 项分测验中，算术分测验、理解分测验和译码分测验量表分均显著低于普通组。

（侯晓军）

述　评　随着 TS 病人逐渐增多，在临床工作中确实存在一部分符合难治性 TS 诊断标准的病人，对该部分病人的临床表现和治疗方法的研究正在日益受到关注。本文归纳总结了难治性 TS 的临床特点，尤其发现了难治性 TS 病人存在比普通 TS 病人更明显的智力水平低下，这种智能障碍究竟是难治性 TS 临床表现的一部分还是由于多动、注意力不集中导致的继发表现尚待研究。本文中使用利培酮治疗氟哌啶醇、硫必利无效的 TS 病人，有效率达 71.9％，为难治性 TS 的治疗提供了新方法。

（丁素菊）

北京市社区老年人群血压水平与认知功能变化的 4 年纵向研究［中华流行病学杂志，2004，25(10)：833］

北京宣武医院张钰聪等以北京市一个 60 岁及以上老年群体为研究对象进行大样本的纵向流行病学研究，于 1993 年进行基线调查，以基线认知功能正常的 2 079 名老年人作为纵向研究对象，检测血压，以 MMSE 量表中国修订版为工具检查认知功能，并进行问卷调查，内容包括人口学情况、健康状况、生活状况等。于 1997 年随访，以相同的工具测认知功能并进行问卷调查，分析基线认知功能正常者 4 年后的变化。结果为 2 079 名基线认知得分正常的老年人，平均收缩压为（141.77±24.94）mmHg，平均舒张压为（81.76±12.08）mmHg。基线平均 MMSE 得分为（25.65±3.59）分，4 年后随访平均 MMSE 得分为（23.24±5.63）分。随访得分与基线得分比较下降≥4 分为认知功能明显下降，发现随着基线收缩压及舒张压水平增高，认知得分及认知功能明显下降的老年人比例增大。认知功能变化与许多因素有关，女性、高龄、居住农村地区、文盲的老年人，认知功能下降的比例增大，具有显著意义。分层分析提示：在低龄（年龄＜75 岁）、农村、无糖尿病及不用降压药物的老年人中，不同血压水平对认知功能改变有显著影响，血压水平高者认知得分明显下降的比例增大，这种关系在排除脑血管病和心脏病的影响后，在收缩压组依然存在。以前后二次 MMSE 测验得分差值为因变量，自变量包括血压、年龄、性别、受教育程度、基线认知得分、慢性病史、吸烟、饮酒、基线应用降血压药物史及 4 年之间高血压治疗史，进行多元逐步回归分析，发现 4 年中随着基线收缩压每增高 30 mmHg 或舒张压每增高 10 mmHg，MMSE 得分下降 0.04 分。纵向研究显示，老年人收缩压及舒张压升高可导致认知功能受损，随着血压水平的增高，认知功能下降的幅度增大。

（侯晓军）

述评　有关老年人认知功能下降的研究是目前临床医学的一个热点，许多因素都可导致老年人的认知功能损害，但血压水平能否作为独立的危险因素国内既往只有横断面的研究。本文以一个有代表性的老年群体为研究对象，运用大样本的纵向4年随访流行病学研究，探讨老年人血压水平与认知功能之间的关系，国内未见报道。本研究发现，随着收缩压和舒张压水平增高，4年后评分明显下降的比例增高；随基线SBP及SBP水平增高，认知功能明显下降的比例增大。以上结果为老年人智能损害的治疗和一级预防提供了有益的证据。

（丁素菊）

精 神 疾 病

本年度共收集文献 628 篇，其中纳入回顾 172 篇（占 27.4%）。

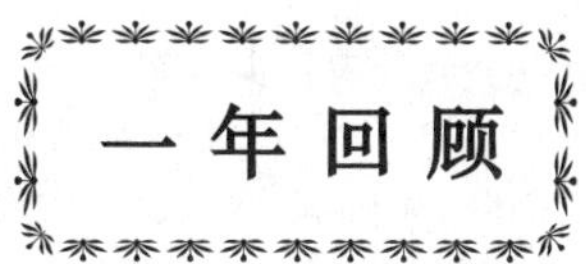

一、精神分裂症

（一）病因研究

洪武等[1]选取精神分裂症和心境障碍混合家系 55 例，采用分离分析和多基因阈值理论进行遗传方式探讨，结论为在混合家系中，精神分裂症和心境障碍作为一个疾病谱，可能符合具有隐性主基因的多基因遗传。汪作为等[2]对混合家系 63 例，采用 PCR-RFLP 技术对 GRIK2 基因多态性 rs6922753（T/C）和 rs2227283（G/A）分型，进行传递不平衡检验。结论是 GRIK2 基因或邻近基因可能是精神分裂症和心境障碍的共同易患基因之一。陈建芳等[3]选取共患慢性精神分裂症的同胞 60 对及散发性精神分裂症 120 例，采用 PCR-RFLP 技术，观察其 D6S274 和 D6S296 位点多态性的分布。结果为共患慢性精神分裂症同胞组 D6S296 的 264 bp 和 278 bp 等位基因频率分别为 20.8%和 21.7%，高于正常同胞组（分别为 7.1%和 14.2%），其他各等位基因频率分布在各组之间无显著差异。王伟勇等[4]在检测各组 $5\text{-}HT_{2A}$受体基因的基因型和等位基因的频率分布中发现，共患慢性精神分裂症的同胞与 $5\text{-}HT_{2A}$受体基因 AI/AI 型关联，AI/AI 纯合子易患精神分裂症，散发性精神分裂症可能与 $5\text{-}HT_{2A}$受体基因无关联。赵爱玲等[5]检测 162 例精神分裂症的 DRD4 基因 48 bp VNTR 多态性，结论是与精神分裂症疾病表型的质量性状和数量性状可能无关联，但与疾病表型中的“思维障碍”和“概念紊乱”的数量性状可能存在关联。李晏等[6]采用 ELISA 法检测 30 例精神分裂症的血浆 IL-6、sIL-6R 及 IL-13 水平。结果为精神分裂症血浆 IL-6 及 sIL-6R 水平均显著高于对照组，而血浆 IL-13 水平则显著低于对照组，提示精神分裂症存在免疫功能障碍。董占华等[7]采用 HPLC-ECD 法检测 86 例首发精神分裂症病人 CSF 中的 DA 及 HVA 含量，结果为病人组显著高于对照组，支持精神分裂症中枢神经系统 DA 功能亢进的假说。隋毓秀等[8]测定 95 例精神分裂症病人 MRI 的胼胝体长度、宽度。结果为病人组胼胝体长度显著短于对照组，尤以家族史阳性者为著。李秀琴等[9]报道 120 例精神分裂症病人的 CT 脑萎缩发生率达 52.5%，认为可能是精神分裂症的病理学基础之一。近年来，应用功能磁共振成像（fMRI）探讨首发精神分裂症病人各种认知功能的激发图象特点报道增多。刘登堂等[10]运动倒背数字作业（36 例）激发研究结果提示病人组激活信息的保持缺陷可能与左侧额叶腹外侧及顶叶后下部的功能低下有关，而执行控制缺陷可能与左侧额叶背外侧的功能低下有关。他们[11]又运用词语流畅作业激发进行研究，结果提示早期精神分裂症病人可能存在长时记忆提取缺陷；搜寻特异目标的缺陷可能与双侧额下回的功能低下有关，对提取内容的核查及管理缺陷可能与双侧额中回的功能低下有关。金真等[12]对 20 例慢性精神分裂症病人进行自我意识加工时，病人组前额叶中央皮质和扣带回后部皮质区功能低下，认为是其自我意识障碍的影像学证据。

（二）临床研究

刘海燕等[13]采用自编调查表，对 42 例首发精神分裂症回顾性调查，发现精神分裂症早期阳性症状发生率较高的有敏感多疑（76.9%）、片段的妄想（71.4%）、古怪的想法（66.7%）、牵连观念（61.9%）和奇怪的语言（57.1%）；早期阴性症状中情感淡漠（66.7%）发生率较高。徐文炜等[14]对 51 例精神分裂症异性患病同胞进行回顾性对照研究，结果为男性病人病前社会功能差于女性，PANSS 总分显著高于女性，阴性症状显著高于女性。经 5 年随访，社会功能缺陷评定男性残疾程度重于女性，男性婚姻状况差于女性。符勤怀等[15]对照 63 例儿童少年期精神分裂症与 80 例成人精神分裂症的临床特点。指出儿童少年期精神分裂症具有更明显的遗传性、个性缺陷较多，慢性起病多、易延误诊治，预后较差。临床症状特点是具有更多幻视,幻嗅、感知综合障碍、思维散漫、思维中断、逻辑障碍、情感平淡、行为障碍和强迫症状。傅伟忠等[16]对146例首发精神分裂症病人进行10年随访及预后评定,结果完成随访120例,10年随访时总体结局良好者23例(19.2%),一般者34例(28.3%),不良者63例(52.5%)。多因素分析显示远期预后主要影响因素依次为病前职业功能水平、治疗依从性、起病形式和家庭关系。杨孔军等[17]在533例住院精神分裂症病人中,有109例为快速缓解组(20.5%),多因素分析显示快速缓解的影响因素依次为服药依从性、病前1年社会功能、社会支持、起病形式、症状特点和总病程。刘建新等[18]对85例精神分裂症病人进行智力测试,结果显示,精神分裂症病人存在智力损伤,操作智商(PIQ)可能受到病程的影响,但发病年龄、Ⅰ型与Ⅱ型病人的IQ均无明显差异。邹义壮等[19]运用WCST、VFT、CWT等认知功能测试39例慢性精神分裂症、88例脑肿瘤及30名正常人,结果提示,阴性症状为主的慢性精神分裂症病人右侧额叶功能受损明显,说明其起病的器质性因素可能涉及右额叶。项志清等[20]对113例精神分裂症和52名正常人,进行探索性眼球活动检查,结果显示,精神分裂症组的凝视点数(NEF)和反应性探索分(RSS)与正常对照组有显著差异,NEF和RSS的敏感度和特异度均较好,阳性预期值很好,认为可作为精神分裂症的辅助诊断指标。

(三)治疗研究

喹硫平为一新型非典型抗精神病药物,近年来临床上已普遍应用,报道日益增多。李刚等[21]治疗精神分裂症38例的显效率为60.5%,宋丽等[22]和王景丽等[23]治疗儿童精神分裂症(30例和47例)的显效率各为66.7%和82.9%,孙立华等[24]和褚建平[25]治疗老年精神分裂症(31例和48例)的显效率各为74.2%和87.5%,余国汉等[26]和王慧芳等[27]治疗女性精神分裂症(30例和48例)的显效率各为70%和50%,赵业华等[28]比较喹硫平(39例)和氯氮平(40例)治疗精神分裂症的显效率各为79.5%和82.5%,潘艳芬等[29]比较喹硫平(39例)和利培酮(38例)治疗精神分裂症的显效率各为79.4%和81.5%,仲崇丽等[30]比较喹硫平和氯丙嗪(各42例)治疗后病人在生理功能、生理职能、生活活力、社会功能及生存质量总评分方面,喹硫平组均明显优于氯丙嗪组。金红霞等[31]报道利培酮治疗儿童少年精神分裂症(62例)的显效率为82.2%,郎艳等[32]比较利培酮(32例)和奋乃静(30例)治疗儿童精神分裂症的显效率各为75%和47%。谭新国等[33]报道利培酮口服液治疗老年期精神分裂症25例的显效率为76%,刘微波等[34]比较奥氮平(30例)和氯氮平(25例)治疗精神分裂症急性期的显效率各为76.7%和72.0%,王永柏等[35]报道结果与之相近,显效率各为73.3%和76.6%。抗精神病药物的不良反应报道仍较多。陈正燊等[36]报道心电图异常率达18.8%。周丽萍等[37]报道麻痹性肠梗阻12例,氯氮平可导致不同程度的血脂水平改变、血糖升高及体质量增加[38],利培酮引起血清PRL水平及体重明显增加,且增加幅度大于氯氮平[39],临床用药时应予高度重视。

(吴萍嘉)

参 考 文 献

1 洪　武,等.上海精神医学,2005,17(3):142
2 汪作为,等.上海精神医学,2004,16(6):327
3 陈建芳,等.中华精神科杂志,2005,38(2):73
4 王伟勇,等.中华精神科杂志,2004,37(4):224
5 赵爱玲,等.中华精神科杂志,2005,38(1):3
6 李　晏,等.临床精神医学杂志,2005,15(1):3
7 董占华,等.临床精神医学杂志,2005,15(2):68
8 隋毓秀,等.中华精神科杂志,2005,38(2):79
9 李秀琴,等.中国神经精神疾病杂志,2005,31(4):281
10 刘登堂,等.上海精神医学,2004,16(5):258
11 刘登堂,等.中华精神科杂志,2005,38(3):138
12 金　真,等.中华精神科杂志,2005,38(1):19
13 刘海燕,等.上海精神医学,2005,17(1):41
14 徐文炜,等.临床精神医学杂志,2005,15(4):199
15 符勤怀,等.临床精神医学杂志,2005,15(3):166
16 傅伟忠,等.临床精神医学杂志,2005,15(3):150
17 杨孔军,等.临床精神医学杂志,2005,15(4):196
18 刘建新,等.首都医科大学学报,2005,26(4):432
19 邹义壮,等.中国神经精神疾病杂志,2005,31(2):81
20 项志清,等.上海精神医学,2004,16(5):263
21 李　刚,等.临床精神医学杂志,2005,15(2):113
22 宋　丽,等.临床精神医学杂志,2005,15(2):108
23 王景丽,等.上海精神医学,2005,17(1):18
24 孙立华,等.临床精神医学杂志,2005,15(4):234
25 褚建平．临床精神医学杂志,2005,15(2):109
26 余国汉,等.临床精神医学杂志,2005,15(3):176
27 王慧芳,等.上海精神医学,2005,17(2):83
28 赵业华,等.临床精神医学杂志,2005,15(4):231
29 潘艳芬,等.临床精神医学杂志,2005,15(3):171
30 仲崇丽,等.临床精神医学杂志,2005,15(2):103
31 金红霞,等.临床精神医学杂志,2005,15(3):142
32 郎　艳,等.临床精神医学杂志,2004,14(6):355
33 谭新国,等.临床精神医学杂志,2005,15(3):146
34 刘微波,等.上海精神医学,2004,16(5):282
35 王永柏,等.临床精神医学杂志,2005,15(4):224
36 陈正燊,等.福建医药杂志,2004,26(6):98

37 周丽萍，等. 临床精神医学杂志，2005，15(4)：226
38 刘素芳，等. 中华精神科杂志，2005，38(2)：82
39 彭江发，等. 临床精神医学杂志，2004，14(5)：268

二、心境障碍

(一)病因研究

刘晓华等[1]对107例首发抑郁症的Ⅰ～Ⅲ级亲属(共4 439人)进行家族史调查。显示Ⅰ～Ⅲ级亲属中抑郁症的患病率为0.9%，高于群体患病率(0.02%)，Ⅰ、Ⅱ、Ⅲ级亲属患病率分别为7.5%、0.4%和0.1%，认为抑郁症具有明显的遗传效应，可能符合具有隐性主基因效应的多基因遗传方式。张玉琦等[2]采用病例对照法对103例抑郁症自杀行为先证者的亲属资料进行遗传流行病学调查，显示24.3%的先证者的Ⅰ级亲属有自杀行为；Ⅰ级亲属、Ⅱ级亲属发生率依次为4.6%和1.6%，显著高于对照组Ⅰ级亲属发生率0.3%，认为抑郁症自杀行为具有多基因遗传的特点。祁曙光等[3]对单相抑郁症(115例)及双相抑郁症(184例)自杀行为遗传效应的调查结果与之相同，存在明显的遗传效应，且单相抑郁症及其Ⅰ级亲属自杀危险性均高于双相抑郁症及其Ⅰ级亲属。阎小华等[4]采用高效液相色谱法测定110例抑郁症(单相42例，双相68例)病人红细胞COMT的活动浓度，结果显示病人组红细胞COMT活性浓度低于正常组，认为可能与抑郁症的发病机制有关。夏军等[5]测22例抑郁症病人MRI两侧海马及杏仁核容积，结果显示病人组两侧海马及右侧杏仁核容积明显小于对照组，认为可能构成抑郁症的神经生物学基础，说明边缘系统在抑郁症发病机制中起着重要作用。潘桂花等[6]对37例抑郁症病人行SPECT检查，结果显示病人组双侧额叶、双侧颞叶、双侧顶叶、双侧枕叶、左基底核rCBF显著低于对照组。张选红等[7]对14例首发抑郁症病人进行脑PET检查，用统计参数地图(SPM)分析显示双侧额上回、右侧额中回、右侧额叶内侧、右侧脑岛葡萄糖代谢率明显低于对照组；左侧丘脑、左侧前扣带回、双侧小脑前叶山顶、右侧小脑后叶山坡、左侧枕中回、左侧颞中、下回葡萄糖代谢率明显高于对照组。认为抑郁症病人存在皮质-丘脑-边缘回路代谢异常。

(二)临床研究

张伟等[8]2000年11月12日至2001年3月21日对成都地区年龄≥55岁人群进行抑郁障碍患病率流行病学调查。实查3 910人，男性49.2%，女性50.8%；年龄55～104(66.97±8.44)岁。抑郁障碍总患病率为4.4%，其中女性(61.0%)高于男性(39.0%)。心境恶劣、抑郁症、躯体疾病伴抑郁、适应障碍的患病率各为1.9%、0.9%、0.8%及0.5%。廖春平等[9]对照老年期抑郁症(39例、首发年龄≥60岁)与非老年期抑郁症(40例、首发年龄<60岁)的临床特点。伴有躯体疾病者、HAMA评分老年组均明显高于非老年组，HAMD减分率、治疗效果老年组均低于非老年组。钮富荣等[10]对86例首发单次发作抑郁症的5年随访，发现复发者占62.8%，多次发作后确诊为双相情感障碍者为14.0%，结局良好者55.8%，一般者23.3%，较差者20.9%，预后并不乐观。郑崇芬等[11]对照分析抑郁症自杀未遂组(67例)与无自杀行为组(145例)的临床特点，发现HAMD总均分自杀未遂组明显高于无自杀行为组，逐步回归分析发现绝望感对自杀影响最大，其次是抑郁情绪、自卑感和自知力。苏晖等[12]应用神经心理学测验116例首发抑郁症病人的认知功能，发现病人组的记忆、语言智商、操作智商和执行功能均明显减退，认为其生物学基础可能与病人前额叶、颞叶及其他大脑皮质及皮质下结构功能低下有关。

(三)治疗研究

苏晖等[13]对首发抑郁症比较全病程病案管理模式(167例)与门诊随访模式(63例)急性期与巩固期的疗效，跟踪随访半年。全病程管理组急性期(治疗第8周)的显效率(35.3%)与治愈率(40.7%)；巩固期(治疗第24周)的显效率(68.9%)与治愈率(70.1%)均显著高于门诊随访组(急性期17.5%与31.8%，巩固期50.8与61.9%)。文拉法辛是5-HT和NE双重再摄取抑制剂，对抑郁症急性期的治疗报道较多。刘小翠等[14]比较缓释剂与速释剂(各30例)的显效率各为86.6%与83.3%。袁勇贵等[15]比较对经SSRI治疗8周无效病例采用文拉法辛治疗组与首用文拉法辛治疗组(各34例)的疗效，临床治愈率各为53%与77%。周敏娟等[16]比较文拉法辛(31例)与氟西汀(32例)治疗老年抑郁症的临床治愈率各为61%与47%。王刚平等[17]报道结果与之相近，显效率各为80%与48%。栗大顺等[18]比较文拉法辛与西酞普兰(各25例)的显效率各为60%与64%。陈云芳等[19]比较文拉法辛(39例)与帕罗西汀(40例)的显效率各为48.7%与50.0%。林敏等[20]比较文拉法辛(40例)与米氮平(42例)的显效率各为90%与93%。韦盛中等[21]比较文拉法辛与氯米帕明(各50例)的显效率各为80%与78%，均无显著差异。郭平等[22]比较抑郁症用米氮平和氯米帕明(各30例)维持治疗的疗效，随访54周。治疗12周时，临床治愈率各为56.7%与53.3%；治疗54周后，临床治愈率各为63.3%与53.3%，米氮平组不良反应发生率显著低于氯米帕明组。陆峥等[23]比较氟西汀合并小剂量利培酮组(49例)与单用氟西汀组(46例)治疗难治性抑郁症的疗效,4周后的显效率各为51%与18%。合并组显著优于单用组。孙群星等[24]比较丙戊酸钠与碳酸锂(各40例)治疗躁狂发作的疗效,显效率各为55.0%与52.5%。梁海翔等[25]比较喹硫平与氯丙嗪(各23例)辅助碳酸锂治疗躁狂发作的疗效,显效率各为82.6%与78.3%,均无显著差异。

(吴萍嘉)

参 考 文 献

1 刘晓华,等.中华精神科杂志,2005,38(1):7
2 张玉琦,等.中国神经精神疾病杂志,2005,31(1):40
3 祁曙光,等.中国神经精神疾病杂志,2005,31(2):85
4 阎小华,等.中华精神科杂志,2005,38(3):154
5 夏 军,等.中华放射学杂志,2005,39(2):140
6 潘桂花,等.上海精神医学,2005,17(4):219
7 张选红,等.上海精神医学,2005,17(1):1
8 张 伟,等.中华老年医学杂志,2004,23(12):883
9 廖春平,等.临床精神医学杂志,2005,15(2):86
10 钮富荣,等.中国慢性病预防与控制,2005,13(2):84
11 郑崇芬,等.临床精神医学杂志,2004,14(5):290
12 苏 晖,等.中华精神科杂志,2005,38(3):146
13 苏 晖,等.上海精神医学,2005,17(4):209
14 刘小翠,等.临床精神医学杂志,2005,15(4):216
15 袁勇贵,等.中华精神科杂志,2005,38(1):27
16 周敏娟,等.中华精神科杂志,2005,38(3):157
17 王刚平,等.临床精神医学杂志,2004,14(6):354
18 栗大顺,等.临床精神医学杂志,2005,15(3):158
19 陈云芳,等.临床精神医学杂志,2005,15(2):92
20 林 敏,等.临床精神医学杂志,2005,15(1):42
21 韦盛中,等.临床精神医学杂志,2005,15(1):41
22 郭 平,等.临床精神医学杂志,2005,15(3):152
23 陆 峥,等.中华精神科杂志,2005,38(2):95
24 孙群星,等.临床精神医学杂志,2004,14(6):346
25 梁海翔,等.临床精神医学杂志,2005,15(3):173

三、儿童精神障碍

姜林等[1]随机分层整群抽样调查镇江城区3 698名在校小学生注意缺陷多动障碍(ADHD)患病率为6.5%,男生高于女生(分别为9.1%和4.0%),经单因素和多因素Logistic回归分析提示男性、出生体重低及家庭因素等与发病有关。赵爱玲等[2]采用Achenbach儿童行为调查表评定139例ADHD患儿,并检测5-羟色胺转运体(5-HTT)启动子区多态性基因型和等位基因频率与对照组(115例)比较无显著差异,但S/S基因型社会退缩、躯体主诉量表分高。钱秋谨等[3]应用彩色荧光标记序列分析337例ADHD患儿、201个核心家系和207例对照者的5-HTT蛋白基因第15外显子G352A多态性,未发现与ADHD之间存在关联。他们[4]还采用多中心随机双盲哌甲酯控释片交叉对照治疗121例ADHD患儿,经老师和家长评定量表评定,药物组疗效明显优于安慰剂组,不良事件无显著差异(分别为14.9%和7.4%)。刘康香等[5]比较感觉统合和哌甲酯(利他林,0.3～0.5 mg/kg)治疗100例ADHD患儿半年,两组注意力和多动症状疗效相似,前者对感觉统合能力更好。袁静等[6]使用哌甲酯、中药益智汤和脑功能生物反馈联合益智汤治疗134例ADHD患儿12周,联合治疗组疗效好(总有效率95.5%)。张红宇等[7]报道广州地区323例接受哌甲酯治疗2～4年的ADHD患儿,与29例未治疗患儿比较,认为长期服药延缓身高增长速度。

李丹等[8]报道98例儿童孤独症(男性84例)心理发育特征是90%患儿发育商小于70。各年龄组功能发育的次序异常,语言质的障碍突出,其次是人际关系和喜好异常,对语言的理解均落后于表达,认为2～3岁是早期干预的最佳期。刘青杰等[9]采用高分辨G带和人工细菌染色体荧光原位杂交法分析,68例孤独症患儿中仅4例存在染色体改变。他们[10]还采用EB病毒转化技术,成功将66个孤独症家系核心成员外周血B淋巴细胞转化的遗传稳定永生细胞系。李雅姝等[11]检测25例汉族孤独症患儿5-HTT基因连锁多态性区域各基因型总体分布和各等位基因频率与25例健康对照儿童基本相似。陈云芳等[12]随机使用文拉法辛[35例,(119.0±15.6) mg/d]和阿普唑仑[32例,(2.4±1.9) mg/d]治疗儿童广泛性焦虑症有效率分别为91.4%和90.6%,显效率分别为60.0%和56.3%,前者不良反应以消化道症状为主,后者以镇静作用明显。戚元丽等[13]采用病例对照研究176个慢性抽动障碍患儿(男女各138和38例)多巴胺D_5受体基因多态性与健康父母组比较,经单体型相对风险和传递不平衡检验未发现存在关联性。陆小彦[14]报道微量生物电脑导入刺激治疗1例男性14岁考试焦虑症有效。

(黄流清)

参 考 文 献

1 姜 林,等.第二军医大学学报,2004,25(11):1238
2 赵爱玲,等.中国神经精神疾病杂志,2005,31(2):100
3 钱秋谨,等.北京大学学报(医学版),2004,36(6):626
4 钱秋谨,等.中华精神科杂志,2005,38(2):90
5 刘康香,等.医学临床研究,2005,22(5):585

6 袁　静,等.天津医药,2005,33(4):241
7 张红宇,等.中山大学学报(医学科学版),2005,26(2):223
8 李　丹,等.中国神经精神疾病杂志,2005,31(1):50
9 刘青杰,等.中华医学遗传学杂志,2005,22(3):254
10 李青杰,等.中国神经精神疾病杂志,2005,31(4):304
11 李雅妹,等.中国神经精神疾病杂志,2005,31(2):158
12 陈云芳,等.中国神经精神疾病杂志,2005,31(3):233
13 戚元丽,等.上海精神医学,2005,17(1):10
14 陆小彦.　第四军医大学学报,2004,25(17):1606

四、器质性精神障碍

(一) 阿尔茨海默病

屈秋民等[1]随访1998年完成痴呆患病率调查的2 197名西安地区居民发现,55岁以上人群痴呆及AD、血管性痴呆(VaD)年发病率分别为0.7%、0.5%和0.1%;65岁以上人群痴呆及AD、VaD年发病率分别为0.9%、0.7%和0.2%。常青等[2]对62例军队AD病人进行病例对照研究后认为,负性生活事件、痴呆家族史、社会活动减少是AD的独立危险因素,其*OR*值(95%CI)分别为3.27(1.53～6.97)、5.78(1.39～24.10)和0.81(0.72～0.92);早年电磁暴露是其可能的危险因素,其*OR*值(95%CI)为2.49(0.96～6.45)。张明园等[3]应用基因芯片技术研究AD病人和健康老年人基因表达谱显示两者表达差异3倍以上共有30个基因,提示这些基因可能与AD的发病及病理过程有关。刘兴彦等[4]应用PCR-SSCP和DNA测序技术检测2例家族性阿尔茨海默病型痴呆(FAD)、53例散发性阿尔茨海默病型痴呆(SAD)、60例VaD及90名健康老年人PS-1基因第6外显子,FAD及SAD病人存在PS-1基因第6外显子突变,可能为两个病理性突变。李进等[5]研究发现,含ApoEε4基因AD病人海马体积和MMSE评分明显低于不含ApoEε4基因AD病人($P<0.05$);ApoEε4基因数目与AD病人海马体积呈负性相关,提示ApoEε4等位基因与AD病人海马萎缩有关。姚丽芬等[6]应用PCR-RFLP方法检测41例SAD病人和43例正常人中FGF1基因启动子和ApoE基因多态性分布,结果为FGF1基因启动子-1385A/G多态是AD发病的遗传危险因素。周涌涛等[7]检测544例AD病人和557例非痴呆对照者ACT51G/T的基因多态性后认为,在中国汉族人群中ACT51T/T和C/T基因型、高龄和女性为AD发病的危险因素,共同影响AD的发病。陈蕾等[8]应用全细胞膜片钳技术记录海马神经元高电压依赖性钙通道电流(I_{HVA}),结果认为Aβ通过增强I_{HVA}作用引起胞内钙超载,这可能是其产生神经毒性作用的机制之一,铝可以加强Aβ的毒性作用。卢家红等[9]采用免疫组织化学单染和共染方法,观察α7nAChR在3例AD病人脑中的沉积及与Aβ1～42的关系,结果认为,α7nAChR与Aβ1～42在AD病人脑中的结合使α7受体遭受破坏或阻滞,或造成α7nAChR介导的胆碱能神经元的死亡,从而影响认知和记忆。孙永安等[10]报道对SD大鼠右侧颈外静脉连续14 d注射Aβ1～40后,对血脑屏障的内皮细胞有明显的损害,对胶质细胞有明显的激活作用,可能与AD发病有关。郭秀明等[11]研究发现Aβ可激活小胶质细胞,诱导其释放IL-1β,并呈剂量依赖性,提示小胶质细胞介导的免疫炎性机制在AD发病中起着重要作用。唐湘祁等[12]实验结果认为,泛素参与NFT形成的晚期发病机制(晚期事件),失去正常功能的异常泛素可能是导致AD病理改变形成的重要因素之一;海马CA1、CA2区神经元在AD病理过程中对致病因素更为敏感。杨志勇等[13]通过对210例健康人血清检测发现,健康人群血清中存在着特异性的抗Aβ抗体,抗体的滴度呈依龄性增加。李琳等[14]通过脑室注射$ZnCl_2$研究鼠AD样行为学,病理学改变发现CSF中锌浓度的增高会导致类似人类AD的智力和病理学特征性改变。陈贵海等[15]发现,在AD病人的海马钙/钙调素依赖的蛋白激酶Ⅱ-α沉积可能参与了AD老年斑的形成。高平等[16]测定38例AD病人及30例对照组老年人血浆同型半胱氨酸(Hcy),结果认为,高同型半胱氨酸血症可能参与AD发病机制。李玮等[17]测定32例轻度认知损害(MCI)病人与15例正常对照者CSF的IL-1β和TNF-α的水平,结果认为,IL-1β和TNF-α在MCI的神经变性过程起着重要的作用,炎症参与MCI向AD转化发病机制。干静等[18]检测46例AD病人、33名年龄匹配健康者和40例脑梗死病人血清IL-10、sIL-6R水平,结果为AD病人血清IL-10水平较另两组均明显降低,而sIL-6R水平较正常对照组明显升高并随痴呆程度加重而不断上升,认为AD病人血清IL-10和sIL-6R水平的变化提示免疫炎性机制参与了AD的发病。李龙宣等[19]研究认为,炎症和抗炎细胞因子表达失衡造成的级联反应在AD脑损害过程中起重要作用,过度凋亡可能是轻、中度AD病人神经元退变的主要原因之一,而在重度AD病人凋亡可能不再是其脑损害的主要方式。

孙烨等[20]对24例AD病人和21例年龄匹配的健康老年人的脑部进行MR常规和应用MR扩散张量成像技术(DTI)扫描,结果显示,AD病人不仅有灰质病变,并且脑白质亦存在异常。刘莹等[21]对21例AD及20例认知正常的老年人行磁共振波谱分析,结果认为，磁共振波谱分析可发现AD海马及颞顶联合区的NAA/Cr、mI/Cr改变，左侧海马NAA/Cr的减低可帮助评价AD的严重程度。刘峘等[22]用DSM-Ⅳ、ICD-10、CDR的标准，诊断痴呆、可疑痴呆(QD)和认知正常，用Bristol BMDC-NPTB-CR和ADL评价血管性认知损害(VCI)和MCI神经心理和日常生活能力，结果认为，VCI比MCI总体认知损害严重，在认知速度、抽象思维、语言等方面尤为显著。武力勇等[23]对32例单相抑郁症、38例早期AD和34例对照进行WHO-UCLA词语学习、词语流畅、复杂图形和逻辑记忆的评估后认为，抑郁症和早期AD认知功能损害的特征不同，复杂图形延迟自由回忆、词语学习长时延迟自由回忆和语义流畅是区分抑郁症组和早期AD组的重要指标。彭丹涛等[24]采用随机分层抽样方式，对北京城乡40岁及以上常模、痴呆及易混淆疾病人群进行MMSE调查研究及统计分析，结果认为，MMSE适于临床应用，但其判断的认知功能下降是非特异性的，应结合临床综合判断。解恒革等[25]调查北京部分城乡社区老年人和痴呆病人显示，有49.3%痴呆病人在近1个月内出现过至少一种神经精神症状，其中80.4%出现2种以上的神经精神症状，最常见的症状包括抑郁/心境恶劣，情感淡漠/漠不关心，焦虑；正常老年人中有18.25%在近1个月内出现过至少一种神经精神症状，其中53.0%出现2种以上的神经精神症状，最常见的症状包括睡眠障碍，抑郁/心境恶劣，焦虑。李旭东等[26]研究发现，AD病人睡眠结构紊乱，Ⅱ期睡眠和REM睡眠时间明显减少，慢波睡眠明显增多，睡眠潜伏期延长，REM睡眠期及清醒期脑电活动频率明显变慢，在REM睡眠中头后部脑电非对称性明显，而清醒时为额部明显。王卫平等[27]对39例正常老人和32例AD病人的听觉脑干反应(ABR)检查发现，在中央区，AD病人ABR绝对潜伏期波Ⅵ右侧长于左侧，绝对波幅波Ⅴ左侧低于右侧($P<0.05$)；AD病人ABR绝对波幅波Ⅲ和波Ⅵ比正常老人降低(均$P<0.05$)。李毅等[28]对22例AD、20例VaD病人和21名对照者CSF研究认为，CSF中tau蛋白浓度的升高和Aβ1～42浓度的降低，可能对AD的临床诊断有潜在的应用价值。俞海泓等[29]测定AD和VaD男性病人血清性激素及促性腺激素发现，AD组及VaD组病人血清T水平较正常对照组显著低；VaD组病人血清E_2/T较正常对照组显著升高；也较AD组明显升高($P<0.01$，$P<0.05$)。彭丹涛等[30]检测早期AD病人和正常对照组血浆Aβ1～42、Aβ1～40及p-tau(^{181}P)蛋白水平，结果认为，检测血浆中Aβ1～42、Aβ1～40及p-tau(^{181}P)蛋白浓度可能成为临床辅助诊断AD的生物指标。查彩慧等[31]对7例AD病人背部皮肤组织的超微结构进行观察和定量分析显示，AD组皮肤基底细胞偶有肿胀，细胞内核糖体、线粒体数量减少，线粒体肿胀，微管的数量显著减少，认为这种改变可能间接有助于AD的诊断。邓洪波等[32]回顾研究发现，老年痴呆病人的死亡病例血清白蛋白和前蛋白在死前4个月内明显低于正常成人水平，且呈进行性下降趋势，认为血清白蛋白和前蛋白可作为疾病预后不良的指标。周思朗等[33]用碱性成纤维细胞生长因子(bFGF)治疗痴呆模型大鼠，结果认为，bFGF改善痴呆模型大鼠Y迷宫学习记忆能力，其可能机制可能是bFGF提高脑内AchE纤维密度及增加海马神经元密度。蔡剑平等[34]研究发现，SAMP8小鼠随月龄增长学习记忆能力逐渐减退；与同龄对照组相比，8、12月龄SAMP8小鼠出现明显衰老特征，表现出学习记忆能力明显低下，故可作为老化痴呆的动物模型用于痴呆有关研究。伧剑非等[35]研究认为，Aβ脑室内注射可以模拟AD行为改变，使脑内ChAT活性降低，基底前脑NGF含量减少，胆碱能神经元凋亡，可以作为AD研究模型。冯荣芳等[36]研究发现，用多奈哌齐治疗AD病人24周后认知功能明显提高；同时CSF中IL-1、TNFα、IL-6和sIL-6R的水平较治疗前显著降低。王秀丽等[37]用西酞普兰和阿米替林分别治疗40例诊断为AD的抑郁病人8周，采用汉密尔顿抑郁量表(HAMD)和不良反应量表(TESS)于治疗前和治疗2、4、6、8周末分别评定疗效和不良反应，结果认为，西酞普兰治疗AD的抑郁疗效好，安全性高，不良反应轻微。李海林等[38]应用利培酮(1.5 mg/d)治疗痴呆病人6周，结果认为AD、VaD病人心理和行为症状(BPSD)有特异性，阿尔茨海默病混合型(MD)病人BPSD表现无特异性。利培酮能有效改善痴呆病人BPSD且安全。

(二) 血管性痴呆

刘宏等[39]检测94例VaD病人(VaD组)、60例原发性高血压病人(EH组)及60名健康成人(NC组)的ACE基因型及等位基因的频率，结果认为，ACE基因I/D多态性与VaD有一定的相关性；DD型及D等位基因可能是VaD的危险因素。时红等[40]分析皮质下缺血性血管性痴呆的影像学相关高危因素显示，痴呆组中顶叶皮质下、内囊膝部和丘脑的梗死发生率，顶叶皮质下、侧脑室体旁前部、内囊膝部和丘脑平均梗死数目，4级LA的出现率以及所有脑萎缩指标均明显大于对照组($P<0.05$)。赵大卫等[41]研究慢性缺血痴呆鼠学习减退与海马星形胶质细胞表达的关系认为，海马星形胶质细胞可能参与慢性缺血痴呆大鼠的学习记忆功能。认为皮质下缺血性血管性痴呆可能与脑萎缩的程度和丘脑梗死的数目密切相关。孙莉等[42]观察VaD大鼠缺血后不同时间点额、颞叶皮质、海马区及

皮质下白质的形态学改变认为，进行性的额、颞叶皮质、海马神经元退变以及皮质下白质损害是VaD的病理基础，且白质区的损害要早于皮质。邓医宇等[43]研究认为，nNOS参与缺血早期海马神经元的损害可能是VaD的发病机制之一。吴杰等[44]研究认为，CD54、CD106、CD62p参与了MID的病理变化过程，并与痴呆程度密切相关，在一定程度上反映了MID神经功能缺损的程度，可作为MID后监测病情变化的重要指标。黄延焱等[45]利用磁共振波谱分析(MRS)技术对脑卒中非VaD组20例、VaD组23例研究后认为，MRS技术可能会有助于辅助诊断脑卒中后痴呆。王春玉等[46]研究认为，血清叶酸水平降低可能与VaD发病有关，AD和VaD血清总胆固醇和三酰甘油明显增高，降低胆固醇及血脂可能对AD和VaD预防和治疗有益。张维娜等[47]应用双氢麦角碱(喜得镇)治疗经双侧颈总动脉线结反复缺血-再灌注VaD模型小鼠后发现，治疗组小鼠学习、记忆成绩优于模型组($P<0.01$)，其海马胆碱乙酰转移酶mRNA表达也明显增高($P<0.01$)。认为双氢麦角碱改善VaD小鼠学习、记忆成绩与其恢复海马低水平的胆碱乙酰转移酶mRNA有关。高唱等[48]对VaD大鼠造模后6h静脉注射Hoechst33342荧光标记的骨髓间质干细胞(MSC)后，结果认为，静脉注射MSC可显著改善VaD大鼠认知功能，MSC可在VaD大鼠脑组织中存活和分化。周盛年[49]对18例VaD病人采用盐酸多奈哌齐治疗12周后认为，盐酸多奈哌齐治疗血管性痴呆有较好的疗效及安全性。

(黄树其)

参 考 文 献

1 屈秋民，等.中华流行病学杂志，2005，26(7)：529
2 常 青，等.中华流行病学杂志，2004，25(10)：890
3 张明园，等.中国神经精神疾病杂志，2004，30(5)：321
4 刘兴彦，等.中华医学遗传学杂志，2004，21(5)：455
5 李 进，等.四川大学学报(医学版)，2005，36(1)：50
6 姚丽芬，等.中风与神经疾病杂志，2005，22(1)：34
7 周涌涛，等.中国神经免疫学和神经病学杂志，2005，12(4)：199
8 陈 蕾，等.华中科技大学学报(医学版)，2004，33(6)：659
9 卢家红，等.中华神经科杂志，2004，37(5)：389
10 孙永安，等.中国神经精神疾病杂志，2005，31(1)：29
11 郭秀明，等.华中科技大学学报(医学版)，2005，34(5)：568
12 唐湘祁，等.中华神经科杂志，2004，37(5)：393
13 杨志勇，等.中山大学学报(医学科学版)，2005，26(2)：125
14 李 琳，等.中国神经科学杂志，2004，20(5)：336
15 陈贵海，等.中国神经科学杂志，2004，20(6)：441
16 高 平，等.中国神经免疫学和神经病学杂志，2005，12(3)：125
17 李 玮，等.脑与神经疾病杂志，2004，12(6)：429
18 千 静，等.中国神经免疫学和神经病学杂志，2005，12(4)：216
19 李龙宣，等.中国神经免疫学和神经病学杂志，2005，12(4)：212
20 孙 烨，等.中华放射学杂志，2005，39(1)：43
21 刘 莹，等.中国神经免疫学和神经病学杂志，2005，12(4)：204
22 刘 峘，等.首都医科大学学报，2005，26(4)：425
23 武力勇，等.中国神经精神疾病杂志，2004，30(5)：324
24 彭丹涛，等.中国神经免疫学和神经病学杂志，2005，12(4)：187
25 解恒革，等.中华流行病学杂志，2004，25(10)：829
26 李旭东，等.临床神经电生理学杂志，2004，13(4)：206
27 王卫平，等.上海精神医学，2004，16(6)：331
28 李 毅，等.中华精神科杂志，2004，37(4)：220
29 俞海泓，等.中国临床神经科学，2005，13(2)：190
30 彭丹涛，等.中国神经免疫学和神经病学杂志，2005，12(4)：208
31 查彩慧，等.上海精神医学，2004，16(5)：274
32 邓洪波，等.医学临床研究，2005，22(5)：625
33 周思朗，等.中风与神经疾病杂志，2005，22(1)：45
34 蔡剑平，等.中国神经免疫学和神经病学杂志，2005，12(4)：219
35 佡剑非，等.中国神经精神疾病杂志，2005，31(2)：145
36 冯荣芳，等.脑与神经疾病杂志，2005，13(4)：273
37 王秀丽，等.临床精神医学杂志，2005，15(2)：84
38 李海林，等.中国神经精神疾病杂志，2004，30(6)：457
39 刘 宏，等.临床神经病学杂志，2005，18(1)：37
40 时 红，等.脑与神经疾病杂志，2005，13(1)：16
41 赵大卫，等.脑与神经疾病杂志，2005，13(4)：267
42 孙 莉，等.中风与神经疾病杂志，2004，21(5)：403
43 邓医宇，等.临床神经病学杂志，2004，17(5)：345
44 吴 杰，等.中国免疫学杂志，2005，21(7)：549
45 黄延焱，等.中华神经科杂志，2004，37(5)：405
46 王春玉，等.中国神经精神疾病杂志，2005，31(3)：188
47 张维娜，等.脑与神经疾病杂志，2005，13(3)：172
48 高 唱，等.中华老年医学杂志，2004，23(11)：808
49 周盛年.临床内科杂志，2005，22(1)：52

五、神经症

张明廉等[1]于2003年调查无锡市15～59岁人群神经症患病率为38.4‰，前3位分别是抑郁性神经症、焦虑症和神经衰弱(各为 20.8‰、8.3‰和 4.7‰),患病以 45～49 岁为高峰,得到治疗者仅为 20.3%。高成阁等[2]采用美国修订的 NEO 个性调查表和人格问卷分析 137 例神经症病人人格特质与正常对照组(132 例)存在差异,外向性低于对照、神经质高于对照组。邓厚才等[3]采用艾森克个性问卷、社会期望量表等调查 62 例神经症病人具有神经质倾向、较高的社会期望且社会支持度差。傅正闯等[4]问卷调查 124 例神经症病人婚姻和性生活质量均低于正常对照组(60 例),性生活被动的主要原因是无快感。

邹政等[5]采用 PCR 检测 88 例焦虑症病人儿茶酚邻甲基转移酶(COMT)基因多态性,该基因高活性 H 型(G)和低活性 L 型等位基因频率(81%和 19%)与正常对照存在显著差异(分别为 67%和 33%),提示 G 等位基因、G/G 基因型是焦虑症的危险因素之一。孙达等[6]报道 65 例焦虑症病人局部脑血流量(rCBF)异常率 93.8%,主要是额叶、颞叶边缘系统和基底节减少,rCBF 变化与症状好转有关。卞清涛等[7]使用威斯康星卡片分类测验检测焦虑症、焦虑抑郁共病和抑郁症病人(各 30、30 和 35 例),与 30 例正常对照组比较均存在执行功能障碍,程度依次为焦虑抑郁共病、抑郁症、焦虑症,治疗后有所好转但仍低于正常组。刘效巍等[8]应用肌电诱发电位仪记录惊恐障碍者交感皮肤反应波幅高于正常对照组(各 29 例),治疗后下降。王旭梅等[9]报道惊恐障碍、心绞痛病人(各 17 和 27 例)血清一氧化氮水平显著低于对照组(39 例)。罗捷等[10]报道噻奈普汀(达体朗)(平均 30.3±9.6) mg/d 与多塞平(平均 175.6±19.2) mg/d 治疗 60 例广泛性焦虑症 6 周,有效率相似,分别为 80.0%和 76.7%,不良反应分别是 20.0%和 76.7%。南达元等[11]随机双盲双模拟多中心平行对照使用氯氟䓬乙酯和地西泮治疗焦虑症 4 周(各 82 和 81 例),不良反应发生率分别是 30.5%和 33.3%,无严重不良反应。张新凯等[12]采用认知行为集体治疗 58 例社交焦虑障碍 8 周,每周 1 次 2.5h,恐怖症状和回避行为显著减轻,显效率 50%,Logistic 回归分析提示多种因素可以影响疗效,应予以考虑。赵小丽等[13]报道 2 050 例心血管病并发焦虑抑郁住院病人,以胸闷胸痛,心慌、气短、呼吸困难等症状常见,心理干预治疗显效达 50.2%。

张岚等[14]进行 113 例强迫症 5-HT2A 受体、5-HTT、多巴胺 D2 受体、D4 受体、COMT 和单胺氧化酶等 6 个基因的 7 个位点传递不平衡检测,未发现与不同药效的强迫症家系之间存在关联,仅见治疗无效组 5-HT2A 受体 1438G/A 位点基因型纯合子更多。周云飞等[15]报道 61 例强迫症病人韦氏记忆量表和数字划销测验的记忆和注意损害与症状程度无关,威斯康星卡片分类测验持续错误与强迫思维相关。林雄标等[16]采用 SPECT 检测 28 例强迫症显示两侧丘脑、顶叶和基底节的 rCBF 高于对照组,右颞叶则血流量减少且功能低下。李兆生等[17]随机使用帕罗西汀(20～60) mg/d 和氯米帕明(50～250) mg/d 治疗 60 例难治性强迫症,疗程 8 周,疗效相似(有效率均为 63.3%),帕罗西汀不良反应少。刘晓峰等[18]报道利培酮合并帕罗西汀治疗 40 例强迫症 8 周,显效率为 75%,疗效优于单用帕罗西汀(50%)。

唐文新等[19]比较 28 例躯体形式障碍和 32 例癔症型躯体障碍,前者慢性起病(89.3%)、发病诱因(53.6%)和病程迁延与后者显著不同。周为等[20]采用多伦多述情障碍量表等测查 42 例躯体化障碍病人存在述情障碍,与个性内倾的个性特征有关。吴皓等[21]报道 35 例躯体形式障碍病人经 SPECT 检测显示额叶、基底节、颞叶等脑血流低灌注,文拉法辛治疗后显著改善。周盛年等[22]报道西酞普兰(20 mg/d)治疗躯体形式障碍 8 周,显效率为 62.1%,高于谷维素组(16.0%)。吴秀梅等[23]报道新疆伊犁地区维吾尔族妇女癔症 1 000 例,发病诱因有父母责骂、夫妻或男友争吵等,小学文化程度多,经治疗症状大多数在 1～2 d 消失。

(黄流清)

六、精神活性物质所致精神障碍

罗环跃等[24]报道 108 例酒依赖住院病人饮酒初期日饮酒量大,后期每日饮酒次数多,临床表现亦不同,住院期间焦虑、睡眠障碍和躯体损害症状持续存在,治疗应有所侧重。鲁凤荣[25]调查 120 例海洛因依赖者中 72.5%不知道 AIDS 是传染病,共用注射器和性乱行为较普遍。邵春红等[26]观察 380 例海洛因依赖者戒断期暴露于相关环境线索明显增加心理渴求(Likert 分级法记录),逐步回归分析发现其程度与毒品自评分值、主观戒断反应、暴露后心率和成瘾时间有关。他们[27]还进一步利用功能磁共振观察 30 例海洛因依赖者戒断期线索诱导心理渴求有关的脑区主要在前额叶皮质和边缘系统,左侧为主。陈跃等[28]报道 141 例海洛因依赖者 SPECT 显像见 96.5%存在 rCBF 下降,主要见于顶叶、额叶、枕叶和颞叶。贾少微等[29]应用 SPECT 观察 43 例海洛因、12 例摇头丸滥用者发现,纹状体多巴胺转运体数量、密度和活性较健康对照组(21 例)降低。王凤婕等[30]应用彗星试验检测 123 例吸毒者发现,彗星细胞拖尾率(10.0%)高于对照组(79 人,1.3%),提示存在 DNA 损伤,且吸毒年限长者重于年限短者。宋树立等[31]对 760 例海洛因依赖戒毒者稽延性戒断症状进行中医证候分类,常见类型是毒瘀蕴结气血亏虚、气阴不足、阴虚火旺、阴阳两虚型。盛小奇等[32]使用玄夏祛毒胶囊合并小剂量丁丙诺啡(0.4～0.8) mg/d治疗35例海洛因依赖者,疗效与美沙酮(32例)相当,戒断症状和药物渴求评分减分率分别达90.1%和90.7%,且不良反应轻微,无成瘾性。贺伟旗等[33]在CT引导下射频毁损双侧杏仁核、伏隔核和扣带回治疗70例海洛因依赖者,随访147～253 d,55例药物依赖心理完全消失,9例术后复吸。徐纪文等[34]报道在立体定向术基础上进行深部脑刺激治疗1例海洛因依赖者随访3个月疗效满意。

(黄流清)

七、其他

伊其忠等[35]回顾1992～2002年10年间新疆地区2 009例精神障碍司法鉴定均为青壮年,前3位鉴定结果是精神分裂症、精神发育迟滞和无精神病,以刑事责任能力鉴定为主(58.4%),男性居多(69.2%)。1997年新刑法实施后5年,刑事责任能力鉴定比例下降,精神损伤鉴定、女性被鉴定人等比例增多。易军[36]报道意识障碍下作案占鉴定案例59例,占鉴定案例3.5%(59/1670例),其中杀人、伤害案由39例,诊断癫痫、癔症和复杂性醉酒各19、11和10例,无责任能力占61%。李文华[37]复核10例抑郁性障碍杀人鉴定案例均维持原诊断,病理心理类型以激越冲动和报复情节居多(各40%)。王跃等[38]分析了智力水平与性辨别能力不一致的57例女性精神发育迟滞被鉴定人,影响性防卫能力评定的非智力因素有家属和办案人对案件态度、延误报案时间等。雷达等[39]回顾分析了42例住院精神病人自杀死亡病例以精神分裂症多见(66.7%),主要受症状支配,自缢多见(35.7%)。高士元等[40]比较全国疾病监测点上报的295个农村地区15～34岁男女自杀死亡案例(各126、169例),女性以夫妻矛盾为自杀危险因素,男性以经济困难、乙醇滥用比女性突出。贾存显等[41]采用配对病例对照研究205例自杀未遂者儿茶酚胺-氧位-甲基转移酶(COMT)基因型、基因频率与对照组相似,多因素条件Logistic回归分析显示,文化低、吸烟、情感冲突、抑郁等是自杀未遂的危险因素,支持COMT158/108 Val/Val是自杀未遂易感基因型。李淑春等[42]报道了28例住院精神病猝死者中,12例为心脏性猝死,平均年龄38岁,其中10例连续服药5年以上,同期内科18例心脏性猝死者中10例为冠心病,平均年龄67岁。唐伟等[43]于2002年随机整群分层抽样调查温州地区6 977户22 052人中各类精神疾病时点患病率30.8‰,前3位是精神分裂症、酒依赖和心境障碍。林凯等[44]采用多中心随机双盲双模拟阳性药物平行对照扎来普隆和佐匹克隆治疗失眠症(各106例和109例),有效率分别为77.0%和80.0%,不良反应为29.3%和36.7%,均无明显差异。孙月吉等[45]报道64例分裂样障碍病人脑磁共振测量结果,两颞叶和海马长径小于正常对照,海马角大于对照组(64例)。

(黄流清)

参 考 文 献

1 张明廉,等.临床精神医学杂志,2005,15(2):78
2 高成阁,等.第四军医大学学报,2005,26(1):71
3 邓厚才,等.贵州医药,2005,29(1):82
4 傅正闻,等.上海精神医学,2005,17(3):136
5 邹 政,等.上海精神医学,2005,17(3):139
6 孙 达,等.中华核医学杂志,2005,25(3):148
7 卞清涛,等.中华精神科杂志,2004,37(4):207
8 刘效巍,等.临床神经电生理学杂志,2005,14(3):135
9 王旭梅,等.临床精神医学杂志,2005,15(3):132
10 罗 捷,等.重庆医学,2005,34(4):577
11 南达元,等.上海精神医学,2004,16(5):285
12 张新凯,等.上海精神医学,2005,17(4):200
13 赵小丽,等.陕西医学杂志,2005,34(8):958
14 张 岚,等.中华医学遗传学杂志,2004,21(5):479
15 周云飞,等.临床精神医学杂志,2005,15(4):203
16 林雄标,等.中国神经精神疾病杂志,2005,31(2):92
17 李兆生,等.临床精神医学杂志,2005,15(4):220
18 刘晓峰,等.临床精神医学杂志,2005,15(1):17
19 唐文新,等.中国神经精神疾病杂志,2004,30(6):435
20 周 为,等.临床精神医学杂志,2005,15(4):207
21 吴 皓,等.上海精神医学,2004,16(6):324
22 周盛年,等.中华神经科杂志,2004,37(5):442
23 吴秀梅,等.新疆医学,2005,35(6):90
24 罗环跃,等.贵州医药,2005,29(1):34
25 鲁凤荣. 中国艾滋病性病,2005,11(1):29
26 邵春红,等.上海精神医学,2004,16(6):321
27 邵春红,等.中华精神科杂志,2005,38(2):65
28 陈 跃,等.中国临床医学影像杂志,2005,16(9):492
29 贾少微,等.中华精神科杂志,2005,38(2):69
30 王凤婕,等.中国公共卫生,2005,21(1):35
31 宋树立,等.中国中西医结合杂志,2005,25(1):33
32 盛小奇,等.中华医学杂志,2004,84(23):1994
33 贺伟旗,等.立体定向和功能性神经外科杂志,2005,18(3):145
34 徐纪文,等.立体定向和功能性神经外科杂志,2005,18(3):140
35 伊其忠,等.中国神经精神疾病杂志,2004,30(6):431
36 易 军.临床精神医学杂志,2005,15(1):34
37 李文华.上海精神医学,2004,16(5):280
38 王 跃,等.中国神经精神疾病杂志,2005,31(4):264

39 雷　达,等.重庆医学,2005,34(5):754
40 高士元,等.中华精神科杂志,2004,37(4):232
41 贾存显,等.中华流行病学杂志,2005,26(5):339
42 李淑春,等.临床精神医学杂志,2005,15(3):160
43 唐　伟,等.上海精神医学,2005,17(4):197
44 林　凯,等.临床精神医学杂志,2005,15(2):73
45 孙月吉,等.中华精神科杂志,2005,38(2):86

附录一　诊断标准和防治方案

一、人禽流感诊疗方案(2005 版修订版)

人禽流行性感冒(以下称人禽流感)是由禽甲型流感病毒某些亚型中的一些毒株引起的急性呼吸道传染病。早在 1981 年,美国即有禽流感病毒 H7N7 感染人类引起结膜炎的报道。1997 年,我国香港特别行政区发生 H5N1 型人禽流感,导致 6 人死亡,在世界范围内引起了广泛关注。近年来,人们又先后获得了 H9N2、H7N2、H7N3 亚型禽流感病毒感染人类的证据,荷兰、越南、泰国、柬埔寨、印度尼西亚及我国相继出现了人禽流感病例。尽管目前人禽流感只是在局部地区出现,但是,考虑到人类对禽流感病毒普遍缺乏免疫力、人类感染 H5N1 型禽流感病毒后的高病死率以及可能出现的病毒变异等,WHO 认为该疾病可能是对人类存在潜在威胁最大的疾病之一。

1　病毒学

禽流感病毒属正黏病毒科甲型流感病毒属。禽甲型流感病毒呈多形性,其中球形直径 80～120 nm,有囊膜。基因组为分节段单股负链 RNA。依据其外膜血凝素(H)和神经氨酸酶(N)蛋白抗原性的不同,目前可分为 16 个 H 亚型(H1～H16)和 9 个 N 亚型(N1～N9)。禽甲型流感病毒除感染禽外,还可感染人、猪、马、水貂和海洋哺乳动物。到目前为止,已证实感染人的禽流感病毒亚型为 H5N1、H9N2、H7N7、H7N2、H7N3 等,其中感染 H5N1 的患者病情重,病死率高。

禽流感病毒对乙醚、氯仿、丙酮等有机溶剂均敏感。常用消毒剂容易将其灭活,如氧化剂、稀酸、卤素化合物(漂白粉和碘剂)等都能迅速破坏其活性。

禽流感病毒对热比较敏感,但对低温抵抗力较强,65 ℃加热 30 min 或煮沸(100 ℃)2 min 以上可灭活。病毒在较低温度粪便中可存活 1 周,在 4 ℃水中可存活 1 个月,对酸性环境有一定抵抗力,在 pH4.0 的条件下也具有一定的存活能力。在有甘油存在的情况下可保持活力 1 年以上。

裸露的病毒在直射阳光下 40～48 h 即可灭活,如果用紫外线直接照射,可迅速破坏其活性。

2　流行病学

2.1　传染源　主要为患禽流感或携带禽流感病毒的鸡、鸭、鹅等禽类。野禽在禽流感的自然传播中扮演了重要角色。目前尚无人与人之间传播的确切证据。

2.2　传播途径　经呼吸道传播,也可通过密切接触感染的家禽分泌物和排泄物、受病毒污染的物品和水等被感染,直接接触病毒毒株也可被感染。

2.3　易感人群　一般认为,人类对禽流感病毒并不易感。尽管任何年龄均可被感染,但在已发现的 H5N1 感染病例中,13 岁以下儿童所占比例较高,病情较重。

2.4　高危人群　从事家禽养殖业者及其同地居住的家属,在发病前 1 周内到过家禽饲养、销售及宰杀等场所者,接触禽流感病毒感染材料的实验室工作人员,与禽流感患者有密切接触的人员为高危人群。

3　临床特征

3.1　临床表现

3.1.1　潜伏期:根据对 H5N1 亚型感染病例的调查结果,潜伏期一般为 1～7 d,通常为 2～4 d。

3.1.2　临床症状:不同亚型的禽流感病毒感染人类后可引起不同的临床症状。感染 H9N2 亚型的患者通常仅有轻微的上呼吸道感染症状,部分患者甚至没有任何症状;感染 H7N7 亚型的患者主要表现为结膜炎。重症患者一般均为 H5N1 亚型病毒感染,患者呈急性起病,早期表现类似普通型流感,主要为发热,体温大多持续在 39 ℃以上,可伴有流涕、鼻塞、咳嗽、咽痛、头痛、肌肉酸痛和全身不适;部分患者可有恶心、腹痛、腹泻、稀水样便等消化道症状。重症患者可出现高热不退,病情发展迅速;几乎所有患者都有临床表现明显的肺炎,可出现急性肺损伤、急性呼吸窘迫综合征(ARDS)、肺出血、胸腔积液、全血细胞减少、多器官功能衰竭、休克及瑞氏(Reye)综合征等多种并发症;可继发细菌感染,发生败血症。

3.1.3　体征:重症患者可有肺部实变体征等。

3.2　胸部影像学检查　H5N1 亚型病毒感染者可出现肺部浸润。胸部影像学检查可表现为肺内片状影。重症患者肺内病变进展迅速,呈大片状毛玻璃样影及肺实变影像,病变后期为双肺弥漫性实变影,可合并胸腔积液。

3.3　实验室检查

3.3.1　外周血象:白细胞总数一般不高或降低。重症患者多有白细胞总数及淋巴细胞减少,并有血小板降低。

3.3.2　病毒抗原及基因检测:取患者呼吸道标本,采用免疫荧光法(或酶联免疫法)检测甲型流感病毒核蛋白抗原(NP)或 M1 蛋白抗原、禽流感病毒 H 亚型抗原。还可用逆转录－聚合酶链反应(RT－PCR)法检测禽流感病毒亚型特异性 H 抗原基因。

3.3.3　病毒分离:从患者呼吸道标本中(如鼻咽分泌物、口腔含漱液、气管吸出物或呼吸道上皮细胞)分离禽流感病毒。

3.3.4　血清学检查:发病初期和恢复期双份血清禽流感病毒亚型毒株抗体滴度 4 倍或以上升高,有助于回顾性诊断。

3.4　预后　人禽流感的预后与感染的病毒亚型有关。感染 H9N2、H7N7、H7N2、H7N3 者大多预后良好,而感染 H5N1 者预后较差,据目前医学资料报告,病死率超过 30%。

影响预后的因素还与患者年龄、是否有基础性疾病、是否并发合并症以及就医、救治的及时性等有关。

4　诊断与鉴别诊断

4.1　诊断　根据流行病学接触史、临床表现及实验室检查结果,可作出人禽流感的诊断。

4.1.1　流行病学接触史

4.1.1.1　发病前 1 周内曾到过疫点。

4.1.1.2　有病死禽接触史。

4.1.1.3　与被感染的禽或其分泌物、排泄物等有密切接触。

4.1.1.4　与禽流感患者有密切接触。

4.1.1.5　实验室从事有关禽流感病毒研究。

4.1.2　诊断标准

4.1.2.1　医学观察病例:有流行病学接触史,1 周内出现流感样临床表现者。对于被诊断为医学观察病例者,医疗机构应当及时报告当地疾病预防控制机构,并对其进行 7 d 医学观察。

4.1.2.2　疑似病例:有流行病学接触史和临床表现,呼吸道分泌物或相关组织标本甲型流感病毒 M1 或 NP 抗原检测阳性或编码它们的核酸检测阳性者。

4.1.2.3　临床诊断病例:被诊断为疑似病例,但无法进一步取得临床检验标本或实验室检查证据,而与其有共同接触史的人被诊断为确诊病例,并能够排除其他诊断者。

4.1.2.4　确诊病例:有流行病学接触史和临床表现,从患者呼吸道分泌物标本或相关组织标本中分离出特定病毒,或采用其他方法检测到禽流感病毒亚型特异抗原或核酸检查阳性,或发病初期和恢复期双份血清禽流感病毒亚型毒株抗体滴度 4 倍或以上升高者。

流行病学史不详的情况下,根据临床表现、辅助检查和实验室检查结果,特别是从患者呼吸道分泌物或相关组织标本中分离出特定病毒,或采用其他方法,禽流感病毒亚型特异抗原或核酸检查阳性,或发病初期和恢复期双份血清禽流感病毒亚型毒株抗体滴度 4 倍或以上升高,可以诊断确诊病例。

4.2　鉴别诊断　临床上应注意与流感、普通感冒、细菌性肺炎、严重急性呼吸综合征(SARS)、传染性单核细胞增多症、巨细胞病毒感染、衣原体肺炎、支原体肺炎、军团菌病、肺炎型流行性出血热等疾病进行鉴别诊断。鉴别诊断主要依靠病原学检查。

5　治疗

5.1　对疑似病例、临床诊断病例和确诊病例应进行隔离治疗。

5.2　对症治疗　可应用解热药、缓解鼻黏膜充血药、止咳祛痰药等。儿童忌用阿司匹林或含阿司匹林以及其他水杨酸制剂的药物,避免引起儿童瑞氏综合征。

5.3　抗病毒治疗　应在发病 48 h 内试用抗流感病毒药物。

5.3.1　神经氨酸酶抑制剂:奥司他韦(oseltamivir,达菲)为新型抗流感病毒药物,实验室研究表明其对禽流感病毒 H5N1 和 H9N2 有抑制作用,一般成人剂量 150 mg/d,分两次服用。1～12 岁儿童根据体重计算每次给药剂量,每日 2 次。15 kg 以内的儿童每次给药 30 mg,16～23 kg 每次给药 45 mg,24～40 kg 每次给药 60 mg,40 kg 以上及 13 岁以上儿童剂量同成人。

5.3.2　离子通道 M_2 阻滞剂:金刚烷胺(amantadine)和金刚乙胺(rimantadine)可抑制禽流感病毒株的复制,早期应用可能有助于阻止病情发展,减轻病情,改善预后,但某些毒株可能对金刚烷胺和金刚乙胺有耐药性,应用中应根据具体情况选择。金刚烷胺和金刚乙胺成人剂量 100～200 mg/d,儿童 5 mg/(kg·d),分两次口服,疗程 5 d。肾功能受损者酌减剂量。治疗过程中应注意中枢神经系统和胃肠道不良反应。老年患者及孕妇应慎用,哺乳期妇女、新生儿和 1 岁以内婴儿禁用。金刚乙胺的不良反应相对较轻。

5.4 中医治疗

5.4.1 辨证治疗

5.4.1.1 毒邪犯肺

主症：发热，恶寒，咽痛，头痛，肌肉、关节酸痛，咳嗽，少痰，苔白，脉浮滑数。

病机：毒邪袭于肺卫，致肺卫蕴邪，肺失宣降。

治法：清热解毒，宣肺透邪。

基本方及参考剂量：柴胡 10 g，黄芩 12 g，炙麻黄 6 g，炒杏仁 10 g，银花 10 g，连翘 15 g，牛蒡子 15 g，羌活 10 g，茅根、芦根各 15 g，生甘草 6 g。

加减：咳嗽甚者加炙枇杷叶、浙贝母；恶心呕吐者加竹茹、苏叶。

5.4.1.2 毒犯肺胃

主症：发热，或恶寒，头痛，肌肉、关节酸痛，恶心，呕吐，腹泻，腹痛，舌苔白腻，脉浮滑。

病机：毒邪犯及肺胃，湿浊内蕴，胃肠失于和降。

治法：清热解毒，祛湿和胃。

基本方及参考剂量：葛根 20 g，黄芩 10 g，黄连 6 g，鱼腥草 30 g，苍术 10 g，藿香 10 g，姜半夏 10 g，厚朴 6 g，连翘 15 g，白芷 10 g，白茅根 20 g。

加减：腹痛甚者加炒白芍、炙甘草；咳嗽重者加炒杏仁、蝉蜕。

5.4.1.3 毒邪壅肺

主症：高热，咳嗽少痰，胸闷憋气，气短喘促，或心悸，躁扰不安，甚则神昏谵语，口唇紫暗，舌暗红，苔黄腻或灰腻，脉细数。

病机：重症毒邪壅肺，肺失宣降，故高热，咳嗽；痰瘀闭肺，故口唇紫暗，气短喘促。

治法：清热泻肺，解毒化瘀。

基本方及参考剂量：炙麻黄 9 g，生石膏 30 g(先下)，炒杏仁 10 g，黄芩 10 g，知母 10 g，浙贝母 10 g，葶苈子 15 g，桑白皮 15 g，蒲公英 15 g，草河车 10 g，赤芍 10 g，丹皮 10 g。

加减：高热，意识恍惚，甚则神昏谵语者加用安宫牛黄丸，也可选用清开灵注射液、痰热清注射液、鱼腥草注射液；口唇发绀者加黄芪、三七、当归尾；大便秘结者加生大黄、芒硝。

5.4.1.4 内闭外脱

主症：高热或低热，咳嗽，憋气喘促，手足不温或肢冷，冷汗，唇甲发绀，脉沉细或脉微欲绝。

病机：邪毒内陷，气脱，阳脱，阴竭。

治法：扶正固脱。

基本方及参考剂量：生晒参 15 g，麦冬 15 g，五味子 10 g，炮附子 10 g(先下)，干姜 10 g，山萸肉 30 g，炙甘草 6 g。

加减：汗出甚多者加煅龙牡；痰多，喉中痰鸣，苔腻者，加金荞麦、苏合香丸、猴枣散。注射剂可选用醒脑静注射液、生脉注射液、参麦注射液、参附注射液、血必净注射液等。

5.4.2 中成药应用：注意辨证使用口服中成药或注射剂，可与中药汤剂配合使用。

5.4.2.1 解表清热类：可选用连花清瘟胶囊、柴银口服液、银黄颗粒等。

5.4.2.2 清热解毒类：可选用双黄连口服液、清热解毒口服液(或颗粒)、鱼腥草注射剂、双黄连粉针剂等。

5.4.2.3 清热开窍化瘀类：可选用安宫牛黄丸(或胶囊)、清开灵口服液(或胶囊)、清开灵注射液、醒脑静注射液、痰热清注射液、血必净注射液等。

5.4.2.4 清热祛湿类：可选用藿香正气丸(或胶囊)、葛根芩连微丸等。

5.4.2.5 止咳化痰平喘类：苦甘冲剂、痰热清注射液、喉枣散、祛痰灵等。

5.4.2.6 益气固脱类：可选用生脉注射液、参麦注射液、参附注射液等。

5.5 加强支持治疗和预防并发症：注意休息，多饮水，增加营养，给易于消化的饮食。密切观察，监测并预防并发症。抗菌药物应在明确继发细菌感染时或有充分证据提示继发细菌感染时使用。

5.6 重下患者的治疗：重症患者应当送入重症监护治疗病房(ICU)进行救治。对于低氧血症的患者应积极进行氧疗，保证病例血氧分压>60 mmHg(1 mmHg=0.133 kPa)。如经常规氧疗患者低氧血症不能纠正，应及时进行机械通气治疗，治疗应按急性呼吸窘迫综合征(ARDS)的治疗原则，可采取低潮气量(6 ml/kg)并加用适当呼气末正压(PEEP)的保护性肺通气策略。同时加强呼吸道管理，防止机械通气的相关合并症。出现多器官功能衰竭时，应当采取相应的治疗措施。机械通气过程中应注意室内通风、空气流向和医护人员防护，防止交叉感染。

5.7 出院标准

5.7.1 13岁(含13岁)以上人员，原则上同时具备下列条件，并持续7 d以上：①体温正常。②临床症状消失。③胸部X线影像学检查显示病灶明显吸收。

5.7.2 12岁(含12岁)以下儿童，应同时具备上述条件，并持续7 d以上。如自发病至出院不足21 d的，应住院满21 d后方可出院。

6 预防

6.1 尽可能减少人，特别是少年儿童与禽、鸟类不必要的接触，尤其是与病、死禽类的接触。

6.2 因职业关系必须接触者，工作期间应戴口罩、穿工作服。

6.3　加强禽类疾病的监测。动物防疫部门一旦发现疑似禽流感疫情,应立即通报当地疾病预防控制机构,指导职业暴露人员做好防护工作。

6.4　加强对密切接触禽类人员的监测。与家禽或人禽流感患者有密切接触史者,一旦出现流感样症状,应立即进行流行病学调查,采集患者标本并送至指定实验室检测,以进一步明确病原,同时应采取相应的防治措施。有条件者可在 48 h 以内口服神经氨酸酶抑制剂。

6.5　严格规范收治人禽流感患者医疗单位的院内感染控制措施。接触人禽流感患者应戴口罩、戴手套、戴防护镜、穿隔离衣,接触后应洗手。具体的消毒隔离措施和专门病房的设置应参照执行卫生部《传染性非典型肺炎诊疗方案》的相关规定。

6.6　加强检测标本和实验室禽流感病毒毒株的管理,严格执行操作规范,防止实验室的感染及传播。

6.7　注意饮食卫生,不喝生水,不吃未熟的肉类及蛋类等食品;勤洗手,养成良好的个人卫生习惯。

6.8　可采用中医药方法辨证施防。应用中药预防本病的基本原则:益气解毒,宣肺化湿。适用于高危人群,应在医生指导下使用。

二、慢性乙型肝炎防治指南

(中华医学会肝病学分会、中华医学会感染病学分会联合制订,2005 年 12 月)

慢性乙型肝炎是我国常见的慢性传染病之一,严重危害人民健康。为进一步规范慢性乙型肝炎的预防、诊断和治疗,中华医学会肝病学分会和中华医学会感染病学分会组织国内有关专家,在参考国内外最新研究成果的基础上,按照循证医学的原则,制订了《慢性乙型肝炎防治指南》(以下简称《指南》)。其中推荐意见所依据的证据共分为 3 个级别 5 个等次,文中以括号内斜体罗马数字表示。

本《指南》只是帮助医生对乙型肝炎诊疗和预防作出正确决策,不是强制性标准;也不可能包括或解决慢性乙型肝炎诊治中的所有问题。因此,临床医生在针对某一具体患者时,应充分了解本病的最佳临床证据和现有医疗资源,并在全面考虑患者的具体病情及其意愿的基础上,根据自己的知识和经验,制定合理的诊疗方案。由于慢性乙型肝炎的研究进展迅速,本《指南》将根据需要不断更新和完善。

1　病原学

乙型肝炎病毒(HBV)属嗜肝 DNA 病毒科(Hepadnaviridae),基因组长约 3.2 kb,为部分双链环状 DNA。

HBV 侵入人体后,与肝细胞膜上的受体结合,脱去包膜,穿入肝细胞质内,然后脱去衣壳,部分双链环状 HBV DNA 进入肝细胞核内,在宿主酶的作用下,以负链 DNA 为模板延长正链,修补正链中的裂隙区,形成共价闭合环状 DNA (cccDNA),然后以 cccDNA 为模板,在宿主 RNA 聚合酶Ⅱ的作用下,转录成几种不同长短的 mRNA,其中 3.5 kb 的 mRNA 含有 HBV DNA 序列上全部遗传信息,称为前基因组 RNA。后者进入肝细胞质作为模板在 HBV 逆转录酶作用下,合成负链 DNA;再以负链 DNA 为模板,在 HBV DNA 聚合酶作用下,合成正链 DNA,形成子代的部分双链环状 DNA,最后装配成完整的 HBV,释放至肝细胞外。胞质中的子代部分双链环状 DNA 也可进入肝细胞核内,再形成 cccDNA 并继续复制。cccDNA 半寿(衰)期长,很难从体内彻底清除。

HBV 含 4 个部分重叠的开放读码框(ORF),即前 S/S 区、前 C/C 区、P 区和 X 区。前 S/S 区编码大(前 S1、前 S2 及 S)、中(前 S2 及 S)、小(S)3 种包膜蛋白;前 C/C 区编码 HBeAg 及 HBcAg;P 区编码聚合酶;X 区编码 X 蛋白。

前 C 区和基本核心启动子(BCP)的变异可产生 HBeAg 阴性变异株。前 C 区最常见的变异为 G1896A 点突变,形成终止密码子(TAG),不表达 HBeAg。BCP 区最常见的变异是 A1762T/G1764A 联合点突变,选择性地抑制前 C mRNA 的转录,降低 HBeAg 合成。

P 基因变异主要见于 POL/RT 基因片段(349～692 aa,即 rt1～rt344)。在拉米夫定治疗中,最常见的是酪氨酸-蛋氨酸-天门冬氨酸-天门冬氨酸(YMDD)变异,即由 YMDD 变异为 YIDD(rtM204I)或 YVDD(rtM204V),并常伴有 rtL180M 变异,且受药物选择而逐渐成为对拉米夫定耐药的优势株(*I*)。

S 基因变异可导致隐匿性 HBV 感染(occult HBV infection),表现为血清 HBsAg 阴性,但仍可有 HBV 低水平复制(血清 HBV DNA 常$<10^4$ 拷贝/ml)。

根据 HBV 全基因序列差异≥8%或 S 区基因序列差异≥4%,目前 HBV 分为 A～H8 个基因型。各基因型又可分为不同基因亚型。A基因型慢性乙型肝炎患者对干扰素治疗的应答率高于D基因型，B基因型高于C基因型；A和D基因型又高于B和C基因型(Ⅰ)。基因型是否影响核苷(酸)类似物的疗效尚未确定。

HBV易发生变异。在HBV感染者体内，常形成以一个优势株为主的相关突变株病毒群，称为准种(quasispecies)，其确切的临床意义有待进一步证实。

HBV的抵抗力较强，但65 ℃10 h、煮沸10 min或高压蒸汽均可灭活HBV。含氯制剂、环氧乙烷、戊二醛、过氧乙酸和碘伏等也有较好的灭活效果。

2 流行病学

HBV感染呈世界性流行，但不同地区HBV感染的流行强度差异很大。据世界卫生组织报道，全球约20亿人曾感染过HBV，其中3.5亿人为慢性HBV感染者，每年约有100万人死于HBV感染所致的肝衰竭、肝硬化和原发性肝细胞癌(HCC)。

我国属HBV感染高流行区，一般人群的HBsAg阳性率为9.09%。接种与未接种乙型肝炎疫苗人群的HBsAg阳性率分别为4.51%和9.51%(Ⅲ)。我国流行的HBV血清型主要是adrq+和adw2，少数为ayw3(主要见于新疆、西藏和内蒙古自治区)；基因型主要为C型和B型。

HBV主要经血和血制品、母婴、破损的皮肤和黏膜及性接触传播。围生(产)期传播是母婴传播的主要方式，多为在分娩时接触HBV阳性母亲的血液和体液传播(Ⅰ)。经皮肤黏膜传播主要发生于使用未经严格消毒的医疗器械、注射器、侵入性诊疗操作和手术(Ⅱ-2)，以及静脉内滥用毒品等(Ⅰ)。其他如修足、文身、扎耳环孔、医务人员工作中的意外暴露、共用剃须刀和牙刷等也可传播(Ⅲ)。与HBV阳性者性接触，特别是有多个性伴侣者，其感染HBV的危险性明显增高(Ⅰ)。由于对献血员实施严格的HBsAg筛查，经输血或血液制品引起的HBV感染已较少发生。

日常工作或生活接触，如同一办公室工作(包括共用计算机等办公用品)、握手、拥抱、同住一宿舍、同一餐厅用餐和共用厕所等无血液暴露的接触，一般不会传染HBV。经吸血昆虫(蚊、臭虫等)传播未被证实。

3 自然史

人感染HBV后，病毒持续6个月仍未被清除者称为慢性HBV感染。感染时的年龄是影响慢性化的最主要因素。在围生(产)期和婴幼儿时期感染HBV者中，分别有90%和25%～30%将发展成慢性感染(Ⅰ)。其HBV感染的自然史一般可分为3个期，即免疫耐受期、免疫清除期和非活动或低(非)复制期。免疫耐受期的特点是HBV复制活跃，血清HBsAg和HBeAg阳性，HBV DNA滴度较高(>10^5拷贝/ml)，血清ALT水平正常，肝组织学无明显异常。免疫消除期表现为血清HBV DNA滴度>10^5拷贝/ml，但一般低于免疫耐受期，ALT/AST持续或间歇升高，肝组织学有坏死炎症等表现。非活动或低(非)复制期表现为HBeAg阴性，抗-HBe阳性，HBV DNA检测不到(PCR法)或低于检测下限，ALT/AST水平正常，肝组织学无明显炎症。

在青少年和成人期感染HBV者中，仅5%～10%发展成慢性，一般无免疫耐受期。早期即为免疫清除期，表现为活动性慢性乙型肝炎；后期可为非活动或低(非)复制期，肝脏疾病缓解。无论是围生(产)期和婴幼儿时期或是在青少年和成人期感染HBV者，在其非活动或低(非)复制期的HBV感染者中，部分患者又可再活动，出现HBeAg阳转；或发生前C或C区启动子变异，HBV再度活动，但HBeAg阴性，两者均表现为活动性慢性乙型肝炎。

儿童和成人HBeAg阳性慢性乙型肝炎患者中，于5和10年后发展为非活动或低(非)复制期的比例分别为50%和70%(Ⅱ-3，Ⅱ-2)。在我国和亚太地区对非活动或低(非)复制期慢性HBV感染者自然史的研究尚不充分，但有资料表明，这些患者可有肝炎反复发作。对一项684例慢性乙型肝炎患者的前瞻性研究表明，慢性乙型肝炎患者发展为肝硬化的估计年发生率为2.1%。另一项对HBeAg阴性慢性乙型肝炎患者进行平均9年(1～18.4年)随访，进展为肝硬化和HCC的发生率分别为23.0%和4.4%。发生肝硬化的高危因素包括病毒载量高、HBeAg持续阳性、ALT水平高或反复波动、嗜酒、合并HCV、丁型肝炎病毒(HDV)或HIV感染等(Ⅰ)。HBeAg阳性患者的肝硬化发生率高于HBeAg阴性者(Ⅱ-2)。

慢性乙型肝炎患者中，肝硬化失代偿的年发生率约3%，5年累计发生率约16%(Ⅰ)。慢性乙型肝炎、代偿期和失代偿期肝硬化的5年病死率分别为0%～2%、14%～20%和70%～86%。其影响因素包括年龄、血清白蛋白和胆红素水平、血小板计数和脾肿大等(Ⅱ-2)。自发性或经抗病毒治疗后HBeAg血清学转换，且HBV DNA持续转阴和ALT持续正常者的生存率较高(Ⅰ，Ⅱ-3)。

HBV感染是HCC的重要相关因素，HBsAg和HBeAg均阳性者的HCC发生率显著高于单纯HBsAg阳性者(Ⅱ-2)。肝硬化患者发生HCC的高危因素包括男性、年龄、嗜酒、黄曲霉素、合并HCV或HDV感染、持续的肝脏炎症、持续HBeAg阳性及

HBV DNA 持续高水平(≥10^5 拷贝/ml)等(Ⅰ)。在 6 岁以前受感染的人群中,约 25%在成年时将发展成肝硬化和 HCC(Ⅱ-2)。但有少部分与 HBV 感染相关的 HCC 患者无肝硬化证据。HCC 家族史也是相关因素,但在同样的遗传背景下,HBV 病毒载量更为重要(Ⅱ-3)。

4 预防

4.1 乙型肝炎疫苗预防

接种乙型肝炎疫苗是预防 HBV 感染的最有效方法。我国卫生部于 1992 年将乙型肝炎疫苗纳入计划免疫管理,对所有新生儿接种乙型肝炎疫苗,但疫苗及其接种费用需由家长支付;自 2002 年起正式纳入计划免疫,对所有新生儿免费接种乙型肝炎疫苗,但需支付接种费;自 2005 年 6 月 1 日起改为全部免费。

乙型肝炎疫苗的接种对象主要是新生儿,其次为婴幼儿和高危人群(如医务人员、经常接触血液的人员、托幼机构工作人员、器官移植患者、经常接受输血或血液制品者、免疫功能低下者,易发生外伤者、HBsAg阳性者的家庭成员、男性同性恋或有多个性伴侣和静脉内注射毒品者等)。乙型肝炎疫苗全程接种共 3 针,按照 0、1、6 个月程序,即接种第 1 针疫苗后,间隔 1 及 6 个月注射第 2 及第 3 针疫苗。新生儿接种乙型肝炎疫苗越早越好,要求在出生后 24 h 内接种。新生儿的接种部门为大腿前部外侧肌肉内,儿童和成人为上臂三角肌中部肌肉内注射。单用乙型肝炎疫苗阻断母婴传播的保护率为 87.8%(Ⅱ-3)。

对 HBsAg 阳性母亲的新生儿,应在出生后 24 h 内尽早注射乙型肝炎免疫球蛋白(HBIG),最好在出生后 12 h 内,剂量应≥100 IU,同时在不同部位接种 10 μg 重组酵母或 20 μg 中国仓鼠卵母细胞(CHO)乙型肝炎疫苗,可显著提高阻断母婴传播的效果(Ⅱ-3);也可在出现生后 12 h 内先注射 1 针 HBIG,1 个月后再注射第 2 针 HBIG,并同时在不同部位接种 1 针 10 μg 重组酵母或 20 μg CHO 乙型肝炎疫苗,间隔 1 和 6 个月分别接种第 2 和第 3 针乙型肝炎疫苗(各 10 μg 重组酵母或 20 μg CHO 乙型肝炎疫苗)。后者不如前者方便,但其保护率高于前者。新生儿在出生 12 h 内注射 HBIG 和乙型肝炎疫苗后,可接受 HBsAg 阳性母亲的哺乳(Ⅲ)。

对 HBsAg 阴性母亲的新生儿可用 5 μg 重组酵母或 10 μg CHO 乙型肝炎疫苗免疫;对新生儿时期未接种乙型肝炎疫苗的儿童应进行补种,剂量为 5 μg 重组酵母或 10 μg CHO 乙型肝炎疫苗;对成人建议接种 20 μg 重组酵母或 20 μg CHO 乙型肝炎疫苗。对免疫功能低下或无应答者,应增加疫苗的接种剂量和针次;对 3 针免疫程序无应答者可再接种 3 针,并于第 2 次接种 3 针乙型肝炎疫苗后 1～2 个月检测血清中抗-HBs。

接种乙型肝炎疫苗后有抗体应答者的保护效果一般至少可持续 12 年。因此,一般人群不需要进行抗-HBs 监测或加强免疫。但对高危人群可进行抗-HBs 监测,如抗-HBs＜10 mIU/ml(IU/L),可给予加强免疫(Ⅲ)。

4.2 传播途径预防

大力推广安全注射(包括针刺的针具),对牙科器械、内镜等医疗器具应严格消毒。医务人员应按照医院感染管理中标准预防的原则,在接触患者的血液、体液及分泌物时,均应戴手套,严格防止医源性传播。服务行业中的理发、刮脸、修脚、穿刺和文身等用具也应严格消毒。注意个人卫生,不共用剃刀和牙具等用品。进行正确的性教育,若性伴侣为 HBsAg 阳性者,应接种乙型肝炎疫苗;对有多个性伴侣者应定期检查,加强管理,性交时应用安全套。对 HBsAg 阳性的孕妇,应避免羊膜腔穿刺,并缩短分娩时间,保证胎盘的完整性,尽量减少新生儿暴露于母血的机会。

4.3 意外暴露 HBV 后预防

在意外接触 HBV 感染者的血液和体液后,可按照以下方法处理:(1)血清学检测:应立即检测 HBsAg、抗-HBs、ALT 等,并在 3 和 6 个月内复查。(2)主动和被动免疫:如已接种过乙型肝炎疫苗,且已知抗-HBs≥10 mIU/ml 者,可不进行特殊处理;如未接种过乙型肝炎疫苗,或虽接种过乙型肝炎疫苗,但抗-HBs＜10 mIU/ml 或抗-HBs 水平不详,应立即注射 HBIG 200～400 IU,并同时在不同部位接种 1 针乙型肝炎疫苗(20 μg),于 1 和 6 个月后分别接种第 2 和第 3 针乙型肝炎疫苗(各 20 μg)。

4.4 对患者和携带者的管理

各级医务人员诊断急性或慢性乙型肝炎患者时,按中华人民共和国传染病防治法,及时向当地疾病预防控制中心(CDC)报告,并应注明是急性乙型肝炎或慢性乙型肝炎。建议对患者的家庭成员及其他密切接触者进行血清 HBsAg、抗-HBc 和抗-HBs 检测,并对其中的易感者(该 3 种标志物均阴性者)接种乙型肝炎疫苗。

对急性或慢性乙型肝炎患者,可根据其病情确定是否住院或在家治疗。患者用过的医疗器械及用具(如采血针、针灸针、手术器械、划痕针、探针、各种内镜及口腔科钻头等)应严格消毒,尤其应加强对带血污染物的消毒处理。

对慢性 HBV 携带者及 HBsAg 携带者(见本《指南》"5 临床诊断"),除不能献血及从事国家有关规定的特殊职业(如服兵役等)外,可照常生活、学习和工作,但要加强随访。

乙型肝炎患者和携带者的传染性高低,主要取决于血液中HBV DNA水平,而与血清ALT、AST或胆红素水平无关。对乙型肝炎患者和携带者的随访见本《指南》患者的随访。

5　临床诊断

有乙型肝炎或HBsAg阳性史超过6个月,现HBsAg和(或)HBV DNA仍为阳性者,可诊断为慢性HBV感染。根据HBV感染者的血清学、病毒学、生物化学试验及其他临床和辅助检查结果,可将慢性HBV感染分为:

5.1　慢性乙型肝炎

5.1.1　HBeAb阳性慢性乙型肝炎:血清HBsAg、HBV DNA和HBeAg阳性,抗-HBe阴性,血清ALT持续或反复升高,或肝组织学检查有肝炎病变。

5.1.2　HBeAg阴性慢性乙型肝炎:血清HBsAg和HBV DNA阳性,HBeAg持续阴性,抗-HBe阳性或阴性,血清ALT持续或反复异常,或肝组织学检查有肝炎病变。

根据生物化学试验及其他临床和辅助检查结果,上述两型慢性乙型肝炎也可进一步分为轻度、中度和重度(见2000年《病毒性肝炎防治方案》)。

5.2　乙型肝炎肝硬化

乙型肝炎肝硬化是慢性乙型肝炎发展的结果,肝组织学表现为弥漫性纤维化及假小叶形成,两者必须同时具备才能作出肝硬化病理诊断。

5.2.1　代偿期肝硬化:一般属Child-Pugh A级。可有轻度乏力、食欲减退或腹胀症状,ALT和AST可异常,但尚无明显肝功能失代偿表现。可有门静脉高压症,如脾功能亢进及轻度食管胃底静脉曲张,但无食管胃底静脉曲张破裂出血、无腹水和肝性脑病等。

5.2.2　失代偿期肝硬化:一般属Child-Pugh B、C级。患者常发生食管胃底静脉曲张破裂出血、肝性脑病、腹水等严重并发症。多有明显的肝功能失代偿,如血清白蛋白<35 g/L,胆红素>35 μmol/L,ALT和AST不同程度升高,凝血酶原活动度(PTA)<60%。

亦可参照2000年《病毒性肝炎防治方案》将代偿期和失代偿期肝硬化再分为活动期或静止期。

5.3　携带者

5.3.1　慢性HBV携带者:血清HBsAg和HBV DNA阳性,HBeAg或抗-HBe阳性,但1年内连续随访3次以上,血清ALT和AST均在正常范围,肝组织学检查一般无明显异常。对血清HBV DNA阳性者,应动员其做肝穿刺检查,以便进一步确诊和进行相应治疗。

5.3.2　非活动性HBsAg携带者:血清HBsAg阳性、HBeAg阴性、抗-HBe阳性或阴性,HBV DNA检测不到(PCR法)或低于最低检测限,1年内连续随访3次以上,ALT均在正常范围。肝组织学检查显示:Knodell肝炎活动指数(HAI)<4或其他的半定量计分系统病变轻微。

5.4　隐匿性慢性乙型肝炎

血清HBsAg阴性,但血清和(或)肝组织中HBV DNA阳性,并有慢性乙型肝炎的临床表现。患者可伴有血清抗-HBs、抗-HBe和(或)抗-HBc阳性。另约20%隐匿性慢性乙型肝炎患者除HBV DNA阳性外,其余HBV血清学标导均为阴性。诊断需排除其他病毒及非病毒因素引起的肝损伤。

6　实验室检查

6.1　生物化学检查

6.1.1　ALT和AST:血清ALT和AST水平一般可反映肝细胞损伤程度,最为常用。

6.1.2　胆红素:通常血清胆红素水平与肝细胞坏死程度有关,但需与肝内和肝外胆汁淤积所引起的胆红素升高鉴别。肝衰竭病人血清胆红素常较高,呈进行性升高,每天上升≥1倍正常值上限(ULN),且≥10×ULN;也可出现胆红素与ALT和AST分离现象。

6.1.3　凝血酶原时间(PT)及PTA:PT是反映肝脏凝血因子合成功能的重要指标,PTA是PT测定值的常用表示方法,对判断疾病进展及预后有较大价值,近期内PTA进行性降至40%以下为肝衰竭的重要诊断标准之一,<20%者提示预后不良。亦有用国际标准化比值(INR)来表示此项指标者,INR值的升高与PTA值的下降有同样意义。

6.1.4　胆碱酯酶:可反映肝脏合成功能,对了解病情轻重和监测肝病发展有参考价值。

6.1.5　血清白蛋白:反映肝脏合成功能,慢性乙型肝炎、胆硬化和肝衰竭患者的血清白蛋白下降或球蛋白升高,表现为血清白蛋白/球蛋白比值降低。

6.1.6　甲胎蛋白(AFP):明显升高往往提示HCC,可用于监测HCC的发生;AFP升高也可提示大量肝细胞坏死后的肝细胞再生,可能有助于判断预后。但应注意AFP升高的幅度、持续时间、动态变化及其与ALT、AST的关系,并结合患者的临床表现和B超等影像学检查结果进行综合分析。

6.2　HBV血清学检测

HBV血清学标志包括HBsAg、抗-HBs、HBeAg、抗-HBe、抗-HBc IgM,目前常采用酶免疫法(EIA)、放射免疫法(RIA)、微粒子酶免分析法(MEIA)或化学发光法等检测。HBsAg阳性表示HBV感染;抗-HBs为保护性抗体,其阳性表示对HBV有免疫力,见于乙型肝炎康复及接种乙型肝炎疫苗者;HBsAg转阴而抗-HBs转阳,称为HBsAg血清学转换;HBeAg阳性可作为HBV复制和传染性高的指标;抗-HBe阳性表示HBV复制水平低(但有前C区突变者例外);HBeAg转阴而抗-HBe转阳,称为HBeAg血清学转换;抗-HBc IgM阳性提示HBV复制,多见于乙型肝炎急性期;抗-HBc总抗体主要是抗-HBc IgG,只要感染过HBV,无论病毒是否被清除,此抗体均为阳性。

为了解有无HBV与HDV同时或重叠感染,可测定HDAg、抗-HDV、抗-HDV IgM和HDV RNA。

6.3　HBV DNA、基因型和变异检测

6.3.1　HBV DNA定性和定量检测:反映病毒复制情况或水平,主要用于慢性HBV感染的诊断、血清HBV DNA及其水平的监测,以及抗病毒疗效。

6.3.2　HBV基因分型:常用的方法有:(1)基因型特异性引物PCR法;(2)限制性片段长度多态性分析法(RFLP);(3)线性探针反向杂交法(INNO-LiPA);(4)PCR微量板核酸杂交酶联免疫法;(5)基因序列测定法等。但目前国内尚无经国家食品药品监督管理局(SFDA)正式批准的HBV基因分型试剂盒。

6.3.3　HBV耐药突变株检测:常用的方法有:(1)HBV聚合酶区基因序列分析法;(2)RFLP;(3)荧光实时PCR法;(4)线性控针反向杂交法等。

7　影像学诊断

可对肝脏、胆囊、脾脏进行B超、CT和MRI等检查。影像学检查的主要目的是鉴别诊断和监测慢性乙型肝炎的病情进展及发现肝脏的占位性病变(如HCC)等。

8　病理学诊断

慢性乙型肝炎的肝组织病理学特点是:明显的汇管区炎症,浸润的炎症细胞主要为淋巴细胞,少数为浆细胞和巨噬细胞;炎症细胞聚集常引起汇管区扩大,并可破坏界板引起界面肝炎(interface hepatitis),又称碎屑样坏死(piecemeal necrosis)。汇管区炎症及其界面肝炎是慢性乙型肝炎病变活动及进展的特征性病变。小叶内肝细胞变性、坏死,包括融合性坏死和桥形坏死等,随病变加重而日趋显著。肝细胞炎症坏死、汇管区及界面肝炎可导致肝内胶原过度测定积,肝纤维化及纤维间隔形成。如进一步加重,可引起肝小叶结构紊乱,形成假小叶并进展为肝硬化。

免疫组织化学法检测可显示肝细胞中有无HBsAg和HBcAg表达。HBsAg胞质弥漫型和胞膜型,以及HBcAg胞质型和胞膜型表达提示HBV复制活跃;HBsAg包涵体型和周边型及HBcAg核型表达则提示肝细胞内存在HBV。

慢性乙型肝炎肝组织炎症坏死的分级(G)、纤维化程度的分期(S),可参照2000年《病毒性肝炎防治方案》。目前,国际上常用Knodell HAI评分系统,亦可采用Ishak、Scheuer和Chevallier等评分系统或半定量计分方案,了解肝脏炎症坏死和纤维化程度,以及评价药物疗效。

9　治疗的总体目标

慢性乙型肝炎治疗的总体目标是:最大限度地长期抑制或消除HBV,减轻肝细胞炎症坏死及肝纤维化,延缓和阻止疾病进展,减少和防止肝脏失代偿、肝硬化、HCC及其并发症的发生,从而改善生活质量和延长存活时间。

慢性乙型肝炎治疗主要包括抗病毒、免疫调节、抗炎保肝、抗纤维化和对症治疗,其中抗病毒治疗是关键,只要有适应证,且条件允许,就应进行规范的抗病毒治疗。

10　抗病毒治疗的一般适应证

一般适应证包括:(1)HBV DNA≥10^5拷贝/ml(HBeAg阴性者为≥10^4拷贝/ml);(2)ALT≥2×ULN;如用干扰素治疗,ALT应≤10×ULN,血总胆红素水平应<2×ULN;(3)如ALT<2×ULN,但肝组织学显示Knodell HAI≥4,或≥G2炎症坏死。

具有(1)并有(2)或(3)的患者应进行抗病毒治疗;对达不到上述治疗标准者,应监测病情变化,如持续HBV DNA阳性,且ALT异常,也应考虑抗病毒治疗(Ⅲ)。

应注意排除由药物物、酒精和其他因素所致的ALT升高,也应排除因应用降酶药物后ALT暂时性正常。在一些特殊病例如肝硬化,其AST水平可高于ALT,对此种患者可参考AST水平。

11　抗病毒治疗应答

治疗应答包含多项内容,有多种分类方法。

11.1　单项应答

11.1.1　病毒学应答(virological response):血清HBV DNA检测不到(PCR法)或低于检测下限,或较基线下降≥2 $\log_{10}$。

11.1.2　血清学应答(serological response):血清HBeAg转阴或HBeAg血清学转换或HBsAg转阴或HBsAg血清学转换。

11.1.3　生物化学应答(biochemical response):血清

ALT 和 AST 恢复正常。

11.1.4 组织学应答(histological response):肝脏组织学炎症坏死或纤维化程度改善达到某一规定值。

11.2 时间顺序应答

11.2.1 初始或早期应答(initial or early response):治疗 12 周时的应答。

11.2.2 治疗结束时应答(end-of-treatment response):治疗结束时应答。

11.2.3 持久应答(sustained response):治疗结束后随访 6 个月或 12 个月以上,疗效维持不变,无复发。

11.2.4 维持应答(maintained response):在抗病毒治疗期间表现为 HBV DNA 检测不到(PCR 法)或低于检测下限,或 ALT 正常。

11.2.5 反弹(breakthrough):达到了初始应答,但在未更改治疗的情况下,HBV DNA 水平重新升高,或一度转阴后又转为阳性,可有或无 ALT 升高。有时也指 ALT 和 AST 复常后,在未更改治疗的情况下再度升高,但应排除由其他因素引起的 ALT 和 AST 升高。

11.2.6 复发(relapse):达到了治疗结束时应答,但停药后 HBV DNA 重新升高或阳转,有时亦指 ALT 和 AST 在停药后的再度升高,但应排除由其他因素引起的 ALT 和 AST 升高。

11.3 联合应答(combined response)

11.3.1 完全应答(complete response, CR):HBeAg 阳性慢性乙型肝炎患者,治疗后 ALT 恢复正常,HBV DNA 检测不到(PCR 法)和 HBeAg 血清学转换;HBeAg 阴性慢性乙型肝炎患者,治疗后 ALT 恢复正常,HBV DNA 检测不到(PCR 法)。

11.3.2 部分应答(partial response, PR):介于完全应答与无应答之间。如 HBeAg 阳性慢性乙型肝炎患者,治疗后 ALT 恢复正常,HBV DNA<10^5 拷贝/ml,但无 HBeAg 血清学转换。

11.3.3 无应答(non-response, NR):未达到以上应答者。

12 干扰素治疗

荟萃分析表明,HBeAg 阳性患者经普通 IFNα 治疗 4～6 个月后,治疗组和未治疗组 HBV DNA 转阴率(杂交法)分别为 37%和 17%,HBeAg 转阴率分别为 33%和 12%,HBsAg 转阴率分别为 7.8%和 1.8%,其疗效与基线血清 ALT 水平和肝组织学病变程度呈正相关(Ⅱ)。有关 HBeAg 阴性患者的 4 次随机对照试验表明,治疗结束时应答率为 38%～90%,但持久应答率仅为 10%～47%(平均 24%)(Ⅰ)。有人报道,普通 IFNα 疗程至少 1 年才能获得较好的疗效(Ⅱ)。普通 IFNα(5 MU 皮下注射,每日 1 次)治疗慢性乙型肝炎患者,其中部分患者可出现 ALT 升高,少数患者甚至出现黄疸。治疗代偿期乙型肝炎肝硬化患者时,肝功能失代偿的发生率为<1%(Ⅱ)。

国际多中心随机对照临床试验显示,用聚乙二醇化干扰素 α-2a(PegIFNα-2a)(Mr = 40 × 10^3)治疗 HBeAg 阳性慢性乙型肝炎(87%为亚洲人)48 周并停药随访 24 周,HBeAg 血清学转换率为 32%;HBeAg 阴性患者(60%为亚洲人)治疗 48 周后随访 24 周,HBV DNA<2×10^4 拷贝/ml 的患者为 43%,随访 48 周时为 42%。亚太地区一项Ⅱ期临床研究显示,每周 1 次 PegIFNα-2a(Mr=40×10^3)治疗 24 周,随访 24 周时的 HBeAg 血清学转换率高于普通 IFNα(32%∶25%,$P<0.05$)。单用 PegIFNα-2a(Mr=12×10^3)或与拉米夫定联合应用治疗 HBeAg 阳性慢性乙型肝炎 52 周,停药后随访 26 周,两组 HBeAg 血清学转换率均为 29%。PegIFNα-2a(Mr=40×10^3)在我国已被批准用于治疗慢性乙型肝炎。

对普通 IFNα 治疗后复发的患者,再用普通 IFNα 治疗仍可获得疗效(Ⅱ),亦可换用其他普通 IFNα 亚型、PegIFNα-2a 或核苷(酸)类似物治疗(Ⅲ)。

12.1 干扰素抗病毒疗效的预测因素

有下列因素者常可取得较好的疗效:(1)治疗前高 ALT 水平;(2)HBV DNA<2×10^8 拷贝/ml;(3)女性;(4)病程短;(5)非母婴传播;(6)肝脏纤维化程度轻;(7)对治疗的依从性好;(8)无 HCV、HDV 或 HIV 合并感染者。其中治疗前 HBV DNA、ALT 水平及患者的性别是预测疗效的主要因素(Ⅱ)。治疗 12 周时的早期病毒学应答对预测疗效也很重要。

12.2 干扰素治疗的监测和随访

治疗前应检查:(1)生物化学指标:包括 ALT、AST、胆红素、白蛋白及肾功能;(2)血常规、甲状腺功能、血糖及尿常规;(3)病毒学标志:包括 HBsAg、HBeAg、抗-HBe 和 HBV DNA 的基线状态或水平;(4)对于中年以上患者,应做心电图检查并测血压;(5)排除自身免疫性疾病;(6)尿人绒毛膜促性腺激素检测以排除妊娠。

治疗过程中应检查:(1)开始治疗后的第 1 个月应每 1～2 周检查 1 次血常规,以后每月检查 1 次,直至治疗结束;(2)生物化学指标:包括 ALT、AST 等,治疗开始后每月 1 次,连续 3 次,以后随病情改善可每 3 个月 1 次;(3)病毒学标志:治疗开始后每 3 个月检测 1 次 HBsAg、HBeAg、抗-HBe 和 HBV DNA;(4)其他:每 3 个月检测 1 次甲状腺功能、血糖和尿常规等指标;如治疗前就已存在甲状腺功能异常,最好先用药物控制甲状腺功能异常,然后再开始干扰素治疗,同时应每月检查甲状腺功能;治疗前已患糖尿病者,也应先用药物控制糖尿病，然后再开始干扰素治疗；(5)应定期评估精神状态，尤其是对出现明显抑郁症和有自杀倾向的患者，应立即停药并密切监护。

12.3 干扰素的不良反应及其处理

干扰素的主要不良反应包括：

12.3.1 流感样症候群：表现为发热、寒战、头痛、肌肉酸痛和乏力等，可在睡前注射 IFNα 或在注射干扰素同时服用解热镇痛药，以减轻流感样症状(Ⅲ)。随疗程进展，此类症状可逐渐减轻或消失。

12.3.2 一过性骨髓抑制：主要表现为外周血白细胞(中性粒细胞)和血小板减少。如中性粒细胞绝对计数$\leqslant 1.0\times 10^9$/L，血小板<50×10^9/L，应降低 IFNα 剂量；1～2 周后复查，如恢复，则逐渐增加至原剂量。如中性粒细胞绝对计数$\leqslant 0.75\times 10^9$/L，血小板<$30\times 10^9$/L，则应停药。对中性粒细胞明显降低者，可试用粒细胞集落刺激因子(G-CSF)或粒细胞巨噬细胞集落刺激因子(GM-CSF)治疗(Ⅲ)。

12.3.3 精神异常：可表现为抑郁、妄想症、重度焦虑等精神病症状。因此，使用干扰素前应评估患者的精神状况，治疗过程中也应密切观察。抗抑郁药可缓解此类不良反应(Ⅲ)，但对症状严重者，应及时停用 IFNα。

12.3.4 干扰素可诱导产生自身抗体和自身免疫性疾病：包括抗甲状腺抗体、抗核抗体和抗胰岛素抗体。多数情况下无明显临床表现，部分患者可出现甲状腺疾病(甲状腺功能减退或亢进)、糖尿病、血小板减少、银屑病、白斑、类风湿关节炎和系统性红斑狼疮样综合征等，严重者应停药。

12.3.5 其他少见的不良反应：包括肾脏损害(间质性肾炎、肾病综合征和急性肾衰竭等)、心血管并发症(心律失常、缺血性心脏病和心肌病等)、视网膜病变、听力下降和间质性肺炎等，发生上述反应时，应停止干扰素治疗。

12.4 干扰素治疗的禁忌证

干扰素治疗的绝对禁忌证包括：妊娠、精神病史(如严重抑郁症)、未能控制的癫痫、未戒断的酗酒、吸毒者、未经控制的自身免疫性疾病、失代偿期肝硬化、有症状的心脏病、治疗前中性粒细胞计数<1.0×10^9/L 和治疗前血小板计数<50×10^9/L。

干扰素治疗的相对禁忌证包括：甲状腺疾病、视网膜病、银屑病、既往抑郁症史、未控制的糖尿病、未控制的高血压、总胆红素>51 gmol/L 特别是以间接胆红素为主者。

13 核苷(酸)类似物治疗

13.1 拉米夫定(lamivudine)　国内外随机对照临床试验表明，每日口服 100 mg 可明显抑制 HBV DNA 水平，HBeAg 血清学转换率随治疗时间延长而提高，治疗 1、2、3、4 和 5 年后 HBeAg 血清转换率分别为 16%、17%、23%、28%和 35%；治疗前 ALT 水平较高者，一般 HBeAg 血清学转换率也较高。长期治疗可以减轻炎症，降低肝纤维化和肝硬化的发生率。随机对照临床试验表明，本药可降低肝功能失代偿和 HCC 发生率。在失代偿期肝硬化患者也能改善肝功能，延长生存期。国外研究结果显示，拉米夫定治疗儿童慢性乙型肝炎的疗效与成人相似，安全性良好。

对乙型肝炎肝移植患者，移植前用拉米夫定；移植后，拉米夫定与 HBIG 联用，可明显降低肝移植后 HBV 再感染，并可减少 HBIG 剂量。

随用药时间的延长患者发生病毒耐药变异的比例增高(第 1、2、3、4 年分别为 14%、38%、49%和 66%)，从而限制其长期应用。部分病列在发生病毒耐药变异后会出现病情加重，少数甚至发生肝功能失代偿。另外，部分患者在停用本药后，会出现 HBV DNA 和 ALT 水平升高，个别患者甚至可发生肝功能失代偿。我国 SFDA 已批准拉米夫定用于肝功能代偿的成年慢性乙型肝炎患者。

13.2 阿德福韦酯(adefvir dipivoxil)

目前临床应用的阿德福韦酯是阿德福韦的前体，在体内水解为阿德福韦发挥抗病毒作用。阿德福韦酯是 5′-单磷酸脱氧阿糖腺苷的无环类似物。随机双盲安慰剂对照的临床试验表明，在 HBeAg 阳性慢性乙型肝炎患者，口服阿德福韦酯可明显抑制 HBV DNA 复制，应用 1、2、3 年时的 HBV DNA 转阴率(<1 000 拷贝/ml)分别为 28%、45%和 56%，HBeAg 血清学转换率分别为 12%、29%和 43%；其耐药发生率分别为 0、1.6%和 3.1%；治疗 HBeAg 阴性者 1、2、3 年的耐药发生率分别为 0、3.0%和 5.9%～11.0%。本药对拉米夫定耐药变异的代偿期和失代偿期肝硬化患者均有效。在较大剂量时有一定肾毒性，主要表现为血清肌酐的升高和血磷的下降，但每日 10 mg 剂量对肾功能影响较小，每日 10 mg，治疗 48～96 周，有 2%～3% 患者血清肌酐较基线值上升>44.2 μmol/L(0.5 mg/dl)。因此，对应用阿德福韦酯治疗者，应定期监测血清肌酐和血磷。

阿德福韦酯已获我国 SFDA 批准用于治疗慢性乙型肝炎，其适应证为肝功能代偿的成年慢性乙型肝炎患者。本药尤其适合于需长期用药或已发生拉米夫定耐药者。

13.3 恩替卡韦(entecavir)

恩替卡韦是环戊酰鸟苷类似物。Ⅱ/Ⅲ期临床研究表明，成人每日口服 0.5 mg 能有效抑制 HBV DNA

复制，疗效优于拉米夫定；Ⅲ期临床研究表明，对发生YMDD变异者将剂量提高至每日1 mg能有效抑制HBV DNA复制。对初治患者治疗1年时的耐药发生率为0，但对已发生YMDD变异患者治疗1年时的耐药发生率为5.8%。我国SFDA已批准用于治疗慢性乙型肝炎患者。

13.4　应用核苷(酸)类似物治疗时的监测和随访

治疗前检查：(1)生物化学指标，包括ALT、AST、胆红素、白蛋白等；(2)病毒学标志，包括HBeAg、抗-HBe和HBV DNA的基线状态或水平；(3)根据病情需要，检测血常规、磷酸肌酸激酶和血清肌酐等。另外，有条件的单位治疗前后可行肝组织学检查。

治疗过程中应对相关指标定期监测和随访，以评价疗效和提高依从性：(1)生物化学指标治疗开始后每月1次，连续3次，以后随病情改善可每3个月1次；(2)病毒学标志治疗开始后每3个月检测1次HBsAg、HBeAg、抗-HBe和HBV DNA；(3)根据病情需要，检测血常规、血清磷酸肌酸激酶和肌酐等指标。

无论治疗前HBeAg阳性或阴性患者，于治疗1年时仍可检测到HBV DNA或HBV DNA下降<2 $\log_{10}$者，应改用其他抗病毒药治疗(可先重叠用药1～3个月)。但对肝硬化或肝功能失代偿患者，不可轻易停药。

14　免疫调节治疗

免疫调节治疗是慢性乙型肝炎治疗的重要手段之一，但目前尚缺乏乙型肝炎特异性免疫治疗方法。胸腺肽α_1可增强非特异性免疫功能，不良反应小，使用安全，对于有抗病毒适应证，但不能耐受或不愿接受干扰素和核苷(酸)类似物治疗的患者，有条件者可用胸腺肽α_1 1.6 mg，每周2次，皮下注射，疗程6个月(Ⅱ-3)。

15　其他抗病毒药物及中药治疗

苦参素(氧化苦参碱)系我国学者从中药苦豆子中提取，已制成静脉内和肌内注射剂及口服制剂。我国的临床研究表明，本药具有改善肝脏生物化学指标及一定的抗HBV作用。但其抗HBV的确切疗效尚需进一步扩大病例数，进行严格的多中心随机对照临床试验加以验证。

中医中药治疗慢性乙型肝炎在我国应用广泛，但多数药物缺乏严格随机对照研究，其抗病毒疗效尚需进一步验证。

16　关于联合治疗

16.1　不推荐干扰素联合拉米夫定治疗HBeAg阳性或阴性慢性乙型肝炎(Ⅰ)。对IFNα、拉米夫定序贯治疗的效果尚需进一步研究(Ⅱ-2)

16.2　不推荐拉米夫定联合阿德福韦酯用于初治或未发生拉米夫定耐药突变的慢性乙型肝炎患者(Ⅰ)。

16.3　有研究报道，拉米夫定和胸腺肽α1的联合治疗可提高持应答率，但尚需进一步证实。

16.4　干扰素或拉米夫定与其他药物(包括中草药)联合治疗慢性乙型肝炎的疗效也需进一步证实。

17　抗病毒治疗的推荐意见

17.1　慢性HBV携带者和非活动性HBsAg携带者。对慢性HBV携带者，应动员其做肝组织学检查，如肝组织学显示Knodell HAI≥4，或≥G2炎症坏死者，需进行抗病毒治疗。如肝炎病变不明显或未做肝组织学检查者，建议暂不进行治疗。非活动性HBsAg携带者一般不需治疗。上述两类携带者均应每3～6个月进行生物化学、病毒学、甲胎蛋白和影像学检查，一旦出现ALT≥2×ULN，且同时HBV DNA阳性，可用IFNα或核苷(酸)类似物治疗(Ⅱ-2)。

17.2　HBeAg阳性慢性乙型肝炎患者　对于HBV DNA定量≥1×10^5拷贝/ml，ALT水平≥2×ULN者，或ALT<2×ULN，但肝组织学显示Knodell HAI≥4，或≥G2炎症坏死者，应进行抗病毒治疗。可根据具体情况和患者的意愿，选用IFNα(ALT水平应<10×ULN)或核苷(酸)类似物治疗。对HBV DNA阳性但低于1×10^5拷贝/ml者，经监测病情3个月，HBV DNA仍未转阴，且ALT异常，则应抗病毒治疗(Ⅲ)。

17.2.1　普通IFNα：5 MU(可根据患者的耐受情况适当调整剂量)，每周3次或隔日1次，皮下或肌内注射，一般疗程为6个月(Ⅰ)。如有应答，为提高疗效亦可延长疗程至1年或更长(Ⅱ)。应注意剂量及疗程的个体化。如治疗6个月无应答者，可改用其他抗病毒药物。

17.2.2　PegIFNα-2a：180 μg，每周1次，皮下注射，疗程1年(Ⅰ)。剂量应根据患者耐受性等因素决定。

17.2.3　拉米夫定：100 mg，每日1次口服。治疗1年时，如HBV DNA检测不到(PCR法)或低于检测下限，ALT复常，HBeAg转阴但未出现抗-HBe者，建议继续用药，直至HBeAg血清学转换，经监测2次(每次至少间隔6个月)，仍保持不变者可以停药(Ⅱ)，但停药后需密切监测肝脏生物化学和病毒学指标。

17.2.4　阿德福韦酯：10 mg，每日1次口服。疗程可参照拉米夫定(Ⅱ)。

17.2.5　恩替卡韦：0.5 mg(对拉米夫定耐药患者为1 mg)，每日1次口服。疗程可参照拉米夫定。

17.3　HBeAg阴性慢性乙型肝炎患者

HBV DNA 定量≥1×10^4 拷贝/ml,ALT 水平≥2×ULN 者,或 ALT<2×ULN,但肝组织学检查显示 Knodell HAI≥4,或 G2 炎症坏死者,应进行抗病毒治疗。由于难以确定治疗终点,因此,应治疗至检测不到 HBV DNA(PCR 法),ALT 复常。此类患者复发率高,疗程宜长,至少为 1 年(Ⅰ)。因需要较长期治疗,最好选用 IFNα(ALT 水平应<10×ULN)或阿德福韦酯或恩替卡韦等耐药发生率低的核苷(酸)类似物治疗。对达不到上述推荐治疗标准者,则应监测病情变化,如持续 HBV DNA 阳性,且 ALT 异常,也应考虑抗病毒治疗(Ⅲ)。

17.3.1 普通 IFNα:5 MU,每周 3 次或隔日 1 次,皮下或肌内注射,疗程至少 1 年(Ⅰ)。

17.3.2 PegIFNα-2a:180 μg,每周 1 次,皮下注射,疗程至少 1 年(Ⅰ)。

17.3.3 阿德福韦酯:10 mg,每日 1 次口服,疗程至少 1 年。当监测 3 次(每次至少间隔 6 个月)HBV DNA 检测不到(PCR 法)或低于检测下限和 ALT 正常时可以停药(Ⅱ)。

17.3.4 拉米夫定:100 mg,每日 1 次口服,疗程至少 1 年。治疗终点同阿德福韦酯(Ⅱ)。

17.3.5 恩替卡韦:0.5 mg(对拉米夫定耐药患者为 1 mg),每日 1 次口服。疗程可参照阿德福韦酯。

17.4 代偿期乙型肝炎肝硬化患者

HBeAg 阳性者的治疗指征为 HBV DNA≥10^5 拷贝/ml,HBeAg 阴性者为 HBV DNA≥10^4 拷贝/ml,ALT 正常或升高。治疗目标是延缓和降低肝功能失代偿和 HCC 的发生。

17.4.1 拉米夫定:100 mg,每日 1 次口服。无固定疗程,需长期应用。

17.4.2 阿德福韦酯:10 mg,每日 1 次口服。无固定疗程,需长期应用。

17.4.3 干扰素:因其有导致肝功能失代偿等并发症的可能,应十分慎重。如认为有必要,宜从小剂量开始,根据患者的耐受情况逐渐增加到预定的治疗剂量(Ⅲ)。

17.5 失代偿期乙型肝炎肝硬化患者

治疗指征为 HBV DNA 阳性,ALT 正常或升高。治疗目标是通过抑制病毒复制,改善肝功能,以延缓或减少肝移植的需求,抗病毒治疗只能延缓疾病进展,但本身不能改变终末期肝硬化的最终结局。干扰素治疗可导致肝衰竭,因此,属禁忌证(Ⅱ)。

对于病毒复制活跃和炎症活动的失代偿期肝硬化患者,在其知情同意的基础上,可给予拉米夫定治疗,以改善肝功能,但不可随意停药。一旦发生耐药变异,应及时加用其他已批准的能治疗耐药变异的核苷(酸)类似物(Ⅱ-2)。

17.6 应用化疗和免疫抑制剂治疗的患者

对于因其他疾病而接受化疗、免疫抑制剂(特别是肾上腺糖皮质激素)治疗的 HBsAg 阳性者,即使 HBV DNA 阴性和 ALT 正常,也应在治疗前 1 周开始服用拉米夫定,每日 100 mg,化疗和免疫抑制剂治疗停止后,应根据患者病情决定拉米夫定停药时间(Ⅱ-1,Ⅱ-3)。对拉米夫定耐药者,可改用其他已批准的能治疗耐药变异的核苷(酸)类似物。核苷(酸)类似物停用后可出现复发,甚至病情恶化,应十分注意。

17.7 肝移植患者

对于拟接受肝移植手术的 HBV 感染相关疾病患者,应于肝移植术前 1~3 个月开始服用拉米夫定,每日 100 mg 口服,术中无肝期加用 HBIG,术后长期使用拉米夫定和小剂量 HBIG(第 1 周每日 800 IU,以后每周 800 IU),并根据抗-HBs 水平调整 HBIG 剂量和用药间隔(一般抗-HBs 谷值浓度至少大于 100~150 mIU/ml,术后半年内最好大于 500 mIU/ml),但理想的疗程有待进一步确定(Ⅱ-1)。对于发生拉米夫定耐药者可选用其他已批准的能治疗耐药变异的核苷(酸)类似物。

17.8 其他特殊情况的处理

17.8.1 普通 IFNα 治疗无应答患者:经过规范的普通 IFNα 治疗无应答患者,再次应用普通 IFNα 治疗的疗效很低(Ⅱ)。可试用 PegIFNα-2a 或核苷(酸)类似物治疗(Ⅲ)。。

17.8.2 强化治疗:指在治疗初始阶段每日应用普通 IFNα,连续 2~3 周后改为隔日或每周 3 次的治疗。目前对此疗法意见不一,因此不予推荐(Ⅲ)。

17.8.3 应用核苷(酸)类似物发生耐药突变后的治疗:拉米夫定治疗期间可发生耐药突变,出现"反弹",建议加用其他已批准的能治疗耐药变异的核苷(酸)类似物(Ⅰ)并重叠 1~3 个月或根据 HBV DNA 检测阴性后撤换拉米夫定;也可使用 IFNα(建议重叠用药 1~3 个月)。

17.8.4 停用核苷(酸)类似物后复发者的治疗:如停药前无拉米夫定耐药,可再用拉米夫定治疗或其他核苷(酸)类似物治疗。如无禁忌证,亦可用 IFNα 治疗(Ⅲ)。

17.9 儿童患者

12 岁以上慢性乙型肝炎患儿,其普通 IFNα 治疗的适应证、疗效及安全性与成人相似,剂量为 3~6 MU/m^2,最大剂量不超过 10 MU/m^2(Ⅱ)。在知情同意的基础上,也可按成人的剂量和疗程用拉米夫定治疗(Ⅰ)。

18　抗炎保肝治疗

肝脏炎症坏死及其所致的肝纤维化是疾病进展的主要病理学基础，因而如能有效抑制肝组织炎症，有可能减少肝细胞破坏和延缓肝纤维化的发展。甘草酸制剂、水飞蓟素类等制剂活性成分比较明确，有不同程度的抗炎、抗氧化、保护肝细胞膜及细胞器等作用，临床应用这些制剂可改善肝脏生物化学指标（Ⅱ-2，Ⅱ-3）。联苯双酯和双环醇等也可降低血清氨基转移酶特别是ALT水平。

抗炎保肝治疗只是综合治疗的一部分，并不能取代抗病毒治疗。对于ALT明显升高者或肝组织学明显炎症坏死者，在抗病毒治疗的基础上可适当选用抗炎和保肝药物。不宜同时应用多种抗炎保肝药物，以免加重肝脏负担及因药物间相互作用而引起不良效应。

19　抗纤维化治疗

有研究表明，经IFNα或核苷（酸）类似物抗病毒治疗后，肝组织病理学可见纤维化甚至肝硬化有所减轻。因此，抗病毒治疗是抗纤维化治疗的基础。

根据中医学学理论和临床经验，肝纤维化和肝硬化属正虚血瘀证范畴，因此，对慢性乙型肝炎肝纤维化及早期肝硬化的治疗，多以益气养阴、活血化淤为主，兼以养血柔肝或滋补肝肾。据报道，国内多家单位所拟定的多个抗肝纤维化中药方剂均有一定疗效。今后应根据循证医学原理，按照新药临床研究管理规范（GCP）进行大样本、随机、双盲临床试验，并重视肝组织学检查结果，以进一步验证各种中药方剂的抗肝纤维化疗效。

20　抗病毒治疗的药物选择和流程

目前，国内外公认有效的抗HBV药物主要包括干扰素类和核苷（酸）类似物，并各有其优缺点。前者的优点是疗程相对固定，HBsAg血清学转换率较高，疗效相对持久，耐药变异较少，其缺点是需要注射给药，不良反应较明显，不适于肝功能失代偿者。后者的优点是口服给药，抑制病毒作用强，不良反应少而轻微，可用于肝功能失代偿者，其缺点是疗程相对不固定，HBeAg血清学转换率低，疗效不够持久，长期应用可产生耐药变异，停药后可出现病情恶化等。临床医生应根据自己的专业知识和临床经验，在综合考虑患者具体病情及其个人意愿的基础上，在本《指南》的原则框架下确定个体化的治疗方案（图1）。

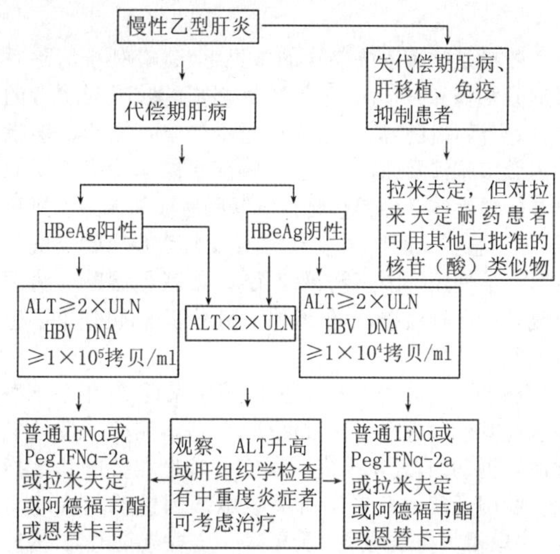

图1　慢性乙型肝炎的抗病毒治疗流程图

21　患者随访

治疗结束后，不论有无治疗应答，停药后半年内至少每2个月检测1次ALT、AST、血清胆红素（必要时）、HBV血清学标志和HBV DNA，以后每3～6个月检测1次，至少随访12个月。随访中如有病情变化，应缩短随访间隔。

对于持续ALT正常且HBV DNA阴性者，建议每6个月进行HBV DNA、ALT、AFP和B超检查。对于ALT正常但HBV DNA阳性者，建议每3个月检测1次HBV DNA和ALT，每6个月进行AFP和B超检查；如有可能，应做肝组织学检查。

对于慢性乙型肝炎、肝硬化患者，特别是HCC高危患者（>40岁，男性、嗜酸、肝功能不全或已有AFP增高），应每3～6个月检测AFP和腹部B超（必要时作CT或MRI），以早期发现HCC。对肝硬化患者还应每1～2年进行胃镜检查或上消化道X线造影，以观察有无食管胃底静脉曲张及其进展情况。

三、咳嗽的诊断与治疗指南（草案）

（中华医学会呼吸病学分会哮喘学组　2005 年 8 月）

咳嗽是呼吸系统疾病的常见症状，有利于清除呼吸道分泌物和有害因子，但频繁剧烈的咳嗽对患者的工作、生活和社会活动造成严重的影响。临床上咳嗽病因繁多且涉及面广，特别是胸部影像学检查无明显异常的慢性咳嗽患者。此类患者最易被临床医生所疏忽，很多患者长期被误诊为“慢性支气管炎”或“支气管炎”，大量使用抗菌药物治疗无效，或者因诊断不清而反复进行各种检查，不仅增加了患者痛若，也加重了患者的经济负担。

随着人们对咳嗽的关注，欧美国家近 20 年对咳嗽原因及其治疗进行了多方面研究，基本明确了慢性咳嗽的常见病因，近年来先后制定了咳嗽相关的诊治指南。我国近年也开展了有关咳嗽病因诊治的临床研究，并取得了初步结果。为了进一步规范我国急、慢性咳嗽的诊断和治疗，加强咳嗽的临床和基础研究，中华医学会呼吸病学分会哮喘学组组织相关专家，参考国内、外有关咳嗽的临床研究结果，共同制定了《咳嗽的诊断和治疗指南》（草案），以期对不同类型的咳嗽进行科学的诊断和有效的治疗。

1　咳嗽的分类和原因

咳嗽通常按时间分为 3 类：急性咳嗽、亚急性咳嗽和慢性咳嗽。急性咳嗽时间＜3 周，亚急性咳嗽 3～8 周，慢性咳嗽≥8 周。

1.1　急性咳嗽：普通感冒是急性咳嗽最常见的病因，其他病因包括急性支气管炎、急性鼻窦炎、过敏性鼻炎、慢性支气管炎急性发作、支气管哮喘（简称哮喘）等。

1.2　亚急性咳嗽：最常见原因是感冒后咳嗽（又称感染后咳嗽）、细菌性鼻窦炎、哮喘等。

1.3　慢性咳嗽：慢性咳嗽原因较多，通常可分为两类：一类为初查 X 线胸片有明确病变者，如肺炎、肺结核、肺癌等。另一类为 X 线胸片无明显异常，以咳嗽为主或唯一症状者，即通常所说的不明原因慢性咳嗽（简称慢性咳嗽）。慢性咳嗽的常见原因为：咳嗽变异型哮喘（CVA）、鼻后滴流综合征（PNDs）、嗜酸粒细胞性支气管炎（EB）和胃-食管反流性咳嗽（CERC）。这些原因占了呼吸内科门诊慢性咳嗽比例的 70%～95%。其他病因较少见，但涉及面广，如慢性支气管炎、支气管扩张、支气管内膜结核、变应性咳嗽（AC）、心理性咳嗽等。

2　病史与辅助检查

2.1　询问病史和体格检查：仔细询问病史对病因诊断具有重要作用，能缩小慢性咳嗽的诊断范围，得出初步诊断进行治疗或根据现病史提供的线索选择有关检查。

注意咳嗽性质、音色、节律和咳嗽时间、诱发或加重因素、体位影响，伴随症状等。了解咳痰的数量、颜色、气味及性状对诊断具有重要的价值。痰量较多、咳脓性痰者应首先考虑呼吸道感染性疾病。查体闻及呼气期哮鸣音时提示哮喘的诊断，如闻及吸气性哮鸣音，要警惕中心性肺癌或支气管内膜结核。

2.2　相关辅助检查：（1）诱导痰检查：最早用于支气管肺癌的诊断，通过诱导痰细胞学检查可使癌细胞检查阳性率显著增高，甚至是一些早期肺癌的唯一诊断方法。细胞学检查嗜酸粒细胞增高是诊断 EB 的主要指标。常采用超声雾化吸入高渗盐水的方法进行痰液的诱导（方法见附件 1）。（2）影像学检查：X 线胸片能确定肺部病变的部位、范围与形态，甚至可确定其性质，得出初步诊断，指导经验性治疗和相关性检查。建议将 X 线胸片作为慢性咳嗽的常规检查，如发现器质性病变，根据病变特征选择相关检查。X 线胸片若无明显病变，则按慢性咳嗽诊断程序进行检查（见慢性咳嗽诊断程序）。胸部 CT 检查有助于发现纵隔前、后肺部病变、肺内小结节、纵隔肿大淋巴结及边缘肺野内较小的肿物。高分辨率 CT 有助于诊断早期间质性肺疾病和非典型支气管扩张。（3）肺功能检查：通气功能和支气管舒张试验可帮助诊断和鉴别气道阻塞性疾病，如哮喘、慢性支气管炎和大气道肿瘤等。常规肺功能正常，可通过激发试验诊断 CVA。（4）纤维支气管镜（简称纤支镜）检查：可有效诊断气管腔内的病变，如支气管肺癌、异物、内膜结核等。（5）食管 24 h pH 值监测：能确定有无胃-食管反流（GER），是目前诊断 GERC 最为有效的方法。通过动态监测食管 pH 值的变化，获得 24 h 食管 pH 值＜4 的次数、最长反流时间、食管 pH 值＜4 占监测时间的百分比等 6 项参数，最后以 Demeester 积分表示反流程度。检查时实时记录反流相关症状，以获得反流与咳嗽症状的相关概率（SAP），明确反流时相与咳嗽的关系（方法参见附件 2）。（6）咳嗽敏感性检查：通过雾化方式使受试者吸入一定量的刺激物气雾溶胶颗粒，刺激相应的咳嗽感受器而诱发咳嗽，并以咳嗽次数作为咳嗽敏感性的指标。常用辣椒素吸入进行咳嗽激发试验（方法参见附件 3）。咳嗽敏感性增高常见于 AC、EB、GERC。（7）其他检查：

外周血检查嗜酸粒细胞增高提示寄生虫感染、变应性疾病。变应原皮试(SPT)和血清特异性 IgE 测定有助于诊断变应性疾病和确定变应原类型。

3 急性咳嗽的诊断与治疗

急性咳嗽的病因相对简单,最常见的病因为普通感冒。普通感冒的咳嗽常与鼻后滴流有关。当健康成人具备以下 4 条标准时,可以诊断为普通感冒:(1)鼻部相关症状(如流涕、打喷嚏、鼻塞和鼻后滴流),伴或不伴发热。(2)流泪。(3)咽喉部有刺激感或不适。(4)胸部体格检查正常。

普通感冒的治疗:以对症治疗为主,一般无须用抗菌药物。(1)减充血剂:伪麻黄碱等。(2)退热药物:解热镇痛药类。(3)抗过敏药:第一代抗组胺药。(4)止咳药物:中枢性镇咳药、中成药等。临床上通常采用上述药物的复方制剂,首选第一代抗组胺药+伪麻黄碱治疗,可有效缓解打喷嚏、鼻塞等症状。咳嗽明显者选用中枢性镇咳药,如右美沙芬或可待因等。

4 常见慢性咳嗽的病因及诊治

慢性咳嗽的病因相对复杂,明确病因是治疗成功的关键。多数慢性咳嗽与感染无关,无须使用抗菌药物治疗。咳嗽原因不明或不能除外感染时,慎用糖皮质激素。

4.1 CVA

4.1.1 定义:CVA 是一种特殊类型的哮喘,咳嗽是其唯一或主要临床表现,无明显喘息、气促等症状或体征,但有气道高反应性。

4.1.2 临床表现:主要表现为刺激性干咳,通常咳嗽比较剧烈,夜间咳嗽为其重要特征。感冒、冷空气、灰尘、油烟等容易诱发或加重咳嗽。

4.1.3 诊断:常规抗感冒、抗感染治疗无效,支气管扩张剂治疗可以有效缓解咳嗽症状,此点可作为诊断和鉴别诊断的依据。肺通气功能和气道高反应性检查是诊断的 CVA 的关键方法。

诊断标准:(1)慢性咳嗽常伴有明显的夜间刺激性咳嗽。(2)支气管激发试验阳性或最大呼气流量(PEF)昼夜变异率>20%。(3)支气管扩张剂、糖皮质激素治疗有效。(4)排队其他原因引起的慢性咳嗽。

4.1.4 治疗:CVA 治疗原则与哮喘治疗相同。大多数患者吸入小剂量糖皮质激素加 β 激动剂即可,很少需要口服糖皮质激素治疗。治疗时间不少于 6~8 周。

4.2 PNDs

4.2.1 定义:PNDs 是指由于鼻部疾病引起分泌物倒流鼻后和咽喉部,甚至反流入声门或气管,导致以咳嗽为主要表现的综合征。

4.2.2 临床表现:除了咳嗽、咳痰外,PNDs 患者通常还主诉咽喉部滴流感、口咽黏液附着、频繁清喉、咽痒不适或鼻痒、鼻塞、流涕、打喷嚏等。有时患者会主诉声音嘶哑,讲话也会诱发咳嗽,但其他原因的咳嗽本身也有此类主诉。通常发病前有上呼吸道疾病(如感冒)史。

4.2.3 诊断:引起 PNDs 的基础疾病包括季节性变应性鼻炎、常年性变应性鼻炎、常年性非变应性鼻炎、血管舒缩性鼻炎、感染性鼻炎、真菌性鼻炎、普通感冒和副鼻窦炎等。伴有大量痰液者多为慢性鼻窦炎所致。血管舒缩性鼻炎的特征是随气温改变,鼻腔有时会产生大量稀薄水样分泌物。

慢性鼻窦炎影像学检查征象为副鼻窦黏膜增厚超过 6 mm、气液平面或窦腔模糊。如咳嗽具有季节性或病史提示与接触特异性的变应原(例如花粉、尘螨)有关时,SPT 有助于诊断。怀疑变应性真菌性鼻窦炎时,可行曲霉菌和其他真菌的皮肤试验及特异性 IgE 检测。

诊断标准:(1)发作性或持续性咳嗽,以白天咳嗽为主,入睡后较少咳嗽。(2)鼻后滴流和(或)咽后壁黏液附着感。(3)有鼻炎、鼻窦炎、鼻息肉或慢性咽喉炎等病史。(4)检查发现咽后壁有黏液附着、鹅卵石样观。(5)经针对性治疗后咳嗽缓解。

PNDs 涉及胸种基础疾病,其诊断主要是根据病史和相关检查综合判断,所以在建立诊断以前应排除引起慢性咳嗽的其他常见原因。近年来有的学者直接采用鼻炎/鼻窦炎作为慢性咳嗽的病因诊断,而不用 PNDs 的术语。

4.2.4 治疗:依据导致 PNDs 的基础疾病而定。

下列病因引起的 PNDs 首选第一代抗组胺剂和减充血剂:(1)非变应性鼻炎。(2)血管舒缩性鼻炎。(3)全年性鼻炎。(4)普通感冒。第一代抗组胺剂代表药物为马来酸氯苯那敏,常用减充血剂为盐酸伪麻黄碱。大多数患者在初始治疗后数天至 2 周内产生疗效。

各种抗组胺药对变应性鼻炎的治疗均有效果,首选无镇静作用的第二代抗组胺剂,常用药物为氯雷他定或阿司咪唑等。鼻腔吸入糖皮质激素是变应性鼻炎首选药物,通常为丙酸倍氯米松(每鼻孔 50 μg/次)或等效剂量的其他吸入糖皮质激素,每天 1~2 次。色甘酸钠吸入对变应性鼻炎亦具有良好的预防作用,应用剂量 20 mg/次,每天 3~4 次。改善环境、避免变应原刺激是控制变应性鼻炎的有效措施。变应原免疫治疗可能有效,但起效时间较长。抗菌药物治疗是治疗急性细菌性鼻窦炎的主要药物,效果欠佳或分泌物多时可采用鼻腔吸入糖皮质激素及减充血剂减轻炎症。对慢性鼻窦炎的治疗,建议采用下列初治方案:应用对革兰阳性菌、革兰阴性菌和厌氧菌有效的抗菌药物 3 周;

口服第一代抗组胺剂和减充血剂 3 周;鼻用减充血剂 1 周;鼻吸入糖皮质激素 3 个月。内科治疗效果不佳时可行负压引流、穿刺引流或外科手术。

4.3　EB

4.3.1　定义:一种以气道嗜酸粒细胞浸润为特征的非哮喘性支气管炎,是慢性咳嗽的重要原因。

4.3.2　临床表现:主要症状为慢性刺激性咳嗽,常是唯一的临床症状,一般为干咳,偶尔咳少许黏痰,可在白天或夜间咳嗽。部分患者对油烟、灰尘、异味或冷空气比较敏感,常为咳嗽的诱发因素。患者无气喘、呼吸困难等症状,肺通气功能及呼气峰流速变异率(PEFR)正常,无气道高反应性的证据。

4.3.3.　诊断:EB 临床表现缺乏特征性,部分表现类似 CVA,体格检查无异常发现,诊断主要依靠诱导痰细胞学检查(操作方法详见附见 2)。具体标准如下:(1)慢性咳嗽,多为刺激性干咳,或伴少量黏痰。(2)X 线胸片正常。(3)肺通气功能正常,气道高反应性检测阴性,PEF 日间变异率正常。(4)痰细胞学检查嗜酸性粒细胞比例≥0.03。(5)排除其他嗜酸性粒细胞增多性疾病。(6)口服或吸入糖皮质激素有效。

4.3.4　治疗:EB 对糖皮质激素治疗反应良好,治疗后咳嗽消失或明显减轻。支气管扩张剂治疗无效。

通常采用吸入糖皮质激素治疗,二丙酸倍氯米松(每次 250～500 μg)或等效剂量的其他糖皮质激素,每天 2 次,持续应用 4 周以上。推荐使用干粉吸入剂。初始治疗可联合应用泼尼松口服,每天 10～20 mg,持续 3～7 d。

4.4　GERC

4.4.1　定义:因胃酸和其他胃内容物反流进入食管,导致以咳嗽为突出的临床表现。GERC 是慢性咳嗽的常见原因。

4.4.2　临床表现:典型反流症状表现为胸骨后烧灼感、反酸、嗳气、胸闷等。有微量误吸的 GER 患者,早期更易出现咳嗽症状及咽喉部症状。临床上也有不少 GERC 患者没有反流症状,咳嗽是其唯一的临床表现。咳嗽大多发生在日间和直立位,干咳或咳少量白色黏痰。

4.4.3　诊断:患者咳嗽伴有反流相关症状或进食后咳嗽,对提示诊断有一定意义。24 h 食管 pH 值监是目前诊断 GERC 最为有效的方法,通过动态监测食管远端和近端 pH 值的变化,结果以 Demeester 积分、SAP 表示(操作方法详见附件 3)。

钡餐检查和胃镜检查对 GERC 的诊断价值有限,且不能确定反流和咳嗽的相关关系。

4.4.4　诊断标准:(1)慢性咳嗽,以白天咳嗽为主。(2)24 h 食管 pH 值监测 Demeester 积分≥12.70,和(或)SAP≥75%。(3)排除 CVA、EB、PNDs 等疾病。(4)抗反流治疗后咳嗽明显减轻或消失。

对于没有食管 pH 值监测的单位或经济条件有限的慢性咳嗽患者,具有以下指征者可考虑进行诊断性治疗。(1)患者有明显的进食相关的咳嗽,如餐后咳嗽、进食咳嗽等。(2)患者伴有 GER 症状,如反酸、嗳气、胸骨后烧灼感等。(3)排除 CVA、EB、PNDs 等疾病,或按这些疾病治疗效果不佳。抗反流治疗后咳嗽消失或显著缓解,可以临床诊断 GERC。

4.4.5　治疗:(1)调整生活方式:减肥,少食多餐,避免过饱和睡前进食,避免进食酸性、油腻食物及饮料,避免饮用咖啡及吸烟。高枕卧位,升高床头。(2)制酸药:常选用质子泵抑制剂(如奥美拉唑或其他类似药物)或 H_2 受体拮抗剂(雷尼替丁或其他类似药物)。(3)促胃动力药:如多潘立酮等。(4)如有胃十二指肠基础疾病(慢性胃炎、胃溃疡、十二指肠炎或溃疡)伴有幽门螺杆菌感染患者均应进行相应的治疗。(5)内科治疗时间要求 3 个月以上,一般需 2～4 周方显疗效。少数内科治疗失败的严重反流患者,可考虑抗反流手术治疗。

5　其他慢性咳嗽的病因及诊治

5.1　慢性支气管炎(ChB)

定义:为咳嗽、咳痰连续 2 年以上,每年累积或持续至少 3 个月,并排除其他引起慢性咳嗽的病因。咳嗽、咳痰一般晨间明显,咳白色泡沫痰或黏液痰,加重期亦有夜间咳嗽。ChB 是慢性咳嗽最常见的病因,然而在门诊诊治的慢性咳嗽患者中,ChB 只占少数。需要注意的是,临床上很我其他病因引起的慢性咳嗽患者常被误诊为 ChB。

5.2　支气管扩张症

由于慢性炎症引起气道壁破坏,导致非可逆性支气管扩张和管腔变形,主要病变部位为亚段支气管。临床表现为咳嗽、咳脓痰甚至咯血。典型病史者诊断并不困难,无典型病史的轻度支气管扩张症则容易误诊。X 线胸片改变(如卷发样)对诊断有提示作用,怀疑支气管扩张症时,最佳诊断方法为胸部高分辨率 CT。

5.3　变应性咳嗽(AC)

5.3.1　定义:临床上某些慢性咳嗽患者,具有一些特应症的因素,抗组胺药物及糖皮质激素治疗有效,但不能诊断为哮喘、变应性鼻炎或 EB,将此类咳嗽定义为 AC。其与变应性咽喉炎、EB、感冒后咳嗽的关系及异同有待进一步明确。

5.3.2　临床表现:刺激性干咳,多为阵发性,白天或夜间咳嗽,油烟、灰尘、冷空气、讲话等容易诱发咳嗽,常伴有咽喉发痒。通气功能正常，诱导痰细胞学检查嗜酸粒细胞比例不高。

5.3.3　诊断标准：目前尚无公认的标准，以下标准供参考。(1)慢性咳嗽。(2)肺通所功能正常，气道高反应性检测阴性。(3)具有下列指征之一：①过敏物质接触史；②SPT 阳性；③血清总 IgE 或特异性 IgE 增高；④咳嗽敏感性增高。(4)排除 CVA、EB、PNDs 等其他原因引起的慢性咳嗽。(5)抗组胺药物和(或)糖皮质激素治疗有效。

5.3.4　治疗：对抗组胺药物治疗有一定效果，必要时加用吸入或短期(3～7 d)口服糖皮质激素。

5.4　感冒后咳嗽

当感冒本身急性期症状消失后，咳嗽仍然迁延不愈，临床上称之为感冒后咳嗽。除了呼吸道病毒外，其他呼吸道感染亦可能导致此类迁延不愈的咳嗽，有文献统称为感染后咳嗽(postinfectous cough)。患者多表现为刺激性干咳或咳少量白色黏液痰，可以持续 3～8 周，甚至更长时间。X 线胸片检查无异常。

感冒后咳嗽常为自限性，通常能自行缓解。抗菌药物治疗无效。对一些慢性迁延性咳嗽可以短期应用抗组胺 H_1 受体拮抗剂及中枢性镇咳药等。对少数顽固性重症感冒后咳嗽患者，在一般治疗无效的情况下可短期试用吸入或者口服糖皮质激素治疗，如 10～20 mg 泼尼松(或等量其他激素)3～7 d。

5.5　支气管内膜结核

支气管内膜结核在慢性咳嗽病因中所占的比例尚不清楚，但在国内并不罕见，多数合并肺内结核，也有不少患者仅表现为单纯性支气管内膜结核，其主要症状为慢性咳嗽，而且在有些患者是唯一的临床表现，可伴有低热、盗汗、消瘦等结核中毒症状，查体有时可闻吸气性干啰音。X 线胸片无明显异常改变，临床上容易误诊及漏诊。对怀疑支气管内膜结核的患者应首先进行普通痰涂片找抗酸杆菌。部分患者结核分枝杆菌培养可阳性。X 线胸片的直接征象不多，可发现气管、主支气管的管壁增厚、管腔狭窄或阻塞等病变。CT 特别是高分辨率 CT 显示支气管病变征象较 X 线胸片更为敏感，尤其能显示叶以下支气管的病变，可以间接提示诊断。纤支镜检查是确诊支气管内膜结核的主要手段，镜下常规刷检和组织活检阳性率高。

5.6　血管紧张素转换酶抑制剂(ACEI)诱发的咳嗽

咳嗽是服用 ACEI 类降压药物的常见不良反应，发生率约在 10%～30%，占慢性咳嗽病因的 1%～3%。停用 ACEI 后咳嗽缓解可以确诊。通常停药 4 周后咳嗽消失或明显减轻。血管紧张素Ⅱ受体拮抗剂，可以替代 ACEIs。

5.7　心理性咳嗽　心理性咳嗽是由于患者严重心理问题或有意清喉引起，又有作者称为习惯性咳嗽、心因性咳嗽。小儿相对常见，在儿童 1 个月以上咳嗽病因中占 3%～10%。典型表现为日间咳嗽，专注于某一事物及夜间休息时咳嗽消失，常伴随焦虑症状。

心理性咳嗽的诊断系排他性诊断，只有其他可能的诊断排除的才能考虑心理性咳嗽。儿童心理性咳嗽的主要治疗方法是暗示疗法，可以短期应用止咳药物辅助治疗。对年龄大的患者可辅以心理咨询或精神干预治疗，适当应用抗焦虑药物。

5.8　其他少见病因　如支气管肺癌、肺间质纤维化、支气管微结石症、左心功能不全等。

6　慢性咳嗽病因诊断程序

慢性咳嗽的病因诊断应遵循以下几条原则：(1)重视病史，包括耳鼻咽喉和消化系统疾病病史。(2)根据病史选择有关检查，由简单到复杂。(3)先检查常见病，后少见病。(4)诊断和治疗两者应同步或顺序进行。如前者条件不具备时，根据临床特征进行诊断性治疗，并根据治疗反应确定咳嗽病因，治疗无效时再选择有关检查。

慢性咳嗽病因诊断步骤及流程图(图 2)如下：

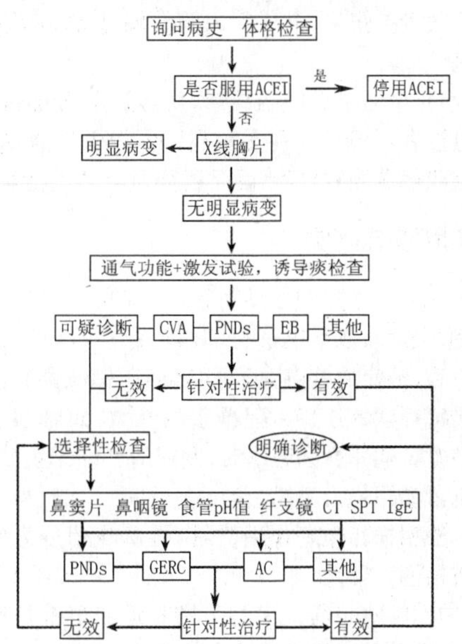

图 2　慢性咳嗽病因诊断流程图

注：对于经济条件受限或普通基层医院的患者，如有典型病史和咳嗽相关症状，可进行病因诊断性治疗。如果试验治疗无效，则应及时到有条件的医院进行检查，以免延误病情

6.1　询问病史和查体，通过病史询问缩小诊断范围，

有时病史可直接提示相应病因,如吸烟史、暴露于环境刺激因素或正在服用 ACEI 类药物。

6.2　X线胸片检查,建议作为慢性咳嗽患者的常规检查。X线胸片有明显病变者,可根据病变的形态,性质选择进一步检查。X线胸片无明显病变者,如有吸烟、环境刺激物或服用 ACEI,则戒烟、脱离刺激物的接触或停药观察 4 周。若咳嗽仍未缓解或无上述诱发因素,则进入下一步诊断程序。

6.3　检测肺通气功能+支气管激发试验,以诊断和鉴别哮喘。通气功能正常、激发试验阴性,进行诱导痰检查,以诊断 EB。

6.4　病史存在鼻后滴流或频繁清喉时,可先按 PNDs 治疗,联合使用第一代 H_1 受体阻断剂和鼻减充血剂。对变应性鼻炎可加用鼻腔吸入糖皮质激素。治疗 1～2 周症状无改善者,可摄鼻窦 CT 或行鼻咽镜检查。

6.5　如上述检查无异常,或患者伴有反流相关症状,可考虑进行 24 h 食管 pH 值监测。无条件进行 pH 值监测,高度怀疑者可进行经验性治疗。

6.6　怀疑变应性咳嗽者可行 SPT、血清 IgE 和咳嗽敏感性检测。

6.7　通过上述检查仍不能确诊,或试验治疗后仍继续咳嗽者,应考虑做高分辨率 CT、纤支镜和心脏检查,以除外支气管扩张症、支气管内膜结核及左心功能不全等疾病。

6.8　经相应治疗后咳嗽缓解,病因诊断方能确立,另外部分患者可同时存在多种病因。如果患者治疗后,咳嗽症状部分缓解,应考虑是否同时合并其他病因。

7　常用镇咳药物

咳嗽为一种防御性反射活动,有利于清除呼吸道分泌物,轻度咳嗽不需进行镇咳治疗。咳嗽可由多种原因所致,治疗的关键在于病因治疗,镇咳药只能起到短暂缓解症状的作用。但严重的咳嗽,如剧烈干咳或频繁咳嗽影响休息和睡眠时,则可适当给予镇咳治疗。痰多患者禁用强力镇咳治疗。

一般根据其药理作用机制,将镇咳药分为中枢性和外周性两大类。

7.1　中枢性镇咳药　该类药物对延脑中枢具有抑制作用,根据其是否具有成瘾性和麻醉作用又可分为依赖性和非依赖性镇咳药。前者为吗啡类生物碱及其衍生物,具有十分明显的镇咳作用,由于具有成瘾性,仅在其他治疗无效时短暂使用。后者多为人工合成的镇咳药,如喷托维林、右美沙芬等,临床应用十分广泛。

7.1.1　依赖性镇咳药:(1)可待因(codeine):直接抑制延脑中枢,止咳作用强而迅速,同时亦有镇痛和镇静作用。可用于各种原因所致的剧烈干咳和刺激性咳嗽,尤其是伴有胸痛的干咳。口服或皮下注射,每次 15～30 mg,每天量可为 30～90 mg。(2)福尔可定(pholcodine):作用与可待因相似,但成瘾性较之为弱。口服每次 5～10 mg。

7.1.2　非依赖性镇咳药:(1)右美沙芬(dextromethorphan):目前临床上应用最广的镇咳药,作用与可待因相似,但无镇痛和催眠作用,治疗剂量对呼吸中枢无抑制作用,亦无成瘾性。多种非处方性复方镇咳药物均含有本品。口服每次 15～30 mg,每天 3～4 次。(2)喷托维林(pentoxyverine):国内使用较久的镇咳药,作用强度为可待因的 1/3,同时具有抗惊厥和解痉作用。青光眼及心功能不全者应慎用。口服每次 25 mg,每天 3 次。(3)右啡烷(dextrophan):右美沙芬的代谢产物,患者的耐受性更好,今后可能取代右美沙芬而用于临床治疗。

7.2　外周性镇咳药　这类药物包括局部麻醉药和黏膜防护剂。

7.2.1　苯丙派林(benproperine):非麻醉性镇咳药,作用为可待因的 2～4 倍。可抑制外周传入神经,亦可抑制咳嗽中枢。口服每次 20～40 mg,每天 3 次。

7.2.2　莫吉司坦(moguisteine):非麻醉性镇咳药,作用较强。口服每次 100 mg,每天 3 次。

7.2.3　那可丁(narcodine):为阿片所含的异喹林类生物碱,作用与可待因相当。口服每次 15～30 mg,每天 3～4 次。

附件 1　高渗盐水诱导痰检测方法

通过超声雾化吸入高渗盐水诱导患者咳出痰液,以检测患者的气道炎症程度和类型。常用梯度高渗盐水法。

试剂配制:3%、4%、5%高渗盐水,0.1%二硫苏糖醇(DTT)等。

仪器:超声雾化器。

操作方法:(1)诱导前 10 min 让患者吸入沙丁胺醇 400 μg。(2)雾化前清水漱口、擤鼻。(3)3%高渗盐水超声雾化吸入 15 min,用力咳痰至培养皿。(4)若患者无痰或痰量不足则换用 4%高渗盐水继续雾化 7 min。(5)若患者无痰或痰量不足则换用 5%高渗盐水继续雾化,7 min 后终止诱导程序。(6)痰液处理:痰液称重,加入 4 倍体积的 0.1%的 DTT 充分混合,37 ℃水浴 10 min,离心沉淀细胞,计数细胞总数。沉渣涂片,苏木精-伊红(HE)染色,细胞分类计数。

注意事项:(1)重症哮喘患者不宜进行高渗盐水痰诱导。当第一秒用力呼气容积占预计值百分比(FEV_1 占预计值%)<70%,对患者进行自然咳痰或等渗盐水

诱导处理。(2)诱导前必须准备好相关的抢救设备和药物,诱导过程中密切观察患者表现,必要时监测肺功能。

附件 2　食管 24 h pH 值监测方法

检测仪器:便携式 24 h pH 值监测仪,单极或双极锑电极及参考电极,pH 值 1.00 及 pH 值 7.00 的标准缓冲液,计算机处理分析系统。

操作方法:(1)检查前将电极先后置于 pH 值 7.00 和 pH 值 1.00 的标准液中校正,以保证仪器工作的准确性和稳定性。(2)选择通气较好的一侧鼻腔,用 2% 利多卡因喷雾局部麻醉,利用 pH 值梯度法将导联下电极置于食管下括约肌上缘 5 cm 处,导联上电极置于食管下括约肌上缘 20 cm 处。

监测时间:18 h 以上。

检测结果分析:监测结果以 Demeester 总积分表示,由 6 项参数组成:24 h 食管 pH 值<4 的次数,反流时间>5 min 的次数,最长反流时间,总、立位、卧位 pH 值<4 的时间占监测时间的百分比。同时计算 SAP。

注意事项:(1)检查前 4 h 禁食。(2)检查前最后 1 次用餐时禁食用酸性食物。(3)检查前 7 d 禁服制酸剂,检查前 3 d 禁服 H_2 受体阻断剂。(4)患者必须严格按要求准确记录监测日志,所有记录事件的时间必须以监测仪上显示的时间为准。(5)监测期间患者需保持日常生活方式,不限制活动,但禁食酸、辣刺激性食品、饮料和抗酸药物。

附件 3　咳嗽激发试验方法

通过雾化方式使受试者吸入一定量的辣椒素气雾溶胶颗粒,诱发其产生咳嗽,并以咳嗽次数作为咳嗽敏感性的指标。使用吸入后患者咳嗽≥5 次的最低激发浓度(C_5)来表示咳嗽的敏感性。

试剂配制:将辣椒素溶解于 Tween-80 液和 100% 乙醇中,再溶于 8 ml 生理盐水,配成 0.01 mol/L 原液。使用前用生理盐水进行倍比稀释,浓度为 1.95、3.9、7.8、15.6、31.2、62.5、125、250、500、1 000 μmol/L。

测定仪器:采用吸气触发的定量吸入装置。压缩空气流速为 0.11L/s,总输出量约为 160 mg/min(以生理盐水作标准),单次吸入时间为 0.5 s。嘱受试者由残气位缓慢吸气至肺总量位,在吸气上半段定量吸入辣椒素雾化溶液。

操作方法:(1)先吸入雾化生理盐水作为基础对照。(2)随后由最低浓度(1.95 μmol/L)起吸入雾化辣椒素溶液,记录 30s 内咳嗽的次数。若不能达到 C_5 标准,再进行下一个浓度的吸入,每次递增浓度 1 倍。(3)达到 C_5 标准时终止试验,该浓度就是其咳嗽的阈值。如果浓度达到 1 000 μmol/L,受试者还没出现 C_5 时应终止试验,其阈值浓度记为>1 000 μmol/L。若患者出现明显不适感时(如剧烈烧灼感、气促、呼吸困难等),也应立即终止试验。

注意事项:(1)试验所用的溶液须新鲜配制。(2)具有以下情况者不宜进行本试验:孕妇、哮喘急性发作、气胸及严重心脏疾病、近期咯血等患者。(3)在整个过程中受试者应处于平静呼吸状态。

四、酒精性肝病诊疗指南

(中华医学会肝病学分会脂肪肝和酒精性肝病学组,2006 年 2 月修订)

酒精性肝病是由于长期大量饮酒所致的肝脏疾病。初期通常表现为脂肪肝,进而可发展成酒精性肝炎、酒粗性肝纤维化和酒精性肝硬化;严重酗酒时可诱发广泛肝细胞坏死或肝功能衰竭;该病是我国常见的肝脏疾病之一,严重危害人民健康。为进一步规范酒精性肝病的诊断和治疗,中华医学会肝病学分会脂肪肝和酒精性肝病学组组织国内有关专家,在参考国内外最新研究成果的基础上,按照循证医学的原则,制订了本《指南》。其中推荐的意见所依据的的证据等级共分为 3 个级别 5 个等次,见表 1,文中以括号内斜体罗马数字表示。

本《指南》旨在帮助医师对酒精性肝病诊治作出正确决策,并非强制性标准;也不可能包括或解决该病诊治中的所有问题。因此,临床医师在针对某一具体患者时,应充分了解本病的最佳临床证据和现有医疗资源,并在全面考虑患者的具体病情及其意愿的基础上,根据自己的知识和经验,制定合理的诊疗方案。由于酒精性肝病的研究进展迅速,本《指南》仍将根据需要不断更新和完善。

表 1　推荐意见的证据分级

证据等级	定义
Ⅰ	随机对照试验
Ⅱ-1	非随机对照试验
Ⅱ-2	分级或病例对照分析研究
Ⅱ-3	多时间系列,明显非对照实验
Ⅲ	专家、权威的意见和经验,流行病学描述

1　酒精性肝病临床诊断标准

1.1　有长期饮酒史,一般超过 5 年,折合酒精量男性≥40 g/d,女性≥20 g/d;或 2 周内有大量饮酒史,折合酒精量>80 g/d。但应注意性别、遗传易感性等因素的影响。酒精量换算公式为:g=饮酒量(ml)×酒精含量(%)×0.8。

1.2　临床症状为非特异性,可无症状,或有右上腹胀痛,食欲不振、乏力、体重减轻、黄疸等;随着病情加重,可有神经精神、蜘蛛痣、肝掌等症状和体征。

1.3　血清天冬氨酸氨基转移酶(AST)、丙氨酸氨基转移酶(ALT)、γ-谷氨酰转肽酶(GGT)、总胆红素(TBil)、凝血酶原时间(PT)和平均红细胞容积(MCV)等指标升高,禁酒后这些指标可明显下降,通常 4 周内基本恢复正常,AST/ALT>2,有助于诊断。

1.4　肝脏 B 超或 CT 检查有典型表现。

1.5　排队嗜肝病毒的感染、药物和中毒性肝损伤等。

符合第 1、2、3 项和第 5 项或第 1、2、4 项和第 5 项可诊断酒精性肝病;仅符合第 1、2 项和第 5 项可疑诊酒精性肝病。

符合酒精性肝病临床诊断标准者,其临床分型诊断如下。

(1)轻症酒精性肝病:肝脏生物化学、影像学和组织病理学检查基本正常或轻微异常。

(2)酒精性脂肪肝:影像学诊断符合脂肪肝标准,血清 ALT、AST 可轻微异常。

(3)酒精性肝炎:血清 ALT、AST 或 GGT 升高,可有血清 TBil 增高。重症酒精性肝炎是指酒精性肝炎中,合并肝昏迷、肺炎、急性肾功能衰竭、上消化道出血,可伴有内毒素血症。

(4)酒精性肝纤维化:症状及影像学无特殊。未做病理检查时,应结合饮酒史、血清纤维化标志物(透明质酸、Ⅲ型胶原、Ⅳ型胶原、层黏连蛋白)、GGT、AST/ALT、胆固醇、载脂蛋白-A1、TBil、α2 巨球蛋白、铁蛋白、稳态模式胰岛素抵抗等改变。这些指标十分敏感,应联合检测。

(5)酒精性肝硬化:有肝硬化的临床表现和血清生物化学指标的改变。

2　影像学诊断

影像学检查用于反映肝脏脂肪浸润的分布类型,粗略判断弥漫性脂肪肝的程度,提示是否存在显性肝硬化,但其不能区分单纯性脂肪肝与脂肪性肝炎,且难以检出<33%的肝细胞脂肪变。应注意弥漫性肝脏回声增强以及密度降低也可见于肝硬化等慢性肝病。

2.1　B 超诊断

2.1.1　肝区近场回声弥漫性增强(强于肾脏和脾脏),远场回声逐渐衰减。

2.1.2　肝内管道结构显示不清。

2.1.3　肝脏轻至中度肿大,边缘角圆钝。

2.1.4　彩色多普勒血流显像提示肝内彩色血流信号减少或不易显示,但肝内血管走向正常。

2.1.5　肝右叶包膜及横膈回声显示不清或不完整。

具备上述第 1 项及第 2～4 项中一项者为轻度脂肪肝;具备上述第 1 项及第 2～4 项中两项者为中度脂肪肝;具备上述第 1 项以及 2～4 项中两项和第 5 项者为重度脂肪肝。

2.2　CT 诊断

弥漫性肝脏密度降低,肝脏与脾脏的 CT 值之比小于或等于 1。弥漫性肝脏密度降低,肝/脾 CT 比值≤1.0 但大于 0.7 者为轻度;肝/脾 CT 比值≤0.7 但大于 0.5 者为中度;肝/脾 CT 比值≤0.5 者为重度。

3　组织病理学诊断

酒精性肝病病理学改变主要为大泡性或大泡性为主伴小泡性的混合性肝细胞脂肪变性。依据病变肝组织是否伴有炎症反应和纤维化,可分为:单纯性脂肪肝、酒精性肝炎肝纤维化和肝硬化。

3.1　单纯性脂肪肝

依据肝细胞脂肪变性占据所获取肝组织标本量的范围,分为 4 度(F0～4);F0<5%肝细胞脂肪变;F1 5%～30%肝细胞脂肪变;F2 31%～50%肝细胞脂肪变性;F3 51%～75%肝细胞脂肪变;F4 75%以上肝细胞脂肪变。

3.2　酒精性肝炎肝纤维化

酒精性肝炎的脂肪肝程度与单纯性脂肪肝一致,分为 4 度(F0～4);依据炎症程度分为 4 级(G0～4):G0 无炎症;G1 腺泡 3 带呈现少数气球样肝细胞,腺泡内散在个别点灶状坏死和中央静脉周围炎;G2 腺泡 3 带明显气球样肝细胞,腺泡内点灶状坏死增多,出现 Mallory 小体,门管区轻至中度炎症;G3 腺泡 3 带广泛的气球样肝细胞,腺泡内点灶状坏死明显,出现 Mallory 小体和凋亡小体,门管区中度炎症伴和(或)门管区周围炎症；G4 融合性坏死和(或)桥接坏死。

依据纤维化的范围和形态，肝纤维化分为 4 期(S0～4)：S0 无纤维化；S1 腺泡 3 带局灶性或广泛的窦周/细胞周纤维化和中央静脉周围纤维化；S2 纤维化扩展到门管区，中央静脉周围硬化性玻璃样坏死，局灶性或广泛的门管区星芒状纤维化；S3 腺泡内广泛纤维化，局灶性或广泛的桥接纤维化；S4 肝硬化。

酒精性肝炎肝纤维化组织病理学诊断报告：酒精性肝炎-F(0～4)G(0～4)S(0～4)。F：脂肪肝分度；G：炎症分级；S：纤维化分期。

3.3　肝硬化

肝小叶结构完全毁损，代之以假小叶形成和广泛纤维化，大体为小结节性肝硬化。根据纤维间隔有否界面性肝炎，分为活动性和静止性。

4　酒精性肝病的治疗

4.1　评估方法　有多种方法用于评价酒精性肝病的严重程度及近期存活率，目前有以下几种方法：Child-Pugh 积分系统、凝血酶原时间-胆红素判别函数(Maddrey 判别函数)和终末期肝病模型(MELD)分级等，其中 Maddrey 判别函数有较高价值，其判别函数公式为：4.6×PT(s)差值＋TBil (mg/dl)。

4.2　治疗　酒精性肝病的治疗原则是：戒酒和营养支持，减轻酒精性肝病的严重程度；改善已存在的继发性营养不良和对症治疗酒精性肝硬化及其并发症。

4.2.1　戒酒：戒酒是治疗酒精性肝病的最主要措施(Ⅲ)。戒酒过程中应注意戒断综合征(包括酒精依赖者，神经精神症状的出现与戒酒有关，多呈急性发作过程，常有四肢抖动及出汗等症状，严重者有戒酒性抽搐或癫痫样痉挛发作)的发生(Ⅲ)。

4.2.2　营养支持：酒精性肝病患者需良好的营养支持，在戒酒的基础上应提供高蛋白、低脂饮食，并注意补充维生素 B、C、K 及叶酸(Ⅱ-2)。

4.2.3　药物治疗

4.2.3.1　糖皮质类固醇可改善重症酒精性肝炎患者的生存率(Ⅰ)。

4.2.3.2　美他多辛可加速酒精从血清中清除，有助于改善酒精中毒症状和行为异常(Ⅰ)。

4.2.3.3　多烯磷脂酰胆碱对酒精性肝病患者有防止组织学恶化的趋势(Ⅰ)。甘草酸制剂、水飞蓟素类和多烯磷脂酰胆碱等药物有不同程度的抗氧化、抗炎、保护肝细胞膜及细胞器等作用，临床应用可改善肝脏生化学指标(Ⅱ-2、Ⅱ-3)。但不宜同时应用多种抗炎保肝药物，以免加重肝脏负担及因药物间相互作用而引起不良反应(Ⅲ)。

4.2.3.4　酒精性肝病患者肝脏常伴有肝纤维化的病理改变，应重视抗肝纤维化治疗(Ⅲ)。对现有多个抗肝纤维化中成药或方剂，今后应根据循证医学原理，按照新药临床研究规范(GCP)进行大样本、随机、双盲临床试验，并重视肝组织学检查结果，以客观评估其疗效和安全性。

4.2.3.5　积极处理酒精性肝硬化的并发症(如门静脉高压、食管胃底静脉曲张、自发性细菌性腹膜炎、肝性脑病和肝细胞肝癌等)(Ⅲ)。

4.2.3.6　严重酒精性肝硬化患者可考虑肝移植，要求患者肝移植前戒酒 3～6 个月(Ⅱ-2)。

五、非酒精性脂肪性肝病诊疗指南

(中华医学会肝脏病学分会脂肪肝和酒精性肝病学组，2006 年 2 月修订)

非酒精性脂肪性肝病(NAFLD)是指除外酒精和其他明确的损肝因素所致的，以弥漫性肝细胞大泡性脂肪变为主要特征的临床病理综合征，包括单纯性脂肪肝以及由其演变的脂肪性肝炎(NASH)和肝硬化，胰岛素抵抗和遗传易感性与其发病关系密切。随着肥胖和糖尿病的发病率增加，NAFLD 现已成为我国常见的慢性肝病之一，严重危害人民健康。为进一步规范 NAFLD 的诊断、治疗和疗效评估，中华医学会肝病学分会脂肪肝和酒精性肝病学组组织国内有关专家，在参考国内外最新研究成果的基础上，按照循证医学的原则，制定了《非酒精性脂肪性肝病诊疗指南》(以下简称《指南》)。其中推荐的意见所依据的证据共分为 3 个级别 5 个等次，文中以括号内斜体罗马数字表示，推荐意见的证据分级，参见《酒精性肝病诊疗指南》表 1。

本《指南》只是帮助医师对 NAFLD 的诊断和治疗作出正确决策，不是强制性标准，也不可能包括或解决 NAFLD 诊疗中的所有问题。因此，临床医师在针对某一具体患者时，应充分了解本病的最佳临床证据和现有医疗资源，并在全面考虑患者的具体病情及其意愿的基础上，根据自己的知识和经验，制定合理的诊疗方案。由于 NAFLD 的研究进展迅速，本《指南》将根据需要不断更新和完善。

1　临床诊断标准

凡具备下列第1～5项和第6或第7项中任何一项者即可诊断为NAFLD。

5.1　无饮酒史或饮酒折合乙醇量男性每周<140 g，女性每周<70 g。

5.2　除外病毒性肝炎、药物性肝病、全胃肠外营养、肝豆状核变性等可导致脂肪肝的特定疾病。

5.3　除原发疾病临床表现外，可有乏力、消化不良、肝区隐痛、肝脾肿大等非特异性症状及体征。

5.4　可有体重超重和(或)内脏性肥胖、空腹血糖增高、血脂紊乱、高血压等代谢综合征相关组分。

5.5　血清转氨酶和γ-谷氨酰转肽酶水平可有轻至中度增高(小于5倍正常值上限)，通常以丙氨酸氨基转移酶(ALT)增高为主。

5.6　肝脏影像学表现符合弥漫性脂肪肝的影像学诊断标准。

5.7　肝活体组织检查组织学改变符合脂肪性肝病的病理学诊断标准。

2　临床分型标准

2.1　非酒精性单纯性脂肪肝

凡具备下列第1、2项和第3项或第4项中任何一项者即可诊断。

2.1.1　具备临床诊断标准1～3项。

2.1.2　肝生物化学检查基本正常。

2.1.3　影像学表现符合脂肪肝诊断标准。

2.1.4　肝脏组织学表现符合单纯性脂肪肝诊断标准。

2.2　非酒精性脂肪性肝炎

凡具备下列第1～3项或第1项和第4项者即可诊断。

2.2.1　具备临床诊断标准1～3项。

2.2.2　存在代谢综合征或不明原因性血清ALT水平升高持续4周以上。

2.2.3　影像学表现符合弥漫性脂肪肝诊断标准。

2.2.4　肝脏组织学表现符合脂肪性肝炎诊断标准。

2.3　NASH相关肝硬化

凡具备下列第1、2项和第3项或第4项中任何一项者即可诊断。

2.3.1　具备临床诊断标准1～3项。

2.3.2　有多元代谢紊乱和(或)脂肪肝的病史。

2.3.3　影像学表现符合肝硬化诊断标准。

2.3.4　肝组织学表现符合肝硬化诊断标准，包括NASH合并肝硬化、脂肪性肝硬化以及隐源性肝硬化。

3　影像学诊断

影像学检查用于反映肝脏脂肪浸润的分布类型，粗略判断弥漫性脂肪肝的程度，提示是否存在显性肝硬化，但其不能区分单纯性脂肪肝与NASH，且难以检出<33%的肝细胞脂肪变。应注意弥漫性肝脏回声增强以及密度降低也可见于肝硬化等慢性肝病。

3.1　B超诊断

3.1.1　肝区近场回声弥漫性增强(强于肾脏和脾脏)，远场回声逐渐衰减。

3.1.2　肝内管道结构显示不清。

3.1.3　肝脏轻至中度肿大，边缘角圆钝。

3.1.4　彩色多普勒血流显像提示肝内彩色血流信号减少或不易显示，但肝内血管走向正常。

3.1.5　肝右叶包膜及横膈回声显示不清或不完整。

具备上述第1项及第2～4项中一项者为轻度脂肪肝；具备上述第1项及第2～4项中两项者为中度脂肪肝；具备上述第1项以及第2～4项中两项和第5项者为重度脂肪肝。

3.2　CT诊断　弥漫性肝脏密度降低，肝脏与脾脏的CT值之比小于或等于1。弥漫性肝脏密度降低，肝/脾CT比值≤1.0但大于0.7者为轻度；肝/脾CT比值≤0.7但大于0.5者为中度；肝/脾CT比值≤0.5者为重度。

4　组织病理学诊断

依据病变肝组织是否伴有炎症反应和纤维化，NAFLD可分为：单纯性脂肪肝、NASH、NASH相关性肝硬化。

4.1　单纯性脂肪肝　依据肝细胞脂肪变性占据所获取肝组织标本量的范围，分为4度(F0～4)：F0<5%肝细胞脂肪变；F1 5%～30%肝细胞脂肪变；F2 31%～50%肝细胞脂肪变性；F3 51%～75%肝细胞脂肪变；F4 75%以上肝细胞脂肪变。

4.2　NASH　NASH的脂肪肝程度与单纯性脂肪肝一致，分为4度(F0～4)；依据炎症程度把NASH分为3级(G0～3)：G0无炎症；G1腺泡3带呈现少数气球样肝细胞，腺泡内散在个别点灶状坏死；G2腺泡3带明显气球样肝细胞，腺泡内点灶状坏死增多，门管区轻～中度炎症；G3腺泡3带广泛的气球样肝细胞，腺泡内点灶状坏死明显，门管区轻至中度炎症伴(或)门管区周围炎症。

依据纤维化的范围和形态，把NASH肝纤维化分为4期(S0～4)：S0无纤维化；S1腺泡3带局灶性或广泛的窦周/细胞周纤维化；S2纤维化扩展到门管区，局灶性或广泛的门管区星芒状纤维化;S3 纤维化扩展到门管区周围,局灶性或广泛的桥接纤维化;S4 肝硬化。

NASH 组织病理学诊断报告:NASH-F(0～4)G(0～3)S(0～4)。F:脂肪肝分度;G:炎症分级;S:纤维化分期。

儿童 NASH 组织学特点,小叶内炎症轻微,门管区炎症重于小叶内炎症,很少气球样变,小叶内窦周纤维化不明显,门管区及其周围纤维化明显,可能为隐原性肝硬化的重要原因。

肝细胞核糖原化是"静态性 NASH"的组织学特点。

4.3 NASH 相关肝硬化　肝小叶结构完全毁损,代之以假小叶形成和广泛纤维化,大体为小结节性肝硬化。根据纤维间隔有否界面性肝炎,分为活动性和静止性。

5 治疗

5.1 最初评估

5.1.1 相关危险因素的存在,并证实 NAFLD 的诊断。

5.1.2 NAFLD/NASH 的肝脏脂肪变性以及炎症和纤维化程度。

5.1.3 代谢综合征累及的其他器官的病变状态。

5.1.4 其他,对包括家族史、环境因素、生活方式改变、服药史、医患之间配合等方面进行全面评估。

5.2 治疗对策

5.2.1 防治原发病或相关危险因素(Ⅲ)。

5.2.2 基础治疗:制定合理的能量摄入以及饮食结构调整、中等量有氧运动、纠正不良生活方式和行为(Ⅲ)。

5.2.3 避免加重肝脏损害:防止体重急剧下降、滥用药物及其他可能诱发肝病恶化的因素。

5.2.4 减肥:所有体重超重、内脏性肥胖以及短期内体重增长迅速的 NAFLD 患者,都需通过改变生活方式控制体重、减少腰围。基础治疗 6 个月体重下降每月<0.45 kg,或体重指数(BMI)>27 kg/m^2 合并血脂、血糖、血压等两项以上指标异常者,可考虑加用西布曲明或奥利司他等减肥药物,每周体重下降不宜超过 1.2 kg(儿童每周不超过 0.5 kg);BMI>40 kg/m^2 或 BMI>35 kg/m^2 合并睡眠呼吸暂停综合征等肥胖相关疾病者,可考虑近端胃旁路手术减肥(Ⅱ-1,Ⅱ-2,Ⅱ-3,Ⅲ)。

5.2.5 胰岛素增敏剂:合并 2 型糖尿病、糖耐量损害、空腹血糖增高以及内脏性肥胖者,可考虑应用二甲双胍和噻唑烷二酮类药物,以期改善胰岛素抵抗和控制血糖(Ⅱ-1,Ⅱ-2,Ⅱ-3)。

5.2.6 降血脂药:血脂紊乱经基础治疗和(或)应用减肥降糖药物 3～6 个月以上,仍呈混合性高脂血症或高脂血症合并 2 个以上危险因素者,需考虑加用贝特类、他汀类或普罗布考等降血脂药物(Ⅱ-1,Ⅱ-2,Ⅱ-3)。

5.2.7 针对肝病的药物:NAFLD 伴肝功能异常、代谢综合征、经基础治疗 3～6 个月仍无效,以及肝活体组织检查证实为 NASH 和病程呈慢性进展性经过者,可采用针对肝病的药物辅助治疗,以抗氧化、抗炎、抗纤维化,可依药物性能以及疾病活动度和病期合理选用多烯磷脂酰胆碱、维生素 E、水飞蓟素以及熊去氧胆酸等相关药物(Ⅱ-1,Ⅱ-2,Ⅱ-3,Ⅲ),但不宜同时应用多种药物。

5.2.8 肝移植:主要用于 NASH 相关终末期肝病和部分隐源性肝硬化肝功能失代偿患者的治疗,肝移植前应筛查代谢情况(Ⅲ)。BMI>40 kg/m^2 为肝移植的禁忌证(Ⅲ)。

5.3 治疗的监测

5.3.1 自我验效及监测,设置能让患者就自己的饮食、运动、睡眠、体重及与生活质量相关的观察指标,例如做简单的图表化记录,以供评估(Ⅲ)。

5.3.2 原发疾病和肝病相关临床症状和体征的评估,需警惕体重下降过快(每月体重下降大于 5 kg)导致亚急性 NASH 和肝功能衰竭的可能(Ⅲ)。

5.3.3 代谢综合征的组分及其程度的实用目标及治疗控制目标的观察(Ⅲ)。

5.3.4 肝脏酶学和肝功能储备的评估,后者可采用 Child-Pugh 分级和(或)MELD 评分系统。

5.3.5 影像学评估肝脏脂肪浸润的程度及分布类型(Ⅲ)。

5.3.6 肝脏炎症和进展性纤维化非创伤性指标的动态观察,包括血清纤维化标记物以及其他相关实验室指标(Ⅲ)。

5.3.7 肝活体组织检查评估肝脂肪变、炎症和纤维化的改变,监测治疗的效果、安全性及评估预后(Ⅲ)。

5.3.8 基础治疗相关药物不良反应的临床及实验室相关检查(Ⅲ)。

六、慢性胰腺炎诊治指南

(全国慢性胰腺炎学术会议通过　2005年4月,南京)

慢性胰腺炎(chronic pancreatitis,CP)是指由于各种不同病因引起胰腺组织和功能的持续性损害,其病理特征为胰腺纤维化。临床以反复发作的上腹疼痛,胰腺外分泌功能不全为主要症状,可并有胰腺内分泌功能不全、胰腺实质钙化、胰管结石、胰腺假性囊肿形成。国内缺乏流行病学统计资料。

1　CP病因

CP的病因较多,且存在地区差异。

1.1　常见病因　酗酒与CP关系密切。资料表明,我国与西方国家不同,胆道系统疾病可能是其病因之一。

1.2　其他病因　高脂血症、遗传因素、自身免疫性疾病、胰腺先天性异常(如胰腺分裂症、囊性纤维化等)和甲状旁腺功能亢进等。

约有10%～30%的CP病因不能明确,称特发性CP。

2　CP的诊断

2.1　临床表现

临床症状仍是诊断CP的重要依据。

轻度CP无明显特异性临床表现。

中、重度CP临床表现包括:①腹痛、腹胀、黄疸等。腹痛是CP的主要临床症状,初为间歇性后转为持续性,多位于上腹部,可放射至背部或两肋部。腹痛常因饮酒、饱食、高脂肪餐或劳累而诱发。②消化吸收不良、脂肪泻、体重减轻等症状。③并发症可有:糖尿病、胰腺假性囊肿、腹水、胰瘘、消化道梗阻及胰源性门脉高压症等。

2.2　体征　可有轻度压痛。当并发巨大假性囊肿时可扪及包块。当胰头显著纤维化或假性囊肿压迫胆总管下段,可出现黄疸。由于消化吸收功能障碍导致消瘦,亦可出现与并发症有关的体征。

2.3　CP的影像学诊断

2.3.1　腹部X线片可有胰腺钙化。

2.3.2　腹部B超:根据胰腺形态与回声及胰管变化可作为CP的初筛检查,但诊断的敏感性不高。

2.3.3　内镜超声(EUS):对CP的诊断优于腹部B超,诊断敏感性达80%。声像图表现主要有胰实质回声增强、主胰管狭窄或不规则扩张及分支胰管扩张、胰管结石、假性囊肿等。

2.3.4　CT/MRI检查:CT显示胰腺增大或缩小,轮廓不规则,胰腺钙化、胰管不规则扩张或胰周胰腺假性囊肿等改变。MRI对CP的诊断价值与CT相似,但对钙化和结石逊于CT。

2.3.5　胰胆管影像学检查:是诊断CP的重要依据。轻度CP:胰管侧支扩张/阻塞(超过3个),主胰管正常;中度CP:主胰管狭窄及扩张;重度CP:主胰管阻塞,狭窄,钙化、有假性囊肿形成。胰胆管影像学检查主要方法有:内镜逆行胰胆管造影术(ERCP)和磁共振胰胆管成像术(MRCP)。

2.4　实验室检查

2.4.1　急性发作期可见血清淀粉酶升高,如合并胸、腹水,其胸、腹水中的淀粉酶含量往往明显升高。血糖测定及糖耐量试验可反映胰腺内分泌功能。CP也可出现血清CA19-9增高,但升高幅度一般较小,如明显升高,应警惕合并胰腺癌的可能。

2.4.2　胰腺外分泌功能试验:胰腺外分泌功能检查理论上是诊断CP的重要依据,但目前国内外开展的各种试验敏感性较差,仅在中、重度CP才有变化,因而临床价值有限,仅有胰腺外分泌功能改变,不能诊断为CP。有条件的单位应尽可能开展此项工作并寻找更为敏感、特异的胰腺外分泌功能检查方法。

2.5　CP的病理变化

CP的病理改变早期可见散在的灶状脂肪坏死,小叶及导管周围纤维化,胰管分支内有蛋白栓及结石形成。在进展期,胰管可有狭窄、扩张改变,主胰管内可见嗜酸性蛋白栓和结石。导管上皮萎缩、化生乃至消失,并可见大小不等的囊肿形成,甚至出现小脓肿。随着纤维化的发展,可累及小叶周围并将实质小叶分割成不规则结节状,而被纤维组织包裹的胰岛体积和数量甚至会有所增加,偶尔会见到残留导管细胞芽生所形成的类似于胚胎发生时的胰岛细胞样组织,类似于肝硬化时假小叶的形成。晚期,病变累及胰腺内分泌组织,导致大部分内分泌细胞减少,少数细胞如A细胞和PP细胞相对增生,随着病变的进一步发展,多数胰岛消失,少数病例胰岛细胞显著增生,呈条索状和丛状。

胰腺标本的获取:手术活检是最理想的标本,但通常难以获得:经超声(腹部、EUS)或CT引导下的穿刺活检是最常用的方法。

3　CP 的诊断标准

在排除胰腺癌的基础上，建议将下述 4 项作为 CP 的主要诊断依据：①典型的临床表现（腹痛、胰腺外分泌功能不全症状）；②病理学检查；③影像学上有 CP 的胰胆改变征象；④实验室检查有胰腺外分泌功能不全依据。①为诊断所必须，②阳性可确诊，①＋③可基本确诊，①＋④为疑似患者。

4　CP 诊断流程

详细询问病史：包括家族史、既往病史、乙醇摄入量等，尽可能明确其病因。

CP 诊断流程如图 3 所示：对有典型症状的患者，应尽可能作胰腺（或胰管）的影像学检查和外分泌功能检查，力求达到基本确诊水平。对疑似患者应作影像学检查，影像学检查阴性的患者，有条件的单位可作病理检查。

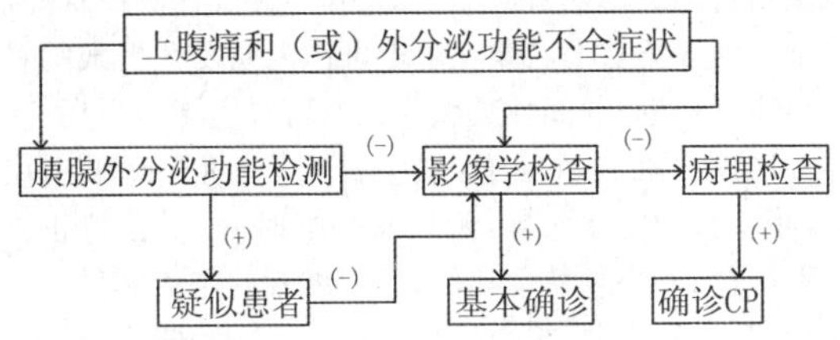

图 3　CP 诊断流程图

5　CP 处理原则

CP 以控制症状、改善胰腺功能和治疗并发症为重点，如病因明确，应进行病因治疗。

5.1　一般治疗　CP 患者须绝对戒酒、避免暴饮暴食。发作期间应严格限制脂肪摄入。必要时可给予肠外或肠内营养治疗。对长期脂肪泻患者，应注意补充脂溶性维生素及维生素 B_{12}、叶酸，适当补充各种微量元素。

5.2　内科治疗

5.2.1　急性发作期的治疗：临床表现与急性胰腺炎类似，其治疗亦与急性胰腺炎大致相同。

5.2.2　胰腺外分泌功能不全的治疗：①对于胰腺外分泌功能不全所致腹泻，主要应用外源性胰酶制剂替代治疗并辅助饮食疗法。此外，胰酶制剂对缓解胰性疼痛也具有重要的作用。应选用含高活性脂肪酶的超微粒胰酶胶囊，低活性的胰酶制剂对治疗胰腺外分泌功能不全疗效差。同时可给予质子泵抑制剂、H_2 受体拮抗剂等抑酸药，以增强胰酶制剂的疗效，并加强止痛效果。患者应限制脂肪摄入并提供高蛋白饮食，脂肪摄入量限制在总热量的 20%～50%，一般不超过 50～75 g/d。严重脂肪泻患者可静脉给予中长链三酰甘油（MCT/LCT）。

5.2.3　伴糖尿病的患者：按糖尿病处理原则处理。

5.2.4　疼痛的治疗：①一般治疗：对轻症患者，多数情况下戒酒、控制饮食便可使疼痛减轻或暂时缓解；②止痛药物：使用抗胆碱能药物对轻者可能达到止痛效果，疼痛严重者可用麻醉镇痛药；③抑制胰酶分泌：胰酶制剂替代治疗能缓解或减轻腹痛，生长抑素及其类似物、H_2 受体拮抗剂或质子泵抑制剂对减轻腹痛有一定疗效；④抗氧化剂：对于酒精性 CP 患者，应用抗氧化剂（如维生素 A、C、E，硒，甲硫氨酸）后可缓解疼痛；⑤对于疼痛顽固剧烈，药物治疗无效者，可在 CT、EUS 诱导下作腹腔神经丛阻滞治疗，对并有胰管狭窄、胰管结石，可在内镜下作相应治疗；⑥如上述方法无效时，应考虑手术治疗。

5.3　内镜治疗　CP 的内镜治疗主要用于胰管减压，缓解胰性疼痛，提高生活质量。有胰管结石者，可切开取石；并发胰腺假性囊肿者可作内镜下引流术或胰管支架置入术。

5.4　外科治疗　手术治疗分为急诊手术和择期手术。

5.4.1　急诊手术适应证：假性囊肿出现并发症时，如感染、破裂及出血。

5.4.2　择期手术适应证：①顽固性疼痛经内科治疗无效者；②并发胰腺假性囊肿、胰瘘或胰管结石者内镜治疗无效或不能实施内镜治疗者；③伴有可手术治疗的胆道疾病，如结石、胆管狭窄；④CP 引起难以消退的阻塞性黄疸；⑤不能排除胰腺癌者。

手术方法有胰管内引流、胰腺远端切除术、胰十二指肠切除术、全胰切除术、胰腺支配神经切断术及针对病因的有关手术等。

七、失眠定义、诊断及药物治疗专家共识（草案）

（失眠定义、诊断及药物治疗共识专家组 2005 年 11 月）

失眠是一种常见的生理心理疾患，长期失眠会给人的正常生活和工作带来严重的不利影响，甚至会造成严重的意外事故。药物是治疗失眠的重要方法之一,根据2002年全球失眠调查显示,有43.4%的中国人在过去1年中曾经历过不同程度的失眠,其中约20.0%的人选择了使用镇静催眠药物来解决失眠问题。近年来世界卫生组织及许多国内外专家非常重视失眠的诊断和治疗,提出了"按需治疗"和"小剂量间断"使用镇静催眠药物的治疗原则。为了规范失眠药物的临床应用,中国失眠定义、诊断及药物治疗共识专家组于2004年制订了中国失眠定义、诊断及药物治疗共识(草案),经过国内各位神经科及精神科专家的多次讨论与修改,达成了以下专家共识。

1　失眠的定义

失眠通常指患者对睡眠时间和(或)质量不满足并影响白天社会功能的一种主观体验。按临床常见的失眠形式有:(1)睡眠潜伏期延长:入睡时间超过30 min;(2)睡眠维持障碍:夜间觉醒次数≥2次或凌晨早醒;(3)睡眠质量下降:睡眠浅、多梦;(4)总睡眠时间缩短:通常少于6 h;(5)日间残留效应(diurnal residual effects):次晨感到头昏、精神不振、嗜睡、乏力等。

2　失眠的分类

根据病程分为:(1)急性失眠:病程小于4周;(2)亚急性失眠:病程大于4周,小于6个月;(3)慢性失眠:病程大于6个月。

3　失眠的诊断

失眠是一种原发性或继发性睡眠障碍,该病易被漏诊,仅5%的失眠患者就该问题求医,有70%的患者甚至未向医师提及症状。这就迫切要求临床医师提高失眠的诊疗水平。另外,还应考虑一些仅以失眠为表现的神经精神疾患及其他躯体疾病。其中一般情况包括临床症状、睡眠习惯(询问患者本人及知情者)、体格检查及实验室辅助检查(包括脑电图);专项睡眠情况根据具体情况选择进行,包括:(1)睡眠日记、睡眠问卷、视觉类比量表(VAS)等;(2)多导睡眠图(PSG);(3)多次睡眠潜伏期试验(MSLT);(4)体动记录仪(actigraph);(5)催眠药物使用情况;(6)其他(包括睡眠剥夺脑电图等)。

4　失眠的药物治疗(表4)

目前常用苯二氮䓬类和非苯二氮䓬类催眠药物。美国精神障碍诊断和统计手册第4版(DSM-Ⅳ)提到非苯二氮䓬类催眠药物唑吡坦可作为原发性失眠的首选药物。长期、顽固性失眠应在专科医生指导下用药。临床治疗失眠的目标为:①缓解症状:缩短睡眠潜伏期,减少夜间觉醒次数,延长总睡眠时间;②保持正常睡眠结构;③恢复社会功能,提高患者的生活质量。

4.1　苯二氮䓬类:在20世纪60年代开始使用。主要特征有:(1)非选择性拮抗γ-氨基丁酸苯二氮䓬(GA-

表4　镇静催眠药物治疗剂量内产生的不良反应及并发症

药物	半衰期	宿醉效果	失眠反跳	耐受性	成瘾性	备注
苯二氮䓬类药物						
三唑仑	短(<6 h)	0	+++	+++	++	较其他苯二氮䓬类药物呼吸抑制小,最大剂量0.25 mg
咪达唑仑	短(<6 h)	0	+++	+++	++	
氯硝西泮	长(>24 h)	+/++	++/+++	++/+++	++	
氟西泮	长(>24 h)	+++	0*	+	++	老年人慎用,以防跌倒和骨折
硝西泮	长(>20 h)	+++	0*	+	++	
非苯二氮䓬类催眠药物						
唑吡坦	短	0	+	0	0	长期和(或)大量使用宿醉效果和耐受性增加
佐匹克隆	短	++	++	++	+	剂量>7.5 mg疗效不增加而不良反应明显
扎来普隆	短	无结论	0	用药约5周时产生	无结论	午夜服用10 mg 5.0~6.5 h后无过度镇静作用,对精神运动无明显影响

注:* 半衰期长的苯二氮䓬类催眠药物失眠反跳发生较晚或不详;0:无效果;+:轻度后果;++:中度后果;+++:严重后果

BA-BZDA)复合受体,具有镇静、肌松和抗惊厥的三重作用;(2)通过改变睡眠结构延长总睡眠时间,缩短睡眠潜伏期;(3)不良反应及并发症较明确,包括:日间困倦、认知和精神运动损害、失眠反弹及戒断综合征;(4)长期大量使用会产生耐受性和依赖性。

4.2　非苯二氮䓬类催眠药物:出现于 20 世纪 80 年代,主要有唑吡坦、佐匹克隆、扎来普隆等药物,其主要特征有:①由于选择性拮抗 GABA-BZDA 复合受体,故仅有催眠而无镇静、肌松和抗惊厥作用;②不影响健康者的正常睡眠结构,可改善患者的睡眠结构;③治疗剂量内唑吡坦和佐匹克隆一般不产生失眠反弹和戒断综合征。

5　失眠治疗的临床应用

5.1　一般原则:治疗失眠应选择非苯二氮䓬类药物作为一线药物。开始治疗后应监测并评估患者的治疗反应。如终止治疗将影响患者的生活质量和(或)其他药物及非药物治疗不能有效缓解症状时应维持治疗。综合治疗失眠应包括三方面:①病因治疗;②睡眠卫生和认知-行为指导等;③药物治疗。在治疗过程中应避免只注重单纯用药而忽略其他方法,注意充分发挥患者的主观能动性。图 5 为药物治疗失眠的一般流程。

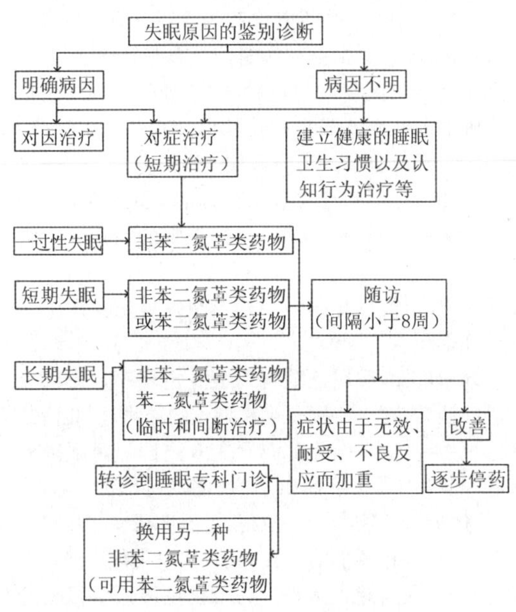

图 5　药物治疗失眠流程图

5.2　催眠药物治疗的指征:失眠继发或伴发于其他疾病时,应同时治疗该疾病。一般原则是:不论是否进行药物治疗,首先帮助患者建立健康的睡眠习惯。不同类型的失眠有不同的治疗原则:急性失眠应早期药物治疗;亚急性失眠应早期药物治疗联合认知-行为治疗;慢性失眠建议咨询相关专家。如以迅速缓解症状为目的,则只需临时或间断用药。服药 8 周后应再次评估患者状况。

5.3　持续治疗与间断治疗:对于需要长期药物治疗的患者从安全性角度考虑,提倡间断性用药,但相关研究甚少且推荐剂量各异,目前尚无成熟的间断治疗模式,可推荐进行"按需用药"。"按需用药"的原则是根据患者白天的工作情况和夜间的睡眠需求,考虑使用短半衰期镇静催眠类药物,强调镇静催眠药物可在症状出现的晚上使用,待症状稳定后不推荐每天晚上用(推荐间断性或非连续性使用)。有临床证据的能"按需使用"镇静催眠药物的具体策略是:(1)预期入睡困难时,于上床前 15 min 服用;(2)根据夜间睡眠的需求,于上床 30 min 后仍不能入睡时,或比通常起床时间早 5 h 醒来,无法再次入睡时服用;(3)根据白天活动的需求,即当第 2 天白天有重要工作或事情时服用。

6　特殊患者的失眠治疗

6.1　老年患者:对老年失眠患者应详细询问病史并进行严格的体格检查,最好能有睡眠日记。首选针对病因的治疗和培养健康的睡眠习惯等非药物治疗手段,必要时采取药物治疗。老年人应慎用苯二氮䓬类药物,以防发生共济失调、意识模糊、反常运动、幻觉、呼吸抑制以及肌肉无力,从而导致外伤或其他意外。

一些药物代谢动力学的参数值,如吸收率、分布率和清除率等在老年患者中有一定的改变,因此需注意一些代谢产物仍有活性的药物,它们会导致日间过度镇静和其他残留效应。建议老年患者的治疗剂量应采取最小有效剂量、短期治疗(3～5 d),且不主张逐渐加大剂量,同时需密切注意观察。非苯二氮䓬类药物清除快,故不良反应相对较少,更适合老年患者。

6.2　儿童:催眠药物在儿童失眠治疗中的有效性和安全性尚未证实,个别病例可考虑短期使用,但须严密监测。如确实需要药物治疗,应该将患者转诊给睡眠医学专家。

6.3　妊娠期及哺乳期患者:目前尚无相关资料证明妊娠期及哺乳期妇女使用镇静催眠药物的安全性,建议这类患者慎用。

6.4　围绝经期患者:对于围绝经期和绝经后的失眠妇女,应首先排除此年龄组中影响睡眠的常见疾病,如抑郁障碍、焦虑障碍和睡眠呼吸暂停综合征等。若存在上述疾病应同时治疗原发病。

6.5　伴有呼吸系统疾病患者:对于病情稳定的慢性呼吸系统疾病或轻到中度睡眠呼吸暂停综合征的患者使用催眠药物时需考虑个体化。失代偿的慢性阻塞性肺病(COPD)、高碳酸血症以及失代偿的限制性肺病的患者禁用苯二氮䓬类药物,但使用唑吡坦和佐匹克隆治疗病情稳定的轻到中度COPD的失眠患者尚未发现有呼吸功能不良反应的报道。唑吡坦和佐匹克隆治疗睡眠呼吸暂停综合征的失眠患者不会引起明显损害,但扎来普隆治疗伴有呼吸系统疾病的失眠患者的疗效尚未肯定。

6.6 伴有精神障碍的患者:精神障碍患者中常常有继发失眠症状,应该按专科原则治疗控制原发病,同时治疗失眠症状。抑郁症患者产生继发失眠时,优先选择抗抑郁治疗,可加用非苯二氮䓬类药物作为辅助。焦虑障碍症产生继发失眠时,日间加用抗焦虑药物治疗十分有效。精神分裂症患者伴有失眠时,应选择抗精神病药物的治疗。

7 特殊药物

7.1 抗抑郁类药物:①三环类药物:不作为失眠的首选药物,部分有帮助睡眠作用,但其副作用是抗胆碱能作用,如口干、心率加快、排尿困难等。这类药物不宜作为在"需要时"间断或睡前使用,大多减少睡眠潜伏期和睡眠中觉醒,增加睡眠时间和睡眠效率。但大部分药物减少慢波睡眠,不同程度减少快速动眼期(REM)睡眠和增加REM时相活动。②选择性5-羟色胺再摄取抑制剂(SSRIs):大部分药物没有特异性催眠作用,但可以治疗抑郁和焦虑症状以改善失眠。某些患者在服用时甚至可以加重失眠。SSRIs增加睡眠潜伏期和睡眠中觉醒,减少睡眠时间和睡眠效率,减少慢波睡眠,不同程度减少REM睡眠时间,增加REM时相活动,可以增加周期性肢体运动和非快速动眼期(NREM)睡眠的眼活动。③其他抗抑郁药物:米氮平能缓解抑郁患者的睡眠障碍症状。文拉法新可以治疗抑郁症伴发焦虑以改善失眠症。曲唑酮抗抑郁作用比较弱,但催眠作用比较强,可以治疗睡眠障碍,也可以用于治疗催眠药物停药后的失眠反弹。④抗抑郁药物与唑吡坦联合应用:为了缩短入睡潜伏期,有资料显示唑吡坦可与SSRIs等抗抑郁药物合用,特别是在抗抑郁治疗早期开始阶段。

7.2 抗精神病药物:这类药物主要用于重性精神障碍的睡眠紊乱(如精神分裂症)。由于这类药物会产生明显和普遍的副作用,不推荐用于失眠患者。

7.3 褪黑素:褪黑素参与调节睡眠-觉醒周期,可以改善时差症状和睡眠时相延迟综合征(DSPS),不推荐作为催眠药物来使用。

7.4 酒精(乙醇):酒精禁用于治疗失眠。

8 失眠药物治疗的换药指征

8.1 一般指征:考虑换药的情况有:(1)推荐的治疗剂量内无效;(2)产生耐受性;(3)不良反应严重;(4)与治疗其他疾病的药物有相互作用(5)长期大量使用(>6个月);(6)老年患者;(7)高危人群(有成瘾史的患者)。

8.2 将苯二氮䓬类换为其他催眠药物:目前,很多研究针对长期接受苯二氮䓬类药物治疗的慢性失眠患者,用非苯二氮䓬类药物(唑吡坦和佐匹克隆等)替代治疗。换药时,苯二氮䓬类药物应逐渐减量,同时非苯二氮䓬类药物开始使用并逐渐加量至治疗剂量,在2周左右完成换药过程。

9 终止药物治疗的指征

当患者感觉能够自我控制睡眠时,可考虑逐渐停药。如失眠与其他疾病(抑郁障碍)或生活事件相关,病因去除后,也应考虑停药。停药应用步骤,需要数周至数月时间。如在停药过程中出现严重或持续的精神症状,应对患者重新评估。常用的减量方法为逐步减少夜间用药,在持续治疗停止后可间歇用药一段时间。

禁止突然终止药物治疗,因为一旦突然停药,将发生失眠反弹。

10 结论

慢性失眠患者的药物治疗持续时间目前尚有争议。一般各国专家的推荐疗程为数周。但在临床工作中,多数专家认为治疗持续时间没有明确规定,并且应根据患者情况而调整剂量和维持时间。因此,药物治疗失眠的前几周一般采用持续治疗,在随访过程中根据患者睡眠改善状况适时采用间歇治疗。

药物治疗应和行为治疗及培养健康的睡眠习惯相结合。同所有的慢性疾病一样,失眠的治疗可能会长期存在。约有2/3的催眠药物治疗患者为慢性病程,症状时有波动,反复的短期药物治疗可避免产生药物耐受和依赖。

众所周知,服用催眠药物会一定程度地影响次日早晨的认知功能,特别是半衰期长的药物,因此治疗周期宜短。近年来,国际上召开了3届国际睡眠障碍论坛专家研讨上,会上提出了"按需治疗"和"小剂量间断"使用催眠药物的治疗原则,提倡重视良好睡眠习惯的培养、心理和环境的自我调节,从而改善失眠患者的睡眠质量,提高健康水平。为了让更多人认识睡眠健康的重要性,大会还将每年的3月21日定为世界睡眠日。

在科学的角度上达成共识是一项艰巨的任务,尤其是药物治疗方面。本共识是对失眠问题的初步探讨,亟待将来逐步完善,希望国内专家通过临床工作以及相互商谈和切磋,使得研究结果不断深化和更新。

附录二 学术活动

2004年8月5～8日 中华医学会心电生理和起搏分会第六届学术双年会在广西壮族自治区桂林市召开。

2004年8月26～29日 由北京友谊医院与上海中医药大学肝病研究所承办的“2004年第十三届全国中西医结合肝病学术会议”在北京市召开。

2004年8月31日～9月4日 中华医学会肾脏病学分会“2004年年会暨第二届全国中青年肾脏病学术会议”在浙江省杭州市召开。

2004年9月16日～19日 由中华医学会学术部、《中华放射学杂志》编委会、北京同仁医院主办、河南省医学会放射学分会和郑州大学一院承办的“第三届全国头颈部影像学术会议暨河南省第11届放射学大会”在河南省郑州市举行。

2004年9月23～25日 由中华医学会外科学分会和糖尿病学分会共同举办的“第五届国际血管外科暨第一届国际糖尿病血管疾病会议”在北京市召开。

2004年10月15～17日 第八届亚洲及大洋洲核医学与生物学联盟大会在北京市举行，另有二个卫星会议在上海和香港召开。

2004年10月17～21日 中华医学会第八届全国血液学学术会议在北京市召开。

2004年11月 由上海罗氏制药有限公司和《中华肝脏病杂志》编辑部共同举办的“全国乙型肝炎治疗策略专家峰会”分别在北京、上海、广州三地举行。

2004年11月2～6日 中华医学会精神病学分会第六届学术会议在湖南省长沙市举行。

2004年11月12～14日 由中华医学会、《中华检验医学杂志》编委会主办的“全国肝病实验诊断与临床专题学术会议”在广西壮族自治区北海市召开。

2004年11月18～21日 由中华医学会血液学分会主办、北京血液学分会承办的“第八届全国血液学学术会议”在北京市举行。

2004年12月25日 中国卒中培训中心（广州）成立大会暨广州国际脑血管病新进展讨论会在广东省广州市召开。

2005年3月17～21日 由中华医学会感染病学分会主办，皮肤病学会、呼吸系统疾病学会、血液系统疾病学会等共同参与的“全国首届深部真菌感染学术会议”在福建省厦门市举行。

2005年3月25～27日 由中华医学会消化病学分会主办的“2005年全国胃肠激素学术研讨会”在浙江省杭州市召开。

2005年3月25～27日 由中华医学会感染病学会举办的“第三届国际暨全国肝衰竭与人工肝学术会议”在江苏省苏州市召开。

2005年3月25～28日 由中华医学会急诊医学分会、中华医学电子音像出版社联合主办、《中华急诊医学杂志》编辑部、《中国危重病急救医学杂志》编辑部、《小儿急救医学杂志》编辑部协办的“2005急危重症论坛”在北京市召开。

2005年4月6～8日 由中华医学会《中华检验医学杂志》编辑部主办的“心肌生物标志物检验与临床应用专家座谈会”在四川省成都市召开。

2005年4月7～8日 由中华医学会神经病学分会、中南大学湘雅医院及《国外医学脑血管病分册》编辑部主办的“第九届全国神经病理会议”在湖南省长沙市召开。

2005年4月15～18日 由《中国心脏起搏与心电生理杂志》编辑部、中国生物医学工程学会心脏起搏与电生理分会主办，河南省生物工程学会心脏起搏与电生理分会、郑州大学一院、河南省医院、郑州市七院及河南省胸科医院承办的“全国心律失常的现代诊疗专题研讨会”在河南省郑州市召开。

2005年4月20～24日 由全军急救医学专业委员会主办，第三军医大学西南医院承办的“第七届全军急救医学学术会议”在重庆市召开。

2005年4月20～25日 由中华医学会北京分会和北京军区总医院共同主办的“第七届中瑞国际神经病学学术会议”在北京一济南一北京召开。

2005年4月23日 由中华医学会呼吸病学分会、《中华结核和呼吸杂志》编辑部共同主办，倍德发展有限公司协办的“2005年度阻塞性睡眠呼吸暂停低通气综合征专家论坛”在北京市举行。

2005年4月22～24日 由中华医学会消化病学分会主办、江苏省医学会消化病学分会承办的“2005年全国慢性胰腺炎学术会议”在江苏省南京市召开。

2005年5月13～16日 由中华医学会感染病学分会和肝病学分会联合召开的“第十二届全国病毒性肝炎及肝病学术会议”在北京市举行。

2005年5月20～22日　2005东方高血压学术会议在上海市召开。

2005年5月25～29日　中华医学会第十届全国风湿病学年会在辽宁省沈阳市举行。

2005年6月2～5日　由中华医学会主办的"第六届国际临床肝脏移植研讨会"在北京市举行。

2005年6月　由中华医学会消化内镜分会主办的"首届全国消化内镜青年医师论坛"在山东省青岛市召开。

2005年6月3～7日　"中华医学会第七届全国核医学学术会议"在四川省成都市召开。

2005年6月16～19日　由中华医学会心电生理和起搏分会、中华医学会心血管病学分会及中国生物医学工程学会心脏起搏与电生理分会主办,武汉大学人民医院承办的"心律失常的药物治疗暨无创性诊疗技术学术研讨会"在湖北省武汉市举行。

2005年6月18～20日　由中国医促会主办、广东省中西医结合学会和广州南方医院承办的"第一届全国消化内科危重疑难少见病学术大会"在广东省广州市举行。

2005年6月24～25日　由中华医学会心血管病学分会及《中华心血管病杂志》编辑部主办的"第二届中国冠心病介入沙龙"在安徽省黄山市召开。

2005年6月24～27日　由第二军医大学主办,上海市医学会呼吸分会及《中国呼吸与危重监护杂志》编辑部协办的"2005中国·上海胸部肿瘤及呼吸病介入诊疗国际论坛"在上海市举行。

2005年7月7～9日　由上海仁济医院、上海市消化疾病研究所和美国Johns Hopkins大学医院联合主办的"第五届上海国际胃肠病学学术会议"在上海市举行。

2005年7月21～23日　第三届心房颤动国际论坛在辽宁省大连市举行。

2005年7月23～26日　由中华医学会老年医学分会主办的"全国老年人常见疾病防治对策研讨会暨第五届全国老年流行病学学术会议"在甘肃省兰州市举行。

2005年8月5～7日　由中华医学会消化病学分会主办,辽宁省医学会承办的"首届全国消化道肿瘤诊治及研究进展学术会议"在辽宁省沈阳市召开。

2005年8月11～14日　由沈阳军区总医院承办的"第十四届全军心血管内科学术会议"在辽宁省沈阳市举行。

2005年8月19～21日　由中华医学会消化内镜学会主办,广东省医学会、南方医科大学附属南方医院承办的"中华医学会消化内镜分会第一届全国肠道疾病学术大会"在广东省广州市召开。

2005年8月20日　2005年"中国b型流感嗜血杆菌疾病及其免疫预防高层研讨会"在北京市召开。

2005年9月1～4日　由中华医学会肝病学分会、中国肝炎防治基金会、全国人工肝及血液净化攻关协作组联合主办,大连市第六人民医院协办的"第二届全国人工肝及血液净化学术年会"在辽宁省大连市举行。

2005年9月3～5日　由中华医学会消化病学分会主办的"第四届全国幽门螺杆菌学术会议"在湖南省长沙市召开。

2005年9月8～11日　由南京军区总医院主办的"2005年肾小球疾病学术论坛"在江苏省南京市召开。

2005年9月10～12日　中国生物化学与分子生物学会临床应用生物化学与分子生物学分会成立大会暨第一届学术会议在北京市举行。

2005年9月19～22日　中华医学会放射学分会第十二届全国放射学术会议在北京市召开。

2005年9月21～23日　由慢性病预防与控制分会与《中国慢性病预防与控制杂志》编辑部联合主办的"2005年学术年会"在安徽省黄山市举行。

2005年9月21～24日　由中国中西医结合学会主办的"首届国际中西医结合肝病学术会议暨第十四届全国中西医结合肝病会议"在上海市举行。

2005年9月23～24日　第七届全国中西医结合心血管病学术会议在上海市召开。

2005年10月13～15日　由中华医学会感染病学分会主办的"第二届全国艾滋病、丙型肝炎学术会议"在福建省厦门市举行。

2005年10月13～17日　由中华医学会老年医学分会主办的"第五届全国老年神经病学学术会议"在浙江省绍兴市召开。

2005年10月16～17日　世界中医药学会联合会心血管病专业委员会成立大会暨首届学术研讨会在北京市召开。

2005年10月19日　由中华医学会内分泌学会和卫生部中日友好医院共同主办的"2005北京国际糖尿病预防高层论坛"在北京市举行。

2005年10月19～21日　2005年全国克山病监测会议在湖北省宜昌市举行。

2005年10月20～22日　由中华医学会检验医学分会与《中华检验医学》杂志编辑部主办的"首届蛋白质组学和肿瘤标志物研讨会"在山东省济南市召开。

2005年10月28～31日　由《中华内科杂志》编委会和中国毒理学会主办,解放军155医院承办的"第二届全国中毒与急诊救治学术研讨会"在河南省开封市举行。

2005年11月3～6日 由中国生物医学工程学会心律分会主办的"第十二届中国心脏起搏与电生理学术会议"在北京市召开。

2005年11月4～6日 第一届北京国际消化疾病高峰论坛在北京市举行。

2005年11月 由中华医学会消化病学分会主办、武汉市医学会承办的"第六届全国胃肠动力学会议"在湖北省武汉市召开。

2005年11月4～6日 由北京大学医学部、《中国医学论坛》报社、美国麻省医学会及美国《新英格兰医学杂志》社共同主办的"第一届北京国际消化疾病高峰论坛"在北京市举行。

2005年11月10～12日 由中华消化内镜学会主办、第二军医大学一院承办的"第一届全球华人消化内镜学术大会"在上海市举行。

2005年11月11～14日 由中华医学会消化病学分会主办，湖北省医学会承办的"第六届全国胃肠动力学术会议"在湖北省武汉市召开。

2005年11月18～20日 由中国医师协会、中国医师协会内镜医师分会、卫生部肝胆肠外科研究中心、中国内镜医师分会内镜医学研究院、《中国内镜杂志》编委会、卫生部医政司、卫生部规划财务司、卫生部卫生监督中心、《中国医学工程杂志》编委会主办的"2005年国际内镜医师学术大会暨中国内镜医师分会理事会议，各专科内镜专家委员会会议，《内镜医学》全国统编教材编辑委员会会议"在海南省海口市举行。

2005年12月 由中华医学会消化病学分会主办的"全国首届 Barrett 食管诊断和治疗研讨会"在重庆市召开。

附录三 本卷年鉴引用的期刊

(按汉语拼音顺序排列)

癌症
安徽医学
白血病·淋巴瘤
北京大学学报(医学版)
北京医学
Chin Med J
重庆医学
地方病通报
第二军医大学学报
第三军医大学学报
第四军医大学学报
复旦学报(医学版)
福建医药杂志
肝胆外科杂志
肝胆胰外科杂志
高血压杂志
高原医学杂志
工业卫生与职业病
广东医学
广西医学
广州医药
贵州医药
哈尔滨医药
河北医药
华中科技大学学报(医学版)
华中医学杂志
吉林医学
江苏医药
江西医药
解放军医学杂志
立体定向和功能性神经外科
临床肝胆病杂志
临床精神医学杂志
临床内科杂志
临床皮肤科杂志
临床神经病学杂志
临床神经电生理学杂志
临床消化病杂志
临床心电学杂志
临床心血管病杂志
临床血液学杂志
南方医科大学学报
内科急危重症杂志
内蒙古医学杂志(汉)
脑与神经疾病杂志
宁夏医学杂志
皮肤病与性病
青海医药杂志
山东医药
山西医药杂志
陕西医学杂志
神经科学通报
上海精神医学
上海医学
肾脏病与透析肾移植杂志
实用放射学杂志
首都医科大学学报
四川大学学报(医学版)
四川医学
天津医药
胃肠病学与肝病学杂志
武汉大学学报(医学版)
心电学杂志
心肺血管病杂志
心脏杂志
新疆医学
新医学
医学临床研究
云南医药
浙江大学学报(医学版)
浙江医学
中风与神经疾病杂志
中国癌症杂志
中国艾滋病性病

中国超声医学杂志
中国地方病学杂志
中国防痨杂志
中国工业医学杂志
中国公共卫生
中国急救医学
中国寄生虫病防治杂志
中国寄生虫学与寄生虫病杂志
中国介入心脏病学杂志
中国抗生素杂志
中国临床神经科学
中国临床医学影像杂志
中国慢性病预防与控制
中国免疫学杂志
中国内镜杂志
中国皮肤性病学杂志
中国人兽共患病杂志
中国神经精神疾病杂志
中国神经免疫学和神经病学杂志
中国实用内科杂志
中国实用外科杂志
中国输血杂志
中国危重病急救医学
中国心脏起搏与心电生理杂志
中国胸心血管外科临床杂志
中国小儿血液
中国循环杂志
中国医科大学学报
中国医学科学院学报
中国中西医结合杂志
中国综合临床
中国肿瘤临床
中国职业医学
中华超声影像学杂志
中华传染病杂志
中华放射学杂志
中华风湿病学杂志
中华肝胆外科杂志
中华肝脏病杂志
中华核医学杂志
中华急诊医学杂志
中华检验医学杂志
中华结核和呼吸杂志
中华精神科杂志
中华劳动卫生职业病杂志
中华老年医学杂志
中华流行病学杂志
中华泌尿外科杂志
中华内分泌代谢杂志
中华内科杂志
中华皮肤科杂志
中华器官移植杂志
中华神经科杂志
中华神经外科杂志
中华肾脏病杂志
中华实验和临床病毒学杂志
中华糖尿病杂志
中华外科杂志
中华消化内镜杂志
中华消化杂志
中华心律失常学杂志
中华心血管病杂志
中华胸心血管外科杂志
中华血液学杂志
中华医学遗传学杂志
中华医学杂志
中华医院感染学杂志
中华肿瘤杂志
中山大学学报(医学科学版)
肿瘤

附录四　文选关键词索引

(按汉语拼音顺序排列)

A

B

C

D

F

G

H

J

K

L

W

X

Y

Z

其 他